HANDBUCH
DER
KINDERHEILKUNDE
EIN BUCH FÜR DEN PRAKTISCHEN ARZT

HERAUSGEGEBEN VON

GEH. MED.-RAT PROF. DR. MED.
M. v. PFAUNDLER
DIREKTOR DER KINDERKLINIK IN MÜNCHEN
UND
GEH. MED.-RAT PROF. DR. MED.
A. SCHLOSSMANN
DIREKTOR DER KINDERKLINIK IN DÜSSELDORF

UNTER MITARBEIT VON

Prof. Dr. J. BAUER-HAMBURG, Prof. Dr. G. BESSAU-LEIPZIG, Prof. Dr. H. BEUMER-GÖTTINGEN, Prof. Dr. W. BIRK-TÜBINGEN, Privatdozent Dr. H. BISCHOFF-ROSTOCK, Direktor Dr. O. BOSSERT-ESSEN, Prof. Dr. H. BRÜNING-ROSTOCK, Dr. W. CAMERER-STUTTGART, Prof. Dr. R. DEGKWITZ-GREIFSWALD, Prof. Dr. A. ECKSTEIN-DÜSSELDORF, Dr. E. ECKSTEIN-SCHLOSSMANN-DÜSSELDORF, Dr. M. O. ELTZBACHER-LEIDEN, Prof. Dr. St. ENGEL-DORTMUND, Prof. Dr. E. FEER-ZÜRICH, Prof. Dr. H. FINKELSTEIN-BERLIN, Prof. Dr. R. FISCHL-PRAG, Prof. Dr. E. FREUDENBERG-MARBURG, Dr. W. FREUND-BRESLAU, Prof. Dr. F. GOEBEL-HALLE/S., Prof. Dr. TH. GÖTT-BONN, Prof. Dr. F. von GROER-LEMBERG, Prof. Dr. A. GROTH-MÜNCHEN, Prof. Dr. P. GYÖRGY-HEIDELBERG, Prof. Dr. R. HECKER-MÜNCHEN, Doz. Dr. A. HOTTINGER-DÜSSELDORF, Prof. Dr. J. HUSLER-MÜNCHEN, Prof. Dr. J. IBRAHIM-JENA, Prof. Dr. R. v. JASCHKE-GIESSEN, Privatdozent Dr. W. KELLER-HEIDELBERG, Prof. Dr. H. KLEINSCHMIDT-HAMBURG, Prof. Dr. W. KNOEPFELMACHER-WIEN, Prof. Dr. J. LANGER-PRAG, Prof. Dr. B. LEICHTENTRITT-BRESLAU, Prof. Dr. F. LUST-KARLSRUHE, Prof. Dr. L. F. MEYER-BERLIN, Prof. Dr. E. MORO-HEIDELBERG, Prof. Dr. E. MÜLLER-BERLIN, Prof. Dr. R. NEURATH-WIEN, Privatdozent Dr. A. NITSCHKE-FREIBURG, Prof. Dr. E. NOBEL-WIEN, Prof. Dr. C. T. NOEGGERATH-FREIBURG, Prof. Dr. H. OPITZ-BERLIN, Prof. Dr. M. v. PFAUNDLER-MÜNCHEN, Prof. Dr. A. v. REUSS-WIEN, Prof. Dr. H. RIETSCHEL-WÜRZBURG, Prof. Dr. E. ROMINGER-KIEL, Dr. O. ROMMEL-MÜNCHEN, Prof. Dr. F. ROTT-BERLIN, Privatdozent Dr. B. DE RUDDER-WÜRZBURG, Prof. Dr. B. SCHICK-NEW YORK, Prof. Dr. A. SCHLOSSMANN-DÜSSELDORF, Dozent Dr. H. SCHLOSSMANN-DÜSSELDORF, Prof. Dr. W. STOELTZNER-KÖNIGSBERG, Prof. Dr. K. STOLTE-BRESLAU, Prof. Dr. E. THOMAS-DUISBURG, Prof. Dr. A. UFFENHEIMER-MAGDEBURG, Prof. Dr. H. VOGT-MÜNSTER, Prof. Dr. E. WIELAND-BASEL, Dr. CHR. WIJCKERHELD BISDOM-BANDOENG/Java, Prof. Dr. A. YLPPÖ-HELSINGFORS, Prof. Dr. J. ZAPPERT-WIEN

4 BÄNDE

mit zahlreichen, meist farbigen Tafeln und vielen Textfiguren

II. BAND, 4. AUFLAGE

mit 56 Tafeln und 354 Textfiguren

1 9 3 1

SPRINGER-VERLAG BERLIN HEIDELBERG GMBH

ISBN 978-3-642-88933-2 ISBN 978-3-642-90788-3 (eBook)
DOI 10.1007/978-3-642-90788-3

Ursprünglich erschienen bei F.C.W. Vogel, Leipzig. 1931
Softcover reprint of the hardcover 4th edition 1931

Vorwort

zum II. Bande des Handbuchs der Kinderheilkunde, 4. Auflage.

Wir legen hiermit den II. Band der vierten, neuen, umgearbeiteten und verbesserten Auflage unseres Handbuches der Kinderheilkunde unserem deutschen und ausländischen Kollegenkreise vor. Dem II. Bande folgt in wenigen Wochen der III. Band. Im Spätfrühjahr hoffen wir zugleich den I. und IV. Band und damit das ganze Werk fertiggestellt zu haben.

Die Reihenfolge, in der wir diesmal die Bände herausbringen, ist bedingt durch den Eingang der Manuskripte und durch die Fristen, die einige unserer Mitarbeiter in Anspruch nehmen mußten.

Über die Grundsätze, nach denen die Neubearbeitung vorgenommen worden ist, werden wir uns seinerzeit im Vorwort zu dem Gesamtwerk im I. Bande äußern. Aber der schon jetzt vorliegende II. Band dürfte Kunde davon geben, daß es sich wirklich nicht nur um eine neue, sondern auch um eine verbesserte Auflage handelt.

Für die äußere Ausstattung dieses II. Bandes hat der Verlag kein Opfer gescheut. Wir möchten nicht unterlassen, Herrn Dr. med. h. c. Fritz Lampe-Vischer unseren besten Dank für sein weitgehendes und großzügiges Entgegenkommen auszusprechen. Die Aufmachung dieses letzten Buches, das die 200 Jahre bestehende Firma F. C. W. Vogel unter seiner Leitung und Inhaberschaft herausbringt, macht ihm und seinem alten Verlagshause alle Ehre. Es ist ein schöner harmonischer Abschiedsgruß, den der scheidende Verleger auf den Tisch des deutschen Buchhandels legt. Herr Dr. Lampe-Vischer kann aber, ebenso wie wir, der sicheren Überzeugung sein, daß auch der neue Inhaber der alten Firma F. C. W. Vogel sein Bestes tun wird, um die übrigen Bände unseres Handbuches der Kinderheilkunde auf gleicher Höhe der Ausstattung zu halten.

München und Düsseldorf, im November 1930.

M. von Pfaundler. Arthur Schloßmann.

Inhaltsverzeichnis

des II. Bandes.

Infektionskrankheiten.

Inhaltsverzeichnis.

Anhang.

Die Diphtherie[1].

Von

BÉLA SCHICK in New-York.

Geschichte.

Das Krankheitsbild der Diphtherie ist sicher lange bekannt. *Aretäus* von Kappadozien (2. Hälfte des 1. Jahrhunderts n. Chr. G.) beschrieb die Rachenveränderungen als Ulcera syriaca. Der Namen für die Erkrankung wechselte in den folgenden Jahrhunderten, je nachdem die Erkrankung des Rachens (Angina maligna, gangraenosa, scorbutica) oder die der Luftwege (Krupp, Synanche maligna, Morbus suffocatorius) im Vordergrunde stand. Der Neffe Napoleons I. starb an Krupp. Eine deshalb gestellte Preisaufgabe über die Natur und Behandlung des Krupp wurde Anfang des 19. Jahrhunderts von *Jurine* in Genf und *Alberg* in Bremen gelöst. Beide fassen Angina maligna und Krupp noch als verschiedene Krankheiten auf.

Bretonneau und *Trousseau* 1821.

Die klassischen Arbeiten *Bretonneaus* und *Trousseaus* haben den Grund zu der noch jetzt geltenden Auffassung gelegt. Name und Krankheitsbild stammen von den genannten Autoren. *Bretonneau* erkannte die Zusammengehörigkeit von Rachen- und Kehlkopferkrankung (1821). *Trousseau* bezog die malignen Formen in das Krankheitsbild ein.

Klebs 1883. *Löffler* 1884. *v. Behring.* 1894. *O'Dwyer* 1895. *v. Behring* 1913. *Ramon* 1924. *Schick* 1913. *Ramon* 1922.

Weitere Marksteine bilden die Entdeckung des Diphtheriebazillus (*Klebs* 1883, *Löffler* 1884) und seines Toxins (*Roux* und *Yersin*), die Entdeckung des Diphtherieheilserums durch *v. Behring* (1894), die Einführung der Tracheotomie durch *Bretonneau* (1825), der Intubation durch *O'Dwyer* (1895), die aktive Immunisierung mit Toxin-Antitoxingemischen durch *Theobald Smith, v. Behring* und *Park* (1913) mit Anatoxin (*Ramon* 1924), die Intrakutanprobe zur Bestimmung der Empfänglichkeit für Diphtherie (*Schick* 1913), und die Toxin-Antitoxinausflockung (*Ramon* 1922).

Ätiologie.

Noch im Jahre 1883 hat *Gerhard* die Ansicht vertreten, daß für die Diphtherie mehrere Erreger anzunehmen sind. Im gleichen Jahre beschrieb *Klebs* Stäbchen, die er bei Diphtherie nachweisen konnte. Er verfügte über keine Tierexperimente. *Löffler* hat 1884, 1887, sowie 1890 seine grundlegenden Untersuchungen über den Diphtheriebazillus niedergelegt. Er fand die Diphtheriebazillen bei der klinischen Diphtherie, während bei den diphtherieähnlichen, nekrotisierenden Veränderungen des Scharlachs stets Streptokokken nachweisbar waren. *Löffler* beschrieb die Stäbchen als teils gerade, teils leicht gebogen, an den Enden meist eine leichte Anschwellung zeigend. Sie sind etwa so lang wie die Tuberkelbazillen, aber doppelt so dick, sind unbeweglich, grampositiv und färben sich mit alkalischem Methylenblau (60 ccm 1:10000 Kalilaugelösung + 30 ccm konzentrierte alkoholische Methylenblaulösung). In Kulturen zeigen die Bazillen häufig keulenförmige Anschwellung oder an den Enden dunklere Punkte, die durch eigene Färbung nach *Neißer* gut darzustellen sind (Pol oder Babes-Ernst-Körperchen). Diese Körnchen sind nicht als Sporen zu betrachten, da sie bei 60° zugrunde gehen (siehe Fig. 4).

Der Diphtheriebazillus.

*Neißer*sche Färbung der Polkörperchen.

Die Polkörperchen sind nach *Beck* in Serumkulturen besonders dann reichlich zu finden, wenn man nach 24 Stunden Verweildauer der Kultur im Brutschrank den Pilzrasen abkratzt und dann die Kultur noch einmal für 24 Stunden in den Brutschrank stellt.

---

[1]) Lat.: Diphtheria. Franz.: la diphthérie. Engl.: Diphtheria. Ital.: difterite. Span.: Difteria.

Aussehen im Belagausstrich.

Im Ausstrich liegen die Bazillen gerne palisadenartig oder fingerartig gespreizt nebeneinander, so daß es den Anschein hat, als wenn sie sich durch Längsspaltung teilen.

Kultur des Erregers.

Als Kulturnährboden hat sich noch immer am besten die *Löffler*sche Blutserumplatte erwiesen, die für den Diphtheriebazillus einen elektiven Nährboden darstellt. In 12 Stunden sieht man winzige, opake, glänzende, weiße Kolonien entstehen, die dann rasch weiterwachsen. Nach 16—20 Stunden ist die Diagnose schon gut möglich. Modifikationen der Platte (Gallenzusatz nach *Drigalski* und *Bierast* oder Tellurplatte nach *Conradi* und *Troch*) können die Blutserumplatte nicht verdrängen. Die Diphtheriebazillen wachsen auf der Tellurplatte (bereitet durch Zusatz von Malonsäure) schwarz und heben sich daher von anderen Bakterien deutlich ab. *Löffler* gibt aber an, daß auch z. B. Staphylokokken schwarz wachsen.[1])

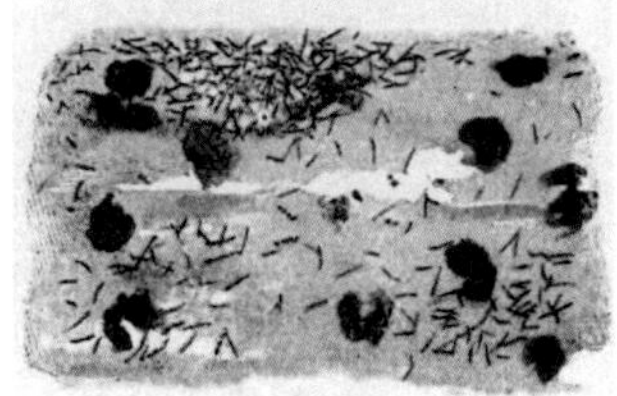

Fig. 1.
Diphtheriebazillen aus im Leben entnommener Membran. Färbung mit Löfflers Kalimethylenblau. Auswaschen mit Wasser.
(Aus *Vierordts* Diagnostik.)

Agarplatte.

Auch auf Agar wächst der Diphtheriebazillus sehr gut, nur ist dieser Nährboden kein elektiver. *Zupnik* zeigte, daß die Diphtheriebazillen bald als glänzende, bald als matte Kolonien wachsen. Er leugnete auf Grund dieser Tatsache die Einheit der Diphtheriebazillen. *Ersettig* und ich konnten diese Tatsachen bestätigen, gleichzeitig aber nachweisen, daß beide Formen Toxin bilden, beide gleich agglutiniert werden und ineinander übergehen können. Diese Variabilität sowie die Mutation bei Bakterien ist in letzter Zeit auch von anderer Seite bezüglich des Diphtheriebazillus studiert worden (*Bernhardt* und *Paneth*, *Baerthlein*).

Variabilität der Diphtheriebazillen.

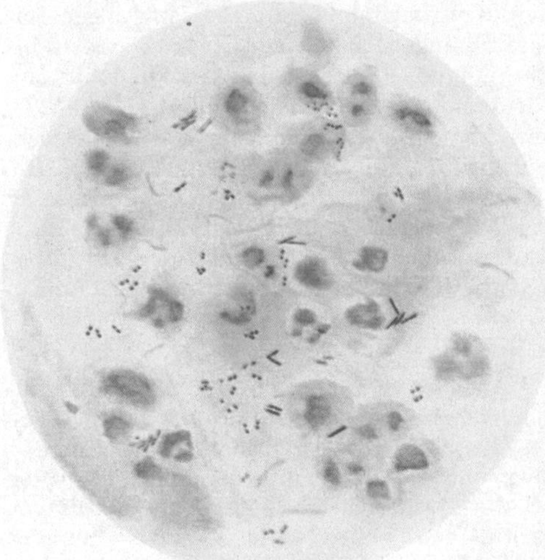

Fig. 2.
Methylenblau-Färbung eines nativen Diphtherieabstriches.
(Aus der Akademischen Infektionsklinik in Düsseldorf, Prof. Dr. *Schloßmann*.)
(Zeichnung von *W. v. Fetting*.)

Bouillonkultur.

In Bouillon wächst der Diphtheriebazillus bald diese diffus trübend, bald mit Häutchenbildung und bildet Säure. Mit zunehmender Säurebildung wird das Wachstum geringer und auch die Giftigkeit der Kulturflüssigkeit herabgesetzt. Zur Toxingewinnung wird mit Vorliebe die *Martin*sche Bouillon verwendet (bereitet aus Kalbfleisch, verdaut mit Schweinemagen). Nach *Ramon* wird 600 g Kalbfleisch auf 1 l Wasser durch 15—20 Stunden im Eisschrank belassen, dann peptonisiert und 1,5 g Glukose zugefügt $P_H = 8$ (Acad. d. sciences Paris 21/10, 1929).

Martin'sche Bouillon

Keine Sporenbildung.

Der Diphtheriebazillus bildet keine Sporen. Durch höhere Temperaturen (über 60°) wird er getötet. Vor Licht geschützt und eingetrocknet hält er sich lange lebensfähig und virulent (*Roux* und *Yersin:* 3—4 Monate an eingetrockneten Membranen; *Löffler:* an Seidenfäden mehrere Wochen; *Abel:* Diphtheriebazillen an Kinderspielzeug; *Ewerson* und *Wright:* im Staub der Krankensäle, an den Schuhen der Pflegepersonen, in der Wäsche, an feuchten Wänden). Milchinfektion ist von *Howard*

Widerstandsfähigkeit gegen Austrocknung.

[1]) Über die verschiedenen elektiven Züchtungsverfahren und deren Bewertung vgl. *Gins*: Kapitel Diphtherie im Handbuch d. path. Mikroorganismen von Kolle-Wassermann Bd. V. S. 456. 1928.

beschrieben. Diphtheriebazillen im Weihwasser fand *Vincenzo*, am Abendmahlskelch *Möller* und *Roepke*. Desinfizientia töten sie sehr rasch, besonders wirksam ist H_2O_2.

Im Ausstrich aus den Membranen (siehe Fig. 1—2) findet man in der Fibrinmasse verschiedene Arten von Mikroorganismen, die Diphtheriebazillen sind dadurch kenntlich, daß sie gerne in Nestern vereinigt liegen, in diesem Bereich selbst nicht untermengt mit anderen Stäbchen oder Kokken. Der Ausstrich, der am besten mit Methylenblau,

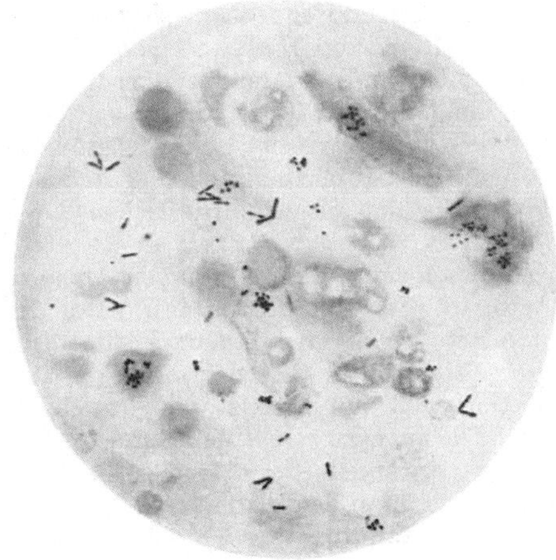

Fig. 3.
Gramfärbung eines nativen Diphtherieabstriches.
(Aus der Akademischen Infektionsklinik in Düsseldorf Prof. Dr. *Schloßmann*.)
(Zeichnung von *W. v. Fetting*.)

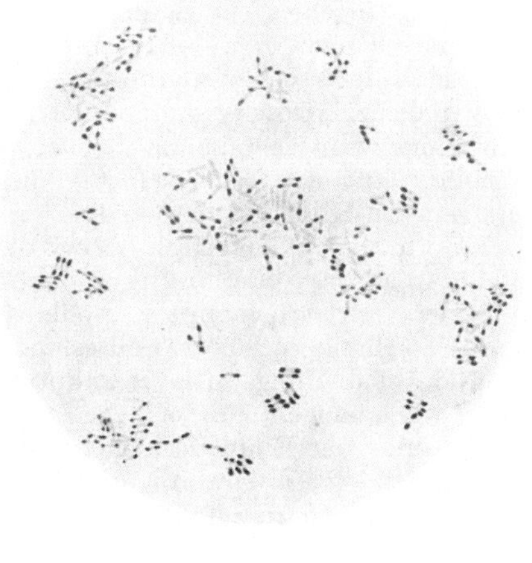

Fig. 4.
Polkörperchen-Färbung einer Diphtheriekultur.
(Aus der Akademischen Infektionsklinik in Düsseldorf, Prof. Dr. *Schloßmann*.)
(Zeichnung von *W. v. Fetting*.)

allenfalls nach Gram zu färben ist, kann dem Geübten in manchen Fällen die Diagnose erleichtern. Aus Fällen von Nasendiphtherie erhält man im Ausstrich, wie ich mit *Scheller* bestätigen kann, häufig kurze dicke Stäbchen. Solche findet *Scheller* auch bei schwerer Diphtherie.

Toxinbildung im flüssigen Nährboden.

Der Diphtheriebazillus ist imstande, im flüssigen Nährboden ein Toxin zu erzeugen, das zuerst von *Roux-Yersin*, dann von *Fränkel* und *Brieger*, *Kolisko* und *Paltauf* studiert wurde. Es ist frei von Begleiteiweiß und konnte von *Brieger* und *Boer* aus der Zinkdoppelverbindung ausgefällt werden. Das Gift wird durch Oxydation rasch zerstört.

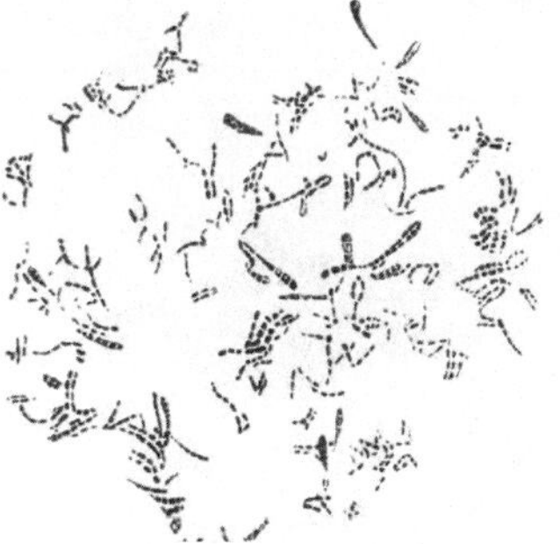

Fig. 5.
Diphtheriebazillen (*Löffler*) *aus Bouillonkultur. Mit Löfflers Methylenblau gefärbt. Zeiß homog. Immers.* $^1/_{12}$, *Ocul. 4.*
(Aus *Vierordt*s Diagnostik.)

Toxinwirkung.

Meerschweinchen als typisches Versuchstier.

Das Diphtherietoxin ruft beim Meerschweinchen als dem typischen Versuchstier charakteristische Veränderungen hervor. Bei subkutaner Injektion der einfach letalen Dosis (bei sehr wirksamem Toxin beträgt diese 0,0007 g pro 250 g Meerschweinchen) entwickelt sich nach 24 Stunden ein deutliches Infiltrat an der Injektionsstelle, das in den nächsten Tagen an Ausdehnung gewinnt. Das Tier zeigt schon nach 24 Stunden, allenfalls 48 Stunden, deutliche Allgemeinsymptome, Unlust zum Fressen, kauert traurig in der Ecke wie fröstelnd mit gesträubtem Fell, nimmt an Körpergewicht ab. Nach viermal 24 Stunden tritt der Tod ein. Bei der Obduktion zeigt sich an der Injektionsstelle ein sulzig hämorrhagisches Ödem als Ausdruck eines schweren Entzündungs vorganges, der auch bis zur Nekrose gedeihen kann. Dann finden sich seröse Ergüsse in Pleura und Perikard und endlich typische Blutung in die Nebenniere.

Dosis letalis. Obduktionsbefund.

Dieselben Erscheinungen werden bei der Injektion lebender Bazillen beobachtet, ein Beweis, daß diese durch das Gift tödlich wirken.

Ulcus ventriculi.

Rosenau und *Anderson* haben auf das Vorkommen von Ulcus ventriculi als Folgeerscheinung des Diphtherietoxins hingewiesen. Seitdem darauf geachtet wird, ist dieser Befund bestätigt worden (*Neißer*).

Spättod.

Bekommen die Tiere untertödliche Dosen, so entstehen nur an der Injektionsstelle Infiltrate, die gerne nekrotisieren und unter Narbenbildung und Haarausfall ausheilen. Man sieht dann noch häufig später die Tiere unter fortschreitender Abmagerung eingehen, ein Befund, der für die Beurteilung von Heilversuchen wichtig ist (Spättod nach *R. Kraus*). Dieses Eingehen unter fortschreitender Abmagerung sieht man auch bei wiederholten Injektionen kleiner Diphtherietoxinmengen. Bei untertödlichen Dosen kann man unter Verwendung gewisser Bakterienstämme Lähmungssymptome (zuerst lokale, entsprechend der Injektionsstelle, später allgemeine) auftreten sehen (*Römer* und *Viereck*), die den postdiphtherischen Lähmungen der Klinik analog sind.

Lähmungen.

Intrakutane Injektion a) beim Meerschwein (*Römer*). b) beim Menschen (*Schick*).

Spritzt man das Diphtherietoxin dem Meerschweinchen in geringen Mengen subkutan (*Marx*) oder intrakutan (*Römer*) ein, so entstehen lokale Infiltrate, die besonders bei letztgenannter Applikation gut beurteilt werden können. Die Rötung und Schwellung ist hellrot und scharf begrenzt, bei erhöhter Giftwirkung kommt es zu Nekrosenbildung. Die intrakutane Injektion von Diphtherietoxin löst beim Menschen analoge Veränderungen aus (*Schick*). Die intrakutane Injektion wird zur Bestimmung der Empfänglichkeit für Diphtherie verwendet (*Schick*test).

Hypophyse. Nebenniere.

In den letzten Jahren wurden auch Veränderungen an der Hypophyse bei Meerschweinchen (*Abramow*) und auch bei Diphtherieerkrankung des Menschen nachgewiesen (*Creutzfeldt, H.* und *R. Koch*). Meerschweinchen zeigen hochgradige Sekretionssteigerung, die später völlige Erschöpfung der Zellfunktion zur Folge hat. Viel früher als in der Hypophyse treten Veränderungen in der Nebenniere des Meerschweinchens auf, die namentlich schon beim frühen Diphtherietod am ersten und zweiten Tage nachweisbar sind. In der Hypophyse stellen sie sich erst am vierten oder fünften Tage ein. *Abramow* meint daher, daß das Diphtheriegift zuerst die anderen Drüsen mit innerer Sekretion, vor allem die Nebennieren schädigt und daß die Zellen der Hypophyse erst sekundär wegen ihrer Korrelation zu diesen Organen zu gesteigerter Sekretion veranlaßt werden. Auf die entsprechenden Befunde bei der menschlichen Diphtherieerkrankung komme ich später zurück (s. Seite 43). In der Schilddrüse des Meerschweinchens fand *Emge* keine Veränderungen.

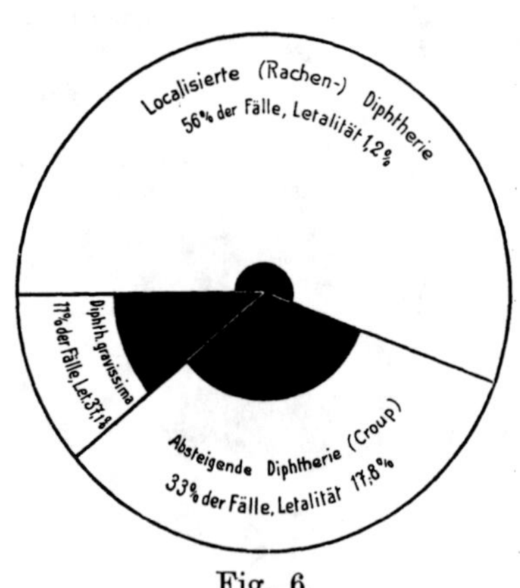

Fig. 6.

Schema über die Häufigkeit der klinischen Hauptformen der Diphtherie und ihre Letalität.

(Grazer Kinderklinik, Prof. *Pfaundler*.)

Experimentelle Erzeugung von Membranen.

Es ist begreiflich, daß das Bestreben dahin ging, auch im Tierversuch solche Krankheitsbilder hervorzurufen, die der menschlichen Diphtherieerkrankung entsprechen; von der einfachen Toxinwirkung auf das Meerschweinchen konnte man nicht sagen, daß sie die Verhältnisse des klinischen Bildes wiedergab.

Schon vor Entdeckung des Diphtheriebazillus hatte *Oertel* beim Kaninchen durch vier Generationen Membranen erzeugt.

Henke hat im Jahre 1898 über Versuche an 100 Tieren (Kaninchen, jungen Tauben und Hühnern, aber auch Meerschweinchen und Katzen) berichtet, bei welchen ihm durch Verimpfung von Membranen und auch von Reinkulturen von hochvirulenten Diphtheriebazillen gelang, Membranen zu erzeugen. Diese Membranen entstehen erst nach Verletzung der Schleimhaut und greifen nicht wesentlich über die Grenzen der Verletzung hinaus. Es fehlt diesen Membranen das der Diphtherie des Menschen so eigentümliche Merkmal der Progredienz. Nur an der Vulva des Meerschweinchens war solche in geringem Grade nachweisbar. Vereinzelte ähnliche Versuche liegen auch von anderen Autoren vor.

Faroy und *Loiseau* haben 1913 mit einem außerordentlich toxischen Stamme diese Versuche nochmals aufgenommen. Sie injizierten beim tracheotomierten Kaninchen in die Trachea beim Zurückziehen der Nadel einen Tropfen Bazillenemulsion. Auch hier entstanden die Membranen nur an der Stelle der Schleimhautverletzung.

Virulenz der Diphtheriebazillen.

Die Virulenz der Diphtheriebazillen ist unter gleichen Wachstumsbedingungen (identische Zusammensetzung der Kulturmedien) für den einzelnen Stamm eine konstante. Bekannt ist der hochtoxische Stamm *Park-Williams* Nr. 8 (New York), der an den meisten Orten zur Gewinnung des Heilserums verwendet wird. Dagegen ist die Virulenz verschiedener Stämme stark verschieden. Endlich gibt es avirulente Stämme oder auch wenig virulente Stämme, die erst bei Anwendung großer Mengen toxisch wirken.

Pseudodiphtheriebazillen.

Schon bald nach der Entdeckung des Diphtheriebazillus war von *Hofmann-v. Wellenhof* ein diphtherieähnlicher Bazillus, der Pseudodiphtheriebazillus, beschrieben worden, der gewisse Unterschiede im Wachstum aufwies und nicht toxisch wirkte. Die Frage des Pseudodiphtheriebazillus ist eine ungemein schwierige, sie wird von mancher Seite (z. B. *Trumpp*) dahin entschieden, daß der Pseudodiphtheriebazillus keine Selbständigkeit besitze und nur ein atoxischer Diphtheriestamm sei. Auch die Agglutinationsunterschiede haben keine sichere Klärung gebracht. Immerhin ist das letzte Wort noch nicht gesprochen. Es gibt jedenfalls diphtherieähnliche Stäbchen (sogenannte diphtheroide Stäbchen), deren Stellung noch nicht klar ist. *Neißer* hat in seinem letzten Referate (Berlin 1913) die Entscheidung in der Frage noch offengelassen, d. h. noch immer von diphtheroiden Stäbchen berichtet, die man von den Diphtheriebazillen abtrennen müsse. Es ist meiner Meinung nach vorsichtiger, die Möglichkeit diphtheroider Stäbchen zuzugeben. Wir sehen, daß auch neben dem wohl charakterisierten Tuberkelbazillus eine Reihe von ähnlichen Mikroorganismen existiert, ich erinnere an die Smegmabazillen und an die an den Wasserleitungshähnen usw. zu findenden säurefesten, Stäbchen.

Diphtheroide Stäbchen.

Eine Gruppe von diphtherieähnlichen Stäbchen ist allgemein anerkannt, das sind die Xerosebazillen, die in dem eigentümlichen Krankheitsbild der Xerosis conjunctivae zu finden sind. Sie entwickeln sich hier auf dem Boden des Mangels an Vitamin A.

Xerosebazillen.

Verhalten der Diphtheriebazillen im Krankheitsherd.

Sollte der Diphtheriebazillus ätiologisch für die Auslösung der Diphtherie verantwortlich gemacht werden, so mußte sein Vorkommen in den Krankheitsherden so geartet sein, daß die Krankheitssymptome sichtlich von ihm herrühren. Diesen Nachweis konnte schon *Löffler* erbringen.

Mächtige Hyperämie und Exsudation.

Das Eindringen der Diphtheriebazillen und des von ihnen produzierten Giftes bringt mächtige Hyperämie der Schleimhautgefäße hervor, die zur Exsudation führt. Dieses Exsudat gerinnt außerhalb der Gefäße zu membranösen Massen. Bei oberflächlicher Lokalisation haben wir klinisch den Eindruck, als wenn nach Abziehen der membranösen Exsudatmassen die Schleimhaut nur entzündet, aber nicht geschwürig zerstört wäre. Das Epithel fehlt an den betreffenden Stellen, einzelne Zellen finden sich innerhalb der fibrinösen Massen. Wenn die Infektion tiefer sitzt, nehmen auch die tiefer gelegenen Teile der Schleimhaut an der Entzündung teil. Das Exsudat ist dann in die Schleimhaut selbst eingelagert, es kommt dann allenfalls zu tiefergreifenden nekrotisierenden Vorgängen.

Keine wesentliche Tendenz zur Allgemeininfektion.

Der Diphtheriebazillus hat keine wesentliche Tendenz zur Allgemeininfektion zu führen. Er ruft an der Stelle seines Einbruches Veränderungen hervor und erstreckt das Feld seiner Tätigkeit im Sinne der Oberflächenausbreitung, er gelangt weiter längs der Lymphgefäße bis in die zugehörigen Lymphdrüsen, die entzündlich anschwellen; der dem erkrankten Organismus zugefügte Schaden ist durch das vom Diphtheriebazillus erzeugte Gift bedingt. Immerhin kommt es namentlich bei schweren Infektionen auch zum Eindringen der Diphtheriebazillen nicht bloß in die zugehörigen Lymphdrüsen, sondern in sämtliche Organe.

Diphtheriebazillen im Blut und Organen.

Hatte schon *Frosch* Diphtheriebazillen in den Organen von Diphtherieleichen unter 14 Fällen zehnmal nachgewiesen, so konnten auch später *Wright* (einmal unter 14 Fällen), *Leede* (fünfmal unter 62 Fällen), *Nowak* (neunmal unter 22 Fällen), *Bonhoff* (dreizehnmal unter 314 Fällen, in 4% der Fälle), *Martmer* (dreimal unter 40 Fällen) solche nachweisen. *Jacobthal* berichtet, daß er nach eigener Methodik (Hämolysierung des Blutes) Diphtheriebazillen fast stets im Leichenblute nachweisen konnte. Beim Lebenden sind die positiven Blutbefunde seltener. Bei den positiven Befunden handelte es sich um avirulente Stämme. Daß Diphtheriebazillen mit dem Harn ausgeschieden werden, ist berichtet worden (*Conradi* und *Bierast* 54 positive Fälle bei 155 Fällen). Nach meiner Erfahrung dürfte es sich meist um Verwechslung mit diphtheroiden Stäbchen handeln, die in der Harnröhre normalerweise vorkommen. Epidemiologisch hat auch der Nachweis echter Di-Bazillen im Harn keine Bedeutung.

Im Harn?

Bazillenträger und Dauerausscheider.

Von großer Wichtigkeit ist das Vorkommen echter Diphtheriebazillen in der Schleimhaut der Rachenorgane und der Nase beim gesunden, auch vorher niemals an Diphtherie krank gewesenen Menschen, sowie das kürzere oder längere Zeit nachweisbare Verweilen echter Diphtheriebazillen auf der Schleimhaut der Rachenorgane und Nase von Diphtherierekonvaleszenten. Diese Tatsache wurde schon bald nach der Entdeckung des Diphtheriebazillus festgestellt, aber anfangs unangenehm empfunden, solange man glaubte, daß der Erreger allein zum Ausbruche der Krankheit genügen müsse. Die immer vorhandenen Gegner einer neuen Entdeckung benützten diesen Befund des Vorkommens echter Diphtheriebazillen bei Gesunden oder Anderskranken als Kampfmittel gegen die ätiologische Bedeutung des Diphtheriebazillus. Sie wußten nicht, daß die Zukunft gerade in der Tatsache der sogenannten Bazillenträger eine der wichtigsten Erkenntnisse auf dem Gebiete der Infektionskrankheiten aufdecken würde. Je mehr man der Frage nachging, um so häufiger wurden die Meldungen über das Vorkommen von Bazillenträgern und Dauerausscheidern, so daß manche Autoren zu der Ansicht gelangten, daß der Diphtheriebazillus ubiquitär sei. Genauere Untersuchungen (*Scheller*) scheinen aber zu ergeben, daß alle Bazillenträger diese Eigenschaft nur dadurch erwerben, daß sie mit Diphtheriekranken oder Diphtheriebazillenträgern bewußt oder unbewußt in Berührung gekommen sind. *Scheller* erklärt auf Grund vieler hundert Untersuchungen, daß Personen, die nachweislich nicht mit Diphtheriekranken in Berührung gekommen sind, keine Diphtheriebazillen beherbergen. Für die Mehrzahl der Fälle dürfte die Auffassung *Schellers* (siehe auch *Sobernheim*, Berlin 1913 und Diskussion) richtig sein. *Weichardt* und *Pape* geben in einer Übersichtstafel die Ergebnisse von Untersuchungen Gesunder in der Umgebung von Diphtheriekranken, aus der hervorgeht, daß bei 15171 Personen 1833 = 12,1% positive Befunde verzeichnet sind. Die einzelnen Untersucher bringen wohl sehr stark schwankende Zahlen (2,5—83,3%). *Zingher* berechnet für New York 4—5%. Die großen Schwankungen werden wohl zum großen Teil wirklich bestehen und können nicht nur mit verschiedener Technik und geringer Zahlenreihe erklärt werden.

Ubiquität?

Persistenz der Diphtheriebazillen nach der Erkrankung.

Wie lange Diphtheriebazillen bei Diphtherierekonvaleszenten nachgewiesen werden können, ergibt sich aus folgender Übersichtstabelle (*Weichardt* und *Pape*).

¾ de Diphtheriefälle sind nach 3 Wochen bazillenfrei.

In einzelnen Fällen (*Fibiger*) konnte noch 9 Monate nach der Erkrankung der Diphtheriebazillus nachgewiesen werden. *Roussel* und *Job* fanden noch 349 Tage nach der Erkrankung von 262 Fällen einer Militärepidemie einen positiven Befund. Im allgemeinen kann man mit *Scheller* annehmen, daß ca. ¾ der Diphtheriefälle bis zu 3 Wochen Diphtheriebazillen beherbergen. Der Rest behält die Bazillen verschieden lange, 2% über 90 Tage.

Autor	Zahl d. unters. Rekonvaleszenten	Bazillenfrei waren nach Wochen in Prozenten																
		1	2	3	4	5	6	7	8	9	10	11	12	13	14	15	16	17
Welch	427	53	84	87	88,5	99	—	—	—	—	—	—	—	—	—	—	—	—
Biggo *Bark* *Beeber* . . .	301	41,5	88	96	98,7	—	—	—	—	99,35	—	—	—	—	—	—	—	—
Glücksmann	217	92,2	89,9	95	96,4	98,2	99,6	—	—	—	—	—	—	—	—	—	—	—
Prip.	309	—	61,9	69,9	83,5	—	—	—	—	80,7	—	—	—	—	98,7	—	—	99,4
Tjaden . . .	1338	—	67	75	83,6	89,1	93,4	96,9	97,4	99,3	99,5	99,9	—	—	97,95	—	—	100
Scheller . . .	339	—	23	65	82	—	90	93,4	—	95	—	—	—	98	—	—	—	—
Neißer . . .	500	—	22,7	51,5	82,5	96,2	—	—	—	—	—	—	—	—	—	—	—	—
Buring . . .	2063	—	55	70	82	90	94,2	97	98	99,4	99,5	99,8	99,85	—	99,9	—	—	100
Otto	200	—	55	85	98	—	—	—	—	—	—	—	—	—	—	—	—	—

Bei dieser enormen Verbreitung des Diphtheriebazillus bei Rekonvaleszenten und namentlich bei Gesunden werden wir mit Recht annehmen können, daß die Infektionsquelle für neue Diphtherieerkrankungen in erster Linie durch den Diphtheriebazillen tragenden Menschen gegeben ist. Die Infektion geschieht fast ausschließlich direkt vom diphtheriekranken oder rekonvaleszenten Menschen oder vom Bazillenträger. Alle anderen Übertragungsmöglichkeiten, Gegenstände (Spielsachen, Taschentücher, Wäsche, gemeinsame Trink- und Eßgefäße, Nahrungsmittel wie Milch usw.) kommen in zweiter und weiterer Reihe.

Infektionsquelle der Diphtheriebazillen tragende Mensch.

In der ersten Zeit nach der Entdeckung des Diphtheriebazillus ist oft die Frage aufgeworfen worden, inwieweit Mischinfektionen das klinische Bild beeinflussen können, und insbesondere die sogenannte septische Diphtherie ist auf eine Kombination von Diphtheriebazillen und Streptokokken zurückgeführt worden. Man hat dabei die Vorstellung, daß durch die Symbiose die Virulenz der Diphtheriebazillen gesteigert werde oder daß die Streptokokken als solche das lokale Bild im Rachen und die allgemeinen Erscheinungen beeinflussen. In der letzten Berliner Epidemie tauchte diese Auffassung wieder auf (*Friedemann*, *F. Meyer*, *Finkelstein*) und führte zur Anwendung von Streptokokkenserum neben Diphtherieserum. Ich möchte im Einklange mit der Majorität der Autoren der Mischinfektion eine meist unwesentliche Rolle beimessen. Die Schwere der Erkrankung mag durch bestimmte Eigenschaften des Infektionserregers, durch seine größere Menge, vor allem aber durch die Art und Weise der Reaktion des Organismus auf die Infektion bedingt sein. Auch die Kombination mit Bacillus fusiformis und Spirillen hat keine wesentliche Bedeutung. Bei Überwiegen letzterer Bakterienformen wird es sich eher um einen Fall von Angina ulcerosa handeln, der außerdem Diphtheriebazillenträger ist.

Die Frage der Mischinfektion.

Schwere der Erkrankung durch die Reaktionsart des Organismus bedingt.

Auch die Virulenz des Erregers ist anfänglich mit der Intensität der Krankheitssymptome in Zusammenhang gebracht worden. Soweit diese Virulenz durch die Wirkung des Diphtherietoxins am Meerschweinchen erschlossen wird, hat sich keinerlei Parallelität ergeben. Bei leichten Diphtherien fanden sich sehr intensiv toxische Stämme, selbst bei Bazillenträgern fanden sich solche und Diphtheriebazillen, aus schwersten Diphtheriefällen gezüchtet, erwiesen sich als mäßig virulent. Auch die von französischer Seite aufgestellte Vermutung, daß die Virulenz der in den Rachenorganen Diphtheriekranker nachweisbaren Bazillen mit der Abheilung der Erkrankung fortschreitend abnehme, konnte nicht bestätigt

Virulenz des Erregers.

werden (*Roux*). Damals wurde eben die so wichtige zweite Komponente jeder Erkrankung, die Reaktionsart des Organismus, nicht genügend beachtet. Man besah die Diphtheriefrage unter dem Eindrucke des gleichmäßig ablaufenden Meerschweinchenexperimentes und dachte zu wenig daran, daß die Wahl des Meerschweinchens zum Versuchstier eben deswegen erfolgte, weil die Reaktionsart desselben eine so gesetzmäßige, immer gleichbleibende war; individuelle Momente kommen daher kaum zum Vorschein. So wichtig diese Eigenschaft des Meerschweinchens zur Prüfung des Toxins und seines Gegengiftes ist, ebenso unbrauchbar ist diese Eigenschaft zur Lösung der Ursachen klinischer Differenzen im Diphtherieverlaufe.

Virulenzfrage ist im Meerschweinchenversuche nicht zu entscheiden.

Hämolysinbildung.

Die Angabe, daß Hämolysine bildende Stämme (*Lubenau*, *Schwoner*) bei septischer Diphtherie vorkommen, bedarf noch weiterer Untersuchungen.

Disposition.

Zur Erkrankung an Diphtherie genügt der Diphtheriebazillus allein nicht. Alle Statistiken ergeben einheitlich, daß die Diphtherie vorwiegend eine Kinderkrankheit ist. In dieser Beziehung ähnelt sie den Masern und Blattern. Masern und Blattern sind deshalb eine Kinderkrankheit, weil alle Menschen ungefähr gleichmäßig empfänglich sind. Der Infektion ausgesetzt macht jedes Individuum meist schon in der Kindheit die Krankheit durch. Bei den Blattern ersetzen wir die erste Erkrankung durch die Vakzination. Durch Durchblatterung oder wiederholte Vakzination und durch Durchmaserung im Kindesalter wird Immunität erzielt. Auch bei Diphtherie kann die Immunität des Erwachsenen mit größter Wahrscheinlichkeit auf wiederholte leichte und feinere, unmerklich ablaufende Infektionen im Kindesalter zurückgeführt werden. Der Unterschied zwischen Masern und Blattern einerseits und Diphtherie andrerseits besteht darin, daß die Infektion mit Diphtherie unter Einfluß guter Abwehrvorrichtungen sehr häufig ohne klinische Symptome abläuft (stumme Feiung) (*v. Pfaundler*), während fast jede Infektion mit Masern oder Blattern (beim nichtvakzinierten Individuum) mangels Variabilität der Abwehrvorrichtungen von typischer, mehr weniger voll entwickelter Krankheit gefolgt ist.

Immunität durch stumme Feiung.

In der Kindheit zeigen sich, auf verschiedene Perioden verteilt, deutliche Unterschiede in der Häufigkeit klinisch manifester Diphtherieerkrankung.

Altersverteilung der Disposition.

Neugeborene fast immer immun.

Neugeborene erkranken selten an Diphtherie (*Schlichter*, *Kirstein*), trotzdem sie gelegentlich von Endemien in 85% Bazillenträger werden. Die Krankheitsfälle werden gegen das Ende des ersten Lebensjahres häufiger. Die größte Zahl fällt auf das 2.—6. Lebensjahr, dann sinkt die Häufigkeit anfangs langsam, vom 8. Lebensjahr ab rascher.

Von 2331 in den Jahren 1907—1911 in der Wiener Kinderklinik beobachteten Fällen (*Schruttka von Rechtenstamm*) fielen auf die einzelnen Lebensjahre

0—1	202	2043	2043 Fälle = 83% kommen auf die ersten acht Lebensjahre,
1—2	383		
2—3	390		
3—4	332		1560 „ = 67% auf die Zeit vom Beginn des 2. Lebensjahres bis zum Ende des 6. Lebensjahres.
4—5	260		
5—6	195		
6—7	155		
7—8	126		

8—9	79	288 „ = 12% fallen jenseits des 8. Lebensjahres.
9—10	79	
10—11	44	
11—12	45	Auf das 14. Lebensjahr kommen im ganzen nur 7 Fälle = 3 auf 1000.
12—13	34	
13—14	7	

Die Erklärung für diese eigentümliche Altersverteilung liegt in der Tatsache, daß das Serum des Menschen in bestimmten Lebensabschnitten Schutzkörper gegen das Diphtherietoxin besitzt und daß solche Schutzkörper in anderen Lebensperioden bei der Mehrzahl der Individuen fehlen.

Schutzkörpergehalt des Serums.

Fischl und *Wunschheim* fanden, daß 85% der Neugeborenen im Nabelblutserum antitoxische Schutzkörper gegen Diphtheriegift besitzen. *Wassermann* konnte nachweisen, daß der Mensch mit steigendem Alter immer häufiger solche Schutzkörper besitzt. In größerem Maßstabe wurden solche Untersuchungen erst möglich, als zur Auswertung des menschlichen Serums die subkutane (*Marx*) und besonders die intrakutane Methode am Meerschweinchen (*Römer*) verwendet wurde. Auch geringe Mengen von Antitoxin konnten nachgewiesen werden (*Salge*, *Karasawa* und *Schick*, *Kleinschmidt*). *Karasawa* und *Schick* fanden, daß 30 an Diphtherie erkrankte Kinder stets frei von Schutzkörpern waren, gesunde und nicht an Diphtherie erkrankte Kinder und Erwachsene zeigten wechselnden Gehalt an Schutzkörpern. Das Vorhandensein von Schutzkörpern im Neugeborenenserum konnte neuerlich bestätigt werden. Damit war die Auffassung gestützt, daß eine Bedingung zur Diphtherieerkrankung der Mangel an Schutzkörpern ist.

Die in der Literatur gelegentlich gebrachten Fälle von klinischer Diphtherie bei Anwesenheit von Antitoxin sind (wenn nicht technische Fehler verantwortlich sind), sicherlich Ausnahmen und betreffen wahrscheinlich Diphtherieerkrankungen, die schon einige Tage bestanden, so daß durch die Erkrankung erzeugtes Antitoxin vorhanden ist (siehe S. 3).

Intrakutanreaktion auf Diphtherietoxin.

Noch weiter vereinfacht wurde die Prüfung auf Antitoxingehalt im Blutserum, als ich die intrakutane Injektion von Diphtherietoxin am Menschen selbst unter Ausschaltung des Tierexperimentes verwendete. Die geringe Menge von $^1/_{50}$ der Dosis letalis für 250 g Meerschwein in 0,1—0,2 cm³ Flüssigkeit (phys. Kochsalzlösung) wird intrakutan in die Haut der Beugeseite oder Streckseite des Vorderarmes mit einer sehr feinen Nadel injiziert. Die Nadel muß sehr dünn und scharf geschliffen sein, ihre Öffnung klein, sie soll soweit ganz oberflächlich vorgeschoben werden, bis ihre nach oben gerichtete Öffnung eben von der obersten Hautschicht gedeckt ist. Bei gelungener Injektion sieht man unmittelbar nach der Injektion eine weiße Quaddel mit deutlich ausgeprägten eingezogenen Haarfollikeln. Innerhalb 24 Stunden entwickelt sich bei positiver Reaktion eine scharf begrenzte Rötung und Infiltration von 15—25 mm Durchmesser, deren Intensität innerhalb weiterer 24—48 Stunden noch zunimmt und dann in der Regel unter Pigmentierung und Schuppung abheilt. Positive Reaktionen sind lange sichtbar. Die pigmentierte Stelle fühlt sich trocken, lederartig an und zeigt Fältelung. Die Ablesung der Reaktion erfolgt frühestens nach 48 Stunden, nach *Zingher* am 5. Tag. Positive Reaktion beweist Fehlen von Antitoxin im Blutserum, oder eine Menge von Antitoxin,

Positive Reaktion bedeutet Empfänglichkeit.

die zu gering ist, um vor Erkrankung an Diphtherie zu schützen. Empfindliche Individuen zeigen gelegentlich leichte Blasenbildung, noch seltener ist Nekrosenbildung. Die Intensität der Reaktion zeigt gewisse Schwankungen, die auf verschiedenen, geringen Gehalt an Antitoxin zurückzuführen sind. Die einzige Schwierigkeit in der Entscheidung, ob positiv oder negativ,

Parareaktion.

liegt in dem Auftreten von „Parareaktionen", entzündliche Rötung und Infiltration, die auf proteinartige Substanzen der Diphtheriebazillenbouillonkultur beruhen. Solche Parareaktionen sind in den ersten 5 Lebensjahren also in der diphtheriegefährdeten Periode selten und nehmen allmählich mit steigendem Lebensalter an Häufigkeit zu. Sie stören die Entscheidung bei älteren Schulkindern und insbesondere bei Erwachsenen. Diphtherierekonvaleszenten und tuberkulös infizierte Kinder zeigen häufig Parareaktionen[1]). Sie können leicht als solche erkannt werden, wenn eine Kontrollinjektion mit erhitzter Toxinlösung vorgenommen wird. Hitze zerstört das Diphtherietoxin außerordentlich schnell; fällt die Kontrollreaktion ebenfalls gleich stark positiv aus, dann haben wir es mit einer Parareaktion zu tun. Eine weitere Kontrollinjektion kann mit durch Antitoxin neutralisiertem Diphtherietoxin gemacht werden. Positive Reaktion mit neutralisiertem Toxin bedeutet ebenfalls Parareaktion. Es gibt kombinierte Reaktionen — echte und Parareaktion vereinigt —, in diesem Falle wird die Originaltoxinlösung eine stärkere Reaktion auslösen als die Kontrolle. Die Pseudoreaktion läßt sich bei genauem Studium durch ihre raschere Entwicklung, rascheres Erreichen des Höhepunktes und schnelleres Verschwinden fast immer ohne Pigmentation von der echten positiven Reaktion unterscheiden. Für den praktischen Arzt ist es sicherer, alle entzündlichen Reaktionen und besonders alle zweifelhaften Reaktionen als positiv anzusehen. An Diphtherie erkrankte Kinder reagieren vor der Injektion von Heilserum geprüft stets positiv, ein Beweis für den Mangel an Antitoxin.

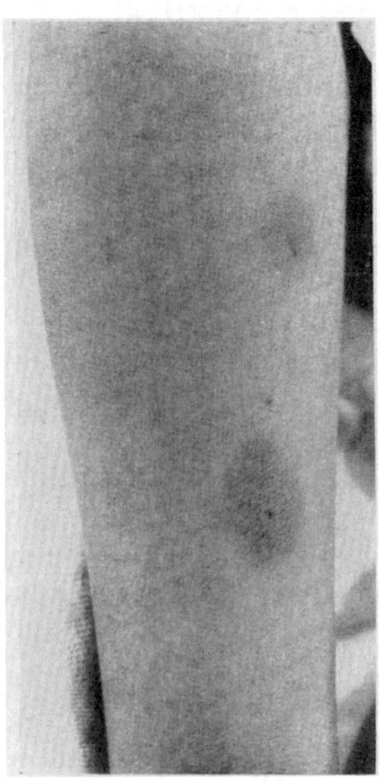

Fig. 7.
Positive Schicksche Reaktion an den Innenseite der Vorderarmhaut: zu oberst die leicht positive Kontrolle mit erhitztem Diphterietoxin, in der Mitte die Kontrolle mit NaCl-Lösung, unten die stark positive Schick-Reaktion mit nativem Schick-Toxin (der Behringswerke Marburg).
(Düsseldorfer Infektionsklinik 1930.)

Ausnahmen hiervon sind Fälle von bösartiger (septischer) Diphtherie und Diphtheriefälle in kachektischen Individuen. Letztere reagieren auch sonst trotz Fehlen von Antitoxin negativ. Eine weitere Ausnahme finden wir gelegentlich bei Neugeborenen, deren Haut im allgemeinen gegen solche Reize wie das Diphtherietoxin unterempfindlich ist (Anergie).

[1]) Diphtherierekonvaleszenten sind wahrscheinlich spezifisch, tuberkulöse Individuen unspezifisch allergisiert.

Negative Reaktion bedeutet Immunität.

Negative Reaktion. — Ausbleiben jeglicher Rötung und Schwellung an der Injektionsstelle beweist das Vorhandensein von mindestens 0,03 Antitoxineinheiten im Kubikzentimeter Serum, eine Antitoxinmenge, die genügt, um eine Erkrankungen an Diphtherie zu verhindern (*Michiels* und *Schick, Park, Dudley, O'Brien, Glenny*).

Vorbedingung für verläßliche Resultate ist die Verwendung wirksamen Toxins. Das Toxin muß vor Licht geschützt im Eisschrank aufbewahrt werden, die zur Injektion nötige Verdünnung des Originaltoxins muß unmittelbar vor Gebrauch hergestellt werden. Etwas längeres Herumstehen von Verdünnungen und Licht zerstört oder vermindert die Wirksamkeit des Toxins. Manche Unstimmigkeiten der Literatur dürften mit technischen Fehlern zu erklären sein (Besprechung bei *Dudley*) oder auf irrtümliche Diagnosenstellung, d. i. Verwechslung andersartiger Rachenaffektionen mit Diphtherie.

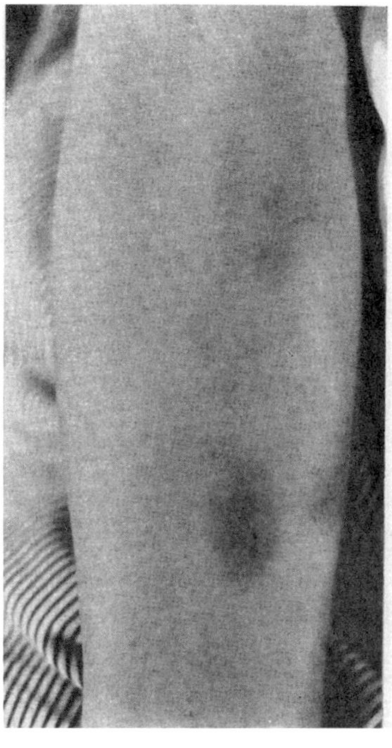

Fig. 8.
Stark positive Schicksche Reaktion an der Innenseite der Vorderarmhaut: Kontrolle mit erhitztem Di-Toxin nur schwach positiv; NaCl-Kontrolle negativ, Toxinprobe stark positiv.
(Düsseldorfer Infektionsklinik 1930.)

Mit Hilfe dieser Reaktion, deren Verläßlichkeit allgemein bestätigt wurde, konnten auf verhältnismäßig einfache Weise Massenprüfungen über den Stand der Diphtherieimmunität vorgenommen werden. Solche liegen von den verschiedensten Ländern der Erde vor, die größte Erfahrung haben *Park* und *Zingher*. Ihre Zahlen kombiniert mit den Zahlen von *v. Groër* und *Kassowitz* lauten (siehe folgende Tabelle Seite 12).

Der Schutzkörper gegen Diphtherietoxin ist bei Neugeborenen in 84% vorhanden. Bis zum Ende des ersten Lebensjahres erfolgt ein steiler geradliniger Abfall auf etwa 10%. Die Brustkinder zeigen weniger steilen Abfall als die künstlich ernährten Kinder.

In der Statistik von *v. Groer* und *Kassowitz*, in der am Ende des 1. Lebensjahres 30% der Kinder Antitoxin besaßen, zeigen Brustkinder ungefähr 43% Vorhandensein von Antitoxin, d. i. 15% höher als künstlich ernährte Kinder.

Am Ende des ersten Lebensjahres ist also die Mehrzahl der Kinder frei von Antitoxin, d. i. diphtherieempfänglich. Die negativen Reaktionen steigen nun allmählich an, erreichen ungefähr im 7. Lebensjahre dieselbe Höhe wie in der Mitte des ersten Lebensjahres. Mit etwa 18 Jahren wird dieselbe Zahl erreicht wie beim Neugeborenen. Nach dem 60. Lebensjahr scheint eine Zunahme der positiven Reaktionen zu erfolgen. Der Abfall im ersten Lebensjahr ist auf die allmähliche Ausscheidung der von der Mutter herrührenden Schutzstoffe zurückzuführen. Mutter und Kind

Altersverteilung positiver und negativer Reaktionen.

Alter	Zahl	Schick positiv	Schick negativ	% der positiven Reaktionen
Neugeborne	143	23	120	16,0
0—3 Monate	57	16	41	28,1
3—5 „	30	13	17	43,4
6—7 „	53	30	23	56,6
7—8 „	41	26	15	63,4
8—9 „	62	52	10	83,8
9—10 „	58	54	4	93,1
10—11 „	61	53	8	87,0
11—12 „	34	31	3	91,1
1—3 Jahre	1 727	1 438	289	83,2
4—6 „	6 137	3 681	2 456	60,9
6—7 „	13 754	6 944	6 810	50,4
7—8 „	16 180	7 042	9 138	43,5
8—9 „	17 126	6 278	10 848	36,6
9—10 „	18 065	5 825	12 240	32,2
10—11 „	18 057	5 308	12 749	29,3
11—12 „	17 994	5 075	12 919	28,2
12—13 „	16 258	4 327	11 931	23,6
13—14 „	14 138	3 271	10 867	23,1
14—15 „	9 650	1 906	7 744	19,7
15—16 „	4 861	869	3 992	17,8
16—17 „	369	68	201	18,4
über 17 „	168	141	27	14,0

haben bei der Geburt dieselben Immunitätsverhältnisse, bei beiden ist entweder Antitoxin vorhanden oder fehlt. Parallel mit dem Tiefpunkt des Antitoxingehaltes vom Ende des 1. Lebensjahres bis zum 6. Lebensjahre finden wir die größte Häufigkeit der Diphtherieerkrankungen.

Der Anstieg der Diphtherieimmunität gemessen an der Zunahme der negativen Reaktionen kann mit größter Wahrscheinlichkeit auf Überstehen von unscheinbaren, klinisch sich nicht manifestierenden Diphtherieinfektionen zurückgeführt werden (*Wassermann*, stille Feiung *Pfaundler*) Ob andere Mechanismen daneben tätig sind (aspezifische Stimulierung der Produktion von Diphtherieantitoxin durch andere Infektion (*Hirszfeld*) oder Reifung des Individuums) ist noch nicht sicher entschieden. Die Aufrechterhaltung der einmal erreichten negativen Reaktion wird mit wiederholten stummen Infektionen erklärt (*Degkwitz*, *Schick*). Der beim Neugeborenen und auch anderen Individuen vorhandene Schutzkörper ist serologisch von echtem Diphtherieantitoxin nicht zu unterscheiden. Positive Reaktionen können nach längerer Zeit in negative umschlagen. Negative Reaktionen bleiben in der überwiegenden Mehrzahl dauernd negativ[1]). Dies gilt für Großstadtverhältnisse. Ob bei Ausbleiben von stummen Infektionen die Diphtherieimmunität wieder verloren gehen kann, ist nicht bekannt.

[1]) *Glenny* fand Fluktuationen des Schutzkörpergehaltes innerhalb 2—3 Monaten. Diese Schwankungen brachten das Individuum bald ober, bald unter die Schwelle der negativen Reaktion. Ähnliches berichtet *Hamburger* und *Siegl*. Solche Individuen sind leicht wieder zu negativer Reaktion zu bringen.

Die Statistiken verschiedener Länder sind nicht identisch, aber sehr ähnlich. Interessant ist diesbezüglich die Statistik der *Schick*reaktion in den Philippinen. Trotz Seltenheit der Diphtherieerkrankung sind rund 70% *Schick*positive Kinder im 2. Lebensjahr vorhanden. Erwachsene haben nur 6,3% positive Reaktionen. Bazillenträger sind in der Bevölkerung häufig (etwa 4%) (*Gomez* und *Navarro*). In Brasilien fanden sich analoge Zahlen bezüglich der *Schick*reaktion. In Grönland zeigten nach *Steinbecker* und *Jones* alle Kinder unter 12 Jahren positive Reaktion auf Diphtherietoxin; die älteren Mitglieder der Familie waren alle negativ (Feiung). Vom Vorkommen einer Diphtherieerkrankung ist nichts bekannt. Die Scharlachprobe nach *Dick* war stets negativ.

In den Reaktionsergebnissen ergibt sich ein leichtes Überwiegen der positiven Reaktionen beim weiblichen Geschlecht (*Zingher*, *Dudley*), (langsamere Immunisierung?).

Kinder und Erwachsene vom Lande häufig positiv von dichtbevölkerten Armenvierteln häufig negativ.

Wichtig ist die Beobachtung *Zinghers*, daß Kinder und Erwachsene aus ländlichen Bezirken häufiger positiv auf Diphtherietoxin reagieren als solche aus Großstädten und besonders solche aus dichtbevölkerten Armenvierteln. *Zingher* fand ferner, daß Kinder einer Familie nicht selten trotz Altersunterschieden gleichsinnigen Befund (alle negative oder positive Reaktion) aufwiesen.

Hereditäre Einflüsse. Blutgruppen.

Hirszfeld konnte nachweisen, daß hereditäre Momente in der Diphtherieimmunität eine wichtige Rolle spielen, da die Diphtherieimmunität den Blutgruppen der Eltern parallel verläuft. Gehören beide Eltern derselben Blutgruppe an und sind dieselben beide immun gegen Diphtherie, dann ist zu erwarten, daß die älteren Kinder der Familie ebenfalls immun sind und umgekehrt. Gehören die Eltern in verschiedene Blutgruppen mit verschiedener Immunität, dann entspricht der Immunitätszustand des Kindes der Blutgruppenzugehörigkeit.

In tausendfacher Erfahrung konnte nachgewiesen werden, daß auf Diphtherietoxin negativ reagierende Kinder ohne Gefahr der Diphtherieinfektion ausgesetzt sein können, ja Bazillenträger werden. Unter 1200 Scharlachpatienten, die *Park* und *Zingher* mit Diphtherietoxin prüften, waren 544 positiv, 656 = 54,7% negativ. Von den positiv Reagierenden, also Schutzkörperlosen, erkrankten 72 an Diphtherie, von den negativ Reagierenden kein einziges Kind, trotzdem in Laufe der Beobachtung die Kinder reichlich Gelegenheit zur Infektion hatten und 20% derselben Bazillenträger wurden. Vom Pflegepersonal der Diphtherieabteilung erkrankten nur die positiv Reagierenden. Ähnliche Erfahrungen haben fast alle anderen Autoren, die sich mit der Frage beschäftigten (*Forbes*, *Harries* und *Dudley*, *O'Brien*, *Bessemans*, *Armand-Delille*, *Lereboullet*, *Zöller*).

Gegenteilige Angaben (*Massingham*, *Opitz*, *Peters*) sind biologisch schwer verständlich. Wenn nicht technische Fehler (zu schwaches oder unwirksames Toxin) oder Irrtum in der Diagnose (positiver Bazillenbefund in andersartigen membranösen Anginen) in Betracht kommen, ist die Möglichkeit zu berücksichtigen, daß Antitoxin schon als Folge der Erkrankung gebildet wurde und daß die negative Reaktion dieses Antitoxin anzeigt. Solche Fälle mögen knapp vor der klinischen Erkrankung noch positiv reagiert haben. Die genannten Ausnahmen von der Regel sind relativ spärlich. Es ist schwer zu erklären, warum Diphtherietoxin intrakutan injiziert keine entzündlichen Erscheinungen hervorrufen soll, dagegen aber in der Rachenschleimhaut. Diese zwei Gewebe sind wie *Freud* und *Kassowitz* nachweisen konnten bei aktiver Immunität in ihrem Antitoxingehalt nicht so verschieden. Lokale Verhältnisse werden von den Autoren zur Erklärung herangezogen, ohne daß diese Erklärung näher definiert wird. Man kann, wie *Dudley* mit Recht betont, niemals 100% Übereinstimmung erwarten, wenn es sich um eine Entscheidung in einer durch klinische Beobachtung kontrollierten biologischen Methode handelt.

Bazillenträger mit und ohne Schutzkörper.

Bazillenträger verhalten sich in bezug auf Schutzkörpergehalt nicht einheitlich, Schutzkörper können vorhanden sein aber auch fehlen (*Schick*, *Kleinschmidt*). Also selbst Fehlen des Antitoxins bei Vorhandensein von virulenten Diphtheriebazillen im Nasenrachenraum ist nicht unter allen Umständen von Diphtherieerkrankung gefolgt (siehe Seite 9).

Wohl meint *Harries* und *Dudley*, daß solche *Schick*-positive Bazillenträger sehr häufig nach kurzer Zeit negativ reagieren, also immun werden ohne klinisch zu erkranken. Negativ reagierende Bazillenträger haben nach *Zoeller* hohe Antitoxinwerte im Blutserum (2—3 AE.), während die gewöhnlichen, negativ reagierenden, bazillenfreien Fälle durchschnittlich nur ca. 0,1 AE aufweisen. Der Umschlag von positiver zu negativer Reaktion bei Bazillenträgern ohne klinische Symptome ist der serologische Ausdruck der stummen Infektion (stille Feiung).

Diese Tatsache kompliziert das Problem der Pathogenese der Diphtherie insoweit, als wir gezwungen sind zu fordern, daß zum Zustandekommen der Krankheit noch andere Momente nötig sind, z. B. das entsprechende Verhalten der Schleimhautoberfläche. Diese wird unter günstigen Verhältnissen rein mechanisch durch ihre Unversehrtheit und Dicke imstande sein, das Eindringen der Diphtheriebazillen zu verhindern. Trotzdem mag die Gefahr der Infektion fortwährend über einem solchen Menschen schweben, denn bei Fortfall dieses mechanischen Schutzes durch krankhafte Auflockerung (katarrhalische Affektion, Angina, Scharlach, Masern) oder chirurgischen Eingriff (Entfernung von Nasenmuscheln oder Adenoiden, Tonsillenoperationen) kann dann sofort eine Ansiedlung der Diphtheriebazillen auf der Wundfläche stattfinden. Solche Fälle sind nicht gar zu selten. Nur ausnahmsweise wird der Beweis für dieses Verhalten erbracht werden können wie im Falle *Schellers*, der bei einer bazillentragenden Patientin von der Vornahme eines operativen Eingriffes abriet. Dieser wurde trotzdem vorgenommen und die Patientin erkrankte an Diphtherie.

In diesem Zusammenhang ist es interessant, daß Kinder 6 Monate nach Tonsillektomie häufig immun gegen Diphtherietoxin sind (*Schick* und *Topper*), was nicht nur mit mechanisch erhöhtem Schutz (Narbengewebe) erklärt werden kann, sondern auch durch negativen Ausfall der Diphtherietoxinreaktion als echte Immunität aufgefaßt werden kann.

Wie weit andere Mechanismen der Immunität in Frage kommen, entzieht sich noch heute der Kenntnis. Haben wir doch erst kürzlich von Lysenzymen (*Flemming* 1921, *Ridley* 1928) gehört, die in der Tränenflüssigkeit, Nasensekret und anderen Flüssigkeiten vorkommen, und wenn auch nicht Diphtheriebazillen, so doch viele andere, namentlich nichtpathogene Bakterien auflösen. Möglicherweise spielen lokale zelluläre Abwehrkräfte in der Nasenschleimhaut und im Tonsillengewebe mit antitoxischen Eigenschaften ohne humoral zirkulierende Schutzkörper eine Rolle, die in Aktion treten, wenn es zur Infektion kommt. Bakterizide Stoffe werden ebenfalls zur Erklärung herangezogen, ihre Anwesenheit kann aber nicht als erwiesen angesehen werden.

Andere Mechanismen der Immunität.

Epidemiologie der Diphtherie.

Ich habe diese Erörterungen vorausgeschickt, weil nur so das epidemiologische Verhalten der Diphtherie verstanden und weiter studiert werden kann. Wir verstehen das Erkranken bestimmter Altersperioden, bestimmter Familien und Einzelindividuen und das Verschontbleiben anderer. Die sozialen Verhältnisse spielen gewiß eine Rolle. Die arme Bevölkerung erkrankt häufiger an Diphtherie, besonders an Krupp, da im engen Zusammenleben die Exposition intensiver und viel häufiger erfolgt. Als Endeffekt dieser Exposition wird wie erwähnt die Immunität der Kinder rascher auf die Höhe des Erwachsenen gebracht als in den Bezirken der reichen Bevölkerung und auf dem Lande. Ausschlaggebend für die Häufigkeit der Diphtherieerkrankung ist aber in erster Linie der Schutzkörpergehalt des Serums. Die Wellen der Diphtherieepidemien können mit Zu- und Abnahme der schutzkörperlosen Individuen zusammenhängen in ähnlicher Weise wie dies bei Masern- und Blatternepidemien angenommen wird.

Wichtigkeit des Schutzkörpergehaltes.

Frauen erkranken häufiger als Männer.

Daß unter Erwachsenen mehr Frauen als Männer erkranken, dürfte damit zusammenhängen, daß fast ausschließlich Frauen mit der Pflege des gesunden und kranken Kindes beschäftigt sind. Daß von Männern am häufigsten Soldaten erkranken, hängt wohl mit dem Momente der Kasernierung zusammen, wobei weiter zu berücksichtigen ist, daß viele Soldaten aus ländlichen Bezirken kommen und daher häufiger des Schutzkörpers entbehren.

Jahreszeitliche Schwankungen ungeklärt.

Nicht erklärt sind damit die jahreszeitlichen Schwankungen. Zweifellos kommen in den kalten Monaten (Oktober—Januar) mehr Diphtheriefälle und insbesondere Kruppfälle zur Beobachtung, während in der Regel schon im Frühjahr die Diphtherieerkrankungen abnehmen. Der Schulbesuch kann nur einen Teil dieses Verhaltens erklären. *v. Rudder* hat für die Häufung von Kruppfällen meteorologische (luftelektrische?) Schwankungen (Wechsel des meteorischen Milieus) verantwortlich gemacht (Stenosenwetter). Schwankungen des Schutzkörpergehaltes nach Jahreszeiten werden von *Hamburger* zur Erklärung herangezogen. Man kann auch daran denken, daß Infektionen des Respirationstraktes anderer Art den Boden für die nachfolgende Diphtherieinfektion vorbereiten. Das Fehlen solcher mag die Seltenheit von Diphtherieerkrankungen in tropischen Ländern erklären. Die klimatischen Verhältnisse in diesen erleichtern die stille Feiung.

Luftelektrische Schwankungen.

Schwankungen des Schutzkörpergehaltes.

Genius epidemicus.

Aus den bisherigen Auseinandersetzungen ist der Genius epidemicus nicht erklärt, dessen Schwankungen im Sinne der Zunahme einerseits der Kruppfälle, anderseits der malignen („septischen“) Diphtherie ungemein auffallend ist.

So herrschte in Wien in den Jahren 1890—1895 eine Diphtherieepidemie von erschreckender Mortalität, während vor dieser Zeit und nach derselben vorwiegend gutartigere Fälle zur Beobachtung gelangten. Die Bösartigkeit zeigte sich im Auftreten schwerer Kruppfälle und maligner Diphtherie.

In Deutschland wird eine Zunahme schwerer Diphtherieepidemien gemeldet. *Sobernheim* berichtet von Preußen und Berlin:

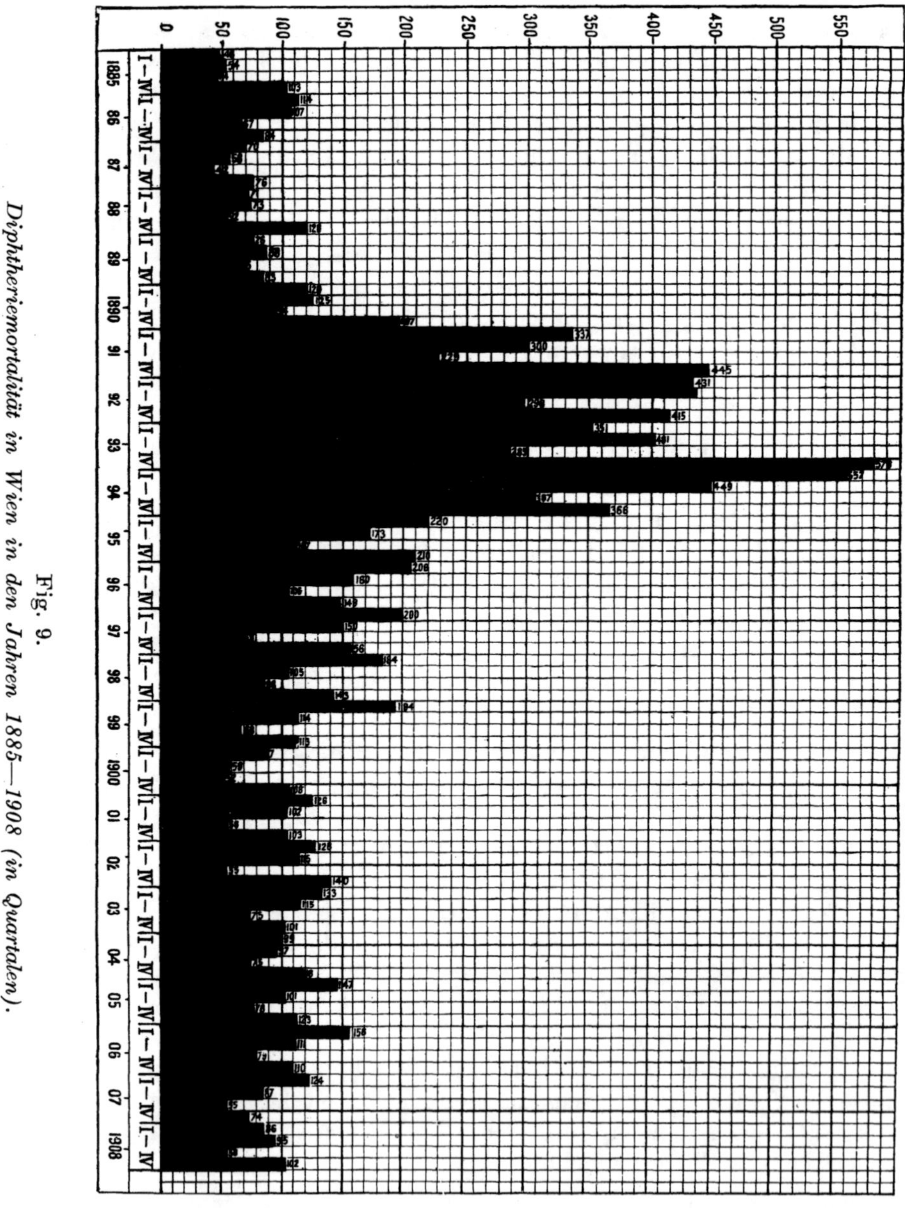

Fig. 9.
Diphtheriemortalität in Wien in den Jahren 1885—1908 (in Quartalen).

Anstieg der Erkrankungen

in Preußen				in Berlin					
von	54 848	im Jahre	1902	1429	im Jahre	1904	davon	358	Tote
auf	96 839	,, ,,	1911	7598	,, ,,	1911	,,	880	,,

Seligmann berichtet für Berlin	1927	5144 Erkrankungen	mit 562 Toten 10,9%
	1928	5910 „	„ 550 „ 9,3%

Die Sterblichkeit steigt manchmal auf über 10% sämtlicher Todesfälle, so daß die Diphtherie auch heute noch nach Tuberkulose und Lungenentzündung in der Mortalitätsstatistik an dritter Stelle steht.

Mit der Annahme verschiedener Virulenz ist nichts gewonnen, solange sie nicht bewiesen werden kann. Ich erwähnte, daß diesbezügliche Versuche negativ ausgefallen sind und ebenso daß die Annahme von Mischinfektionen namentlich mit Streptokokken zur Erklärung nicht befriedigt. Theoretisch denke ich an die Erklärung, daß nach längerem Intervall eine größere Zahl von Individuen sich ansammelt, die eine schlechte Fähigkeit zur Antitoxinbildung besitzt und daher bei massiver Infektion schutzlos ihr preisgegeben ist.

Große Intensitätsunterschiede im Krankheitsbild.

Das Krankheitsbild der Diphtherie ist in seiner Intensität sehr variabel; von geringster bis zur tödlichen Erkrankung gibt es alle Zwischenstufen, die Reichhaltigkeit der Symptome wird erhöht durch Befallenwerden verschiedener Schleimhaut- und Hautabschnitte. Dabei sehen wir im allgemeinen eine Kongruenz zwischen Ausdehnung der Diphtherie an der Einbruchsstelle und deren Umgebung und Intensität der durch das Toxin bedingten Allgemeinsymptome. Seit *Escherich* weist man darauf hin, daß man zwischen Oberflächen- und Allgemeindisposition unterscheiden müsse, da es Fälle von Diphtherie gäbe, die bei geringen Erscheinungen an der Einbruchsstelle schwere Allgemeinsymptome (namentlich Lähmungssymptome) aufweisen und umgekehrt. Wenn auch solche Fälle sicher vorkommen, so ist doch diese Divergenz zwischen Oberflächen- und Allgemeindisposition selten.

Gefahr durch Vergiftung und Erstickung.

Im klinischen Bilde wird noch zu betonen sein, daß die Gefahr der Diphtherie nicht immer nur von der Vergiftung der lebenswichtigen Organe (Herz und Nervensystem) droht, sondern bei Lokalisation der Erkrankung im Bereiche der Luftwege auch von der Möglichkeit der Erstickung. Endlich kommen Komplikationen in Betracht z. B. Pneumonie.

Antitoxinbildung nach Erkrankung.

Das Auftreten von antitoxischen Substanzen im Blutserum nach Ablauf der Diphtherieerkrankung konnte schon durch *Escherich* und *Klemensiewicz*, *Abel*, *Orlowski* später auch von mir und meinen Mitarbeitern *Karasawa*, *Kassowitz* und *John* nachgewiesen werden. Es ist naheliegend und berechtigt, die Bildung von Antitoxin im Verlauf der Diphtherieerkrankung mit der Beendigung des Krankheitsprozesses, also mit der Heilung in Beziehung zu bringen. Das vom Diphtheriebazillus sezernierte Gift wirkt an sich ohne Umwandlung im infizierten Organismus giftig, es ist also primär toxisch und führt bei Erreichen eines individuell schwankenden Schwellenwertes zu klinisch sichtbaren Krankheitssymptomen.

Die Inkubationszeit besteht dann in der Zeit, die nötig ist, um diesen Schwellenwert zu erreichen. Die Größe der Ansiedlungsfläche, die Masse der Erreger, die Virulenz und vor allem die Giftempfindlichkeit des Individuums werden Einfluß auf die Länge der Inkubationszeit haben. Die Intensität der klinischen Krankheitssymptome ist davon abhängig, wann der erkrankte Organismus imstande ist, das Gegengift fertig zu stellen. Bei gleicher Infektionsquelle und daher gleicher Virulenz und sonst gleichen Bedingungen wird die Erkrankung um so leichter ausfallen, je früher es zur Bildung des Antitoxins kommt. Die Heilung ist möglich, solange der Organismus Antitoxin zu einer Zeit bereitstellt, bevor die tödliche Dosis des Diphtheriegiftes an die Zellen des Organismus gebunden ist. Der Nachweis aktiv gebildeten Gegengiftes im Blutserum, kurze Zeit nach der klinischen Heilung durch direkte Auswertung am Meerschweinchen oder durch Anlegung des Diphtherietoxintests am Menschen gelingt nicht so häufig als man es vielleicht theoretisch erwarten würde. Ich konnte bei einem Falle, der mit Serum behandelt wurde, das aktiv gebildete Antitoxin erst am 22. Tage nach Krankheitsbeginn nachweisen, seine Menge nahm noch bis zum 47. Tage reichlich zu. Die zur klinischen Heilung der Diphtherie im Organismus nötige Antitoxinmenge muß aber nicht so groß sein, daß sie zu negativem Ausfall der Schickreaktion führt. Es ist nicht richtig, daß, wie *Hamburger* und seine Mitarbeiter behaupten, Heilung von Diphtherie bei positiver Schickreaktion und fehlendem Antitoxingehalt des Blutserums gegen die Auffassung spricht, daß der Mechanismus der Heilung auf dem Wege der Antitoxinbildung vor sich geht. Die Erfahrungen bei der aktiven Immunisierung gegen Diphtherie zeigen, daß die Antitoxinbildung häufig 4—6 Monate braucht um jenes Ausmaß zu erreichen, das durch negative Schickreaktion angezeigt wird. Die aktive Immunisierung gegen Diphtherie hat uns auch gelehrt, daß die Raschheit der Antitoxinbildung große individuelle Schwankungen aufweist. Es gibt Menschen, die auf den stimulierenden Reiz von Diphtherietoxin rasch und reichlich Antitoxin bilden und solche, die es langsamer, schlechter oder allenfalls gar nicht bilden. Solche individuelle Unterschiede sind auch bei der Immunisierung der Pferde gegen Diphtherietoxin bekannt. Es ist bekannt, daß besonders solche Pferde, die ohne Vorbehandlung schon geringe Mengen von Diphtherieantitoxin in ihrem Serum besitzen, leichter zu immunisieren sind und höherwertiges Serum liefern als Pferde ohne spontanen Antitoxinbesitz. Analoge Befunde sind bei der aktiven Diphtherieimmunisierung erhoben worden. Es ist auch der Gedanke nicht abzulehnen, daß ein Teil jener Individuen, die für unsere Untersuchungsmethoden schutzkörperlos sind, solche doch in geringer Menge besitzen, so daß wir es mit der Schickreaktion nicht nachweisen können (Antitoxingehalt unter $^1/_{30}$ A.E.). Ich erinnere an meine Bemerkungen über die verschiedene Intensität der Hautentzündung (Infiltration bis Nekrose) als Effekt der intrakutanen Applikation des Diphtherietoxins (S. 3). Es ist wahrscheinlich, daß solche Menschen mit geringem Schutzkörpergehalt gute Antitoxinbildner sind.

Schwere der Erkrankung abhängig auch von der Raschheit der Antitoxinbildung.

Individuelle Schwankungen in der Fähigkeit zur Antitoxinbildung.

Zweierlei Arten von Immunität. a) humorale

Damit komme ich zu der für die Diphtheriepathogenese wichtigen Auffassung, daß zweierlei Arten von Immunität bei Diphtherie existieren. Die eine Form ist darauf zurückzuführen, daß im Serum Schutzkörper gegen Diphtherietoxin vorhanden sind (humorale Immunität). Diese gewährt für die Dauer des Schutzkörperbestandes absoluten Schutz gegen Erkrankung. Sie verhindert das Auftreten der Erkrankung überhaupt. Die zweite Form der Immunität beruht auf der Fähigkeit rascher und reichlicher Antitoxinbildung. Diese Immunität ist zellulärer Natur und gewährt nur relativen Schutz. In besonders günstigen Fällen ist die Antitoxinbildung so rasch und reichlich, daß auch hier die Infektion klinisch symptomlos verläuft (stille Feiung), unter weniger günstigen Bedingungen kommt es zu manifester, aber leichter Erkrankung, wobei die Menge der Infektion und deren Virulenz ebenfalls eine gewisse Rolle spielt. Man kann sich vorstellen, daß jene Menschen an schwerer Diphtherie erkranken, die Antitoxin nur langsam und allenfalls zu spät in nötiger Menge bereiten oder zur Antitoxinbildung schlecht oder überhaupt gar nicht fähig sind. Die Langsamkeit der Antitoxinbildung ist für die Intensität und Gefährlichkeit der Diphtherieerkrankung ebenso maßgebend und vielleicht praktisch sogar von größerer Bedeutung als die schlechte Fähigkeit oder Unfähigkeit zur Antitoxinbildung. Die Berechtigung dieser Auffassung ergibt sich aus der Beobachtung, daß Fälle von schwerer Diphtherie, deren Leben durch Serumbehandlung gerettet wurde, nach einem Jahre reichlich Antitoxin besitzen können (*Karasawa* und *Schick*).

b) zellulär.

Schwere Diphtherie bei langsamer Antitoxinbildung.

Die durch die Diphtherieerkrankung verschieden rasch eintretende, antitoxische Immunität ist nicht von unbegrenzter Dauer. Interessanterweise zeigt sich bei Nachuntersuchung ehemaliger Diphtheriepatienten, daß Individuen nach Überstehen einer (leichten) lokalisierten Diphtherie oder Krupp in 80—90% der Fälle einen verläßlichen durch Jahre anhaltenden Schutz vor Neuerkrankung erwerben (*John* und *Kassowitz*). Sie besitzen Antitoxin in ihrem Serum und reagieren auf Diphtherietoxin negativ. Bei schweren toxischen Formen der Erkrankung ist dagegen die Antitoxinbildung nicht nur besonders langsam und allenfalls ungenügend, sondern das Antitoxin geht auch wieder leicht verloren. Ähnliche Befunde bezüglich schwerer Diphtherie hatten schon vorher *Karasawa* und *Schick* erhoben.

Unter 11 Kindern, die vor 12 Monaten schwere Diphtherie durchgemacht haben, besaßen 7 Kinder Antitoxin zum Teil in reichlicher Menge, bei 2 Kindern überstieg der Antitoxingehalt des Serums 0,4 J.E. im Kubikzentimeter. Unter 6 Kindern, die vor 2 Jahren schwere Diphtherie überstanden haben, zeigten nur 2 Kinder geringe Mengen von Antitoxin im Serum (0,015 bzw. 0,075 J.E. im Kubikzentimeter). Unter 7 Kindern, die vor 3 Jahren schwere Diphtherie überstanden haben, zeigte nur ein Kind positiven Antitoxinbefund im Serum (0,15 J.E. im Kubikzentimeter). Aber auch dieser eine Fall ist nicht einwandfrei, da die Schwester der Untersuchten vor einem Jahr neuerlich an Diphtherie (leichter Form) erkrankte. Es ist möglich, daß auch die andere Schwester zu gleicher Zeit eine symptomlos verlaufende Diphtherieinfektion durchgemacht hat, die zur Antitoxinproduktion Veranlassung gab.

Das nach schwerer Diphtherieerkrankung gebildete Antitoxin kann in der Zeit von 12—14 Monaten nach Einsetzen der Erkrankung wieder verloren gehen. Die Tatsache, daß in 10—20% der lokalisierten Form nach kürzerer oder längerer Zeit das Antitoxin verschwindet, erklärt die Möglichkeit einer zwei- und dreimaligen Erkrankung an Diphtherie (nach *Zucker* 0,9 resp. 0,13%)

Karasawa und ich konnten ein $13^3/_4$ Jahre altes Mädchen untersuchen, welches zum vierten Male an Diphtherie erkrankt war und am zweiten Tage dieser letzten Erkrankung geprüft, kein Antitoxin im Serum besaß.

Die erste Erkrankung der Patientin fiel in das 9. Lebensjahr: Schwere Rachen- und Kehlkopfdiphtherie, die unter Serum- und Intubationsbehandlung in 4 Wochen heilte; die zweite Erkrankung trat im nächsten Jahre ein: Leichte, lokalisierte Rachendiphtherie, Spitalbehandlung durch drei Wochen. Im 11. Lebensjahr zum dritten Male Diphtherie: Leichte Erkrankung, nur zehn Tage im Spital; jedesmal Serumbehandlung. Beginn der vierten Erkrankung am 9. Februar 1910 mit Halsschmerzen und Fieber. Die Tonsillen schwollen an und zeigten Belagbildung. Am 10. Februar Aufnahme in die Klinik. Befund: Rachen diffus gerötet, Tonsillen geschwollen. Auf beiden Tonsillen finden sich gut begrenzte, kleine, weißgelbliche, etwas schmierige Beläge. Kultur positiv. Der Bruder der Patientin wird am nächsten Tage ebenfalls wegen Diphtherie aufgenommen. Am vierten Krankheitstage waren die Beläge nur mehr streitig, am fünften Tage die Rachengebilde abgeschwollen, die Beläge verschwunden, am sechsten Tage der Rachen blaß. Keine Serumbehandlung.

Das Intervall zwischen der dritten und vierten Erkrankung beträgt $2^3/_4$ Jahre. Trotz wiederholter Erkrankung besaß Patientin am zweiten Krankheitstage der vierten Erkrankung kein Antitoxin im Serum. Und doch zeigte sich, daß die wiederholten Erkrankungen nicht gleich verliefen. Schon die zweite Erkrankung verlief leichter als die erste, die dritte und vierte Erkrankung fast rudimentär. Die vorangegangenen Erkrankungen haben demnach doch einen Einfluß auf die Immunitätsvorgänge im Organismus ausgeübt. Dieser Einfluß wurde uns klar, als wir am 6. und 13. Krankheitstage das Serum neuerlich auf seinen Antitoxingehalt untersuchten und am 6. Krankheitstage einen Gehalt von 0,035 J.E. im Kubikzentimeter, am 13. Krankheitstage einen solchen von über 6,8 J.E. im Kubikzentimeter nachweisen konnten.

Raschere Antitoxinbildung bei wiederholter Erkrankung.

Die Patientin hat also auffallend rasch und reichlich Antitoxin gebildet. Es ist wohl berechtigt die Geringfügigkeit der vierten Erkrankung mit der beschleunigten und reichlichen Antitoxinbildung in Zusammenhang zu bringen.

In diesem Sinne dürfen wir auch bei der Diphtherie davon sprechen, daß sie zur Allergie im Sinne von *v. Pirquet* führen kann. Freilich darf nicht verhehlt werden, daß die zweite und wiederholte Erkrankung auch schwerer oder gleich schwer verlaufen kann. Es muß ja die Umstimmung des Organismus nicht immer erfolgen. Andrerseits mag auch Menge und Virulenz des Erregers für Unstimmigkeiten in Betracht kommen.

Allergie bei Diphtherie.

Hervorzuheben ist, daß in diesem Falle die bei der ersten Erkrankung anscheinend vorhandene schlechte Fähigkeit zur Antitoxinbildung entschiedene Besserung erfahren hat. Es ist daher die pessimistische Auffassung nicht berechtigt, daß Individuen die eine schwere Diphtherieerkrankung überstehen auch bei der neuerlichen Erkrankung sich als langsame oder schlechte Antitoxinbildner erweisen müssen.

Zur Erörterung weiterer Details der Heilung komme ich bei der Besprechung der Serumtherapie (siehe S. 75).

Inwieweit neben dem erwähnten Mechanismus der Diphtherietoxinwirkung am Krankheitsprozeß andere Vorgänge beteiligt, so z. B. Endotoxinwirkung der Diphtheriebazillen — solche Endotoxine sind von *Rist* nachgewiesen — läßt sich nicht mit Sicherheit beantworten. Nichts spricht dafür, daß die Endotoxine eine wesentliche Rolle spielen. Eher kommt in Frage, daß die individuelle Empfindlichkeit verschiedener Organzellen auf das Diphtherietoxin in gewissen Grenzen schwankt.

Endotoxinwirkung ohne Bedeutung.

Vollkommen abweichende Ansicht äußert *v. Szontagh*. Für ihn ist nicht der diphtheriekranke oder bazillentragende gesunde Mensch für die Verbreitung und Entstehung der Diphtherie maßgebend und auch nicht der Antitoxingehalt des Serums, sondern irgendeine andere Stoffwechsel- oder endogene Störung. Solche Störungen müssen den lokalen Veränderungen vorausgehen. Die Membranbildung ist die Folge des Bestrebens des Organismus sich von der Vergiftung zu befreien. *v. Szontagh* ist nicht in der Lage anzugeben, welche endogene Störung für den Ausbruch der Krankheit verantwortlich zu machen ist. Er vergleicht Diphtherie mit Scharlach und Anginen, deren drei Kreise gemeinsame Berührungsflächen besitzen, Scharlach und Diphtherie haben ähnliche Morbiditätskurven.

Theorie Szontaghs.

Klinisches Bild.

Das klinische Bild ist abhängig von der Intensität des Krankheitsvorganges und von seiner Lokalisation. In schematischer Einteilung pflegt man drei Formen zu unterscheiden:

Schematische Einteilung:

I. Die lokalisierte Diphtherie, gewöhnlich auf die Rachengebilde (Tonsillen) beschränkt, seltener auf der Haut, an den Naseneingängen, an der Konjunktiva oder an der Vulva. Mit der Bezeichnung „lokalisiert“ will man einerseits die geringere Intensität der Allgemeinsymptome kennzeichnen, aber auch die geringe Tendenz zur Ausbreitung der Membranen in der Umgebung hervorheben.

a) lokalisierte,

II. Die progrediente Diphtherie. Der eigentliche Typus der Diphtherie, charakterisiert durch die mächtige Tendenz der Erreger, sich in der Fläche auszubreiten. Hierher gehören die Nasendiphtherie und der Krupp und Rachendiphtherien mit starker Tendenz zur Ausbreitung.

b) progrediente,

III. Die schwertoxische Diphtherie (auch maligne oder septische Diphtherie genannt). Im Vordergrunde stehen Veränderungen im Rachen, obwohl der Prozeß auch fast immer auf die Nase, weniger häufig auf den Kehlkopf übergreift.

c) toxische Diphtherie.

I. Lokalisierte Diphtherie.

Unsere Kenntnisse über den Verlauf der Diphtherie sind heute dadurch beeinflußt, daß wir in der Regel nach Stellung der Diagnose die Serumbehandlung einleiten. Wir müssen damit rechnen, daß der weitere Verlauf der Erkrankung, sowohl was die Temperatur als auch das Allgemeinbefinden und die Vorgänge am Krankheitsherd betrifft, verändert werden kann. Selten hat überdies der Arzt Gelegenheit, die ersten 24 Stunden des Krankheitsbildes genau zu beobachten.

Soviel ich bei Hausinfektionen beobachten konnte, und es ist eine beträchtliche Anzahl, kann ich mit Bestimmtheit sagen, daß alle aus-

Erste Symptome.

gesprochenen Fälle mit deutlichen Allgemeinbeschwerden und Fieber bis 39^0 und darüber beginnen. Die **Inkubationszeit** dürfte meist 3—5 Tage dauern. Erwachsene, die häufig Halsentzündungen haben und diese mit der nun einsetzenden Diphtherie vergleichen können, versichern, daß das Krankheitsgefühl, die Zerschlagenheit, Kopfschmerzen und Mattigkeit viel intensiver ist als bei den schon bekannten Anginen, und sie legen sich daher gleich zu Bett. Manche Patienten erbrechen im Beginn. Der Halsschmerz pflegt wohl vorhanden, aber nicht sehr intensiv zu sein, so daß also im Beginn die Allgemeinbeschwerden jedenfalls im Vordergrund stehen. Patienten, die in kurzer Aufeinanderfolge Scharlach und Diphtherie durchmachen, erklären auf das Bestimmteste, daß die Rachenaffektion bei Scharlach viel schmerzhafter ist als bei Diphtherie und daher im Vordergrunde der Erscheinungen steht. Das gilt nicht nur für den Halsschmerz als solchen, sondern auch für den Schmerz beim Schlucken. Je jünger der Diphtheriekranke, um so leichter kann es dazu kommen, daß bei der häufig geringen Intensität der Schluckbeschwerden der Mutter nur die Allgemeinbeschwerden des Kindes auffallen. Dieses lokalisiert seine Beschwerden oft in ganz andere Körperteile, in den Bauch, in die Füße und nicht in die Halsorgane, wo wir die Einbruchspforte der Infektion vermuten und die diagnostisch führenden Krankheitssymptome beobachten. Da auch im weiteren Verlaufe der Erkrankung sowohl bei Kindern im **diphtheriefähigsten** Alter von 2—5 Jahren, aber auch bei anderen Kindern die subjektiven Halsbeschwerden gerne in den Hintergrund treten, soll sich der praktische Arzt zum leitenden Grundsatz bei der Untersuchung eines Kindes machen, **jedem Kinde**, gleichgültig welchen Alters, und wenn es auch mit gänzlich unverdächtigen Symptomen zur Behandlung kommt, stets nachdem alle anderen Organe untersucht sind, zum Schlusse auch den Rachen zu inspizieren. Die Eltern sollen veranlaßt werden, schon in gesunden Tagen bei ihren Kindern die Rachenuntersuchung häufig vorzunehmen, damit die Kinder sich nicht davor fürchten und dem Arzt keine Schwierigkeiten machen.

Inkubationszeit 3—5 Tage.

Halsschmerzen gering.

Scharlach macht mehr Halsschmerzen.

Bei jeder Erkrankung im Kindesalter immer in den Hals sehen!

Hat man Gelegenheit, im Beginn der klinischen Symptome die Rachenorgane zu besichtigen, so findet man deutliche Rötung und Schwellung der Tonsillen; häufig ist sie mäßig ausgesprochen. Man entdeckt in einem Winkel der Tonsillen, z. B. im oberen, eine kleine, oft nur linsengroße, weiße Auflagerung, manchmal einseitig, wiederholt kann man auch eine kleine Auflagerung auf der anderen Seite entdecken.

Entwicklung der Rachensymptome.

Will man die Auflagerung entfernen, so entdeckt man, daß sie fest haftet und erst mit einiger Mühe zu entfernen ist. Auf einen Objektträger gebracht, erweist sich die Auflagerung als derb-elastische Membran, im mikroskopischen Bild als fibrinös (s. Fig c auf Tafel 2 d. B.). Gerade in solchen Frühstadien gelingt es häufig, in den Membranen Diphtheriebazillen fast in Reinkultur vorzufinden. Im Ausstrich sind relativ wenig Leukozyten zu sehen.

Bildung einer festhaftenden derb-elastischen Membran.

Die Schleimhaut der Tonsillen zeigt oft neben diesen gleich sichtbaren, etwas größeren Auflagerungen kleinere Belagflecken und Streifen. In solchen Fällen kann im Beginn die Differentialdiagnose gegen Angina lacunaris Schwierigkeiten machen.

Schon nach wenigen Stunden, von Vormittag bis Nachmittag oder bei Einsetzen der Symptome am Nachmittag bis zum Abend desselben

Tages oder bis zum nächsten Morgen, hat sich das Bild wesentlich verändert. Der anfänglich kleine Belag hat an Ausdehnung gewonnen, überzieht größere Anteile der Tonsille oder beide Tonsillen vollkommen, der Belag ist dicker geworden, in den typischen Fällen reinweiß, rahmartig. Von den Tonsillen, die in der Regel mäßig vergrößert sind, ist dann nichts zu sehen, ihre Rötung ist durch den Belag verdeckt. Vielleicht ist der schützende, elastische, dicke Belag daran schuld, daß die Halsschmerzen und Schluckbeschwerden häufig gering sind. Die Schleimhaut der Gaumenbögen ist meist gerötet, doch ist die Intensität der Rötung häufig gering. Die übrige Mundschleimhaut ist fast immer blaß, die Zunge meist belegt.

Wachsen des Belages.

Die regionären Drüsen der Tonsillen sind deutlich vergrößert und druckempfindlich. Die Sprache ist leicht gaumig. Die Allgemeinbeschwerden haben zugenommen. Ist eine Nacht dazwischen gelegen, so verläuft sie unruhig, viele Kinder zeigen schnarchende Atmung. Übelkeit, Mattigkeit, Kopfschmerzen, das Gefühl der Zerschlagenheit ist intensiver geworden. Der Appetit fehlt vollkommen oder ist jedenfalls stark herabgesetzt. Stuhl ist häufig angehalten. Harn konzentrierter, in leichten Fällen ohne Veränderung. Milz und Leber nicht vergrößert. Herzbefund normal.

Lymphdrüsen.

Wenn der Arzt dieses Bild der rahmähnlich weiß bedeckten Tonsillen sieht, so ist die Diagnose mit Leichtigkeit zu stellen. Ich kenne keine Erkrankung, die ein ähnliches Bild hervorruft.

Die einzige Fehldiagnose bei solchem Bilde kann höchstens bei Tonsillotomie oder Tonsillektomie vorkommen. Auch dort ist 24—48 Stunden nach der Operation die Tonsille von einem, wenn auch meist etwas schmierigeren, aber immerhin makroskopisch ähnlichen Belage überzogen, obwohl dieser Belag in der Regel nichts mit Diphtherie zu tun hat. Von der Vornahme der Tonsillotomie oder -Ektomie wird jedoch der Arzt Kenntnis haben, so daß die Fehldiagnose vermeidbar ist. Eine Verwechslung mit den Rachenveränderungen bei Scharlach ist bei Beachtung der Hauterscheinungen wohl schwer möglich. Die Rachenerscheinungen des Scharlachs sind 12—24 Stunden nach Krankheitsbeginn in der Regel noch nicht so weit vorgeschritten, daß die ganzen Tonsillen Beläge zeigen. Auf die übrigen differentialdiagnostischen Momente komme ich später zu sprechen.

Fehldiagnose: Beläge nach Tonsillotomie oder Tonsillektomie.

Hat der Arzt aber die Diagnose gestellt, dann pflegt er Serum zu injizieren und bei dieser Behandlungsart pflegt der Verlauf sich folgendermaßen zu gestalten: In den nächsten Stunden ändert sich am Krankheitsbilde noch nichts, im Gegenteil die Allgemeinbeschwerden können an Intensität zunehmen, ebenso die Rachenschwellung, die Schwellung und Druckempfindlichkeit der Drüsen im Kieferwinkel, der Belag nimmt an Dicke allenfalls noch zu. 12—24 Stunden nach dem Einsetzen der Serumbehandlung läßt meist die Intensität der Allgemeinbeschwerden etwas nach, die Kopfschmerzen sind erträglicher, der Kopf freier. Der lokale Befund im Rachen ist, soweit die Beläge in Betracht kommen, unverändert. Nach meiner Erfahrung ist sogar häufig in den ersten 12—24 Stunden nach der Seruminjektion noch eine weitere Zunahme der Beläge zu verzeichnen, man sieht dann, daß, falls die Tonsillen ganz mit Belag bedeckt waren, kleine Ausläufer auf den Uvulawinkel, auf die Seitenfläche der Uvula oder auf den Gaumenbogen übergreifen und der Belag selbst etwas dicker wird. Diese

Verlauf unter Serumbehandlung.

Besserung der Allgemeinsymptome nach 12—24 Stunden.

Symptome kennzeichnen das Züngeln der diphtherischen Flamme, die im Begriffe steht, das benachbarte Schleimhautgewebe zu entzünden. Der weiße Belag zeigt uns durch seine Grenzen an, wie weit der Krankheitsvorgang in der Fläche reicht. 24—36 Stunden nach der Seruminjektion sieht man ein Symptom, welches uns anzeigt, daß dem Weiterschreiten des Diphtherieprozesses Halt geboten wurde. Während bis dahin die dem Belaggebiete angrenzende Schleimhaut und die vorderen Gaumenbögen nur wenig gerötet waren, tritt eine intensive dunkle Rötung in der Breite von 5—10 mm auf; sie sieht oft scharf begrenzt aus, da die Intensität der Rötung am Rande des Gaumenbogens und im Anschlusse an die Belag- grenze sehr groß ist. Ist diese Rötung sichtbar geworden, dann ist zu erwarten, daß die Belagbildung nicht mehr an Ausdehnung gewinnt.

Stillstand der Belagbildung.

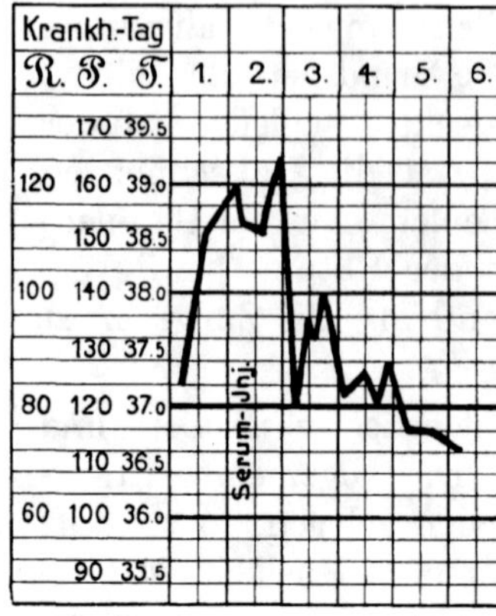

Fig. 10.
Mittelschwere lokalisierte Rachendiphtherie mit typischer Beeinflussung durch Serum.
(Grazer Kinderklinik, Prof. *v. Pfaundler.*)

Rückbildung der Beläge.

Der Belag schmilzt unter unseren Augen zusammen „wie der Schnee unter der Wirkung der Sonne“ (*Heubner*). Am nächsten Tage sind die Beläge dünner, sehen flüssiger aus und rücken an ihren Rändern zurück. Die Rachengebilde schwellen ab, die Empfindlichkeit der Drüsen läßt nach. Die Allgemeinbeschwerden sind nur mehr gering, im Vordergrund steht die Mattigkeit und Müdigkeit, die von Erwachsenen auch nach Ablauf der ersten Krankheitstage als viel intensiver geschildert werden als bei der gewöhnlichen Angina. Die Nacht verläuft schon ruhiger, der Appetit pflegt noch gering zu sein. Weitere 24 Stunden später haben sich die Beläge soweit verdünnt, daß schon stellenweise die gerötete Schleimhaut durchblickt, die flammende Begrenzungsröte der Beläge wird sichtlich blässer. Die endgültige Reinigung des Rachens geht verschieden schnell vor sich, an einzelnen Stellen halten sich kleine Belaginseln längere Zeit. Die vom Belag befreite Schleimhaut ist anfangs noch recht gerötet, schaut aufgelockert aus, manchmal sieht man ganz seichte Geschwürchen, die Belagreste vortäuschen. Diese Ver-

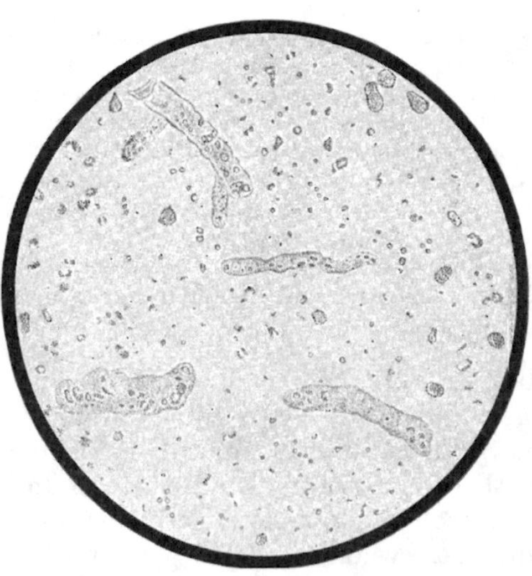

Fig. 11.
Harnsediment bei Nephritis im Gefolge von Diphtherie, Leukozyten und Fettkörnchenzellen vorherrschend, wenig rote Blutkörperchen.
An der Berliner Kinderklinik beobachteter Fall. (Prof. *Heubner.*)
(Siehe Seite 45.)

a

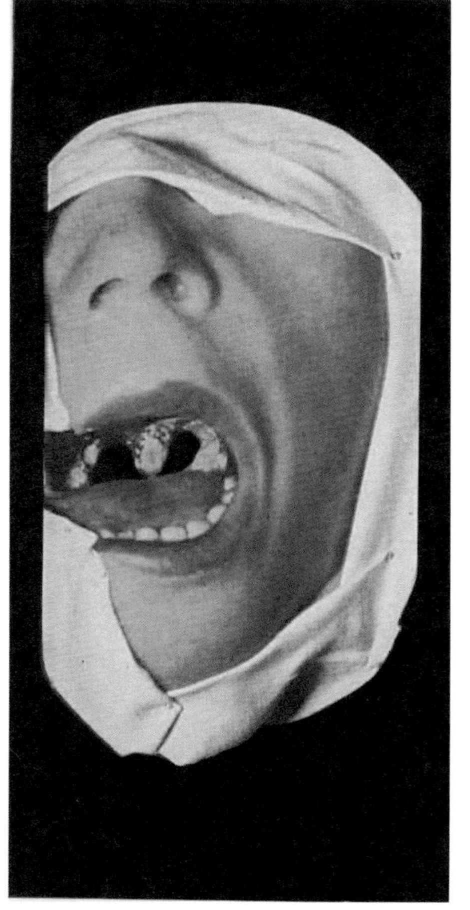

a Diphtherie des Rachens, im Anfangsstadium. Die Rachenschleimhaut ist gerötet und geschwellt. Auf Uvula und Tonsillen finden sich gelblichweiße, ziemlich scharf konturierte, derbe, festhaftende, fibrinöse Plaques, die auf der sichtlich zuerst erkrankten, vergrößerten linken Tonsille bereits zu einer zusammenhängenden, das ganze Organ überkleidenden Pseudomembran confluiert sind.

b

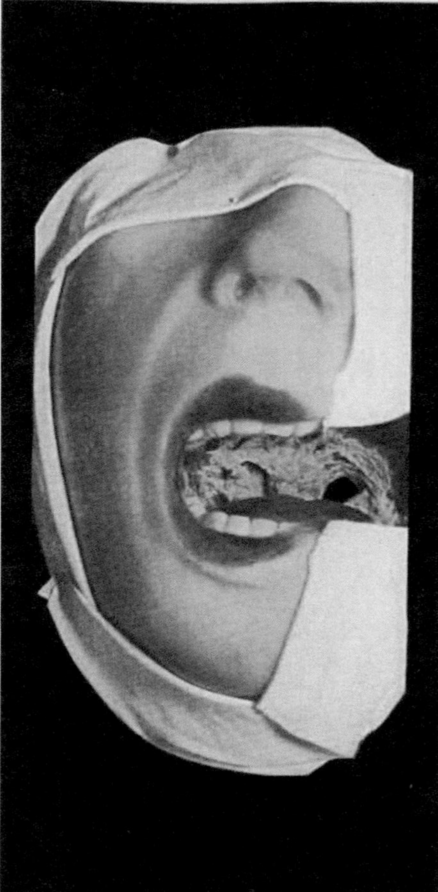

b Diphtherie des Rachens, in vorgeschrittenem Stadium.

Der Belag hat sich per continuitatem fortschreitend über den ganzen Isthmus faucium und den weichen Gaumen ausgebreitet, ist mißfarben, graugrünlich und höckerig geworden.

c

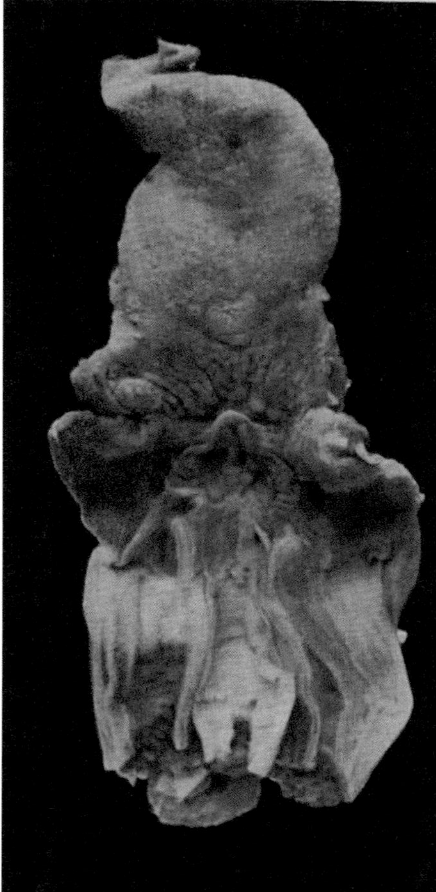

c Diphtherie des Kehlkopfes und der Trachea.

Das ganze Laryngotrachealrohr ist mit einer weißgelben, zusammenhängenden, derben Pseudomembran ausgekleidet, die im Kehlkopfe noch festhaftet, in den tieferen Teilen der Trachea schon abgelöst ist und flottiert.

a und *b* nach Moulagen des Dresdner Säuglingsheimes — Prof. Schlossmann. *c* nach einem Präparate von Prof. Trumpp-München bunt-photographisch reproduziert.

änderungen brauchen ebenfalls längere Zeit, meist 10—14 Tage, bis sie annähernd normalen Verhältnissen Platz machen.

Unterdes hat die Rekonvaleszenz auch sonst Fortschritte gemacht, die Drüsen sind nicht mehr druckempfindlich, der Appetit und damit die Nahrungsaufnahme ist besser geworden, der Schlaf ruhig, das Kind sieht frischer aus, zeigt bessere Farben, die Mattigkeit schwindet und unter günstigen Umständen ist bei mittlerer Krankheitsintensität nach etwa 2—3 Wochen das Aufstehen mit ansteigender Dosierung und nach 3—4 Wochen der erste Spaziergang erlaubt. Rekonvaleszenz.

Schon an dieser Stelle möchte ich hervorheben, daß als Kriterium des Stillstandes des diphtherischen Prozesses meiner Meinung nach das Auftreten der Begrenzungsröte anzusehen ist. Der Zeitpunkt des vollständigen Schwindens der Beläge ist ein von vielen nebensächlichen Momenten abhängiges Symptom, so z. B. spielen mechanische Momente beim Schlucken sicherlich eine Rolle. Weiter möchte ich darauf hinweisen, daß nach meiner Erfahrung die Zunahme oder zumindest das Gleichbleiben des Belages insbesondere in den ersten 24 Stunden nach der Seruminjektion ein sehr häufiges Vorkommnis ist, das auch aus dem Verhalten der Toxinreaktion der Haut (intrakutane Reaktion) gegenüber Seruminjektion völlig verständlich ist. Ich glaube, daß diejenigen Fälle von Diphtherie, deren Beläge 12—24 Stunden nach der Seruminjektion schon wieder kleiner sind, auch ohne Serum diesen Verlauf gezeigt hätten. Bei der Erörterung der Serumtherapie werde ich auf diesen Befund noch weiter eingehen.

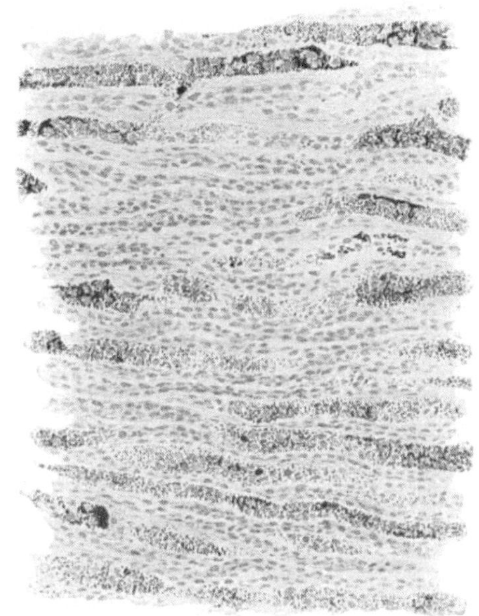

Fig. 12.
Nephrose bei Diphterie.
Schnitt aus dem Marke. (Malpighische Pyramide.) Hämalaun-Sudanfärbung. Zwischen den erhaltenen Tubuli recti zahlreiche, mit stärkerer und schwächerer Fettmetamorphosis der Ephitelien.
(Aus Prof. *Heubners* Sammlung).
(Siehe Seite 46).

Gelegentlich der versuchsweisen Behandlung von Diphtheriefällen ohne Serum habe ich ähnlichen Verlauf wohl bei viel leichterer ursprünglicher Krankheitsintensität auch ohne Serumbehandlung gesehen, so daß man annehmen kann, daß die prinzipiellen Vorgänge bei Naturheilung und Abkürzung durch Seruminjektion identische sind.

Eine große Anzahl von Fällen verläuft leichter, als ich geschildert habe, die Ausdehnung der Beläge ist geringer, sie überziehen nicht einmal das ganze Gebiet der Tonsillen, Begrenzung des Belages und Reinigung geht oft noch rascher als geschildert vor sich. Diese leichteren Formen, die durch den membranösen Charakter der Belagbildung schon klinisch die Diagnose auf Diphtherie erlauben, wobei die Diagnose durch den positiven Bazillenbefund gefestigt werden muß, bilden einen allmählichen Übergang zu geringfügigen Rachenaffektionen, die an sich durch Kleinheit der Belag Leichte Formen.

bildung nicht mehr verdächtig, durch den Nachweis von Diphtheriebazillen möglicherweise als Diphtherie erkennnbar sind, wenn es sich nicht um Bazillenträger bei Angina lacunaris handelt. Bis zu den Bazillenträgern bei einfacher Rötung der Rachengebilde oder unverändertem Rachen ist dann nur mehr ein Schritt.

Bekommt man die Diphtherieerkrankung sehr bald nach Einsetzen der ersten Krankheitssymptome in Serumbehandlung, so ist der Verlauf gewöhnlich folgender:

Beispiel einer leichten Erkrankung.

Albert W., 8 Jahre. Am 28. Krankheitstage eines leichten Scharlachs nachmittags plötzlich 38,9. Keine Beschwerden. Nachts ruhig. Am Morgen des nächsten Tages 38,5, dann 39. Gaumenbögen und Tonsillen intensiv gerötet, kein Belag. Nachmittags starker Schnupfen, um 6 Uhr abends Tonsillen stark geschwollen und mit typischem, kruppösem Belag überzogen. Seruminjektion 2500 A.E. Temperatur nachmittags 38, dann 38,4.

3. Krankheitstag. Temperatur 37,6—37,4. Linke Nasenhälfte verlegt, rechte noch eben durchgängig. Mundschleimhaut blaß. Zunge rein. Die Beläge auf den Tonsillen dünn, zerfließlich, gelblichweiß. Ausstrich: Diphtheriebazillen.

4. Krankheitstag. Fieberfrei. Beläge auf den Tonsillen schmierig, gelblichweiß, kleiner.

5. Krankheitstag. Rachen rein.

Also schon am 3. Krankheitstag Stillstand, in diesem Falle rasche Reinigung; sie ist am 5. Tage vollendet.

Entfieberung bedeutet allein noch nicht Besserung.

Gerade schwere Fälle zeigen Untertemperaturen.

Die Temperatursteigerung sinkt auch ohne Serumbehandlung relativ rasch wieder ab, wie man das aus der Zeit vor der Serumtherapie weiß, überdies sieht man auch jetzt häufig diphtheriekranke Kinder, die am 3. oder 4. Tage eingebracht, trotz beträchtlicher Ausdehnung der Rachenbeläge fieberfrei sind. Diese Entfieberung bedeutet allein noch keine Besserung. Die Erkrankung kann trotzdem sogar an Ausdehnung gewonnen haben, ja wir sehen, daß gerade die schwersten Fälle von Diphtherie in späteren Krankheitstagen nicht nur kein Fieber, sondern sogar Untertemperaturen zeigen. Die Temperaturkurve läßt uns daher bei der Beurteilung des Krankheitsverlaufes der Rachendiphtherie im Stich. Auch diese Erscheinung der temperaturherabsetzenden Eigenschaft des Diphtheriegiftes ist interessant, in ihrem Wesen aber nicht genügend studiert. Meines Erachtens ist die Herz- und Zirkulationsschwäche in erster Linie daran schuld.

Das im typischen Krankheitsbild der lokalisierten Rachendiphtherie gekennzeichnete Verhalten zeigt nicht nur Abweichungen im Sinne der Abnahme der Krankheitsintensität, sondern auch im Sinne der Zunahme. Durch solche Fälle wird eine Brücke gebaut zu den Fällen der eigentlich progredienten Diphtherie.

Schwere Fälle.

Diese noch mit mäßiger Tendenz zur Progredienz ausgezeichneten Fälle zeigen nach anfänglich tonsillärer Lokalisation ein mehr oder weniger rasches Übergreifen auf die Nachbarschaft, insbesondere auf die hinteren und vorderen Gaumenbögen, auf den Kuppelraum der Gaumenbögen und von da auf die Uvula, auf die von einer Seite aus oder von beiden Seiten Membranen übergreifen. Oft macht es den Eindruck und dieser läßt sich gelegentlich durch Spiegeluntersuchung bestätigen, daß die erste oder allenfalls gleichzeitige Lokalisation des diphtherischen Prozesses die Rachentonsille gewesen ist (adenoide Vegetation), von dort ist dann längs der Hinterfläche der Uvula der Belag auf die übrigen Anteile der Uvula vorgeschritten. Endlich wird die Uvula handschuhfingerartig von weißer Membran überzogen. In analoger Weise finden sich auch an der hinteren Rachenwand bald einzelne isolierte weiße Belagflecken, diese manchmal entsprechend den follikulären Knötchen oder auch Belagstreifen geringerer oder größerer Breite, häufig gleich hinter dem hinteren Gaumenbogen liegend, bald auch ausgedehntere Belagbildung, die endlich die ganze sichtbare hintere Rachenwand austapeziert und mit den Belägen des Gaumens oder der Rachentonsille zusammenhängt (s. Tafel 1 u. Tafel 2 d. B., Fig. a u. b).

Der Nachweis von Belägen auf Uvula und hinterer Rachenwand ist ein fast untrügliches Zeichen für den Diphtheriecharakter einer Rachenaffektion. Nur der Soor kann meiner Erfahrung nach bei oberflächlicher Betrachtung damit verwechselt werden; die analog lokalisierten Rachenveränderungen des Scharlachs sind durch ihren geschwürigen Charakter und das gleichzeitige Bestehen des Scharlachexanthems genügend charakterisiert. Bei Scharlach ist überdies an eine Komplikation mit echter Diphtherie zu denken und dementsprechend vorzugehen.

Beläge auf Uvula und hinterer Rachenwand sehr wichtig für Diagnose.

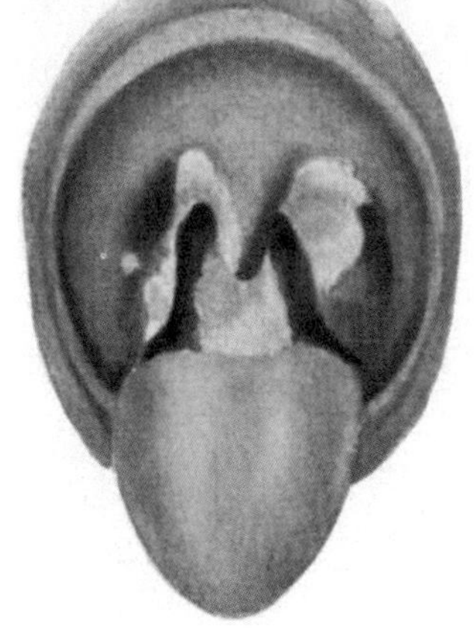

Fig. 13.
Progrediente Diphtherie. Belagbildung an der Seitenfläche der Uvula und hinterer Rachenwand
(Münchner Kinderklinik, Prof. v. *Pfaundler*).

Es ist verständlich, daß bei größerer Ausdehnung der Beläge der Höhepunkt der Erkrankung in der Regel später erreicht wird, obwohl die Raschheit der Progredienz eine sehr wechselnde sein kann. Bei den Fällen, die ich hier vor Augen habe, handelt es sich um solche mit langsamem Fortschritt des Belages. Die geschilderte Ausdehnung wird oft erst am 6. oder 7. Krankheitstag erreicht.

Mittelschwerer Fall.

Josefine K., 2¼ Jahre. 1908, Nr. 253. Erkrankt vor vier Tagen mit Fieber und Halsschmerzen. Bei der Aufnahme 37,2. 1400 A.E. Nase frei. Zunge wenig belegt. Auf beiden Tonsillen zusammenhängende, porzellanweiße, dicke Beläge, die etwas auf die vorderen Gaumenbögen übergreifen. Die Uvula bis an ihre Wurzel von Belag eingehüllt. Ein kleiner Belag auch auf der Epiglottis. Die Tonsillen so stark geschwollen, daß die Uvula komprimiert wird. Die Schleimhaut in der Umgebung der Beläge überall deutlich gerötet, leicht blutend, besonders an der Wurzel der Uvula. Kein deutlicher Fötor. Linsengroße Drüsen im Kieferwinkel. Herzdämpfung klein, sonst Herzbefund normal. Nachts ruhig. Spuren Albumen im Harn.

6. Krankheitstag. 37,1—37,2. Beläge unverändert. Die Schleimhaut der Umgebung deutlicher gerötet.

7. Krankheitstag. Nachts ruhig. Rachen intensiv rot, Beläge auf den Tonsillen weiß, an Ausdehnung unverändert. Der Belag auf der Uvula kleiner, so daß die Vorderfläche der Uvula als rote Schleimhautfläche hervorleuchtet. Tagsüber Urtikariaeruptionen.

8. Krankheitstag. 37,0—37,1. Nachts ruhig. Allgemeinbefinden besser. Rachen dunkelrot, noch geschwollen. Uvula etwas ödematös. Die Beläge bis auf einen kleinen Rest auf der rechten Seitenfläche der Uvula geschwunden.

Der Stillstand des Prozesses geht ähnlich, wie früher geschildert, vor sich, von der Uvula löst sich manchmal der Belag in einem Stück ab und hinterläßt eine gerötete und geschwollene Schleimhaut. Die Funktion der Uvula wird schon im Beginn der Belagbildung rein mechanisch durch die Schwellung gestört. Die Funktionsstörung nimmt im weiteren Verlauf zu, und wird erst allmählich behoben. Diese Störung hat mit der spezifischen Diphtherielähmung nichts zu tun.

Schon solche Fälle mit größerer Ausdehnung aber noch langsamem Tempo des Fortschrittes der Beläge zeigen gerne gewisse Anklänge an die Symptomatologie der Fälle mit rascher Progredienz und der Fälle der toxischen Gruppe. Als solche Anklänge bezeichne ich die stärkere Schwellung der Rachengebilde, den schon bei dickerer Belagbildung auf den Tonsillen auftretenden, ganz charakteristischen leichten Fötor, den spezifischen Geruch der echten Diphtherie, der bei einiger Übung sehr leicht zu erkennen ist und dann die gelegentlich schon auftretende Albuminurie.

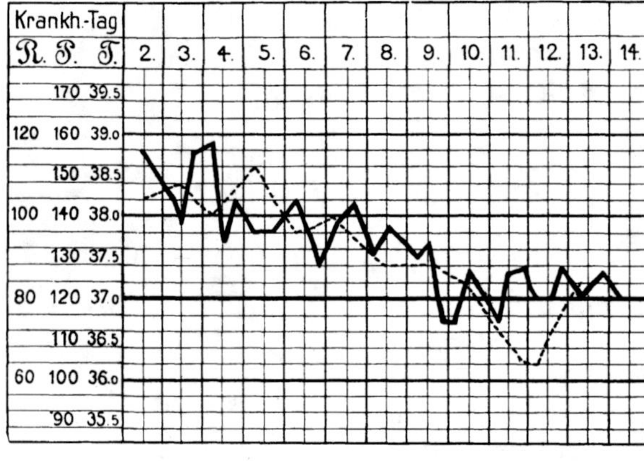

Fig. 14.
Lokale Rachendiphterie, Vorserumperiode.
(Grazer Kinderklinik, Prof. *Escherich*)

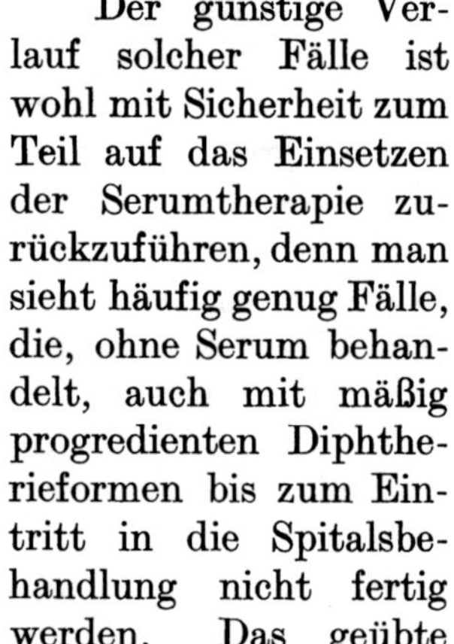

Der günstige Verlauf solcher Fälle ist wohl mit Sicherheit zum Teil auf das Einsetzen der Serumtherapie zurückzuführen, denn man sieht häufig genug Fälle, die, ohne Serum behandelt, auch mit mäßig progredienten Diphtherieformen bis zum Eintritt in die Spitalsbehandlung nicht fertig werden. Das geübte Auge erkennt aus dem mehr flüssigen, zerfließlichen Aussehen der meist noch immer reinweißen Beläge, aus dem Mangel der reaktiven Röte am Rande der Belagbildung, daß der Prozeß alt ist, jedoch weder recht vorschreiten kann, noch zurückgehen will. Solche verschleppte Fälle zeigen auch uns, die wir die Diphtherie immer unter dem Einfluß der Serumtherapie ablaufen sehen, was geschehen kann, wenn man der Krankheit ihren Lauf läßt.

II. Progrediente Diphtherie.

Scharfe Trennung von der ersten Gruppe unmöglich.

Eine scharfe Trennung dieser Diphtherieform von der ersten Gruppe ist deswegen nicht möglich, weil es unendlich viele Abstufungen der Krankheitsintensität gibt und eigentlich der sogenannten lokalisierten Rachendiphtherie eine gewisse Neigung zur Progredienz nicht abgesprochen werden kann. Nur die Lokalisation der typischen progredienten Formen, wenn auch meist nur vorzugsweise und nicht ausschließlich auf der Nasen- und Kehlkopfschleimhaut, hebt diese Fälle scharf aus den übrigen Gruppen heraus. Die Ausbreitung der Diphtheriebeläge auf den Kehlkopf erfolgt in manchen Fällen von den Tonsillen aus, meiner Erfahrung nach beginnt aber die Kehlkopfdiphtherie häufiger als solche oder gleichzeitg mit Er-

Typische Vertreter der Gruppe sind Nasen- und Kehlkopfdiphtherie.

scheinungen in der Nase; möglicherweise bildet auch hier die Nase oder die Rachentonsille den ersten Boden für die Infektion, von da aus sind

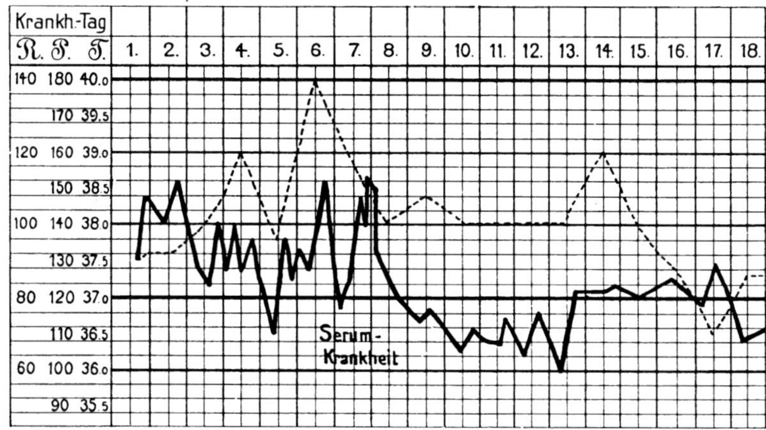

Fig. 15.
Progrediente Diphterie mit Ausgang in Heilung. Serumbehandlung, Intubation, sec. Tracheotomie.
(Grazer Kinderklinik, Prof. *v. Pfaundler.*)

die Wege in die Nase oder den Kehlkopf sehr bequem gangbar. Auch in der Vorserumzeit war es häufig so, daß die Kehlkopfdiphtherie (Krupp genannt) gleich im Beginne oder jedenfalls sehr rasch nach Krankheitsbeginn in Erscheinung traten, demgegenüber war das Fortschreiten anfänglich im Rachen lokalisierter Prozesse auf den Kehlkopf seltener. Sonst hätte es ja auch nicht geschehen können, daß man über die Zugehörigkeit des kruppösen Prozesses zur Diphtherie streiten mußte. Die Lokalisation in der Nase kommt teils selbständig vor, namentlich im Säuglingsalter ist dies die typische Form der Diphtherieerkrankung, teils ist sie gleichzeitig mit der Rachenlokalisation zu konstatieren, in einer Reihe von Fällen sieht man das nachträgliche Ergriffenwerden der Nase, wahrscheinlich ausgehend von der Rachentonsille am Rachendach. Die Erkrankung der Nasenschleimhaut an Diphtherie ist klinisch kenntlich durch den eigentümlichen Charakter des Nasensekretes. Anfänglich oft dünnflüssig und sich nicht unterscheidend vom gewöhnlichen Schnupfensekret, wird das Sekret b l u t i g s e r ö s, die blutige Beimengung ist häufig nur so weitgehend, daß das Nasensekret leicht rosarot wird. Daß dieses Sekret andere Eigenschaften besitzt, als das gewohnliche Schnupfensekret, erkennt man auch an der Tatsache, daß

Krupp primär? oder von der Nase bzw. Rachentonsille aus?

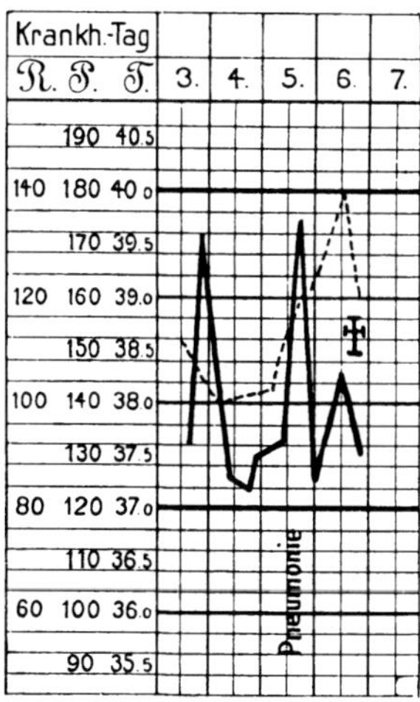

Fig. 16.
Progrediente Diphterie mit tödlichem Ausgange. Serumbehandlung, Tracheot.
(Grazer Kinderklinik, Prof. *v. Pfaundler.*)

Nasendiphtherie macht blutigseröses Sekret.

die Haut der Naseneingänge viel rascher und intensiver entzündlich gereizt und wund wird. Das gleiche sieht man an der Haut der Oberlippe. Nicht immer kommt es hierbei zu diffuser Rötung und Mazeration der Haut mit seichten, leicht belegten Geschwüren, die den Eindruck erwecken, als wenn das Sekret ätzende Eigenschaften hätte, in manchen Fällen sieht man impetigoartige Effloreszenzen in der Umgebung der Nasenöffnungen. Bei starker Membranbildung und Sekretion ist die Nase vollkommen verlegt, so daß das Kind zur Mundatmung gezwungen ist, ein Zustand, der namentlich im Säuglingsalter beim Trinken an der Brust, weniger an der Flasche, die Nahrungsaufnahme erschwert, ja durch Erstickungsgefühl unmöglich machen kann.

Ätzende Eigenschaft des Sekretes.

Verlegung der Nasenatmung durch Membranen und Sekret.

Ähnliche Erstickungsanfälle sieht man im Schlafe, so daß dieser sehr wesentlich gestört werden kann. Immer wieder, wenn das Kind einschlafen will, stellt sich instinktiv die Atmung auf dem normalen Nasenweg ein. Bei dessen Unwegsamkeit schreckt das Kind nach wenigen Sekunden mit Erstickungsangst aus dem Schlummer auf. Im wachen Zustand hilft sich das Kind noch schlecht und recht durch die Mundatmung.

Erstickungsanfälle besonders im Schlafe.

Blickt man in die Nase hinein, so kann man insbesondere mit Reflektor sehen, daß membranöse Auflagerungen auf der Schleimhaut der Nasenmuscheln sich befinden und allenfalls auch weiter nach vorne reichen. Dem Sekret mischen sich häufig kleinere und größere membranöse Teilchen bei.

Klinisch steht die profuse Sekretion im Vordergrund, anatomisch ist die Ausdehnungsmöglichkeit des Diphtheriebelages auf der ganzen Innenfläche der Nasenschleimhaut mit den vielen Buchten und Muscheln eine außerordentlich große. Wir sollen immer eingedenk sein, daß die infizierte Nasenschleimhautfläche, von der diese profuse Exsudation stammt, groß ist, weil wir dann verstehen, warum die klinische Erfahrung lehrt, daß stärkere Mitbeteiligung der Nase in der Regel bedeutet, daß die Krankheit schwerer ist. Die Giftproduktion ist in gewisser Hinsicht proportional der infizierten Fläche. Verglichen mit der Oberfläche der Tonsillen ist die Oberfläche der inneren Nase um ein Vielfaches größer.

Ausgedehnte Nasendiphtherie bedeutet immer schwerere Erkrankung.

Wenn ich von dieser Verschlechterung der Prognose durch Mitbeteiligung der Nase spreche, so sind damit jene Fälle gemeint, bei welchen es zu reichlicher bis profuser Exsudation kommt, nicht jene Fälle, bei welchen beiderseitig oder gar nur einseitig etwas Nasensekret herausfließt, Fälle, bei denen anscheinend nur kleine Schleimhautterritorien von der Krankheit befallen sind. Bei einseitigem, blutig-eitrigem Nasenfluß soll übrigens stets an die Möglichkeit eines Fremdkörpers gedacht werden.

Chronische Nasendiphtherie?

Interessant ist die Möglichkeit der Entwicklung eines chronischen Verlaufes der Nasendiphtherie (*Cadet de Gassicourt-Concetti*). Nur bei der Hautdiphtherie sehen wir etwas Ähnliches, wenn auch seltener. Die übrigen Lokalisationen der Diphtherie werden nicht chronisch. Wenn auch berücksichtigt werden muß, daß ein Teil der sogenannten chronischen Nasendiphtherie Bazillenträger bei andersartigen, chronischen Naseninfektionen sind, bleibt doch immerhin ein gewisser Prozentsatz von Fällen, namentlich im Säuglingsalter, bei denen man die Möglichkeit des chronischen Verlaufs der Nasendiphtherie anerkennen muß. Auch bei Kindern jenseits des Säuglingsalters kommen solche Fälle von chronischer Nasendiphtherie vor. Die Sekretion ist bei solchen in der Regel viel weniger reichlich, ohne Serumbehandlung schleppen sie ihre Infektion aber doch durch Wochen fort, ohne sie abheilen zu können. Warum gerade die Nasenschleimhaut zu chronischem Verlaufe der Diphtherieinfektion geeignet ist, ist nicht geklärt.

Nebenhöhlen.

Wir sind gewohnt, daß infektiöse Prozesse der Nase gerne in die Nebenhöhlen der Nase und in das Ohr verschleppt werden. Die Nebenhöhlen dürften, soweit sie im jungen Kindesalter schon entwickelt sind, wohl mitbeteiligt sein, klinisch macht sich eine solche Mitbeteiligung der Nebenhöhlen nicht bemerkbar. Auch die Mitbeteiligung des Mittelohres ist nicht so in den Vordergrund tretend wie bei der Nasenaffektion des Scharlachs. Wohl mag Verlegung des Tubeneinganges durch Schwellung häufig sein und unangenehme subjektive Beschwerden machen (*Trumpp*). Es kommt auch genug häufig bei Nasendiphtherie der Säuglinge und der Kinder der nächsten Lebensjahre zur Otitis media. Wieweit in solchen Fällen die Diphtherie allein oder auch andere Mikroorganismen, vielleicht diese sogar als eigentliche Anführer ätiologisch in Frage kommen, läßt sich schwer mit Sicherheit entscheiden. Mastoiditis habe ich nur einmal sich entwickeln sehen.

Mittelohr.

Nasendiphtherie im Säuglingsalter die Regel.

Besonders hervorzuheben ist, daß die Lokalisation der Diphtherieinfektion in der Nase im Säuglingsalter die Regel ist.

Das jüngste Kind meiner Beobachtung mit Nasendiphtherie erkrankte am 13. Lebenstage mit Schnupfen, Verstopftsein der Nase und Atemnot. Dabei blutigseröse Sekretion aus der Nase. Patientin, die an der Brust war, schrie viel. Kultur +. 1000 A.E. Nach fünf Tagen Heilung. Neuerliche Kultur negativ.

Denke an lues!

Ich habe darauf hingewiesen, daß die Säuglinge der ersten Lebenswochen nur ganz ausnahmsweise an Diphtherie erkranken, in diesem Alter ist bei blutigserösem Ausfluß aus der Nase mehr an Lues zu denken. Erst die Säuglinge der späteren Lebensmonate, namentlich im zweiten Lebenshalbjahr, zeigen häufiger die Erkrankung an Diphtherie der Nase. Daß die Tonsillen im Säuglingsalter noch nicht so häufig erkranken, kann damit zusammenhängen, daß sie noch nicht recht ausgebildet sind.

Kehlkopfdiphtherie und deszendierender Krupp.

Die Entwicklung der Symptome erfolgt in verschieden langer Zeit. Die weniger häufigen Fälle von Progredienz zuerst im Rachen lokalisierter Prozesse auf den Kehlkopf entwickeln sich mit deutlich zuerst auf den Rachen weisenden Beschwerden. Zwischen diesen und den Kehlkopferscheinungen vergehen 5—7 Tage. Die große Mehrzahl der Kruppfälle setzt gleich mit laryngealen Symptomen ein, höchstens ist Schnupfen vorausgegangen. Gewöhnlich wird gar nicht über Halsschmerzen geklagt, sondern die ersten Symptome sind Krankheitsgefühl, Mattigkeit, Appetitlosigkeit und bellender Husten. Manche Kinder erbrechen auch und klagen über Kopfschmerzen. Die Stimme pflegt gleichzeitg etwas umflort zu sein. Noch am selben Tage in wenigen Stunden oder aber langsamer bis zum nächsten Tage nimmt die Heiserkeit deutlich zu und führt endlich zur Tonlosigkeit des Hustens und zur völligen oder fast völligen Aphonie. Schon im Beginne der Erkrankung pflegt eine gewisse Erschwerung der Atmung vorzuliegen. Die Atembeschwerden nehmen mit dem Anwachsen der Heiserkeit immer mehr und mehr zu, insbesondere nachts steigert sich die Atemnot sichtlich, gegen Morgen pflegt dieselbe etwas geringer zu werden. Bei Säuglingen, bei denen das Lumen der Luftröhre eng ist, werden die Atembeschwerden rascher bis zur Erstickungsgefahr ansteigen.

Heiserkeit und Atembeschwerden die führenden Symptome.

Mit wachsendem Lumen der Trachea ist die Möglichkeit vorhanden, daß die Atemnot später kenntlich wird. Als erste Zeichen der erschwerten Atmung treten neben dem hörbaren Stridor im Inspirium äußerlich sichtbare Einziehungen der Rippenbögen im Inspirium neben Einsinken der Fossae supraclaviculares und des Jugulum auf. Auch das Exspirium ist erschwert und man erkennt deutlich, wie dieses aktiv dadurch erfolgt, daß durch die Mitwirkung der Bauchpresse der Bauchinhalt zusammengedrückt und dadurch das Zwerchfell in die Höhe geschoben wird. Die Atmung ist verlangsamt. Anfänglich gelingt es dem Kinde, auf diesem Wege die Versorgung des Blutes mit Sauerstoff und die Abgabe der Kohlensäure in der Lunge noch so gut durchzuführen, daß nur eine gewisse Ängstlichkeit und Unruhe des Kindes die drohende Gefahr erkennen läßt. Unter Zuhilfenahme der Hilfsmuskeln kann die Atmung noch gut geleistet werden. Die Schleimhäute sind noch schön rot gefärbt. Insbesondere im wachen Zustande, in welchem das Kind die zur Besorgung der veränderten Atemmechanik herangezogenen Muskeln entsprechend in Tätigkeit setzen kann, sieht man recht beträchtliche Einziehungen an den genannten Stellen bei relativ guter Färbung der Schleimhaut. Im Schlafe, wo das Bewußtsein wegfällt und die Atmung auf den natürlichen Mechanismus eingestellt ist, wird schon eine relativ mäßige Atemerschwerung zu Störungen führen, die den Schlaf unterbrechen. Werden die Atembeschwerden intensiver, so wird es dem Kinde immer schwerer, in Schlaf zu kommen, weil mit dem Untergehen des Bewußtseins der Atemmechanismus versagt. Unter Erstickungsgefühl fährt das Kind aus seinem Schlummer wieder auf. Hustenanfälle, die teils durch die entzündlichen Vorgänge (Sekret), teils durch sich loslösende Membranstücke ausgelöst werden, erschweren den ohnehin schon geschädigten Gasaustausch durch Ausschaltung zahlreicher Inspirationen. Nur dann, wenn gelegentlich von Hustenstößen Sekret und größere Membranteile ausgehustet werden, wird die Atmung etwas freier. Bei Auskultation der Lungen hört man deutlich das mühselig vor sich gehende In- und Exspirium (Stenosenatmen), die Perkussion ergibt die Symptome der Lungenblähung (Schachtelton, Tiefstand des Zwerchfells). Die Herzaktion ist frequent, die Herzdämpfung häufig überlagert.

Einziehungen.

Fortschreiten der Erstickungsgefahr.

Insuffizienz der Atemtechnik im Schlafe.

Stenosenatmen bei Auskultation.

Solange die Atemnot noch mäßig ist, pflegt die Nahrungsaufnahme wohl infolge Appetitlosigkeit herabgesetzt zu sein. Flüssigkeit ist aber doch meist in Form von Tee mit Zucker oder Milch mit oder ohne gezuckertem Tee beizubringen. Wenn aber die Atemnot zunimmt, so verweigert das Kind bald jede Nahrungsaufnahme, weil bei der Schwierigkeit der Atmung sein ganzes Augenmerk auf diese gerichtet sein muß. Insbesondere beim Schluckakt muß die Atmung unterbrochen werden, das Kind darf aber nicht viel Ein- und Ausatmungen aussetzen, sonst erstickt es. So verzichtet das Kind lieber auf die Nahrung als auf die Atmung. Es ist begreiflich, daß die Fortführung der Atmung auf diesem Wege auf die Dauer nicht ohne Folgen bleibt. Das Kind wird immer ängstlicher und unruhiger, die Einziehungen immer stärker, die Schleimhäute werden blässer und leicht bläulich. Im Bette ist es nicht mehr zu halten, es verlangt, herumgetragen zu werden, auf dem Arme fühlt sich der Patient etwas leichter, wahrscheinlich gelingt es ihm, durch das Anlehnen an die Brust

Behinderung der Nahrungszufuhr durch die Atemnot.

Lieber Atmen als Essen.

besser die Stenose der Luftwege zu überwinden, indem die Hilfsmuskeln besser arbeiten können. Bald genügt aber dies auch nicht mehr.

Bei rascher Entwicklung der Atemnot kann schon am Abend des ersten Krankheitstages oder in der ersten Nacht Erstickungsgefahr eintreten. Meist ist dies noch nicht in der ersten Nacht der Fall. Gegen Morgen nimmt die Atemnot etwas ab, wahrscheinlich schwillt die Kehlkopfschleimhaut ab, im Laufe des Tages nehmen die Stenosenerscheinungen allmählich zu, um am Abend des zweiten Tages, allenfalls im Laufe des dritten Tages oder am Abend des dritten Tages zur Erstickungsgefahr zu führen.

Steigerung der Atemnot bis zur Erstickung.

Man sieht in Fällen hochgradiger Atemnot, daß das untere Ende des Sternum so tief eingezogen wird, daß es fast bis zur Wirbelsäule reicht. Das Kind wird immer matter, blässer und deutlich zyanotisch, Schweiß tritt auf die Stirne. Das Gesicht läßt die Todesangst vor der Erstickung erkennen. Wenn nicht entweder durch ärztliche Kunst Hilfe geschaffen wird oder wenn nicht auf natürlichem Wege durch Aushusten der die Luftwege verlegenden Membran die Atmung freier wird, kommt es endlich zur Erstickung. Nachdem die Unruhe und Angst des Kindes zuerst zu entsetzlichem Grade angestiegen war — es greift nach dem Halse, als wenn es sich von der Umschnürung befreien wolle —, wird das Kind plötzlich ruhig. Die Extremitäten fallen schlaff herunter, Urin und Kot gehen ab, das Bewußtsein erlischt, das Herz schlägt einige Zeit noch erregt, die Atmung ist nur mehr oberflächlich, sichtlich ohne Effekt. Mit dem Stillstand der Herzaktion ist das Leben beendet.

Große Kinder maskieren die Atemnot.

Ich möchte hervorheben, daß der Eintritt bedrohlicher Atemerschwerung bei kleinen Kindern nicht übersehen werden kann, dagegen habe ich wiederholt gesehen, daß große Kinder (10—14jährige Kinder) bei hochgradigen Einziehungen am Brustkorbe im Gesichte noch relativ gut aussehen, also imstande sind, durch geschicktere Verwertung jedenfalls auch kräftigerer Hilfsmuskulatur die Kohlensäureintoxikation hinauszuschieben. Man soll sich aber durch das Aussehen des Gesichtes der Kinder bei intensiven Einziehungen am Thorax nicht täuschen lassen. Wenn man sieht, mit welcher Anstrengung ein solches Kind jede einzelne Ein- und Ausatmung ausführt, so kann man begreifen, was für eine Arbeitsleistung dies bedeutet.

Atemnot ist eine schwere Belastung für das Herz.

Wenn wir bei der Verlangsamung dieser Atemmechanik nur 20 Respirationen pro Minute rechnen, so sind dies 1200 in der Stunde, und wenn dies stunden-, ja einen Tag lang fortgeht, ist mit Sicherheit zu erwarten, daß diese Anstrengung für das Herz nicht gleichgültig sein kann und zur Erschöpfung führt, wobei ja noch wesentlich zu berücksichtigen ist, daß die Schlaflosigkeit oder zumindest Schlaferschwerung, sowie die behinderte Nahrungszufuhr den Eintritt der Erschöpfung beschleunigt. Ich betone dieses Verhalten der älteren Kinder deshalb, weil das Hinausschieben eines operativen Eingriffes von Schaden sein kann und zumindest die Qualen des Kindes unnötig verlängert. Bei größeren Kindern sollte beim Vorhandensein von intensiven Einziehungen namentlich am unteren Ende des Sternums (Annäherung desselben an die Wirbelsäule) auch bei Fehlen von anderen Symptomen stets der Versuch gemacht werden, Schleim und Membranen aus Rachen und Kehlkopf abzusaugen.

Deszendierender Krupp.

Die geschilderte Art der mehr weniger raschen kontinuierlichen Zunahme der Atembeschwerden bis zur Erstickungsgefahr oder zur wirklichen Erstickung sehen wir klassisch ausgebildet bei jenen Fällen, bei denen die diphtherischen Membranen sich nicht nur im Larynx befinden, sondern weiter hinabsteigen in die gröberen und feineren Verzweigungen des Bronchialbaumes, beim sogenannten deszendierenden Krupp. Nur pflegt in diesen Fällen die Atmung bald oberflächlich und frequent zu werden, die Zyanose und Blässe deutlich ausgesprochen zu sein, all dies wegen der rascher eintretenden Kohlensäurevergiftung. In seltenen Fällen können Membranen tiefreichender Kruppfälle nach Ablösung ausgehustet oder bei der Ansaugung oder Intubation bzw. Tracheotomie herausgebracht werden, dann zeigen solche Membranen das Bild eines Ausgusses des Bronchialbaumes (s. Fig. 17). Immer handelt es sich dabei um prognostisch schwere, vielfach auch letale Fälle. Auch nach Aushusten großer, verästelter Membranen pflegt der Atemtypus (frequente, oberflächliche Atmung), Zyanose und Blässe fortzubestehen, ein sicherer diagnostischer Symptomenkomplex des deszendierenden Krupp. Bei diesem pflegt auch die exspiratorische Atemerschwerung deutlicher in den Vordergrund zu treten. Hervorzuheben ist, daß diese Tendenz zur Deszension besonders bei Kruppfällen des Säuglingsalters beobachtet wird. Insbesondere sind Säuglinge und Kinder der angrenzenden Altersperiode dann zum Entstehen des deszendierenden Krupps disponiert, wenn Masern vorangegangen sind. Die Neigung des Säuglings, bei Erkrankungen des Respirationstraktes (vom Kehlkopf ab) mit allen Teilen des Respirationstraktes sich zu beteiligen, ist nicht nur bei Diphtherie bekannt, sondern auch bei anderen katarrhalischen Affektionen.

Ganze Ausgüsse des Bronchialbaumes können ausgehustet werden.

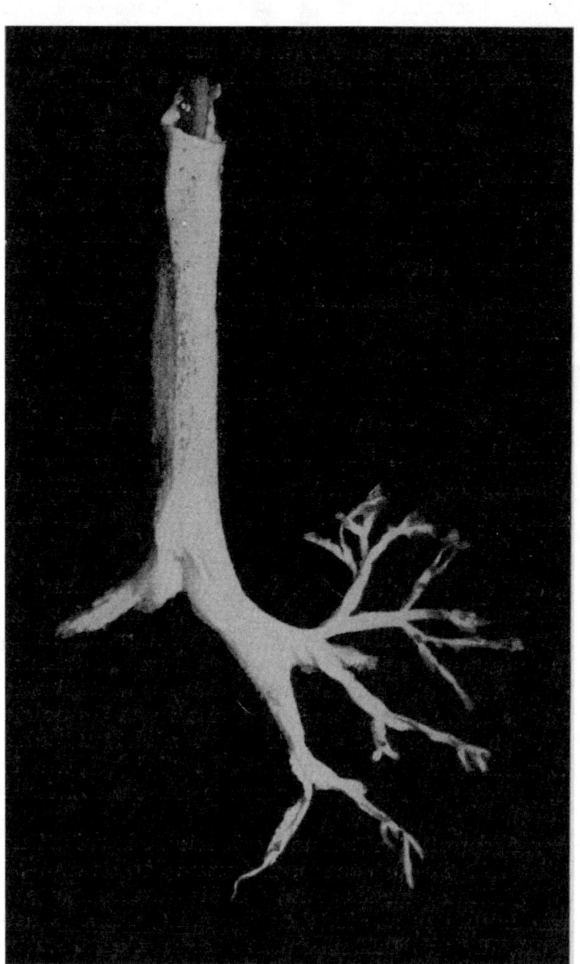

Fig. 17.
Fibrinöser Ausguß des Laryngotrachealrohrs und des Bronchialbaumes bis in die Bronchien 3. Ordnung. Dorsalansicht, die Falten der Pars membranacea sind deutlich abgedrückt.
(Grazer Kinderklinik, Prof. v. *Pfaundler*.)

Säuglinge und Masernkranke neigen zu deszendierenden Prozessen.

Der deszendierende Krupp tötet durch Erstickung.

Die Fälle von deszendierendem Krupp führen in erster Linie durch Erstickung und nicht durch die Toxinwirkung zum Tode. Die Erstickung tritt in der Regel ein, bevor noch das Toxin seine volle Kraft zur Geltung gebracht hat. Daneben droht die Gefahr einer komplizierenden Pneumonie, die auch gerade bei Säuglingen und Kindern des angrenzenden Lebensjahres sehr gerne in Erscheinung tritt.

Erstickungsgefahr durch abgelöste Membranen.

Am reinsten sehen wir die von der Erstickung und nicht von der Toxinwirkung herrührende Gefahr, wenn relativ nicht weit in die Trachea oder in den Bronchialbaum reichende Diphtheriemembranen sich loslösen und beim Versuche, sie auszuhusten, steckenbleiben und damit den Luftweg verlegen. Manchmal geschieht diese Loslösung plötzlich, so daß unvermittelt ein Erstickungsanfall bei vorher noch mäßigen Atembeschwerden ausgelöst wird. In anderen Fällen hört man die sich ablösenden Membranen bei Hustenstößen „flottieren", bis nach häufigen Hustenanfällen endlich die Membran losgelöst wird. Das Expektorieren der Membranteile kann namentlich dadurch erschwert werden, daß dieselben nicht in toto oder im ganzen Umkreis abgelöst werden, sondern in größerer oder kleinerer Ausdehnung noch im Zusammenhang bleiben. In Fällen, bei denen das Kind im Erstickungsanfalle die Membran nicht herausbringen kann, muß durch Ansaugung, Intubation oder Tracheotomie Rettung gebracht werden.

Hervorzuheben ist, daß durch Expektoration von Membranen die Atmung nur dann wesentlich verbessert wird, wenn kein deszendierender Krupp vorhanden ist und wenn die Membran der stenosierten Stelle angelagert war und dadurch den Erstickungsanfall ausgelöst hat. Im letzteren Falle wird der weitere Verlauf davon abhängen, ob die Membran neuerlich nachgebildet wird, in welcher Schnelligkeit und welcher Dicke. Es unterliegt keinem Zweifel, daß diesbezüglich große individuelle Differenzen bestehen, gutartigere Fälle mit wahrscheinlich geringer Ausdehnung des Prozesses im Larynx und einmaligem Erstickungsanfall mit spontaner Expektoration der stenosierenden Membran, dann wieder Fälle mit wiederholten Erstickungsanfällen, herrührend von rasch wieder gebildeten Membranen oder auch von tiefer gelegenen Luftröhrenpartien stammend. Im allgemeinen sind die Fälle dieser Gruppe prognostisch ernster aufzufassen, wenn auch hier namentlich durch Ansaugung, Intubation oder Tracheotomie (neben Serumbehandlung) viel geleistet werden kann. Ich lasse ein instruktives Beispiel folgen:

Kruppfall mit reichlicher Membranbildung.

Alfred M., 2 Jahre alt. Bisher stets gesund. Am 23. Mai 1908 Halsschmerzen und Fieber. Arzt sagt „Angina". 29. Mai wieder gesund. 30. Mai abends Heiserkeit. 31. Mai abends erschwerte Atmung. Appetit fehlt. Stuhl auf Abführmittel. Am 1. Juni in hochgradiger Atemnot eingebracht, wird Patient um ½8 Uhr früh gleich intubiert. 3000 A.E. Nase frei. Rachen wenig rot, auf beiden Tonsillen je ein größerer und mehrere kleine, dünne, weiße, unregelmäßig begrenzte Beläge. Punktförmige Beläge am hinteren Gaumbogen. Atmung mit Tubus frei. Anschlagen von Membranen zu hören. Patient hustet auch eine dünne Membran nach der Intubation aus. Hie und da etwas bronchitische Geräusche. Tagsüber starkes Anschlagen von Membranen, um ½12 Uhr mittags Tubus verstopft. Patient hustet den Tubus zusammen mit einem röhrenförmigen Ausguß der Trachea aus. Danach noch deutliche, wenn auch mäßige Einziehungen, die um ½1 Uhr mittags stark wurden, daher neuerliche Intubation. Bis ½7 Uhr abends bis auf Anschlagen von Membranen ruhig. Um ½7 Uhr neuerlich Tubus verstopft. Extubation am Faden. Die Membran wird erst auf neuerliche Intubation durch den Tubus ausgehustet. Danach mit Tubus Einziehungen. Um 3 Uhr morgens (2. Juni) neuerlich Tubus verstopft. Extubation am Faden, darauf Aushusten eines dicken Ausgusses der Trachea. Bis ½5 Uhr ohne Tubus mäßige Einziehungen. Dann neuerlich Erstickungsanfall, Zyanose. Auf Intubation Besserung, so daß Patient um ½9 Uhr morgens bis auf Anschlagen von Membranen ruhig ist und gut aussieht. Lippen frischrot. Beläge im Rachen eher etwas dünner. Rechts im Interskapularraum und um den Angulus scapulae kürzerer Schall, schärferes Atmen (bronchial klingend), hie und da etwas Rassel geräusche. Sonst gutes Einströmen der Luft. Herzaktion frequent. Töne rein. Um ½11 Uhr vormittags extubiert sich Patient selbst. Um 11 Uhr neuerlich Intubation. Bis 4 Uhr nachmittags liegt der Tubus, hierauf Aushusten desselben mit einer blutig tingierten Membran. Ohne Tubus rasch zunehmende Stenose, so daß um ½7 Uhr abends neuerlich intubiert wird. Mit Tubus ziemlich ruhig. Trotz hohen Fiebers (39,4) frisch, Anschlagen von Membranen. Auch nachts keine Änderung. Morgens ¾9 Uhr Extubation wegen drohender Verstopfung (3. Juni). Patient expektoriert hierauf wieder eine röhrenförmige Membran. Rachenbeläge kleiner. Rechts hinten Stenosenatmen. Zunge dick belegt. Allgemeinbefinden gut. Tagsüber andauernd zeitweise intensive Atembeschwerden. Dabei ist Patient noch ziemlich ruhig, keine Zyanose.

Am 4. Juni 37,7—38,2. Um ½5 Uhr früh weitere Zunahme der Atembeschwerden. Intubation. Rachen rein. Atmung mit Tubus frei. Kein Anschlagen von Membranen. Tagsüber ruhig. Um ½10 Uhr abends Extubation am Faden. Nachts ruhig, nur leichte Einziehungen.

5. Juni. 14. Krankheitstag. Fieberfrei. Atmung ohne Tubus frei. Stimme noch etwas heiser. Am 15. Krankheitstag Stimme besser. Von da ab rasche Erholung. Nur ganz wenig „Verkutzen" (Verschlucken) am 18. Krankheitstag.

Langes Anhalten der Membranbildung.

In diesem Falle hält die Membrannachbildung noch 36 Stunden nach der Serumbehandlung an. Nach Aushusten der letzten Membran blieb jedenfalls noch eine beträchtlich geschwollene hyperämische Schleimhaut zurück, welche Veränderung dann in den nächsten 24—48 Stunden abheilte. So reichliche Membranbildung ist nicht häufig. Die Heiserkeit hielt hier nur kurz an. In den meisten Fällen geht sie langsamer, oft erst nach 1—2 Wochen zurück. Trotz reichlicher Membranbildung war keine schwere allgemeine Toxinwirkung mit Ausnahme der Temperatursteigerung nachweisbar.

Auch die Atembeschwerden lassen manchmal viel langsamer nach, insbesondere nachts zeigen Fälle nach Überschreiten des Höhepunktes noch einige Zeit Einziehungen, der Husten pflegt noch etwas rauh zu sein. Wahrscheinlich ist in solchen Fällen die Rückbildung der Schleimhautveränderungen schleppender. In günstig verlaufenden Fällen, namentlich bei früh mit Serum behandelten Fällen, gelingt es, die Entwicklung der kruppösen Erscheinungen noch rechtzeitig zu hemmen, bevor es zur ausgesprochenen Erstickungsgefahr gekommen ist; im wesentlichen ist der klinische Verlauf sonst ähnlich wie der geschilderte.

In den Kruppfällen tritt, soweit nicht maligne Formen der Diphtheriefälle vorliegen, bei denen die Toxinwirkung auch von anderen Stellen ausgeht, eigentümlicherweise die Toxinwirkung sichtlich in den Hintergrund. Vielfach ist in den nicht deszendierenden Fällen die Ausdehnung des Belages relativ gering und die Erkrankung führt trotzdem schon zur Erstickungsgefahr.

Auflösung der Membranen.

Hervorzuheben ist, daß mit Rückgang der Exsudation die vorhandenen Membranmassen weicher, zerfließlicher werden, sich auflösen, so daß dadurch die Expektoration eitrigen Charakter annimmt. In dieser Form kann die Entfernung der Krankheitsprodukte viel leichter erfolgen. An diesem Symptom erkennt man die älteren verschleppten Kruppformen.

Bei vielen Kruppfällen können die übrigen Ansiedlungsstellen der Diphtherie geringfügige Belagausdehnung zeigen, die Nase fließt etwas serös oder serösschleimig. Auf den Tonsillen oder auf der hinteren Rachenwand sind oft nur kleine Belagstreifen, Flecken oder Punkte, in anderen Fällen haben jedoch auch die Beläge der Tonsillen, Gaumenbögen und der Rachenwand oder der Uvula größere Ausdehnung. Mit besonderem

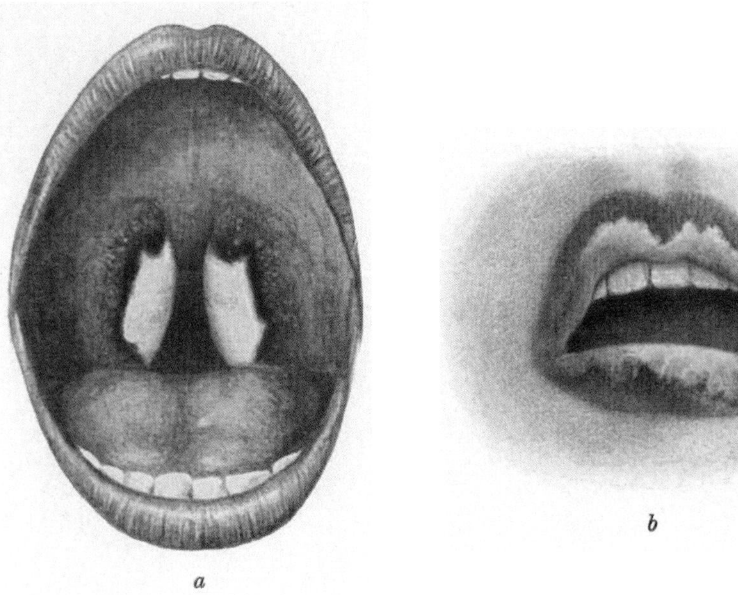

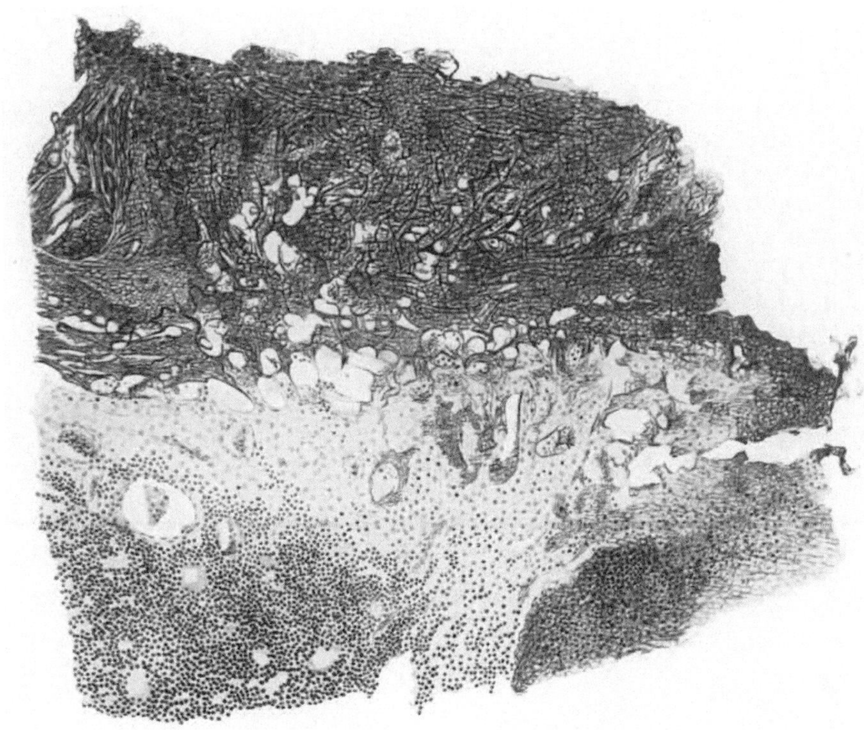

a Tonsillardiphtherie. *b Diphtherie der Lippen.*

c Diphtherie der Uvula. *Schnitt: Zeiss A, Okular 2, Tubuslänge 140.*

Das Epithel ist zum größten Teil nekrotisch, die Zellkerne sind verschwommen, die Zellgrenzen nicht mehr erkennbar. Zwischen dem Epithel und der dicken Fibrindecke finden sich blasige Lücken (entstanden durch Ablagerung noch nicht geronnenen Serums). Die Gefäße sind erweitert und zum Teil mit zarten Fibrinnetzen gefüllt.

a und *b* aus Hecker und Trumpp, Atlas der Kinderkrankheiten (Lehmanns Verlag), *c* nach einer Zeichnung von Prof. Trumpp, München.

Nachdruck ist darauf hinzuweisen, daß jede, auch die kleinste Belagbildung an den genannten Stellen bei Bestehen kruppverdächtiger Symptome (bellender Husten, Heiserkeit) mit fast absolut zu bezeichnender Sicherheit für die Diphtherienatur der fraglichen Erkrankung spricht. Der praktische Arzt soll nicht zögern, Serum zu injizieren, denn sonst werden kostbare Stunden verloren. Leider gibt es Fälle von Krupp, die neben der Larynxaffektion an den der Untersuchung leicht zugänglichen Rachengebilden keine Belagbildung aufweisen, in solchen Fällen ist die Frühdiagnose des Krupp sehr schwierig. Vorsichtige Ärzte werden sich in dubio für Krupp aussprechen und lieber injizieren auf die Gefahr hin, einmal überflüssig injiziert zu haben.

Kleinste Belegbildung auf Tonsillen oder Rachenwand bei Heiserkeit spricht für Krupp.

Nicht zögern mit der Seruminjektion.

Die Körpertemperatur pflegt auch bei Kruppfällen anfänglich erhöht zu sein. Die Höhe des Fiebers ist wechselnd, in der Regel von mäßiger Intensität, bei Anstieg der Temperatur werden die Stenosenerscheinungen gewöhnlich intensiver. Drückt man durch Wickel die Temperatur herab, so können die Atembeschwerden, soweit sie durch die erhöhte Temperatur bedingt sind, nachlassen. Die höheren Temperaturen bei liegendem Tubus haben besondere Bedeutung, auf die ich später zu sprechen kommen werde, ebenso die Temperatursteigerungen nach Tracheotomie.

Temperatur bei Krupp wechselnd.

Tritt zum Krupp eine komplizierende Pneumonie, so ist dieselbe von Temperaturanstieg begleitet. Der Verlauf der Temperaturkurve hat beim Krupp mehr Bedeutung als bei der Rachendiphtherie. Diagnostisch bietet die Diagnose der Pneumonie keine Schwierigkeiten. Zu betonen ist, daß Kruppfälle im ersten Lebensjahre besonders leicht Lobulärpneumonien bekommen, wie ja überhaupt die Lobulärpneumonie im Säuglingsalter sehr leicht zustande kommt. Der Eintritt einer Pneumonie, namentlich jenseits des Säuglingsalters, muß nicht prognostisch gleich übel aufgefaßt werden. Ich sah zahlreiche Fälle von Pneumonie wieder ausheilen. Es ist zu berücksichtigen, daß Atelektasen der Lunge mit Kollaps klinisch mit Pneumonie verwechselt werden können. Röntgenologische Untersuchungen sind diesbezüglich bei Krupp außerordentlich erwünscht. Mehr weniger deutliche bronchitische Erscheinungen kommen bei Kruppfällen, namentlich nach Auflösung der Membranen, zur Beobachtung. Sie haben keine wesentliche Bedeutung.

Pneumonie als Fieberursache.

Über die toxischen Wirkungen der Diphtherie beim Krupp siehe später. (S. 42 u. 66).

III. Diphtheria gravissima = maligne Diphtherie.

(Septisch-toxische Diphtherie.)

Die Entwicklung des Krankheitsbildes vom Beginn an zu sehen hat der Arzt selten Gelegenheit, da er gewöhnlich zum Kranken gerufen wird, wenn die Erscheinungen soweit gediehen sind, daß das klinische Bild der malignen Diphtherie vorhanden ist, oder es ist noch nicht so weit, dann wird Serum injiziert und damit hemmen wir die Entstehung der malignen Diphtherie. In der letzten Gruppe von Fällen befinden sich solche, bei denen man die Empfindung hat — beweisen kann man es nicht —, daß sie bei Unterlassung der Injektion am nächsten Tage maligne geworden wären.

Oft rasche Entwicklung der bösartigen Form.

Aus den anamnestischen Angaben können wir lernen, daß die Entwicklung bösartiger Formen relativ rasch vor sich gehen kann. Wir sehen das Krankheitsbild manchmal schon am 2. Tage, sicher sehr häufig am 3. Krankheitstage auf voller Höhe. Ein anderes Mal geht es langsamer.

Ich selbst kann mich an ein Kind erinnern, das eines Tages in die Ambulanz kam, dem Kollegen wegen größerfleckigen Charakters der Angina lacunaris auf Diphtherie verdächtig schien, weshalb derselbe eine Kultur anlegte. 24 Stunden später kam das Kind mit ausgedehnten Rachenbelägen malignen Charakters zur Aufnahme und starb auch an der Erkrankung.

Die anamnestischen Angaben lauten ähnlich wie bei anderen Rachendiphtherien. Beginn mit Halsschmerzen, etwas Fieber, Erbrechen. Appetit fehlt. Nachts Unruhe. Stuhl angehalten. Schnarchende Atmung. Auffallend ist häufig die starke Mattigkeit und das deutliche Krankheitsgefühl.

Typischer Fall.

H. Marie, $4\frac{3}{4}$ Jahre alt. Durch zwei Jahre schwer rachitisch, im ersten Lebensjahr Magendarmkatarrh, hierauf dreimalige doppelseitige Lungenentzündung. Seit gestern ist das Kind fortwährend schläfrig und ißt nichts. Hatte in der letzten Nacht hohes Fieber und erbrach den ihr gereichten Tee sofort. Heute früh klagte das Kind auch darüber, daß ihr das „Zapferl" (Zäpfchen) weh täte. Bei der Aufnahme am 25. August 1907 wurde folgender Befund erhoben: Entsprechend großes, mittelkräftiges, mittelernährtes Mädchen, blaß, ohne Zeichen von Rachitis. Die Kieferwinkelgegend beiderseits durch periglanduläres Ödem verstrichen, im linken Kieferwinkel eine pflaumengroße, im rechten Kieferwinkel zwei bohnengroße, schmerzhafte Drüsen zu palpieren, sonst keine wesentlichen Drüsenschwellungen. Mattigkeit. Patellarsehnenreflexe positiv. Augen, Ohren normal. Der rechte Naseneingang von der Schleimhautgrenze ab bis in die Tiefe mit einer graugelben Membran austapeziert, linke Nasenhälfte ohne Belag. Reichliche Sekretion. Zunge leicht belegt. Wangenschleimhaut mäßig gerötet, die weichen Rachengebilde stark geschwollen, so daß die Uvula eingezwängt erscheint, die ganze Oberfläche der Tonsillen mit einer reinweißen, dicken Membran überzogen, die sich rechterseits flügelförmig auf den weichen Gaumen erstreckt. Foetor ex ore. Lunge normal, Herz normal. Puls kräftig, 96. Temperatur 37,6—37,8 (tags vorher 38,2). Kultur +. Patient erhält 3500 A.E. Tagsüber einmal Erbrechen.

Nase mitbeteiligt, große Ausdehnung der Beläge im Rachen.

Unruhe. Mattigkeit.

4. Krankheitstag. 37,4—37,6. Nachts sehr unruhig, das Kind sieht matt aus, die Drüsen am Halse sind unverändert. Die Beläge im Rachen haben an Umfang zugenommen, zeigen keine Demarkation. Puls kräftig. Nahrungsaufnahme gut. Stuhl in Ordnung.

Hautblutungen.

5. Krankheitstag. 37,1—37,0. Nachts unruhig, einmal gußweises Erbrechen. Seit gestern hat sich eine kleine, kaum über punktförmige, bläulich gefärbte Blutung in der Haut des linken Knies gebildet. Rachen abgeschwollen. Beläge auf den Tonsillen zerfließend, schmierig, am weichen Gaumen noch nicht demarkiert. Puls kräftig, 104. Nahrungsaufnahme mäßig. Patellarsehnenreflex prompt.

Blutige Durchtränkung der Rachenbeläge (Hämorrh. Diathese).

6. Krankheitstag. Fieberfrei. Nachts hochgradige Unruhe. Keine frischen Hautblutungen. Dagegen die Rachenbeläge blutig durchtränkt, die ganze Mundschleimhaut mit zähem, blutigem Schleim überzogen. Lippen trocken, rissig. Nase blutig verborkt, Kind hochgradig verfallen aussehend. Herztöne dumpf. Puls nicht gerade schlecht, 96. Nahrungsaufnahme sehr gering.

Herzschwäche.

7. Krankheitstag. Unruhe gleich. Frische Hautblutungen am Knie, starkes Nasenbluten. Rachen unverändert. Herztöne dumpf, Puls fadenförmig, 84. Nahrungsaufnahme sehr schlecht.

Aufschreien. (Bauchschmerzen).

8. Krankheitstag. Nachts häufig schrilles Aufschreien (Bauchschmerzen ?).

Erbrechen. Herztod.

9. Krankheitstag. Nachts einmal Erbrechen, wiederholt Brechreiz. Ganz verfallen. Perkutorisch keine Herzverbreiterung. Puls nicht fühlbar. Herzaktion 46. Im Laufe des Vormittags Exitus.

Das Charakteristische des Krankheitsbildes besteht in der auffallend intensiven Schwellung der Kieferwinkeldrüsen, die meist durch ein periglanduläres Ödem verstärkt ist, so daß beide Kieferwinkelgegenden ausgefüllt erscheinen. Der Hals wird eigentümlich dick, das teigig weiche Ödem beider Seiten vereinigt sich und erstreckt sich in schweren Fällen bis auf die Haut der vorderen Thoraxabschnitte und auch gegen das Gesicht hin, so daß der Kopf mumpsähnlich aussieht. Dieses intensive Ödem findet man nur in prognostisch ernsten, meist letal verlaufenden Fällen. Die eigentümliche Halskonfiguration hat diesem Symptom den Namen „Cäsarentypus" verschafft.

Ödem des Halses. Schwellung der Drüsen am Kieferwinkel.

Ödem kann mit Mumps verwechselt werden. (Cäsarentypus).

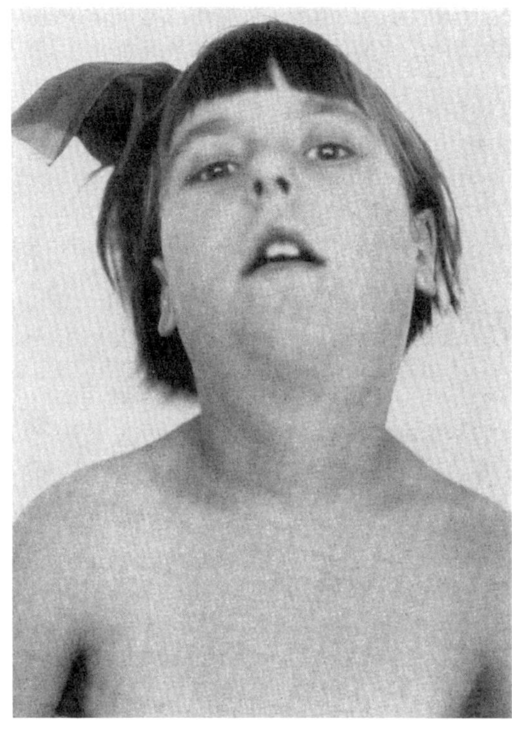

Fig. 18.

8jähriges Mädchen mit maligner Rachendiphtherie, über der diphtherischen Drüsenschwellung starke Oedeme, welche die normale Plastik des Halses vollkommen verschwinden lassen.

(Düsseldorfer Kinderklinik.)

Die Haut des Gesichtes ist eigentümlich blaß, leicht gedunsen. Das Kind auffallend matt. Blickt man in den Rachen, so erschreckt den Beobachter die große Ausdehnung der Beläge, sie reichen weit über die Grenzen des Gaumenbogens auf die Schleimhaut des harten Gaumens hinaus bis in die Höhe der Backenzähne. Die Beläge sind dick, ihr Rand gegen die Schleimhaut abfallend, ohne begrenzende Rötung folgt auf den Belag die blasse reaktionslose Schleimhaut. Wehrlos scheint das Gewebe dem Fortschreiten des Diphtherieprozesses gegenüberzustehen. Dabei ist auffallend, daß die Rachengebilde mächtig geschwollen sind, so daß der ganze Pharynxeingang fast oder ganz verlegt ist. Die Uvula pflegt in den tapetenartig ausgedehnten Belag einbezogen zu sein, oft ist sie zwischen die mit Belag überzogenen, geschwollenen Tonsillen eingezwängt und nach rückwärts geschlagen. Die Farbe der Beläge ist bei ausgesprochen maligner Diphtherieform nicht reinweiß, sondern mehr weniger grauweiß, häufig mißfärbig, dunkelgrau bis schwärzlich, diese Färbung ist sichtlich durch Blutungen in die Beläge zustande gekommen. Die Atmung ist durch die Pharynxstenose stark erschwert und schnarchend. Sehr häufig ist die Nasenschleimhaut in analoger Weise mitbefallen; blutigseröses, mißfärbiges, stark die Haut ätzendes, profus fließendes Sekret kommt aus der Nase.

Fahle Gesichtsfarbe.

Reaktionsunfähigkeit der Schleimhaut.

Starke Pharynxstenose.

Mißfärbigkeit der Beläge.

Schon auf Entfernung verbreitet diese Diphtherieform einen eigentümlichen, unangenehmen Fötor, der als süßlichfad und geradezu spezifisch beschrieben wird.

Fötor ex ore.

Prostration.

Dieses eigenartige Bild wird ergänzt durch die intensive Mattigkeit, die sich zur Prostration steigert. Der Appetit liegt vollkommen danieder. Der Puls pflegt in den ersten Krankheitstagen noch regelmäßig und kräftig zu sein, von normaler Frequenz. Die Herzdämpfung perkutorisch noch nicht vergrößert. Untersucht man den Harn, der entsprechend der geringen Flüssigkeitsaufnahme spärlicher zu sein pflegt, so findet man reichlich Albumen und im Sediment Zeichen einer Nephritis. Die Nächte sind unruhig, zum Teil trägt die Pharynxstenose daran schuld.

Die anfänglich etwas erhöhte Temperatur sinkt rasch ab. In den folgenden Tagen sieht man auch unter Serumbehandlung noch häufig zögernde Tendenz, das Fortschreiten der Beläge zu verhindern, die demarkierende, den Stillstand der Progredienz verkündende Schleimhautrötung will sich nicht recht einstellen. Die Beläge zeigen Neigung zu schmierigem Zerfall, es erfolgen stärkere Blutungen in die Beläge, aus der Nase kommt stärker blutiges Sekret. Sichtlich entwickelt sich ein hämorrhagischer Charakter des Symptombildes. Diese Neigung zu Blutung wird auch an der Haut kenntlich. Kleine, leicht zu übersehende, tiefer in der Haut gelegene und daher dunkelblaue Hautblutungen treten entweder ganz vereinzelt auf, man findet sie gerne am Rücken, aber auch an den Extremitäten, oder die Blutungen sind oft nur stecknadelkopf- oder linsengroß, rundlich, ausnahmsweise größer, unscharf begrenzt. Die hämorrhagische Diathese kann sich auch durch stärkere Blutung an der Seruminjektionsstelle bemerkbar machen. Für den Wissenden sind diese unscheinbaren, blauen Flecke der Haut ein wichtiges, prognostisch die Gefahr verkündendes Symptom und deswegen bedeutungsvoll, weil sie bei der malignen Diphtherie häufig vorkommen und relativ frühzeitig auftreten. Zusammen mit dem Bilde des Rachens werden sie zur Vorsicht in der Prognose veranlassen.

Reinigung des Rachens ohne Besserung des Allgemeinbefindens.

Nachdem dann endlich die Begrenzung der Belagbildung erfolgt ist, werden die Rachenbeläge abgestoßen, die Pharynxstenose bessert sich, die Nasensekretion läßt nach, die Schwellung der Rachengebilde wird geringer, auch die Drüsen im Kieferwinkel werden weicher, das periglanduläre Ödem geht zögernd zurück oder bleibt bestehen. Trotz dieser lokalen Besserung macht das Allgemeinbefinden keinen Fortschritt, Mattigkeit und Unruhe bleiben bestehen. Vereinzelte neue Hautblutungen können auftreten. Ausgesprochene Appetitlosigkeit von auffälliger Hartnäckigkeit läßt uns erkennen, daß es nicht vorwärtsgeht. Die Körpertemperatur ist unterdes normal geworden, oft sogar auffallend niedrig, die Haut fühlt sich eigentümlich kalt an, der Puls ist etwas weicher. Bei Untersuchung des Herzens fällt eine leichte Verbreiterung, Dumpfheit der Töne, oft eine Spaltung derselben auf. Die Leber überragt etwas den Rippenbogen. Die Nierensymptome halten an. Der Harn ist spärlich. Die Gesichtszüge sind ausgesprochen müde, der Blick matt, das Gesicht im ganzen ausdrucklos. So schleppt sich der Krankheitsverlauf bei fortschreitender Reinigung des Rachens in die zweite Krankheitswoche fort. Die Katastrophe rückt näher. Immer drohender entwickelt sich die Schwäche des Kreislaufapparates, deren Schädigung durch die Prostration und durch die

Untertemperaturen.

Verbreiterung der Herzdämpfung.

Herz- und Kreislaufschwäche.

Die ominöse Trias: Erbrechen, Bauchschmerzen, Galopprhythmus.

Herzverbreiterung angekündigt war. Das Allgemeinbefinden ist elend, trotz der Prostration ist der Patient unruhig, es ist dieselbe Unruhe, die wir bei anderen kollapsartigen Schwächezuständen des Herzens nur zu gut kennen. Zeitweise besteht Brechreiz, der bis zum wirklichen Erbrechen sich steigert, eines der ominösen Symptome dieser gefährlichen Zeit. Auch dieses Erbrechen dürfte kardial bedingt sein. Das zweite ominöse Symptom besteht im Auftreten intensiver Bauchschmerzen, die von den meisten Autoren auf die rasch eintretende Leberschwellung und dadurch bedingte Kapselspannung oder auf thrombosierende Vorgänge in den abdominellen Venenbezirken zurückgeführt werden. Auch

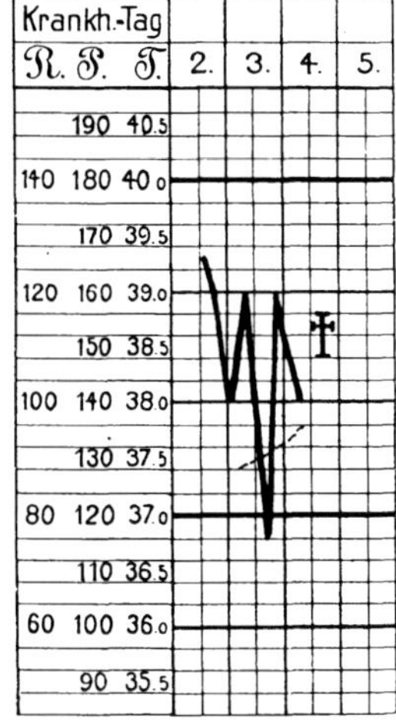

Fig. 19.
Diphtheria gravissima.
Allerschwerste Form, plötzlicher Herztod.
(Grazer Kinderklinik, Prof. *Pfaundler.*)

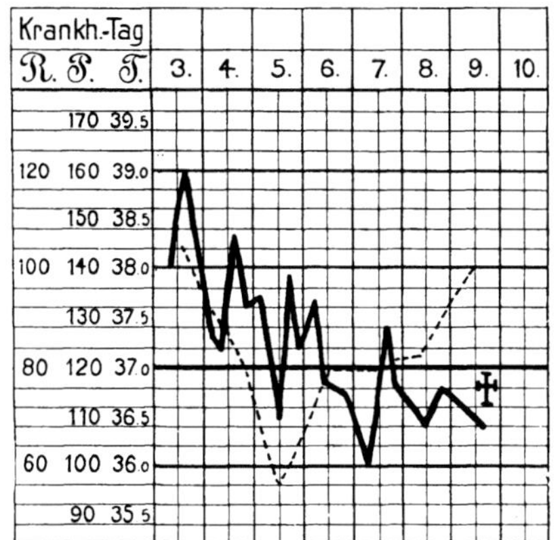

Fig. 20.
Diphtheria gravissima.
Protrahierte Form, Herztod.
(Grazer Kinderklinik, Prof. *Pfaundler.*)

embolische Prozesse in der Niere oder anderen Bauchorganen dürften hier in Frage kommen. Zweifellos ist die Zirkulation schwer geschädigt. Dies erkennt man nicht nur an der Leberschwellung, die oft in wenigen Stunden um mehrere Zentimeter fortschreitet, so daß der untere Leberrand in Nabelhöhe steht, sondern auch an der Totenblässe der Haut, an deren froschähnlicher Kälte, an den kalten Schweißen, sowie auch objektiv an der Weichheit und Kleinheit des Pulses, der endlich fadenförmig wird und verschwindet. Die Untersuchung des Herzens ergibt deutliche Verbreiterung nach beiden Seiten und als drittes ominöses Symptom exquisiten Galopprhythmus. Das Herz arbeitet dabei erregt, der Spitzenstoß ist häufig gut sichtbar. Die Pulsfrequenz kann verschieden sein, bald erhöht, bald durch hochgradige Arhythmie und Reizleitungsstörungen verlangsamt. Der Blutdruck ist herabgesetzt.

Die klinisch nachweisliche Dilatation des Herzens läßt sich auch im Röntgenbild erkennen (*Dietrich*). Ich glaube nicht, daß diese interessante Tatsache klinisch verwertbar ist, da die mit dem Röntgenisieren verbundene Anstrengung für das geschädigte Herz besser zu vermeiden ist.

Das Fürchterliche der Herz- und Zirkulationsschwäche liegt, abgesehen von der fast immer letalen Prognose, in der Tatsache, daß das Sensorium meist frei ist, daher empfindet der Patient das Elend der Zirkulationsschwäche. Stundenlang kann der Patient pulslos daliegen. Der Tod tritt gewöhnlich anscheinend plötzlich bei irgendeiner kleinen Arbeitsleistung — Aufsitzen, Stuhlentleerung, Mundinspektion — oder minimalen Erregung ein. Wenn nicht schon am Ende der ersten Krankheitswoche die Herzschädigung zum Tode führt, so ist das Ende der zweiten Woche — der 13. Tag — ein bevorzugter Termin für den Eintritt des postdiphtherischen Herztodes. Doch ist auch nach diesem Zeitabschnitte die Gefahr für den tödlichen Ausgang der Herzschädigung noch lange nicht vorüber, wenn auch mit jeder Woche längerer Erhaltung des Lebens die Wahrscheinlichkeit einer Wiederherstellung der Herzkraft ansteigt.

Dabei meist freies Sensorium. Plötzlicher Herztod.

Ich kann mich an ein etwa 8 Jahre altes Kind erinnern, das wochenlang zwischen Leben und Tod schwebte, dann sich etwas erholte, worauf die Eltern das Kind in das Jodbad Hall brachten. Hier trat gelegentlich eines warmen Bades etwa 50 Tage nach Krankheitsbeginn plötzlich der Tod ein.

In diesen Fällen kommt es sicherlich zu einer akuten Dilatation des geschädigten Herzens. Das Herz fließt förmlich auseinander (*Borner*). Im Röntgenbild konnte *Romberg* Verdünnung der Wandung des Herzens nachweisen.

Bei der Obduktion solcher Fälle findet man schwere degenerative Veränderungen am Herzen (fischfleischartige, fettige Degeneration) und interstitieile Entzündungsvorgänge. Wir haben in diesen Herzerscheinungen die typische Wirkung des Diphtherietoxins vor uns. Ein jahrzehntelanger Streit besteht, in welcher Weise das Diphtherietoxin die Zirkulation schädigt. Die eine Gruppe von Autoren (*Romberg*, *Hallwachs*, *Warthin* u. a.) verlegt die Angriffsstelle des Toxins in den Herzmuskel allein, es käme nach dieser Auffassung zu myokarditischen Prozessen; nach *Eppinger* kommt es zu direkter Auflösung der Muskelbündel (Myolyse). Die Myokarditis faßt er als sekundäre reaktive Erscheinung nach Myolyse auf.

Schwere anatomische Veränderungen am Herzen.

Myolyse (Eppinger).

In den letzten Jahren wurde mit Rücksicht auf die klinisch wiederholt nachweisbaren Reizleitungsstörungen die Schädigung des Reizleitungssystems durch das Toxin für vieles verantwortlich gemacht. Zweifellos kommt es in manchen Fällen zu solchen Schädigungen.

Veränderungen am Reizleitungssystem.

So haben *Sperk* und *Hecht* einen 3 Jahre alten Patienten demonstriert, der am dritten Krankheitstage einer mäßig schweren Kehlkopfdiphtherie Arhythmien bei 70 Pulsen aufgewiesen hatte. Weitere zwei Tage später sank die Pulsfrequenz auf 50 und hielt sich dann dauernd zwischen 50 und 60 Schlägen. Elektrokardiographisch ergab sich das Bestehen eines Halbrhythmus durch partielle Reizleitungsstörung, d. h. es wurde nur jeder zweite Impuls von Vorhof zum Ventrikel weitergeleitet. Diese Störung war nach vier Monaten unverändert nachweisbar. *Jehle* beobachtete bei einem Falle von schwerer Diphtherie am siebenten Tage eine Bradykardie von 28, später von 22 Schlägen, endlich von 18 Schlägen. Das Kind starb trotz Anwendung von Atropin. Sicher handelt es sich in diesem Falle um komplette Dissoziation. Durch Unterbrechung der Reizleitung kommt es zu Automatie der Kammer. Die anatomischen Untersuchungen ergeben in einer Reihe von daraufhin untersuchten Fällen nicht gerade eine spezifische Schädigung des Reizleitungssystems. Neben dem Reizleitungssystem war auch die übrige Herzmuskulatur verfettet (*Amenomya*, *Heilhecker*, *Löw*, *Bürger*, *Tanaka*). Dagegen konnte *Moenckeberg* in drei Fällen als einzigen Schaden einer tödlichen Diphtherie am Herzen Verfettung der peripheren

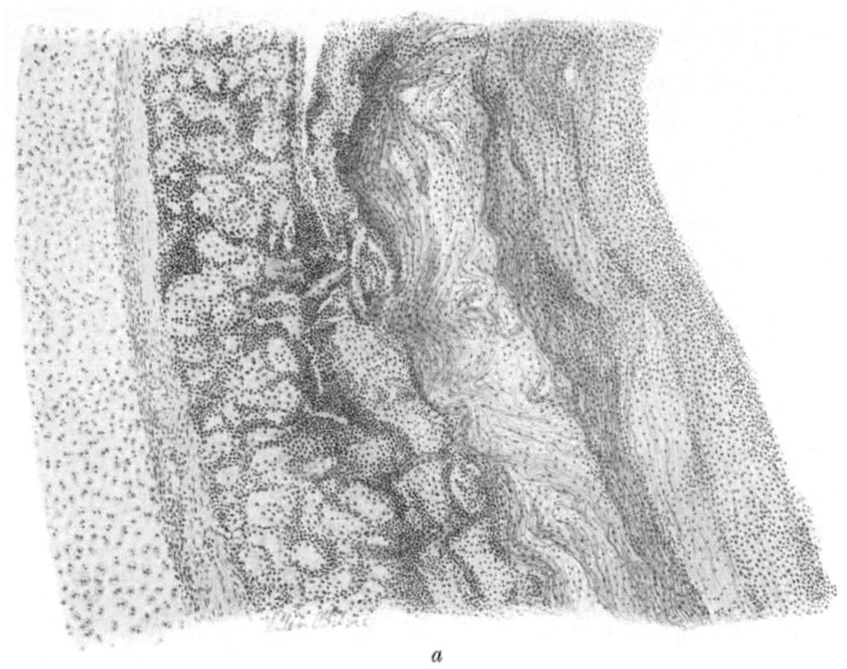

a

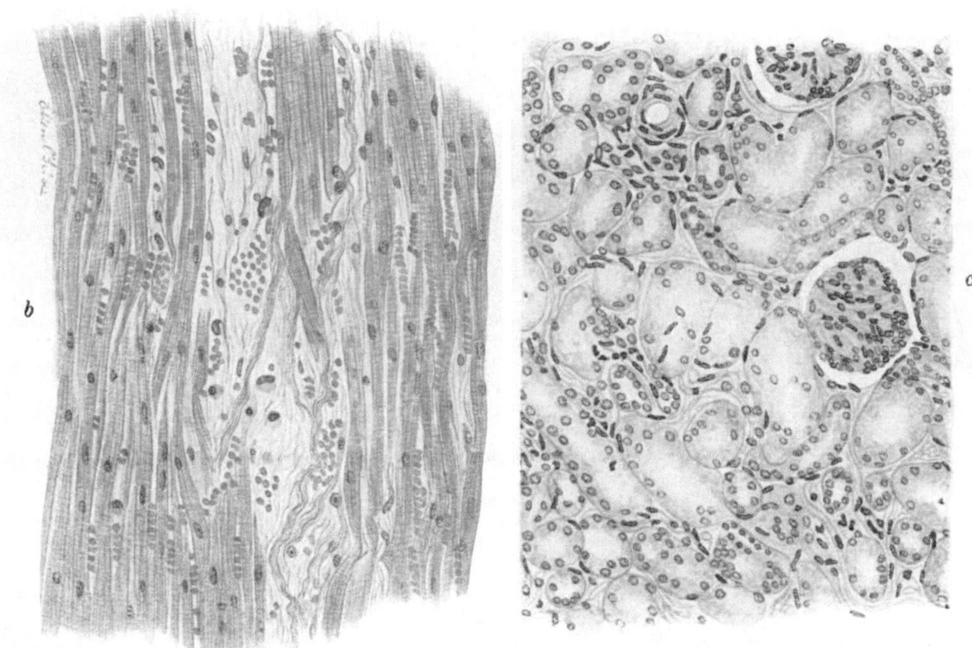

b c

a Diphtherie eines Hauptbronchus. Zeiss A, Okular 2, Tubuslänge 140.

Die aus Fibrin und Leukozyten bestehende Pseudomembran liegt mit ihrer unteren Hälfte tief im Schleimhautgewebe. (Guirlandenförmige Anordnung der Fibrinfäden.) Die Submucosa ist stark infiltriert, die Schleimdrüsen sind zum Teil erweitert.

b Interstitielle Myocarditis bei Diphtherie. Zeiss D, Okular 2, Tubuslänge 140.

Die interstitiellen Bindegewebsfasern sind vermehrt, weisen eingelagerte Fibroblasten und Rundzellen auf. Die Kapillaren sind stark gefüllt. Das Oedem des Interstitiums und die Auflösung von Muskelfasern im Fibrillenbündel ist deutlich erkennbar.

c Parenchymatöse Degeneration der Niere bei Diphtherie. Zeiss D, Okular 2, Tubuslänge 140.

Die Epithelien der Harnkanälchen sind geschwellt, schollig zerfallen, zum Teil abgestoßen. Die Lumina der Harnkanälchen sind von Zelltrümmern und Eiweißmassen erfüllt.

a und *c* von Prof. Dr. H. Dürck-Jena, *b* Originalpräparat von Hofrat Prof. Eppinger-Graz.

Teile des Bündels nachweisen. Zwei weitere sichere Fälle von klinisch diagnostizierter und anatomisch untersuchter Reizleitungsschädigung finden wir bei *Magnus Alsleben* und *Flemming-Kennedy*. *Rohmer* hat im Leben elektrokardiographisch mehrmals Reizleitungsstörungen nachgewiesen, die anatomisch nicht kenntlich waren, so daß immerhin eine toxische Schädigung anzunehmen ist (Literatur s. *Hecht* und *Siebert*). *Marvin* dagegen meint, daß keine besondere Affinität des Diphtherietoxins zum Reizleitungssystem besteht.

Veränderungen des Vagus.

Das Versagen des Herzens hat man ferner mit degenerativen oder entzündlichen Veränderungen des Vagus teils in seinen Kernen, teils auf seinem Wege zum Herzen in Zusammenhang gebracht (*französische Autoren, Spieler*). Diese Auffassung hat wenig Anhänger gefunden und mancherlei Gegner. *Fette* (zit. nach *Leede*) konnte in zehn Fällen keine Veränderungen am Vagus nachweisen. Endlich hat *Bingel* zentrale Toxinwirkungen für den Symptomenkomplex der Kollapserscheinungen zur Erklärung herangezogen. Die Frage ist sehr schwer klar zu beantworten. Die verschiedenen Befunde der Autoren dürften vielfach damit zusammenhängen, daß die Diphtherietodesfälle verschiedener Krankheitsdauer nicht einheitliche anatomische Bilder geben. Sicherlich muß auch an die Mitwirkung sekundärer Momente, Mischinfektion mit Streptokokken bei interstitiellen Muskelveränderungen gedacht werden (*Bürger, Siebert*). *Simmonds* hat unter 68 letal verlaufenden Fällen 38mal Streptokokken nachweisen können, *Reiche* unter 100 Leichen 61mal. Bei frühzeitig eintretendem Herztod (5.—6. Krankheitstag) (sogenannter Frühtod) sind anatomisch die Veränderungen relativ gering, sie können sogar fehlen. Je länger der Krankheitsprozeß dauert, um so eher können sich schwere Veränderungen in der Herzmuskulatur vorfinden. Für die Frühtodesfälle wollen daher manche Autoren die Auffassung vertreten, daß das Diphtheriegift eine echte Herzvergiftung hervorruft (*Hesse, Fenyvessy*).

Bedeutung der Vasomotorenlähmung.

Neben dieser Auffassung, die also das Toxin der Diphtherieinfektion auf das Herz selbst oder seinen intra- oder extrakardialen Nervenapparat einwirken läßt, wird schon seit langem einer zweiten Tatsache viel Bedeutung zugemessen, der bei der Diphtherie nachweisbaren Vasomotorenlähmung und der damit verbundenen Blutdrucksenkung. Diese Vasomotorenlähmung, vielleicht zentral ausgehend, sei das Primäre, die Herzveränderungen nur sekundär durch die aus der Vasomotorenlähmung resultierenden, mangelhaften Ernährung des Herzmuskels bedingt. Diese Auffassung von *Romberg, Pässler* u. a., für die bei den Infektionskrankheiten vorkommenden zirkulatorischen Schwächezuständen als Ursache angesprochen, ist für die Diphtherie bald in zustimmender, bald in ablehnender Form erörtert worden.

Von Interesse für die Bedeutung der Vasomotorenlähmung sind die Versuche von *Callum*, der nachwies, daß Herzen von mit Diphtherietoxin vergifteten Tieren noch stundenlang fortschlagen, wenn man nur für die Erhaltung des erforderlichen Blutdruckes in den Koronargefäßen sorgte. Der Herzschlag ist allerdings schwächer und unregelmäßiger als bei gesunden Herzen.

Meines Erachtens sind beide Momente in Erwägung zu ziehen. Die einzelnen Fälle werden nicht einheitlich zu erklären sein (Literatur bei *Siebert*). Ich glaube, daß bald die Schädigung des Herzens, bald die Vasomotorenschwäche früher oder besser gesagt stärker auftritt, so daß derjenige Schaden eben deutlicher in Erscheinung tritt, der intensiver ist. Klinisch hat man den Eindruck, als ob bei den Spättodesfällen (von der zweiten Woche ab) wohl beide Momente gleichsinnig tätig sind, aber abwechselnd in den Vordergrund treten, bis endlich die muskuläre Schädigung und die Vasomotorenlähmung, gleich hochgradig entwickelt, den Tod herbeiführen. Bei den Frühtodesfällen sind die Befunde wechselnd, hier wird manchmal die Vasomotorenlähmung das Intensivere sein.

Der Blutdruck.

Bezüglich der Untersuchung auf Blutdrucksenkung möchte ich mich den Autoren anschließen, die meinen, daß man nicht imstande ist, aus der Blutdrucksenkung früher die drohende Gefahr zu erkennen, als durch die Beachtung anderer Symptome. Gewiß ist die Blutdrucksenkung ein ernstes Symptom, meiner Erfahrung nach geht sie anderen klinisch merkbaren Symptomen der Zirkulationsschwäche nicht voraus. Prognostisch wird sie wohl nie allein den Ausschlag geben. Interessant ist, daß *Brückner* noch bei Sinken des Blutdruckes auf 50 mm Heilung sah. Für den praktischen Arzt hat jedenfalls die Prüfung des Blutdruckes keine große diagnostische oder prognostische Bedeutung.

Zusammenhang der Vasomotorenschädigung mit Schädigung der Nebennieren.

Die Vasomotorenlähmung ist in der ersten Zeit immer auf rein oder vorwiegend zentral wirkende Schäden zurückgeführt worden. Erst in den letzten Jahren macht sich das Bestreben bemerkbar, die Angriffsstellen der Vasomotorenlähmung in der Peripherie zu suchen (*Marvin, Bricker*). Die Tatsache, daß das Diphtherietoxin beim Meerschweinchen so intensiv die Nebennieren schädigte, ließ daran denken, daß auch beim Menschen etwas Analoges vorkommen dürfte. In der Tat haben Untersuchungen verschiedener Autoren (Literatur s. *Moltschanoff*) schwere Veränderungen in der Nebennierenrinde ergeben. Da das hier erzeugte Adrenalin für die Aufrechterhaltung des Tonus der Gefäße sicherlich von großer Bedeutung ist, so kann man das Bestreben, Nebennierenschädigung und zirkulatorische Schwächezustände, insbesondere die Blutdrucksenkung, miteinander in Zusammenhang zu bringen, begreiflich finden (s. S. 4). Nach *Moltschanoff* wird im Beginn der Nebennierenschädigung durch Reizung zuerst eine vermehrte Adrenalinsekretion ausgelöst, die dann alsbald einer Erschöpfung Platz macht. Diese Erschöpfung würde in den schwersten Fällen des Frühtodes so rasch eintreten, daß das Herz der intensiven Blutdrucksenkung nicht gewachsen ist. Selbst ebenfalls geschädigt, wird es seine Tätigkeit rasch einstellen. Interessant ist diesbezüglich die Mitteilung *Sieberts*, daß die medikamentöse Zufuhr von Adrenalin nur in den ersten 4—5 Tagen der Diphtherieerkrankung erfolgreich ist. Es darf, meint *Siebert*, noch nicht zur Erschöpfung der Nebenniere durch die Diphtherievergiftung gekommen sein, wenn man mit Adrenalin noch etwas erreichen will, in diesem Zeitpunkt ist die muskuläre Schädigung des Herzmuskels noch nicht vorgeschritten. Erhalte ich in diesem Falle den Tonus der Gefäße an der Peripherie durch Adrenalingaben, dann bleibt das Herz eher leistungsfähig.

Hämorrhagische Diathese (Purpura).

Die bei der malignen Form der Diphtherie geschilderte Toxinwirkung auf Herz und Zirkulationsapparat ist bei diesen Formen ein leider sehr häufiges Vorkommnis. Wenn die Beläge des Rachens mißfarbig und sehr ausgedehnt sind, die Drüsenschwellung sehr intensiv ist, so ist der tödliche Ausgang wohl die Regel. In besonders schweren Fällen werden die Beläge im Rachen ausgesprochen gangränös, die hämorrhagische Diathese besonders ausgesprochen und bei Blutung aus Nase und Rachen, sowie reichlicheren Hautblutungen, die bis zur ausgesprochenen Purpura sich entwickeln können, muß der Fall als verloren bezeichnet werden.

Herztod bei nicht ausgesprochen maligner Diphtherie.

Auch klinisch nicht ausgesprochen malign aussehende Diphtheriefälle können mit Herztod enden. Dabei handelt es sich meist um Fälle, deren Beläge im Rachen recht ausgedehnt sind, auf den weichen Gaumenbogen recht weit ausgreifen, aber doch noch rein weiß sind. Der Foetor ex ore ist nicht auffallend. Gewöhnlich pflegen die Kieferwinkeldrüsen stark angeschwollen zu sein. Ebenso ist die Schwellung der Rachengebilde recht beträchtlich. Es fehlen also die Mißfärbigkeit der Beläge und der intensive Fötor, während die Rachen- und Drüsenschwellung, die Ausdehnung der Beläge an die maligne Diphtherie erinnern. Man wird daher in derartigen Fällen mit der Prognose vorsichtig sein. In der Regel kann das Bestehen einer intensiveren Albuminurie oder das Auftreten derselben dafür sprechen, daß die Infektion eine schwere ist.

In solchen Fällen habe ich dann eher beobachten können, daß bedrohliche Herz- und Kreislauferscheinungen noch überwunden wurden, wie z. B. in folgendem Falle.

Beispiel eines solchen fast tödlich verlaufenen Falles.

Hermine T., 6 Jahre alt, erkrankte am 20. März 1908, morgens, mit Fieber und Halsschmerzen, bei Nacht Unruhe und Phantasieren. Bei der Aufnahme am 21. März bekommt Patientin einen eklamptischen Anfall. Temperatur 38,6. Nachts darauf sehr unruhig, Phantasieren. Kein Krampfanfall. Morgens fieberfrei, etwas fließende Nase, dicke, gelblichweiße Beläge auf beiden Tonsillen, rechts stärker als links. Links im Kieferwinkel eine bohnengroße Drüse, rechts eine dattelkerngroße, stark druckempfindlich. Wir hielten den Fall (Kultur +) für mäßig schwer und injizierten nur 3000 A.E. Am nächsten Tage Beläge unverändert. Temperatur nur 37,5. Spuren Albumen. Am 6. Tag Progredienz der Beläge. Der Belag der rechten Tonsille greift schmal auf den weichen Gaumen über. Die hintere Rachenwand ist mit weißen Membranen austapeziert. Am 7. Tag Abstoßung der Beläge. 8. Tag. Rückkommen flüssiger Nahrung durch die Nase, blaß, matt. Nachts Erbrechen, sehr blaß. Geringere Mattigkeit. Noch Reste von Belägen im blassen Rachen. Herztöne dumpf, aber begrenzt. Puls rhythmisch, kräftig, etwas langsam. Die nächsten drei Tage etwas frischer. Kein Erbrechen, fieberfrei. Am 13. Tag Rachen rein. Patellarreflex lebhaft. Albumen + +. Herzdämpfung nach links bis zur Mamillarlinie. Zweiter Ton an der Spitze deutlich verdoppelt. 14. Tag. Morgens einmal Erbrechen, Herzdämpfung, auch nach rechts breiter, bis zur Mitte des Sternum. Verdoppelung des zweiten Tones gleich. Leber überragt den Rippenbogen um $3\frac{1}{2}$ cm. Albumen + +. Tagsüber mehrmals Erbrechen. Am 15. und 16. Tag keine Veränderung, die Leber etwas kleiner. 17. Tag. Neuerlich mehrmals Erbrechen. Etwas matter. Nachmittags 38,0. Vom 18.—22. Tag Fiebersteigerungen durch eine rechtsseitige akute Lymphdrüsenschwellung, die mit Fieber bis 38,4 am 19. Tag, dann lytisch abklingend einhergeht. Herzbefund bleibt unverändert. Die Leberschwellung geht eher zurück. Am 23. Tag leichte Arhythmie, Herzaktion überstürzt sich häufig. 24. Tag. Nachts unruhig, morgens Erbrechen. Am 25. Tag Temperatur 37,6—38,4, auffallend matt. Herzdämpfung gleich. Exquisiter Galopprhythmus an der Spitze. Puls 120, klein und weich. Harnmenge gering. Tagsüber hinfällig, Gesicht gedunsen, bleich, auch nachmittags andauernd Galopprhythmus. 26. Tag. Temperatur 37,8—37,6. Puls etwas besser. Nachts unruhig, schlaflos. Morgens einmal Erbrechen. Exquisiter Galopprhythmus. Herzdämpfung und Leber drei Querfinger unter den Rippenbogen reichend. Konsistenz vermehrt. Urin 100 ccm, konzentriert. Eiweiß sehr reichlich. Im Esbachröhrchen erstarrt fast die ganze Säule. Im Sediment neben granulierten auch Blutzylinder, freie rote und zahlreiche weiße Blutkörperchen. Tagsüber andauernd matt. Gesicht bleich und gedunsen. Galopprhythmus anhaltend. Abends und nachts Unruhe. Dyspnoe, kurzer Husten (Lungeninfarkt?). Nachts Erbrechen, danach Erleichterung. Bis dahin häufig Urindrang, geringe Harnmenge (100 ccm), leicht blutig (Niereninfarkt). 27. Tag. Deutliche Ödeme auch an den Extremitäten. Gesichtsödem stärker. Herz gleich. Atmung frequenter, hier und da etwas Husten. Tagsüber matt, stöhnende, dyspnoische Atmung. Reizhusten (wohl von einem Infarkt herrührend).

In den nächsten Tagen Besserung. Am 29. Tag schwindet der Galopprhythmus. Die Ödeme gehen zurück. Harnmenge steigt an, der Harn nicht mehr blutig. Eiweißgehalt rasch in Abnahme. Dafür tritt jetzt die Gaumensegellähmung stark in den Vordergrund. Sprache stark näselnd, Rückkommen flüssiger Nahrung. Patellarsehnenreflex fehlt. Die Herzverbreiterung geht allmählich etwas zurück. Arhythmien und dreiteiliger Rhythmus wiederholen sich häufig, die Lebervergrößerung nimmt ganz langsam ab. Unter anhaltender Gaumensegelparese und Fehlen der Patellarreflexe allmählich Erholung. Die Pupillen sind vom 40. Krankheitstage ab auffallend weit. Am 46. Tage in häusliche Pflege entlassen. Zu Hause bessert sich die Sprache bald.

Schwere Erholung des geschädigten Herzens.

Der Herzbefund wurde nur sehr langsam normal. Ich sah die Patientin mehrmals, das letztemal 6 Jahre nach der Erkrankung. Noch 2—3 Jahre hindurch war das Kind nicht leistungsfähig, klagte über Herzbeschwerden. Auch jetzt waren hie und da Arhythmien und eine leichte Dilatation des Herzens noch nachweisbar.

Diese Schwierigkeit der Restitution spricht wohl für das Überwiegen der muskulären Schädigung. Jedenfalls zeigt uns dieser Fall die Notwendigkeit einer ausgiebigen Erholung für ein durch eine Diphtherieerkrankung geschädigtes Herz.

Thromben- und Infarktbildung.

Daß es bei so deutlichem Versagen der Zirkulation zu Thrombenbildung im Herzen und anschließend daran zu Embolien oder Infarkten der Lunge, der Niere und anderer Organe kommen kann, ist begreiflich. Die Niereninfarkte werden leicht übersehen, der makroskopisch blutige Harn, der Harndrang sind typische Zeichen. Die diphtherische Nephrose verläuft sonst ohne Hämaturie. *Escherich* hat 1908 auf das Vorkommen von Niereninfarkten aufmerksam gemacht und einschlägige Fälle beschrieben. In analoger Weise kann es zu Embolien der Hirngefäße kommen. Diese führen zu einem apoplektischen Insult mit Bewußtseinsstörung und Krämpfen mit nachfolgender Lähmung einer Körperhälfte. Die Lähmung ist rechts häufiger als links (39mal rechts gegen 24mal links nach *Leede*). Diese Fälle sind nicht häufig. Es geschieht selten, daß solche Fälle überleben.

Nieren-infarkte.

Hirn-embolien.

Hemiplegien.

Eine Zusammenstellung derartiger Fälle findet sich in der Arbeit von *Dynkin* und *Leede*. Bis dahin waren 72 Fälle von zerebraler Hemiplegie publiziert. *Escherich* und dann *Nobel* haben Fälle aus der Wiener Klinik beschrieben. *Misch* berichtet über sechs Fälle und drei Obduktionen. Anatomisch ließen sich Embolien, herrührend von Wandthromben im dilatierten Herzen nachweisen. Drei Fälle heilten, die funktionelle Besserung war eine gute. Die Lähmungen traten zwischen dem 16. und 18. Krankheitstage auf. *Dynkin* berichtet über 13 Obduktionen. In neun Fällen wurden Embolien gefunden, und zwar der rechten Arteria fossae Sylvii. Von den Autoren wird auch die Möglichkeit einer Enzephalitis erwogen. Bei der Sektion wurde eine solche noch nie nachgewiesen. An Enzephalitis dachte man wegen der die zerebrale Lähmung häufig begleitenden Temperaturerhöhung.

Während einer schweren Diphtherieerkrankung auftretende, epileptiforme Krämpfe mit Bewußtseinsstörung sind trotz bestehender Nephritis fast niemals urämischer Natur, sondern auf Embolien zurückzuführen.

Zerebrale Lähmungen kommen nur bei Diphtherien schwerer Form vor, in allen Fällen kann man Symptome intensiver Herzschwäche nachweisen. Die Lähmung tritt in der 2.—5., am häufigsten in der 3.—4. Woche nach Krankheitsbeginn auf. Meist ist der N. facialis, sowie der N. hypoglossus mitbeteiligt und es besteht Aphasie. Kombination mit peripheren Lähmungen kommt begreiflicherweise oft vor, da es sich ausschließlich um schwertoxische Diphtherien handelt.

Extremitätengangrän durch Embolie.

Durch Embolie bedingte Gangrän einer Extremität ist sehr selten. Ich habe nur einen Fall gesehen. Ein Fall ist von *Ransome* und *Corner* (Lancet 1911, Bd. 1) beschrieben worden, damals waren 9 Fälle bekannt. Auch *Rolleston* hat einen Fall beschrieben. *Aviragnet*, *Bleckmann* und *Huber*

(Arch. d. med. des enfants Bd. XV, S. 362) sahen einen 13 Jahre alten Knaben, bei dem der rechte Unterschenkel gangränös war.

Die bei intensiver Diphtherieerkrankung auftretende Nephritis tritt klinisch nicht so deutlich in den Vordergrund als bei Scharlach. Es fehlen Ödeme, wohl deswegen, weil die dazu nötigen Gewebsveränderungen in der Haut mangels einer exanthematischen Schädigung fehlen. Wie erwähnt, fehlt auch die Hämaturie. Auch anatomisch zeigt die Diphtherieniere andere Bilder.

Heubner betont das Freibleiben des Gefäßbaumes der Niere einschließlich der Glomeruli, dagegen sind die Nierenepithelien mehr oder weniger tief geschädigt. Am stärksten scheinen die gewundenen Rindenkanäle von der Degeneration betroffen zu werden und daran anschließend die absteigenden Schenkel der *Henle*schen Schleifen, während die aufsteigenden Schenkel und Schaltstücke in der Rinde wenig verändert erscheinen. Die Sammelröhren findet man gewöhnlich mit hyalinen Zylindern verstopft und ihr Epithel in Abstoßung befindlich.

Diesem anatomischen Verhalten, das die Einreihung der Nierenveränderungen in die Gruppe der „Nephrosen“ der *Volhard*schen Nomenklatur ermöglicht, entspricht der Urinbefund. Wir finden reichlich Eiweiß, vorwiegend hyaline Zylinder, spärliche epitheliale Zylinder. Keine oder höchstens vereinzelte Erythrozyten. Die Harnmenge ist wohl reduziert. Anurie habe ich niemals gesehen.

Postdiphtherische Lähmungen.

Wirkung des Diphtheriegiftes auf das Nervensystem.

Das Diphtheriegift hat außer der ominösen Wirkung auf den Kreislaufapparat noch eine Einwirkung auf das Nervensystem. Diese Wirkung zeigt sich im Auftreten der postdiphtherischen Lähmungen verschiedener Gebiete. Man kann von Lähmungen sprechen, die in der nächsten Nähe des Krankheitsherdes auftreten, und solchen, die Gebiete ergreifen, die nur dadurch erreicht werden konnten, daß das Diphtherietoxin auf dem Wege der Blutbahn an jene Stelle des Zentralnervensystems oder der Peripherie gelangte, die zur Lähmung Veranlassung gab.

Gaumensegelparese. Näselnde Sprache.

Die häufigste Lähmung ist die des Gaumensegels. Es kann wohl keinem Zweifel unterliegen, daß diese Lähmung deswegen so häufig ist, weil der Krankheitsherd der Diphtherie meist in den Rachenorganen gelegen ist. Diese Lähmung macht sich klinisch durch die näselnde Sprache, durch Rückkommen flüssiger Nahrung und von Flüssigkeit überhaupt (namentlich lauwarmer) kenntlich. Feste Speisen werden ebenfalls schwerer geschluckt. Blickt man in den Rachen, so sieht man, daß das Gaumensegel schlaff herunter hängt, beim Phonieren wird Gaumensegel und Uvula schlecht oder gar nicht gehoben.

Rückkommen flüssiger Nahrung durch die Nase.

Oppenheim meint, daß die Lähmung fast stets beiderseitig sei, meiner Erfahrung nach ist bei mäßig intensiver Infektion und namentlich nach einseitig stärker entwickelten Rachendiphtherien einseitige Parese des Gaumensegels mit Schiefstellung der Uvula recht häufig. Auch diese Tatsache spricht für den Zusammenhang von Gaumensegellähmung und Lokalisation des Primäraffektes. Das Rückkommen flüssiger Nahrung ist dadurch bedingt, daß der normalerweise beim Schluckakt zustandekommende, durch Hebung des Gaumensegels stattfindende Abschluß gegen die Nasenhöhle nicht bewerkstelligt wird. Manchmal wird auch die Pharynxmuskulatur an diesem mangelhaften Verschluß Schuld tragen. Es handelt sich bei diesen postdiphtherischen Gaumensegellähmungen mehr um eine hochgradige Parese und leichte Ermüdbarkeit als um eine komplette Lähmung. Ältere Kinder lernen übrigens bald, das Rückkommen flüssiger Nahrung durch die Nase zu vermeiden. Die Sprache bleibt näselnd. *Oppenheim* betont die meist übersehene Tatsache, daß es sich nicht nur um motorische Lähmung des weichen Gaumens handelt, sondern auch um sensible Störungen. Es besteht Anästhesie der Schleimhaut und Verlust des Gaumenreflexes.

Bei schweren Kruppfällen finden wir häufig eine Schädigung der Kehlkopfmuskulatur, die sich dadurch kenntlich macht, daß sich die Kinder beim

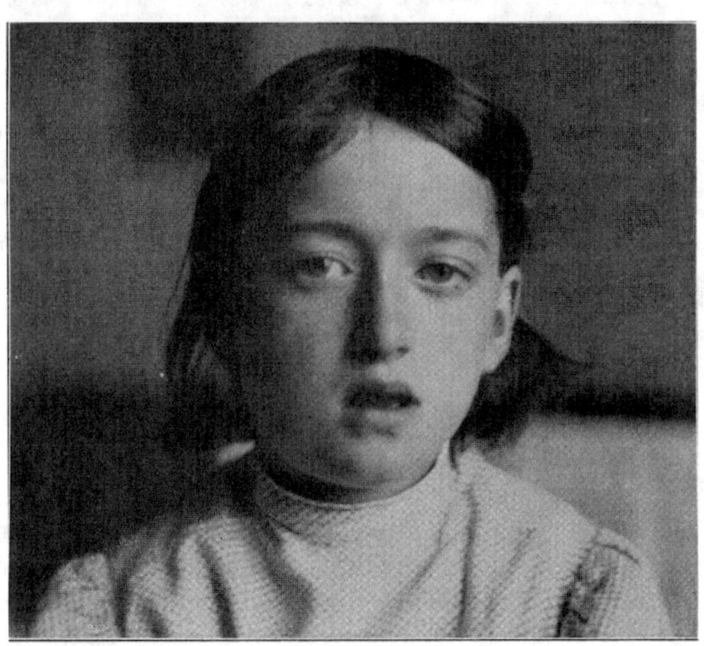

Fig. 21.
Matter Gesichtsausdruck bei postdiphtherischer Herzlähmung.
(Münchner Kinderklinik, Prof. *Pfaundler*.)

Trinken stark „verkutzen" (verschlucken), namentlich intubierte Kinder zeigen dies. Inwieweit die mindere Beweglichkeit und Elastizität der Epiglottis allein daran Schuld trägt, ist nicht mit Sicherheit zu sagen. Es wäre immerhin denkbar, daß die entzündliche Schädigung der Epiglottis an sich zur Verschlechterung des Kehlkopfabschlusses genügt. Überdies können hier auch sensible Störungen, Störungen der Reflexbahn eine Rolle spielen.

Die Zungenmuskulatur ist trotz ihrer Nähe zum Primäraffekt kaum an Lähmungen beteiligt. *Hamburger* hat einen Fall von Hypoglossuslähmung nach Diphtherie beschrieben.

Akkomodationslähmung.

Die zweithäufigste Lähmung nach Diphtherie ist die Lähmung des M. ciliaris, die eine Akkomodationslähmung bedingt. Man erkennt sie meist erst bei Kindern, die in die Schule gehen. Die Kinder klagen, daß sie in der Nähe schlecht sehen, die Augen sind auf ihren Fernpunkt eingestellt. Die äußeren Augenmuskeln und die Muskeln der Iris sind viel seltener befallen. Von diesen ist auch am häufigsten der Abduzens, seltener der

Okulomotorius beteiligt. Lähmung des N. trochlearis ist einmal von *Krauß* beobachtet worden. Fazialislähmung ist ebenfalls selten.

Außer diesen dem Primäraffekt näher gelegenen Bezirken kommt es zu motorischen und wohl auch sensiblen Störungen in anderen Gebieten. Auffallenderweise beobachtet man sehr häufig das Verschwinden der Patellarsehnenreflexe. Diese können auch fehlen, ohne daß Gaumensegelparese vorhanden ist. In anderen Fällen treten erst im weiteren Verlaufe der Rekonvaleszenz Schwächezustände in den unteren, seltener in den oberen Extremitäten auf. Diese Parese kann so hochgradig werden, daß der Patient den Eindruck vollkommener Lähmung macht. Bei geringerer Intensität der Parese ist Gehen möglich. Dabei zeigt sich häufig deutliche Ataxie. Wenn dann die Patellarreflexe fehlen und vielleicht noch Pupillenstarre vorhanden ist, so entsteht ein tabesähnliches Bild — Pseudotabes diphtherica. Manchmal macht der Symptomenkomplex den Eindruck einer zerebellaren Ataxie. *Serog* hat zwei Fälle beschrieben (Med. Klinik 1916, Nr. 18), bei denen er eine wirkliche zerebellare Affektion annimmt. — Manche Patienten, namentlich Erwachsene, klagen auch über Sensibilitätsstörungen (Parästhesien, Schmerzen) in den Beinen (*Barabás*, Literatur). *Oppenheim* findet Anästhesie, resp. Hyperästhesie an den distalen Abschnitten der Gliedmaßen. Er zitiert eine interessante Selbstbeobachtung von *Hansemann.* Blase und Mastdarm bleiben frei von Störungen, nur *Katz* und *Englisch* berichten darüber. Blasenlähmung soll nach Hautdiphtherie in der Genitalgegend beobachtet werden.

Fehlen der Patellarreflexe.

Ataxie und Parese der unteren Extremitäten.

Pseudotabes.

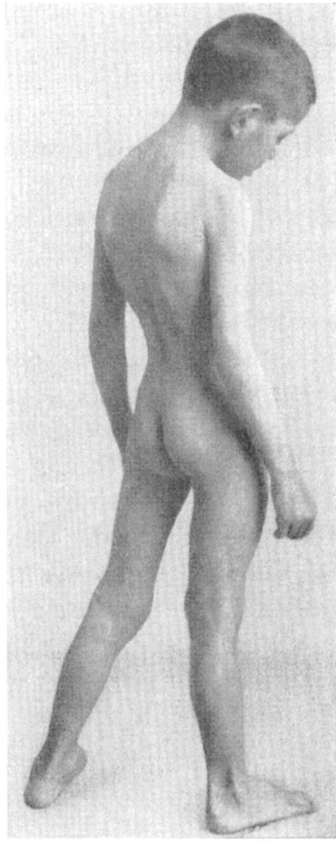

Fig. 22.
Lähmung der langen Rückenmuskeln nach Diphtherie, typische Haltung: Lordose der Lendenwirbelsäule, Kyphose der Brustwirbelsäule, Vornüberfallen des Kopfes.
(Düsseldorfer Infektionsklinik 1928.)

Sehr charakteristisch ist die Lähmung der Nackenmuskulatur. Der Kranke kann den Kopf nicht halten, er fällt ohne Halt beim Zurücklegen des Kopfes nach rückwärts.

Lähmung der Nackenmuskulatur.

Seltener ist die ganze Rückenmuskulatur befallen. Dann sitzt Patient mit krummem Rücken und nur mühselig. Alle diese genannten Lähmungserscheinungen entwickeln sich erst allmahlich, meist erst von der dritten Woche nach Beginn der Diphtherieerkrankung, nur die Gaumensegellähmung und das Fehlen der Patellarreflexe tritt schon allenfalls in der zweiten Woche ein. Der Höhepunkt der beschriebenen generalisierten Lähmungen wird erst in acht Wochen, gelegentlich noch später erreicht. Unterdes kann sich namentlich das Gaumensegel wieder erholt haben.

Beginn der Lähmungssymptome in der dritten Krankheitswoche.

Bei Kruppfällen finden wir einen eigentümlich lähmungsartigen Husten relativ frühzeitig auftreten. Die Kinder husten kraftlos wie ein alter Mann.

Lähmungsartiger Husten bei Krupp. Lähmung der Ösophagusmuskulatur.

Wahrscheinlich handelt es sich um leichte Schwächezustände des Zwerchfells oder der anderen auxiliären Muskeln. Lähmung der Ösophagusmuskulatur ist ebenfalls beschrieben, sie soll sich bis zur Kardia erstrecken. In einem einschlägigen Falle war diese Lähmung dadurch kenntlich, daß bei horizontaler Lage die Nahrung nicht im Magen blieb, sondern durch die offene Kardia und den gelähmten Ösophagus wieder zurückkam.

Relativ gute Prognose.

Alle die geschilderten Lähmungszustände sind in der Regel trotz ihrer großen Ausdehnung relativ prognostisch als günstig zu bezeichnen. Wenn auch die Rückbildung oft recht lange, in einzelnen Fällen mehrere Monate braucht, so ist doch völlige Restitution auch nach Monaten möglich. Bös wird die Lähmung dann, wenn sie die Atemmuskulatur erfaßt, das Zwerchfell einbezieht und damit die Respiration in Frage stellt. Diese muß dann bei schlaffem Zwerchfell mit den Hilfsmuskeln, die auch geschädigt sein können, geleistet werden. Auf die Dauer ist dies undurchführbar, es entwickelt sich eine Bronchitis mit eitrigem Sekret, die Kinder sind kaum imstande, das Sekret herauszubefördern. Immer mehr Sekret sammelt sich anscheinend in den Bronchien. Bei Unterstützung durch künstliche Atmung — namentlich die Exspiration ist ungemein erschwert — kann man etwas Erleichterung schaffen, ich habe persönlich mehrmals stundenlang künstliche Atmung durchgeführt, weil ich sah, daß die betreffenden Kinder deutliche Erleichterung empfanden. Das Sensorium war völlig frei, die Kinder baten selbst um die künstliche Atmung — es sind dies erschütternde Situationen. Auf die Dauer war der letale Ausgang aber nicht aufzuhalten. Ich dachte daran, daß man in solchen Fällen doch einmal Tracheotomie und durch Tage fortgesetzte künstliche Atmung mit ähnlichen automatischen Apparaten machen müßte, wie sie für Tierversuche üblich sind; denn man hat klinisch die Überzeugung, daß hier wirklich ein Respirationstod vorliegt; denn diese Fälle hatten bis gegen Ende einen recht guten Puls. Man könnte sich vorstellen, daß bei Überwindung kritischer Tage das Leben zu erhalten wäre.

Nur die Zwerchfelllähmung und Lähmung der Atemmuskulatur (zentrale Lähmung?) ist gefährlich.

Von den erwähnten Lähmungszuständen ist von pathognomonischer Bedeutung die Lähmung des Gaumensegels, der Akkomodation und allenfalls der Nackenmuskulatur. Mit fast absoluter Sicherheit läßt sich eine vorausgegangene Diphtherie annehmen.

Anatomische Grundlage der Lähmung Polyneuritis?

Anatomisch handelt es sich bei den geschilderten Formen von postdiphtherischer Lähmung wahrscheinlich um eine toxische Polyneuritis. Wieweit zentrale Abschnitte des Nervensystems Anteil nehmen, ist nicht sicher festgestellt, immerhin ist zu bemerken, daß von *Roemheld* und dann von *Feer* (13. Versammlung rheinisch-westfälischer Ärzte Frankfurt 1909) bei drei Fällen von postdiphtherischer Lähmung beträchtliche Vermehrung des Eiweißes in der Lumbalpunktionsflüssigkeit nachgewiesen wurde. Lymphozytengehalt war nur einmal vermehrt. Druck wurde nicht gemessen. *Müller* meinte in der Diskussion, daß diese Befunde dafür sprechen, daß es sich bei den postdiphtherischen Lähmungen nicht nur um Polyneuritis, sondern um eine Polyneuromyelitis handle. Dagegen fanden *Regan* und Mitarbeiter klare Flüssigkeit, normalen oder leicht erhöhten Druck, *Wassermann* negativ, Zellenzahl normal, kleine Lymphozythen unter 10, Globulin war nur selten und dann unbedeutend erhöht. Kolloidale Goldreaktion war positiv in den ersten 5—6 Verdünnungen. In nur 2 Fällen erreichte sie die meningitische Zone. Zuckergehalt normal. Veränderungen im Rückenmark sind auch von anderer Seite schon beschrieben worden (*Charcot*, *Vulpian*, siehe *Barabas*).

Zentrale Veränderungen?

Schuster weist darauf hin, daß drei Familienmitglieder gleichzeitig an Diphtherie erkrankten, sämtliche auch postdiphtherische Lähmung zeigten; er meint, daß der Diphtheriebazillus ein Toxin mit besonders neurotoxischer Komponente geliefert habe. Nach meinen Erfahrungen sind solche familiäre Häufungen von Lähmungen nicht auffallend. Es dürfte eher das Nervensystem die wechselnde Vulnerabilität oder Empfindlichkeit für das Diphtheriegift haben. In dieser Beziehung sind Versuche von *Benno Hahn* von Interesse, der das Nervensystem des Versuchstieres durch Alkohol, Bleivergiftung schädigte oder das Tier durch Überanstrengung ermüdete und dann Diphtherietoxin injizierte. Dabei fand er, daß diese Schädigung die Disposition zu postdiphtherischer Lähmung steigerte. *Babonneix* erzeugte Lähmungen durch direkte Injektion des Giftes in den Nervenstamm. Auf die Versuche von *Römer* und *Viereck* komme ich später zu sprechen.

Familiäre Disposition zu Lähmungen.

Experimentelle Lähmung bei Tieren.

Auffallend ist, daß neben diesen Lähmungszuständen des Nervenapparates auch Überempfindlichkeitssymptome vorkommen. Ich meine hier nicht die Tatsache, daß in manchen Fällen vorübergehend die Patellarreflexe gesteigert sein können, bevor sie verschwinden, sondern das Auftreten des Fazialisphänomens im Verlauf der Diphtherie. *Michalowicz* hat auf meine Veranlassung diese Beobachtung verfolgt und auch Steigerung der galvanischen Erregbarkeit nachgewiesen. Eine zweite Arbeit von italienischer Seite hat ebenfalls die Häufigkeit des Fazialisphänomens betont. Endlich hat *Goett* unabhängig davon dieselbe Beobachtung gemacht und gezeigt, daß bei bestehenden schweren Lähmungserscheinungen an den Extremitäten das Fazialisphänomen lebhaft sein kann. Dabei fehlte jedoch die galvanische Übererregbarkeit. *Goett* bringt diese mechanische Übererregbarkeit mit der Wirkung des Diphtherietoxins in Zusammenhang. Es ist meines Erachtens noch nicht sicher zu sagen, ob die beiden Dinge Diphtherieinfektion und positives Fazialisphänomen wirklich ätiologisch zusammengehören.

Erhöhung der Empfindlichkeit

Ganz kurz will ich auf die Tatsache hinweisen, daß eigentliche Psychosen nach Diphtherie so gut wie gar nicht vorkommen. *Melzer* hat einen Fall von Verwirrtheit mit Erregungszuständen und Halluzinationen (Amentia) beschrieben. Der Patient war 10 Jahre alt. Ausgang in Heilung. Die Schwestern der Diphtheriestation machten mich wiederholt aufmerksam, daß Kinder mit schweren postdiphtherischen Lähmungen in ihrem Wesen verändert seien. Nicht nur der Gesichtsausdruck ist leerer als in gesunden Tagen, die Mimik des Gesichtes deutlich geschädigt, sondern die Kinder sind „wunderlich“, wie die Schwestern meinten.

Psychosen bei Diphtherie.

Andere Lokalisationen der Diphtherieinfektion.

Theoretisch kann jede Schleimhaut- oder Hautfläche mit Diphtherie infiziert werden. An den Schleimhäuten ist außer den bisher genannten Stellen eine Lokalisation selten. Zungen-, Mundschleimhaut zeigen selten diphtherische Belage. Die Schleimhaut der Epiglottis hat haufig an ihrer oberen Fläche kleine Beläge, doch ist die Belagbildung an der Innenfläche viel intensiver. Die Lippen sind ebenfalls nur selten Sitz einer diphtherischen Erkrankung, insbesondere sind sie fast nie primär infiziert. Von den Faulecken (Rhagaden in den Mundwinkeln) dürften manchmal einige Diphtherieinfektionen sein, wenigstens wurden in denselben wiederholt Diphtheriebazillen nachgewiesen. (Siehe Fig. 24 u. 25).

Ösophagus-, Magen- und Darmschleimhautinfektionen sind sehr selten (*Rolleston*: Ösophagusdiphtherie, Darmdiphtherie, Abgang von Membranen mit dem Stuhl).

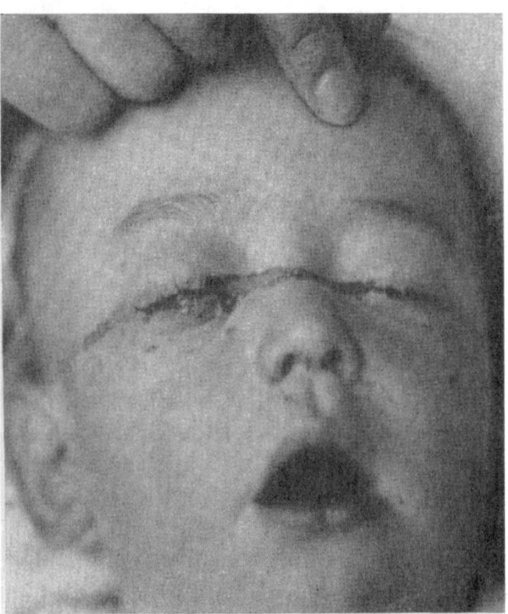

Fig. 23.

1¹/₄ jähriger Junge mit Augen- und Nasendiphtherie; Schwellung, Oedem und livide Verfärbung der Lider, eitrig blutiger Ausfluß aus beiden Augen, sowie aus der Nase, Erosionen der Haut (Diphtherie-Impfmetastasen) in der Umgebung der Nase.

(Düsseldorfer Infektionsklinik 1928.)

In der Literatur wurden Fälle von chronischer fötider Bronchitis, sowie von rezidivierender fibrinöser Bronchitis beschrieben, die auf Diphtherie zurückgeführt werden. Einen Fall von primärer Lungendiphtherie beschreibt *Baerthlein* (Münchn. med. Wochenschr. 1916, S. 949).

Haut-diphtherie

Viel wichtiger ist die Erkrankung der H a u t an Diphtherie. Meiner Erfahrung nach erkrankt nur die verletzte wunde Haut an Diphtherie. *Adler*, der an der Wiener Klinik experimentell diese Frage studierte, hat bei unverletzter Haut keine Diphtherie erzeugen können. Er sah unter 2217 Diphtheriefällen 23mal Hautdiphtherie. Wir haben Hautdiphtherie immer gut gekannt und ihr entsprechende Beachtung gewidmet. Die Lokalisationen

Intertriginöse Stellen-erkranken.

sind vornehmlich die intertriginösen Stellen in der Halsfurche und hinter den Ohren. Während erstere Stelle namentlich bei Säuglingen häufig neben der zweitgenannten erkrankt, ist bei größeren Kindern die Ohrfurchengegend, deren Nässe ja ein Zeichen der Jugend ist, die typische Lokalisation. Die intertriginösen Stellen am Hals kommen in diesen Jahren kaum mehr vor. Intertriginöse Stellen in der Genitalgegend oder in der Inguinalfurche zeigen auch hie und da Diphtherieinfektion. Endlich ist noch eine Lieblingsstelle die Furche zwischen Nase und Wange, die namentlich bei Nasendiphtherie gleichzeitig miterkrankt. Ich habe schon bei Besprechung der Nasendiphtherie darauf hingewiesen, daß ihr Sekret ätzende Eigenschaften hat und so sieht man recht häufig bei Nasendiphtherie, daß in der Umgebung der Nase nicht nur einfach Rötung und

Schwellung auftritt, sondern ausgesprochen diphtherische Erkrankung der Haut, auch in Form von mehr impetiginösen Effloreszenzen. Dabei ist es natürlich nicht mit Sicherheit zu entscheiden, inwieweit Mischinfektionen eine Rolle spielen.

Von seltenen Lokalisationen erwähne ich die Nabeldiphtherie beim Neugeborenen (*Göppert*, *Blochmann*, *Landé*), die Diphtherie der Ohrmuschel nach Durchstechung des Ohrläppchens (*Pollak*), die Diphtherie der Vagina (*Saun*). Die Angaben über häufige Diphtherieerkrankung der Nabelwunde des Neugeborenen, die sich auf den Nachweis von Diphtheriebazillen im Wundsekret gründen, bedürfen erst genauer Sichtung und insbesondere der Untersuchung des Schutzkörpergehaltes des Blutserum. Positiver Bazillenbefund allein kann meiner Meinung nach nicht entscheiden. Bei gleichzeitig nachweisbarem Vorhandensein von Schutzkörper ist ein solcher Neugeborener nur als Bazillenträger bei andersartiger Infektion der Nabelwunde aufzufassen.

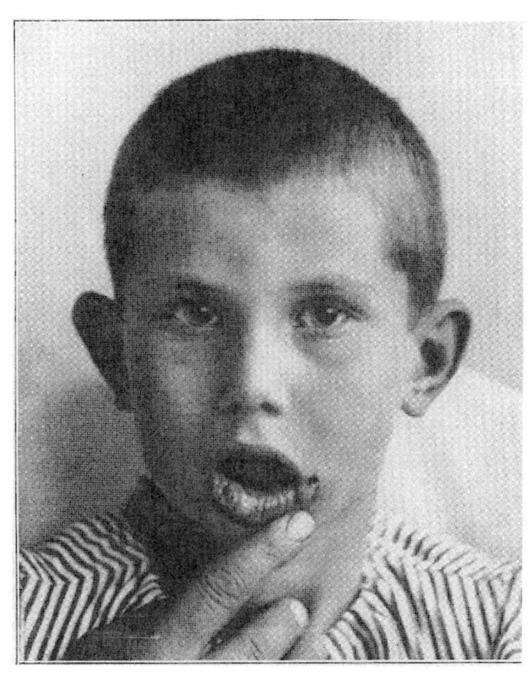

Fig. 24.
Diphteria labialis bei einem 7jährigen Knaben.
(Münchner Kinderklinik, Prof. *v. Pfaundler*).

Einmal sah ich Hautdiphtherie an einer Wunde an der Gegend des rechten Ellbogengelenkes, einmal Diphtherie des Penis bei einem 2½ Jahre alten Knaben. Dieser zeigte im Rachen kleine, streifige Beläge, daneben starken, serös-eitrigen Nasenfluß, angrenzend neben dem roten Nasenflügel eine 1½ cm große, nässende Stelle mit gelblichweißem Belag. Der Penis stark ödematös geschwollen. Umfang 7 cm! Die Öffnung des Präputium internum gerötet, in der Präputialöffnung und am rechten Umfang des äußeren-Präputialblattes ist ein weißer schmieriger Belag sichtbar. An der Wurzel des Penis grenzt sich die ödematöse Schwellung stark ab. 1500 A.E. Am nächsten Tag schwillt das Ödem etwas ab, man sieht dann, daß die ganze Eichel von einem weißen Belag überzogen ist. Am Präputium findet sich an der Innenfläche ein dreieckiger Belag. Drüsen in inguine etwas geschwollen und empfindlich. Die Beläge werden nach weiteren zwei Tagen kleiner, nach drei Tagen sind die Beläge geschwunden. Das zurückbleibende Geschwür überhäutet sich nur sehr langsam.

Primäre und sekundäre Hautdiphtherie.

Es ist schwer zu entscheiden, ob in diesem Falle die Nasen- oder Hautdiphtherie das Primäre war. Die Hautdiphtherien sind einzuteilen in solche, die wirklich primäre sind, in diesen Fällen ist die Haut die einzige Lokalisation der Diphtherieinfektion; dann gibt es Fälle, in denen die Haut sicher die zweite und spätere Lokalisation darstellt, daneben auch solche, wo die Entscheidung in suspenso bleiben muß.

Klinisches Bild.

Die an Diphtherie erkrankten Hautstellen zeigen in der Regel grauweiße, in typischen Fällen membranöse Auflagerungen, die sich an einzelnen Stellen, namentlich am Rande, abheben lassen. Unter der Auflagerung bis über die Grenzen des Belages deutlich hinausragend, erscheint die Haut in verschiedener Dicke infiltriert und gerötet. Bei energischem Wegnehmen des Belages zeigen sich geschwürige Veränderungen der Haut, die bei längerer Dauer der Erkrankung oder bei kachektischen Individuen und insbesondere nach Masern recht tiefgreifend sind. Das Fortschreiten erfolgt, wie *Trousseau* schon beobachtet hat, gewöhnlich in der Weise, daß in der Nähe des Randes mit milchigem Inhalt gefüllte Blasen entstehen, die sich verbreitern, untereinander und mit der früheren Geschwürsfläche zusammenfließen. Auch septische gangränöse Diphtherie der Haut wurde schon beobachtet. *Landé*, die erst vor kurzem einen ausführlichen Bericht über die Hautdiphtherie veröffentlicht hat, weist noch auf varizellenartige, ekthymaartige Formen hin. Ekthymaartige Form der Hautdiphtherie zum Teil mit diesem Ekthyma vorangehenden impetigoartigen Effloreszenzen sah ich einmal kurz nach Masern. Hier dürfte die Masernanergie an dieser Reaktionsart schuld sein. Wir kennen ähnlichen Verlauf der Varizellen nach Masern. Auch kachektische Kinder können diese Form zeigen. Eine große Ähnlichkeit kann die Hautdiphtherie mit einer Vakzinereaktion (namentlich an einer intertriginösen Stelle) zeigen. *Landé* betont ebenfalls diese Ähnlichkeit. Auch in Panaritien diphtheriekranker Kinder wurden Diphtheriebazillen nachgewiesen.

Ekthymaartiger Verlauf nach Masern.

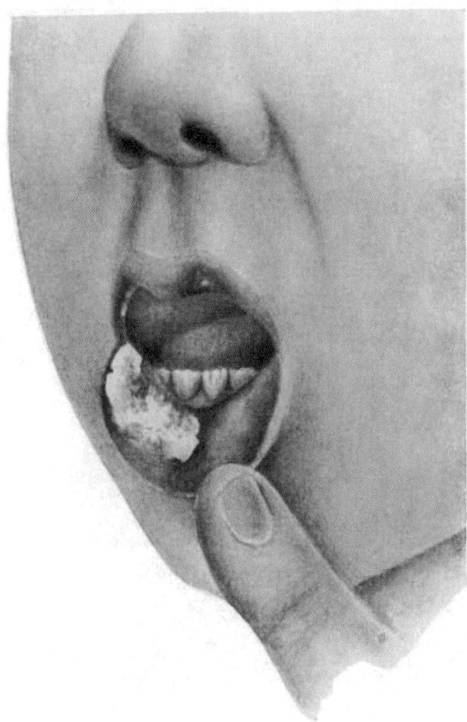

Fig. 25.
Diphtherie der Lippe.
(Münchner Kinderklinik, Prof. *v. Pfaundler.*)

Einzelne Nomafälle werden ätiologisch mit Diphtherie in Zusammenhang gebracht. In den letzten Monaten des Krieges wurden auch über das Vorkommen echter Wunddiphtherie berichtet. Die Wunddiphtherien der früheren Zeit dürften vielfach septische Infektionen gewesen sein.

Prognose meist gut, bei großer Ausdehnung jedoch auch gefährlich.

Wenn auch im allgemeinen die wenig ausgedehnten Diphtherieformen (Ohrfurche, Nasenfurche) gutartiger Natur sind und unter Serumtherapie und lokaler antiseptischer Therapie rasch abheilen, sind ausgedehnte Hautdiphtherien nicht unbedenklich. Auch sie können unter dem Bilde des Herztodes zum Tode führen. Die Diphtherie der Haut hat unter mangelnder Behandlung und Pflege die Tendenz, etwas chronisch zu verlaufen.

Landé beschreibt das Vorkommen von Rezidiven von Hautdiphtherie und denkt an die Möglichkeit, daß Patienten mit Hautdiphtherie durch lange Zeit Bazillenträger der Haut an intertriginösen Stellen bleiben können.

Der Infektionsmodus für alle primären Hautdiphtherien dürfte in der direkten Infektion der wunden Hautflächen entweder durch Schmierinfektion eigener Hand oder durch Infektion mit anderen infizierten Händen

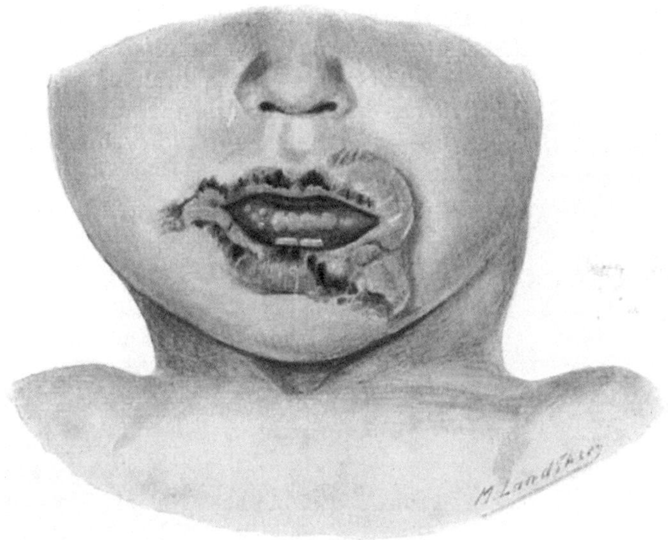

Fig. 26.
Hautdiphtherie.
(Nach *B. Schick.*)

geschehen. Gefährdet sind insbesondere Kinder mit ekzematösen oder intertriginösen Hautveränderungen.

In den letzten Jahren sind wir mit der Diagnose Hautdiphtherie an intertriginösen Stellen (Ohrfurche, Halsfurchen) etwas vorsichtiger geworden. Klinisch recht verdächtig aussehende, mit schmierigen oder membranähnlichen Auflagerungen versehene Geschwüre, in denen sogar Diphtheriebazillen oder diphtheroide Stäbchen nachweisbar waren, wurden von uns mit Diphtherietoxin intrakutan geprüft und eine Reihe von solchen Fällen reagierte negativ, besaß also Antitoxin oder Schutzkörper im Serum. Ich bin der Ansicht, daß unter solchen Verhältnissen eine Diphtherieerkrankung unwahrscheinlich ist. Die in solchen Fällen nachgewiesenen Diphtheriebazillen spielen die Rolle von Saprophyten, die im eiweißhaltigen Wundsekret gut gedeihen.

Diphtherie der Konjunktiva.

Die Erkrankung tritt häufig nur einseitig auf. Auf der Höhe derselben findet man intensive ödematöse Schwellung des Augenlides, so daß die Augenspalte nur mühsam erweitert werden kann. Die Lidränder sind verklebt, bei gewaltsamer Öffnung entleert sich seröses oder serösblutiges Sekret, ähnlich wie bei frischer Blennorrhöe. Die Konjunktiva palpebrarum ist stark geschwollen (Chemosis) und zeigt einen mehr oder weniger dicken, oft auch nur ganz zarten, membranösen Überzug entweder an beiden oder nur am unteren Augenlid. Die Chemosis der Konjunktiva erstreckt sich gewöhnlich auf die Konjunktiva bulbi bis an die Kornea. In rechtzeitig zur Behandlung kommenden Fällen bleibt die Kornea von entzündlichem oder geschwürigem Zerfall verschont. Löst man die Membran von der Konjunktiva ab, so erscheint die darunterliegende Bindehaut dunkelrot, an der Oberfläche rauh, manchmal greift die Infektion tiefer und es kommt zu direkten Geschwürsbildungen der Bindehaut. Die Erkrankung erreicht in 3—4 Tagen den geschilderten Höhepunkt. Anfangs pflegt einfache Rötung und Schwellung da zu sein, die dann rasch an Intensität gewinnt.

Ödem ähnlich wie bei Blennorrhöe.

Cornea in Gefahr.

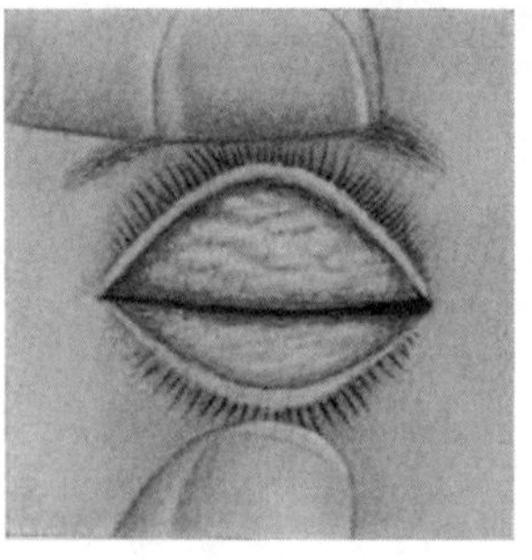

Fig. 27.
Conjunctivitis crouposa.
(Aus *Everstusch*, Augenerkrankungen, dieses Handbuch, II. Aufl., Band VI.)

Allgemeinerscheinungen sind gewöhnlich nicht vorhanden. Unter Serumbehandlung wird zuerst die Schwellung der Lider geringer, die Sekretion vermindert sich, die Beläge werden abgestoßen. Die Konjunktivalveränderungen brauchen längere Zeit bis zur vollkommenen Ausheilung.

Schädigung der Kornea ist je nach der Schwere derselben von ernsten Folgen begleitet. Die Schädigung kann bis zur Erblindung führen. Es sind hier ähnliche Vorgänge möglich wie bei der Blennorhöe. Das Krankheitsbild der Konjunktivaldiphtherie ähnelt in mancher Beziehung der Blennorrhöe, so daß leicht Verwechslung vorkommen kann. Der membranöse Charakter der Konjunktivalauflagerung bei Diphtherie wird diagnostisch richtunggebend sein. Auch hier muß zur sicheren Diagnosenstellung noch der Nachweis des Fehlens von Schutzkörpern gefordert werden.

Diagnose und Differentialdiagnose.

Die Diphtherie der Rachenorgane ist, vom Standpunkt des praktischen Arztes beurteilt, leicht zu diagnostizieren. Jede stärkere Belagbildung der Tonsillen wird von ihm als Diphtherie zu behandeln sein. Als gesichert kann die Diagnose gelten, wenn außer an den Tonsillen noch an irgendeiner anderen typischen Stelle (Uvula, vorderer oder hinterer Gaumenbogen, hintere Rachenwand) Beläge vorhanden sind. Hier kann höchstens die Sooraffektion differentialdiagnostisch einmal Schwierigkeit machen, da aber so schwere Sooraffektionen im diphtheriefähigen Alter selten sind, so dürfte nur ausnahmsweise diese Differentialdiagnose auftauchen (schlechte Pflege, bes. in Anstalten). Wohl konfluieren auch Soorrasen zu membranähnlichen Bildungen, anschließend an diese wird man aber auch inselförmige Pilzrasen sehen und auch sonst an Mund-, Gaumen- oder Zungenschleimhaut typische Soorauflagerungen finden.

Soor.

Die Rachenveränderungen bei Scharlach sind in den ersten 2—3 Krankheitstagen meist der Angina catarrhalis und lacunaris entsprechend, gewinnen aber meiner Erfahrung nach recht häufig etwas größere Ausdehnung und ähneln dann zweifellos echten Diphtheriemembranen. Differentialdiagnostisch ist aber aufmerksam zu machen, daß die Tatsache eines bestehenden Scharlachexanthems und die intensive, nicht nur die Tonsillen, sondern die ganze Mundschleimhaut erfassende Rötung (Enanthem) zumindest die Diagnose Scharlach sichert. Damit wird schon allein bei geringer Ausdehnung der Belagbildung der Verdacht von der Diphtherie abgelenkt, wiewohl immerhin echte Diphtherieerkrankung bei Scharlach vorkommt (siehe auch das Kapitel Scharlach). In zweifelhaften Fällen wird der Arzt Diphtherieserum injizieren. Scharlach.

Die Rachenaffektion des sogenannten infektiösen Scharlachs, die jenseits des 3. Krankheitstages auftretenden Rachennekrosen sind dadurch von Diphtherie zu unterscheiden, daß abgesehen von dem fortbestehenden Enanthem in Rachen und Mundhöhle, der Himbeerzunge und den noch sichtbaren Scharlachhauterscheinungen, die Beläge schmieriger, zerfließlicher sind, meist nur älteren Diphtherien ähnlich sehen, alsbald macht sich der nekrotisierende Charakter des Vorganges im Rachen bemerkbar. Die Tonsillen und Gaumenbögen zeigen bei Fortdauer oder Zunahme der weißen Auflagerungen Zerfallserscheinungen der vorderen Gaumenbögen, die Ränder der Uvula werden angenagt. Macht man einen Abstrich vom Belag, so bemerkt man seinen meist schmierigen Charakter im Gegensatz zum festen membranösen Charakter bei Diphtherie. Im Ausstrich finden sich bei der Scharlachrachenaffektion reichlich Streptokokken. Die Untersuchung des Abstriches vom Belag ist besonders diagnostisch wertvoll, wenn es sich um einen Fall von Scarlatina sine exanthemate handelt, bei dem die Rachenaffektion allein zweifellos sehr ähnlich der echten Diphtherie sein kann. Im St. Anna-Kinderspitale, der alten Heimstätte der Wiener Kinderklinik, habe ich mehrmals auf Grund des Ausstriches die Entscheidung fällen müssen, ob ein Kind mit diphtherieähnlicher Rachenaffektion diphtherie- oder scharlachkrank ist, da wir mangels isolierter Zimmer die Kinder auf die Diphtherie- oder Scharlachstation legen mußten. Die Untersuchung des Abstriches hat mich stets richtig geleitet. Hervorzuheben ist, daß bei den so intensiv ausgeprägten Rachenaffektionen des Scharlachs die Temperatur meist recht hoch ist, so daß auch die Beachtung der Fieberhöhe etwas nützlich sein kann, obwohl man sich nicht zuviel darauf verlassen soll. Die Diphtherie hat anfänglich ebenfalls höhere Temperaturen.

Von den übrigen so häufigen Rachenaffektionen des Kindesalters kommen in erster Linie die Angina follicularis und lacunaris in Betracht, und zwar eigentlich nur im ersten Beginn der Erkrankung, später ermöglicht die größere Ausdehnung des Belages bei Diphtherie die Diagnose. Beide Anginen haben kleine Fleckenbildung zur Folge, bei der Angina follicularis sind die prominierenden Follikel doch nicht so reinweiß, höchstens an der hinteren Rachenwand entwickelt sich im Zentrum der geschwollenen Follikel eine weißliche Stelle. Bei der Angina lacunaris erzeugt das Bakterienwachstum nur im nächsten Bereich der Lakune weißliche Bildungen, die nicht wesentliche Größe gewinnen. Der Rachen pflegt Angina follicularis und lacunaris.

stärker gerötet zu sein, die Halsschmerzen intensiver, die Temperatur meist hoch. Auch hier kann in zweifelhaften Fällen der Ausstrich helfen. Klinisch wird es wohl jedermann einige Male passieren, daß er eben zu einem Patienten kommend sicher meint, nur eine Angina lacunaris vor sich zu haben, um 12 oder 24 Stunden später eines Besseren belehrt zu werden.

Es wird also gut sein, bei Angina lacunaris mindestens zweimal täglich den Hals zu inspizieren und bei Ausdehnung der anfänglich lakunären Beläge die Diagnose zu verbessern.

Angina aphthosa.

Die Angina aphthosa oder herpetica ist durch die rundlichen Flecke genügend gekennzeichnet.

Angina pultacea.

Es gibt außerdem Anginen mit etwas größeren „pultösen" Belägen, die sich bei mikroskopischer und kultureller Untersuchung als durch Kokken oder Pilzfäden (Leptothrix) und nicht durch Diphtheriebazillen bedingt herausstellen. Solche Fälle sind eben nicht immer gleich richtig zu deuten, doch möchte ich darauf aufmerksam machen, daß es sicher Kinder gibt, die wiederholt solche, nicht durch Diphtheriebazillen hervorgerufene Anginen mit meist nur dünner, wenig ausgedehnter, manchmal wohl auch dicker Belagbildung durchmachen. Bei diesen ist die Institution des Hausarztes segensreich, denn ein solcher weiß, daß diese Angina bei dem Kinde doch keine Diphtherie sein muß, während ein neu hinzukommender Arzt immer wieder Diphtherie diagnostiziert.

Tonsillärer Abszeß.

Tonsilläre Abszesse sehen manchmal einseitigen Diphtherieerkrankungen ähnlich, um so mehr als solche Abszesse in den späteren Krankheitstagen oft dünne, weißliche Trübungen oder Auflagerungen an der Oberfläche zeigen und anderseits tonsilläre Abszesse bei Diphtherie vorkommen, bzw. namentlich bei einseitiger Diphtherie so starke Schwellung der Tonsille und Vorwölbung des vorderen Gaumenbogens besteht, daß man an eine Kombination von Diphtherie mit tonsillärem Abszeß denkt. Es kommt bei diesen Fällen aber in der Regel nicht zur Abszedierung, sondern die Schwellung geht nach der Seruminjektion bald zurück, es handelt sich wahrscheinlich um echte Diphtherietoxinwirkung. Solche Fälle sind in der Regel schwerer verlaufend, zeigen auch starke einseitige regionäre Drüsenschwellung mit periglandulärem Ödem wie bei maligner Diphtherie und sind auch häufig von postdiphtherischen Lähmungserscheinungen gefolgt. Die einfachen tonsillären Abszesse zeigen gewöhnlich mächtige Schwellung ohne Belagbildung, sind ungemein schmerzhaft und rezidivieren leicht. Die Differentialdiagnose ist nicht schwierig.

Belag nach Tonsillotomie.

Auf die Ähnlichkeit der nach Tonsillotomie auftretenden, weißlich schmierigen Auflagerungen habe ich schon früher hingewiesen (siehe S. 23). Die Ähnlichkeit ist so frappant, daß, wer von der Tonsillotomie nichts weiß, auch als Geübter hineinfällt. Dabei ist doch zu berücksichtigen, daß es doch auch echte Diphtherieinfektionen nach Tonsillotomie gibt, Bazillenträger sind dazu bei Schutzkörpermangel disponiert.

Verätzung durch Lauge.

Verätzung mit Lauge oder ähnlichen Substanzen ist leicht zu erkennen, da man davon Kenntnis hat. Die Verätzungen sind dann nicht nur an den Tonsillen, sondern auch an den vorderen Gaumenbögen flächenhaft ausgebreitet und auch sonst an Lippen-, Zungen- und Mundschleimhaut werden Zeichen der Verätzung sichtbar sein.

Zwei chronische Rachenprozesse können recht schwierig zu diagnostizieren sein, die Angina ulcerosa und die luetischen Rachenaffektionen.

Angina ulcerosa.

Die Angina ulcerosa (Angina Vincenti oder Plautsche Angina) ist häufig nur einseitig, zeigt nach längerem Bestehen ein kraterförmig einfressendes Geschwür in der Tonsille, es besteht deutlicher Fötor, der Belag des Geschwüres ist häufig etwas gelblich und trocken, krümelig; im mikroskopischen Bilde des Ausstriches ist die Diagnose mit Sicherheit aus dem Nachweis des Bacillus fusiformis, der „*Bernheim*schen Schiffchen" und der Spirillen, die stets in Symbiose vorkommen, zu stellen. Die Nutzlosigkeit der Seruminjektion und anderer therapeutischer Maßnahmen zeigt weiterhin, daß es sich nicht um Diphtherie handelt. Solche Prozesse dauern oft 2—3 Wochen und auch länger, bis endlich Heilung eintritt. Ich habe erwähnt, daß fusiforme Bazillen allein auch bei Diphtherie vorkommen.

Lues.

Luetische Plaques der Tonsillen und Gaumenbögen zeichnen sich außer durch Chronizität und Unbeeinflußbarkeit durch Serum dadurch aus, daß das Infiltrat der Schleimhaut viel derber ist, die Rachengebilde schauen starr aus, das Infiltrat hört wallartig auf. Die weißliche Verfärbung der oberflächlichen Schichten des Infiltrates macht bei ungenauer Betrachtung den Eindruck eines Belages. Beim Versuch, abzustreifen, ist nichts Membranöses loszubekommen. Die Affektion ist relativ wenig schmerzhaft, die regionären Drüsen angeschwollen, wenig empfindlich.

Mikroskopische Untersuchung des Abstrichs.

Die mikroskopische Untersuchung der Diphtheriemembranen erfolgt am besten nach Abnahme eines kleinen Membranstückes mit einer Pinzette. Die Abnahme mittels Platinöse ist ungünstiger. Am besten ist, im letzteren Falle am Rande des Belages an seiner unteren Fläche einzugehen und Material zu nehmen, denn an der Oberfläche der Membran findet sich ein Gemengsel von allerhand Bakterien, die anscheinend die Membran auffressen, an der Unterfläche und namentlich am Rande des Belages ist am meisten Aussicht, Diphtheriebazillen zu finden. Dieser Abstrich auf einen Objektträger gebracht, wird nach Lufttrocknung dreimal durch die Flamme gezogen und dann mit *Löffler*schem Methylenblau drei Minuten gefärbt. Das kulturelle Verfahren besteht in der Verimpfung des Abstriches auf das sogenannte *Löffler*sche Blutserum, auf dem in den ersten 16—20 Stunden der Diphtheriebazillus elektiv wächst, während die anderen Bakterien anfangs gehemmt werden (siehe auch S. 1—2). Nach dieser Zeit von etwa 16—18 Stunden wird von der jungen Kultur ein Ausstrich gemacht. In Deutschland bestehen eine Reihe von staatlichen Untersuchungsstationen, deren Aufgabe ist, auf Grund eingelangter Abstriche und Membranstückchen möglichst rasch die Diagnose zu stellen. Der Arzt übersendet die Membran in allenfalls in der Apotheke vorrätigen Eprouvetten, die vielfach einen kleinen gestielten Tupfer enthalten, mit dem die Tonsillenbeläge abgestreift werden sollen. Auch andere Versandarten existieren.

Kultur auf Löfflerserum.

Untersuchungsstationen für Diphtherie.

Die Untersuchungsanstalten bewähren sich meines Erachtens bei Bekämpfung von Diphtherieepidemien in geschlossenen Anstalten, Schulen, wo es sich handelt, rasch nicht nur die diphtheriekranken Kinder ausfindig zu machen, sondern auch die Bazillenträger. Ich würde empfehlen, zu derartigen Massenuntersuchungen solche Ärzte der Untersuchungsanstalt zu verwenden, die mit der Racheninspektion von Kindern und Anlegen von Abstrichen geubt sind. Zu Behandlungszwecken ist die

Nicht immer den Befund erst abwarten, sondern injizieren.

Untersuchung des Belages meist deswegen nicht nötig, weil meiner Erfahrung nach der Arzt im Zweifel, wie schon mehrmals erwähnt, den Patienten mit Serum injizieren soll. Er soll nicht erst einen Abstrich machen, diesen mit der Post einsenden und Antwort abwarten. Damit vergeht kostbare Zeit. Also für das therapeutische Vorgehen des praktischen Arztes ist das klinische Bild meines Erachtens das Entscheidende und nicht die bakteriologische Untersuchung. Denn die leidige Bazillenträgerfrage erschwert die Verwertung des bakteriologischen Befundes.

Differentialdiagnose der Nasendiphtherie.

Einfache Coryza.

Die Nasendiphtherie ist differentialdiagnostisch gegenüber einfachem Schnupfen abzutrennen. Das reichliche, serösblutige Sekret, die stark ätzende Beschaffenheit desselben wird die Diagnose Diphtherie ermöglichen; wenn daneben noch Membranen in der Nase sichtbar sind oder gleichzeitig an den Rachenorganen Belagbildung vorhanden ist, so ist die Diagnose sicher. Nochmals möchte ich hervorheben, daß insbesondere im Säuglingsalter die Lokalisation der Diphtherieerkrankung in der Nase die Regel ist und häufig die einzige Stelle der Infektion darstellt. Namentlich bei jüngeren Säuglingen kommt differentialdiagnostisch in erster Linie noch die Lues in Betracht, die durch Infiltratbildung in der Nasenschleimhaut zu blutigeitrigem oder blutigserösem Ausfluß führt. Da die Lues in der Regel nur in den ersten 6—8 Wochen nach der Geburt diese Erscheinungen hervorruft, in einer Lebensperiode, in der die Diphtherie noch sehr selten ist, so wird eben in diesem Alter mehr an Lues als an Diphtherie zu denken sein.

Lues.

Fremdkörper in der Nase.

Bei größeren Kindern möge der Arzt bei chronischem, einseitigem, blutigeitrigem Nasenfluß immer an das Vorhandensein eines Fremdkörpers denken. Gewöhnlich ist dabei der Ausfluß übelriechend.

Skrofulöse Nasenaffektion.

Weitere Schwierigkeit bei größeren Kindern und meiner Erfahrung nach die größte macht die Unterscheidung der skrofulösen Nasenaffektion. Hier kann wohl oft nur die bakteriologische Untersuchung insoweit Klarheit bringen, ob Diphtheriebazillen da sind, obwohl ihr Nachweis die Frage offen läßt, ob es sich nicht um ein skrofulöses Kind, das gleichzeitig Bazillenträger ist, handelt. Durch intrakutane Prüfung mit Diphtherietoxin kann man sich überzeugen, ob das Kind Schutzkörper gegen Diphtherietoxin besitzt oder nicht. Im letzteren Falle ist Diphtherie ausgeschlossen. Das ist aber für den praktischen Arzt im Einzelfall nicht möglich durchzuführen. Er wird auch hier wieder im Falle des Zweifelns lieber einen Fall mehr mit Serum injizieren als einen zu wenig.

Differentialdiagnose der Larynxdiphtherie.

Pseudokrupp

Bei kruppösen Erscheinungen kommen laryngeale Affektionen anderer Art differentialdiagnostisch in Betracht. Am allerhäufigsten hat man wohl die Frage, echter Krupp oder Pseudokrupp zu unterscheiden. Der Pseudokrupp ist wahrscheinlich eine infektiöse Laryngitis, die zu sehr intensiver subglottischer Schwellung führt, wodurch das Lumen der Trachea so stark verengt wird, daß Erstickungsgefahr besteht. In typischen Fällen von Pseudokrupp ist die Entscheidung leicht. Das Kind erkrankt ganz plötzlich, gewöhnlich mitten in der Nacht vom Schlafe durch Hustenreiz aufgeweckt. Der Husten ist laut bellend, die Stimme beim Schreien oder Sprechen klanghaltig, vielleicht gegen den Normalzustand etwas umflort. Es besteht gleichzeitig Atemnot. Die Atemnot nimmt rasch beängstigende Grade an. Nachdem aufregende Stunden unter anhaltendem Symptomen-

Plötzlicher Beginn nachts Atemnot, laut bellender Husten.

komplex vorübergegangen, nimmt in den Morgenstunden die Atemnot ab, der Hustenreiz verringert sich, der Husten wird lockerer, ist aber noch immer laut bellend. Dieser Rückgang der Erscheinung kann so ausgiebig sein, daß am nächstfolgenden Tage außer zeitweise auftretendem, bellendem Husten und ganz leichtem Stridor beim Atmen nichts mehr an die angstvollen Ereignisse der Nacht erinnert. In der nächstfolgenden Nacht pflegen die Symptome sich neuerlich häufig zu verstärken, der Hustenreiz wird stärker, der Husten wieder lauter bellend, selten werden die Atembeschwerden in der zweiten Nacht so bedrohlich oder noch stärker als in der ersten; morgens neuerlich Besserung. Am Tage ist dann gewöhnlich kaum etwas zu merken, auch in der dritten Nacht wird meist nur mehr wenig Verstärkung der Symptome beobachtet. Selten steigert sich die Atemnot wirklich bis zur Erstickung, ich habe sicher mehrere hundert Fälle von Pseudokrupp gesehen und nur zwei- oder dreimal waren wir zur Intubation gezwungen. Einmal meinten wir einen Fall von Pseudokrupp vor uns zu haben, da die laryngoskopische Untersuchung nur subglottische Schwellung ergeben hatte. Das Kind, das trotzdem Serum bekommen hatte, zeigte nachts so heftige Erstickungsanfälle, daß wir uns nach sehr langem Zuwarten endlich zur Intubation entschlossen. Dabei hustete Patient reichlich Membranen aus. Es war also doch eine echte Larynxdiphtherie. Der echte Krupp entwickelt sich gewöhnlich viel allmählicher und nicht gerade plötzlich in der Nacht. Die Verschleierung der Stimme wird in fortschreitender Verstärkung zur mehr weniger vollkommenen Aphonie. Der Husten ist ebenfalls vollkommen heiser, auch bei Schreien ist die Aphonie kaum oder gar nicht zu überwinden. Die Atemnot nimmt ständig zu, sie verschlechtert sich deutlich in der Nacht, kann sich schon in der ersten Nacht bis zur Erstickung steigern. Ist dies nicht der Fall, so nimmt gegen Morgen die Atemnot auch beim echten Krupp wohl etwas ab, die Besserung ist aber eine unbefriedigende, gegenüber der Atemnot des Vortages ist eine deutliche Verschlechterung nachzuweisen. In der darauffolgenden zweiten Nacht, allenfalls nach weiteren 24 Stunden, kommt es zur Erstickung, wenn nicht eingegriffen wird.

Besserung am Morgen.

Bei Krupp allmählicher Beginn.

Aphonie.

Ständige Zunahme der Atemnot.

Wir haben also ein allmähliches Einschleichen der Symptome, fortwährendes Ansteigen ihrer Intensität mit Verschlechterung derselben in der Nacht und geringem Abschwellen der Verschlechterung gegen Morgen. Auch am Tage kann die Atemnot bis zur Erstickung ansteigen.

Levinson machte auf ein auskultatorisches Symptom aufmerksam, das zur Differentialdiagnose zwischen echter Larynxdiphtherie und anderen akuten und chronischen entzündlichen Affektionen des Kehlkopfes dienen kann. Bei letzteren Affektionen und bei normalem Kehlkopfbefund hört man reines Bronchialatmen, wenn man an der Seite des Schildknorpels auskultiert, bei diphtherischer Stenose rauhes und verschärftes Bronchialatmen. Der Unterschied ist möglicherweise durch die Rauhigkeit der Membranauskleidung bedingt. *Hesse* hat den Befund bestätigt.

In der bösartigen Grippeepidemie beobachtete ich kruppähnliche Krankheitsbilder mit membranösen Exsudaten, die nicht durch Diphtheriebazillen verursacht waren. Diphtherieserum hatte keinen Einfluß, die Prognose war ungünstig. Die Grippestenose, ob mit oder ohne Pseudomembranbildung zu kennen, ist der Therapie wegen von hervorragender Bedeutung. Es läßt sich bekannlich hierbei durch Einträufeln, -gießen oder -blasen von Adrenalin in den Kehlkopf in manchem Fall die Wendung zum Besseren erzielen. Auch nach Masern kommen krupp-ähnliche Symptome häufig zur Entwicklung, die nicht immer durch Diphtheriebazillen sondern durch Streptokokken bedingt sind. Beide Formen sind prognostisch ungünstig.

Laryngitis aphthosa.

In Differentialdiagnose kommen dann noch die Laryngitis aphthosa (*Zuppinger*), der Retropharyngealabszeß, ferner Tuberkulose der Bronchiallymphdrüsen und Senkungsabszesse der Wirbelsäule. In ganz seltenen Fällen kann ein Fremdkörper des Larynx und der Luftwege diagnostische Schwierigkeiten machen.

Die Laryngitis aphthosa ist ausgezeichnet durch das gleichzeitige Vorkommen von Aphthen an der Mundschleimhaut, die Atemerschwerung ist in der Regel eine mäßige. Die Erkrankung ist nicht häufig.

Retropharyngealabszeß.

Der Retropharyngealabszeß, der namentlich im Säuglingsalter (2. Lebenshalbjahr) zur Differentialdiagnose Veranlassung gibt, zeigt wohl Atemerschwerung, aber keine Heiserkeit. An sonstigen Symptomen möchte ich die gedeckte Stimme und den starken Speichelfluß erwähnen. Bei Inspektion des Rachens, besser noch bei Palpation tastet man die Vorwölbung der hinteren Rachenwand. Bei Kindern des 2. Lebensjahres, die schon sprechen können, wird die klossige Sprache zur richtigen Diagnose führen. In späteren Jahren ist der Retropharyngealabszeß schon seltener.

Tuberkulose der Lungendrüsen.

Die Tuberkulose der Bronchiallymphdrüsen oder besser Lungendrüsen des Säuglingsalters führt dann, wenn die Bifurkationsdrüse vergrößert ist, durch Kompression des Hauptbronchus der einen Seite zur Atemerschwerung, sie ist aber vorwiegend exspiratorisch. Das Symptom ist übrigens ein chronisches, die Stimme dabei klanghaltig, nur wenn gleichzeitig Tuberkulose des Larynx vorhanden ist, kann Heiserkeit bestehen. Bei größeren Kindern ist das exspiratorische Keuchen nur dann durch Drüsentuberkulose bedingt, wenn die Drüsenvergrößerung mächtig ist. Sonst kommt es noch bei Senkungsabszessen, bei Wirbelkaries zur Beobachtung. Auch hier wird neben der Tatsache des exspiratorischen Charakters der Dyspnoe der Nachweis des Gibbus die Diagnose erleichtern. Auch diese Stenose ist eine chronische, die Stimme dabei wohl ähnlich gedeckt wie bei Retropharyngealabszeß, aber doch klanghaltig.

Senkungsabszeß.

Tuberkulöse Lymphdrüse in der Trachea.

Gelegentlich kommt es vor, daß eine in die Luftwege sequestrierte tuberkulöse Lymphdrüse die Trachea verlegt. Die Klarheit der Stimme wird trotz der gleichfalls in- und exspiratorischen Atemerschwerung an einen Fremdkörper denken lassen. In solchen Fällen ist wiederholt tracheotomiert worden, worauf gelegentlich Heilung eintrat. Fremdkörper, die von außen in den Larynx gelangen, werden wohl Stenosenerscheinungen hervorrufen, aber die Stimme in der Regel frei lassen; nur die Eierschalen, die gerne in der Stimmritze oder im Kehlkopfeingang stecken bleiben, pflegen die Stimme stärker zu schädigen. Die Differentialdiagnose ist in diesem Falle sehr schwierig. Das akute Einsetzen der Atembeschwerden mitten im Essen einer Eierspeise oder eines Eies oder bei anderen Fremdkörpern mitten im Spiel wird verdächtig für einen Fremdkörper sein.

Fremdkörper.

Von Geschwulstbildungen des Kehlkopfes kommen am häufigsten Papillome des Larynx in Differentialdiagnose. Diese machen ganz

Papillome.

gleiche Symptome wie der Krupp, Atemerschwerung in beiden Phasen der Respiration, Heiserkeit. Der eminent chronische Verlauf wird aber vor Verwechslung schützen.

Blutuntersuchung. Blutuntersuchung und Harnuntersuchung haben keine verläßliche differentialdiagnostische Bedeutung. Für den praktischen Arzt ist das häufige Vorkommen von *Doehle*schen Einschlüssen bei Scharlach und das Fehlen bei Diphtherie nicht genügend zur Differentialdiagnose. Auch das relativ häufigere Vorkommen der Diazoreaktion bei Scharlach, das Fehlen bei Diphtherie ist recht interessant, aber für den Praktiker nicht wichtig.

Pseudodiphtherie (Epstein). Die Pseudodiphtherie (*Epstein*) kommt, da wir deren Genese kennen, kaum mehr vor. Differentialdiagnostisch ist zu bemerken, daß diese Erkrankung vornehmlich in den ersten Lebenswochen, bei Neugeborenen am häufigsten zu sehen war. Das ist aber eine Zeit, in der Diphtherie zu den größten Seltenheiten gehört. Aus den *Bednar*schen Aphthen durch Verbreiterung der Geschwürsfläche und Konfluenz der Geschwüre beider Seiten entstanden, lokalisiert sich der speckige Belag der Affektion an der Schleimhaut des weichen Gaumens und den anschließenden Partien des harten Gaumens mit flügelförmiger Anordnung (*Brecely*). Diese Lokalisation wird neben dem Lebensalter die Diagnose leicht machen.

Prognose.

Prognose abhängig von dem Charakter der Erkrankung. Voraussetzung für die folgenden Erörterungen ist die Annahme, daß sämtliche Diphtheriefälle sofort bei Übernahme der Behandlung mit entsprechenden Serummengen behandelt werden und daß Intubation und Tracheotomie entsprechend gehandhabt werden.

Die Prognose der Diphtherie ist von verschiedenen Momenten abhängig. Erstens ist die Form, unter welcher die Diphtherie auftritt, maßgebend. Da herrschen auch bezüglich verschiedener Epidemien wesentliche Unterschiede. Deszendierender Krupp und maligne Formen schlecht. Die malignen Formen und rasch deszendierenden Kruppfälle verlaufen auch unter Serumbehandlung vielfach ungünstig, während lokalisierte und mäßig progrediente Formen unter rechtzeitiger Serumbehandlung fast immer gut ausgehen. Ist also eine Epidemie durch Vorwiegen von Kruppfällen deszendierenden Charakters oder maligner Diphtherie charakterisiert, dann wird die Sterblichkeit groß sein. Eine Spitalsstatistik darf also nicht allgemeine Zahlen der Mortalität allein bringen, sondern auch diese im Zusammenhang mit den verschiedenen Formen. *Schruttka v. Rechtenstamm* hat folgende Zahlen in der Kinderklinik in Wien während der Jahre 1907—1911 gefunden.

Jahr	Zahl	Form der Diphtherie									Intub.	Trach.	Lähmung	Tod
		I			II (Krupp)			III						
		a	b	c	a	b	c	a	b	c				
1907..	611	245_1	134_1	11_1	60_1	108_{13}	8_4	27_1	13_3	5_5	98	12	26	30
1908..	584	243	112	1	50	120_{12}	3_1	24_2	26_{12}	5_4	105	15	24	31
1909..	431	213	65_2	9_5	57	65_5	5_4	8_2	4_1	5_4	65	5	16	23
1910..	376	150	101_2	13_4	46_2	48_4	8_6	6	1	3_2	56	5	10	20
1911..	329	126	81	15	47	38_4	2_2	12_1	4_4	4_2	38	—	9	15
	2331	977_1	493_5	49_{10}	260_3	379_{38}	26_{17}	77_6	48_{20}	22_{17}	362	37	85	119

Gesamtstatistik. Die kleinen Zahlen bedeuten die Anzahl der Toten.

Eine oberflächliche Statistik würde ergeben, daß die durchschnittliche Mortalität bloß 5,14% beträgt. Das rührt daher, daß von 2331 Fällen 1470 = 63% eine lokalisierte Diphtherie war. Die Prozentzahlen des Todes steigen sofort an, wenn man die einzelnen Gruppen gesondert betrachtet. In der Gruppe IIc (deszendierender oder maligner-septischer Krupp) sind unter 26 Kindern 17 Tote = 65,4%, in der Gruppe IIIb von 48 Kindern 20 = 41,8%, in der Gruppe IIIc von 22 Kindern 17 = 86,4%. Die Gruppe III umfaßt die maligne Diphtherie. Die Mortalitätsstatistik läßt sich im Spitale auch dadurch äußerlich herabsetzen, wenn man alle Fälle, die in den ersten 24 Stunden der Spitalsbehandlung sterben, wegläßt. Dies ist in der folgenden Statistik der Diphtheriestation der Kinderklinik aus den Jahren 1902—1906 nicht der Fall. Gesamtzahl der Fälle 2594.

Diphtheriemortalität nach dem Alter.

Alter	Anzahl	in Proz.	Gestorben	in Proz.
0—1	131	5,1	55	42,0
1—2	296	11,4	74	25,0
2—3	384	14,7	49	12,8
3—4	398	15,2	38	9,5
4—5	337	13,7	21	6,2
5—6	274	10,6	16	5,8
6—7	214	8,0	13	6,1
7—8	158	6,1	4	2,5
8—9	129	4,9	4	3,1
9—10	90	3,7	8	9,9
10—11	77	2,9	2	2,6
11—12	35	1,4	—	—
12—13	42	1,5	—	—
13—14	29	1,1	4	14,9
	2594		288	11,1

Wir sehen hier deutlich, daß das Säuglingsalter und das zweite Lebensjahr am meisten gefährdet ist. Dann fällt die Mortalität rasch ab. Die hohe Zahl bei den 13—14 Jahre alten Kindern dürfte vielleicht Zufall sein, ich will daraus keine Schlüsse ziehen. Die Ursache für die große Mortalität der ersten zwei Lebensjahre liegt in dem Überwiegen der Kruppfälle einerseits und in dem schlechten Verlauf dieser anderseits entweder durch Pneumonie oder durch rasche Deszension des Prozesses.

In nachfolgender Tabelle die entsprechende Zusammenstellung.

Im ersten bzw. zweiten Lebensjahr ist gut die Hälfte aller Diphtheriefälle Krupp. Über 70% der Todesfälle der ersten zwei Lebensjahre sind auf Kruppfälle zu rechnen. Dann sinkt die Krupphäufigkeit und -Mortalität anfangs langsamer, später rascher ab. Die großen Schwankungen der späteren Jahre sind darauf zurückzuführen, daß zu wenig Zahlen vorliegen.

Prognose des Krupps.

Die Prognose des Krupp ist abhängig von der Intensität seiner Entwicklung. Dies ist am besten zu erkennen an der Notwendigkeit des Eingreifens zur Wegschaffung der akuten Erstickungsgefahr. Dies geschieht in erster Linie durch Aussaugung von Membranen, dann durch Intubation, erst wenn wir damit nicht auskommen, greifen wir zur Tracheotomie.

Hohe Mortalität der Tracheotomierten.

Dementsprechend sind die tracheotomierten Kinder die schwerer kranken und ihre höhere Mortalität nicht einfach der Tracheotomie zuzuschreiben, sondern der Schwere der zugrunde liegenden Krankheitsfälle. Interessant ist, daß wir namentlich im ersten, aber auch noch im zweiten Lebensjahr mehr tracheotomieren müssen als

Häufigkeit des Krupp und Mortalität an Krupp.

Alter	Gesamtzahl	davon Krupp-fälle	in Prozent	Gesamtzahl der Todesfälle	davon an Krupp	in Prozent
0—1	131	65	55	55	39	70,9
1—2	296	165	55,7	74	54	73,0
2—3	384	165	40,3	49	31	63,0
3—4	398	139	34,9	38	19	50,0
4—5	337	97	28,8	21	9	43,0
5—6	274	61	22,2	16	6	37,3
6—7	214	35	16,3	13	6	40,1
7—8	158	16	10,1	4	1	25,0
8—9	129	22	17,0	4	3	75,0
9—10	90	10	10,1	8	2	25,0
10—11	77	4	5,2	2	1	50,0
11—12	35	1	2,9	—	—	—
12—13	42	2	4,8	—	—	—
13—14	29	1	3,4	4	1	25,0
	2594	783	30,2	288	172	59,7

intubieren. In den folgenden Lebensperioden steigt die Zahl der Intubationen an. Dies spricht dafür, daß die kruppösen Affektionen des Säuglingsalters und allenfalls noch des zweiten Lebensjahres weitgehende Erstickungsgefahr bedingen, die in vielen Fällen durch Intubation nicht mehr entsprechend behoben werden kann. Ich habe darauf hingewiesen, daß die gefährliche Verengerung des Luftrohres, sowohl der Trachea als auch ihrer Verzweigungen um so rascher eintritt, je jünger das Kind ist, da das Lumen an sich um so kleiner ist und rascher insuffizient wird, weiter habe ich betont, daß im Säuglingsalter die Tendenz zum ausgedehnteren Befallenwerden der Luftwege, zum Deszendieren des Prozesses besteht. Deswegen kommen wir häufig mit der Intubation allein nicht aus. Die Mortalität der tracheotomierten Kinder im ersten Lebensjahre steigt bei unserer Indikationsstellung für die Tracheotomie auf 92,5% an, d. h. wir tracheotomieren eben erst dann, wenn die Intubation nicht zum Ziele führt, also sozusagen als Ultimum refugium. Selbst im zweiten Lebensjahre ist die Mortalität der tracheotomierten Kinder noch erschreckend hoch = 83,8%, erst von da ab bessern sich die Werte, bleiben aber noch immer wesentlich höher als die Werte bei Intubation, eben aus dem Grunde, weil nur die schweren Fälle zur Tracheotomie kommen.

Besonders im ersten Lebensjahr.

Neben dieser Erstickungsgefahr spielt die Häufigkeit der Pneumonie als Komplikation des Krupp im ersten Lebensjahr eine prognostisch schlecht einwirkende Rolle. Je größer die Kinder mit kruppöser Erkrankung werden, um so leichter entgeht der Kranke der Gefahr der Pneumonie.

Gefahr der Pneumonie.

Bei größeren Kindern treten wieder maligne Diphtherieformen und deszendierende Prozesse in den Vordergrund.

In den Vereinigten Staaten ergibt sich im Jahre 1926 in der sogenannten „Registrationarea" eine Gesamtsterblichkeit von 7114. Von diesen entfallen

4158 = 58% auf das Alter unter 5 Jahren
6575 = 92% auf die Altersperiode unter 15 Jahren
539 = 8% „ „ „ über 15 „

Interessant ist die geringere Sterblichkeit des weiblichen Geschlechtes in der jüngeren Altersperiode unter 5 Jahren.

Unter 4158 Toten sind
2297 = 55% männlich
1861 = 45% weiblich

Tracheotomie nach Lebensalter und Mortalität.

Alter	Krupp-kinder	Tracheo-tomie	in Proz.	davon starben	in Proz.
0—1	65	40	67,5	37	92,5
1—2	165	62	37,5	52	83,8
2—3	165	46	27,8	29	63,0
3—4	139	28	20,1	18	64,2
4—5	97	21	21,6	8	38,0
5—6	61	12	19,6	6	50,0
6—7	35	9	25,7	6	66,0
7—8	16	2	12,5	1	50,0
8—9	22	5	22,7	3	60,0
9—10	10	3	30,0	2	66,6
10—11	7	1	14,2	1	—
11—12	1	—	—	—	—
12—13	2	—	—	—	—
13—14	1	1	100	1	—
	783	230	29,3	164	71,3

Intubation allein ohne nachfolgende Tracheotomie.

Alter	Gesamt-zahl	in Proz.	ge-storben	davon intub.	in Proz.
0—1	65	8	12,3	2	25
1—2	165	42	25,4	3	7
2—3	165	47	28,5	2	4
3—4	139	52	37,4	1	2
4—5	97	34	35,0	1	3
5—6	61	25	40,9	—	—
6—7	35	16	45,7	—	—
7—8	16	3	18,7	—	—
8—9	22	6	27,2	—	—
9—10	10	2	20,0	—	—
10—11	4	1	25,0	—	—
	779	236	30,1	9	

In der Altersperiode über 5 Jahre bis 15 Jahre sind dagegen

unter 2417 Toten
1179 = 49% männlich
1238 = 51% weiblich

In der Altersperiode über 15—75 Jahre sind

unter 539 Toten
212 = 39% männlich
327 = 61% weiblich.

Besonders die größere Sterblichkeit des weiblichen Geschlechtes nach der Pubertät ist auffällig. Wieweit diese Tatsache geschlechtsbedingt ist oder auf andere Einflüsse (intensivere Infektion) zurückzuführen ist bedarf weiteren Studiums. Die Mortalitätsstatistik ergibt weiter eine geringere Sterblichkeit der Neger im Verhältnis zu der weißen Rasse (mit Ausnahme des ersten Lebensjahres). Die Neger, die mehr als 10% der Gesamtbevölkerung ausmachen, partizipieren an der Sterblichkeit (6553 Weiße, 561 Neger) mit etwa 8%. Hier mögen nicht nur Rasseneigentümlichkeiten sondern auch soziale Bedingungen (stärkere Durchseuchungsimmunität) in Frage kommen. Die Sterblichkeitszahlen bezüglich der verschiedenen Geschlechter ergeben bei Negern im Prinzip dieselben Verschiebungen (Überwiegen der weiblichen Sterblichkeit in der Altersperiode über 5 Jahren). Unter 201 an Diphtherie gestorbenen Negern dieser Periode sind 79 = 39% männlichen und 122 = 61% weiblichen Geschlechtes.

Diphtherieletalität der Neger 1926.

	Unter 5 Jahre	5—15 Jahre	Über 15—75 Jahre
Gesamtzahl	360	157	44
männlich	197 = 55%	65 = 41,5%	14 = 32%
weiblich	163 = 45%	92 = 58,5%	30 = 68%

Das Überwiegen des weiblichen Geschlechtes in der Sterblichkeit setzt sogar früher ein (früher Eintritt der Pubertät ?).

Diphtherie: Gesamtsterblichkeit in den Vereinigten Staaten (Registrationarea) 1926.

			Unter 1 Jahr	1—4	Unter 5	5—9	10—14	15—19	20—24	25—34	35—44	45—54	55—64	65—75	75 +	unbekannt
	Gesamtzahl	7114	505	3653	4158	1975	442	119	71	125	96	54	40	20	12	2
	Weiße . . .	6553	423	3375	3798	1855	405	109	66	111	87	50	40	18	12	2
	Neger . . .	561	82	278	360	120	37	10	5	14	9	4	—	2	—	—
Weiblich	Gesamtzahl	3688	283	2014	2297	965	214	49	27	50	38	19	15	8	4	2
	Weiße . . .	3412	243	1857	2100	913	201	46	26	44	35	19	15	7	4	2
	Neger . . .	276	40	157	197	52	13	3	1	6	3	—	—	1	—	—
Männlich	Gesamtzahl	3426	222	1639	1861	1010	228	70	44	75	58	35	25	12	8	—
	Weiße . . .	3141	180	1518	1698	942	204	63	40	67	52	31	25	11	8	—
	Neger . . .	285	42	121	163	68	24	7	4	8	6	4	—	1	—	—

Bei den lokalisierten und mäßig progredienten Formen, sowie bei den weniger vorgeschrittenen malignen Formen kommt fast alles auf den Zeitpunkt der Heilseruminjektion und auch auf die Menge des injizierten Antitoxins innerhalb gewisser Grenzen an. Die Krankenpflege hat dabei ebenfalls ihren entsprechenden Wirkungskreis. Bei den Kruppfällen kommt aber neben Seruminjektion auch die Art und Weise der Indikationsstellung und Ausführung der ärztlichen Eingriffe (Aussaugung, Intubation und Tracheotomie) prognostisch ebensosehr in Betracht wie die Exaktheit und Erfahrung der Krankenpflege. Ich spreche es gerne offen aus, daß ein festgefügtes Pflegepersonal mit glänzender Tradition und Erfahrung in der Pflege der Kruppkranken und ein wenig wechselndes Ärztepersonal mit genauer Kenntnis, namentlich der Aussaugungs- und Intubationstechnik und Indikation, deutlich bessere Heilresultate erzielen wird wie eine neu gegründete oder noch junge Diphtheriestation mit ungeübtem ärztlichem und noch gefährlicherem ungeübtem Pflegepersonal. So ist denn auch hier der Kunst des Arztes und der Pflegeperson ein weites Feld zur individuellen Betätigung gegeben, das allen Teilen, Kranken, Arzt und Pflegerin Befriedigung verschaffen kann.

Wichtigkeit der Pflege und Indikationsstellung.

Tüchtige Ärzte und Pflegerinnen notwendig.

Prognostisch kommt endlich noch in Betracht, ob Diphtherie als Komplikation anderer Infektionskrankheiten auftritt. Da ist mit besonderem Nachdruck die Bösartigkeit der Diphtherie bei **Masern** zu erwähnen.

Ungünstiger Einfluß der Masern.

Wenn die Masern der Rachendiphtherie folgen, wobei das Kind unter Serumbehandlung steht, so hat dies auf die Diphtherie in der Regel keinen schlechten Einfluß. Die Masern können dagegen, wenn sie auf Krupp folgen, sehr leicht übel verlaufen, indem Pneumonie auftritt. Wenn aber während der Masern Gelegenheit zur Diphtherieinfektion besteht, dann verläuft die Diphtherie insofern bösartig, als sie sehr gern gleich mit Larynxaffektion beginnt, sich rasch verbreitet und Tendenz zur Deszension in die feinen Bronchien aufweist. Innerhalb weniger Stunden ist die Larynxaffektion zur Erstickungsgefahr gediehen. Besonders gefährdet sind Kinder im ersten und zweiten Lebensjahre

Ich kann mich an ein 5 Jahre altes Kind erinnern, das einige Tage nach dem Beginn des Masernexanthems um 11 Uhr vormittags ganz wenig bellenden Husten zeigte. Im Rachen kein Belag. Der bellende Husten nahm an Reichlichkeit zu. Mittags bestand leichter Stridor. Ich injizierte sofort 10000 A.E. Die Stenose nahm so rasch zu, daß um 6 Uhr abends intensive Atembeschwerden bestanden, die Stimme schon deutlich heiser war. Um 9 Uhr dachten wir schon daran, intubieren zu müssen. Unterdes dürfte die Serumwirkung schon eingetreten sein, die Schwellung nahm nicht mehr weiter zu, die Larynxaffektion bildete sich wieder allmählich zurück. Ich habe die Überzeugung, daß wir, wenn wir mit der Seruminjektion nur einige Stunden gezögert hätten, die Intubation wahrscheinlich nicht hätten ersparen können. Vielleicht wäre es sogar zur vollen Entwicklung eines deszendierenden Krupp gekommen. Auch andere nicht laryngeale Diphtherieformen nehmen nach Masern gerne einen ungünstigen Verlauf.

Weniger bösartig ist der Verlauf der Diphtherie bei anderen Infektionskrankheiten, z. B. bei Scharlach.

Schädigung der Schleimhaut durch den Masernprozeß.

Schutzkörpergehalt nicht beeinflußt.

Die Erklärung für diesen bösartigen Verlauf der Diphtherie bei Masern liegt meines Erachtens in der schweren Schädigung der Schleimhaut des Respirationstraktes durch den Masernprozeß (Erhöhung der Oberflächendisposition ?) und in der Schädigung auch der anderen Gewebe. Man hätte auch daran denken können, daß die Masern den Schutzkörperbestand des Organismus schädigen. Ich konnte nachweisen, daß dies nicht der Fall ist, der Schutzkörperbestand des Organismus bleibt bei Masern unverändert. Die intrakutane Injektion von Diphtherietoxin erzeugt bei Individuen, die Schutzkörper besitzen, auch während der Masern keine entzündliche Reaktion, bei Fehlen von Schutzkörper sehen wir positive Reaktion. Es kann sich daher bei der gesteigerten Disposition Masernkranker zur Diphtherie nicht um ein ähnliches Verhalten handeln wie bei Tuberkulose. Ich habe deshalb die Meinung ausgesprochen, daß gelegentlich der Masernerkrankung nur diejenigen Individuen gefährdet sind, die schon vor der Erkrankung und daher auch zur Zeit der Masern keinen Schutzkörper besitzen, während Vorhandensein von Schutzkörper auch bei Ausbruch von Masern vor Erkrankung an Diphtherie schützt. Dies erkennen wir überdies daran, daß prophylaktische Immunisierung auch bei Masernkranken nützlich ist. Interessant ist die Beobachtung *Leichtentritts*, daß Diphtheriebazillen, in Masernserum gezüchtet, stärkeres Toxin bilden.

Beziehung zur Tuberkulose.

Die Diphtherieerkrankung hat wenig Tendenz, die Tuberkulose zu verschlechtern oder aus ihrem Latenzschlummer zu erwecken, wiewohl ich betonen muß, daß ich wiederholt miliare Tuberkulosen und schwere Tuberkulosen unter Erkrankung an Diphtherie zugrunde gehen sah. Auch *Pospischill* und *Baginsky* registrierten Diphtherie bei der Obduktion miliarer Tuberkulose. Diese Tatsache ist deswegen hervorzuheben, weil *v. Behring* nachgewiesen hat, daß tuberkulöse Meerschweinchen viel empfindlicher auf Diphtherietoxin sind als gesunde und daher schon auf kleinere Dosen zugrunde gehen.

Fraglich ist die Steigerung der Disposition eines Menschen zur Scharlacherkrankung durch vorausgehende Diphtherie. *Schlossmann* spricht sich dagegen aus. Es scheint die Scharlacherkrankung durch ihre Rachenaffektion der Diphtherieinfektion die Tür zu öffnen, wenn es sich um Individuen handelt, die keinen Schutzkörper besitzen. Bei Erkrankung von Kollegen an Diphtherie und Scharlach habe ich mehrmals beobachtet, daß zuerst die Diphtherie kam und dann erst der Scharlach, trotzdem viel intensivere Gelegenheit zur Scharlachinfektion als zur Diphtherieinfektion bestand. Auf eine in gewisser Beziehung gemeinsame Wurzel der Disposition zu den Infektionskrankheiten weist die Tatsache hin, daß Kinder, die — Masern nicht einbezogen — an einer Infektionskrankheit, z. B. Diphtherie erkranken, leichter nicht nur Scharlach, sondern auch andere Infektionskrankheiten auffangen (Rubeolen, Varizellen usw.). Es ist sicherlich interessant, dieser gemeinsamen Wurzel nachzuspüren. Z. B. zeigt die *Dick*reaktion für Scharlach eine ähnliche Altersverteilung der positiven und negativen Resultate wie die *Schick*-reaktion.

Beziehung zwischen Scharlach und Diphtherie.

Gemeinsame Wurzel der Disposition zu Infektionskrankheiten.

Prophylaxe.

Isolierung.

Wir müssen unterscheiden zwischen dem Vorgehen im Einzelfalle und dem Vorgehen bei Epidemien. Der Diphtheriekranke muß sofort isoliert werden. Ähnlich wie bei Scharlach ist die Unterbringung in einem Spitale die einfachste Art der Isolierung. Bei Kruppkindern ist dies schon aus therapeutischen Gründen wohl so gut wie immer durchzuführen. Die Intubation und Tracheotomie, besonders aber die Pflege dieser Kinder ist zu Hause kaum durchführbar. Ist das Kind aus der Wohnung gebracht, so soll eine gründliche Desinfektion des Aufenthaltsraumes des Kindes, sowie aller Gegenstände, die mit dem Kinde in Berührung waren (Kleider, Wäsche, Spielsachen), vorgenommen werden. Die Isolierung in der Wohnung ist meist nicht durchführbar oder auch, wenn sie durchführbar wäre (eigenes Zimmer, eigene Pflegerin, Verbot von Besuchen), wird sie erfahrungsgemäß selten exakt festgehalten. Die nicht erkrankten Kinder der Familie sind auf acht Tage vom Schulbesuch fernzuhalten, überdies sofort auf Diphtherie zu untersuchen und diese Untersuchung (namentlich also die Racheninspektion) täglich einmal vorzunehmen, auch wenn die Kinder über keinerlei Beschwerden klagen. Die Immunisierung der Geschwister mittels Heilserum halte ich mit *Feer* für überflüssig, wenn die Eltern oder noch besser der Arzt diese tägliche Racheninspektion vornimmt. Es ist Zeit, den ersten Beginn der Erkrankung bei den Geschwistern abzuwarten und dann sofort zu injizieren. Im Einzelfall — bei schwerer Erkrankung eines Familienmitgliedes (maligne Diphtherie) oder bei schwerer Erreichbarkeit des Arztes oder bekannter Unbeholfenheit der Eltern — kann von der Immunisierung Gebrauch gemacht werden. Durch die von mir angegebene Prüfung auf Schutzkörpergehalt des Serums des Kindes durch Diphtherietoxin ist es möglich in der Praxis selbst in solchen Einzelfällen die überflüssige Seruminjektion zu vermeiden (siehe S. 10 u. ff.).

Schulbesuch der Geschwister.

Die Isolierung hat auch bei leichten Fällen 2—3 Wochen zu dauern und auch der Schulbesuch der Diphtheriegenesenen ist auf Grund der Tatsache, daß etwa nach drei Wochen der größte Teil der Patienten bazillenfrei

Isolierung mindestens 2—3 Wochen.

Schulbesuch nach 3 Wochen.

geworden ist, auch bei leichter Diphtherie erst nach drei Wochen zu gestatten. Früher in die Schule kommend, kann das Kind als Bazillenträger seine Mitschüler infizieren. Ich glaube nicht, daß es jemals praktisch durchzuführen sein wird, der Idealforderung Genüge zu leisten, in jedem Falle den Verkehr des Diphtheriegenesenen vom negativen Ausfalle des Kulturverfahrens auf noch vorhandene Diphtheriebazillen abhängig zu machen. Denn, wenn man konsequent sein will, muß man in jedem Falle einer Diphtherieerkrankung in einer Familie nicht nur den Erkrankten und dann Geheilten, sondern auch alle anderen Familien- oder besser Wohnungsgenossen auf Diphtheriebazillen untersuchen und nicht nur das, sondern auch dann die nötigen Konsequenzen ziehen, denn bloß untersuchen und dann nichts machen, ist wissenschaftlich vielleicht interessant und lehrreich, aber für die Umwelt an sich ohne Belang.

Ausschaltung der Bazillenträger Idealforderung.

Verhalten in geschlossenen Anstalten.

Ganz anders ist das Verhalten in geschlossenen Anstalten (Waisenhäusern, Pensionaten, Kasernen usw.), Spitalsabteilungen (Scharlach-, Masern-, Säuglingsabteilungen). Hier ist meines Erachtens bei Auftreten von Diphtherieerkrankungen die Untersuchung auf Bazillenträger unverzüglich vorzunehmen, um das Fortschreiten der Infektion einzudämmen. Ähnlich ist vorzugehen, wenn in einer bestimmten Schule oder in bestimmten Klassen einer Schule Diphtherieerkrankungen sich häufen; in letzterem Falle muß nicht nur die Schule bzw. die Klasse gesperrt werden, sondern die Bazillenträger eruiert werden, denn gehäufte Erkrankungen in einer Klasse weisen immer auf das reichlichere Vorhandensein von Bazillenträgern hin. Dabei muß auch das Lehrpersonal untersucht werden.

In geschlossenen Anstalten würde ich vorschlagen, die Bazillenträger nach Eruierung ebenfalls gesondert unterzubringen und nun die Untersuchung sämtlicher Kinder auf Schutzkörpergehalt mittels der Intrakutanen vorzunehmen.

Untersuchung auf Schutzkörpergehalt.

Durch diese Prüfung kann man mindestens bei der Hälfte der Kinder eine Immunisierung mit Diphtherieserum ersparen, was nicht nur eine materielle Ersparnis bedeutet, sondern auch deswegen nützlich ist, weil beim Kinde durch Unterlassung der Injektion des Serums die Erzeugung der Überempfindlichkeit gegen Pferdeserum (Allergie) unterbleibt. Diese kann bei Notwendigkeit der Seruminjektion infolge Diphtherieerkrankung oder auch anderer mit Serum zu behandelnder Erkrankungen seinerzeit von Schaden sein. Ich habe deshalb die Diphtherietoxin-Intrakutanprobe als Vorprobe der prophylaktischen Seruminjektion empfohlen. *v. Gröer* prüfte in Wien im Waisenhaus, in dem Diphtheriefälle sich häuften, auf Bazillenträger und Reaktion. Nur die positiv Reagierenden wurden nach Ausschaltung der Pseudoreaktionen immunisiert. Die Epidemie war sofort unterdrückt.

Besonders interessant war folgender Fall eines acht Jahre alten Mädchens aus dieser Waisenhausepidemie. Das Kind wurde 48 Stunden (21. Januar 1918) nach der Diphtherie-Intrakutanprobe als negativ reagierend befunden und daher neben anderen negativ Reagierenden als immun erklärt. Am 22. Januar, früh 38,4, kleiner typischer Belag auf der linken Tonsille. Nun wurde das Kind aufgenommen, neuerlich mit Toxin geprüft und gleichzeitig vom Kinde Blut abgenommen und das Serum ausgewertet. Es ergab einen Schutzkörpergehalt von 0,002 A.E. in 1 ccm. Die Intrakutaninjektionsstelle war nach 24 Stunden eine Spur gerötet. Der Belag war ohne Serumbehandlung schon nach 24 Stunden wieder weg. Aus dem Belag wurden Diphtheriebazillen gezüchtet. Man könnte annehmen, daß das Kind einfach ein Bazillenträger war und eine andersartige Angina mit etwas Belag hatte. Es ist aber auch daran zu denken, daß der Schutzkörpergehalt eben knapp ausreichte, so daß eine ganz kleine Diphtherieinfektion entstand, die aber nach wenigen Stunden ohne Seruminjektion wieder abheilte (vgl. meine Ausführung vorne).

Über Bekämpfung von Schulepidemien siehe *Seligmann* (Berl. kl. Wchft. 1917. S. 545.), *Wernicke* und *Schmidt* (Handbuch der pathog. Mikroorganismen von Kolle-Wassermann Bd. V, 1928, S. 525) u. a.

Alle Bemühungen, die Diphtheriebazillenträger mit Sicherheit keimfrei zu machen, sind bisher gescheitert.

Bekämpfung der Bazillenträger.

Amerikanische Autoren haben viel mit Spray von Staphylococcus aureus, von Milchsäurebazillen gearbeitet, um die Diphtheriebazillen zu verdrängen. Die Erfolge sind nicht beweisend. Röntgenbehandlung der Tonsillen und Tonsillektomie sind empfohlen worden. In den letzten Jahren wurden eine Reihe von Mitteln angegeben (Pyozyanase, Eucupin, Bolus, Yatren usw.), ich sehe in allen diesen Mitteln keinen Fortschritt. Dasselbe läßt sich mit einfachem Gurgeln mit H_2O_2 erreichen.

Ich halte mehr vom Auslüften des Patienten, obwohl ich noch den Beweis dafür schuldig bleiben muß. Ich denke mir dies so, daß durch Aufenthalt in frischer Luft eine Selbstreinigung des Körpers und namentlich der Rachen- und Nasenschleimhaut des Menschen erfolgen kann. Diese Frage könnte experimentell gelöst werden. Ich würde für die Sommermonate vorschlagen, Diphtherierekonvaleszenten und Genesene in Freiluftbehandlung zu nehmen (wir haben dies in den Jahren 1917—1922 mit bestem Erfolge gemacht) und zu sehen, wann die Diphtheriebazillen verschwinden.

Freiluftbehandlung dürfte gut sein.

Sicherlich ist der Vorschlag, Diphtheriekinder bis zum Verlust der Bazillen in der Diphtheriestation zu belassen, schon deswegen unpraktisch, als die Möglichkeit besteht, daß das Kind stets von neuem von frischen Diphtheriefällen Bazillen bekommt, wenn auch dies vielleicht seltener vorkommt, als dies theoretisch möglich ist. Es müßte höchstens so gemacht werden, wie ich dies schon für Scharlach vorgeschlagen habe: Man müßte die Rekonvaleszenten in mehrere Gruppen teilen, frische Rekonvaleszente und spätere und die Krankensäle wechseln lassen, so daß „durch fortwährende Verdünnung“ eine „fraktionierte Desinfektion“ des Organismus stattfinden könnte. Dies käme für die Wintermonate in Betracht. Im Sommer bin ich entschieden für die Freiluftbehandlung.

Wie lange man bei positivem Bazillenbefund, sei es nach Diphtherieerkrankung oder ohne solche, die Isolierung aufrecht erhalten soll, ist schwierig zu beantworten. Ich glaube nicht, daß es berechtigt ist, generell alle Bazillenträger bis zum Verlust der Bazillen zu isolieren. Rationell ist es, sie dann zu isolieren, wenn sie einem Berufe angehören, der mit Kindern fortwährend zu tun hat (Lehrer, Lehrerin, Kindergärtnerin, Kindermädchen, Personal eines Waisenhauses usw.). Bei Schwestern kann man den Ausweg wählen, sie auf Diphtheriestationen Dienst machen zu lassen. In Pensionaten, Waisenhäusern wird man strenge vorgehen. Die anderen Bazillenträger sind meines Erachtens nicht so gefährlich, daß man radikal vorzugehen hätte. Man soll die Personen auf die Tatsache aufmerksam machen, damit sie Kindern ausweichen. Mehrmaliges Gurgeln mit H_2O_2 mag wenigstens zu Reinigungszwecken nach dem Essen nützlich sein.

Isolierung der Bazillenträger in bestimmten Berufen.

Ein Lieblingsgedanke *v. Behring*s war die prophylaktische Bekämpfung der Diphtherie durch aktive Immunisierung mit unterneutralisierten Toxin-Antitoxinmischungen.

Solche Mischungen sind schon von *Theobald Smith* (1907) versucht worden. Die Methodik ist nach *v. Behring* im Laufe der Jahre soweit ausgebaut worden, daß sie für die Praxis reif ist. Namentlich die

Toxin-Antitoxinmischungen.

amerikanischen Autoren *Park* und *Zingher* haben viel dazu beigetragen, die Idee *v. Behrings* praktisch durchführbar zu machen. Die anfangs stärker unterneutralisierten Mischungen wurden abgeschwächt, so daß sich die große Erfahrung in aktiver Immunisierung in den Vereinigten Staaten auf Injektion von Toxin-Antitoxinmischungen stützt, die nur $^1/_{10}$ + der letalen Dosis für 250 g Meerschwein besitzt. Die Mischung ist in 1 cm^3 Flüssigkeit enthalten[1]). Es hat sich als praktisch erwiesen 3mal in Abständen von je einer Woche subkutan zu injizieren. Einmalige Injektion ergibt ungefähr 70% Immunität, bei 3maliger Injektion können 90—95% der Individuen zur Immunität gebracht werden. Der Erfolg der Immunisierung wird 4 oder besser 6 Monate nach der Injektion durch Anlegung des Diphtherietoxintests festgestellt. Bei positivem Ausfall der *Schick*reaktion muß die Immunisierung wiederholt werden. Da alle Statistiken den Tiefpunkt der Immunität in der Zeit vom 9.—12. Lebensmonat ergeben, empfiehlt sich die Vornahme der Immunisierung gegen Ende des ersten Lebensjahres und da etwa 90% der Kinder in dieser Periode diphtherieempfänglich sind, kann die vorherige Prüfung mit dem Diphtherietest unterbleiben. Vor dem 6.—9. Lebensmonat ist aktive Immunisierung überflüssig. Die Immunisierung in der Schulzeit kommt eigentlich schon zu spät, da die größte Empfänglichkeit für Diphtherie in der Zeit zwischen 2 und 5 Jahren besteht. Sie soll deswegen auch in der Schulzeit durchgeführt werden, weil immerhin die erhöhte Exposition zur Diphtherieinfektion in gewissem Maße die geringere Empfänglichkeit ausgleicht. Das an Diphtherie erkrankte Schulkind bedeutet überdies eine größere Gefährdung der vorschulpflichtigen Kinder der Familie. In der Schule und besonders später kann die Zahl der aktiven Immunisierungen durch Vornahme der Diphtherietoxinprobe wesentlich eingeschränkt werden. Da die Immunität erst langsam zur Entwicklung gelangt, ist die aktive Immunisierung nicht geeignet, akute Diphtherieepidemien zu beendigen. Die besten Monate zur Vornahme der Immunisierung sind, da November und Dezember hohe Diphtheriezahlen aufweisen, Mai und Juni.

Negative Hautreaktion nach 4—6 Monaten in über 90%.

Immunisierung am besten am Ende des ersten Lebensjahres.

In New York ist es üblich (*Park*), die erste Injektion zum Teil intrakutan vorzunehmen um bei der Besichtigung eine Woche später festzustellen, ob lokal an der Injektionsstelle entzündliche Rötung und Schwellung aufgetreten ist. Solche Reaktionen beweisen den Mangel oder ungenügenden Gehalt an Antitoxin, sie entsprechen einer positiven *Schick*reaktion. In diesem Falle erhält das Individuum die weiteren 2 Injektionen. Ist keine Reaktion vorhanden, können die weiteren Injektionen unterbleiben.

Aktive Immunisierung einfach und harmlos.

Die Injektionen werden, abgesehen von den fast immer geringfügigen lokalen Reaktionserscheinungen anstandslos vertragen. Die aktive Immunisierung ist einfach und harmlos. Die Zwischenfälle, die in früheren Jahren bei Immunisierungen vorkamen sind auf unrichtige Toxin-Antitoxinmischungen zurückzuführen (*Dallas*), ein Zwischenfall ereignete sich nach der Verwendung gefrorener und wieder aufgetauter Mischungen (*Concord*). Die Unglücksfälle in Baden bei Wien sind entstanden, weil vergessen wurde Antitoxin zuzusetzen. Die Ereignisse in Bundaberg (Australien) waren Folgen einer Verunreinigung der Lösung mit Staphylokokken.

[1]) Um Sensibilisierung durch Pferdeserum zu vermeiden, verwenden *Park* und viele andere in der Toxin-Antitoxinmischung Ziegenserum als Antitoxinträger.

Einwandfreie, scharf kontrollierte Bereitung der Toxin-Antitoxinmischungen, Asepsis der Injektionen ist selbstverständliche Vorbedingung.

Die Resultate der Immunisierungen sind in den Vereinigten Staaten außerordentlich zufriedenstellend. Die Statistik in den Großstädten wie New York läßt sich viel schwerer zur Beurteilung heranziehen — obwohl auch sie günstige Resultate ergibt — da durch fortwährendes Zuströmen von auswärts die Anzahl der diphtherieempfänglichen Individuen in ungünstigem Sinne beeinflußt wird. In geschlossenen Anstalten, wo Diphtherie in früheren Jahren immer Opfer forderte, ist die Diphtherie so gut wie verschwunden. Gute Resultate der Immunisierung.

Den besten Beweis für die Wirksamkeit der aktiven Immunisierung ergab die energische Arbeit in Auburn im Staate New York (*Sears*). Die intensive Kampagne begann im Jahre 1922. Auburn hat 36000 Einwohner mit 31 Nationalitäten, mit sehr verschiedenartiger Industrie und Wohnungsverhältnissen. Jedes mit Diphtherietoxin geprüfte und immunisierte Kind wurde katalogisiert. Bis 1924 konnten 85% der Schulkinder immunisiert werden. 15% blieben, da die Eltern nicht einwilligten, unbehandelt. Seit 1926 wurde in Anburn nur ein Todesfall berichtet[1]). Diphtheriefälle ereigneten sich nur in der nichtimmunisierten Gruppe. 4 Jahre bevor die Kampagne gegen Diphtherie begonnen wurde, kamen jährlich durchschnittlich 104 Fälle mit 14 Todesfällen vor und außerdem war ein großer Verlust an Schulbesuch zu verzeichnen als Folge der Quarantänemaßnahmen. Bekämpfung in Auburn.

Dieser Abfall der Diphtheriemorbidität und -mortalität seit dem Einsetzen der Immunität war kein zufälliger, denn in den Beobachtungsjahren hat sich die Anzahl der Diphtheriefälle unter den Erwachsenen nicht geändert. Vorher war diese Anzahl nur ein geringer Anteil der Erkrankungszahl der Kinder, jetzt ist die Zahl der erwachsenen Diphtheriekranken größer als die Zahl der Diphtheriefälle im Vorschulalter und Schulalter. In Auburn erkranken mehr Erwachsene als Kinder an Diphtherie

In den letzten Jahren wurde wiederholt versucht glattneutralisierte oder sogar überneutralisierte Gemische von Toxin-Antitoxin zu benutzen (*Löwenstein*, *Kassowitz*, *Opitz*). Sie geben weniger befriedigende Endresultate als die unterneutralisierten Mischungen mit einer kleinen „Giftspitze". Die Injektion lebender Diphtheriebazillen zur Immunisierung hat ebenfalls keine Anhänger gefunden (*Boehme* und *Riebold*). Ein großer Fortschritt wurde erzielt als *Ramon* nachweisen konnte, daß man Diphtherietoxin in ähnlicher Weise wie dies *Löwenstein* für Tetanustoxin gezeigt hatte, durch Formalinvorbehandlung in eine ungiftige Modifikation überführen kann (Toxoid, Anatoxin). *Ramon* Anatoxin.

1 Liter hochwirksames Diphtherietoxin wird mit 3—4 cm⁰ einer 40%igen Formaldehydlösung versetzt und durch einen Monat bei 38—40° C stehengelassen.

5 cm^3 dieser Mischung ist im Tierexperiment atoxisch. Ist atoxisch.

Versuche sind mit diesem Verfahren hauptsächlich in Frankreich und Kanada an Hunderttausenden vorgenommen worden. Auch hier wird 1 cm^3 dreimal in wöchentlichen Abständen subkutan injiziert und nach 6 Monaten die Prüfung auf Immunität mittels *Schick*test vorgenommen. Die Resultate sind außerordentlich günstig und denen mit der Methode der unterneutralisierten Toxin-Antitoxinmischung ebenbürtig. Der Vorteil der Methode *Ramons* besteht zweifellos darin, daß die Injektionsflüssigkeit ungiftig ist und kein Pferdeserum enthält, sodaß keine Serumreaktionen oder Sensibilisierung gegen Pferdeserum zu befürchten ist. Der Nachteil liegt in der

[1]) Dieses Kind konnte trotz zwei Serien von Immunisierungen nicht zu negativer *Schick*reaktion gebracht werden (schlechter Antitoxinbildner ?).

relativ großen Häufigkeit von Lokalreaktionen und Temperatursteigerungen die namentlich bei älteren Schulkindern und Erwachsenen und bei tuberkulösen Individuen gelegentlich zu beobachten sind. *Ramon* hofft durch weitere Reinigung des Präparates die Methode noch zu verbessern.

Die Immunisierung mit Einträufeln von Anatoxin in die Nase, täglich mehrere Tropfen durch 8 Tage — eine Woche Pause —, zweimalige Wiederholung der Prozedur wird nur selten Anwendung finden, die Einreibungsmethode *Löwensteins* mit einer ein ähnliches Toxoid und Bazillenleiber enthaltenden Salbe bedarf weiterer Prüfung. Die Änderung von Immunisierungsmethoden muß mit großer Vorsicht beschlossen werden, da sonst leicht das ganze Verfahren diskreditiert werden kann. Zu schwache Immunisierung mag vielleicht von einer Immunität gefolgt sein, die nicht lange genug andauert. Die Entgiftung des Diphtherietoxins ist auch durch Natriumoleorizinat (*Larson*) möglich, die Immunisierung mit diesem entgifteten Toxin ist durch die *Ramon*sche Methode überholt.

Ausgeflockte Toxin-Antitoxinmischungen.

Ramon hat weiter gefunden, daß Diphtherietoxinlösungen durch Zusatz von Antitoxin eine Ausflockung erfahren, wenn die Menge des Antitoxins gerade genügt um das Toxin zu neutralisieren (Flocculation). Diese neutralen, ungiftigen, ausgeflockten Toxin-Antitoxinmischungen (T.A.F. genannt) (*Schmidt*) wurden ebenfalls zur Imunisierung verwendet, die Erfahrungen sind noch nicht groß genug um die Methode allgemein zu empfehlen.

Die Immunisierung durch Toxin-Antitoxingemische dürfte wahrscheinlich dadurch zustande kommen, daß das Toxin allmählich aus seiner Verbindung austritt. Der in den unterneutralisierten Mischungen befindliche kleine Giftüberschuß (Giftspitze) scheint die Immunisierung zu beschleunigen.

Aktive Immunisierung gibt dauernden Schutz.

Der durch die aktive Immunisierung erzielte Schutz gegen die Diphtherieerkrankung ist erfreulicher Weise von Dauer. Nachuntersuchungen nach 10 Jahren ergab das Anhalten der Immunität (*Park*). Wahrscheinlich ahmt die aktive Immunisierung das natürliche Geschehen nach, indem sie nur den Eintritt zeitlich verschiebt. Die gefährliche Lücke in der Immunität — zwischen dem Verlust der plazentar erlangten Immunität und dem Auftreten der natürlichen Immunität wird ausgefüllt. Es ist vorauszusehen daß einige Individuen den durch aktive Immunisierung erreichten Schutz wieder verlieren werden; aber auch hier ist zu erwarten, daß solche Individuen, wie erwähnt, allergisch in dem Sinne werden, daß sie bei Exposition zur Erkrankung rascher als ohne vorherige Immunisierung Antitoxin bilden werden, so daß wenn eine Erkrankung erfolgt, diese leicht verläuft. Von praktischer Bedeutung ist daher, sich nicht absolut auf die vorgenommene aktive Immunisierung zu verlassen und verdächtige Fälle als Diphtherie zu behandeln. Man darf auch nicht vergessen, daß ein kleiner Prozentsatz von Kindern (5—10%) nicht zur Immunität gebracht werden können (Unfähigkeit oder schlechte Fähigkeit zur Antikörperbildung).

Wenn von mancher Seite immer darauf hingewiesen wird daß negative *Schick*reaktion oder Anwesenheit von Antitoxin im Blutserum das Auftreten einer Diphtherieerkrankung nicht absolut ausschließt, so möchte ich nochmals darauf hinweisen, daß dies für die überwiegende Mehrzahl der Fälle sicherlich nicht zutrifft. Wie die in der Literatur angegebenen

Ausnahmen zu erklären sind, lasse ich dahingestellt, auf die Möglichkeit der Anwesenheit antochthon gebildeten Antitoxins zur Zeit der klinischen Diagnose habe ich früher hingewiesen. Einige Autoren meinen, daß ausnahmsweise die durch die negative *Schick*reaktion angezeigte Antitoxinmenge zum Schutze nicht ausreicht.

Die aktive Immunisierung wird durch Herabsetzen aktiver Erkrankung die Expositionsgefahr ungeschützter Kinder herabsetzen, so daß auch die Gegner der Immunisierung den Vorteil der allgemeinen Immunisierung genießen werden, ähnlich wie bei den Blattern.

In den Vereinigten Staaten hat es sich gezeigt daß ein gesetzlicher Zwang zur Immunisierung nicht notwendig ist. Aufklärungspropaganda hat guten Erfolg. Es ist nicht meine Aufgabe zu entscheiden, welche Staaten oder Gemeinden die aktive Immunisierung vornehmen sollen. Es ist verständlich, daß bei der Neuheit der Methode Städte oder Gemeinden mit seltenen und leichten Diphtheriefällen mit der Anwendung zögern werden. Es unterliegt jedoch meiner Meinung nach keinem Zweifel, daß wir imstande sind die Diphtherie im Sinne *v. Behring*s zu bekämpfen.

Die von einigen Autoren erwähnte „negative" Phase, die nach aktiver Immunisierung oder sogar nach Anlegung eines *Schick*test auftreten soll, hat nach meiner Erfahrung praktisch sicherlich keine Bedeutung. Mit der negativen Phase ist gemeint, daß einige Zeit nach der Immunisierung oder sogar nach *Schick*test der Antitoxingehalt des Serum für einige Zeit herabgesetzt und damit eine erhöhte Empfänglichkeit für Diphtherie erzeugt wird. Wie erwähnt ist auch dann, wenn solche Dinge sich ereignen sollten, mit der beschleunigten Neubildung von Antitoxin zu rechnen, so daß die allenfalls eintretende Erkrankung milde verläuft.

Therapie.

Der Diphtheriekranke gehört auch bei leichter Erkrankungsform ins Bett, soll fleißig gurgeln mit einem der üblichen Gurgelwässer (H_2O_2) und allenfalls bei stärkerer Drüsenschwellung einen feuchten Umschlag um den Hals bekommen.

Der Angelpunkt jeder Therapie der Diphtherie ist die Behandlung mit dem von *Behring* entdeckten Diphtherieheilserum. Er konnte nachweisen, daß die Heilung einer durch ein Toxin bedingten Infektionskrankheit durch Bildung eines Gegengiftes zustande kommt, welches im Serum in größter Menge nachweisbar wird. Es gelang durch wiederholtes Überstehen der Vergiftung beim Pferde ein Serum zu gewinnen, das dieses Gegengift in großer Menge enthielt. Man war daher imstande, mehrfach tödliche Dosen des Giftes und der bazillaren Diphtherieinfektion unschädlich zu machen, wenn man das Serum vorher oder zumindestens gleichzeitig injizierte. Die Heilung schon ausgebrochener Erkrankung war in der Regel nicht mehr möglich, außer wenn das Serum reichlich und wenige Stunden nach der Injektion gegeben wurde. Denn das Gift wird sehr rasch von den Zellen gebunden und ist dann nicht mehr loszureißen.

Zur Beurteilung des Heilserums war es notwendig, bestimmte Prüfungsmethoden anzuwenden (*Ehrlich*). Diese Auswertung des Serums ist unbedingt nötig und einer der wichtigsten Fortschritte der Serumtherapie. Man bestimmt zuerst die einfach letale Dosis des Diphtheriegiftes für ein Meerschweinchen von 250 g. Diese beträgt in 4 Tagen z. B. 0,001 g. Jene Serummenge, die imstande ist, 100 letale Dosen pro 250 g Meerschweinchen zu paralysieren, heißt eine Antitoxineinheit. Jenes Serum, das diese Antitoxinmenge in 1 ccm enthält, ist ein einfaches Serum, jenes Serum, das in 1 ccm 100, 200, 250 oder 500 Antitoxineinheiten enthält, ist ein 100-, 200-, 250- oder 500faches Serum. Das Serum — es ist fast immer Pferdeserum — wird in kleinen Fläschchen unter Karbolzusatz verfüllt. Wichtig ist, daß es stets im Dunkeln und uneröffnet, am besten im Eisschrank aufbewahrt wird.

In Deutschland ist das Höchster, Marburger (Behringwerke) Serum, *Merck*- und *Schering*sche Serum, in Österreich das Serum des Staatlichen Serotherapeutischen Institutes in Gebrauch.

Das Höchster Serum							Das Österreichische Serum			
Nr. I	6 ccm	100faches	Serum	=	600 J. E.		Nr. I	grüner	Druck	700 A. E.
„ II	5 „	200	„ „	=	1000 J. E.		„ II	schwarzer	„	1000 A. E.
„ III	6 „	250	„ „	=	1500 J. E.		„ III	roter	„	1500 A. E.
IV	6 „	500	„ „	=	3000 J. E.					

Die Behandlung der Diphtherie mit Heilserum hat anfangs eine Reihe von Gegnern gehabt, der schärfste Gegner war *Kassowitz*. Die Ursache des Kampfes gegen das Serum war die mangelnde Kenntnis der im Heilversuch sichtbaren Grenzen der Heilserumwirkung. Ganz klar geht aus dem Tierversuch und aus den von mir und meinen Mitarbeitern durchgeführten Heilversuchen beim Menschen hervor, daß die Hauptwirkung des Serums nur eine immunisierende, die weitere Vergiftung verhindernde ist. Hat der Diphtheriekranke zu der Zeit, in welcher wir ihn in Serumbehandlung nehmen, die Dosis letalis für ihn (sie dürfte ungefähr 1 g Diphtherietoxin pro 25 kg betragen) noch nicht erreicht, dann können wir den Patienten durch das Serum noch retten; ist die Dosis letalis erreicht, so ist nur dann Rettung möglich, wenn wir wenige (6—12) Stunden danach zur Injektion kommen und relativ große Serummengen injizieren. Ist die Dosis letalis überschritten, dann halten wir auch die weitere Vergiftung auf, reißen eine geringe Menge Gift noch aus den Zellen. Der Tod ist aber nicht mehr aufzuhalten. Die lokalisierten Diphtherieformen und die mäßig progredienten Formen sind solche Fälle, bei denen am dritten oder sogar späteren Krankheitstage die Dosis letalis noch lange nicht erreicht ist. Das, was wir schwere Diphtherie nennen, die malignen Formen, das sind Fälle bei denen die Dosis letalis fast oder ganz erreicht oder schon überschritten ist. In dieser Gruppe versagt das Serum eben, wenn die Dosis letalis überschritten ist, während wir überall rettend eingreifen können, solange die Giftmenge noch unter der Schwelle des Todes liegt. Dabei darf man nicht vergessen, daß das Gift bei der Diphtherieerkrankung des Menschen nicht auf einmal in den Organismus gelangt wie im Meerschweinexperiment, sondern kontinuierlich in den Organismus einströmt, so daß fast das gesamte Gift zur Zeit der Seruminjektion schon fest gebunden ist und durch das Serum nur das Gift, das in den letzten Stunden produziert wurde, allenfalls noch losgerissen werden kann, aber nicht das längere Zeit vorher eingeströmte.

Das Wichtigste ist die frühzeitige Injektion.

Daraus ergibt sich, daß das Um und Auf der Serumtherapie die möglichst frühzeitige Injektion ist. Jede Stunde, ja jede Minute Verzögerung, das ist nicht bloß Redensart, ist schädlich. Wenn die Giftmenge in der Nähe der Dosis letalis ist, steht direkt das Leben in Frage.

Wir müssen ferner trachten, daß das Serum möglichst rasch in entsprechender Menge resorbiert wird. Die Resorption des Serums bei subkutaner Injektion ist zu langsam, man ist daher fast überall zur intramuskulären Injektion (Oberschenkel oder Glutäus) und sogar zu intravenöser Injektion übergegangen, bei welcher das Serum rasch in hoher Konzentration in die Zirkulation kommt. Letztere zwei Injektionsarten haben im Heilversuch wesentlich bessere Wirkung. Die intravenöse Injektion wird man bei schwerer Erkrankung und bei Beteiligung des Kehlkopfes vornehmen. Bei intravenöser Injektion sieht man noch Rückwirkung auf 18—24 Stunden vorher eingespritztes Gift. Zweckmäßig gibt man deshalb bei jedem schwereren Fall von Diphtherie die Hälfte der zu verabreichenden Serummenge intravenös, die andere Hälfte intraglutäal.

Intramuskuläre, bei schwersten Fällen intravenöse Injektion.

Die Menge der intramuskulär oder intravenös zu injizierenden Antitoxineinheiten ist nach den von mir und meinen Mitarbeitern durchgeführten Heilversuchen nach dem Körpergewichte zu berechnen. Leichtere Fälle werden mit 100 A.E. pro kg auskommen. Bei dieser Menge wirkt das Heilserum fast immer nur immunisierend. Bei schweren Diphtherieformen kann man bis zu 500 A.E. pro kg ansteigen (ein 20 kg schweres Kind erhält also 10 000 A.E.). Bei dieser Dosis ist eine Rückwirkung auf 12 Stunden (selten länger zurück) zu erwarten. Diese Rückwirkung ist meist nur dahin zu verstehen, daß eine Abschwächung, nicht völlige Aufhebung der Giftwirkung erfolgt. Wiederholte Injektion ist überflüssig, da die Sättigung sämtlicher Gewebe mit Serum genügend ist, ebenso weitere Steigerung der Dosis. Das maßlose Hinauftreiben der Serumdosis ist Gefühlsdosierung und experimentell, und man kann auch sagen, klinisch nicht von erweislichem Nutzen. Die Komponente des Serums neben dem Antitoxingehalt spielt keine große Rolle. Das Pferdeserum hat einen retardierenden Einfluß auf den Entzündungsmechanismus (*Luithlen, Schick, v. Gröer*), der aber klinisch nicht in Betracht kommt, höchstens nur so weit, als daraus hervorgeht, daß das Bestreben nach zu stark konzentrierten Sera überflüssig ist. Die namentlich von französischer Seite behauptete teilweise Unabhängigkeit der Heilwirkung des Serums von der Antitoxinmenge ist klinisch nicht zu erkennen. Die Bemühungen, antiinfektiöse Sera herzustellen (*Wassermann, Bandi* u. a.), sind bis jetzt eigentlich resultatlos verlaufen. Ich glaube nicht, daß auf diesem Wege ein Fortschritt zu erwarten ist. Manche Autoren meinten, daß zwischen Wirkung gewöhnlichen Pferdeserums und Diphtherieserum kein wesentlicher Unterschied sei (*Bingel*). Diese Versuche haben bisher nicht genügend berücksichtigt, daß auch das normale Pferdeserum häufig Antitoxin enthält. Die *Bingel*schen Ergebnisse sind von den meisten Autoren abgelehnt worden. Die Anwendung von Streptokokkenserum neben Diphtherieserum bei bösartiger Diphtherie, ist wie erwähnt, versucht worden. Die Erfolge sind nicht überzeugend.

Dosierung 100—500 A.E. pro kg.

Wiederholte Injektion überflüssig.

Ärzte, die überhaupt ohne Serum behandeln, gibt es nur mehr wenige. Ich habe auch einige Zeit versucht, größere Kinder mit ganz leichten Rachendiphtherien gelegentlich ohne Serum zu behandeln. Ich habe unter 128 Fällen 17 mal wegen Zunahme der Erscheinungen nachträglich Serum injizieren müssen und möchte daher abraten, immer wieder derartige Versuche von neuem zu beginnen.

Die Wirkung des Serums in erster Linie immunisierend.

Ich möchte nochmals hervorheben, daß die Wirkung des Serums auf den Diphtherievorgang so zu verstehen ist, daß vom Moment der Seruminjektion die weitere Giftwirkung aufhört (siehe auch das S. 75 gesagte). Das in den letzten Stunden vor der Injektion in den Rachenorganen gebildete Gift kommt in der Regel noch zur Wirkung, insbesondere das mehr als 6 Stunden vorher produzierte. Von der intrakutanen Injektion des Giftes wissen wir, daß die Entzündung auf eingespritztes Gift gewöhnlich erst zwischen 24 und 48 Stunden nach der Injektion den Höhepunkt erreicht. Wenn ich also jetzt Serum injiziere, so werden die Folgen des bis 6 Stunden vor der Seruminjektion produzierten Toxins noch voll zur Wirkung gelangen. Ich darf mich nicht wundern und es als Mißerfolg des Serums ansehen, wenn 24—48 Stunden nach der

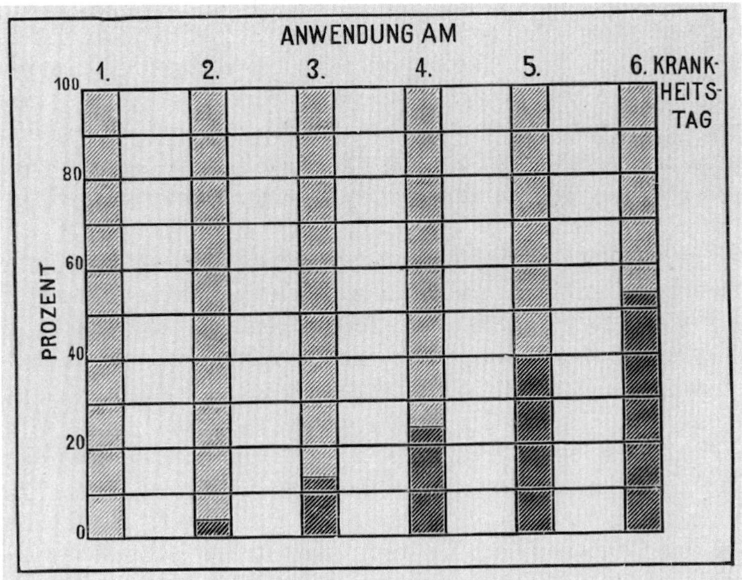

Fig. 28.

Heilerfolg des Serums bei seiner Anwendung am 1., 2., 3., 4., 5. und 6. Krankheitstage.
(Prof. *Trumpp*, München.)

Seruminjektion die Belagdicke und Ausdehnung noch zugenommen hat, diese entzündliche Reaktion ist erst die Folge des nicht mehr beeinflußten Giftes, das aber zur Zeit der Seruminjektion in seiner Wirksamkeit noch nicht den Höhepunkt der Wirkung erreicht hat. Deswegen ist das Serum nicht als eine Substanz anzusehen, welche gegen den vorhandenen Belag auf den Tonsillen direkt gerichtet ist. Das im Gewebe gebundene Gift muß sich austoben, d. h. die durch das Gift hervorgerufene Schädigung muß ihren Gang durchmachen; so wie bei einer Verbrennung auch nicht mit dem Aufhören der Hitzewirkung sofort alles rückgängig gemacht wird, sondern das geschädigte oder getötete Gewebe reaktiv abgegrenzt wird, so wird auch durch das Diphtherieserum nur der Brand lokalisiert, die Flamme gelöscht, ein klein wenig Gewebe noch von der Flammenwirkung befreit. Was verbrannt ist, bleibt verbrannt

Lokalisierung des Feuers.

und muß nun abgestoßen werden. Es muß ein in mancher Hinsicht nicht mehr spezifischer Vorgang ablaufen. Das geschädigte Gewebe muß ersetzt werden. Und je schwerer der Schaden, um so schwieriger ist die Heilung. Die Schwere des Schadens hängt von der individuellen Reaktionsart des Gewebes auf das Diphtheriegift ab, es scheint nicht in gleicher Weise entwickelt zu sein wie bei einer Brandwunde bestimmten Grades, die bei jedem Menschen schwer heilt, wenn sie dritten Grades ist.

Wirkung auf die Lähmungssymptome.

Ähnlich ist es mit den Schäden des Giftes in den anderen Organen. Nur beim Nervensystem mag in ähnlicher Weise wie beim Tetanus das Gift noch sein Unwesen trotz Serumtherapie treiben können und spezifische Spätwirkungen hervorrufen, weil das Serum das längs der Nervenscheide resorbierte Toxin nicht leicht erreichen kann. Im Tierversuch (*Römer* und *Viereck*) ergibt sich, daß ungenügend neutralisiertes Gift oder ungenügend mit Serum behandelte, vergiftete Meerschweinchen später an Lähmungen erkranken. Es mag auch hier der Fall sein, daß nur bei großen Serummengen das in der Nervenscheide aszendierende Gift neutralisiert werden kann. Denn es ist auffallend, daß *Heubner* und mit ihm andere Autoren von der Serumbehandlung postdiphtherischer Lähmungen mit großen Serumdosen (20000 A.E.) frappante Wirkungen gesehen haben. Untersuchungen von mir und auch von *Kleinschmidt* haben ergeben, daß Kinder mit postdiphtherischer Lähmung manchmal wohl kein Antitoxin, manchmal aber reichlich Antitoxin im eigenen Blutserum besitzen können. Hier ist noch eine Lücke, die der experimentellen Lösung zugeführt werden muß. Auch latente Diphtheriebazillenherde mit fortdauernder Toxinproduktion sind als Ursache beschuldigt worden (Heilung von Lähmungen durch Tonsillektomie). Diese könnten dann eine Rolle spielen, wenn der Patient kein eigenes Antitoxin gebildet hat. Jedenfalls ist die Serumbehandlung solcher Patienten mit postdiphtherischen Lähmungen ohne eigenes Antitoxin sicher berechtigt, die der anderen Patienten noch weiter auf die Wirksamkeit dieser Maßnahme zu prüfen.

Serumbehandlung der Lähmung?

Aktive Bildung von Antitoxin trotz Serumbehandlung.

Hervorzuheben ist, daß *Karasawa* und ich nachwiesen, daß die Serumbehandlung die eigene Produktion von Antitoxin nicht verhindert, wie die Serumgegner gemeint haben und wie *Opitz* neuerlich befürchtet. Die Stimulierung zur Antitoxinbildung ist ja schon im Gange, wenn es zur Serumbehandlung kommt. Wir konnten das Verschwinden des durch die Serumbehandlung passiv zugeführten Serums und das Erscheinen des autochthonen Antitoxins in einem Falle kontinuierlich verfolgen. Weitere derartige Untersuchungen sind mit intrakutaner Toxininjektion vorzunehmen. Ich möchte nur hier auf die Tatsache aufmerksam machen, daß allem Anscheine nach um das Ende der zweiten Woche, allenfalls in der dritten Woche nach der Injektion das zugeführte Serum abgebaut sein kann, das eigene Antitoxin noch nicht in genügender Menge vorhanden ist, so daß um diese Zeit kleine Rezidive zu erwarten sind. In der Tat sieht man häufig um diese Zeit das Wiederauftreten kleiner Beläge, möglicherweise ganz kleine lokale Rezidive.

Rezidive der 3. Woche.

Zur Immunisierung genügen 50 J.E. pro kg.

Als Immunisierungsdosis genügt 50 J.E. pro Kilogramm. Man hat in letzterer Zeit wegen der allergischen Erscheinungen bei Seruminjektionen empfohlen, statt Pferdeserum Rinderserum zur Immunisierung zu benützen. Meiner Meinung nach ist diese Angst vor der Reinjektion von Pferdeserum in der weitaus größten Zahl der Fälle unberechtigt. Immerhin ist gegen diese Anwendung des Rinderserums nichts einzuwenden.

Serumkrankheit.

Auf die infolge der Seruminjektion sich einstellenden Serumerscheinungen gehe ich nicht näher ein (siehe das Kapitel „Serumkrankheit" von Bessau im gleichen Bande). Ich möchte nur darauf hinweisen, daß diese Erscheinungen bei der erstmaligen Injektion gewöhnlich zwischen 8. und 12. Tag p. i. auftreten und in stark juckenden urtikariellen Ausschlägen, beginnend an der Injektionsstelle, in Ödemen, Temperatursteigerungen, allenfalls Gelenkschmerzen und Drüsenschwellung bestehen; diese Erscheinungen sind bei den gewöhnlich geringen Serummengen von 5—20 ccm nicht sehr häufig und ungefährlich. Bei Reinjektion nach kurzem Intervall (14 Tage bis 4 Monate nach der ersten Injektion) treten solche Serumerscheinungen recht stürmisch, ausnahmsweise sogar unter bedrohlichen Symptomen ein. Dies dürfte dann häufiger vorkommen, wenn das Serum intravenös injiziert wird. Deswegen möchte ich intravenöse Injektion von Diphtherieserum in manchen Fällen für gefährlich halten. Jedenfalls muß man bei Reinjektion mit dieser Schockwirkung rechnen. Nach längerem Intervall (nach vier Monaten) nach der Vorbehandlung treten die Serumerscheinungen schon am 4.—6. Tage nach der Injektion auf und pflegen ebenfalls stürmischer zu verlaufen.

Auch bei Erstinjektion können ausnahmsweise sofortige (anaphyllaktische) Erscheinungen bedrohlicher Art (Kollaps, asthmatische Symptome) auftreten, besonders Individuen mit Asthma sind gefährdet. Vor jeder Seruminjektion hat man sich daher darüber zu erkundigen, ob der Patient an Asthma, Ekzem oder Heufieber leidet. In bejahendem Falle und bei Reinjektion ist es empfehlenswert zuerst nur eine kleine Menge ($\frac{1}{2}$—1 cm^3) Serum intrakutan oder subkutan zu injizieren, um im Falle stürmischer Reaktion imstande zu sein diese durch Injektion von Adrenalin ($\frac{1}{2}$ cm^3 einer Lösung 1 : 1000) zu bekämpfen. Ich empfehle, daß jeder Arzt Adrenalin und eine sterile Spritze und Nadel bereit halten soll, wenn er Serum injiziert, um im gegebenen Fall keine Zeit zu verlieren.

Bettruhe.

Mit der frühzeitigen und entsprechend dosierten Serumanwendung ist wohl vieles, aber noch nicht alles getan. Wir müssen den Patienten auch bei leichteren Diphtherieanfällen mindestens 10—14 Tage im **Bett** lassen, da doch die Toxinschädigung der Gewebe stärker sein mag, als wir dies äußerlich erkennen. Auch die **Ernährung** ist entsprechend zu beaufsichtigen. Im allgemeinen braucht man auf die Niere bei der Diphtherie keine wesentliche Rücksicht zu nehmen. Man wird den Kindern bei stärkeren Schluckbeschwerden anfangs breiige und flüssige Nahrung (Milch mit Zucker eventuell mit Kakao oder Kaffee, Grießbrei, Erdäpfelpüree, Äpfelpüree, Suppe mit Eidotter, Eierspeise) geben, am besten in konzentrierter Form. Sind die Schluckbeschwerden geringer geworden, so kann zu gemischter Kost übergegangen werden.

Ernährung.

Bei Gaumensegellähmung muß als Nahrung mehr breiige Kost gegeben werden, jedenfalls bei Flüssigkeitszufuhr auf Verschlucken geachtet werden und die Flüssigkeit nur ganz langsam gereicht werden.

Lokalbehandlung ist meiner Erfahrung nach überflüssig. Außer einem Gurgelwasser, das zwar auch keinen wesentlichen Einfluß hat, braucht man in den einfachen Fällen kein Medikament. Alle Pinselungen

Einstäubungen usw. des Rachens sind sogar direkt schädlich, da sie den Patienten nur beunruhigen und aufregen und durch Setzung von Verletzungen gefährden.

Bei Nasendiphtherie wird es sich empfehlen, die Naseneingänge etwas einzufetten. Bei Hautdiphtherie kann man Umschläge mit Sublimat (1: 5000) oder mit H_2O_2 offizinale machen. Auch Umschläge mit Diphtherieserum sind empfohlen worden. Sie sind nicht nötig.

Besonderer Besprechung bedarf die Behandlung der septisch-toxischen Diphtherie bezüglich der Abwendung der Gefahr der Zirkulationsschwäche. Wir treten für möglichst frühzeitige, gewissermaßen prophylaktische Bekämpfung der Kreislaufschwäche ein. Es kommen Mittel in Betracht, welche das Vasomotorenzentrum (Kampher, Koffein) sowie das Vaguszentrum erregen (Koffein, Pituitrin in geringem Grade); weiter Mittel, welche die Herzmuskelarbeit verbessern, sei es, daß sie auf den Muskel selbst einwirken (Digitalis, Diuretin, Koffein), sei es, daß sie das Reizleitungssystem ansprechbarer machen (Kampher). Relativ frühzeitig, also schon gegen das Ende der ersten Krankheitswoche wird man daran denken müssen, auf die Gefäßmuskulatur (Digitalispräparate [*Gottlieb*]), sowie auf die Sympathikusendigungen in den peripheren Gefäßen einzuwirken. Die Verabreichung von Adrenalin und Pituitrin, ersteres zuerst von *Pospischill*, dann von *Eckert* und anderen empfohlen, gewinnt noch dadurch mehr Berechtigung, als nicht nur bei Tieren, sondern auch beim Menschen durch Diphtheriegift, wie erwähnt, Schädigung der Nebennieren und auch der Hypophyse nachgewiesen ist.

Behandlung der Zirkulationsschwäche.

Dabei darf die Adrenalindosis, deren Wirkung relativ rasch vorübergeht, nicht zu hoch gegriffen werden. Denn die plötzliche Verengerung der peripheren Gefäßbezirke führt zu einer enormen Verkleinerung des Gesamtquerschnittes der Gefäßbahn und damit wächst der Widerstand. Selbst ein normales Herz ist allenfalls einer so plötzlichen Blutdrucksteigerung nicht gewachsen und noch mehr Gefahr besteht für das geschwächte Herz. Man erzielt, wie ich selbst beobachtet habe, gelegentlich statt Verbesserung der Zirkulation einen Kollaps. Das Pituitrin, das, ähnlich wie Adrenalin, schwächer, aber dafür nachhaltiger wirkt, dürfte sich besonders in Kombination mit Adrenalin empfehlen. Wir injizieren vierstündlich 1 ccm Hypophysin (Pituitrin) und geben dazu 5—10 Tropfen der Adrenalinlösung (1 : 1000) subkutan.

Lange Bettruhe bei Herzschädigung.

Schwere Diphtheriefälle mit Herzerscheinungen wird man erst nach gründlicher Bettruhe, oft sechs- bis achtwöchiger Krankheitsdauer (und auch noch länger) aufstehen lassen und die Anforderungen an das Herz nur allmählich steigern. Noch Monate hindurch bedürfen solche Kinder der Schonung. Auch den Herzrekonvaleszenten tut die Freiluftbehandlung gut. Leider steht uns im Winter die Freiluftbehandlung nicht so leicht zur Verfügung.

Freiluftbehandlung.

Bei Eintritt postdiphtherischer Lähmungen bin ich vor allem für Bettruhe, im Frühjahr und Sommer mit Freiluftbehandlung verbunden. Bei Appetitlosigkeit wird neben appetitanregenden Mitteln Vin. Kondurango bei Säuglingen 5 Tropfen zweimal täglich, bei größeren) Kindern entsprechend mehr bis zweimal täglich einen Kinderlöffel mit Wasser zu gleichen Teilen verdünnt oder Tct. amara) die Kontrolle der zugeführten Nährwertmenge von gutem Erfolge sein. Durch Ernährung mit konzentrierter Nahrung wird es möglich sein, in geringer Menge genügend Nährwert zuzuführen.

Von direkt das Nervensystem beeinflussenden Mitteln wird seit langem Strychnininjektion (1 mg) empfohlen, täglich Injektion oder Tct. Strychni so viel Tropfen als das Kind Jahre zählt auf 70 Flüssigkeit, in 1—2 Tagen auszunehmen. Galvanisierung und Faradisierung kommt erst in der Rekonvaleszenz in Betracht. Ich fand immer, daß die Ermüdbarkeit des diphtheriegeschädigten Nerven, bzw. des von ihm versorgten Muskels so hochgradig ist, daß in der ersten Zeit Ruhe viel besser tut als Übung durch elektrischen Strom. Bei Schlucklähmung hohen Grades wird man allenfalls zur Sonderernährung greifen müssen.

Krupp-behandlung. Besonderer Besprechung bedarf die Behandlung der Kehlkopfstenose. Bei Larynxaffektion pflegt man unter allen Umständen für Zufuhr warmer feuchter Luft durch Inhalationsapparate (Bronchitiskessel) zu sorgen. In manchen Kliniken sind dafür ganze Zimmer vorgesehen, die ich für überflüssig halte. Man kann leicht und viel besser mit Leintüchern ein Dampfbett improvisieren. In Ermangelung eines Inhalationsapparates wird man dampfendes Wasser (heiße Ziegel in Wasser) aufstellen oder nasse Tücher aufhängen.

Inhalieren.

Bettruhe. Auch der Kruppkranke gehört ins Bett. Er ist bei steigendem Atembeschwerden fleißig herumzutragen. Insbesondere bei kleinen Kindern erweist sich dies als vorteilhaft. Gegen den Hustenreiz und zum Lockern des Hustens hilft häufiges Trinken warmer Flüssigkeit. Mit zunehmender Atemnot sehen wir dann häufig Nahrungsverweigerung auch von flüssiger Nahrung. Säuglinge sollen in diesem Falle die Milch nicht aus dem Sauger allein ziehen, da sie es nicht gut können, sondern man muß ihnen die Milch löffelweise geben oder mit dem Sauger passiv einspritzen. Die Kinder müssen atmen und haben keine Zeit zum Saugen. Expektorantien wie Ipecacuanha, Senega werden gegeben, ohne deutliche Einwirkung. Bei starkem Hustenreiz und mäßiger Stenose kann Kodein (0,005—0,01) vorübergehend Erleichterung verschaffen. Gelegentlich sieht man namentlich bei leicht erregbaren Kindern von Brom gute Beruhigung und daher etwas Erleichterung. Im übrigen soll jede Aufregung vermieden werden. Sie steigert mit Deutlichkeit die Atembeschwerden und manchmal so intensiv, daß man schon meint, eingreifen zu müssen. Mit dem Nachlassen der Erregung bessern sich die Atembeschwerden.

Kleine Kinder herumtragen.

Überwachung. Ernährung.

Kodein. Brom.

Bei Fieber Wickel. Hervorzuheben ist, daß Temperatursteigerung ebenfalls die Atemfrequenz und die dyspnoischen Symptome verstärkt. In diesen Fällen wirken Wickel ausgezeichnet. Nur dürfen sie nicht zu fest angelegt werden, um nicht dadurch die Atmung selbst zu erschweren. Es empfiehlt sich, 2—3 Wickel rascher hintereinander in halbstündigen Pausen zu wechseln und den letzten Wickel dann 2—3 Stunden liegen zu lassen.

Morphium. und Narcotica. Französische Autoren sind begeistert von der Wirkungsweise des Morphiums oder Kodeins bei Krupp. Auch *Pospischill* und *Schloßmann* sind derselben Ansicht, und auch ich mache von ihr Gebrauch. *Schloßmann* bevorzugt Narcophin. Es ist zweifellos, daß nicht nur der Hustenreiz, sondern auch das beängstigende Gefühl der Atemnot durch diese Mittel weggeschafft werden, wodurch sicherlich auch ein Teil der klinisch intensiv sichtbaren Atemnot herabgesetzt wird. Denn die psychische Komponente in der Intensität der Atemnot darf nicht vernachlässigt werden. Bestehende Atemnot macht ängstlich, die Ängstlichkeit steigert die Atemnot, ein Circulus vitiosus, den man nicht gering schätzen soll. Zusammen mit Aussaugen von Membranen können vielfach Intubation und Tracheotomie vermieden werden. Die Morphiuminjektion ist auch nicht gut zu entbehren bei den Fällen von deszendierendem Krupp, die trotz Tracheotomie weiter an Atemnot leiden und deren Qualen entsetzlich sein müssen. Hier kann sogar gelegentlich einmal ein anscheinend verlorener Fall mit nicht zu tief deszendierendem Prozeß gerettet werden, indem dem geschwächten Herzen endlich durch ausgiebigen Schlaf Erholung verschafft wird, worauf unter Aushusten abgestoßener Membranteile die Atmung freier wird. Nach einem Bericht aus *Düsseldorf* wird dort jeder Fall von diphtherischer Stenose mit Narcophin behandelt und — Sommer wie Winter — ins Freie gebracht. Es soll erstaunlich sein, wie beide Faktoren, das Morphium, wie die kalte frische Luft, auf die verängstigten Patienten beruhigend einwirken. Fast immer stelle sich Erholung im tiefen Schlaf ein. Durch diese von *Schloßmann* aufs energischste vertretene Therapie lassen sich die operativen Eingriffe auf ein erstaunliches Minimum einschränken.

Aussaugen des Kehlkopfs. Intubation.

Wenn die Atemnot zu deutlicher Insuffizienz der Sauerstoffversorgung geführt hat, darf mit der Behebung der Atemnot durch Aussaugen der Membranen, oder durch Intubation oder Tracheotomie nicht zu lange gezögert werden. Die durch die Atemnot bedingte, nicht nur psychische, sondern auch physische Anstrengung darf nicht unterschätzt werden, insbesondere ist die dem Herzen zugemutete Leistung meines Erachtens eine ungeheure. Man soll daher, wenn man die Überzeugung hat, daß die operative Behebung der Atemnot in wenigen Stunden unabweislich sein wird, nicht bis zur völligen oder fast völligen Erschöpfung warten. Nur beim Säugling zögern wir gerne mit der Intubation, bis sie absolut notwendig ist. Denn, wenn man beim Säugling die Intubation ausführt, weiß man nie, ob es einem auch bei günstigem Verlauf der Diphtherie gelingen wird, mit dem Tubus allein auszukommen.

Ein entschiedener Fortschritt in der Kruppbehandlung erzielten *Linah* (1916), *Gover* und *Hardmann* (1923) mit der Einführung der Methode der direkten Aussaugung von Membranen aus dem an Diphtherie erkrankten Larynx. Schon im Jahre 1918 hatte *Gover* in 189 Fällen bei direkter Laryngoskopie Membranen mit der Pinzette aus dem Kehlkopf entfernt und damit in 14 Fällen vollkommene Behebung der Stenose und in 9 Fällen Besserung derselben erreicht. Er sah, daß die Membranen im Larynx viel dünner und weniger festhaftend sind als im Rachen. Sie sind häufig lose und flottieren. Nach Entfernung der Membranen besteht keine Tendenz zur Blutung. Neben Membranbildung besteht subglottisches Ödem, welches begreiflicherweise durch Entfernung der Membranen nicht gebessert wird. *Gover* verfolgte die Membranerneuerung mit direkter Laryngoskopie und fand, daß keine neuen Membranen mehr entstehen, wenn nach intravenöser Seruminjektion der Larynx durch 36—48 Stunden freigehalten werden kann.

Saugbehandlung *Linah*, *Gover* und *Hardmann-Tolle*.

Da die Pinzette gefährlich werden kann, wurde die Ansaugung bevorzugt. Über Technik und Erfolge dieser Behandlungsmethode siehe näheres in den Spezialarbeiten, die im Literaturverzeichnis unter „Aussaugen des Larynx“ angeführt sind. In Deutschland bedient man sich seit Jahren, und mit guten Erfolgen, des Absaugeverfahrens, wobei mittels Wasserstrahlpumpe und weichem Gummikatheder Membranen und Schleim aus Rachen und Kehlkopf entfernt werden.

Die von *O'Dwyer* entdeckte (1885) Intubation ist jünger als die Tracheotomie.

Methodik.

Sie besteht in der Einführung eines Metallröhrchens (vergoldete Bronze), das verschiedenen Lebensaltern entsprechend in verschiedenen Größen nach Gipsabgüssen des Kehlkopfes nachgeformt ist. Der Tubus wird bei guter Fesselung des Kindes durch Leintuch und Windeln unter Anwendung eines Mundöffners so eingeführt, daß der Tubus der entsprechenden Altersperiode mit seinem Mandrin an einem für alle Tuben gemeinsamen Griff angeschraubt wird. Am oberen Ende des Tubus findet sich eine wulstige Verdickung, die oberhalb der Stimmbänder zu liegen kommt. Der vorspringende Teil des Wulstes ist im Patienten gegen die hintere Larynxwand gerichtet. Der Tubenwulst enthält eine Lücke für einen Seidenfaden, der dazu dient, das Einführen des Tubus zu ermöglichen. Der Faden wird meist einmal um den Mandrin des Intubators geschlungen und mit dem Zeigefinger der rechten Hand an dem am Handgriff befindlichen Haken festgehalten, während die übrigen Finger den Intubator umgreifen. Während der Patient von einer Schwester im Schoß mit überkreuzten Beinen festgehalten wird, wird von einer anderen Schwester die Mundsperre eingeführt und nun der Kopf, gerade dem Arzte gegenüberstehend, zuerst etwas nach rückwärts gebeugt gehalten. Der Arzt geht mit dem Zeigefinger der linken Hand bis zum Kehlkopfeingang ein, hebt allenfalls den Kehldeckel auf und bringt nach Abtastung der Eingangsstelle in den Kehlkopf — den Aryknorpeln — längs der führenden linken Hand und Zeigefinger an diese Stelle den Tubus mit dem Intubator, führt den Tubus mit seinem untersten Drittel in den Kehlkopf ein und schiebt nunmehr den Tubus in den Kehlkopf hinein, ihn mit der linken Hand vom Intubator abstreifend. Gleichzeitig wird der Intubator mit der rechten Hand zurückgezogen. Am metallischen Klange des Atemgeräusches, am krachenden metallischen Geräusche beim Husten erkennt man, daß der Tubus im Kehlkopfe sitzt. Der am Tubus befindliche Faden wird beim Munde herausgeführt, mit einem Heftpflaster vor dem Ohre befestigt, nachdem der Faden noch vorher um die Ohrmuschel geführt wurde. Das Kind wehrt sich gegen die Einführung des Tubus und würde ihn sofort am Faden herausziehen, wenn man nicht die Hände zur Faust geballt mit einem kleinen Tuche (Taschentuch oder kleineres dreieckiges Tuch) einbinden würde. (Manche Autoren entfernen den Faden deswegen nach der Einführung des Tubus, dies auch

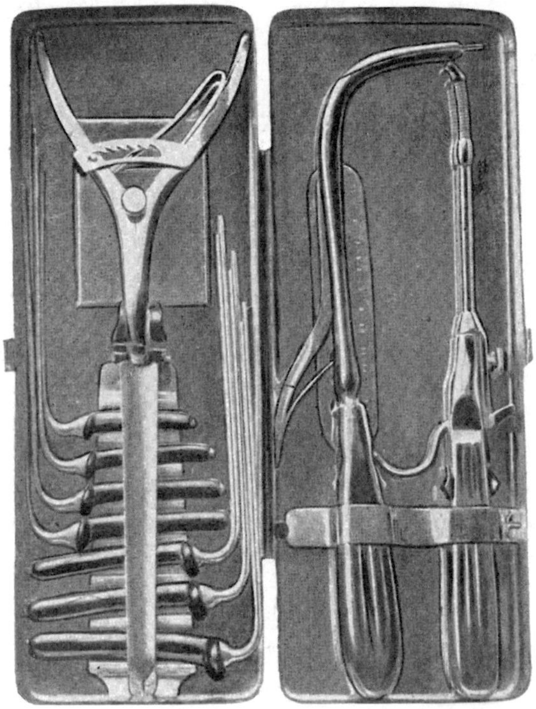

Fig. 29.
Intubationsbesteck mit Ebonittuben.

deswegen, weil der Faden von manchen Kindern sehr unangenehm empfunden wird. Der liegende Faden hat aber so viele Vorteile, daß wir ihn selbst wieder eingeführt haben.) Die vollendete Intubation wird in den meisten Fällen durch heftigen Hustenreiz und reichliche Expektoration von Schleim, eitrigem Sekret und auch Membranen beantwortet. Fast immer erfolgt auch Erbrechen, wobei ebenfalls viel Schleim herausgewürgt wird. Bei manchen Kindern, insbesondere erschöpften Kindern, fehlt dieser Hustenreiz usw., den wir zwecks Expektoration wünschen, und muß

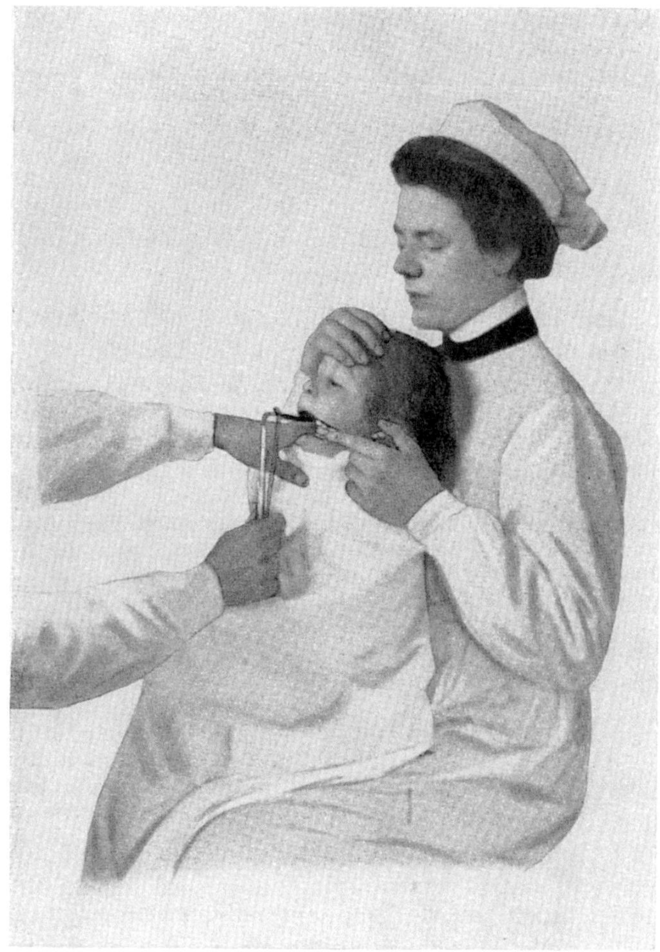

Fig. 30.
Fixation des Kindes bei der Intubation.
(Prof. *Trumpp*. München.)

erst durch Trinken von Tee ausgelöst werden. Manchmal wird gleich nach der Intubation und der sich anschließenden Expektoration die Atmung des Kindes sichtlich freier, die früher blasse oder zyanotische Färbung weicht einer rosigen. Die Einziehungen am Rippenbogen sind noch eine Weile sichtbar, verschwinden aber allmählich. Der Hustenreiz, anfänglich heftig und eine Zeitlang fast beängstigend, läßt nach wenigen Minuten nach. Man wundert sich, wie gut so ein großer Fremdkörper in der Regel vertragen wird. Nur manche Kinder haben sehr lange mit Hustenreiz zu tun. Das Kind, das früher keine Nahrung zu sich genommen, trinkt nunmehr bei freier Atmung ein ganzes Glas voll aus, ohne sich durch den dadurch ausgelösten Husten wesentlich beeinflussen zu lassen. Nach Löschen des Durstes schlafen die meisten Kinder ein. Sie konnten ja früher wegen der Atemnot, trotzdem die Augen vor Müdigkeit zufielen, keinen Schlaf finden. Immer wieder hat man seine Freude an

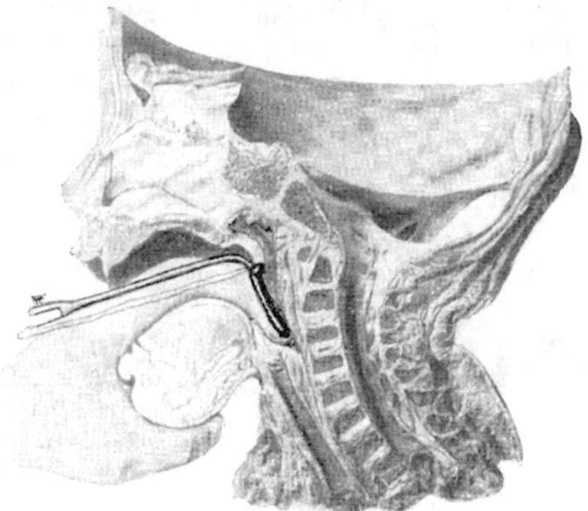

Fig. 31a.
Intubation, 1. Akt.
Die Tube wird bis zum Nagel des am Adit. laryng. ruhenden linken Zeigefingers vorgeschoben; Handgriff des Intubators gesenkt.

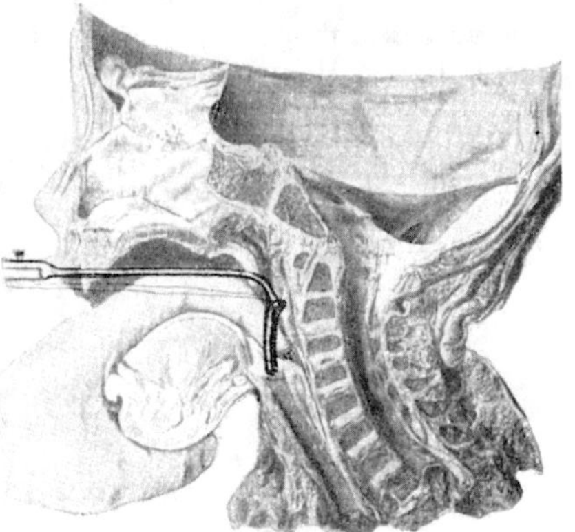

Fig. 31b.
Intubation, 2. Akt.
Die Tube tritt in die Pars. sup. laryngis ein; Handgriff des Intubators erhoben.

(Prof. *Trumpp*, München.)

dem schönen Erfolg dieses unblutigen und segensreichen Eingriffes. Manchmal dauert es bis zur Erholung etwas länger, namentlich wenn die Expektoration eine ungenügende ist. Dies ist namentlich bei den durch die Atemnot übermüdeten Kindern der Fall. Die Intubation kann ohne Erfolg sein, wenn die Stenose tiefer sitzt oder wenn ein deszendierender Krupp vorhanden ist. Wohl pflegt auch in diesen Fällen eine kleine Erleichterung durch bessere Expektoration des Schleims und kleiner Membranen einzutreten. Sie ist aber dann nicht von Dauer, die Färbung der Schleimhäute bleibt schlecht, zyanotisch und bleich, die Einziehungen dauern an, bei Auskultation der Lungen kann man sich überzeugen, daß das Einströmen der Luft andauernd schlecht erfolgt. Hier kann allenfalls die Tracheotomie noch helfen. Die Intubation kann weiter versagen, wenn eine losgelöste Membran — manchmal wird sie durch die Intubation selbst losgelöst — im Tubus stecken bleibt und das Lumen des Tubus verlegt. In diesem Falle steigert die Intubation die Erstikkungsgefahr, manchmal wird durch einen Brech-Hustenakt Tubus samt darinsteckender Membran herausgewürgt. In anderen Fällen muß man den Tubus selbst wieder am Faden herausziehen. Durch gleichzeitiges Schlagen auf den Rücken, so ähnlich wie man es bei Kindern tut, wenn ihnen beim Essen etwas in die „unrechte" Kehle kommt, gelingt es manchmal, den Patienten zu einem Herauswürgen der die Luft-

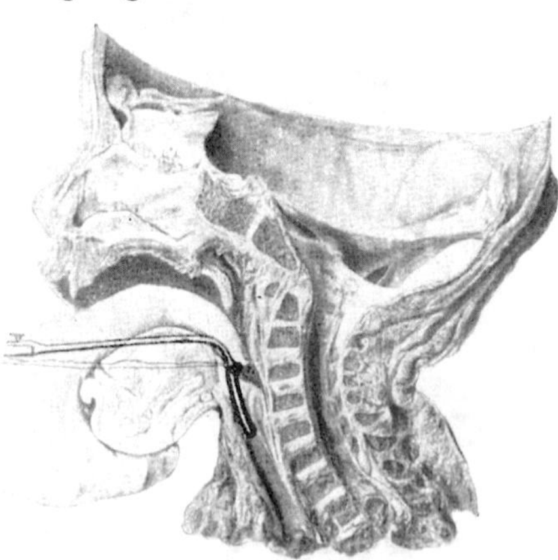

Fig. 31c.
Intubation, 3. Akt
Die Tube passiert die Glottis respiratoria; Handgriff des Intubators wieder gesenkt.
(Prof. *Trumpp*, München.)

röhre verstopfenden Membran zu bringen. Nicht so selten ist in solchen Fällen nach Entfernung des Tubus die Atmung besser als vor der Intubation, aber doch nicht frei, da die Membran nicht herausgebracht wird. In solchen Fällen hat manchmal das wiederholte Intubieren und Wiederherausziehen des Tubus am Faden noch Erfolg, indem endlich die Membran soweit gelöst wird, daß sie ausgehustet werden kann. Hilft dies nichts und nützt auch Anregung des Hustenreizes durch Trinken von Flüssigkeit nichts, so muß dann doch zur Tracheotomie geschritten werden.

Die Intubation stellt an das Pflegepersonal besondere Anforderungen in bezug auf Geistesgegenwart und Pflegetechnik. Gelegentlich bei reichlicher Membranbildung kann der Tubus plötzlich verstopft werden, wodurch ein Erstickungsanfall ausgelöst wird. Wird nicht dabei spontan Tubus mit verstopfender Membran herausgehustet, so muß die Pflegeperson den Tubus am Faden herausziehen. Diese Verstopfung des Tubus ist ein Ereignis, das für die erfahrene Schwester gewöhnlich nicht unvermittelt zustande kommt. Bei reichlicher Membranbildung hört man wiederholt das Hineinschlagen von Membranen in die Tubusöffnung, die die drohende Verstopfung kennzeichnen.

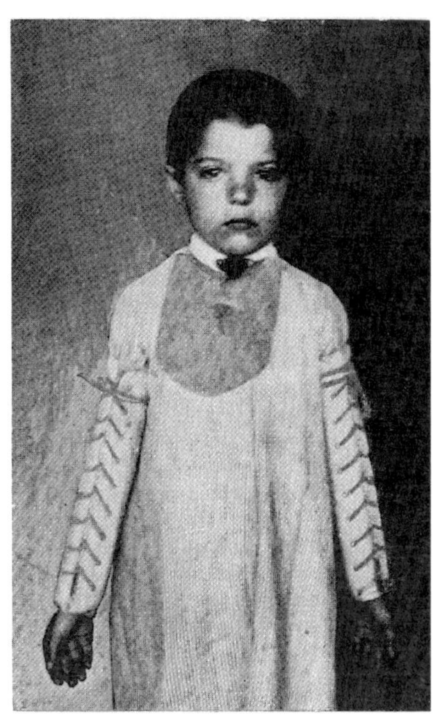

Fig. 32.
Armbandagen nach Eversbusch.
(Aus *Bokay*, Intubation.)

Die Ernährung von intubierten Kindern macht gewisse Schwierighciten, indem namentlich Flüssigkeiten leicht in den nicht gut verschlossenen Larynx hineingelangen, heftigen Hustenreiz auslösen, so daß manche Kinder die Flüssigkeit nicht nehmen wollen. Breiige Nahrung wird besser vertragen. Doch möchte ich betonen, daß die Zufuhr von Flüssigkeit — insbesondere Tee mit Zucker — trotz des sicheren Hineinfließens in den Tubus notwendig ist, um das Innere des Tubus feucht zu erhalten, denn das im Tubus befindliche Sekret trocknet sonst ein, wird hart, borkig und wirkt durch Verlegung der Tubuslichtung als Atemhindernis. Häufige kleine Mahlzeiten mit konzentrierten Nahrungsmitteln werden bei der Ernährung zu berücksichtigen zu sein.

Gefahren der Intubation.

So segensreich die Intubation ist, so ist sie doch mit einigen Gefahren verbunden. Abgesehen von der Notwendigkeit der Vertrautheit des Arztes und der Pflegeperson mit allen Details der Intubationsbehandlung ist das Liegen des Tubus im Kehlkopf für die Schleimhaut nicht gleichgültig. Bei schwerer Diphtherie mit herabgesetzter Widerstandskraft der Gewebe sehr frühzeitig, bei leichteren Fällen etwas später erzeugt das untere Ende des Tubus durch fortwährendes Scheuern an der Schleimhaut ein Dekubitalgeschwür, so daß an vielen Stellen es üblich ist, den Tubus im ganzen nicht länger als 100 Stunden liegen zu lassen. Falls

Dekubitus.

unterdes die Atmung nicht frei geworden ist, muß man die Tracheotomie vornehmen. Der Dekubitus heilt mit Narbenbildung aus, ist der Substanzverlust tiefgreifend oder zirkulär, so kann die nachfolgende Heilung mit Narbenbildung bis zu totalem Verschluß des Kehlkopfes führen.

O'Dwyer und *Bokay* haben Verfahren ausgearbeitet (Gelatine-Alauntuben), die eine Heilung des Dekubitus bei liegendem Tubus ermöglichen sollen. Ich habe mehrmals davon Erfolge gesehen, möchte aber trotzdem empfehlen, nach längstens 100 Stunden Intubationsdauer zur Tracheotomie zu greifen. Man soll übrigens grundsätzlich bei jedem intubierten Kinde immer alles zur Tracheotomie vorbereitet halten, da nicht selten die Tracheotomie plötzlich notwendig wird.

Tracheotomia inferior.

Die Tracheotomie, die wir vornehmen, ist die Tracheotomia inferior.

Gewöhnlich wird sie bei liegendem Tubus gemacht, was die Auffindung der Trachea wesentlich erleichtert. Das Kind wird ähnlich mit einem Leintuch und drei Doppelwindeln gefesselt wie bei der Intubation (Hände eingebunden), nur daß der Hals und die oberen Anteile der Schultern freibleiben. Die Operation wird unter Chloroformnarkose vorgenommen. Das Kind bekommt eine Rolle in den Nacken, um durch Lordosierung der Halswirbelsäule die Gebilde vorne am Halse leichter zugängig zu machen. An Instrumenten benötigt man ein Spitzbistouri, zwei Wundhaken (klein), eine anatomische Pinzette, einen doppelzinkigen Haken, zwei einzinkige Haken, ein Knopfmesser und Kanülen (kleinster, mittlerer und größerer Ausgabe).

Die Schnittführung erfolgt nach der alten Methode mit dem Spitzbistouri genau in der Mittellinie. Der Schnitt beginnt in der Höhe des unteren Randes der Cartilago thyreoidea und geht bis ungefähr zur Höhe der Verbindungslinie beider Sternoklavikulargelenke. Besser als der Längsschnitt hat sich für den Geübten der Querschnitt bewährt, etwa 1—2 Finger über dem oberen Sternalrand, 2—3 cm lang. Der Querschnitt schafft ebensoviel Platz wie der Längsschnitt und garantiert eine viel schönere Narbenbildung. Dem Ungeübten wird freilich der Längsschnitt leichter lallen, weil er von vorneherein die Mittellinie fixiert. Haut und Unterhautzellgewebe werden bis zur Faszie mit Messer durchtrennt, das durchtrennte Gewebe durch die Assistenz in die Wundhaken gefaßt und auseinandergehalten. Durch stärkeres Auseinanderziehen der Wundhaken steht die meist geringfügige Blutung. Die Faszie wird noch scharf durchtrennt, von da ab soll dann nur stumpf in die Tiefe präpariert werden, wobei die Muskeln, die von oben nach unten streichen (Sternohyoideus usw.), in der Mittellinie durchtrennt werden. In der Wunde erscheinende Venen werden in die Wundhaken genommen. Die Verletzung der Venen soll vermieden werden. Deshalb ist das stumpfe Präparieren zu empfehlen. Indem man in die Tiefe vorschreitet, kommt gewöhnlich die Schilddrüse im oberen Anteile der Wunde zum Vorschein und soll durch den Doppelzinken nach oben gehalten werden. Damit ist der Weg zur Trachea frei, die schön lospräpariert werden soll. Sie ist durch die weiße Farbe und die Trachealringe kenntlich. Ist die Trachea frei präpariert, dann wird wieder das Spitzbistouri genommen und in die vordere Trachealwand ein kleiner Einschnitt gemacht, durch den Luft durchzischt. Nun werden in die kleine Lücke die zwei einzinkigen Haken eingeführt, um die vordere Trachealwand von der rückwärtigen abzuheben. Dann wird der Tubus, dessen unteres Ende gewöhnlich in der Trachealwunde erscheint, herausgezogen und nun können durch das Knopfmesser mit sägenden Schnitten ohne Gefährdung der hinteren Trachealwand zwei Trachealringe durchtrennt werden, um die Einführung der Kanüle zu ermöglichen. Diese wird dann nach Austamponierung der Wunde mit einem schmalen Kruppbändchen befestigt. Damit das ausgehustete Sekret die Haut nicht mazeriert, wird ein kleiner Latz, unten aus hydrophiler Gaze, oben aus Billrothbatist bestehend, vorgelegt. Auf die Form der Kanülen möchte ich nicht eingehen, nur darauf hinweisen, daß die innere Kanüle je nach der Reichlichkeit der Sekretion halbstündlich oder stündlich von der Pflegeperson gewechselt werden muß. Die Reinigung erfolgt am besten mit Hilfe einer Taubenfeder. Die äußere Kanüle wird anfänglich jeden zweiten Tag gewechselt. Aufmerksam zu machen ist, daß eine

Entfernung der äußeren Kanüle nur sehr vorsichtig auf längere Zeit ausgedehnt werden darf, weil die äußere Wunde sehr rasch sich verkleinert, so daß die Wiedereinführung große Schwierigkeiten macht.

Bei tracheotomierten Kindern soll für Anwärmung und Befeuchtung der Atemluft gesorgt werden, am einfachsten durch Inhalationsapparate und Bildung eines kleinen Dampfzeltes durch Überdecken des Bettes mit Leintüchern. Die an mancher Stelle eingeführten Dampfkammern haben sich nicht recht bewährt und sind für das Pflegepersonal eine Qual.

Auch die Tracheotomie hat ihre Nachteile. Abgesehen von der Schwierigkeit der Abgewöhnung der Kanüle bekommen tracheotomierte Kinder leichter Pneumonien. Überdies kann bei abnorm verlaufender Arteria thyreoidea eine tödliche Blutung vorkommen.

Literatur:

Zusammenfassende Arbeiten: *Baginsky*, Nothnagels Handbuch, Realenzyklop., Wien, Hölder, 3. Auflage (Lit.). — *Bretonneau*, Die Diphtherie, neu herausgegeben und übersetzt von M. Nülle. Springer, Berlin 1927. — *Escherich*, Diphtherie, Wien, Prochaska 1895. — *Heubner*, Lehrbuch der Kinderheilk., Leipzig, Barth. — *Jochmann*, Lehrb. der Infektionskrankheiten, Berlin 1914, Springer. — *Landé*, Erg. inn. Med. XV, 715—746. — *Trumpp*, Dieses Handb., 2. Auflage. — *Wolff*, Sammelreferat amerik. Literatur, Zbl. Kinderheilk. X, 1922. — *Blühdorn* u. *Loebenstein*, Mschr. Kinderheilk. 20, 381, 1922. — Allgemeines: *Crooks*, J. Dis. child. 30, 367, 1925. — *Faroy* et *Loiseau*, Amer. Inst. Pasteur 27, 265, 1913. — *Henke*, Arb. path. Anat., Tübingen, 2, 1894—1899. — Bakteriologie und Epidemiologie: *Beck*, Handb. Kolle-Wassermann (Lit.), 1903. — *Dold*, Dtsch. med. Wschr. 42, 1760, 1927 (Streptokokken und Diphtherie). — *Kleinschmidt*, Jb. Kinderheilk. 76, 179, 1912. — *Martner*, J. Dis. child. 33, 895, 1927 (Bakteriämie, Literatur). — *de Rudder*, Erg. inn. Med. 36, 273, 1929. — *Seligmann*, 7. Tagung d. Mikrobiol., Berlin 1913, Zbl. Bakter. 57, 147. — *Scheller*, Handb. Kolle-Wassermann (Lit.), 1909, Erg.-Bd. — Referat Diphtherie am Mikrobiologentag 1913, Berlin (*Neißer*, *Sommerfeld*, Therapie. *Schick*, Diskussion. Literatur. — Aktive Immunisierung: *Bayer*, Jb. Kinderheilk. 110, 273, 1925. — *Behring*, Dtsch. med. Wschr. 39, 873, 1913; Ges. Abh. 1915. — *Boehme* und *Riebold*, Münch. med. Wschr. 8, 1924. — *Degkwitz*, Dtsch. med. Wschr. 5, 1928. — *Friedmann*, *Neufeld*, Dtsch. Ges. Kinderheilk. 257 u. 322, 1929. —*v. Gröer* u. *Kassowitz*, Z. Immun.forschg. 1915—1919. — *Kassowitz*, Dtsch. med. Wschr. 834, 1921. — *Löwenstein*, Klin. Wschr. 8, 2283, 1929; Wien. med. Wschr. 610, 1923. — *Opitz*, Jb. Kinderheilk. 92, 189, 1920; 96, 10, 1921; 97, 124, 1922; Klin. Wschr. 2081, 1924. — *Park*, J. amer. med. Assoc. 79, 1584, 1922. — *Ramon*, C. r. Soc. Biol. Paris 2, 89, 1923; Ann. Inst. Pasteur 42, 959, 1928. — *Rohmer*, Erg. inn. Med. 16. — *Salge*, Jb. Kinderheilk. 60, 51. — *Schick*, Erg. Hyg. I, 146, 1929. — *Scholz*, Z. exper. Path. u. Ther. 32, 158. — *Smith, Theobald*, J. of exper. Med. 11, 241, 1909. — *Zingher*, I. A. M. A. 77, 1921. — Bazillenträger: *Weichhardt* u. *Pape*, Erg. inn. Med. 11. — Herz: *Dorner*, Klin. Studien, Jena 1918, G. Fischer. — *Hecht* u. *Sperk*, Wien. med. Wschr. 27, 1691, 1913. — *Rohmer*, Jb. Kinderheilk. 76, 391 (Lit.). — *Siebert*, Erg. inn. Med. VIII, 313—348. — *Warthin*, J. inf. Dis. 35, 32, 1924 (Myokarditis). — Hypophyse: *Abramow*, Virch. Arch. 214, 408. — *Creutzfeldt* u. *Koch*, Virch. Arch. 213, 123. — Immunität und Disposition: *Hamburger*, Mschr. Kinderheilk. 31, 376, 1926; Wien. med. Wschr. 5, 163, 1928; Arch. f. Hyg. 98, 108, 1927. — *Hirszfeld*, Z. Immun.forschg. 54, 81, 1927. — *John* u. *Kassowitz*, Klin. Wschr. 1146, 1922. — *Kassowitz* u. *Freud*, Z. exper. Med. 41, 160 u. 42, 400. — *Rosling, Eyvind*, Z. Immun.-forschg. 60, 269, 1929. — *v. Szontagh*, Jb. Kinderheilk. 113, 184, 1926. — *Schick* u. *Karasawa*, Ges. f. Kinderheilk. 82. Versammlg. Königsberg 1910. — *Schick* u. *Topper*, J. Dis. child. 38, 929, 1929. — *Schloßmann:* Zur Frage der Übertragbarkcit von Scharlach auf Diphtheriekranke. Berl. klin. Wochenschr. Nr. 41, S. 965. Verl. August Hirschwald, Berlin 1920. — Intrakutanreaktion: *Armand*, *Delille* u. *Marie*, Presse méd. 3, 43, 1921. — *Bessemanns*, Bruxelles Excelsior Verlag, Brügge 1923, Literatur. — *Czerny*, Med. Klin. 18, 587, 1922. — *Dudley*, Quart. J. Med. 86, 321, 1929 (Literatur). — *Gomez* u. *Navarro*, Philipp J. Sci. 22, 559, 1923. *Groer*, *Kassowitz* u. *Schick*, Abderhald Hdb. der Arbeitsmethoden. — *Hamburger* u. *Siegl*,

Münch. med. Wschr. 76, 1929. — *Heinbecker* u. *Jones*, J. of Immun. 15, 395, 1928. — *Römer*, Z. Immun.forschg. 3, 1909. — *Schick*, Münch. med. Wschr. 504, 1908 u. 2608, 1913; Handb. d. Techn. u. Methodik der Immunitätsf. 1911, Erg.-Bd. — *Schick* u. *Karasawa*, Jb. Kinderheilk. 72, 1910. — *Magyar* u. *Schick*, Verh. d. deutsch. Ges. f. Kinderheilk. 1912. — *Kassowitz*, Z. exper. Path. u. Ther. 2, 1914. — *Park*, *Zingher* u. *Serota*, Arch. of Pediatr. VII, 1914. — Aussaugen des Larynx (Suction): *Gover* u. *Hardmann*, Arch. Ped. 40, 171, 1923. — *Linah*, The Laryngoscope 1916. — *Marvin*, J. Dis. child. 29, 433, 1925. — *Tolle*, J. Dis. child. 1930 (Suction). — Intubation: *Bokay*, Leipzig 1908, Vogel. — *Schloßmann*, Über die Vermeidung operativer Eingriffe (Tracheotomie und Intubation) bei der Behandlung des Krupps. Dtsch. med. Wschr. 28. Verlag G. Thieme, Leipzig 1924. — Lähmungen: *Benno Hahn*, Z. exper. Path. u. Ther. 1915. — *Gött*, Jb. Kinderheilk. 80, 549. — *Regan*, J. Dis. child. 25, 284, 1923; 33, 610, 1927. — Nebenniere: *Moltschanoff*, Jb. Kinderheilk. 76, 200, Erg.-H. 1912. — Nervensystem: *Barabas*, Jb. Kinderheilk. 82, 476. — *Dynkin*, Jb. Kinderheilk. 78, 267. — *Leede*, Z. Kinderheilk. 8, 88, 1913. — *Misch*, Neur. Zbl. 22, 1916. — *Serog*, Med. Klin. 48, 1255, 1916. — Spezifische Therapie: *Kleinschmidt*, Jb. Kinderheilk. 86, 263. — *Schick*, *Busacchi* u. *Kassowitz*, Z. exper. Path. u. Ther. 1913.

Der Scharlach[1]).

Von

ADOLF HOTTINGER und ARTHUR SCHLOSSMANN in Düsseldorf.

Begriffsbestimmung.

Der Scharlach ist eine akute Infektionskrankheit, in der Regel gekennzeichnet durch das Syndrom: Enanthem-Exanthem und die Neigung zu einem typischen, zweiten Kranksein mit vielgestaltigem Symptomenkomplex nach einem mehr oder minder langen, erscheinungsfreien Zwischenraum.

Geschichte des Scharlachs.

Unsichere Überlieferung

In der ersten Hälfte des 17. Jahrhunderts finden wir die ersten gesicherten Berichte über den Scharlach und sein epidemisches Auftreten (*Haeser*), wenn auch schon im Altertum und im frühen Mittelalter Krankheitsbilder beschrieben werden, deren Identität mit Scharlach wahrscheinlich ist (*Hippokrates, Celsius, Caesius Aurelianus*). So mögen in der Seuchenzeit, die 166—180 in Rom herrschte und über die *Galen* ausführlich berichtet hat, wohl auch Scharlachepidemien aufgetreten sein. Unter den „Morbilli" der Arabisten sind unter anderen Krankheiten vielleicht auch Scharlachfälle zu suchen (*Avicenna, Ali Abas* und *Rhazes*). Von den vier Krankheiten, die nach *Michael Scotus* (gestorben in der Mitte des 13. Jahrhunderts) jeden Menschen befallen und die er als „Morbilli" zusammenfaßt, wurde die von ihm als Scurola bezeichnete geradezu als Scharlach gedeutet. *Giovanni Philippo Ingrassias* (geboren 1510 in Palermo, genannt der sizilianische Hippokrates) beschreibt unter dem Namen Rossania (s. Rossalia) offenbar den Scharlach (rossania, quoniam maculae per universum corpus plurimae magnae ac parvae, ignitae ac rubrae cum vix effatu digno tumore, instar multa seorsum distincta erysipelata, dispersae sunt, ut totum corpus ignitum appareat) (Neapel 1553). Fast zur selben Zeit *Baillou* (Paris 1575).

Erster sicherer Scharlach.

In Deutschland dürften *Gregorius* (geboren 1578 in Torgau) im Jahre 1624 als Stadtphysikus in Ulm und vor allem *Michael Döring* die ersten gewesen sein, die die Eigenart des Scharlachs erkannt haben. Besonders der Letztgenannte hat in seinem Briefwechsel mit seinem Schwiegervater *Sennert* über eine Scharlachepidemie in Breslau 1627 die Unterschiede zwischen Scharlach und Masern klar herausgehoben; aber erst der Autorität *Sydenhams* blieb es vorbehalten, dem Scharlach dauerndes Bürgerrecht als besondere Infektionskrankheit in der Literatur zu schaffen (1661). Von nun an führt die Krankheit auch allgemein die von ihm dafür verwandte Bezeichnung Febris scarlatina. *Sydenham* konstatierte auch bereits den wechselnden Charakter des Scharlachs. Die ersten von ihm beschriebenen Epidemien verliefen so leicht, daß er meinte, der Scharlach verdiene kaum den Namen einer Krankheit. Wenige Jahre später erlebte er jedoch, wie die Krankheit maligne Formen annahm und daß sie an Bösartigkeit der Pest kaum nachstand. Beschreibungen größerer und kleinerer Scharlachepidemien kehren im weiteren Verlauf der Zeiten immer wieder. So war in Paris im Winter 1731—32 der Scharlach epidemisch. In Deutschland

Der Name Scharlach erwirbt sich Bürgerrecht.

---

[1]) Lat.: scarlatina. Franz.: la scarlatine. Engl.: scarlet fever. Ital.: scarlatto. Span.: escarlata.

berichtete *Johann Storch*, genannt *Pelargus* (geboren 1681 in Ruhla), in einer Monographie über die von ihm in Thüringen beobachtete Epidemie. War damit die Abgrenzung des Scharlachs von den Masern und anderen exanthematischen Krankheiten gesicherter Bestand der Heilkunde geworden und die Verfolgung der einzelnen Epidemien dadurch erleichtert, so tritt nunmehr ein Zusammenwerfen offenbar auf Diphtherie zurückzuführender Todesfälle mit solchen an Scharlach ein (brandige Bräune), das, wie *Haeser* selbst noch 1882 sagt: „zu der Meinung geführt hat, daß die Diphtherie eine von dem Scharlach nicht verschiedene Krankheit sei, ein Irrtum, über welchen trotz der Bemühungen von *Fuchs* und *Hecker* noch in unseren Tagen viele Ärzte erst durch den Augenschein haben belehrt werden müssen". Die Eigenart des Scharlachs läßt, wie sich auch aus unserer Darstellung im folgenden ergibt, zukünftige Überraschungen in bezug auf seine Einordnung in die Systematik der Krankheiten allerdings durchaus nicht ausgeschlossen erscheinen.

Epidemiologisches aus dem 18. u. 19. Jahrhundert.

Im übrigen finden wir im 18. Jahrhundert häufige und heftige Scharlachepidemien, die sich auch in dem ersten Jahrzehnt des 19. Jahrhunderts wiederholen (Jena, Göttingen, Wittenberg, Leipzig [1805], Württemberg usw.). In den Jahren 1811 bis 1817 tritt der Scharlach an Bedeutung hinter andere Krankheiten wesentlich zurück. Aus einer in Bamberg im Jahre 1818 herrschenden Epidemie ist die Beobachtung *Pfeufers* erwähnenswert, aus der hervorgeht, daß bei Personen, welche mit Scharlach in Berührung gekommen waren, Anginen und rheumatische Beschwerden gewissermaßen als Scharlachersatz vikariierend auftraten. Dasselbe konstatierte in Paris *Trousseau*. Im weiteren Verlauf des 19. Jahrhunderts ist die Epidemie der Jahre 1856—1859 in der Züricher Gegend von *Zehnder*, endlich die Verbreitung des Scharlachs in Norwegen in den Jahren 1825—1878 von *Johannessen* epidemiologisch vortrefflich verfolgt worden. Aus dem reichen epidemiologischen Material, das sich heute findet, seien die säkulare Sterblichkeitskurve, die der Scharlach in Hamburg bedingt hat (die Gesundheitsverhältnisse Hamburgs im 19. Jahrhundert; 1901 bei *Leopold* Voss) und die Veröffentlichungen *Bendas* und *Gottsteins*, die sich mit Berlin befassen, erwähnt.

In Nordamerika trat die Krankheit zum ersten Male 1735 auf und wurde von *B. Rush* beschrieben. Nach *Rolleston* kam der Scharlach 1806 nach Madeira, 1829 nach Südamerika, 1847 nach Grönland, 1848 nach Australien und Neuseeland, 1849 nach Kalifornien.

Während der Scharlach in Westeuropa seit etwa 30 Jahren dauernd gutartiger wird, die Lethalität und Morbidität abnimmt, scheint er in Osteuropa, speziell in Rußland, Polen, Rumänien und Serbien sehr stark zuzunehmen.

Aus diesem geschichtlichen Überblick können wir bereits einige der wichtigsten epidemiologischen Daten entnehmen: Periodizität der Scharlachepidemien in verschiedenen Gegenden zu verschiedenen Zeiten, Wechsel des Charakters der Krankheit, Kombination mit anderen Infektionskrankheiten (Diphtherie), en- und epidemisches Auftreten in fast allen Gebieten, die von der weißen Rasse besiedelt sind, schließlich auch der Hinweis auf abortive, stumme Infektionen in der Umgebung von Scharlachkranken und deren Bedeutung für die Verschleppung der Krankheit.

Epidemiologie.

Der Scharlach ist in großen Städten und bevölkerungsreichen Bezirken Deutschlands endemisch. Seine Erkrankungsziffer kann sich jahrelang in niedrigen Grenzen halten, um dann plötzlich oder allmählich zu Epidemiehöhe anzusteigen. In anderen, bisher verschonten Gegenden tritt er nach kürzerer oder längerer Zeit anscheinend sporadisch auf, eine Ersterkrankung kann dann auch hier bei genügender Anzahl empfänglicher Individuen oder bei sonst für die Verbreitung günstigen Umständen kleinere oder größere Epidemien anfachen. Das Erlöschen der Epidemien erfolgt nur zögernd und allmählich, ihre Dauer kann mehrere Jahre betragen (*Kißkalt*).

Einfluß der Jahreszeiten.

Eine Häufung der Scharlacherkrankungen erfolgt meist in den Herbst- und Frühjahrsmonaten (*Jürgensen, Bendix, Kißkalt, Fürbringer, Gottstein, Benda, Feer*).

Der Gipfel der Erkrankungen kann aber auch in andere Jahreszeiten fallen. *Von Szontagh* berichtet aus Budapest von wiederholter Häufung der Scharlacherkrankungen in den Sommermonaten und vom Abklingen der Epidemien in den ersten Herbstmonaten. Es lag nahe, Witterungseinflüsse als begünstigende Momente für die Ausbreitung der Epidemien anzusehen und die einzelnen Komponenten der Witte-

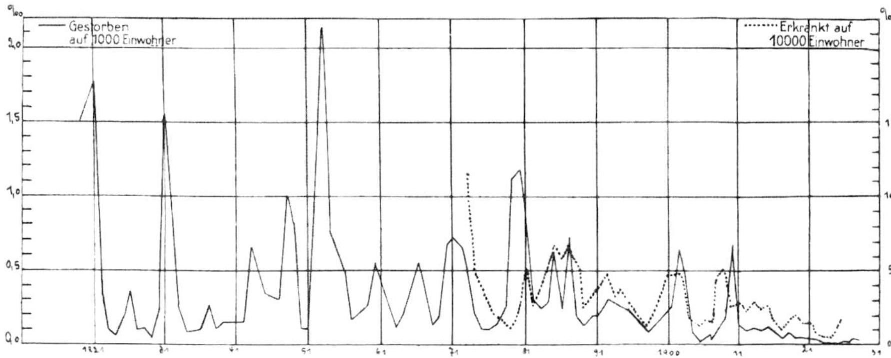

Fig. 33.

Säkularkurve der Scharlachmortalität seit 1820 und Morbidität seit 1873 in Hamburg (nach Peters, ergänzt nach den Angaben der Gesundheitsbehörde Hamburg).
Mortalität = Todesfälle auf 1000 Einwohner,
Morbidität = Erkrankungsfälle auf 10000 Einwohner.

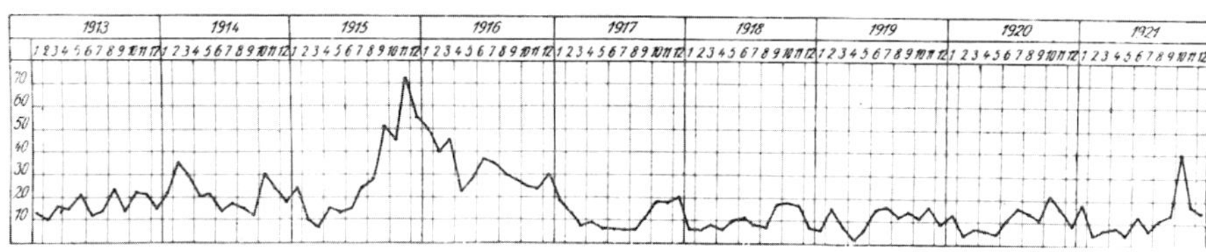

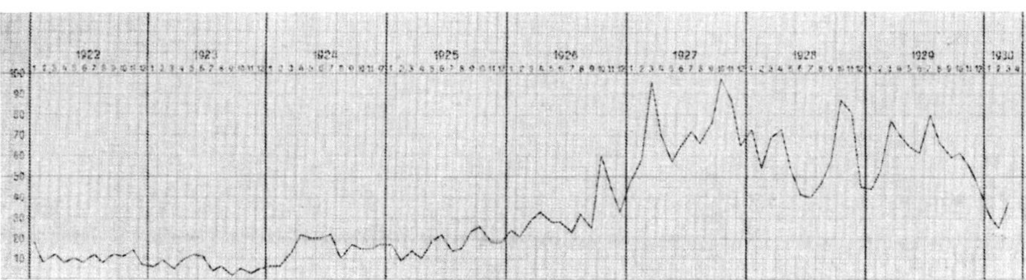

Fig. 34.

Die Zahl der in der Düsseldorfer Infektionsklinik aufgenommenen Scharlachfälle der Jahre 1913—1930, graphisch dargestellt nach der Frequenz der einzelnen Monate. Typische Saisonschwankungen: höchste Aufnahmezahlen jeweils im Herbst und Frühjahr. Größere Epidemien etwa alle 10 Jahre.

Klimatische und meteorologische Einflüsse.

rung auf ihren Zusammenhang mit dem Gang der Epidemien zu untersuchen. *Benda* hat an großem Material den Einfluß der meteorologischen Faktoren, Temperatur, Luftdruck, Feuchtigkeitsgehalt, Bewölkung, Sonnenscheindauer, Niederschlagsmenge, Windrichtung geprüft und konnte für Berlin eine Beziehung von Windrichtung und Niederschlagsmenge zu der Ausbreitung der Scharlach- (und Diphtherie-) Erkrankungen feststellen. Trockenes, niederschlagarmes Wetter mit Überwiegen der Kontinentalwinde ging mit dem Maximum der Erkrankungsziffern parallel; westliche Windrichtung mit reichlichen Niederschlagsmengen fielen mit dem Minimum der Erkrankungen zusammen. Jedoch widersprechen sich in dieser Frage, wie auch

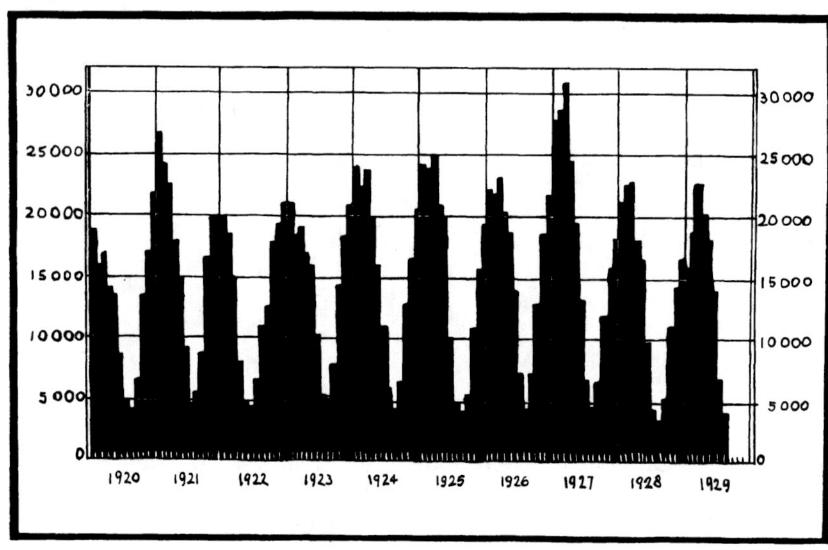

Fig. 35.

Monatlich gemeldete Fälle von Scharlachfieber in den vereinigten Staaten von Nordamerika (1920—1929). (Epidem. Monatsber. des Hyg. Sekr. des Völkerbundes Nr. 8, 1929). Gipfel der jährlichen Erkrankungsziffern jeweils im Herbst und Winter.

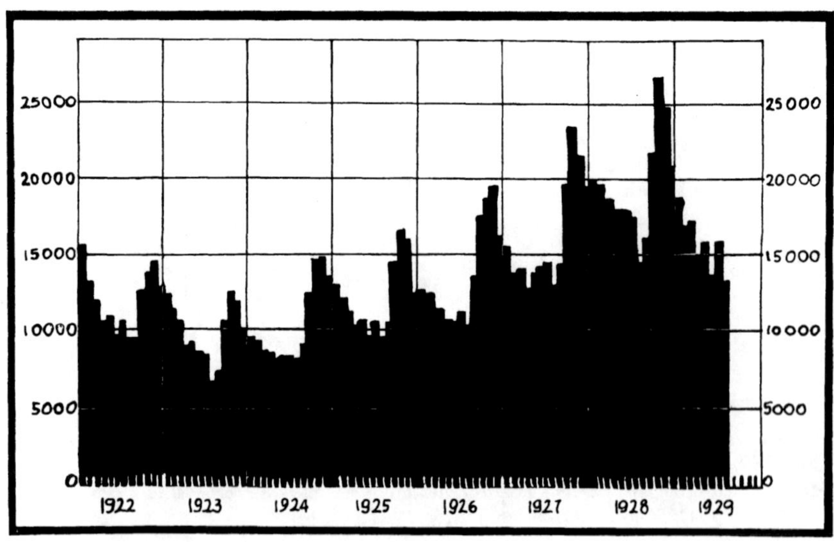

Fig. 36.

Zunahme des Scharlachfiebers in Zentral- und Osteuropa von 1920—1929. Monatlich gemeldete Fälle von Deutschland, England und Polen. (Epidem. Monatsber. des Hyg. Sekr. des Völkerbundes, Nr. 7. 1929.) Jahresschwankungen, deren Gipfel regelmäßig in den Spätherbst fallen.

in vielen anderen, die Ansichten der verschiedenen Autoren. Der eine hält z. B. als Vorbedingung für starke Ausbreitung des Scharlachs an trockenem, warmem Wetter fest (*Benda*), ein anderer weist nach, daß gerade die kalte, nasse Witterung die Verbreitung begünstigt. Jahre mit großer Kartoffelernte sollen „Scharlachjahre" sein!

Einfluß der Temperatur.

Daß der menschliche Organismus der Einwirkung der Witterung unterliegt, zeigt sich ja z. B. an der Herabsetzung seiner Leistungsfähigkeit bei Schirokkowetter, bei barometrischen Depressionen, Auftreten von Krupp bei „Stenosewetter" (*de Rudder*), Selbstmord-, Unfall-Epilepsiehäufungen bei Föhn (*H. I. Schmidt*). So könnte auch eine bestimmte Witterungskonstellation die Aufnahme von Krankheitserregern oder Toxinen fördern oder umgekehrt die Widerstandskraft gegen Infekte erhöhen. Einen Einfluß der Witterung auf Wachstum und Virulenz der Bakterien, auf Verbesserung oder Verschlechtung ihrer Lebensbedingungen hält *Benda* ebenfalls für möglich.

Wechsel von Bösartigkeit und Gutartigkeit.

Der Charakter der Epidemien schwankt nach Bösartigkeit, Verlauf und Ausgang so außerordentlich, daß ein und derselbe Beobachter Epidemien von der Harmlosigkeit der Röteln und der Gefährlichkeit der Pocken zu sehen Gelegenheit hat (vgl. *Sydenham* und *Trousseau*).

Sozialhygiene.

Sozialhygienische Bedeutung.

Eine Krankheit ist für die Sozialhygiene um so bedeutungsvoller, je größer die Zahl der Erkrankungsfälle, je höher die durch sie bedingte Sterblichkeit, je länger ihre Dauer ist, je häufiger sie zu chronischem Siechtum führt und je mehr Opfer sie aus den im produktiven Alter stehenden Bevölkerungsschichten verlangt.

Scharlach ist in den dichtbesiedelten Gegenden Deutschlands endemisch. Die starken Schwankungen der Erkrankungszahl sind vom wirtschaftlichen Gesichtspunkt aus von erheblicher Bedeutung, weil man dauernd gewappnet sein muß, einer plötzlich auftretenden und rasch sich ausbreitenden Epidemie zu begegnen. Das erfordert bedeutende Mittel, da reichlich Krankenhausraum und eine größere Bettenzahl verfügbar sein müssen.

Die Sterblichkeit ist seit der Kriegsepidemie 1915, die sehr viele Opfer forderte, dauernd zurückgegangen und beträgt in den letzten 7 Jahren kaum mehr 2%. Vom volkshygienischen Standpunkt aus wäre deshalb der Scharlach eine belanglose Krankheit, um so mehr, als an dieser Sterblichkeit Kinder unter 5 Jahren großen Anteil haben, deren Tod für die allgemeine Wirtschaft nur einen kleineren Verlust bedeutet.

Viel größere sozialhygienische Bedeutung erlangt die Krankheit durch ihre große Morbidität (Erkrankungsziffer), wie auch durch ihre lange Dauer. Wenn in Deutschland z. B. 1927 mit 88000 Scharlachfällen und deshalb mit 22000 Erkrankungen produktionsfähiger Menschen zu rechnen war, so bedeutet dies einen Verlust an 900000 Erwerbstagen. Dazu kommen 200000 Krankheitstage der 60000 Kinder, deren Klinikbehandlung enorme Kosten verursacht (durchschnittliche Krankheitsdauer ist dabei nur mit 30 Tagen berechnet).

Soziologisch interessant ist, daß der Scharlach nicht, wie andere Infektionskrankheiten, die materiell besser gestellten Volksschichten schonender behandelt als die Armen (vgl. die Tabelle über Morbidität in Armenquartieren und reicheren Vierteln in Düsseldorf).

Reich und arm zeigt immer mehr die Neigung, ihre Scharlachkranken im Krankenhaus unterzubringen. Dies ist für die Einschränkung einer Seuche, wie auch für die Heilung und Bewahrung des einzelnen Patienten von Komplikationen sicher das beste. So begrüßenswert diese Entwicklung ist, so muß man sich doch klar darüber sein, was für Opfer dadurch der Allgemeinheit auferlegt werden.

Kosten des Scharlachs für ein Gemeinwesen.

In Deutschland werden etwa 1/4 aller Scharlacherkrankungen hospitalisiert, etwa 1/3 aller Scharlachtodesfälle, also insbesondere schwere Erkrankungen. In Düsseldorf, dem Typus einer modernen, westlichen, sozialhygienisch fortschrittlichen Großstadt, wurden etwa 3/4 aller Scharlacherkrankungen und in den letzten 4 Jahren nahezu 100% aller an Scharlach Verstorbenen in der Infektionsklinik gepflegt. Das bedeutet für diese eine Stadt bei etwa 1000 Erkrankungsfällen im Jahr ungefähr 30—40000 Verpflegungstage, an Kosten etwa 500000 RM. Davon wird nur ein ganz geringer Teil von den Patienten selbst, ein weit größerer von den Kassen und der Rest von der Allgemeinheit getragen. Doch auch die Kassenbeiträge stellen eine Belastung der gesamten Wirtschaft dar.

Die hohen Kosten der Scharlachabteilungen sind z. T. dadurch bedingt,

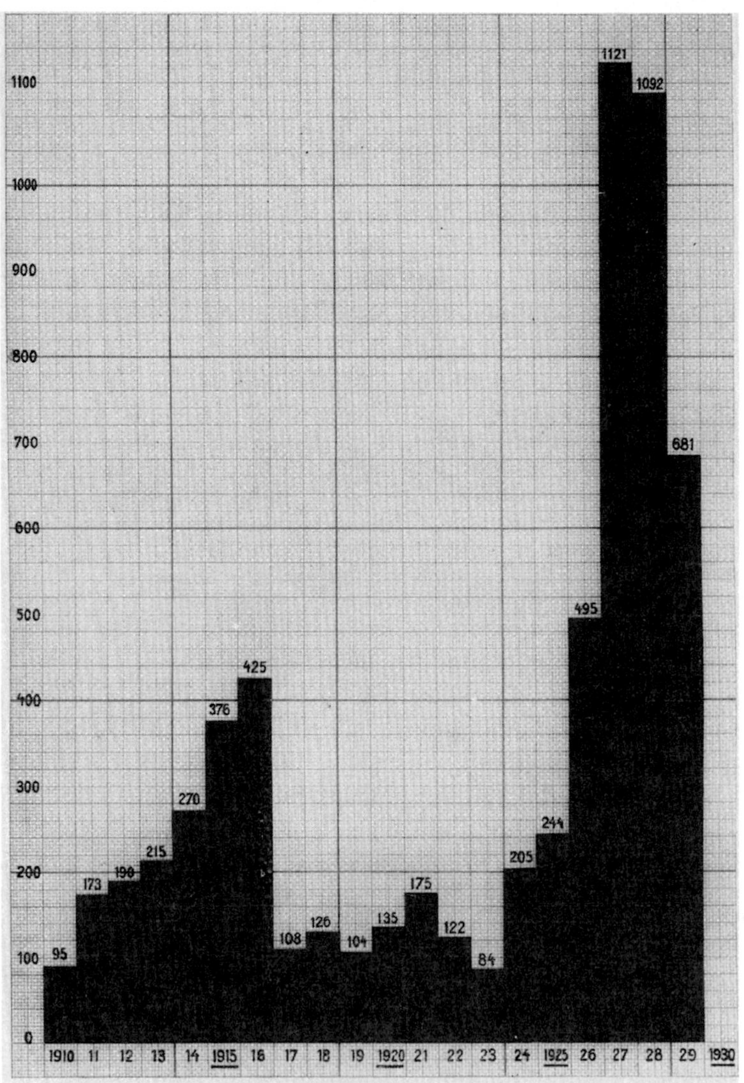

Fig. 37.

Anzahl der in der Infektionsklinik Düsseldorf aufgenommenen Scharlachfälle vom 1. April 1910 bis 1. April 1930. Der wellenförmige Verlauf der Scharlachepidemie kommt deutlich zum Ausdruck (vgl. Fig. 34). Höchstleistung der Infektionsklinik pro Jahr 1121 Fälle.

daß diese letzteren nicht mit 85% und mehr belegt werden können, daß immer Raum für Neuaufnahmen bereit sein muß und Scharlach eine Saisonkrankheit ist. Jeder „Leerlauf" einer Klinik erhöht aber die Kosten. Je mehr Scharlachpatienten in einer Abteilung konzentriert werden, desto rentabler wird der Betrieb.

In vielen Gegenden Deutschlands, besonders wo viel Landbevölkerung vorhanden ist, sind Unterbringungsmöglichkeiten für Scharlach ungenügend.

Konsequenz: Schaffung von Scharlachkliniken!

Es ist deshalb eine berechtigte sozialhygienische Forderung, daß für die Unterbringung der Mehrzahl der Scharlachkranken in geeigneten Krankenhäusern gesorgt wird.

Übertragung.

Die Infektionsquelle ist nach unserer Erfahrung und unserer Ansicht in der Regel der Mensch, und zwar in erster Linie der scharlachkranke Mensch. Sein Nasen-Rachensekret enthält den Erreger. Das lehren neben klinischen Beobachtungen die gelungenen Übertragungsversuche *Sticklers* mit dem subkutan injizierten Rachenschleim Scharlachkranker. Auch der Leichtkranke, der klinisch kaum wahrnehmbare Symptome des Scharlachs bietet, sich auch subjektiv nicht krank fühlt, ist ein sicherer Überträger des Scharlachs, ja begreiflicherweise tragen diese Kranken, besonders die nur an spezifischer Scharlachangina Leidenden, weit mehr zur Ausbreitung des Scharlachs bei, als die früh bettlägerig gewordenen, gleich als scharlachkrank erkannten Patienten.

Eine lehrreiche Epidemie.

Die von *Johannessen* beobachtete Epidemie in dem einsamen Walddorfe Bärum in Lommedalen war durch ein 29jähriges Dienstmädchen verursacht, das in Christiania einen Scharlachkranken gepflegt hatte. Selbst nur anginakrank, gar nicht bettlägerig und ohne Krankheitsgefühl, begab sie sich am dritten Tage ihrer Erkrankung von Christiania zu dem 16 km entfernten Dorfe Bärum, steckte dort drei Familien mit Scharlach an, und von diesem Herde aus erfolgte nun eine Verseuchung des Dorfes, die 67 von 533 Bewohnern ergriff.

Übertragung durch Mittelsperson.

Des weiteren kann die Übertragung durch Gesunde erfolgen, die mit Scharlachkranken in Berührung kommen.

Heubner setzt für diese Art Übertragung einen anhaltenden Aufenthalt der Übermittler in der Nähe des Scharlachpatienten und eine intensive Berührung mit dem zu infizierenden Dritten voraus. Das trifft in erster Linie zu für die auf Scharlachstationen beschäftigten Ärzte, Schwestern, Hausmädchen.

Beispiele für indirekte Übertragungen.

Bei der Ausbreitung der erwähnten Endemie in Lommedalen spielte ein 14jähriges gesundes Mädchen die Rolle des Überträgers. Es hatte 5 Jahre vorher Scharlach überstanden, war jetzt bei genauester Untersuchung scharlachfrei, hatte aber eine Scharlachkranke gepflegt und infizierte in einem anderen, völlig isoliert gehaltenen Hause ein Kind von 6 Monaten, das seiner Pflege anvertraut war. *Rolly* und *Loeb* berichten von Übertragung durch Ärzte, *Buffet Delmas* eben solche durch gesundgebliebene Säuglinge scharlachkranker Mütter auf Ammen.

Dauerträger?

Ob Gesunde als Dauerträger der Scharlacherreger und dadurch als Überträger des Scharlachgiftes in Betracht kommen, ist noch nicht sicher bekannt, ebensowenig, ob diese etwaigen Dauerträger selbst mehr oder minder lange Zeit, nachdem sie den Scharlacherreger beherbergen, an Scharlach erkranken können. Manche rätselhafte Ersterkrankung in Anstalten, Heimen, scharlachfreien Ortschaften würde durch die Annahme gesunder Virusträger erklärt werden (vgl. Kapitel über Immunität und Infektionspforte). *Knöpfelmacher* und *Hahn* beobachteten eine Scharlachübertragung durch einen Virusträger, der, ohne an Scharlach erkrankt zu sein, auf der Scharlachstation verpflegt worden war.

Bedeutung der stummen Infektion als Krankheitsquelle.

Schon *Pfeufer* und *Trousseau* hatten in der Umgebung Scharlachkranker Anginen, rheumatische Erkrankungen usw. gewissermaßen als Krankheitsersatz festgestellt. Daß viele abortive oder „stumme" Infektionen vorkommen, wird heutzutage überall anerkannt. Natürlich sind solche „ambulante", nicht diagnostizierbare Fälle von größter Bedeutung für die Ausbreitung der Krankheit (vgl. *de Rudder*, *Reiter* u. a.).

An eine autochthone Entstehung des Scharlachs zu glauben, ist also nach dem heutigen Stand unseres Wissens und der Lehre von der unbedingten Kontagion nicht unbedenklich!

Scharlachrekonvaleszenten verursachen Heimkehrfälle!

Eine weitere Quelle der Ansteckung sind die von Scharlach Genesenen. Die Dauer ihrer Ansteckungsfähigkeit ist uns ganz unbekannt!

Auch der vom Preußischen Wohlfahrtsministerium am 18. VI. 28 verfügte Erlaß, an Kliniken und Instituten nachzuprüfen und Erfahrungen zu sammeln ob die Entlassung bzw. Absonderungsaufhebung von Scharlachgenesenden vom Ausfall der bakteriologischen Untersuchungen der Nasenrachenabstriche auf hämolytische Streptokokken abhängig gemacht werden könne, hat ein eindeutiges Resultat gehabt und gezeigt, daß keine Möglichkeit besteht, aus dem Verschwinden der hämolytischen Streptokokken im Nasenrachenraum (3malige Abstriche aus Nase und Rachen!) den Schluß zu ziehen, ein Scharlachpatient sei nicht mehr ansteckend (*Hühnermann, Elkeles* und *Marcuse, Klingberg*, eigene Erfahrungen). Vollkommen willkürlich ist auch die Annahme einer Infektionsdauer von 6 Wochen. Sie gründet sich auf die Beendigung der Schuppung und das Freisein von sonstigen Krankheitssymptomen in normalen Fällen.

Die Heimkehrfälle, d. h. die Erkrankung gesunder Geschwister und Spielgefährten durch Infektion an den nach Hause Entlassenen, zeigen aber, daß diese Kriterien nicht gleichbedeutend sind mit dem Freisein von Krankheitserregern.

15,38% der Geschwistererkrankungen und 3,15% des Gesamtscharlachmaterials des Wiener Wilhelminen-Hospitals fallen nach der Statistik *Pospischills* und *Weiss'* den Heimkehrfällen zur Last. Unter den 2416 Scharlachpatienten der Düsseldorfer Infektionsklinik aus den Jahren 1907—1921 befanden sich 223 Geschwister (= 9,23%) mit 15,7% Heimkehrfällen auf die Geschwistererkrankungen und 1,38% Heimkehrfällen auf die Gesamtzahl der Scharlacherkrankungen. Von 1921—1929 schwankt die Zahl der Heimkehrfälle dauernd zwischen 2 und 3%.

Mandelbaum behauptet, mit Sicherheit Scharlachübertragungen verhüten zu können, wenn alle Personen isoliert würden, in deren Nasen- oder Rachenabstrich die von ihm beschriebenen Scharlachdiphtheriebazillen gefunden werden. (Verhütung der Heimkehrfälle, Unmöglichkeit direkter und indirekter Übertragung.) Die Frage der *Mandelbaum*schen Bazillen bedarf noch der Nachprüfung (vgl. Kapitel über Ätiologie und Pathogenese).

Verhütungsmaßnahmen.

Auch die Entlassung aus der Klinik unter mancherlei Vorsichtsmaßregeln, nach täglichen Bädern und einem letzten 1—2tägigen Aufenthalt in einem anderen Pavillon bei Versorgung durch anderes Pflegepersonal beseitigt diese Ansteckungsgefahr nicht.

Pospischill und *Weiss* haben eine komplizierte Entlassungsmethode angewandt, die der genauen Wiedergabe wegen mit den Worten der Verfasser beschrieben sei: „Frühestens nach vollendeter 6. Krankheitswoche, nach vielen, meist täglich verabreichten Bädern wurden die Kinder aus dem Krankensaal in den Korridor gebracht, dort entkleidet und gebadet, oder vielmehr mit Seife und Bürste gründlich gesäubert, dann von einer Krankenschwester, die im Krankensaal nicht beschäftigt war, übernommen, in ein dafür reserviertes, separates Zimmer getragen, mit frischer, von außen her durchs Fenster gereichter Wäsche bekleidet und hier in ein, soweit es in diesem Adnex des Krankensaales überhaupt möglich war, scharlachreines Bett gebracht. Hier blieben sie bis zum nächsten Tage, nahmen dann in diesem Zimmer abermals ein gründliches Bad, wurden wieder mit reiner Wäsche versehen und, ohne den gemeinsamen Korridor noch einmal zu betreten, durchs Fenster herausgehoben, um somit unter allen denkbaren Kautelen aus diesem Scharlachpavillon in eine zu diesem Zwecke adaptierte reine Exspektanz gebracht zu werden; hier wieder sofortiges Bad im Vorzimmer, frische Wäsche. Das Kind hat hiermit die letzte Station auf dem Wege der Entlassung erreicht; diese geschieht von hier aus nach dem Schlußbade erst am nächsten Tage in seinen im *Thursfield*schen Apparate desinfizierten Kleidern. Aber die ganze Feierlichkeit war, wie sich bald zeigen sollte, nur eine Komödie. Als ob wir nichts dagegen getan hätten, erscheinen die Heimkehrfälle wieder, sie waren nicht wesentlich (3 von den Geschwisterprozenten) niedriger geworden."

Viel Umstände, wenig Erfolg.

Diese Nichtbeseitigung der Ansteckungsfähigkeit ist nur erklärlich, wenn das Virus nicht an der Haut des Genesenen haften bleibt. Vielmehr kommt als Sitz und Schlupfwinkel in erster Linie der Nasenrachenraum in Betracht.

Ursache der Heimkehrfälle.

Vielleicht ist nicht einmal der Erreger des eigenen überstandenen Scharlachs die Ursache der hartnäckigen Infektiosität, sondern vielmehr das ständig frisch und virulent aufgenommene Virus der neu auf die Scharlachabteilung Aufgenommenen. Das Haften dieser Erreger auf den Schleimhäuten der Nase und des Rachens befähigt die Entlassenen dann zur Weiterverbreitung des Scharlachs.

Trennung der frischen Fälle von den alten.

Dieser Gefahr suchen *Pospischill* und *Weiss*, *Schick* u. a. zu begegnen durch die „fraktionierte Desinfektion", die vollständige Trennung der frisch Scharlachkranken von den Patienten der 3. und 4. Woche, sowie von den Rekonvaleszenten der folgenden Wochen. Diese gruppenweise Verpflegung der Patienten einer bestimmten Krankheitsperiode in besonderen Pavillons, das allwöchentliche Vorschieben dieser Gruppen in den Pavillon der nächsten Periode unter Bad, Wäschewechsel und Desinfektion der Pavillons, und die noch besonders durchgeführte Trennung der an persistierenden Ohren-Nasen-Rachenerkrankungen Leidenden wird wahrscheinlich die Ansteckungsfähigkeit weit besser herabmindern als alle bisher versuchten Maßnahmen. Die Einrichtung von „Lüftungsstationen" für die Rekonvaleszenz ist denn auch an vielen Orten schon lange im Gebrauch (Basel), neuerdings wird sie wieder energisch gefordert von *Friedemann* und *Deicher*.

Die Infektiosität der Schuppen ist noch in keiner Weise bewiesen, sie wird im Gegenteil heute fast allgemein in Abrede gestellt.

Die Angst vor den Schuppen unbegründet.

Unvollkommen Abgeschuppte haben nach wiederholten Beobachtungen *Preisichs* die Krankheit nicht übertragen. Ein Patient *Mateescus* blieb frei von Scharlach, solange er nur mit Kranken im Abhäutungsstadium in Berührung kam, wurde aber sofort von Kranken mit frischer Angina infiziert. In der Grazer Kinderklinik wurden Nephritiskranke auf die allgemeine Abteilung aufgenommen, obwohl sie sich durch noch bestehende Schuppung als Scharlachrekonvaleszenten erwiesen. Niemals ging von ihnen eine Hausinfektion aus (*Schick*). *Drigalski* berichtet von Schülern, die — unerkannt scharlachkrank — mit lappenförmiger Abschuppung die Schule besuchten; auch von ihnen erfolgte keine Übertragung des Scharlachs auf die übrigen Schüler. (*Drigalski* zieht daraus allerdings nicht den Schluß, daß die Schuppen nicht infektiös seien.)

Die alte klinische Beobachtung lehrte immer, daß hartnäckig fortdauernde Krankheitszustände, besonders solche mit eitrigen Sekretabsonderungen, Ohreiterungen, Anginen, Lymphdrüseneiterungen, Empyeme des 2. Krankseins, vielleicht auch eitrige Nierenentzündungen noch immer infektiös sind. Sie besteht noch heute zu vollem Recht. In erster Linie sind Kranke mit Otitis media nach Scharlach als Überträger der Krankheit zu fürchten.

Ohrenkliniken als Infektionsstätten.

Gerade Ohrenkliniken und -polikliniken werden häufig von Scharlachrekonvaleszenten aufgesucht, die ihr Ohrleiden nicht mit dem eben überstandenen Scharlach in Zusammenhang bringen, sich daher über die Ansteckungsfähigkeit nicht klar sind und ungenaue Angaben über die Entstehungsursache machen. Sie sind die Hauptquelle für die in Wartezimmern und Krankensälen von Ohrenkliniken relativ häufigen Infektionen anderer Patienten. Das Operationsgebiet der Ohrenärzte, die operativ gesetzten Wunden der Nase, des Rachens und Nasenrachenraumes leisten allerdings dieser Infektion besonderen Vorschub. Diese Gefährdung der Ohrenkliniken kommt auch in der Statistik der Düsseldorfer Infektionsklinik zum Ausdruck; die kleine Hals-Nasen-Ohrenklinik war an der Verlegung der Scharlachkranken auf die Infektionsabteilung ungleich stärker beteiligt als die anderen Kliniken einschließlich der chirurgischen Klinik. Es wurden in den Jahren 1908—1929 verlegt nach der Scharlachabteilung:

	Fälle	Betten	Scharlach pro Bett in 20 Jahren
Ohrenklinik	69	65	1,06
Kinderklinik	109	219	0,45
Augenklinik	15	58	0,25
Chirurgische Klinik	53	325	0,13
Medizinische Klinik	44	308	0,11
Hautklinik	23	261	0,09
Privatabteilungen	7	117	0,06
Frauenklinik	5	123	0,04

Ähnliche Beobachtungen bei *Heubner, Greef* u. a. Wir erlebten sogar mehrmals, daß ein Kind anscheinend völlig gesund entlassen wurde, zu Hause in der 7. bzw. 8. Woche eine Otitis bekam und dann seine Geschwister mit Scharlach infizierte.

Stuhl und Urin nicht infektiös.

Die normalen Stuhl- und Urinentleerungen des Scharlachkranken sind bisher nicht als Infektionsquelle verdächtigt worden, nur eine für Mäuse sehr giftige Substanz ist aus den Stühlen schwer toxischer Scharlachfälle von *Freund* isoliert worden.

Wann erfolgt die Übertragung?

Das S t a d i u m der g r ö ß t e n A n s t e c k u n g s f ä h i g k e i t des Scharlachkranken wird von manchen Autoren in der Zeit der heftigsten Krankheitserscheinungen gesucht, von anderen in die Abschuppungsperiode verlegt.

Die Ansteckungsfähigkeit zu Beginn der Krankheit, vor Ausbruch des Exanthems, steht fest (*Henoch, Heubner, Feer, Schick*). Die Möglichkeit der Übertragung während des Inkubationsstadiums wird von *Henoch, Feer, Vogl* angenommen, von *Schick* bestritten, und zwar begründet *Schick* seinen ablehnenden Standpunkt mit der Möglichkeit, die Infektion von Geschwistern und Bettnachbarn bei sofortiger Entfernung des eben an Scharlach erkrankten Patienten zu verhüten.

Wir sind aus all den geschilderten Gründen dazu übergegangen, die Scharlachpatienten bereits nach 28 Tagen zu entlassen, wenn der klinische Befund es erlaubt, ohne Rücksicht auf die Streptokokkenbefunde. Damit fuhren wir im großen ganzen so gut, daß wir auch weiterhin dabei bleiben werden. Die Zahl der Heimkehrfälle hat sich kaum vermehrt:

Patienten:	Heimkehrfälle:
1928: 1092	25 = 2,3%
1929: 681	28 = 3,2%

Übertragung durch Gegenstände.

Weit an Bedeutung h i n t e r d e m e r k r a n k t e n M e n s c h e n s e l b s t z u r ü c k s t e h e n d, k o m m e n d i e v o n i h m g e b r a u c h t e n G e g e n s t ä n d e, seine Wäschestücke, Kleider, Briefe, Bücher, Spielsachen, Eß- und Trinkgeschirre als Quelle der Infektion in Betracht. An ihnen kann das Scharlachgift haften und sich dort in der ersten Zeit nach der Benutzung sicher lebensfähig halten.

Berichte und Fabeln.

So können nach kasuistischen Mitteilungen z. B. die von Scharlachkranken geschriebenen Briefe den Erreger weithin verstreuen, aber auch die nur im Scharlachzimmer von Gesunden geschriebenen Briefe, die von erkrankten Postbeamten abgestempelten und ausgetragenen Postsachen sollen Überträger der Krankheit werden können. *Gizyki* berichtet von einer Häufung der Scharlachfälle in einem Ort, dessen Postdienst in einem scharlachinfizierten Hause, teilweise von scharlachkranken Personen, versehen wurde. *Szekely* konnte eine Scharlacherkrankung mit großer Wahrscheinlichkeit auf den Gebrauch einer Zinksalbe zurückführen, die vorher bei einem Scharlachkranken benutzt worden war und deren Rest 2 Monate später in die juckende, bläschenbedeckte Haut des gesunden Bruders eingerieben wurde. Das Exanthem nahm seinen Anfang von der eingeriebenen Stelle (am rechten Oberschenkel). Der Fall liefert gleichzeitig einen Beitrag zur Kasuistik des extrapharyngeal entstehenden Scharlachs (s. S. 103).

Mannigfache Angaben der Literatur wollen sogar ein monatelanges, unter Umständen jahrelanges Haften der Erreger an Gegenständen wahrscheinlich machen. Eine kritische Nachprüfung solcher Angaben ist schwierig; es müßte immer der Nachweis erbracht sein, daß die Infektion nicht durch Leichtkranke oder Virusträger erfolgt war. Aus demselben Grunde eignen sich große Städte und verkehrsreiche Zentren nicht für derartige Beobachtungen, weil hier nie die Ansteckung durch Scharlachkranke ausgeschlossen werden kann. Nur aus abgelegenen Bezirken mit scharlachfreier Umgebung gewinnen die Berichte über Spätinfektion durch noch scharlachinfizierte Gegenstände an Beweiskraft.

Einen einschlägigen Fall teilt *Golliner* mit: In einem einsam mitten im Walde gelegenen Forsthause, mehrere Kilometer von bewohnten Orten entfernt, hielt sich ein 29jähriger Kaufmann zur Erholung von einem Herzleiden längere Zeit auf. Zu seiner Bequemlichkeit wurde ein Lehnsessel vom Hausboden geholt, der 15 Jahre ungebraucht dort gestanden hatte, weil er von einem Scharlachkranken benutzt worden war. Zur Vorsicht war damals der Überzug entfernt worden. Neubezogen wurde er nun dem Patienten zur Verfügung gestellt. Drei Tage nach der Benutzung erkrankte dieser an Angina; am folgenden Tage stellte sich ein typisches Scharlachexanthem ein; eine Endokarditis machte dem Leben des Patienten ein Ende. Weder im Forsthause noch in der Umgebung war eine Erkrankung von Scharlach beobachtet worden. Nach *Golliners* Ansicht verhinderte das Überziehen des Sessels nicht die Ansteckung, weil beim Ausklopfen der Erreger an die Oberfläche gelangt sein könnte.

Das Haften des Erregers am Raum.

Aus der pädiatrischen Literatur liegt eine Mitteilung *Weigerts* vor: Ein Kind kommt zu Besuch in einen jahrelang von Scharlach freigebliebenen Ort und erkrankt 15 Tage nach seiner Ankunft an Scharlach. Am Tage vor Ausbruch der Erkrankung hat es in einem Kinderwagen geschlafen, in dem vor 8 Jahren ein Nachbarkind einen schweren Scharlach durchgemacht hatte, und der seither unbenutzt auf dem Boden gestanden hatte.

Das Haftenbleiben des Erregers an den Wänden, Fußböden, Decken des Krankenzimmers und die Übertragung von hier aus durch den Luftzug — ein früher viel verbreiteter Glaube — ist nach neueren Erfahrungen abzulehnen.

Luftübertragung gibt es nicht.

In der Isolierabteilung der Düsseldorfer Infektionsklinik ist seit mehreren Jahren keine Raumdesinfektion mehr vorgenommen worden und der Übertragung durch den Luftzug die denkbar günstigste Gelegenheit gegeben. Trotzdem ist keine Infektion an Scharlach erfolgt, auch nicht bei unmittelbar aufeinanderfolgender Belegung der Zimmer mit Patienten, die an verschiedenen Infektionskrankheiten litten (ebensowenig eine Übertragung der anderen Infektionskrankheiten). Auch *Pirquet* hat in der Boxenstation der Wiener Kinderklinik die von Scharlachpatienten benutzten Räume ohne Zimmerdesinfektion von anderen Kranken belegen lassen und keine Übertragung beobachtet. Das gleiche berichtet *Kleinschmidt*.

Die Meinung, daß das Scharlachgift besonders gern an Diphtherieräumen haftet, Diphtheriekranke in Kliniken also leicht Scharlach erwerben, muß ebenfalls als irrig bezeichnet werden. Die Statistik der Düsseldorfer Infektionsklinik weist einen verschwindend geringen Prozentsatz von Scharlacherkrankungen auf der Diphtherieabteilung auf.

Bei 3723 Diphtheriepatienten der Jahre 1908—1920 wurde 32mal Scharlach festgestellt, 12 von ihnen hatten den Scharlach unzweifelhaft eingeschleppt, bleiben 20 Übertragungen = 0,54%, und von diesen fallen noch 12 einer ungenügenden ärztlichen und pflegerischen Versorgung der Abteilung in den beiden Kriegsjahren 1915—1916 zur Last.

Epidemien durch Milch.

Von den Nahrungsmitteln wird besonders die Milch als Überträger des Scharlachs beschuldigt. Aus scharlachinfizierten Gütern, Meiereien, Milchverkaufsstellen kann eine von erkrankten Melkern oder Verkäuferinnen infizierte Milch stammen, die — ungekocht genossen — den Erreger auf Gesunde überträgt. Solche Endemien sind von *Walford* und *Airy* für England, von *Dornblüth* für Rostock, von *Wood* für New York beschrieben worden.

Die Übertragung des Scharlachs von dem Infektionsträger auf den Gesunden erfolgt durch Berührung oder durch Einimpfung. Der unmittel-

Kontakt und Einimpfung.

bare Kontakt mit dem Kranken, mit seinen Absonderungen, den von ihm gebrauchten Gegenständen schafft die Gelegenheit zur Aufnahme des Erregers. Selbstverständlich kann auch direktes Anhusten, Anniesen, das Versprühen kleinster Tröpfchen des Mund- und Nasensekrets in unmittelbarer Nähe des zu Infizierenden den Erreger übermitteln.

Verbreitung entsprechend der Geschwindigkeit des Verkehrs.

Die Ausbreitung des Scharlachs steht im Zeichen des menschlichen Verkehrs. Nur wo der scharlachkranke Mensch sich aufhält, wo er Gegenstände und Verkehrsmittel (Eisenbahn- und Straßenbahnwagen, Briefe) infiziert, wohin die von ihm infizierten Gegenstände gelangen, kann eine Ausbreitung des Scharlachs über größere Landesteile erfolgen und diese nur so rasch, wie der Mensch zu reisen vermag.

Die Schule als Infektionsherd.

Die Schule hat wahrscheinlich nur einen geringen Anteil an der Verbreitung des Scharlachs, sie streut die Erkrankungen, die Familie häuft sie *(Pfaundler)*. In Lommedalen wurde die Schule gleich nach Bekanntwerden der ersten Erkrankungen geschlossen, trotzdem nahm die Endemie ungehindert ihren Fortgang.

Schulkinderkrankheit, nicht Schulkrankheit.

Nach den Erhebungen *Gottsteins* für Berlin ist nur in einigen seltenen Fällen die Schule der Herd der Infektion, von dem aus die Verbreitung und die Einschleppung des Scharlachs (und der Diphtherie) in die Familie erfolgt. In der Mehrzahl der Fälle ist die Häufung der beiden Krankheiten der „Ausdruck der örtlichen und jahreszeitlichen Steigerung der Erkrankungen im disponierten Lebensalter“, also eine Erkrankung der Schulkinder, nicht eine Erkrankung durch die Schule. Auch *Bernhard* bestreitet auf Grund der Berliner Schulverhältnisse die Bedeutung der Schule für die Ausbreitung des Scharlachs, ebenso konnte *v. Szontagh* in Budapest dem Schulschluß keinen verringernden Einfluß auf die Zahl der Erkrankungen zuschreiben. Nach seiner Statistik über 57220 in Budapest gemeldete Scharlachfälle aus den Jahren 1882—1910 stieg in mehreren Jahren die Erkrankungsziffer während der Ferienmonate des Sommers an, in keinem einzigen Jahre drückte die Ferienzeit die Zahl herab. Der Scharlach befindet sich damit in auffälligem Gegensatz zu den Masern und Windpocken. Dieser Verschiedenheit in der Verbreitungsweise der Infektionskrankheiten trägt auch *Pfaundler* in seinem schulorganisatorischen Vorschlage Rechnung, indem er grundsätzlich die Gruppe Scharlach-Diphtherie von der Gruppe Masern-Keuchhusten hinsichtlich „Verbreitung, Tenazität des Giftes, Ansteckungsweise und Feiung“ trennt und für beide Gruppen verschiedene Wege der Bekämpfung vorschlägt.

Eintrittspforte.

Der Locus minoris resistentiae.

Scharlach von der verletzten Epitheldecke ausgehend.

Die Tatsache, daß in der großen Mehrzahl der Fälle der Rachen zuerst Veränderungen erfährt, hat dazu geführt, den Nasenrachenraum und die hintere Partie der Mundhöhle als Eintrittspforte für den Erreger anzusehen. Daneben läßt eine weitere Zahl von Beobachtungen Kontinuitätstrennungen der Haut als Einfallspforten einwandfrei erkennen.

Der chirurgische Scharlach nach Operationen, der Puerperalscharlach, der Verbrennungs- und Laugenverätzungsscharlach gehören in dieses Gebiet. Zwar sind wahrscheinlich nicht alle als Wundscharlach aufgefaßten Erkrankungen echte Scharlachfälle, vielmehr gehören einzelne in die Gruppe der septischen und toxischen Exantheme; aber die Tatsache, daß eine Reihe dieser Patienten in der 3. oder 4. Scharlachwoche einen typischen zweiten Schub durchmacht, daß andere Wundscharlachkranke Gesunde mit echtem Scharlach infizieren, weist der Mehrzahl der Wundscharlachfälle doch einen Platz unter den echten Scharlacherkrankungen zu. Kurze Inkubationszeit, der Beginn des Exanthems um die Wunde herum, die größere Intensität des Ausschlags, etwaige Frieselbildung und stärkere und frühere Schuppung an dieser Stelle, geringes oder fehlendes Enanthem und das Auftreten des Exanthems vor dem Enanthem gelten als Kriterien für die extrabukkale Eintrittspforte. Die Wunde, von der das Exanthem seinen Ausgang nahm, vereitert oft (eigene Beobachtungen), sie kann aber auch reaktionslos bleiben. Es werden ferner nach Angaben der Literatur Fälle als Wundscharlach angesehen, deren Exanthem nicht von der Wunde ausging, für die aber die Wunde doch als Eintrittspforte gilt, weil die Erkrankung an Scharlach sich unmittelbar an die Verletzung anschloß (*Port*, *Hamilton*, zitiert bei *Port*).

Dem Puerperalscharlach reiht sich der Menstruationsscharlach in fast gleicher Häufigkeit an. Scharlach und Menses.

Wir haben ihn, wie *Gigon*, *Pospischill* und *Weiss*, so oft beobachtet, daß sich von selbst der Gedanke an die lädierte Uterusschleimhaut als Eintrittspforte des Erregers aufdrängte. Von 353 erwachsenen Mädchen und Frauen aus den Jahren 1913—1921 war bei 64 der Scharlach während der Menstruation aufgetreten. *Gigon* beobachtete sogar unter 58 Kranken über 15 Jahre 20 frisch Menstruierte. Auch der Varizellenscharlach verdankt sein Entstehen nicht der neu entstandenen Eignung des Körpers durch den Infekt, sondern den zahlreichen Einfallspforten an den epidermisentblößten Stellen. Varizellen.

Wir haben ferner in eigens darauf gerichteten Beobachtungen seit Jahren Belege dafür gesammelt, daß der Wundscharlach häufiger ist als man bisher annahm. Eine kleine Wunde an der Hand, eine Abschürfung am Knie, ein Furunkel, ein Panaritium können Primäraffekt werden, bzw. dürfen unter den oben angegebenen Bedingungen dafür angesehen werden. Wundscharlach auch nach kleinsten Hautverletzungen.

Dr. L., Arzt, arbeitet seit 15 Tagen auf der Scharlachstation, ohne zu erkranken, verletzt sich mit einem Watteträger, der zum Ohrreinigen bei einer Scharlachotitis benutzt worden war, oberflächlich die Haut der linken Hohlhand. Am folgenden Tage Lymphangitis des linken Armes bis zur Ellenbeuge. 3 Tage später Scharlachexanthem, ausgehend vom linken Arm. Keine Angina, kein Enanthem. Vereiterung der Wunde, Sehnenscheidenphlegmone der Sehne des linken Mittelfingers. Am 29. Krankheitstage zweiter Schub. Angina mit Peritonsillärabszeß.

Fritz B., 3 Jahre alt, Panaritium am rechten Daumen. Davon ausgehend Lymphangitis des rechten Armes, die bis zur Achselhöhle reicht. Exanthem am ausgesprochensten auf dem rechten Arm, hier auch ausgiebige Schuppung, Enanthem gering.

Frieda H., 1 Jahr alt. Exanthem von einem Impfschnitt des rechten Oberarmes ausgegangen, dort am deutlichsten ausgeprägt; auch am längsten sichtbar auf dem rechten Arm. Geringes Enanthem.

Auch *Hoffa* sieht in jeder Wunde eine etwaige Eintrittspforte für den Scharlacherreger.

Die Tatsache, daß der Scharlach Wunden als Eintrittspforten benutzt, steht also fest. Daraus und aus der Analogie mit anderen Krankheiten, die mit dem Scharlach eine gewisse Verwandtschaft zeigen, hat der eine von uns (*Schloßmann*) den Schluß gezogen, daß auch eine Verletzung der Rachen- und Tonsillenschleimhaut die notwendige Prämisse für das Eindringen des Erregers in die Rachenorgane sein müsse und somit jeder Scharlach als Wundscharlach im weiteren Sinne anzusehen ist. Neuerdings sieht sich *Port*, wenn auch mit Vorbehalt, zu ähnlichen Folgerungen veranlaßt.

Disposition.

Die Empfänglichkeit für den Scharlach ist relativ gering, viel geringer als die für Masern und Pocken.

Es erkranken im allgemeinen bei gegebener Infektionsgelegenheit nur 25—30 % der der Ansteckung Ausgesetzten gegen 90—100 % bei Masern. Auf den Färöer Inseln z. B. traf die Infektion bei 38,3 % der Gesamtbevölkerung auf günstigen Boden.

Bei der von *Johannessen* beobachteten Endemie in Lommedalen erkrankten 12,9 % der Bevölkerung, darunter 19,1 % der vorhandenen Kinder und 5,1 % der Erwachsenen. 36 % der Kinder in den angesteckten Familien und 82 % der Erwachsenen blieben trotz der Infektionsgelegenheit von der Krankheit verschont.

Gottstein berechnete für Kinder einen Kontagionsindex von 35 %, also 35 Erkrankungen bei 100 den gleichen Ansteckungsbedingungen ausgesetzten Kindern.

Faktoren, von denen die Disposition abhängig ist.

Die Disposition ist abhängig von Alter, Rasse, Vererbung, Konstitution und augenblicklichem Körperzustand, besonders auch von der Intergrität der Epithelien (vgl. Wundscharlach). Als empfänglichstes Alter wird das 3.—7. Lebensjahr angegeben. Nach dem 10. Jahre sinkt die Disposition all-

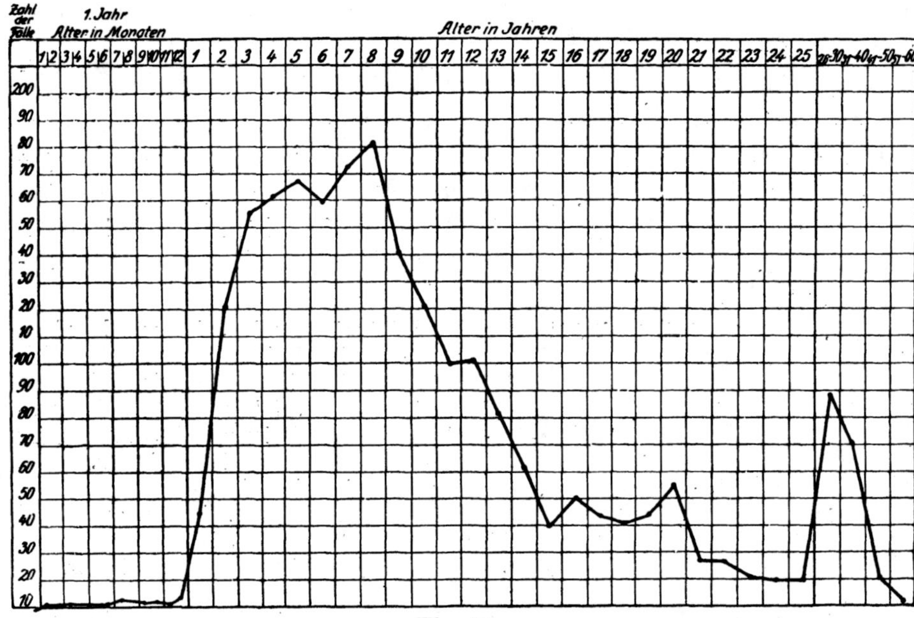

Fig. 38.

Die Scharlachpatienten der Düsseldorfer Infektionsklinik aus den Jahren 1908—1921, insgesamt 2416. Graphische Darstellung der Beteiligung nach dem Lebensalter.

mählich, ohne doch im Erwachsenenalter ganz zu erlöschen. Jenseits des 50. Jahres werden die Erkrankungen sehr selten, wie ja mit zunehmendem Alter auch gegenüber anderen Infektionskrankheiten, besonders den akuten Exanthemen, die natürliche Resistenz ansteigt.

Säuglinge des ersten Lebensjahres sind weitgehend immun gegen Scharlach. Man kann einen Säugling von der scharlachkranken Mutter weiter stillen lassen, ja man kann das Neugeborene oder den jungen Säugling mit der Mutter auf Scharlachstationen aufnehmen, ohne im allgemeinen eine Erkrankung an Scharlach, d. h. an dem vollen Symptomenkomplex Scharlach befürchten zu müssen.

Frau Dr. B., wegen Puerperalscharlach mit ihrem 8 Tage alten Kinde auf der Scharlachstation aufgenommen, bleibt 42 Tage auf der Abteilung, stillt ihr Kind. Dieses wird auf dem Kindersaal mit anderen Scharlachkranken verpflegt und ist hier der ständigen Neuinfektion durch frisch Scharlachkranke ausgesetzt, bleibt scharlachfrei.

Indessen fehlt es nicht an einzelnen Beobachtungen von Scharlach in den ersten Lebenstagen und -wochen (*Heubner*, *Jochmann*, *Rolly*, *S. Meyer* und eigene Beobachtungen). Ja, vieles spricht dafür, daß bei Kindern scharlachkranker Mütter Fieber, Angina, Scharlachzunge oder Lymphadenitis, Otitis media oder ein flüchtiges, scharlachähnliches Exanthem, eventuell nachträgliche Schuppung und Fieber in der

Dispositionsperiode als Symptome eines abortiven Scharlachs gedeutet werden können (*Levy*, eigene Beobachtung, siehe Kurven Kind H., Fig. 39 und Kind B., Fig. 40). Es gilt ja im allgemeinen als charakteristisch für den Säuglingsscharlach, daß er milde und komplikationslos verläuft. Immerhin sah *v. Bormann* z. B. 18 Fälle im 1. Lebensjahre mit viermaligem tödlichem Ausgang. Schwerer Verlauf beim Säugling muß den Verdacht auf eine Sepsis mit scharlachähnlichem Exanthem oder auf toxisches Erythem wecken. Siehe hierzu die zum Teil abweichende Ansicht von *Langstein* und *Landé*, Bd. I, S. 519.

Die weitgehende Resistenz des Säuglings an der Brust wird (von *Buffet, Delmas, Levy*) den in die Milch übergegangenen Antikörpern des Serums rekonvaleszenter Mütter zugeschrieben. Man kann sie auch auf eine mangelhafte Sensibilisierung des Säuglings zurückführen.

Erhöhte Krankheitsbereitschaft exsudativer Kinder.

In immer steigendem Maße wird der Konstitution eine Bedeutung für die Scharlachempfänglichkeit zugeschrieben. Nach *Czerny* sind die exsudativen, lymphatischen, pastösen Kinder der Infektionsgefahr besonders ausgesetzt und nach erfolgter Infektion zu den malignen Erkrankungsformen in höherem Grade veranlagt als drüsenarme, magere Individuen.

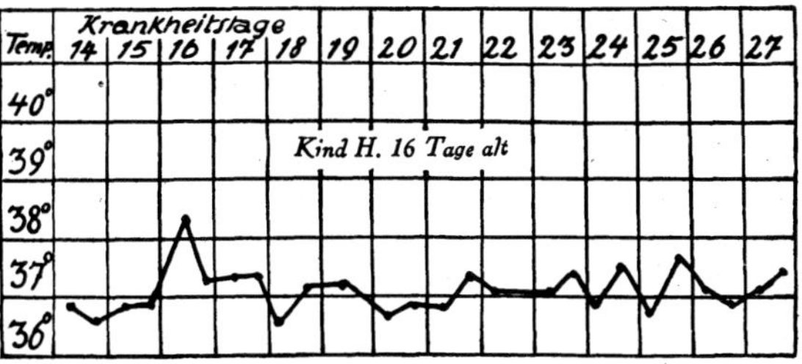

Fig. 39.
Rudimentärer Scharlach beim Säugling.

Ähnliche Ansichten sprechen *Rominger* und *Wegmann* aus. Auch *Escherich* und *Schick* gestehen der Konstitution einen bestimmten Einfluß auf den Verlauf des Scharlachs zu und halten besonders einen Zusammenhang zwischen Status thymicolymphaticus und malignem Scharlach für gegeben.

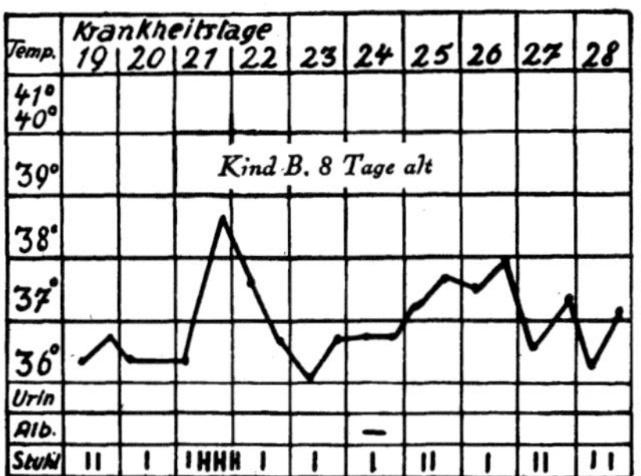

Fig. 40.
Rudimentärer Scharlach beim Säugling.

Knappe Nahrung, weniger Scharlach?

Die Steigerung der exsudativen Erscheinungen durch eine unzweckmäßige Ernährung, durch die überreiche Milcheikost, die das Hypertrophieren der Tonsillen, die Katarrhe des Nasenrachenraums begünstigen soll, müßte dann direkt der Aufnahme des Scharlacherregers Vorschub leisten, und das Eindämmen der Katarrhe und ihrer Folgen durch eine antiexsudative Kost direkt in einer Verringerung der Empfänglichkeit zum Ausdruck kommen. In der Tat hat nach Angaben einiger Autoren der Krieg durch ein Experiment im großen die Richtung dieser Gedankengänge bestätigt: Die Unmöglichkeit der Überernährung mit Milch und Eiern in bestimmten Gegenden Deutschlands hat den Scharlach hier während der knappen Jahre seltener werden, den malignen Scharlach fast verschwinden lassen (*Czerny, Kobrak*). Unsere Statistik liefert allerdings für diese Ansicht keinen Anhaltspunkt.

Scharlach und Familie.

Eine Familiendisposition für Scharlach läßt sich nicht erweisen. Den Erkrankungen mehrerer Familienmitglieder stehen ebenso viele oder noch mehr Einzelerkrankungen kinderreicher Familien gegenüber.

Blutgruppe und Scharlach.

Nach neueren Untersuchungen von *Fischer* erkranken die Kinder besonders häufig an Scharlach, welche dieselbe Blutgruppe haben wie derjenige Elter, der selbst früher einmal Scharlach überstanden hatte. Bei Blutgruppengleichheit der Eltern wird dasselbe Geschlecht bei den Kindern besonders häufig befallen (vgl. *Kiss* und *Teveli*).

Nach *Kiss* und *Teveli* findet sich bei Untersuchungen über Blutgruppenverteilung und Scharlach, daß die Gruppe 0 viel häufiger von dieser Infektionskrankheit befallen wird, als der prozentualen Häufigkeit dieser Gruppe in der Bevölkerung entspricht! Die 0-Gruppe hat auch einen wesentlich größeren Anteil (30%) an Fällen mit viel schwereren Komplikationen aufzuweisen als die übrigen Scharlachpatienten mit Blutgruppe A, B und AB.

Eine scheinbare, familiäre Organdisposition zu bestimmten Nachkrankheiten (Nephritis, Herz, Drüsen, Gelenkschädigungen), die früher besonders betont wurde, läßt sich nicht sicher nachweisen und kann bei der Analyse von Familienerkrankungen nur vom allgemeinsten Gesichtspunkte der Berücksichtigung von gemeinsamen, familiären sowie individuellen Anlagen aus verstanden werden (*S. Meyer* und *Burghard*).

Die Beteiligung der Geschlechter.

Kißkalt stellt für Erwachsene starke Geschlechtsunterschiede der Scharlachempfänglichkeit fest, und zwar erkranken die Frauen weit häufiger, zuweilen doppelt so oft, als die Männer.

Doch mag die reichlichere Infektionsgelegenheit bei der Pflege scharlachkranker Kinder und die obenerwähnte gesteigerte Empfänglichkeit während der Menses hierfür eher maßgebend sein als sonstige Unterschiede der Konstitution. Für die ersten 5 Lebensjahre zeigt sich nach *Kißkalt* eine ungünstigere Stellung der Knaben, wie für die meisten Infektionskrankheiten, so auch für Scharlach in der häufigeren Erkrankung gegenüber den Mädchen.

In der Statistik der Düsseldorfer Infektionsklinik kommen diese Unterschiede ebenfalls zum Ausdruck (*S. Meyer*):

1907—1925 wurden aufgenommen			
1106	Knaben	mit 64	Todesfällen
1387	Mädchen	„ 67	„
302	Männer	„ 6	„
473	Frauen	„ 6	„

Die Knaben neigen besonders zu Nephritis (*Leede*), nervös-toxischen Symptomen, Kreislaufschwäche und pyämischen Prozessen. Die spezifisch weiblichen Erkrankungsformen sind demgegenüber hauptsächlich Synovitis, ulzerierende Angina, Tonsillarabszeß und Thyreoiditis.

Bedeutung der Rasse.

Die großen Unterschiede in der geographischen Verteilung des Scharlachs sprechen ferner für eine gewisse Rassendisposition.

Insbesondere scheint der größere oder geringere Pigmentgehalt der Haut nicht ohne Bedeutung für die Scharlachempfänglichkeit zu sein, die dunkler pigmentierten Rassen sind gegen Scharlach besser geschützt als die pigmentarmen (vgl. *Zoellers* Untersuchungen mit dem *Dick*-Test bei Chinesen und *Grekow:* Scharlach unter *Usbekieru; Kleine* und *Kroos*, Untersuchungen in Ostafrika). In den Tropen, in Indien, Südamerika, Afrika ist Scharlach unter der farbigen Bevölkerung selten, in Japan soll er bis zum russisch-japanischen Kriege unbekannt gewesen sein; vielleicht fehlt dem Scharlach in den Tropen aber nur das am meisten imponierende: das Exanthem.

Scharlachbereitschaft abhängig vom momentanen Körperzustand.

Der Körperzustand im Momente der Infektion, die natürliche Resistenz, die Bereitschaft zur Abwehr, andererseits das Nachlassen der immunisatorischen Leistungsfähigkeit sind wichtige Faktoren für die Widerstandskraft oder Wehrlosigkeit gegen Scharlach. Von ihnen hängt der starke zeitliche Wechsel der Empfänglichkeit bei ein und demselben Individuum ab. Schon *Trousseau* erkannte die Verschiedenheit der „physiologischen und pathologischen Verfassung, die die eine Gruppe der Bedrohten zur unmittelbaren Aufnahme des Giftes tauglich machte“, die andere erst später in diese Bereitschaft versetzte. Schwächende Krankheiten, besonders die Diphtherie, Überanstrengung, Hunger, ungünstige hygienische Verhältnisse können eine vorher bestehende Resistenz in eine Empfänglichkeit verwandeln.

Von Szontagh berichtet über einen nach Überanstrengung beim Schwimmsport aufgetretenen Scharlach. *Schick* sah drei Ärzte der Wiener Klinik erst an Scharlach erkranken, nachdem sie eine Diphtherie durchgemacht hatten und dadurch in ihrer vorher ausreichenden Widerstandsfähigkeit geschwächt waren. Bei der Diphtherie kommt auch noch die Läsion der Rachen- und Tonsillenschleimhaut dispositionsfördernd in Betracht. Ebenso könnte man der gesetzten Wunde nach Adenotomien und Tonsillotomien einen Einfluß auf die Scharlachempfänglichkeit zuschreiben. *Neumann* berichtet über einen Fall von Scharlach nach Adenotomie und auch wir haben viele solche Fälle gesehen (s. Kurve Bruno P., Fig. 41). *Otto* verursachte einen Scharlach durch Tonsillotomie mit einem Instrument, das 2 Stunden vorher bei einem von Scharlach Genesenen (10 Wochen nach dessen Erkrankung) benutzt worden war und das nur mit Alkohol gereinigt, aber nicht frisch ausgekocht worden war.

Das soziale Moment.

Die soziale Lage spielt für die eigentliche Scharlachempfänglichkeit keine Rolle. Der Scharlach befällt arm und reich. Bei der dicht gedrängt wohnenden Arbeiterbevölkerung ist nur die Infektionsgelegenheit größer als bei den sozial Bessergestellten.

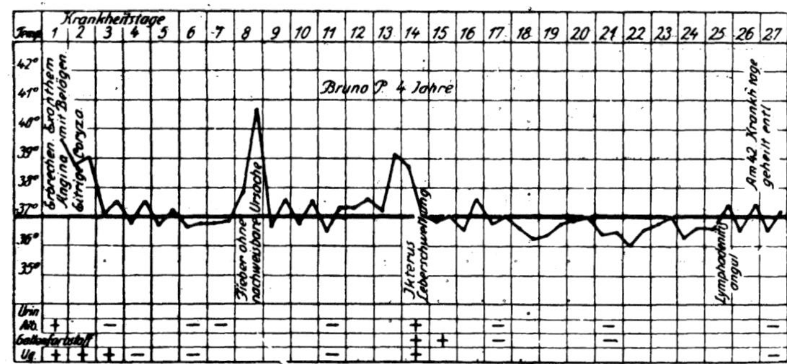

Fig. 41.
Scharlachbeginn 2 Tage nach Adenotomie.
Ikterus während des zweiten Krankseins.

Nach der Statistik *Bendas* für Berlin trifft der Scharlach in den Oberschichten mehr Empfängliche als in den sozial ungünstiger gestellten Kreisen, was vielleicht mit der Verschiedenheit der Ernährung — dort reichliche Milch-Ei-Überfütterung, hier knappe Ernährung — nach der obenerwähnten, allerdings unerwiesenen Theorie in Zusammenhang gebracht werden kann. Die Statistik *Reiches* für Hamburg ergibt ebenfalls keinen Vorzug der Wohlhabenderen vor dem Proletariat. Dagegen ist die Sterblichkeit an Scharlach in schlechten sozialen Verhältnissen, insbesondere bei schlechter Wohngelegenheit während der Krankheit, größer als in guten.

Die Immunität.

Schutz gegen erneute Erkrankung.

Die Immunität nach überstandenem Scharlach ist keine absolute, sie dauert zwar meist das ganze Leben, es wird aber von angeblich sicheren Fällen zwei- und mehrmaliger Erkrankung berichtet (*Weissenberg, Preisich, v. Szontagh, Jacobson, Thomas*).

Wiederholte Erkrankung.

Jacobson beobachtete bei vier Kindern einer Familie gleichzeitig eine wiederholte Erkrankung an Scharlach. Die zweite Erkrankung verlief bei allen schwerer als die erste, entgegen der Erwartung, die eine gewisse Immunisierung durch die erste Erkrankung annehmen durfte. Es finden sich aber mehrfach Hinweise in der Literatur, daß die zweite Erkrankung leichter auftreten kann, nicht muß (*Schick*). *Jacobson* vermutet, daß es sich bei solchen Fällen um ein besonderes, dem Scharlacherreger nur verwandtes Virus handelt und möchte eine Paraskarlatina neben der echten Skarlatina annehmen.

Tabelle 1. Tabellarische Übersicht über die

Nr.	Autor	Literatur	Beschreibung des Erregers	Fundort
1	*Pfeiffer*, 1887	Z. Hyg. **2**, 397, 1887.	plasmodienartige Körperchen und kugelige Einschlußkörperchen	in roten Blutkörperchen, in Leukozyten, im Stratum lucidum der Haut
2	*Mallory*, 1904	J. med. Res. **10**, 483, 1904.	2—7 μ große, rundliche und rosettenartige Gebilde „Cyclasterion scarlatinae"	Hautzellen, Leukozyten und Lymphspalten
3	*Siegel*, 1905	Abh. preuß. Akad. Wiss., Physik.-math. Kl. 1905.	bewegliche 2 kernige Protozoen: Cytorrhyctes	Hautschuppen
4	*Prowazek*, 1907	Arch. Protistenkde **10**, 1907. Münch. med. Wschr. 1908, 1016.	„Chlamydozoen", rundliche, kleinste Kugeln	Blut, Haut, Nieren, Milz, Nasensekret
5	*Gamaleia*, 1908	Berl. klin. Wschr. 1908, Nr. 40. Scharlacherreger, Odessa 1908, Monographie.		
6	*Bernhardt*, 1911	Dtsch. med. Wschr. 1911, Nr. 17.	intrazellulär, dem Kern angelagerte Einschlußgebilde	Milz, Schleimhaut, mesenteriale Lymphdrüsen, Niere
7	*Höfer*, 1911	Dtsch. med. Wschr. 1911, Nr. 24.		
8	*Döhle*, 1911	Zbl. Bakter. Orig. **61**, 63, 1911.	Einschlußkörperchen (1—6 stäbchen- und fadenförmige „Spirochäten")	Leukozyten
9	*Pospischill* und *Weiß*, 1911	Scharlachmonographie, Berlin 1911, Verlag: Karger.	Spirillen	Blut
10	*Paschen*, 1919	Dermat. Wschr. **68**, 343, 1919.	„Strongyloplasmen".	Tonsillarabstrich
11	*Smirnowa-Samkowa*, 1926	Virchows. Arch. **261**, 821, 1926; **265**, 1, 1927.	„Rubinkörperchen", mit Eosin färbbar, „Oxyphil"	Blut und Galle, Epidermis
12	*Class*, 1899	Philadelphia med. J. **3**, 1066, 1899; J.A.N.A. **32**, 765, 1899.	Diplokokkus	Haut, Tonsillen, Drüsen, Eiter
13	*Vipond*, 1911	Arch. of Pediatr. **28**, 564, 1911.	lange Stäbchen mit runden Enden	Lymphdrüsensaft
14	*Mallory* und *Medlar*, 1916	J. med. Res. **34**, 127, 1916; **35**, 209, 1917.	diphtheroide Bazillen.	im Gewebe des Respirat.-tractus
15	*Pryer*, 1922	J. Labor. a. clin. Med. **6**, 561, 1921; **7**, 592, 1922.	variable, 3—4 μ große, alkalibildende Kokken, sporenbildend	Herzblut
16	*Parker*, 1922	J. med. Res. **43**, 387, 1922.	diphtheroide Stäcbhen	Ohreiter
17	*Thompson*, 1923	J. trop. Med. **26**, 227, 1923.	Diplokokkus	Rachen
18	*Toyoda*, *Satake* und *Takeda*, 1926	Transact. 6. congr. far east. assoc. Trop. med. Tokyo, **2**, 471, 1926.	viele Arten von Staphylo- und Streptokokken	Rachen und Nase
19	*Mandelbaum*, 1927	Münch. med. Wschr. **74**, 1903, 1927.	Diphtherie(ähnlicher) Bazillus	Nase und Rachen
20	*Herzberg*, 1929	Zbl. Bakter. Orig. **111**, 373, 1929.	0,4—0,5 μ große, gramnegative Kokken und haufenbildende Kokken „Syzygiokokken"	Nase, Rachen, Blut, Drüsen, Eiter usw.
21	*Cantacucène*, 1911	C. r. Soc. Biol. Paris **70**, 403, 1911; **71**, 196, 1911.	¼—½ μ große Körperchen	Tonsillen und Drüsen
22	*Bernhardt*, 1913	Erg. inn. Med. **10**, 358, 1913.	unbekanntes, filtrierbar. Virus	
23	*Amato*, 1913/1923	Zbl. Bakter. **90**, 29, 1923. Sperimentale **77**, 513, 1924.	0,1—0,5 μ große, filtrierbare Körperchen	Blut
24	*Di Cristina*, 1923	Pediatria **31**, 1, 1929.	filtrierbare, kokkoide und ovoide, einfache und doppelte Körperchen, 0,2 μ groß	Blut, Knochenmark, Milz, Nase und Rachen
25	*Caronia*, 1923	Pediatria **31**, 705, 1923.		
26	*Zlatogoroff*, 1926	Zbl. Bakter. Orig. **97**, 152, 1926; **106**, 1928.	0,1–0,5 μ große, grampositive, filtrierbare Doppelkokken	Blut, Nase und Rachen
27	*Ramsine*, 1926	C. r. Soc. Biol. Paris **94**, 1010, 1926.	filtrierbare Phase von Streptokokken	Blut und Organe Scharlachkranker
28	*Rosen*, *Kritsch*, *Goulayen* und *Skalkina*, 1927	C. r. Soc. Biol. Paris **96**, 83, 1927.		
29	*Palante* und *Kondriavtzeva*, 1927	C. r. Soc. Biol. Paris **96**, 218, 1927.		
30	*Löffler*, 1882	Mitt. kais. Gesdsamte **2**, 421, 1882.	Streptokokken, grampositiv	Rachen, Nase, Gelenkeiter
31	*Moser*, 1902 und *Moser* und *v. Pirquet*, 1902	Wien. klin. Wschr. **15**, 1053, 1902. Wien. klin. Wschr. **15**, 1086, 1902.	Streptokokken	Rachen
32	*Gabritschewsky*, 1907	Berl. klin. Wschr. 1907, 556. Zbl. Bakter. **41**, 719, 1907.	Streptokokken	Rachen, Nase, Gelenkeiter
33	*Dick* und *Dick*, 1914/1924	J. inf. Dis. 1914, 85; 1916, 175 und 638. J. amer. med. Assoc. 1921, 782; 1923, 1166; 1924, 301.	hämolysierende Streptokokken	Nase, Rachen, Drüsen, Milz, Blut, innere Organe, Urin usw.

[1]) Über die in der vorbakteriologischen Ära entdeckten und beschriebenen Scharlacherreger vgl. *Schleißner* und

verschiedenen bisher „entdeckten“ Scharlacherreger[1]).

Kulturen	Agglutination	Komplementablenkung	Hautreaktion	Experimentelle Übertragung auf Tier und Mensch
—	—	—		—
—	—	—	—	—
—	—	—	—	für Kaninchen pathogen
—	—	—	—	—
—	—	—	—	—
—	—	—	—	—
—	—	—	—	—
—	—	—		—
—	—	—	—	—
in Galle mit Zucker, mit Streptokokken zusammenwachsend	—	—	—	für Katzen pathogen, auch im Blut von Meerschweinchen u. Kaninchen nachzuweisen
—	—	—		—
auf allen Nährböden wachsend	—		—	für Affen und Kaninchen pathogen
—	Agglutination Präzipitation	Komplementablenkung häufig	—	—
—	—	—	—	auf Meerschweinchen übertragen — Sepsis auslösend
—	—	—	—	—
—	—	—	—	—
übliche Nährböden	—	—	—	mit allen Bakterien gelang es „Exantheme“ zu erzeugen
auf „lipoidhaltigem“ Agar (Weidekuh-Serumplatte) als Myelinfiguren wachsend	—	—	—	Übertragungsversuche bei Menschen mißlungen
in sauerstoffarmem Milieu	spezifisch mit Serum Scharlachkranker	spezifisch mit Serum frisch Erkrankter	Kulturfiltrate 1/100 verdünnt: positive Reaktion bei Menschen; durch SRS.[2]) gehemmt	Meerschweinchen und Ratten pathogen; Vakzine zur Behandlung der Scharlachkranken
—	—	—	—	—
—	—	—	—	für Kaninchen pathogen?
in „katalysatorischen“ Nährböden (*Tarozzi-Noguchi*) sich vermehrend	spezifisch	spezifisch	spezifisch, ähnlich „Dick-Test“	für Kaninchen und Meerschweinchen pathogen; Vakzine soll Menschen aktiv immunisieren können
anaerobes Wachstum	Serum damit infizierter Tiere	spezifisch mit Streptokokken	ähnlich wie „Dick-Test“	für Kaninchen pathogen; soll Streptokokken „aktivieren“
—	—	—	—	Mäuse und Kaninchen: Erkrankung mit hämolysierenden Streptokokken in allen Organen
gewöhnliche Nährböden	—	—	—	bei Kaninchen und Meerschweinchen Sepsis mit Gelenkmetastasen auslösend
—	Agglutination	—	—	—
gewöhnliche Nährböden	—	—	—	Vakzine für aktive Immunisierung des Menschen
Pferde- oder Menschen-Blutagar, toxinbildend	spezifisch	spezifisch	positiv bei scharlachempfänglichen, negativ bei scharlachimmunen Menschen: „Dick-Test“	für Kaninchen und Meerschweinchen pathogen; Übertragung auf den Menschen in wenigen Fällen scharlachähnliches Exanthem erzeugend

Bernhardt, Erg. inn. Med. **10**, 342 und Kinderheilkunde 368, 1913.

[2]) SRS. = Scharlachrekonvaleszentenserum.

Schläger berichtet von einer 7fachen Scharlacherkrankung bei einem Patienten, der über 5 eingehende Beschreibungen der vorangegangenen verfügte. Nach *Schicks* Ansicht konnte es sich aber hier um Erythema scarlatiniforme desquamativum recidivans handeln (siehe auch Differentialdiagnose).

Hutinel und *Nadal* nehmen nur bei schnellem Verlust der Immunität durch andere Infektionskrankheiten, z. B. durch akute Polyarthritis, chirurgische Eiterungen, Pneumonie, eine neue Aufnahmefähigkeit für das Scharlachvirus an.

Nur die durch Monate oder Jahre von der Ersterkrankung getrennte Neuerkrankung darf als zweiter Scharlach bezeichnet werden, nicht die Nachahmung aller Scharlachsymptome beim zweiten Kranksein, auch nicht die Superinfektion auf Scharlachabteilungen, die den Prozeß mit allen Erscheinungen einschließlich des Exanthems vielleicht noch einmal aufflackern läßt. In neuer Zeit mehren sich die Stimmen, die wiederholte Anginen mit nur einigen Symptomen des Scharlachs, auch ohne Exanthem, als neuerliche Scharlacherkrankung ansehen wollen (*Matthies, Heubner, v. Szontagh*), obschon sich ähnliche Angaben auch in der Literatur finden, aber anscheinend in Vergessenheit geraten waren (*Home*).

Wiederholte Anginen identisch mit Scharlachrecidiven!

Rezidive.

Die Möglichkeit echter Rezidive wird von einigen zugegeben (*Schick*), von anderer Seite bestritten (*Sieglitz, Schützlein*).

Ätiologie und Pathogenese.

Unbekannte Erreger.

Der Erreger des Scharlachs ist unbekannt. Die verschiedensten Mikroorganismen sind in Körper und Sekreten Scharlachkranker gefunden und als Erreger angesprochen worden. Darüber soll die Tabelle S. 108 u. 109 kurz orientieren. Vorwegnehmend sei bemerkt, daß keiner der hier verzeichneten Erreger all denjenigen Forderungen genügt, welche die kritische Forschung für die spezifische Natur eines Krankheitserregers aufstellen muß.

Tabelle.

Tabelle S. 108 u. 109.

Ein Überblick über die Tabelle zeigt, daß die Angaben der Entdecker des Scharlacherregers in 4 Gruppen eingeteilt werden können.

1. Gruppe: Plasmodien, Spirillen, Einschlußkörperchen.

Eine Gruppe von Forschern geht von der Annahme aus, daß der Erreger plasmodienähnlichen Charakter habe oder zu den Spirillen zu zählen sei, und daß er die Fähigkeit besitze, Einschlußkörper zu bilden.

2. Gruppe: Kokken, Bazillen.

Zweitens sollen alle möglichen Bakterien und Kokken, welche hauptsächlich aus Nasenrachenschleim Scharlachkranker gezüchtet werden und sich in einem großen Prozentsatz aller Fälle isolieren lassen, die Erreger der Krankheit oder, vorsichtiger ausgedrückt, die Miterreger oder Aktivatoren darstellen.

3. Gruppe: Filtrierbare Erreger.

Eine 3. Gruppe von Autoren glaubt ein filtrierbares Virus gefunden zu haben, das den Scharlach verursachen soll.

4. Gruppe: Streptokokken.

Eine 4. Gruppe von Arbeiten verteidigt, seit 1887 *Löffler* zum ersten Male bei Scharlachkranken im Rachenabstrich Streptokokken nachgewiesen hat, die Hypothese, daß diese Streptokokken für die Pathogenese des Scharlachs verantwortlich seien.

Neben diesen 4 Gruppen von Forschern, die jeweils einen speziellen Mikroorganismus anschuldigen wollen, gibt es viele Autoren, die geringeren Wert darauf legen, einen speziellen Erreger zu suchen und annehmen, der Scharlach sei eine ätiologische Vielheit (*Fanconi*) oder eine anaphylaktische Reaktion (*Friedberger, Glanzmann, Kretschmer, S. Meyer, Dochez* u. a.). Ja, der Scharlach wird sogar von einigen Forschern gar nicht als Infektionskrankheit anerkannt (*v. Szontagh*).

Durch die Arbeiten der Italiener *Di Cristina* und *Caronia* sowie der Amerikaner *Dick* und *Dick, Dochez, Zingher* und *Birkaugh* hat die Scharlachforschung in den letzten Jahren einen mächtigen Impuls erhalten, so daß wir heute eine Überfülle von experimentellem Material und klinischen Beobachtungen vor uns haben. Dabei fehlt es nicht an Widersprüchen, und eine sorgfältig sichtende Kritik ist bei den vorliegenden Hypothesen, die sich teilweise gegenseitig völlig ausschließen, sehr angebracht.

Kritik!

Die Vermutungen der älteren Autoren, daß Einschlußkörperchen, Protozoen oder Bazillen spirochätenartigen Charakters mit der Scharlachätiologie pathogenetisch verknüpft seien, haben sich nicht halten können. Allgemein wurden *Döhle*körperchen und andere Einschlußgebilde von Leukozyten und anderen Zellen als toxische Degenerationsprodukte aufgefaßt. Auch die neuestens von Frau *Smirnowa* beschriebenen Rubinkörperchen sind wahrscheinlich Kunstprodukte, die bei der Färbung der Präparate entstehen (*Bürgers*).

Alle möglichen Kokken u. Bakterien = Aktivatoren oder „Schrittmacher".

Befunden gegenüber, wie sie von *Herzberg*, *Pryer* und *Mandelbaum* mitgeteilt werden, ist große Vorsicht am Platz. Zwar können diese Autoren es wahrscheinlich machen, daß ihre verschiedenen, großen oder kleinen Kokken oder diphtherieähnlichen Stäbchen die Erreger sind, wenn sie nachweisen, daß diese in einem besonders hohen Prozentsatz in Nase oder Rachen der Scharlachkranken gefunden werden. Auch lassen sich Züchtungsverfahren, Agglutination, Komplementablenkung sowie epidemiologische Daten (vgl. *Caesar Hirsch* über die *Mandelbaum*schen Bazillen) für ihre Ansicht ins Feld führen. Doch fehlt diesen Hypothesen so viel Beweiskraft, daß sogar die Entdecker selbst ihre Mikroorganismen nicht mehr als eigentlichen Scharlacherreger anzusprechen wagen, sondern von Symbiose oder Aktivierung eines zweiten oder Miterregers sprechen. Deshalb bedürfen alle diese Untersuchungen noch weiterer unvoreingenommener Nachprüfung an großem Material (vgl. *Bürgers*, *v. Bormann* u. a. Vgl. auch *Pfaundlers* Ansichten).

In diesem Zusammenhang äußerst wichtig sind die Untersuchungen von *Toyoda*, *Satake* und *Takeda*. Diesen Autoren gelang es mit allen möglichen Arten von Streptokokken und Staphylokokken, die sie auf den üblichen Nährböden züchten konnten, Scharlachexantheme zu erzeugen!

Filtrierbares Virus von *Di Cristina* und *Caronia*.

Kommt eine solche Vielheit von Erregern in Betracht, so ist es natürlich nicht sehr fernliegend anzunehmen, daß es sich bei all den gefundenen Mikroorganismen um mehr oder weniger konstante Begleitbakterien handelt, während der eigentliche Erreger selbst noch unbekannt geblieben ist. Diese Vorstellungen haben a priori eine gewisse Wahrscheinlichkeit für sich. Darum erregten die Behauptungen *Di Cristinas* und *Caronias*, es sei ihnen die Isolierung und Züchtung des eigentlichen filtrierbaren, bisher nicht entdeckten Erregers gelungen, größtes Aufsehen.

Die italienischen Autoren versuchten den Beweis, daß ihr filtrierbares, anaerobes Virus der Scharlacherreger sei, auf Grund folgender experimenteller Daten zu erhärten: Nachweis von kleinsten, ovoiden Diplokokken in Milz und Knochenmark Scharlachkranker, wie sie schon früher von *Amato* beschrieben worden waren. Entwicklung kleinster Doppelkörperchen nach Einsaat von filtriertem Nasenrachensektret, Urin und Hautschuppen Scharlachkranker in katalysatorischen Nährböden (*Tarozzi-Noguchi*). Im Tierversuch bei Kaninchen erzeugen intravenöse Injektionen solcher Kulturen angeblich dieselbe Krankheit wie die Applikation von frischem Scharlachblut. Die serologischen Reaktionen, Agglutination, Komplementreaktion usw. sollen spezifisch ausfallen. Ferner soll aus Kulturen verfertigte Vakzine gegen Scharlach aktiv immunisieren. Analog dem *Schick*-Test bei Diphtherie ließ sich eine angeblich spezifische Hautreaktion auslösen. Schließlich soll diesen Autoren das Experimentum crucis gelungen sein, nämlich die Erzeugung eines milden Scharlachs beim Menschen, speziell bei Kindern im anergischen Stadium nach Masern.

Kritik der italienischen Versuche.

Die diesen scheinbar überzeugenden Angaben der Italiener folgenden Nachprüfungen haben nur zum kleinsten Teil deren Resultate bestätigt, zum größten Teil aber stehen sie dazu in krassem Widerspruch. Umfassende Untersuchungen haben besonders *S. Meyer* und *Bürgers* vorgenommen. Diese letzteren Autoren, die teils mit eigenen, teils mit Originalkulturen aus Rom gearbeitet haben, lehnen auf Grund ihrer Nachprüfungen die Schlüsse, welche die Italiener zu ziehen sich berechtigt glauben, völlig ab. Zunächst konnten sie in ihren Experimenten eine quantitativ viel geringere Anzahl scheinbar beweisender Resultate erzielen, besonders bezüglich der serologischen Reaktionen. Dann gelang ihnen aber der Nachweis, daß die fraglichen Doppelkörperchen in Kontrollkulturen, ferner in Sekreten und Organen gesunder und kranker Menschen vorkommen. Eine aktive Immunisierung gelang nicht. Auch glauben *Meyer* und *Bürgers*, die Tierversuche nicht als beweiskräftig ansehen zu dürfen.

Es scheint berechtigt, auf Grund obiger Nachuntersuchungen auch an den Resultaten *Zlatogoroffs*, der eine zweite Art von Körperchen in ähnlichen Kulturen unterscheiden will, zu zweifeln, um so mehr, als auch hier bereits von verschiedenen Seiten die Kritik eingesetzt hat (*Meyer*, *Bürgers*).

Streptokokken als Erreger.

In weit höherem Maße, wie alle bisher besprochenen, als spezifisch geltenden Scharlacherreger, beherrschen die Streptokokken wie das klinische Bild so auch die experimentelle Scharlachforschung.

In den neueren theoretischen Erörterungen über die Entstehungsweise des Scharlachs spielen sie die Hauptrolle. Denn bei der mikroskopischen und bakteriologischen Untersuchung finden sich beim Scharlachpatienten Streptokokken im Blut, im eitrigen Liquor cerebrospinalis, in den Sekreten und Exkreten, im Nasenrachenraum, in den Belägen der Tonsillen, der Wunden, in Trachea, Bronchien, Konjunktiven, den Gelenken, in der Milz, im Eiter von Abszessen, von Empyemen usw. Ja es gelang sogar, aus der Zunahme von positiven hämolysierenden Streptokokkenbefunden in den Nasenrachenabstrichen, welche im hygienischen Untersuchungsinstitut einliefen, den Eintritt einer Scharlachepidemie vorauszusagen (*Bürgers*).

Trotz dieses epidemiologischen Zusammenhangs sprechen doch gewichtige Gründe gegen die Bedeutung der Streptokokken für die Scharlachgenese (*Heubner, Rolly, v. Groer* u. a.).

Einwände gegen die Streptokokkentheorie.

Gerade in den blitzartig verlaufenden, schwersten Fällen wurden Streptokokken vermißt oder nur in geringer Zahl gefunden. Die Krankheitserscheinungen, die durch Streptokokken hervorgerufen wurden, tragen zudem mehr den Charakter septisch-eitriger Entzündungen. Dieser trifft aber hauptsächlich für die Nachkrankheiten des Scharlachs zu und nicht für den Beginn des Scharlachs (*Heubner*).

Überempfindlichkeit und Immunität.

Streptokokkenkrankheiten hinterlassen meist eine gesteigerte Disposition, wie die häufigen Angina- und Erysipelrezidive beweisen. Scharlach dagegen verleiht nach Ansicht fast aller Autoren eine recht langdauernde Immunität.

Allerdings werden heute Überempfindlichkeit und Immunität nicht mehr als scharfe Gegensätze definiert, vielmehr gelten sie als verschiedene Erscheinungsformen eines einheitlichen, biologischen Vorgangs, der Umstimmung des Körpers durch Bakterieneiweiß (*Friedberger*).

Das Phänomen von *Cantacucène.*

Ferner vermochten die biologischen Reaktionen, wie Komplementablenkung, Agglutination usw. keinen sicheren Beweis für die Streptokokkenätiologie des Scharlachs zu erbringen. Züchtet man nämlich Streptokokken und andere Keime in Filtraten von Rachenschleim oder Urin Scharlachkranker, so erwerben sie Agglutinabilität gegenüber Scharlachserum bis zur Verdünnung $^1/_{500}$—$^1/_{800}$ (*Cantacucène* und *Bonciu*).

Auch ist eine Differenzierung von Scharlachstreptokokken gegenüber anderen nicht skarlatinogenen Streptokokken trotz vieler Versuche bis heute noch niemals gelungen (*Heubner, Rolly, Neufeld* u. a.).

So kam man fast allgemein dazu, den Streptokokken bei Scharlach nur die Rolle der zeitweiligen oder obligaten Begleitbakterien zuzuschreiben. Man stellte sich eine Art von Symbiose zwischen eigentlichem Scharlachvirus und Streptokokken vor und legte ihnen wohl die Komplikationen zur Last, gestand ihnen aber nicht die Führung in der Genese des Scharlachs zu.

Immerhin gibt es viele Autoren, die am Glauben an die Streptokokken als alleinige Scharlachursache festhalten (*v. Bormann* u. a.). So sieht z. B. *Laurent* in Streptokokkenangina, Scharlach, Polyarthritis, Erysipel, pyämischen und septischen Erkrankungen verschiedene Erscheinungsformen einer ätiologischen Einheit, der Streptokokkämie. Er führt die Unterschiede in den Krankheitsbildern auf die wechselnde Virulenz und die Verschiedenheit der Ausscheidungsstätten zurück.

Der springende Punkt der Streptokokkentheorie des Scharlachs ist nach *v. Pfaundlers* Ansicht der folgende:

Es muß angenommen werden, daß der Scharlacherreger nicht irgend ein beliebiger, sondern ein ganz bestimmter, haemolysierender, in Kulturen wie auch im Körpergewebe Gifte bildender, aggressiver Streptokokkus ist. Unter Umständen braucht die Eigenschaft der Aggressivität dem Streptokokkus selbst nicht inne zu wohnen und kann durch die Fähigkeiten eines Schrittmachers ersetzt werden (filtrierbares Virus, *Mandelbaum*sche Bazillen, *Herzberg*sche Kokken usw.). Die Schrittmachertheorie ist trotz aller dafür sprechenden Befunde und Überlegungen aber noch nicht bewiesen (vgl. oben).

Eine weitere theoretische Möglichkeit wurde von *Azzi, Ramsine, Friedemann* und *Deicher* u. a. untersucht. Man stellte sich die Frage, ob vielleicht der hämolysierende

Streptokokkus eine filtrierbare, unsichtbare Entwicklungsphase durchmache und ob vielleicht dann diese filtrierbare Form der Scharlacherreger sein könnte. In der Tat ist es *Ramsine* gelungen, im Bodensatz von Streptokokkenfiltraten unsichtbare Dauerformen nachzuweisen. Auch *Azzi* hat durch Tierversuche diese Vermutung mit Erfolg zu stützen vermocht. *Friedemann* und *Deicher* konnten die Resultate *Ramsines* bestätigen. Nach ihrer Ansicht kommen aber die filtrierbaren Formen der Streptokokken zu selten vor, um in praxi als Scharlacherreger angesprochen werden zu dürfen.

Übertragungsversuche von Streptokokken auf Tiere.

Daß Übertragungsversuche auf Tiere fehlschlagen, spricht noch nicht unbedingt gegen die ätiologische Bedeutung der Streptokokken für die Scharlachgenese. Immerhin ist es bemerkenswert, daß nur bei wenigen Menschenaffen Experimente geglückt sein sollen, die mit vieler Vorsicht als gelungene Übertragung einer scharlachähnlichen Krankheit durch Streptokokken gedeutet werden können (*Schleissner*, *Landsteiner*, *Levaditi*, *Bernhardt* und *Cantacucène*). In den meisten Fällen verliefen die Versuche negativ, nur bei wenigen Tieren ließen sich Angina, lymphadenitische Abszesse, Streptokokkensepsis oder scharlachähnliche Exantheme erzeugen.

Affen.

Kaninchen.

Beim Kaninchen entstehen durch Streptokokken und deren Kulturfiltrate Exantheme, Schuppung, Myokarditis, Glomerulonephritis usw. (*Rosen*, *Kritsch* und Mitarbeiter, *Minervin*). Ähnliche Krankheitsbilder riefen die italienischen Autoren bei Kaninchen durch intravenöse Einspritzung ihrer Kulturfiltrate hervor. In solch vieldeutigen Befunden kann die Kritik keine Beweiskraft für die Existenz irgendeines Scharlacherregers finden.

Experimentell auf den Menschen übertragen wurde der Scharlach bereits 1833 von *Miquel*, 1860 von *Busick Haywood*, 1883 von *Stickler*, 1907 von *Gabritschewsky* und 1921—24 wieder von *Dick* und *Dick*. Allen diesen Forschern ist die experimentelle Infektion beim Menschen gelungen, aber nur *Gabritschewsky* und *Dick* haben ihre Übertragungsversuche mit Reinkulturen unternommen. *Gabritschewsky* stellte sich aus abgetöteten Scharlachstreptokokken eine Vakzine her und erzeugte damit durch subkutane Injektion in einigen Stunden einen scharlachähnlichen Symptomenkomplex. Die Versuche sind hauptsächlich von russischen und polnischen Ärzten nachgeprüft und ihre Ergebnisse bestätigt worden. Das Wichtigste schien eine damit erzielte prophylaktische Immunität von etwa 2jähriger Dauer bei geringen lokalen und allgemeinen Krankheitserscheinungen.

Dicksche Scharlachtheorie.

G. und *G. Dick* fanden, daß Kulturfiltrate von Streptokokken, auf die Tonsillen empfänglicher Individuen gebracht, keine Krankheit auslösen, wohl aber die Streptokokken selbst diese Fähigkeit besitzen. Über ähnliche Versuche mit filtriertem Nasenrachensektret Scharlachkranker mit gleichfalls negativem Ergebnis berichten *Friedemann* und *Deicher*. Durch die positiven Befunde des Ehepaares *Dick* trat die Streptokokkenätiologie des Scharlachs wieder in den Vordergrund der Forschung.

Das Ehepaar *Dick* versuchte 3 Beweise für seine Streptokokkentheorie anzutreten:

1. Nur eine bestimmte Abart, die hämolysierenden Streptokokken, haben ausschließlich ätiologische Bedeutung.
2. Diese hämolysierenden Streptokokken bringen ein spezifisches Exotoxin hervor, welches für sich allein schon fähig ist, den Scharlachkomplex zu reproduzieren.
3. Findet sich ein spezifisches Antitoxin beim Tier und beim Menschen. Dieses entgiftet das Toxin, neutralisiert eine angeblich spezifische Hautreaktion (*Dick*-Test) und entfaltet ausgezeichnete therapeutische Wirkungen.

Jetzt schien es, als ob sich mit *Dick* und *Dick* eine lückenlose Übereinstimmung der Auffassung von Scharlachätiologie und Pathogenese mit der modernen Diphtherietheorie erzielen lasse. Indessen hält diese Theorie, so bestechend sie auf den ersten Blick erscheint, einer sachlichen Kritik noch nicht stand. Zwar findet man den hämolysierenden Streptokokkus im Nasenrachenabstrich bei 80%, nach 3facher Untersuchung in der ersten Krankheitswoche bei fast 100% aller Scharlachkranken. Jedermann wird deshalb heute zugeben, daß der hämolysierende Streptokokkus irgendwie am Scharlachprozeß beteiligt ist, aber dennoch und trotz der *Dick*schen Befunde, ist die ausschließliche Pathogenese durch diese Streptokokkenart nicht endgültig erwiesen.

Einwände gegen die *Dick*theorie.

Den angeblich beweisenden Versuchen von *G.* und *G. Dick* konnte teilweise mit guten Argumenten widersprochen werden: Streptokokken-, Staphylokokken- und besonders Colifiltrate (*Bürgers*), ebenso abgetötete, toxinfreie Streptokokken (*Gabritschewsky*) können scharlachähnliche Krankheitsbilder verursachen. Ähnliches wurde beobachtet bei Verwendung des *Behring*schen Toxin-Antitoxin-Diphtherie-Impfstoffes (TA.). *Toyoda* und seine Mitarbeiter erhielten „Scharlach" durch alle möglichen Arten von Strepto- und Staphylokokken. Die durch Santonin, Ektebin und Nirvanol hervorgerufenen Krankheitserscheinungen nennt *Fanconi* geradezu „Skarlatinoide". Alle erdenklichen organischen Substanzen vermögen also eine scharlachähnliche Krankheit hervorzurufen, so daß die *Dick*sche ätiologische Beweisführung zum mindesten noch der Erweiterung und Ergänzung bedarf.

Noch wichtigere Einwände gegen die *Dick*sche Lehre ergeben sich beim Studium des von ihnen entdeckten sogenannten Scharlachtoxins. Eine Reindarstellung des von den Streptokokken ausgeschiedenen Giftes ist bisher noch nicht geglückt. Die vorliegenden Untersuchungen lassen vermuten, daß es sich um ein hochmolekulares, antigenes, toxisches Kohlehydrat handelt (*Zinsser, Tamiya, Pick, Parker* u. a.). Ein Toxin kann es streng genommen nicht sein, denn es lassen sich ungeheuere Mengen von Streptokokkenfiltraten allen möglichen Tieren intravenös verabreichen, ohne daß Vergiftungserscheinungen auftreten (*Bürgers*). Das *Dick*-Gift ist im Gegensatz zum Diphtherietoxin hitzebeständig und verhält sich Koffein und Adrenalin gegenüber nicht wie letzteres, sondern wie Tuberkulin. Die Intrakutanprobe, der sogenannte *Dick*-Test, verläuft prinzipiell anders als die *Schick*-Probe; sie ist in stärkerem Maße abhängig von der individuellen Empfänglichkeit des Prüflings und nicht, wie beim echten Toxin, in erster Linie von Giftdosis und Stärke (*v. Groer*).

In vitro und in vivo läßt sich nachweisen, daß keine echte Bindung zwischen *Dick*-Gift und dem „neutralisierenden" Antitoxin aus Rekonvaleszenten- oder Pferdeserum stattfindet. *Dick*negative Menschen, also solche Individuen, bei denen das Blut Antitoxin enthalten sollte, haben oft ein den *Dick*-Test bei einer empfindlichen Drittperson förderndes Serum und umgekehrt. Außerdem schwankt die Hautempfänglichkeit bei dem Prüfling zeitlich sehr stark (*v. Groer, S. Meyer* u. a.). Es liegt also im sogenannten *Dick*gift kein primäres Exotoxin der hämolysierenden Streptokokken vor, sondern höchstens ein sekundäres „Phlogogon" (*v. Groer*) oder „Toxallergen" (*Dochez*).

Demzufolge würde auch der Hautreaktion mit Streptokokkengift, dem *Dick*-Test, nicht diejenige Bedeutung beigelegt werden können wie der Diphtheriehautreaktion, dem *Schick*-Test (vgl. Kapitel Differentialdiagnose). Erst bei einer größeren Scharlachepidemie wird sich erweisen, ob die *Dick*negativen Individuen tatsächlich gegen Scharlach immun sind (*Bürgers*). Weitere Erfahrungen werden auch zeigen, ob die zweifellos vorhandene therapeutische Wirkung von Streptokokkenpferdeserum spezifisch ist, oder ob sie anders erklärt werden muß.

Trotz aller Einwände hat die *Dick*sche Lehre viele Anhänger gefunden. Zu ihnen zählen in Amerika *Zingher, Birkhaug* u. a. m. In Deutschland stellten sich *Friedemann* und *Deicher, Seligmann, Schottmüller* u. a. auf die Seite des Ehepaares *Dick*.

Eine Reihe von Autoren läßt sich von den vielen Einwänden gegen die *Dick*sche Auffassung des Scharlachs bestimmen und steht deshalb auf dem Standpunkt, daß die Streptokokkentheorie von *G.* und *G. Dick* noch nicht über jeden Zweifel erhaben ist (*Schloßmann, Bürgers, S. Meyer* u. a.).

Scharlach eine Überempfindlichkeitsreaktion.

Nun haben aber die Streptokokken von einem anderen Gesichtspunkte aus eine große Bedeutung für die Scharlachpathogenese gewonnen. Wiederholte Streptokokkeninfektionen können nämlich den Körper gegen das parenteral eingeführte Streptokokkeneiweiß sensibilisieren. Es besteht damit die Möglichkeit, daß eine neue Streptokokkeninfektion im überempfindlichen Organismus statt einer einfachen Angina oder einer banalen Rhinopharyngitis einen schockartigen, anaphylaktischen Symptomenkomplex, den Scharlach, hervorruft. Damit ist das Wesen des Scharlachs als eine Überempfindlichkeitsreaktion gedeutet!

Belege für die Überempfindlichkeitsreaktion.

Diese Anschauung, welche hauptsächlich von *S. Meyer* vertreten wird, erklärt viele klinische und epidemiologische Erscheinungen des Scharlachs. Sie verdient besonders hervorgehoben zu werden, weil sie von der einseitigen Überschätzung der Bakteriologie, dem emsigen Forschen nach einem spezifischen Scharlacherreger absieht und dafür den reagierenden Organismus, das Individuum und seine Einstellung zu krankheitsauslösenden Mikroorganismen in den Vordergrund stellt. Durch die Überempfindlichkeitstheorie wird die Annahme eines zweiten Erregers überflüssig. Fehlende oder unvollendete Sensibilisierung mit Streptokokkeneiweiß sollen die verhältnismäßig geringe Disposition der Säuglinge ebenso wie die relative Seltenheit der Erkrankung im späteren Erwachsenenalter erklären. Der akute, an eine Intoxikation erinnernde, explosive Beginn macht den Eindruck eines anaphylaktischen Schocks (Blutdrucksenkung, Kreislaufschwäche, kapilläre Blutungen, Krämpfe).

Der weitere Verlauf, das Exanthem, die Beteiligung der Lymphdrüsen, die Gelenkschwellungen, Eosinophilie usw. deckt sich bis zu einem gewissen Grade mit der Serumkrankheit, der typischen Überempfindlichkeitsreaktion des Menschen. Selbst der für anaphylaktische Reaktionen typische Komplementverbrauch im Serum läßt sich nachweisen. Die je nach dem Grade der individuellen Überempfindlichkeit verschiedene Allergie erklärt die Mannigfaltigkeit der Symptome und die scheinbare Launenhaftigkeit der Krankheit. Schließlich anerkennt diese Auffassung auch den Scharlach ohne Exanthem und vermag ohne Schwierigkeiten die leichten, abortiv verlaufenden, wie auch die schweren, foudroyanten Fälle zu erklären. Denn maßgebend für den Verlauf des Scharlachs ist nicht die Virulenz des Erregers, sondern der individuell verschiedene Grad der Sensibilisierung, oder, wie man sich früher ausdrückte, die Konstitution.

2. Kranksein und Überempfindlichkeitsreaktion.

Das 2. Kranksein allerdings läßt sich schwerer mit dieser Hypothese in Einklang bringen. Man muß schon annehmen, daß die quantitativen Verhältnisse der anaphylaktischen Reaktion nicht genau eingehalten werden und infolgedessen keine rein antianaphylaktische Phase entsteht. Wäre eine vollständige Antinanpahylaxie vorhanden, so würde eine weitere Zufuhr von Streptokokkeneiweiß reaktionslos ertragen. Ein partiell antianaphylaktischer Zustand ist charakterisiert durch Übrigbleiben von Antikörpern. Diese reagieren in einem solchen Falle erneut mit Streptokokken und so entstehen die Symptome des zweiten Krankseins.

Diese Hypothese von der Scharlacherkrankung als Überempfindlichkeitsreaktion hat etwas sehr Bestechendes. Eine Reihe von Autoren sehen darin die befriedigendste Erklärungsmöglichkeit für die Scharlachgenese (*Glanzmann*, *Kretschmar*, *Meyer-Estorff*, *Benjamin* und *Witzinger*, *S. Meyer*, neuestens auch *Dochez* und *v. Groer*).

Anaphylatoxinlehre, *Moro*, *Friedberger*.

Moro führt die akuten Exantheme auf die Wirkung des Anaphylatoxins zurück und erklärt sie als Teilerscheinung von Überempfindlichkeitsreaktionen. Dieses Anaphylatoxin macht *Friedberger* für jede Infektionskrankheit verantwortlich. Die Anaphylaxie ist für ihn nur die extremste und akute Form einer Infektionskrankheit, jede Infektionskrankheit nur eine milde, protrahierte Anaphylaxie.

Schiff hat das Anaphylaxieproblem experimentell analysiert und gefunden, daß tatsächlich im Organismus der Scharlachkranken eine Reihe von Reaktionen auftraten, die als Komponenten einer allergischen Reaktion gedeutet werden können (Vermehrung der Thrombozyten, Sinken der Erythrozytenzahlen, Anstieg der Eosinophilen, Veränderung der Blutgerinnungszeit, des Blutdrucks, des Komplementgehaltes).

Anaphylaxielehre, *Schiff*, *Schick*.

Allerdings kommt *Schiff* auf Grund neuer Versuche zu der Schlußfolgerung, daß, wie *Schick* schon früher betonte, der primäre Scharlach nicht das Produkt der spezifischen Allergie ist, sondern daß die erste Erkrankung den Organismus erst für die Nachkrankheiten sensibilisiere. Der primär toxische Scharlacherreger stimmt den Körper spezifisch um, und in der Dispositionsepoche (*Schick*), der 2.—6. Scharlachwoche, erkranken die sensibilisierten, mit dem Abtransport des Antigens beschäftigten Organe an lokalen Rezidiven.

Von Pirquets Ergine.

Von Pirquet nimmt die Bildung von besonderen Antikörpern, den Erginen, an, die nach Beendigung der 1. Krankheit mit den noch vorhandenen Krankheitserregern einen toxischen Körper erzeugen. Dieser soll dann erst die Nachkrankheiten hervorrufen.

*Von Szontagh*sche Lehre.

Die Lehre von Scharlach als einer Überempfindlichkeitsreaktion ist nicht etwa neuesten Datums. Schon *v. Szontagh* hat mit größter Energie diese Auffassung vertreten. Jedoch erfolgt nach *v. Szontagh* die Sensibilisierung nicht allein durch Streptokokken, sondern durch alimentäre Noxen, die entweder direkt aus der aufgenommenen Nahrung stammen oder sich im Laufe der Verdauung oder des intermediären Stoffwechsels bilden. Scharlach ist für *v. Szontagh* nichts als eine banale Angina, begleitet von einer durch Bakterientoxine hervorgerufenen Hautreaktion. Schon die gewöhnliche Angina ist eine Überempfindlichkeitsreaktion, kenntlich an dem Mißverhältnis zwischen geringen lokalen und schweren Allgemeinerscheinungen.

Scharlach keine Infektionskrankheit.

Mit dieser Auffassung ist der Scharlach seines kontaginösen Charakters entkleidet und als eine Spontan- oder Autoinfektion dargestellt. Eine Reihe von Autoren gaben nach *v. Szontagh* diese Möglichkeit zu (*Lippmann, Charrin, Sterling*).

Einwände.

Diese letzte Konsequenz der Anaphylaxielehre weist nun schon der Kritik den Weg. Unvereinbar mit dieser Theorie sind vor allem die epidemiologischen Verhältnisse. Z. B. müßte nach der Anaphylaxietheorie die Empfänglichkeit für Scharlach mit zunehmendem Alter wachsen, was bekanntlich durchaus nicht der Fall ist. Unbewiesen bleibt weiter die Hypothese, daß beim Menschen der *Dick*-Test auf eine durch Sensibilisierung mit Streptokokken erworbene Allergie zurückzuführen sei. Ferner kann, da Eosinophilie nicht allein bei allergischen Prozessen auftritt, dieses Symptom nicht als Beweis für anaphylaktische Vorgänge verwertet werden. Schließlich läßt sich die therapeutische Wirkung des Scharlach- ebenso wie die des Rekonvaleszentenserums in keiner Weise mit der Anaphylaxielehre in Einklang bringen.

Wir sehen mithin, daß auch diese geistvolle Theorie nicht restlos zu überzeugen vermag und werden erst weitere Resultate der Scharlachforschung abwarten müssen um zu befriedigenden Anschauungen über Ätiologie und Pathogenese zu kommen.

Die Inkubation.

Inkubationsdauer.

Eine sichere Angabe über die Zeit zwischen Infektion und Krankheitsbeginn ist nicht möglich. Keine andere Infektionskrankheit hat eine so wechselnde Inkubationszeit wie der Scharlach, keine einen Spielraum von wenigen Stunden bis zu 22 Tagen, um die extremsten Angaben zu nennen. Am häufigsten wird eine Frist von 2—7 Tagen zwischen Infektion und Krankheitsausbruch beobachtet.

Das offizielle preußische Krankenpflegelehrbuch gibt 2—7 Tage als Inkubationszeit an.

Ein von *Trousseau* mitgeteilter Fall hatte eine Inkubationszeit von kaum 24 Stunden.

Eine aus London nach Paris fahrende Dame erkrankte während der Überfahrt an Fieber und Halsweh und kam mit schwerem Scharlach in Paris an. Sie infizierte dort ihre gerade von Pau zugereiste Schwester, die mit ihr das Zimmer des Gasthauses teilte, und die 24 Stunden später die ersten Symptome des Scharlachs zeigte. Damals herrschte der Scharlach in London, Pau war frei von Scharlach. *Greeff* beobachtete eine Übertragung von Scharlach, die schon nach 14 Stunden die ersten Krankheitserscheinungen bei dem Infizierten zur Folge hatte. Auch der experimentell erzeugte Scharlach hat meist nur eine kurze Inkubation. *Stickler* rief mit dem subkutan injizierten Rachenschleim schon nach 24 Stunden bei den infizierten Kindern Scharlach hervor.

Belege für die Dauer der Inkubation.

Den besten Aufschluß über die Inkubationszeit geben die Hausinfektionen in Kliniken; hier wird bei chirurgischem Scharlach die kürzeste Inkubationsdauer beobachtet, z. B. nach Tracheotomien 1—3 Tage (*Schick, Hagenbach*). Bei 53 Scharlachfällen aus dem Basler Kinderspital fand *Hagenbach* folgende Inkubationszeiten:

Weniger als 24 Stunden	1 mal				
unter 2 Tagen	1 „	unter	12 Tagen	1 mal
„ 3 „	4 „	„	13 „	4 „
„ 4 „	5 „	„	14 „	2 „
„ 5 „	1 „	„	15 „	5 „
„ 6 „	7 „	„	17 „	2 „
„ 8 „	3 „	„	18 „	1 „
„ 9 „	2 „	„	19 „	2 „
„ 11 „	5 „	„	20 „	6 „

Eine lange Inkubationszeit könnte vorgetäuscht sein durch die inzwischen erfolgte indirekte Übertragung durch Gegenstände, oder durch latent Kranke, bzw. nicht als scharlachkrank Erkannte.

Infektion und Erkrankung.

Die Schwierigkeit in der Bestimmung der Inkubationsdauer liegt ferner darin, daß die Infektionsgelegenheit nicht immer gleich das Haften des Erregers bewirkt oder daß die erfolgte Aufnahme des Erregers noch nicht gleich zur Erkrankung führt.

Nach den Anschauungen von *v. Pirquet* und *Schick* veranlaßt das Scharlachvirus im Organismus die Bildung von Reaktionskörpern, die erst in Wechselwirkung mit ihm eine krankmachende Substanz entstehen lassen. Erreichen Antigen und Antikörper ein bestimmtes Mengenverhältnis, so bricht die Krankheit aus. Quantitative Verschiedenheiten der Erregermengen, sowie Schwankungen der Abwehrkraft einzelner Individuen würden dann besonders lange oder auffallend kurze Inkubationszeiten erklären. Die Inkubationszeit wäre also als Funktion der allergischen Fähigkeiten des Organismus aufzufassen.

Freilich kann man sich auch vorstellen, daß der Krankheitserreger zwar übertragen wird, aber nicht gleich Gelegenheit findet, durch die Schleimhaut einzudringen. Erst eine gelegentliche Läsion ermöglicht dies. So erklärt man sich die lange Frist zwischen Infektion und Krankheitsausbruch, welche bei Ärzten und Schwestern, die auf Scharlachstationen arbeiten oder bei irrtümlicherweise auf solche Abteilungen verlegten Patienten verstreicht.

Schwester Maria H., 21 Jahre alt, arbeitete auf der Scharlachabteilung seit dem 1. September 1921, erkrankte am 8. Dezember 1921.

Dr. Elisabeth R., Ärztin auf der Scharlachabteilung seit 1. Januar 1919, an Scharlach erkrankt am 15. Februar 1919.

Schick erwähnt folgenden Fall: Paula N., 2½ Jahre alt, irrtümlich auf die Scharlachstation aufgenommen, erkrankte erst nach 22tägigem Aufenthalte im Scharlachpavillon.

Die unbestimmbare, individuell verschiedene Inkubationszeit läßt ferner bei einer über Wochen sich hinziehenden Kette von Erkrankungen in einer Familie oder in einer Anstalt neben der Möglichkeit, daß die Infektion von Glied zu Glied stattgefunden hat, auch die andere zu, daß sie in einem einzigen Anfangsgliede den gemeinsamen Ausgangspunkt hatte.

Der Einfluß anderer Infektionen.

Eine interkurrente Infektionskrankheit kann die Inkubationszeit verlängern (*Eckert*); *Schick* rechnet andererseits mit der Möglichkeit einer Verkürzung der Inkubationszeit durch die Aufnahme großer Mengen von Infektionsstoff und die Ansteckung an einem schweren Fall auf der Höhe der Krankheitserscheinungen. Die Unsicherheit in der Bestimmung der Inkubationszeit sollte jedenfalls dazu führen, die Latenzzeit zwischen Infektion und Erkrankung als unbekannt zu bezeichnen.

Klinisches Bild.

Das typische Scharlachbild.

Aus den vielen Krankheitsbildern, unter denen der Scharlach aufzutreten pflegt, läßt sich unschwer eines herausschälen, das als Typus einer mittelschweren Krankheit gelten kann und im folgenden skizziert werden soll. Mit den mannigfachsten Abweichungen in Einzelheiten wie im Gesamtbilde gruppieren sich um diesen Mittelpunkt, gewissermaßen nach beiden Seiten in auf- und absteigender Skala, die klinischen Krankheitsbilder von den leichtesten, ambulanten, oft übersehenen Fällen bis zu den schwersten, akut toxischen oder protrahiert septischen Erkrankungen.

Explosiver Beginn.

Brüsk, aus anscheinend voller Gesundheit, ohne warnende Vorzeichen setzt der Scharlach ein. Nur in seltenen Fällen kündigt einige (1—5) Tage vorher ein flüchtiges, diffuses oder fleckiges Vorexanthem (engl. rash genannt), am häufigsten im Schenkeldreieck auftretend, das Nahen einer exanthematischen Infektionskrankheit — nicht mit Sicherheit des Scharlachs — an (vgl. *Phillips*). Mitten im Spiel, in der Schulstunde, auf dem Spaziergang, nach einer ruhig durchschlafenen Nacht wird das vorher muntere Kind blaß, fühlt sich elend, klagt über Kopfschmerzen und Übelkeit, sondert sich von den Spielgefährten ab. Bald beginnt es zu

Rash.

Das Erbrechen als Frühsymptom.

brechen; dieses Erbrechen ist ein so markantes initiales Symptom, daß es bei sonst nicht zum Brechen neigenden Kindern den Verdacht auf Scharlach wecken muß. Bei kleinen Kindern bis zu 3 bis 4 Jahren fehlt es so gut wie nie; bleibt es einmal aus, so muß die Diagnose Scharlach zweifelhaft bleiben. An das Erbrechen schließt sich zuweilen Durchfall an; auch Säuglinge erkranken in der Regel mit initialem Erbrechen und Durchfall. Gleichzeitig mit dem Erbrechen steigt die Temperatur steil auf 40° und darüber an und diesen plötzlichen, man möchte sagen brutalen Eingriff in die Wärmeregulierung des Organismus beantwortet das Kind mit Schüttelfrost oder einem ohnmachtähnlichen Kollaps, der Säugling mit dem Äquivalent des Schüttelfrostes, dem Krampfanfall. Auch bei größeren Kindern eröffnen manchmal Krämpfe die Szene. Der Puls ist schnellend, frequenter als der Höhe des Fiebers entspricht, er kann bei 39° bis zu 150, bei 40° bis zu 200 und mehr Schlägen pro Minute ansteigen, ein Zeichen für die starke Alteration des Zirkulationszentrums und wieder ein markantes Symptom des Scharlachbeginns.

Steiler Temperaturanstieg.

Initiale Krämpfe.

Henoch deutete diese relative Pulsbeschleunigung als eine Depression des Vaguszentrums durch das Scharlachgift.

Blutdruck.

Der Blutdruck ist proportional der Schwere der initialen Erscheinungen herabgesetzt (vgl. *Rappoport*, *Edelmann* u. a.).

Allgemeine Krankheitserscheinungen.

Ein schweres, subjektives Krankheitsgefühl stellt sich ein. Es wird über Kopf- und Leibschmerzen, Schwere in den Gliedern, Mattigkeit, Übelkeit geklagt; zuweilen wiederholt sich das Erbrechen. Objektiv lassen Benommenheit, Schlafsucht oder Unruhe, Jaktation, Desorientierung bis zu Delirien die schwere Vergiftung des Zentralnervensystems erkennen.

Beteiligung des Rachenraumes und seiner Drüsen.

Schon in diesen ersten Krankheitsstunden findet man meist den Rachen gerötet und die Zunge mit gelbem Belag aus gequollenen Epithelien bedeckt. Dieser Zungenbelag kann als Zeichen einer schon einige Tage vorher bestehenden Nasenrachenraumerkrankung gelten. Größere Kinder klagen über Halsschmerzen, bei kleinen merkt man an den Schluckbeschwerden die Verlegung des Rachens. Die Drüsen am Kieferwinkel sind geschwollen und auf Druck schmerzhaft.

Der Ausschlag erscheint.

In kurzer Zeit, meist nach 12—24 Stunden, erreicht nun die Krankheit in schnellem Anlauf die volle Höhe. Das Scharlachexanthem tritt auf, zuerst am Halse, auf der Brust, auf den Schultern, fortschreitend auf Rücken, Bauch, Gesäß, Extremitäten. Es besteht aus kleinsten, stecknadelstich- bis stecknadelkopfgroßen, anfangs zartroten, später leuchtendroten Einzeleffloreszenzen, die das Niveau der Haut in der Regel nicht überragen. In dichter Fülle bedecken sie die Haut (am dichtesten auf der Innenfläche der Oberschenkel) und lassen die Haut wie mit feinster roter Spritzmalerei versehen erscheinen. Durch immer neue Eruption von roten Spritzerchen — nicht durch Wachstum des Einzelfleckchen wie etwa bei den Masern — entsteht schließlich der Gesamteindruck einer diffusen Röte (siehe Tafel 4). Immer aber heben sich in der anscheinend gleichmäßigen Röte die satter leuchtenden Fleckchen ab, so daß die Haut nie die glatte Einförmigkeit eines Erysipels oder Erythems zeigt.

Aussehen des Scharlachs.

Um die Fleckchen besonders gut sichtbar zu machen, kann man durch Fingerdruck das Blut aus einer Hautstelle verdrängen, dann strömt es zuerst in die Fleckchen

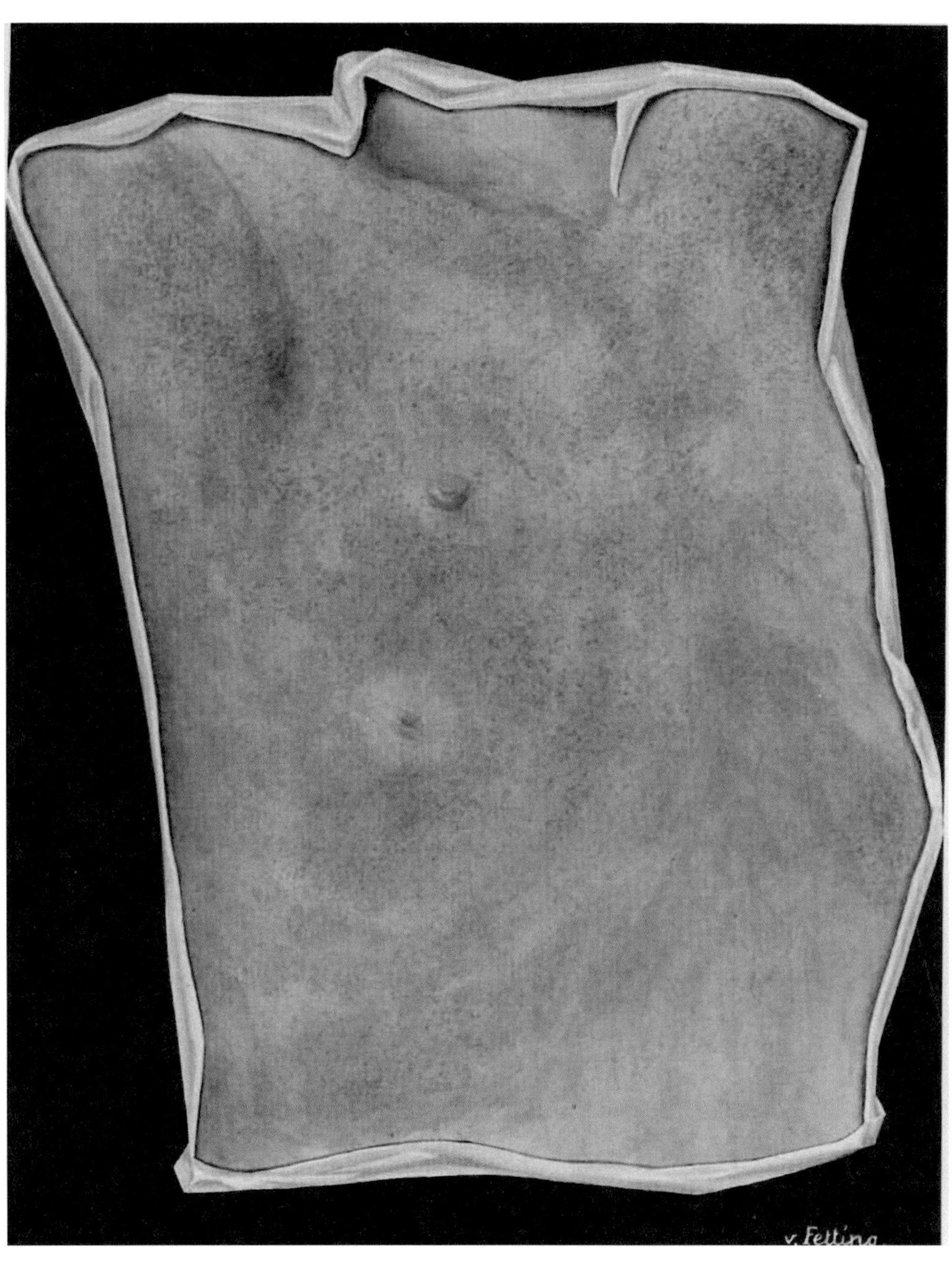

Scharlachexanthem am Rumpf
mit Auslöschphänomen unter der rechten Brustwarze.

Feinsprüsseliger Ausschlag vom 2. Exanthemtag, in den Axillen besonders heftig, teils etwas konfluierend, teils leicht hämorrhagisch.

(Düsseldorfer Infektionsklinik 1930.)

wieder ein. Nicht selten treten kleinste Mengen Blutes aus den geschädigten Kapillarwänden in die Flecken ein und lassen sie mit der nun dunkleren Farbe noch deutlicher aus dem allgemeinen Rot hervortreten. Schon *Jenner* beschreibt kleine Petechien in zarten Hautpartien, besonders in den Gelenkbeugen als zum normalen Scharlach gehörig. Wir benutzen diese Eigenschaft der Scharlachhaut heute bekanntlich zur Erzeugung des differentialdiagnostisch wichtigen *Hecht*schen oder *Rumpel-Leede*schen Phänomens.

Besonderheiten des Ausschlages: Status follicularis.

Eine weitere Eigentümlichkeit des Scharlachexanthems besteht in der Schwellung der Hautfollikel, die an vielen Stellen, besonders an den Beinen, das Niveau überragend, der anfangs glatten Haut eine rauhe, sammetartige Beschaffenheit, die Eigentümlichkeit des Chagrinleders, verleihen.

Miliaria.

Nicht selten erheben sich über den ursprünglichen Flecken kleinste, tautropfenartige, mit hellem, wäßrigem Inhalt gefüllte Bläschen, die Miliaria scarlatinosa (Tafel 5, Fig. a). Sie sehen den Schweißfrieseln ähnlich, ihr Inhalt reagiert aber alkalisch, entspricht also nicht dem Sekret der Schweißdrüsen. Die Prädilektionsstellen dieser auch Scharlachfriesel genannten Hautveränderung sind der Rumpf, die Unterschenkel, die Hand- und Fußrücken, doch können die Bläschen auch das ganze Integument wie mit Grütze bestreut erscheinen lassen. Zuweilen konfluieren sie zu größeren Blasen, platzen oder werden aufgekratzt und können zu lästigen, nässenden Exkoriationen Veranlassung geben. Sie treten nur im Gefolge intensiver Exantheme auf, sind also immer das Zeichen einer starken serösen Durchtränkung der Epidermislagen und veranlassen dann besonders starke Schuppung.

Die Facies scarlatinosa.

Das Gesicht beteiligt sich nicht an dem eigentlichen, fleckigen Exanthem; Stirn und Wangen sind von einer gleichmäßigen Röte bedeckt, die zuweilen in einer erysipelartigen Rötung des Nasenrückens zusammenfließt. Höchst auffällig hebt sich das stets von Ausschlag freibleibende Kinn-Munddreieck mit seiner gelblichen Blässe von der Rötung der Wangen ab; dieser Kontrast gibt dem Scharlachgesicht das charakteristische Gepräge. Die Konjunktiven sind injiziert, aber nicht wie bei den Masern diffus gerötet und mit eitrigem Sekret bedeckt, sondern lassen die einzelnen Gefäße als reichlich mit Blut gefüllte, rote Stränge auch auf dem bulbären Teil deutlich hervortreten.

Ikterischer Unterton.

Die Scharlachhaut ist infolge der serösen Infiltration des Unterhautzellgewebes im ganzen geschwollen und turgeszent. Die allgemeine Gedunsenheit der Körperdecke, besonders die Schwellung des Gesichtes, die angelaufenen Ohrmuscheln, die geschwollenen Hände und verdickten Finger verändern den ganzen Habitus des Patienten. Unter der Rötung verbirgt sich eine Gelbfärbung von mehr oder minder großer Intensität, die fast nie ganz vermißt wird und sich nach Anämisierung einer Hautstelle durch Druck mit dem Finger gut zur Anschauung bringen läßt.

Bedeutung der subikterischen Verfärbung der Haut.

Sie beruht nicht auf echtem Ikterus, denn dieser gehört nicht zu den obligaten Symptomen des Scharlachbeginns. Die quantitative Ermittlung des Bilirubinspiegels im Blut hat indessen doch einen Zusammenhang zwischen der gestörten Leberfunktion und der subikterischen Verfärbung der Haut — und zwar direkte Proportionalität beider Faktoren — ergeben. Der Gallenfarbstoffgehalt des Blutes ist in den ersten Scharlachtagen um das Doppelte und Dreifache des Grundwertes erhöht, oder er kann es doch sein (*Lepehne, Lade*). Er betrug z. B. bei einem Patienten der Düsseldorfer Infektionsklinik $\frac{1}{293\,000}$ gegen dessen Normalwert von $\frac{1}{1\,136\,000}$ (*Lade*). Erst gegen Ende der ersten oder Anfang der zweiten Woche sinkt er zu dem für jeden Menschen physiologischen, individuell aber verschiedenen Wert ab. Der Grenzwert des Bilirubingehaltes für Ikterus beträgt nach *Hymans van den Bergh* $\frac{1}{50\,000}$ bis $\frac{1}{60\,000}$. Diese Höhe wird vom Scharlachblut zwar nie erreicht — und damit auch nicht die für die Bilirubinausscheidung im Harn nötige Konzentration —, jedoch genügt dieser verhältnismäßig niedrige Spiegel des Blutes um Gelbfärbung der Haut zu bewirken.

Auch für die Art der Leberschädigung gibt die Untersuchung des Blutbilirubins einen Anhaltspunkt: Die qualitative Untersuchung lehrt nämlich ein Stauungsbilirubin von einem funktionellen Bilirubin unterscheiden. Das erste gibt die Diazoreaktion, zeichnet sich durch leichte Zersetzlichkeit (Oxydierbarkeit) und starke Adsorptionsfähigkeit aus; dem funktionellen Bilirubin fehlen diese Eigenschaften.

Zeichen der Leberparenchymschädigung.

Das Scharlachbilirubin erwies sich als funktionelles Bilirubin und läßt daher den Schluß auf eine Parenchymschädigung der Leber zu. *Pospischill* und *Weiß* nehmen als Ursache für jeden Hautikterus eine Stauung im Gallengangsystem durch Druck vergrößerter Portaldrüsen an. Diese mechanische Ursache trifft aber nur für wenige Fälle zu. Die Parenchymschädigung kann sowohl die Leberzellen selbst wie die *Kupffer*schen Sternzellen, die Bildungsstätten des Bilirubins, betreffen. Über das Zustandekommen des vermehrten Blutbilirubins kann man sich daher folgende Vorstellung machen (*Lade*): Das Bilirubin wird normal von den Sternzellen leberzellenwärts abgegeben und tritt zum Teil direkt in die Leberzellen, zum Teil in die Lymphspalten zwischen Leberzelle und *Kupffer*zelle. Von den Lymphspalten wird es weiter teilweise ins Blut, teilweise ebenfalls in die Leberzelle abgegeben. In der Leberzelle gewinnt es die Eigenschaften, welche die Diazoreaktion bedingen. Verstärkte Bilirubinmenge von funktionellem Charakter im Blut kann daher verursacht sein durch verminderte Aufnahmefähigkeit der Leberzellen für das Bilirubin oder durch vermehrte Abgabe von den Sternzellen; diese wieder ist bedingt durch vermehrten Erythrozytenzerfall oder durch Schädigung der Sternzellen selbst, analog der allgemeinen Endothelschädigung der Kapillaren.

Schädigung der Hautgefäße.

Die Hautgefäße sind durch die Vasomotorenlähmung stark erweitert und lassen das Blut per diapedesin, vielleicht auch per rhexin austreten, können andererseits eine Neigung zu spastischer Kontraktion zeigen, die sich auf einfache Weise anschaulich machen läßt: Nach schnellem Bestreichen einer Hautpartie mit dem Fingernagel entsteht zu beiden Seiten der roten Strichlinie nach $\frac{1}{4}$—$\frac{1}{2}$ Minute ein anämischer Streifen von etwa $\frac{1}{2}$ cm Breite. Die Raie blanche (oder dermographie blanche) der Franzosen, ist aber nicht nur für die Scharlachhaut charakteristisch, sie läßt sich auch bei Urtikaria, bei allen möglichen Rashs, sogar bei normaler, aber gefäßnervenlabiler Haut erzeugen.

Die Kapillarmikroskopie der Hautgefäße am Lebenden nach der Methode *Otfried Müller*s zeigt bei leichterem Scharlach stark erweiterte Kapillaren in eigentümlich „alveolärer“ Anordnung auf hellrotem Grunde. Die Strömung des Blutes ist unverändert und gut sichtbar, die Hautleisten sind etwas verstrichen, die subpapillären Gefäße nicht zu sehen (Tafel 9). Das Bild ähnelt den Veränderungen bei Erythema solare. Bei schwerer Infektion stockt die Blutströmung in den maximal erweiterten Gefäßen oder wird körnig, der subpapilläre Plexus tritt deutlich hervor, das Kolorit des Grundes ist düster zyanotisch mit einem Stich ins Gelbbräunliche oder Braunrote je nach dem Grade des Hautikterus (Tafel 9).

Die alveoläre Anordnung und starke Erweiterung der zyanotischen Gefäße ist nach dem Abklingen des Exanthems noch sichtbar und hält sich zuweilen mehrere Wochen. Differentialdiagnostisch ist indessen das kapillarmikroskopische Bild gerade bei den in Betracht kommenden zweifelhaften und leichten Fällen nicht zu verwerten (*Otfried Müller*). Nach *Kylin* weist Hochbleiben oder Wiederansteigen des Kapillardruckes nach Abblassen des Exanthems auf die Neigung zur Nephritis hin.

Die Fingernägel in ihrer diagnostischen Bedeutung. „Nagellinie“.

Auch die Fingernägel nehmen teil an der allgemeinen Entzündung der Hautdecken, am häufigsten die Daumennägel, und zwar mit ihrer vorerst vom Nagelwall bedeckten Partie. Hier führt die Schädigung zu einer ungleichmäßigen Verhornung, zu unregelmäßiger Schichtung der Lamellen. Mit dem Wachstum des Nagels rückt diese schlechter gebaute Partie in je 10 Tagen um einen Millimeter vor, wird als querverlaufende, etwas gebogene, nach vorn konvexe Furche, als sogenannte Nagellinie, nach 6—8 Wochen sichtbar und kann nach überstandenem Scharlach diagnostisch verwertet werden. Die Dauer der Sichtbarkeit hängt naturgemäß von der Länge des Nagels ab.

Nach 2—3, höchstens 4—5 Tagen steht das Scharlachexanthem in voller Blüte; es hüllt den Körper ein wie in einen Purpurmantel und läßt einzelne Partien, meist die dem Druck ausgesetzten Stellen, die Kreuzbeingegend, die Schultern, die Leistenbeugen, die Innenseiten der Oberschenkel noch flammender erscheinen. Besonders intensiv ist es da, wo Hautpartie auf Hautpartie drückt. Wo dagegen die Haut lange intensivem Druck ausgesetzt ist, z. B. an der Stelle der Strumpfbänder, kann das Exanthem schwach entwickelt sein. Der Ausschlag auf seiner Höhe.

Aus der initialen Rötung der Rachenorgane hat sich ein düster flammendes, manchmal fleckig hämorrhagisches Enanthem des weichen Gaumens, der Gaumenbögen, der Uvula, der Tonsillen, der hinteren Rachenwand, der Mundschleimhaut entwickelt, das am harten Gaumen mit scharfer Grenze abschneidet. Die Tonsillen sind mächtig geschwollen, können die Uvula einklemmen und sich gegenseitig berühren. Sie haben sich mit lakunären oder konfluierenden, schmierig gelben, schleimig eitrigen oder fibrinösen Belägen bedeckt, dem sogenannten Scharlachdiphtheroid, besser Scharlachnekrose genannt. Die Veränderung an den Rachenorganen.

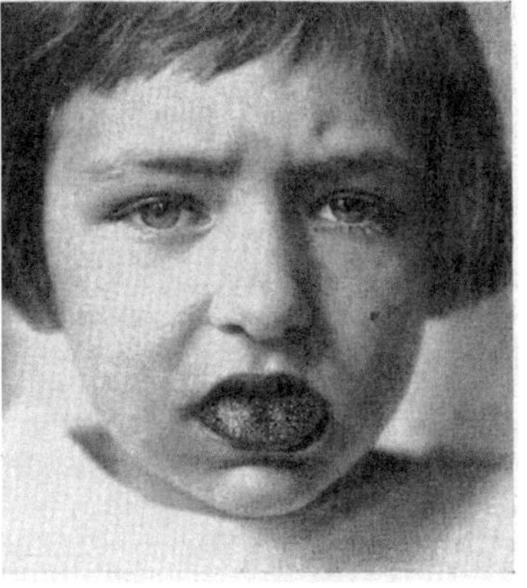

Fig. 42.
Himbeerzunge bei Scharlach.
(Prof. Engel, Dortmund.)

Diese verdankt ihre Entstehung dem Scharlach selbst, nicht dem Diphtheriebazillus und hat auch pathologisch-anatomisch durch Neigung zu destruierenden Prozessen wenig Ähnlichkeit mit den fibrinösen Ausschwitzungen, die der Diphtheriebazillus hervorruft.

Nicht allzu selten greift die Scharlachnekrose des Rachens auf die Wangen- und Zungenschleimhaut über. Wir sehen dann das schmerzhafte Bild der Glossitis und Stomatitis ulcero-necroticans vor uns. Auch hierbei spielen Diphtheriebazillen so gut wie nie eine Rolle (vgl. *Berger*). Ulzeronekrotische Glossitis und Stomatitis.

Die Zunge stößt ihren Belag vom 3. Tage an von den Rändern und der Spitze her ab. Ihre Papillen überragen mit den roten Spitzen kegelförmig das Graugelb der Epitheldecken; nach der vollständigen Reinigung der Zunge präsentieren sie sich als dicke, rote Erhabenheiten auf hochrotem, verdicktem, trockenem Grunde. Der vordere Teil der Zunge bietet das Bild einer Himbeere oder Erdbeere, das der Scharlachzunge den charakteristischen Namen gegeben hat (vgl. Fig. 42). Scharlachzunge.

Der Kehlkopf, die Bronchien, die Lungen bleiben meist frei von krankhaften Veränderungen. Heiserkeit zu Beginn des Scharlachs läßt an Kombination mit echter Diphtherie denken, ist aber auch gerade beim schweren, toxischen Scharlach von diagnostischer Bedeutung. Laryngitis prognostisch ungünstig.

Auch die Schleimhaut der weiblichen Genitalien beteiligt sich an dem Ausschlag. Sehr häufig konstatieren wir eine starke, diffuse Rötung und Schwellung der Vulva, manchmal handelt es sich mehr um ein fleckiges Enanthem. Fluor besteht anfangs fast nie. Der Streptokokkennachweis gelingt ziemlich häufig. Seltene Komplikationen, wie Peritonitis, Beckenabszesse usw. werden von *Platon* beschrieben. Schleimhaut der weiblichen Genitalien.

Das Fieber geht mit dem Exanthem und der Angina parallel. Es hält sich während der Akme in einer Kontinua auf 40—41° C und wird nur von geringen Morgenremissionen von 1° C unterbrochen.

Harnbefund.

Der Harn ist konzentriert, trübe, rötlichgelb bis rotbraun, manchmal intensiv gelb, enthält vom 2.—3. Tage an fast konstant Urobilinogen, häufig Eiweiß, doch nur im Rahmen einer febrilen Albuminurie und zuweilen Azeton und Azetessigsäure. Die Diazoreaktion ist meist negativ. Im Sediment können sich spärliche hyaline Zylinder und Erythrozyten finden, ohne Vorbedeutung für eine später eintretende Nephritis. Die Milz ist perkutorisch vergrößert, manchmal auch unter dem Rippenbogen zu tasten. Nach *Zülzer* sind Milz und Leber schon vor Ausbruch des Fiebers vergrößert; am ersten Krankheitstage erreicht diese Vergrößerung ihr Maximum, ähnlich wie bei Fleckfieber und Malaria.

Vergrößerte Milz.

Beteiligung der Leber.

Die Leber zeigt ihre Beteiligung an der Krankheit durch Schwellung, Druckempfindlichkeit und ausstrahlende Schmerzen nach der rechten Schulter, ferner durch die erwähnte Erhöhung des Gallenfarbstoffspiegels im Blut und die Urobilinogenausscheidung im Harn. Diesen Übertritt von Urobilin bzw. Urobilinogen in das Blut und damit in den Harn führen *Rash* und *Reuß* auf eine Insuffizienz der Leber für die Verarbeitung des aus dem Darm rückresorbierten Urobilins zurück; die geschädigte Leber könnte entweder absolut unfähig zur Rückverwandlung des Urobilins in Bilirubin sein, oder sie könnte dem erhöhten Farbstoffangebot durch den Untergang zahlreicher Erythrozyten relativ nicht gewachsen sein. Für den Scharlach treffen beide Ursachen zu: es besteht eine Parenchymschädigung der Leber und es erfolgt ein vermehrter Zerfall der roten Blutkörperchen. Das Urobilinogen tritt meistens erst am 2. bis 3. Krankheitstage im Harn auf, erreicht den Höhepunkt am 5.—6. Krankheitstage und ist oft nur einen Tag, manchmal aber mehrere Wochen lang nachweisbar. Zwischen dem 6. und 10. Tage verschwindet es meist ziemlich plötzlich, kann aber am Nachmittage eines schon urobilinogenfreien Tages, besonders nach dem Essen, noch einmal auftreten. Die Leber ist dann wahrscheinlich erst in der Ruhe funktionstüchtig, aber der erhöhten Belastung durch die Verdauungsarbeit noch nicht gewachsen und versagt daher zeitweise. Die Leberinsuffizienz kann ferner durch alimentäre Lävulosurie, vermehrte Glykuronsäure- und Aminosäureausscheidung nachgewiesen werden (*Tachau*). Die hämoklasische Krise (*Widal*) ist im Kindesalter nicht sicher als Zeichen einer Leberstörung (der sogenannten proteopexischen Funktion) zu deuten. Sie findet sich auch bei anderen Infektionskrankheiten und normalerweise bei Säuglingen und Kleinkindern (*Holzer, Schilling, Schiff, Stransky* und *Friedemann*).

Darm, Lymphdrüsen.

Die Darmfunktion ist nach der anfänglich beschleunigten Peristaltik eher träge. Die inguinalen Lymphdrüsen schwellen entsprechend den axillaren und den Kieferwinkeldrüsen an.

Das Blutbild typisch.

Das Blut zeigt in seiner morphologischen Zusammensetzung so charakteristische Veränderungen, daß die hämatologische Formel allein dem Scharlach eine besondere Stellung in der Gruppe der Infektionskrankheiten anweist. Schon vor Ausbruch des Exanthems steigt die Gesamtzahl der weißen Blutzellen an und erreicht auf der Höhe der Krankheitserscheinungen Werte von 20000 im Kubikmillimeter und darüber. Noch Tage und Wochen nach Abklingen des Scharlachs bleibt diese Leukozytose, wenn auch geringgradiger, bestehen. Ihre Höhe steht nicht in direktem Verhältnis zur Schwere der Krankheit (*Lautenschläger*). Den Hauptanteil an der Vermehrung haben die neutrophilen Leukozyten. Sie zeigen auch neben Verschiebung nach links im *Arneth*schen Sinne nicht selten toxische Veränderungen, Vakuolen im Protoplasma, plumpe, unreife Granulationen, Verklumpung basophiler Protoplasmabestandteile. Vom 2. und 3. Tage des Exanthems beginnt ein Anstieg der Eosinophilen, der im weiteren Verlauf, zeitlich mit dem Abblassen des Exanthems zusammenfallend, zu Werten von 20 und 22% führt, also das Fünffache des Normalen erreicht. Diese gleichzeitige Vermehrung der Neutrophilen und Eosinophilen ist eine so auffällige Ausnahme von dem sonst für fast alle Infektionskrankheiten gültigen Antagonismus zwischen Neutrophilen und Eosinophilen, daß *Stäubli* und andere Hämatologen den Scharlach nicht in die Gruppe der bakteriellen Infektionskrankheiten einreihen wollen. *Meyer-Estorf* sieht in der Eosinophilie eine Analogie des Scharlachs mit der Anaphylaxie. Die Ursache der Eosinophilie sucht *Naegeli* in spezifischen, eosinophilchemotaktischen Substanzen, deren Entstehung an die Entwicklung des Exanthems gebunden ist; ohne Exanthem wäre danach keine Eosinophilie möglich, eine Vermutung, die *Schemensky* durch Untersuchung einer Skarlatina ohne Exanthem und ohne nennenswerte Eosinophilie bestätigen konnte. In akut letalen Fällen kann die

Eosinophilie fehlen. Besonders stark ausgeprägt ist sie bei exsudativen Kindern (*Demohn*).

Neben den typischen Veränderungen der Neutro- und Eosinophiler ist sehr häufig ein konstantes Verhalten der großen mononukleären Zellen zu beobachten. In den ersten Tagen fällt ihre Zahl, um dann wieder bis zu einem Gipfelpunkt am 5. bis 11. Tag anzusteigen (*Demohn, Fanconi*). Die Basophilen fehlen fast völlig, es besteht eine ausgesprochene Lymphopenie (*Demohn*); die Plasmazellen fehlen erst, steigen dann etwas an (bis 0,7 %) und verschwinden in der 2. Woche meistens wieder vollständig.

Bei den Nachkrankheiten sinken die Neutrophilen häufig ab, um gelegentlich einer Komplikation wieder steil anzusteigen. Es ergeben sich so im Blutbild periodische Schwankungen während der Rekonvaleszenz, denen besondere Bedeutung beigelegt wird (*Fanconis* Periodenlehre des Scharlachs).

Im Scharlachblute lassen sich weiter nachweisen die „Amatokörperchen“, nach *Sabrazès* u. A. wahrscheinlich Reste azurophiler Granulation in der Mitte von „basophilen Enklaven“. Außerdem finden sich häufig bei Färbung der Blutbilder nach *Adler-Nägeli* (bei Giemsa $p_H = 5{,}4$) pathologische Granulationen (p. G.) (*Mommsen*). Die Zahl der pathologischen Granulation steigt vom 1.—7. Krankheitstag steil an, hält dann ihr Maximum und fällt langsam wieder ab. Jeweils bei einem Tiefstand der Neutrophilen findet man sie wieder häufiger. Vielleicht hängt die Bildung solcher pathologischen Granulationen mit Wasserverschiebungen zwischen Blutserum und Blutzellen zusammen (*S. Meyer*).

Serumbehandlung des Scharlachs verändert sein Blutbild wesentlich. Es tritt eine Monozytose auf. Die Plasmazellen vermehren sich bis zu 17 % (*Ciuca, Tudorann* und *Pranche*).

Die *Doehle*-körper.

Im Zelleib der neutrophilen Zellen lassen sich bei Färbung mit Boraxmethylenblau gewisse runde oder längliche oder auch spiralig gewundene Einschlüsse sichtbar machen, die von *Doehle* zuerst beschriebenen Einschlußkörperchen (s. Fig. 73). Zu Krankheitsbeginn werden sie bei 70—80 % aller Fälle in fast allen Leukozyten gefunden, ihre Zahl variiert mit der Schwere der Erkrankung: je leichter die Erkrankung, desto geringer die Zahl, desto kleiner auch das einzelne Einschlußkörperchen. Im Verlaufe der Erkrankung nehmen sie kontinuierlich ab, nach dem 8. Tage sind sie nur noch vereinzelt nachzuweisen. Ihr differentialdiagnostischer Wert wird sehr eingeschränkt durch das Vorkommen bei anderen Infektionskrankheiten, bei Masern, Erysipel, kruppöser Pneumonie, Sepsis, Diphtherie. Immerhin gibt die Konstanz ihres Vorkommens bei Scharlach uns trotzdem einen differentialdiagnostischen Hinweis: eine akute, hochfieberhafte Erkrankung mit zweifelhaftem Exanthem ohne Einschlußkörperchen ist höchstwahrscheinlich kein Scharlach.

Differentialdiagnostischer Wert: Fehlen der *Doehle*körperchen: kein Scharlach!

Verminderung des Hämoglobins.

Das Hämoglobin sinkt in den ersten Scharlachtagen unter Umständen ziemlich steil ab (*Schiff, Türk*), und zwar unabhängig von der Intensität des Exanthems und der Schwere der übrigen Krankheitserscheinungen. *Schiff* verzeichnete Werte von 30 % Hb. Die Regeneration beginnt in leichten Fällen schon in der zweiten Woche, parallel mit dem Abklingen der Erscheinungen, bei schweren Fällen wird sie hinausgeschoben, besonders verzögert durch fieberhafte, mit Eiterungen einhergehende Komplikationen. Die Nephritis hat ein steileres Absinken der Hämoglobinkurve zur Folge. Auch die Erythrozyten erfahren eine Verminderung, aber erst nach dem Abklingen des akuten Stadiums, mit dem Abblassen des Exanthems. Dieser Zeitpunkt ihres Verfalls stimmt gut überein mit dem Höhestadium der Urobilinurie, die ja zum Teil durch den Zerfall der Erythrozyten bedingt wird. Sie sinken auf Werte von 2½—3 Millionen im Kubikmillimeter, erreichen aber schon nach etwa 30 Tagen wieder normale Werte, regenerieren sich also schneller als Hämoglobin. Die osmotische Resistenz der Erythrozyten, ihre Widerstandskraft gegen hypotonische Kochsalzlösungen, ist nicht herabgesetzt (*Tebbe, Schiff* und *Friedemann*). Die Blutplättchen sind zu Beginn und während der Akme in normaler Zahl vorhanden (*Schiff*), sie steigen mit dem Abklingen der akuten Symptome rasch und stark an und können durch Nachkrankheiten ebenfalls Vermehrung ihrer Zahlen erfahren. Blutungs- und Gerinnungszeit sowie die Rektraktilität des Blutgerinnsels sind nach *Schiff* normal. Der Cholesterinspiegel des Blutes sinkt in den ersten Tagen, um später wieder normale Werte zu erreichen (*Stern, Stroë, Ssokolowa*).

Senkungsreaktion.

Natürlich ist die Senkungsgeschwindigkeit, wie bei fast allen akuten Infektionskrankheiten, anfangs stark beschleunigt. Nach der 4. Woche erst soll sie wieder normal sein (*Büchler*). Andere Autoren (*Stoltenberg*) betonen, wie außerordentlich unregelmäßig die Befunde bei Untersuchungen der Senkungsgeschwindigkeit ausfallen.

Positive Wassermannsche Reaktion ohne Lues.

Die Untersuchung des Blutes nach *Wassermann* hat in einer Reihe von Fällen ein merkwürdiges serologisches Verhalten aufgedeckt, die Fähigkeit zur Komplementablenkung. Das Scharlachblut kann nach Art luetischer Sera die Hämolyse der Hammelblutkörperchen hemmen. Eine Gesetzmäßigkeit ließ sich jedoch nicht feststellen, denn nur ein Teil der Sera ergab die Reaktion und auch der Zeitpunkt ihres Auftretens ließ keine Regelmäßigkeit erkennen; einzelne Sera wurden während der akuten Krankheitserscheinungen wassermannpositiv (*Isabolinsky* und *Legeiko*), andere — die Mehrzahl — erst nach Ablauf des primären Scharlachs, in der 2.—3. Krankheitswoche (*Much, Eichelberg, Jacobovics* u. a.). Die *Meinike*-Reaktion war stets negativ, trotz positiven Wassermanns (*Thomas* und *Pesch*). Man hat daraus den Schluß gezogen, daß die Toxine des Scharlacherregers Zeit brauchten, um die Organe zur Herstellung und Abspaltung komplementablenkender Stoffe anzuregen. Die serologische Umstimmung sollte auf einer Stufe stehen mit den übrigen Zeichen der Überempfindlichkeit während des zweiten Krankseins. Nach Seruminjektionen findet man sehr häufig *Mikro-Meinike*- oder *Sachs-Georgi*-Reaktion positiv (*Hentschel*).

Theoretische Erwägungen über die Entstehung der WaR.

Faßt man mit *S. Meyer* u. a. den Scharlach als anaphylaktisches Phänomen auf, so könnte dessen Inanspruchnahme des Komplements die Hemmung der Hämolyse erklären. Die mangelnde Konstanz der Wassermannschen Reaktion würde dann mit den Unterschieden in der Menge der Antikörper und dem davon abhängigen, verschieden großen Komplementverbrauch zusammenhängen.

Nun paßt hierzu der Befund von *Szirmai* nicht recht, wonach zu Beginn des Scharlachs eine Komplementvermehrung, später erst eine Verarmung nachzuweisen ist.

Die Komplementablenkung wird nicht nur bei Scharlach beobachtet. Es sind eine Reihe anderer Momente und Krankheitszustände bekannt geworden (Puerperium, Diabetes, Malaria, Tuberkulose, Lepra, Framboesie, Chloroformnarkose wie die positiven Proben nach Seruminjektionen), die ebenfalls die Bildung komplementablenkender Substanzen und ihr Auftreten im Serum veranlassen oder primär eine Komplementverarmung vielleicht durch Leberschädigung verursachen (*Porges* und *Salomon, Elias, Neubauer, Much* und *Eichelberg*).

Auch die Tuberkulinempfindlichkeit beeinflußt.

Die Empfindlichkeit der Haut für Tuberkulin wird während des exanthematischen Stadiums herabgesetzt (*Brandenburg, Roltz, Malczanow, Rosenblat, Lenneberg*) analog der Verminderung oder Aufhebung der Reaktionsfähigkeit durch den Maserninfekt. Doch beeinflußt der Scharlach den Organismus hierin nicht so eingreifend und nicht so nachhaltig wie die Masern. Bei intrakutaner Prüfung mit Alttuberkulin in der Konzentration 1:100, also bei Injektion von 1 mg Alttuberkulin in die Haut, lassen sich bei zahlreichen Patienten in den ersten Scharlachtagen positive Reaktionen erzielen (*Lenneberg*) und in der Rekonvaleszenz tritt die frühere Reaktionsfähigkeit wieder auf. Das Aufflammen abklingender Tuberkulinreaktionen während des akut exanthematischen Stadiums (*Heim* und *John*) läßt sich durch die neue intensive Hyperämisierung der noch entzündlich gereizten Stellen erklären.

Wir wenden uns dem klinischen Bilde des Scharlachs wieder zu.

Weiterer Verlauf des typischen Scharlachs.

Auf der Höhe der Erscheinungen hält sich die Krankheit nur einen oder zwei Tage, selten länger. Dann bilden sich sämtliche Krankheitserscheinungen allmählich zurück. Vom Ende der ersten Woche an blaßt das Exanthem ab (Tafel 5, Fig. b), meist in der Reihenfolge, in der es aufgetreten ist, nicht ohne zuweilen, besonders abends, noch einmal an einzelnen Stellen oder am ganzen Körper stärker hervorzutreten. Die Haut wird trocken, rissig, spaltet sich in größere und kleinere Schilder; noch vor dem endgültigen Abblassen des Exanthems beginnt eine Abschuppung, die wiederum so charakteristisch ist, daß aus ihr noch nachträglich die Diagnose „überstandener Scharlach“ gestellt werden kann. An den zarten Hautstellen, im Gesicht, am Halse, auf der Brust beginnt eine kleienförmige Abstoßung der gelösten Lamellen, setzt sich bald auf den

Die Abschuppung als Spätdiagnostikum: am 5. bis 11. Tag besonders häufig, seltener später. Gelegentlich jedoch noch am 60. u. 61. Tag!

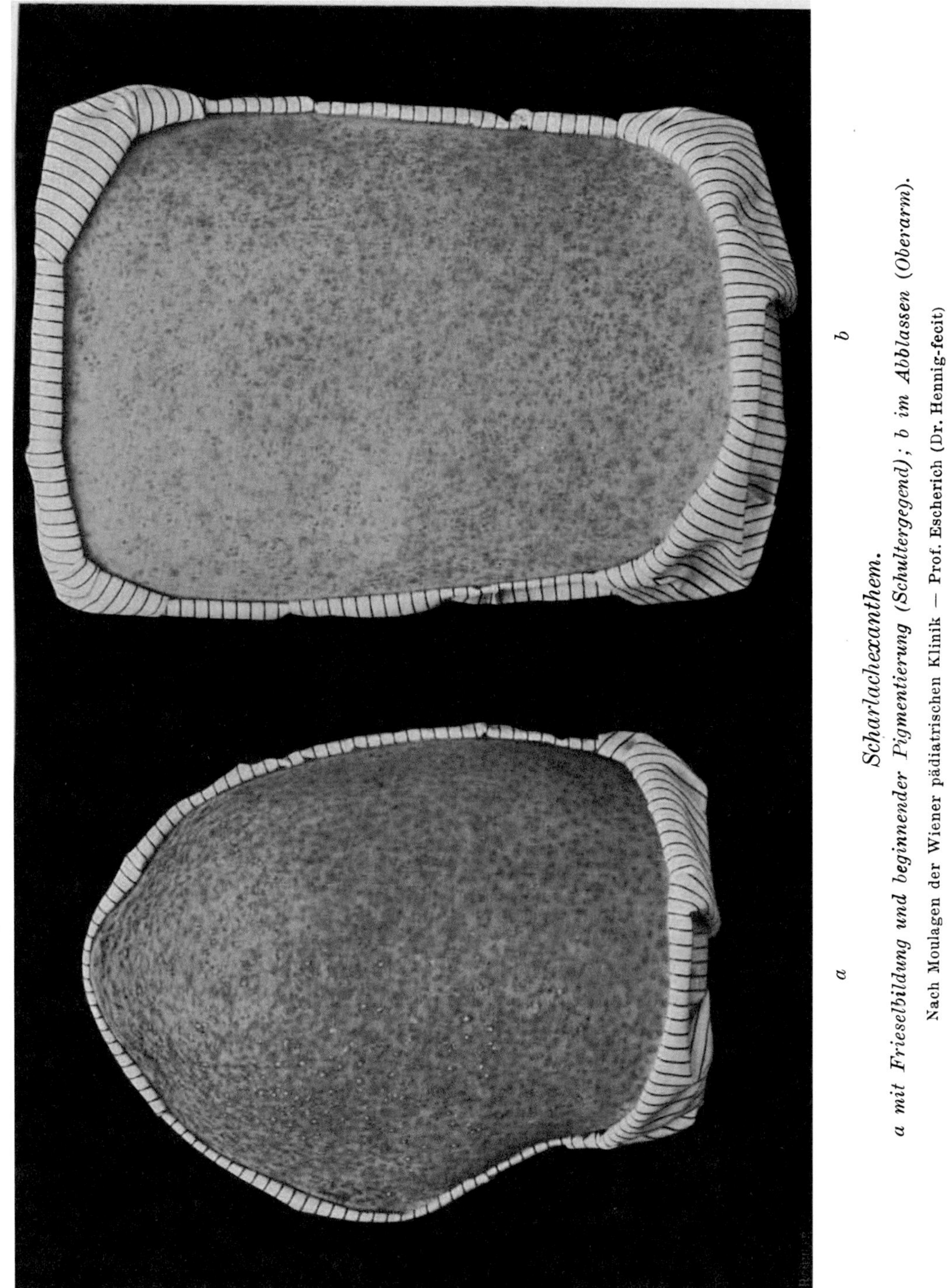

a *b*

Scharlachexanthem.

a mit Frieselbildung und beginnender Pigmentierung (Schultergegend); b im Abblassen (Oberarm).

Nach Moulagen der Wiener pädiatrischen Klinik — Prof. Escherich (Dr. Hennig-fecit)

Verlag von F. C. W. Vogel in Leipzig.

ganzen Körper fort, löst von den Stellen mit physiologisch mächtigem Hornlager dicke, zusammenhängende Fetzen los, so von den Handtellern und Fußsohlen, den Nates, den Oberschenkeln und läßt Finger und Zehen manchmal wie aus Handschuhen herausschlüpfen (Fig. 43 u. 44 und Tafel 7 Fig. b).

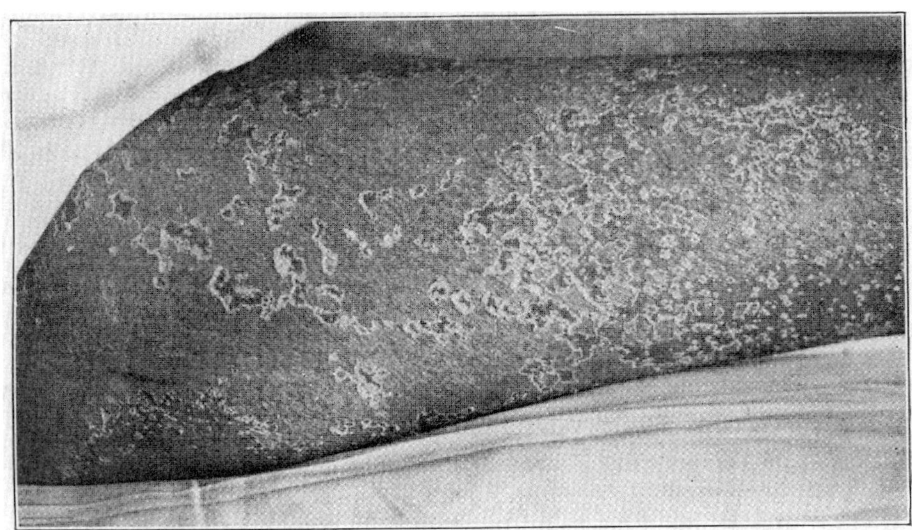

Fig. 43.
Scharlachschuppung.
Ablösung der Haut des Oberschenkels in großen Lamellen.
(Düsseldorfer Infektionsklinik.)

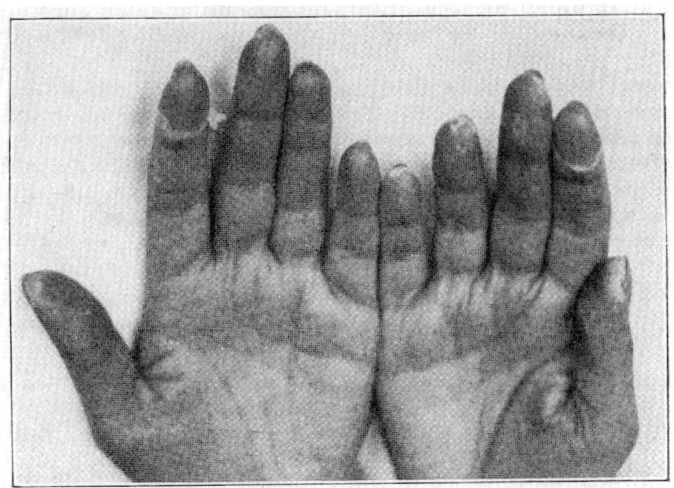

Fig. 44.
Scharlachschuppung in Fetzen an den Fingern.
(Düsseldorfer Infektionsklinik.)

Je intensiver das Exanthem, desto frühzeitiger und reichlicher die Schuppung, doch schält sich auch die Haut, die nur ein geringes oder gar kein Exanthem aufgewiesen hatte, und zeigt so ihre Teilnahme an der Entzündung auch ohne das imponierende Symptom der sichtbaren Hyperämie. Diagnostisch wichtig ist die Schuppung an den Finger- und Zehenspitzen, die auch bei geringer Abschuppung nicht fehlt; *Schleißner* macht auf die Ohrmuscheln als Sitz langdauernder Abschuppung aufmerksam und betont den Nutzen dieser Kenntnis für die nachträgliche Diagnosenstellung. Die vereinzelte Schälung an den Fersen ist dagegen nicht beweisend für den Scharlach, da sich die hier die Haut bei bettlägerigen Kranken überhaupt leicht ablöst. Die Erneuerung der Oberhaut durch die Schälung kann sich bis in die 6. und 7. Scharlachwoche hinziehen, sie kann sich an einzelnen Stellen wiederholen. *Heubner* sah alte Schäden der Haut, z. B. Warzen, mit dem Abschuppungsprozeß verschwinden. Zugleich mit der Schuppung treten hie und da Erytheme und Exantheme auf, sogenannte Schuppungserytheme (vgl. Kapitel II 1. Kranksein. Postskarlat. Exantheme).

Das Ende des 1. Krankseins.

Nach Überschreiten der Akme verblaßt auch das Enanthem. Die Zunge regeneriert sich zuerst; sie hat meist schon im Anfang der zweiten Woche die normale Epitheldecke wieder gewonnen. Die Tonsillen stoßen die Beläge ab, weisen dann nicht selten flachere oder tiefere Substanzverluste auf, die sich allmählich wieder ausgleichen. Die Uvula, die Gaumenbögen gewinnen ihre normalen Formen wieder, die anginösen Beschwerden verschwinden, der Appetit stellt sich wieder ein.

Fluor.

Bei Mädchen tritt in gut 50% der Fälle zugleich mit oder während der Abschuppung der Haut ein mehr oder weniger starker Fluor auf. Fehlt die Schuppung, so fehlt auch der Fluor. Es besteht oft starker Juckreiz, der schwer zu beheben ist. Manchmal dauert dieser Fluor, der nichts anderes ist, als das Äquivalent der Schuppung der äußeren Haut, hartnäckig über mehrere Wochen.

Das Fieber folgt dem Enanthem. Lytisch abfallend erreicht es nach einigen Tagen die Norm, meist im allmählichen, regelmäßigen Abstieg, jeden Tag etwas tiefer sinkend als am Tage vorher (siehe Kurve Johann H., Fig. 48).

Lytisch abfallende, in die Länge gezogene Fieberkurve soll nach *Balint* charakteristisch sein für Mischinfektionen, besonders die vom Rachen ausgehenden (siehe Kurve Elisabeth K., Fig. 50). In der Tat kann man sich bei Fällen, die solche Fieberkurven aufweisen, auf oft langwierige Komplikationen gefaßt machen (vgl. *v. Bormann*).

Zuweilen erfolgt die Entfieberung im steileren Abfall, in seltenen Fällen nimmt sie krisenartigen Charakter an (siehe Kurve Elisabeth B., Fig. 47). Häufig steigt die Temperatur auch treppenförmig abwärts, erreicht also abends immer noch höhere Werte als morgens, jeden Tag aber tiefere als am Tage vorher (siehe Kurve Erna V., Fig. 46).

Nach *Preisich* spricht kritischer Temperaturabfall um 1,5—2 oder 3° für reinen Scharlach ohne Mischinfektion, ebenso ein langer subfebriler Verlauf.

Nicht selten schießt die Entfieberung gewissermaßen über das Ziel hinaus, erreicht subnormale Werte und verweilt einige Tage auf ihnen, bis dann endgültig die Norm wieder hergestellt ist. Diesen Ablauf des Fiebers hat *Wunderlich* als besonders typisch für Scharlach hingestellt (siehe Kurve Hans N., Fig. 45). Er wird vom erfahrenen Arzt als prognostisch günstig begrüßt.

Sind so nach 1½—2 Wochen alle Krankheitserscheinungen abgeklungen, so beginnt das Stadium des mehr oder weniger symptomlosen Intervalles, die Latenzperiode.

Ein zweites Kranksein scharlachspezifisch.

Mit dieser Bezeichnung deuten wir schon an, daß wir die Krankheit mit dem Ablauf der akuten Erscheinungen nicht als beendet erachten, sondern gesetzmäßig, als zum Scharlach gehörig, ein zweites Kranksein erwarten. Wir betrachten es als scharlachspezifisch, nicht als eine Nachkrankheit, für die ein supponierter zweiter Erreger, z. B. der Streptokokkus, verantwortlich gemacht werden müßte. *Kuwschinsky* und *Pastor*, besonders aber *Pospischill* und *Weiß* haben schon früher dem Scharlacherreger auch alle Nachkrankheiten zugeschrieben und für die Wiederholung des vollen Symptomenkomplexes in der 3. oder 4. Scharlachwoche nehmen unter den älteren Autoren schon *Henoch*, neuerdings *Schick* u. a. ein Wiederaufflammen des primären Prozesses durch noch nicht vollständig abgetötetes Scharlachvirus an. Seit wir aber gelernt haben, alle Krankheitserscheinungen der kritischen Zeit als wesensgleich und gleichwertig anzusehen, das „Rezidiv“ und die rudimentären Veränderungen nicht mehr als andersartige Prozesse, die Nephritis nicht mehr als dominierendes Symptom dieser Periode zu bewerten, können wir alle komplizierenden Nachkrankheiten als

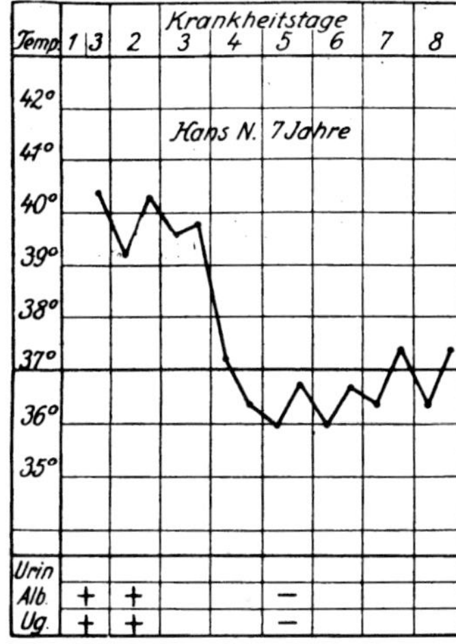

Fig. 45.
Scharlachkurve mit kritischem Temperaturabfall auf subnormale Werte.

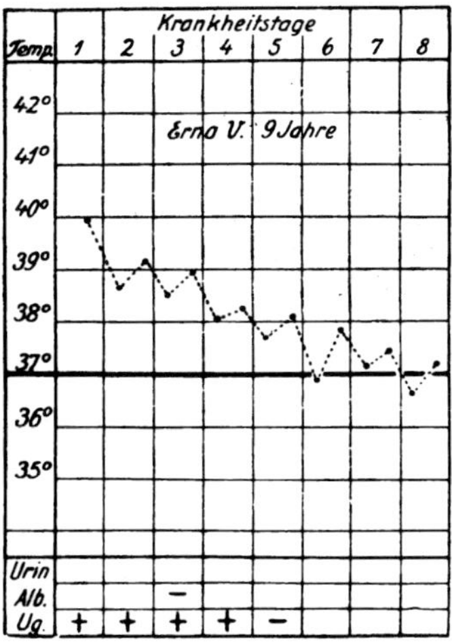

Fig. 46.
Scharlachkurve mit treppenförmigem Temperaturabfall.

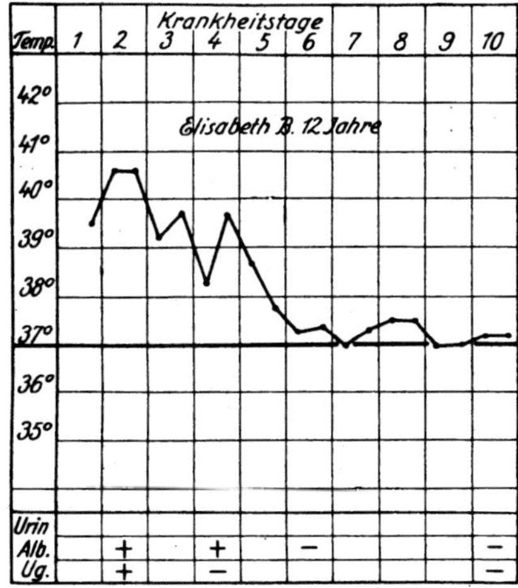

Fig. 47.
Scharlachkurve mit steilem Temperaturabfall.

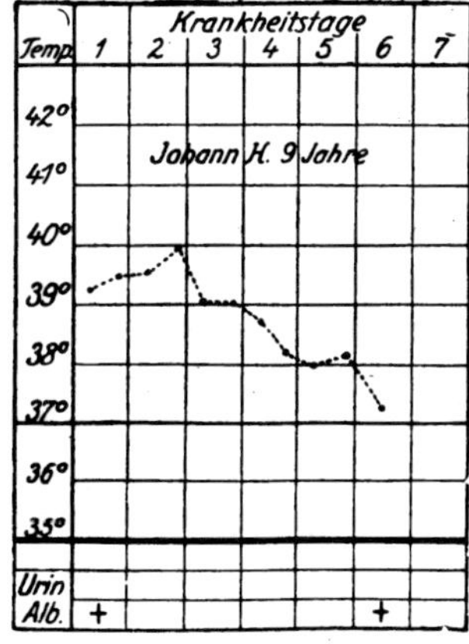

Fig. 48.
Scharlachkurve mit lytischem Temperaturabfall.

ein einheitliches Ganzes in den Gesamtbegriff „Scharlach“ einbeziehen. *Schick* nimmt an, daß „ohne latenten Keim keine postskarlatinöse Erkrankung“ auftreten kann. *S. Meyer* stellt sich vor, daß ohne neugebildetes Anaphylatoxin aus Antigen und Antikörper sich kein zweiter Schub einstellt.

Der Begriff des zweiten Krankseins ist in erster Linie ein klinischer. Nur noch wenige Autoren wollen darin eine selbständige Krankheit sehen. Demgegenüber soll mit *v. Bormann* betont werden, daß bei exakter klinischer Untersuchung von einem eigentlichen symptomfreien Intervall keine Rede sein kann. Man findet so gut wie immer nach dem Abflauen der ersten Krankheitserscheinungen kleine persistierende, entzündliche Herde der Lymphdrüsen, z. B. des Kieferwinkels. Sie sind leicht erkennbar durch sorgfältige Palpation und häufig sogar etwas empfindlich. Von diesen Drüsen aus geht die Infektion weiter und macht in der Art einer Sepsis alle möglichen und erdenklichen Metastasen. Wir stehen dem Ausbruch der zweiten Krankheitserscheinung, ihrer Lokalisation und etwaigen Wiederholung machtlos gegenüber, wir können sie nicht voraussehen und bis jetzt auch nicht verhüten. Die Vorgänge, die sie vorbereiten, spielen sich geheimnisvoll, unseren Sinnen und unseren Untersuchungsmethoden nicht wahrnehmbar ab. Auch die Art und Schwere des Krankheitsbeginns gestatten keinen Schluß auf den Eintritt und Verlauf des zweiten Krankseins; insbesondere berechtigen leichte Anfangserscheinungen nicht zu der Hoffnung auf eine ungestörte Rekonvaleszenz (siehe z. B. Kurve Luise Sch., Fig. 49).

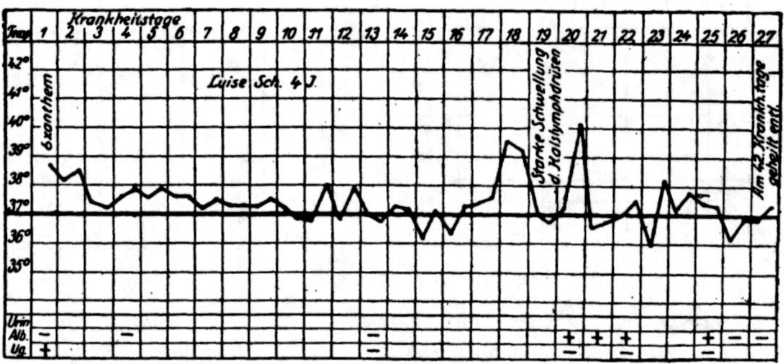

Fig. 49.
Leichter Beginn des Scharlachs. Heftiges zweites Kranksein.

Die Klinik des 2. Krankseins.

Die Erscheinungen des 2. Krankseins.

In bunter Fülle, einzeln oder in allen erdenklichen Kombinationen, nacheinander oder gleichzeitig auftretend, mit rudimentären Symptomen, flüchtig, schnell vorübergehend oder von langer Dauer, mit allen Zeichen des Scharlachbeginns ausgestattet, die ersten Symptome getreulich nachahmend oder in ganz anderen Körpergegenden neue Organe zur Reaktion zwingend: so bieten sich die Erscheinungen des 2. Krankseins dem klinischen Beobachter dar. Gemeinsam ist allen Erscheinungen das anfallsweise Auftreten und das Einhalten bestimmter Termine, deren Entfernung vom Krankheitsbeginn eine gewisse Gesetzmäßigkeit erkennen läßt.

Der anfallsweise Charakter äußert sich vor allem in der plötzlichen Unterbrechung der Rekonvaleszenz nach der fieber- und symptomfreien Zeit, ohne vorherige Andeutung der Lokalisation, ohne notwendige Vorbereitung des betroffenen Organs durch den primären Scharlachprozeß. Er verleugnet sich aber auch nicht in den Fällen mit protrahiertem Krankheitsbeginn, der sich unter mannigfachen Erscheinungen in die zweite und dritte Woche hinziehen kann. Hier verrät eine Verschlimmerung der bestehenden, ein Hinzutreten neuer Symptome, der veränderte Charakter des Fiebers, oder ein höherer Anstieg der Temperatur den neuen Impuls, den das zweite Kranksein der bestehenden Krankheit erteilt. Über der ganzen Krankheitsphase kann eine matte Grundstimmung liegen, wie sie *Pospischill* und *Weiß* beschreiben, sie kann aber auch durch stürmische Erscheinungen, lebensbedrohenden Verlauf, Einbeziehung neuer Organgruppen in den Krankheitsprozeß weit beängstigender wirken als der Krankheitsbeginn.

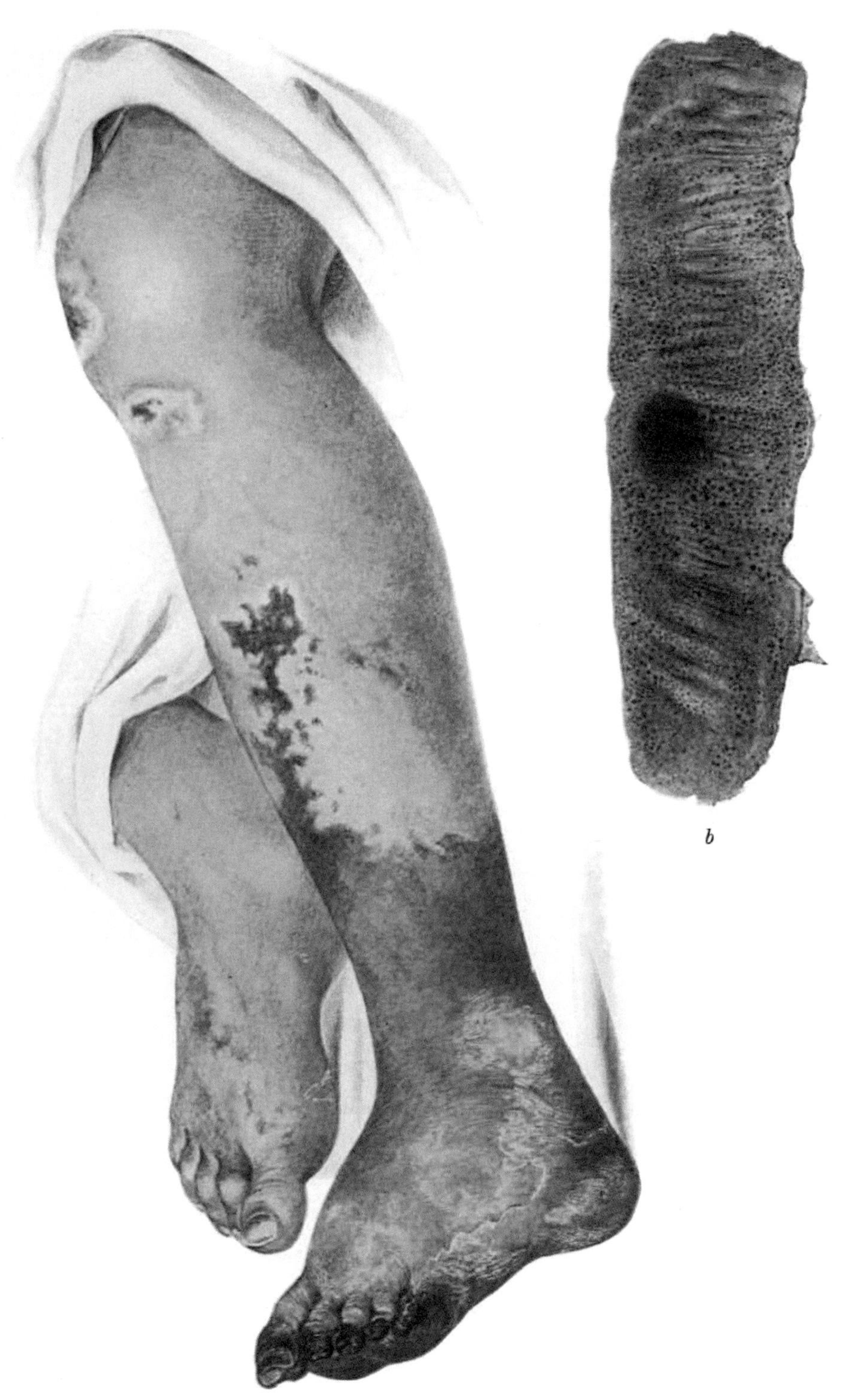

a Gangrän nach Scharlach bei einem luetischen Kinde. b Enanthem auf der Darmschleimhaut bei toxischem Scharlach mit Blutungen in die Follikel (Colon transversum).

a und b nach Aquarellen der Wiener pädiatrischen Klinik — Prof. Escherich.

 Verlag von F. C. W. Vogel in Leipzig.

Das pünktliche Einsetzen des zweiten Krankseins.

Der gesetzmäßige Eintritt hält sich meist an die 3. und 4. Krankheitswoche. Übereinstimmend beobachteten fast alle Kliniker das häufigste Auftreten der Nachkrankheiten in der kritischen Zeit vom 15. bis 22. Tage nach Krankheitsbeginn.

Pospischill und *Weiß* verzeichnen den 15. Tag als den häufigsten. Jedoch kann sich die Nachkrankheit auch souverän über das Gesetz der Zeit hinwegsetzen, sich verzögern und ihr Auftreten in die 5. und 6., ja 7. Woche verlegen. Sehr selten erfolgt der Ausbruch noch später, nach dem 49. Tage. Als frühesten Termin gibt *Schick* den 12. Tag an.

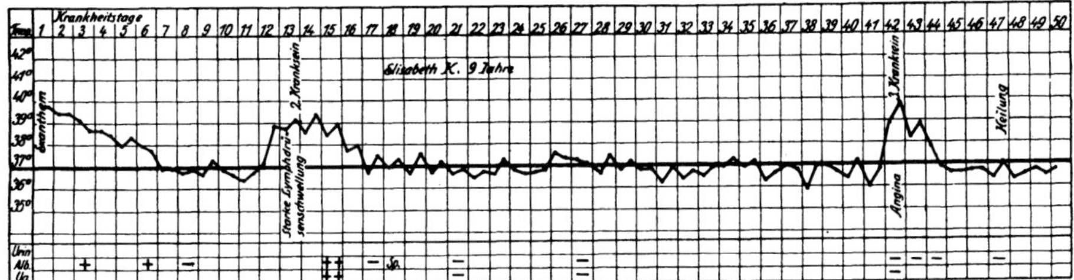

Fig. 50.
Phasenartiger Verlauf des Scharlachs. Zweites und drittes Kranksein.

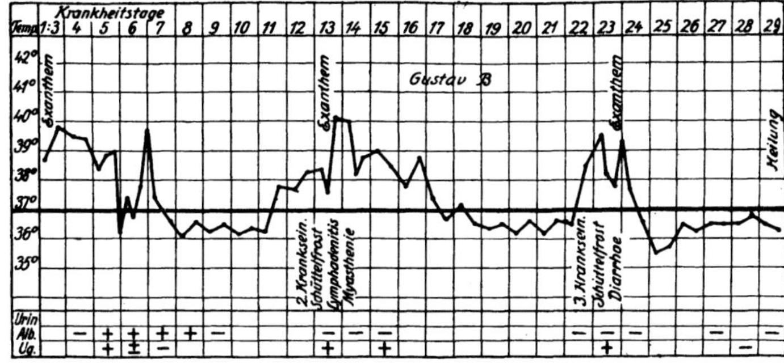

Fig. 51.
Zweimalige Wiederholung der Initialsymptome einschließlich des Exanthems bei Scharlach.

Und noch eine andere Regel läßt sich am Krankenbett beobachten bzw. aus den Krankenblättern ablesen: Das 2. Kranksein hat seinerseits die Neigung sich zu wiederholen; es bleibt nicht immer bei dem einmaligen Aufflackern des Krankheitsprozesses; häufig genug zeigt nach abermaligem Intervall ein neuer Anstieg der Temperatur, eine Wiederholung der vorherigen Organerkrankungen oder eine neue Veränderung an anderen Organen den noch nicht beendeten Kampf (siehe z. B. Kurve Elisabeth K., Fig. 50), ja zuweilen durchläuft ein Fall in mehrmaligen, nur unregelmäßig datierten Nachschüben, mit wechselnden Krankheitsbildern, eine Phase nach der anderen, bis endlich der Organismus den Erreger besiegt oder ihm unterliegt. Diese rezidivierenden Anfälle haben den Vergleich des Scharlachs mit der Rekurrens oder der Lues nahegelegt (*Pospischill* und *Weiß*, *Schick*).

Fanconi ist in seiner Scharlachmonographie besonders auf diesen rezidivierenden Charakter des Scharlachs eingegangen. Er findet, daß im scharlachkranken Organismus sich das pathologische Geschehen in einem bestimmten, zeitlich fast gesetzmäßig verlaufenden Rhythmus abspielt (Blutbildveränderungen, zweites und drittes Kranksein, Spätexantheme, zeitlicher Eintritt von Superinfektionen usw.). Jedoch ist die *Fanconi*sche Auffassung vom phasenartigen Ablauf des Scharlachs nicht überall anerkannt.. *Von Bormann* weist z. B. nach, daß für jede einzelne Scharlachkomplikation, die als „Nachkrankheit" auftreten kann, eine Periodizität völlig fehlt! Jede Komplikation zeigt ihre eigene Inkubationszeit, die mit der Eigenart der betreffenden Nachkrankheit in voller Übereinstimmung steht. Die kürzeste Inkubationszeit findet sich bei der Otitis, eine der längsten bei Nephritis! Auch ist der Ausbruch von Superinfektionen (Varizellen z. B.) nicht an bestimmte Tage gebunden.

Phasenartiger Ablauf der Nachkrankheiten.

Bedeutsame und minderbedeutsame Erscheinungen des 2. Krankseins.

Die einzelnen Erscheinungen des 2. Krankseins greifen in verschiedener Häufigkeit und mit sehr verschiedener Bedeutung für Verlauf und Ausgang der Krankheit, für Leben und Gesundheit des Patienten in den anscheinend abklingenden Krankheitsprozeß ein. Für die Auffassung dieser Periode als einer zweiten Scharlachattacke haben sie indessen alle die gleiche Bedeutung; auch die flüchtigste Organveränderung, das nur eintägige Fieber gewinnen in der „Dispositionsperiode" den Wert eines vollen Symptoms; ja auch ein nur subjektiv empfundenes Krankheitsgefühl, dessen Grundlage sich der klinischen Feststellung entzieht, der Kopfschmerz, die Abgeschlagenheit, die Appetitlosigkeit geben Kunde von pathologischen Störungen im Ablauf physiologischer Funktionen. Unter diesem Gesichtspunkte betrachtet haben nur wenige Fälle eine wirklich komplikationslose Rekonvaleszenz. Wir verzeichnen in unserem Material nur etwa 15% Scharlachkranke mit scheinbar ungestörtem Krankheitsverlauf.

Die häufigste Beteiligung an den Erscheinungen der zweiten Scharlachperiode weisen die Lymphdrüsen des Kieferwinkels auf, dann folgen nach unseren Aufzeichnungen die Angina und in weiterem Abstand die Otitis media und die Nephritis. Die Synovitis nimmt, wegen ihres meist verfrühten Auftretens zu Ende der 1. Woche, eine Sonderstellung ein. Das Fieber ist allen Erscheinungen koordiniert, selten fehlt es einmal als Begleiterscheinung einer Organerkrankung, meist hält es mit der Schwere der Symptome gleichen Schritt, kann wohl auch als selbständiges Zeichen die Klinik des zweiten Krankseins beherrschen, doch fehlt dann unseren Sinnen die Feinheit, unseren Untersuchungsmethoden die Präzision, um die zugrundeliegenden Organveränderungen feststellen zu können. Wir glauben, daß die Zahl der Fälle mit „Fieber ohne Befund" proportional der sorgfältigen, auf alle erreichbaren Organe gerichteten Untersuchung abnehmen wird, daß jedenfalls das Fieber eine organische Ursache hat.

Der zweite Fieberanstieg.

Damit haben wir auch unsere Ansicht über das *Gumprecht*sche „Nachfieber" ausgesprochen, jene Temperaturerhöhung, die nach Abklingen aller greifbaren Krankheitserscheinungen noch fortbesteht. Es handelt sich wohl meist um Prozesse im Nasenrachenraum oder um Erkrankungen von Drüsen, die der Untersuchung nicht zugänglich sind z. B. im Mesentherium, oder endlich um das Verweilen von Bakterien oder Giftprodukten in der Blutbahn.

Proteusartige Vielgestaltigkeit des zweiten Krankseins.

Als seltenere Komplikationen vervollständigen Herzstörungen (Endokarditis, Myasthenie, Myokarditis, Perikarditis), Mastoiditis, Thyreoditis, Cholangitis, Cholezystitis mit Ikterus, meningeale, zerebrale, peritoneale Erscheinungen, auch Exantheme das wechselnde Bild. Endlich kann auch eine vollständige Nachahmung der ersten Symptome, die schlagartig einsetzende Wiederholung des Syndroms Fieber, Exanthem, Enanthem, Angina dem 2. Kranksein den Charakter einer Neuerkrankung verleihen — vorausgesetzt natürlich, daß nicht diagnostische Irrtümer die Erscheinungen des Scharlachbeginns falsch gedeutet haben. Wir verfügen über eine Beobachtung, bei der sich die Erscheinungen des Scharlachbeginns zweimal in neuen, durch je 5 Tage getrennten Attacken vollständig wiederholten, so daß dreimal Fieber, Schüttelfrost, Angina, Exanthem, wie das erstemal, also „Scharlach" auftraten (siehe Kurve Gustav B., Fig. 51).

Eine Merkwürdigkeit, die sich nicht ohne weiteres erklären läßt, ist die Beobachtung in größeren Scharlachabteilungen, daß bestimmte Komplikationen zeitlich zusammen aufzutreten pflegen. Man hat dann in einer Woche z. B. vorzugsweise Herzkomplikationen, dann wieder Nephritiden, darauf Ohreiterungen, dann wieder nur Lymphadenitiden usw. Es scheinen hier zeitliche Bedingungen erfüllt zu sein, die vorläufig unserem Verständnis noch ferner liegen.

In schweren Fällen kann das 2. Kranksein ebenso wie die primär septischen Formen des Scharlachs in einen septischen-pyämischen Zustand auslaufen.

Leichter und schwerer Scharlach: 2. Kranksein.

Nach der Häufigkeit ihres Vorkommens seien die einzelnen Krankheiten dieser Periode näher betrachtet. Es widerspricht dabei nicht dem bisher dargestellten Beispiel eines mittelschweren Scharlachs, an dieser Stelle alle Erscheinungen des 2. Krankseins, auch die schweren, zu besprechen. Jeder Scharlach, der leichte wie der schwere, kann einen zweiten Schub im Gefolge haben, der schwerer verläuft als die Ersterkrankung und der unter Umständen die ganze Reihe der Komplikationen einzeln oder kombiniert durchlaufen muß.

Die Lymphadenitis.

Die erste Anschwellung der Lymphdrüsen des Kieferwinkels pflegt synchron mit der initialen Angina und meist auch in deutlicher Abhängigkeit von der Schwere der Rachenveränderungen aufzutreten.

Die Kieferwinkeldrüsen Prädilektionsstellen.

Weit selbständiger, d. h. ohne notwendige sichtbare Vor- oder Miterkrankung des Quellgebietes, unabhängig auch von der Intensität der

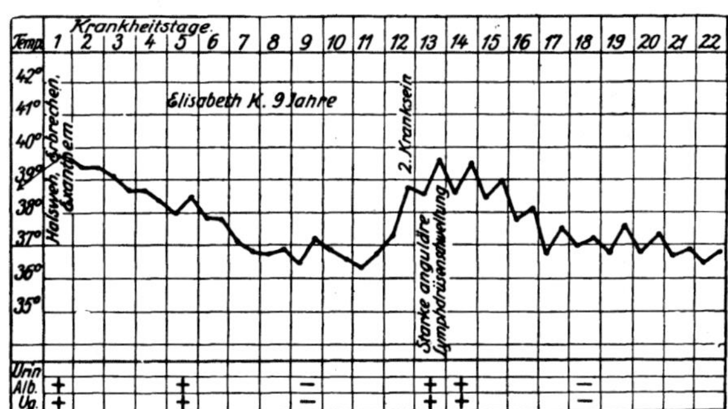

Fig. 52.
Zweites Kranksein mit Lymphadenitis.

ersten Erkrankung, erfolgt nun plötzlich nach völliger oder fast völliger Abschwellung eine Neuerkrankung der angulären Lymphdrüsen, die durch die neuauftretende Schmerzhaftigkeit, die Mitbeteiligung anderer Drüsen, die Besonderheiten des Verlaufs einen neuen, prägnanten Krankheitszustand schafft. Einseitig oder doppelseitig, meist unter nicht geringem Fieberanstieg, schwellen die Drüsen am Kieferwinkel an (siehe Kurve Elisabeth K. Fig. 52).

Klinischer Verlauf der Lymphadenitis.

In leichtesten Fällen erreichen sie Rosinen- bis Mandelgröße, überragen dann kaum die Umgebung und bilden sich nach wenigen Tagen, manchmal schon nach einem Tage, zurück. Häufiger aber werden sie in kürzester Zeit zu sichtbaren, walnußgroßen, derben, umschriebenen, schmerzhaften Tumoren. Die Schwellung hält sich einige Tage, etwa 1 Woche, unverändert, beeinträchtigt das Allgemeinbefinden nicht wesentlich und bringt höchstens durch die Behinderung der tiefen Atmung im Schlafe und durch die abendlichen Temperatursteigerungen (bis 39^0 und darüber) dem Arzt und Patienten die Erkrankung zum Bewußtsein. Die beginnende Heilung kündigt sich durch das Nachlassen der Druckschmerzhaftigkeit an. Dann folgt unter lytischer Entfieberung die Rückbildung, die 2—3 Wochen in Anspruch nehmen kann. Unter Umständen bleibt die Schwellung der angulären Lymphdrüsen länger bestehen, überdauert die übrige Rekonvaleszenz und ist noch nach 8—10 Wochen ohne oder mit geringer Druckempfindlichkeit zu tasten.

Scharlach und Tuberkulose.

Dieser subakute, ja bisweilen chronische Verlauf berechtigt nicht zu der Annahme einer durch den Scharlach begünstigten oder provozierten tuberkulösen Erkrankung der Drüsen. Die hartnäckig dauernde Lymphdrüsenschwellung kann aber im Rahmen einer Endemie oder neben anderen Spätsymptomen überstandenen Scharlachs (Schuppung, Nagellinie) einen wertvollen Hinweis auf die nachträglich zu stellende Diagnose geben.

Miterkrankung anderer Drüsen.

Die zweite Erkrankung der Lymphdrüsen beschränkt sich nicht immer auf eine Drüsengruppe. Neben den Kieferwinkeldrüsen befällt sie gern die benachbarten Halslymphdrüsen; sie kann die ganze Kette dieser Drüsen vom vorderen Rande des Kopfnickers bis in die Supraklavikulargrube hinein, gelegentlich auch die hinteren Zervikaldrüsen, zur Schwellung und Entzündung bringen. Zumeist bleiben die einzelnen Drüsen getrennt sicht- und tastbar, doch können sie auch zu einem walzenförmigen Tumor verkleben und durch die mechanische Behinderung oder durch die damit verbundene Schmerzhaftigkeit die Bewegungsfähigkeit des Halses stark einschränken. Die tiefen Halslymphdrüsen erkranken seltener. Ihre Mitbeteiligung verraten sie bei einseitiger Erkrankung durch die Zwangsstellung

Tiefe Halsdrüsen: Caput obstipum.

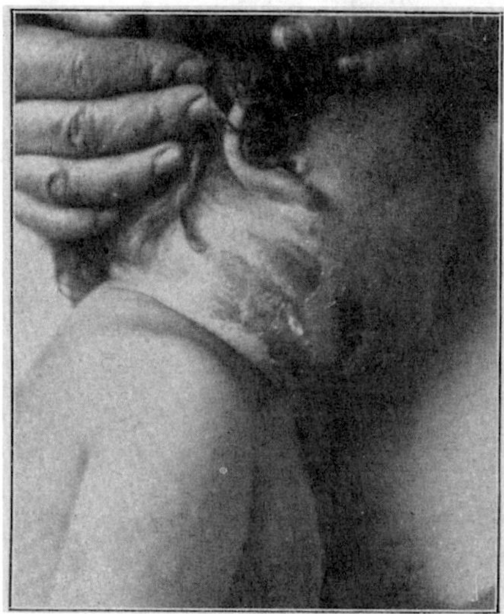

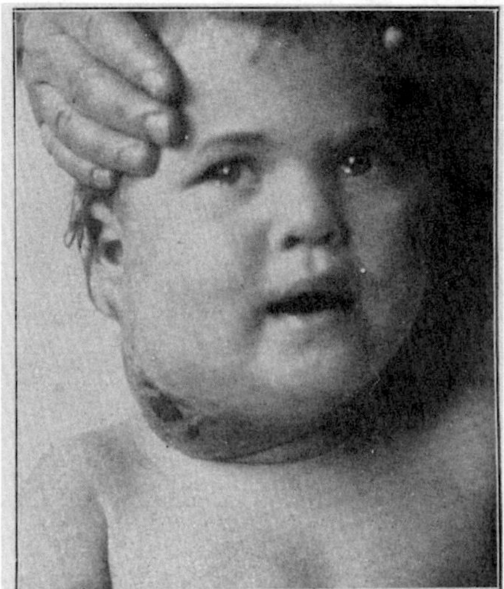

Fig. 53.
Nekrotisierende Lymphadenitis bei Scharlach.
(Düsseldorfer Kinderklinik.)

der befallenen Seite, die zur Entspannung und Schmerzlinderung angenommene schiefe Haltung des Kopfes, das scheinbare Caput obstipum (e dolore).

Die mit diesen tiefen Halsdrüsen kommunizierenden retropharyngealen Drüsen können durch die Schwellung die hintere Rachenwand vorwölben und ein ernstes Schluck- und Atemhindernis werden. Der pharyngeale Stridor, die laut schnarchende Atmung, das grobe Rasseln der oberhalb der Schwellung angesammelten und bei der Atmung bewegten Schleimmassen, die steife Haltung des Kopfes erwecken den Verdacht auf die Erkrankung dieser Drüsen. Die Palpation mit dem Finger muß die Diagnose bestätigen, kann auch darüber belehren, ob eine umschriebene Schwellung oder ein diffuses Ödem bzw. Infiltrat oder schon ein fluktuierender Abszeß vorliegt. Die Senkung des Abszeßeiters in das hintere Medialstinum, die Fortleitung der Entzündung auf die paratrachealen und -bronchialen Drüsen kann zu eitriger Mediastinitis, Peripleuritis und Pleuritis führen. In einem von *Heubner* beschriebenen Fall war die Eiterung längs der Interkostalnerven durch ein Foramen intervertebrale in die Rückenmarkhöhle vorgedrungen und hatte durch eitrige Infektion der Meningen den Tod herbeigeführt.

Folgen der Drüsenvereiterung.

Damit kommen wir zur Besprechung der gefährlicheren Lymphdrüsenentzündung, die mit Vereiterung und Nekrose einhergeht. Die eitrige Einschmelzung wird am häufigsten an den Lymphdrüsen der Kieferwinkel beobachtet, kann aber auch andere Drüsengruppen, die Lymphdrüsen der Achselhöhle, der Leisten-

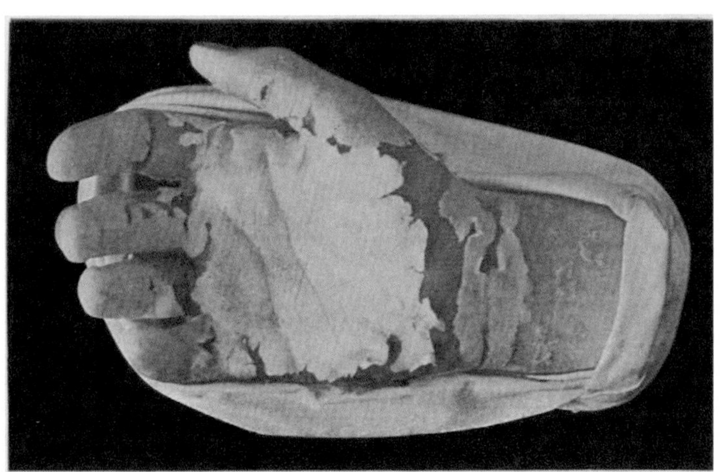

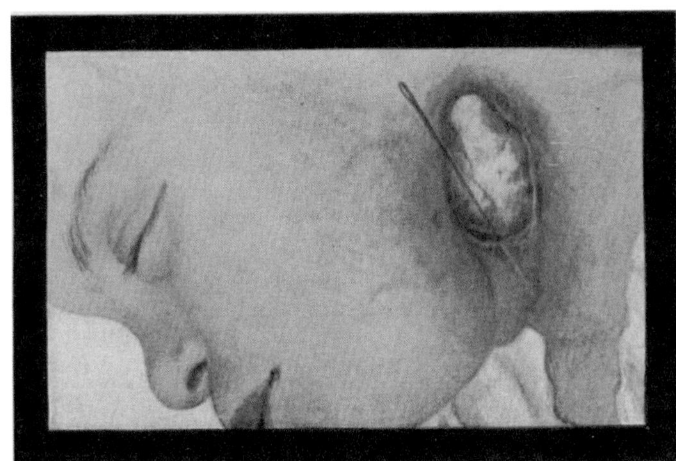

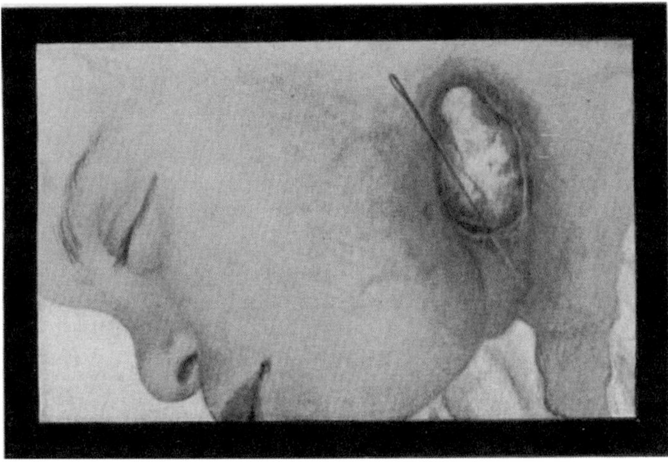

a Handschuhartiges Abschälen der Haut an der Hand nach Scharlach; b Drüsenerweichung nach Scharlach.

a nach einer Moulage des Dresdner Säuglingsheimes, Beobachtung der Charité-Kinderklinik Berlin — Prof. Heubner; b nach einem Aquarell der Wiener pädiatrischen Klinik — Prof. v. Widerhofer.

beuge, betreffen. Sie erfolgt meist unter septischen Temperaturen, hoher Kontinua oder remittierendem Fieber. Das periglanduläre Gewebe wird in weiter Umgebung ödematös oder hart infiltriert; über der erweichten Drüsengeschwulst rötet und verdünnt sich die Haut (s. Fig. 53); der anfangs tiefliegende Eiter gelangt an die Oberfläche und durchbricht die Haut, falls nicht vorher bereits durch Inzision für ausgiebige Entleerung gesorgt ist. Zu frühe Inzisionen treffen nicht auf Eiter und verzögern nur die Heilung. Mit der Entleerung des Eiters ist dann der Heilungsprozeß eingeleitet und vollendet sich meist ohne Schwierigkeiten.

Dieser relativ günstige Ausgang ist nicht in allen Fällen zu erwarten. Bei den schwersten, nicht allzu seltenen Erkrankungen kommt es nicht zur Einschmelzung. Ein diffuses, pralles Infiltrat verwandelt das Halsbindegewebe mit den darin eingebetteten Drüsen in eine derbe teigige oder bretttharte Masse (*Angina Ludovici*). Konfluiert diese phlegmonöse Infiltration von beiden Seiten, so ist der Hals wie eingemauert und bewegungsunfähig. Das Ödem kann sich von der Klavikula hinweg bis in die Unterschlüsselbeingrube und bis zum Oberarm erstrecken. Eine trockene Nekrose zerstört die infolge der Verödung der Gefäße nicht mehr ernährten Gewebe.

Angina Ludovici.

Punktionen und Inzisionen fördern nur etwas trüb seröse, übelriechende Gewebsflüssigkeit zutage. Die blaurote Verfärbung der Haut an mehreren, meist den hervorragenden Stellen, die speckige graugelbe oder graurötliche Beschaffenheit des Gewebes zeigen den lokalen Gewebstod. Günstigenfalls entfernt eine energische, demarkierende Eiterung die toten Massen, meist greift der brandige Zerfall weiter in die Umgebung und Tiefe, kann ein Gefäß arrodieren und zur tödlichen Blutung — etwa aus der Vena jugularis oder aus den größeren Zweigen der Karotis — führen oder durch Glottisödem Erstickungserscheinungen hervorrufen. In seltenen Fällen zerstört die nekrotisierende Entzündung die Pharynxwand, dann wird Blut aus den arrodierten Gefäßen in den Magen verschluckt und erbrochen oder erscheint in den Fäzes. *Henoch* beschreibt einen Fall, bei dem aufgenommenes Getränk zum Teil aus der äußeren Inzisionswunde wieder ausfloß. Nach langdauerndem Fieber, unter tiefer und breiter Zerstörung der deckenden Halsschichten, macht die Erschöpfung dem Leben ein Ende.

Die Angina.

Der Rachen beim 2. Kranksein.

Gegenüber dem einheitlichen, imponierenden Bild der initialen Angina erscheinen die Rachenveränderungen beim 2. Kranksein viel wechselnder und mannigfaltiger. Von der flüchtigen Rötung eines Gaumenbogens bis zur ulzerösen Zerstörung ganzer Gewebspartien kann der Rachen alle erdenklichen krankhaften Veränderungen erfahren.

Die streifige, gesprenkelte oder diffuse Rötung der Uvula, eine streng abgegrenzte Injektion der Gaumenbögen, die Vorwölbung der vergrößerten oder durch Nachbarorgane hervorgedrängten Tonsillen (nach *Pospischill* und *Weiß* ein besonders wichtiges Symptom), ein schleierartiger Belag auf den Mandeln oder punktförmige Pfröpfe in ihren Lakunen, eine frische, lebhaft rote Körnelung der hinteren Rachenwand, das kulissenartige Vorschieben der verdickten hinteren Gaumenbögen, das sind die Elemente, aus denen sich in verschiedenster Kombination die leichteren Rachenerkrankungen zusammensetzen. Daß die Rachenveränderungen auch einmal die Formen des primären Enanthems und der initialen, nekrotisierenden Entzündung annehmen können, ist schon wiederholt erwähnt. Die schweren Prozesse, der Tonsillar- und Peritonsillarabszeß, die Stomatitis und Stomakake, der Übergang in septisch pyämische Zustände sind Folgeerscheinungen des 2. Krankseins und entsprechen den Veränderungen beim sogenannten septischen Scharlach. Sie werden bei dessen Besprechung Erwähnung finden.

Tonsillen als Ausscheidungsorgane.

Die Angina des 2. Krankseins kann ihrem Wesen nach eigentlich nur als „Ausscheidungsangina" aufgefaßt werden. Der Krankheitserreger ist schon längst in den Organismus durch eine Wunde der Haut oder Schleimhäute eingedrungen und hat das 1. Kranksein ausgelöst. Jetzt, wo bestimmten Organen (Nieren, Tonsillen) die Aufgabe der Elimination der krankmachenden Stoffe zukommt, entstehen in diesen „Ausscheidungsorganen" die Symptome des 2. Krankseins.

Beim Wundscharlach tritt die Ausscheidungsangina bereits einen oder wenige Tage nach Beginn des Infektes, also schon während des Krankseins auf.

Ganz ähnlich liegen wohl die Verhältnisse beim lymphämoiden Drüsenfieber (*Pfeiffer, Glanzmann*). Bei dieser Krankheit, die bekanntlich so viele Analogien zum Scharlach aufweist, daß sie von vielen Autoren damit identifiziert worden ist, treten erst die bekannten allgemeinen oder lokalen Drüsenschwellungen auf und erst später, gewissermaßen schon in der Heilungsperiode, entwickelt sich die Angina.

Die Otitis media.

Übergreifen auf das Ohr.

Nach *Manasse* tritt sie in zwei verschiedenen Formen bei Scharlach auf: 1. als gewöhnliche, akute Otitis wie bei anderen Infektionskrankheiten; 2. als spezifische diphtheroide oder nekrotisierende Scharlachotitis. Beide schließen sich gern an ausgedehntere Nasenrachenerkrankungen an und können dann als direkte Fortsetzung der primären Angina erscheinen,

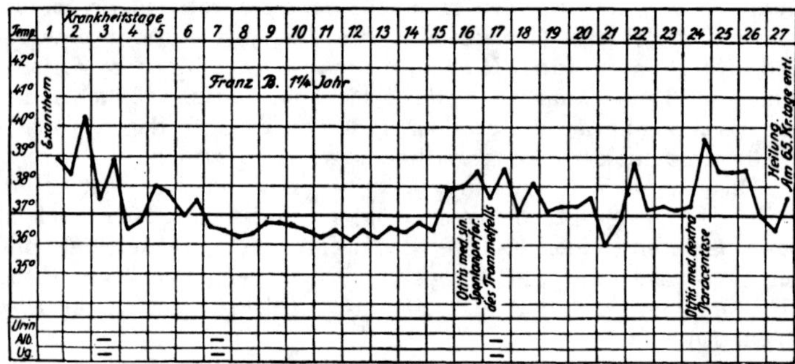

Fig. 54.

Zweites Kranksein mit Otitis media purul. utr. lat. bei Scharlach.

fortgeleitet durch die Tuba auditiva; aber auch ohne stärkere Beteiligung dieses Ausgangsgebietes, als selbständiges, ja dominierendes Symptom tritt in der 2. und 3. Krankheitswoche leicht eine eitrige Mittelohrentzündung auf, meist ebenfalls durch Fortleitung vom Rachen, selten auf metastatischem Wege.

Häufigkeit der Otitis media beim zweiten Kranksein.

Nach unserer Statistik fallen 10,7% der erneuten Organerkrankungen auf die Otitis media. Die Zahlen der anderen Autoren beziehen sich nicht ausdrücklich auf das 2. Kranksein, haben aber wohl hauptsächlich die Erkrankung dieser Periode zur Grundlage, wie aus den Daten der in der Literatur mitgeteilten Krankengeschichten hervorgeht. *Heubner* verzeichnete 27,4% Mittelohrentzündungen, *Mayer* 23%, *Schick* 15—20%, *Henoch* gibt für manche Epidemien mehr als 50% Otitiden an. Erneutes Fieber sollte daher immer zur genauen Untersuchung des Ohres, zur Prüfung des Tragus und Proc. mastoideus auf Druckempfindlichkeit, zur Spiegelung des Trommelfells veranlassen, auch wenn keine ausgesprochene Spontanschmerzhaftigkeit auf das Ohr als den Sitz der Erkrankung hinweist.

Verschiedene Besonderheiten zeichnen die Scharlachotitis aus. Sie führt schnell zur Vereiterung der Schleimhaut des Mittelohres und zur Perforation des Trommelfells (siehe Kurve Franz B., Fig. 54). Eine profuse, langdauernde Eiterung kann dann die Heilung um viele Wochen verzögern, heilt zwar in den meisten Fällen ohne Schaden für die Hörfähigkeit aus, kann aber zum chronischen Ohrenfluß werden und dauernde Schwerhörigkeit im Gefolge haben. Die Ohrenärzte führen einen nicht geringen Prozentsatz chronischer Hörleiden auf überstandenen Scharlach zurück.

Die Scharlachotits greift ferner leicht auf das Antrum, die Zellen des Warzenfortsatzes und auf das Knochengewebe selbst über, trotz reichlicher Abflußgelegenheit für den Eiter aus der Trommelfellöffnung. Auch frühzeitig vorgenommene Parazentese verhindert diese Komplikation nicht. Rötung und Schwellung über dem Warzenfortsatz, Abheben der Ohrmuschel, ausgesprochene Druckschmerzhaftigkeit deuten auf die Mastoiditis bzw. auf den subperiostalen Abszeß und zwingen meist zur sofortigen Aufmeißelung des Warzenfortsatzes. Die Mastoiditis neigt bei subakutem Verlauf zur Bildung von nekrotischen Sequestern, die sich allmählich aus der fistelnden Operations- oder Perforationswunde oder aus dem äußeren Gehörgang abstoßen.

Beteiligung der Kopfknochen am Krankheitsprozeß.

Zuweilen verrät eine periphere Fazialislähmung den Übergang der Knochenerkrankung auf den Canalis Fappiae oder den Druck auf die Austrittsstelle des Nerven am Foramen stylomastoideum. Auch die geschwollene Parotis kann durch Druck auf den Nerven Fazialislähmung verursachen (*Litten*). Eine solche Schwellung der Parotis bzw. das Ödem der Parotisgegend wird gar nicht so selten angetroffen. Die Differentialdiagnose gegen Parotitis epidemica ist dann besonders schwierig, weil die Inkubationszeit des Mumps etwa der Zeit vom Scharlachbeginn bis zum Ausbruch des zweiten Krankseins entspricht.

Die Fazialislähmung.

Parotitis scarlotinasa.

Einer unserer Patienten erkrankte am 11. Krankheitstage an hämorrhagischer Nephritis, am 17. Krankheitstage am Laryngitis mit Aphonie (keine Diphtherie, keine Stenoseerscheinungen). Am 59. Krankheitstage trat unter erneutem Fieber linksseitige Parotitis auf, der am 62. Krankheitstage die Entzündung der rechten Parotis folgte. Eine Infektionsquelle für Parotitis epidemica war während der ganzen Erkrankungszeit des Patienten nicht auf der Klinik. Ausgang in Heilung. Entlassung am 89. Krankheitstage.

Es sei hier angeschlossen, daß auch die Unterkieferspeicheldrüse zuweilen geschwollen erscheint. Ob eine scharlachspezifische Entzündung der Speicheldrüsen vorliegt, läßt sich nicht mit Sicherheit entscheiden. *Pospischill* und *Weiß* nehmen sie auf Grund des zeitlichen Zusammenfallens mit den übrigen Erscheinungen des 2. Krankseins an.

Die gefährlichste Folge der Otitis ist das Übergreifen auf den Sinus transversus und auf die Meningen. Bei den leisesten meningitischen Symptomen, Hyperästhesie der Haut, Steigerung der Reflexe, Dermographismus, Nackensteifigkeit, Pulsverlangsamung sollte zur Sicherung der Diagnose die Lumbalpunktion vorgenommen werden. Sie kann ein klares Punktat liefern, der Liquor kann aber durch stärkeren Leukozytengehalt getrübt sein, ohne Bakterien zu enthalten; meist ist der Liquor infiziert, eitrig getrübt und enthält Streptokokken oder auch andere, zum Teil seltene Bakterienarten. Gerade ein ungewöhnlicher Bakterienbefund des Liquors läßt die otogene Entstehung der Meningitis vermuten.

Mitbeteiligung der Sinus und Meningen.

Statt der diffusen Meningitis kann auch ein lokaler, umschriebener Hirnabszeß entstehen und mit mehr oder weniger unbestimmten Symptomen der Diagnose, besonders der topischen Diagnose, Schwierigkeiten machen. Er kann unter Umständen lange latent bleiben, an sogenannter stiller Stelle symptomlos liegen, bis dann eines Tages ein Durchbruch in die Ventrikel oder die allgemeine Infektion der Stirnhäute doch als Spätfolge der Otitis den Tod herbeiführt.

Endlich kann die Scharlachotitis in ihrer schwersten Form von vornherein destruierend auftreten, die Gehörknöchelchen bald vollständig einschmelzen, das Labyrinth zerstören und zur völligen Taubheit führen. In seltenen Fällen befällt sie isoliert den Nervus acusticus und läßt das Mittelohr völlig intakt (*Manasse*). Bei jungen Kindern geht mit der Taubheit das noch nicht vollständig beherrschte Sprachvermögen wieder verloren; aus der Taubheit wird eine Taubstummheit, und auch an dieser unheilvollen Krankheit ist der Scharlach mit großen Zahlen ursächlich beteiligt. Etwa ein Drittel aller Taubstummen und mehr als die Hälfte der durch erworbene Krankheit taubstumm Gewordenen ist durch die Scharlachotitis der Hörfähigkeit beraubt worden. In seltenen Fällen kann sich das Hörvermögen nach plötzlicher Ertaubung wieder herstellen, wenn keine eitrige, sondern eine seröse Otitis media mit ihrem Sekret das Labyrinthfenster durchbrochen hatte und in das Innenohr eingedrungen war (*Manasse*).

Scharlach als Taubheitsursache.

Sehr selten bringt eine heftige Ohrblutung infolge Arrosion der A. meningea media oder des Sinus transversus die Kinder in Lebensgefahr.

Mit Recht wird neuerdings den Nebenhöhlen der Nase bei Scharlach besondere Aufmerksamkeit zugewandt, denn von den akuten Infektionskrankheiten stellt der Scharlach das größte Kontingent der Nebenhöhlenerkrankungen. Von 53 Neben-

Nebenhöhlen erkranken häufig mit.

höhlenerkrankungen der ersten 10 Lebensjahre waren nach einer Statistik *Onodis* 23 durch den Scharlach bedingt.

Scharlachschnupfen.

Die heftigen Entzündungsprozesse der Nase setzen sich naturgemäß leicht auf die Kieferhöhle und die Siebbeinzellen fort, seltener auf die Stirn- und Keilbeinhöhle, weil diese bei Kindern meist noch wenig ausgebildet sind. Außerordentlich häufig äußern sich diese Entzündungsprozesse in einem scheinbar einfachen Schnupfen. Dieser „Scharlachschnupfen" dauert manchmal wochenlang, ja mitunter Monate und verrät durch dieses lange Bestehen allein schon, wenn nicht durch andere bedrohliche Symptome, daß irgendein kleiner Herd in der Tiefe, meist in einer oder mehreren Nebenhöhlen, ursächlich damit verknüpft ist und den Schnupfen unterhält. Die leichten Grade der Nebenhöhlenerkrankungen entwickeln sich sehr häufig bei Scharlach, werden aber wegen der wenig auffälligen Symptome meist nicht diagnostiziert. Schwerere Erkrankungen verraten sich durch Ödem der Haut über der befallenen Nebenhöhle und hochgradige Druckempfindlichkeit, Ödem am inneren Augenwinkel ist charakteristisch für die Entzündung der Siebbeinzellen, Ödem des Unterlides pathognomisch für Kieferhöhlenvereiterung. Schwellung des Oberlides, eventuell auch Ödem der Stirnhaut deuten auf die Beteiligung der Stirnhöhle. Operationen oder Sektionen decken dann Rötung, Schwellung und Ödem der Nebenhöhlenschleimhaut auf, in schweren Fällen bemerkt man Blutaustritte, seröses, schleimig eitriges oder rein eitriges Sekret, das die ganze Höhle ausfüllen kann (Empyem!). Bei der rhinoskopischen Untersuchung zeigt sich in der betreffenden Nasenhöhle Eiter und nach dessen Entfernung eine entzündlich geschwollene Schleimhaut, besonders über der mittleren Muschel. Die Entwicklung eines subperiostalen Abszesses entblößt den Knochen von seinem Periost und läßt ihn selbst ganz oder teilweise nekrotisch werden, sodaß eine Knochenfistel entsteht, zuweilen auch Sequester sich abstoßen müssen. Befällt diese Nekrose eine der Schädelhöhle benachbarte Wand, so kann von hier aus eine Reizung der Meningen mit konsekutiver Meningitis serosa oder die bakterielle Infektion der Meningen erfolgen. Es ist wiederholt von einem Stirnhöhlenempyem nach Scharlach eine eitrige Leptomeningitis ausgegangen (*Killian, Paunz*).

Ein Patient unserer Klinik (Harold B., 9 Jahre alt) erkrankte nach mittelschwerem Scharlachbeginn an ungewöhnlich heftiger, nekrotisierender Entzündung der Nase und des Rachenraums mit Geschwürsbildung am Gaumen und an den Nasenmuscheln; im weiteren Verlauf erfolgte die Infektion der Keilbeinhöhlen und Siebbeinzellen. Diese Nebenhöhlenvereiterung verriet sich durch Schwellung der rechten Wange, Ödem der Lider beider Augen bis zur Chemosis, Schwellung des Orbitagewebes, Protrusio bulborum und führte zum Durchbruch des Eiters in die Schädelhöhle. Der nun entstehende Abszeß des linken Stirnhirns hatte eitrige Meningitis und Thrombose des Sinus longitudinalis zur Folge. Eine eitrige Infiltration der rechten Sehnervenscheide (Obduktionsbefund) war schon intra vitam an der Injektion der Sehnervenscheide erkannt worden.

Die eitrige Thrombose des Sinus longitudinalis wird auch als Zwischenglied zwischen der Stirnhöhlenvereiterung und der Hirnhautentzündung betrachtet, eine Annahme, die berechtigt ist, weil der Sinus in einem bestimmten Bezirk der Stirnhöhle seinen Ursprung nimmt (*Zuckerkandl*).

Die Nephritis.

Die Bedeutung der Nephritis.

Die wachsende Erkenntnis von der Einheitlichkeit und Zusammengehörigkeit sämtlicher Erscheinungen der zweiten Scharlachperiode läßt die Nephritis nicht mehr als den Mittelpunkt des 2. Krankseins, als einzige oder doch überragende Krankheit dieser Periode erscheinen, sondern als Teilerscheinung der pathologischen Vorgänge neben den anderen gleichberechtigten Erkrankungen. Für das Leben und die Gesundheit des Patienten aber, für die Sorgen und Mühen des Arztes am Krankenbett ist und bleibt die Nephritis oft die bedeutsamste Krankheit der kritischen Zeit, meist des ganzen Scharlachs überhaupt. Von ihrem Verlauf hängt wesentlich der Ausgang der Erkrankung ab.

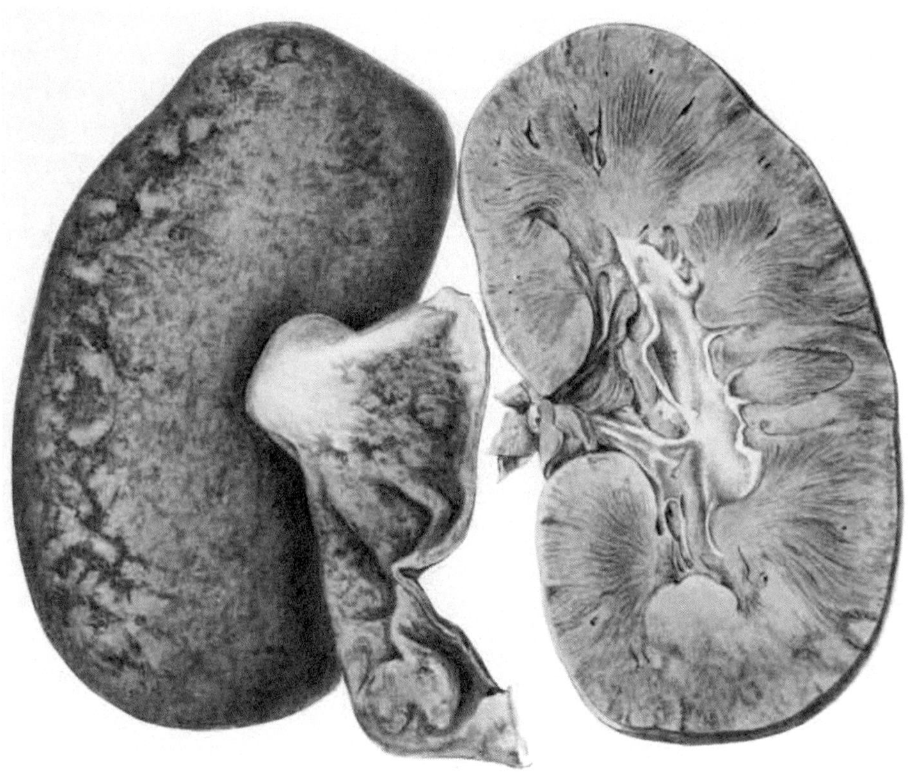

a

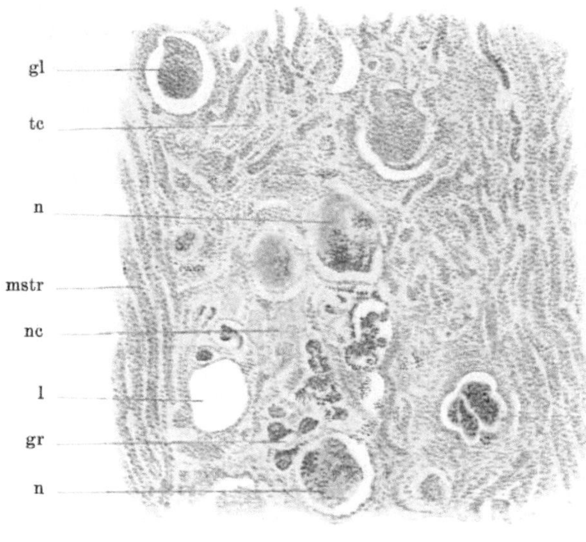

b

a Scharlachniere.

Schwere parenchymatöse hämorrhagische Nephritis (Epithelnecrose), 5jähriges Mädchen.

Präparat des pathologischen Museums in Berlin.

b Schnitt durch eine Scharlachniere. Das Kind starb nach 9tägiger Anurie. Nephritis acuta. Schnitt aus der Nierenrinde. Hämatoxylin-Eosinfärbung.

mstr = Markstrahlen. tc = Tubuli contorti. gl = Glomeruli. l = Lücke durch Ausfall des Glomerulus. n = nekrotische Glomeruli mit Blutungen. gr = Gruppe stark injizierter Blutkapillaren. nc = nekrotische Tubuli contorti, leicht blutig imbibiert.

Präparat aus Prof. Heubners Sammlung.

Sie hat daher von ihren Schrecken noch nicht viel verloren; ihr Kommen läßt sich nicht voraussehen; leichter Scharlachbeginn bedeutet nicht Freibleiben von Nephritis, eher das Gegenteil. Sie läßt sich auch nicht verhüten; keine Diät, auf welche Weise sie auch die Niere schonen will, kann den Ausbruch der Erkrankung hintanhalten. Ebensowenig gewähren Bettruhe und sonstige sorgsame Pflege einen sicheren Schutz vor ihr, wenn auch andererseits Erkältungen, Durchnässungen, zu frühes Aufstehen und andere Pflegeschäden auslösende Momente sein mögen, aus denen sich der größere Prozentsatz der Nierenentzündungen in der poliklinischen und Armenpraxis erklärt.

Über die Organdisposition, die familiäre Nierenschwäche und den gleichartigen Verlauf der Geschwistererkrankungen ist schon berichtet worden (S. 106).

Häufigkeit der Nephritis.

Der Prozentsatz der Nierenentzündungen beträgt 2—20 % der Gesamterkrankungen. *Campbell* sah unter 10265 Scharlachfällen nur 22 % an Nephritis erkranken. *Escherich* und *Schick* geben 6—10 %, *Pospischill* und *Weiß* 10 % als Durchschnittszahlen an. *Heubner* zählt ebenfalls 10 % in der poliklinischen Privatpraxis, 20 % an dem klinischen Material der Charité. In unserer Statistik verzeichnen wir 7 % Nephritiden, 170 von 2416 Fällen; bemerkenswerterweise bei der seit 1918 verabreichten gemischten Kost mit Fleisch vom ersten Krankheitstage an nicht mehr, sondern weniger Nierenerkrankungen als unter der früher üblichen dreiwöchigen salzarmen, vorwiegenden Milch- und Milchbreidiät, nämlich 16 Nephritiden auf 540 Fälle = rund 3 %, gegenüber 154 Nierenentzündungen auf 1876 Fälle = 8 %, zum mindesten ein Zeichen für die Unabhängigkeit der Nierenerkrankungen von der Nahrung.

Zeitlich verschiedener Eintritt.

Die Nierenentzündung tritt am häufigsten zwischen dem 12. und 19. Krankheitstage auf. Selten verschiebt sich der Eintritt bis in die 4., 5. oder 6. Woche, noch seltener erscheint sie schon in der 1. Woche, dann mehr als Teilerscheinung eines malignen, septischen Scharlachs, seltener als selbständiges Symptom.

Pathogenese der Nephritis.

Nach *Hübschmann* ist die Streptokokkenätiologie der Nephritis über jeden Zweifel erhaben. Bestimmte disponierende und konstitutionelle Faktoren werden anerkannt. In der 3. Scharlachwoche kommt es zur Bildung von antibakteriell-lytischen Körpern, die aus den Streptokokken Endotoxine freimachen und diese letzteren schädigen nun das Ausscheidungsorgan, die Niere. *Duval* und *Hibbard* gelang es, solche Endotoxine im Tierversuch nachzuweisen. *Fridemann* und *Deicher* konnten beim unkompliziert ablaufenden Scharlach regelmäßig erst in der 5.—6. Scharlachwoche antibakterielle Antikörper nachweisen, bei Nephritikern aber auch schon öfter in der 3. Woche. Sie nehmen infolgedessen an, daß gerade diese vorzeitige Antikörperbildung die Ursache der Nephritis sei. Wir argumentieren anders: Mit *von Bormann* möchten wir annehmen, daß die „vorzeitige Antikörperbildung" im Blute vieler (nicht aller!) Nephritiker die Antwort des Organismus auf eine besonders weitgehende Infektion bedeutet, deren Ausdruck z. B. auch die Nephritis darstellt!

Der Charakter der Nierenerkrankung bei Scharlach ist der der diffusen hämorrhagischen Glomerulonephritis. Diese ist aber nicht nur für Scharlach pathognomonisch, sondern folgt auch der einfachen Angina, den Varizellen, der Pneumonie, dem Erysipel, der Impetigo und anderen Infektionen. Sie gilt somit als der Typus der infektiösen, der toxischen oder Ausscheidungsnephritis überhaupt, ist aber trotzdem besonders charakteristisch für Scharlach. Die herdförmige Glomerulonephritis und die interstitielle Herdnephritis kommen demgegenüber bei Scharlach seltener, meist nur bei septischen Fällen vor (vgl. *Hübschmann*).

Anatomische Grundlagen der Scharlachnephritis.

Die Funktionsstörung ergibt sich aus der Drosselung der Glomerulusschlingen, ihrer Blutleere, ihrer Wandverdickung, der Verlegung ihres Lumens, der entzündlichen Schwellung der *Bowman*schen Kapsel und den Folgen dieser Veränderungen für das sezernierende Parenchym. Die Pathogenese der ausschlaggebenden Ischämie der Glomeruli ist nach *Volhard* ein funktioneller Spasmus der Arterien oberhalb der Glomerulusschlingen, also der Vasa afferentia. Dieser funktionelle Gefäßverschluß wird erst später anatomisch fixiert durch die Endothelwucherung und Plasmagerinnung.

Funktionsstörung.

Die Funktionsuntüchtigkeit der Niere besteht in der Unfähigkeit, Wasser in genügender Menge auszuscheiden und damit gesetzmäßig parallel laufend in einer Insuffizienz der Kochsalzausscheidung. Die Niere ist ferner unfähig, die stickstoffhaltigen Schlacken aus dem Körper zu entfernen. Diese Funktionsstörungen lassen sich durch die Funktionsprüfungen, den Wasser-, Konzentrations- und Kochsalzversuch exakt feststellen. Es ist nach *Zondek* für die kranke Niere besonders charakteristisch, daß sie die drei Komponenten Wasser, Stickstoff, Kochsalz nicht gleichzeitig ausscheiden kann, sodaß ein Bestandteil im Körper sicher zurückbleiben muß. Die Wasser- und Chlorretention führt vorübergehend zu einer Hydrämie, zu einer Plethora vera. Das Blut schiebt aber das überflüssige Wasser sehr schnell in die Gewebe ab — es entstehen Präödeme, später Ödeme. Die Niereninsuffizienz ist indessen nicht die einzige Ursache der Ödeme, im Gegenteil parallel mit der Nierenschädigung, vielleicht sogar ihr übergeordnet geht die Schädigung der Kapillaren des Unterhautzellgewebes oder Vorniere — die sich ja schon bei Scharlachbeginn durch die Blutaustritte in das Korium dokumentierte — und die nun ihrerseits zu Wasseraustritt in die Gewebe führt. Rasche Zunahme des Körpergewichts, noch ehe Ödeme sichtbar werden, ist das sicherste Zeichen dieser Wasserretention. Sie geht in vielen Fällen der Eiweißausscheidung durch den Harn voraus, andererseits verschwindet das Eiweiß oft aus dem Harn mit dem Tage der Ausschwemmung des letzten überflüssigen Gewebswassers, daher hat sich die Ansicht gebildet, daß für diese Fälle die Unterhaut-Bindegewebserkrankung das Primäre, die Nierenerkrankung das Sekundäre ist und daß die Nierenerkrankung bewirkt wird durch die Ausscheidung der Stoffwechselprodukte des erkrankten Unterhautzellgewebes.

Die Waage als frühdiagnostisches Hilfsmittel.

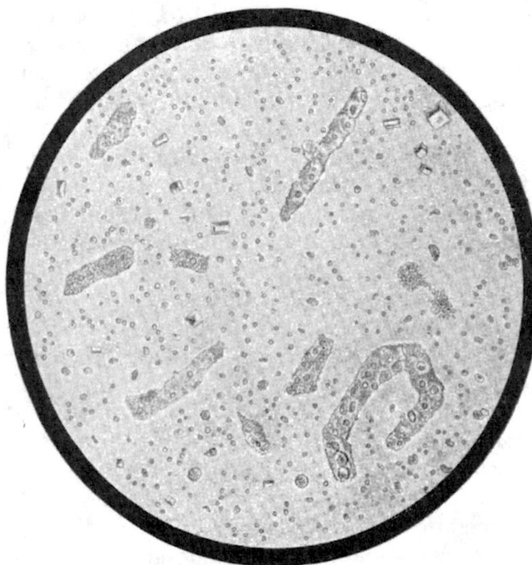

Fig. 55.
Harnsediment bei Scharlachnephritis. Im Sediment überwiegen rote Blutkörperchen.
An der Berliner Klinik beobachteter Fall. (Prof. *Heubner*.)

Das klinische Bild beim Beginn der Nephritis.

Klinisch gibt sich die Scharlachnephritis in ihren ausgeprägten Formen durch markante, imponierende Symptome zu erkennen. Das schon scheinbar genesene Kind klagt eines Tages über Kopfschmerzen, wird verdrießlich, appetitlos, unruhig, fiebert aufs neue, bekommt ein merkwürdig blasses, gedunsenes Gesicht, vielleicht schon leichtes Lidödem und sondert spärlichere Mengen, 600—700 ccm eines trüben Urins ab.

Gerade diese Harnverminderung ist ein wichtiges Frühsymptom der Glomerulonephritis. Der Harn ist konzentriert, von hohem spezifischem Gewicht, dunkler als normal, enthält etwas Eiweiß, Urobilinogen, amorphe Urate im Sediment und unter Umständen wenige Formelemente. Das Körpergewicht ist in diesem präödematösen Stadium schon auffällig gestiegen (siehe Kurve Gertrud Kr., Fig. 56). Rasch steigern sich nun alle Erscheinungen. Das Fieber steigt zu beträchtlicher Höhe (siehe Kurve Gerda G., Fig. 57) — es sei aber betont, daß das Fieber auch vollständig fehlen kann —, der Puls wird beschleunigt, erreicht 110 bis 120 Schläge in der Minute, sinkt aber auch manchmal auf 64—60 Schläge, wird unregelmäßig und gespannt. Der Blutdruck erhöht sich manchmal schon Tage vorher, auf 130, 140 mm Hg und darüber. Subjektiv werden unbestimmte Schmerzen im Bauch angegeben, die sich bei der Abtastung der Lendengegend auf die Nieren lokalisieren lassen, oder es können kolikartige Schmerzen im Unterbauch eine Appendizitis vortäuschen und differentialdiagnostische Schwierigkeiten machen. Alarmierend kommt das Ödem hinzu, zunächst im Gesicht, an den Füßen, den Unterschenkeln, bei Knaben am Skrotum, dann am ganzen Körper, in schweren Fällen mit Hydrops der Körperhöhlen vergesellschaftet und dann als Hydrothorax besonders schwere Dyspnoe mit asthmatischen Anfällen veranlassend. Die Nephritis kann aber auch vollständig ohne Ödem verlaufen. Die Oligurie wird hochgradig; die Tagesmenge beträgt nur 200, 150 ja 50 ccm und diese werden in seltenen Miktionen oder mit häufigem Harndrang in kleinen Portionen entleert.

Der Urin ist dunkelblutig, enthält 2—5—7 pro Mille Eiweiß und noch mehr, im Sediment zahlreiche rote Blutkörperchen, Epithelien und Zylinder jeder Art. Zuweilen werden einzelne Portionen des Harns ohne pathologische Beimengungen gelassen, offenbar aus normal gebliebenen Nierenbezirken stammend. Aus der Oligurie kann eine Anurie werden von mehrtägiger Dauer, merkwürdigerweise anfangs ohne schwere Beeinträchtigung des Allgemeinbefindens. *Henoch, Heubner, Escherich* und *Schick* berichten übereinstimmend von Kindern, die tagelang anurisch waren, trotzdem

Urinbefunde.

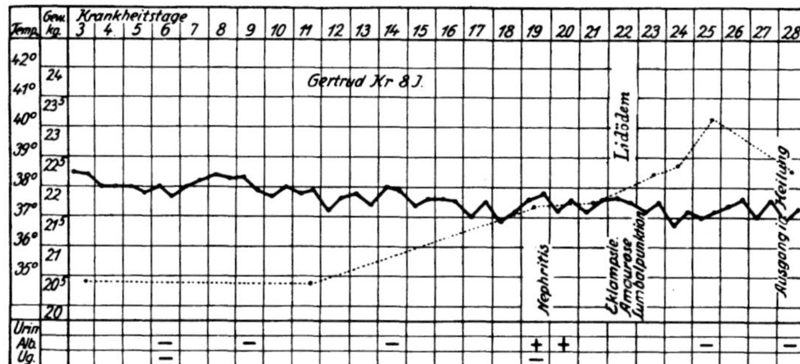

Fig. 56.
Scharlachnephritis mit Eklampsie und Amaurose. Charakteristischer Gewichtsanstieg vor Ausbruch der Nephritis.

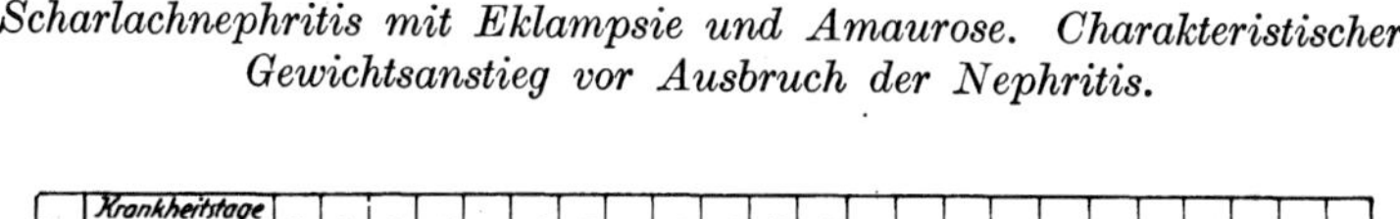

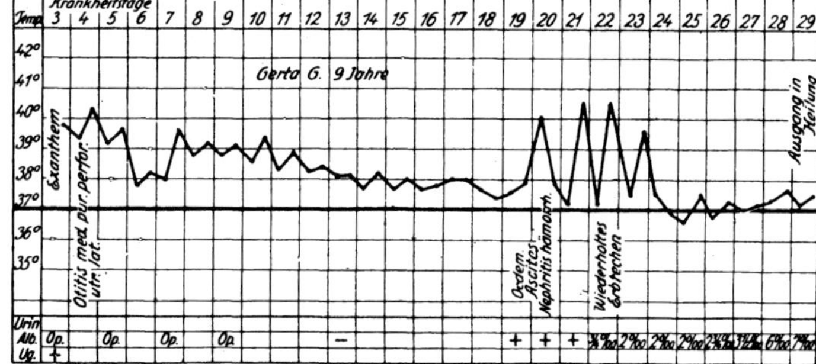

Fig. 57.
Scharlachnephritis.

relativ munter spielend im Bettchen saßen, dann aber rasch der versagenden Herzkraft erlagen.

Wird die Harnsperre nicht durchbrochen, bleiben die Glomeruli und Harnkanälchen länger unwegsam, so stellen sich alsbald die Folgen der Retention der sonst von der Niere ausgeschiedenen Bestandteile ein; Übelkeit, erneutes Erbrechen, große Schwäche, Widerwille gegen Nahrung, besonders gegen Fleisch, Unruhe bis zu Jaktationen, Durchfälle, Steigerung der Reflexe, verlangsamter, auffällig gespannter Puls, erhöhter Blutdruck, Bradykardie; dann die schweren Symptome der Somnolenz, der Apathie, der Dyspnoe, endlich die aufregenden Katastrophen der plötzlichen Erblindung und der tonisch-klonischen Krämpfe. In einem Krampfanfall kann das Kind zugrunde gehen, es kann aber auch krisenartig die Wendung zum Besseren eintreten und mit der Ausscheidung eines dunklen, blutigen Urins die Heilung sich einleiten.

Der Reststickstoff, normal 30—40 mg in 100 ccm Blut, steigt dann auf 80—120 mg und darüber. Diese echte azotämische Vergiftung bewirkt den Ekel

Die Urämie und ihre Folgen.

vor der Nahrung, die quälenden Kopfschmerzen, die Schlaflosigkeit, den urinösen Geruch der Ausatmungsluft, die Stomatitis ulcerosa, den narkoseartigen Sopor mit engen, reaktionslosen Pupillen, Unruhe, Angst, großer Atmung, Herzbeklemmung, zuletzt allgemeine Krämpfe. Beim Kinde ist aber der Reststickstoff im Blut nicht immer erhöht, es besteht also nicht in jedem Falle echte Azotämie, vielmehr bewirkt die Wasser- und Kochsalzretention eine Flüssigkeits- und Kochsalzvermehrung des Liquors cerebrospinalis, damit Hirnödem und Drucksteigerung im Schädelinnern. Das kindliche Gehirn ist nach *Volhard* besonders geneigt, auf pathologische Reize mit Vermehrung seines Flüssigkeitsvolumens zu antworten. Diesen Veränderungen müssen bestimmte urämische Symptome zur Last gelegt werden: die Pulsverlangsamung, die Steigerung der Reflexe, das Babinskische und Kernigsche Phänomen, die Nackensteife, die zunehmende Benommenheit, die Amaurose. Das Hirnödem kann endlich auch die Ursache von Krämpfen sein, die mit den allgemeinen, tonisch-klonischen Zuckungen, den weiten, starren Pupillen den Eindruck epileptischer Anfälle machen und am besten als eklamptische Krämpfe bezeichnet werden. Als Stütze für diese Deutung der bezeichneten Hirnsymptome wird der prompte Rückgang aller Erscheinungen durch die Lumbalpunktion in Anspruch genommen.

Die Azotämie und die Eklampsie.

Lumbalpunktion als rettender Eingriff.

Es ist durch genügende Beispiele in der Literatur belegt, daß der Urämie nicht immer die Oligurie und Albuminurie vorausgehen muß, sondern mit der Entleerung des ersten eiweißhaltigen Harns auch die urämische Vergiftung manifest sein kann. Das legt den Gedanken nahe, daß dann ein besonders erregbares Nervensystem schon auf geringe Urinretention mit Vergiftungserscheinungen reagiert hat. Zuweilen bricht die Urämie auch bei brüsken Änderungen im Wasserhaushalt aus, z. B. bei starker, plötzlicher Ödemausschwemmung. Als Folge der Urämie können Aphasie, Lähmungen, besonders Hemiplegien, Ataxie, Neigung zu epileptischen Anfällen Kenntnis geben von der Schädigung des Nervensystems. Auch geistige Schwäche, besonders Gedächtnisschwäche und psychische Störungen mit den Zeichen der akuten Demenz (*Henoch*) bleiben in seltenen Fällen als Residuen urämischer Vergiftung zurück, heilen aber meistens nach kürzerer oder längerer Zeit spontan aus.

Blutdruckerhöhung, Herzveränderungen.

Durch die Nephritis droht dem Körper noch eine andere Gefahr, die Schädigung des Herzens. Die Verlegung der Glomerusschlingen bedingt eine Druckerhöhung im Aortensystem mit konsekutiver Hypertrophie des linken Ventrikels, die toxische Schädigung läßt die Herzmuskulatur funktionsuntüchtig werden. In überraschend kurzer Zeit kann sich diese Hypertrophie und dazu eine Dilatation beider Ventrikel entwickeln und die Funktion des Herzens so beeinträchtigen, daß schwere Insuffizienzerscheinungen die Folge sind. Herzangst, Beklemmung, kardiale Dyspnoe, Zyanose, Ödem und Anasarka bzw. Steigerung bestehender Ödeme, Leberschwellung mit starker Auftreibung des Leibes und Spannung der Bauchdecken sind die klinischen Zeichen dieser Herzschwäche, deren bedrohlichste Folge, das Lungenödem, fast immer das Signum mali ominis ist. Orthopnoe, Zyanose, ausgedehntes Knisterrasseln über den Lungen machen auf diesen Ausgang aufmerksam. Auch die zur Nephritis gern hinzutretende Pleuropneumonie verläuft gewöhnlich schwer wegen des schnellen Versagens der Herzkraft. Ferner schließen sich an die Nephritis gern Entzündungen der serösen Häute, des Perikards, der Pleura, des Peritoneums an, die sich durch die Neigung zu frühzeitiger Vereiterung auszeichnen.

Nephritis und Urämie als Todesursachen.

Diese schweren und schwersten Formen der Nephritis sind glücklicherweise die Ausnahmen. Nur 4,1% unserer Nephritisfälle, 7,09% der Nephritiden des von *Pospischill* und *Weiß* bearbeiteten Wiener Scharlachmaterials führten zur Urämie. Die Lethalität der Nierenentzündung hält sich in mäßigen Grenzen. *Heubner* gibt sie für die Privatpraxis mit 14% an, für die Klinik mit 26%. *Pospischill* und *Weiß* hatten bei den mit Nephritis aufgenommenen Fällen 21,8% Todesfälle, bei den im Spital aufgetretenen Nephritiden 8,8%.

Die leichteren Formen ohne urämischen Einschlag dauern nur kurze Zeit, meist 2—3 Wochen und verlaufen ohne wesentliche Beeinträchtigung des subjektiven Befindens, hinterlassen wohl noch für längere Zeit eine gewisse Hinfälligkeit, eine charakteristische Blässe der Hautdecken, heilen dann aber ohne Dauerschädigung aus. Das erste Symptom der Besserung ist meist das Ansteigen der Harnmenge, wie umgekehrt langdauernde Harnverminderung ein prognostisch ungünstiges Zeichen ist. Soweit im akuten Stadium der Nephritis überhaupt eine Prognose möglich ist, gibt die tägliche Messung der Harnmenge noch den sichersten Hinweis an die Hand.

Von diesen eigentlichen Nierenentzündungen geht in absteigender Skala eine Reihe von leichteren Nierenschädigungen mit spärlicher Albuminurie, Hämaturie und geringen Allgemeinsymptomen bis zur flüchtigen, ephemeren „Nierenreizung", ja bis zur vorübergehenden Eiweißausscheidung in nur einzelnen Harnportionen. Daß die Nephritis andererseits selten isoliert auftritt, oft in allen erdenklichen Kombinationen mit anderen Organerkrankungen vergesellschaftet, ist aus den früheren Ausführungen über das zweite Kranksein ohne weiteres verständlich.

Leichte und angedeutete Nieren-schädigungen.

Die Prognose der Nierenentzündung ist also im allgemeinen günstig. Es können aber leichte wie schwere Formen in ein subakutes oder chronisches Stadium eintreten und durch monatelange, unter Umständen jahrelange Eiweißausscheidung die endgültige Heilung hintanhalten. Diese Albuminurie hat meist intermittierenden Charakter, steigert sich aus erkennbaren oder weniger durchsichtigen Ursachen zu heftigeren Nieren- und Allgemeinsymptomen, in einem von *Henoch* beschriebenen Fall zu erneuter Urämie und tödlichem Ausgang. Zuweilen nimmt sie den Charakter der lordotischen Albuminurie an, ohne doch dauernd zu dieser abnormen Art der Eiweißausscheidung Veranlassung zu geben. Auch diese chronische Nephritis kann noch vollständig ausheilen. Die Wiederherstellung der normalen Funktion erfolgt dann meist zur Zeit der Pubertät (*Heubner*). In ganz seltenen Fällen freilich erholt sich das chronisch geschädigte Organ nicht, es wird zur Schrumpfniere, deren Schäden dann noch als späte Scharlachfolge dem Leben und der Gesundheit verhängnisvoll werden (*Henoch, Heubner, Stroink*).

Übergang in chronische Nierenerkrankungen.

Außer den für die Nierenentzündung charakteristischen Bestandteilen kann der Harn auch noch andere pathologische Beimengungen enthalten, die auf krankhafte Vorgänge in anderen Organen deuten. So tritt in der 2. Scharlachperiode nicht selten erneut Urobilinogen in größeren Mengen im Harn auf (*Pospischill, Lade*) und zwar kann dieses Zeichen der Leberschädigung die einzig nachweisbare Kundgebung des zweiten Krankseins sein oder sich mit anderen Organveränderungen kombinieren. Und nicht einmal, sondern ein zweites und drittes Mal, in getrennten Attacken kann die Urobilinogenausscheidung die Anfälligkeit der Leber für die Scharlachnoxe verraten. Echter Ikterus, etwa bedingt durch einen portalen Drüsentumor oder Hydrops der Gallenblase (siehe Kurve Bruno P., Fig. 41) läßt natürlich Gallenfarbstoff im Harn erscheinen und erteilt ihm die bierbraune Farbe, dem Schüttelschaum die gelbe Färbung. Eine dunkelbraune Färbung, deren chemische Grundlage noch unbekannt ist, kann in anderen Fällen den Harn verändern, ohne bisher mit einer Organerkrankung in Zusammenhang gebracht werden zu können.

Zweite Urobilinogen-urie.

Die Herz- und Kreislaufstörungen.

Mit diesem nichts präjudizierenden Namen belegen wir die mannigfachen Veränderungen, die sich am gesamten Gefäßsystem, an den Muskeln, Klappen, Nerven, dem serösen Überzug des Herzens, an den Gefäßen und ihren Vasomotoren während des 2. Krankseins abspielen können. Es handelt sich hier nicht um die septische, metastatisch entstandene Endo- und Perikarditis, ebensowenig um die nephritische Myokardschädigung, sondern um harmlosere, subjektiv nicht immer wahrgenommene, nur durch konsequente Herzuntersuchung feststellbare Störungen, deren anatomische Grundlage noch strittig ist und die daher in die verschiedensten Teile des Herzens verlegt worden sind. Unreinheit des ersten Tones, ein weiches, hauchendes, systolisches Blasen, am deutlichsten über der Spitze, zuweilen auch über der Basis am stärksten, Betonung oder Spaltung des zweiten Pulmonaltones, geringe Verbreiterung der Herzdämpfung nach links führen leicht zu der Annahme einer Endokarditis; Arhytmie und Bradykardie — unter Umständen Pulsverlangsamung auf 60—52 Schläge — starke Blässe deuten auf eine Myokarditis, bestimmte Irregularitäten auf Störungen im Überleitungssystem; ein kratzendes, knirschendes, schabendes Geräusch

Beteiligung der Kreislauforgane.

Mannigfaltigkeit der klinischen Bilder.

über der Herzbasis wird als Symptom einer trockenen Perikarditis angesehen, die Blutdrucksenkung, der kleine, weiche Puls werden als Vasomotorenschwäche ausgelegt. Eine große Labilität der Pulsfrequenz zeigt sich in der unverhältnismäßig starken Pulsbeschleunigung bei geringen körperlichen Anstrengungen und seelischen Erregungen. Alle Veränderungen entwickeln sich allmählich, dauern aber meist nur 2—3 Wochen an.

Herzbefunde erhebt *Demohn* in über 54% seiner Fälle.

Statistisches über die Häufigkeit der Kreislaufstörungen.

Der Gesamtkomplex der Herzstörungen entsteht jedoch nur bei einer relativ geringen Zahl von Patienten, in unserem Material bei 3,6%, in der Statistik *Schicks* bei 5% der Scharlachkranken. Weit häufiger, in etwa 70% der Fälle, treten einzelne Symptome der Herz- und Kreislaufschädigung auf, Arythmie, Bradykardie, systolisches Geräusch. Sie zeigen eine auffällige Abhängigkeit von der Körpergewichtskurve (*Lederer* und *Stolte*), sollen mit dem Sinken der Körpergewichts erscheinen, erreichen ihr Maximum an dem Tiefpunkt der Gewichtskurve, dem Rekonvaleszenzwinkel, und verschwinden bei erneutem Anstieg des Körpergewichtes. Von anderen Faktoren sind sie unabhängig, insbesondere gehen sie nicht mit dem Fieber synchrom, verlaufen im Gegenteil meist fieberlos.

Schwierigkeiten bei der Deutung der Symptome.

Da Sektionsbefunde wegen der Gutartigkeit der Störung meist fehlen, also die Lokalisation nicht aufgedeckt wird, so bleibt die Diagnose auf Vermutungen bzw. klinische Beobachtungen angewiesen. Eine echte Endokarditis wird man da anzunehmen berechtigt sein, wo am vorher intakten Herzen ein bleibender Klappenfehler nach der Scharlachschädigung sich ausbildet (*Henoch, Heubner, Escherich* und *Schick, Hirsch*). Eine Endokarditis darf man ferner nach *Henoch* dann diagnostizieren, wenn ein systolisches Geräusch wochen- und monatelang anhält, nur allmählich verschwindet und gleichzeitig bestehendes Fieber auf infektiöse Vorgänge deutet. Die im Gefolge der Synovitis auftretende Herzstörung kann ebenfalls, muß aber nicht auf entzündlichen Vorgängen am Endokard beruhen.

Erklärungsversuche.

Für Perikarditis als Grundlage des schabenden Geräusches hat sich bei den bisher zur Obduktion gekommenen Fällen keine anatomische Bestätigung gefunden, *Pospischill* schreibt das Geräusch daher Muskelschädigungen zu. Ebenso führt *Dehio, Schick* die große Gruppe der vorübergehenden Herzstörungen auf eine reizbare Schwäche des Herzmuskels, die Myasthenia oder Myopathia cordis zurück. Die Herzschwäche wäre dann die Folge der toxischen Schädigung des Myokards, das systolische Geräusch durch die relative Mitralinsuffizienz bedingt. Von der Endokarditis unterscheidet sich die Myasthenie durch den fieberlosen Verlauf und das weichere systolische Geräusch, sowie die gute Prognose.

Demgegenüber machen *Lederer* und *Stolte* physikalische Störungen des Kreislaufs für die Herzsymptome verantwortlich. Das Primäre ist die Lähmung des Vasomotorenzentrums. Die dadurch bedingte Tonusverminderung der peripheren Gefäße führt zur mangelhaften Füllung der Gefäße, zur Inkongruenz zwischen Weite und Inhalt des Kreislaufsystems, daraus leiten sich die Veränderungen des Pulses, das Sinken des Blutdrucks ab. Die gleichzeitige Erschlaffung des Herzmuskels, das Unvermögen, die Klappen zu stellen, würde dann die relative Insuffizienz und damit das systolische Geräusch erklären. Eine Stütze für die Ansicht ergibt sich aus dem prompten — vorübergehenden — Verschwinden des systolischen Geräusches durch experimentell hervorgerufene Steigerung des peripheren Blutdrucks (Hochheben der Extremitäten, Faradisation).

Als andere sehr seltene Kreislaufstörungen der zweiten Scharlachperiode kommen Thrombosen der verschiedensten Gefäßbezirke vor. Die von den thrombosierten Venen und Arterien versorgten Gebiete müssen dem lokalen Gewebstod verfallen, gangränös werden (siehe Tafel 6 Fig. a) und sich abstoßen, falls nicht vorher der Tod eintritt. Gangrän nach Scharlach ist wiederholt beschrieben worden (*Heubner, Netz, Eichhorst, Potpeschnigg, Silberstein, Seubert, Escherich* und *Schick*). Sie befällt gern symmetrisch gelegene Partien des Körpers nach Art der *Raymaud*schen Gangrän. So ist Gangrän beider Füße und Hände, gleicher Teile des Gesichtes, des Abdomens, des Gesäßes beobachtet worden. Eigentümlich ist das manchen Fällen gemeinsame Auftreten von Rheumatoid in der 1. Scharlachwoche. Über die Entstehung der Gangrän sind verschiedene Vermutungen geäußert worden. *Bohn* nahm Embolien der Haut-

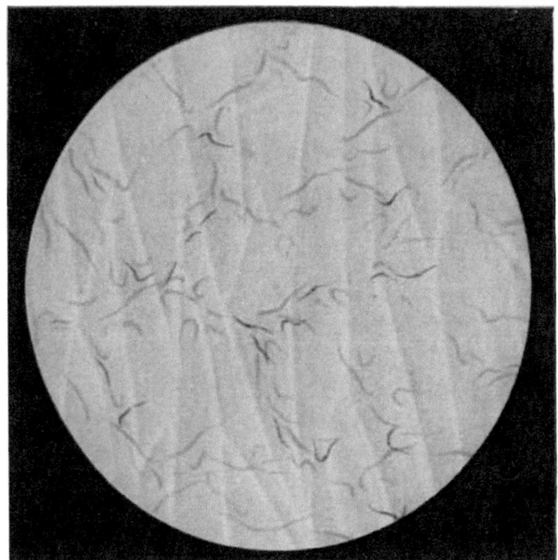

a

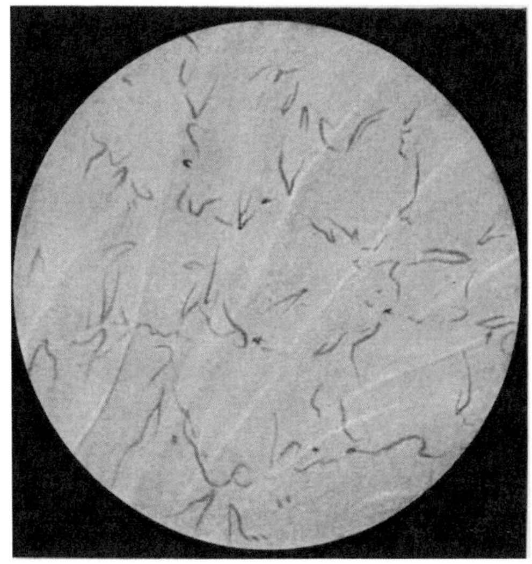

b

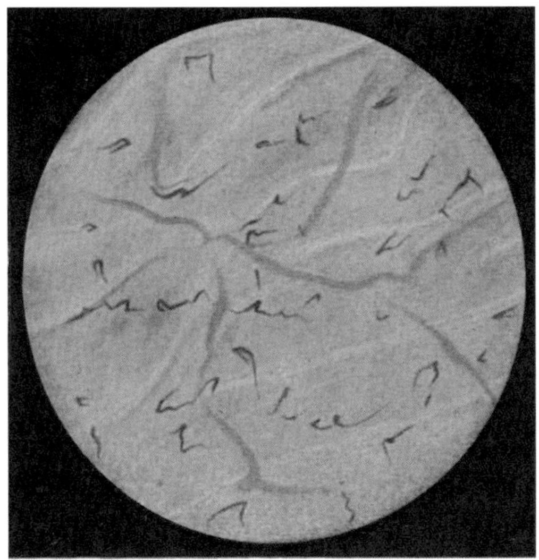

c

Die Kapillaren beim Scharlach.

a Alveoläre Anordnung vermehrter, verlängerter und erweiterter Kapillaren. Rosa Untergrundtönung. Roter Kapillarinhalt. Mäßig verwaschene Hautleisten. Obere Brusthaut links. Mittlerer Scharlach. 42. Tag. Das gleiche Bild zeigt sich zu Beginn eines leichten Scharlachs.

Vergrößerung 35 fach.

b Alveoläre Anordnung vermehrter, erweiterter und mit dunkel cyanotischem Blut gefüllter Kapillaren. Bräunlicher Untergrund. Etwas verstrichene Hautleisten. Obere Brusthaut links. Mittlerer Scharlach. 20. Tag. (Lange nach Ablassen jeden Exanthems.)

Vergrößerung 35 fach.

c Vermehrte, verlängerte und verstärkt gefüllte Papillarkapillaren. Erweiterte Gefäße des subpapillären Plexus. Braunrote Färbung des Untergrundes. Abgeflachte Hautleisten. Obere Brusthaut links. Schwerer Scharlach. 3. Tag.

Vergrößerung 35 fach.

Aus: Ottfried Müller, Die Kapillaren der menschlichen Oberkörperfläche.
Verlag von F. Enke, Stuttgart 1922.

partien an, *Eichhorst* Schädigung der Gefäßintima durch Toxine, *Potpeschnigg* eine Schädigung des trophischen Zentrums der Kapillaren. Da Streptokokken in den Blasen gefunden wurden, so ist auch die Ansicht vertreten, daß die Gangrän eine Teilerscheinung der septischen Allgemeinerkrankung ist.

Die Synovitis scarlatinosa.

Die für Scharlach sehr charakteristische Gelenkerkrankung, der Scharlachrheumatismus, besser das Scharlachrheumatoid genannt, tritt meist schon zu Ende der ersten Krankheitswoche, zwischen dem 5. und 9. Tage auf, gehört also eher zum Krankheitsbeginn als zum 2. Kranksein. Seine Besprechung an dieser Stelle rechtfertigt sich durch den immerhin genügend großen Prozentsatz an den Erkrankungen der zweiten Periode und den völlig gleichen Verlauf in beiden Krankheitsstadien. Rheumatische Komplikationen.

Die Synovitis wird im ganzen in 5—8% der Fälle beobachtet, *Heubner* hatte in der Klinik 6,7%, in der poliklinischen Hauspraxis 8%, *Escherich* und *Schick* geben 5% Statistisches.

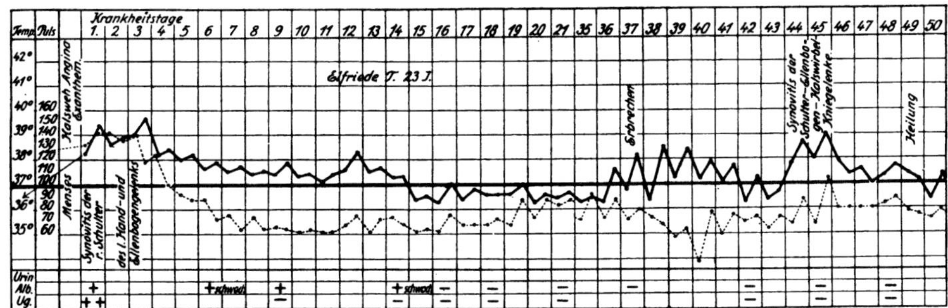

Fig. 58.

Synovitis zu Beginn des Scharlachs und in der späteren Rekonvaleszenz.

an, wir hatten 6,3%. Von diesen fielen 1,6% in die zweite Scharlachperiode. Die Synovitis befällt Erwachsene häufiger als Kinder; bei unseren Patienten war sie vom 14. Jahre aufwärts doppelt so oft vertreten als bis zum 14. Jahre.

Klinisch zeigt sich die Synovitis als eine durchaus gutartige Erkrankung. Ihrer Symptomatologie nach steht sie dem akuten Gelenkrheumatismus nahe, ist aber weniger schmerzhaft, flüchtiger und vor allem frei von der Neigung zu Rezidiven. Rötung, Schwellung, Schmerz und Hitze kennzeichnen in klassischer Weise die Entzündung der Gelenke. Die Rötung kann diffus oder fleckig sein, die Schwellung fühlt sich teigig an, ist meist durch die Verdickung der Gelenkmembran und den serösen Erguß in das periartikuläre Gewebe bedingt, nicht durch Erguß in die freie Gelenkhöhle. Die Klinik des Scharlachrheumatismus.

Findet sich einmal Flüssigkeit im Gelenkinnern, so ist sie steril, ein wichtiger Unterschied von dem eitrigen Gelenkinhalt bei der pyämischen Gelenkentzündung. Der Schmerz wird bei aktiven und passiven Bewegungen geäußert, nicht selten sind die spontane und die Druckschmerzhaftigkeit das einzige Zeichen der Gelenkerkrankung, da Rötung und Schwellung fehlen können. Die Hitze ist sowohl lokal wie als Allgemeinsympton, als Fieber von mäßiger Höhe, vorhanden. 1—2 Tage braucht die Entzündung zu ihrer vollen Ausbildung.

Charakteristisch für die Synovitis ist ihre Bevorzugung der Hand- und Sprunggelenke, in zweiter Linie der Fingergelenke. Die übrigen Gelenke folgen in wechselnder Häufigkeit, auch sonst seltener ergriffene Gelenke, z. B. die Wirbelgelenke, bleiben nicht verschont, am seltensten ergriffen werden Hüft- und Sternoklavikulargelenke. Charakteristisch ist ferner das symmetrische Befallensein der Gelenke und das regellose Überspringen der Entzündung von einem Gelenk aufs andere, so daß trotz Alle Gelenke können erkranken.

der Kürze der einzelnen Gelenkaffektion die Erkrankung sich über einige Wochen hinziehen kann. Wir haben in einer 2. und 3. Attacke des Scharlachs immer wieder neue Gelenke erkranken sehen, nachdem in der Zwischenzeit schon alles wieder zur Ruhe gekommen war. Trotzdem ist die Prognose günstig (siehe Kurve Elfriede T., Fig. 58), die Schwellung bildet sich zurück, die Beweglichkeit der Gelenke kehrt vollständig wieder. Ein Übergang in chronische Arthritis findet nicht statt. Auch ist bisher keine gesteigerte Anfälligkeit für akuten Gelenkrheumatismus durch die Synovitis entstanden. Dagegen scheint umgekehrt der vorher überstandene Gelenkrheumatismus für das Scharlachrheumatoid zu disponieren, wenigstens ist wiederholt, auch von uns, Synovitis scarlatinosa bei Kindern und Erwachsenen nach Gelenkrheumatismus beobachtet und als Aufflammen des echten, polyarthritischen Prozesses gedeutet worden. Es erscheint also zu weitgehend, jede Beziehung zwischen beiden Gelenkkrankheiten abzulehnen. Das Auftreten von Endokarditis nach oder mit der Synovitis verstärkt die Analogie mit dem akuten Gelenkrheumatismus und auch die dritte Erkrankung der Trias Polyarthritis, Endokarditis, Chorea, der Veitstanz, kann sich, wenn auch selten, an die beiden Krankheiten anschließen und so die Analogie vervollständigen.

Beziehungen zur Polyarthritis acuta und zur Chorea minor.

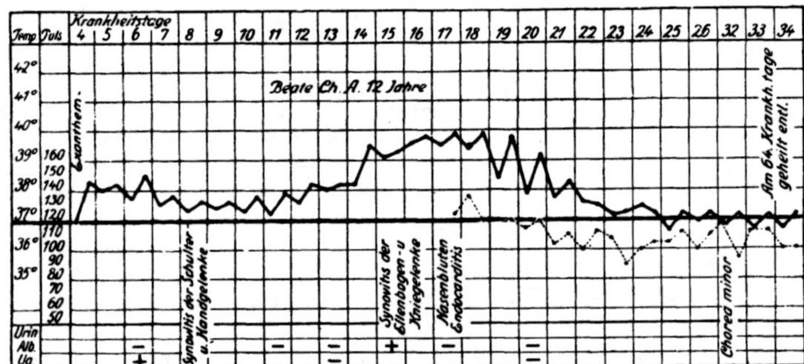

Fig. 59.
Scharlach mit Synovitis, Endokarditis, Chorea minor.

Wir haben mehrmals die Kombination: Synovitis, Endokarditis und Chorea beobachtet (vgl. Fig. 59). Gelegentlich, allerdings sehr selten, verläuft ein Scharlachrheumatismus des 2. Krankseins ungünstig. Auch derartige Fälle, selbst mit tödlichem Ausgang, haben wir gesehen. Diese Patienten gehen an ihrer Endokarditis zugrunde.

Verschiedenartige, relativ seltene Manifestationen des zweiten Krankseins.

Leber und Gallenblase erkranken auch.

Von den seltenen Erscheinungen des zweiten Krankseins kommen zunächst die Erkrankung der Leber und Gallenblase in Betracht. Es kann sich ein Hydrops der Gallenblase oder eine Cholezystitis entwickeln. Kolikartige Schmerzen, Dämpfung und starke Druckempfindlichkeit in der Gegend der Gallenblase deuten auf den Sitz der Erkrankung, führen auch wohl zur Annahme eines Gallenblasensteins als Ursache der Kolik und können eine Cholezystotomie veranlassen (*Gouget* und *Dugarier*, *Montenbruck*). Wir hatten Gelegenheit, einen heftigen Kolikanfall durch Cholezystitis zu beobachten (siehe Kurve Elisabeth F., Fig. 60). Im ganzen verzeichneten wir in 0,17 % der Fälle eine Entzündung der Gallenblase.

Die zur Zeit des 2. Krankseins auftretende Schwellung der portalen Drüsen steht in einer Reihe mit den anderen Lymphdrüsenentzündungen dieser Periode. Sie muß echten Stauungsikterus zur Folge haben (Kurve Bruno P., Fig. 41). Die erneute Leberparenchymschädigung verrät sich in leichten Fällen durch die Urobilinogenausscheidung im Harn, kann in seltenen, schweren Fällen in eine akute gelbe Leberatrophie ausarten. Die interstitielle Hepatitis kann zu Leberzirrhose führen.

Appendizitis.

Wiederholt ist auch die Appendizitis aufgetreten in der Rekonvaleszenz des Scharlachs. Der Befund von interstitiellen lymphozytären Zellenhäufungen in der Wand der Appendix läßt die Entzündung des Wurmfortsatzes in eine Reihe stellen mit den interstitiellen scharlachspezifischen Herdentzündungen anderer Organe, z. B. der interstitiellen Herdnephritis. *Seitz* sieht sie daher als scharlachspezifisch an.

Thyreoiditis scarlatinosa.

Ferner beteiligt sich zuweilen die Schilddrüse an den Erkrankungen der dritten und vierten Scharlachwoche. Klinisch gibt sich nur eine geringfügige Schwellung des Organs kund, ohne ernstere Symptome, besonders ohne ungünstige Beeinflussung des Herzens (*Bauer*). Wir haben sie nur in 0,24% aller Fälle beobachtet. Das Parenchym erfährt dabei nach histologischen Untersuchungen eine Degeneration der Epithelzellen, Vermehrung, Verflüssigung oder Schwund des Kolloides (*Roger* und *Garnier*), allerdings ohne Zusammenhang und Parallelität mit den klinischen Erscheinungen. Es soll sich nach *Gregor* um toxische Schädigungen, zuweilen auch um die Folgen bakterieller Embolien handeln; die Scharlachthyreoiditis soll den Anstoß zum Morbus Basedow geben können.

Beteiligung der Haut am zweiten Kranksein.

Postskarlatinöse Exantheme.

Außer der Wiederholung des typischen Scharlachexanthems zeigt die Haut in der 2. Krankheitsperiode ein flüchtiges Exanthem, meist von makulopapulösem Charakter, das von *Schick* so benannte Erythema postscarlatinosum. Rote, runde, nach Konfluenz unregelmäßig konturierte Flecke und Infiltrate, vereinzelt mit zentraler Blasenbildung, treten zuerst symmetrisch an den vom Druck geschädigten Stellen auf, an den Ellenbogen, Nates, Schulterblättern, Fersen, Knöcheln, befallen nur zögernd die Arme, Oberschenkel und den Stamm. Sie lassen sich auch durch andere Schädigung der Haut, Heftpflasterstreifen, Terpentin, Benzin usw., Kratzen, Skarifizieren mit dem Impfbohrer willkürlich erzeugen (*Schick*). Die Effloreszenzen haben Ähnlichkeit mit denen des Erythema exsudativum multiforme und hinterlassen bei längerem Bestehen nach der Abheilung starke Pigmentierung. Sie werden von *Heubner*, *Escherich* und *Schick* als Folgen einer angioneurotischen Entzündung aufgefaßt.

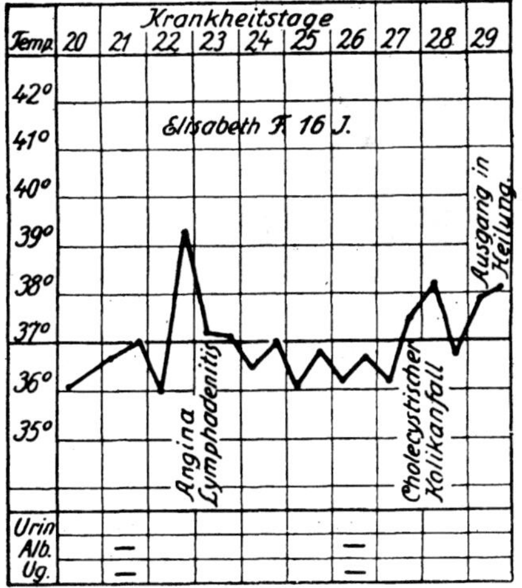

Fig. 60.
Zweites Kranksein mit Cholezystitis bei Scharlach.

Die Spätexantheme sind in jüngster Zeit wiederholt genauer beschrieben worden (*Fanconi*, *Kleeberg*). Es scheint auch nach unseren Beobachtungen, daß sie in einzelnen Epidemien ganz außerordentlich häufig vorkommen (in 30—40% nach *Kleeberg* und *Demohn*, in 93% aller Fälle nach *Fanconi*!). *Fanconi* unterscheidet:

1. eine makulopapulöse Form. Sie scheint besonders gerne zu rezidivieren,
2. eine streifig-netzförmige, rissige Form, die bereits von *Leiner* 1906 beschrieben wurde (vgl. Fig. 62 und Farbtafel 11),
3. eine großpapulöse Form (vgl. Farbtafel 10),
4. einen pityriasiformen Ausschlag, der sich am ehesten mit dem Ekzematoid *Moros* vergleichen läßt,
5. dunkelrote, entzündliche Infiltrate mit Blasenbildung (*Schick*), die eventuell gangränös werden.

Die Ursache sieht *Fanconi* teils in der Hautalteration des Scharlachs im Verein mit äußerlichen Reizen, teils aber auch in Vorgängen des Körperinnern, vorläufig unbekannter Natur.

Diese harmlosen, prognostisch günstig zu bewertenden Ausschläge nennt man „Schuppungs-Erytheme", weil sie wahrscheinlich mit dem Schuppungsprozeß der Haut nach Scharlach enger zusammenhängen und außerdem immer eine starke

Begleitschuppung aufweisen. Nur die blasigen und gangräneszierenden Formen (*Schick*) geben eine ernste Prognose, da sie fast nur bei pyämischem Scharlach vorkommen.

Striae.

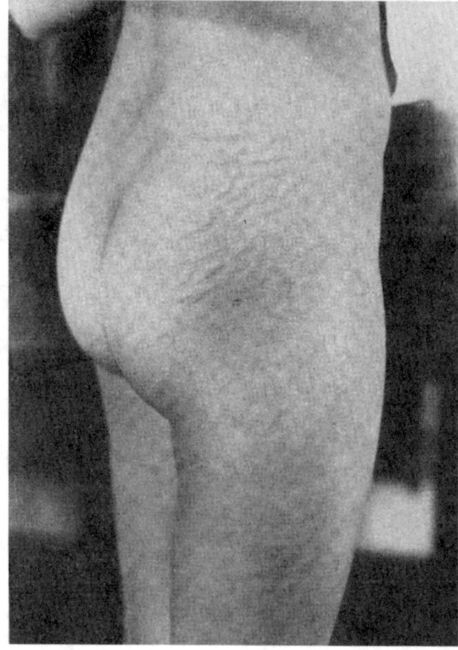

Fig. 61.
Postskarlatinöse Hautveränderungen: 12jähriges Mädchen mit Striae distensae, auf getreten in der 2. Woche nach dem Exanthem.
(Düsseldorfer Infektionsklinik.)

Eine letzte postskarlatinöse Hautalteration, die gelegentlich beobachtet wird, verdient hier der Erwähnung, da sie eventuell zu praktischen Konsequenzen führt. Bei Mädchen von 10—14 Jahren sahen wir hier und da Striae distensae der Haut an Nates, Oberschenkeln und Mammae auftreten (vgl. Fig. 61). Auch *Fanconi* beschrieb drei solcher Fälle.

Erscheinungen seitens des Zentralnervensystems.

Die im Gefolge des Scharlachs auftretenden Erkrankungen des Zentralnervensystems schließen sich meist an schwere Anfangserscheinungen an, können aber auch einer Meningoenzephalitis, einer Hämorrhagie, Embolie des zweiten Krankseins ihr Entstehen verdanken. Hemiplegie, Athetose, epileptiforme Anfälle, Hydrozephalus sind als Folgen dieser zerebralen Erkrankung beschrieben. Psychosen, Hyperästhesien und Parästhesien geben von der Erkrankung anderer Nervengebiete Kunde. Und noch für manche andere Komplikationen nach abgelaufener Latenzzeit finden sich Belege in der kasuistischen Literatur. So beschreibt *Dunham* eitrige Peritonitis nach fieberlosem Intervall, *Schilder* eine Encephalitis cerebelli mit Astasie,

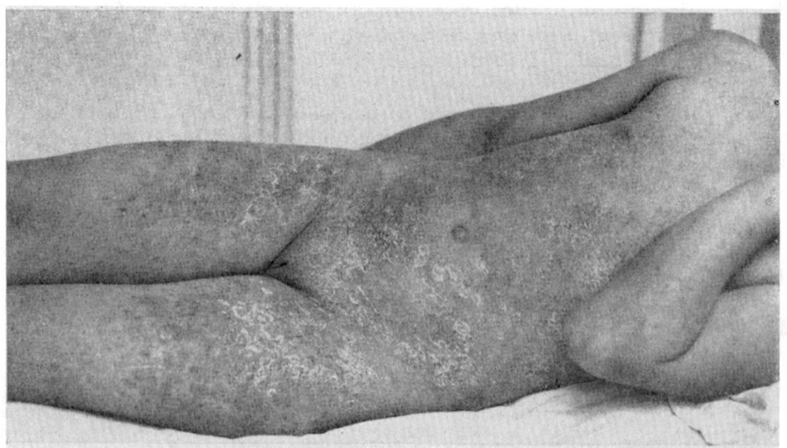

Fig. 62.
Postskarlatinöser Ausschlag: Schuppungserythem. Gürtelartige Anordnung des leicht erhabenen, stark schuppenden, pityriasiformen Exanthems.
(Düsseldorfer Infektionsklinik.)

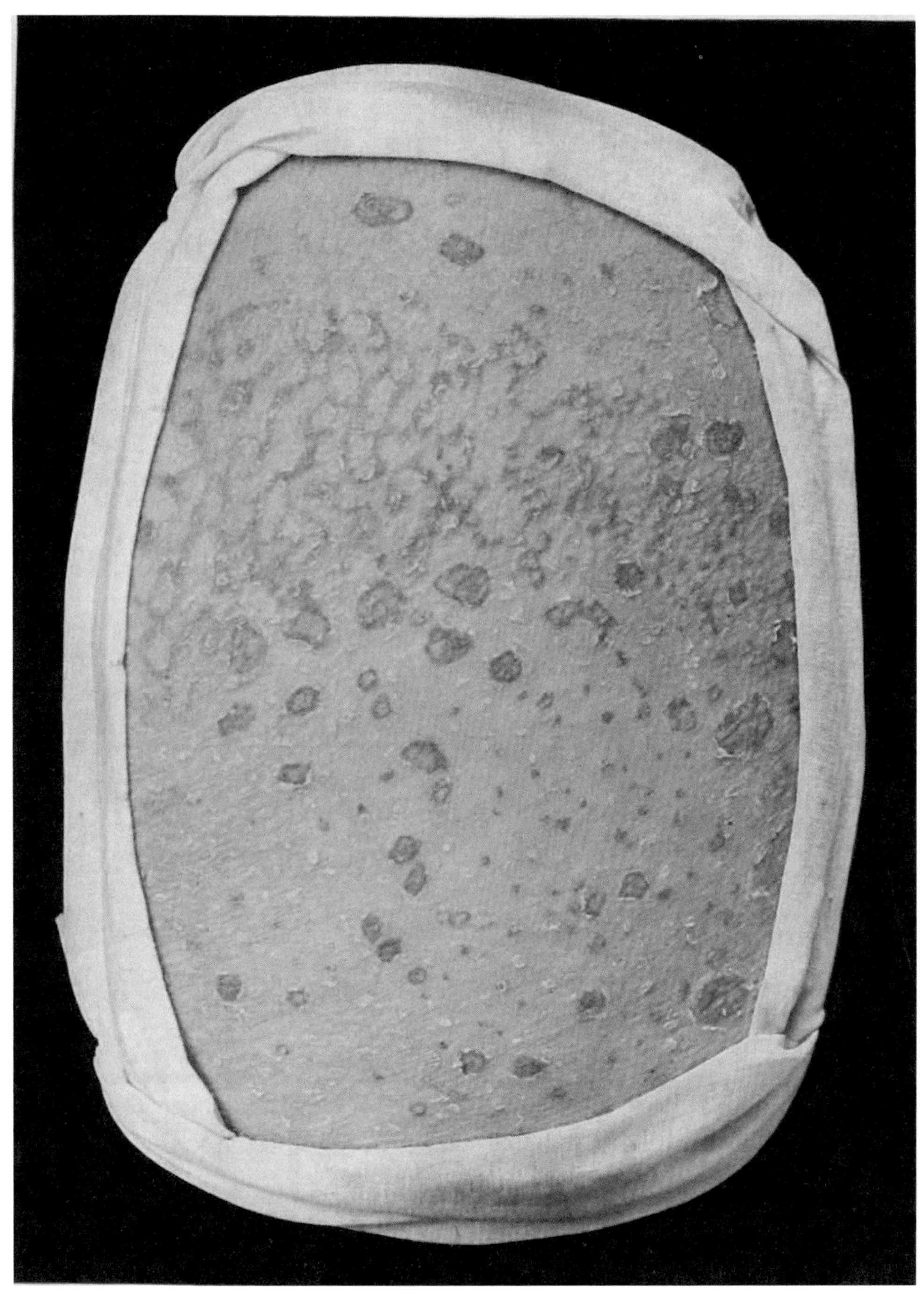

Postscarlatinöses Exanthem
am 15. Krankheitstage an Nates und Oberschenkeln.

(Nach Prof. Fanconi, Universitäts-Kinderklinik, Zürich.)

Verlag von F. C. W. Vogel in Leipzig.

Abasie, Mutismus, intentionstremorartiger Bewegungsstörung der Arme, *Bungart* berichtet von Erweichungsherden im Gehirn, die durch pyämische Metastasen entstanden waren und Amaurose, aphasische Störungen, hemiplegische Lähmungen zur Folge hatten. Mononeuritis des rechten Beines ist von *Chavigny*, Mononeuritis ulnaris mit Ausbildung einer Krallenhand von *Bizzarri* beobachtet worden. Auch Purpura fulminans ist wiederholt in der Rekonvaleszenz nach Scharlach aufgetreten (*Henoch, Glanzmann, Escherich* und *Schick, Mc. Connel, Guthrie* und *Weaver*, eigene Beobachtungen). *Glanzmann* sah dabei in schweren Fällen intensiven Blutplättchenzerfall und Zellnekrosen im Knochenmark. Petechien auf der Haut, Blutungen in den Darm, ins Gehirn, in die Nieren, aus der Nase sind der klinische Ausdruck dieser extremen toxischen Kapillarwandschädigung. In anderen Fällen können septische Thromben die Ursachen der Blutungen sein. Eine Blutung in das perirenale Gewebe führte nach einer Beobachtung *Herings* durch folgenden paralytischen Ileus zum Tode. Purpura.

Leichter Scharlach.

In der vielgestaltigen, wechselvollen Klinik des Scharlachs nehmen die leichten Fälle einen breiten Raum ein. In manchen Epidemien überwiegen sie und führen wohl leicht zu einer Unterschätzung der Gefährlichkeit des Scharlachs. Typischer Scharlach mit leichten Erscheinungen.

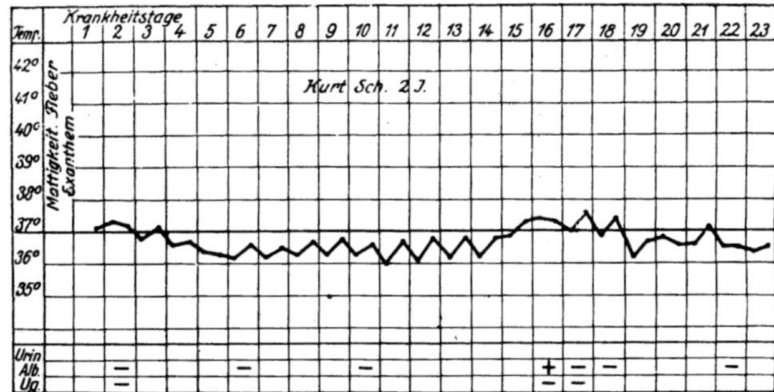

Fig. 63.

Sehr leichter Scharlach. Trotzdem in der 3. Woche zweites Kranksein mit ephemerer Albuminurie und subfebrilen Temperaturen ohne nachweisbaren pathologischen Organbefund.

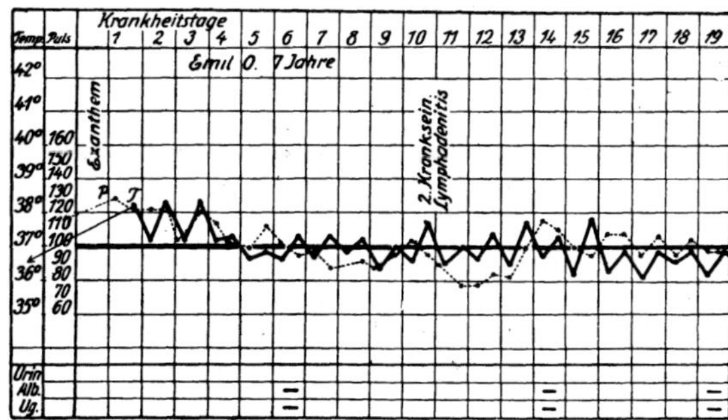

Fig. 64.

Leichter Scharlach. Leichtes zweites Kranksein.

Wir verstehen unter leichtem Scharlach die typische Erkrankung mit ihren charakteristischen Symptomen, aber von abgeschwächter Intensität aller Erscheinungen, mit gutartigem, abgekürztem Verlauf unter geringen subjektiven Beschwerden.

Das initiale Erbrechen fehlt meist auch den leichten Fällen nicht, zumal bei jungen Kindern, aber es ist nicht von dem schweren Krankheitsgefühl, der Mattigkeit, den Ohnmachtsanfällen begleitet. Das Fieber erreicht nur mäßige Grade, 38,5°—38,8°, oder es fällt nach anfänglichem höheren Anstieg schon am zweiten Krankheitstage kritisch oder in wenigen Tagen lytisch zur Norm ab. Die Angina lockert die Rachenorgane nur wenig auf, es fehlt ihr der destruierende Charakter; die Nekrose der Schleimhaut ist nur durch schleierartigen oder fleckigen Belag angedeutet; die Lymphdrüsen am Kieferwinkel sind kaum geschwollen, wenig schmerzhaft. Vor allen Dingen ist auch das Exanthem flüchtig, zartrot oder hellrosa, wenig dicht, nur an einzelnen Stellen, etwa den Gelenkbeugen, den Hautfalten, dem Schenkeldreieck dunkelrot und dichter gesät oder überhaupt nur an einigen Körperteilen sichtbar; der ikterische Untergrund ist angedeutet, fehlt auch wohl ganz. Nach 3—4 Tagen wird schon dieRekonvaleszenz erreicht. Auch die leichten Fälle können nach abgelaufener Latenz in der 3.—4. Woche in ein zweites Krankheitsstadium eintreten (siehe Kurve Kurt Sch., Fig. 63), neigen sogar eher dazu als die schweren Initialerkrankungen, aber bei durchweg leichtem Verlauf tragen die Erscheinungen denselben gutartigen Charakter wie der Krankheitsbeginn (Kurve Emil O., Fig. 64). Es erinnert nur eine Fieberzacke, eine Rachenrötung, eine Lymphdrüsenschwellung, eine vorübergehende Albuminurie an den gesetzmäßigen „phasenartigen“ Verlauf der Scharlacherkrankung.

Scharlach mit rudimentären Symptomen.

Atypischer Scharlach mit Fehlen diagnostisch wichtiger Zeichen.

Verschieden von diesen leichten, aber mit typischen Symptomen ausgestatteten Formen des Scharlachs sind die unvollständigen Erkrankungen, die nur einige Symptome des Scharlachs und nicht einmal die markantesten und diagnostisch verwertbaren aufweisen. Es kann eine Angina mit Lymphdrüsenschwellung vorhanden sein, ohne jedes Exanthem, allenfalls kann ein flüchtiges Vorexanthem auftreten, dem kein eigentliches Scharlachexanthem folgt. Dieser Scharlach ohne Ausschlag macht diagnostisch die größten Schwierigkeiten.

Es muß schon eine nachträgliche Schuppung doch noch die Entzündung der Haut, wenigstens die entzündlich-seröse Durchtränkung der Kutis und Epidermis mit nachfolgender Abhebung der obersten Epidermislagen anzeigen oder die Angina muß mit dem scharf begrenzten, am harten Gaumen abschneidenden Exanthem verbunden sein oder eine unzweifelhafte Scharlachansteckung von dem Fall ausgehen bzw. die Erkrankung im Rahmen einer Epidemie von sicheren Scharlachfällen auftreten, oder endlich eine spezifische zweite Erkrankung in der Zeit der Nachkrankheiten die Scharlachnatur der Angina sicherstellen, um die richtige Bewertung des Falles zu ermöglichen, und auch dann kann man noch im Zweifel sein, ob man die Erkrankung nun Scharlach nennen soll, da nach neueren Anschauungen die Angina selbst mit Begleitsymptomen und Nachkrankheiten einhergehen kann.

Ebenso ist es zweifelhaft, ob es Scharlacherkrankungen ohne Fieber gibt. Bei sorgfältig von Krankheitsbeginn an beobachteten und gemessenen Fällen ist völlig fieberloser Verlauf jedenfalls sehr selten. Es kann wohl ein ephemeres Fieber den Krankheitsausbruch einleiten und der übrige Ablauf der Erkrankung unter normalen Temperaturen sich vollziehen. Die Klinik liefert dafür kein geeignetes Beobachtungsmaterial, da sie die Patienten meist mit ausgesprochenen Symptomen oder doch erst nach Feststellung der Diagnose erhält. Dagegen kann der Ausbruch der Krankheit auch fieberfrei sein und erst mit der Ausbreitung des Exanthems die Temperatur sich erhöhen.

Toxischer Scharlach.

Das Bild der Vergiftung.

Ein anderes Bild! Wie eine akute schwere Vergiftung wirft der Scharlach in seiner vernichtenden Form als Scarlatina fulminans, gravissima, siderans die Kinder auf das Krankenlager. In wenigen Stunden wird aus einem blühenden, munter spielenden Kinde ein schwerkranker Patient,

Schuppungserythem

am 12. Tag nach Scharlach. Oberschenkel. Rissige Haut mit netzartigen, äußerst feinen, zart geröteten Flecken und Papelchen.

(Düsseldorfer Infektionsklinik 1929.)

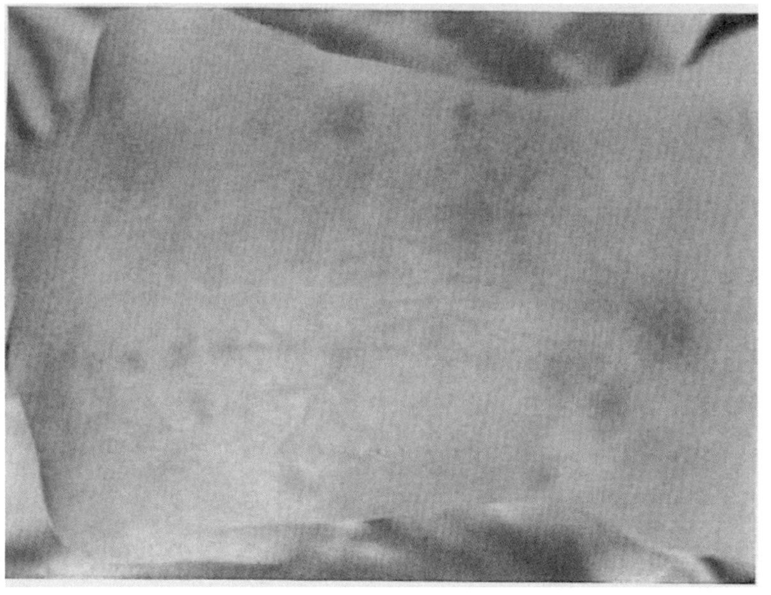

Schuppungserythem

in der 2. Woche nach Scharlach: Schultergürtel und untere Rückenpartien gürtelartig befallen. Ganz feinsprossiges Exanthem, an einzelnen Stellen dichter gesät, von feinster, kleienförmiger Schuppung begleitet.

(Düsseldorfer Infektionsklinik 1929.)

der mit geschlossenen Augen, benommen, unruhig, deliriend oder gänzlich apathisch, bewußtlos, unzugänglich für jeden Anruf, daliegt und einen unheimlichen, zuweilen schon moribunden Eindruck macht.

Die verschiedensten Symptome bekunden die zerebrale Vergiftung: hohes Fieber (von 41—42°), die tiefe komatöse, manchmal nach *Chyne-Stockes*schem Typus aussetzende Atmung, das wiederholte, oft unstillbare Erbrechen, der Bewußtseinsverlust, die Delirien und Erregungszustände, die motorische Unruhe, das Koma, besonders aber das ausschlaggebende Zeichen der toxischen Schädigung, die Lähmung des Vasomotorenzentrums. Das Versagen dieses Zentrums bedingt die bedrohlichsten Erscheinungen, entscheidet das Schicksal des Patienten. Die Kreislaufschwäche ist die Ursache der Blutdrucksenkung, sie verursacht das Verschwinden des Pulses, die Auskühlung der peripheren Teile, die kardiale Dyspnoe, die Zyanose, durch die die Haut einen Stich ins Livid-Bläuliche bekommt. Gerade diese bläuliche Verfärbung der mit Exanthem bedeckten Haut ist eines der sinnfälligsten Zeichen versagender Herzkraft bei malignem Scharlach. Drückt man mit dem Finger das Exanthem an einer Stelle fort, so erscheint wegen der mangelhaften Durchblutung der Haut die Eigenfarbe der Kutis, der Haut etwas Leichenhaftes verleihend. Nur langsam füllen sich die Hautgefäße wieder mit Blut, dieses Zögern läßt besonders deutlich die Insuffizienz der Herzkraft erkennen. Meist ist das Exanthem gar nicht vollständig zum Ausbruch gekommen, nur zerstreute, unregelmäßig verteilte, livide Fleckchen und Sprüssel bezeugen die gleichsam in der Entwicklung gehemmte Eruption; oder es tritt ein Doppelexanthem auf: linsengroße, makulopapulöse Effloreszenzen werden zwischen die typischen Fleckchen eingestreut, am zahlreichsten auf den Streckseiten der Extremitäten, spärlicher auf dem Stamm; oder ein vorher intensiv roter Ausschlag wird rasch zyanotisch, verschwindet auch wohl ganz in der allgemeinen Zyanose der Haut.

Die Kreislaufschwäche steht im Vordergrund.

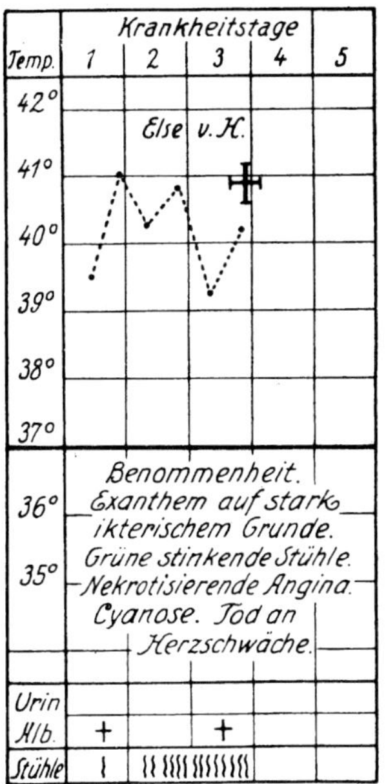

Fig. 65.
Toxischer Scharlach.

Zuweilen erreicht die Kapillarwandschädigung so hohe Grade, daß Blutaustritte nicht nur per diapedesin, sondern per rhexin erfolgen; dann können Purpuraflecken den ganzen Körper bedecken, Blutungen aus der Nase, dem Darm und den Nieren erfolgen, so daß dem Scharlach der Stempel des „blutigen Scharlachs" (*Bohn*) aufgedrückt wird. Manchmal ist die Ernährung dieser blutig imbibierten Hautpartien so stark durch die Kapillarschädigungen verändert, daß allenthalben in den ersten Tagen oberflächliche oder tiefere Nekrosen entstehen, besonders überall da, wo die Haut leicht gedrückt wird: Ellbogen, Schulter, Hinterhaupt, Wirbelsäule, Becken, Fersen.

Purpura.

Die übrigen Erscheinungen des Scharlachs gehen in dem Bilde dieser allgemeinen Vergiftung unter: Angina und Enanthem, zwar in typischer Form vorhanden, imponieren doch nicht als dominierendes Symptom, schwere Organveränderungen haben keine Zeit, sich auszubilden, daher das Mißverhältnis zwischen den fulminanten, klinischen Erscheinungen und den farblosen, dürftigen pathologisch-anatomischen

Durchfälle. Therapia frustra.

Befunden. Der Ikterus kann, wenn vorhanden, der lividen Hautfarbe noch einen neuen Farbton verleihen. Als besonderen Einschlag weist das schwere Krankheitsbild die Entleerung grüner, dünner Stühle auf. Alle Mittel die Kreislaufschwäche zu beheben sind wirkungslos, der Kranke erlöscht gewissermaßen wie ein Licht unter den Händen des Arztes.

Oft tritt der Tod schon am 2. Krankheitstage ein. *Henoch* beschreibt 2 Fälle von 24stündiger Dauer, *Heubner* sah bei malignem Scharlach nach 28 Stunden den Tod eintreten, *Schick* schon nach 14 Stunden, *Escherich* und *Schick* beobachteten eine Krankheitsdauer von 30 Stunden. Ein von uns (Kurve Else v. H., Fig. 68) beobachteter Fall endete am 3. Krankheitstage tödlich. Die Zahl unserer toxischen Scharlachfälle betrug 2,8% des Gesamtmaterials und bedingte fast genau die Hälfte aller unserer Todesfälle.

Dieser rapid tödliche Verlauf ist im allgemeinen selten. Meist dauert die Erkrankung doch 3—4 Tage und bietet dann wechselnde Bilder. Nach mäßig schwerem Beginn kann am 2. oder 3. Tage die Wendung zum Schlimmeren einsetzen; diese verrät sich dann durch den ungewöhnlich frequenten, 180—200 Schläge betragenden, kleinen, weichen, irregulären Puls, die zyanotische Verfärbung des bis dahin leuchtend roten Exanthems, die zunehmende Hinfälligkeit, die Apathie, die sich zum tödlichen Koma steigert. Oder der Scharlach beginnt gleich mit heftigen Erscheinungen und hält sich auf dieser Höhe, ohne dem Kinde eine Ruhepause zu gönnen. Krämpfe, Erbrechen, Jaktationen, Durchfälle, hohes Fieber leiten unmittelbar über zu dem Versagen des Herzens mit plötzlichem Kollaps. Oder ein abnormes Exanthem mit größeren als scharlachspezifischen Flecken, mit linsen- bis pfenniggroßen, dunkelroten Papeln und Makeln, eingestreut zwischen die Scharlachsprüssel oder allein vorhanden, bildet den Auftakt zu größeren Blutungen in das Unterhautzellgewebe, Sugillationen, Streifen, Flecken und ist begleitet von hyperpyretischen Temperaturen (bis zu 44°), die nach 2—3 Tagen zum Tode führen. So wirkt sich die Vergiftung unter verschiedenen Bildern in mannigfachen Formen aus, immer den Eindruck einer unabwendbaren Katastrophe hinterlassend.

Septischer Scharlach.

Die Trennung der schweren Scharlachfälle in toxische und septische hat ihre Berechtigung durch die großen klinischen Unterschiede auch ohne die Aufteilung in die vom Scharlacherreger hervorgerufenen toxischen und die vom Streptokokkus bewirkten septische Fälle. Daß die septisch-pyämischen Verlaufsformen vom Streptokokkus verursacht sind, wird von allen Autoren anerkannt, aber ob sie primär die Gewebe zerstören oder erst auf dem vom Scharlacherreger abgetöteten Gewebe wuchern und von hier in die Blutbahn dringen, ist noch strittig.

Rachennekrosen.

Die Einbruchspforte für die Streptokokken sind die Rachenorgane, die Folge ihrer Tätigkeit ist die Nekrose, eine eigentümliche, entzündliche Nekrose, die nach Erguß eines schnell gerinnenden, zum Teil hämorrhagischen Exsudats in die Schleimhaut und die tieferliegenden Gewebe alle befallenen Partien, Schleimhaut, Tonsillen, Muskeln, Drüsen zerstört. Als klinisches Zeichen dieser Nekrose erscheint zunächst der schmierig graugelbe, überlriechende Belag, der die Tonsillen, die Uvula, die Gaumenbögen, die hintere Rachenwand überzieht und unter der sich die Gewebszerstörung anfangs verbirgt. Dieser Belag hat der Scharlachnekrose früher den Namen Scharlachdiphtherie oder -diphtheroid eingetragen, beides irreführende Bezeichnungen. Sie lassen einen ursächlichen Zusammenhang der Nekrose mit dem Diphtheriebazillus annehmen, der in Wirklichkeit nicht besteht, da der Diphtheriebazillus als Urheber der Rachenveränderungen nicht in Frage kommt. Eine echte Mischinfektion mit Diphtherie ist natürlich möglich (s. S. 155), bedeutet aber etwas prinzipiell anderes als die vom Scharlachprozeß selbst bewirkte Nekrose.

„Scharlachdiphtheroid".

Verschiedene klinische Formen.

Die nekrotisierende Entzündung kann sich an einen normalen mittelschweren Krankheitsbeginn anschließen. Dann wird der lytische Fieberabfall am 4. oder 5. Tage unterbrochen — ein wichtiges, warnendes Zeichen —, die Rachenorgane schwellen ungewöhnlich stark an, mit ihnen die Drüsen des Kieferwinkels, die Schluckbeschwerden verstärken sich, die Mundhöhle wird mit zähem, fadenziehendem Schleim austapeziert. Oder die Krankheit läßt sich von vornherein schwer an mit hohem, kontinuierlichem Fieber und erheblicher Schwellung der Rachenorgane. Am 4. oder 5. Krankheitstage vergrößern sich etwa vorhandene Beläge der Tonsillen oder es treten die graugelben, grauweißen Flecke und Streifen neu auf, meist zunächst auf den einander zugewandten Flächen der Tonsillen. Rasch breiten sie sich auf die Nachbarteile aus, mit Vorliebe den Winkel zwischen Uvula und Gaumenbögen ausfüllend. Die Schwellung des ganzen lymphatischen Rachenrings nimmt zu, die Tonsillen berühren sich, klemmen die Uvula ein, es entsteht eine Schlundenge mit der gaumigen Sprache, der behinderten, schnarchenden Atmung, den nächtlichen Erstickungsanfällen. Nicht selten schwillt das peritonsilläre Gewebe einer Mandel an, treibt den zugehörigen Gaumenbogen vor, verdrängt die Uvula nach der anderen Seite und läßt nach wenigen Tagen durch Fluktuation die eitrige Einschmelzung erkennen. Der Abszedierungsprozeß wiederholt sich dann gern auf der anderen Seite. Diese Peritonsillarabszesse sind häufiger als die Vereiterungen der Tonsillen selbst. Auch die Drüsen der hinteren Rachenwand können infolge der nekrotisierenden Entzündungen einschmelzen, die Folge ist der Retropharyngealabszeß mit seinen weiteren Gefahren.

Die Mundhöhle als Schauplatz septischer Prozesse.

Auch die Wangenschleimhaut, die Mundwinkel, die Zunge, die Lippen, der harte Gaumen können fleckige, graue Auflagerungen aufweisen, die wie fibrinöse Aphthen wirken. Diese Stomatitis ulcerosa schafft durch die vermehrte Speichelsekretion besonders durch die große Schmerzhaftigkeit der Mundschleimhaut einen quälenden Krankheitszustand, bildet ein starkes Hindernis für die Nahrungsaufnahme und vermehrt durch den erzwungenen Hunger die Schwäche des Kindes. Auch profuse Blutungen aus arrodierten Gefäßen können Folgen der ulzerierenden Prozesse sein und durch Erschöpfung das Leben bedrohen. Die Stomatitis necroticans kann ferner das Zahnfleisch lockern, das Periost angreifen und den Knochen zerstören (*Nenoch, Kersch*). Stoßen sich die grauen, nekrotischen Schleimhautfetzen ab, so folgen die zerfallenen Gewebspartien bald nach und die Gewebszerstörungen liegen frei zutage. Tiefe, kraterförmige Substanzverluste höhlen dann die Tonsillen aus, unregelmäßige oder scharf begrenzte Löcher durchsetzen den weichen Gaumen, die Uvula ist halb oder ganz zerfallen, die Gaumenbögen sind durch zackige Ränder entstellt, seltener zeigt der harte Gaumen stellenweise Schleimhautdefekte oder das Gaumensegel einen tiefen Riß. Überraschenderweise können diese Schäden wieder ausheilen, wenn nur das Kind die Krankheit übersteht. Es können aber auch narbige Verziehungen dauernde Entstellungen verursachen, z. B. der Gaumenbogen einer Seite verkürzt sein und die Uvula nach dieser Seite verzogen bleiben.

Nase und Auge ergriffen.

Die nekrotisierende Entzündung des Rachens setzt sich schnell auf die Nachbargebiete fort, ergreift fast immer zuerst die Schleimhaut der Nase. Ein seröses oder schleimig-eitriges, übelriechendes, gelbrötliches, ätzendes Sekret entleert sich aus den Nasenlöchern, bringt ganze Schleimhautfetzen und Pseudomembranen mit zur Ausstoßung und mazeriert ungewöhnlich rasch die Naseneingänge, das Philtrum, die Oberlippe. Diese Beteiligung der Nase galt von je her als ein prognostisch ernst zu bewertendes Symptom. An die ominöse Koryza schließen sich leicht Entzündungen der Nebenhöhlen, der Tube des Mittelohres usw. (vgl. S. 134ff). Auf dem Wege des Tränennasengangs kann eine Dakryozystitis entstehen, eine Konjunktivitis mit starker Schwellung der Lider und lästiger Tränensekretion sich anschließen; selten wird eine Verschorfung der Kornea mit Perforation und Irisprolaps beobachtet. *Rolly* beschreibt nach eitriger Tränensackentzündung eine Ulzeration der Kornea mit nachfolgender Vereiterung des Bulbus.

Auf den Kehlkopf ergreift die Entzündung viel seltener über. Wird er befallen, so ist mit dem Ödem der Epiglottis, dem Infiltrat der Schleimhaut und der Stimmbänder, der daraus entstehenden Stenose das Schicksal des Kindes meist besiegelt (Kurve Elfriede T., Fig. 66). Denn die Tracheotomie wirkt hier sehr selten lebensrettend, unterbricht eigentlich nur für kurze Zeit die schon wohltätig werdende Benommenheit. Die Operation bleibt auch wirkungslos, wenn bei ihrer Vornahme die Atemnot noch nicht sehr hochgradig war und obgleich die infiltrierende Entzündung keine Neigung hat, in die tieferen Luftwege hinabzusteigen. Oft genug gehen die dyspnoischen Erscheinungen vom Larynx aus ganz in dem Bilde der allgemeinen Sepsis, der kardialen Dyspnoe, der Benommenheit unter und erst die Sektion deckt die Beteiligung des Kehlkopfes auf.

Sekundäre Drüsen-erkrankungen.

Auf dem Lymphwege erfolgt vom Rachen aus die Infektion der Kieferwinkeldrüsen. Sie führt zur eitrigen Einschmelzung der Drüsen oder zur starren Infiltration des ganzen Halsbindegewebes mit gangränösem Zerfall (s. Fig. 53 und Kurve Anna E., Fig. 67). Es ist derselbe Vorgang, wie er sich beim Wiederaufflackern des Scharlachprozesses im zweiten Kranksein auch ohne den septischen Beginn an den Lymphdrüsen abspielt (s. S. 133), vgl. Angina Ludovici.

Fortschreiten per continuitatem auf den Oesophagus.

Vom Rachen finden die nekrotisierenden Prozesse auch den Weg in den Ösophagus (*Henoch, Schick, Preleitner*). Hier verursachen sie ausgedehnte Ulzerationen der Schleimhaut, die bei tiefgreifender Zerstörung zu narbigen Strikturen führen müssen. Anfangs verrät kein bestimmtes, markantes Symptom diese Beteiligung der Speiseröhre. Oder die Entzündung kriecht im retropharyngealen und retrotrachealen Bindegewebe abwärts in das hintere Mediastinum, greift über auf die Pleura, das Perikard, ja durchwandert auch das Zwerchfell und bringt das Peritoneum zur Vereiterung oder verursacht einen subphrenischen Abszeß (s. S. 69).

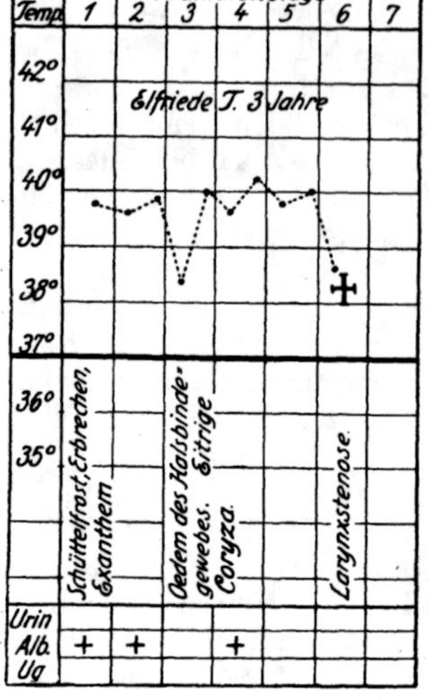

Fig. 66.

Septischer Scharlach. Nekrotisierende Angina, Laryngitis ulcerosa. Kehlkopfstenose.

Die Streptokokken können also per continuitatem die verschiedensten Organe infizieren. Weit größeren Spielraum gewinnen sie nach Einbruch in die Blutbahn. Dieser kann von allen erkrankten Organen aus erfolgen, geht aber am häufigsten vom Rachen aus. Die Vermittlung übernehmen zerfallene Thromben septisch thrombosierter Venen. Die Streptokokkensepsis hat die Überschwemmung des

Allgemeine septische Infektion.

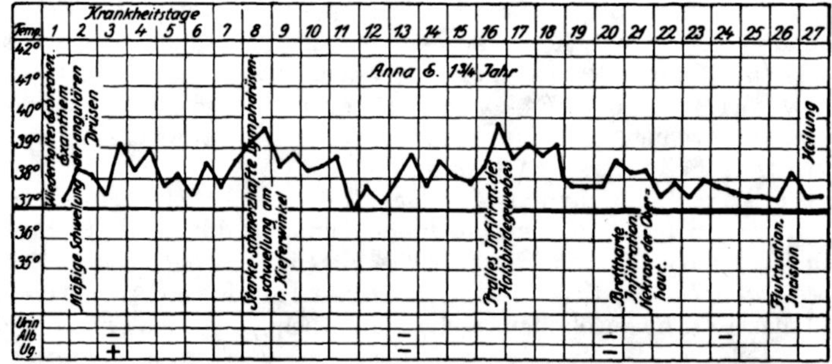

Fig. 67.

Protrahierte Primärerscheinungen des Scharlachs durch vereiternde Kieferwinkeldrüsen.

Blutes mit Streptokokken zur Voraussetzung und pyämische und bakteriämische Krankheitszustände zur Folge. Unter hohem kontinuierlichem Fieber, das bisweilen von Schüttelfrösten unterbrochen wird, halten sich die Kokken in der Blutbahn oder sie gewinnen Organlokalisation und bringen unter pyämischem, tief remittierendem Fieber die befallenen Organe zur Vereiterung. Besonders widerstandslos gegen den Streptokokkeneinbruch sind die serösen Häute und die Synovialmembranen. Ein Gelenk nach dem anderen kann der eitrigen Zerstörung verfallen unter heftiger Schwellung und Rötung der deckenden Schichten, großer Schmerzhaftigkeit und dadurch erzwungener Ruhigstellung. Der Eiter schmilzt den Knorpel vollständig ein, durchbricht die Gelenkkapsel und ergießt sich in das periartikuläre Gewebe.

Gelenk-eiterungen.

Ergriffen-werden des Perikards.

Auf metastatischem Gewebe wird ferner häufig der Herzbeutel befallen; schnell entsteht ein eitriges Exsudat, das je nach der Größe neue charakteristische Symptome, zeltartige Dämpfung, auffallende Blässe, hochgradige Dyspnoe, starke Pulsbeschleunigung hervorruft. Es können sich ferner Abszesse im Unterhautzellgewebe, in den Muskeln, Drüsen, Nieren entwickeln, es kann eine Endokarditis ulcerosa, eine eitrige Lungenentzündung, eine Peritonitis, eine Enzephalitis, eine Panophthalmie entstehen; gefürchtet ist auch das Gallenblasenempyem (während Ikterus allein als ominöses septisches Symptom gilt). Kurz die Pyämie mit ihren vielen Möglichkeiten der Organ- und Gewebsschädigung beherrscht das Feld.

Kein Organ bleibt verschont.

Wir beobachteten einen 11jährigen Jungen, Ferdinand A. (Fig. 68), bei dem sich auf der Brust und auf den Oberschenkeln große Muskelabszesse, im ganzen 5, bildeten, deren einer rund um den rechten Femur das Gewebe abgehoben hatte, so daß der Eiter den Knochen umspülte. Ein 4jähriges Mädchen, Marlies F. (Fig. 69), erkrankte an Otitis media, Mastoiditis, Nephritis, Pneumonie, endlich an einer offenbar zirkumskripten Peritonitis, deren Eiter sich schließlich im „Schlammfang des Peri-

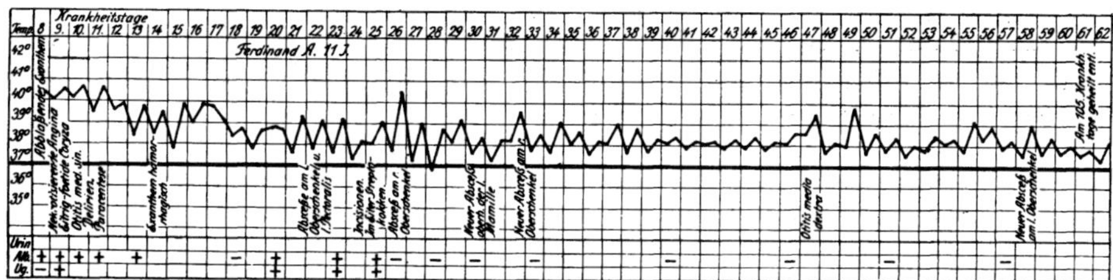

Fig. 68.
Septisch-pyämischer Scharlach. Multiple Abszesse. Otitis media purul. utr. lat.

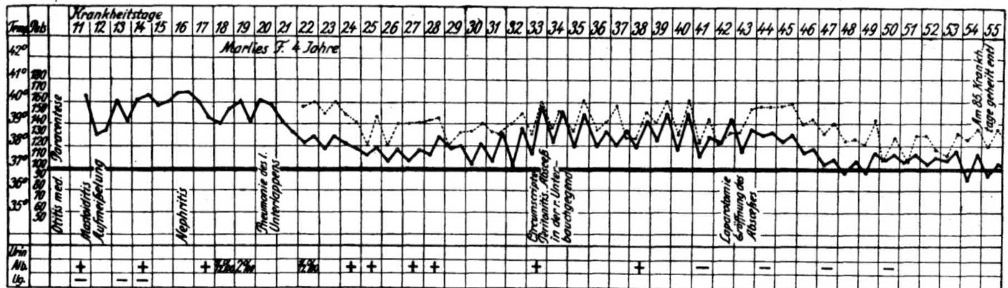

Fig. 69.
Septischer Scharlach. Otitis, Mastoiditis, Nephritis, Peritonitis, Pneumonie.

toneums", im hinteren Douglasraum ansammelte. Beide Patienten konnte durch die entsprechenden Operationen zur Entleerung des Eiters geheilt werden. *Rolly* beschreibt einen Fall, bei dem eine vereiterte Mesenterialdrüse in der Spätrekonvaleszenz in den Darm durchbrach und am 71. Krankheitstage eine Peritonitis mit tödlichem Ausgange verursachte. Eine ähnliche Beobachtung hat *Unruh* mitgeteilt.

Die Zahl unserer pyämischen Fälle betrug 3,0%, die der rein septischen 1,15%.

Statistik.

Pathologische Anatomie

(nach *Unna, Hlava, Rach, Heubner, Rolly, Fahr, Kirsch, Schiboni, Jesionek, Bingel, Jürgensen, Löhlein, Volhard, Munk*).

1. Haut. Schon vor Auftreten des Exanthems sind die Lymphräume im Stratum papillare der Lederhaut erweitert. Die spezifischen Veränderungen bestehen in einer akuten Entzündung der Kutis und Epidermis mit Erweiterung des gesamten Hautgefäßsystems durch Lähmung der kontraktilen Elemente (einschließlich des Lymphkapillarsystems). Infolge der Entzündung liefern die Gefäße ein seröses oder zelliges oder zellighämorrhagisches Exsudat mit vorwiegend polymorphkernigen, neutrophilen

Kapillarlähmung.

Exsudat in Kutis und Epidermis.

Zellen, das zuerst in die oberen Schichten der Kutis ergossen wird, später in die Epidermis, zwischen Zylinder- und Stachelzellenschicht, übertritt. Hier gibt es Veranlassung zur Bildung von Bläschen, an deren Bildung sich verflüssigte Epidermiszellen beteiligen und die, in den oberen Zonen der Stachelzellenschicht gelegen, unter Abhebung der Hornschicht makroskopisch als Friesel sichtbar werden.

Entstehung der einzelnen Effloreszenzen.

Die Entzündung befällt nicht alle Hautbezirke gleich stark. Vielmehr treten entzündliche Veränderungen in Form von Herden auf, den makroskopisch sichtbaren Einzelflecken entsprechend, die mit Vorliebe um die Ausmündung der Talgdrüsen, seltener der Knäueldrüsen, sitzen. Ein stärkeres Ödem der Kutis oder die Exsudatanhäufung in der Epidermis an diesen Stellen läßt die Flecke das Hautniveau überragen und als kleinpapulöse Effloreszenzen, als geschwellte Hautfollikel bemerkbar werden. Die perioral und perinasal gelegenen Hautgebiete bleiben blaß. Die eigentliche Ursache dieser lokalen individuellen Verschiedenheit ist in Unterschieden der Muskularisierung der Kapillaren zu suchen (*Kirsch*). Die Epidermiszellen, deren Schicht das Exsudat enthält, verhornen unvollkommen (= Parakeratose) und werden als Schuppen abgestoßen. Die Effloreszenzen stehen oft in verschiedenen Entwicklungsstadien nebeneinander, ein Zeichen der mehrfachen Nachschübe, durch die das voll entwickelte Exanthem zustandekommt.

Exsudat in der Schleimhaut.

2. Rachen. In leichten Fällen erfährt die Schleimhaut der Rachenorgane nur eine starke Hyperämisierung, die charakteristischerweise mit scharfer Grenze am Eingang zum Ösophagus und Larynx abschneidet; dazu kommt eine seröse Durchtränkung der Submukosa. Bei mittelschwerer und schwerer Erkrankung ergießt sich ein schnell gerinnendes, oft hämorrhagisches Exsudat auf, zwischen und unter das Epithel der Schleimhaut, in die Submukosa und die darunterliegenden Muskel-Lymphdrüsen-Fettschichten und tötet alle befallenen Gewebe ab. Diese Koagulationsnekrose setzt sich vom Rachen aus auf die Nachbargebiete, besonders auf die Kieferwinkeldrüsen und das Halsbindegewebe fort und führt zur phlegmonösen Infiltration und zur eitrigen oder gangränösen Einschmelzung der ergriffenen Partien.

Nekrose.

Schwellung des gesamten lymphatischen Apparates.

3. Lymphdrüsen und lymphoide Organe. Eine zellige Hyperplasie der adenoiden Organe des lymphatischen Rachenrings ist das Merkmal der Scharlachangina. Des weiteren schwellen die Lymphdrüsen des Kieferwinkels, des Halses, die retroaurikulären, retropharyngealen, axillaren Lymphdrüsen durch die gleiche Vermehrung der Lymphzellen an und in schweren Fällen kann das gesamte adenoide Gewebe des Körpers, die Lymphfollikel der Milz, des Darms, die Peyerschen Haufen, die Mesenterialdrüsen eine markige Schwellung erfahren, ja Neubildungen von Lymphknötchen können in Leber und Niere entstehen.

Veränderungen am Myokard.

4. Herz. Das Myokard kann Veränderungen erleiden durch Einlagerung von Rundzellen zwischen die Muskelfasern. Die Muskeln selbst fallen weniger leicht degenerativen Prozessen anheim als z. B. bei Diphtherie. Von dieser interstitiellen Myokarditis unterscheidet sich ein Befund *Fahrs*: kleine Knötchen im Myokard, ähnlich den rheumatischen Knötchen, aber kleiner als jene und ohne Riesenzellen. Die Endokarditis ist in der Hauptsache eine Wandendokarditis und ergreift erst sekundär die Klappen. Die Endokarditis ulcerosa, die eitrige Perikarditis, die Myokarditis bei septischem Scharlach, die Myodegeneratio bei toxischem Scharlach setzen keine für Scharlach spezifischen pathologisch-anatomischen Veränderungen.

am Endokard.

am Perikard.

Luftwege nicht spezifisch verändert.

5. Luftwege. Katarrh der oberen Luftwege ist dem Scharlach fremd: Katarrh der Bronchialschleimhaut wird zuweilen gefunden. Die nekrotisierende Entzündung des Larynx entspricht pathologisch-anatomisch der Koagulationsnekrose der Rachenorgane. Pneumonie bei Scharlach verändert das Lungenparenchym nicht anders als andere Pneumonien.

6. Darm. Eine Entzündung der Darmschleimhaut kann den mittelschweren und schweren Scharlach begleiten und sich bei toxischem Scharlach zu nekrotisierenden Prozessen steigern (siehe Tafel 6, Fig. b).

7. Leber. Die vom Scharlachprozeß geschädigte Leber ist geschwollen, graubraun oder blaß, etwas fettig, trübe, muskatnußartig gefleckt oder rotviolett marmoriert. Die Zeichnung der Azini ist undeutlich. Mikroskopisch bietet die Leber das Bild der interstitiellen Hepatitis mit kleinzelliger Infiltration des periportalen Bindegewebes. Die kleinen Herdchen von Rundzellen liegen unregelmäßig im Binde-

Interstitielle Infiltration.

gewebe verstreut, reichen oft dicht an die Leberzellen heran oder greifen sogar auf das Leberparenchym über. Eine geringe Wucherung des interstitiellen Bindegewebes selbst vervollständigt die Einlagerungen. Die Endothelien der Gefäßwände, die *Kupffer*schen Sternzellen degenerieren fettig. Die Leberzellen lassen die Schädigung erkennen an der trüben Schwellung, der mangelhaften Kernfärbung, in schweren Fällen an Fetteinlagerung und Vakuolenbildung im Protoplasma. Nur in seltenen Fällen entwickelt sich aus der interstitiellen Hepatitis eine Leberzirrhose, noch seltener aus der Parenchymschädigung eine akute gelbe Atrophie. Einzelne nekrotische Herde mit zusammengesinterten, runden, nicht mehr balkenförmig angeordneten Leberzellen, mit Kerntrümmern, Leukozyten und geronnenen Massen können auch in der reparationsfähigen Leber den Eindruck beginnender gelber Atrophie erwecken.

Leberparenchymschädigung.

8. Niere. Im Initliastadium des Scharlachs zeigt die Niere keine Zeichen von Entzündung. Bei den akut zugrunde gegangenen toxischen Fällen fand sich in der Niere nur eine starke Blutüberfüllung. Die eigentliche Nierenerkrankung des Scharlachs ist die diffuse Glomerulonephritis. Der makroskopische Befund ist wechselnd und uncharakteristisch. Vergrößerung, venöse Stauung, Ödem, kleinste Blutfleckchen werden nicht regelmäßig angetroffen. Die Farbe der Niere ist rötlich braun bis grau oder grauweiß. Auf der Schnittfläche springen die Glomeruli als glasige, blaßgraue Pünktchen vor. Die Rinde hat ein gekochtes Aussehen, ihre Zeichnung ist verwaschen. Mikroskopisch fallen im akuten Stadium die gleichmäßig vergrößerten Glomeruli mit den geblähten, trüben, plumpen, den Kapselraum ausfüllenden Schlingen auf. Die Veränderung dieser Schlingen besteht in einer Wandverdickung, hervorgerufen durch eine Endothelwucherung (eine produktive Endokapillaritis) und in der Blutleere. Das Lumen der Schlingen ist entweder vollständig leer oder mit einer feinkörnigen, protoplasmareichen, zum Teil fettig degenerierten Substanz aus Endothelkernen und Leukocyten gefüllt. Je nach der Dauer der Blutleere erleiden die Epithelien der Knäuel, der Kapseln, der Harnkanälchen degenerative Veränderungen; trübe Schwellung, hyaline Entartung und Verfettung. Im Lumen der Harnkanälchen findet sich frisches Blut, blutiger Detritus und geronnenes Eiweiß. Bei chronischer und subchronischer Nephritis zeigt sich im mikroskopischen Bilde Wucherung des Kapselepithels, Atrophie und Verödung der Knäuel, Verklebung der Schlingen untereinander und mit der Kapsel, fettige, hyaline, lipoide Degeneration des Parenchyms und zellige Infiltration der Interstitien um die Gefäße oder Wucherung des interstitiellen Bindegewebes. Der Übergang in glatte oder granulierte Schrumpfniere ist möglich.

Makroskopischer Befund.

Mikroskopische Veränderungen an den Glomerulusschlingen und den Harnkanälchen.

Neben der Glomerulonephritis kommt eine akute interstitielle Nephritis zur Beobachtung, bei der kleinste Lmphozytenanhäufungen im Bindegewebe um die Gefäße und die Malpighischen Körperchen angetroffen werden. Glomeruli und Tubuli contorti bleiben intakt oder werden nur wenig affiziert (vgl. *Hübschmann*).

Interstitielle lymphozytäre Einlagerungen.

9. Blutungen in die verschiedensten Organe, besonders in die serösen Häute, werden an Scharlachleichen häufiger beobachtet als nach klinischen Zeichen zu erwarten ist.

Komplizierende Krankheiten.

Kombination des Scharlachs mit anderen spezifischen Infektionskrankheiten.

Wir haben oben deutlich dargelegt, daß wir die früher als Komplikationen und Nachkrankheiten bezeichneten Krankheiten, die Lymphadenitis, Otitis, Nephritis, Synovitis usw. als zum Scharlach gehörig betrachten. Wirklich komplizierende Krankheiten sind nach unserer Meinung neu zum Scharlach hinzutretende, nicht durch den Scharlachprozeß bedingte, sondern durch andere spezifische Erreger hervorgerufene Krankheiten.

Vorsicht beim Begriff Komplikation.

Scharlach und Diphtherie.

Zu den häufigsten Komplikationen in dem angedeuteten Sinne gehört die Diphtherie. Sie kann sich jeder Phase des Scharlachs zugesellen, kann als Doppelinfektion gleich zu Anfang des Scharlachs diesen komplizieren, kann in die abklingenden Rachen-

Mischinfektion von Scharlach und Diphtherie.

erscheinungen der ersten Scharlachwoche mit neuen Veränderungen eingreifen und die spätere Rekonvaleszenz jederzeit unliebsam unterbrechen, wenn nicht gar ganz verhindern.

Häufigkeit der Mischinfektion.

Der Prozentsatz der komplizierenden Diphtherieerkrankungen schwankt nach den Angaben der Literatur (*Schabad*) zwischen 2 und 12, ist aber abhängig von der gerade herrschenden Ausbreitung der Diphtherie während einer Scharlachepidemie. An unserer Klinik betrug die Zahl der Diphtherieerkrankungen bei Scharlach 5,5%, die der positiven Diphtheriebazillenbefunde im Rachenschleim aller Scharlachkranken 6,17%. *Rolly* verzeichnet 5,6% Komplikationen des Scharlachs mit Diphtherie an dem Material der Leipziger Klinik. Die gleichzeitig mit dem Scharlach auftretende, echte pseudomembranöse Diphtherie, Diphtheria cum scarlatina (nach *Schabad*), verläuft als selbständige Erkrankung neben dem Scharlach. Es spielen sich dann eben zwei Infektionen gleichzeitig im befallenen Organismus ab, die sich gegenseitig nicht selten ungünstig beeinflussen. Diphtheriebazillen können durch Streptokokken eine Steigerung ihrer Virulenz erfahren, ja avirulente Diphtheriebazillen durch die Symbiose mit Streptokokken pathogene Eigenschaften gewinnen (*Roux* und *Yersin, Funk, S. Meyer, Ladenhoff, Schley, Leicht*). Umgekehrt sind auch die Streptokokken durch die Diphtheriebazillen zu einer Virulenzsteigerung zu bringen (*Hilbert, Leucht*). Die Diphtherie bietet bei gleichzeitigem Scharlach der Diagnose oft nicht geringe Schwierigkeiten. Zwar: zusammenhängende, weiße, festhaftende Beläge nicht nur auf den Tonsillen, sondern auch auf der Uvula, den Gaumenbögen, der hinteren Rachenwand erwecken ohne weiteres den Verdacht auf Diphtherie durch den charakteristischen Unterschied von den schmierigen, breiartigen, zerklüfteten Auflagerungen der nekrotisierenden Scharlachangina. Aber nicht selten läßt die Diphtherie ihre Merkmale vermissen, erscheint unter dem Bilde der Scharlachangina, läßt also auf den düsterroten Rachenorganen zerklüftete Beläge auftreten oder verändert die Tonsillen zunächst nach der Art der Angina lacunaris. Die frühe und schnelle Ausbreitung der Beläge auf die Nachbarteile der Tonsillen läßt im weiteren Verlauf dann die Diphtherie erkennen. Auch führt der charakteristische Geruch der Diphtherie den Geübten auf die richtige Diagnose. Die bakteriologische Untersuchung des Rachenabstrichs — nicht die mikroskopische Untersuchung des direkten Ausstrichpräparates, die zu unsicher ist — wird in den meisten Fällen die Diagnose sichern; sie kann aber auch täuschen oder im Stich lassen. Man findet nicht immer Diphtheriebazillen da, wo der klinische Befund sie unbedingt erwarten läßt, denn auch Streptokokken können die Urheber der weißen, festen Fibrinmembranen sein; umgekehrt lassen sich Diphtheriebazillen züchten aus Abstrichen, deren Grundlagen nichts für Diphtherie Typisches hatten, und bei diesem Befund ist noch der Zweifel berechtigt, ob die Bazillen wirklich die Bildung der Beläge veranlaßt haben; denn es finden sich bei etwa 6% aller Scharlachkranken Diphtheriebazillen im Rachen ohne wirkliche, klinisch sich geltend machende Erkrankung an Diphtherie (*Schabad, Baginsky* und *Sommerfeld*, Untersuchungen an unserer Klinik, vg. auch *Mandelbaum*). Es könnte sich also in einem gewissen Prozentsatz der Fälle um avirulente oder saprophytische Pseudodiphtheriebazillen oder um Bazillenbefunde bei Bazillenträgern handeln. Den Ausschlag erwartet man vom Tierexperiment. Allerdings läßt auch dessen Zuverlässigkeit zu wünschen übrig, weil Bazillen von klinisch sicherer Diphtherie für Meerschweinchen manchmal avirulent oder wenig pathogen befunden werden und umgekehrt, Bazillen einer leichten klinischen Diphtherie oder Bazillen von Bazillenträgern Meerschweinchen durch ihr Gift akut töten.

Diagnostische Schwierigkeiten.

Bazillenbefunde.

Die Erkrankung des Kehlkopfs als führendes Symptom.

Aber der Kliniker und praktische Arzt wird für sein therapeutisches Vorgehen und für die Isolierung des Kranken den Ausfall des Tierversuches nicht abwarten können und auf sein klinisches Urteil angewiesen bleiben. Da leitet ihn neben der obenerwähnten Tendenz der Beläge zur raschen Ausbreitung ein Zeichen mit fast absoluter Sicherheit, das ist die Beteiligung des Kehlkopfes. Heiserkeit und bellender Husten zu Beginn des Scharlachs sind so gut wie ausnahmslos beweisend für Diphtherie, denn „der Scharlach meidet den Kehlkopf" (*Bretonneau*) oder steigt doch erst in späterer Zeit, in seltenen Ausnahmefällen, in den Kehlkopf hinab. Spätlähmungen des Gaumensegels, der Augenmuskeln, der Beinmuskulatur sind charakteristische Folgen der Diphtherie; sie ermöglichen manchmal noch eine nachträgliche Diagnose.

Lähmungen als Zeichen der Diphtherie.

Die Diphtherie, die sich an die abklingende Scharlachangina der ersten oder zweiten Woche anschließt, die Diphtheria apud scarlatinam *Schabads* verdankt ihr Entstehen entweder der Neuinfektion mit Diphtheriebazillen, etwa durch Bazillenträger einer Scharlachabteilung oder der Wucherung vorher vorhandener eigener Bazillen auf dem günstig gewordenen Nährboden.

Diphtherieinfektionen beim abklingenden Scharlach.

Sie trägt jedenfalls neue Züge in das Krankheitsbild des Rachens. Die vorher etwa nur stark geröteten, belagfreien Rachenorgane bedecken sich mit Membranen oder bereits vorhandene Auflagerungen gewinnen die auffällige Tendenz zur raschen Ausbreitung; die normale lytische Entfieberung wird aufgehalten. Der Charakter der Membranen läßt nicht immer ihre besondere Entstehungsursache erkennen, es können sich typische derbe Fibrinauflagerungen bilden, es können auch die schmierigen, graugelben Auflagerungen entstehen, die für Scharlachangina zu sprechen scheinen. Andere klinische Erscheinungen, die beiden Krankheiten eigentümlich sind, Nasensekretion, Lymphdrüsenschwellung, Albuminurie, verschmelzen unmittelbar miteinander.

Diphtherie nach Scharlach.

Die in der späten Rekonvaleszenz zum Scharlach hinzutretende Diphtherie — Diphtheria post scarlatinam — hat nach klinischem Charakter und Verlauf keine besonderen Merkmale.

Prognose.

Eine komplizierende Diphtherie verschlechtert in vielen Fällen die Heilungsaussichten des Scharlachs. Im allgemeinen wird die Sterblichkeit des Scharlachs um das 2—2¾fache durch hinzutretende Diphtherie erhöht, besonders die Kehlkopfdiphtherie bei Scharlach hat eine fast letale Prognose. Früh eingeleitete Serumtherapie wird natürlich in manchen Fällen das Schicksal noch wenden können, versagt aber oft genug, trotz rechtzeitiger Anwendung. Die Prognose schwankt, trotz Serumtherapie, in den einzelnen Epidemien sehr stark. So berichtet *v. Bormann*, daß er bei Diphtherie-Scharlach Mischinfektionen im Jahre 1926/27 in Tallin-Reval 34% Letalität, im nächsten Jahre, 1927/28, nur noch 5% gehabt habe.

Scharlacherkrankung bei bestehender Diphtherie.

Der zu einer Diphtherie hinzutretende Scharlach hat ebenfalls oft eine ungünstige Prognose. Es handelt sich in den meisten Fällen um Krankenhausinfektionen, manchmal um Wundscharlach bei tracheotomierten Kindern. Hier erweist sich der Scharlach als der stärkere Infekt, er verdrängt die von der Diphtherie bewirkten Veränderungen, veranlaßt die Umwandlung der fibrinösen derben Pseudomembran in die hämorrhagisch nekrotischen Entzündungsprodukte und verursacht einen plötzlichen hohen Temperaturanstieg, wie er bei Diphtherie ungewöhnlich ist. Der klinische Prozeß hat seine bakteriologische Parallele in der häufig nachweisbaren Verdrängung der Diphtheriebazillen durch die Streptokokken, die sich in kürzester Zeit, in 1—2 Tagen, vollzieht (*Fibinger*, *Baginsky* u. a.). Auch die ungünstige Wendung der Erkrankung trägt den Stempel der Neuinfektion mit Scharlach, sie wird herbeigeführt durch den Einbruch der Streptokokken in die Blutbahn. Der Tod erfolgt unter septischen Erscheinungen. Andererseits kann bei leichterem Verlauf der Doppelinfektion die hohe Temperatur schon am 2. Tage nach Ausbruch des Exanthems sinken und die für Scharlach sonst typische Lysis bedeutend abgekürzt werden. *Uffenheimer* hält diesen Fieberverlauf sogar für ein charakteristisches Merkmal der unkomplizierten Doppelinfektion.

Kein Einfluß des Diphtherieheilserums auf die Scharlacherkrankung.

Die vorausgegangene Serumbehandlung hat trotz günstiger Beeinflussung der Diphtherie keinen abschwächenden Einfluß auf den Scharlach. Das lehren Beobachtungen *Heubners*, *Schabads*, *Rollys*, *Escherichs* und *Schicks*, auch Erfahrungen an unserer Klinik. Der von *Benjamin* demgegenüber beobachtete leichtere Verlauf des Scharlachs bei serumvorbehandelten Diphtheriekranken erlaubt daher keine verallgemeinernde Schlußfolgerung und läßt auch für die vorgeschlagene Prophylaxe des Scharlachs mit Heilserum keine allgemeine Wirksamkeit erwarten.

Scharlach und Varizellen.

Die Varizellen öffnen dem Scharlach die Pforte.

Von den exanthematischen Infektionskrankheiten kombinieren sich Scharlach und Varizellen am häufigsten. Der Scharlach tritt gern während des Aufschießens der Bläschen zu den Windpocken hinzu und benutzt dann wohl den Epitheldefekt der Haut oder der Schleimhaut als Eintrittspforte. Dem oft extrabukkal entstandenen Wundscharlach entsprechen kurze Inkubationszeit und Fehlen stärkerer Rachenveränderungen. Um das betreffende Bläschen rötet sich die Haut, wird stärker infiltriert, das Bläschen vereitert, nach Abstoßen des Schorfes zeigt sich eine tiefere Geschwürsbildung als es der sonst oberflächlichen Defektbildung bei Varizellen entspricht, der

Geschwürsgrund bedeckt sich mit den schmierigen Belägen der nekrotisierenden Scharlachentzündung. Auch die übrigen Bläschen vereitern leichter unter dem Einfluß der Neuinfektion.

Heubner beobachtete im Anschluß an Varizellenscharlach Erythema exsudativum multiforme, hämorrhagische Nephritis, allgemeine hämorrhagische Diathese mit skorbutartigen Blutungen aus dem Zahnfleisch. *Pospischill* sieht im Scharlach den Vermittler der Streptokokkenallgemeininfektion bei Varizellen.

Varizellen als Komplikationen des Scharlachs.

Auch bei umgekehrtem Infektionsmodus, bei Hinzutreten der Varizellen zum Scharlach, vereitern die Bläschen leicht, rötet sich die Haut der Areae stärker, schließen sich gern pyämische Prozesse größeren Umfangs an die Vereiterung der Bläschen an; das ist bei der allgemeinen Entzündung der Scharlachhaut und der Streptokokkeninfektion ohne weiteres verständlich. Die Kombination beider Krankheiten in einem späteren Stadium der einen oder anderen Krankheit verläuft ohne gegenseitige schwere Beeinflussung.

Scharlach und Vakzination.

Impfung und Scharlach.

Die Kuhpockenimpfung bzw. die Vakzinekrankheit nach der Schutzimpfung kann einen akuten Scharlach ungünstig beeinflussen und selbst bei einem Scharlachkranken schwerer als normal verlaufen.

Pirquet und *Schick* sahen zwar die Impfung bei Scharlachkranken normal ablaufen, *Jezierski*, *Voigt* und *Bergmann* berichten aber von schweren Erscheinungen, ja Todesfällen nach der Vakzination von Scharlachpatienten. Wahrscheinlich ist der Zeitpunkt der Impfung während der Scharlacherkrankung nicht ohne Bedeutung für den Ablauf beider Krankheiten. Im akuten Stadium des Scharlachs sind die Bedingungen für stärkere lokale Entzündungen und eine schwerere Allgemeinerkrankung gegeben, nach Ablauf der primären Erscheinungen und der Dispositionsperiode wird kaum eine stärkere gegenseitige Beeinträchtigung zu befürchten sein. Ausführungsbestimmungen zum deutschen Reichsimpfgesetz verbieten im Hinblick auf die mögliche Gefährdung die Impfung während des Herrschens einer akuten Infektionskrankheit. Da eine Impfskarifikation ihrerseits Eintrittspforte für den Scharlach sein kann, so sollte man auch Kinder aus scharlachinfizierter Umgebung von der Impfung ausschließen.

Scharlach und Masern.

Beide exanthematischen Krankheiten können gleichzeitig im selben Organismus ablaufen, gleichzeitig die Haut zum Schauplatz der spezifischen Veränderungen machen und ihre Stadien mit den für sie charakteristischen Erscheinungen gerade so durchlaufen, als ob jede Krankheit für sich allein bestände. Zahlreiche einwandfreie Beobachtungen haben das Zusammentreffen der beiden akuten Exantheme Masern und Scharlach erwiesen (*Monti*, *Steiner*, *Blache*, *Stiller*, *Lange*, *Doebert*, *Kien*, *Risel*, *Hukiewicz*, eigene Beobachtungen). Eine gegenseitige Beeinflussung ist möglich und zeigt sich sowohl in der Eigenartigkeit der Hautveränderungen wie im Ablauf der übrigen Erscheinungen, richtet sich aber nach dem Zeitpunkt des Auftretens der einen Krankheit, sowie dem Stadium der anderen, auch nach der Reihenfolge, die beide Krankheiten einhalten. So gilt Masern nach Scharlach als die schwerere Komplikation, Scharlach nach Masern hat die bessere Prognose (*Rolly*, *Johannessen*, *Risel* u. a.).

Kombination von Masern und Scharlach ist erwiesen.

Schwierigkeit der Diagnose.

Der gleichzeitige Ausbruch beider Exantheme am selben Tage wird selten beobachtet, wahrscheinlich wegen der großen diagnostischen Schwierigkeiten auch selten richtig gedeutet. Wenn beide Exantheme sich an den gleichen Hautpartien decken und überlagern, so ist die Differenzierung außerordentlich schwer; befallen sie verschiedene Hautpartien, so zeigt jede für sich die typischen Effloreszenzen. Bei der Doppelinfektion bringen die Masern ihre Prodromalerscheinungen: Kcpliksche Flecke, Konjunktivitis, Katarrh der oberen Luftwege unbeeinflußt vom Scharlach zum Ausbruch. Die Masernflecke treten wie gewöhnlich zuerst im Gesicht auf, verbreiten sich dann auf dem Stamm zwischen den vom Scharlach eingenommenen Stellen. Der Rücken kann z. B. das Scharlachexanthem aufweisen, der Bauch vom Masernexanthem bedeckt sein oder beide Exantheme überlagern sich, dann zeigen die von einem Exanthem befallenen Stellen nur undeutlich die Flecke des anderen. Der weitere

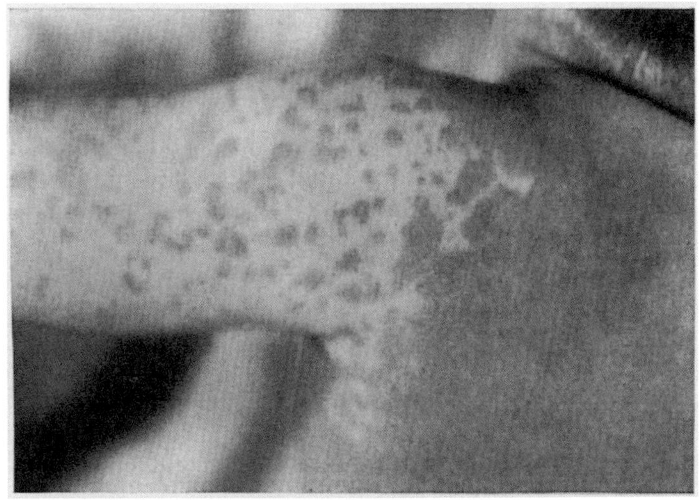

Scharlach und Masern.

Das Masernexanthem ist typisch am Oberarm auf der abgeblaßten, jetzt nur noch leicht ikterischen, einen Tag alten Scharlachhaut. Nach Abblassen der Masernflecke trat nochmals der Scharlachausschlag während 2 Tagen deutlich hervor.

(Düsseldorfer Infektionsklinik 1930.)

Verlauf, das Abblassen, die Schuppung und Pigmentierung können dann in der für jedes Exanthem charakteristischen Weise erfolgen.

Interessant war ein Fall unserer Beobachtung, bei dem das Auslöschphänomen wohl das Scharlachexanthem zum Verschwinden gebracht hatte, aber an der gelöschten Stelle noch mit aller Deutlichkeit das Masernexanthem erkennen ließ.

Die gegenseitige Beeinflussung der Symptome.

Masern bei bestehendem Scharlach.

Treten Masern zu noch bestehendem Scharlachexanthem, so verzögert sich — bei pünktlichem Eintreten der Prodromi — der Ausbruch trotz des Exanthems zuweilen um mehrere Tage (*Risel, Unruh*). 5—7 Tage lang kündigen nur kleine rötlichbraune Fleckchen, den geschwellten Hautfollikeln entsprechend, etwa im Gesicht oder am Rumpf, den Masernausschlag an. Tritt das Exanthem nun auf, so greift es schneller um sich, als es sonst der Massereruption entspricht und braucht nur wenige Stunden bis zur vollen Ausbildung. Bloß an den vom Scharlachexanthem freien Stellen ist der Masernausschlag richtig makulös; an den vom Scharlachexanthem eingenommenen Stellen hebt er sich nur schwach mit dunkelroten bis bräunlichen Flecken vom roten Grunde ab. So schnell wie er gekommen, verschwindet der Ausschlag wieder. Schon am nächsten Tage blassen die Flecke ab und verschwinden bald vollständig unter Hinterlassung einer schmutzigbraunen Pigmentierung. Nicht selten

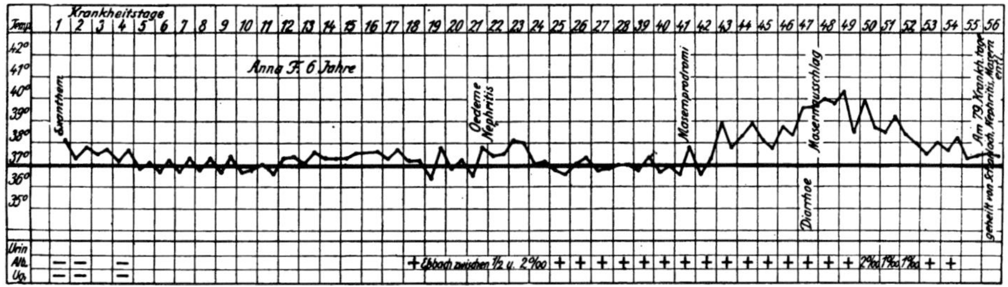

Fig. 70.
Masern in der Rekonvaleszenz von Scharlach. Keine gegenseitige Beeinflussung.

tritt dann das Scharlachexanthem noch einmal deutlich hervor, um erst am nächsten oder übernächsten Tage endgültig zu verblassen. Der weitere Verlauf der Doppelinfektion kann sich durch Zahl und Schwere der für jede Einzelerkrankung typischen Komplikationen auszeichnen. Eine Masernerkrankung in der späten Rekonvaleszenz des Scharlachs braucht den Verlauf des Scharlachs nicht zu beeinflussen, ebensowenig selbst eine Beeinflussung zu erfahren (Kurve Anna F., Fig. 70).

Gegenseitige Beeinflussung der Disposition.

Die Eruptionsperiode des Scharlachs soll nach *Kien* für den Ausbruch der Masern disponieren. Die Masern schaffen ihrerseits eine erhöhte Disposition für Scharlach (*Hukiewicz, Pospischill*). Besonders die letzten Tage der Maserninkubation und das Prodromalstadium begünstigen den Ausbruch des Scharlachs, doch kann auch die Eruptionszeit des Masernexanthems (ebenso des Serumexanthems) als günstige Periode für den Ausbruch bzw. Beginn der Scharlacherkrankung angesehen werden (*Pospischill*).

Scharlach bei bestehenden Masern.

Tritt der Scharlach zu den Masern, so verrät sich sein Kommen nicht selten durch ein fast typisch zu nennendes Prodromalsymptom, durch Diarrhöen (*Juergensen, Doebert*). Beide Exantheme können, wie bei der Reihenfolge Masern nach Scharlach unbeeinflußt nebeneinander bestehen und unabhängig voneinander verlaufen. *Hukiewicz* beobachtete aber auch eine eigentümliche Beeinflussung des in der Eruption begriffenen Masernausschlags durch das kommende Scharlachexanthem. Es entstanden an den Stellen eines reichlich angelegten, aber noch nicht voll entwickelten Masernausschlags — und nur an diesen — über handtellergroße, beetartige Erhabenheiten von glatter, fast glänzender Oberfläche und ziegelroter Farbe. Sie breiteten sich flächenhaft über große Hautpartien, z. B. über die ganze Brust, aus, traten nur am Stamm und den Extremitäten, nie im Gesicht auf, ließen zwischen sich unregelmäßige Streifen normaler Haut frei und glichen mit den zackigen Rändern, der Sukkulenz, großen konfluierenden Urtikariaquaddeln. Sonst waren sie keinem bekannten Exanthem vergleichbar, insbesondere nicht den beiden Exanthemen, deren Doppeldasein sie ihr Entstehen verdankten. Die zum Scharlachexanthem hinzutretenden Masernflecke führen ja auch zu quaddelartigen Erhebungen; es scheint, daß der doppelte Entzündungsreiz hauptsächlich in einer vermehrten Exsudation seinen Ausdruck findet. Das durch den Scharlach umgewandelte Masernexanthem wechselt mit außerordentlicher Veränderlichkeit in wenigen Stunden Farbe und Beschaffenheit. Kurz nach dem Auftreten flacht es sich ab, wird blaßrot, erreicht bald das Niveau der umgebenden Haut und läßt nun an der von ihm eingenommenen Hautpartie ein dicht gesätes, typisches Scharlachexanthem erkennen. Nach der Schilderung *Hukiewicz* hat man den Eindruck, als ob eine Art Rash dem Scharlach an den von den Masern vorgezeichneten Stellen unmittelbar voraufginge. Die Trias: ziegelrote Färbung, Konfluenz und beetartige Erhabenheit der Flecke, ermöglichen also früh die Diagnose der Doppelinfektion mit Scharlach. Nach Abblassen des Scharlachexanthems erscheinen auch wieder die Masernflecke mit blaßbrauner Farbe und undeutlicher, verwaschener Zeichnung. Reichliche punktförmige Blutungen, das Zeichen der Kapillarwandschädigung, beschließen das wechselvolle Bild.

Ein Scharlachexanthem, das im späteren Krankheitsstadium der Masern auftritt,

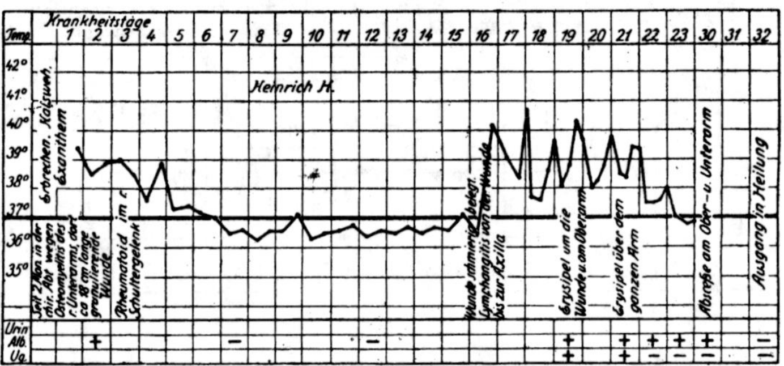

Fig. 71.

Erysipel während des zweiten Krankseins bei Scharlach.

erreicht oft nicht die imposante Färbung und Intensität, die es sonst auszeichnet, es ist flüchtig, undeutlich, blaßrot (*Doebert, Fleischmann, Unruh*), als hätte die durch das Masernexanthem in Anspruch genommene Haut für kurze Zeit die Reaktionsfähigkeit auf einen neuen exanthemfordernden Reiz eingebüßt.

Scharlach und Röteln.

Scharlach und Röteln können koinzidieren

Röteln können aus einem diagnostischen Irrtum bei der Aufnahme auf eine Scharlachstation eingeschleppt werden und eine Hausinfektion veranlassen; dann hat man Gelegenheit, Röteln nach Scharlach zu beobachten und eventuell bei den Rötelnkranken Scharlach nach Röteln auftreten zu sehen.

Die lange Inkubationszeit der Röteln läßt die Neuinfektion selten in die akuten primären Krankheitserscheinungen des Scharlachs fallen, die Harmlosigkeit der Röteln läßt andererseits keine schwere Beeinträchtigung des Allgemeinbefindens befürchten. Meist laufen beide Krankheiten unabhängig voneinander in normaler Weise ab.

Bei gleichzeitigem Ausbruch beider Krankheiten können das Scharlach- und Rötelnexanthem sich gegenseitig in ähnlicher Weise beeinflussen wie das Scharlach- und Masernexanthem. Insbesondere gibt auch beim Hinzutreten des Scharlachs zu den Röteln die eigentümliche Veränderung des Rötelnexanthems zu ziegelroten, erhabenen, konfluierenden Flächen einen frühen diagnostischen Hinweis.

Scharlach und Erysipel.

Die Komplikation des Scharlachs mit Wundrose ist ein seltenes Vorkommnis (siehe Kurve Heinrich H., Fig. 71 und Rudolf F., Fig. 72). Wäre der Scharlach eine

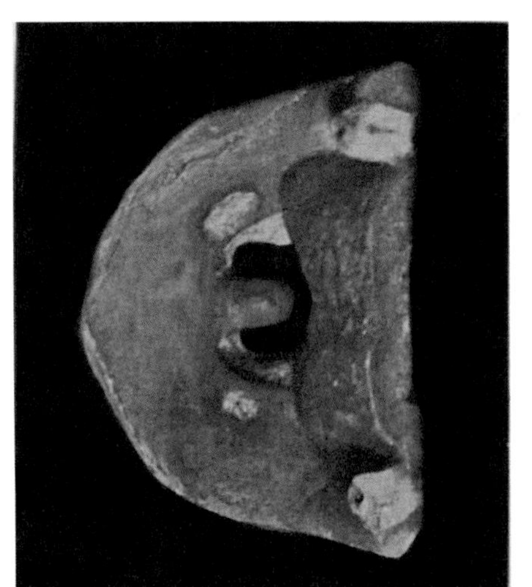

b

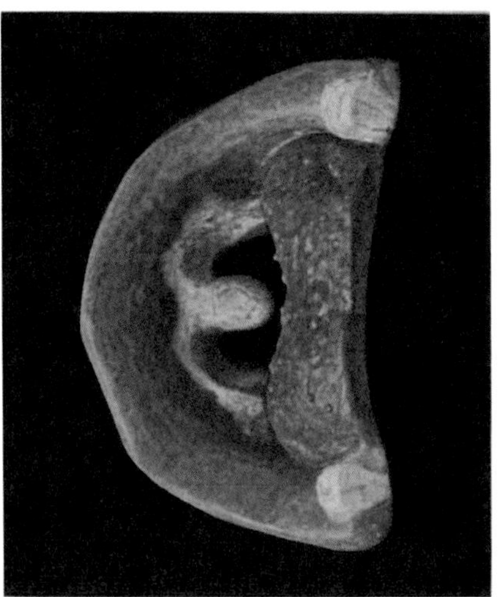

c

a

a Koplik'sche Flecke bei Masern; b Nekrotisierende Scharlachangina. Lochartige Zerstörungen in dem vorderen Gaumenbogen; c Scharlachangina mit diphtherieähnlichen Belägen; Himbeerzunge.

a nach einer Moulage des Dresdner Säuglingsheimes — Prof. Schlossmann;
b und *c* nach Moulagen der Wiener pädiatrischen Klinik — Prof. Escherich (Dr. Hennig-fecit).

Verlag von F. C. W. Vogel in Leipzig.

reine Streptokokkenkrankheit, so müßte die Kombination Scharlach-Erysipel unmöglich sein. Ihr Vorkommen ist daher als Beweis gegen die Streptokokkenätiologie des Scharlachs angeführt worden. Zuweilen, aber nicht immer, verläuft das Erysipel bei Scharlach auffallend milde, ohne Fieber und ohne Allgemeinreaktion.

Andere seltene Komplikationen des Scharlachs mit Infektionskrankheiten.

Bei einem Fall unserer Beobachtung traf der Scharlach auf eine durch vorangegangene Roseola syphilitica höchst eigentümlich veränderte Haut. Das ungewöhnlich dichte, intensiv rote Exanthem zeigte diffus auf dem Körper verteilt runde, ausgesparte Stellen von etwa Pfenniggröße und darüber, die völlig frei von Exanthem, den gelblichen Unterton der Haut deutlich hervortreten ließen. Es sah aus, als wäre an jeder dieser Stellen durch Seruminjektion ein Auslöschphänomen (siehe S. 165) hervorgerufen. Die Flecke entsprechen ziemlich genau den etwa drei Monate vorher aufgetretenen Roseolen, übertrafen sie nur an Größe. An diesen Stellen blieb auch die sonst ungewöhnlich starke Schuppung aus. Ähnliche „Spontanauslöschphänomene“ Scharlach und Lues.

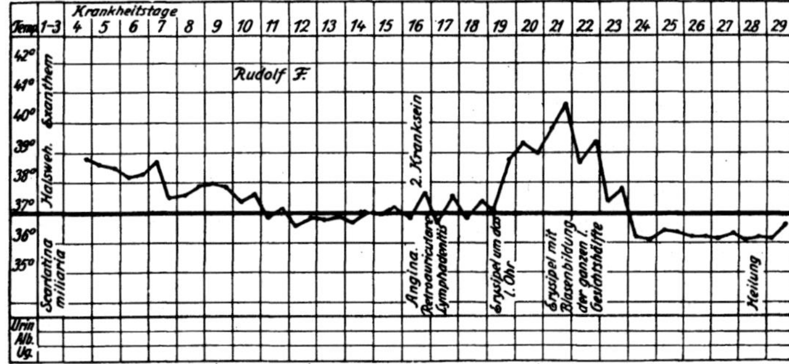

Fig. 72.
Erysipel während des zweiten Krankseins bei Scharlach.

beobachteten wir bei vorhergegangenen anderen banalen Hautinfekten, Impetigo, Furunkeln usw. (vgl. unter Kapitel Auslöschphänomen).

Mumps. Scharlach und Mumps kombinieren sich gerne zu Zeiten, in welchen beide Infektionskrankheiten gehäuft auftreten. Eine nachteilige Beeinflussung der einen durch die andere Krankheit haben wir nie gesehen; jedoch entstehen gelegentlich beträchtliche diagnostische Schwierigkeiten der Parotitis scarlatinosa gegenüber (vgl. S. 135). Die letztere zeigt als sekundäre Parotitis dem echten Mumps gegenüber stärkere Infiltration des periglandulären Gewebes, eventuell Rötung, Neigung zur Abszedierung, jedoch ist dieser Unterschied nicht diagnostisch sicher verwertbar. Unter Umständen klärt erst der epidemiologische Verlauf, das Folgen weiterer Parotitisfälle in typischem zeitlichen Intervall, die Diagnose.

Typhus. Der Typhus als Komplikation des Scharlachs wird in Typhusgegenden keine ganz seltene Erscheinung sein, in unserem Material spielte er keine Rolle. Typhus bei Scharlach ist nicht identisch mit „Scharlachtyphoid“, einer in der früheren Literatur gebrauchten Bezeichnung für langdauernde Krankheitszustände mit Benommenheit und typhusähnlichem Fieber ohne greifbaren Befund, nur zuweilen von Darmstörungen begleitet. Der Typhus bei Scharlach, ebenso der zum Typhus tretende Scharlach, ist nach den Angaben der Literatur eine zu reichlichen Komplikationen neigende Kombination.

Tuberkulose und Scharlach beeinflussen sich nicht! Die Tuberkulose erfährt durch den Scharlach nicht die unheilvolle Beeinflussung, wie sie den Masern, der Grippe — und durch mechanische Beeinflussung auch dem Keuchhusten — zugeschrieben wird. Keinesfalls gibt der Scharlach den Anstoß zur rapiden Ausbreitung einer vorher latenten Tuberkulose, noch begünstigt er das Haften der tuberkulösen Infektion. Die Anspruchsfähigkeit auf Tuberkulin wird durch ihn vorübergehend herabgesetzt. Das schließt nicht aus, daß der heftige Entzündungsreiz des Scharlachs eine etwa bestehende Skrofulose für kurze Zeit zum Aufflammen bringt.

Wir beobachteten einen fünfjährigen, skrofulösen Knaben, der nach mittelschweren Initialerscheinungen ohne besonderen skrofulösen Einschlag eine ungewöhnlich heftige Conjunctivitis phlyctvaenulosa mit starker, seröseitriger Koryza erwarb. Sie trat am 20. Krankheitstage als einzige Kundgebung des zweiten Krankseins auf, heilte aber schnell und besonders ohne weitere Ausbreitung der Tuberkulose ab. *Bohn* will demgegenüber dem Scharlach eine provozierende Rolle für das Manifestwerden vorher latenter Skrofulose zuschreiben. Nach den Erfahrungen anderer Autoren und nach unseren Beobachtungen besteht dieser Einfluß des Scharlachs nicht. *Escherich* und *Schick* sahen sogar eine hartnäckige skrofulöse Konjunktivitis und Koryza während eines Scharlachs in wenigen Tagen fast ausheilen, betrachten aber diese günstige Beeinflussung als Ausnahme. Ebenso ist das Auftreten disseminierter tuberkulöser Knötchen auf der Haut eine seltene Komplikation der Scharlachrekonvaleszenz (*Philipson, Doutrelepont, Tobler*).

Diagnose.

Die Diagnose des typischen Scharlachs leicht.

Das Bild des voll entwickelten Scharlachs ist so prägnant, daß es der Diagnose kaum Schwierigkeiten bieten wird. Plötzlicher Beginn mit hohem Fieber, Schüttelfrost oder Krämpfen und Erbrechen, Enanthem von düsterroter Farbe mit scharfer Begrenzung am harten Gaumen. Angina, stark belegte, dicke, später rote Zunge mit geschwollenen Papillen, kleinsprüsseliges, schnell von Hals und Brust über den ganzen Körper fortschreitendes, flammendrotes Exanthem auf gelblichem Untergrund, zirkumorale Blässe bieten in ihrer Gesamtheit einen Symptomkomplex, der keiner anderen Krankheit zukommt. Fehlt jedoch das eine oder andere charakteristische Symptom, ist das Exanthem flüchtig, schwach rosa, fleckig, rudimentär oder gar nicht vorhanden, ist die Angina atypisch oder fehlt ganz, wie oft beim Wundscharlach, erreicht die Temperatur nur mäßige Fieberhöhe, so wird die Diagnose zu einer der schwierigsten Entscheidungen am Kinderkrankenbett.

Bei Fehlen wichtiger Symptome: große diagnostische Schwierigkeiten.

Genaues Absuchen der gesamten Körperoberfläche, besonders der Nates, der Ellenbeugen, Kniebeugen, der queren Bauchfalten und Innenflächen der Oberschenkel wird bei rudimentärem Exanthem Stellen mit typischem, kleinfleckigem Exanthem entdecken lassen. Die richtige Einschätzung der geschwellten Hautfollikel, der Pulsbeschaffenheit und relativen Pulsbeschleunigung, der Rachensymptome, der schmerzhaften Lymphdrüsenschwellung wird in anderen Fällen zur Stellung der Diagnose verhelfen. Endlich können auch Nebenumstände — Scharlach in der Umgebung des Patienten — und die Art des Verlaufes, der Schuppung, der zweiten Krankheitsperiode, die Spätsymptome: Nagellinie, Schuppung an der Ohrmuschel, den Ausschlag geben zugunsten der Scharlachdiagnose. Das Beste leisten, wie bei allen Exanthemen, die durch lange Beobachtung am Scharlachkrankenbett gewonnenen und im gegebenen Moment sich wiedereinstellenden, optischen Erinnerungsbilder. Bei der großen Tragweite der Diagnose Scharlach für den Patienten und seine Umgebung und der daraus resultierenden Verantwortlichkeit des Arztes ist es aber begreiflich, daß man nach Hilfsmitteln für die Diagnose gesucht hat.

Scharlach muß man kennen!

Diagnostische Hilfsmittel.

Mehrere einfach zu handhabende Methoden stehen uns zurzeit zur Verfügung, um die Diagnose zu sichern. Es sei aber betont, daß keine einzige absolut beweisende Resultate für Scharlach und nur für Scharlach liefert, daß ihre Ergebnisse daher nur in Gemeinschaft mit den klinischen Symptomen, am besten bei Zusammentreffen mehrerer positiver Resultate, die Diagnose erhärten können.

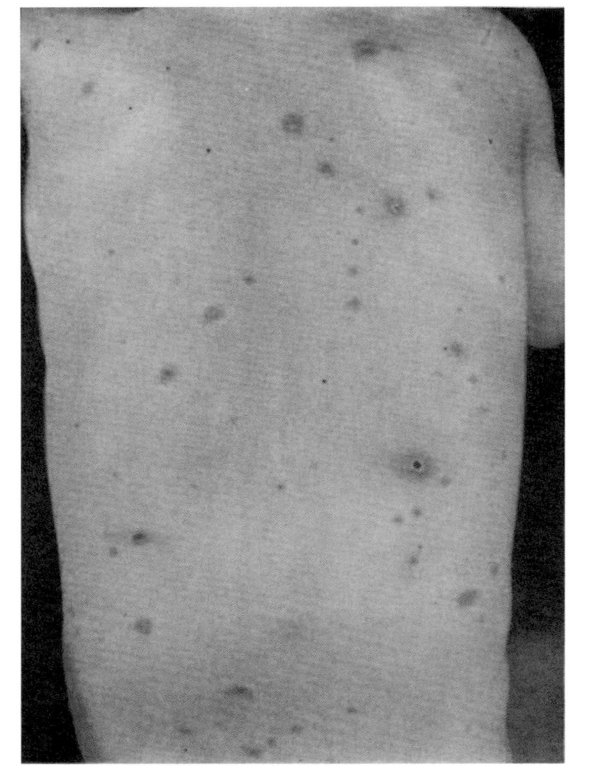

Wundscharlach bei Varizellen.

Infektionspforte = die infizierte, vereiterte Varizellenblase auf der Höhe der 12. Rippe r. h. (Auslöschphänomen +.) Aus der Blase wurden hämolysierende Streptokokken gezüchtet, die übrigen Blasen steril! Rachen erst den 4. Tag gerötet. (Ausscheidungsangina.)

(Düsseldorfer Infektionsklinik 1930.)

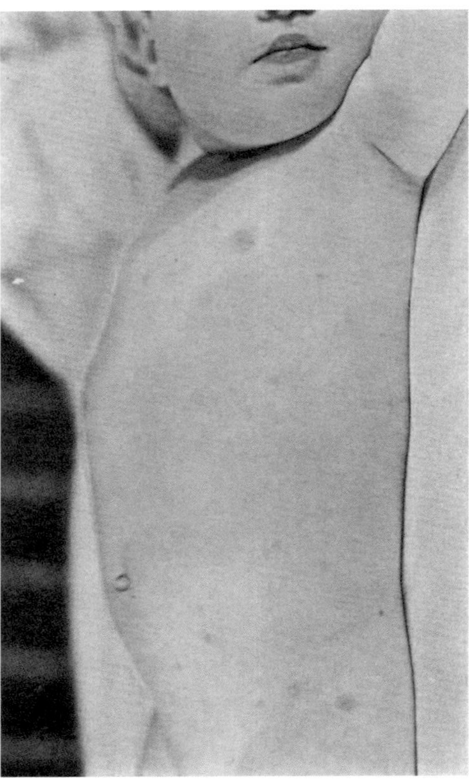

Scarlatiniformer Rash bei Varizellen.

Gesicht und Rumpf hauptsächlich befallen von einem äußerst feinen, feinsprossigen Exanthem. Daneben spärliche frische Varizellenpapeln und -bläschen. (Auslöschphänomen —.) Größte Ähnlichkeit mit echtem Scharlach.

(Düsseldorfer Infektionsklinik 1930.)

Verlag von F. C. W. Vogel in Leipzig.

1. Die Urobilinogenreaktion des Harns.

Art und Wert der Urobilinogenreaktion.

Auf Zusatz von wenigen Tropfen des *Ehrlich*schen Reagens zu 1—2 ccm frischen Harns tritt nach dem Schütteln sofort oder nach wenigen Minuten eine deutliche Rotfärbung auf. Rotfärbung nach Kochen oder Braunfärbung nach Zusatz des Reagens gilt nicht als pathognomonisch.

Bei Scharlach ist die Reaktion in einem großen Prozentsatz der Fälle positiv (nach *Demohn* in 33—46%, nach *Fanconi* in etwa $^2/_3$ aller Fälle, nach *Umber* in 96%, nach *Hesse* in 92%, nach *Rachmilewitsch* in 80%, davon in 20% stark positiv). Der positive Ausfall und der Grad der Reaktion entsprechen nicht der Schwere der Krankheitserscheinungen, ebensowenig der Intensität des Exanthems, eher dem Grade der ikterischen Verfärbung der Haut, obgleich auch hier nach unseren Erfahrungen keine gesetzmäßige Proportionalität besteht. Die Reaktion wird meist erst am 3. Scharlachtage positiv, erreicht ihre größte Stärke um den 5. Krankheitstag und nimmt vom 8. Tage an kontinuierlich ab, doch läßt sich der gesteigerte Urobilinogengehalt im ganzen 2—5, ja 6 Wochen lang nachweisen. Differentialdiagnostisch ist der positive Ausfall besonders gegen scharlachähnliches Serumexanthem und Röteln zu verwerten. Bei Masern wird ein kleiner Prozentsatz (15%) positiver Reaktionen beobachtet, bei Kombination von Masern und Diphtherie sogar 50% (*Rachmilewitsch*).

2. Die Kapillarblutungen, das Rumpel-Leedesche und das Hechtsche Phänomen.

Künstliche Erzeugung typischer Hautblutungen.

Die Kapillarschädigung durch die akute Scharlachvergiftung läßt es spontan zu kleinen Blutaustritten in die Haut kommen, die am deutlichsten an den Stellen mit zarter Epidermis, den Ellenbeugen, Achselfalten, Leistenbeugen sichtbar werden. Ihre Zahl und Häufigkeit hängt von der Stärke des Exanthems und von der Verletzlichkeit der Kapillarwände ab. Sie entstehen per diapedesin und liegen im Korium um die kleinsten Kapillaren gruppiert (*Bennecke*). Diese Blutaustritte kann man provozieren bzw. steigern durch Stauung des Abflußgebietes der zugehörigen Venen, also in der Ellenbeuge durch Stauung des Oberarmes. Darauf beruht das *Rumpel-Lede*sche Phänomen. Eine Staubinde wird 10—15 Minuten lang um den Oberarm gelegt, dann treten in der Ellenbeuge die punktförmigen Hämorrhagien auf. Sie sind bei Scharlach recht konstant und lassen sich bis in die 5. und 6. Scharlachwoche hinein hervorrufen, bei Knaben etwas länger als bei Mädchen (*Leede*), wie auch Knaben nach *Ledes* Meinung etwas häufiger zu hämorrhagischer Diathese, damit auch zu hämorrhagischer Nephritis neigen als Mädchen.

Rumpel-Lede.

Das positive *Rumpel-Lede*sche Phänomen ist aber nicht beweisend für Scharlach, denn es läßt sich auch bei anderen Infektionskrankheiten, die zu Kapillarwandschädigungen führen, hervorrufen, so bei Masern, Influenza, Lues, Lupus (*Bennecke, Mayer*), ferner bei Psoriasis, Gonorrhöe, Ekzem und bei chronischer Nephritis mit hochgradiger Blutdrucksteigerung (hier bleiben die Blutungen aber 2—3 Wochen bestehen und hinterlassen Pigmentierung, während sie bei Scharlach nach wenigen Tagen verschwinden). Sind nun auch die Blutaustritte bei den genannten Krankheiten weniger konstant, schwerer hervorzurufen und geringer an Zahl und Größe, so lassen sich doch solche subjektiv zu beurteilenden, quantitativen Unterschiede nicht für die Differentialdiagnose ausschlaggebend verwerten.

Hecht.

In ähnlicher Weise wie *Rumpel* und *Lede* hatte schon vorher *Hecht* die Zerreißlichkeit der Hautgefäße und die dadurch entstehenden Blutungen für den Scharlach diagnostisch nutzbar gemacht; er klemmte eine kleine Hautfalte auf der Brust zwischen Daumen und 2. und 3. Finger und konnte so punktförmige Blutaustritte hervorrufen, ebenfalls bei Scharlach stärker als bei Masern.

3. Untersuchung des gefärbten Blutausstriches.

Doehle-Körperchen.

a) Färbung nach *Doehle*. Der Blutausstrich auf Deckglas oder Objektträger wird mit Methylalkohol 3—5 Minuten fixiert, dann mit verdünnter Boraxmethylenblaulösung 3 Minuten gefärbt. Die Verdünnung muß jedesmal frisch hergestellt werden im Verhältnis 1:40 Aq. dest. Die Präparate werden dann einfarbig blau; in dem blaßblauen Zelleib der polynukleären Leukozyten, und nur in diesen, heben sich die punktförmigen oder spiraligen, dunklergefärbten und ziemlich kompakten Einschlußkörperchen gut ab (s. Fig. 73).

Ihr diagnostischer Wert.

Bei Scharlach finden sie sich vom 1. und 2. Tage an reichlich in fast jedem Leukozyten, nach dem 8. Tage verschwinden sie allmählich. Ihr Fehlen läßt sich also gut gegen Scharlach verwerten, da sie im Scharlachblut so gut wie konstant vorkommen, aber ihr Vorhandensein beweist noch nicht Scharlach, denn sie treten, wenn auch in geringerer Zahl, bei Masern, Erysipel, Diphtherie, Sepsis, Pneumonie ebenfalls auf, wir fanden sie auch bei Angina lacunaris, Angina *Plaut-Vincenti*, Stomatitis maculo-fibrinosa und ulcerosa (s. auch S. 123).

b) Färbung nach *Pappenheim*. Im kombiniert nach *May-Grünwald* und *Giemsa* gefärbten Präparat ergibt die Differentialzählung der weißen Zellen eine

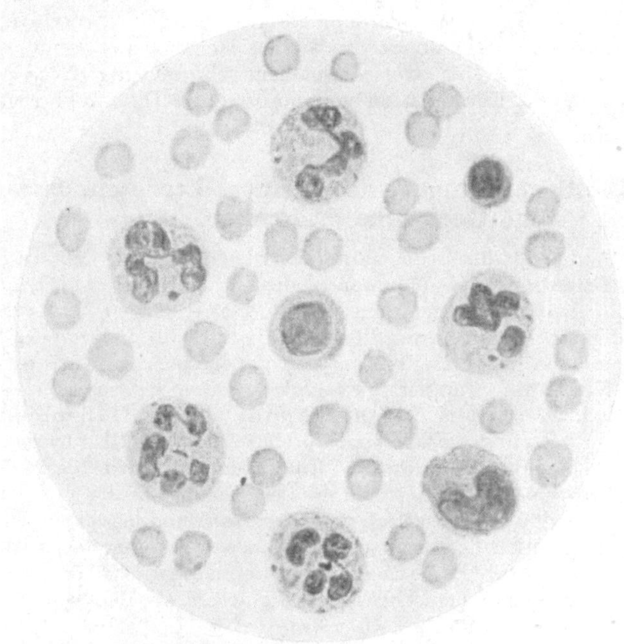

Fig. 73.
Einschlüsse in den polynukleären Leukozyten (Doehle-Körperchen).
(Düsseldorfer Kinderklinik.)
(Zeichnung von *Anne-Marie Kay.*)

Eosinophilie bei Neutrophilie.

Eosinophilie bei Neutrophilie, ein Blutbefund, der im Verein mit der absoluten Vermehrung der weißen Blutzellen bis auf 20000 und mehr im Kubikmillimeter keiner anderen bei uns heimischen Infektionskrankheit eigentümlich ist. (Nur bei einigen tropischen Trypanosomenkrankheiten reagiert das Blut mit ähnlicher Verschiebung seiner weißen Zellen.) Leider ist die Eosinophilie zu Beginn des Scharlachs noch nicht ausgesprochen, sie entwickelt sich erst auf der Höhe der Symptome und ist an das Exanthem gebunden (s. S. 122). In zweifelhaften Fällen mit schwachem Exanthem und zu Beginn des Scharlachs, wo es auf die Stellung der Diagnose ankommt, läßt also dieses Symptom im Stich.

c) Färbung nach *Neutra*. Ein Deckglas mit dem Blutausstrich wird in der Mitte mit einem Tropfen Jodgummilösung beschickt und auf einen Objektträger gebracht. Das Protoplasma der polynukleären Neutrophilen wird bei positivem Ausfall gelbbrötlich oder rotbräunlich, der Kern bleibt ungefärbt. Normale polynukleäre Zellen geben die Jodfärbung nicht.

Diese Jodophilie ist (nach *Neutra, Magi*) bei Scharlach recht konstant, sie geht der Schwere der Krankheit und dem Grade der Leukozytose parallel. Besonders in Verbindung mit der Eosinophilie ist sie ein diagnostisches Hilfsmittel von großem Wert. Doch fehlt auch den Masern, besonders den mit Pneumonie komplizierten, die Jodophilie der Neutrophilen nicht. Jodophilie.

d) Über die Färbung und den diagnostischen Wert der Amatokörperchen und der p. G. (pathologischen Granulationen) von *Mommsen* vgl. S. 123. Es fehlen uns noch eigene Erfahrungen hierüber (vgl. die ablehnende Stellung *Toomeys*).

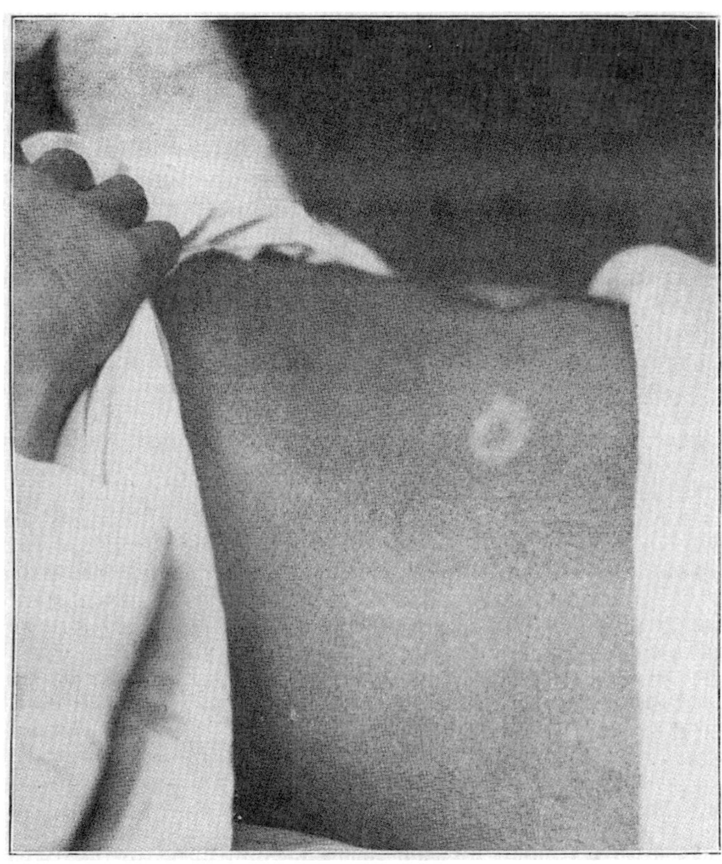

Fig. 74.
Auslöschphänomen bei Scharlach.
(Düsseldorfer Infektionsklinik.)

4. Das Auslöschphänomen.

a) Direkte Methode. Die intrakutane Injektion von $\frac{1}{2}$—1 ccm normalen Menschen- oder Scharlachrekonvaleszenten- oder Streptokokkenserums in die Haut eines Scharlachkranken mit vollentwickeltem Exanthem bringt nach 6—8—24 Stunden dieses Exanthem in Ausdehnung von Markstück- bis Handtellergröße zum Abblassen (s. Fig. 74 und Tafel 4). Der Bezirk erscheint wie ausgespart in dem roten Ausschlag und bleibt blaß bis zum völligen Schwinden des Exanthems; in seinem Bereich sind auch die Hautfollikel abgeschwollen und hier zeigt die Haut den subikterischen Grundton. Bei der späteren Abschuppung bleibt diese Stelle meist von der Schuppung frei. Diese von den Entdeckern *Schultz* und *Charlton* „Auslöschphänomen“ genannte Erscheinung läßt sich nicht mit dem Eigenserum des Patienten, auch nicht

Auslöschphänomen.

Bestimmte Sera versagen.

mit dem Serum von Scharlachkranken der ersten 3 Wochen hervorrufen; ebensowenig löscht Säuglingsserum, wohl aber „Plazentaserum“ (*Toomey*) und die Pferdesera, die nach *Dick, Dochez* u. a. gewonnen werden.

Gelegentlich wurde beobachtet, wie bei einem fraglichen Exanthem das Auslöschphänomen negativ blieb, bei einem kurz darauffolgenden echten Scharlach diese Stelle dann deutlich ausgespart blieb (*Bardach, Großmann*).

Technik.

Zur Technik sei bemerkt, daß die Injektion streng intrakutan vorgenommen werden muß, sonst gelingt das Auslöschen nicht. Ein schon verblassendes Exanthem eignet sich nicht zur Vornahme der Probe, da es verschwunden sein wird, ehe das Auslöschphänomen sich entwickelt hat. Aus demselben Grunde muß bei flüchtigen Exanthemen die Methode versagen. Der Ort der Injektion ist belanglos; seine Wahl wird von der Stärke des Exanthems diktiert. Im allgemeinen hat sich die untere Bauchhaut bewährt. Im Zentrum des ausgelöschten Bezirks erscheint zuweilen — um die Einstichstelle herum — eine hämorrhagische Partie; um die Peripherie bildet sich in seltenen Fällen ein hyperämischer Ring. Inaktiviertes und natives Serum verhalten sich gleich, doch kommt es vor, daß ein und dasselbe Serum in der gleichen Menge das eine Exanthem gut, das andere nur schwach löscht; andererseits wird das Exanthem von verschiedenen Seris verschieden stark ausgelöscht. Der Grad der Reaktion hängt also von beiden Komponenten, vom Serum des Spenders und der Haut des Injizierten ab. Ausnahmsweise kann das Auslöschen auch erst nach 18—24 Stunden erfolgen. Nach unseren Erfahrungen verliert Trockenserum nach längerem Lagern (nach etwa 6 Wochen) viel von seiner auslöschenden Kraft.

Besonderheiten der Reaktion.

Bei der Erprobung der Methode an verschiedenen Kliniken hat sich doch ein teilweises Versagen der Reaktion, vor allem der Mangel der Scharlachspezifität, herausgestellt. In einem gewissen Prozentsatz (zwischen 6,3 und 42,1%) werden sichere Scharlachexantheme von Normalserum oder Scharlachrekonvaleszentenserum nicht ausgelöscht, besonders beim chirurgischen Scharlach ergaben sich hier wechselnde und widersprechende Resultate. Andererseits konnten Rötelnexantheme, Masernausschlag, Varizellenrash, luetisches Exanthem zum Abblassen gebracht werden (*Müller, Steinkopf, Neumann*). Bei Masern hatten schon *Schultz* und *Charlton* ein Abblassen festgestellt, auf dessen Grund aber immer die blaßbräunlichen Masernflecke sichtbar blieben. So Gutes also die Methode leistet, ganz zuverlässig ist sie nicht. Zur Ergänzung wird daher zweckmäßig die

b) indirekte Methode hinzugezogen. Das Serum eines frisch Scharlachkranken löscht ein sicheres Scharlachexanthem nicht aus. Bestehen also Zweifel an der Natur eines Exanthems, so kann das Serum des Patienten an einem Testexanthem geprüft werden. Bei positivem Ausfall des Phänomens ist die betreffende Krankheit kein Scharlach, bei negativem Ausfall darf man Scharlach annehmen. Auf diese Weise sind auch Scharlachanginen mit einiger Wahrscheinlichkeit von anderen Anginen zu unterscheiden. Mit dieser indirekten Methode konnte nach Berichten der Literatur schon eine Reihe von unklaren, scharlachverdächtigen Fällen in die eine oder andere Gruppe eingereiht werden (*Steinkopf, Blum*). Auch wir haben wiederholt fragliche Erkrankungen durch diese Eigenschaft des Serums klären können.

Nach dem 18. Tage, manchmal auch früher, zwischen dem 7. und 14. Tage, kehrt dem Scharlachserum die auslöschende Kraft zurück, nach der 6. Woche löschen schon wieder 85% der Sera Scharlachexantheme aus (*Dorner*).

Versager.

Aber auch dieses scheinbar sichere Verfahren erfährt eine Einschränkung. In einzelnen Fällen haben andere exanthematische Krankheiten dem Serum ebenfalls die löschende Fähigkeit genommen; gerade die Krankheit, bei der am häufigsten die Differentialdiagnose gegen Scharlach gestellt werden muß, die Röteln (*Neumann, Steinkopf*), ferner Varizellenrash verhielten sich in bezug auf diese Serumeigenschaft wie Scharlach. Um die Unsicherheit zu erhöhen, kam es sogar vor, daß die direkte Methode gegen, die indirekte für Scharlach sprach (*Blum, Steinkopf*). Nach den Erfahrungen *Dorners* darf auch das frische Scharlachserum nicht längeral s 14 Tage aufbewahrt werden, sonst gewinnt es die auslöschende Fähigkeit wieder.

Diagnostischer Wert des direkten und indirekten Löschens.

Zusammenfassend läßt sich über den diagnostischen Wert des Auslöschphänomens sagen, daß sowohl die direkte wie die indirekte Anwendung uns unter bestimmten Bedingungen wichtige Aufschlüsse geben kann. Ist nämlich das direkte Auslöschphänomen positiv, d. h. löscht SRS. ein fragliches Exanthem deutlich aus, so handelt es sich bei dem fraglichen Ausschlag mit größter Wahrscheinlichkeit um Scharlach. Ist es negativ, so ist damit noch nichts bewiesen. Dasselbe ist der Fall bei der indirekten Anwendung. Gibt das Serum eines Patienten mit fraglichem Exanthem bei einem sicheren Scharlach eine Aussparung, so handelt es sich beim fraglichen Ausschlag mit größter Wahrscheinlichkeit nicht um Scharlach. Bildet sich keine deutliche Aufhellung, so ist dieser negative Befund nicht sicher zu verwerten.

Theorie des Auslöschphänomens.

Über den Entstehungsmechanismus des Phänomens ist bislang noch nichts Sicheres bekannt. Wir wissen nur, daß der Adrenalingehalt des Serums nicht die Ursache der lokalen Vasokonstriktion darstellt (*Schultz* und *Charlton*). Es lag nahe, eine Antigenantikörperreaktion anzunehmen. Dafür schien auch zu sprechen, daß die Scharlachheilseren von Pferden zum großen Teil Löschfähigkeit besitzen (*Wolff-Eisner*, *Meyer-Estorf*, *Buschmann* u. a.). Jedoch zeigen neueste Untersuchungen, daß die Fähigkeit zu löschen an alle Serumeiweißfraktionen gebunden ist, Globuline, Euglobuline und sogar Albumine (*Schultz* und *Charlton*). Danach spielen die Antikörper, die, wie man weiß, nur an bestimmte Globuline gebunden sind, hierbei wahrscheinlich keine spezifische Rolle. Außerdem ist es *Böttner* gelungen nachzuweisen, daß eine Spezifität im gewöhnlichen Sinne des Wortes bei dieser Reaktion nicht vorzuliegen scheint, denn das Aussparphänomen läßt sich ebenso häufig und sicher wie mit SRS. mit Kalzium Sandoz erzeugen. Diese Ca-Verbindung besteht aus glukonsaurem Kalzium (vgl. auch *Baar*).

Damit ist wohl die „Spezifität" des Aussparphänomens in Zweifel gestellt (*Wolff-Eisner*), die klinische Brauchbarkeit aber keineswegs angetastet.

Spontanes Auslöschphänomen.

Nicht allzu selten beobachtet man spontane Auslöschphänomene (vgl. S. 161). Hat ein Scharlachpatient vor verhältnismäßig kurzer Zeit irgendwelche Hautinfekte banaler oder spezifischer Art (Streptokokken-, Staphylokokkenimpetigo, Furunkel, Spirochätenexantheme usw.) durchgemacht und sind die Entzündungsprozesse der Haut noch nicht völlig zur Ruhe gekommen, und als frische, evtl. noch leicht gerötete Narben zu diagnostizieren, so sieht man oft um eine solche Hautaffektion ein deutliches Aussparphänomen (vgl. *S. Meyer*, *Fanconi*, *Zoeller*, *Demohn*, eigene Beobachtungen). Die Haut ist an diesen Stellen verändert und spricht auf die exanthemauslösenden Momente nicht an. Der verschiedenen Ätiologie wegen ist eine spezifische Antikörperreaktion abzulehnen. *Zoeller* beobachtete ein solches spontanes Auslöschen am 3. Scharlachtag um die am ersten Exanthemtag gesetzte Injektionsstelle des *Dick*-Tests.

Lokales Späterythem.

Umgekehrt beobachtet man gelegentlich nach 1—2 Wochen am Ort des Löschens Späterytheme auftreten (*Fanconi*, *Demohn*, eigene Beobachtungen). Hierbei dürfte es sich wohl nur um die lokale Manifestation einer Serumkrankheit handeln.

5. Streptoreaktion (Levaditi-Fanconi).

Bei Verwundeten mit Streptokokkeninfektionen nimmt nach *Levaditi* die Reaktionsfähigkeit der Haut abgetöteten Streptokokken gegenüber ab. *Fanconi* hat hiervon ausgehend gefunden, daß auch die Scharlachhaut eine konstante Reaktionsunfähigkeit Streptokokken gegenüber besitzt.

Technik.

Man impft die Reinkultur eines vom Rachen eines Scharlachkranken gewonnenen Streptoc. haemolyticus auf Traubenzuckeragar, schwemmt die 24stündige Kultur mit physiol. NaCl-Lösung ab, tötet sie durch 1stündiges Erwärmen auf 56^0 und verdünnt die Aufschwemmung je nach der Intensität der Hautreaktion beim Gesunden 25—100fach, und injiziert davon 0,2 ccm subkutan. Die Reaktion wird 24—48 Stunden später abgelesen. Gesunde Individuen reagieren ausnahmslos positiv mit lokaler Rötung und Infiltration, Scharlachpatienten in der ersten Woche aber 60% negativ, 30% schwach, 10% positiv. Masern, Serumkrankheit, Typhus, hochfieberhafte Pneumonien bedingen ebenfalls negative Reaktionen. Die übrigen Exantheme aber zeigen regelmäßig stark positive Ausschläge. Eine negative Reaktion spricht somit mit großer Wahrscheinlichkeit für Scharlach, eine positive allerdings nur bedingt dagegen. Nachprüfungen von *Bogdanowicz* und *Szenajch* bestätigen die Angaben *Fanconis*.

Aber auch bei dieser klinisch gut brauchbaren Reaktion handelt es sich nicht um ein scharlachspezifisches Phänomen insofern, als etwa der erkrankte Organismus auf den krankmachenden Erreger nicht mehr mit einer Entzündung antworten kann. Es scheint sich vielmehr um eine unspezifische Reaktionsunfähigkeit der Haut zu handeln, die sich auch gegen Tuberkulin (*Pirquet* u. a.) ebenso wie Staphylovakzine (*Fanconi*) äußert. Wie gewissen Krankheiten, Masern, Serumkrankheit usw., so fehlt auch dem Scharlach die Fähigkeit auf alle möglichen Hautreize zu antworten.

6. Dick-Test.

1923 wurde vom Ehepaar *Dick* eine Hautreaktion mit dem von ihnen gefundenen Streptokokkengift beschrieben, analog der *Schick*schen Reaktion. Es handelt sich dabei um die intrakutane Injektion von Streptokokkenkulturfiltraten. Nach 24 Stunden wird bei empfindlichen Individuen die Injektionsstelle rot, bei immunen Personen bleibt sie reaktionslos.

Technik. Man verwendet starke Verdünnungen der Kulturfiltrate hämolysierender Streptokokken und spritzt davon 0,1—0,2 ccm intrakutan. Die Dosis ist eigentlich

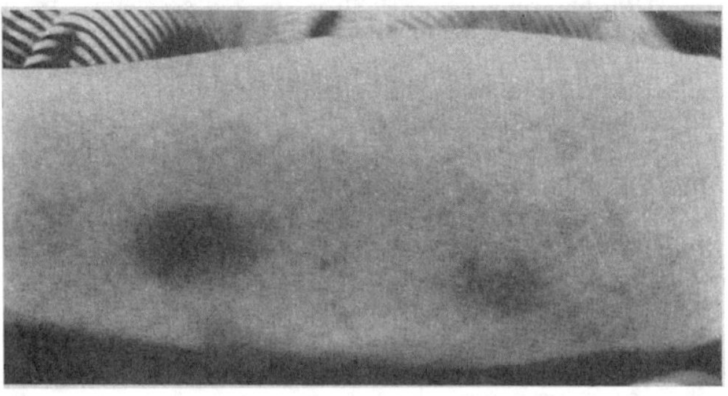

Fig. 75.

Positive Dicksche Reaktion an der Innenseite der Vorderarmhaut: Proximal die positive Kontrolle mit einstündig erhitztem Dick-Gift, in der Mitte negative NaCl-Kontrolle, distal die stark positive Reaktion mit Dick-Gift. Die Reaktion ist als positiv zu bewerten, weil die Kontrolle bei gleichen injizierten Mengen schwächer ist als die Giftreaktion selbst.

(Düsseldorfer Infektionsklinik.)

eine willkürliche Größe, die bei jedem Filtrat nach ihrem Effekt bei einer größeren Anzahl Menschen abgeschätzt werden muß. Verdünnungen sind üblich in Abstufungen von $^1/_{1000}$—$^1/_{5000}$, evtl. $^1/_{800}$—$^1/_{400}$ bei schwächer wirkenden Filtraten. Die positive Reaktion besteht in einer lokalen Rötung mit Infiltration von 1—2 cm bis zu 5 cm Durchmesser. Der Höhepunkt ist nach 14—24 Stunden erreicht. Starke Reaktionen sind noch nach 48 Stunden zu sehen. Nachher blaßt die Rötung rasch ab, das Infiltrat verschwindet. Nekrosen sind selten, ebenso andere gelegentliche Schädigungen (Allgemeinreaktionen, Exantheme usw., *Dick* und *Dick*, *S. Meyer* u. a.).

Kritik. Die Reaktion nach *Dick* läßt sich aber nicht mit derjenigen durch Di-Toxin vergleichen (vgl. Kapitel über Ätiologie und Pathogenese), denn das *Dick*-Gift ist nicht ein Toxin im eigentlichen Sinne des Wortes, die Reaktion ist abhängig von der Empfindlichkeit des Individuums und nicht von der Giftdosis, und schließlich kann man dieses „Gift“ noch nicht einwandfrei standardisieren. Die verschiedenen Streptokokkenstämme bringen quantitativ ganz verschiedene „Toxin“-mengen hervor, so daß auch bei peinlichster Innehaltung der *Dick*schen Originalvorschriften für die Gewinnung des „Toxins“ fast nie dieselben Giftmengen erzeugt werden. Nach den Angaben der *Dick*s ist die Hautreaktion mit Streptokokkengift im Beginn der Scharlacherkrankung in 80—90% positiv und wird während der Rekonvaleszenz langsam negativ. Scharlachrekonvaleszenten sollen nach *Dick*, *Zingher* u. a. in 100% einen negativen *Dick*-Test aufweisen. Bei Erwachsenen soll die Reaktion in etwa 80% negativ sein. Umfassende Kontrollen in allen Ländern haben ergeben, daß die praktische Bedeutung dieser Hautreaktion nicht so groß ist, wie sie ursprünglich angenommen worden war. Erstens ist der „*Dick*-Test" wegen der vielen „Pseudoreaktionen" oft schwer abzuschätzen, man wird zweckmäßig neben der Giftreaktion je eine Kontrolle mit 2 Stunden lang gekochtem, inaktiviertem *Dick*-Gift und eine mit NaCl-Lösung ansetzen. Zweitens aber ist die Zahl der *Dick*-negativen Reaktionen zu Beginn eines Scharlachs doch so erheblich, daß bei einem fraglichen Exanthem aus einem negativen *Dick*-Test kein Beweis gegen die Scharlachspezifität des Ausschlags erhoben werden darf (vgl. *Fanconi, S. Meyer, Bogdanowicz, Kundratitz, Buschmann* u. a.). Drittens ist die Zahl der Scharlachrekonvaleszenten mit noch immer positivem Dicktest ebenfalls ganz erheblich (10 bis 40% *Fanconi, Bogdanowicz, S. Meyer, Kundratitz* u. a.).

Es kann demnach im gegebenen Falle der „*Dick*-Test" zur Diagnose nicht sicher verwertet werden (vgl. auch *Kleinschmidt*). Diagnostischer Wert sehr gering!

Eine andere Frage ist, ob mit Hilfe der *Dick*schen Reaktion scharlachempfängliche und -unempfindliche Individuen unterschieden werden können.

Die folgende Tabelle von *Brown* soll über diese Möglichkeit kurz aufklären: Der *Dick*-Test war positiv bei einer Injektion von Dickgift in der

Verdünnung 1/6000	Verdünnung 1/1000	
in 40,3%	73%	bei Fällen mit fehlendem Scharlach in der Anamnese,
in 6%	—	bei Fällen mit anamnestischen Angaben über früheren Scharlach,
in 26%	100%	bei frischem Scharlach,
in 10%	32%	in der Rekonvaleszenz nach Scharlach.

Es fragt sich, ob nicht bei Verwendung noch höherer Konzentrationen des *Dick*-Giftes, auch bei den Scharlachrekonvaleszenten eine positive Reaktion erzwungen werden könnte.

9 von 12 Kindern, die später Scharlach bekamen, hatten eine positive, 3 davon eine negative Reaktion ($^1/_{1000}$-Verdünnung). Bei Keuchhusten, Diphtherie und anderen Krankheiten wird der *Dick*-Test in 64—88% positiv. Die Altersstufe vom 3.—6. Lebensjahr ist am empfindlichsten (*Kleinschmidt*).

Diese sehr genauen, an großem Material geprüften Daten *Browns* brauchen kaum mehr einer Erklärung. Sie zeigen, daß mit steigender Giftdosis die Reaktionen aller Individuen häufiger und stärker werden, daß die Fehlergrenzen sehr groß sind und infolgedessen der „*Dick*-Test" weder zur Erkennung einer vorliegenden Erkrankung, noch zur Diagnose der „Scharlachempfänglichkeit" oder „Scharlachunempfindlichkeit" eines Individuums sicher verwertet werden kann.

Trotzdem der *Dick*-Test in Amerika hauptsächlich, aber auch in anderen Ländern begeisterte Anhänger hat, mehren sich in den letzten Jahren die Stimmen, welche seine Spezifität in Zweifel ziehen (*Pollitzer, Bieling, S. Meyer, Lorenz* und *Nobel, v. Bokay, v. Groer* u. a.). *S. Meyer* geht sogar so weit, daß sie auf Grund ihrer Untersuchungen behauptet, der *Dick*-Test spiegle nicht die Scharlachempfänglichkeit oder -immunität, sondern sei nur Indikator für den augenblicklichen Immunitätszustand der Haut gegen Streptokokkeninfekte.

7. Harn-Hautreaktion.

Peschle (Rom) 1925 hat gezeigt, daß die intrakutane Injektion von eingeengten Harnfiltraten Scharlachkranker eine lokale Rötung bei scharlachempfindlichen Individuen gibt. Er glaubt, daß diese Reaktion, die sich übrigens auch mit konzentrierten Serumfiltraten erzeugen läßt, diagnostischen Wert besitzt. Eigene Erfahrungen besitzen wir nicht.

8. Komplementbindungsreaktion.

Ausgehend von der Voraussetzung, daß Scharlach eine spezifische Streptokokkenkrankheit sei, kann man mit *v. Naumann* die Komplementablenkung im Serum echter und fraglicher Exantheme mit spezifischem Streptokokkenantigen nach *Langer* untersuchen.

Dieser kommt große praktische Bedeutung zu. *Von Naumann* konnte zeigen, daß unter vielen Streptokokkeninfekten gerade der Scharlach eine spezifische Komplementablenkung aufweist, daß andere Exantheme, Masern, Röteln usw. negative Resultate geben, daß sogar Diphtherie-, Streptokokken-, Mischinfektionen und andere Krankheiten bei Streptokokkenträgern sich so von echtem Scharlach unterscheiden lassen.

Etwa 80—90% aller Scharlachfälle geben eine positive Komplementablenkung. Sie bleibt bis in die Rekonvaleszenz erhalten und ermöglicht so oft noch eine Spätdiagnose. Obschon nicht ganz alle Scharlachfälle reagieren und manchmal auch andere als Scharlachstreptokokken die Komplementablenkung geben, schreibt *v. Naumann* dennoch dieser klinisch sehr wertvollen Reaktion einen spezifischen Charakter zu.

Differentialdiagnose.

Eine Reihe von akuten exanthematischen Infektionskrankheiten und anderen mit Exanthemen und Erythemen einhergehenden Krankheitszuständen kann dem Scharlach so außerordentlich ähnlich sehen, daß die Differentialdiagnose große Schwierigkeiten macht. In den meisten Fällen wird man das Auslöschphänomen neben den übrigen diagnostischen Methoden herbeiziehen. Hier leistet es dann die wertvollsten Dienste.

1. Die scharlachähnliche Form der Serumkrankheit.

Scharlachähnlichkeit der Serumkrankheit.

Sie kann unter Beginn mit Fieber, Erbrechen, Kopfschmerzen, Lymphdrüsenschwellung und Exanthem ganz den Eindruck beginnenden Scharlachs machen. Bei vorangegangener Diphtherie kann die noch bestehende Rachenrötung das Bild vervollständigen. Der Ausgang des Exanthems von der Seruminjektionsstelle aus und die dort bestehende, stärkere Ausbildung des Exanthems kann nicht gegen Scharlach verwertet werden, da sie als Folge der heftigeren Entzündungsbereitschaft einer traumatisch gereizten Stelle oder als stärkeres Exanthem um die extrabukkale Eintrittspforte gedeutet werden kann. Für Scharlach sprechen dann hohes, mehrtägiges Fieber, zunehmende Intensität des Exanthems und der Rachenrötung, ikterischer Unterton der Haut (nicht dagegen Eosinophilie, die auch der Serumkrankheit zukommt und Leukozyteneinschlüsse, die von der Diphtherie herrühren können): Leukopenie und mangelnde Urobilinogenreaktion des Harns lassen sich für Serumkrankheit verwerten.

2. Masern.

Masern und Scharlach.

Ein konfluierendes Masernexanthem kann für Scharlach gehalten werden, besonders da in das Scharlachexanthem morbillenähnliche Flecke eingestreut sein können (bei den sogenannten Doppelexanthemen) und die charakteristischen Masernprodromi: Katarrh und *Koplick*sche Flecken bei voll entwickeltem Ausschlag verschwunden zu sein pflegen. Wo eine sichere Anamnese zu erheben ist, spricht plötzlicher Beginn mit Fieber, Erbrechen, Halsweh für Scharlach, schleichend einsetzender Katarrh mit Husten, Niesen, verklebten Augen für Masern. Sonst müssen der Charakter des Exanthems und die Begleiterscheinungen die Entscheidung bringen. Die von Masern befallene Haut läßt zwischen den Flecken, auch wenn sie zu größeren Flächen konfluieren, normale, zackig begrenzte Hautinseln erkennen, die Scharlachhaut zeigt diffuse, bei näherer Betrachtung aus kleinsten Fleckchen zusammengesetzte Rötung, oder bei lockerer zerstreutem Exanthem gleichmäßige Verteilung der Fleckchen. Die Hautfarbe selbst hat bei Scharlach einen stärker gelblichen Ton als bei Masern. Das Scharlachexanthem läßt das Kinnmunddreieck frei, die Masern befallen das ganze Gesicht, auch die Partie um Mund und Nase. Dieser Unterschied ist in zweifelhaften Fällen von größtem Wert. Die Farbe des Masernexanthems wird im Verlauf mehr bräunlichrot, die des Scharlachexanthems purpurrot. Das Enanthem

Wertung der Erscheinungen.

des Scharlachs ist scharf begrenzt, düsterrot, das der Masern diffuser, mit einem bläulichen oder violetten Farbton. Das gleiche gilt für die Himbeerzunge, die ja auch bei Masern vorkommen kann. Schmerzhafte Kieferwinkeldrüsenschwellungen sprechen für Scharlach, diffuse Konjunktivitis und Reste des Katarrhs für Masern.

Blutuntersuchung!

Gut verwertbar ist der Blutbefund: Bei Masern Leukopenie mit Eosinopenie bis zur Aneosinophilie, bei Scharlach Leukozytose mit Neutrozytose und Eosinophilie. Groblamellöse Schuppung ist pathognomisch für Scharlach, kleienförmige für Masern, doch kann auch die Scharlachhaut sich in feineren Lamellen ablösen. Masernflecke hinterlassen eine bräunliche, ihrer Größe entsprechende, lange sichtbare Pigmentierung, Scharlachflecke eine leicht gelbliche, nur an der Grenze gegen normale, neu sich regenerierende Haut sichtbare Verfärbung. Zweites Kranksein bei Scharlach und Nachkrankheiten nach Masern sind nicht zu verwechseln.

3. Röteln.

Irrtum tüchtiger Ärzte des 19. Jahrhunderts.

Schon die Tatsache, daß die bedeutenden Ärzte des vorigen Jahrhunderts, *Hufeland, J. P. Frank, Schoenlein, Heim*, die Röteln für eine milde Form des Scharlachs hielten, daß ferner eine exanthematische Infektionskrankheit Rubeola scarlatinosa genannt wurde (wenngleich weder Scharlach noch Röteln damit gemeint war, siehe unter „4. Krankheit“, deutet auf die unter Umständen größte Ähnlichkeit eines Rötelnausschlages mit einem Scharlachexanthem. Differentialdiagnostisch kommen Röteln nur gegen leichten Scharlach in Betracht, und es können nur solche Fälle Schwierigkeiten machen, bei denen das Rötelnexanthem nicht nur an einzelnen Stellen den fleckigen Charakter mit dem sprüsseligen vertauscht hat, sondern im ganzen die blaßrote Punktierung eines schwach ausgeprägten Scharlachexanthems angenommen hat. Fehlen der Prodromi und milder Verlauf sind beiden Erkrankungen gemeinsam, die lange Inkubation der Röteln ist wegen der Unbestimmtheit der Scharlachinkubation nur mit Vorsicht für Röteln zu verwerten. Zur Unterscheidung dient dann vor allem das Befallensein des Gesichts und der Mund-Kinnpartie durch das Rötelnexanthem, die größere Distanz zwischen den einzelnen Rötelnflecken oder bei dichterer Aussaat die dann auch deutlichere Fleckung des Gesichtes. Die Schwellung der retroaurikulären und okzipitalen Lymphdrüsen (bei Ausschluß von Hauterkrankungen in ihrem Quellgebiet) kann nur im Verein mit anderen Symptomen die Rötelndiagnose sichern, da sie ja auch bei Scharlach vorkommt; hier spricht schmerzhafte stärkere Beteiligung der angulären Drüsen für Scharlach, Katarrh der Luftwege dagegen für Röteln. Großer Wert kommt wieder dem morphologischen Blutbefund zu: Das Rötelnblutbild zeigt eine ausgesprochene Plasmazellenlymphozytose, die dem Scharlachblutbild fremd ist. Stärkere Angina und neue Krankheitserscheinungen nach Abklingen der Primärerscheinungen sichern unbedingt die Diagnose Scharlach.

Schwierigkeiten der Diagnose in leichten Scharlachfällen.

Blutuntersuchung!

4. Die 4. Krankheit.

Die Verlegenheitsdiagnose „4. Krankheit“.

Als ausgesprochen scharlachähnlich wird die 4. Krankheit, die Rubeola scarlatinosa (*Filatow*) geschildert. Es ist noch strittig, ob es sich um eine selbständige Krankheit oder um milden Scharlach bzw. scharlachähnliche Röteln handelt. Für die Unterscheidung wird vor allem die längere Inkubationszeit, das Fehlen von Komplikationen und die kürzere Ansteckungsfähigkeit des Rekonvaleszenten (nach 14 Tagen keine Infektionsgefahr mehr) geltend gemacht.

5. Erythema infectiosum, Ringröteln, Großfleckenkrankheit.

Erythema infectiosum leicht zu unterscheiden.

Diese mit mehr Berechtigung als selbständige exanthematische Infektionskrankheit betrachtete Erkrankung hat mit Scharlach die diffuse Rötung und Schwellung der Wangen, die erysipelatöse Röte des Nasenrückens gemeinsam. Die Differentialdiagnose wird sehr erleichtert durch die übrige Lokalisation der Großflecken. Sie lassen den Stamm frei oder befallen ihn spät und spärlich mit masern- und urtikariaähnlichen Flecken, vereinigen sich auf den Streckseiten der Extremitäten und den Nates zu großen, erhabenen, sich heiß anfühlenden Flächen, die mit scharf begrenztem, zackigem, wallartigem Rand in die normale Haut abfallen, also mit der punktierten, gleichmäßig verteilten Röte des Scharlachs wenig Ähnlichkeit haben. Außerdem bleiben sie länger bestehen (6—10 Tage) und hinterlassen beim Abblassen eine gitterartige Marmorierung der Haut (Ringelröteln). Das Blutbild kann durch die Neutropenie bei allgemeiner Leukopenie die Diagnose Großflecken stützen.

6. Vorexantheme und Frühexantheme bei anderen Infektionskrankheiten.

Verschiedenartige Erytheme.

Der Rash bei Pocken kann scharlachähnlich aussehen, beschränkt sich aber meist auf das *Simon*sche Schenkeldreieck und die Axillen. Der eigentliche Pockenausschlag beginnt demgegenüber mit masernartigen Flecken. Auch das Vorexanthem der Varizellen nimmt gern Scharlachcharakter an. Ferner treten in der Frühperiode der lobären Pneumonie, der Influenza, der Meningitis cerebrospinalis, der Poliomyelitis, des Typhus abdominalis und anderer intestinaler Krankheiten, auch bei Rekurrens, flüchtige, diffuse oder fein punktierte Erytheme auf, die erst bei weiterer Beobachtung richtig gedeutet werden können. Septische und toxische Erytheme, z. B. bei Streptokokkenallgemeininfektionen können durch die Morphologie und Lokalisation der Flecken nicht immer von Scharlach unterschieden werden.

Auch die epidemische Parotitis tritt manchmal mit scharlachähnlichem Exanthem im Verein mit Gelenkschmerzen auf und bereitet so differentialdiagnostische Schwierigkeiten. Die Parotitis scarlatinosa ist eine Erkrankung des 2. Krankseins und kann bei bestehenden Gelenkschmerzen, Exanthemrezidiv usw. zu Verwechselungen führen, die erst durch die epidemiologischen Verhältnisse, das Folgen weiterer Fälle von Parotitis epidem., geklärt werden (vgl. S. 135 u. 161).

7. Die Lues

Lues mit Angina luetica mit Scharlach zu verwechseln.

kann jedes Exanthem nachahmen, also auch einmal mit Angina spezifica ein scharlachähnliches Exanthem verbinden. Dann leitet am besten die Verschiedenheit der Rachenerkrankung auf die richtige Diagnose. Luetische Angina entwickelt sich langsam, ohne die stürmischen Erscheinungen des Scharlachbeginns, hält sich hartnäckig und verschwindet langsam. Die nekrotisierenden Prozesse sind zwar gleich, aber es fehlt der luetischen Angina die intensive Rötung der gesamten Mundschleimhaut bis zum harten Gaumen, also das Enanthem, ebenso die Himbeerzunge, auch verursacht sie nur geringes oder gar kein Fieber und daher nicht den schweren Krankheitszustand, den eine Scharlachangina von gleicher Ausdehnung hervorrufen würde. Die Wassermannsche Reaktion kann während des Scharlachs positiv sein ohne luetische Infektion (s. S. 124), ist also nur mit Vorsicht für die Diagnose Lues zu verwerten.

8. Erythema scarlatiniforme desquamativum recidivans,

Ein rezidivierendes scharlachähnliches Exanthem.

ein dem Scharlach sehr ähnlicher Krankheitszustand, erfährt erst bei wiederholten Anfällen seine richtige Deutung. Zuerst von *Feréol* beschrieben, ist es in der Folge auch von deutschen Ärzten, *Kramsztyk*, *Heubner*, *Zappert*, *Fuss*, beobachtet worden. Die Anfälle, deren Zahl auf 7, 9, ja 20 bei ein und demselben Individuum angegeben wurden, beginnen mit Fieber und scharlachähnlichem Exanthem, das sich schnell ausbreitet und durch einen sehr starken Juckreiz ausgezeichnet ist. Angina und Himbeerzunge fehlen. Das Exanthem hinterläßt eine ungewöhnlich starke Schuppung. Uns scheinen nach mancher Beschreibung Fälle von Nahrungsmittel- oder Arzneiexanthem bei bestimmter Idiosynkrasie vorzuliegen. Der starke Juckreiz, das Fehlen der Rachenerscheinungen, die wiederholt erwähnte Provakation durch Arznei- und Nahrungsmittel, Quecksilberpräparate (*Feréol*), Austern- und Hummergenuß (*Heubner*), die bei *Heubners* Fall vorhandene Polymorphie des Exanthems — Urtikariaquaddeln im Gesicht, Friesel zwischen Scharlachsprüsseln —, die verschieden lange, jedenfalls von der Ausscheidung des schädlichen Agens abhängige Dauer des Exanthems, sind unsere Gründe für diese Annahme. Nach *Zappert* sensibilisiert der Scharlach geradezu für das Erythema scarlatiniforme recidivans.

9. Arzneimittelexantheme.

Arznei-ausschläge.

Zu scharlachartigen Ausschlägen geben Atropin, Aspirin, Pyramidon, Luminal, Nirvanol, Chinin, Atophan, Jodoform, Quecksilberpräparate, Chrysarobin, Santonin, Ektebin Veranlassung. Das Exanthem läßt aber durchweg die Schwellung der Hautfollikel vermissen, dem Gesamtkrankheitsbilde fehlt die Angina. Fieber und ikterische Färbung der Haut dagegen können vorhanden sein.

Tuberkulinexantheme zeigen nur die Rötung und Schwellung der Hautfollikel ohne diffuse Rötung der Gesamthaut und sind im übrigen durch rasche Ausbreitung und ebenso rasches Verschwinden charakterisiert.

10. Sudamina und epidemischer Schweißfriesel

können dem Scharlachfriesel sehr ähnlich sehen. Ausgedehnte, über den ganzen Körper verbreitete Miliaria treten aber fast nur bei Säuglingen auf und diese sind im ersten Lebenshalbjahr fast absolut, im zweiten Halbjahr noch weitgehend vor ausgesprochenem Scharlach geschützt. Vor allem aber fehlen bei gewöhnlichem Schweißfriesel Fieber und Angina.

Der epidemische Schweißfriesel zeigt einen anderen Beginn als der Scharlach: Unwohlsein, rezidivierende, 3—6 Stunden dauernde, enorme Schweißausbrüche vor dem Aufschießen der Sudamina. Außerdem gehört dazu ein typisches Konstriktionsgefühl im Epigastrium (barre épigastrique) und ein Milztumor. Die Febris miliaris oder Sudor anglicus kommen nur in seltenen Epidemien zur Beobachtung (*Jochmann-Hegler*).

11. Schreiexanthem und Erythema pudoris

entstehen und verschwinden gewissermaßen vor unseren Augen, lassen sich auch beinahe mit der Sicherheit des Experiments wieder hervorrufen. Sie befallen fast nur den oberen Teil des Rumpfes, verschonen die Arme und lassen immer den gelblichen Unterton der Haut vermissen.

12. Das Sonnenerythem,

besonders beim Beginn von Sonnen- und Luftbadekuren, kann einem Scharlachexanthem sehr ähnlich sein, zumal auch bei Erythema solare Fieber entstehen kann. Die Angina fehlt. Nacken und Gesicht sind am stärksten befallen. Die dem Licht nicht ausgesetzten Körperpartien, besonders das Schenkeldreieck, bleiben frei.

Prognose.

Vorsicht bei der Prognose.

Der Scharlach ist eine tückische Krankheit. In diesem Worte *Wunderlichs* liegt schon das Eingeständnis, daß eine sichere Prognosenstellung beim Scharlach unmöglich ist. Keine andere Krankheit ist so unberechenbar in ihrem Verlauf, keine hat so viele Überraschungen bereit, keine weist einen so starken Gegensatz zwischen Beginn und Ausgang auf wie der Scharlach. Der leichte Anfang bietet keinerlei Gewähr für den weiteren leichten Verlauf, die Rekonvaleszenz kann jederzeit, auch noch sehr spät, vom Wiederaufflammen der Krankheit auf den alten oder auch den neuen Schauplätzen unterbrochen werden, der Ausgang hängt von Faktoren ab, die sich zu Anfang weder übersehen, noch alle richtig einschätzen lassen.

Im ganzen kann höchstens gesagt werden, daß ein toxisch-septischer Beginn eine länger dauernde, von mehr Komplikationen gefolgte Krankheit einleitet als ein einfacher, nicht toxischer oder septischer Anfang (vgl. *v. Bormann*).

Woran hat man sich bei der Prognose zu halten?

Sucht man trotzdem nach Anhaltspunkten, um zu einer Beurteilung wenigstens des augenblicklichen Krankheitszustandes zu gelangen, so leiten in der Hauptsache folgende Momente:

1. Das Fieber,
2. Der Grad der Vergiftung des Zentralnervensystems. Damit im Zusammenhang stehend
3. Der Grad der Kreislaufschädigung,
4. Die Beteiligung der Nase an den nekrotisierenden Prozessen,
5. Alter und Konstitution des Kindes,
6. Bestimmte Merkmale und Veränderungen des Exanthems.

Das Fieber.

Zu 1. Hohe Anfangstemperaturen gehören zum Scharlachbeginn und geben vorerst zu besonderer Befürchtung keinen Anlaß. Erst wenn sich die hohen Temperaturen über die normale Zeit der ersten Krankheitsperiode, also bis in die 2. Woche hinein halten, deuten sie auf fortdauernde oder neu sich vorbereitende Krankheitsprozesse. Ebenso muß jede Unterbrechung der normalen Lysis als Symptom einer Wiedererkrankung gedeutet werden. Der Wiederanstieg der schon normal gewordenen Temperatur in der frühen oder späten Rekonvaleszenz gibt das Signal zu einer mehr oder minder großen Reihe von neuen Krankheitserscheinungen. Exzessive Temperaturen von 42—42,2° gelten als prämortales Zeichen.

Vergiftungserscheinungen des Zentralnervensystems.

Zu 2. Die Vergiftung des Zentralnervensystems zeigt sich bei jedem Scharlach an dem initialen Erbrechen, dem hohen Fieber, der relativen Pulsbeschleunigung. Auch höhere Grade der Vergiftung, Verwirrtheit, Benommenheit, Delirien können noch unbedenklich sein, erst die Unruhe, die Jaktation, die jagende große Atmung, die dauernde Somnolenz, unstillbares Erbrechen, Krämpfe geben eine ungünstige, fast letale Prognose. Auch die ungewöhnliche Lebhaftigkeit kurz vor der Erkrankung wird als Zeichen der zerebralen Vergiftung, des Wegfalls bestimmter Hemmungen gedeutet und daher prognostisch ungünstig aufgefaßt.

Puls und Herz.

Zu 3. Eine Pulsfrequenz von 140—160 Schlägen ist beim Scharlach nichts Ungewöhnliches. Aber abnorme Frequenz des Pulses — 200 und mehr Schläge pro Minute —, schlechte Akzentuation der Herztöne, insbesondere Verschwinden des ersten Herztones, Klein- und Fadenförmigwerden des Pulses, Auskühlen der Extremitäten und der Nase, livide Verfärbung der Haut sind bedenkliche Zeichen der Vasomotoren- und Herzschwäche. Dieses Versagen des Kreislaufes kann zu Beginn den Scharlach gewissermaßen kupieren, die Entwicklung des Exanthems hintanhalten und die direkte Todesursache sein; Pulslosigkeit war immer das Zeichen des unmittelbar bevorstehenden, unabwendbaren Endes. Die Kreislaufschwäche kann aber auch in der späteren Periode für jeden Krankheitsprozeß den prognostisch ungünstigen Ausschlag geben.

Nase und Rachenraum.

Zu 4. Die Beteiligung der Nase an den nekrotisierenden Prozessen, kenntlich an der vollständigen Verlegung der Nasenhöhle, dem ätzenden, ständig fließenden, eitrigen Sekret, den zeitweilig entleerten Membranen, ist ein ernst zu bewertendes Symptom; es zeigt die Erkrankung des ganzen Nasen- und Rachengebietes an und bildet meist den Auftakt zu den nekrotisierenden Entzündungen der Nachbargebiete, der Nebenhöhlen und des Mittelohres.

Alter und Konstitution des Patienten.

Zu 5. Das Alter des Kindes ist ein weiterer wichtiger Faktor für die Beurteilung des Krankheitszustandes. Junge Säuglinge pflegen den Scharlach leicht durchzumachen, ältere Säuglinge und Kinder des 2.—5. Lebensjahres sind im Gegenteil stark gefährdet, erliegen besonders leicht den Streptokokkenkomplikationen. Mit zunehmendem Alter steigt die Resistenz gegen Scharlach.

Pastöse, lymphatische Kinder neigen zu den malignen Rachen- und Drüsenerkrankungen; vasolabile Individuen sind durch die Lähmung des Vasomotorenzentrums mehr gefährdet als Kinder mit robustem Gefäßnervensystem: Hydropische Konstitutiom disponiert vielleicht zur Ödembildung bei der Nephritis, familiäre Schwäche oder Minderwertigkeit der Nieren läßt eine Nephritis erwarten.

Die Art des Exanthems.

Zu 6. Das Exanthem kann nur insofern zu prognostischen Schlüssen herangezogen werden, als ein kräftig entwickeltes, hochrotes Exanthem das Zeichen einer guten „esophylaktischen“ Funktion der Haut ist (*Hoffmann, Bloch*). Seit wir in der Haut ein großes, immunisatorisch tätiges Organ und in kräftigen Entzündungsprozessen bei exanthematischen Infektionskrankheiten eine „Ableitung“ von den inneren Organen sehen, gewinnt die Intensität des Exanthems eine erhöhte prognostische Bedeutung. Zögernd entstehende, anomal verteilte, mit masernartigen Flecken durchsetzte Exantheme werden prognostisch ungünstig beurteilt. Ungewöhnlich lange bestehendes, intensives Exanthem, das erst in mehreren Nachschüben die volle Höhe erreicht und sie mit neuen Nachschüben lange behauptet, begleitet den septischen Scharlach oder leitet ihn ein. Livides oder plötzlich erblassendes Exanthem zeigt Versagen der Herzkraft an.

Beurteilung der einzelnen Erscheinungen des 2. Krankseins.

Die sich aus den primären Scharlacherscheinungen entwickelnden, septisch-pyämischen Prozesse, ebenso die Krankheiten der zweiten Scharlachperiode, können den Krankheitsverlauf so entscheidend beeinflussen, daß bei jeder einzelnen von ihnen die prognostisch verwertbaren Momente zur Beurteilung des neu geschaffenen Krankheitszustandes berücksichtigt werden müssen. Bei der

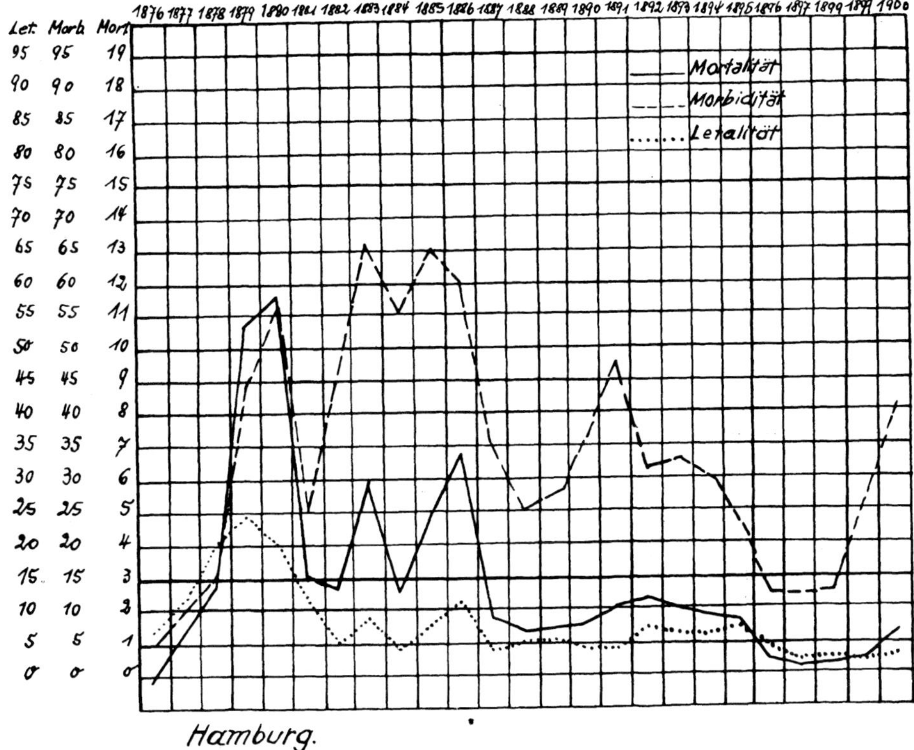

Fig. 76.

Morbidität, Mortalität und Lethalität des Scharlachs in Hamburg von 1876—1900 (nach Peters). Zu Beginn dieser über viele Jahre sich hinziehenden Scharlachepidemie die größte Sterblichkeit (Mortalität und Lethalität). Trotzdem später die Erkrankungsziffern weiter ansteigen, ist der Scharlach gutartiger geworden, Lethalität und Mortalität sinken dauernd.

Prognose der Nephritis nach der Funktion der Niere.

nekrotisierenden Angina wird die starke Schwellung der Kieferwinkeldrüsen und besonders das pralle Ödem des Halsbindegewebes eine ungünstige Beurteilung erfahren. Die Prognose der Nephritis hängt ab von dem Grade der Wasser- und Stickstoffausscheidungsfähigkeit der Nieren, nicht von der Menge des ausgeschiedenen Eiweißes, nicht von der Zahl und Art der Formelemente und nicht von der Stärke der Ödeme; später beeinflussen das Herz oder eine Pneumonie die Nephritisprognose. Lordotische Albuminurie und Nephritis beeinflussen sich gegenseitig nicht.

Mittelohr und Warzenfortsatz.

Die Otitis media ist nicht so sehr durch profuse, eitrige Sekretion und Beteiligung des Warzenfortsatzes gefährlich als durch trockene Nekrose, Übergang auf die Meningen und Miterkrankung des Innenohres. Stärkere Blutungen aus dem Ohre — ebenso aus dem Halse — sind Zeichen der Arrosion größerer Gefäße und daher

Gelenke und Herz.

von letaler Bedeutung. Die Synovitis hat im allgemeinen eine gute Heilungstendenz. Die Herzstörungen beeinträchtigen die Prognose nur bei Auftreten einer Endokarditis und Ausbildung eines Klappenfehlers.

Der Genius epidemicus.

Die allgemeine Prognose, d. h. die aus der Beobachtung einer Epidemie sich ergebende Beurteilung ihres Gesamtcharakters und die Vor-

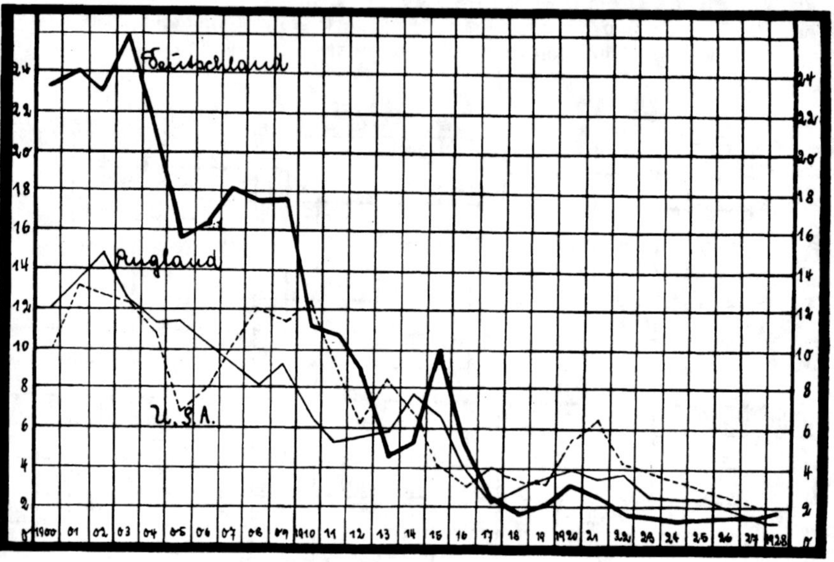

Fig. 77.

Gleichmäßiges Absinken der Mortalität des Scharlachfiebers in Deutschland, England und in den Vereinigten Staaten von Nordamerika (U.S.A.) von 1920—1929 pro 100000 Einwohner. (Epidem. Monatsber. des Hyg. Sekr. des Völkerbundes Nr. 8, 1929).

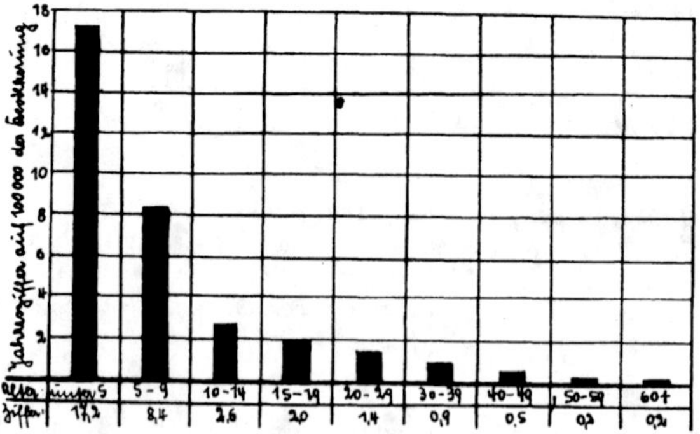

Fig. 78.

Scharlachfieber: Sterblichkeit nach Altersgruppen, im Staate New York, Durchschnittsziffer für alle Altersstufen = 3,3 (1921—25) aus N. Y. State Dep. of Health Division of vital statistics.

aussage des Verlaufs der in diesem Rahmen sich abspielenden Einzelerkrankungen wurde bisher meist nach der Mortalität, der Zahl der Scharlachtoten auf die Gesamtzahl der Lebenden gestellt.

Danach hatte z. B. Hamburg schwere Epidemien in den Jahren 1821 mit einer Sterblichkeit von 17,5 auf 10000 Lebende, 1831 mit 14,7 Mortalität, 1851 mit 21,0 Mortalität. Die Berliner Statistik läßt heftige Scharlachepidemien in den Jahren 1865, 1868, 1875, 1877, 1880—1883 erkennen.

Das Deutsche Reich hat in den Jahren 1901—1905 eine Scharlachsterblichkeit von 2,20 auf 10000 Lebende, Rußland in der gleichen Zeit eine Mortalität von 13,9

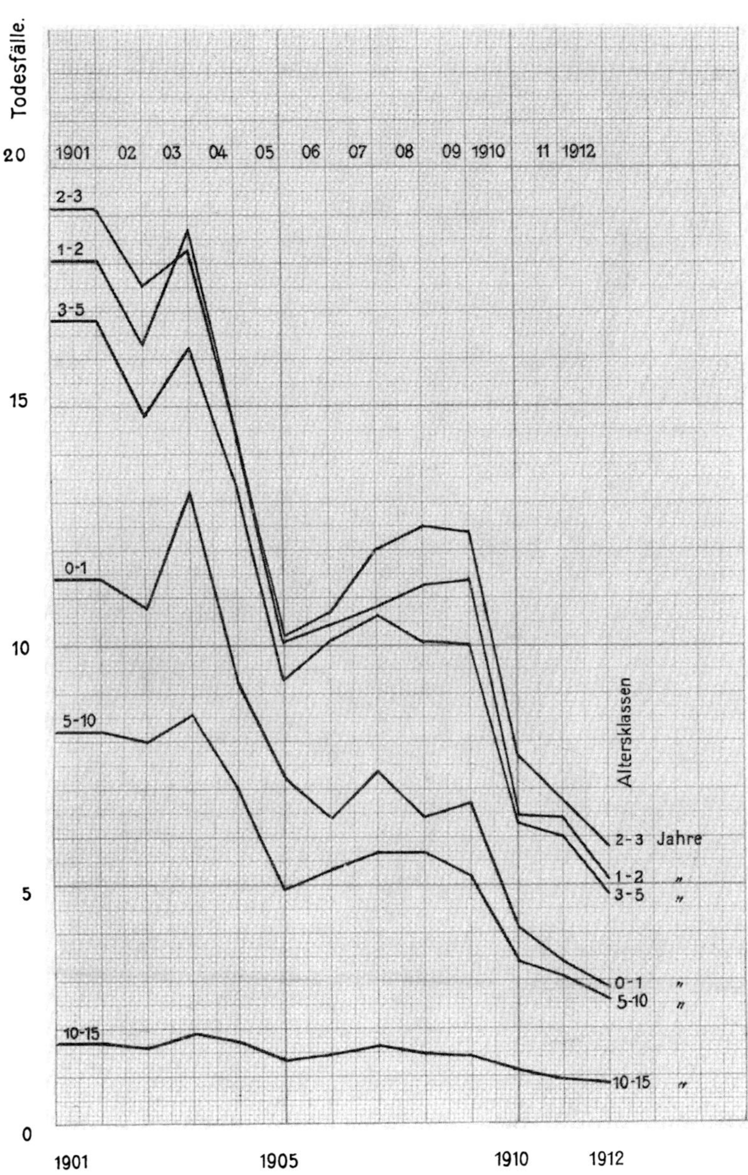

Fig. 79.

Scharlachtodesfälle in Preußen auf *10000 Lebende der betreffenden Altersklassen (nach Bürgers).*

Die ersten 5 Jahrgänge sind trotz gleichmäßigen Absinkens der Mortalität sämtlicher Altersklassen immer am stärksten betroffen (vgl. die New Yorker Statistik von Park Fig. 78).

Verschiedenartige Ergebnisse in verschiedenen Zeiten und an verschiedenen Orten.

auf 10000 Lebende. Skandinavien, Großbritannien, die Niederlande, die Schweiz, Italien, Frankreich haben nach *Kisskalt* geringere Sterblichkeitszahlen.

Eine alte Mortalitätsstatistik aus Königsberg aus den Jahren 1777—1803 zählte 2,8 Scharlachtodesfälle auf 10000 Lebende, in einzelnen Seuchenjahren stieg die Mortalität auf 16,1 und 20,5 (*Kisskalt*). *Johannessen* berechnete bei der Scharlach-

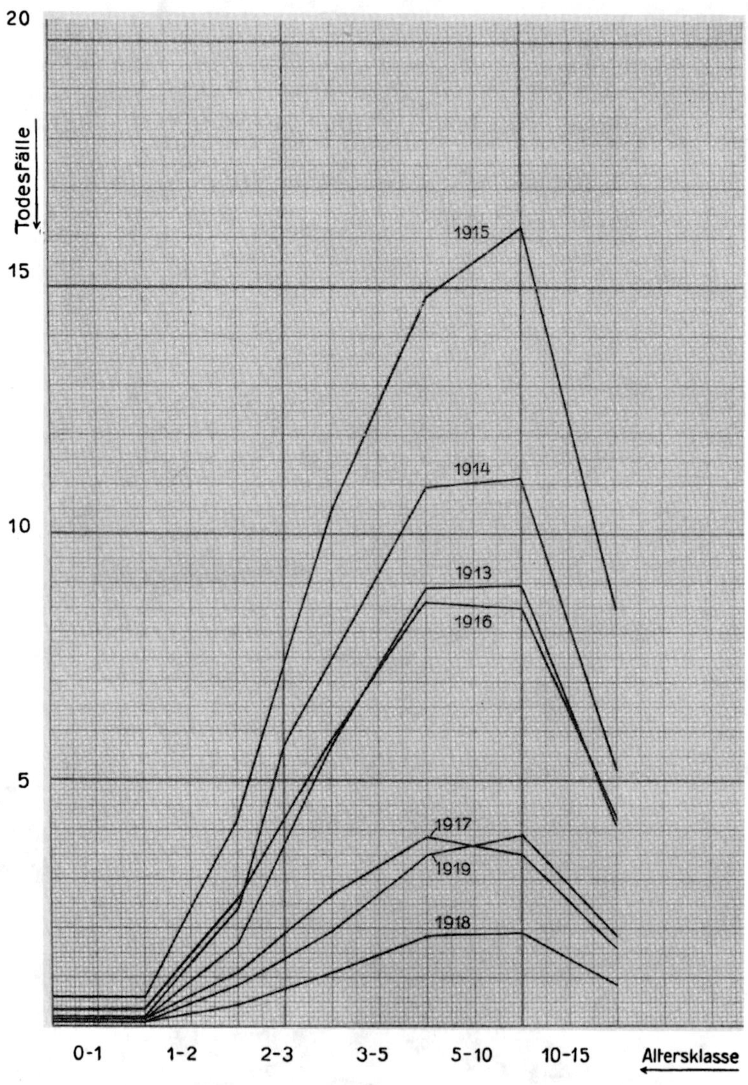

Fig. 80.

Anteil des Scharlachs an je 100 Todesfällen einer Altersklasse (nach Bürgers). Die Jahrgänge 3—10 stellen bei schweren und leichten Epidemien der verschiedenen Jahre das Hauptkontingent der Scharlachtodesfälle.

epidemie *Norwegens* in den Jahren 1872—1878 eine Mortalität von 0,01—3,1% auf die Gesamtbevölkerung.

Den Anteil der Scharlachtodesfälle an der Gesamtzahl der Gestorbenen berechnete *Schieferdecker* für Königsberg in den großen Epidemiejahren 1860 und 1875 und in epidemiefreien Jahren wie folgt:

Im	Jahre	1858	kamen	auf	1000	Gestorbene	0,84	Scharlachtote,
,,	,,	1860	,,	,,	1000	,,	91,12	,,
,,	,,	1862	,,	,,	1000	,,	6,0	,,
,,	,,	1866	,,	,,	1000	,,	4,76	,,
,,	,,	1875	,,	,,	1000	,,	119,61	,,

Es ergibt sich also ein großer Unterschied der Sterblichkeit in Epidemiejahren und epidemiefreien Jahren. Das entspricht der allgemeinen bekannten und

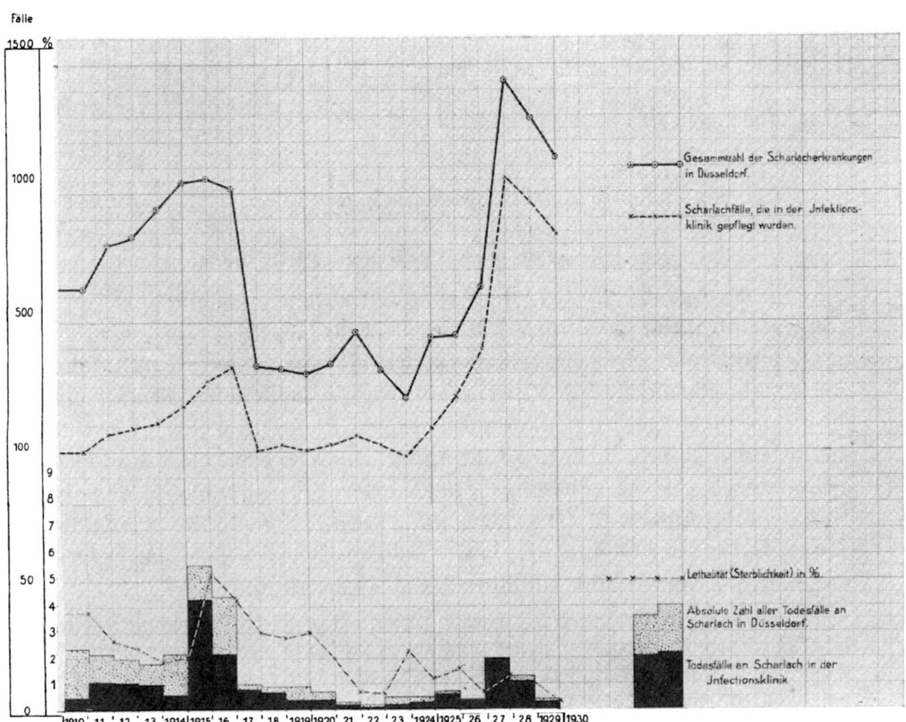

Fig. 81.

Anzahl der Erkrankungen und Todesfälle an Scharlach in Düsseldorf vom 1. Jan. 1910 bis 1. Jan. 1930. Gesamtzahlen der Stadt verglichen mit den Zahlen der Hospitalisierten. Deutliche Zunahme der Überweisungen, besonders der schwersten Fälle in die Infektionsklinik. Fast sämtliche Todesfälle der letzten 12 Jahre sind in der Klinik eingetreten.

immer wieder bestätigten Erfahrung, daß in Zeiten größter Scharlachseuchen nicht nur die Morbidität, sondern auch die Mortalität bzw. Letalität ansteigt, besonders zu Beginn einer Epidemie.

Aus der Privatpraxis liegen einzelne Zahlen über die Scharlachsterblichkeit vor von *Heubner*, *Jürgensen* u. a. *Heubner* hatte bei 358 Scharlacherkrankungen in der distriktpoliklinischen Praxis Leipzigs 13,4% Letalität, *Jürgensen* bei 547 Scharlacherkrankungen in Thüringen 8,23%. Für Stockholm gibt *Jürgensen* Zahlen von 2,8—28,8% an. Die Letalität der Düsseldorfer Scharlacherkrankungen aus den Jahren 1910—1929 ist auf der Kurve Fig. 81 eingezeichnet.

Für Norwegen liegt aus dem Jahre 1875 eine Morbiditätsstatistik getrennt nach Geschlechtern vor. Sie ergab genau gleichen Prozentsatz der Scharlachsterblichkeit für beide Geschlechter; es erkrankten nämlich von 888571 Personen männlichen Geschlechtes 2,85‰, von 930282 Personen weiblichen Geschlechtes ebenfalls 2,85‰.

Aus all diesen Zahlen geht die große Verschiedenheit der Morbidität, Mortalität und Letalität an Scharlach zu verschiedenen Zeiten und in verschiedenen Ländern hervor. Die Gründe für den wechselnden Charakter der Epidemien hat man im Genius loci, im Genius epidemicus, in den Virulenzunterschieden des Erregers, in der wechselnden Disposition der Bevölkerung gesucht, also unter ziemlich vagen Vorstellungen in hypothetischen Ursachen. Der Scharlach als epidemiologisches Phänomen ist noch ein Buch mit vielen Siegeln. Nur der Einfluß der sozialen Lage wird allgemein als von geringer Bedeutung für die Letalität wie für die Morbidität angesehen (s. oben S. 95). Schlechte Wohnverhältnisse und grobe Vernachlässigung bei der Pflege verschlechtern natürlich beim Scharlach wie bei jeder Infektionskrankheit die Heilungsaussichten, aber der eigentliche Gang der Krankheit wird doch nicht einschneidend von den sozialen Verhältnissen beeinflußt, keinesfalls ist der Scharlach eine Proletarierkrankheit und besonders die Sterblichkeitszahlen sind nach den bisherigen Erhebungen bei der Armenbevölkerung nicht größer als bei den bessergestellten Ständen.

Prophylaxe.

1. Die allgemeine Prophylaxe.

Wert der Verhütung.

Sie besorgt den Schutz der Gesunden durch Absonderung des Kranken und Desinfektion der von ihm benutzten Gegenstände. Diese Methode kann praktisch Gutes leisten, denn wir dürfen hoffen, durch schnelle Isolierung des Kranken auch bei schon ausgebrochenen Initialerscheinungen die gesunde Umgebung noch schützen zu können. Die Gefährdung durch die unberechenbare Krankheit ist andererseits so groß, daß man es nicht verantworten kann, Geschwister oder andere Hausgenossen absichtlich der Infektion auszusetzen. Die gelungene Verhütung schützt vielleicht für das ganze Leben vor Scharlach, weil die Empfänglichkeit für Scharlach beinahe proportional dem zunehmenden Alter abnimmt.

Der Scharlachkranke gehört ins Krankenhaus.

Die Isolierung läßt sich am besten durch sofortige Überführung in ein Krankenhaus, und hier am besten in einer eigenen Scharlachabteilung erreichen. Im Privathause, auch dem geräumigen, ist sie meist illusorisch. Der enge Konnex der Pflegepersonen mit dem Kranken macht diese leicht zu Virusträgern, die im Verkehr mit den anderen Hausgenossen die Übertragung besorgen, abgesehen von der fast unmöglichen Befolgung der strengen Isolier- und Desinfektionsvorschriften. Muß man einen Scharlachkranken in seiner Wohnung behandeln, so entfernt man die gesunden Geschwister aus der Wohnung, verbietet für 14 Tage deren Schulbesuch, sowie den Verkehr mit anderen Kindern und stellt sie unter ärztliche Beobachtung. Man muß sich darüber klar sein, daß diese Isolierung der Geschwister in den meisten Fällen eine halbe Maßregel ist. In den Wohnungen des Proletariats können sich die Kinder nicht den ganzen Tag aufhalten, sie spielen dann auf der Straße, in Höfen, auf Spielplätzen doch mit anderen Kindern, zumal mit den noch nicht schulpflichtigen, also besonders gefährdeten Kindern und können diese während ihres eigenen Inkubations- und Prodromalstadiums infizieren. Bleiben die Geschwister im Hause, so ist bei ungenügender Isolierung des Kranken für die ganze Dauer der Erkrankung der Schulbesuch zu verbieten.

Besondere Übertragungsgefahren.

Besuche des Kranken sind streng untersagt, auch der Verkehr der im Hause verbliebenen Erwachsenen mit der Außenwelt ist nach Möglichkeit einzuschränken. In einem Hause, in dem Lebensmittel hergestellt oder verkauft werden, in dem starker öffentlicher Verkehr stattfindet, in dem besonders Kinder ein- und ausgehen, sollen Scharlachkranke nicht behandelt werden, sondern dringlich die Überführung in ein Krankenhaus angeordnet werden. Dafür kommen in Betracht Lebensmittelgeschäfte aller Art, Wirtschaften, Schulpförtnerwohnungen, Pfarrhäuser, Posthaltereien. Das Gesetz bietet für die zwangsweise Entfernung eines Scharlachkranken aus der Wohnung gewisse Handhaben.

Die gesetzlichen Anordnungen.

In Preußen treten die Abschnitte C, E, F, H, L, N des Gesetzes betreffend die Bekämpfung übertragbarer Krankheiten vom 28. August 1905 in Kraft, zunächst die Meldepflicht. Siehe auch Bd. I, Rundschreiben des Reichsministeriums des Innern, S. 239.

Sodann können von den Behörden oder, wenn der beamtete Arzt von einem Verzuge Gefahr befürchtet, sofort von ihm selbst folgende Schutzmaßregeln angeordnet werden, die unter allen Umständen zunächst durchgeführt werden müssen, auch wenn von den Betroffenen dagegen Berufung eingelegt wird:

C) Absonderung kranker und krankheits- oder ansteckungsverdächtiger Personen in der Art, daß der Kranke mit anderen als den zu seiner Pflege bestimmten Personen sowie dem Arzte oder dem Seelsorger nicht in Berührung kommt und eine Verbreitung der Krankheit tunlichst ausgeschlossen ist. Angehörigen und Urkundpersonen ist, insoweit es zur Erledigung wichtiger und dringender Angelegenheiten geboten ist, der Zutritt zu dem Kranken unter Beobachtung der erforderlichen Maßnahmen gegen eine Weiterverbreitung der Krankheit gestattet. Werden auf Erfordern der Polizeibehörde die nötigen Maßnahmen im Hause des Kranken nicht getroffen, so kann die Überführung in ein Krankenhaus usw. angeordnet werden, wenn nicht der behandelnde Arzt Schaden für den Kranken fürchtet. Die krankheits- oder ansteckungsverdächtigen Personen dürfen dabei nicht mit wirklich Kranken zusammengebracht werden, die beiden Arten von Verdächtigen nur dann, wenn es der beamtete Arzt für zulässig erklärt. Kinder dürfen aus der elterlichen Wohnung gegen den Willen der Eltern nicht entfernt werden, wenn die Absonderung nach Ansicht des beamteten oder des behandelnden Arztes in der Wohnung sichergestellt ist.

Verkehrsbeschränkung.

E) Verkehrsbeschränkung für das berufsmäßige Pflegepersonal. Diese bestehen darin, daß Pflegepersonen die einen mit der genannten Krankheit behafteten Kranken in Pflege haben, nicht gleichzeitig eine andere Pflege übernehmen dürfen, daß sie während der Pflege ein waschbares Überkleid tragen, die Desinfektionsvorschriften gewissenhaft befolgen und den Verkehr mit anderen Personen und in öffentlichen Lokalen tunlichst vermeiden. Nach Aufgabe (Beendigung) der Pflege dürfen sie eine andere Pflege erst übernehmen, nachdem sie sich selbst, ihre Wäsche und Kleidung einer gründlichen Reinigung und Desinfektion unterzogen haben.

H) Fernhaltung von jugendlichen Personen, die aus Behausungen stammen, in denen Erkrankungen vorgekommen sind, vom Schul- und Unterrichtsbesuche. Nach der preußischen Ausführungsanweisung ist auch dahin zu wirken, daß der Verkehr solcher Kinder auf Straßen und Plätzen möglichst eingeschränkt wird. Dem Schulvorstande muß von der Erkrankung Mitteilung gemacht werden, damit er das Weitere veranlassen kann. Bei Diphtherie, Scharlach und Genickstarre sollen die mit Erkrankten in Berührung Gekommenen täglich mehrmals Rachen und Nase mit einem desinfizierenden Mundwasser ausspülen.

L) Für Gegenstände und Räume kann eine Desinfektion oder Vernichtung angeordnet werden.

Besondere Bestimmungen.

N) Für Aufbewahrung, Einsargung und Bestattung der Leichen können besondere Vorschriftsmaßregeln angeordnet werden.

Der Wert oder Unwert der Desinfektion.

Zu L. Wir haben oben auseinandergesetzt, daß wir die Raumdesinfektion nicht für das Wichtigste halten; es wird jetzt auch behördlicherseits mehr Wert auf die laufende Desinfektion am Krankenbett gelegt. Diese Seite der Prophylaxe wird immer unzulänglich bleiben, da wir die lebende Infektionsquelle, den aus dem Spital Heimgekehrten bzw. den nach Hausbehandlung der Familie wieder Zugeführten nicht ausschalten können. Wir halten es für richtig, das genesene Kind nicht unmittelbar aus einer Scharlachabteilung oder aus seinem Krankenzimmer in die Wohnung zurückkehren zu lassen, sondern es für 8—14 Tage auswärts unterzubringen. Nach Desinfektion des Zimmers sollen dann erst die gesunden Geschwister zurückkehren, und zuletzt das Scharlachkind. Über die möglichst sichere Verhütung der Heimkehrfälle durch die „fraktionierte Desinfektion" des Genesenen im Krankenhause haben wir oben S. 98 ff. das Wesentliche gesagt.

Maßnahmen des Arztes.

Der Arzt legt seine Besuche beim Scharlachpatienten tunlichst an das Ende seiner Runde (bei einer räumlich ausgedehnten Praxis und auf dem Lande läßt sich diese Vorsichtsmaßregel zwar nicht immer durchführen). Auch im Krankenhause sollte die tägliche Visite auf der Scharlachabteilung die letzte sein. Schutz der Kleider durch einen Leinenmantel, sorgfältige Händedesinfektion nach Untersuchung des Scharlachpatienten sind selbstverständliche und immer durchführbare Vorsichtsmaßregeln.

2. Medikamentöse Prophylaxe des Scharlachs

Durch Medikamente kein Schutz zu erhoffen.

ist wenig bekannt und kaum im Gebrauch. Von *Lossen* wird Jodnatrium intern (3mal täglich 1 Teelöffel einer 5%igen Lösung) empfohlen mit der Begründung, daß Jodnatrium wenige Minuten nach der Einnahme auf der Schleimhaut ausgeschieden wird und eine starke Sekretion hervorruft. Mit dem Sekret sollen dann die Krankheitskeime fortgeschwemmt, also eine desinfizierende Wirkung erzielt werden. *Zuelzer* geht von der Annahme aus, daß der Scharlach eine Protozoenkrankheit sei (s. S. 110) und will sie daher im Inkubationsstadium durch Chinin kupieren, im exanthematischen durch Chinin abschwächen. Größere Erfahrungen liegen mit beiden Verfahren noch nicht vor.

3. Spezifische Prophylaxe.

Passive Immunisierung mit Rekonvaleszentenserum (*Degkwitz*).

Ein sicheres Verfahren, die Erkrankung an Scharlach nach stattgehabter Infektion zu verhüten, haben wir nicht. Die Versuche mit Scharlachrekonvaleszentenserum nach Art der *Degkwitz*schen Masernprophylaxe die Ansteckungsbedrohten oder schon Infizierten zu schützen, haben noch keine ganz zwingenden Beweise geliefert. Bei der relativ geringen Disposition für Scharlach bleibt es nach der gelungenen Verhütung einer Einzelerkrankung immer fraglich, ob der Bedrohte infolge der Seruminjektion oder dank seiner natürlichen Resistenz von der Erkrankung verschont geblieben ist. Überdies ist die Immunisierung bei nicht infizierten, nur bedrohten Individuen eine rein passive, denn der Organismus hat dann keine Veranlassung, selbsttätig Antikörper zu bilden. Der Scharlachschutz wird also meist nur wenige Wochen dauern, bis zur Ausscheidung des wenn auch nicht artfremden, so doch körperfremden Serums.

Degkwitz sah 3 bzw. 6 Wochen nach der Injektion bei erneuter Infektionsgelegenheit Scharlach auftreten. Nach seinem Bericht blieben von 509 injizierten Kindern, in deren Umgebung ein frischer Scharlach vorgekommen war, 506 gesund. Allerdings waren wohl die meisten nicht infiziert, sondern nur gefährdet. Diese großen Zahlen von *Degkwitz* sprechen trotz aller Einwände für sich, und es ist im gegebenen Fall immer zu empfehlen, den Versuch zu machen, Gefährdete durch S.R.S. zu schützen.

Technik.

Die Injektion muß in den ersten 4 Tagen der Inkubation erfolgen. Die Schutzdosis beträgt für das Kind bis zu 8 Jahren 5—6 ccm, von 9—14 Jahren 10 ccm. Das Serum wird — nach Ausschluß von Lues und Tuberkulose — von Patienten gewonnen, die mindestens einen mittelschweren, hoch fieberhaften Scharlach durchgemacht haben. Die Entnahme erfolgt bei komplikationslosem Verlauf in der 4. Krankheitswoche, bei Nachkrankheiten in der 5. oder 6. Krankheitswoche. Zweckmäßig wird das Serum von mehreren Spendern gemischt, um schlechte Antikörperbildner zu kompensieren.

Einzelne Beobachter (*Klein, Widfelt, Skrotzky, Friedemann* und *Deicher*, neuestens wieder *Meader*) wollen mit dieser Methode gute Erfahrungen gemacht haben. Zur Anwendung im Großen eignet sich die Methode nicht, wegen der Schwierigkeit genügende Mengen S.R.S. herzustellen.

Passive Immunisierung mit „Scharlach-Heil-Serum".

Statt mit Rekonvaleszentenserum kann der Versuch gemacht werden eine passive Prophylaxe durch eines der im Handel befindlichen Heilsera gegen Scharlach zu erzielen. Man spritzt nach *Schottmüller* 5—10 ccm intramuskulär. Günstige Berichte über dieses Schutzverfahren liegen vor (*v. Bormann, McClean, H. Müller*). Es gelang keinerlei Spital- und Hausepidemien damit zu kupieren.

Die objektive Beurteilung scheitert auch hierbei — wie oben erwähnt — an der relativ geringen Empfänglichkeit der Bevölkerung für Scharlach. Ein Nichterkranken an Scharlach ist noch längst kein Beweis für die Wirksamkeit einer vorgenommenen Schutzimpfung. Keines der beiden Verfahren hat sich infolgedessen eingebürgert. Beide spielen eine untergeordnete Rolle.

Aktive Immunisierung nach *Gabritschewsky*.

Die ersten Versuche Menschen aktiv gegen Scharlach zu immunisieren stammen von *Gabritschewsky* (1906). Er vakzinierte mit abgetöteten Scharlachstreptokokken. Diese sollen eine leichte, abgeschwächte Scharlachkrankheit hervorrufen und dadurch einen vollständigen, etwa 2 Jahre dauernden Impfschutz erzeugen[1]).

[1]) Nach *Gabritschewsky* wurde hauptsächlich in Rußland, Polen, Rumänien usw. immunisiert. Die Ergebnisse dieser Impfungen, soweit sie überhaupt faßbar sind, wurden mit den Resultaten der *Dick*-Impfung zusammen publiziert.

Die neueren Versuche aktive Prophylaxe zu treiben hängen mit den Forschungen des Ehepaares *Dick* eng zusammen und sind eine Konsequenz ihrer Lehre von der Spezifität der hämolysierenden, toxinbildenden Streptokokken. Nach *G.* und *G. Dick* kann man den menschlichen Organismus auch durch das Streptokokkengift allein aktiv immunisieren. Nach *Dick* und *Dick*.

Es soll hier gleich vorwegnehmend gesagt sein, daß die aktive Schutzimpfung gegen Scharlach noch nicht über einen gewissen vielversprechenden Anfang hinausgekommen ist. Trotzdem in Amerika und Rußland einige Hunderttausende von Kindern und Erwachsenen nach allen erdenklichen Methoden geimpft worden sind, liegen die Verhältnisse noch nicht so klar, daß wir den Immunisierungsverfahren unbegrenztes Vertrauen entgegenbringen dürfen. Den günstigen Berichten stehen ebenso zuverlässige ablehnende gegenüber (*Lust*, *Redlich*, *v. Groer* usw.).

Für Länder, in denen der Scharlach gutartig ist, wird sich eine gewisse, vorsichtige Reserve Massenimpfungen gegenüber empfehlen. Möglichst genaue Untersuchungen an vergleichbarem, übersichtlichen Material in Anstalten usw., mit den nötigen Kontrollversuchen angestellt, werden uns in der Beurteilung über die Verwendungsfähigkeit der Impfmethoden weiter bringen als Massenversuche. In weiteren Kreisen die Impfung vorzunehmen, dazu sind vorläufig die Prämissen zu anfechtbar und die Resultate zu vieldeutig (vgl. *E. Wieland*).

Im folgenden sei eine kurze Übersicht über den Stand unseres Wissens diesen wichtigen und interessanten Problemen gegenüber gegeben:

Technik der aktiven Immunisierung mit „Scharlachtoxin".

Erst werden die zu Schützenden mit Hilfe des „*Dick*-Test" geprüft, ob sie überhaupt scharlachempfänglich sind oder nicht. Ein positiv Reagierender ist zu immunisieren. Selbsthergestelltes oder käufliches (Behringwerke, Marburg) Filtrat von Streptokokken-Bouillon-Kulturen wird verdünnt mit Kochsalzlösung und 3mal in Abständen von je 1 Woche subkutan eine bestimmte Menge eingespritzt. Zweckmäßig gibt man zuerst etwa 500 „Hauttestdosen", dann 1500, dann 3000 = (0,3—2 verdünntes Filtrat). Der Erfolg wird gemessen an Hand des „*Dick*-Test". Wird die vorher positive Hautprobe negativ, so nimmt man an, die Immunisierung sei gelungen.

Erschwerend für die Ausführung dieser Schutzimpfung fällt ins Gewicht, daß es noch keinen zuverlässigen Titer für das Streptokokkengift gibt. Im allgemeinen rechnet man mit „Haut-Test-Dosen", d. h. derjenigen Menge „Toxin", die eben noch nötig ist um gerade noch eine positive Hautreaktion auszulösen. Diese Berechnung ist sehr unangenehm, da wie schon mehrfach betont, diese „Hauttoxineinheit" nicht von der Giftdosis, sondern der individuellen Empfindliehkeit der einzelnen Prüflinge abhängt.

Zingher, der wohl die größte Erfahrung auf diesem Gebiet besitzt, ist dazu übergegangen, größere Giftmengen zu spritzen, dann erst sah er, wie folgende Tabelle zeigt, eine relativ große Zahl *Dick*-Positiver negativ werden (vgl. auch *Young* und *Orr*).

Total der angewendeten Haut-Test-Dosen	Vollständige Immunisierung %	Unvollständige Immunisierung %
100 - 1000	0	100
1000— 2000	14,3	85,7
2000— 3000	21,7	78,3
3000— 4000	44,9	55,1
4000— 5000	45,7	54,3
5000— 6000	66,0	34,0
6000— 7000	59,6	40,4
7000— 8000	57,1	42,9
8000— 9000	55,3	44,7
9000—10000	72,7	27,3
10000—12500	91,8	8,2

Es muß betont werden, daß diese „Erfolge" der aktiven Immunisierung im wesentlichen gemessen wurden am Umschlag der *Dick*-Reaktion.

Daß einer solchen Beurteilung gegenüber die größte Reserve am Platze ist, liegt auf der Hand. Denn wir wissen zur Genüge, daß wenige Wochen bis Monate, nachdem bei einem Patienten eine negative Reaktion gefunden wird, dieselbe wieder positiv sein kann. *Kiefer* fand bei Nachuntersuchungen, daß 39% seiner erfolgreich Geimpften (10—34000 Haut-Test-Dosen!) später wieder einen positiven *Dick*-Test aufwiesen! Wir hegen starke Zweifel, ob der *Dick*-Test wirklich spezifisch die Scharlachempfänglichkeit anzeigt (*Kleinschmidt, v. Groer, S. Meyer, Kundratitz, Ando, Kirkbride, Seligmann, Nobel, Bürgers* u. a.). Wir können deshalb alle die vielen Arbeiten, die von „Erfolgen" berichten und einzig und allein auf das Verhalten des „*Dick*-Test" abstellen, beiseite lassen und bloß diejenigen Arbeiten berücksichtigen, die wichtigere klinische oder epidemiologische Daten geben (*Bessedin, Zdrodowsky, Gheczghiewsky, Zuamenshi, Kostromin, Altschuller, Danilow, Mersal, Ferkel, Redlich, Strößner*). Hierbei handelt es sich hauptsächlich um statistische Arbeiten, welche zeigen, daß die Scharlachmorbidität, weniger deutlich und eindrucksvoll die Letalität, nach den Massenimpfungen gesunken ist (*Perkins, Sparrow, Hirschfeld, v. Bokay, Vasu, Strößner*). Besonders in Amerika und Rußland sind Tausende von Impfungen vorgenommen worden (*Zingher, Korschun* und *Spirina, Stutzer*).

Nun weiß jeder Erfahrene, daß die Beurteilung der Erfolge nach der Morbiditätsstatistik unsicher ist, denn man kann darin den außerordentlich variablen Genius der Scharlachepidemien nicht ausschalten, besonders, wenn man wie die Russen zumeist auf der Höhe einer Epidemie impft. Eine Letalitätsstatistik beweist schon etwas mehr (*Ferkel, Kostromin, Mersal, Redlich* u. a.). Jedoch zeigt sich auch hier, wie verschieden der Scharlach in einzelnen Ländern verläuft. In Amerika, Deutschland oder in der Schweiz z. B. ist die allgemeine Scharlachletalität außerordentlich gering, etwa 1%, in einigen Gegenden Rußlands, Polens, Rumäniens usw. aber außerordentlich hoch, teils bis zu 30%. Die russischen, rumänischen und polnischen Autoren, die auf Grund ihrer schweren Epidemien die Wirkung der aktiven Schutzimpfung besser als Amerikaner oder Europäer beurteilen können, sind mit Ausnahme *Redlichs* fast alle Anhänger und Förderer der *Dick*schen aktiven Immunisierung.

Stutzer berichtet, daß die Letalität der Geimpften 2—4mal geringer sei als die der Nichtgeimpften. *Korschun* und *Spirinas* Zahlen sind folgende:

Letalität der Geimpften:	0,9%,
Letalität der Nichtgeimpften:	7,0%.

In Analogie zu den Diphtherieimpfstoffen wurden gelegentlich auch Formalinvakzine und Toxoid angewendet (*Korschun* und *Spirina*), des weiteren rizinusölsaures Toxin (*Larson, Heanekens* und *Cobby*). Auch die Versuche von *Belonowsky* und *Müller* sind hier zu erwähnen. Diese Autoren wollen eine 4 Monate dauernde Immunität erreicht haben durch Vernebelung des Streptotoxins auf das Auge. Schließlich verdienen die Versuche *Zlatogoroffs*, der mit seinem Impfstoff 10311 Kinder immunisierte und einen bis zu 9 Monaten dauernden Schutz erzielte, unsere Aufmerksamkeit!

Wert der Schutzimpfung.

Für die Länder, in denen der Genius der Scharlachepidemien gegenwärtig so gutartig ist, wie z. B. in der Schweiz, in Deutschland oder England, kommen unserer Ansicht nach Massenimpfungen gegen Scharlach noch nicht in Frage. In einigen Jahren wird sich die endgültige Bewertung der Schutzimpfungsmethoden besser übersehen lassen als jetzt, wo die größten Widersprüche auf diesem Gebiet sich noch kraß gegenüberstehen.

Therapie.

1. Das Scharlachrekonvaleszentenserum.

Scharlachrekonvaleszentenserum hat entgiftende Wirkung.

Die ersten Versuche mit Rekonvaleszentenserum wurden von *Leyden, Huber* und *Blumenthal, Ruppel, Scholz, Heubner* angestellt; die Ergebnisse waren widersprechend, *Heubner* und *Scholz* sahen z. B. keine Erfolge. Die Behandlung wurde erst in neuerer Zeit wieder aufgenommen (*Reiss* und *Jungmann, Rowe, Schultz, Rehder, Krause*) und hat in der Tat die toxischen Symptome bei mehr als der Hälfte der Injizierten bessern können. Die Herz- und Gefäßlähmung wurde aufgehoben, das Fieber herabgedrückt, die Benommenheit beseitigt, die Unruhe gemildert, also gerade die eigentliche Intoxikation des Zentralnervensystems gebessert; aber auch nur diese! Die Prozesse auf den Schleimhäuten, die nekrotisierenden Entzündungen, die Sekundärerscheinungen, die Streptokokkeninfektionen blieben vollständig unbeeinflußt. Ein Patient, der die ersten, schweren Erscheinungen glücklich überstanden hatte, konnte beim zweiten Schub an einer Nephritis oder otogenen Meningitis zugrunde gehen. Es ist indessen die Vermutung ausgesprochen worden, daß das Serum vielleicht in manchen Fällen den Eintritt des zweiten Krankseins verhindert hätte, was schwer zu beweisen ist. *Prinzing* hatte bei Injizierten 8,2% Nephritiden, bei Nichtinjizierten 18,9%. Normales Menschenserum hatte nur bei etwa einem Drittel der Injizierten ähnliche Wirkungen wie das Rekonvaleszentenserum (*Rehder*). Demgegenüber konnte *Rowe* keine qualitativen Unterschiede zwischen Rekonvaleszentenserum und Normalserum feststellen.

Technik der Serumentnahme.

Zur Technik sei bemerkt, daß das Serum möglichst von mehreren Spendern gemischt wird, nachdem bei jedem einzelnen Lues und Tuberkulose sorgfältig ausgeschlossen wurde. Nach *Krause* soll von serotherapeutisch vorbehandelten Patienten kein Serum entnommen werden, weil dieses, gewissermaßen durch Menschenserum sensibilisierte, Serum besonders schwere Nebenerscheinungen auslösen kann (s. unten). Das Blut wird am 18.—25. Krankheitstage entnommen, das Serum sorgfältig auf Sterilität geprüft und mit 4%iger Karbolsäure (0,5 ccm auf 100 ccm Serum) versetzt, dann in Ampullen gefüllt und diese zugeschmolzen. Mehrtägiges Lagern soll das Serum inaktivieren. Die Injektion geschieht intravenös. Bei der Infusion läßt man das Serum zweckmäßig durch ein steriles, in den Glastrichter gelegtes Filter laufen, um das Einlaufen von Gerinnseln in die Blutbahn zu verhindern. An Menge sind 1—2 ccm pro Kilogramm Körpergewicht notwendig. Die Wirkung ist nur in den ersten 8 Tagen des Scharlachs zu erwarten.

Zweifel an der Spezifität.

Gegen die wirkliche Spezifität des Serums lassen sich aber Einwände geltend machen. Ein spezifisch wirkendes Mittel darf keine oder nur wenige Versager haben, vom Scharlachrekonvaleszentenserum sind aber 15—35% Versager zu erwarten. Gewiß hängen sie von der individuell verschiedenen Antikörperbildung der Spender ab, aber die sichere prophylaktische Wirkung des Masernrekonvaleszentenserums hat doch gezeigt, daß diese Mißerfolge nicht gesetzmäßig sind und sich durch das Mischen der Sera vermeiden lassen. Ferner hatte normales Menschenserum in einem Teil der Fälle ähnliche Erfolge. *Engel* hatte schon 1902 bei einem Fall schwersten Scharlachs nach Injektion von 8 ccm Normalserum kritische Wendung zum Bessern eintreten sehen. Kann also unspezifisches Serum dieselbe Wirkung erreichen, so liegt es nahe, den Hauptanteil dem Serum, nicht den Antikörpern zuzuschreiben und den Erfolg als den einer Reizkörpertherapie zu betrachten.

Zufälle nach der Injektion.

Die Injektion des — wenn auch nicht artfremden, so doch körperfremden — Serums ist nicht ganz ungefährlich, es sind bedenkliche Nebenerscheinungen, Fieber, Schüttelfrost, Kollaps beobachtet worden, besonders bedrohlich nach Vorbehandlung des Serumspenders mit Rekonvaleszentenserum; *Cohn* hatte sogar einen Todesfall im unmittelbaren Anschluß, 4 Stunden nach der Injektion von 60 ccm gemischten Rekonvaleszentenserums, zu verzeichnen.

2. Das Scharlachstreptokokkenserum.

Scharlachheilserum ist in den letzten Jahren seit den Arbeiten von *Dick*, *Dochez* u. a. wieder viel verwendet worden. Es stehen in Deutschland zur Verfügung das Antistreptokokkenserum Höchst, das Strepto-Skarla-Serin Höchst, das *Scheering*sche Scharlachheilserum sowie das einfache, konzentrierte oder polyvalente Serum der Behringwerke Marburg a. L. In Österreich ist das *Moser*-Serum im Gebrauch. In Amerika verwendet man Serum nach *Dick*, *Dochez* oder *Ferry* und *Fisher*.

Nachteile. Wirkungsmöglichkeiten der Heilsera sehr begrenzt.

Diese Scharlachstreptokokkensera sollten kausal, ihrer Herstellung nach, auf die manifesten Streptokokkenprozesse einwirken. Gerade diesen gegenüber haben sie aber versagt. Gute Resultate erhält man nur bei den rein toxischen oder hypertoxischen Fällen ohne Komplikationen. Diese Erfolge sind überdies mit gewissen Nachteilen erkauft. In 30—50% folgt der Injektion eine Serumkrankheit nach, die in schweren, septischen Fällen oft genug den Patienten ihre letzte Widerstandskraft nimmt. Bei leichteren Erkrankungen ist die Serumkrankheit manchmal schwerer und unangenehmer als der Scharlach selbst.

Eine große Literatur existiert bereits über diese Fragen. Seit der ersten Arbeit von *Marmorek* 1895 sind immer wieder und mit wechselndem Glück Versuche gemacht worden, den Scharlach durch Streptokokkenserum zu beeinflussen (*Moser* 1902). Der Nachteil dieser Seren bestand darin, daß man riesige Dosen, 100—200 ccm verabreichen mußte. Dasselbe galt vom Serum nach *Dochez* (1924). Erst seit man nach *Dick* und *Dick* (1924) statt lebende oder abgetötete Streptokokken das Streptokokkengift zur Immunisierung der Pferde verwendet, kommt man mit etwas geringeren Dosen aus. 20—100 ccm dieses antitoxischen Serums genügen nach Ansicht der meisten Autoren, um intramuskulär injiziert bei etwa 30—40% der Fälle eine gute Wirkung zu erzielen. Diese Wirkung gleicht der des Rekonvaleszentenserums, d. h. sie ist eine rein antitoxische, initiale und bessert hauptsächlich die zentralnervösen Allgemeinsymptome, die Kreislaufschwäche und das Fieber (*Dochez, Harries, Buschmann, Blake, Nobécourt, Birkhaug, Rolleston, Finkelstein, Falkenheim, Sauer* und *Schmitz, S. Meyer, Schottmüller, v. Bormann, Friedemann, Deicher, Morozkin* und *Curevitsch, Szenajch* und *Bogdanovicz, Graig, Gordon* u. a.).

Einstimmigkeit herrscht aber nur über die gute antitoxische Wirkung zu Scharlachbeginn bei frühzeitiger Injektion, am 1. bis

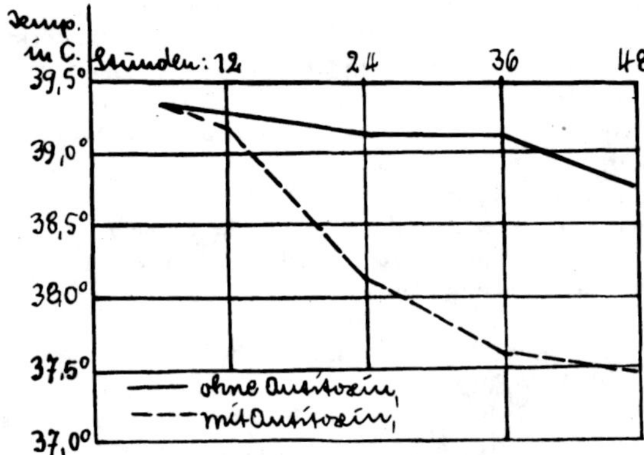

Fig. 82.

Resultate der Serumtherapie bei Scharlach: Durchschnittliche Temperaturen von 25 schweren, serumbehandelten Scharlachfällen und von 25 Kontrollfällen ohne Serumbehandlung. Nach W. H. Park, Monthly Bull. Dep. of Health, City of New York 1925; ***16****, 82—93.*

3. Krankheitstage! Die meisten Autoren geben zu, daß der septische Scharlach nicht beeinflußt wird. Über die Wirksamkeit gegenüber den Komplikationen sind die Meinungen geteilt. Nur die wenigsten glauben noch an eine komplikationsverhütende Auswirkung der Scharlachsera.

Die optimistische Auffassung von *Friedemann, Deicher, Kissling* u. a., welche die Anwendung des Scharlachheilserums in jedem Fall empfehlen und glauben die Verringerung der Scharlachletalität in ihren Kliniken von 10—15% (ohne Serum) auf 2% (mit Serum) als stichhaltiges Argument ins Treffen führen zu können, müssen wir scharf zurückweisen. In Düsseldorf ist die Letalität des Scharlachs, ohne Serum, auf 0,9% gesunken, in Berlin bei *Jürgens* auf 1%, gleichfalls ohne daß Serum angewendet worden wäre. Der gutartige Charakter des Scharlachs darf nicht auf unsere therapeutischen Bemühungen, muß vielmehr auf den günstigen Genius der Epidemie zurückgeführt werden (vgl. auch *v. Groer, Löhr, S. Meyer*).

Standardisierung der Heilseren noch unsicher!

Man versucht die Antitoxinmengen eines Heilserums zu bestimmen mit Hilfe des „*Dick*-Test" durch Neutralisieren der Giftreaktion auf der Haut von Menschen oder weißen Ziegen (amerikanische Methode), oder durch die Fähigkeit, in entsprechenden Verdünnungen noch das Auslöschphänomen zu erzeugen (deutsche Methode). Auch die passive Immunisierung, der Heilversuch an Kaninchen und gewisse Flokkungsverfahren in vitro werden zur Auswertung der Seren angewandt. Alle diese Methoden sind aber noch unsicher (*Schmidt*).

Bei diesen Methoden der Standardisierung bleibt die zu verabreichende Dosis problematisch. Immerhin wird man bei den modernen, hochkonzentrierten Seren mit 20—40 ccm pro Patient auskommen.

Dosierung.

Um den vollen therapeutischen Effekt zu erzielen, muß also das Serum erstens genügenden antitoxischen Heilwert besitzen, zweitens früh angewandt werden und drittens in ausreichender Menge injiziert werden, um das zirkulierende Toxin zu neutralisieren und einen Überschuß von Antitoxin in der Blutbahn herzustellen. *Blake* und *Trask* geben unter Berücksichtigung der genannten Forderungen folgendes Behandlungsschema für gewöhnliches, nicht konzentriertes Antistreptokokkenserum:

	Leichte u. mittelschwere Fälle	Schwere Fälle	Sehr schwere Fälle
Kinder:	30—40 ccm (3000—4000 Units)	40—60 ccm (4000—6000 Units)	80 ccm (8000 Units)
Erwachsene:	40 ccm (4000 Units)	60—80 ccm (6000—8000 Units)	80—120 ccm (8000—12000 Units)

Wir können also die Indikationen und Möglichkeiten der Scharlachserumtherapie dahin zusammenfassen, daß bei allen schweren, besonders den rein toxischen Fällen die Einspritzung von 20—40 ccm konzentriertem Heilserum am 1.—3. Krankheitstage versucht werden soll und daß in etwa einem Drittel dieser Fälle kritischer Temperaturabfall, Besserung des Allgemeinbefindens erwartet werden darf, daß aber Komplikationen, septische, pyämische Vorgänge usw., kurz spezifische Streptokokkenprozesse, nicht sicher beeinflußt werden.

3. Allgemeine Therapie.

Der richtige Mittelweg.

Zwischen resigniertem Nichtstun und Polypragmasie gilt es den richtigen Weg zu finden, um dem Kranken zu helfen, ohne ihn zu quälen oder ihm gar zu schaden, und dabei wurden die Scharlachkranken früher in der besten Absicht oft geradezu grausam geplagt!

Wir geben wegen des historischen und allgemein medizinischen Interesses die treffende Schilderung *Schnitzleins* über die früher geübte Scharlachtherapie wörtlich wieder: „Man hat die Scharlachkranken gleich von Anfang der Krankheit an mit erhitzenden, schweißerregenden, das vermeintliche Gift austreibenden Mitteln behandelt; andere haben reichlichst Aderlässe und Blutegel und Schröpfköpfe als Hauptmittel empfohlen; manche haben Purgiermittel über alles hochgepriesen, andere haben sie höchst verderblich gefunden; ja es ist vorgekommen, daß einer einem indifferenten Klistier immer den erfolgten Tod zugeschrieben hat; die einen haben enorme Mengen von Kalomel oder Brechweinstein empfohlen, die anderen meinen gläubig mit dezillionsten Teilen von Granen der Arzneien den Scharlach nicht nur verhüten, sondern auch heilen zu können; man hat die Kranken mit Betten fast erstickt, eingenäht, die Zimmer überheizt, damit ja der Ausschlag recht herauskomme, wochenlang die Fenster verschlossen und verklebt, damit ja kein Lüftchen an sie komme; man hat sie aber auch nicht nur der milden, mäßig warmen, nicht bewegten Luft, sondern der stürmischen Luft, der eisigen Winterkälte, entkleidet ausgesetzt, man hat sie am Brunnen mit Eimern eiskalten Wassers übergossen (*Curries*-Methode), nicht bloß einmal, sondern zu oft wiederholten Malen an demselben Tage; man hat ihnen heiße, erhitzende, selbst weinigte Getränke gegeben und man hat dies gründlich verdammt und nach Leibeskräften kaltes Wasser in sie hineinzugießen befohlen. Es ist kaum ein Arzneimittel, das man nicht da oder dort als spezifisch wirksam gegen die ganze Krankheit gepriesen hätte. Und wenn es heutzutage wieder Leute gibt, welche in ihrer Philosophie meinen, durch Einreibungen von Schweinefett (*Schneemann*) oder Öl (*Dähne*) der gewaltigen Krankheit immer Herr werden zu können, so sollte es mich nicht wundern, wenn es anderen bei der nun bestehenden Vorliebe für den Höllenstein zur guten Stunde beikäme, ihre Kranken mit Höllensteinauflösung anstreichen zu lassen."

Individuelle Therapie.

Man behandelt heute nicht mehr nach vorgezeichnetem und vorgefaßtem Schema, sondern läßt sich vom Einzelfall und seinen Symptomen leiten. Es können daher auch nur allgemeine Richtlinien zur Anwendung für eine Mehrzhal von Fällen aufgestellt werden.

Bettruhe als Hauptmittel.

Jeder Scharlachkranke soll das Bett hüten. Die Dauer der Bettruhe wird von der Sorge um die Nieren diktiert. Auch bei normalem Anlauf der Primärerscheinungen und fieberfreier Latenzzeit sollte der Scharlachkranke nicht vor Ablauf der 3., besser 4. Woche das Bett verlassen, nie früher als eine Woche nach der Entfieberung, und dann auch erst nach sorgfältiger Untersuchung des Harns und Feststellung normalen Harnbefundes in jeder Einzelportion in 24 Stunden. Der Aufenthalt außer Bett betrage am ersten Tage höchstens $\frac{1}{2}$—1 Stunde, der geschwächte Kranke kollabiert sonst leicht, dann jeden Tag 1—2 Stunden mehr. Zuerst soll der Patient im bequemen Stuhl sitzen, später erst frei gehen. Kinder verlernen bekanntlich während dieser Krankheit, wie kaum bei einer anderen, das Gehen so vollständig, daß ganz systematische Gehübungen angezeigt sind. Im allgemeinen vertragen sie aber das erste Aufstehen besser als der Erwachsene. Der Krankenhausaufenthalt wird bei normalem Ablauf bei uns auf 28—40 Tage ausgedehnt, wobei als erster Krankheitstag der Tag des Auftretens der Angina gilt. Im Krankenhaus ohne Garten oder Luftstation läßt man die Patienten erst ein oder zwei Tage vor der Entlassung aus dem Bette, da die herumlaufenden Scharlachrekonvaleszenten oft genug sich hierbei neu infizieren ohne selbst krank zu werden, aber damit zu gefährlichen Trägern des Virus für die Außenwelt werden.

Die Temperatur des Krankenzimmers soll 17—18^0 C nicht überschreiten, die Bedeckung des fiebernden Kranken sei leicht, eine — oder im Winter zwei — Wolldecken genügen. Man lasse sich hierbei wie in allem anderen von dem Wohlbefinden des Kranken selbst leiten und wähle nur nicht entgegen seinem eigenen Gefühle, aus theoretischen Gründen wärmere oder kältere Hüllen als es ihm selbst beliebt.

Allgemeine Versorgung.

Bett- und Leibwäsche können ohne Bedenken gewechselt werden, wenn sie genügend vorgewärmt sind. Der Kranke darf und soll täglich gewaschen werden. Gesicht, Hände, beschmutzte Teile werden der Reihe nach mit lauwarmem Wasser und Seife gereinigt und gut abgetrocknet.

Tägliches Bad.

Gegen ein tägliches Bad ist nichts einzuwenden. Wir richten uns bei normalem Ablauf nach dem Befinden und lassen nach der Entfieberung täglich baden. Die Abschuppung der Haut wird dadurch gefördert. Das Brennen der sich schälenden Haut wird durch milde Salbe, Borvaseline, Lanoline gemildert, Juckreiz durch 1—2%ige Mentholsalbe oder Menthol-Karbolspiritus (ca. 1,0 auf 100,0 Spiritus) bekämpft.

Freiluftbehandlung.

Wir bringen die Kranken im Sommer den ganzen Tag, im Winter bei gutem Wetter oder jedenfalls über Mittag ins Freie oder auf die bedeckte Veranda ohne Rücksicht auf das Fieber oder das Stadium der Krankheit, natürlich der Außentemperatur entsprechend bekleidet, zugedeckt und mit Wärmflaschen versehen. All die günstigen Faktoren der Freiluft, Besonnung, Luftbewegung können wirksam werden und sind nach unseren bisherigen Erfahrungen von bestem Einfluß auf die Allgemeinerscheinungen, die Anämie, die Wundheilung nach etwa notwendig gewordenen Inzisionen, besonders auch auf die psychische Verfassung und den Appetit bei dem langen Krankenhausaufenthalte.

Ernährung.

Die Diät des Scharlachkranken, früher eine ziemlich rigorose Beschränkung auf Milch und Milchbrei oder salzarme Speisen, ist heute eine abwechslungsreiche gemischte Kost.

Man hatte 3 Wochen lang reine Milch oder Milchbreidiät verordnet in der Sorge um die Nieren, um nicht durch die extraktivreiche Eiweißkost die Nieren zu reizen. Wir wissen heute, daß diese Verordnung von falschen Voraussetzungen ausging. Man kann mit keiner Diät die Nephritis verhüten.

Um mit reiner Milch auch nur einigermaßen den Bedarf des Kindes an Kalorien zu decken, müßten so große Milchmengen verabreicht werden, daß schon die Bewältigung dieser Flüssigkeitsmenge keine Schonung sondern eine Belastung der Nieren (und des Kreislaufs) bedeutet. Aber auch der Eiweiß- und Salzgehalt der Milch ist nicht gering, pro Liter Milch werden dem Kinde etwa 32 g Eiweiß und 1,6 g Kochsalz zugeführt, bei geschädigter Stickstoffausscheidungsfunktion und Ödembereitschaft sicher keine gleichgültige Nahrung, deren Schaden nur zum Teil durch die milde diuretische Wirkung der Milch wettgemacht wird. Den Parallelversuchen *Posposchills* mit Milchdiät und gemischter Kost mit Fleisch vom ersten Scharlachtage an danken wir die Kenntnis von der Unschädlichkeit der Fleischkost und damit die Befreiung von der einseitigen Milchkost. Wir geben seit vielen Jahren unsern Scharlachpatienten nur bei großen Schluckbeschwerden in den ersten Tagen flüssige und dünnbreiige Kost — Milch, Bouillon, Malzkaffee, Kakao, Himbeer- und Zitronenwasser, geschlagenes Ei, Grießbrei, Apfelmus, Kartoffelbrei, eventuell Fleisch in Püreeform —, sonst gleich gemischte Kost mit Fleisch, auch Butterbrot, wenn die Angina das Schlucken gestattet, und haben damit gute Erfahrungen gemacht. Die Gewichtsabnahmen werden vermieden oder halten sich in mäßigen Grenzen, die Patienten machen bei der Nahrungsaufnahme keine Schwierigkeiten, besonders aber ist der Prozentsatz der Nierenerkrankungen nicht größer, eher kleiner geworden als früher (s. S. 137ff.) (vgl. auch *Rosenblum* und *Gordon*, *Lesné* u. a.).

Quälkuren mit Milch.

Die Reinigung des Mundes und der Nase ist der Gegenstand besonderer Sorgfalt bei der Pflege.

Mundversorgung.

Größere Kinder gurgeln 1—2mal stündlich mit Wasserstoffsuperoxyd (1 Teelöffel der offizinellen 3%igen Lösung auf ein Glas Wasser), abwechselnd mit essigsaurer Tonerde (1 Teelöffel der 8%igen Lösung auf 1 Glas Wasser) und mit Salbeitee, um der Austrocknung der Mund- und Rachenschleimhaut durch die beiden vorgenannten Gurgelwasser vorzubeugen. Kleinen Kindern wird mit denselben Lösungen anfangs 3—4mal, später 2mal täglich der Mund ausgespült. Das Kind sitzt auf dem Schoß der Pflegerin, die ihm die Hände und Füße gut fixiert. Aus einer großen Spritze wird die Flüssigkeit mit sanftem Strahle gegen die Wangenschleimhaut gerichtet, das Kind läßt sie dann mit vorgeneigtem Kopf in eine vorgehaltene Schale laufen. Rissige Lippen können mit Borglyzerin (5%ig) gepinselt werden. Die Nase wird mit einem eingefetteten Mulläppchen gereinigt, die Nasenflügel eingefettet, bei starker Sekretion aus der Nase wird die Haut der Oberlippe mit Zinksalbe vor dem Wundwerden geschützt, die Sekretion selbst bekämpft durch Einträufeln von Wasserstoffsuperoxyd (Verdünnung der offizinellen Lösung 1:5) oder von

Sorge für die Nase.

Arg. colloidal.,
Arg. proteinic. aa 0,2,
Aq. dest. ad 20,0,
2—3mal täglich 1 Tropfen in jedes Nasenloch.

Bei hinten übergeneigtem Kopf läuft dann die Flüssigkeit langsam den Nasenrachenraum hinunter. Danach wird eine milde Salbe in die Nase eingestrichen. Gegen Borkenbildung in der Nase empfiehlt sich Einstreichen von

Liq. alumin. acetic. 3,0,
Adeps lanae 20,0,
Paraffin. liquid. ad 30,0.

Die bei behinderter Nasenatmung leicht ausgetrocknete Mundschleimhaut wird durch häufiges Trinken von Limonade, Zitronensaft, Kaffee feucht gehalten.

Eine medikamentöse Herabsetzung des Fiebers ist in der Regel unnötig!

Keine medikamentöse Entfieberung.

Bei schwerem Scharlach nützen antipyretische Medikamente ohnehin nichts, bei mittelschwerem und leichtem sind sie zu entbehren, können sogar bei bestehender Herzschwäche Kollaps bewirken. Leiden größere Kinder und Erwachsene bei hohem Fieber stark an Kopfschmerzen, so mag manchmal die Verabreichung von 0,1 bis 0,3 g Pyramidon angezeigt sein, wir suchen lieber durch ein mildes Schlafmittel (0,5 g Adalin) eine ruhige Nacht zu schaffen und sind dann sicher, nicht den regulären Ablauf und uns nicht den Überblick über die natürliche Entwicklung der Krankheit

Hydrotherapie.

gestört zu haben. Bei lange dauerndem Fieber können Benommenheit und starke Unruhe eine Indikation geben zur Herabsetzung der Temperatur, dann leisten kühle Packungen, Abkühlungsbäder, warme Bäder mit kühlen Übergießungen gute Dienste. Kalte Bäder sind nicht zu empfehlen. Die schnelle und heftige Wärmeentziehung kann bei der Kreislaufschwäche zu unerwartetem Kollaps führen.

Über die Technik der hydropischen Prozeduren s. Band I, Die allgemeine Prophylaxe und Therapie der Kinderkrankheiten.

4. Symptomatische Therapie.

Halsumschlag.

Eiskrawatten sind nur in einzelnen Fällen von Nutzen!

1. Die Angina. Ein *Prießnitz*scher Halsumschlag ist neben dem schon erwähnten Gurgeln bzw. Spülen das ganze Rüstzeug gegen die leichten und mittelschweren Anginen. Er wird nach Bedarf erneuert, meist dreimal täglich, kann im ganzen 22 Stunden liegenbleiben. Zwei Stunden braucht die Haut, um zu trocknen und sich zu erholen. Lokal sind die Rachenorgane und der Nasenrachenraum ein Noli me tangere, auch bei schweren Anginen verzichten wir auf lokale Eingriffe. Gegen die nekrotisierenden Rachenprozesse mit den fötiden, schmierigen Belägen verwenden wir Neosalvarsan in Dosen von 0,075—0,1—0,3 g intravenös. In überraschend kurzer Zeit reinigen sich die Tonsillen und Nachbargebiete, der üble Geruch verschwindet, die Atmung wird freier. Selten ist in hartnäckigen Fällen eine zweite Injektion nötig.

Das Salvarsan ist auch als nahezu spezifisch wirkendes Mittel gegen die Allgemeinsymptome des Scharlachs empfohlen worden (*Klemperer* und *Woita*). In Dosen von 0,1—0,3—0,5 g intravenös soll es das Fieber herabdrücken und den ganzen Verlauf des Scharlachs günstig beeinflussen können. Doch widersprechen die Angaben der Literatur einander vielfach. *Lenzmann* z. B. hält Salvarsan besonders für Fälle mit Sekundärinfektionen für geeignet, *Lorey* sah gerade die Komplikationen unbeeinflußt bleiben. *Young* und *Birkhaug* empfehlen neuestens Injektionen von 1% Merkurochromlösungen besonders für septische und toxische Fälle.

2. Sobald sich ein Peritonsillarabszeß bildet, suchen wir ihn durch heiße Breiumschläge, Kataplasmen zur Resorption oder Einschmelzung zu bringen.

Den fluktuierenden Peritonsillärabszeß eröffnen wir entweder mit der geschlossenen *Cooper*schen Schere, indem wir — am sitzenden Patienten — zwischen Gaumenbogen und Tonsille eingehen und das morsche Gewebe um die Tonsille ablösen, oder — wenn der Abszeß weiter vorne sitzt — entleeren wir ihn durch Punktion oder Inzision mittels Lanzette vom weichen Gaumen aus. Unmittelbar nach der Inzision wird der Kopf nach vorne gebeugt, damit der Eiter durch den Mund abläuft und nicht durch Aspiration in die Lungen gerät.

3. Lymphdrüsenschwellungen bedürfen bei geringen Graden keiner besonderen Behandlung. Sie gehören zur Angina und gehen meist mit ihr spontan zurück. Hartnäckig bestehenbleibende, harte Kieferwinkeldrüsen bestreichen wir mit 10%iger Ichthyol- oder Jodkalisalbe. Erweichende Drüsen, bei denen in der Mitte schon Fluktuation zu fühlen ist, die aber am Rande noch fest sind, werden mit warmen Breiumschlägen vollends zur Vereiterung gebracht und dann erst inzidiert. Die Inzisionswunde kann mit der Kornzange erweitert werden. Gegen die pralle Infiltration des gesamten Halsbindegewebes gibt es keine wirksame Therapie. Auch die Behandlung mit Röntgenstrahlen hat nur selten Erfolg. Immerhin gelingt es hie und da, eine solche Infiltration zur Einschmelzung zu bringen.

Die Sorge für das Ohr.

4. Die Otitis media kündigt sich durch Schmerzen, Vorwölbung und Rötung des Trommelfells an. Der Spiegelbefund gibt noch nicht gleich die Indikation zur Parazentese. Schnell destruierende, eiternde Entzündungen durchbrechen das Trommelfell, ehe die Parazentese vorgenommen werden konnte, d. h. mit den ersten Symptomen von seiten des Ohres ist auch schon die eitrige Sekretion da. Nicht eiternde Entzündungen gehen auf konservative Maßnahmen (Eis) häufig zurück. Anderseits haben wir uns nicht davon überzeugen können, daß bei frühzeitiger Parazentese die Mastoiditis ausbleibt; auch die bei den ersten Symptomen der Otitis vorgenommene Parazentese konnte den Übergang der Entzündung auf den Warzenfortsatz nicht verhindern.

Wir lassen, fachärztlichem Rate folgend, die Kinder bei beginnender Otitis schwitzen, sofern die Herzkraft es erlaubt, und machen einen gut sitzenden Alkoholverband. Die lokale und allgemeine Wärme lindert sehr gut die Schmerzen und bringt die Entzündung entweder zum Rückgang oder den Eiter zum Durchbruch; eine lokale Schmerzbetäubung wird gut mit einem Tropfen erwärmter 5—10%iger Karbolglyzerinlösung erreicht. Erfolgt der Durchbruch nicht spontan, bleiben die Symptome der Otitis unter hohem Fieber bestehen, so ist die Parazentese indiziert. Das sezernierende Ohr wird mehrmals täglich mit Wasserstoffsuperoxyd gereinigt. Man läßt den erwärmten Wasserstoffsuperoxyd einträufeln und entfernt das stark schäumende Sekret mit Wattestäbchen. Das Eintropfen wird so oft wiederholt, bis der Wasserstoffsuperoxyd nicht mehr schäumt. In den übrigen Stunden leitet ein häufig zu wechselnder Alkoholstreifen den Eiter nach außen; bei Behandlung durch die Angehörigen läßt man das Ohr besser mit Wattebäuschen verschließen und diese häufig wechseln. Die Ohrmuschel wird durch Zinksalbe oder Vaseline vor der Mazeration geschützt.

Cave Mastoiditis.

Jede Rötung, Schwellung und Schmerzhaftigkeit über dem Warzenfortsatze verdient ernstliche Beachtung und sollte das Hinzuziehen des Ohrenarztes veranlassen. Aufmeißeln des Warzenfortsatzes, Eröffnung des periostitischen Abszesses, Inzision der vereiterten, retroaurikularen Drüsen werden notwendig, wenn nicht energisches Schwitzen, lokale Blutentziehung durch Schröpfköpfe oder Blutegel, Alkoholverband, adstringierende Umschläge die Entzündung baldigst zum Rückgang bringen. Die Radikaloperation soll während der ersten hochfieberhaften Scharlachperiode nur bei drohendem Übergang auf die Meningen vorgenommen werden.

Operatives Vorgehen.

Die operative Behandlung der Nasennebenhöhlen ist Sache des Facharztes, sie wird meist erst nach beendetem Scharlach vorgenommen. Während der akuten Erscheinungen ist Wärmezufuhr (Kopflichtbad) die geeignete Behandlung.

Gelenkentzündung.

Die Synovitis bedarf nur bei großer Schmerzhaftigkeit einer internen Behandlung. Dann leistet Aspirin (2—3mal täglich 0,5—1 g) gute Dienste. Es braucht nur etwa 2 Tage lang gegeben zu werden. Meist genügt das Warmhalten der Gelenke, wir bevorzugen dazu gewärmtes Mesotanöl (Methyloxmethylester der Salizylsäure) in einer Wattepackung.

Erhalten der Herzkraft.

6. Herzstörungen erfordern strenge Bettruhe. Bei Herzklopfen, Unruhe, Oppression wird ein Eisbeutel oft angenehm empfunden. Man legt ihn zweckmäßig nicht auf den Thorax, sondern hängt ihn an einer Schnur so auf, daß er gerade die Herzgegend berührt. Von Herzmitteln machen wir nur bei dringender Indikation Gebrauch und bevorzugen dann Koffein (4mal 5 Tropfen einer 20%igen Lösung per os, um dem Kinde die Aufregung einer jedesmaligen Injektion zu ersparen) oder Kardiazol und Koramin. Es können aber auch einmal die stärker wirkenden Kardiotonika, Digitalis, Strophantin notwendig werden.

7. Die Nephritis. Die beiden wichtigsten therapeutischen Mittel in der Behandlung der Nephritis sind Bettruhe und Diät.

Ruhighalten bei akuter Nephritis.

Die Bettruhe ist einzuhalten, solange noch Eiweiß und Formelemente mit dem Harn ausgeschieden werden, unter Umständen also viele Wochen lang. Zu frühes Aufstehen rächt sich meist durch Aufflammen der Entzündung. Ein vorsichtiger Versuch zum Verlassen des Bettes bei noch bestehender Ausscheidung von vereinzelten hyalinen Zylindern und Erythrozyten darf nur gemacht werden bei normaler Temperatur und subjektiv sehr gutem Befinden. Sonst ist die Wiederherstellung völlig normaler Nierenfunktion oder aber der zweifellose Übergang des akuten Prozesses in einen chronischen abzuwarten. Während der langen Bettruhe soll durch aktive und passive Bewegungen, vorsichtige Massage der Inaktivitätsatrophie der Muskeln vorgebeugt werden, der Haut durch spirituöse Abreibungen, warme Bäder, Freiluft ihre Funktionstüchtigkeit erhalten bleiben. Der Aufenthalt außer Bett soll anfangs so vorsichtig dosiert werden wie das Aufstehen nach Scharlach überhaupt. Wichtig ist nach dem Aufstehen der Schutz vor Abkühlung und Durchnässung, daher ist warme Unterkleidung notwendig. Bei günstigen äußeren Verhältnissen ist eine Nachkur in warmem, trockenem Klima sehr zu empfehlen, besonders wenn die Erkrankung in die rauhe Jahreszeit fiel. Als Kurorte kommen die sonnigen Plätze Oberbayerns in Betracht, überhaupt Gegenden mit Waldluft und solche mit starker Besonnung, z. B. Meran, Bozen. Das Meer ist im allgemeinen kontraindiziert.

Diätetisches.

Die Diät muß eine echte Schonung bzw. eine Entlastung der kranken Nieren erstreben, also dem geschädigten Organ zunächst durch knappe

Nahrungsmengen wenig Arbeit zumuten, dann die im betreffenden Fall gestörte Funktion besonders entlasten. Dazu ist die Milch aus den oben, S. 137ff., angeführten Gründen in keiner Weise geeignet. Es kommt hinzu, daß bei kaum einer Nahrung die Eiweißausscheidung der Nephritiker so hoch ist, wie bei reiner Milchdiät (*Keller, Weigert*). Allerdings ist die Eiweißausscheidung nicht das Maß für die Funktionsstörung der Niere und daher keine Indikation für das Aussetzen einer Nahrung.

Eine Nephritisdiät wird heute nach folgenden Gesichtspunkten zusammengestellt:

a) Einschränkung der Flüssigkeitsmenge auf 1 Liter im Tag; dabei werden Obst und Gemüse in ihrem vollen Gewicht als Flüssigkeit angerechnet.

b) Beschränkung der Eiweißmenge auf 1—2 g pro Kilogramm Körpergewicht als Tagesmenge, verteilt auf Milch, Ei, Fleisch, Weichkäse.

c) Bei Ödembereitschaft salzarme Kost, 1—2 g Kochsalz am Tage, den salzfrei zubereiteten Speisen nachträglich zugesetzt. Bei bestehenden Ödemen salzfreie Kost, auch salzfreies Brot, beim Bäcker besonders zu bestellen und als Ersatzsalze Natrium formamicicum bis zu 4 g am Tage, evtl. Natrium bromatum oder Sedobrol. In der Verbindung mit Ameisensäure schadet das Natriumion am wenigsten. Wenn man dem Chlorion die hydropische Eigenschaft zuspricht, so wäre es bei dem Ersatzsalz ganz ausgeschaltet.

d) Die nach *Bunge* besonders stark nierenreizenden Kalisalze sind einzuschränken, daher nur geringe Mengen der kalireichen Kartoffel zu erlauben, dagegen der kaliarme Reis in der Nephritisdiät zu bevorzugen. Er hat auch noch den Vorzug, in der verschiedensten Form als Milchreis, Apfelreis, Brühreis, Tomatenreis hergerichtet werden zu können.

e) Die ausreichende Kalorienmenge wird gewährleistet durch Zulage von salzfreier oder ausgewaschener Butter und von Kohlehydraten in Form von Brot, Reis-, Grieß-, Mondaminbrei.

f) Gemüse und Obst sind erlaubt.

g) Scharfe Gewürze, Senf, Pfeffer, Paprika, Zwiebel, Knoblauch, Rettich, Meerrettich, auch Sellerie, Petersilie, Radieschen sind verboten, ebenso pikante Tunken und Käsesorten, Wildbret, Fleisch- und Fischkonserven, Fleischextrakte, Alkohol.

Die Verhütung und Bekämpfung der Urämie.

h) Bei drohender Azotämie ist strengere Eiweißbeschränkung oder völlige Eiweißkarenz notwendig. Die Indikation dazu ist gegeben durch starke Oligurie (Harnmenge unter 400 ccm), reichlichen Gehalt des Harnsediments an Zylindern und Erythrozyten, erhöhten Blutdruck, Erbrechen, Hinfälligkeit, Widerwillen gegen Fleisch, Benommenheit. Die Durchführung der Eiweißkarenz besteht in der Ausschaltung von Fleisch, Ei, Milch aus der Nahrung, unter Ersatz der Milch durch Tee oder Limonade; wirksamer in der alleinigen Verabreichung von Zucker an ein oder zwei Tagen und evtl. noch fortlaufend an je einem Tage pro Woche (*v. Noorden, Tedesco, Bratke,* eigene Erfahrungen). 200—400 g Zucker (50 Kalorien pro Kilogramm Körpergewicht) werden in 750—1000 ccm Tee, Wasser, Fruchtsaft, Malzkaffee in vier Tagesportionen, oder in kleinen laufend zu trinkenden Mengen verabfolgt. Die Aufnahme macht in der Regel keine Schwierigkeiten; besteht Brechreiz, so ist der Zucker in 10%iger Lösung als Tropfklistier oder in mehreren kleinen Klistieren zuzuführen. Das Nahrungsbedürfnis wird bei Bettruhe durch die Zuckerlösung für einen Tag befriedigt. Am Abend des zweiten Zuckertages stellt sich meist Hungergefühl oder doch Bedürfnis nach fester Nahrung ein. Man muß sich darüber klar sein, daß diese Zuckertage immerhin Hungertage sind, man sie also nicht forcieren darf, um nicht durch eingeschmolzenes Körpereiweiß neue Stickstoffschlacken in den Kreislauf zu bringen. Durchfälle wurden bisher an und nach Zuckertagen nicht beobachtet; das ist erklärlich durch die vollständige Resorption in den oberen Darmabschnitten.

Zuckertage.

Über die speziellen Diätvorschriften usw. orientiere man sich im Kapitel über Nierenkrankheiten Bd. IV, des Handbuches.

Schwitzkuren.

Bei langdauernden Nephritiden sind Schwitzkuren oft von verblüffendem Erfolg. Wir lassen solche Kinder, deren Nephritis einwandfrei schon längere Zeit besteht und sich nicht bessern will, 1—2 Wochen täglich im Lichtbogen ½—1 Stunde schwitzen und nachher in guter Trockenpackung 2 Stunden nachschwitzen. Bei frischen Nephritiden ist diese Kur zu gefährlich, man erlebt dabei

Rezidive usw. Bei chronischen oder subakuten Formen zeitigt jedoch eine solche Schwitzkur manchen Dauererfolg.

Medikamente.

Eine medikamentöse Beeinflussung der kranken Nieren ist oft nur schwer möglich. Diuretika nützen bei wirklicher Harnsperre nicht viel, reizen nur das geschädigte Organ; bei langdauernden Ödemen ohne stärkere Symptome von seiten der Nieren ist ein Versuch mit Harnstoff, Diuretin oder Theocin angezeigt, z. B. Theobromin. natri-salicyl. Tabl. à 0,5 g, 2—3mal täglich 1 Tablette oder:

Theocin Bayer 0,15,
Sacch. alb. 0,2,
M. f. pulv.,
D. t. dos. Nr. X,
S. 2mal täglich 1 Pulver nach dem Essen.

Punktion des Hydrops.

Theocin wirkt zwar stärker, ist aber weniger indifferent für die Nieren. Mechanische Entleerung des Hydrops anasarca durch Punktionsdrainage ist wegen der großen Neigung der ödematösen Haut zu Infekten, besonders zu Erysipel, zu widerraten.

Verstopfung ist zu bekämpfen, eine milde Ableitung auf den Darm gelegentlich wünschenswert; dazu ist Pulvis liquir. comp. geeignet oder Extractum Cascar. sagard. fluidum, weniger die salinischen Wasser.

Der lebensrettende Aderlaß wieder modern.

Die ausgebrochene azotämische Urämie gibt die strikte Indikation zum Aderlaß.

Durch Venenpunktion wird man nicht immer die nötigen Mengen Blut ablassen können (es sind 100—130 ccm Blut notwendig). Dann ist die Venaesectio am Platze. Der Aderlaß wirkt prompt entgiftend, er kann und muß bei erneutem Auftreten urämischer Erscheinungen wiederholt werden. Die Blutentziehung durch Blutegel ist wegen der unangenehmen Nachblutung, der ungenauen Dosierung, der Neigung der ödematösen Haut zu sekundären Infektionen dem Aderlaß weit unterlegen.

Eklampsie.

Bei drohender eklamptischer Urämie geben Kopfschmerzen, Reflexsteigerung, *Babinski*sches Phänomen, Nackensteife zunächst Veranlassung, durch beruhigende Medikamente, wie z. B. Natrium bromatum, 2,0 pro die innerlich, oder Chloralhydrat, 0,5—1,0 g als Klysma, die Erregbarkeit des zentralen Nervensystems zu dämpfen; durch besondere Ruhe in der Umgebung und bei der Pflege des Kranken sind alle Reize auszuschalten. Diätetisch kann durch reine Zuckernahrung und die dadurch bewirkte Veränderung des Stoffwechsels auf das Hirnödem günstig eingewirkt werden.

Die Indikation der Lumbalpunktion.

Bei Amaurose, Krämpfen ist sofort durch Lumbalpunktion Liquor in der Menge von 20—40 ccm abzulassen; bleibt der Erfolg aus, so wird ein Aderlaß angeschlossen. Urämische Durchfälle müssen als eine Art Selbstheilung des Körpers angesehen werden und erfordern daher keine Gegenmaßnahmen. Bei sehr geschwächten Patienten kann man genötigt sein, sie diätetisch oder medikamentös zu bekämpfen. Als diätetische Maßnahmen kommen in Betracht Verabreichung von Buttermilch, Eiweißmilch, Reisschleim mit Plasmon, Kakao, Blaubeeren, die mit einem schwer gärbaren Mehl, am besten Mondamin, zu einem Brei eingekocht werden. Medikamentös können Tannigen, Tannalbin oder Optannin verwandt werden in Dosen von 0,5 g (3mal täglich 1 Tablette).

Wasserstoß. Dekapsulation.

Langdauernde Anurie kann die Indikation zur Anwendung des *Volhard*schen Wasserstoßes oder zur Entkapselung einer der beiden Nieren geben (s. Kapitel über Nierenerkrankungen).

Der vergebliche Kampf gegen den toxischen Scharlach.

Der toxische Scharlach erfordert fast nur die Bekämpfung der Herz- und Kreislaufschwäche. Hier kann jedes Herzmittel angewandt werden; auch Kombinationen der Mittel, die an verschiedenen Zentren angreifen, also besonders derjenigen, die das Vasomotorenzentrum aufpeitschen, mit eigentlich herzmuskelstärkenden Mitteln sind ratsam, z. B. Adrenalin, Ephetonin, Ephedralin, Koffein, Kardiazol, Koramin usw. Leider sind alle bei wirklich toxischem Scharlach nur von vorübergehender Wirkung. Gegen septischen Scharlach wird die intravenöse Injektion von Silberpräparaten empfohlen, z. B. von Kollargol (2—6 ccm einer 2%igen Lösung), oder von Dispargen (gleiche Konzentration und gleiche Dosierung) ferner von Septojod (intravenös 20—50 ccm), Yatren, Rivanol usw.

Auch Klysmen von 30 ccm einer 2%igen Kollargollösung sollen die septischen Symptome günstig beeinflussen können. Eigene Erfahrungen haben uns von der sicheren Wirkung dieser Therapie nicht überzeugen können.

Literatur:

Die ältere Literatur bis 1911 findet man am vollständigsten bei *Escherich* und *Schick*, Scharlach, Wien 1912 (in *Nothnagels* Handbuch erschienen). — *Schloßmann* und *S. Meyer*, Scharlach im Handbuch f. Kinderheilkunde (*Pfaundler* und *Schloßmann*), II. Auflage, Verlag F. C. W. Vogel, Leipzig (Literatur bis 1924). — Verhandlungen des Deutsch-Russischen Scharlachkongresses Königsberg (zu beziehen durch das hyg. Institut Königsberg, Prof. *Bürgers*) (Literatur bis 1928). — Rapport épidémiologique mensuel de la section d'hygiène du secrétariat de la société des nations. Genf, Jahrg. 8, Nr. 7 und 8, fortlfd. Nr. 128 und 129, Juli-August 1929 (Literatur bis 1929). — Erster internationaler Mikrobiologen-Kongreß Paris. 21.—26. Juli 1930. Institut *Pasteur*. — *B. Salge*, Scharlach. Im Handbuch der spez. Pathologie von *Kraus-Brugsch*, Bd. II. — *Jochmann-Hegler*, Scharlach. Im Lehrbuch der Infektionskrankheiten, Berlin, S. 668, Springer 1924, — *F. Rolly*, Scharlach. Im Handbuch der inn. Medizin von *v. Bergmann* und *Stähelin*, Bd. I, 1. Teil, S. 65, Berlin, Springer 1924. — *Cl. W. Jungeblut*, Scharlach. Im Handbuch der pathogenen Mikroorganismen von *Kolle-Wassermann*. Lieferung 17, Bd. IV, S. 854, G. Fischer und Urban-Schwarzenberg 1928. — *Wieland*, Referat über neuere Masern-, Diphtherie- und Scharlachprophylaxe. Konferenz im eidgenöss. Gesundheitsamt Bern, 26. Sept. 1929. — *Azzi*, Untersuchungen über die Ätiologie des Scharlachs (filtrierbare Streptokokken!). Bull. soc. ital. biol. sper. 4, 676, 1929. — *Baar*, *Büff* und *Székely*, Zur Immunbiologie des Scharlachs II. über das Kalziumauslöschphänomen. Jb. Kinderheilk. 48, 384, 1929. — *F. v. Bormann*, Über den Anteil toxischer und septischer Vorgänge beim Scharlach als Grundlage einer Beurteilung der therapeutischen Wirkungsmöglichkeiten eines antitoxischen Serums. Z. Kinderheilk. 48, 313, 1929. — *Demohn*, Klinischer Bericht über 150 Scharlachfälle der Jahre 1923—1926. Mschr. Kinderheilk. 38, 344, 1928. — *Friedemann* und *Deicher*, Filtrierbare Streptokokkenformen. Z. Hyg. 108, 354, 1928. — *C. Hirsch*, Zur Ätiologie des Scharlachs. Arch. Ohr- usw. Heilk. 122, 133, 1929 (Bestätigung der *Mandelbaum*schen Befunde). — *Kiss* und *Teveli*, Blutgruppe und Scharlach. Jb. Kinderheilk. 127, 110, 1930. — *Kleine* und *Kroó*, Antitoxine im Blut von Eingeborenen in Ostafrika. Dtsch. med. Wschr. 1930, Nr. 2. — *v. Naumann*, Über die Komplementbindungsreaktion bei Scharlach. Jb. Kinderheilk. 48, 157, 1929. — Literatur zur Ätiologischen Forschung vgl. Tabelle über die Erreger des Scharlachs S. 108 u. 109.

Die Masern[1]).

Von

FRANZ V. GRÖER in Lemberg.

Begriffsbestimmung.

Definition.

Als Masern bezeichnet man eine akute fieberhafte Infektionskrankheit des Menschen, welche durch Ansteckung von Mensch zu Mensch verbreitet wird und durch katarrhalische Schleimhautentzündungen, charakteristischen Hautausschlag, sowie Beeinflussung der Reaktionsfähigkeit des Organismus anderen Infektionen und Entzündungsprozessen gegenüber gekennzeichnet ist.

Geschichtliches.

Geschichte.

Über das Vorkommen und die Verbreitung der Masern im Altertum fehlen uns positive Angaben, da diese Erkrankung stets mit anderen exanthematischen Krankheiten zusammengeworfen wurde. Namentlich ist die Geschichte der Masern innig mit der der Blattern verknüpft (*Bohn*). Obgleich bereits *Rhazes* (860—932) in der ersten Literaturquelle, die wir über Masern (arab. Hashbah) besitzen, eine Trennung zwischen Masern und Pocken versucht hat, ist die Krankheit auch im Mittelalter als eine Art der Blattern betrachtet, daneben auch mit Scharlach, Flecktyphus usw. verwechselt worden. Der Grund liegt vielleicht darin, daß die Masern beim Erwachsenen unter einem, den Pocken sehr viel ähnlicherem Krankheitsbild auftraten (Bläscheneruption) als heutzutage beim Kind. Erst *Sydenham* (1624—1689) hat die Masern, wie auch den Scharlach, klinisch erfaßt und namentlich von den Blattern abgesondert. Es ist jedenfalls mit Sicherheit anzunehmen, daß die Masern seit dem 18. Jahrhundert als Volkskrankheit allgemein verbreitet sind.

Die Unterlage für die moderne Masernforschung bilden die Beobachtungen von *P. L. Panum*, welcher die 1846 auf den Färöer-Inseln aufgetretene Epidemie studiert und die wesentlichsten Angaben über Inkubation, Klinik und Epidemiologie dieser Infektionskrankheit gesammelt hat.

Ätiologie.

Erreger noch nicht mit Sicherheit ermittelt.

Eine entscheidende Klarheit über die Natur des Masernerregers haben auch die Forschungen der letzten Jahre nicht zu bringen vermocht.

Die Übertragung auf den undurchmaserten Menschen noch immer der sicherste Weg des Erregernachweises.

Der Nachweis des Masernerregers erfolgt theoretisch auch heute noch am sichersten durch die Inokulation des zu prüfenden Infektionsmaterials auf einen undurchmaserten Menschen.

Solche Inokulationsversuche (Masernblut) sind bereits im 18. Jahrhundert mit z. T. einwandfreiem Ergebnis ausgeführt worden (*Home*, 1758, auf den Vorschlag von *Brown* 1755 u. v. Nachfolger). Der moderne Nachweis der Infektiosität des Masernblutes ist von *Hektoen* geführt worden (vgl. Fig. 83). Diese Masernübertragung durch Blut ist entgegen den Angaben *Sellards* tadellos reproduzierbar, wenn der Spender sich im Beginn der Eruptionsperiode befindet und der Empfänger wirklich undurchmasert ist (*Degkwitz*).

[1]) Lat.: Morbilli. Franz.: Rougeole. Engl.: Measles. Ital.: Morbillo. Span.: Sarampión.

Die Masernübertragung durch Blut ist unter Wahrung bestimmter Kautelen gut reproduzierbar.

Vorkommen der Masernübertragung mit der therapeutischen Bluttransfusion.

24—30 Stunden nach dem Erscheinen des Ausschlages kann das Blut bereits und 12—24 Stunden vor dem Erscheinen des Exanthems kann es noch nicht ansteckend sein. Jedesmal wurde aber der Masernerreger im Blut nachgewiesen, wenn das Blut gerade an dem Zeitpunkt gewonnen wurde, wenn der Ausschlag im Gesicht erschien. Seit der allgemeinen Einführung der Bluttransfusion als eines wertvollen therapeutischen Eingriffes, ist es vorgekommen, daß mit dem Blute eines in der Präeruptionsperiode stehenden Spenders Masern auf ein undurchmasertes Individuum übertragen wurden (*H. Bauguess* u. a.).

Masernübertragung auf Tiere mit großen Schwierigkeiten verbunden.

Die Schwierigkeiten, welche sich der ätiologischen Masernforschung entgegentürmen, sind in erster Linie dadurch bedingt, daß es nur sehr schwer gelingt, Masern regelmäßig auf Tiere zu übertragen.

Dies betrifft vor allem größere Säuger und kleine Laboratoriumstiere. Das ausgedehnte Schrifttum über diesen Gegenstand enthält die widersprechendsten Angaben. *H. Zeiß*, dem wir eine ausgezeichnete Monographie über diesen Gegenstand verdanken, schließt noch 1921 seine kritischen Beobachtungen der Masernübertragungsversuche auf kleine und mittlere Säugetiere (auch Schafe, Hunde und Katzen) mit der Feststellung, daß sie bisher ergebnislos verlaufen sind. Trotzdem findet die angebliche Übertragung der Masern namentlich auf das Kaninchen in der modernen Literatur wiederholt nachdrückliche Berücksichtigung. So wollen *Neria* und *Bittman* (intra-

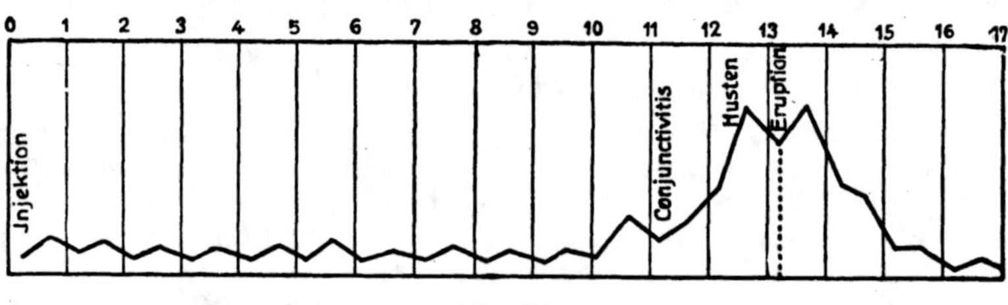

Fig. 83.

Typische Temperaturkurve eines Falles von inokulierten Masern.

(Nach *Hektoen* aus *Jürgensen-Pirquet*, Masern).

Masernübertragung auf kleine Laboratoriumstiere fraglich.

venöse Ansteckung mit Masernblut), *Grund* (intratracheale Infektion mit Nasenrachenspülwasser) und schließlich auch *Ruth Tunnicliff* — von *Caronia* nicht zu reden — deutlich positive Ergebnisse und sogar *Koplik*sche Flecke beim Kaninchen erzeugt haben. *Tunnicliff* hält übrigens auch Meerschweinchen für Masernvirus empfänglich, wenn sie mit Nasenrachensekret angesteckt werden. Derartige Angaben sind angesichts der sehr wenig charakteristischen Erscheinungen, welche bei diesen Tieren nach der angeblichen Ansteckung — die ja stets mit einer Applikation fremder Substrate vergesellschaftet ist — auftreten, nur mit äußerster Vorsicht zu werten.

Übertragung auf Affen möglich.

Etwas besser steht es mit der Übertragung der Masern auf Affen. Nach den weniger erfolgreichen Versuchen *Josias'*, *Grünbaums* gelang es 1911 *Anderson* und *Goldberger* den Nachweis zu führen, daß Masern auf Kleinaffen (besonders Mac. rhesus) übertragbar seien. Die Erscheinungen, welche im Anschluß an die Injektion von Masernblut bei diesen Tieren nach einer typischen Inkubation von 9—11 Tagen auftraten, waren den echten Masern sehr ähnlich, es gelang sogar, die Krankheit mehrere Male von Affe zu Affe zu übertragen.

Diese Befunde fanden durch *Hektoen* und *Eggers* (Feststellung des typischen Blutbildes bei den angestekten Affen), *Lucas* und *Prizer* (Typisches Blutbild, *Koplik*sche Flecke, serienweise Reproduktion), *Nicolle* und *Conseil* (Übertragung auf Mac. sinicus durch intraperitoneale Injektion des Blutes eines Masernkranken 24 Stunden vor dem Ausbruch des Exanthems), *Hlava*, Bestätigung und Erweiterung. Die Einwände und die negativen Ergebnisse, welche diesen Feststellungen von *Jurgelunas* und namentlich von *Sellards* und *Sellards* und *Wentworth* entgegengestellt worden sind, gelten als widerlegt (*Nicolle* und *Conseil*, *Blake* und *Trask*, *Degkwitz*,

Neria und *Bittman*). *Nicolle* und *Conseil* konnten entgegen den Angaben von *Sellards* zeigen, daß es wohl gelingt, mit dem Blute eines masernkranken Mac. sinicus Masern auf ein undurchmasertes Kind zu übertragen. *Blake* und *Trask* infizierten die Affen intratracheal mit Spülwasser der Nasenrachenhöhle von Masernkranken und hatten eine gute Reproduzierbarkeit der Versuche zu verzeichnen. Es ist also anzunehmen, daß die Masern tatsächlich auf Kleinaffen übertragbar seien, wie das auch spontan vorkommen kann (vgl. *Brinkman* 1770, *Charigny* 1898 und ein Fall, welcher in einem Privathause von Dr. *Pilewska* aus meiner Klinik 1924 beobachtet werden konnte). Die gute Reproduzierbarkeit dieser Versuche hängt jedoch von einer Anzahl sehr wichtiger Faktoren ab, die wir bisher nur zum Teil übersehen können. Sie sind sowohl mit den Eigenschaften des Virus als mit den Dispositions- und Immunitätsverhältnissen beim Versuchstier aufs engste verknüpft.

Spontane Masernübertragung auf Kleinaffen.

Eigenschaften des Masernvirus. Obgleich wir den Masernerreger noch nicht mit Sicherheit kennen, sind wir dank der sorgfältigen Beobachtung der Ansteckungsbedingungen beim Menschen und den soeben besprochenen Übertragungsversuchen recht gut über seine wichtigsten Eigenschaften orientiert.

Eigenschaften des Virus.

Was zuerst sein Vorkommen betrifft, so haben wir gesehen, daß er zweifellos sowohl in den Sekreten katarrhalisch entzündeter Schleimhäute (*Mayr*) als in strömendem Blute anzutreffen ist. *Leiner* fand ihn auch im Inhalt der über die Maserneffloreszenzen nach *Thomas* und *Arnold* gezogenen Kantharidinblasen. Die Infektiosität des Nasenrachenschleimes („Schleimvirus“, *H. Zeiß*) ist maximal 24 Stunden vor dem Auftreten des Ausschlages und nimmt dann wesentlich ab. Die höchste und virulenteste Konzentration des Blutvirus erscheint ebenfalls 24 Stunden vor dem Ausbruch des Exanthems, überdauert jedoch seine Blüte ebenfalls um 24 Stunden (*Anderson* und *Goldberger*, *Nicolle* und *Conseil*). Diese relativ geringe Tenazität des Masernvirus im Organismus des Kranken steht, wie wir das bald sehen werden, mit unseren Erfahrungen über die zeitlich beschränkte Kontagiosität der Masern im besten Einklang. In der Desquamationsperiode sind die Masern nicht mehr ansteckend und die Epidermisschuppen enthalten den Erreger nicht mehr.

Vorkommen. In den katarrhalischen Sekreten und im Blute.

Lebensdauer des Erregers im Organismus beschränkt.

Die Lebensfähigkeit des Virus außerhalb des Organismus ist eine noch viel geringere. Das Blutvirus widersteht zwar, nach den Angaben von *Anderson* und *Goldberger*, der Austrocknung für $25\frac{1}{2}$ Stunden und ebenso der Abkühlung, geht aber bei 55^0 innerhalb von 15 Minuten zugrunde. Bei 15^0 kann es wahrscheinlich 24 Stunden aufbewahrt werden. Unter natürlichen Umständen zeigt es jedoch eine noch geringere Widerstandskraft den physikalischen Einwirkungen gegenüber und wird außerordentlich rasch durch Licht und Luft vernichtet. Einfaches Lüften der Krankenräume bzw. der von den Kranken benutzten Gegenstände genügt, um sie für Gesunde ungefährlich zu machen. Darin liegt der praktisch so wichtige Unterschied in dem Verhalten von Masernvirus im Vergleich mit dem Scharlacherreger.

Sehr geringe Widerstandskraft des Erregers außerhalb des Organismus. Desinfektion nach Masern nicht notwendig.

Das Masernvirus gehört zu der Gruppe der sogenannten filtrablen Erreger. Sowohl Blut- (*Anderson* und *Goldberger*, *Degkwitz*) als Schleimvirus (*Blake* und *Trask*) passieren Berkefeldkerzen W und N. Es besitzt eine Affinität zu den Organen des Ektoderms: Haut- und Zentralnervensystem (Vorkommen von Masernenzephalitis), so daß es zu den sogenannten ektodermotropen Erregern, ähnlich wie das Pockenvirus, gerechnet werden kann.

Masernvirus filtrabel.

Isolierung und Züchtung des Erregers. Die Fahndung nach dem Masernerreger bewegt sich hauptsächlich nach drei Richtungen, indem derselbe entweder als ein Bakterium, oder ein Protozoon, oder schließlich als ein ultravisibles Virus aufgefaßt wird. Die Theorie der protozoischen Natur des Masernerregers hat wesentlich an Interesse verloren. Die von *Döhle* beschriebenen „Erythrozyteneinschlüsse“ sind ähnlich wie die „Leukozyteneinschlüsse“ bei Scharlach als unspezifische Reaktionsprodukte der Blutzellen zu betrachten (*Rosanoff*). Dagegen erlebt die bakteriologische Masernforschung einen neuerlichen Aufschwung. Während *Sellards* und *Bigelow*, *Kusama*, *Jokoyama* und *Ito* aus dem Blute Masernkranker feine grampositive Stäbchen isoliert haben wollen, welche stark an die alten Befunde von *Cozé* und *Feltz* (1872)

Isolierungs- und Züchtungsversuche. Bakterien, Protozoen oder ultravisibles Virus?

*Tunnicliff*sche Diplokokken.

und von ihren Nachfolgern mit *Zlatogoroff, Gundobin* und *Hlava* an der Spitze erinnern, sind 1917 von *Ruth Tunnicliff* grampositive, grün wachsende Diplostreptokokken, welche wohl mit den von *Klebs* (1873), sowie *Cornil* und *Babes* (1880) beschriebenen identisch sind, als Maserneerreger angesprochen worden. Nach den recht bestimmt klingenden Angaben der Verfasserin sollen diese Kokken sämtlichen Anforderungen, die wir an den Masernerreger stellen müssen, genügen und erzeugen (Reinkultur!) bei Affen und Kaninchen als Masern zu deutende Krankheitsbilder. Extrakte von Reinkulturen, sowie auch Bouillonkulturfiltrate (*Ferry* und *Fisher*) des *Tunnicliff*schen Diplokokkus enthalten einen Giftstoff, welcher bei ungemaserten (!) Individuen intrakutane Reaktionen auszulösen befähigt ist. Während diese Angaben von *Ferry* und *Fisher, Hibbard* und *Duval, Catry* und *Day* im großen und ganzen bestätigt werden konnten, sind sie von *Park, Williams* und *Wilson* einer ernsten Kritik unterworfen worden. Diese Autoren heben besonders hervor, daß identische Diplokokken in allen, also auch nicht mehr kontagiösen, Stadien der Krankheit isoliert werden können. Wenn auch Miß *Tunnicliff* diesem Einwand durch eine recht komplizierte serologische Differenzierung der virulenten von den avirulenten Kokken begegnet, so erscheint einstweilen die Erregernatur dieser Bakterien noch recht fraglich.

Wie vorsichtig man bei der Beurteilung solcher Befunde vorgehen muß, zeigt das Schicksal der angeblichen Entdeckung des Masernerregers durch *Caronia* (1923), welche durch ihre scheinbare Lückenlosigkeit und ihre praktischen Konsequenzen noch viel mehr Aufsehen erregt hat und sich doch als ein Irrtum entpuppen mußte.

Züchtungsversuche *Degkwitz.*

Eine richtige Kultur des Masernerregers, ohne daß es ihm gelang, das filtrierbare Virus sichtbar zu machen, will *Degkwitz* in den Händen gehabt haben.

Degkwitz meint, daß es ihm gelungen ist die *Hektoen*schen Konservierungsversuche des Masernvirus in der Richtung echter Züchtungsversuche auszubauen. Er will auf diesem Wege Kulturen erhalten haben, die sich mehrere Generationen hindurch (auf mit gepufferter physiologischer Salzlösung verdünnten Plasma maserneempfänglicher Menschen) auch dann fortzüchten lassen, wenn das Ausgangsmaterial (Masernblut bzw. Nasenschleim) bis zu vollkommener Inaktivität (für den Affen) verdünnt war. Dadurch sollte der Einwand *Bessaus*, es handle sich bei diesen Versuchen lediglich um eine Konservierung eines stark verdünnten Infektionsmaterials, entkräftigt werden. Eine umfassende Nachprüfung der Angaben *Degkwitz*' steht aber leider noch aus.

Wir sehen damit, daß die Entscheidung über die Masernätiologie augenblicklich zwischen den grünwachsenden Diplokokken *Tunnicliffs* und dem unsichtbaren, aber kultivierbaren Virus *Degkwitz* zu schwanken scheint. Ob, wie das *v. Pfaundler* für möglich hält, diese scheinbar divergenten Möglichkeiten nicht doch ganz gut vereinbar seien, läßt sich natürlich vorderhand auch nicht entscheiden. *Von Pfaundler* meint nur, daß gut sichtbare und leicht kultivierbare Erreger Splitter, Granula oder Bakterienableger (Keimfragmente) abgeben können, die unsichtbar und schwer kultivierbar sein können.

Pathogenese

Patho- und Hygiogenese.

Hohe Kontagiosität der Masern.

Das Zustandekommen der Masernerkrankung wird durch zwei Faktoren bestimmt: Ansteckung und Disposition des Angesteckten.

Die Masern sind hochkontagiös. Als Infektionsquelle dienst stets der kranke Mensch. Diese Kontagiosität ist aber, wie das bereits aus den Ergebnissen der experimentellen Masernübertragung hervorgeht, nicht in allen Stadien der Erkrankung gleich. Im Inkubationsstadium sind die Masern nicht ansteckend (*Gins*). Die größte Ansteckungsgefahr besteht in dem sogenannten katarrhalischen Stadium und das schon, bevor die charakteristischen Zeichen der Infektion (*Koplik*, Exanthem, Ausschlag) die Erkrankung erkennbar machen. Diese Tatsache ist von weittragender

Im Inkubationsstadium nicht ansteckend. Größte Kontagiosität in der katarrhalischen Periode.

Bedeutung für die Prophylaxe (siehe dort). Die Kontagiosität dauert mit unverminderter Stärke bis zur Blüte des Exanthems und nimmt dann merklich ab. Praktisch ist ein Kranker, wie das die neueren Erfahrungen *Baurs*, sowie die sorgfältigen experimentellen Untersuchungen *Redlichs* an meiner Klinik dargetan haben, nicht nur im Abschuppungsstadium, sondern bereits 24 Stunden nach dem Auftreten des Ausschlages am ganzen Körper, als nicht mehr ansteckend zu betrachten.

24 Stunden nach der vollen Ausbildung des Exanthems am ganzen Körper hört die Kontagiosität auf.

Die Beobachtungen über eine angebliche Ansteckung Gesunder durch Masernrekonvaleszenten, die in der älteren Literatur zerstreut sind (*Heubner, Feer, Moser, Woody* u. a.) sind entweder nicht einwandfrei, oder aber betreffen Fälle mit Komplikationen der Infektionsquelle. *Redlich* vermutet gegenüber den Einwänden von *Göbel*, daß komplizierte Masern längere Zeit ihre Kontagiosität bewahren können. In dieser Richtung sind besonders Empyeme und Otitiden von morbiköser Genese für andere Kinder, namentlich in Krankenhäusern gefährlich (*Schloßmann*).

Praktische Konsequenzen aus den von *Baur* sowie *Redlich* hervorgehobenen Tatsachen sind bereits bei *Erich Müller* gezogen worden. Dort werden die Masernrekonvaleszenten bereits am 6. Tag in den allgemeinen Saal gelegt bzw. in die Säuglingsheime verschickt und unter über 100 solchen Fällen ist bisher kein Übertragungsfall vorgekommen (*Hertha Schönfeld*).

Gesunde Virusträger spielen bei der Übertragung der Masern keine Rolle.

Gesunde Zwischenträger, welche bei der Übertragung anderer Infektionen eine sehr große Rolle spielen, gibt es, streng genommen, bei Masern nicht. Es spricht jedoch manches dafür, daß bei bereits durchmaserten Individuen, welche mit Masernkranken in engere Berührung kommen, äußerst leichte, abortive Maserninfektionen in Gestalt uncharakteristisch verlaufender Anginen, Katarrhen der oberen Luftwege, Magendarmerscheinungen u. dgl. mehr auftreten, und ihrerseits eine Quelle der Ansteckung für undurchmaserte Personen bilden können (*Wagener, Nobel*, eigene Erfahrungen).

Ansteckung durch abortive Maserninfektionen Gemaserter möglich.

Die Übertragung durch Mittelspersonen sowie durch Gegenstände stellt bei Masern infolge der Flüchtigkeit des Virus nicht den gewöhnlichen Infektionsmodus dar. Natürlich kann eine Infektion durch Trinkgeschirr oder Spielzeuge, welche unmittellbar vorher von einem Kranken benützt worden sind, nicht ausgeschlossen werden. Derartiges kann jedoch nur dort vorkommen, wo auch andere Infektionsgelegenheiten vorhanden sind. Eine etwas höhere Bedeutung ist der Masernübertragung durch Luft beizumessen. Sie kann bei der Verbreitung der sogenannten Hausinfektionen (von einem Raum in den anderen) in den Spitälern eine Rolle spielen. Besonders ist der plötzliche Luftzug, welcher zwischen zwei Räumen entstehen kann, befähigt, Masernkeime über weitere Entfernungen zu tragen (*Moro, Jasinski* und *Progulski*). Diese Möglichkeit, welche übrigens von anderen Autoren (*Schloßmann*) negiert wird, beeinträchtigt die Zuverlässigkeit der von *Grancher* empfohlenen Methode der Isolierung Masernkranker, welche auf der peinlichen Verhütung des Kontaktes zwischen Masernkranken und Undurchmaserten derselben Abteilung durch Drahtgitter und geschulte Pflege beruht. *Grancher* hat aber zweifellos recht gehabt, als er den direkten Kontakt mit dem ansteckenden Kranken für den wichtigsten Übertragungsmodus bei Masern hielt. Wie *Noeggerath* neuerdings sehr eindrucksvoll gezeigt hat, muß dieser Kontakt sogar recht innig werden, damit eine sichere Ansteckung zustandekomme. Die Tatsache, daß von den exponierten Undurchmaserten nur ein Teil wirklich angesteckt wird, ist in erster Linie auf nicht genügende Kontaktmöglichkeiten zurückzuführen. Daß bei der Masernübertragung die *Flügge*sche Tröpfcheninfektion sehr hoch einzuschätzen ist — ist sicher. Die Ansteckungsgefahr ist am höchsten in jenem Stadium der Krankheit, welches mit starkem Husten und Niesen einhergeht. Umgekehrt ist sie um so geringer, je schwächer die katarrhalischen Erscheinungen auftreten und kann bei fast oder völlig fehlenden Katarrhen auch in den Prodromen auf ein Minimum sinken (*Pfaundler*).

Übertragung durch Mittelspersonen und Gegenstände praktisch ohne Bedeutung.

Luftübertragung kommt vor.

Isolierung nach *Grancher* nicht zuverlässig.

Der wichtigste Übertragungsmodus ist der direkte Kontakt!

***Flügge*sche Tröpfcheninfektion.**

Die Kontagiosität ist proportionell der Intensität der katarrhalischen Erscheinungen.

Begünstigend wirkt auf das Zustandekommen der Ansteckung der Aufenthalt Empfänglicher in einem geschlossenem Raum mit dem Masernkranken („Wohn- und Schulstubenansteckung“ — *Wagener*). Immerhin können auch im Freien Ansteckungen vorkommen, welche zu endemischen Ausbrüchen der Krankheit Anlaß geben, wie das *Nobel* an der Tuberkulosefreiluftstation der Wiener Kinderklinik gesehen hat.

Auch im Freien können Ansteckungen vorkommen.

Intrauterine Übertragung möglich.

Die intrauterine, diaplazentare Übertragung des Masernvirus von der Mutter auf das Kind kommt sicher vor (*Kleinschmidt, Schulze, Debré*). Obgleich nach *Debré, Joannon* und *Mariani* diese Art der Masernübertragung keinesfalls so übermäßig selten vorkomme, als allgemein geglaubt wird, besitzt sie keine allzugroße praktische Bedeutung.

Virulenzschwankungen des Masernvirus gering.

Die Virulenz und die Aggresivität des Masernvirus scheinen nicht allzu großen Schwankungen zu unterliegen. *Von Pfaundler* glaubt sowohl während der Anstalts- als der Familienendemien gelegentlich ein Nachlassen der Aggresivität des Virus beobachtet zu haben. Die in der letzten Zeit von *Fischl* zur Diskussion gestellte Herabsetzung der Kontagiosität der Masern, die sich angeblich in den letzten Jahren besonders deutlich bemerkbar machen soll, wird von anderen namhaften Autoren in Abrede gestellt (*Noeggerath, Moro* u. a.).

Respirationsschleimhaut — die häufigste Eintrittspforte.

Als die häufigste Einbruchspforte des Masernvirus fungiert höchstwahrscheinlich die Schleimhaut des Respirationstraktus. Viel seltener kommen andere Eintrittspforten in Betracht. Masernbeginn mit Angina und Schwellung der regionären Drüsen hat *Schick* beobachtet. Auf dem Blutwege werden die Masern bei der oben erwähnten diaplazentarenAnsteckung oder mit einer Bluttransfusion übertragen.

Disposition ist allgemein.

Masern hinterlassen dauernde Immunität.

Wiederholte Masernerkrankungen sehr selten.

Die Disposition für Masern kann im Prinzip als eine allgemeine betrachtet werden. Sie wird im wesentlichen durch die spezifische Immunität bestimmt, welche die überstandene Masernerkrankung hinterläßt. Die Immunität nach Masern ist ebenso ausgesprochen, wie nach Blattern und dauert praktisch das ganze Leben hindurch. Die strittige Frage der wiederholten Erkrankungen an Masern muß dahin beantwortet werden, daß solche Vorkommnisse zu den größten Seltenheiten gehören, aber immerhin hie und da tatsächlich verzeichnet werden können.

Die in den Anamnesen recht häufig vorkommenden Angaben einer mehrmaligen Masernerkrankung beruhen fast immer auf diagnostischen Irrtümern und müssen daher mit entsprechender Vorsicht beurteilt werden. Daher haben *Friedjung* und auch *Widowitz* eine Anzahl sehr strenger Kriterien aufgestellt, welchen ein angeblicher Fall zweimaligen Überstehens der Masernerkrankung (nach einem längeren Intervall, von den sogenannten Masernrezidiven wohl zu unterscheiden!) genügen muß, um als einwandfrei anerkannt zu werden. In der neueren Literatur sind jedoch Fälle beschrieben worden, welche auch der strengsten Kritik standhalten (*Nobel, de Rudder*). Die zweite Masernerkrankung verläuft in solchen Fällen häufig abortiv, z. B. ohne Ausschlag.

Allgemein gesprochen können daher die Menschen, was ihre unmittelbare Disposition für Masern betrifft, in ungemaserte und gemaserte eingeteilt werden.

Auch ungemaserte Individuen müssen nicht bei jeder Infektionsgelegenheit angesteckt werden.

Zum Zustandekommen der Infektion ist meistens ein engerer Kontakt notwendig.

Die ersteren können bei einer Infektionsgelegenheit, ohne Rücksicht auf Alter und Geschlecht ausnahmslos erkranken, wie das wiederholt, namentlich während der Epidemien auf den Färöer-Inseln, beobachtet werden konnte. Ob eine jede Infektionsgelegenheit, der ein ungemasertes Individuum ausgesetzt ist, einen unbedingten Ausbruch der Erkrankung zur Folge haben wird — ist eine andere Frage. Es ist geradezu auffallend, wie viele ungemaserte Kinder bei einer Masernendemie unter Umständen verschont bleiben können. *Noeggerath, Oster* und *Viethen* haben Masernendemien beschrieben, bei welchen zwei Drittel bis drei Viertel aller sicher undurchmaserten Kinder verschont geblieben sind. Diese Erscheinung, welche fälschlich als der Ausdruck für eine nachlassende Infektiosität der Masern gedeutet werden könnte (etwa im Sinne von *Fischl*), kann durch verschiedene Faktoren hervorgerufen werden. Die wichtigste Rolle spielt hier zweifellos der nicht genügend enge Kontakt mit dem Kranken. Aber auch scheinbar ausreichenden Infektionsmöglichkeiten ausgesetzte, ungemaserte Kinder können gelegentlich der Ansteckung entgehen, um bei der nächsten Infektionsgelegenheit zu erkranken. Diese merkwürdige Erscheinung bezeichnen wir mit dem Schlagworte der „temporären Resistenz" und verstehen darunter eine derartige Verkettung innerer Umstände (z. B. eine unspezifische Resistenzerhöhung), welche die Infektion nicht angehen läßt.

Temporäre Resistenz.

Eine Altersresistenz im wahren Sinne des Wortes gibt es bei Masern nicht. Masern erscheinen uns nur deshalb in Gestalt einer Kinderkrankheit, weil die älteren Individuen gewöhnlich bereits Masern durchgemacht haben. Eine Sonderstellung kommt nur dem Neugeborenen und dem jungen Säugling zu. Die meisten Mütter unserer Gegenden besitzen — weil sie durchmasert sind — spezifische Immunkörper in ihrem Blute und diese werden, ähnlich, wie das für das natürliche Diphtherieantitoxin experimentell nachgewiesen werden konnte — diaplazentar auf das Kind übertragen. Die Neugeborenen durchmaserter Mütter kommen auf diese Weise auch gegen Masern passiv (diaplazentar) immunisiert zur Welt. Diese Immunität geht jedoch wie jede passive Immunität relativ rasch verloren, wie das am deutlichsten aus der Fig. 84 zu ersehen ist, die ich nach der sorgfältigen Statistik *Ch. Herrmans* zur Frage der Masernanfälligkeit junger Kinder gezeichnet habe. Man sieht, daß die angeborene Masernimmunität vom 4. bis 5. Lebensmonat an im rapiden Abfall begriffen ist und gegen das Ende des ersten Lebensjahres den Nullpunkt erreicht. Damit stehen die Angaben einzelner Autoren über die Dauer des angeborenen Masernschutzes (*Jürgenson* 5, *Heubner* 4—5, *Beutzen* 4, *Lichtenstern* 4 Monate) in gutem Einklang. Während nun der Schwund der natürlichen Diphtherieimmunität des Neugeborenen durch die Brustnahrung verzögert wird (*v. Gröer* und *Kassowitz*) scheint das bei der Masernimmunität nicht in dem gleichen Maße der Fall zu sein. *Ch. Herrman* konnte nur sehr geringe Differenzen in der Masernanfälligkeit der Brustkinder im Vergleich zu den Flaschenkindern feststellen. Das Verhalten der angeborenen Masernimmunität unterscheidet sich aber noch dadurch vom Diphtherieparadigma, daß sie schließlich, gegen das Ende des ersten Lebensjahres, bis auf Null herabgeht, so daß zu dieser Zeit sämtliche Kinder masernanfällig werden, was bekanntlich hinsichtlich der Diphtherie und wahrscheinlich auch der Scharlachanfälligkeit nie eintritt. Hier bleibt ein gewisser Teil immungeborener Kinder (etwa ein Drittel) dauernd widerstandsfähig, was uns an eine z. T. auch autochthone Entstehung der Immunkörper denken läßt.

Keine Altersdisposition im engeren Sinne.

Die Masernimmunität des Neugeborenen stammt von der gemaserten Mutter her

Der angeborene Masernschutz hält nur einige Monate an.

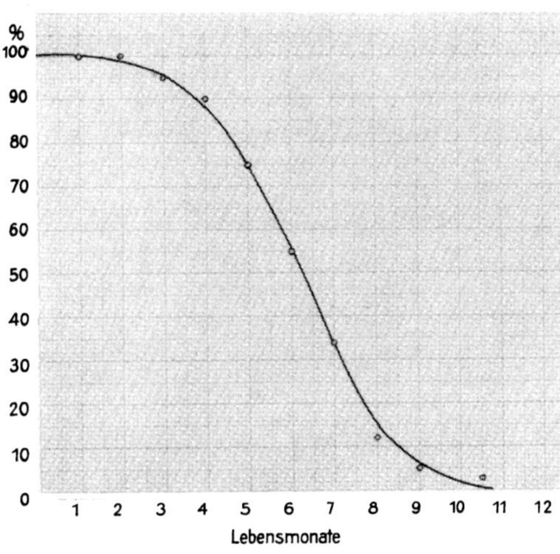

Fig. 84.
Schicksal der Masernimmunität der Neugeborenen durchmaserter Mütter im Säuglingsalter. Gezeichnet nach der Statistik von Ch. Herrman.
(N. Y. State Journ. of Med. Oct. 1923.)

Einen guten Überblick über die Verteilung der Todesfälle an Masern auf einzelne Altersklassen, von der Neugeborenenperiode bis zum Alter von $4\frac{1}{2}$ Jahren, gibt die Fig. 85, welche von *Pirquet* aus den englischen Statistiken gewonnen wurde. Diese Sterblichkeitskurve, welche, wenn auch mit Vorsicht, einerseits als eine Funktion der Morbidität, andererseits aber als Ausdruck der Veränderung der Immunitätsverhältnisse mit dem Alter betrachtet werden kann, zeigt, in guter Übereinstimmung mit dem oben Gesagten, daß der Gipfel der dispositionellen Erkrankungsmöglichkeiten, an der Zahl der Todesfälle gemessen, um den 12. Lebensmonat fällt. Dies wird noch dadurch bedingt, daß wir gerade um diese Zeit den schwersten Verlaufsformen der Masern und namentlich den so gefürchteten Sekundärinfektionen am häufigsten begegnen. Diese sozialhygienisch äußerst wichtige Tatsache hängt mit dem relativen Resistenzmangel des Säuglings und des jungen Kleinkindes aspezifischen Sekundärinfektionen gegen-

Verteilung der Todesfälle an Masern auf einzelne Altersklassen.

Das frühe Kleinkindesalter am höchsten gefährdet.

über zusammen, welcher sowohl durch interkurrente und sehr verbreitete Erkrankungen (Rachitis!), als durch die Masernerkrankung selbst wesentlich vertieft wird.

Neugeborene ungemaserter Mütter sind masernanfällig.

Es ist in der letzten Zeit versucht worden, unter anderem auch den angeborenen Masernschutz auf die bekannte unspezifische Reaktionsträgheit des Neugeborenen zurückzuführen (*Friedberger*). Daß dieser Mechanismus hier nur eine untergeordnete Rolle spielen kann, bezeugt die Masernanfälligkeit Neugeborener ungemaserter Mütter, die z. B. während der berühmten Epidemien auf Färöern wiederholt beobachtet wurde, wie auch Masernerkrankungen der Neugeborenen, die wir in unseren Gegenden gelegentlich beobachten und die am häufigsten Ansteckungen von der noch masernkranken, also noch nicht immunen Mutter betreffen.

Geschlechtsunterschiede sind für die Maserndisposition ohne Bedeutung.

Konstitution und Ernährungszustand.

Geschlechtsunterschiede sind für die Masernanfälligkeit ohne Belang, nicht aber der allgemeine Kräfte- und Ernährungszustand, sowie die Konstitution. Der Einfluß dieser letzteren Faktoren ist sehr schwer faßbar. Sie beeinflussen wohl in geringerem Grade die Empfänglichkeit für das Maserngift — um so bedeutsamer werden sie auf die Art und Schwere des Verlaufes einwirken. Interessant ist jedoch, daß nach den Beobachtungen von *Abel, Friedjung, Schick* u. a. die Affinität zum Maserngift eine konstitutionell (familiär) verschiedene sein kann.

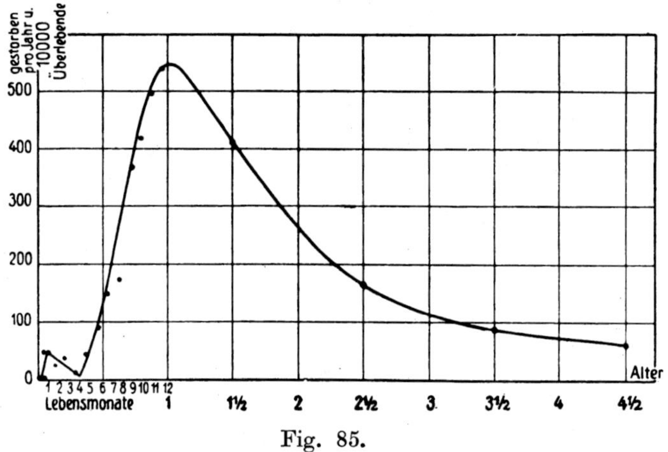

Fig. 85.

Sterblichkeit an Masern in England (1910). Nach den Altersklassen geordnet. Nach v. Pirquet.

Der engere Mechanismus der Krankheitsentstehung.

Ist es nun zu der Masernansteckung eines empfänglichen Individuums gekommen, so entwickelt sich ein charakteristisches Krankheitsbild von einem recht gesetzmäßigen Verlauf. Diese Gesetzmäßigkeit läßt darauf schließen, daß der engere Mechanismus der Masernentwicklung ein ganz bestimmter sein müsse. Zwei Tatsachen werfen ein gewisses Licht auf das Wesen dieses Mechanismus: die lange und in der überwiegenden Mehrzahl der Fälle recht bestimmte Inkubationszeit und das Auftreten spezifischer Antikörper im Blute der Masernkranken und der Masernrekonvaleszenten.

Masern haben eine lange und recht bestimmte Inkubationszeit.

Masernvirus ist als ein sekundärtoxisches Antigen aufzufassen.

Masern — eine Reaktionskrankheit.

Dem Eindringen des Virus folgen unmittelbar darauf keine Krankheitserscheinungen. Dies beweist, daß das Masernvirus einer primären Toxizität entbehrt und daher den sogenannten sekundärtoxischen Antigenen einzureihen ist. Damit es seine pathogene Tätigkeit entfalten könne, muß die Reaktionsfähigkeit des Organismus geändert werden. Deshalb wären die Masern, nach den grundlegenden Untersuchungen *Pirquets*, ähnlich wie die Blattern, als eine spezifische Reaktionskrankheit (*Moro*) vom Typus der Serumkrankheit (*Hecker*) aufzufassen.

Um den Ausbruch der Krankheitserscheinungen am Ende der Inkubationsperiode zu erklären, hat *Pirquet* bereits 1907 die Heranbildung spezifischer Antikörper im angesteckten Organismus angenommen, welche gegen den im Blute kreisenden

Masernerreger gerichtet wären, ihn agglutinieren und lytisch verdauen würden, wobei ein entzündungsanregendes, ausschlagerzeugendendes Gift (Apotoxin) entstehen müßte. Diese Theorie, welche von *Moro* 1908 und 1910 weiter ausgebaut wurde, ist durch die Entdeckung der schützenden Serumantikörper im Blute der Masernrekonvaleszenten durch *Degkwitz* in ein neues Licht gerückt worden. Die *Degkwitz*sche Entdeckung wies die tatsächliche Existenz humoraler Masernantikörper nach, die wir bis dahin nur vermuten und nur aus dem Verhalten der Neugeborenen masernimmuner Mütter zur Maserninfektion indirekt erschließen konnten. Sie förderte aber gleichzeitig unerwartete Eigenschaften dieser Antikörper zutage, welche nicht ohne weiteres in das ursprüngliche Schema unserer Vorstellungen über den Mechanismus der Masernentstehung zu passen schienen: Die prophylaktische Wirkung des RS. ist nur bis zum 6. Inkubationstage feststellbar; wird es in ungenügenden Mengen im richtigen Termin angewandt, so kann der unvollkommene Schutz durch Aberrationen des Exanthems gekennzeichnet werden (*Moro* und *Müller*); schließlich werden die Antikörper in höchster Konzentration erst am 8. Tage nach der Entfieberung im Blute der Rekonvaleszenten nachweisbar. Die *Pirquet-Moro*sche Maserntheorie mußte daher diesen Erfahrungen entsprechend modifiziert werden und dies geschah durch *Moro* und *Keller* (1925) sowie ergänzend durch *Pfaundler* (1929). *Moro* und *Keller* nehmen nun in Anbetracht der Eigenschaften der *Degkwitz*schen Antikörper zwei Phasen der humoralen Masernabwehr an. Auf die Ansteckung folgt die Vermehrung des Masernvirus im Organismus, welche jedoch erst nach der Überwindung der sogenannten initialen Wachstumshemmung und nach der Anpassung des Virus an das neue Milieu (etwa bis zum 6. Inkubationstag) intensiv und rasch vonstatten gehen kann, so intensiv und so rapid, daß es nunmehr nicht mehr vom schützenden Serum aufgehalten werden kann. Es kommt zur Überschwemmung des Organismus mit dem Erreger und während bisher der symptomlose Angesteckte nicht kontagiös war — setzt jetzt die Ausscheidung des Erregers durch die Schleimhäute und durch die Haut ein, welche einerseits die Krankheitserscheinungen einleitet, anderseits die Kontagiosität des katarrhalischen Stadiums bedingt. Hand in Hand mit diesen Vorgängen entwickelt sich die erste Phase der humoralen Masernabwehr, welche durch das Heranreifen der die Erreger verdauenden und auflösenden spezifischer Reaktionskörper vom Lysincharakter ausgezeichnet ist und für das Auftreten der spezifischen Krankheitssymptome (durch die Freimachung toxischer Virusprodukte) verantwortlich zu machen ist. Die Lieferfrist dieser lytischen Antikörper bestimmt im wesentlichen die Inkubationsdauer. Mit dem Auftreten der durch die Lysinwirkung freigemachten Produkte beginnen dieselben ihrerseits als Antigene zu wirken und veranlassen die Bildung einer zweiten Art von Antikörpern, welche die Unschädlichmachung der bei der Lyse freigemachten intrazellulären Gifte besorgen. Diese zweite Abwehrphase, welche für die Hygiogenese, d. h. für den Gesundungsmechanismus bei Masern in erster Linie verantwortlich ist, erreicht ihren nachweisbaren Höhepunkt erst 8 Tage nach der Entfieberung, interferiert aber sicherlich mit der Lysinbildung.

Die *Pirquet-Moro*sche Maserntheorie.

Zwei Phasen der humoralen Masernabwehr.

Ausscheidung des Erregers am Ende der Inkubationsperiode.

Lyse der Erreger durch lytische Antikörper (I Phase).

Unschädlichmachung der durch die Lyse freigemachten Gifte durch schützende Antikörper (II Phase).

Beide Phasen interferieren.

Von Pfaundler hat jüngst — in Anlehnung an die Methodik *v. Pirquet*s — eine schematische Darstellung dieser Verhältnisse gegeben (Fig. 86), welche unsere Vorstellungen über das Wesen der Masernerkrankung, als eines Ergebnisses der sich im Laufe des Prozesses fortwährend ändernden Beziehungen zwischen dem Masernerreger und den durch seine antigene Wirkung hervorgerufenen spezifisch-reaktiven Antikörpern veranschaulicht. Sie zeigt uns, daß die spezifisch biologischen Eigenschaften des Blutes eines Masernkranken sich in jedem Ausschnitt des pathologischen Geschehens verschieden gestalten müssen. Zuerst — und zwar nur bis zu einem gewissen Punkte des Krankheitsverlaufes (vgl. das vorhin über die experimentelle Masernübertragung Gesagte) — enthält das Masernblut freie und lebensfähige Erreger: Es ist befähigt, ein ungemasertes Individuum zu infizieren. Diese Eigenschaft des Masernblutes geht jedoch im Laufe der weiteren Entwickelung der Dinge, gegen das Ende der Eruptionsperiode, verloren, weil der Erreger durch das inzwischen in genügenden Mengen gebildete Lysin gebunden oder vernichtet ist. Wird dieser Punkt durch die bis zum Überschuß gehende Heranbildung des Lysins überschritten, so gewinnt das Masernblut neue Eigenschaften, welche durch *v. Pfaundler* experimentell (allerdings nur an einem einzigen Falle) demonstriert worden sind und welche, wenn sie eine allgemeine Bestätigung erfahren, eine sehr wichtige Stütze der dargelegten Theorie bilden werden: Diese Eigenschaften beruhen darauf, daß das Masernblut nunmehr ihre Infektiosität verliert, dafür aber befähigt ist die Inkubationsperiode

Schematische Darstellung der Masernkrankheit nach *v. Pfaundler.*

eines anderen Masernkranken durch die Zufuhr des freien Lysins abzukürzen. Im Falle *v. Pfaundlers* hatten 5 ccm Serum eines 8 Jahre alten Masernrekonvaleszenten vom 4. fieberfreien Tage diese Wirkung bei einem 11 Monate alten Säugling am 4. Inkubationstage: Das Masernexanthem erschien 14 Stunden nach der Einspritzung.

Mit diesem Erscheinungskomplex interferiert nun ein zweiter, welcher alsbald nach dem Auftreten der durch die Lysinwirkung freigemachten Maserngifte einsetzt und in der Unschädlichmachung dieser Gifte gipfelt. Das ist die Heranbildung der entgiftenden Antikörper, die von *Moro* und auch *v. Pfaundler* kurzweg als Antitoxine

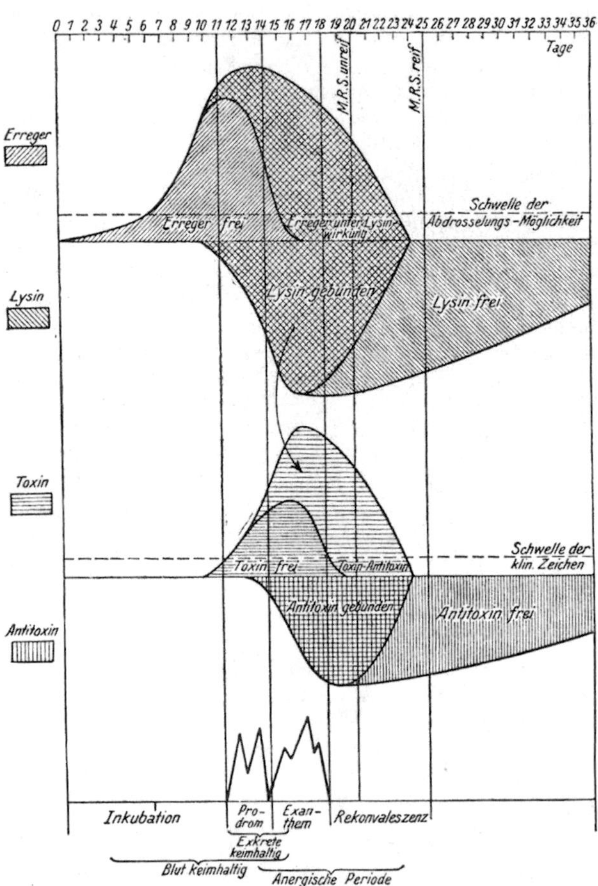

Fig. 86.
Schema des Mechanismus der Masernentstehung nach v. Pfaundler.

bezeichnet werden. Die Bildung dieser Schutzkörper erfolgt allmählich und kann so lange nicht sichtbar gemacht werden, bis sie nicht im Überschuß erfolgt. Daher die von *v. Pfaundler* eingeführte wichtige Unterscheidung zwischen den freien und gebundenen Erregern, Lysinen, Giften und Gegengiften. Ist endlich auch dieser Punkt in der Masernentwicklung überwunden, dann kommen im „ausgereiften" Rekonvaleszentenserum Schutzfunktionen zum Vorschein, welche das Wesen seiner prophylaktischen Wirkung verständlich machen. Solches Serum enthält sowohl freies Lysin wie freies Antitoxin in optimalen und maximalen Mengen und vermag daher, rechtzeitig im Inkubationsstadium einverleibt, nicht nur die Erreger lytisch zu vernichten, sondern auch die in demselben Tempo entstehenden Giftprodukte zu entgiften und dadurch den Ausbruch der Erkrankung zu verhindern. Dementsprechend kann auch durch eine rechtzeitige (mindestens 2 Tage vor dem Exanthemausbruch) lokale intrakutane Applikation des Masernrekonvaleszentenserums das Auftreten des Exanthems lokal verhindert werden („Aussparphänomen" — *Keller*). *Keller*, der diese Erscheinung unabhängig von ihren Entdeckern (*Debré*, *Bonnet* und *Broca*, *Debré* und *Joannon*) studiert hat, hält sie für einen Beweis der Existenz der spezifisch giftneutralisierenden Eigenschaften des MRS.

Aussparphänomen.

Diese Theorie der Masernerkrankung führt bei der Wertung der spezifischen Masernreaktionskörper eine scharfe Trennung durch und erleichtert daher die gesonderte Betrachtung der Patho- und Hygiogenese der Masern. Darin liegt ihr wichtigster heuristischer Wert.

Hygiogenese.

Die Hygiogenese der Masern wird jedoch durch die Wirkung der *Degkwitz*schen Schutzkörper noch nicht erschöpft. Neben den humoralen sind sicherlich auch zelluläre Abwehrmechanismen für die Leitung des Masernprozesses zur Gesundung verantwortlich. Dies erhellt aus dem Charakter der nach dem Überstehen der Krankheit sich einstellenden lebenslänglichen Immunität. Die Konzentration des Blutes an *Degkwitz*schen Schutzkörpern erfährt bereits nach dem 8. Rekonvaleszententag eine gewaltige Einbuße. Das Serum in ihrer Kindheit gemaserter Erwachsener enthält davon — wie wir dies aus den *Rietschel*schen Versuchen wissen — nur sehr geringe Mengen, obgleich solche Erwachsene masernimmun sind.

Die Hygiogenese der Masern wird auch durch zelluläre Abwehrmechanismen gefördert.

Welcher Mechanismus dieser zellulären Immunität zugrunde liegt — ist nicht klar. Es ist hier in erster Linie an Vorgänge zu denken, welche einer Desensibilisierung analog wären und die Hygionese der Masern durch die Heranbildung eines Refraktärseins gegen die pathogene Antigenwirkung fördern würden. Zur Erklärung der lebenslänglichen zellularen Immunität Gemaserter nimmt anderseits *Degkwitz* eine spezifische, gewebsallergische — wohl entzündliche — Abwehr an der Eintrittspforte an. Diese Auffassung könnte durch eine höchst bemerkenswerte, freilich noch vereinzelte Erfahrung von *Goebel* gestützt werden, welcher ein schon gemasertes Kind mit Umgehung der natürlichen Eintrittspforte (intramuskuläre Injektion von Masastruptionsblut) masernkrank machen konnte.

Gewebsallergische Abwehr an der Eintrittspforte nach *Degkwitz*.

Epidemiologie.

Epidemiologie.

Das gehäufte Auftreten und die Ausbreitung der Masern werden in erster Linie durch die Empfänglichkeit des Menschen dieser Seuche gegenüber beherrscht. Diese hängt, wie wir das bereits gesehen haben, lediglich von der bereits erfolgten Durchmaserung ab. Daher wird die Häufung der Masernfälle hauptsächlich durch das Tempo bestimmt, in welchem zu der gegebenen Bevölkerungsgemeinschaft Nachwuchs und Zufluß ungemaserter Individuen stattfindet. Dementsprechend ist für Masern der explosive Charakter der Epidemien charakteristisch. Ein deutliches Bild dieser Eigenschaft der Masern gibt die Fig. 87, auf welcher die Mortalität an Masern in Wien (1895—1908) dargestellt ist.

Explosiver Charakter der Masernepidemien.

Auf diese durch jeweilige Häufung der masernempfänglichen Individuen bestimmte, soziale Disposition zur epidemischen Masernausbreitung sind folgende Faktoren von Einfluß (*Schütz*):

Soziale Disposition zur epidemischen Masernausbreitung.

1. Die Lage des befallenen Bezirkes und der Verkehr, dem er ausgesetzt ist. Handelt es sich um natürlich gut abgegrenzte Gebiete (Inseln z. B.), welche in keinem sehr regen Verkehr mit der Außenwelt stehen, so hängen sowohl der Grad der Ausbreitung als die Dauer der durch eine Einschleppung von außen veranlaßten Masernepidemien lediglich von der Dauer des der Epidemie vorausgehenden masernfreien Intervalls ab. Die Epidemie findet aber mit einer mehr oder minder vollständigen Durchmaserung der Bevölkerung ihren Abschluß. Anders in Orten, welche

Lage und Verkehr.

einem kontinuierlichen Zufluß ansteckender Menschen ausgesetzt sind. Hier wird der epidemische Charakter der Masern verwischt: Die Einschleppungsmöglichkeiten sind stets vorhanden, vereinzelte Masernfälle kommen fast unaufhörlich vor und nur in gewissen Zeitintervallen, dem Tempo des Zuwachses eines disponiblen Nährbodens in Gestalt einer genügenden Anzahl ungemaserter Individuen entsprechend, kommt es zu gehäuftem Auftreten der Seuche.

Die Masern wandern entlang den großen Verkehrsstraßen und verbreiten sich um so schneller und um so häufiger kommen sie vor, je reger der Verkehr ist. In Schles-

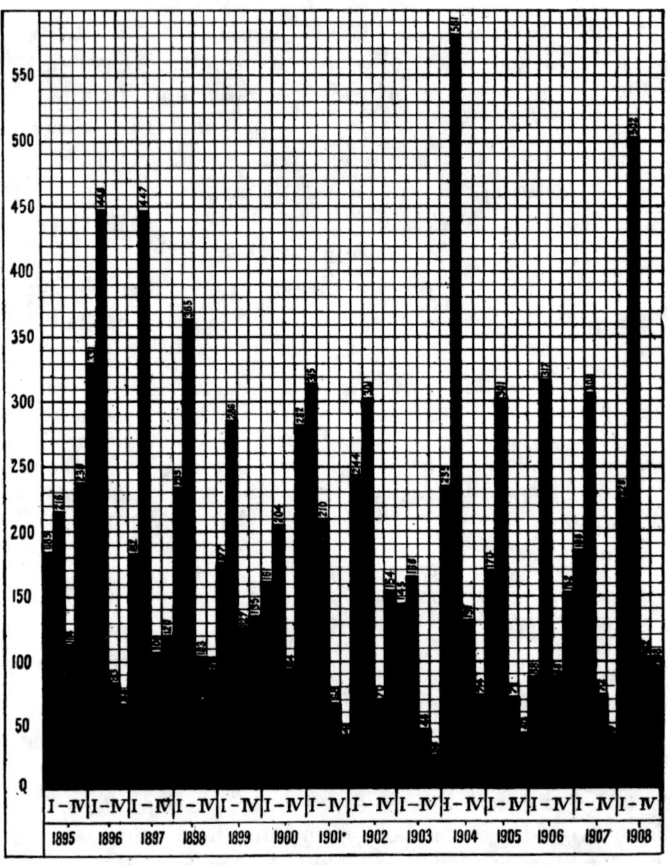

Fig. 87.

Masernmortalität in Wien (nach *Schick*).

Die Masern wandern entlang den großen Verkehrsstraßen, von der Stadt aufs Land.

wig-Holstein z. B., wo man vor 1900 das Fortschreiten der Masernepidemien genau verfolgen konnte, dauerte es damals 2 Jahre, ehe die Krankheit von Süd nach Nord wanderte. Dabei blieben bei diesem Fortschreiten der Epidemien ganze Bezirke frei. Heutzutage sind die Masern auch dort bereits überall endemisch (*Schütz*). Im allgemeinen kann gesagt werden, daß die Masern von der Stadt aufs Land wandern (*Bartels, Pfeilsticker, Wagener, Schütz*).

Größe des befallenen Bezirkes und die Dichte der Bevölkerung.

2. Größe des befallenen Bezirkes und die Dichte der Bevölkerung, oder, in unseren Gegenden, vielmehr die Dichte der jüngeren Altersklassen. Je dichter die Bevölkerung, um so günstiger die Bedingungen für das Fortschreiten der Masern, um so regelmäßiger, gleichmäßiger ist der Ausbreitungsablauf der Ansteckung. Die Schnelligkeit dieser Ausbreitung wird dabei im wesentlichen durch die Größe des Bezirkes bestimmt. So kann es vorkommen, daß die Dauer einer Epidemie bisweilen

länger als ein Jahr dauern kann. Für jede Stadt ist daher die Dauer einzelner Epidemien charakteristisch. In kleineren Städten — bis zu 2000 Einwohnern — liegen die Verhältnisse, wie auf dem Lande. Hier kommt es nach einer verhältnismäßig kurzen Zeit zur Erschöpfung des Nährbodens und zum Stillstand der Epidemie. Die Durchschnittsmortalität ist in großen und kleinen Städten gleich groß.

Der Gang einer Masernepidemie in kleineren Bezirken.

Am klarsten tritt der Gang einer Masernepidemie in kleineren Bezirken hervor (*Wagener*). Damit es in einem solchen Orte — im Anschluß an eine Einschleppung von der Stadt her — zum Ausbruch einer Masernepidemie kommen kann, muß die letzte Durchmaserung des Ortes mindestens 3 Jahre zurückliegen. Der eingeschleppte Fall führt zunächst zu einer beschränkten Anzahl der Einzelerkrankungen. Der Ausbruch der Epidemie wird erst durch die Einschleppung der Krankheit in die Schule in den Gang gebracht. Der Einschlepper infiziert in der Schule zuerst die neben ihm sitzenden Nachbarn. Erst wenn mehrere Kinder sich bereits in katarrhalischem Stadium befinden, erfolgt die explosionsartige Ansteckung sämtlicher ungemaserter Schulbesucher. Die infizierten Kinder tragen nun die Keime nach Hause und stecken dort vorschulpflichtige Kinder und ungemaserte Erwachsene an. Der höchste Punkt der Epidemie fällt in den Orten, welche nur eine Einzelklassenschule besitzen, auf den 25.—26. Tag seit der Einschleppung; in den Orten mit zwei getrennten Schulklassen hat man es mit zwei Gipfeln zu tun. Der erste kommt auf die gleiche Weise und um dieselbe Zeit wie in den Orten mit nur einer Schulklasse zustande, 10 Tage später folgt der ersten Erhebung das zweite, absolute Maximum nach, welches die Erkrankungen der Kinder der anderen Schulklasse des vorschulpflichtigen und des Erwachsenenalters vereinigt. Die Dauer einer Dorfepidemie ist ziemlich feststehend und beträgt rund zwei Monate.

Eine solche Epidemie führt keineswegs zu einer vollständigen Durchmaserung des Dorfes. Restlos erkranken nur die Schulkinder, der übrigbleibende Rest setzt sich aus den der Infektion entgangenen Kleinkindern und den jungen Säuglingen zusammen. Die ersten vier Lebensmonate werden hier entsprechend dem oben Gesagten (S. 201), meist verschont.

In der Stadt.

In der Stadt liegen die Verhältnisse im Prinzip ähnlich, wenn man einzelne Ansteckungsherde in Betracht zieht. Das Gesamtbild der Masernausbreitung in einer Großstadt ist daher als die Resultante vieler kleinerer Epidemien zu betrachten, die zeitlich und räumlich ineinander greifen und daher einen mehr gleichmäßigen, endemischen Verlaufstypus darbieten. Aber auch in der Großstadt tritt der explosive Charakter der Masernepidemien deutlich zutage. Nur sind hier die Zwischenräume zwischen den Epidemiemaxima bedeutend kürzer. Diese Erhebungen der Erkrankungszahl an Masern sind einmal von der sozialen Gliederung der Bevölkerung (*Schütz*), zweitens aber von der Jahreszeit abhängig. Je ärmer die Volksteile, um so eher kommt es zu einem Seuchenausbruch und um so größere Opfer fordert er. Ausschlaggebend dürfte hierbei die Kinderzahl der Familien sein, die gerade in den ärmeren Volksschichten höher zu sein pflegt (*Schütz*), sowie der innige Kontakt der Kinder untereinander und die schlechten hygienischen Verhältnisse. Der Einfluß der Jahreszeit ist noch nicht aufgeklärt. Die Masernausbreitung in der Großstadt zeigt diesbezüglich zwei Maxima. Die eine — meistens die höhere — Erhebung fällt auf das zweite Vierteljahr, also auf die Frühlingsmonate (*Gottstein*), eine zweite — gewöhnlich die kleinere, Erhebung hinkt dem Schulbeginn (bis Dezember) nach. Nach *Schütz* ist der Zeitpunkt der maximalen Häufung der Masernfälle (Frühling oder Spätherbst) für jede Stadt charakteristisch.

Der Einfluß der Jahreszeit.

Masernletalität am höchsten vor dem Erlöschen der Epidemie.

Die Masernletalität ist gewöhnlich kurz vor dem Erlöschen einer Epidemie besonders hoch: Dies hängt damit zusammen, daß in der Regel die resistenteren Schulkinder zuerst und die besonders hinfälligen Kleinkinder erst später erkranken. Besonders die Sommerepidemien pflegen zum Schluß deutlich bösartiger zu werden. Die bösartigsten Epidemien werden gewöhnlich in Gegenden beobachtet, welche durch primitive hygienische Verhältnisse und Unreinlichkeit der Bevölkerung ausgezeichnet sind. Die Masernletalität ist sowohl in den seuchenreichen als in den seuchenarmen Zeiten höher in der Stadt, als auf dem Lande (*Schütz*).

Haus- und Anstaltsepidemien.

Haus- und Anstaltsepidemien, welche ebenfalls explosionsartig auftreten, verlaufen meistens in 2 bis 3 Phasen, welche durch erkrankungsfreie Intervalle getrennt sind (*Szontágh*).

Allgemeines Krankheitsbild.

Klinik.

Das Krankheitsbild der Masern ist in reinen Fällen ein nur wenig wechselndes. Der Verlauf ist ziemlich gesetzmäßig und läßt sich in folgende Stadien schematisch einteilen (vgl. Fig. 88):

Inkubation symptomlos, Dauer recht konstant.

1. Inkubation. Die auf die Ansteckung folgende symptomlose Periode, die wir als Inkubation bezeichnen, ist bei Masern recht konstant und beträgt bis zum Auftreten der ersten, katarrhalischen Erscheinungen 9—11 Tage, bis zum Auftreten des Ausschlages durchschnittlich 14 Tage. (Totalinkubation).

Sie kann um Tage variieren, so daß erhebliche Überschreitungen dieser Termine vorkommen. Es sind in der Literatur Fälle bekannt, bei welchen die

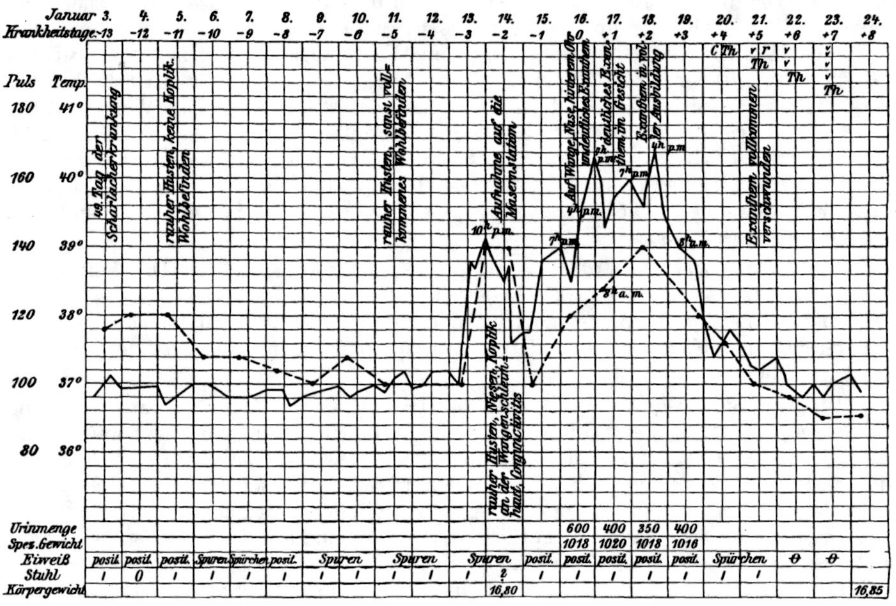

Fig. 88.

Typische Fieberkurve eines von Anfang an beobachteten Falles.

(Aus *v. Pirquet:* Das Bild der Masern usw. Berlin 1913, Springer).

Interkurrent auftretende Infekte und auch die Serumkrankheit können die Inkubation verlängern.

Totalinkubation auf 17 (*Abel*) und sogar 21 Tage (*Friedjung*) verlängert war. *Hagen* und auch *Abel* sprechen die Vermutung aus, daß die Erkrankung um so leichter verlaufe, je länger die Inkubation sei. Anderweitige interkurrente Infekte können die Inkubation der Masern verlängern (*M. Baur*). Eine ähnliche Wirkung kann auch die interkurrent auftretende Serumkrankheit haben.

Die Zeitrechnung nach *Pirquet.*

Da nun der Zeitpunkt der Infektion nur selten bekannt ist, so geht *Pirquet* bei der Zeitrechnung bei Masern von der Eruptionszeit aus (Tag 0) und rechnet die Tage nach (post) und vor (ante ex.) dem Exanthem.

Temperatursteigerungen während der Inkubation sind nicht spezifisch.

Die Inkubationsperiode verläuft bei sonst gesunden Kindern bis zum Auftreten der katarrhalischen Erscheinungen in der Regel völlig symptomlos. Die nicht allzu selten während der Inkubation zur Beobachtung gelangenden Temperatursteigerungen sowie mannigfaltige andere Störungen, die von vielen älteren Autoren beschrieben worden sind, kommen tatsächlich vor, können aber nicht, wie das *Orel* besonders betont hat, auf die Wirkung des Masernvirus bezogen werden. In der Mehrzahl der Fälle lassen sich während der Inkubationsperiode der Masern nicht einmal Temperatursteigerungen nachweisen. Der von *Hecker* angenommene „Primäraffekt der

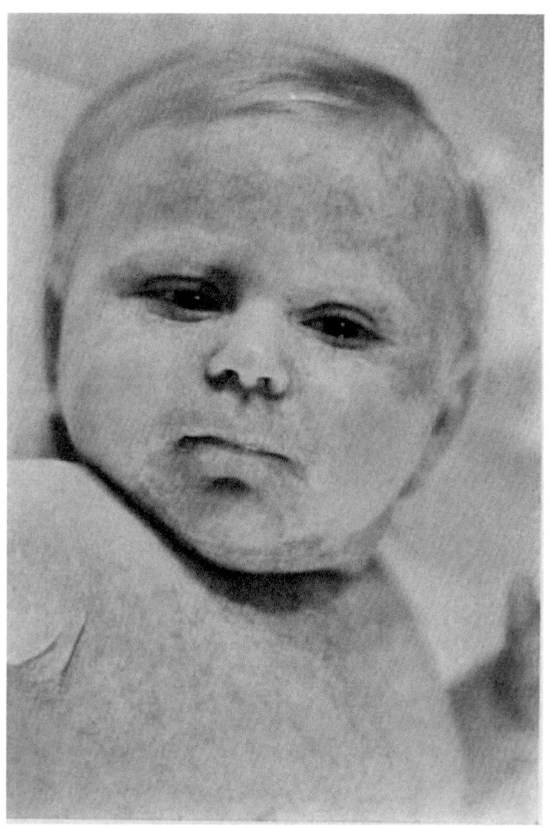

Masernexanthem.

Agfa-Farbenplattenaufnahme der Akademischen Kinderklinik in Düsseldorf (Prof. Schlossmann).

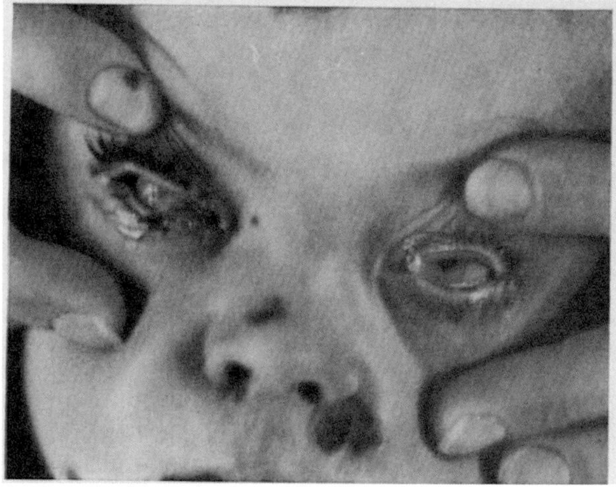

Panophtalmie bei Sepsis nach Masern.

Agfa-Farbenplattenaufnahme der Akademischen Kinderklinik in Düsseldorf (Prof. Schlossmann).

Masern", welcher sich am 1.—2. Infektionstage durch vorübergehende katarrhalische Symptome bemerkbar machen soll, wird von *Orel* mit Recht auf eine gleichzeitige sekundäre Ansteckung mit unspezifischen Erregern von derselben Ansteckungsquelle zurückgeführt.

2. Initialstadium (Prodrome). Gegen den 10. Tag seit der Infektion ändert sich das Bild. Die Temperatur steigt an. Kopfschmerzen, Unlustgefühle treten auf, die Kinder zeigen eine eigentümliche psychische Veränderung und werden weinerlich. Gleichzeitig beginnen katarrhalische Erscheinungen an den Schleimhäuten und den Konjunktiven. Häufiges Niesen deutet auf den beginnenden Schnupfen hin, vorübergehend kann es auch zum Nasenbluten kommen. Bald fließt die Nase, die geröteten Augen sind lichtscheu und tränen, das Gesicht erscheint eigentümlich gedunsen. Es stellt sich ein bellender, trockener Husten zum Zeichen der Reizung der Schleimhaut der oberen Luftwege ein. Die Appetitlosigkeit ist so stark ausgeprägt, wie vielleicht bei keiner anderen Infektionskrankheit; Erbrechen, namentlich im Anschluß an die Versuche, etwas Nahrung dem Kranken beizubringen, gehört zur Regel, nicht selten sieht man auch Diarrhöen. An der Schleimhaut der Mundhöhle treten bald typische Veränderungen hervor. An der Wangenschleimhaut kann man weiße Spritzpunkte, welche von einem roten Saum umgeben sind, entdecken (*Koplik*sche Flecke) und schließlich kommt es zu einer roten Fleckung der gesamten Mundhöhlenschleimhaut (Enanthem). Manchmal geht das Enanthem den *Koplik*schen Flecken voraus. Gleichzeitig kann an der Haut eine flüchtige kleine Fleckung sichtbar werden (hauptsächlich im Gesicht). Das Fieber läßt nach 1—2 Tagen nach und es kommt dann entweder unmittelbar oder nach weiteren 2—3 Tagen (langes Prodromalstadium) das

Prodrome. Ausbruch der initialen Symptome.

3. Exanthemstadium zur Entwicklung. Unter neuerlichem Fieberanstieg, welcher hohe Grade erreichen kann und entweder einen kontinuierlichen oder (etwa um 38°) remittierenden Typus aufweist, Steigerung der Schleimhauterscheinungen und weiterer Beeinträchtigung des Allgemeinbefindens kommt es zum Ausbruch des Ausschlages. Die Krankheit erreicht die Höhe der Entwicklung. Das Blut zeigt Leukopenie, im Harn kann Diazoreaktion auftreten. Der Kranke verbreitet einen eigenartigen säuerlichen Geruch, ist sehr unruhig, völlig appetitlos, wird von quälendem Husten, welchem objektiv nicht nur eine Tracheobronchitis, Pharyngitis und mitunter auch Laryngitis, sondern auch morbillöse Lungenveränderungen zugrunde liegen können, geplagt. Nach 4—5 Tagen (im Durchschnitt), in extremen Fällen nach 2—6 Tagen, kommt es zu einer lytischen oder (seltener) kritischen Entfieberung. Der Patient erscheint (gewöhnlich über die Nacht) wie ausgewechselt; er ist fieberfrei, die Schleimhauterscheinungen lassen nach, das Exanthem blaßt ab, vor allem ist die Besserung des Allgemeinbefindens in die Augen springend. Kinder, welche tags zuvor sich unruhig im Bettchen wälzten oder gar mit halb getrübtem Sensorium daniederlagen, findet man am Morgen nach der Krise im Bettchen sitzend, spielend, plaudernd. Nur die Anorexie pflegt noch einige Zeit anzuhalten. Nun beginnt das

Eruption erfolgt unter neuerlichem Fieberanstieg.

Geruch!

Lyse oder Krise.

4. Abschuppungsstadium. Es stellt den Übergang zur Genesung dar und ist durch eine kleienförmige Abschuppung, besonders im Gesicht, am Hals und an den Oberschenkeln, sowie durch die Neigung zu profusen

Rekonvaleszenz.

Der Kranke ist nicht sofort nach der Lyse als gesund zu betrachten.

Schweißen, welche die Abschuppung undeutlich machen, ausgezeichnet. Die Dauer dieses Stadium desquamationis läßt sich natürlich nicht bestimmen, der Kranke ist aber nach der Lyse noch nicht als gesund zu betrachten. Die Gesundung erfolgt erst allmählich.

Einzelheiten.

Einzelheiten. Temperatur. Während *Thomas*, *Heubner*, *Comby*, *Löwenberg*, *Mensi* u. v. a. auf vorübergehende Temperatursteigerungen während der Inkubation hinweisen (initiale fieberhafte Angina), hat *Orel*, wie wir das bereits betont haben, zeigen können, daß dies nicht zur Regel gehöre und jedenfalls nicht auf die Wirkung des Masernvirus zurückzuführen ist. Zu dem deutlichen Ausbruch des Fiebers kommt es jedenfalls erst zur Zeit des Auftretens der initialen Symptome. Der Fieberbeginn ist dann entweder ein recht plötzlicher, oder aber erfolgt die Temperaturerhebung mehr stufen weise, wobei dem ersten Gipfel der Maserntemperaturkurve, welcher sich um die Zeit des Erscheinens der *Koplik*schen Flecke einzustellen pflegt, deutlich niedrigere Erhebungen vorausgehen. Charakteristisch für die Temperaturkurve der Masern ist — ähnlich wie wir das von den Pocken her kennen — eben ihre Zweigipflichkeit: dem Ausbruch des Exanthems geht eine recht tiefe und öfters längerdauernde Fieberremission voraus. Mit dem Erscheinen des Ausschlages geht das Fieber wiederum in die Höhe und dieser zweite Gipfel erreicht das höchste Niveau (vgl. die Fieberkurven). Geht das Fieber nach der vollendeten Eruption nicht dauernd herunter, so ist es ein Zeichen, daß eine sekundäre Komplikation bzw. ein Aufflackern eines Entzündungsprozesses vorliegt (vgl. Fig. 114).

Zweigipfligkeit der Maserntemperaturkurve charakteristisch.

Das Bestehen des Fiebers nach vollendeter Eruption zeigt Komplikationen an.

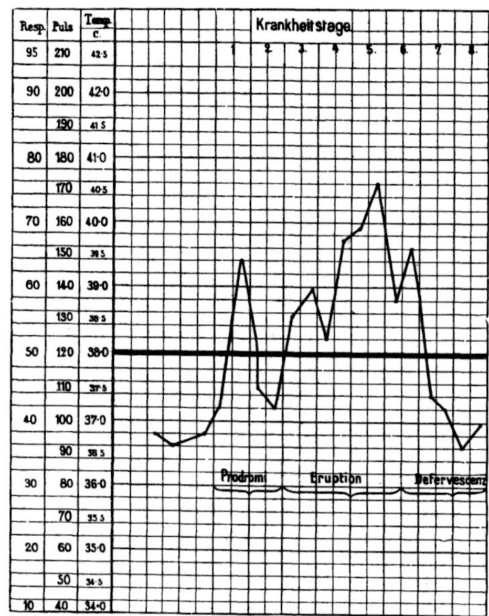

Fig. 89.
Typische Masernkurve.
(Aus *Moser*, Masern, dies. Handbuch, II. Aufl.)

Kreislauferscheinungen nicht charakteristisch.

Kreislauf. Die Veränderungen der Herzaktion sind nicht charakteristisch und entsprechen dem Verhalten der Temperatur. Nach dem Absinken des Fiebers beobachtet man bisweilen eine kurzdauernde arhythmische Bradykardie, wie das auch bei anderen Infektionskrankheiten des öfteren der Fall ist.

Katarrhalische Erscheinungen.

Rhinitis.

Schleimhäute. Sämtliche Schleimhäute sind am Masernprozeß sehr intensiv beteiligt. Die Szene eröffnen gewöhnlich katarrhalische Erscheinungen an der Respirationsschleimhaut. Das Sekret der Nase ist anfangs schleimigserös, dann gewöhnlich eitrig. Die Schwellung der Schleimhaut führt oft zur Verstopfung der Nasengänge und zum erschwerten, schniefenden Atmen. Das fließende Nasensekret ruft oft Exkoriationen in der Umgebung der Nasenlöcher und an der Oberlippe hervor. Die Stimme ist oft belegt, manchmal direkt heiser. Der Husten ist trocken

Laryngitis, Tracheitis Bronchitis.

und quälend und nimmt gewöhnlich zur Zeit des Auftretens des Ausschlages an Intensität zu. Die Atemfrequenz steigert sich dabei infolge der gesteigerten Schleimhautschwellung, der Lungenveränderungen und des hohen Fiebers. Es besteht aber gewöhnlich eine Diskrepanz zwischen dem physikalischen Lungenbefund und diesem oft beunruhigend wirkenden Bild der frequenten und erschwerten Atmung. Perkutorisch können gewöhnlich in dem katarrhalischen und dem Anfang des Eruptionsstadiums keine Lungenveränderungen nachgewiesen werden. Auskultatorisch findet man diffuses Giemen, rauhe Atmungsgeräusche und trockenes Rasseln, welches um die Eruptionszeit besonders hervortritt, alles Symptome, welche auf eine trockene Bronchitis hinweisen. Tatsächlich ist das Bronchialsekret, falls es überhaupt expektoriert wird, zähe und schleimig. Indessen lehren uns sorgfältige Röntgenuntersuchungen der Masernlunge, wie sie von *Kohn* und *Koiransky* neuerdings in Amerika durchgeführt worden sind, daß pneumonische Verdichtungsherde bereits in den frühesten Stadien der Masern häufig vorkommen und nicht immer durch die physikalische Untersuchung aufgedeckt werden können.

Spezifische Lungenveränderungen („Masernlunge") röntgenoskopisch nachweisbar.

Diese Autoren fanden bei fast einem Drittel der untersuchten Fälle röntgenographisch nachweisbare Lungeninfiltrate vor dem Abblassen des Exanthems und bei fast einem Fünftel der Fälle bereits im Initialstadium. Bei 61% sämtlicher Fälle mit Lungenveränderungen waren diese vor oder während der Exanthemblüte feststellbar. Diese Erscheinung ist mit dem Alter der Kranken eng verknüpft, in dem sie am häufigsten bei kleinen Kindern (bis zu 4 Jahren) vorkommt. Besonders bemerkenswert war die Diskrepanz zwischen den Ergebnissen der physikalischen Untersuchung und der Röntgenoskopie. In 14% der Fälle mit deutlichem auskultatorischen Befund waren keine röntgenographischen Veränderungen nachweisbar und nur 47% der röntgenographisch feststellbaren Infiltrate gaben auch physikalische Symptome. Was die Art der Veränderungen betrifft, so fanden die Autoren entweder große homogene dreieckige Verdichtungen am häufigsten im Bereich des rechten Unterlappens, seltener des rechten Ober-, des linken Ober- und des rechten Mittellappens, oder bedeutende Verbreitung des Hilusschattens und paravertebrale Infiltrate, schließlich disseminierte, klein- oder grobfleckige konfluierende Verschattung namentlich in den kardiophrenischen Ecken. Das Schicksal dieser Veränderungen ist noch nicht genügend bekannt. In 5 Fällen konnten sie weiter verfolgt werden und verschwanden erst nach 2 bis 4 Wochen. Besonders interessant war jedoch, daß sie in 27 Fällen noch nach der völligen Entfieberung vorhanden waren. Dieser Umstand, sowie das frühe Erscheinen dieser Art der Lungenprozesse bei Masern läßt vermuten, daß es sich hier um primäre morbillöse Prozesse und nicht um Sekundärinfektionen handelt, eine Erscheinung, welche den enanthematischen Prozessen an die Seite zu stellen und etwa als ein „alveoläres Enanthem" aufzufassen wäre. Solche morbillöse Pneumonien, welche also von den sekundären Lungenveränderungen abzutrennen sind, können von Anfang an einen schweren Verlauf nehmen. Klinischerseits hat besonders *Pospischill* auf derartige Vorkommnisse bei Keuchhustenkranken aufmerksam gemacht. Kommt es in solchen Fällen nicht zur vollen Ausbildung der charakteristischen Masernsymptome, so kann der morbillöse Charakter solcher Pneumonien dadurch gesichert werden, daß sie eventuell ungemaserte Individuen mit typischen Masern anstecken. Von pathologisch-anatomischer Seite ist bereits vor Jahren auf die Möglichkeit spezifisch morbillöser Frühprozesse in der Lunge hingewiesen worden (*Koerter*, *MacCallum*, *Feyrter*, *Denton*).

Primäre morbillöse Pneumonien

Die Veränderungen an der Digestionsschleimhaut sind in diagnostischer Hinsicht besonders bedeutungsvoll. Die gesamte Schleimhaut des Mundes erscheint manchmal schon zu Beginn des Initialstadiums diffus gerötet. Zu dieser Zeit, also einige 5—6 Tage vor dem Ausbruch des Exanthems, können bereits charakteristische punktförmige und kleinstreifenförmige hämorrhagische Flecke an der Wangenschleimhaut, der Lokalisation der später erscheinenden *Kopliks* entsprechend, sichtbar werden, auf die *Petenyi* neuerdings aufmerksam gemacht hat und die nach

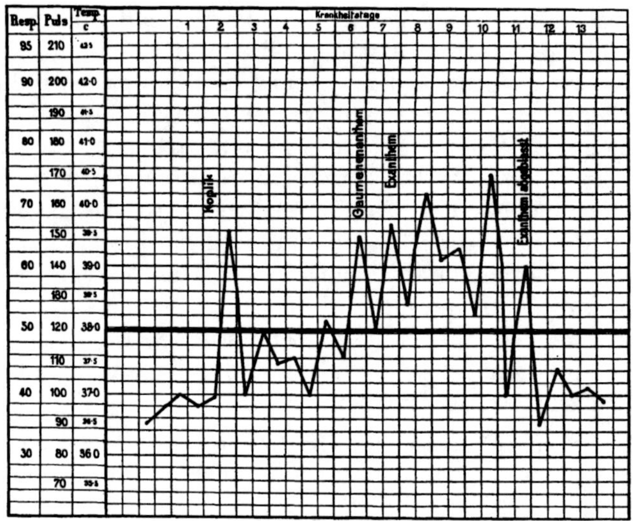

Fig. 90.
Langes Prodromalstadium.
(Aus *Moser* l. c.)

eigenen Erfahrungen besonders deutlich auch am weichen Gaumen bemerkbar sind. Dieses „hämorrhagische Präenanthem“ (*Petenyi*) hält 2—3 Tage an, ist manchmal mit dem Vorexanthem, keinesfalls aber mit anderweitigen hämorrhagischen Symptomen vergesellschaftet. Dieser Erscheinung kommt auch nach eigenen Erfahrungen eine bedingte frühdiagnostische Bedeutung zu.

Hämorrhagisches Präenanthem.

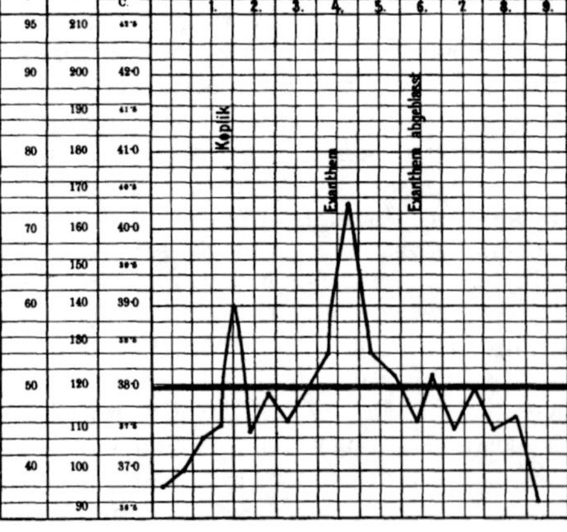

Fig. 91.
Eintägige hohe Fieberetappe.
(Aus *Moser* l. c.)

Koplik.

1—3 Tage später, also 3—4 Tage vor dem Erscheinen des Ausschlages kommt es nun zur Ausbildung eigentümlicher, bläulichweißer „Spritzfleckchen“, welche von zarten, roten Höfen umgeben, an der Wangenschleimhaut gegenüber den Backenzähnen lokalisiert sind. Sie sind etwas erhaben, gewöhnlich punktförmig, seltener erreichen sie die Größe eines Stecknadelkopfes. Mehrere an der Zahl, trifft man sie entweder disseminiert, dann ist jedes solches Pünktchen von einem eigenen Hof umgeben oder in Gruppen zusammengedrängt, in welchem Falle sie einen gemeinsamen, konfluierten Hof besitzen. Diesen sogenannten *Koplik*schen Flecken (*Gerhardt* [1877], *Flindt*

[1879], *Filatoff* [1897], *Koplik* [1896]) kommt eine hohe (zuerst von *Koplik*) erkannte diagnostische Bedeutung zu, da sie mit fast absoluter Sicherheit beginnende Masern anzeigen.

*Koplik*sche Flecke sind für Masern fast absolut beweisend.

Sie kommen in etwa 90% sämtlicher Masernfälle zur Beobachtung und verschwinden mit dem Ausbruch des Exanthems, gewöhnlich an dessen zweitem Tage (siehe Tafel 13, Fig. a).

Angebliche *Koplik*sche Flecke bei anderen Infektionskrankheiten.

Nach den neueren Angaben sollen *Koplik*sche Flecke auch bei anderen fieberhaften Erkrankungen gelegentlich vorkommen, so nach *Asal Falk* u. a. bei Grippe, nach *Pétenyi* bei Exanthema subitum. Dadurch kann ihr diagnostischer Wert jedoch nicht eingeschränkt werden. Analoge Flecke kommen auch an den Tonsillen (*Grünmann*) und an der Caruncula lacrimalis vor (*Schick*). Nach *Goldberger* kommt dieser letzteren Lokalisation eine besondere Bedeutung zu. Sie soll in etwa 60% der Fälle nachweisbar sein, meistens doppelseitig vorkommen, früher als der typische *Koplik* erscheinen und auch später, in vollem Exanthemstadium verschwinden. Auch an der Vaginal- und an der Rektalschleimhaut sind analoge Flecke beobachtet worden (*Mayerhofer*). Mikroskopisch bestehen die *Koplik*schen Flecke aus verfetteten Epithelien und Detritus, also wohl um oberflächliche Epithelnekrosen. Man kann sie nicht wegwischen, was sie von den sie unter Umständen vortäuschenden Speiseresten (besonders Milch) und Soor usw. unterscheidet. Zur Inspektion der *Koplik*schen Flecke ist Tageslicht am vorteilhaftesten. Besonders bequem erfolgt die Inspektion mit dem gefensterten *Pirquet*schen Spatel.

Andere Lokalisationen der *Koplik*schen Flecke.

Die *Koplik*schen Flecke lassen sich nicht wegwischen.

Enanthem.

Etwas später als das *Koplik*sche Symptom, aber doch dem Hautausschlage vorausgehend, erscheint eine dem Exanthem der Haut analoge Veränderung der Mund- und Rachenschleimhaut: das Enanthem. Es handelt sich um eine unregelmäßig gestaltete, zackige bis linsengroße, dann wieder streifige rote Fleckung, welche sich gegen die normale Schleimhaut abhebt und besonders an den Wangen, am Gaumen, im Rachen und an den Tonsillen bemerkbar ist. Im Bereiche des Enanthems heben sich die geschwollenen Follikel samtartig ab. Die Zunge ist, namentlich nach längerer Nahrungsentziehung, belegt, die oft rot erscheinenden Ränder, sowie die Follikelschwellungen können ihr manchmal ein der Himbeerzunge ähnelndes Aussehen verleihen. Sonst ist ihr Aussehen recht charakteristisch („Masernzunge", *Schick*). Die Tonsillen sind gewöhnlich etwas geschwollen, gerötet oder auch diffus gefleckt, die hintere Rachenwand sieht man häufig mit zähem, mitunter eitrigem Schleim überzogen.

Masernzunge.

Ähnliche Mitbeteiligung der Darmschleimhaut (*Zielinski*) ist sehr wahrscheinlich und für die bereits im Initialstadium beobachteten Darmstörungen verantwortlich zu machen.

Enanthem an der Darmschleimhaut.

Das heftige initiale Erbrechen ist bei Masern im Gegensatz zu Scharlach recht selten. Gelegentliches Erbrechen, besonders im Anschluß an die Nahrungsaufnahme oder einen Hustenanfall ist dagegen während der ersten zwei Stadien und besonders zu Beginn der Florition besonders häufig. Oft sehen wir mitunter sogar heftige Diarrhöen bereits im Initialstadium auftreten, welche, besonders wenn sie mit starken Bauchschmerzen einhergehen, zu diagnostischen Irrtümern Veranlassung geben können. Einige Male beobachteten wir typische Appendizitissymptome im Initialstadium der Masern, welche den behandelnden Arzt veranlaßten, die betreffenden Patienten auf eine chirurgische Abteilung zu schicken (Enanthem des Wurmfortsatzes ?).

Initiales Erbrechen selten. Gelegentliches Erbrechen sehr häufig. Diarrhöen.

Erscheinungen der Appendizitis.

Die verdauende und resorbierende Tätigkeit des Darmes scheint bei Masern im Gegensatz zu anderen Infektionen vorübergehend besonders stark herabgesetzt zu sein (*v. Gröer*).

Die Konjunktiven erscheinen an den Lidern samtartig geschwollen, die Conjunctiva bulbi ist nicht immer gerötet, es erfolgt reichliche Sekretion und Tränenfluß. Die geschwollenen Lider werden am liebsten zugekniffen gehalten und werden nur blinzelnd geöffnet (Lichtscheu). Des Morgens sind sie durch zu Borken eingetrocknetes, schleimig eitriges Sekret verklebt. Schwere Konjunktivitiden pflegen noch in der Abschuppungsperiode zu bestehen.

Conjunctivitis palpebrarum.

Pyelitis catarrhalis morbillosa.

Ähnliche Erscheinungen können sich auch an anderen Schleimhäuten abspielen. *Biehler* fand z. B. in 6% der Fälle deutliche, wenn auch geringe Zeichen von Pyelitis in katarrhalischem Stadium. Bekannt ist ferner, daß das Initialstadium durch katarrhalische, schmerzhafte Otitiden eröffnet werden kann. Häufiger kommen diese jedoch gegen das Ende der ersten Masernwoche vor und sind als spezifische enanthematische Erscheinungen aufzufassen (*Nadoleczny*). Sie sind im Gegensatz zu den durch die vom Nasenrachenraum fortgeleiteten Sekundärinfektionen ausgelösten sehr gutartig und führen fast nie zu Perforationen. Sie verschwinden mit dem Abblassen des Exanthems.

Otitis catarrhalis morbillose.

Ikterus der Initialperiode

Wahrscheinlich infolge der Schwellung der Schleimhaut der Gallenwege kommt es in seltenen Fällen zu Ikterus in der Initialperiode (*Friedjung*).

Vorexanthem in einem Viertel der Fälle.

Erscheinungen an der Haut. Das Vorexanthem. Gleichzeitig mit dem Erscheinen der *Koplik*schen Flecke, auch etwas später oder früher tritt bei etwa einem Viertel der Fälle das sogenannte Vorexanthem auf (*Jürgensen, Pirquet, Koch*). Es besteht aus flüchtigen, nicht scharf begrenzten blauroten, makulösen Effloreszenzen, welche hauptsächlich im Gesicht (am häufigsten an den Wangen, seltener am Kinn) sichtbar sind (*H. Koch*). Oft ist dieses Vorexanthem im Gesicht nur angedeutet. Die Kinder bieten dann den charakteristischen „schmutzigen" Anblick, der den Erfahrenen auf die Diagnose Masern aufmerksam macht. Manchmal tritt das Vorexanthem kurz vor dem Auftreten des eigentlichen Hautausschlages kleinfleckig am ganzen Körper auf. In dieser Form ist es besonders den französischen Autoren (*Comby, Hutinel*) bekannt. Über echten, skarlatiniformen Rash, 2 bis 7 Tage vor dem Ausbruch des Masernexanthems, berichtet Wieland aus der Basler Kinderklinik (Monatsschrift f. Khk. 42, 483, 1929).

Ausschlag. Allgemeines Bild.

Das Exanthem. Das in typischen Fällen ausgebildete Masernexanthem ist außerordentlich charakteristisch, vor allem durch den gefleckten Gesamthabitus. Die einzelnen Effloreszenzen, welche meistens follikulär aufschießen, erscheinen zuerst rosarot und flach, um sich dann über das Niveau der Haut mehr oder weniger deutlich zu erheben (Morbilli elevati), dunklere Farbe anzunehmen und mit den Nachbarflecken in Berührung zu kommen. Die Effloreszenzen können dabei entweder klein bleiben (kleinfleckiges Exanthem) oder sich wesentlich vergrößern (grobfleckiges Exanthem). Je nachdem, ob die einzelnen Flecke größere Teile gesunder Haut unberührt lassen oder so dicht zerstreut sind, daß sie miteinander verschmelzen, so daß ganz große Hautbezirke (Bauch, Brust) ergriffen werden, spricht man von disseminiertem oder konflurierendem Exanthem. Innerhalb der einzelnen Flecke fühlt man kleine Knötchen: Haarbälge. Die Talgsekretion ist im Gebiete des Exanthems, besonders bei konfluierenden Formen, erhöht, weshalb sich die Haut — namentlich am Kopf — fett anfühlt. Zuweilen treten an Stelle der geschilderten Knötchen — zumal am Rücken und an der Brust — Frieselbläschen auf. Die Hautkapillaren sind im Gebiete des Exanthems, wie bei anderen Eruptionen, besonders leicht zerreißbar (*Hecht*). Das *Rumpel-Leede*sche Phänomen ist daher auch hier auslösbar (Hauthämorrhagie auf Druck).

Die genaue Klinik des Masernexanthems ist zuerst 1913 von *Pirquet* einem eingehenden Studium unterzogen worden.

Pirquet bediente sich hierbei einer eigenen Registriermethodik, indem er den Ausschlag in seiner Entwicklung, Ausdehnung und Lokalisation genau verfolgte. Die einzelnen Fälle wurden nach vorheriger Bemalung der Effloreszenzen photographiert, andere wurden durch Moulagen fixiert. Die Entwicklung einzelner Efflores-

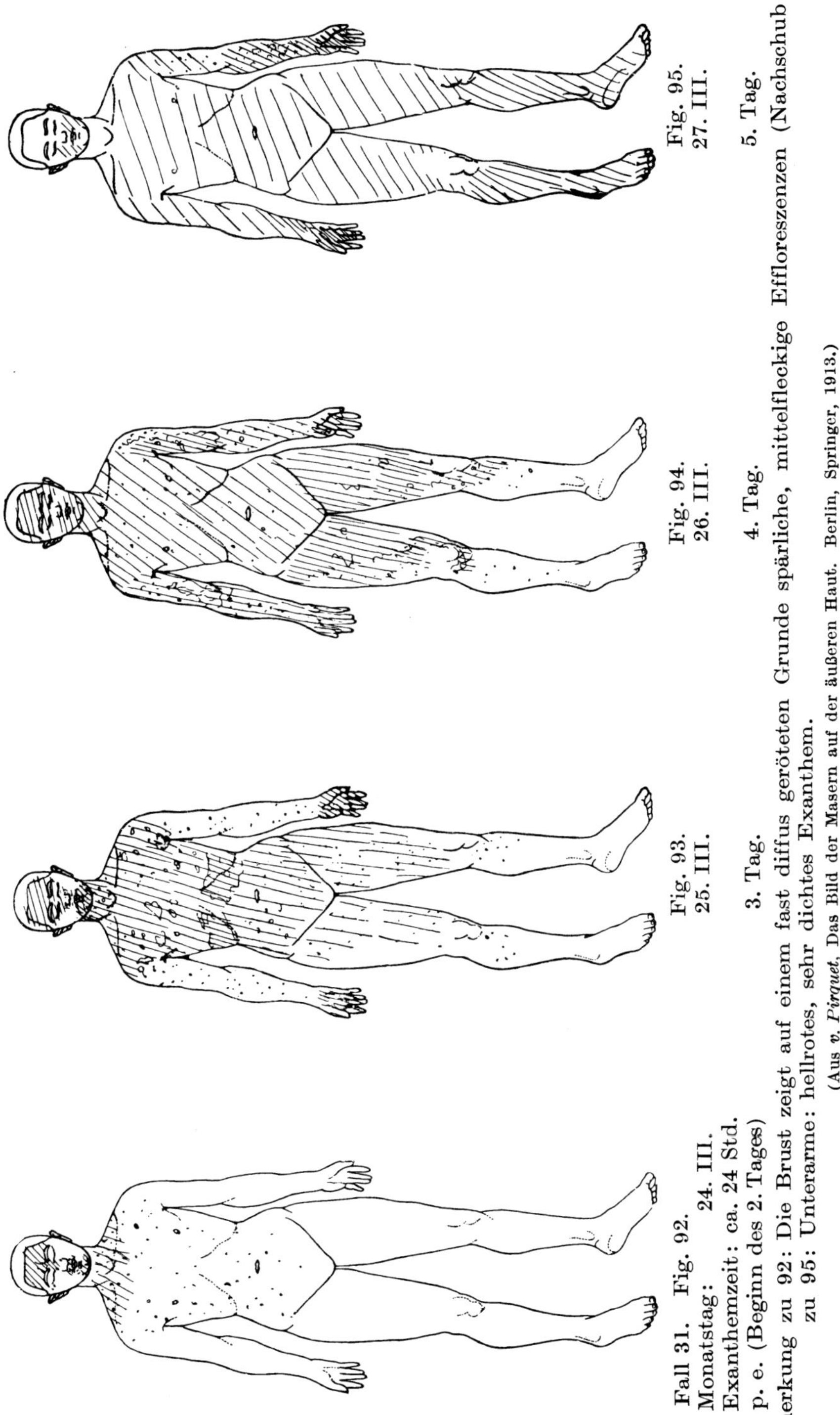

Fall 31. Fig. 92.
Monatstag: 24. III.
Exanthemzeit: ca. 24 Std.
p. e. (Beginn des 2. Tages)

Fig. 93.
25. III.
3. Tag.

Fig. 94.
26. III.
4. Tag.

Fig. 95.
27. III.
5. Tag.

Anmerkung zu 92: Die Brust zeigt auf einem fast diffus geröteten Grunde spärliche, mittelfleckige Effloreszenzen (Nachschub ?).
zu 95: Unterarme: hellrotes, sehr dichtes Exanthem.

(Aus *v. Pirquet*, Das Bild der Masern auf der äußeren Haut. Berlin, Springer, 1913.)

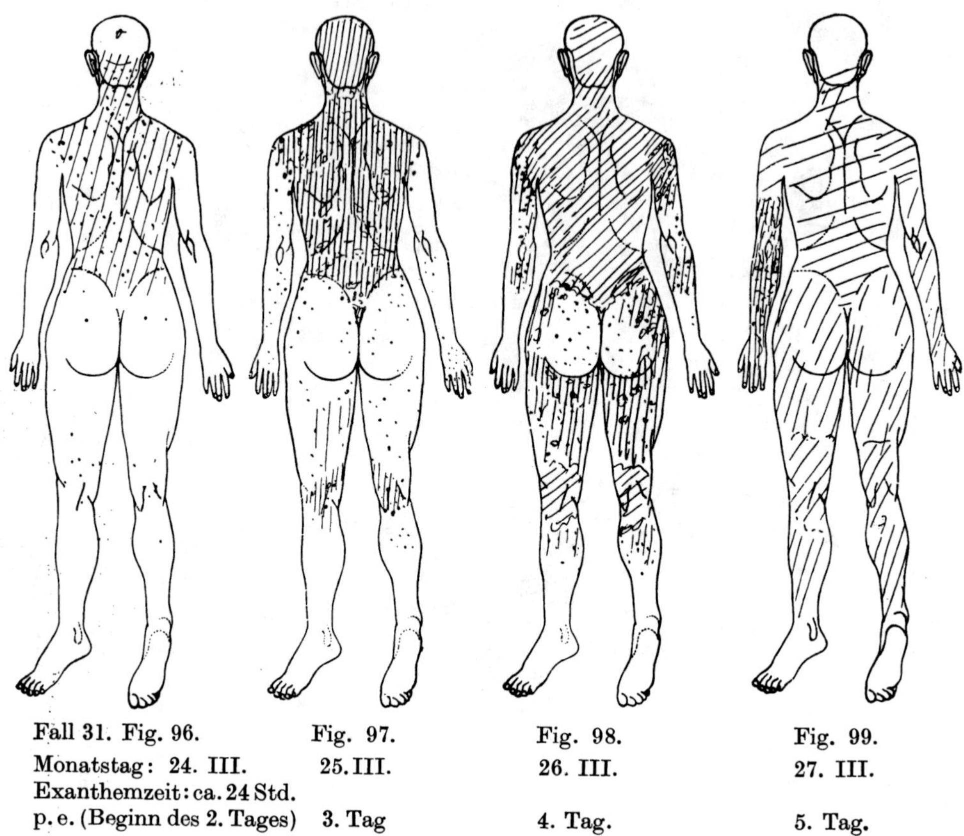

Fall 31. Fig. 96. Monatstag: 24. III. Exanthemzeit: ca. 24 Std. p. e. (Beginn des 2. Tages) | Fig. 97. 25. III. 3. Tag | Fig. 98. 26. III. 4. Tag. | Fig. 99. 27. III. 5. Tag.

Anm. zu 96: Kopfhaut am Scheitel exanthemfrei (siehe Fig. 100).
zu 99: Am linken Arm frisches, dichtes, mittelfleckiges Exanthem.

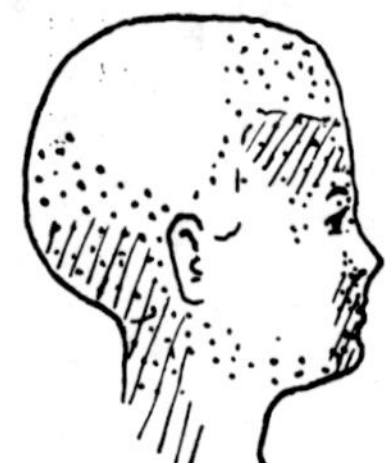

Am 24. III. (Beginn des 2. Tages) Wangen und Scheitel frei.

Fall 31. Fig. 100.

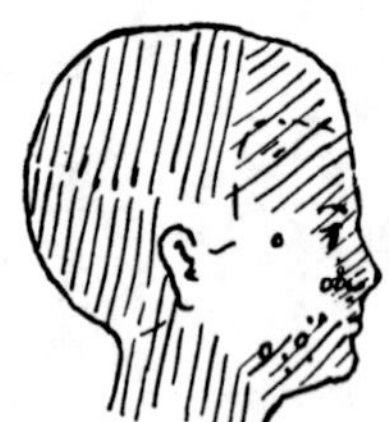

Am 25. III. (Beginn des 3. Tages) Wangen noch immer frei.

Fall 31. Fig. 101.

(Aus v. *Pirquet*, Das Bild der Masern auf der äußeren Haut. Berlin, Springer, 1913.)

zenzen wurde durch Messungen verfolgt, namentlich aber wurden fortlaufend schematische Zeichnungen der Lokalisation des Ausschlages gemacht (vgl. Fig. 92—101). Besonders diese letztere Methode führte den Verfasser zur zusammenfassenden Darstellung des Masernexanthems, wie sie bisher noch nie gegeben werden konnte.

_Pirquet_sche Analyse des Masernausschlages.

Die einzelnen Effloreszenzen beginnen meistens als kleinste, rote, follikuläre Erhebungen (vgl. Tafel 16) und sind öfters von anämischen Höfen umgeben. Sie vergrößern sich nach allen Seiten, konfluieren mit benachbarten Effloreszenzen und können dann die Haut bis auf spärliche Inseln normaler Stellen überziehen. Neben diesem appositionellen Wachstum findet in den ersten Tagen auch eine Vermehrung durch Aufschießen neuer Papeln statt, welche denselben Entwicklungsgang durchmachen. Die Effloreszenzen büßen nach kurzem Bestehen ihre Hyperämie ein und lassen zum Zeichen, daß es sich um einen entzündlichen Prozeß in der Epidermis

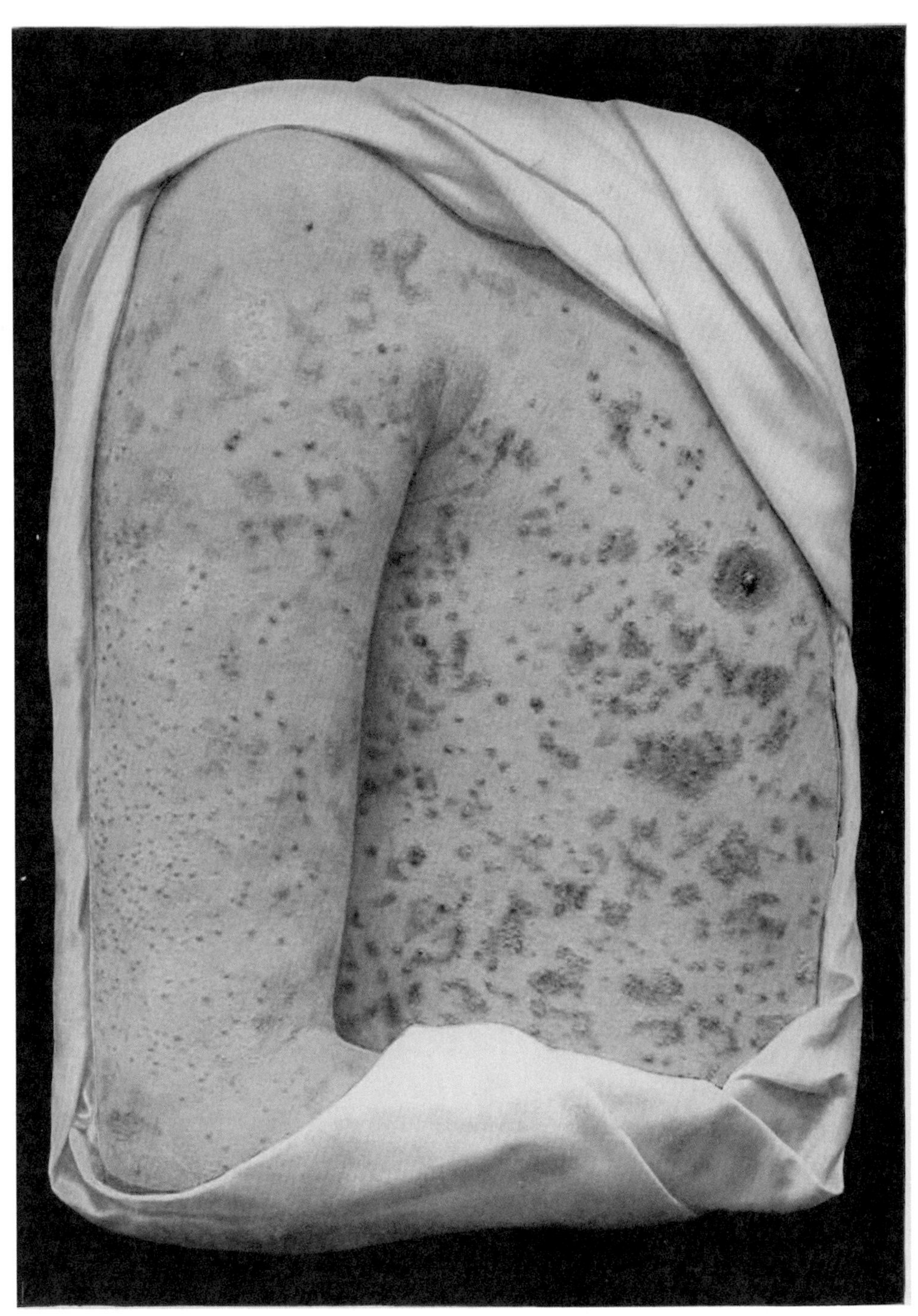

Masernexanthem auf Brust und Arm.
Follikulärer Beginn auf der Außenseite des Oberarmes.

(Aus: v. Pirquet, Das Bild der Masern auf der äußeren Haut. Zeitschrift für Kinderheilkunde, Bd. VI. 1913.)

handelte, eine Pigmentation zurück. Die Intensität der Neubildung von Papeln und Verstärkung des Exanthems nimmt am dritten Tage ab.

Der Gang der Exanthementwicklung. Zuerst Kopf und Rücken.

Das Exanthem beginnt in Form verstreuter Stippchen und roter Papeln am Kopf und Stamm, und zwar am häufigsten hinter den Ohren, dann in der Mitte des oberen Rückenabschnittes, weniger häufig in der Umgebung von Mund und Nase, oder an den Wangen und vor den Ohren, am seltensten an der Stirne und sehr spärlich an der Brust und am Bauch. Nach dem Ablauf der ersten 24 Stunden ist die durchschnittliche Entwicklung des Exanthems die folgende: Am Kopf und Rücken bis zur Crista ilei ist ein reichliches, dichtes Exanthem vorhanden, das Gesicht ist in den oberen und mittleren Partieen intensiv ergriffen, nur die Wangen nehmen häufig noch nicht daran teil. Spärliches Exanthem findet sich auf der Brust, am Bauch, an den Schultern und der Innenseite der Oberarme. Auf den übrigen Teilen der Arme, auf den Oberschenkeln, den Kniekehlen, den Nates und an den Vorderflächen der Unterschenkel zeigen sich erst Anfänge des Ausschlages, als vereinzelte Papeln. Unterschenkel, Füße, Knie und Ellenbogen sind noch frei.

Zu Beginn des dritten Tages kann die Entwicklung schon beendet sein, oder sich noch in dem eben geschilderten Stadium befinden. Durchschnittlich finden wir zu dieser Zeit folgende Ausdehnung: Kopf, Stamm, Schultern, Vorderseiten der Oberarme und der Oberschenkel sind intensiv ergriffen, weniger konstant findet sich der intensive Ausschlag auf der Dorsalseite der Ober- und Unterarme, auf der Hinterseite der Oberschenkel, ferner auf den Händen, Knien und seltener am Gesäß. Anfänge des Ausschlages sieht man an den Füßen, die Ellenbogen sind gewöhnlich noch frei.

Am 4.—5. Tage ist das Exanthem voll entwickelt. Der 5. Tag bringt nur selten ein Fortschreiten. Ellenbogen und Füße bleiben häufig vom Exanthem völlig verschont, seltener Knie, Nates und Hände.

Das Masernexanthem braucht an jeder Körperstelle drei Tage zur völligen Entwicklung, schon nach 1—2 Tagen beginnen aber die regressiven Veränderungen. Die zuletzt aufgetretenen Exanthemstellen (Nates, Füße) haben einen rascheren Verlauf, sie sind blasser, flüchtiger und verschwinden oft ohne Pigmentation.

Das Abblassen des frischroten Ausschlages mit nachfolgender Pigmentation beginnt regelmäßig auf der Stirne, wo bereits nach 24 Stunden das Exanthem abzublassen pflegt. Im übrigen geht die Abblassung und die Pigmentation in derselben Reihenfolge vor sich, wie das Exanthem aufgetreten ist. Das Einzelbild der Figurenreihen 92—101 (Einzelbeobachtung) bringt in schematischer Weise das soeben besprochene Verhalten des Masernausschlages zur Darstellung.

Pirquet hat auch versucht, der Ursache dieses gesetzmäßigen Ablaufes des Masernausschlages nachzugehen. Er fand, daß seine Durchschnittsbilder nicht in Verbindung mit der Verteilung der *Head*schen Zonen zu bringen sind. Das Absteigen des Exanthems befolgt vielmehr die Regel, daß der Ausschlag um so früher erscheint, je näher die betreffende Hautstelle auf arteriellem Wege vom Herzen erreichbar und namentlich je besser sie durchblutet ist. (Die Regel der „fraktionierten Absättigung", *Mayerhofer.*) In ähnlicher Reihenfolge, in welcher das Masernexanthem aufzutreten pflegt, sinkt auch, nach den Untersuchungen von *Gröbel*, die pharmakodynamische Reaktionsempfindlichkeit der Haut nach *v. Gröer-Hecht* und namentlich die Dilatationsbereitschaft: sie ist an den unteren Extremitäten am kleinsten. Damit stimmen die Beobachtungen überein, welche über die Beeinflussung des Exanthems durch Hyperämie gemacht worden sind. *Pirquet* hat auf diesen Tatsachen eine ähnliche Theorie des Masernausschlages aufgebaut, wie die von ihm zur Erklärung der Entstehung des Pockenexanthems gegebene.

Bei kleineren Kindern bleibt das Exanthem häufiger unvollständig als bei größeren. Geschwister zeigen große Ähnlichkeit in der Form des Ausschlages, auch bei gleichzeitiger Infektion mit demselben Virus kann Ähnlichkeit des Exanthems vorkommen.

Die Entwicklung des Masernexanthems kann beeinflußt werden.

Das Erscheinen und die Intensität des Masernexanthems sind sowohl durch allgemeine als lokale Faktoren beeinflußbar.

Hyperämie begünstigt.

Alle diejenigen Maßnahmen, welche die Dilatationsbereitschaft der Haut begünstigen oder gar ihre Hyperämisierung hervorrufen beschleunigen die Eruption und ihren Ablauf. So entwickelt sich der Ausschlag im Sommer rascher als im Winter.

Bekannt ist ferner die exanthembeschleunigende Wirkung der heißen Bäder. Bei daniederliegender Zirkulation (z. B. bei dekompensierten Vitien), bei primärer Giftwirkung auf das Herz und die Vasomotoren, ferner überall dort, wo das splanchnoperiphere Gleichgewicht im Sinne von *E. F. Müller* und *Petersen* gestört ist, wo also auf Kosten der Hautdurchblutung die inneren, abdominalen Organe mit Blut über-

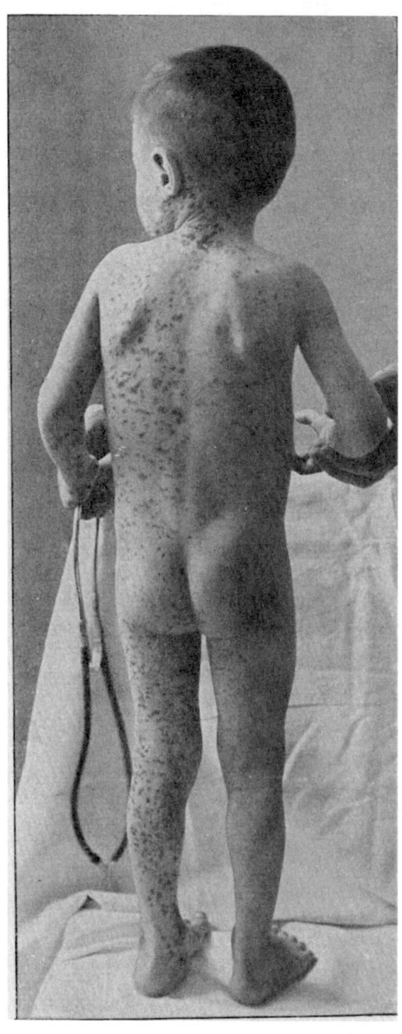

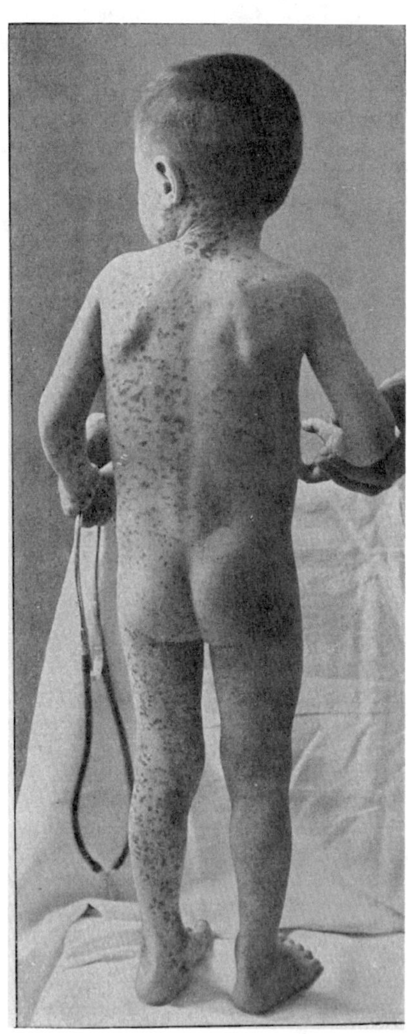

Fig. 102. Fig. 103.

3 jähriger Knabe. Großfleckiger universeller Masernausschlag am 2. Exanthemtage. Exanthem im Rande von Impfnarben auf der linken Schulter.

(Lemberger Univ.-Kinderklinik Prof. *v. Gröer.*)

füllt werden (Ernährungsstörungen, toxische Wirkungen, Pneumonien usw.) kommt es nur mühsam zur Ausbildung von spärlichem und blassem Exanthem. Da solche Fälle naturgemäß prognostisch ungünstig sind, so hat sich im Volke der nicht ganz unrichtige Glaube eingewurzelt, der Masernausschlag könne nach innen geschlagen werden, wodurch die Krankheit einen ungünstigen Verlauf nimmt.

Noch deutlicher beeinflussen die lokalen Ursachen den Ablauf des Exanthems. An allen hyperämischen oder durch akute (z. B. Druck des Strumpfbandes) und sogar alte Entzündungen veränderten Hautstellen (Reste einer abgelaufenen kutanen Tuberkulinreaktion) wird das Erscheinen des Exanthems beschleunigt. Auch die traumatische Reaktion, wie sie durch Bohrung der Haut bei der Ausführung der *Pirquet*schen Reaktion zustande kommt, kann Exanthempapeln anlocken. Solche an gebohrten Stellen aufschießende Masernpapeln können positive Reaktionen vortäuschen. Im Gegensatz dazu pflegen anämische Narben (vgl. Fig. 102 u. 103) exanthemärmer zu sein als die Umgebung, während die sie begrenzende Haut das Exanthem anzieht. Daher sind bestehende oder vorausgegangene Hautaffektionen für die Verteilung des Exanthems von Bedeutung. Ein den Masern vorangehendes Erythema multiforme oder eine Urtikaria an den Extremitäten können eine fast völlige Umkehr des Exanthembildes zur Folge haben, indem die Extremitäten früher befallen werden als der Stamm.

Bestehende oder vorausgegangene Hautaffektionen sind für die Verteilung des Exanthems bedeutungsvoll.

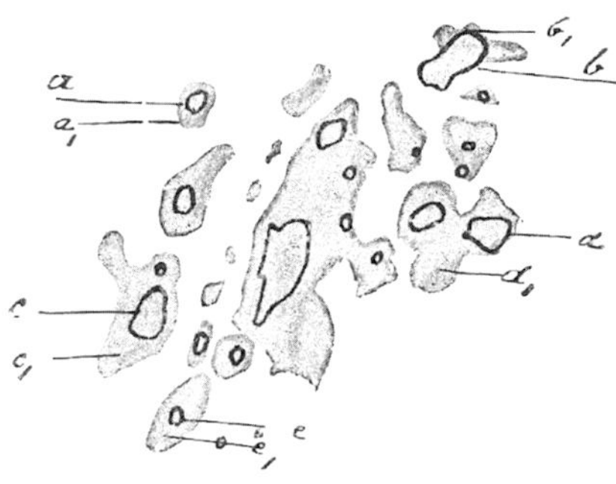

Fig. 104.
Ausbreitung des Masernexanthems: a, b, c, d schwarze Ringe: Masernflecke am 1. Tage; a, b, c, d große Flächen; Ausbreitung am 2. Tage.
(Aus v. *Pirquet:* Das Bild der Masern. Springer, Berlin 1913.)

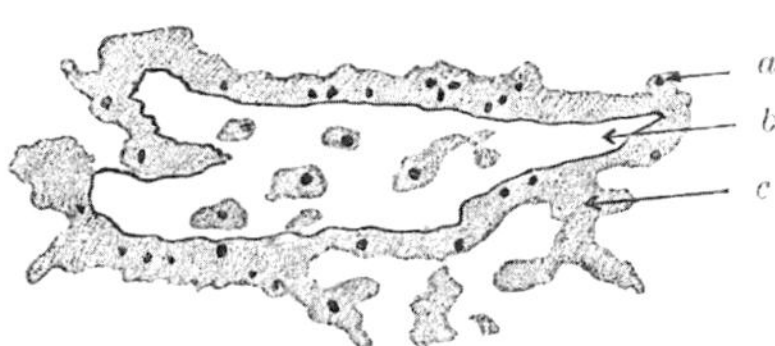

Fig. 105.
Ausbreitung des Masernexanthems um eine blasse Brandnarbe. a beginnendes Exanthem (Stippchen) am 1. Tag; b alte blasse Brandnarbe; c Ausbreitung des Exanthems am 2. Tage.
Aus v. *Pirquet:* Das Bild der Masern. Springer, Berlin 1913.)

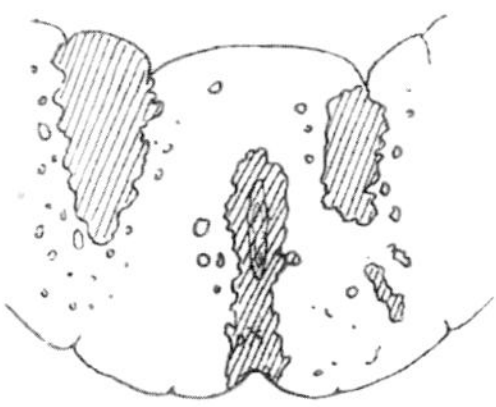

Fig. 106. Fig. 107.
Anlockung des Exanthems am Perineum durch Intertrigo.
3. Tag. 4. Tag.
(Aus v. *Pirquet*: Das Bild der Masern auf der äußeren Haut. Springer, Berlin 1913.)

Histopathologisch wird das Masernexanthem von *Abramow* als ein „desquamativer, tiefer Hautkatarrh" charakterisiert. Es handelt sich beim Masernfleck um eine proliferative und exsudative, perikapilläre Entzündung der tieferen Hautschichten, ähnlich wie beim Typhusknötchen (*Mallory* und *Medlar*). In den veränderten Zellen findet man spezifische Reaktionsprodukte (*Lipschütz*).

Histologie des Masernexanthems.

Dieser entzündliche Charakter des Masernausschlages gibt auch seinem biologischen Verhalten ein besonderes Gepräge. So läßt sich der Masernfleck durch eine intrakutane Applikation des Rekonvaleszentenserums nicht analog dem *Schultze-Charlton*schen Phänomen zum Verschwinden bringen. Es kann aber, wie wir das bereits erwähnt haben (S. 205), das Erscheinen des Masernexanthems durch eine vorausgehende intrakutane RS.-Applikation verhindert „ausgespart" werden („Aussparphänomen", *Keller*). Sehr bemerkenswert ist die von *Keller* mitgeteilte Beobachtung, daß bereits 20 Tage vor dem Erscheinen des Exanthems vorgenommene

Eigentümlichkeiten des Aussparphänomens.

Injektion des MRS. eine, wenn auch nicht vollkommene Aussparung bewirken kann. Die Eigenschaft, das Aussparphänomen zu geben, erscheint im MRS. früher als seine Schutzwirkung: *v. Pfaundler* konnte bereits mit einem MRS. vom fünften Rekonvaleszenztag positive Erfolge erzielen. Nach *Hentschel* erscheint im warmen Bade das Exanthem an ausgesparten Stellen wieder, um nach dem Bade abermals zu verschwinden.

Kapillarmikroskopisches Verhalten des Exanthems.

Kapillarmikroskopisch sieht man bei Masern neben fast unveränderten Hautfeldern solche mit leicht rötlichem Untergrund und weiten, vermehrten Kapillaren, welche einen verbreiterten, rot umhoften Scheitel aufweisen (*O. Müller* und Mitarbeiter). Diese Veränderungen überdauern das mikroskopische Verschwinden des Exanthems.

Pharmakodynamische Analyse des Exanthems.

Bei Masern Herabsetzung, bei Scharlach Erhöhung der Konstriktionsbereitschaft der Hautgefäße.

Der pharmakodynamisch feststellbare Funktionszustand der Haut ist während des Exanthemstadiums durch eine bedeutend herabgesetzte Konstriktionsbereitschaft der exanthematisch veränderten Haut ausgezeichnet, wogegen die von Masernflecken noch nicht ergriffenen Hautstellen entweder eine viel geringere Herabsetzung der Adrenalinansprechbarkeit oder gar eine Erhöhung derselben aufweisen (*v. Gröer* und *Hecht, Rueff*). Umgekehrt die Dilatationsbereitschaft. Die Fähigkeit, urtikarielle Reaktionen hervorzubringen („lymphagoge Bereitschaft"), ist bei Masern schwankend — an den Exanthemstellen natürlich herabgesetzt — und vom Stadium der Krankheit abhängig (*v. Gröer* und Mitarbeiter). Diesen Eigenschaften der Masernhaut kommt eine gewisse differentialdiagnostische Bedeutung, namentlich gegenüber Scharlach zu. Bei Scharlach findet man nämlich nach dem Abblassen des Exanthems eine deutlich erhöhte Konstriktionsbereitschaft der Haut, welche sich in der verstärkten kutanen oder intrakutanen Adrenalinreaktion äußert.

Herabsetzung der Dermographie.

Kollar will bei Masern eine Herabsetzung der dermographischen Reaktionsfähigkeit der Haut festgestellt haben. Es handelt sich hier nicht um eine Verlängerung der Latenz, sondern um eine Herabsetzung der Intensität der reaktiven Erscheinungen.

Abarten des Ausschlages.

Hämorrhagische Masern

Die Variationen des Exanthems können verschiedene, manchmal unüberwindbare differentialdiagnostische Schwierigkeiten veranlassende Bilder abgeben. Nicht selten kommt es zum Hämorrhagischwerden einzelner Provinzen des Ausschlages. Dieser Erscheinung allein („hämorrhagische Masern") muß keine üble prognostische Bedeutung beigemessen werden, da sie auch bei regelmäßig verlaufenden Masern vorkommen kann (*Veit*). Sie ist nach *Rueff* konstitutionell bedingt. Manchmal kommt es in den einzelnen Masernflecken zu ausgesprochener Knotenbildung. Der Kranke sieht dann einem Pockenkranken ähnlich. Kommt es zur Exkoriation derartiger Knotenflecken, wie das besonders leicht gerade in der Anal- oder Genitalgegend der Fall sein kann, so sehen sie wie syphilitische Infiltrate aus. Hat das Masernexanthem grobfleckige, plateauartig erhabene Beschaffenheit, dann ähnelt es den urtikariellen Eruptionen, namentlich den Serumausschlägen. Manchmal sieht man neben dem regelrechten Exanthem auch eine typische Urtikaria, welche sogar dem Erscheinen des Ausschlages vorausgehen kann.

Knotenbildung.

Urtikarielles Exanthem und Urtikaria während des Masernausschlages.

Eine solche Koexistenz der Urtikaria mit Masernexanthem haben kürzlich *Progulski* und *Redlich* bei einem Kinde beobachtet, welches zweimal, einige Jahre und kurz vor der Masernerkrankung eine Verbrennung zweiten Grades erlitten hat. Sie ventilierten die Frage, ob nicht die durch Verbrennung verursachte Hautläsion sensibilisierend gewirkt hat (s. Fig. 108). In den großen Masernknoten können nicht nur Miliariabläschen, sondern sogar Pusteln zur Ausbildung gelangen. Es sind so auch pemphigoid verlaufende Masernexantheme beschrieben worden (*Heubner*). Ist das Exanthem sehr dicht und kleinfleckig, so kann es zur Verwechslung mit dem Scharlachausschlag Veranlassung geben.

Pustulöse und pemphigoide Formen

Scharlachähnliche Exantheme.

Aberrationen des Masernexanthems auf immunbiologischer Grundlage.

Die letzten Jahre haben uns einen tieferen Einblick in den Mechanismus dieser merkwürdigen Aberrationen des Masernexanthems gebracht. Es hat sich gezeigt, daß bei Kindern, welche wohl rechtzeitig, aber mit ungenügenden Dosen des MRS. nach *Degkwitz* prophylaktisch behandelt worden sind, nicht nur sogenannte „mitigierte" Masern auftreten, sondern auch Aberrationen des Ausschlages vorkommen können, welche vollkommen von dem bekannten Typus abweichen. So haben *Moro* und *Elisabeth Müller* zweifellose Masernexantheme in solchen Fällen beschrieben, welche einerseits vollkommen dem typischen Rötelnausschlag glichen, durch kleinfleckig-papulöse Effloreszenzen charakterisiert waren und mit der typischen Schwellung der Nacken- sowie Kieferwinkeldrüsen einhergingen, anderseits aber in Gestalt varizellenartiger Knötchen, Vesikeln und Pusteln auftraten. *Moro* und *Müller* deuten nun diese Befunde im Sinne der *Pirquet-Moro*schen Maserntheorie. Sie meinen, daß der Erreger durch eine ungenügende Serumdosis zwar nicht vernichtet, aber

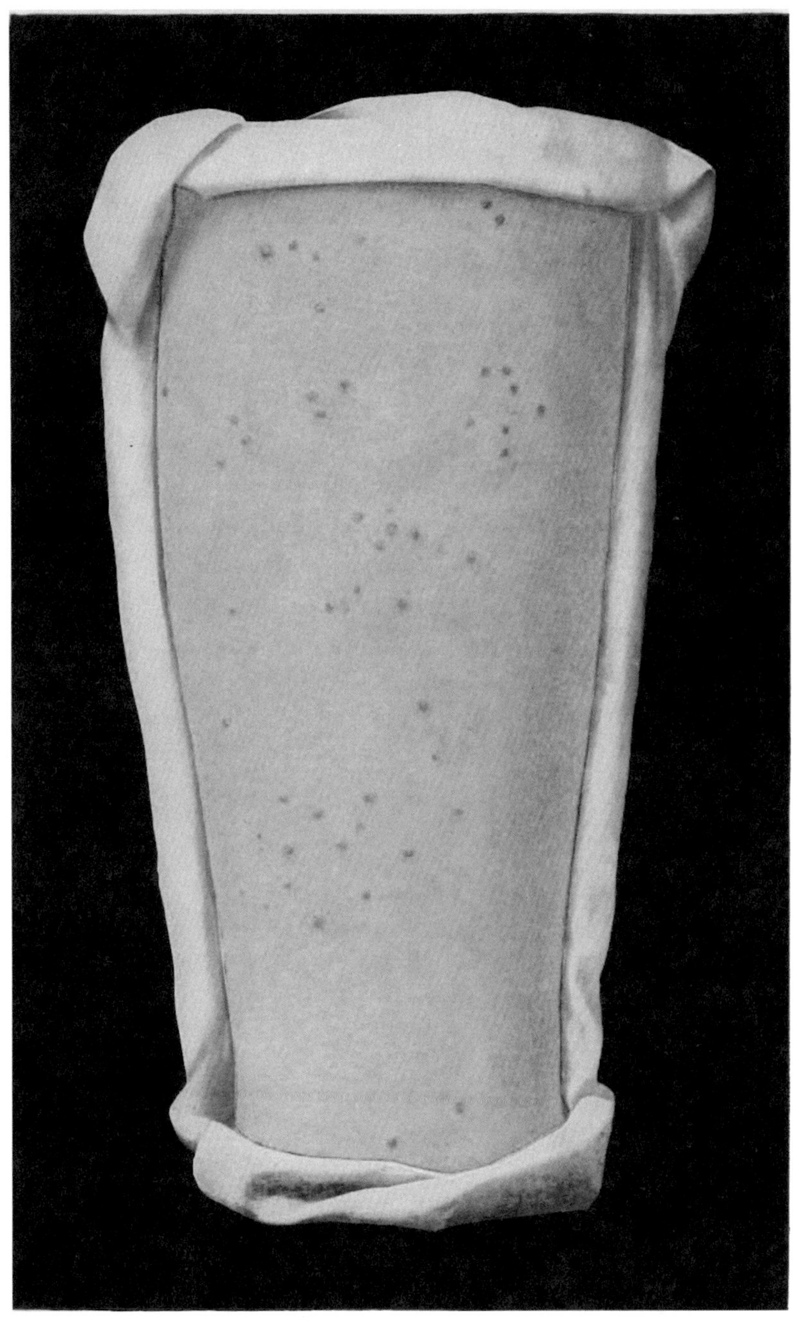

Follikulärer Beginn des Masernexanthems auf dem Unterarme.

(Aus. v. Pirquet, Das Bild der Masern auf der äußeren Haut.
Zeitschrift für Kinderheilkunde, Bd. VI. 1913.)

immerhin so geschwächt wird, daß er nicht mehr seine vollen antigenen Eigenschaften entwickeln kann. Die genügende Bildung lytischer Antikörper bleibt unter diesen Umständen aus und es kommt nicht mehr zur spezifischen Auflösung des Erregers. Er kann dann in der Haut zu größeren Kolonien heranwachsen, bis er durch zellularentzündliche Vorgänge abgetötet wird. Die toxische Wirkung seiner Produkte und damit auch die Herausbildung der toxischen Exanthemkomponente, welche sonst das Hautbild der Masern beherrscht, fehlen in solchen Fällen. Für diese Auffassung spricht auch die von *Keller* mitgeteilte Erfahrung, daß die lokal 20 Tage vor dem Erscheinen des Exanthems mit MRS. vorbehandelte Haut kein typisches Masernexanthem, sondern nur knötchenartige Effloreszenzen hervorzubringen vermag. Merkwürdig ist nur, daß das zeitliche Erscheinen dieser aberrierten Masernexantheme auch in umgekehrter Reihenfolge erfolgt, als es die Regel von der „fraktionierten Absättigung" verlangt.

Enanthemaberrationen.

Bei ungenügend nach *Degkwitz* geschützten Kindern treten auch Abweichungen im Bilde des Enanthems („Enanthemaberration", *Duken*) auf. Nicht nur können die *Koplik*schen Flecke fehlen, sondern es treten statt des eigentlichen Enanthems punktförmige Hämorrhagien auf, welche am Gaumen flächenhaft konfluieren, seitwärts dagegen isoliert zerstreut sind. Sie sind viel intensiver ausgeprägt als das *Pétenyi*sche hämorrhagische Vorenanthem, verschwinden mit dem Abblassen des Exanthems und hinterlassen keine Spuren. Ihr Entstehungsmechanismus wird wohl analog dem des aberrierten Exanthems zu denken sein, worauf auch ihre Verwandtschaft mit den präenanthematischen Erscheinungen hinweist.

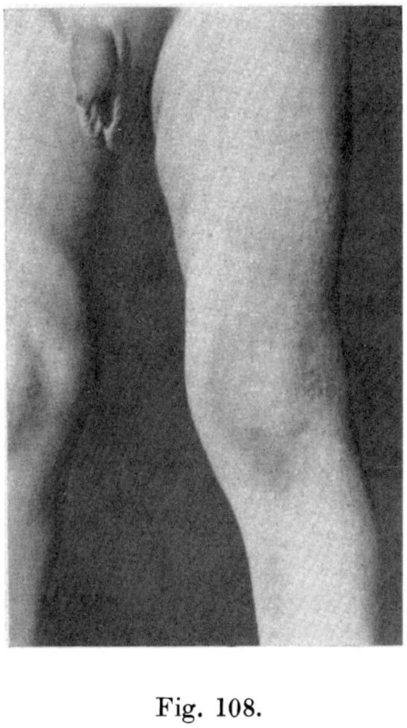

Rekurrierende Exantheme.

Von besonderem Interesse sind weiterhin die sogenannten rekurrierenden Masernexantheme („rechutes" der Franzosen, *Chauffard* und *Lemoine*), welche nach einem mehrtägigen bis einige Wochen währenden Intervall nach dem regelrechten Ausschlag auftreten. Ihre Deutung ist nicht immer leicht, da es sich z. B. um die den Masern folgenden Rubeolen handeln kann (*Béclère*). Doch sind sie manchmal von so ausgesprochen morbillösem Charakter, daß sie, wenn sie auch gewöhnlich sehr leicht verlaufen, doch für Masernrezidive gehalten werden müssen.

Fig. 108.
Urtikaria während des Masernausschlages.
(Lemberger Kinderklinik, Prof. *v. Gröer*.)

Gewöhnlich keine beträchtliche Lymphadenitis.

Lymphdrüsen, Milz. Meistens sind bei Masern keine hervorstehenden klinischen Symptome von seiten des Lymphapparates zu bemerken. Manchmal kommt es jedoch zur Schwellung der Lymphdrüsen am ganzen Körper, welche sogar schmerzhaft sein kann.

Milztumor.

Milzvergrößerung kommt nach den amerikanischen Erfahrungen in etwa 60% der Fälle vor, ist am 3.—4. Exanthemtag am deutlichsten und ist nicht als ein Zeichen der Schwere zu betrachten. Deutlicher Milztumor kommt indessen nur bei schweren Fällen vor.

Nervensystem. Stimmung charakteristisch.

Nervensystem. Das Nervensystem ist bei der Masernerkrankung recht konstant affiziert. Schon das eigentümliche, weinerliche psychische Verhalten der kleinen Patienten, welches sogar dem initialen Fieberanstieg vorausgehen kann, ist so charakteristisch, daß es mit für die Diagnosestellung verwertet werden kann (*Lazar, v. Gröer*).

Die Kinder sind infolge der Unruhe, häufigen Stimmungswechsels und übler Laune durch nichts zu befriedigen und sehr schwer pflegerisch zu behandeln. Diese Erscheinungen steigern sich mit der Eruption, bei welcher noch der Juckreiz die Unruhe der Kinder vermehrt. Schwerere nervöse und zerebrale Störungen kommen bei schweren Verlaufsformen nicht so selten zur Beobachtung, gehört doch ein mäßiger

Meningoenzephalismus häufig.

Grad von Benommenheit und Delirien bereits zum typischen Masernbild während der hochfieberhaften Periode der Eruption. Deutlicher Meningoenzephalismus kommt sogar schon in der Initialperiode vor (*v. Gröer*). Auch in der Rekonvaleszenz sind Delirien — wie nach Grippe und Pneumonie — bekannt. Konvulsionen sind im Initialstadium kleiner Kinder — im Gegensatz zum stürmischen Beginn des Scharlachs — recht selten und von keiner üblen Bedeutung (*Trousseau*), deuten dagegen während der Florition auf eine schwerere Infektion hin. Die Differentialdiagnose zwischen Meningoenzephalismus und Meningitis epidemica ist kurz vor dem Auftreten des Exanthems nicht ganz leicht, da auch der eitrige Liquor zu dieser Zeit vorübergehend wasserklar werden kann (*H. Koch*). Die heftigsten Formen des Meningoenzephalismus beobachtet man bei schweren Verlaufsanomalien und bei Komplikationen von seiten des Ohres und der Lungen. *Reiche* hat kürzlich auf das Vorkommen einer echten, wie er es nennt, „paramorbillösen Meningitis serosa" aufmerksam gemacht. Solche Fälle sind meines Erachtens als Extreme desselben toxisch-reaktiven Prozesses aufzufassen, den wir bei allen Allgemeininfektionen in Gestalt des ausgesprochenen Meningoenzephalismus vorübergehend beobachten.

Initiale Konvulsionen selten und belanglos, später von übler Bedeutung.

Paramorbillöse Meningitis serosa.

Masernenzephalitis.

Ein besonderes Kapitel bildet das Problem der Masernenzephalitis.

Bereits in der älteren Literatur wird den akuten Infektionen des Kindesalters die Fähigkeit zugeschrieben, enzephalitische Erscheinungen auszulösen. In einer Monographie über „die infantile Zerebrallähmung" stellt *Freud* (1897) gerade die Masern in dieser Beziehung an erster Stelle. *Boenheim* fand am Material der *Finkelstein*schen Anstalt (1905—1925) unter 5940 Masernfällen im ganzen 25 Fälle mit nervösen Erscheinungen (11 Fälle mit Konvulsionen unbekannter Genese, 8 Fälle von Meningitis serosa und 6 Enzephalitiden). Seither sind zahlreiche Fälle von Masernenzephalitis bekannt geworden (*Lust, Schick, Redlich, Mosse, Brock, Stern, Reimold* u. v. a.), welche auf eine gewisse — nicht regionäre — Häufung dieser Erscheinung schließen lassen. Bei der außerordentlichen Häufigkeit der Masern müssen solche Fälle immerhin noch als recht selten und sehr sporadisch betrachtet werden.

Auftreten meistens gegen das Ende der Exanthemperiode.

Symptomatologie.

Es handelt sich hier um mehr oder minder schwere enzephalitische Erscheinungen, welche sich bei Kindern — soweit es die bisherigen Beobachtungen lehren — bis zu 9 Jahren gewöhnlich gegen das Ende des Exanthemstadiums, oder bereits im Rekonvaleszenzstadium einstellen. Nur in einem Falle der gegenwärtigen Literatur traten die enzephalitischen Erscheinungen bereits im Prodromalstadium auf (*Lust*, Fall 3). Die Symptomatologie ist, wie bei der Enzephalitis überhaupt, recht bunt. Im Vordergrunde stehen Benommenheit, tonische und klonische Krämpfe und namentlich Somnolenz, welche später durch allgemeine Unruhe und choreatische Bewegungen ersetzt werden kann. Gleichgewichtsstörungen, Paresen, myelitische Symptome können hinzutreten. Meningeale Erscheinungen können vorhanden sein, aber auch fehlen. Ebenso maniakalische Erregungszustände (*Eckstein*) und zentrale Amaurose (*Redlich*). Fieber kann fehlen, die Erkrankung kann aber auch unter einem neuerlichen Temperaturanstieg nach der Masernlyse einsetzen. Liquor ist klar, Pleiozytose fehlt, Pandy kann angedeutet werden, sonst ist keine bedeutendere Eiweißvermehrung im Liquor nachweisbar. Die für die Enzephalitis charakteristische Goldsolkurve war in dem von *Redlich* beobachteten Fall deutlich ausgeprägt. Die Prognose ist ungewiß. Manche Fälle heilen vollkommen — andere mit ausgesprochenen Charakterveränderungen aus, andere wiederum sterben. Der Obduktionsbefund ist ebenso polymorph wie die Symptomatologie, weicht jedoch vom Obduktionsbefund der epidemischen Enzephalitis erheblich ab (stärkere Entzündungserscheinungen, andere und viel diffusere Lokalisation, *Moro, Stern, Reimold*).

Prognose ungewiß.

Ätiologie.

Die Ätiologie der Masernenzephalitis ist strittig. *Lust* vertritt die Anschauung, daß es sich hier nicht um eine spezifische Masernwirkung handle, daß vielmehr eine Parallergie im Sinne *Moros*, also eine Umstimmung des Organismus durch einen primären Infekt die enzephalitischen Erscheinungen auslöse. Die Annahme, daß es sich um eine echte (epidemische) Enzephalitis handle, deren Keime vor der Masernerkrankung latent gewesen und durch diese aktiviert wurden, hat schon deshalb keine Berechtigung, weil weder ein temporärer noch ein regionärer Zusammenhang zwischen diesen beiden Krankheiten beobachtet werden konnte (*Eckstein*). Außerdem ist der pathologisch-anatomische Befund doch im wesentlichen verschieden. So bleibt nur noch die Annahme, daß entweder ein unbekanntes Enzephalitisvirus, unab-

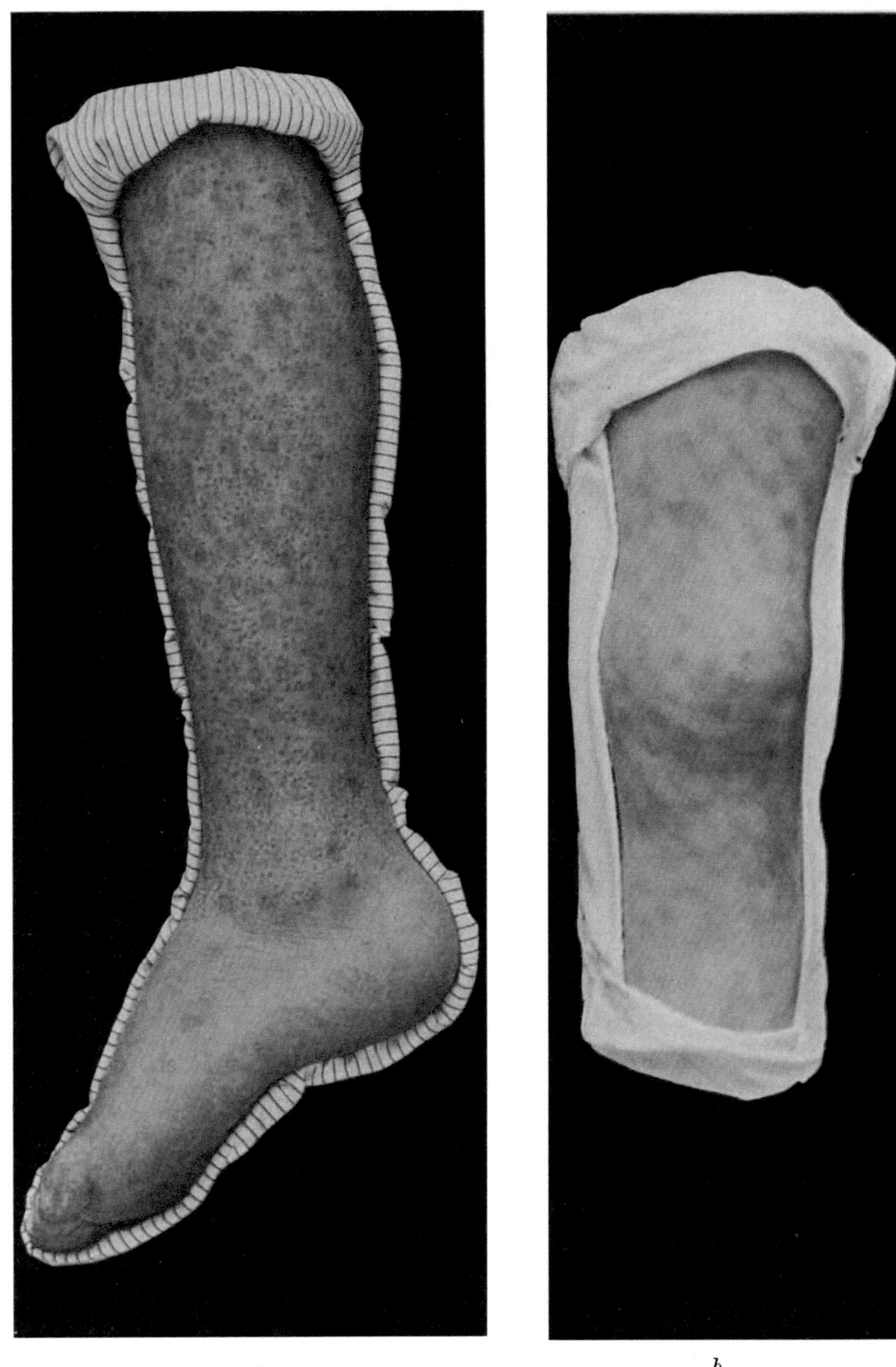

a *b*

a Masernexanthem am Bein und Fuß.

Moulage der Wiener pädiatrischen Klinik — Prof. Escherich. (Dr. Hennig-fecit.)

b Erythemu infectiosum.

Moulage des Dresdner Säuglingsheimes — Prof. Schlossmann.

hängig von dem der epidemischen Enzephalitis, oder das Masernvirus selbst die Enzephalitis auslöse. Diese letztere Annahme (*Bessau, Lucksch*) ist wohl die wahrscheinlichste und steht mit unseren Erfahrungen über die Eigenschaft ultravisibler Vira, Enzephalitis zu erzeugen, im besten Einklang (vgl. Vakzineenzephalitis). Ob es sich dabei um eine echte Masernenzephalitis im Sinne *Bessaus* oder nur um eine Toxinwirkung handle, ist natürlich vorderhand nicht zu entscheiden.

Blutbild.

Blut. Die Veränderungen des Blutbildes im Verlaufe von Masern galten seit den Untersuchungen von *Rieder, Sobotka* u. a. in Deutschland und *Combe* in Frankreich, namentlich aber dank den grundlegenden Studien *Heckers* nicht nur als außerordentlich charakteristisch, sondern sogar diagnostisch und differentialdiagnostisch verwertbar. In der Tat läßt sich ein gewisser Typus der quantitativen und qualitativen Blutveränderung für Masern aufstellen, leider wird dieser Typus, wie wir das erst in den letzten Jahren durch *Gertrud Usbeck* sowie *Redlich* und *Sophie Maternowska* gelernt haben, so oft durchbrochen, daß sein diagnostischer Wert nicht als entscheidend betrachtet werden kann.

Diagnostische Bedeutung des Blutbildes ist beschränkt.

Die typischen Veränderungen des Blutbildes bei Masern stellt die Fig. 109 dar. Es ist das eine halbschematische synoptische Darstellung der sich während der Masernkrankheit abspielenden Veränderungen im weißen Blutbilde, welche aus dem von *Redlich* und *Maternowska* beobachteten Material von 23 Fällen synthetisch gewonnen wurde. Von besonderer Wichtigkeit war bei diesen Untersuchungen der Umstand, daß der Infektionstermin sämtlicher Fälle uns genau bekannt war und daß die Blutuntersuchungen täglich vom Infektionstag an fortgeführt werden konnten.

Initiale Leukozytose.

Was zuerst die Gesamtzahl der weißen Blutzellen bei Masern betrifft, so sehen wir, daß es bereits um den 9. Tag vor dem Auftreten des Exanthems, also um den 6. Inkubationstag zu einer Leukozytose kommt, die den Autoren als die „initiale Leukozytose" bekannt ist. Sie ist von kurzer Dauer und um den 8. Inkubationstag beginnt die Gesamtzahl der weißen Blutzellen treppenartig zu fallen, um am 2. bis zum 3. Exanthemtag das niedrigste Niveau zu erreichen. Das ist die besonders für Masern typische absolute Leukopenie. Vom 3. bis 4. Exanthemtag beginnt die Zahl der weißen Blutzellen wieder zu wachsen und erreicht am 6. bis 7. Exanthemtag ein etwas höheres Niveau als am Anfang.

Leukopenie.

Das Hämogramm nach *Schilling*.

Die weitere, prozentuelle Differenzierung dieser Grunderscheinungen nach dem Schema des jetzt allgemein üblichen *Schilling*schen Hämogrammes ergibt folgende qualitative Veränderungen des weißen Blutbildes bei Masern:

Die neutrophilen Zellen zeigen bereits gegen das Ende der initialen Leukozytose eine gewaltige prozentuelle Vermehrung, welche treppenförmig ansteigt und zwei Maxima erkennen läßt: Das erste, niedrigere fällt um die Zeit der Erscheinung der *Koplik*schen Flecke, das zweite, absolute zur Zeit der Erscheinung des Exanthems. Nach diesem zweiten Gipfel fällt dann die Kurve recht steil herunter, so daß um den 7. Tag nach dem Exanthem bereits Ausgangswerte gefunden werden. Diese Vermehrung der Neutrophilen erfolgt auf Kosten einer ebenso gewaltigen Verminderung der Lymphozyten, was ja im jüngeren Alter die Umkehr des normalen Blutbildes bedeutet. Dieser relative (und auch absolute) Lymphozytenschwund setzt synchron mit der Vermehrung der Neutrophilen ein und stellt eigentlich ihr Spiegelbild dar. Die niedrigsten Werte fallen abermals in die Zeit des Erscheinens des Exanthems. Um den 7.—8. Tag nach dem Exanthem kommt es zu einer relativen Lymphozytose, als einer in der Rekonvaleszenz nach Infektionskrankheiten gewohnten Erscheinung.

Vermehrung der Neutrophilen erfolgt auf Kosten der Verminderung der Lymphozyten.

Verschiebung nach links.

Diese Vorgänge gehen nun mit einer deutlichen Verschiebung des Hämogramms nach links einher, d. h. mit der Vermehrung der stäbchenförmigen Zellen, welche kurz vor den Prodromen einsetzt und um die Zeit des Exanthemausbruches ihr Maximum erreicht, sowie mit dem Auftreten der jungen Formen, welche zeitlich die Vermehrung der stäbchenformkernigen Zellen, nur viel flacher begleiten. Die Monozyten zeigen um die Zeit der Prodrome eine Erhebung und ebenso zur Zeit des Abblassens des Exanthems. Zwischen diesen zwei charakteristischen Gipfeln der Monozytenkurve liegt eine Senkung, welche die Zeit der Exanthemblüte umfaßt. Die eosinophilen Zellen vermehren sich schließlich zur Zeit der initialen Leukozytose,

Zweigipflige Monozytenkurve.

Abfall der Eosinophilen während der Exanthemblüte.

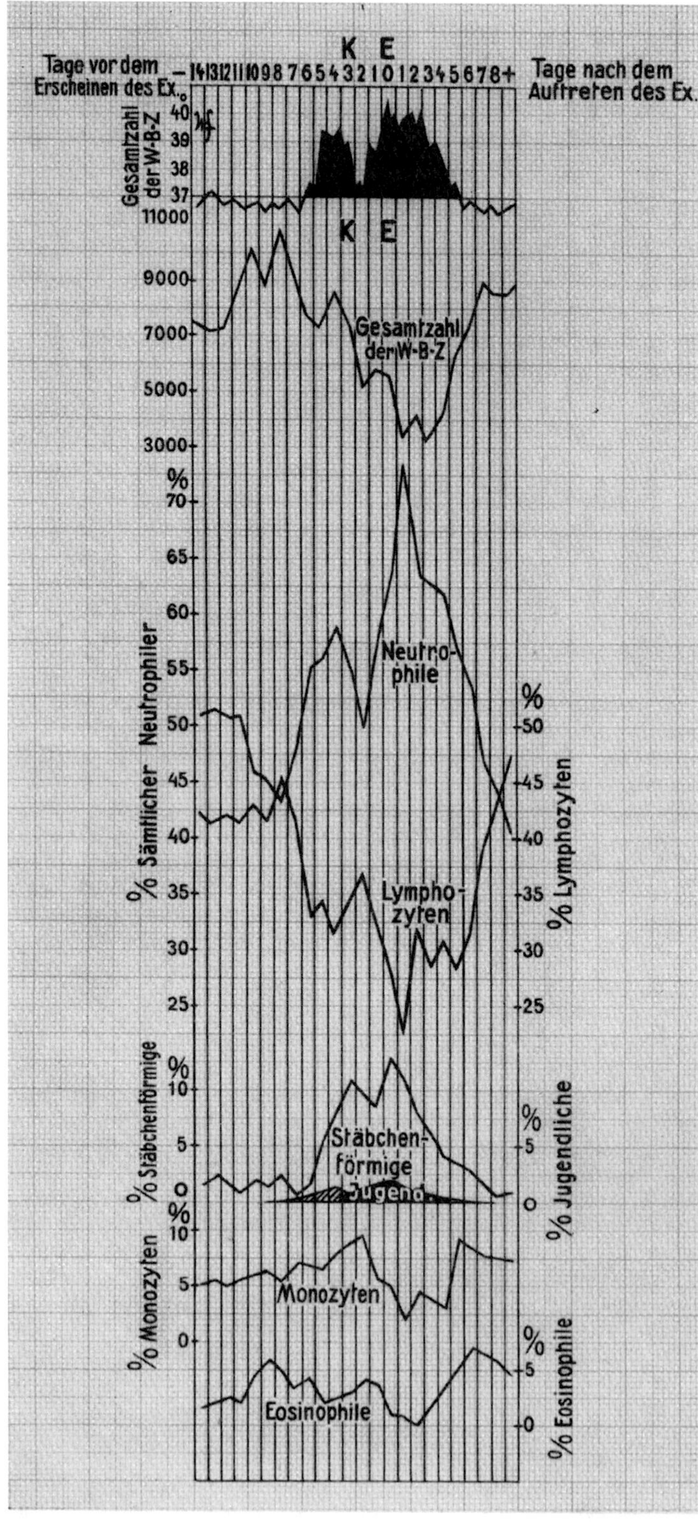

Fig. 109.

Halbschematische synoptische Darstellung des typischen Blutbildes: Gesamtzahl der W-B-Z und Hämogramm nach Schilling bei Masern, gezeichnet auf Grund der täglichen Untersuchungen an Masernkranken von bekanntem Zeitpunkt der Infektion. (Redlich *und S.* Maternowska, *Kombinationsbild aus 23 Fällen. Lemberger Kinderklinik.*)

verschwinden zur Zeit der Exanthemblüte und erfahren abermals eine Vermehrung in der Abschuppungsperiode. Das Rekonvaleszenzstadium der Masern ist außer den beschriebenen Veränderungen durch das sogenannten **bunte Blutbild** gekennzeichnet. Hier treten die Plasmazellen in vermehrter Zahl auf.

Das bunte Blutbild in der Rekonvaleszenz.

Dieses „typische Verhalten" des Blutbildes bei Masern stellt nur ein Schema dar, welches in Wirklichkeit nur selten in allen seinen Einzelheiten deutlich realisiert wird. Die Abweichungen vom Typus können sogar die prinzipiellen Eigenschaften des Masernblutes betreffen. So berichten *Redlich* und *Maternowska* über einen Fall (Fig. 110), bei welchem es nach der auf die initiale Leukozytose folgenden vorübergehenden Senkung der Gesamtzahl der weißen Blutzellen zur Zeit des *Kopliks*, in komplikationslosem Exanthemstadium zu einer ausgesprochenen absoluten Leukozytose kam. Auch der typische Lymphozytenschwund kann ausbleiben (Fig. 111) und einer relativen Vermehrung der Lymphozyten Platz machen. Von besonderer Wichtigkeit ist aber nach den Erfahrungen der zitierten Autoren die richtige Einschätzung des Verhaltens der Eosinophilen. Bei Kindern mit ausgesprochener Eosinophilie (vor der Masernansteckung) braucht es zur Zeit der Florition gar nicht zum Schwund der Eosinophilen zu kommen, wenn auch eine Senkung ihrer Zahl nachweisbar ist. Dieser Nachweis kann aber nur auf dem Wege fortlaufender Untersuchungen des Blutbildes geführt werden. Betrachtet man dagegen nur den einen Ausschnitt der Kurve (Fig. 112) zur Zeit der Exanthemblüte, so kann die vorhandene Zahl der eosinophilen Zellen, obgleich relativ vermindert, doch eine Eosinophilie vortäuschen und die Differenzierung des Masernausschlages vom Scharlach- oder Serumausschlag — nur auf Grund des Blutbildes — illusorisch machen. Und die Eosinophilie kommt ja bei Kindern recht häufig vor (Würmer, exsudative Diathese u. dgl. mehr)!

Vor diagnostischer Überschätzung des typischen Schwundes der Eosinophilen wird gewarnt.

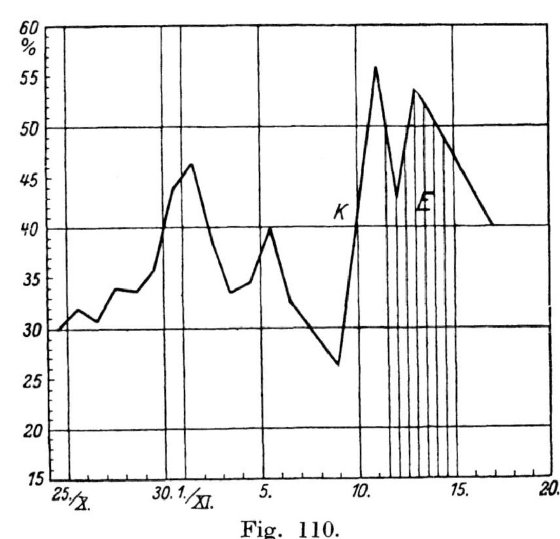

Fig. 110.

Absolute Leukozytose im komplikationslosen Exanthem-Stadium (nach Redlich- und Maternowska.)

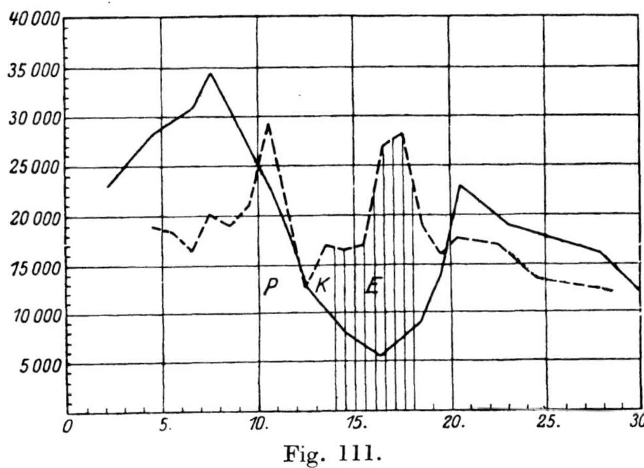

Fig. 111.

Ausgezogene Linie: typisches Verhalten der Lymphozyten, gestrichelte Linie: Verhalten der Lymphozyten in einem Falle von Redlich und Maternowska.

Man sieht daraus, daß die diagnostische Bedeutung des Hämogramms bei Masern sehr beschränkt ist, besonders, wenn nur die Ausschnittbetrachtung des Blutbildes in Betracht kommt. Aber auch die prognostische Bedeutung des Blutbildes ist gering. Lediglich einer nach dem Abblassen des Exanthems fortbestehenden Leukopenie und Aneosinophilie kommt eine gewisse prognostische Bedeutung für das Schicksal einer gleichzeitig vorhandenen Komplikation zu.

Thrombozyten, Erythrozyten und Hämoglobin erfahren keine nennenswerte Veränderung.

Was die übrigen Blutelemente betrifft, so fand *Usbeck* in Übereinstimmung mit *Türk* und entgegen den Beobachtungen anderer Autoren (*Schiff* und *Matyas, Degkwitz*) die Thrombozyten während des Exanthems in normaler Zahl oder etwas vermehrt, Hämoglobin- und Erythrozytenwerte aber nicht vermindert.

Gerinnungs- und Blutungszeit normal.

Toxische Schädigung der Kapillarwände.

Die Gerinnungs- und Blutungszeit wird bei Masern normal befunden. Eine gewisse Bereitschaft zu Blutungen, welche bei Masern einmal zur Zeit der Prodrome, das zweite Mal zur Zeit des Exanthems angetroffen wird (*Pétenyi*), ist also auf eine toxische Schädigung der Kapillarwand zu beziehen. Daß eine solche sogar extreme Formen erreichen kann, beweisen die Fälle von *Händel*, bei welchen es nach dem Abblassen des Exanthems zu schweren lokalen Zirkulationsstörungen an den Extremitäten kam.

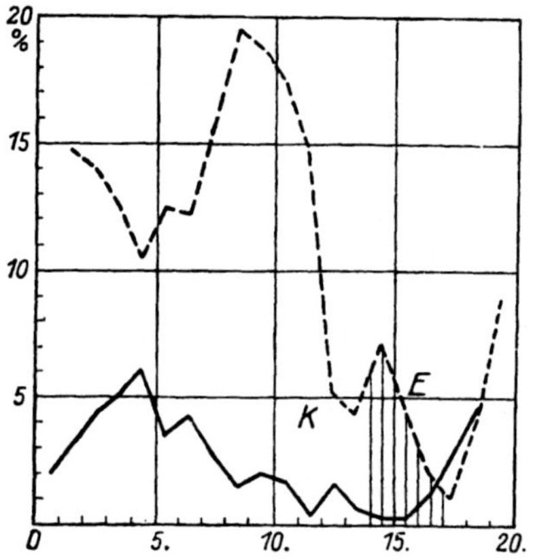

Fig. 112.
Ausgezogene Linie: Normales Verhalten der Eosinophilen, gestrichelte Linie: Verhalten der Eosinophilen in einem Fall initialer Eosinophilie von Redlich und Maternowska.

Senkungsreaktion.

Über das Verhalten der Senkungsreaktion bei Masern gibt es in der Literatur nur spärliche Angaben. *Redlich* und *Maternowska* studierten die S.R. an 9 ihrer Masernfälle, mit der Methode von *Linzenmeier-Raunert.* In den ersten Inkubationstagen sahen sie nur unwesentliche Schwankungen, im Prodromalstadium begegneten sie einer Beschleunigung, die im Exanthemstadium konstant und besonders deutlich sich nachweisen ließ. Bei Komplikation war die Beschleunigung der Senkungsgeschwindigkeit besonders groß. Da aber ein ähnliches Verhalten der SR. bei allen möglichen Krankheitsprozessen zur Beobachtung kommt, so kann auch dieser Untersuchungsmethode nur ein sehr beschränkter diagnostischer Wert bei Masern zugeschrieben werden.

Beschleunigung im Exanthemstadium.

Keine diagnostische Bedeutung der S.R.

Das Verhalten des Harns nicht charakterisiert.

Harn. Febrile Albuminurien sind im Verlaufe von Masern natürlich recht häufig, aber nicht charakteristisch. Echte Schädigungen der Niere sind primär sehr selten. Gegen das Ende des Initialstadiums und auf der Höhe der Exanthemblüte ist recht oft eine auf katarrhalische Affektion der Harnorgane hinweisende Vermeh- rung des Sedimentes nachweisbar („enanthematische Pyelozystitis").

Urobilinurie.

Diazo.

Gegen das Ende des Exanthems pflegt in der Mehrzahl der Fälle Urobilinurie aufzutreten (*Rach* und *v. Reuss*). Auf der Höhe der Krankheit fällt fast ausnahmslos die Diazoreaktion positiv aus (*O. Müller*). Sie ist um so anhaltender, je schwerer der Verlauf. Diagnostische Bedeutung kommt dieser Erscheinung kaum zu. Nach *Aronsohn* und *Sommerfeld* ist der Harn Masernkranker toxisch.

Abweichungen vom regelmäßigen Verlauf.

Abortive Masern.

Es gibt sowohl abnorm leichte als abnorm schwere Verlaufsformen. Die abortiven oder mitigierten Masern zeichnen sich durch äußerst leichte Initialerscheinungen, welche leicht unbemerkt bleiben können, dann durch ein geringfügiges, flüchtiges Exanthem aus, welches nur von leichten Fiebersteigerungen begleitet wird und nach 2 Tagen verschwindet.

Das Enanthem kann ebenfalls undeutlich ausgeprägt sein und die *Koplik*schen Flecke können fehlen. Die Diagnose ist in solchen Fällen, falls sie außerhalb einer Epidemie vorkommen, manchmal kaum mit Sicherheit zu stellen. Die Masernnatur eines solchen Symptomenkomplexes kann nur entweder durch Weiteransteckung mit typischem Erfolg oder durch die Feststellung der Schutzkraft des Rekonvaleszentenserums gesichert werden. Bei jüngeren Kindern sieht man bisweilen auch regelrechte Masern nur subfebril verlaufen. Ähnliches sieht man auch bei stark unspezifisch anergischen Individuen, so z. B. bei Kranken mit fortgeschrittenem Lymphogranulom.

Bei der zweiten Form können die Initialerscheinungen voll ausgebildet sein. Sie klingen aber in einigen (5—6) Tagen ab, ohne daß es zum erwarteten und eventuell vorausgesagten Exanthem kommt. Morbilli sine exanthemate.

Feer und auch *Hochsinger* wollen in solchen Fällen das Enanthem und die *Koplik*schen Flecke nie vermissen, d. h. sie erkennen nur solche Fälle als Morbilli sine exanthemate an, welche diese sichere Masernzeichen aufweisen. Wir haben aber bereits erwähnt, daß *Wegener* und auch *Nobel* bei gemaserten Individuen scheinbar unspezifische Katarrhe ohne En- und Exanthem beobachtet haben, derer Masernnatur auf dem Wege der Weiteransteckung wahrscheinlich gemacht werden konnte.

Unter abnorm schweren, sogenannten toxischen Masern versteht man äußerst schwer verlaufende Formen, welche jedoch nicht auf eine Sekundärinfektion, sondern auf die Wirkung des Masernvirus als solchen zurückzuführen sind. Es gehört dazu wohl weniger eine bestimmte Virulenz des Maserngiftes, als vielmehr eine besondere Disposition. Säuglinge und kranke Kinder sind vorwiegend befallen. Die schweren Erscheinungen können bereits im Initialstadium besonders ausgeprägt sein oder vorwiegend nur das Eruptionsstadium betreffen. Abnorm schwere Formen.

Im ersteren Falle haben wir es sofort mit sehr hohen Temperaturen (40° und darüber) zu tun, welche sich fast kontinuierlich auf dieser Höhe halten und mit schwerem Meningoenzephalismus, Delirien und Krämpfen einhergehen können. Durchfälle, Bronchiolitis, Herzschwäche, Vasomotorenlähmung (teigige Haut, Zyanose, Cutis marmorata) gesellen sich hinzu und der Exitus kann schon vor der Eruption erfolgen. Kommt es dennoch zum Exanthem, so ist dasselbe sehr intensiv und leitet die Besserung ein. Oder das Initialstadium nimmt einen auffallend protrahierten Verlauf, dauert einige Tage bis zu einer Woche, wonach es schließlich doch zur Eruption eines intensiven Exanthems kommen kann. Toxische Masern in der Initialperiode.

Den schwersten Anomalien begegnen wir jedoch in der Exanthemperiode. Entweder handelt es sich hier um die sogenannte rein toxische Form, welche in kurzer Zeit unter Entwicklung schwerster Allgemeinsymptome und Meningoenzephalismus zu Ende führt, oder es kommt zur allgemeinen Kapillärbronchitis, welche durch Erstickung zum Tode führt. Die rein toxische Form kann sich an eine gewöhnliche, wenn auch recht schwere Initialperiode anschließen und ist infolge der frühen Schädigung der Zirkulation und Lähmung der Vasomotoren, durch nur rudimentäres, livid-zyanotisches Exanthem, Meningoenzephalismus, eventuell mit Krämpfen und Hyperpyrexie gekennzeichnet. Manchmal tritt hämorrhagische Diathese dazu. Der Exitus erfolgt an Herzschwäche. Die zweite Form tritt gewöhnlich plötzlich während der Ausbildung eines zuerst scheinbar völlig normalen Ausschlages auf und führt mit einem Schlage zu einer auffälligen Änderung des ganzen Bildes. Das vorhandene Exanthem verfärbt sich bläulich, es treten alle Zeichen der sich steigernden Atemnot in Erscheinung. Die Zyanose breitet sich über den ganzen Körper aus, so daß das Exanthem verdeckt wird. Die Atmung wird immer frequenter, angestrengter (inspiratorische Einziehungen, Nasenflügelatmen, exspiratorisches Keuchen), die Venen am Halse füllen sich, der Verfall schreitet vorwärts. Außer dem Befund einer Lungenblähung kann jeder perkutorische Anhaltspunkt fehlen, auskultatorisch findet man Zeichen kapillärer Bronchitis. Hierzu treten Herzschwäche und hyperpyretische Temperaturen (bis über 41°) und einige (3—5) Tage nach dem Beginn des Exanthems erfolgt unter extremen Graden der Hyperpyrexie, manchmal profusen Diarrhöen und Krämpfen der Tod. Die Sektion ergibt ausgebreitete Bronchiolitis, die kleinen Bronchien sind mit zähem, mitunter eitrigem Schleim vollgepfropft, bronchopneumonische Herde sind meistens vorhanden. Rein toxische Form in der Eruptionsperiode. Kapillärbronchitische Form.

Mitunter verlaufen die toxischen Masern unter dem Bilde einer hämorrhagischen Diathese (*Veit*).

*Heubner*sche Form.

Eine dritte, sehr seltene, meistens tödliche Verlaufsform der Masern hat *Heubner* beschrieben. Ihr Wesen beruht darauf, das statt des Exanthems, welches nur höchstens undeutlich zur Ausbildung gelangt, eine nekrotisierende Lungenentzündung auftritt. Der Verlauf ist protrahiert, aber sehr schwer.

Anergie.

Die Masernanergie. Die Masernkrankheit ist dadurch gekennzeichnet, daß sie den Ablauf anderer, im Organismus zur Entwicklung gelangender pathologischer (Entzündungs-) Prozesse wesentlich beeinflußt. Es kann hierbei auch zu einer Herabsetzung der Widerstandskraft des Organismus gegenüber anderen Infektionen kommen und das verleiht diesem Vorgang eine hohe praktische Bedeutung.

Diese Eigenschaft der Masern hat mit der Entdeckung *Preisichs*, daß die positive kutane Tuberkulinreaktion während des Eruptionsstadiums negativ wird, die Aufmerksamkeit auf sich gezogen.

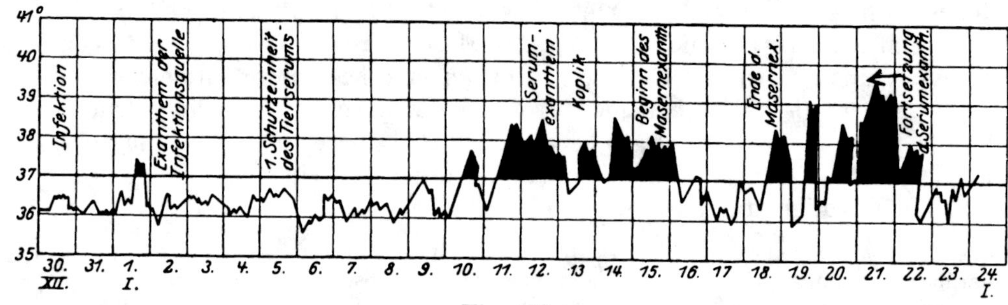

Fig. 113.

Interferenz der Serumkrankheit mit Masern bei einem mit Masernimmunserum vom Hammel nach Degkwitz prophylaktisch behandeltem Kinde (nach Progulski und Redlich).

Die Tuberkulinreaktion wird in der Eruptionsperiode gehemmt.

Wie durch tägliche kutane Tuberkulinimpfung festgestellt werden konnte (*Pirquet*), nimmt die Intensität der charakteristischen Tuberkulinpapel bereits im Initialstadium ab. Gegen das Ende des katarrhalischen Stadiums werden die Reaktionen flacher und undeutlicher und verschwinden während der Eruption gänzlich, um dann — falls es nicht inzwischen zur Ausbildung milliarer Tuberkulose gekommen ist — allmählich wieder zu erscheinen und an Intensität zuzunehmen.

Hemmung der Serumkrankheit

Diese durch den Masernprozeß hervorgerufene „Reaktionslosigkeit" betrifft aber nicht nur die Tuberkulinempfindlichkeit. Sie kann auch gegenüber der Serumkrankheit und dem Vakzinationsprozeß demonstriert werden (*Hamburger* und *Pollak*, *Hamburger* und *Schey*, *Netter*, *Netter* und *Porák*, *Bessau*). Einige sehr instruktive hierher gehörende Fälle haben vor kurzem *Progulski* und *Redlich* anläßlich der Nachprüfung der prophylaktischen Schutzwirkung des *Degkwitz*schen Tierserums beobachten können. Auf der Fig. 113 ist die Geschichte eines solchen Falles graphisch dargestellt. Am 6 Tage nach der exakt feststellbaren Maserninfektion wurde diesem Kinde das *Degkwitz*sche Hammelserum intramuskulär injiziert. Bereits 5—6 Tage später erschien unter Fieberanstieg die Serumkrankheit. Erst 2 Tage später kamen — unter Unterdrückung des Serumexanthems — katarrhalische Erscheinungen zum Vorschein. Das Erscheinen der *Koplik*schen Flecke wurde auf den 14. Tag seit der Ansteckung hinausgezogen, offenbar durch die interferierenden Vorgänge der Serumwirkung. Am 16. Tag erschien das Masernexanthem, welches typisch zur Ausbildung gelangte und volle 4 Tage andauerte, wobei aber die Temperatur kurz nach dem Exanthemausbruch herunterging. Am dritten Tage nach dem Abblassen des Exanthems kam es nun unter neuerlichem Fieberanstieg zur Ausbildung des Serumausschlages, welcher durch den Masernablauf unterbrochen und nunmehr, nach Abschluß desselben, zu Ende reagieren konnte.

Auf diese Weise werden vom Masernprozeß alle erdenklichen Reaktionsprozesse im Organismus gehemmt. So trocknen schwere Eiterungen, nässende Ekzeme unter dem Maserneinfluß in einigen Stunden ein, der eitrige Liquor wird bei einer Zerebrospinalmeningitis vorübergehend wasserklar usw. *H. Koch* hat versucht, diese verschiedenen Masernwirkungen im Verhältnis zum Auftreten des Exanthems zeitlich zu ordnen und kam zu dem Schlusse, daß in dem Initialstadium sämtliche entzündliche exsudative Prozesse (Eiterungen, Ekzeme, malignes Granulom [*Schick*], Nephrose [*Pirquet*], exsudative Pleuritis) durch Masern gehemmt werden, während in der Florition die allergischen Prozesse eine Hemmung erfahren (Tuberkulinreaktion, Vakzination, Varizellen, Serumkrankheit, Psoriasis [*Rubens, Friedjung*]) und daß schließlich in den letzten Tagen des Exanthems und in der postexanthematischen Periode eine Resistenzverminderung auftritt, welche der Ausbreitung sekundärer infektiöser Prozesse Vorschub leistet und die Tuberkulose begünstigt.

Andere Formen der Anergie.

Im Gegensatz zu dieser Masernwirkung auf exsudatvie Prozesse und allergische Entzündung ist die Haut der Masernkranken primärtoxischen Entzündungsgiften gegenüber (Diphtherietoxin, *Schick*, Endotoxine, *Bessau*) nicht unempfindlich. (Vgl. S. 232.)

Keine Anergie primärtoxischen Giften gegenüber.

Die theoretische Auslegung dieser merkwürdigen Phänomene hatte ursprünglich die Hemmung der Tuberkulinreaktion in erster Linie im Auge. *Pirquet* faßte die Tuberkulinanergie zuerst als einen spezifischen Vorgang auf und stellte sich vor, daß durch den Masernprozeß die Tuberkuloseantikörper (Ergine) zum Verschwinden gebracht werden, wodurch nach seinen bekannten Anschauungen über das Wesen der allergischen Entzündung die Tuberkulinreaktion nicht zustande kommen kann. Er leitete hiervon den bekannten ungünstigen Einfluß der Masern auf die Tuberkulose ab. *Pirquet* sah aber später ein, daß diese Theorie nicht allen Tatsachen gerecht wird und gestattete mir bereits in dem gemeinsam verfaßten Masernartikel der vorausgehenden Auflage dieses Handbuches eine andere Erklärungsmöglichkeit der Masernanergie anzudeuten. Hierbei mußten drei Tatsachen Berücksichtigung finden: Zuerst kann die Tuberkulinreaktion heuzutage nicht mehr als ein im wesentlichen humoraler Vorgang aufgefaßt werden. Zweitens konnte bisher, überall dort, wo die humoralen Antikörper experimentell gefaßt werden können, ihr Verschwinden während der Masernerkrankung noch nie mit Sicherheit nachgewiesen werden. So hat *Schick* keine Abnahme des normalen Diphtherieantitoxins während der Masern feststellen können. Von der Wassermannschen Reaktion ist von *Teissier* und *Lutembacher* zwar behauptet worden, daß sie auf der Höhe der Masernerkrankung negativ werde, dieser Befund konnte aber weder von *H. Koch*, noch von *Jasiński* und *Progulski* bestätigt werden. Auch ist der Komplementgehalt des Masernserums nicht vermindert (*Walzow* und *Stefanowicz*). Drittens schließlich kann die Reaktionslosigkeit gegen Tuberkulin bei Masern — welche übrigens nicht absolut zu sein braucht (*Grüner*) — nicht als ein spezifischer Vorgang betrachtet werden, denn wie wir es soeben gesehen haben, dehnt sich die diesbezügliche Masernwirkung auch auf andere entzündliche Prozesse aus. Diese Unspezifität der Masernanergie veranlaßte mich, diese Erscheinung mit den ergotropen Wirkungen in Analogie zu bringen und auf gegenseitige Konkurrenz verschiedener Entzündungsvorgänge zurückzuführen. Die ergotrope Wirkung der Masernkrankheit ist nur quantitativ besonders stark ausgeprägt, der Prozeß nimmt hier — namentlich die vasomotorischen — Reaktionskräfte des Organismus so stark in Anspruch, daß interkurrente Entzündungsreize nicht mit der gewohnten reaktiven Energie beantwortet werden können. Ähnliches — wenn auch in einem viel geringeren Grade — finden wir auch bei anderen Infektionskrankheiten, und noch deutlicher bei experimentellen ergotropen Eingriffen wieder. Wenn auch der Hemmung der Tuberkulinreaktion im Verlaufe von Masern sogar eine gewisse diagnostische Bedeutung zukommen kann, wissen wir seit *Rolly*, daß ähnliches auch im Verlaufe anderer Infektionskrankheiten angedeutet werden kann und neuerdings haben *Debré* und *Papp* sogar bei Röteln, in schweren Fällen die *Pirquet*sche Reaktion im Exanthemstadium verschwinden sehen.

Theorie.

Tuberkulinanergie kann nicht als ein spezifischer Vorgang betrachtet werden.

Analogie zu den ergotropen Wirkungen.

Diagnostische Bedeutung der Tuberkulinanergie bei Masern.

Die ergotropen Wirkungen sind nun dadurch ausgezeichnet, daß sie zweiphasisch verlauten. Es wäre daher zu fordern, daß der so ausgesprochenen Entzündungshemmung durch den Masernprozeß eine, wenn auch vielleicht nur flüchtige Steigerung der Entzündungsprozesse vorausgehe. Dies ist nun nach den Untersuchungen von *Göbel* und *Herbst* tatsächlich der Fall. Diesen Autoren zufolge können die alten perkutanen Tuberkulinreaktionen während der Masernprodrome wieder aufflammen. Dieses Phänomen ist nicht zu verwechseln mit der bereits erwähnten Anlockung des Masernexanthems an die Stellen alter *Pirquet*reaktionen während der Eruption, es handelt sich vielmehr um ein echtes, anderweitig bekanntes und oft fälschlich als ein spezifisches Phänomen gedeutetes Aufflammen der Tuberkulinreaktion. *Göbel* und *Herbst* sind geneigt, diese Erscheinung auf eine spezifische Wirkung des Masernvirus zurückzuführen, hauptsächlich deshalb, weil das Masernserum aus dem Prodromalstadium die Tuberkulinreaktion verstärke. Ich halte diese Deutung für wenig wahrscheinlich und bin eher geneigt, sie mit der nun folgenden Anergie in Verbindung zu bringen. Ähnlich ist die Auffassung von *Bessau*. *Bessau*, *Schwenke* und *Pringsheim* haben schon vor Jahren zur Erklärung der Masernanergie eine aspezifische Giftantianaphylaxie angenommen und leiten den gefährlichen Einfluß der Masern auf die Tuberkulose aus der Ähnlichkeit dieses Zustandes mit einer Tuberkulinallgemeinvergiftung her.

Aufflammen alter Tuberkulinreaktionen während der Prodrome.

Giftantianaphylaxie *Bessaus*.

Tatsache ist jedenfalls, daß die Resistenzverminderung durch Masern sämtliche Nachkrankheiten und sekundäre Komplikationen der Masern beherrscht. Sie ist es, welche die Prognose der Masern so wesentlich verschlechtert.

Komplikationen.

Komplikationen in der anergischen Periode.

Die gewöhnliche Zeit des Auftretens der Komplikationen ist die anergische Periode um das Eruptionsstadium und daran anschließend. Geht die Temperatur nach der Exanthemblüte nicht herunter, sondern steigt sie (nach einer eventuellen Remission) wieder in die Höhe, so ist das das beste Zeichen, daß entweder eine Sekundärinfektion stattgefunden hat, oder daß eine früher latent gewesene Tuberkulose aufflackert. Die Komplikationen werden entweder durch aspezifische Mischinfektionen oder durch spezifische Infektionserreger hervorgerufen. Im ersteren Falle handelt es sich um Komplikationen im engeren Sinne, im zweiten um Kombinationen anderer Infektionskrankheiten mit Masern.

Sekundäre Mischinfektionen. Die wichtigsten Komplikationen der Masern betreffen den Respirationstraktus mit seinen Anhangsgebilden (Mittelohr). Die durch den Masernprozeß aufgelockerte und entzündete Schleimhaut bildet auch lokal einen günstigen Nährboden für die Entwicklung der Sekundärinfektionen, welche vom Nasenrachenraum entweder ins Mittelohr oder absteigend geleitet werden können. Die aspezifische, sekundäre Otitis media bei Masern unterscheidet sich von der meist im Initialstadium zur Beobachtung gelangenden spezifischen Mittelohrentzündung 1. durch ihre größere Häufigkeit, 2. durch ihren schwereren Verlauf, 3. durch die Zeit ihres Auftretens in der postexanthematischen Periode. Sie verläuft oft hoch fieberhaft, das Fieber schließt sich an das Eruptionsfieber an und hat (wie sonst bei Otitis) meist remittierenden Typus. Sie führt fast stets (falls nicht vorher parazentesiert wird) zur Perforation und ihr sonstiger klinischer Verlauf unterscheidet sich kaum von den sonst zur Beobachtung gelangenden Otitiden, auch was die eventuellen Folgen derselben anbetrifft. Nicht selten tritt sie doppelseitig auf. Die Sekundärinfektion der Masernrhinitis führt zu profusen Eiterungen der Nasenschleimhaut, welche zu tieferen Exkoriationen der Umgebung führen können und das Bild einer Nasendiphtherie vortäuschen („Diphtheroid der Nase"). Tonsillitiden sind selten und verlaufen meistens gutartig. Von allergrößter Bedeutung sind dagegen Erscheinungen, welche sich am Kehlkopf abspielen. Schon das Maserngift allein bewirkt eine ausgesprochene Laryngitis, welche sogar durch Schwellung der Schleimhaut zu vorübergehenden Stenoseerscheinungen schon in der Initialperiode führen kann. Diese Entzündungserscheinungen können nun durch Hinzutreten sekundärer Infektion derart gesteigert werden, daß es zu bedrohlichen Erstickungserscheinungen kommt, welche denen bei echter Kehlkopfdiphtherie beobachteten ähneln und daher als Pseudo-

Otitis.

Diphtheroid der Nase

krupp bezeichnet werden. Dieses Ereignis kann schon recht früh vorkommen, gewöhnlich tritt es aber in der Eruptionsperiode oder gar im Abschuppungsstadium auf.

Pseudokrupp.

Das klinische Bild des Pseudokrupps nach Masern unterscheidet sich wenig von dem des Diphtheriekrupp. (Siehe Seite 31 ff.). Die Erscheinungen sind öfter weniger intensiv, die Entwicklung derselben ist schleichender, die Stimme nicht immer so absolut tonlos. Die inspiratorische Dyspnoe tritt gewöhnlich weniger akut ein, die Kinder können stundenlang ohne Intubation aushalten, dagegen sind sie schwerer nach der erfolgten Intubation von dieser zu entwöhnen. Zyanose ist seltener. Freilich gibt es Formen von Pseudokrupp, welche sehr rasch zu äußerst schweren Symptomen führen und sofortiges operatives Eingreifen erheischen. Die Wertung des sogenannten *Levinsohn*schen Zeichens, welches sich auch uns zur Differentialdiagnose vom echten Krupp bewährt hat, kann erst nach größerer Übung erlernt werden. Es besteht darin, daß bei der Auskultation der Trachea über der Incisura jugularis beim Krupp ein leises Schaben, beim Pseudokrupp ein mehr rasselartiges Geräusch gehört wird.

Die praktische Bedeutung der Differentialdiagnose betrifft einerseits die beim echten Krupp sicherlich ernstere Prognose, anderseits die Frage, ob Serumbehandlung eingeleitet werden soll oder nicht. Wir stehen auf dem Standpunkt, daß die Seruminjektion auch bei Pseudokrupp nicht zu verabsäumen ist. Sehr oft erlebt man gerade bei Pseudokrupp verblüffende Erfolge nach einer ausgiebigen Seruminjektion, freilich nicht durch spezifische, sondern ergotrope Serumwirkung (*v. Gröer*).

Seruminjektion auch beim Pseudokrupp zu empfehlen.

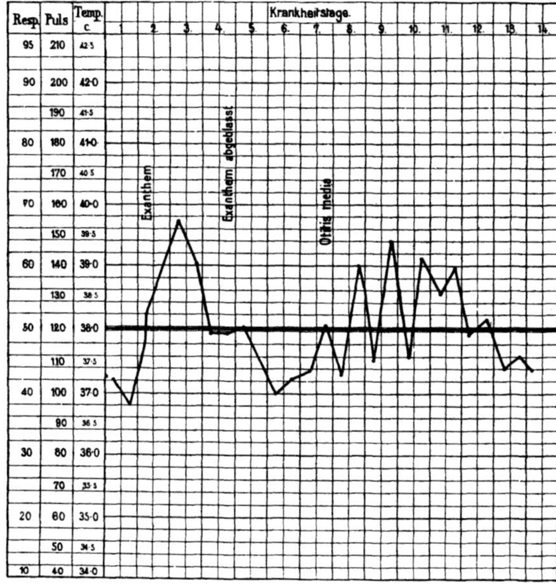

Fig. 114.
Temperatursteigerung in der Rekonvaleszenz infolge von Otitis media.
(Aus *Moser* l. c.)

Noch viel bedeutsamer sind die Symptome von seiten der Lungen. Bronchiolitis und Bronchopneumonien sind die häufigsten und namentlich bei kleineren Kindern die gefürchtetsten Masernkomplikationen.

Bronchitis, Bronchiolitis, Pneumonie.

Die auf Mischinfektionen zurückzuführenden Formen dieser Affektionen treten gewöhnlich erst mit dem Abblassen des Exanthems auf und führen zu hohen remittierenden und intermittierenden Temperaturen, fortschreitenden Zeichen der behinderten Atmung und Husten. Die Perkussion ergibt zuerst wohl keinen ausgesprochenen Befund, um so reichlicher sind die auskultatorischen Phänomene, welche neben den diffus verschärften Atmungsgeräuschen in reichlichem fein- bis mittelblasigen, klingenden Rasseln — ein- oder doppelseitig — ihren Ausdruck finden. Umschriebene Schallverkürzungen müssen noch nicht einen pneumonischen Herd anzeigen, es kann sich auch um eine Atelektase handeln, erst deutliches Bronchialatmen über den verdichteten Partien sichert ihre pneumonische Natur. Die sich ausbreitenden bronchopneumonischen Herde verschlechtern wesentlich das Allgemeinbefinden und führen oft zum Verfall, Meningoenzephalismus und schließlich zum Exitus. Geht der Prozeß günstig aus, so beobachtet man bisweilen, daß die Lösung und Resorption der Herde durch Wochen hindurch sich fortschleppt („asthenische Pneumonie“ [*Escherich*]). Mitunter kommt es zu konfluierenden Bronchopneumonien, welche eine lobäre Aus-

Lösung der pneumonischen Infiltrate manchmal verzögert: Cave Verwechslung mit Tuberkulose!

breitung des Prozesses bedingen. Am häufigsten werden die Unterlappen befallen, manchmal sogar doppelseitig, wie bei der Keuchhustenpneumonie.

Pleuritis, Empyem.

Die Pleura ist häufiger mitaffiziert, als geglaubt wird. Manchmal kommt es in Anschluß an eine Masernpneumonie zu Empyemen mit den typischen Erscheinungen.

Es besteht sicherlich eine gewisse Disposition zu Bronchopneumonien nach Masern. Besonders häufig erkranken junge und rachitische Kinder, wahrscheinlich infolge schlechterer Lüftungsbedingungen in den Lungen (Weichheit der Rippen). Auch exsudative Kinder erkranken leicht. Diese Disposition zur Pneumonie besteht nach den Masern noch einige Zeit. Gefürchtet ist deshalb die Masernerkrankung kurz vor oder zusammen mit Keuchhusten oder auch mit Keuchhusten komplizierte Masern.

Stomakake.

Die Komplikationen am Verdauungstraktus sind nicht so ernst. In der Mundhöhle kommt es bei vernachlässigten Kindern in der anergischen Periode besonders leicht zu Stomatitis katarrhalischen, aphthösen oder ulzerösen Charakters. Soor ist bei kachektischen Kindern (besonders ungenügend ernährten Säuglingen) häufig. Die Darmstörungen, welche vom Masernvirus primär ausgelöst werden, bilden ähnlich wie die entzündete Respirationsschleimhaut einen guten Boden für die Entwicklung der Sekundärinfektionen. Enteritiden werden in der Rekonvaleszenz häufig beobachtet, mitunter kommt es zu ruhrartigen Kolitiden, welche besonders schwer verlaufen.

Enteritis und Kolitis.

Sekundäre Infektion der Konjunktiven oft schwer. Panophthalmien.

Auch die Konjunktiven können sekundär infiziert werden. Es folgen dann schwere, der Blennorrhöe ähnliche Entzündungen, welche weit über die Exanthemperiode sich fortsetzen und zu Panophthalmien führen können (vgl. Tafel 15).

Die Lymphadenitis nach Masern kommt nur in geringeren Graden vor und das meistens im Anschluß an entzündliche Affektionen der Schleimhäute und der Haut, falls es sich nicht um tuberkulöse Drüsen handelt. Nur sehr selten sieht man schmerzhafte und mit beträchtlicher Schwellung einhergehende Halsdrüsenschwellung nach Masern.

Affektionen des Urogenitaltraktus selten.

Die Nieren werden selten ergriffen. Eine akute Nephritis nach Masern ist eine Seltenheit und prognostisch günstig. Häufiger, namentlich bei Mädchen, kommt es zu Zystitis und Pyelitis. *Moser* beschreibt einen Fall von Orchitis nach Masern.

Auch rheumatische Affektionen selten.

Rheumatische Erscheinungen sind nach Masern seltener als nach Scharlach. Endo-, myo- und perikarditische Schädigungen kommen nach Masern ebenfalls nur vereinzelt vor.

Ulzeröse Prozesse an der Haut.

Besonders bei den schlecht gepflegten Kranken kommt es im Anschluß an Masern zu allerlei ulzerösen Prozessen an der Haut. Furunkulose, pustulöse, pemphigusartige und impetiginöse Ausschläge sind bei solchen Kindern sehr häufig. Manchmal (namentlich in der Gesäß- und Genitalgegend) kommt es zu Ekthyma. Die Neigung zu Nekrose der Haut und Schleimhaut nach Masern tritt noch deutlicher bei dem glücklicherweise seltenen Noma auf. Es handelt sich hierbei um einen stinkenden, mit Ödem einhergehenden, rasch zur Entwicklung gelangenden, feuchten Brand, welcher am häufigsten an den Wangen und an der Vulva auftritt und durch einen rapiden und fast immer ungünstigen Verlauf gekennzeichnet ist.

Noma.

Sehr selten kommt es im Verlaufe von Masern zu Hautemphysem, welches nach dem Durchbruch des Lungenemphysems ins Mediastinum von diesem fortgeleitet wird und prognostisch sehr ungünstig zu beurteilen ist (*Szenajch*).

Kombinationen der Masern mit anderen Infektionskrankheiten.

Diphtherie gefährlich.

Von den akuten Infektionskrankheiten, welche sich mit Masern vergesellschaften können, kommt der Diphtherie, sowohl was die Häufigkeit als die Beeinflussung der Prognose anbelangt, die größte Bedeutung zu. Der nicht natürlich diphtherieimmune Masernkranke zeigt eine besonders herabgesetzte Widerstandskraft gegen den Ablauf des Diphtherieprozesses. Diphtherieinfektionen können nach Masern überall (Konjunktiven, Haut, Genitalschleimhäute) vorkommen. Am häufigsten sind jedoch auch hier Rachendiphtherien und der echte Krupp. Die Maserndiphtherie hat be-

Diphtherie, eine ernste Komplikation.

sondere Tendenz zum Weiterschreiten, mit Recht sind hier die deszendierenden Rachen- und Kehlkopfformen sehr gefürchtet.

Pertussis steigert die Gefahr der Bronchopneumonie.

Sehr unerfreulich ist ferner die Kombination von Masern und Keuchhusten, weil dadurch die Gefahr der Bronchopneumonie sehr stark gesteigert wird. Die Anfälle erschöpfen den Kranken und erschweren eine ausreichende Ernährung.

Genuine lobäre Pneumonien kommen in allen Stadien der Erkrankung nicht selten vor.

Kombinationen mit anderen Exanthemen.

Interferenzerscheinungen.

Bei der Beurteilung der kombinierten Infektionen von Masern mit anderen Exanthemen kommt es zuerst auf das zeitliche Verhältnis des Auftretens beider Erkrankungen an. Besonders deutlich tritt die gegenseitige Beeinflussung bei der Kombination der Masern mit einem anderen sekundärtoxischen Exanthem. Es handelt sich hierbei um Vorgänge, welche den auf S. 228 beschriebenen Interferenzerscheinungen der Masern mit der Serumkrankheit analog sind. Die größten differentialdiagnostischen Schwierigkeiten werden durch gleichzeitiges Auftreten beider Exantheme bedingt.

Hemmung der Varizelleneruption durch Masern.

Gegenseitige Beeinflussung von Masern und Scharlach nicht deutlich.

Die gleichzeitig oder kurz vor der Maserneruption auftretenden Varizellen können in ihrer Entwicklung vorübergehend gehemmt werden, um nach dem Abblassen des Masernausschlages wieder zu erscheinen. Wenn sie in der Abschuppungsperiode zum Ausbruch kommen, zeigen sie oft einen protrahierten Verlauf, oder aber führen sie zur Entstehung großer zerfallender Pusteln, welche durch Hinzutreten einer Mischinfektion zu ektymösen Erscheinungen Veranlassung geben können. Die Art der gegenseitigen Beeinflussung von Masern und Scharlach bildet den Gegenstand zahlreicher Kontroversen. *Brüdzinski-Lange* sowie *Tiktin-Hausman* negieren die gegenseitige Beeinflussung überhaupt. Andere Autoren hingegen sahen die Scharlachkrankheit nach Masern bald schwerer (*Heubner* u. v. a.), bald leichter (*Johanessen*, *Grancher* u. v. a.) verlaufen. Masern im Gefolge von Scharlach sollen auch bald einen schwereren (*Henoch*, *Grancher* u. v. a.), bald einen leichteren Verlauf nehmen (*Heubner*, *Ciaglinski* u. v. a.). Von einer regelmäßigen gegenseitigen Beeinflussung ist also nicht die Rede. Es kommt hierbei wahrscheinlich darauf an, welche Phasen der beiden Krankheiten miteinander interferieren. Kommt es gleichzeitig oder in einem sehr kurzen Intervall zum Ausbruch beider Exantheme, dann treten kombinierte Ausschlagsbilder auf, welche große differentialdiagnostische Schwierigkeiten bieten können. Folgt dagegen die eine Krankheit der anderen in einem nicht zu kurzen Zeitabstand, dann pflegt jede von ihnen mehr oder weniger typisch zu verlaufen (*Peschle*). Die kombinierten Krankheitsbilder können nur auf Grund der Bewertung der gesamten Symptomatologie differenziert werden, die isolierte Betrachtung des Exanthems genügt hierzu nicht. (Vgl. Kapitel über Scharlach.)

Kombinationen mit Rubeolen.

Nicht so selten, als geglaubt wird, werden Masern mit Rubeolen kombiniert. Es gibt Epidemien beider Krankheiten, in welchen die Rubeola den Masern unmittelbar vorausgeht (*Kramsztyk*). Eine besondere Bedeutung kommt allen diesen Mischinfektionen in der Isolier- und Spitalspraxis zu.

Erhöhte Disposition für Meningitis zerebrospinalis.

Eine erhöhte Disposition scheint nach Masern für Meningitis cerebrospinalis zu bestehen (*Heubner* und eigene Erfahrungen).

Typhus und Paratyphus.

Das Zusammentreffen von Masern mit Typhus abdominalis ist selten, kann jedoch große differentialdiagnostische Schwierigkeiten bereiten, da die *Gruber-Widal*sche Reaktion sehr lange negativ sein kann (*Fischl*, *Simonowitsch*, *Jastrowitz* u. a.). Häufiger ist dagegen das Zusammenfallen von Paratyphus und Masern. Als einziger sicherer diagnostischer Wegweiser ist in solchen Fällen — allerdings nur bei positivem Ausfall — die bakteriologische Untersuchung zu betrachten.

Masern und Tuberkulose.

Bei weitem die größte praktische Bedeutung kommt der Kombination von Masern und Tuberkulose zu.

Bereits in der älteren klinischen Literatur finden sich zahlreiche und ganz bestimmte Angaben über die ausgesprochen ungünstige Beeinflussung sowohl der latenten — im Sinne einer Aktivierung — als der manifesten Tuberkulose durch die Masernkrankheit (*Ruehle*, *Jürgenson*, *Heubner*, *Hutinel* u. v. a. s. bei *Göbel*). Diese klinische Erfahrung fand nach der Entdeckung der *Pirquet*schen Reaktion eine eindrucksvolle theoretische Begründung in der von *Preisich* festgestellten Tuberkulinanergie während der Masern. So entstand die lange Jahre als ein Axiom gehandhabte Lehre von dem deletären, anergischen Einfluß der Masern auf die Tuberkulose. Eine Reihe sorgfältiger Untersuchungen der letzten Jahre (*Noeggerath* und *Eckstein, Beisken, Bezançon* und *Chevalley, Debré* und *Cordey, Göbel*) hat aber sehr wesentliche Einschränkungen dieser Lehre gebracht und gezeigt, daß es wohl eine distinkte Beeinflussung der Tuberkulose durch Masern tatsächlich gibt, daß diese Masernwirkung jedoch nicht als gesetzmäßig und allgemein betrachtet werden kann, sondern daß sie auf eine nicht allzugroße Zahl von Einzelfällen beschränkt bleibt. *Noegerath* und *Eckstein* konnten feststellen, daß von 30 sicher tuberkulösen Kindern, die an Masern oder Keuchhusten bzw. an beiden erkrankt waren, im Laufe des folgenden Jahres nur 8, also nicht ¼ der Fälle Zeichen einer Aktivierung aufwiesen. Über Ähnliches berichtet *Beisken* und an großem Material *Göbel*.

Die ungünstige Beeinflussung der Tuberkulose durch Masern nicht allgemein.

Es ist vorderhand noch nicht möglich, die Bedingungen zu erkennen, unter denen im Einzelfall die Tuberkulose durch Masern aktiviert oder verschlimmert wird. Das frühe Kindesalter ist hier, entgegen der Annahme von *Klein*, von keiner entscheidenden Bedeutung (*Göbel*, eigene Erfahrungen). Besonders bemerkenswert ist es aber, daß Masern auch einen günstigen Einfluß auf eine bestehende tuberkulöse Affektion ausüben können, wie wir das an meiner Klinik wiederholt beobachten konnten (s. *v. Gröer* im Handbuch der Tuberkulose der Kinder).

Solche Beobachtungen, mögen sie auch selten sein, beweisen, daß die Einwirkung der Masernkrankheit auf Tuberkulose eine doppelsinnige sein kann, was mit meiner Anschauung über das Wesen der Masernanergie (s. dort) im besten Einklang zu stehen scheint. *Göbel* schreibt den evtl. deletären Einfluß der Masern auf Tuberkulose der von ihm festgestellten Aktivierung der Tuberkulinherde im Prodromalstadium zu. Wir haben gesehen, daß diese beiden Deutungen der tuberkulosefördernden Wirkung der Masern sich ganz gut vereinigen lassen.

Jedenfalls sind die Masern bei Tuberkulösen mit Vorsicht zu betrachten!

Wie dem es auch sei, praktisch müssen wir eine Masernerkrankung des tuberkulös angesteckten Kindes prognostisch prinzipiell mit Vorsicht betrachten. Bei protrahierten Fiebersteigerungen nach dem Abblassen des Exanthems ist stets an eine aufflackernde Tuberkulose zu denken. Besonders gefürchtet sind Ausbrüche miliarer Tuberkulose, dann das Manifestwerden der skrofulösen Symptome (Conjunctivitis phlyctaenulosa), Haut- und Schleimhautaffektionen, Lymphdrüsen, Knochen- und Gelenksprozesse. Zu achten ist auf das frische Auftreten disseminierter Tuberkulide.

Die Diagnose der miliaren Tuberkulose nach Masern kann durch Nichtwiederauftreten der Tuberkulinreaktion erschwert sein. Asthenische Pneumonieformen können dagegen Verwechslungen mit tuberkulösen Infiltraten veranlassen.

Pathologische Anatomie.

Die pathologische Anatomie der Masern bietet wenig Charakteristisches. Auf die histologische Struktur des Exanthems, sowie auf die spezifischen Lungenbefunde ist bereits hingewiesen worden. Bronchitische und peribronchitische Infiltrate mit wechselnd starker Beteiligung der Plasma- und Riesenzellen findet man bei allen Masernfällen. Sonst wird das pathologisch-anatomische Bild der Masern durch die Sekundärinfektionen, namentlich der Lunge, meistens (Diplo-, Strepto-, auch Staphylokokken) beherrscht (*Loewe* und *Viethen*).

Diagnose.

Das Erkennen der typischen Masern in der Eruptionsperiode bietet dem Geübten meistens keine besonderen Schwierigkeiten. Wichtig ist es jedoch, die Krankheit vor dem Auftreten des Ausschlages zu erkennen, weil nur dann die wirksame Prophylaxe einsetzen kann. Gewisse Anhaltspunkte gibt das Vorhandensein einer Masernepidemie, ferner das Syndrom des katarrhalischen Stadiums, welches aber freilich auch durch anderweitige Infektionen vorgetäuscht werden kann. Die fortlaufende

Maßgebend ist die Beurteilung des ganzen Krankheitsbildes. Cave die einseitige Berücksichtigung des Exanthems!

Koplik beweisend!

Blutuntersuchung ist in der allgemeinen Praxis nicht durchführbar, die Ausschnittbetrachtung des Blutbildes kann die Diagnose in den Prodromen kaum entscheiden. Das typische „schmutzige Gesicht" ist dem geübten Arzt oder der Schwester verdächtig. Mit Gewißheit kann aber der Praktiker das katarrhalische Stadium der Masern erst durch die einwandfreie Feststellung der *Koplick*schen Flecke erkennen. Doch fehlen diese in etwa 10% der Fälle, namentlich bei leichteren Verlaufsformen, bei Säuglingen und nach dem ungenügenden biologischen Masernschutz. Sehr wichtig sind ferner der Befund der Mundhöhle im allgemeinen (Vorenanthem, Enanthem), Konjunktivitis und der auffallende Stimmungswechsel des Kranken. Wie bei jeder Diagnosestellung, so muß auch bei Masern stets das Ganze des Krankheitsbildes gewürdigt werden.

Differentialdiagnose.

Unspezifische Katarrhe, Grippe

Die Differentialdiagnose hat in katarrhalischem Stadium die überaus ähnlichen Erscheinungen bei aspezifischen Katarrhen und vor allem bei der echten Grippe zu berücksichtigen. Konjunktivitiden kommen außerdem bei Flecktyphus und ziemlich häufig auch bei Scharlach vor.

Exantheme, welche weniger als 2 Tage zur Ausbildung brauchen, sind wahrscheinlich keine Masernexantheme.

Ernstere differentialdiagnostische Schwierigkeiten bereiten die atypischen Formen des Masernausschlages. Bei tuberkulösen Kindern kann hier der Ausfall der *Pirquet*schen Reaktion differentialdiagnostisch mitbenutzt werden. Im allgemeinen kann gesagt werden, daß Exantheme, welche weniger als 1—2 Tage zur vollen Ausbildung brauchen, höchstwahrscheinlich nicht als Masernexantheme zu deuten sind.

Röteln: Drüsenschwellung. Kein Koplik, Temperatur, Schweißausbruch.

Gegen Röteln sind die *Koplik*schen Flecke mit Sicherheit zu verwerten. Eine während des letzten Initial- und ersten Exanthemtages nicht über 39,3° hinausgehende Temperatur spricht gegen Masern (*Jürgensen*). Ganz besonders sprechen für die Röteln die Lymphdrüsenschwellungen (zervikale und über dem Prozessus mastoideus gelegene Drüsen), doch kommt dieses Symptom auch bei Masern gelegentlich vor und bei aberrierten Masern nach ungenügendem *Degkwitz*schutz kann es direkt zur Entwicklung eines für Röteln typischen Krankheitsbildes kommen (*Moro* und *Müller*). *Stolte* hat neuerdings auf ein Symptom der Röteln aufmerksam gemacht, welches von großem differentialdiagnostischem Werte sein kann: Es ist das ein profuser Schweißausbruch in der Nacht vor dem Ausbruch des Rubeolenausschlages. Im weißen Blutbild finden sich bei Röteln Plasmazellen, die bei Masern fehlen.

Vierte Krankheit.

Exanthema subitum.

Die rasche Entwicklung des Ausschlages und seine eher scharlachähnliche Beschaffenheit unterscheiden die vierte Krankheit (*Filatow-Dukes*) von Masern. Auch fehlen hier meist die Prodrome. Größere Schwierigkeiten kann das Exanthema subitum bereiten. Der plötzliche Beginn mit hohem Fieber, Kontinua kritischer und dauernder Abfall der Temperatur mit dem Auftreten des Ausschlages können hier differentialdiagnostisch verwertet werden, ebenso mit großer Sicherheit das Blutbild: 80—90% Lymphozyten beim Erythema subitum.

Erythema infectiosum.

Namentlich bei kleinen Kindern und bei Säuglingen kann auch das Erythema infectiosum mit Masern verwechselt werden. Das Fehlen der Prodrome, meist fieberloser Verlauf, die charakteristische, sich heiß anfühlende Gesichtsröte (Schmetterlingsfigur), der Gang der Ausschlagsentwicklung (Gesicht, Extremitäten, zuletzt Stamm), Vielgestaltigkeit, tagelanges Anhalten und wiederholtes Aufflammen des Exanthems seien hier als die wichtigsten Unterscheidungsmerkmale des Erythema infectiosum genannt.

Scharlach: Plötzlicher Beginn mit Erbrechen, sofortige Eruption, andere Lokalisation, Angina.

Auslöschphänomen und Blutbild in Zweifelfällen.

Für Scharlach sind der plötzliche und stürmische Beginn, Angina und Drüsenschwellungen charakteristisch. Das Exanthem erscheint ohne Vorboten, zugleich mit der Fiebersteigerung, seine Entwicklung ist eine andere, abgesehen schon von der ganz anderen Beschaffenheit. Dennoch kommen Verwechslungen vor, welche besonders in der Spitalspraxis zu unangenehmen Folgen führen können (Masterneinschleppung auf die Scharlachabteilung, Scharlachinfektion des Masernkranken). Hier ist der Ausfall des Auslöschphänomens sowie das Blutbild von großem Werte.

Pocken: Schwere Allgemeinerscheinungen.

Die Verwechslung mit Pocken ist in der ersten Zeit der Erkrankung, insbesondere bei der knotigen Art des Masernexanthems, leicht möglich. Es können auch bei Pocken ausgesprochene katarrhalische Erscheinungen und sogar der für Masern

Postvakzinale Exantheme.

charakteristische bellende Husten vorkommen. Die Differentialdiagnose muß sich daher auf die bei Pocken so schweren Allgemeinerscheinungen, sowie auf das Verhalten der sofort mit dem Erscheinen des Pockenexanthems fallenden Fiebers stützen.

Auch postvakzinale Exantheme können für Masern gehalten werden. Sie erscheinen 8—12 Tage nach der Impfung, verlaufen ohne katarrhalische Erscheinungen und ohne Fieber.

Varizellen.

Varizellen können gewöhnlich kaum mit Masern verwechselt werden. Es kommen jedoch, wie bereits erwähnt, bei aberrierten Masernexanthemen Ausschlagsbilder vor, welche Varizellen vortäuschen (*Moro* und *Müller*).

Fleckfieber: Milztumor, *Weil-Felix*, Gesicht verschont.

Sehr masernähnlich kann ferner das Fleckfieber aussehen. Deutliche Milzschwellung, der positive Ausfall der *Weil-Felix*schen Reaktion, schwere Allgemeinerscheinungen, die Entwicklung des roseolären Exanthems mit Verschontbleiben des Gesichtes sind hier die wichtigsten Unterscheidungsmerkmale.

Typhus abdominalis, Paratyphus.

Masernähnlich kann sich auch Typhus abdominalis und sogar — worauf *Mayerhofer* aufmerksam gemacht hat — Paratyphus A und B gestalten. *Mayerhofer* beobachtete — allerdings bei Erwachsenen — üppige sowohl rubeolen- als morbillenförmige roseoläre Exantheme am ganzen Körper, auch Konjunktivitis mit Lidödemen im Verlaufe von Paratyphus. Abgesehen von dem typhösen Verlauf solcher Fälle hat sich hier die Diagnose auf den bakteriologischen Befund zu stützen. Der negative Gruber-Widal beweist noch nichts.

Septische Ausschläge.

Den Masern täuschend ähnliche Exantheme kommen ferner bei septischen Infektionen vor. Das Fehlen der katarrhalischen Erscheinungen, das Verhalten der Temperatur und die genaue Betrachtung des Grundübels weisen auf Sepsis hin.

Zerebrospinalmeningitis.

Auch Zerebrospinalmeningitis geht nicht selten mit morbillösen Exanthemen einher. Gegenüber dem Meningoenzephalismus bei Masern entscheidet der Liquorbefund.

Serumkrankheit.

Serumkrankheit kommt nach vorausgegangener Seruminjektion zur Ausbildung. Katarrhalische Erscheinungen fehlen völlig. Das Fieber ist unregelmäßig, meistens beobachtet man regionär zur Injektionsstelle eine Lymphdrüsenschwellung. Oft leiten hier urtikarielle Eruptionen den morbillösen Ausschlag ein.

Erythema exsudativum multiforme.

Schwieriger ist unter Umständen die Differentialdiagnose gegenüber den morbillösen Formen des Erythema exsudativum multiforme, wenn es von Konjunktivitis und Eruptionen auf der Mundschleimhaut begleitet ist. Die knotenartige Beschaffenheit des Ausschlages, Lokalisation und Entwicklungsgang des Exanthems, eventuelle rheumatische Erscheinungen und der weitere Verlauf sind hier in Betracht zu ziehen.

Syphilis.

„Da — schließlich — der Masernausschlag eine Roseolaform darstellt, so können Roseolaexantheme aller Art mit Masern verwechselt werden“ (*v. Leube*). Dabei ist auch die Syphilis in Betracht zu ziehen. Namentlich geben leuchtende makulopapulöse Syphilide der kongenital-luetischen Säuglinge öfters zur Verwechslung mit Masern Veranlassung.

Arzeneiexantheme: Anamnese.

Endlich sehen oft verschiedene Arzeneiexantheme dem Masernexanthem sehr ähnlich. Wird z. B. während einer mit allgemeinen Katarrhen verlaufenden Grippe Antipyrin gegeben und löst dieses morbillöses Exanthem aus, so ist die Fehldiagnose fertig. Zu solchen Arzeneistoffen gehören vor allem Antipyretika, verschiedene moderne „Specifica“, ferner Jod, welches auch katarrhalische Erscheinungen erzeugen kann.

Prognose.

Masernprognose wird von der anergischen Periode beherrscht.

An sich wären die Masern eine harmlose Infektionskrankheit. Ungeachtet der manchmal recht heftigen Symptome ist ihr Verlauf und auch ihr Ausgang bei einem sonst gesunden, kräftigen, nicht allzu jungen Kinde, in guten pflegerischen Verhältnissen, ein fast durchwegs günstiger. Trotzdem marschieren sie — was ihre Mortalität betrifft — unter den vier akuten kontagiösen Kinderkrankheiten (Masern, Scharlach, Diphtherie, Keuchhusten) auch gegenwärtig in manchen europäischen Ländern an der Spitze (*v. Pfaundler*, *Comby*, *Henneberg*). In manchen Großstädten sterben an Masern oder deren Folgen fast ebenso-

Absolute Mortalität sehr hoch.

viele oder gar noch mehr Individuen, als an den drei anderen Infektionskrankheiten zusammengenommen (*v. Pfaundler*). Die Masernmortalität beeinflußt daher die Gesamtmortalität. Diese hohe Masernsterblichkeit zeigt — im Gegensatz zu der Scharlach- und Diphtheriesterblichkeit — bis in die neueste Zeit keinen deutlicheren Rückgang, so daß wir die Masern als ein soziales Übel betrachten müssen.

Masernmortalität beeinflußt die Gesamtmortalität.

Das Wesen dieser schlechten sozialen Prognose der Masern liegt zuerst in der allgemeinen Disposition zu dieser Krankheit, ferner in der zur Herabsetzung der Resistenz des Organismus führenden Wirkung der Masernanergie und schließlich darin, daß die ominöse Gefährdung durch die Masernkrankheit gerade die sozial schlechter gestellten, breiten Bevölkerungsklassen betrifft und mit der Verschlechterung allgemein hygienischer Verhältnisse immer bedeutungsvoller wird. Die am poliklinischen Material gewonnenen Ziffern der unmittelbaren Masernmortalität in Großstädten bewegen sich um 6—7% (*Jürgensen, Heubner, v. Pfaundler*), in Wien betrug aber z. B. 1891—1900 im reichsten Stadtbezirk die Sterblichkeit an Masern nur 0,55%, wogegen sie in der gleichen Zeitspanne im ärmsten Stadtteil 10,99% erreichte (*Rosenfeld*). Diese für Masern so charakteristische Erscheinung hängt mit der Mehrgefährdung durch die großstädtische Wohndichte, vermehrte Gelegenheit der Sekundärinfektionen und dem schlechteren Ernährungs- und Gesundheitszustand des städtischen Proletariats zusammen. Aus ähnlichen Gründen erreicht die Masernmortalität gerade unter den in die Spitalspflege aufgenommenen Kindern unter Umständen die höchsten Grade (13—37%, *Jochmann, Auerbach*).

Soziale Bedeutung der Masern.

Die armen Bevölkerungsklassen am schwersten betroffen.

Im Einzelfalle ist zuerst das Alter von Einfluß auf die Prognose. Säuglinge und Kinder unter 6 Jahren sind mehr gefährdet, als ältere Kinder. Unter 2772 Maserntodesfällen in einem Konzentrationslager entfiel nach *Reder* 91,12% auf Kinder unter 6 und nur 7,14% auf solche von 6—14 Jahren. Ein ähnliches Verhältnis verzeichnete auch *v. Pfaundler* unter 673 Maserntodesfällen in München (86,5 und 13,5%). Wichtig ist ferner der Gesundheits- und Kräftezustand des Patienten zur Zeit der Erkrankung. Alle Faktoren, welche die Widerstandskraft des Organismus herabsetzen: ungünstiger Ernährungszustand, Ernährungsstörungen, ganz besonders die Rachitis, Rekonvaleszenz nach schweren Erkrankungen u. dgl. mehr, trüben die Prognose.

Alter.

Allgemeiner Gesundheitszustand.

Eine besondere Aufmerksamkeit ist den Masern beim tuberkulös infizierten Kinde zu widmen. Ungeachtet dessen, was wir oben über die Revisionsbedürftigkeit der bisher allgemein gültigen Lehre von der deletären Masernwirkung auf die Tuberkulose gesagt haben, ist, namentlich bei der sozialen Betrachtung dieses Problems, stets der Möglichkeit einer Aktivierung bzw. einer Verschlimmerung der Tuberkulose durch Masern zu gedenken. Das um so mehr, als diese beide Infektionen in so hohem Maße durch die soziale Lage und die Pflegeverhältnisse beeinflußt werden. Masern bei tuberkulösem Kinde und sogar bei nur *Pirquet*-positivem Kleinkinde sind also stets prognostisch mit Vorsicht zu betrachten.

Bei bestehender Tuberkulose Vorsicht!

Was den Ernährungszustand betrifft, so möge es hier gleich betont werden, daß es grundsätzlich falsch ist, einen günstigen Ernährungszustand als solchen für die Masernprognostik nur deshalb negativ zu werten, weil es Konstitutionsanomalien gibt, welche hydrothetisch sind oder mit abnormer Körperfülle einhergehen. Daß diese Verfassungsabarten allen Infektionen gegenüber schlechter gestellt sind, ist bekannt. Die Konstitution spielt auch in der Masernprognostik eine ebenso wichtige, als noch fast völlig ins Dunkle gehüllte Rolle. Sie kommt aber gerade bei den malignen und toxischen Verlaufsformen der Krankheit sicherlich noch vor dem Virulenzfaktor zur Geltung. Exsudative Diathese und andere konstitutionelle Stoffwechselstörungen beeinflussen den Ablauf der Maserninfektion jedoch in nicht so prägnanter Weise, als beim Scharlach. Selbstverständlich wechselt auch die Verlaufsschwere der Masern in Abhängigkeit vom Genius epidemicus.

Ernährungszustand, nicht zu verwechseln mit Konstitutionsanomalien.

Genius epidemicus.

Die schweren Verlaufsanomalien und sämtliche ernstere Komplikationen sind bei Masern stets ernst zu nehmen. Die extremen Mortalitätswerte (71,9%, *Jochmann*) werden bei der kapillären Bronchitis und bei Bronchopneumonien erreicht. Auch Diphtheriekrupp bei Masern gibt hohe Mortalitätsziffern. Als die wichtigsten Signa mali ominis sind das sogenannte „Zurückschlagen" des Exanthems, Nachlassen der

Komplikationen sind stets ernst zu nehmen.

Sehr hohe Mortalität bei Pneumonien und Diphtherie.

Herzaktion und hohe oder gar hyperpyretische Temperaturen, namentlich beim bereits abblassenden Exanthem, anzusehen.

Prophylaxe.

Eine wirksame Masernverhütung ist als eines der ringendsten sozialhygienischen Probleme anzusehen.

Die Frage, ob es sich überhaupt lohnt, prophylaktische Maßnahmen bei Masern zu ergreifen, da doch in unseren Gegenden mit der Zeit jedes Kind Masern bekommt, ist auf Grund des oben Gesagten nicht nur unbedingt zu bejahen, sondern eine wirksame Masernverhütung muß als ein dringendes Erfordernis der rationellen sozialhygienischen Politik betrachtet werden.

Verschiebung des Zeitpunktes der Infektion auf die günstigste Lebensperiode.

Um diesem Postulat gerecht zu werden, würde es zunächst genügen — wie das, *v. Pfaundler*, der die modernen Aufgaben der Masernprophylaxe am eindrucksvollsten formuliert hat — die besonders gefährdeten Kinder solange vor der Maserninfektion zu schützen, bis ihr Alter und allgemeiner Gesundheitszustand es ihnen erlauben würden, die Erkrankung ohne Schaden zu überwinden. Diese willkürliche Beeinflussung des Infektionstermins im Sinne seiner Verschiebung bis zur für das Kind günstigen Periode bildet den Kernpunkt dessen, was wir von einer sozial-wirksamen Masernverhütung zu erwarten hätten.

Schwierigkeiten der Durchführung einer wirksamen Isolationsprophylaxe.

Prophylaxe im Massenbetrieb.

Die Erfüllung dieser Aufgabe stößt in der Massenpraxis auf allergrößte Schwierigkeiten. Bei der geringen Widerstandsfähigkeit des Masernvirus und der Notwendigkeit eines innigeren Kontaktes mit der Infektionsquelle wäre die Verhinderung der Ausbreitung der Ansteckung auf dem Wege der Isolierung eines jeden Erkrankungsfalles theoretisch leicht durchführbar. Leider scheitert die Realisierung dieses so einfachen Programms zuerst an den Schwierigkeiten der rechtzeitigen Diagnosestellung. Anderseits steht die hygienische Organisation der größeren geschlossenen, namentlich aber der halb-offenen Kindergemeinschaften, die ja in erster Linie als epidemische Ausbruchsherde in Betracht kommen, im großen und ganzen hinter demjenigen Mindestmaß der Leistungsfähigkeit zurück, welche notwendig wäre, um die drohende Epidemie durch sofortige Isolationsmaßnahmen im Keime zu ersticken. Eine ideal arbeitende, nicht mit dem Mangel an sachlich ausgebildetem Pflegepersonal kämpfende, unter kinderärztlicher Aufsicht stehende gesundheitliche Kontrolle sämtlicher Kinderanstalten, mit einer rationellen Familienfürsorge verbunden, könnte hier sicherlich wahre Wunder erwirken. Als besonders wichtig ist in Massenbetrieben eine strenge Trennung der Kinder nach dem Alter zu betrachten. Kinderbewahranstalten, welche Säuglinge neben Klein- und sogar Schulkindern ohne strenge Isolationsmaßnahmen aufnehmen, sind natürlich zu verpönen.

Trennung der Kinder nach dem Alter.

Der individuelle Isolationsschutz.

Der individuelle Isolationsschutz der gefährdeten Kinder wäre noch immer der wirksamste, kann aber nur in besser situierten Familien zur Anwendung gelangen.

Die biologische Masernprophylaxe.

Die momentane Aussichtslosigkeit einer allgemein wirkenden und leistungsfähigen sozialen Isolationsprophylaxe hat dem Problem der Masernverhütung eine andere Richtung gegeben, eine Richtung, welche sicherer und billiger zu einem verheißungsvollen Ziel führen kann. Das ist der Weg der biologischen Prophylaxe, der künstlichen Erzeugung einer dauernden oder nur vorübergehenden Immunität und Resistenzsteigerung. Die Aussichten auf den Erfolg sind hier deshalb so besonders günstig, weil ja Masern, ähnlich wie Blattern, eine dauernde Immunität hinterlassen.

Zwei Wege stehen uns hier zur Verfügung: die aktive und die passive Immunisierung. Daneben kommt noch die Möglichkeit, das Angehen der Masernansteckung durch eine unspezifische Resistenzsteigerung zu verhüten, in Frage.

Aktive Immunisierung.

1. Aktive Immunisierung. Versuche, durch künstliche Einimpfung der Masern eine mild verlaufende und doch einen Schutz gegen eine spontan erworbene

Mor- billisation.

Ab- schwächung des Antigens.

Biologische Ab- schwächung der Impf- reaktion.

Spät- drosselung.

Halb- drosselung.

Gute Erfolge.

Nachteile.

Infektion hinterlassende Krankheit zu erzeugen (Analogie zur Variolisation: Morbillisation), gehen auf das 18. Jahrhundert zurück (vgl. S. 195). Während sich aber diese Art der Immunisierung ursprünglich der Einimpfung eines unverdünnten, nicht abgeschwächten Masernblutes (*Brown, Home* und ihre Nachfolger) bzw. der permukösen Applikation des Masernrotzes (*v. Mayr*) bediente, ging man später dazu über, zur sicheren Unschädlichmachung des Impferfolges das infektiöse Material abzuschwächen. Als Ausgangsantigen dient meistens Masernblut oder Masernrotz, seltener tauchen die Versuche auf, auch eine angebliche Reinkultur des fraglichen Masernvirus als Impfstoff zu verwenden. Die Abschwächung des Antigens erfolgt entweder durch bloße Verdünnung des Ausgangsmaterials (*Hiroishi* und *Okamoto, Debré* und seine Mitarbeiter) *Degkwitz, Pétenyi*) oder durch physikalisch-chemische Prozeduren am Ausgangsmaterial (Lagerung, Erhitzung, Zusatz von Antiseptika; *Castellini, Savini, Debré* und Mitarbeiter, *Degkwitz*). Alle diese Verfahren geben unregelmäßige Resultate. Einen anderen Weg gehen diejenigen Verfahren, welche die Abschwächung der Impfwirkung auf biologischem Wege anstreben. *Herrman* schlägt vor, Säuglinge zur Zeit des noch vorhandenen, aber bereits abgeschwächten maternogenen Schutzes (um den 5. Lebensmonat herum) mit filtriertem Masernrotz permukös zu impfen. Die Impfreaktionen sollen sehr mild verlaufen, der Schutz (165 Fälle — 1914—1925) soll ein nahezu absoluter sein (humorale und zelluläre Immunität). In diese Gruppe fällt auch die kombinierte aktiv-passive Immunisierung (*Richardson* und *Connor, Degkwitz, Nicolle, Paraf, Degkwitz* und *de Rudder*, Séro-atténuation von *Debré* und *Ravina*). *Degkwitz* und *de Rudder* unterscheiden drei verschiedene Techniken dieser Art der Immunisierung: 1. die möglichst spät (etwa am 6. I T.) ausgeführte Injektion einer zu unterschwelligem Verlaufe der Masernkrankheit ausreichenden Menge von Masernrekonvaleszentenserum (Spätdrosselung), 2. die rechtzeitige (am 1.—4. I T.), aber deutlich unterdosierte Injektion von MRS. mit nachfolgender abgeschwächter, eventuell aberrierter Masernerkrankung (Halbdrosselung) und schließlich 3. Der Spätschutz eines absichtlich mit Masern infizierten Kindes und die absichtlich nach 3—4 Wochen herbeigeführte nochmalige Kontaktinfektion (nach dem Vorbild von *Sobernheim*). Die Effekte solcher Vorgehen sind als sehr gute zu bezeichnen. Unsicher ist nur das erste von den genannten Verfahren. Die zwei letztgenannten ergeben jahrelange, vielleicht lebenslange Immunität. Schutzkörper lassen sich in solchen Fällen stets nachweisen. Trotzdem haben diese Methoden keinen breiten Eingang in die Praxis finden können. Wie *v. Pfaundler* mit Recht ausgeführt hat, konkurriert hier der Vorteil des vollen Schutzes sehr oft mit dem damit kaum vereinbaren, wenn auch unleugbaren Vorteil des Dauerschutzes. Die regelwidrige Verlängerung der Inkubationsperiode und die Atypie der Erkrankung kann bei der Halbdrosselung die Hausepidemien sehr in die Länge ziehen.

Immunisierung mit Reinkulturen des Masernvirus bisher problematisch.

Was die zweite Gruppe der Masernschutzmethoden betrifft, so beanspruchen sie höchstens theoretisches Interesse. Die Vakzinmorbilisation mit konserviertem bzw. mit nach *Hektoen* oder gar nach *Degkwitz* kultiviertem Material ist in der Richtung der Erzeugung unterschwelliger, oder nur abgeschwächter Masern mit nachfolgendem Vollschutz kaum ausgearbeitet worden. Die Versuche von *Caronia* und *Sindoni*, welche vor einigen Jahren viel Staub aufgewirbelt haben, und welche eine erfolgreiche aktive Masernimmunisierung mit den vermeintlichen Reinkulturen des angeblichen Masernmikrokokkus angestrebt haben, haben sich leider als eine Täuschung entpuppt. Über die aktive Immunisierung mit dem *Tunnicliff*schen Erreger ist nichts bekannt.

Vorderhand muß also gesagt werden, daß es wohl eine erfolgreiche Morbillisation gibt, daß sie jedoch noch nicht eine für die breite Praxis annehmbare Form erreicht hat und daher höchstens individuell und in der Anstaltsbehandlung zur Anwendung gelangen kann.

Passive Immunisierung.

2. Passive Immunisierung. Einen Markstein in der Geschichte der biologischen Masernprophylaxe bildet erst die grundlegende Feststellung, daß das Masernrekonvaleszentenserum (MRS.) Antikörper enthält, welche die Masern sicher und spezifisch zu verhüten vermögen.

Masernrekonvaleszentenserum (*Degkwitz*).

Die Entdeckung dieser Tatsache geht auf *Nicolle* und *Conseil* zurück (1916). Während aber sowohl *Nicolle* und *Conseil*. als ihre Nachfolger (*Richardson* und *Connor* [1919], *Torres* und *Pacheco* [1920]) nur an einem sehr kleinen Material ihre

Erfahrungen sammeln konnten, gebührt *Degkwitz* das Verdienst, die Methode der passiven Masernimmunisierung — unabhängig von seinen Vorgängern — praktisch ausgebaut und ihre Brauchbarkeit begründet zu haben.

Die Masernprophylaxe mit Hilfe des MRS ist unbestreitbar als eine sehr wichtige Errungenschaft auf dem Gebiete der Bekämpfung der Infektionskrankheiten zu betrachten. Wenn es sich auch mit der Zeit gezeigt hat, daß der praktischen Verwertbarkeit dieser Methode enge Grenzen gesteckt sind, so bedeutet doch das MRS einen sehr erwünschten Fortschritt im Kampfe mit der Maserngefährdung, wenn es darauf ankommt ein schonungsbedürftiges Kind vor den Masern zu schützen, oder eine Hausepidemie rasch zum Stillstand zu bringen.

Das Wesen der *Degkwitz*schen Originalmethode beruht darauf, daß das sonst gesunden Masernrekonvaleszenten entnommene Blutserum den zu schützenden Individuen im Inkubationsstadium intramuskulär einverleibt wird. Die prophylaktische Wirksamkeit dieses Eingriffes ist erstens von der Antikörperkonzentration des Serums, zweitens von der Zeit der Einspritzung abhängig. Der Höhepunkt der Bildung der Masernantikörper fällt auf den 7.—9. Tag nach der Entfieberung (Rekonvaleszenztag: RT.). Bereits am 14 RT. läßt sich ein Abfall der Antikörperkonzentration im Serum nachweisen. Ferner hängt diese letztere noch vom Alter des Spenders, sowie von seinen individuellen Eigentümlichkeiten ab. Sehr junge Kinder sind schlechtere Antikörperbildner, als die älteren. Um die individellen Schwankungen der Antikörperkonzentration auszugleichen, empfiehlt *Degkwitz*, Mischsera von mindestens 3 Individuen zur Verwendung zu bringen.

Höhepunkt der Antikörperkonzentration am 8 RT.

Zeitpunkt der Einspritzung: nur bis zum 6. IT.

Was die Zeit der Einspritzung betrifft, so ist das MRS nur bis zum 6. IT. (einschließlich) sicher wirksam. Am 7. IT. vorgenommene Injektion ist bereits in ihrer Wirkung unsicher, vom 8. IT. an ist die Anwendung sogar enorm hoher Serumdosen, ohne jegliche Wirkung. Je früher gespritzt wird, desto kleinere Serumdosen reichen aus, um die Krankheit zu verhüten. *Degkwitz* dosiert das MRS. nach sog. Schutzeinheiten, indem er unter einer Schutzeinheit diejenige Serummenge in Kubikzentimeter versteht, welche ein infiziertes Kind von $3\frac{1}{2}$ Jahren bis zum 4. IT. vor der Erkrankung schützt. Diese Menge beträgt durchschnittlich $3\frac{1}{2}$—4 ccm und genügt also bei Kleinkindern bis zum 5. IT. Vom 5. IT. an müssen bereits 2 Schutzeinheiten, also etwa 8 ccm eines optimalen Serums gespritzt werden. Da die genaue Bestimmung des Infektionstermins sehr oft mit Schwierigkeiten verbunden ist, ist es sicherer, höhere Serumdosen anzuwenden. Ist ein Kind von einer bestimmten Infektionsquelle angesteckt worden (Geschwister, Anstaltsinfektionen), dann rechnet man, daß es sich durchschnittlich am 4. IT. befindet, wenn die Infektionsquelle gerade sein Exanthem bekommt. Auch das Alter und die Größe des Kindes sind für die Dosierung des MRS, von Bedeutung: ältere und größere Kinder müssen ausgiebiger behandelt werden, als Kleinkinder (2—3 Schutzeinheiten).

Schutzeinheiten.

Dosierung.

Zeitrechnung.

Alter.

Unterschwellige Serumdosen, zur richtigen Zeit (Halb- oder Spätdrosselung) angewandt, verhüten den Ausbruch der Erkrankung nicht, beeinflussen jedoch augenfähig ihren Verlauf. Es kommt dann entweder zur quantitativen oder gar zur qualitativen Abänderung des Krankheitsbildes: Abgeschwächte Masern (Morbilli mitigati, Morbilloid) oder aberrierte Masern. Das Morbilloid ist durch kurzdauernde, nicht allzu hohe Temperaturen, durch die Abschwächung oder Fehlen der katarrhalischen Erscheinungen, durch ein spärliches oder ausbleibendes Exanthem ausgezeichnet. Die Inkubationszeit wird nie verkürzt, oft dagegen verlängert. Das Morbilloid scheint wenig oder gar nicht infektiös zu sein, seinen ringgradigen katarrhalischen Symptomen entsprechend. Die Anergie ist kaum angedeutet, die Tuberkulinreaktion bleibt meistens während der Krankheit positiv (*Wiese*). Dieses Verhalten dem Tuberkulin gegenüber erlaubt auch gewisse prognostische Schlüsse. *Waalgren* sah bei während des Exanthems auf Tuberkulin negativ reagierenden Kindern einen schwereren Verlauf, bei Kindern mit positiver Reaktion war dagegen die Erkrankung bedeutend leichter. Aberrierte Masern (*Moro* und *Müller*, *Duken*) sind oben bereits besprochen worden (vgl. S. 220).

Morbilloid.

Tuberkulinempfindlichkeit meist erhalten.

Gewinnung des MRS.

Die praktische Anwendbarkeit der Methode steht und fällt jedoch mit den Möglichkeiten der Beschaffung dieses so bedeutungsvollen Serums. Es ist klar, daß seine

Gewinnung im Großen mit beträchtlichen Schwierigkeiten verbunden ist. Sie erheischt eine planmäßige Organisation an den großen Masernabteilungen. Als Serumspender kommen natürlich gesunde, tuberkulose- und luesfreie, nicht allzu junge Masernrekonvaleszenten vom 7.—9. RT. in Betracht. Das Blut wird steril aus der Vene entnommen, das abgeschiedene Serum von je 3 Rekonvaleszenten gemischt, mit einem Antiseptikum versetzt (bis 0,5% Karbolsäure oder Karbolsäure und 1% Yatren nach *de Rudder*) und am besten im Vakuum über Schwefelsäure getrocknet, nachdem es zu je einer Schutzeinheit in Ampullen verteilt worden ist. Die zugeschmolzenen, evakuierten Ampullen werden numeriert, protokolliert und nach Bedarf abgegeben. Die Haltbarkeit eines derartig präparierten Serums ist eine sehr große, vielleicht praktisch unbegrenzte. Vor dem Gebrauch wird es in destilliertem Wasser gelöst.

Konservierung des MRS.

Eine ganz besondere Aufmerksamkeit muß bei der Gewinnung des MRS. der Übertragungsmöglichkeit anderer Infektionskrankheiten, mit Syphilis und Tuberkulose an der Spitze, gewidmet werden. Mit welcher Sorgfalt man gerade auf diesem Gebiete vorgehen muß, zeigen die bekannten drei Fälle von *Kundratitz*, in welchen es nach der Applikation von MRS. zur Bildung von tuberkulösen Abszessen kam. Die Übertragung von Lues hält *Degkwitz* beim Fehlen jeglicher Symptome, negativer Wassermannscher Reaktion und bei Verwendung von mit Karbolsäure behandeltem und getrocknetem Serum für ausgeschlossen. Das Ausschließen der Tuberkulose muß sich in erster Linie auf die klinische Untersuchung, Ana- und namentlich Katamnese stützen, weil die Tuberkulinreaktion infolge der Masernanergie vorübergehend negativ sein kann. *Méry*, *Gastinel* und *Joannon* inaktivieren noch das MRS. eine ½ Stunde bei 56°.

Sorgfältige Überwachung der Übertragungsmöglichkeiten anderer Infektionskrankheiten mit dem MRS.

Die *Degkwitz*sche Methodik der Masernprophylaxe, deren Zuverlässigkeit durch eine Flut von Publikationen allseitig bestätigt wurde, hat sich als eine sehr verläßliche Waffe bei der Eindämmung der Anstaltsepidemien erwiesen, in der Praxis konnte sie sich aber, was *Rietschel* bereits 1921 vorausgesagt hat, nicht einbürgern. Die bei der Bevölkerung herrschende Scheu vor der Blutentnahme, die geringe Einschätzung der Masern und damit verbundene Schwierigkeit der Beschaffung eines genügenden aus sonst gesunden Kindern bestehenden Krankenmaterials, sogar in großstädtischen Spitälern bilden für die Bereitstellung genügender Serummengen sehr große Hindernisse. Um so schwieriger gestaltet sich die Serumbeschaffung in der Provinz. Dazu kommt die dem Praktiker wohlbekannte Tatsache, daß der Arzt sehr oft erst zur Zeit der Komplikationen zu einem Masernkranken gerufen wird, wenn der für die Seruminjektion günstige Zeitpunkt für die anderen Kinder der Umgebung bereits verstrichen ist. Die Einführung der Anzeigepflicht könnte hier, wie die Erfahrung lehrt, nur sehr wenig ausrichten.

Hauptanwendungsgebiet der *Degkwitz*schen Methode in der Anstaltspraxis.

Die Anregung, statt MRS. das unendlich leichter zu beschaffende Erwachsenenserum zu verwenden, ist ebenfalls von *Degkwitz* ausgegangen. Erwachsene sind in unseren Gegenden fast durchwegs als gemasert und immun zu betrachten und das refraktäre Verhalten des Neugeborenen der Maserninfektion gegenüber ließ erwarten, daß es auch Antikörper enthalte. *Degkwitz* fand auch, daß das Erwachsenenserum wirksam sein kann, aber angesichts der geringen Antikörperkonzentration in sehr großen Mengen gespritzt werden muß. Trotzdem hielt er diese Methode, namentlich für eine rasche Eindämmung der sich verbreitenden Epidemien, für zu unsicher. Eine praktische Bedeutung gewann erst diese Methode durch die Empfehlung von *Rietschel*, der als erster außer dem Erwachsenenserum auch defibriniertes und Gesamtblut als Maserschutzmittel injizierte. Die Resultate des *Rietschel*schen Verfahrens sind ungleichmäßig. (Ausgedehnte Literatur und eigene Erfahrungen.) Voller Schutz tritt nur in einem — wechselnden — Prozentsatz der Fälle ein. Dies ist wohl auf die Ungleichmäßigkeit des Antikörpergehaltes des Erwachsenenblutes zurückzuführen. Die Krankheit wird dagegen sehr oft wesentlich abgeschwächt. Angesichts der Einfachheit der Technik, sowie des Umstandes, daß die Eltern sich meistens ohne Schwierigkeiten bewegen lassen, ihr Blut für das Wohl ihrer Kinder herzugeben, ist namentlich dem praktischen Arzt, beim Mangel von MRS., ein Versuch einer ausgiebigen Injektion von Erwachsenenblut zu empfehlen. Für die schwächlichen, rachitischen und tuberkulösen Kinder bedeutet auch ein abgeschwächter Krankheitsverlauf einen großen Vorteil.

Das Verfahren von *Rietschel*.

Ungleichmäßige Resultate.

Trotzdem empfehlenswert.

Es ist wiederholt versucht worden, die *Rietschel*sche Methode zu verbessern. *Knauer* empfahl, das Erwachsenenserum von Menschen zu gewinnen, die sich in dauern

Modifikationen.

dem Kontakt mit Masernkranken befinden (Ärzte und Pflegepersonal), in der Annahme (*Prausnitz, Stolte*), daß das Serum solcher Menschen einen höheren Antikörpertiter aufweise. Er berichtet auch über sehr günstige Erfolge mit solchem Serum bei der Anwendung von recht kleinen Dosen (5—10 ccm). Angesichts der Tatsache, daß es nur schwer gelingt, den Titer des Erwachsenenblutes durch eine künstliche Immunisierung mit Masereruptionsblut in die Höhe zu treiben (*Torday, Pétenyi*, reaktiviertes Erwachsenenserum von *Baar*), ist diese Methode vorläufig noch als problematisch zu betrachten (*Baar, Hottinger*). Die Versuche, den Inhalt der über den Maserneffloreszenzen gezogenen Kantharidinblasen als Masernprophylaktikum zu benützen (*Schilling, Modinos*) ergaben zweideutige Resultate; unsicher hat sich auch diesbezüglich die Muttermilch erwiesen (*Pétenyi*). Solche Versuche haben nur theoretisches Interesse.

Sera von immunisierten Tieren bisher wertlos.

Die endgültige Lösung der ganzen Frage würde erst die Herstellung eines prophylaktisch wirksamen Tierserums bedeuten. Leider haben sich die Hoffnungen, welche an entsprechende Versuche von *Degkwitz* (Serum der mit Masernviruskultur immunisierten Hammel) sowie von *Tunnicliff* und Mitarbeiter (Serum der mit den grünwachsenden Diplokokken bzw. ihren Giften immunisierten Ziegen) geknüpft wurden, absolut nicht erfüllt (*Schloßmann, Noeggerath, Progulski* und *Redlich, Nobel, Orel, Baar, Gunn*). Alle diese Sera sind bisher als wertlos befunden worden.

Unspezifische Resistenzsteigerung.

3. Unspezifische Resistenzsteigerung. Bereits *Degkwitz* hat die Frage ventiliert, ob bei seiner Methode, die Masern zu verhüten, nicht eine unspezifische Komponente mitwirke. Er kam mit Recht zu einer glatten Ablehnung dieses Gedankens. Ein gewisser ergotroper Wirkungsfaktor läßt sich eher, angesichts der bedeutenderen Serummengen, welche hierbei zur Anwendung gelangen, bei der *Rietschel*schen Methode in Betracht ziehen (*Torday*). Die Frage, ob es überhaupt gelingen kann, eine derartige unspezifische Resistenzsteigerung herbeizuführen, welche den Ausbruch der Masern verhindern oder ihren Verlauf abschwächen könnte, ist strittig. *Schilling* (Kaseosan), *Kleinschmidt* (Aolan), *Galli* (Pferdeserum), *Bratter* (Kuhmilch) berichten über positive Ergebnisse. Eigene Erfahrungen mit Pferdeserum ergaben negative Resultate. Dagegen hatten wir (*v. Gröer* und *Redlich*) immerhin bemerkenswerte Erfolge mit dem sog. Heteroantigen von *Forssman* (Meerschweinchenorganextrakte), doch auch diese Versuche beanspruchen einstweilen lediglich theoretisches Interesse. Zu einer praktisch anwendbaren Methode hat das Prinzip der ergotropen Wirkungen in der Masernprophylaxe nicht geführt.

Keine praktisch brauchbaren Erfolge.

Kriterien der Beurteilung der verschiedenen Methoden der biologischen Masernprophylaxe.

Wie *v. Gröer* und *Redlich* dargetan haben, ist die richtige Beurteilung des Wertes einzelner prophylaktischer Methoden bei Masern keinesfalls leicht und einfach. Die Nichtbeachtung wichtiger Versuchsbedingungen hat bisher bei vielen derartigen Untersuchungen zu Fehlschlüssen geführt. Das Kriterium des Erkrankens oder Nichterkrankens eines exponiert gewesenen Kindes wird durch viele Faktoren entscheidend beeinflußt. Einerseits kommt es hier auf die Sicherheit, daß das Kind noch ungemasert ist, anderseits auf die Infektiosität der Infektionsquelle und die Innigkeit des Kontaktes an.

Therapie.

Behandlung nur symptomatisch und den Gefahren der anergischen Periode vorbeugend.

Eine ätiologische Therapie der Masern gibt es noch nicht. Das Rekonvaleszentenserum ist therapeutisch gänzlich unwirksam. Die ergotrope Behandlung scheint bei Masern wenig Aussicht auf Erfolg zu haben. Daher ist die Maserntherapie vor allem symptomatisch und auch insofern prophylaktisch, als sie den Gefahren der anergischen Periode tunlichst vorzubeugen hat. Somit bestehen die Aufgaben des Arztes am Krankenbett eines masernkranken Kindes erstens in der Regelung der Pflegebedingungen, zweitens in der Unterstützung der Heilbestrebungen des Organismus und drittens schließlich in der Linderung der vorhandenen Beschwerden.

Masernkranke gehören in die Einzelpflege.

Ein masernkrankes Kind gehört in die Einzelpflege, welche sich in wohlhabenden Familien am besten zu Hause durchführen läßt. Die Spitalaufnahme des Masernpatienten sollte erst dann stattfinden, wenn die häuslichen Pflegebedingungen und Isolationsmaßnahmen unseren Anforderungen absolut nicht entsprechen. Aber auch

Isolation.

im Spital soll das Masernkind isoliert gepflegt werden. Die Isolierung eines Masernkranken hat nicht nur die Hintanhaltung der Weiterverbreitung der Krankheit zum Ziele, sie bezweckt auch die Fernhaltung der Sekundärinfektionen von dem Kranken. Allgemeine Masernabteilungen sind in den Spitälern zu verwerfen und sind entweder durch gänzliche Isolierung (geschlossene Boxen) oder durch Halbisolierung (offene Boxen mit isolierter Pflege nach französisch-englischem Muster) zu ersetzen.

Pflege eminent wichtig!

Die Pflege des Masernkranken hat in erster Linie die peinlichste Sauberkeit, man möchte am besten sagen, chirurgische Asepsis zu berücksichtigen. Sorgfältige Mund- und Hautpflege sind dringend angezeigt. Häufiger Wäschewechsel ohne Rücksicht auf die Erkältungsgefahr ist sehr anzuraten. Von dem übermäßigen warmen Einpacken der Patienten ist Abstand zu nehmen. Die Zimmertemperatur soll 20° C nicht wesentlich übersteigen. Der Masernpatient braucht ferner Licht und Luft, als die mächtigsten natürlichen Antiseptica. Es ist völlig verfehlt, aus Angst vor der Erkältung die Kranken in schlecht gelüfteten und womöglich, mit Rücksicht auf die Konjunktivitis, abgeblendeten Stuben zu halten. Viel gefährlicher als die Erkältung ist die Sekundärinfektion. Die vermeintliche Empfindlichkeit Masernkranker gegen Erkältung, welche in allen Lehrbüchern besonders betont wird, ist zum Teil nichts anderes, als eben der klinisch falsch gedeutete Effekt der anergischen Periode.

Licht und Luft für die Masernpatienten!

Keine übermäßige Angst vor der Erkältung!

Bereits *Jürgensen* hat Licht und Luft für Masernkranke gepredigt. Seine Ansichten beginnen aber erst im letzten Dezennium tiefer in die Praxis einzudringen (vgl. *Lotte Landé*). *Von Gröer* hat bei masernkranken Kindern systematisch Freiluftkuren (von Ende April bis Ende September in Wien) angewendet und hatte nur günstige Erfolge zu verzeichnen. Auch die schweren Formen der Krankheit bei Säuglingen, welche mit Bronchiolitis behaftet waren und stundenlang im Garten herumgetragen worden sind, nahmen stets einen günstigen Verlauf. Dann hat *Nobel* eine ganze Masernepidemie im Freien (unter den tuberkulösen Kindern der Wiener Dachstation) beschrieben und konnte ebenfalls keine üblen Folgen der Freiluft beobachten, obgleich die Kinder auch in der Nacht im Freien schliefen. Im Gegenteil, der Verlauf der Epidemie war auch in bezug auf die Tuberkulose sehr günstig. Auch die Konjunktivitis heilt in nicht abgeschwächtem Licht womöglich noch rascher aus, als in den früher üblichen (übrigens heute noch gelegentlich und ebenso fälschlich in der Behandlung der Conjunctivitis ekzematosa gebräuchlichen) verdunkelten Räumen. Dasselbe wird aus der *Schloßmann*schen Klinik in Düsseldorf berichtet. Dort werden alle Masernkranken dauernd, Winter und Sommer im Freien gepflegt.

Ernährungstherapie sehr wichtig.

Von großer Wichtigkeit ist bei Masern die rationelle Ernährungstherapie. Die Erkrankung geht mit äußerster Appetitlosigkeit einher. Der Widerwille für Nahrungsaufnahme kann den Fieberabfall überdauern. Es ist einleuchtend, daß die durch Anorexie bedingte „Konsumption“ dann hohe Grade erreichen und zur anergischen Verschlimmerung der Tuberkulose z. B. das ihrige beitragen kann. Das Bestreben, Masernkranke vor wesentlichen Gewichtsverlusten zu bewahren, ist angesichts des resistenzvermindernden Charakters dieser Erkrankung direkt geboten. Handelt es sich um heruntergekommene Patienten in schlechtem Ernährungszustand, so sind spätestens in der Rekonvaleszenz sogar Mastkuren indiziert, und zwar ohne Rücksicht auf den Appetit.

Bekämpfung der Anorexie am einfachsten nach dem *Pirquet*schen System.

Bei der Durchführung quantitativer Ernährung fiebernder Kinder, welche in letzter Linie von der Geschicklichkeit des Pflegepersonals abhängt, hat sich das *Pirquet*sche System ganz besonders bewährt (*v. Gröer*).

Während des akuten Stadiums beginnt man mit 3 Dezinem pro 1 ccm des Sitzhöhequadrates, um dann staffelförmig (je nach dem Ernährungszustand und der Schwere der Erkrankung rascher oder langsamer) bis auf 5—6 Dezinem anzusteigen. In der Rekonvaleszenz geht man auf 7 Dezinem, falls Mastkur erwünscht ist, über. Die Nahrung muß in der Periode der größten Appetitlosigkeit flüssig oder breiig und hinreichend konzentriert sein, damit die erforderliche Quantität zugeführt werden könne. Am besten eignet sich hierzu (auch bei künstlich genährten, nicht ernährungskranken

Säuglingen) bis auf 17% mit Rohrzucker versetzte Vollmilch und Grießbrei, dessen kalorischer Wert dem zweifachen Milchwerte entspricht. Beim Widerwillen gegen die stark gesüßte Milch kann aus Mehl und Butter bereitete, sogenannte Einbrennsuppe von ebensolchem kalorischen Werte empfohlen werden. Sobald als technisch möglich, soll gemischte Kost angestrebt werden. Den Wünschen des Patienten ist tunlichst Rechnung zu tragen. Mit Wasserzufuhr soll nicht gespart werden. Während des Fiebers werden die Mahlzeiten oft gerne gekühlt genommen. Laue Speisen und Getränke sind jedenfalls zu meiden. Technisch am schwierigsten und am wichtigsten ist die Bekämpfung des sich im Anschluß an die Nahrungsaufnahme einstellenden Erbrechens. Häufige, kleine Mahlzeiten sind das wichtigste Hilfsmittel.

Die wichtigste symptomatische Behandlungsmethode: Bäder.

Die symptomatische Behandlung hat in erster Linie die Antipyrese, den Respirationsapparat und die Zirkulation zu berücksichtigen.

Als eine Behandlungsmethode, welche diesen Indikationen in hervorragendem Maße gerecht wird, ist die Bäderbehandlung zu nennen. Die Bäder sind schon aus Sauberkeitsrücksichten bei Masern angezeigt, sie wirken aber auch abkühlend, führen, mit kühlen Übergießungen kombiniert, zur reflektorischen Vertiefung der Atmung, was als die beste Prophylaxe der Komplikationen von seiten der Atmungswege gelten kann und außerdem beleben sie die Zirkulation. Heiße Bäder am Ende der Initialperiode (39° C) beschleunigen die Eruption. Lauwarme (37° C) und Bäder mit kühlen Übergießungen (2—5° tiefer als das Badewasser) sind der internen Darreichung von Antipyretizis vorzuziehen und machen dieselbe überflüssig. Die Temperatur des Bades richtet sich im allgemeinen nach der Höhe des Fiebers. Das Frottieren im Bade erhöht dessen antipyretische Wirkung. Soll das Bad besonders belebend und sogar reizend wirken, so kann es mit Senfmehl bereitet werden (eine Handvoll Senfmehl auf ein Säuglingsbad), doch ist hierbei die die Konjunktiven und die Respirationsschleimhäute reizende Senfölwirkung in Betracht zu ziehen. Besser in dieser Hinsicht, doch nicht so kräftig wirkend, sind die Gas (Sauerstoff oder CO_2) entwickelnden Bäder. Die Masernkranken können ruhig 2—6mal in 24 Stunden gebadet werden. Das Bad braucht jedesmal nicht länger als 5—6 Minuten zu dauern.

Antipyretika meist überflüssig.

Bäder besser als Wickel.

Die Bäderbehandlung ziehen wir dem Wickeln unbedingt vor. Namentlich bei kleineren Kindern wirken die Einpackungen, wie auch einfache Umschläge, immobilisierend auf den Brustkorb, was die Atmung erschweren kann. Bei älteren Kindern und dort, wo Bäder nicht durchführbar sind, sind sie jedoch als ein wichtiges Hilfsmittel zu betrachten. Sie wirken in erster Linie antipyretisch. Bei Säuglingen mit Bronchitis oder pneumonischen Erscheinungen sind Senfmehleinpackungen am Platze. Man läßt sie 3—6 Minuten lang liegen. Eine kräftige hyperämische Reaktion ist als ein günstiges Zeichen zu werten. Wichtig bei allen Komplikationen von seiten der Atmungswege ist der häufige Lagewechsel, bei Säuglingen das Herumtragen.

Senfmehleinpackungen.

Die Bäder werden auch infolge der juckreizstillenden Wirkung angenehm empfunden. Sonst kann gegen dieses Symptom das Betupfen mit Alkohol bzw. Einschmieren mit 0,5%iger Mentholsalbe versucht werden. Die Entzündungserscheinungen von seiten der Schleimhäute können (soweit zugänglich) örtlich behandelt werden. Am besten eignen sich hierzu indifferente Salben, eventuell mit Adrenalin- oder Mentholzusatz (Rhinitis), Spülungen mit H_2O_2 oder verdünntem Borwasser (Mund), Reinigung mit 3%igem Borwasser, bei stärkerer Schwellung Touchieren mit 3% H_2O_2 und Einschmieren mit reizlosen Salben (Konjunktiven).

Mundpflege.

Husten.

Die Bekämpfung des Hustens mit narkotischen Mitteln halten wir für unzweckmäßig. Wo der Husten besonders quälend wirkt, kann immerhin Kodein oder Parakodin gegeben werden. Als Expektorans ist bei den kleinen Patienten Inf. rad. Ipec. 0,12/70,0 Syr. Althaeae 20,0, Liq. ammon. anis. gtt. X beliebt. Wirksamer jedoch, und namentlich bei Krupp und Pseudokrupp anzuraten, sind Dampfinhalationen oder noch besser: Freilufttherapie (vgl. Kap. über die Diphtherie). Diese letzteren Komplikationen sind stets mit hohen Dosen Heilserum (500 AE. pro Kilogramm Körpergewicht nach *Schick*) zu behandeln. Das Serum ist hierbei besser nicht sehr hochwertig

Dampfinhalationen.

Diphtherieheilserum in großen Dosen.

zu wählen (*v. Gröer*). Die Indikationen für Intubation und Tracheotomie sind in dem Artikel von *Schick* besprochen. (Vgl. Kapitel über die Diphtherie.)

Wir sind in den letzten Jahren bei der Behandlung von Krupp und Pseudokrupp viel konservativer geworden (*Schloßmann*) und trachten unter Umständen unter Zuhilfenahme der Narkotika die Intubation so lange als möglich hinauszuschieben. Der Pseudokrupp bei Masern ist ja gerade sehr oft dadurch ausgezeichnet, daß die Extubation sehr lange nicht vertragen wird. Anderseits ist aber zu bedenken, daß die anhaltende Behinderung der Atmung die Zirkulation schädigen und die Entwicklung der Pneumonien begünstigen kann.

Intubation soll möglichst hinausgeschoben bzw. vermieden werden.

Der Zirkulationsapparat ist eigentlich der einzige, welcher bei Masern pharmakologisches Eingreifen erfordern kann. Handelt es sich um schwere Verlaufsformen oder sind respiratorische Komplikationen im Anzuge, so soll mit der Darreichung von Analeptizis lieber nicht gewartet werden. Alkohol ist hierbei besser zu meiden. Von den Digitalispräparaten werden am besten die modernen reizlosen, konstant wirkenden, wie Digipurat und Digifolin benützt. Die Digitalistherapie wird am besten nicht per os, sondern mittels intramuskulärer Injektionen (in den M. vastus lat.) bewerkstelligt (0,1—1,0 ccm pro dosi, 0,2—2,0 pro die). Sehr empfehlenswert, namentlich bei sämtlichen Lungenkomplikationen sind große Kampferdosen (3 bis 6 ccm 10% Öl) subkutan oder die modernen löslichen Ersatzpräparate. Bei toxischen Masern können intramuskuläre Suprarenininjektionen versucht werden (0,2—0,5 ccm 1‰ige Lösung). Sie sind 2—3mal täglich zu wiederholen, da die Wirkung nur eine vorübergehende ist. Auch Koffein in größeren Dosen ist manchmal von guter Wirkung.

Mit Kreislaufmitteln nicht zu lange warten.

Die Diarrhöen brauchen meistens nicht bekämpft zu werden. In der Rekonvaleszenz wirkt die HCl-Medikation manchmal appetitanregend.

Die Behandlung der übrigen Komplikationen erfolgt nach allen Regeln der Kunst.

Gegen Noma werden in neuerer Zeit Pinselungen mit Neosalvarsan (*Eschbach*) empfohlen. Sonst ist hier radikales Vorgehen mit Glüheisen üblich. Für ausreichende Ernährung und Herzmittel muß besonders bei Noma gesorgt werden.

Fieberfreie Masernpatienten der Abschuppungsperiode bedürfen noch weitgehender Schonung. Auch hier ist noch die Prophylaxe der Sekundärinfektionen am Platze. Gewöhnlich werden unkomplizierte Masernkranke im ganzen 2—3 Wochen im Bett gehalten, aber auch später sollen sie ausgiebigere Bewegungen und Infektionsgelegenheiten durch weitere 2—3 Wochen meiden.

Schonung der Masernrekonvaleszenten.

Literatur:

Zusammenfassende Darstellungen: *Debré* und *Joannon*, La Rougeole. Paris. Masson 1926. — *v. Gröer-Pirquet*, Masern in diesem Handbuch. III. Aufl. 1923. — *Heubner*, Lehrbuch. Leipzig 1911. — *Jochmann-Hegler*, Lehrbuch der Infektionskrankheiten. Berlin, Springer 1924. — *Jürgensen-Pirquet*, Masern. Deutike, Wien und Leipzig 1911. — *A. Bauguess*, Amer. J. Dis. Childr. 1926, S. 256. — *G. Caronia*, Erg. inn. Med. 32, 1927. — *R. Degkwitz*, und *de Rudder*, Die Masernprophylaxe und ihre Technik. Berlin, Springer 1923. — *Eckstein*, Erg. inn. Med. 36, 1929. — *Göbel*, Erg. inn. Med. 36, 1929. — *v. Gröer*, Handbuch der Kindertuberkulose, II. Leipzig, Thieme 1930. — *v. Gröer* und *Redlich*, Erg. inn. Med. 30, 1926. — *Ch. Herrman*, Arch. of Pediatr. 1922, S. 607. N. S. State Journ. of Med. oct. 1923. — *Kohn* und *Koiransky*, Amer. J. Dis. Childr. 38, 1929. — *Loewe* und *Viethen*, Z. Kinderheilk. 43, 1927. — *Moro* und *Müller*, Jb. Kinderheilk. 109. — *Moro* und *Keller*, Klin. Wschr. 36, 1925. — *Noeggerath*, *Ostern* und *Viethen*, Klin. Wschr. 26, 1926. — *v. Pfaundler*, Münch. med. Wschr. 1916, ibid 1921, Verh. der 40. Vers. der D. Ges. f. Kinderheilk. in Wiesbaden. Leipzig, Vogel 1929, S. 268. — *Pirquet*, Z. Kinderheilk. 1913. — *Fr. Redlich*, Verh. der 37. Vers. der D. Ges. f. Kinderheilk. in Düsseldorf. Leipzig, Vogel 1926. — *Redlich* und *Maternowska*, Mschr. Kinderheilk. 38, 1928. — *Rueff*, Inanguraldiss. Frankfurt a. M., Stuttgart, Enke 1929. — *Schloßmann*, Klin. Wschr. 39, 1926. — *Schütz*, Die Epidemiologie der Masern. Jena, Fischer 1925. — *Ruth Tunnicliff*, J. amer. med. Assoc. 68, 1917. J. inf. Dis. 37, 1925, ibid 41, 1927. — *G. Uobook*, Z. Kinderheilk. 36, 1923. — *Wagener*, Mschr. Kinderheilk. 13, 1916. — *H. Zeiss*, Erg. inn. Med. 20, 1921.

Die anderen akuten infektiösen Exantheme und Erytheme (Röteln, Filatow-Dukes'sche Krankheit, Erythema infectiosum, Exanthema subitum u. a.).

Von

HANS RIETSCHEL in Würzburg.

Einleitung.

Die Gruppe von Krankheiten, die in den folgenden Kapiteln besprochen wird, bietet zwar wenig therapeutisches, aber ein um so größeres diagnostisches Interesse. Immer wieder ist es bei diesen Erkrankungen bis in die neueste Zeit möglich gewesen, neue Typen aufzustellen und abzugrenzen und auch heute ist dieses Kapitel nach der klinischen Seite eines der am wenigsten geklärten der Kinderheilkunde. Lange hat es gedauert, bis die Röteln als selbständige Krankheit überall anerkannt wurden, konnte doch selbst ein so erfahrener Kliniker wie *Henoch* sich nicht unbedingt für die Existenz der Röteln aussprechen. Ein Fortschritt war es, daß das Erythema infectiosum als sichere Krankheitseinheit anerkannt worden ist.

Wenn in der vorigen Auflage dieses Handbuches gesagt wurde, daß „das Problem der Vierten Krankheit noch nicht gelöst" sei, so möchte ich heute wohl glauben, daß die Angelegenheit im negativen Sinne entschieden ist, d. h. daß es keine eigentliche „Vierte Krankheit" gibt. Aber um so mehr ungelöste Fragen stellen uns Erkrankungen wie das Exanthema (Erythema) subitum, die epidemische Schweißfrieselkrankheit, Krankheiten, von denen in der vorigen Auflage (also vor 7 Jahren) noch nicht oder nicht mehr die Rede war. Gerade für den praktischen Arzt ist die Kenntnis dieser Krankheitsgruppe von größter Wichtigkeit.

I. Die Röteln[1]).

Geschichtliches.

Geschichte der Röteln

Ein Jahrhundert ist verflossen, daß die Röteln als eine selbständige, den Masern nahestehende kontagiöse Krankheit angesehen wurden. Ich kann auf die Geschichte der Röteln nicht eingehen und verweise hier auf die Arbeit von *Dirrigl*, der auf meine Veranlassung diese Frage kürzlich bearbeitet hat. Die erste präzise Abtrennung unserer heutigen Röteln als wohl umschriebenes Exanthem geschah 1786 durch *Fritsch*, der die Röteln von den Masern scharf schied. „Diese Röteln", schrieb er, „könnte man mit dem Namen der falschen Masern belegen". Doch wurde das

[1]) Lat.: Rubeolae. Franz.: La rubéole. Engl.: German measles; rubella. Ital.: rosolio. Span.: Rubeola, Alfombrilla.

Krankheitsbild in der Folgezeit dadurch verwirrt, als man eine skarlatiniforme und morbilliforme Art der Röteln unterscheiden wollte, und ein so großer Kliniker wie *Schönlein* nannte die Röteln eine „hybride" Form, eine Zwitterform aus Masern und Scharlach, ja er glaubte mit diesem Wort den Schlüssel zu den rätselhaften Erscheinungen und der großen Mannigfaltigkeit des Exanthems bei den verschiedenen Epidemien gefunden zu haben.

Als Wendepunkt in der Auffassungsfrage können wir in der deutschen Literatur die Arbeit von *Thomas* betrachten, der 1874 im Ziemssens Handbuch zum erstenmal in einem Lehrbuch ein klares Bild von den Röteln entwarf. Sein Verdienst besteht darin, daß er nur die sogenannte Rubeola morbillosa als Röteln anerkannte und die scharlachähnlichen Ausschläge (Rubeola scarlatinosa) streng von den Röteln abtrennte.

Im Jahre 1881 befaßte sich dann der internationale Kongreß in London mit dieser Frage. Einstimmig wurden von allen Autoritäten Englands und Amerikas die Röteln als selbständige Krankheit anerkannt und man bezeichnete von dieser Zeit an die Röteln als „german measles" im Gegensatz zu den Masern, den „english measles".

Ätiologie und Epidemiologie.

Der Erreger der Röteln ist unbekannt; auch er ist wie der der Masern recht flüchtig und verliert leicht außerhalb des menschlichen Körpers seine Lebensfähigkeit. *A. F. Hess* hat Übertragungsversuche an Affen ausgeführt, ohne einen eindeutigen Erfolg zu erzielen. Erreger unbekannt

Wenn auch die Röteln eine kontagiöse Erkrankung sind, scheint die Empfänglichkeit wesentlich geringer zu sein als die für Masern; man müßte denn annehmen, daß viele Menschen die Röteln in einer so „unterschwelligen Form" durchmachen, daß die Krankheit nicht zur Diagnose kommt (stille Feiung). In Krankenhäusern, Heimen, Pensionaten sind oft Rötelnepidemien beobachtet worden. Es besteht kein Zweifel, daß die Übertragung, wie bei den Masern, ausschließlich von Mensch zu Mensch stattfindet. Eine Übertragung durch Dritte ist sicher selten; *Feer* erwähnt allerdings einen derartigen Fall. Epidemiologie der Röteln

Die Ansteckungsfähigkeit beginnt nach *Schick* schon 2 Tage vor dem Ausbruch des Ausschlags; am stärksten ist sie wohl im Beginn des Exanthems, um dann schnell zu erlöschen. Die Epidemien verteilen sich bei Röteln über viel größere Zeiträume als bei den Masern. Einzelne Fälle sieht man hin und wieder. Größere Epidemien kommen meist in Zwischenzeiten von 10—20 Jahren vor. In der Literatur findet sich öfter die Angabe, daß Rötelnepidemien nach Masernepidemien folgten und umgekehrt.

Von vielen Ärzten werden daher immer wieder manche Rötelnfälle als „leichte Masern" angesehen. Ausgeprägte Rötelnepidemien ziehen sich oft über Monate hin. Dies ist schon deshalb verständlich, weil die Inkubationszeit der Röteln eine längere ist als die der Masern und allgemein mit 14—23 Tagen angegeben wird. Inkubationszeit

Heubner fand 17 Tage, *Weiß* 18 Tage, *Pospischill* gibt die Inkubationszeit mit 13—19 Tagen, meist 14 Tagen an. *Feer* sah die sekundären Fälle innerhalb von Familien meist nach 18—21 Tagen folgen. *Bonnefoy* bestimmte bei einer Epidemie auf einem französischen Schulschiff die Inkubationszeit genau mit 16—18 Tagen. *Cheadle* hat auf dem berühmten Londoner Kongreß 1881 auf Grund sehr genauer

Beobachtungen, bei denen die Kinder der Ansteckung nur einmal für kürzeste Zeit ausgesetzt waren, eine Inkubationszeit von 11—12 Tagen angenommen.

Daß auch längere Inkubationszeiten vorkommen, erklärt *Schick* damit, daß die Erreger nicht gleich am ersten Tage zur Infektion führen müssen („schlafende Keime").

Kinder im Alter von 3—10 Jahren erkranken vorzugsweise an Röteln, doch bleibt kein Alter verschont. Auch angeborene Röteln werden beschrieben (intrauterine Infektion [*Scholl*]). *Stooß* berichtet von der Erkrankung eines Kindes in den ersten Lebenswochen und meint, daß Erwachsene viel häufiger von Röteln als von Masern befallen werden und daher auch für die Verbreitung der Krankheit eine große Rolle spielen.

Die Röteln hinterlassen ebenso wie die Masern eine dauernde Immunität. Zweimalige Erkrankungen sind sehr selten, aber möglich. Es ist verständlich, daß der sichere klinische Beweis hierfür nicht so leicht zu erbringen ist wie bei den Masern.

Das Krankheitsbild.

Symptomatologie der Röteln-Prodromi

Prodromalsymptome sind sehr gering oder fehlen gewöhnlich völlig. Ein wenig Unbehagen, geringer Schnupfen, geringe Halsschmerzen sind oft Anfangssymptome. *Stolte* erwähnt, daß er vor Ausbruch des Exanthems (etwa 36—48 Stunden) oft mehr oder weniger starkes Schwitzen beobachtet habe. Es wäre wohl wert, auf dieses Symptom zu achten. Gewöhnlich ist aber der Hautausschlag das erste Symptom, das Eltern und Arzt auf die bestehende Krankheit aufmerksam macht. *Stooß* erwähnt z. B., daß öfter bei Kindern in der Schule zuerst vom Lehrer eine auffallende, flammende Röte im Gesicht beobachtet wurde, ohne daß das Kind sich krank gefühlt hätte.

Das Exanthem der Röteln erblüht in einem Tag!

Das Exanthem kann man am besten als einen leichten Masernausschlag charakterisieren. Es beginnt, wie bei den Masern, hinter den Ohren, auf dem Nasenrücken, Stirn und Wangen und behaartem Kopf und breitet sich vom Gesicht rasch, in etwa einem halben bis ganzen Tag, über den ganzen Körper aus. Die Rötelnflecke sind im Gegensatz zu denen der Masern meist rundlich oder oval, nicht so zackig und unregelmäßig. *Thomas* spricht von einem groß- und kleinfleckigen Typus; doch ist der erstere selten. Beim kleinfleckigen Typus sind die Flecke kleiner und weniger erhaben als bei Masern, so daß der Ausschlag dem Scharlach ähnlicher wird, ohne ihm wirklich zu gleichen; denn stets lassen die Flecke reichlich Raum untereinander und konfluieren niemals so wie bei Scharlach (s. Tafel 15). Wie *Hottinger* aus Düsseldorf berichtet, traten dort 1929, gelegentlich einer größeren Rötelnepidemie, mehrere Fälle mit hämorrhagischem Exanthem auf, welches hämorrhagischen Masern zum Verwechseln ähnlich sah.

Klein- und großfleckiger Typus.

Öfter konfluiert der Ausschlag auf der Wange in gitterartiger Zeichnung oder ist kreis- bis sichelförmig angeordnet (*Feer*); auch sind häufig einige Flecke am Kinn und in der Umgebung des Mundes zu entdecken (im Gegensatz zum Scharlach).

Staubförmige Schuppung.

Die Farbe des Ausschlags ist blaßrot, doch kann die Färbung sehr wenig hervortreten; auf Fingerdruck verschwindet der Ausschlag. Nach dem Verblassen kann er eine leichte Pigmentierung hinterlassen, die aber nie so stark wie bei den Masern ist. Stets ist die staubförmige Abschilferung gering.

Der Ausschlag dauert an einer Stelle gewöhnlich nicht länger als 24 Stun-

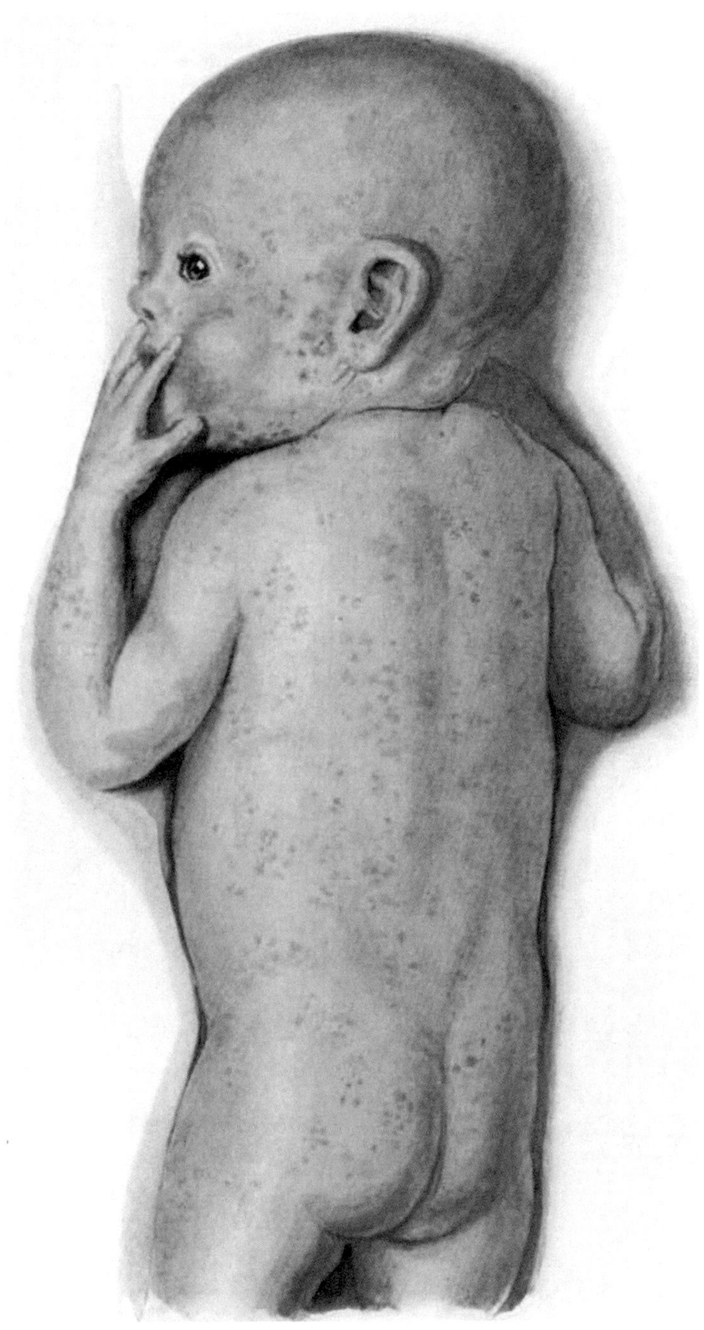

Rötelnexanthem.

Charakteristische Schwellung der Nackendrüsen.

Nach einem Aquarell aus der Würzburger Universitäts-Kinderklinik (Prof. Rietschel).

Verlag von F. C. W. Vogel in Leipzig.

den. Die ganze Dauer des eigentlichen Exanthems (Blütezeit) beträgt kaum mehr als 2—3 Tage. Am deutlichsten wird der Ausschlag im Gesicht und dort, wo die Kleider eng am Körper anliegen; daher sind Rücken und Streckseiten besonders befallen. Oft bleiben ganze Teile des Körpers vom Ausschlag verschont. Auch kann der Ausschlag in einzelnen Schüben auftreten, so daß der Kopf bereits abgeblaßt ist, wenn der Rumpf ergriffen wird, und dieser blaß ist, wenn die unteren Extremitäten frischen Ausschlag zeigen (*Feer*, *Glanzmann*).

Schleimhautaffektionen.

Die Schleimhautaffektionen sind meist sehr gering; nur ein leichter Schnupfen und Bindehautkatarrh, sowie vorübergehender Husten weisen auf ihre Mitbeteiligung. Das typische Prodromalstadium wie bei den Masern fehlt, wie oben erwähnt, ganz. Meist findet sich eine diffuse Rötung des Rachens; gelegentlich, aber selten, findet man feinste Hämorrhagien am weichen Gaumen (*Forchheimer*, *Feer*); auch an der Wangenschleimhaut können blasse rote Flecken vorkommen (Enanthem). *Koplik*sche Flecke fehlen stets. Nicht allzu selten ist eine ausgesprochene Himbeerzunge vorhanden, welche unter Umständen zur Fehldiagnose eines Scharlachs verleitet.

Polymikroadenie (*Theodor*sches Zeichen)

Ein wichtiges Symptom ist die Anschwellung fast sämtlicher peripherer Lymphdrüsen. Besonders charakteristisch ist die Anschwellung der Drüsen auf dem Warzenfortsatz, der okzipitalen und hinteren zervikalen Lymphdrüsen, die Kirschkern- bis Bohnengröße erreichen können. Aber auch die Drüsen der Axilla und Leistenbeuge können vergrößert sein. Die Anschwellungen sind oft sichtbar und beginnen bereits 2—8 Tage vor dem Hautausschlag (*Feer*, *Stooß*); sie sind oft druckempfindlich und verschwinden erst nach 8—14 Tagen. In einzelnen Fällen überdauern sie den Ausschlag um 1—6 Wochen (*Leitner*, *Glanzmann*).

Auch die Milz ist häufig vergrößert, allerdings ist sie nur in den seltensten Fällen palpabel, jedoch kann man so gut wie immer ihre Vergrößerung perkuttorisch feststellen (widersprechende Angaben bei *Jochmann*).

Sehr häufig sind besonders die linksseitigen Halsdrüsen vergrößert. Man tastet sie dann wie eine Perlenkette in der Gegend des linken Sternokleidomastoideus (Beziehungen zum Ductus thoracicus?). Die fast immer beteiligten Kubitaldrüsen sind leicht zu finden. Ihre Kenntnis ist wichtig wegen der evtl. Fehldiagnose Lues.

Gewöhnlich verläuft die Erkrankung mit einer Temperatursteigerung, die meist gering ist, aber auch — selten — 39° und darüber besonders beim Exanthemausbruch erreichen kann. Die Diazoreaktion ist im allgemeinen negativ; doch berichtet *Stooß*, daß er sie sicher in einzelnen Fällen auch positiv angetroffen hat, so daß sie differentialdiagnostisch allein nicht verwertet werden darf. Rubeolen ohne oder mit sehr rudimentärem Exanthem sind wiederholt beschrieben (*Stooß*, *Glanzmann*), jedoch natürlich sicher nur in Epidemiezeiten, besonders auf Grund des Blutbildes und der Drüsenschwellung zu diagnostizieren.

Typisches Blutbild: Röteln eine Infektionskrankheit mit lymphatischer Reaktion

Das Blutbild der Röteln ist charakteristisch (*Thomas*, *Hildebrand*, *Nägeli*). Am ersten Tag besteht oft eine leichte Leukozytose, dann sinkt die Leukozytenzahl ab, um am dritten Tag nach dem Exanthem ein Minimum zu erreichen (3—4000). Die Zahl der Neutrophilen sinkt absolut und relativ bis zum 4.—6. Tage, die Eosinophilen verschwinden dabei völlig aus dem Blutbild (*Glanzmann*). Dagegen vermehren sich die Lymphozyten und es tritt nun eine für Rubeolen charakteristische Linksverschiebung der Lymphozyten ein mit besonderer Zunahme großer Lymphozyten und lymphoblastischer Zellen. Vor allem treten jene Zellen auf, die man Plasmazellen nennt (früher *Türk*sche Reizungsformen genannt). *Nägeli* sah bis 30% aller Leukozyten als Plasmazellen (große Zellen mit tiefblauem Protoplasma mit feinsten Vakuolen sowie Radspeichenform des randständigen Kerns).

Hypothese *Glanzmanns*

Glanzmann, dem wir in der Blutdiagnostik der Exantheme vieles verdanken, schließt interessanterweise aus diesem Blutbefund, daß die Röteln eine primäre infektiöse Erkrankung des lymphatischen Systems sind, daher toto coelo von den Masern abzutrennen und vielmehr jenen Krankheiten zuzurechnen sind, die man als „Drüsenfieber" („benigne Lymphoblastosen") (*Filatow*, *Pfeiffer*) bezeichnet. Die Frage verdient zweifellos weitere Beachtung und Untersuchung.

Komplikationen bei Röteln

Komplikationen (Nephritis, Empyem) sind besonders von Amerikanern mitgeteilt worden; doch mögen hier Mischformen vorwalten oder Masern u. a. vorgelegen haben. Wir können sie deshalb übergehen. Auch *Schick* steht dem Vorkommen von Komplikationen skeptisch gegenüber. *Glanzmann* dagegen erwähnt, daß er schwere Otitis mit Mastoiditis, Bronchopneumonie und einmal eine Appendizitis gesehen habe. *Pitten* erwähnt einen symptomatischen Morbus Werlhof nach Röteln. Die Franzosen beschreiben nach Röteln Polyneuritis (*Revilliod*, *Long*) und ein meningeales Syndrom mit benignem Ausgang (*Bénard*).

Auch Rezidive treten gelegentlich nach 2—3 Wochen auf (*Jochmann*, *Heubner*) und können dadurch die Krankheit wesentlich in die Länge ziehen.

Diagnose.

Die Diagnose wird einmal durch das Exanthem, die Schleimhauterscheinungen, besonders aber durch die Drüsenschwellungen und das Blutbild gestützt.

Atypische Röteln

Es scheinen aber auch atypische Röteln vorzukommen. So beschreibt *Finkelstein*-Kiew eine eigentümliche Epidemie, die wohl als Röteln zu deuten sind, die aber manche Eigenheit besaß. So war das Exanthem zackig, ungleichmäßig, der behaarte Kopf blieb vom Ausschlag frei, desgleichen die Nasen- und Lippengegend. Die Drüsenschwellungen fehlten. Die Inkubationszeit war die gleiche wie bei Röteln. Daraus auf eine besondere (siebente!) Krankheit zu schließen, wie es *Finkelstein* andeutet, erscheint ganz abwegig.

Differentialdiagnose

Der Hautausschlag hat am meisten mit Masern Ähnlichkeit und wird wohl auch öfter in der Praxis als leichte Masern diagnostiziert (öfteres Überstehen der Masern ist wohl meist in dieser Richtung hin zu deuten). Bei genauer Untersuchung (Fehlen der Kopliks, Blutbild und Drüsenschwellungen) ist wohl stets eine Unterscheidung möglich. Öfter hilft auch die Feststellung der Inkubationszeit, die bei Röteln 14 Tage beträgt. Die kutane Tuberkulinprobe verschwindet nicht wie bei den Masern (*Schick*).

Gegen Scharlach kann unter Umständen die Diagnose ebenfalls schwierig sein. Man achte auf die Mundpartien, die bei Scharlach frei bleiben. Das Auslöschphänomen ist immer negativ bei Röteln. Meist ist wohl das Blutbild entscheidend; doch kann, wie *Fanconi* gezeigt hat, auch bei Scharlach eine lymphatische Reaktion vorkommen. Die Differentialdiagnose gegen das Erythema infectiosum und das Erythema exsudativum multiforme siehe unter Erythema infectiosum. Im Säuglingsalter ist oft die Trennung von einem dyspeptischen Exanthem außerordentlich schwierig, weil diese ins Kapitel der Überempfindlichkeitsreaktionen gehörenden Ausschläge der Säuglinge mit kleinfleckigem, rubeoliformem Exanthem und Polymikroadenie auftreten können. Nur das Blutbild klärt solche Fälle auf. Dyspeptisches Exanthem.

Ähnlich verhält es sich mit den Arzneiexanthemen und der Serumkrankheit (vgl. die entsprechenden Kapitel). Wichtig ist auch die Kenntnis vom postvakzinalen, rubeoliformen Exanthem, ebenso wie die der Grippeexantheme (vgl. die entsprechenden Kapitel).

Prophylaxe und Therapie.

Eine Prophylaxe ist im allgemeinen unnötig. Die Isolierung ist angezeigt besonders bei zweifelhaften Fällen (Masern) und natürlich dort, wo eine gefährdete Umgebung vorhanden ist (Heime, Krippen). Die Patienten sind etwa 8 Tage vom Schulbesuch fernzuhalten. Prophylaxe und Therapie

Eine besondere Behandlung ist nicht notwendig; sie ist rein symptomatisch.

Literatur:

Bonnefoy, A., Notes sur l'épidémie de rubéole de la „Bretagne". Arch. Méd. nav. 1912, Bd. 98, S. 436, 1913, Bd. 99, S. 40. Ref. im Zbl. Kinderheilk. 1913, Bd. 5, S. 675. — *Dirrigl*, Geschichte der Röteln. Arch. Kinderheilk. Bd. 91. — *Feer*, Die Röteln. Lehrbuch der Kinderheilk. 9. Aufl. Verl. Fischer 1926. — *Finkelstein, L. O.* u. *Stojanowskaja*, Drüsenschwellungen und Röteln-Diagnose. Arch. Kinderheilk. Bd. 90, S. 181. — *Glanzmann, E.*, Röteln und Drüsenfieber (Benigne Lymphoblastosen). Schweiz. med. Wschr. 1929, 59. Jahrg., Nr. 17, S. 445. — *Heß, A. F.*, Röteln, eine experimentelle Untersuchung. Arch. internat. Bd. XIII, S. 913. Ref. Mschr. Kinderheilk. 1916, Bd. XIV (Ref.), S. 24. — *Pitten*, Über einen Fall von symptomatischem Morbus Werlhof nach Röteln. Arch. Kinderheilk. 1929, Bd. 86, S. 114. — *Schick*, Die Röteln. Erg. inn. Med. Bd. 5, S. 280 (Literatur). — *Stolte, K.*, Ein neues Symptom der Röteln. Mschr. Kinderheilk. 1929, Bd. 45, S. 206. — *Stooß, M.*, Röteln, Erythema infectiosum, Vierte (Filatow-Dukessche) Krankheit im Pfaundler-Schloßmann. II. Bd., 3. Aufl. (Literatur). — *Thomas*, Röteln, Ziemssens Handb. Leipzig 1874. S. 120. — *Weiß*. Kasuistischer Beitrag zur Infektiosität der Rubeola. Med. Klin. 1928, Bd. 24, S. 1120.

II. Die Filatow-Dukes'sche Krankheit (Vierte Krankheit)[1]).

Geschichtliches.

Wer die Geschichte der Röteln kennt, wird nicht verwundert sein, daß mit der Abgrenzung der Röteln von Masern und Scharlach ein Bild übrigblieb, das man „scharlachähnliche Röteln" nannte und das weder zu den Röteln noch zum echten Scharlach gehörte. So war es ganz selbstverständlich, daß man hier eine besondere Krankheit vermutete. Geschichte der „Vierten Krankheit"

Es ist begreiflich, daß gerade *Thomas*, der der Selbständigkeit der Röteln zum Siege verhalf, diese Hypothese zuerst aussprach. Er führte im Jahre 1874 folgendes aus: „Nach meinen Beobachtungen besitzt das Exanthem der Röteln nur Ähnlichkeit mit dem der Masern, nicht die geringste nähere Verwandtschaft mit dem des nor-

1) Lat.: Rubeola scarlatinosa (*Filatow*). Franz.: rubéole scarlatiniforme; quatrième maladie. Engl.: fourth disease (*Dukes*). Ital.: quarta malattia. Span. Cuarta enfermedad, cuarta erupción.

malen Scharlachs. Ich stehe nicht an, die Möglichkeit zuzugeben, daß eine ebenbürtige spezifische Affektion mit scharlachähnlicher Hauterkrankung existiert, obgleich mir eine derartige Form trotz aller Aufmerksamkeit bis jetzt noch niemals vorgekommen ist."

Filatows Rubeola scarlatinosa

Erst im Jahre 1885/86 trat dann der russische Arzt *Filatow* für die Selbständigkeit der „Rubeola scarlatinosa", wie er diese Krankheit nannte, als spezifischer Erkrankung ein, und 1 ½ Jahrzehnte später (1900) beschrieb der Londoner Spezialarzt *Clement Dukes*, ohne Kenntnis der oben erwähnten Autoren, eine von den Röteln und Scharlach abzutrennende kontagiöse, exanthematische Krankheit, der er den Namen „fourth disease" gab.

Krankheitsbild.

Filatow betont, daß „diese Krankheit von einem leichten Scharlach nicht zu unterscheiden sei"; und bei der Besprechung der Differentialdiagnose sagt er ausdrücklich, daß von einzelnen Symptomen zugunsten des Scharlachs und gegen Rubeola folgendes spräche:

„Am 1. oder 2. Tag ist eine ausgesprochene Angina und Fieber bis 39° und mehr vorhanden. Am 3. und 4. Tag dieselben Symptome und die Scharlachzunge; in der 2. bis 3. Woche Abschuppung der Haut an den Handflächen und an den Fußsohlen." Nur dadurch, daß er bei einer Epidemie Kinder erkranken sah, die entweder schon eine Scharlacherkrankung durchgemacht hatten oder später einen Scharlach bekamen, wird er veranlaßt, eine besondere Krankheit anzunehmen. Doch erwähnt er als erfahrener Kliniker selbst, „daß auch der echte Scharlach 2 bis 3mal bei demselben Individuum vorkommen kann, so daß ein Fall nichts beweist". (II. Aufl., S. 383 und 384.) Im Grunde ist er nur dadurch zur Aufstellung dieses Krankheitsbildes gekommen, daß er Scharlach und Masern als zwei innerlich verwandte Exantheme ansieht. Da nun die Röteln, an deren Selbständigkeit nicht zu zweifeln ist, gewissermaßen unter dem Bilde einer leichten Masernerkrankung („Rubeola morbillosa") verlaufen, so postuliert er auch eine besondere Krankheit, die sich als „leichter Scharlach" (Rubeola scarlatinosa) kundgibt. So sagt er: „Die Krankheit steht zum Scharlach in ganz demselben Verhältnis, wie die gewöhnliche Rubeola zu den Masern" (S. 383).

Cl. Dukes' fourth disease

Sehr viel ausführlicher beschreibt *Cl. Dukes* das Krankheitsbild der „fourth disease" in einer Arbeit im Lancet im Jahre 1900.

Im Jahre 1892 sah er 16 scharlachkranke Kinder in einer öffentlichen Anstalt. Die Krankheit verlief als leichter Scharlach und er stellte zunächst die Diagnose „scharlachähnliche Rubeola" (scarlet fever variety of rose-rash [rubella]). Er ließ die Kinder nur 14 Tage abgesondert, und trotzdem kam es zu keinen neuen Erkrankungen. Nach Jahren kam ihm die Erkenntnis, daß hier eine besondere Krankheit vorliegen könnte, die er als „Vierte Krankheit" bezeichnete.

Er erzählt dann von einer zweiten Hausepidemie im Jahre 1898, die auch eine Schule betraf. Hier erkrankten 31 Kinder, es waren aber typische Scharlachfälle mit Fällen jener „Vierten Krankheit" vermengt. Daß hier zwei verschiedene Krankheiten vorlagen, schließt er nur aus der Verschiedenheit der Inkubation, die bei echtem Scharlach 2—3 Tage, bei den Fällen der vierten Krankheit aber angeblich 14—15 Tage dauerte. In 9 Fällen erkrankten Kinder, die vorher die Vierte Krankheit überstanden hatten, an Scharlach, während umgekehrt ein Kind, das Scharlach überstanden hatte, nachträglich von der „Vierten Krankheit" befallen wurde. An Scharlach starben 2 Kinder.

Endlich erkrankten in einer 3. Epidemie im Jahre 1900 innerhalb von 6 Wochen 19 Knaben. Hier war die Erkrankung, wie *Dukes* selbst sagt, „dem Scharlach sehr ähnlich"; denn nicht nur der Ausschlag sprach dafür, sondern einzelne Fälle zeigten auch typische großlamellöse Schuppung. Im Beginn Erbrechen, Angina, keine ausgesprochene Himbeerzunge.

Symptomatologie der fourth disease nach *Dukes*

Dukes bespricht in einer ausführlichen Tabelle die diagnostischen Eigenheiten der Krankheit.

Prodromi: In manchen Fällen fehlen sie oder Unwohlsein mit Kopfschmerzen, Übelkeit, Frösteln, Erbrechen selten.

Inkubationszeit: 9—21 Tage (s. später).

Ausschlag: ist meist das erste Symptom der Krankheit und in wenig Stunden wird der ganze Körper befallen. Die Farbe ist hellrosarot und der Ausschlag etwas über die Haut erhaben. Das Hitzegefühl ist geringer als beim Scharlach.

Rachen: gerötet und geschwollen, oft samtartig.

Lymphdrüsen: sind vergrößert (erbsengroß), hart und empfindlich. Betroffen sind die Zervikal-, Axillar-, Inguinaldrüsen.

Schuppung: ist leicht, aber doch mit allgemeiner Schuppung auch der Hände und Füße. Sie steht nicht immer in deutlichem Verhältnis zur Stärke des Ausschlags. Manchmal kommt es zu einem ausgedehnten Abschälen (extensive peeling) der Haut an Händen und Fußsohlen, wie beim Scharlach. Beim Scharlach steht, wie *Dukes* meint, die Schuppung immer im Verhältnis zur Intensität der Rötung.

Nieren: nur selten und dann leicht affiziert (Albuminurie).

Krankheitsgefühl: gewöhnlich gering, in einzelnen Fällen auch schwer („I have seen boys really ill from this disease").

Zunge: rein oder leicht belegt, nie mit einem weißen pelzigen Belag bedeckt.

Puls: in leichten Fällen normal und nur der Temperatur entsprechend erhöht.

Temperatur: schwankt von 98,4—104,2 F. (36,9—40° C).

Krankheitsverlauf: stets leicht, trotz mancher schwerer Symptome (s. o.).

Kritik der Beobachtungen *Dukes'*

Untersucht man kritisch die Mitteilung *Dukes'*, so muß man große Zweifel äußern, ob hier wirklich eine besondere Krankheit vorliegt. Man bedenke, daß die erste Epidemie 8 Jahre (!) vor der Publikation liegt und alle näheren Mitteilungen völlig fehlen. Und schwere Bedenken muß man erheben, wenn *Dukes* in der zweiten Epidemie zwei verschiedene Krankheiten annehmen will, und als einzigen Unterschied außer dem leichten Verlauf die angebliche Verschiedenheit der Inkubation ansehen will. Die Inkubationszeit beim Scharlach ist nichts weniger wie feststehend, und wir werden sehen, daß andere Autoren (*Kramer*) auch für die „Vierte Krankheit" viel kürzere Zeiten angeben. Daß einzelne Kinder mehrmals leichte Exantheme darboten, ist beim Scharlach nichts Außergewöhnliches (zweites Kranksein). Endlich ist aber die dritte Epidemie so scharlachähnlich, daß wir die Behauptung wagen, daß hier sicher eine Scharlachepidemie vorhanden gewesen ist.

Wir führen dafür sogar den Autor selbst als Zeugen an, denn *Cl. Dukes* sagt von dieser Epidemie wörtlich: „Die Krankheit glich dem Scharlach weit mehr als die anderen Epidemien, die ich bisher gesehen hatte. Der Grund hierfür war die besondere Ähnlichkeit des Ausschlags dieser Krankheit mit dem Scharlach und ebenso die starke Abschuppung der Haut, die in einigen Fällen nachfolgte"; und an einer anderen Stelle heißt es: In einigen Fällen war der Ausschlag „sehr stark und absolut charakteristisch für Scharlach. Selbst, wenn 10 Sachverständige (!) nur die Haut gesehen und keine andere Untersuchung vorgenommen hätten, so würden sie alle Scharlach diagnostiziert haben". Endlich meint *Dukes*, daß die Inkubationszeit in dieser Epidemie, wie „er glaube", 9—21 Tage betragen habe; doch fügt er gewissenhaft hinzu: „Ich war aber bei dieser Endemie nicht sicher in der Entscheidung, weil einzelne Fälle zu gleicher Zeit vorkamen und ich konnte keine zusammenhängenden Glieder zwischen den einzelnen Fällen entdecken".

Die fourth disease ist ein leichter Scharlach

Hält man dies alles zusammen, so wundert man sich, daß dies Material als ausreichend befunden wurde, die Lehre von der „fourth disease" zu begründen. Wir Ärzte von heute kennen diese „leichten Scharlachfälle" zur Genüge, in der damaligen Zeit war aber der Verlauf der meisten Scharlachfälle ein viel schwererer und deshalb fielen leichtere Epidemien als Besonderheiten mehr auf. Schon englische Autoren (*Killick*, *Millard*) haben kurz nach der Mitteilung *Cl. Dukes* diese Meinung geäußert, und auch *Stooß* hat Bedenken getragen, diese Epidemie als beweisend anzusehen.

Nach *Dukes* war es besonders *Weaver*, der für die These *Dukes'* eintrat; er berichtete über 14 Fälle, die dem oben beschriebenen Bilde entsprachen. An die

Weitere Beobachtungen über die fourth disease

Veröffentlichung *Dukes* knüpfte sich eine rege Diskussion unter den englischen Ärzten, und es war selbstverständlich, daß ein Teil ihm beistimmte (*Broadbent, Johnston, Weaver, Craik*), ein anderer Teil die Selbständigkeit der „Vierten Krankheit“ ablehnte (*W. Watson, Griffith, Washbourn, Killick, Millard*).

Auch in Deutschland ist die Frage diskutiert worden. Warm eingetreten für die Existenz dieser Krankheit sind von bedeutenden Pädiatern nur *Unruh* (1906) und *Hochsinger* (1927). *Hochsinger*, der die Krankheit Scarlatinella nennt, will jene scharlachartigen Exantheme, die gutartig verlaufen und nicht zur Schuppung führen, zur Vierten Krankheit rechnen. Er stellt sich aber damit eigentlich in Gegensatz zu *Dukes*. Liest man aber *Unruhs* Arbeit genau durch, dann kommt man zu dem Resultat, daß hier mehr Röteln beschrieben sind als die sogenannte „Vierte Krankheit“. Denn *Unruh* sagt selbst: „Es ist notwendiger, die Selbständigkeit der „Vierten Krankheit“ gegenüber den Röteln zu verteidigen, denen sie klinisch näher steht als dem Scharlach“. Dieser Satz ist aber mit den Beschreibungen *Filatows* und *Dukes*' nicht recht in Einklang zu bringen und so können die *Unruh*schen Beobachtungen eigentlich nicht zur Stütze der Auffassung *Dukes*' herangezogen werden. *Heubner* ist der Meinung, daß entweder Scharlach oder eigenartige Röteln (*Kaufmann*) vorlagen; ähnlich äußert sich *Comby*. Vorsichtiger sind in ihrem Urteil *von Bokay* und *Stooß*, die beide zugeben, daß es Exantheme gibt, bei denen es zweifelhaft ist, ob es sich um einen leichten Scharlach oder um eine exanthematische Erkrankung anderer Art handelt, die aber doch deshalb sich nicht unbedingt der Ansicht von *Dukes* anschließen, wenn auch *Bokay* mehr der Ansicht von *Dukes* zuneigt. Auch meint *Stooß*, daß man „annehmen muß, daß es verschiedenartige, noch unklare infektiöse Krankheiten mit scharlachartigem Ausschlag gibt“. *Jochmann* hat zwar keine Epidemien von „Vierter Krankheit“ beobachtet, glaubt aber, daß diese Erkrankung sicher von Scharlach abzugrenzen sei, besonders führt er dafür die lange Inkubationsdauer, den milden Verlauf und das schnelle Verschwinden der Ansteckungsfähigkeit an.

Scarlatinella (*Hochsinger*)

In den letzten beiden Jahrzehnten sind nur ganz wenige Epidemien von „Vierter Krankheit“ beschrieben. *Kramer* berichtet 1914 in einer holländischen Zeitschrift über eine Epidemie von 4 Fällen auf einem Saal, die an vierter Krankheit erkrankt sein sollen. Etwa eine Woche nach dem Auftreten des ersten Falles erkrankten zu gleicher Zeit die drei anderen Kinder. Die Inkubationszeit wird hier also auf 7 Tage angegeben, was in direktem Gegensatz zu *Dukes* und *Unruh* steht. In einem der Fälle wurden auch *Döhle*sche Körperchen(!) in den Leukozyten konstatiert.

Eine zweite Arbeit stammt aus dem Jahre 1927 von *Fervers*. Er berichtet über eine Epidemie von Vierter Krankheit bei Kindern im Alter von 3—9 Jahren. Die Anzahl der Erkrankungen wird nicht mitgeteilt. Längere Prodromalerscheinungen wurden nicht gesehen, Fieber meistens schon einen Tag vor dem Auftreten des Exanthems, zwischen 38 und 39°. Am 2. Tag Ausschlag, der genau scharlachähnlichen Charakter hatte und sich über Gesicht, Rumpf und Extremitäten erstreckte. Dabei stets eine mehr oder weniger starke Angina mit mäßigen Drüsenschwellungen. Öfters auch geringe Lichtscheu. Zunge stark belegt, jedoch nach Abstoßung des Belages nicht so typisch gerötet wie die Himbeerzunge. Abblassen des Exanthems nach 2—3 Tagen und entsprechend seiner Stärke mehr oder weniger starke Abschuppung der Haut, die mehr kleienförmig und kleinschuppig war, so daß sich die Haut rauh wie eine Bürste anfühlte. Die Mehrzahl der Kinder war nach 3—5 Tagen wieder aus dem Bett. Mit zunehmendem Alter verlief die Krankheit schwerer. Auch sah er bei den älteren Kindern vorübergehend Herzschwäche. Welcher Kinderarzt würde eine solche Epidemie in der heutigen Zeit nicht als leichte Scharlachepidemie auffassen? *Dreifuß* hat eine Selbsterkrankung beschrieben. Endlich gibt *Raven* im Lancet eine Schilderung einer Epidemie von 12 Fällen, die der von *Fervers* beschriebenen gleicht.

Neuerdings will *Friend* die *Dukes-Filatow*sche Krankheit wieder in zwei Unterarten trennen:

1. Die „Vierte Krankheit“ (*Dukes*), der er den Namen „Parascharlach A“ gibt und 2. Rubeola scarlatinosa (*Filatow*), der er den Namen „Parascharlach B“ gibt. Schwere Fälle der ersten Krankheit können heftiger verlaufen als die derzeitige Form des Scharlachs (!). Die Differentialdiagnose gegen Scharlach ist nur möglich, wenn man das Exanthem beobachten kann, das meist „badehosenartig“ beginnt und von da allgemein über den ganzen Körper geht. Komplikationen von seiten des

Mittelohres sind nicht selten. Der Parascharlach B verläuft sehr leicht. Inkubationsdauer 12—22 (meist 14) Tage. Zusammentreffen dieser beiden Erkrankungen mit echten Scharlachepidemien kommt vor, ist aber nicht unbedingt notwendig.

Dieser Ansicht hat sich *Stern* angeschlossen, da bei einem (!) Fall von Angina mit scharlachähnlichem Ausschlag das zweimal angestellte Auslöschphänomen beide Male negativ war und der Dicktest, der erst ½ Jahr später vorgenommen wurde, positiv ausfiel. Es ist wohl wahrscheinlich, daß es sich hier um eine Angina mit scharlachähnlichem Ausschlag bei einem vasomotorisch erregbaren (sensibilisierten) Kind gehandelt hat, und es bleibt subjektive Auffassung, ob man eine solche Krankheit zum Scharlach rechnet oder nur eine Angina mit Erythem annimmt. Jedenfalls liegt kein Grund vor, eine besondere exanthematische Krankheit anzunehmen. Derselbe Einwand gilt für die Beobachtungen des Amerikaners *Stevens*.

Kritik.

Die fourth disease ist keine Krankheit sui generis

Überblickt man daher das ganze Material, das für die Selbständigkeit der Vierten Krankheit spricht, so sieht man, daß es mehr wie dürftig ist. Es gibt nicht ein einziges Symptom, das für die Vierte Krankheit beweisend ist. In den letzten zwei Jahrzehnten hat gerade der Scharlach eine besondere Bearbeitung gefunden und immer mehr hat sich bei allen Forschern die Meinung befestigt, daß der Scharlach, so unklar im einzelnen gerade hier die epidemiologischen und ätiologischen Verhältnisse liegen, eine Erkrankung ist, die nicht mit den Masern als eng verwandter Infektion in einem Mund genannt werden darf. Vor allem ist der Scharlach keine „obligat oberschwellige" Erkrankung und die einzelnen Krankheitsbilder können von den leichtesten bis schwersten Formen in einer Weise wechseln, wie wir dies bei Masern überhaupt nicht kennen. Jeder erfahrene Arzt hat besonders in den letzten 2 Jahrzehnten viele einzelne Krankheitsfälle, ja auch kleinere Endemien gesehen, die die oben genannten Autoren für eine Vierte Krankheit ansehen würden; und die von *Ferver* und *Raven* erst kürzlich beschriebenen Endemien wird wohl jeder erfahrene Autor als leichte Scharlachfälle ansehen. So ist es wohl auch zu verstehen, daß das Interesse für diese Krankheit heute immer mehr erlischt und sich kein ernsthafter Forscher für die Selbständigkeit der Krankheit einsetzt. Auch die angeblich längere Dauer der Inkubationszeit von 9—21 Tagen kann nicht als Beweis gegen den Scharlach herangezogen werden, da jeder die Tücken und Zufälle beim Scharlach in dieser Hinsicht kennt und andere Autoren eine geringere Inkubationszeit annehmen. Wer will es wagen, heute für den Scharlach eine fest normierte Inkubationszeit anzugeben?

Und so komme ich in diesem Kapitel zu dem bestimmten Schluß: Was unter dem Namen „Vierte Krankheit" beschrieben ist, sind meist leichte Scharlachfälle, vielleicht auch einzelne andere Exantheme (besonders Röteln); jedenfalls haben wir keine Berechtigung, eine besondere „exanthematische" Infektionskrankheit als sogenannte „Vierte Krankheit" anzunehmen, zumal die Originalmitteilung *Dukes'*, wie ich gezeigt habe, die schwersten Bedenken gegen die Krankheit als selbständiges Exanthem aufkommen läßt. Ich hoffe, daß diese Abhandlung die letzte ausführliche Mitteilung über die Vierte Krankheit bleiben wird. Wenn wir dies aussprechen, so wollen wir auch eine zweite Folgerung ziehen: Gibt es keine „Vierte Krankheit", so gibt es keine „Fünfte" und keine „Sechste Krankheit", sondern es gibt nur ein Erythema infectiosum und ein Erythema subitum. Die Namen „Vierte, Fünfte, Sechste Krankheit" müssen aus der Literatur verschwinden.

Literatur:

v. Bokay, Pfaundler-Schlossmann, II. Aufl., II. Bd., S. 1910. — *Broadbent*, „The fourth disease." The Lancet 1900, 78. Jahrg., Bd. II, S. 289. — *Craik, R.*, Measles, German measles, and the „fourth disease". Lancet 1900, 78. Jahrg., Bd. II, S. 481. — *Dreifuß*, Die vierte Krankheit. Z. ärztl. Fortbildg. 1928, 25. Jahrg., S. 452.—

Dukes, Cl., On the confusion of two different Diseases under the name of Rubella (Rose-Rash). Lancet 1900, 78. Jahrg., Bd. II, S. 89. — *Ders.*, The double significance of the name „Rubella". Lancet 1900, 78. Jahrg., II. Bd., S. 115. — *Fervers*, „Die vierte Krankheit." Münch. med. Wschr. 1927, Bd. 74, S. 283. — *Filatow*, Vorles. über akute Infektionskr., Wien, II. Aufl., S. 383. — *Friend, G. E.*, A critical examination of some cases of a scarlatiniform type. Lancet 1928, Bd. 214, S. 274. Ref. Zbl. Kinderheilk. 1928, Bd. 21, S. 779. — *Hochsinger, K.*, Über die sogenannte „Vierte Krankheit": Scarlatinella. Wien. klin. Wschr. 1926, Jahrg. 39, Nr. 6 und 7. — *Kaufmann*, Zur Frage der sog. Vierten Krankheit. Vereinsbl. d. pfälz. Ärzte, 1927, Nr. 6. — *Kramer*, Die Dukes-Krankheit. (Vierte Krankheit.) Nederl. Tydschr. v. Geneesk., Bd. II, S. 194, 1914. Ref. in Mtschr. f. Kinderheilk., Bd. XIV. Ref. 1916. — *Millard, C., Killick*, The allegede xistence of a „fourth Disease". Lancet 1900, 78. Jahrg., II. Bd., S. 1304 und 1611. — *Raven*, An epidemic of fourth disease, Lancet, Bd. 204, S. 950, 1923. — *Romer, L.*, The alleged Existence of a „fourth Disease". Lancet 1900, 78. Jahrg., Bd. II, S. 1459. — *Stern, W.*, Parascarlatina. Mschr. Kinderheilk. 1929, Bd. 43, S. 499. — *Stevens, F.*, The occurrence of staphylococcus aureus infection with scarlatiniform rash. J. amer. med. Assoc. 1927, Bd. 88, S. 1957. Ref. Zbl. Kinderheilk. 1928, Bd. 21, S. 159. — *Stooß* in Schloßmann-Pfaundler 1923, III. Aufl., Bd. II, S. 241. — *Unruh*, Über die vierte Krankheit. Dtsch. Arch. klin. Med. Bd. 85, 1. und 2. Heft. — *Weaver*, Journ. of State. Medicine 1901 cit. nach Stooß.

III. Die Ringelröteln[1]).

(Großfleckenkrankheit, Kinder-Rotlauf.)

Begriffsbestimmung und Geschichtliches.

Das Erythema infectiosum ist eine infektiöse, in Epidemien auftretende Erkrankung, deren Selbständigkeit heute absolut feststeht.

Von allen anderen Exanthemen unterscheidet sich diese Krankheit dadurch, daß es sich um ein polymorphes, makulo-papulöses, hin und wieder quaddelartiges oft konfluierendes Exanthem handelt. Die bevorzugten Stellen sind stets das Gesicht und die Streckseiten der Extremitäten. Dabei nimmt das Exanthem allmählich eine dunklere rote Färbung, besonders an den Extremitäten eine marmorierte Zeichnung an. Das Allgemeinbefinden ist meist so gut wie gar nicht gestört.

Geschichte des Erythema infectiosum

Die erste klare Beschreibung des Erythema infectiosum als einer selbständig epidemisch auftretenden Infektionskrankheit stammt von *G. Sticker* (1899). Er berichtete an einer allerdings schwer zugänglichen Stelle über „die neue Kinderseuche in der Umgebung von Gießen (Erythema infectiosum)". Er ist auch der Autor, der der Krankheit den Namen „Erythema infectiosum" gegeben hat, eine Name, der sich trotz mancher neuer Vorschläge (Erythema infectiosum febrile, epidemischer Kinderrotlauf, Erythema simplex marginatum, Erythema infectiosum multiforme, Megalerythema epidemicum, Exanthema variabile, fünfte Krankheit) durchgesetzt hat. Freilich ist *Sticker* nicht der erste Autor, der das Krankheitsbild überhaupt gesehen hat.

Andere Bezeichnungen für das Erythema infectiosum

Zehn Jahre vorher, also 1889, berichtete der praktische Arzt *Tschamer* (Graz) über eine Epidemie von 30 Fällen in Graz, die er „örtliche Röteln" nannte. Es kann nach genauem Studium der Arbeit gar keinem Zweifel unterliegen, daß es sich hier um eine Erythema-infectiosum-Epidemie gehandelt hat. *Tschamer*, der zweifellos

1) Lat.: Erythema infectiosum, annulare, febrile; Megalerythema epidemicum. Franz.: mégalerythème épiémique; cinquième maladie. Engl.: Lifth disease, megalerythema. Ital.: quinta malattia. Span.: quinta enfermedad.

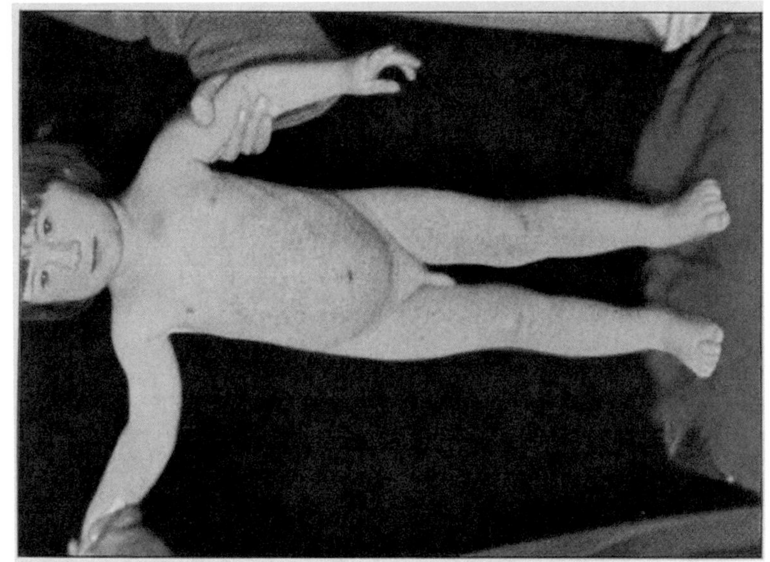

Exanthema subitum.
Ausschlag masernartig, aber im Gegensatz zu Masern Gesicht frei.

Aus Glanzmann, Ergebnisse der inneren Medizin und Kinderheilkunde, Band XXIX, 1926.

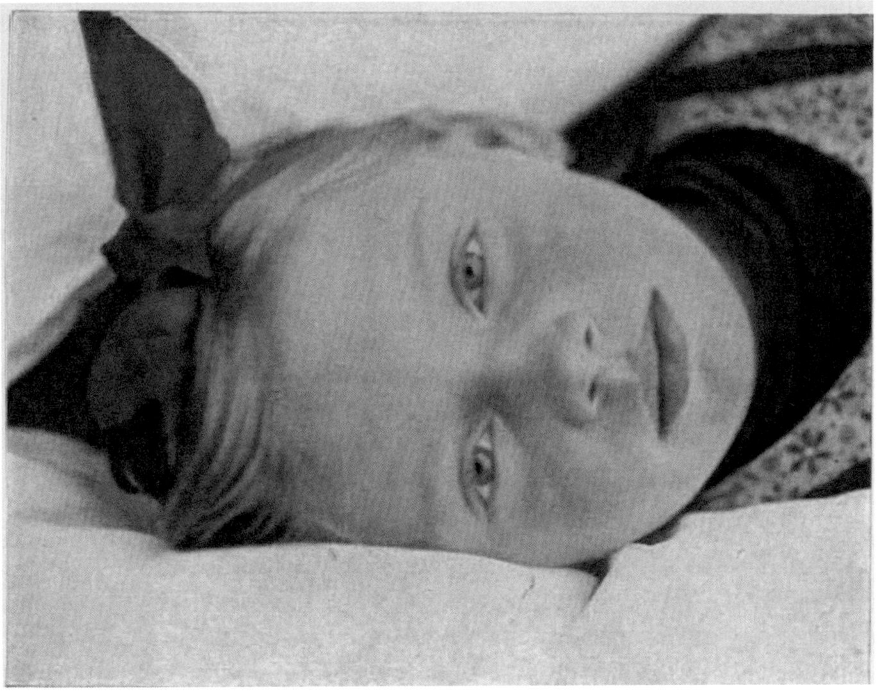

Erythema infectiosum:
Übergang in cyanotisches Blaurot.

Aus Tobler, Erythema infectiosum, Ergebnisse der inneren Medizin und Kinderheilkunde. Band XIV, 1915.

das Krankheitsbild der Röteln gut kannte, hatte auch diagnostische Bedenken; aber er kommt doch zu dem „sicheren" Schluß, daß es sich um echte Rubeola-Fälle handelt. Freilich bezeichnet er sie als „örtliche" Röteln, d. h. um „eigentümlich lokalisierte" Röteln.

Kurz darauf (1891) bespricht *Gumplowicz* aus der *Escherich*schen Klinik in Graz 17 Fälle von „Röteln". Er sagt über diese Erkrankung: „Da die wesentlichen Merkmale der von uns beobachteten Affektion mit dem übereinstimmen, was in den pädiatrischen Werken von *Thomas, Gerhardt* u. v. a. unter dem Namen der Röteln geschildert wird, so halten wir uns berechtigt, das fragliche Exanthem als Röteln im Sinne der genannten Autoren anzusprechen." Tatsächlich zeigt aber die Schilderung der Krankheitsfälle, daß es sich hier nicht um Röteln sondern ebenfalls um eine Grazer Epidemie des Erythema infectiosum gehandelt hat.

1896 berichtet *Tobeitz,* auch ein Assistent *Escherichs* (Graz) auf dem internationalen Kongreß in Moskau über „atypische Rötelfälle". Wieder wird hier über Krankheitsfälle berichtet, die zweifellos zum Erythema infect. gehören; der Verfasser zieht aber nicht den Schluß, daß es sich um eine andere Krankheit handelt, sondern nimmt auch hier nur eine besondere Form der Röteln an. *Escherich* hat in der Diskussion zu dem Vortrage von *Tobeitz,* wie er in einer Arbeit in der Monatsschrift für Kinderheilkunde 1904 mitteilt, ausgesprochen, daß er die Grazer Epidemien für eine von den Röteln verschiedene Erkrankung halte und in den gedruckten Verhandlungen des Moskauer Kongresses ist zu lesen, daß *Escherich* überhaupt an der kontagiösen Natur der Krankheit gezweifelt hat, da er nie Übertragungen gesehen habe, trotzdem die Kinder nicht isoliert waren. Erst mit der Arbeit von *Sticker* und der Dissertation seines Schülers *Berberich,* die natürlich von den Grazer Epidemien keine Kenntnis hatten, wurde die Sachlage geklärt und mit klaren, eindeutigen Worten die Krankheit als neue, selbständige exanthematische Krankheit hingestellt. Kurz nach *Sticker* veröffentlichte dann *Schmid* aus der Escherichschen Klinik eine Arbeit „Über Röteln und Erythemepidemien", die die Grazer Erfahrungen besprach, für die Selbständigkeit der Erkrankung des Erythema infectiosum eintrat und die Differentialdiagnose der beiden Erkrankungen eingehend erörterte. *Schmid* erwähnt dabei die *Sticker*sche Arbeit und übernimmt auch den Namen. So ist es wohl richtig, daß zwar die ersten Beschreibungen aus Graz, speziell aus der *Escherich*schen Klinik hervorgegangen sind, daß aber *Sticker* das Verdienst hat, die Krankheit als selbständige Infektionskrankheit als erster erkannt und ausführlich beschrieben zu haben.

Escherich hat später (1910) seine Ansicht über das Erythema infectiosum anläßlich einer Demonstration von 2 Fällen dahin präzisiert: „Alle diese Gründe haben meine Zweifel an der Auffassung dieses Zustandes als einer neuen akuten kontagiösen Infektionskrankheit verstärkt und ich möchte mich heute mit Entschiedenheit dahin aussprechen, daß es sich bei dieser Krankheit um besonders leicht verlaufende Fälle von Erythema multiforme Hebrae handelt."

In der Folge mehren sich nun die Beobachtungen (*Tripke, Feilchenfeld* 1902, *Heimann, Kaupe* 1903, *Plachte* 1904, *Pospischill* 1904, *Fleischer* 1905, *Trumpp* 1906, *Sepp* 1909, *Tugendreich* 1913, *Heisler* 1914).

Im Jahre 1915 hat *Tobler* anläßlich einer größeren Epidemie in Breslau eine eingehende Schilderung der Krankheit an der Hand von 65 Fällen gegeben, in der auch die gesamte Literatur besprochen ist. Nachfolgende Publikationen haben nichts Wesentliches mehr hinzugebracht.

Im Ausland ist die Krankheit weniger bekannt geworden. *Moussens* und *Cheinisse* haben zwar schon 1905 Epidemien als Megalerythème épidemique bzw. maladie cinquième beschrieben. Neuerdings berichten *Cathala* und *Cambessédes* von einer Familenepidemie. Die meisten französischen Autoren (*Comby*) zogen es aber vor, die Selbständigkeit des Erythema infectiosum zu leugnen und *Lesage* sagt z. B. ausdrücklich, daß diese „namentlich von den deutschen Autoren beschriebene Affektion unter die toxischen Erytheme intestinalen Ursprungs" zu reihen ist. In Frankreich ist leider der Name „fünfte Krankheit" aufgekommen.

In der Schweiz ist die Krankheit wiederholt beobachtet worden (1903 von *Feer* in Basel, 1905 in der französischen Schweiz von *de la Harpe,* 1918 von *Stooß* in Bern).

Aus dem übrigen Ausland (Italien, Amerika, Rußland) sind die Nachrichten ganz spärlich. Es scheint, daß in Amerika die Krankheit gar nicht vorkommt, jedenfalls sehr selten ist.

Epidemiologie.

Epidemiologie

Die Krankheit ist, wie ihr Name sagt, infektiös, tritt gewöhnlich in Gruppen- (Familien-) Erkrankungen auf und kann epidemischen Charakter annehmen. Es scheint, daß in einzelnen Gegenden das Erythem besonders heimisch ist. Sporadische Fälle kommen vor, erst kürzlich haben wir Gelegenheit gehabt, mehrere Fälle von Erythema infectiosum in einer Knabenanstalt zu sehen. Jedenfalls sind Kinder besonders bevorzugt, und hier wiederum das Spiel- und Schulalter. Daß Erwachsene an Erythema infectiosum erkranken, ist sichergestellt (*Sticker*, *Berberich*, *Tschamer*, *Tobler* u. a.). Junge Säuglinge erkranken nur ganz ausnahmsweise.

Die Empfänglichkeit für die Krankheit ist auch nicht entfernt so groß wie bei Masern. *Escherich*, *Pospischill* und *Tobler* teilen z. B. mit, daß sie Hausinfektionen in Kliniken nie beobachtet haben, trotzdem erkrankte Kinder mit anderen Kindern im gleichen Zimmer lagen. Andererseits infizierte ein in der Münchner Kinderklinik an Erythema infectiosum erkranktes Kind den Assistenten und dieser wieder ein anderes Kind. Meist erkranken nicht alle Kinder einer Familie, wenn auch gerade über Familienepidemien immer wieder berichtet wird. An eine bestimmte Jahreszeit sind die Epidemien von Erythema infectiosum nicht gebunden, doch geht aus den Mitteilungen hervor, daß die Krankheit am häufigsten im Frühjahr auftritt, alsdann sind die Sommer- und Wintermonate bevorzugt.

Inkubationszeit

Die Inkubationszeit des Erythema infectiosum ist nicht völlig sichergestellt. Von den meisten Autoren (*Heisler*), denen sich auch *Tobler* anschließt, wird die Zeit von 7—14 Tagen angegeben.

Krankheitsbild.

Gewöhnlich beginnt die Krankheit unvermittelt mit dem Exanthem.

Prodromi

Prodromalerscheinungen fehlen meist völlig, oder sie sind sehr geringer Natur (leichter Schnupfen, etwas Schluckbeschwerden, Mattigkeit, nur wenig Fieber und ähnliches). *Tobler* hat bei allen 65 Fällen Angaben über Prodromi vermißt.

Es ist nicht ganz leicht den Ausschlag zu beschreiben, da er bei dem einzelnen Fall wechselt und damit eine gewisse „Vielgestaltigkeit" bekommt. Ich möchte aber die Worte anführen, die *Sticker* (und sein Schüler *Berberich*) in ihren grundlegenden Arbeiten über den Ausschlag geben.

Beschreibung des E. i. von *Sticker*

„Ohne merkliches Fieber oder unter ganz geringen Fieberbewegungen erscheinen auf den Wangen große rote Flecken oder symmetrische breite blasse Quaddeln mit rotem Hof, welche leicht jucken, mitunter stärker brennen, oft gar nicht oder kaum gefühlt werden. Am anderen Tage, seltener am selbigen, treten über den Vorderarmen und Unterschenkeln, wieder ein oder zwei Tage später rückläufig über dem Stamm, über Stirn und Schläfen in rascher Ausbreitung oder in zögernd folgenden, wiederholten Nachschüben kleine runde Roseolen oder größere unregelmäßig begrenzte rosenrote Flecke, Ringe, Guirlanden auf, welche nach wenigen Stunden ihres Bestehens oder bis zum folgenden Tage sich über die Hautfläche kaum merklich erheben und dem tastenden Finger eben fühlbar werden. Bald wird das Zentrum der Figuren, seltener die Figur selbst, silbergrau, hellbraun oder graublau. Das Erythem verschwindet anfänglich beim Verstreichen oder Anspannen der Haut gänzlich; später bleibt es als ein gelbliches oder bräunliches Mal auf der blutleer gemachten Haut stellenweise schwach sichtbar.

Haarboden und Hals, Finger und Zehen und die Gesäßgegenden oder wenigstens der Damm bleiben auch bei der stärksten Ausbreitung beinahe ganz frei, Ellenbogen, Knie und Brust und Bauch werden in geringerem Maße befallen als die übrigen Teile.

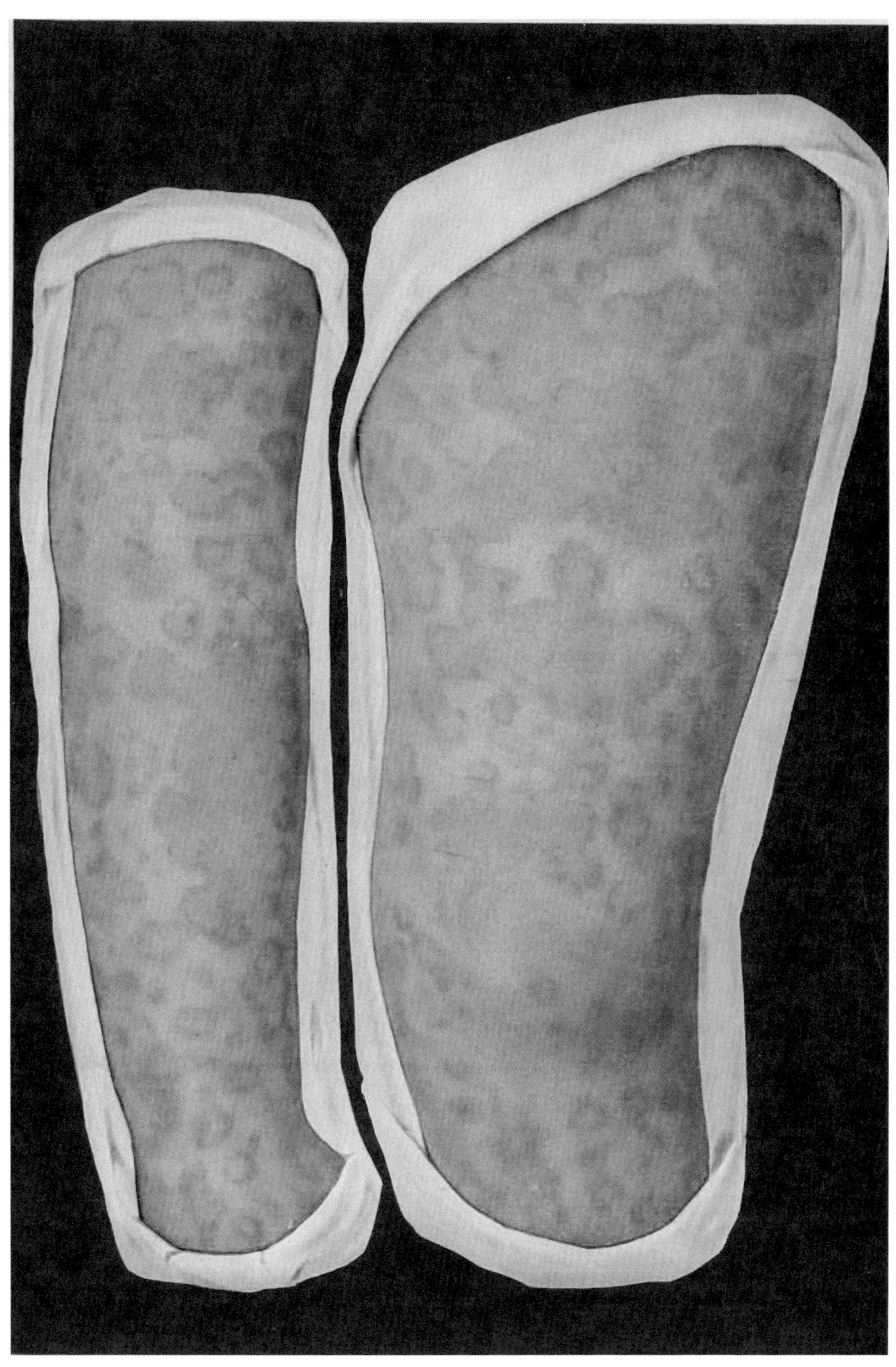

Erythema infectiosum:
Ausgeprägte Girlandenzeichnung und starke Konfluenz.

Aus Tobler, Erythema infectiosum, Ergebnisse der inneren Medizin und Kinderheilkunde. Band XIV, 1915.

Am reichlichsten stehen die Flecken auf den Streckseiten der Gliedmaßen, an den Schultern und Hüften, auf den Hinterbacken bis zu der Fläche, welche beim Sitzen aufliegt. Hier wie an anderen Grenzen seiner Ausbreitung bildet die rote Zone des Exanthems mitunter eine wallartige, unregelmäßige, durch vorgeschobene Landzungen und Inseln vielgestaltige Küste gegen die freigebliebene helle Hautfläche.

Meistens verfließen zwischen dem ersten Erscheinen des Erythems im Gesicht und seiner letzten Verbreitung zwei oder mehrere Tage; entweder ist dann schließlich der ganze Körper (mit Ausnahme der besonderen Stellen) vom Erythem eingenommen oder der Prozeß ist am Ausgangspunkt und an anderen früh befallenen Stellen wieder abgeheilt und nur noch an den Vorderarmen oder an den Unterschenkeln oder um das Gesäß herum zu finden, um hier einige Zeit, bis zu mehreren Tagen, zu verharren.

In den Fällen, in welchen die Höhe der Krankheit mit einer allgemeinen Ausbreitung des Ausschlages erreicht wird, pflegen die Erscheinungen am ausgeprägtesten am dritten oder vierten Krankheitstage zu sein und dann sehr rasch zu verschwinden oder nur an einzelnen Stellen zu zögern. Auf der Höhe des Ausbruchs hat dann die anfänglich hellrote Hyperämie der Wangen eine dunkle Karminröte oder Weinröte oder auch einen zinnoberroten bis kupferroten Ton angenommen und zeigt mäßig infiltrierte etwas erhabene Ränder (Erythema exsudativum), in deren Umgebung kleinere Flecken (Roseolae) aufgeschossen sind; wo im Anfang etwa eine Quaddel (E. urticatum) stand, ist nachher ein derbes dunkelrotes Infiltrat. Am Rumpf herrscht immer die fleckige Form des Erythems vor mit der Neigung in Ringform mit eingesunkenem Zentrum auseinanderzufließen (E. annulare) oder zu Landkartenlinien (E. figuratum) zusammenzutreten. An den Extremitäten bildet der Ausschlag bei seiner höchsten Entwicklung fast ausnahmslos eine marmorierte Zeichnung, welche durch das Ineinanderspielen der weißen gesunden Hautstellen und der hyperämischen Stellen mit rotem mannigfaltig gebuchtetem Rande und grauem oder gelbbräunlichem oder graublauem Zentrum ein zartes oder lebhafteres reizvolles Farbenbild gibt.''

Aus dieser Beschreibung geht schon hervor, daß die Krankheit sich in „einer Folge zeitlich aneinander gereihter Entwicklungsstadien eines im Wesen gleichartigen Prozesses darstellt" („Reiteration").

Das Erythem besonders im Gesicht und an den Streckseiten der Extremitäten

Stets ist vom Exanthem das Gesicht befallen. Die Wangen sind hochrot, von manchen wird das anfangs gar nicht als Ausschlag gedeutet; sondern es kann sogar als „besonders blühendes Aussehen" (*Escherich*) imponieren. Ein anderer Autor sagt: daß die „Patienten so aussehen, als wenn sie auf jede Wange einen kräftigen Schlag erhalten hätten!" Bei näherem Zusehen und Betasten ergibt sich aber, daß die Konsistenz der Haut verändert ist und daß leichte oder derbere Erhebungen der Haut sich ausbilden. Diese Anschwellungen treten an den Rändern besonders eindrucksvoll hervor, besonders gegen die Augen und die Nase (s. Tafel 20, Fig. 1). Die Wangen bekommen dann etwas erysipelartiges, ja es kann bis zur Ödembildung fortschreiten. An der Nasolabialfalte und am unteren Orbitalrande macht die Schwellung und Rötung halt, und so entsteht eine Art „Schmetterlingsfigur" (schmetterlingsförmige Quaddel; *Berberich*), die um so auffälliger ist, je weniger das übrige Gesicht an der Rötung teilnimmt. Völlig frei vom Ausschlag bleiben der knorpelige Teil der Nase und die Lippen; selten ist das Kinn befallen, häufiger dagegen die Stirn, besonders die Gegend der Glabella. So entsteht ähnlich wie beim Scharlach um die Mundpartie ein blasses Dreieck. Gegen das Ohr und die Wangen ist das Erythem nicht so scharf begrenzt.

„Schmetterlingsfigur" im Gesicht

Hat die Rötung ihren Höhepunkt erreicht, so bekommt der Ausschlag mehr eine düsterrote Färbung, geht dann allmählich in eine zyanotische Farbe über und verblaßt schließlich zu einem „silbergrauen" (*Berberich*) oder „grauvioletten" (*Tobler*) Ton (s. Tafel 21).

Diese Umwandlungen sind in jenen Fällen sehr ausgesprochen, in denen eine besonders intensive Rötung bestand. In leichteren Fällen blaßt das Exanthem schon anfangs ab.

Ausschlag an den Extremitäten

Kurz nach dem Gesicht, bisweilen gleichzeitig, werden die Extremitäten, besonders die Arme vom Ausschlag befallen. Hauptsächlich an der Schultergegend, sowie an den Streckseiten und Seitenteilen der Oberarme und Oberschenkel wird das Exanthem sichtbar. Die Beugeseiten (besonders die Waden) nehmen seltener am Ausschlag teil. Handteller und Fußsohlen bleiben stets frei. Fast stets wird auch die Glutealgegend befallen, während der Stamm (Brust, Bauch, Rücken) oft frei bleibt. Doch können auch am Stamm Rötungen gesehen werden; doch sind sie nie so charakteristisch wie im Gesicht, an den Glutaeen und Extremitäten.

Das Exanthem kann hier in seinem Entstehen gut verfolgt werden; es entwickelt sich aus einzelnen kleinsten hellroten Fleckchen, die sich allmählich vergrößern; während gleichzeitig daneben immer neue rote Fleckchen aufschießen und größere Flecken zusammenfließen, so daß sie den Durchmesser unserer jetzigen Markmünze erreichen. Fast stets wird ein papulöser Charakter dieser Flecke sichtbar. In einzelnen Fällen können quaddelartige Erhabenheiten auftreten. So sieht man an den Extremitäten kleinere oder größere herdförmige Erythemfelder. Der Charakter dieses Ausschlages erinnert am meisten an den Masernausschlag und *Pospischill* hat direkt „von dem morbilloiden Verlauf der Krankheit" gesprochen. Fehlt die Ringbildung, so kann das Exanthem ganz zusammenfließen und der Ausschlag wird scharlachartig.

Nun kommt es aber, ebenso wie im Gesicht, zu Rückbildungsvorgängen. Dann nehmen die zentralen Partien eine violette Färbung an und andere Stellen blassen stark ab. Dadurch kommen jene eigentümlichen, aber für diese Krankheit so charakteristischen „ring- und kranzförmigen Gebilde" zustande und durch „Ineinandergreifen solcher Figuren können buchtige, girlandenförmige Zeichnungen" entstehen (Erythema annulare, gyratum, marginatum, figuratum). Andere Autoren sprechen von „schlangenartigen", „landkartenartigen" Zeichnungen (s. Tafel 21).

Auch die weitere Entwicklung des Exanthems ist wichtig; sind die letzten roten Ränder und Flecken abgeblaßt, so kommt es zu jener eigentümlichen zyanotischen Verfärbung; die Haut fühlt sich dabei kühl an; es sind hier also vasomotorische Störungen vorhanden, ja es kann zu jener Haut kommen, die *Escherich* „Cutis marmorata" genannt hat. Hier kann es nun durch äußere Reize wieder zum Aufflammen des Erythems kommen. Als solche Reize werden angegeben: die Bettwärme, psychische Erregung (*Escherich*), das Tageslicht (*Moussens*) bzw. strahlende Sonne (*Sticker*, *Berberich*).

Eine Abschuppung wird im allgemeinen nicht beobachtet, nur im Gesicht kann es zu feinster Schilferung kommen. In einzelnen Fällen wird über Juckreiz geklagt, während er in anderen Fällen fehlt. Die Dauer der Krankheit beträgt meist 6—10 Tage, in Ausnahmefällen schwankt sie zwischen 3 und 20 Tagen. Komplikationen der Schleimhäute sind selten. Drüsenschwellungen kommen im Gegensatz zu Röteln im allgemeinen nicht vor. Eine Milzschwellung fehlt; nur ganz wenige Autoren berichten über eine Vergrößerung der Milz.

Die Allgemeinerscheinungen sind gering. Fieber besteht entweder gar nicht oder fast nicht; manchmal sind allerdings Temperaturen bis 38°, einmal bis 39° gemessen worden; meist beträgt die Temperatur 37 bis 37,5°. Allgemeinerscheinungen gering

Nach *Hoop* ist das Blutbild von Wichtigkeit. In den ersten 2 Tagen ist die Leukozytenzahl normal oder erniedrigt, dann nimmt die Gesamtzahl zu (10—14000). Es besteht Vermehrung der Eosinophilen. In dem Blutbild, das *Stooß* mitteilt, bestand eine lymphozytäre Anreicherung. 2. Tag: 4500 Leukozyten, Neutrophilen 29%, Eosinophilen 3,5%, Mastzellen 0,5%, Lymphozyten 65% (davon große 1,5%), Monozyten 2%. Eine genaue Untersuchung des Blutbildes steht noch aus.

Komplikationen fehlen so gut wie stets. *Berberich* erwähnt zweimal Gelenkschmerzen und *Tripke* will 2 Fälle von leichter Nephritis (eine hämorrhagische) beobachtet haben.

Die Prognose ist absolut gut.

Es ist wahrscheinlich, daß das Überstehen der Krankheit eine Immunität hinterläßt; doch fehlen hier noch sichere epidemiologische Beobachtungen. Vereinzelte Rezidive nach 2—3 Wochen sind beobachtet.

Die Krankheit ist für den Arzt, der sie einmal mit voller Überlegung gesehen hat, leicht zu diagnostizieren.

Differentialdiagnose.

Es kommen folgende Krankheiten in Betracht: Masern, Röteln, Scharlach, Erythema multiforme und Erytheme infektiöser und toxischer Natur. Differentialdiagnose

Die Masern sind eine „obligat oberschwellige" Erkrankung, die mit ihrem Prodromalstadium, ihrem fieberhaften Verlauf, ihrem typischen, den ganzen Körper befallenden Exanthem kaum zur Verwechslung führen können. Nur bei jungen Säuglingen kann eine gewisse Unsicherheit entstehen. Das Exanthem an den Extremitäten kann in der Tat masernähnlich aussehen; doch zeigt das Masernexanthem niemals die für Erythema infectiosum charakteristischen Rückbildungsprozesse (Figurierung). Tracheitis, Bronchitis, *Koplik*sche Flecke fehlen beim Erythema infectiosum.

Bei Röteln fehlen stets die eigentümlichen gitter- und girlandenförmigen Figuren. Drüsenschwellungen sind bei Erythema infectiosum nicht vorhanden. Der Rötelnausschlag ist ein überwiegend kleinfleckiges Exanthem.

Der Scharlach könnte nur mit den seltenen skarlatinoiden Formen des Erythems verwechselt werden. Es fehlt die Beteiligung der Schleimhäute. Die zyanotische Umwandlung des Exanthems kommt bei Scharlach nicht vor. Die Ähnlichkeit der beiden Exantheme im Gesicht kann allerdings auffallend sein (*Tobler*).

Erythema exsudativum multiforme ist beim Kind sehr selten. Es fehlt die charakteristische Rötung im Gesicht; auch tritt bei Erythema multiforme Fieber auf. Das Exanthem beginnt regelmäßig an Hand- und Fußrücken. Die Effloreszenzen sind mehr papulös, ja es kann zur Blasenbildung kommen. Immerhin können gerade mit dem Erythema exsudativum multiforme ähnliche Bilder vorkommen (Girlanden, Ringbildung, diffuse Zyanose). Ein epidemisches Auftreten kommt beim Erythema exsudativum multiforme nicht vor. Immerhin kann in einzelnen Fällen die Diagnose Schwierigkeiten machen, glaubte doch z. B. *Escherich* später (1910), das Erythema infectiosum stelle nur eine leichte Form des Erythema exsudativum multiforme (Hebra) dar.

Auch toxische und andere infektiöse Erytheme können in der Tat diagnostische Schwierigkeiten machen. Hier ist besonders auf die typische Bevorzugung des Gesichtes und der Extremitäten, sowie auf die Rückbildungsvorgänge zu achten. Meist sind diese toxischen Erytheme viel flüchtiger und atypischer.

Auch die Urtikaria kann manche Verwandtschaft besitzen, doch ist bei genauer Beobachtung eine Verwechslung kaum möglich.

Eine besondere Behandlung erübrigt sich. Es dürfte sich aber empfehlen, während des Blütenstadiums des Exanthems Bettruhe einhalten zu lassen. Therapie

Literatur:

Berberich, Eine Epidemie von akutem Erythem bei Kindern. Inaug. Dissertation, Gießen 1899. — *Cathala, J.*, et *Cambessédès*, Note sur une épidémie familiale d'érythèmes infectieux paraissant devoir être rattachée à la „cinquième maladie". Bull. Soc. méd. Hôp. Paris Jahrg. 44, Nr. 5, S. 205. Ref. im Zbl. Kinderheilk. 1928, Bd. 21, S. 780. — *Escherich*, Demonstration zweier Fälle von Erythema contagiosum. Wien. klin. Wschr. 1904, Bd. 17, S. 631. — *Ders.*, Demonstration von sogenanntem Erythema infectiosum, recte Erythema multiforme. Wien. klin. Wschr. 1909, Jahrg. 22, S. 151. — *Ders.*, Erythema infectiosum, ein neues akutes Exanthem. Mschr. Kinderheilk. 1905, Bd. 3, S. 285. — *Finkelstein, O. L.*, u. *Wilfand*, Erythema infectiosum im Säuglingsalter. Arch. Kinderheilk. 1927, Bd. 81, S. 120. — *Forchheimer*, The exanthem of german measles. Trans. amer. pediatr. Soc. 1898. — *Gumplowicz*, Casuistisches und Historisches über Röteln. Jb. Kinderheilk. 1891, Bd. 32, S. 266. — *Heisler*, Erythema infectiosum. Münch. med. Wschr. 1914, S. 1684. — XII. Internationaler Kongreß zu Moskau. Comptes rendus du XII. Congrès international de Médicine 1897, Vol. III. — *Klose, E.*, Erythema infectiosum. Fortschr. Med. 1916/17, 34. Jahrg., Nr. 3. — *Schmid, A.*, Über Röteln und Erythemepidemien. Wien. klin. Wschr. 1899, 12. Jahrg., S. 1169. — *Sticker, G.*, Die neue Kinderseuche in der Umgebung von Gießen (Erythema infectiosum). Z. prakt. Ärzte 1899, Bd. 8, Heft 11. — *Stooß*, in Schloßmann-Pfaundler 1923, III. Aufl., Bd. II, S. 241. — *Taccone, G.*, Sulla „quinta malattia". Nuova epidemia osservato a Milano. Pediatr. Arch. 1928, Bd. 3, S. 77. Ref. im Zbl. Kinderheilk. 1929, Bd. 23, S. 481 und ein früheres Ref. im Zbl. Kinderheilk. 1927, Bd. 20, S. 827. — *Tobeitz*, Zur Polymorphie und Differentialdiagnose der Rubeola. Arch. Kinderheilk. Bd. 25, S. 17. — *Tobler*, Über Erythema infectiosum. Erg. inn. Med. Bd. 14, S. 70 (Literatur). — *Tschamer*, Über örtliche Röteln. Jb. Kinderheilk. 1889, Bd. 29, S. 372. — *Weber, J.*, Das Erythema infectiosum. Korrespbl. Schweiz. Ärzte 1916, Nr. 43.

IV. Das kritische Dreitagefieberexanthem der kleinen Kinder[1]).

Begriffsbestimmung.

Unter Exanthema subitum verstehen wir heute eine Krankheit, die ganz vorzugsweise Säuglinge und Kinder bis zum 2. Lebensjahr befällt, mit einem 3—4, höchstens 5 tägigem hohen Fieber einhergeht, das kritisch abfällt, und wobei nach der Entfieberung ein masernähnliches Exanthem, besonders am Stamm auftritt, das keine Schuppung hinterläßt. Charakteristisch ist neben diesem Verlauf das Blutbild, das eine auffallende Vermehrung der Lymphozyten und Monozyten ergibt.

Geschichtliches.

Geschichte des Exanthema subitum

In der Literatur hat zuerst der amerikanische Arzt *Zahorsky* in St. Louis (33 Fälle) 1910 und 1913 auf diese Krankheit aufmerksam gemacht. *Zahorsky* nannte die Erkrankung Roseola infantilis bzw. infantum. Erst 1921 berichten *Veeder* und *Hempelmann* (St. Louis) über 20 ähnliche Fälle, benennen die Krankheit „Exanthema subitum" und weisen als erste auf den spezifischen Blutbefund hin; in demselben Heft gibt *Levy-Detroit* über 30 Fälle einen Bericht über diese Krankheit und später *Westcott* (1921) eine Schilderung des neuen Krankheitsbildes. Nun mehren sich in Amerika die Beobachtungen. *Greenthal, Park* und *Michael* (1922), *L. Fischer, Ruh* und *Garvin* (1923).

Dann kommen die ersten Beobachtungen in Europa; *v. Bokay* veröffentlicht 1923 die ersten Fälle, 1925 berichtet er über 11 Fälle. 1924 erscheint die erste Arbeit *Glanzmanns*-Bern unter dem Namen „Kritisches Dreitagefieberexanthem der Kleinen Kinder" (17 Fälle). *Leiner* (1925) berichtet über einen Fall. Im gleichen

1) Lat.: Exanthema subitum, criticum postfebrile; Roseola infantilis. Franz.: sixième maladie. Engl.: roseola infantum. Ital.: esantema subitaneo, sesta malattia. Span.: sesta enfermedad.

Jahr erscheint ein Referat in der presse médicale von *Mouzon*. 1925 sind die Arbeiten des Japaners *Kaichiro Ikeda* und des Italieners *A. Girmondi* zu nennen. Letzterer prägt den Namen „sesta malattia". 1926 erscheint die große, die gesamte Literatur zusammenfassende Arbeit von *Glanzmann* mit 52 Fällen. 1928 berichtet *Braunstein* aus Charkow über 5 Fälle im Alter von 7—19 Monaten.

In Deutschland ist die Krankheit noch auffallend wenig beschrieben worden. Die erste Mitteilung stammt 1925 von *Salomon*. Er beschrieb kurz 4 Fälle, dann folgte *Mittelstädt* (1926) mit 3 Fällen. *Engel* hat im Anschluß an *Leiner* einen Fall mitgeteilt; ebenso *Pfaundler*. Auch wir hatten Gelegenheit im Herbst 1929 ein Kind mit Dreitagefieber und nachfolgendem typischen Exanthem zu sehen. Die letzte ausführliche Arbeit stammt von *Willi* aus der *Feer*schen Klinik in Zürich, der über 20 typische Fälle berichtet, die zum Teil in kleinen Epidemien in der Klinik beobachtet wurden.

Krankheitsbild.

Symptomatologie

Der Name „kritisches Dreitagefieber der kleinen Kinder" charakterisiert schon in kurzen Worten die Krankheit. Bei der Beschreibung folge ich besonders der Darstellung von *Glanzmann*.

Fieber

Fast stets beginnt die Temperatur rasch zu steigen und erreicht 39—40° C. Das Allgemeinbefinden des Kindes ist dabei wenig gestört. In den meisten Fällen sinkt das Fieber nach 3 Tagen bzw. am 4. Tag kritisch ab. Meist besteht eine Continua continens oder es sind leichte morgendliche Remissionen vorhanden. Ausnahmsweise kann die Krise schon am 3. Tag oder erst am 5. bis 6. Tage erfolgen. Einmal sind 8 Tage beschrieben worden.

Allgemeinbefinden

Einzelne Autoren (*Veeder* und *Hempelmann*, *v. Bokay*) geben an, daß keine besonderen Symptome außer Fieber und leichter Mattigkeit bestünden. *Glanzmann* und *Willi* betonen aber, daß die meisten Kinder sehr unruhig seien, weinen und wimmern und öfters Schmerzen haben. Meist besteht Appetitmangel. Die nervösen Erscheinungen können sich bis zum Meningismus steigern (*Glanzmann*). Nur *Faber* berichtet sogar von schweren Erscheinungen besonders von seiten des Nervensystems (starke Unruhe, Schlaflosigkeit, Hyperästhesie, Krämpfe). Daß Konvulsionen beobachtet wurden, ist bei dem hohen fieberhaften Infekt nicht zu verwundern.

Katarrhalische Erscheinungen

Veeder und *Hempelmann* haben katarrhalische Erscheinungen völlig vermißt. Im Gegensatz dazu beobachteten die meisten Autoren (*Glanzmann*, *Willi* u. a.) häufig Schnupfen, ab und zu Konjunktivitis, häufiger ein kleinfleckiges Exanthem im Rachen wie bei Grippe. Auch Rötung des Pharynx, ja selbst Rötung der Tommelfelle; auch leichter Husten ist hin und wieder vorhanden. Zweimal hat *Glanzmann* eine leichte Otitis media mit spontaner Perforation des Trommelfelles gesehen. Bronchitis ist nicht selten. Auch *Levy*, *Kaichiro Ikeda* und *Heimann* geben diese katarrhalischen Erscheinungen an.

Drüsenschwellungen

Drüsenschwellungen sind sehr gering und fehlen meist (*Glanzmann*, *v. Bokay*). *Willi* berichtet von übermäßigen Drüsenschwellungen, vor allem retroaurikulär, selten okzipital und zervikal. Auch *Levy* und *Heimann* haben Drüsenschwellungen der hinteren Zervikaldrüsen wie bei Röteln beobachtet. Letzterer hebt hervor, daß sie sogar schmerzhaft waren. *Levy* beschreibt einmal eine Lymphadenitis suppurativa.

Erbrechen nud Durchfälle

Da die Krankheit fast ausschließlich das erste und zweite Jahr befällt, so kommen naturlich Erbrechen und Durchfälle vor. *Glanzmann* und

Willi sprechen direkt von gastrointestinalen Formen; doch sind es stets nur vereinzelte Fälle.

Exanthem

Charakteristisch für die Krankheit ist das Auftreten des Exanthems kurz nach der kritischen Entfieberung (Exanthema postfebrile). Das Grundelement des Ausschlages sind 2—5 mm breite Roseolen. Diese Einzeleffloreszenzen fließen oft zu einzelnen Gruppen mit unregelmäßigen Rändern zusammen, dazwischen zackige Hautstellen freilassend, so daß der Ausschlag exquisit masernähnlich aussieht. Doch kommen auch skarlatiniforme sowie rubeoliforme, ja urtikarielle Formen vor; das Exanthem ist also nicht sehr charakteristisch (*Willi*). Vielleicht ist die Farbe etwas mehr hellrosa, die roten Flecke verschwinden auf Druck; an einzelnen Stellen können die Flecken leicht papulösen Charakter annehmen. Am Rücken kann es zu einem Konfluenz des Ausschlags kommen, doch finden sich auch da immer noch zackig begrenzte Partien (s. Tafel 20).

Das Exanthem beginnt in der Regel am Stamm, meist am Rücken in Form von zartrosa Flecken. In 12 Stunden breitet es sich über Bauch, Brust, Hals und Nacken aus. Häufig sind der behaarte Kopf und die Schläfen befallen. Im Gesicht sind die Flecken spärlich, öfters sieht man sie auch zu beiden Seiten der Nasenflügel.

Der Ausschlag kann die Extremitäten verschonen; häufig dehnt er sich in einem zweiten Schub auf die Extremitäten aus, so daß er bis in die Finger und Zehenspitzen hinaus noch sichtbar ist, während er am Stamm abblaßt. Streck- und Beugeseiten sind meist gleichmäßig befallen. Das Exanthem ist an den Extremitäten fast stets masernartig. Kein Juckreiz. Nach 24—48 Stunden Abblassen ohne Pigmentierung oder Schuppung zu hinterlassen.

Blutbild: lymphatische Reaktion

Charakteristisch ist für das postfebrile Stadium das Blutbild. Stets findet sich eine ausgesprochene Leukopenie und eine Lymphozytose bzw. Mononukleose von 80—90%. Darauf haben zuerst *Veeder* und *Hempelmann* hingewiesen. Die Polymorphkernigen können bis 2% heruntergehen, Eosinophile sind sehr spärlich vorhanden. Unter den Lymphozyten finden sich viele Riederformen mit gelappten Kernen. *Türk*sche Reizformen (Plasmazellen) kommen ebenfalls vor, aber nicht so viel wie bei Röteln. Als Beispiel diene folgendes Hämogramm, das ich der Arbeit von *Glanzmann* entnehme.

16 Mon. alter Knabe, 39,6 Fieber; leichte Rhinopharyngitis, sonst kein Organbefund.

	Stabk.	Segk.	Große Lympho.	Kleine Lympho.	Mono-nucl.	Türk-sche Reizf.	Ges. Mono-nucl.
3. Krankheitstag: 25. August 1925 Leukozyten 3800:	4	21	4	65	5	1	75
4. Krankheitstag am Abend Exanthem 26. August 1925 Leukozyten 3500:	4	4	11	78	2	1	92

Am 7. bis 9. Tag ist das Blutbild wieder normal. Während des fieberhaften Stadiums kann im Beginn eine leichte polymorphkernige Leukozytose bestehen.

Die inneren Organe sowie der Urin ergeben nichts Krankhaftes.

Disposition, Kontagiosität

Es besteht eine ausgesprochene Disposition für das Säuglings- und Kleinkindesalter (*Veeder* und *Hempelmann*: 6—18 Monate, *Levy:* 8—30

Monate, *v. Bokay:* 5—24 Monate). *Glanzmann* hat 4 Säuglinge gesehen im Alter von 1—2 Monaten, so daß auch die ersten Monate erkranken können. Von den 52 Fällen *Glanzmanns* betreffen 36 das erste Lebensjahr, 12 das zweite Lebensjahr, so daß also 48 Fälle auf die ersten 2 Lebensjahre treffen. *Willi* sah ein Kind mit 6 Wochen, das älteste war 4 Jahre alt; bevorzugt war der 6. bis 12. Monat.

Übereinstimmend wird von allen Autoren angegeben, daß eine eigentliche Kontagiosität vermißt wird. Diese Tatsache wird vielleicht dadurch verständlich, wenn man bedenkt, daß besonders Kinder unter 2 Jahren für die Krankheit disponiert sind. Da eine fieberhafte Erkrankung vorliegt, muß natürlich auch eine Infektionsmöglichkeit vorhanden sein und einzelne Autoren (*Wescott, Greenthal, Glanzmann*) berichten auch über gleichzeitige oder kurz darnach folgende Erkrankungen in derselben Familie und doch sind diese sehr selten. *Glanzmann* berechnet daraus eine wahrscheinliche Inkubationszeit von etwa 7 Tagen. *Faber* gibt eine Inkubationsdauer von 3—4 Tagen an. Man wird mit solchen Angaben sehr vorsichtig sein.

Inkubationszeit

Ob diese Erkrankung häufiger vorkommt, darüber ist nichts Sicheres zu sagen. Verschiedene Autoren haben einzelne Fälle gesehen; auch wir hatten kürzlich Gelegenheit in unserem Säuglingsheim einen solchen Fall zu beobachten, ohne daß eine Weiterverbreitung erfolgte. *Glanzmann* spricht direkt von einem epidemischen Auftreten. Eine zweimalige Erkrankung ist bisher nicht beobachtet worden.

Die Prognose ist gut. Die Therapie ist nur eine symptomatische.

Kritik.

Die wichtigste Frage bei dieser Erkrankung ist die: Liegt hier ein Morbus sui generis vor oder handelt es sich um ein symptomatisches Exanthem?

Ist das Ex. s. eine selbständige Erkrankung?

Glanzmann, der sich am meisten von neueren Autoren für die Selbständigkeit dieser Krankheit enigesetzt hat, hat durch *Tomarkin* zwei verschiedene Bakterienarten festgestellt: einen Diplokokkus und ein kleines koliformes bewegliches Stäbchen. Ob diese Bakterien ätiologisch in Betracht kommen, steht noch völlig dahin.

Dagegen hat es nicht an Stimmen gefehlt, das Exanthema subitum als eine grippale Infektion mit Exanthem hinzustellen, besonders *Willi* (Klinik Zürich — *Feer*) ist für diese Auffassung eingetreten und ich persönlich möchte mich dieser Anschauung anschließen. Das Charakteristische des Exanthema subitum ist neben dem Exanthem zweifellos das Blutbild und gerade das Blutbild mit anfänglicher Hyperleukozytose und später einsetzender Leukopenie treffen wir bei der Influenza bzw. Grippe wieder; diese Tatsache gibt um so mehr Anlaß, diese beiden Krankheiten zu identifizieren, als gerade bei solchen grippalen Epidemien auch Kinder mit Exanthema subitum erkrankten (*Willi*). Freilich muß hinzugefügt werden, daß dies durchaus nicht regelmäßig bei Grippeepidemien der Fall ist. So ist es wohl möglich, da der Grippeerreger nichts weniger wie geklärt ist, daß besondere Erreger hier in Betracht kommen. Vielleicht darf in diesem Zusammenhang auf die Mitteilung *Rosenbaums* aus der Leipziger Klinik hingewiesen werden, der bei 5 Neugeborenen, bei denen eine schwere, bakteriologisch sicher nachgewiesene Influenzainfektion vorlag, morbilliforme Exantheme sah.

Hier muß die Forschung weiter einsetzen, denn geklärt ist dieses interessante Krankheitsbild keineswegs.

Literatur:

v. Bokay, Joh., Über das Exanthema subitum auf Grund von 11 Fällen. Dtsch. med. Wschr. 1925, Jahrg. 51, S. 1687. — *Braunstein, A. P.*, Zur Klinik des sogenannten Exanthema subitum. Jb. Kinderheilk. 1928, Bd. 118, S. 387. — *Buoch-*

mann, H., Exanthema subitum (Veeder-Hempelmann, v. Bokay), Erythema postfebrile. Med. Klin. 1926, Bd. 22, S. 1146. — *Byreev, P.*, Über die sechste Krankheit (Exanthema subitum). Ref. im Zbl. Kinderheilk. 1930, Bd. 23, S. 254. — *Comby,* Faut-il parler de sixième maladie? Arch. Méd. Enf. 1917, Bd. 30, S. 356. — *Cushing,* An epidemic of Roseola infantum (Exanthema subitum). Canad. med. Assoc. J. 1927, Bd. 17, S. 905. Ref. Zbl. 1928, Bd. 21, S. 346. — *Engel,* Über besondere Exantheme und Erytheme im Kindesalter. Dtsch. med. Wschr. 1926, Bd. 52, S. 410. — *Faber, H.*, The symptomatology of exanthem subitum. Arch. of Pediatr. 1927, Bd. 44, S. 491. Ref. im Zbl. 1928, Bd. 21, S. 346. — *Gismondi, A.*, Malattie esantematiche poco note. Prat. pediatr. 1926, Bd. 3, Nr. 3, S. 80. Ref. im Zbl. 1927, Bd. 20, S. 71. — *Glanzmann,* Das kritische Dreitagefieberexanthem der kleinen Kinder. Erg. inn. Med. Bd. 29, S. 65 (Literatur). — *Greenthal, R.*, An unusual Exanthem occurring in infants. Amer. J. Dis. Childr. 1922, Bd. 23, S. 63. — *Kaichiro Ikeda,* The nature of afebrile exanthema in infants with clinical observations. J. pediatr. Tokyo 1925. — *Levy, D. J.*, An eruptive fever of unusual characteristics in infancy and early childhood. J. amer. med. Assoc. 1921, Bd. 77, S. 1785. — *Mittelstädt, W.*, Über Roseola infantum (Exanthema subitum). Klin. Wschr. 1926, Jahrg. 5, S. 20. — *Park, J. H.*, u. *Jeffrey, C. M.*, A peculiar eruptive disease occurring in infancy. Amer. J. Dis. Childr. 1922, Bd. 23, S. 521. — *v. Pfaundler,* Exanthema subitum in München. Münch. med. Wschr. 1926, 73. Jahrg., S. 1016. — *Rosenbaum,* Über morbilliforme Neugeborenengrippe mit septischem Ausgang. Mschr. Kinderheilk. 1929, Bd. 43, S. 153. — *Ruh* u. *Garvin,* Pediatrics 1923. — *Salomon, S.*, Über das Exanthema subitum. Dtsch. med. Wschr. 1925, Jahrg. 51, S. 2152. — *Veeder, B. S.*, u. *Hempelmann, T. C.*, A febrile-exanthem occurring in Childhood. J. amer. Assoc. 1921, Bd. 77, S. 1787. — *Westcott,* Pseudo-Rubella. Amer. J. med. Sci. 1921, Bd. 162. Ref. in J. amer. med. Assoc. 1921, Bd. 77, S. 1365. — *Willi, H.*, Exanthema subitum und Influenza. Schweiz. med. Wschr. Jahrg. 59, Nr. 38, S. 953. — *Zahorsky,* Roseola infantum. J. amer. med. Assoc. 1913, Bd. 61, S. 1446.

V. Die epidemische Schweißfriesel-Krankheit[1]).

Geschichtliches.

Geschichte der epidemischen Schweißfriesel-Krankheit

Diese epidemisch auftretende Krankheit ist der heutigen Ärztewelt, speziell in Deutschland unbekannt. Sie hat aber nach guten Berichten Ende des 15. und im 16. Jahrhundert als schwere Krankheit in Europa, besonders in England geherrscht. Die Sterblichkeit betrug 50%; sie soll manchmal bis zu 90% gestiegen sein. Doch wird berichtet, daß 1551 in England die letzte Epidemie beobachtet wurde. Seit dieser Zeit hörte man 1½ Jahrhundert nichts vom Sudor anglicus. Erst im Anfang des 18. Jahrhunderts erscheint die Krankheit besonders in Frankreich wieder. In Deutschland ist besonders berühmt geworden die Epidemie von Röttingen in Schwaben (1802), wie überhaupt in Süddeutschland die Krankheit viel häufiger vorkam. Seit den 90er Jahren des vorigen Jahrhunderts sind in Deutschland keine Epidemien aufgetreten, so daß wir heute lebenden Ärzte die Krankheit nur aus den Lehrbüchern kennen. Es ist schwer zu sagen, ob all die früher beschriebenen Epidemien echte Schweißfrieselepidemien gewesen sind, wie ja überhaupt noch die Krankheit manches Rätselhafte an sich hat. Die letzte Epidemie wurde in Österreich 1905 im Bezirk Rudolfswerth beobachtet.

Krankheit.

Symptomatologie

Die Krankheit beginnt nach einer Inkubationszeit von 1—2 Tagen mit schnell ansteigendem Fieber, öfter Schüttelfrost, das Fieber

1) Lat.: Sudor anglicus, Febris miliaris. Franz.: Suette miliaire. Engl.: sweating sickness. Ital.: febbre miliare. Span.: sudor miliar.

dauert 3—4 Tage, und ist durch sehr starke Schweiße ausgezeichnet. Schon in diesen Tagen kann unter Krämpfen der Tod eintreten, meist kommt es aber zu einem über den ganzen Körper ausgebreiteten Friesel-Exanthem (Miliaria crystallina oder rubra oder haemorrhagica). Nach weiteren 3—4 Tagen klingt das Fieber ab und eine Schuppung tritt ein. Die Genesung macht meist sehr langsame Fortschritte, wobei nervöse Komplikationen in der Rekonvaleszenz recht häufig sind (Kopfschmerzen, Ohrensausen, Schwindel, Parästhesien). Ganz besonders wird bei den akuten Fällen auf die Herzbeschwerden und das „Konstriktionsgefühl im Epigastrium" hingewiesen („barre epigastrique" der Franzosen). Sehr häufig kommt es zu periodisch auftretenden Exazerbationen der Krankheit (rechutes) und so zieht sich die Genesung oft recht in die Länge.

Ich habe hier nur in ganz kurzen Zügen diese eigentümliche Krankheit geschildert. Ausführliche Beschreibungen finden sich bei *Immermann*, *Jochmann* und *Rolly*. Der Eindruck, daß es sich hier um eine selbständige eigenartige Infektionskrankheit handelt, die jetzt verschwunden ist, drängt sich jedem auf, der die Literatur aufmerksam liest. Daß hier etwa nur Scharlachepidemien mit Miliariaausschlägen, die wir bei Scharlach kennen, vorgelegen haben, scheint uns ganz abwegig, doch umgibt die Krankheit, wie gesagt, noch sehr viel Rätselhaftes. Eigentümlicherweise scheint die Krankheit (Suette miliaire) in Frankreich in einigen Provinzen auch jetzt noch vorzukommen. So wurde noch 1887 in Poitiers eine solche Epidemie beobachtet Auch in Süddeutschland ist die Krankheit häufiger beobachtet worden, denn auffallend ist es, daß noch heute unter den anzeigepflichtigen infektiösen Krankheiten in Württemberg „der Schweißfriesel" sich befindet. Ob hier aber die gleiche Krankheit vorliegt wie der Sudor anglicus, ist nicht sichergestellt. Im allgemeinen werden Erwachsene wie Kinder befallen; die ersteren meist stärker. Doch sind in manchen Epidemien auch vorwiegend Kinder bevorzugt worden.

Kritik.

Beziehungen des epidemischen Schweißfriesels zur *Selter-Swift-Feer*schen Krankheit

Zechlin hat neuerdings den interessanten Versuch gemacht, die *Selter-Swift-Feer*sche Krankheit zu der Schweißfrieselkrankheit in enge Beziehungen zu bringen und die eigentümliche „Neurose" bei der im Laufe der Zeit stattgefundenen Durchseuchung (Feiung) als eine leichte Form der Schweißfrieselkrankheit zu deuten. Schon 1924 hat *Leiner*, ohne damals die Arbeit *Feers* zu kennen, eine ähnliche Auffassung für die *Swift*sche Erkrankung (Erythrödem, Akrodynie) geäußert (Jahreskurse für ärztliche Fortbildung, Juni 1924). Wir können uns dieser Auffassung nach genauem Studium der Literatur nicht anschließen, doch bedarf die Frage weiterer Bearbeitung.

Bukarester Epidemie (*Stroé*)

Auffallend ist es, daß im Jahre 1926/27 in Bukarest eine eigentümliche kontagiöse Epidemie geherrscht hat, die als neue Infektionskrankheit von *Danilu* und Mitarbeitern und besonders von *Stroé* beschrieben wurde und die mit dem Schweißfrieselfieber große Ähnlichkeit besitzt:

Während des Winters 1926 trat in einer Krippe Bukarests eine schwere kontagiöse Epidemie auf, die im Frühling 1927 sich in den Schulen Bukarests weiterverbreitete. Die Krankheit begann meistens mit Rötung des Rachens und Schnupfen; schnell entstand ein Ausschlag, der meist skarlatiniform, seltener morbilliform aussah und stets mit kleinen Bläschen (Miliaria) begleitet war. Zu gleicher Zeit kam es zu außerordentlich starken Schweißen, die während des Ausschlages anhalten. Diese Schweiße waren so stark, daß die Wäsche völlig durchnäßt wurde. Das Fieber war meist gering, stieg aber bis 39° und darüber. In der Krippe erkrankten außer den Säuglingen und Kleinkindern auch 2 Ammen. Sonst beobachtete *Stroé* fast nur Erkrankungen bei Kindern unter 10 Jahren. Die Inkubationszeit wurde mit 10—14 Tage angegeben. Nach Abklingen des Fiebers trat eine leichte Abschuppung auf. Auffallend häufig kamen Nachschübe und Rezidive vor. Von 47 Erkrankten der Krippe hatten 29 mehrere Nachschübe oder Rezidive und nervöse Erscheinungen waren in dieser Nachperiode nicht selten. In der Krippe starben 6 Kinder an der Krankheit.

Die Beschreibung dieser eigentümlichen kontagiösen Krankheit hat auffallende Ähnlichkeit mit dem Sudor anglicus der alten Autoren. *Stroé* lehnt allerdings die Suette miliaire ab, weil fast ausschließlich Kinder betroffen wurden; doch ist dies auch bei Schweißfrieselepidemien beschrieben. Daß die Schweißfrieselepidemien sonst im Sommer und mehr auf dem Lande auftreten, wie *Stroé* meint, kann ernsthaft nicht dagegen angeführt werden. Es liegt auch mir fern, in dieser schwierigen Frage eindeutig Stellung zu nehmen; jedenfalls geht aber aus den interessanten Beobachtungen *Stroés* hervor, daß es sich nicht um eine der gewöhnlichen Infektionskrankheiten gehandelt haben kann.

Das Kapitel Schweißfriesel bedarf zweifellos weiterer Bearbeitung; denn die ganze Frage ist nichts weniger als geklärt.

Literatur:

Danilu, P., *Stroé, A.*, *Lipizzer* et *Dimitru*, Sur une épidemie avec éruption miliaire chez les nourrissons. C. r. Soc. Biol. Paris 1923, Bd. 89, S. 645. Ref. Zbl. Kinderheilk. 1924, Bd. 16, S. 75. — *Immermann-Jochmann*, Der Schweißfriesel in Spez. Pathol. und Therap., herausgegeben von Nothnagel. Wien 1913 (Literatur). — *Jochmann*, Der Schweißfriesel (Febris miliaris, Sudor anglicus) in Jochmann-Hegler, Infektionskrankheiten, 2. Aufl., S. 968. — *Rolly*, Schweißfriesel-Krankheit. Mohr-Staehelin I. Aufl., I. Bd. (Literatur). — *Stroé*, Maladie éruptive épidemique de nature indeterminée observée à Bucarest chez les enfants. Arch. Méd. Enf. 1926, Bd. 29, S. 255. — *Zechlin, Th.*, Die Beziehungen der Selter-Swift-Feerschen Krankheit zu dem epidemischen Schweißfriesel (Sudor anglicus). Jb. Kinderheilk. 1929, Bd. 124, S. 195 (Literatur).

VI. Andere infektiös-toxische Exantheme und Erytheme.

Es ist unmöglich, an dieser Stelle eingehend auf dies große Gebiet der toxischen Erytheme (Arznei-, Serum- usw. Exantheme) einzugehen. Auch die Exantheme bei der Meningitis epidemica, das Erythema nodosum können hier übergangen werden. Nur auf einige wichtige Erythemformen mag hingewiesen sein.

A. Das sogenannte scharlachartige Erythem.

Das sogenannte „scharlachartige Exanthem" bei Anginen und Grippe

1. Bei den verschiedensten Krankheiten, besonders bei leichten Anginen und Grippe (s. Kapitel Exanthema subitum und *Filatow-Dukes*sche Krankheit) sieht man am Stamm, besonders an der vorderen Thoraxpartie ein kleinfleckiges, rotes Exanthem auftreten, das differentialdiagnostisch oft sehr schwer vom Scharlach abzugrenzen ist. Meist ist das Exanthem sehr flüchtig, breitet sich nicht über den Körper aus und schuppt nicht. Wenn dies auch alles kein sicherer Beweis gegen die Scharlachnatur ist, so spricht doch vieles dafür, daß solche Exantheme toxischer Natur bei besonders vasomotorisch überempfindlichen (vielleicht sensibilisierten) Kindern vorkommen. Hierher gehören wohl die sogenannten „Parascarlatina"fälle von *Friend* und *Stern* und die Fälle, die kürzlich *Argüelles* (Spanien) beschrieben hat.

Der „Rash" bei Varizellen und Variola

2. Zu diesen Erythemen gehört auch das als „Rash" von den Engländern bezeichnete Exanthem im Prodromalstadium bei Varizellen und Variola, das sich besonders stark am Stamm, weniger an den Extremitäten ausbreitet. Dieser Rash ist wohl auch ein toxisch vasomotorisch bedingtes Phänomen (siehe Varizellen).

Die Erytheme nach Verbrennungen und Laugenverätzungen

3. Auch nach schweren Verbrennungen und Laugenverätzungen können unter Fieberanstieg typische scharlachähnliche Exantheme auftreten. Manche Autoren (z. B. *Leiner*) sind geneigt, diese Exantheme nach Verbrennung als echten Scharlach anzusehen, zumal oft eine Angina (ohne Belag), Himbeerzunge und später eine Schuppung hinzutritt und sogar Übertragungen beobachtet sind. Und doch erheben sich hier gewichtige Bedenken, die letzten Endes das ganze Scharlachproblem betreffen

und hier nicht erörtert werden können. Wir möchten zunächst glauben, daß hier ein toxisches Erythem durch Resorption von giftigen Produkten der geschädigten Haut (bei besonders sensibilisierten Kindern?) besteht. (Vgl. Kapitel über „Wundscharlach".)

B. Erythema scarlatiniforme recidivans.

Erythema scarlatiniforme recidivans

Dieses Erythem bedarf um so mehr einer besonderen Besprechung, als die Franzosen, die es zuerst beschrieben haben, es unter die anderen akuten Exantheme einreihen und ein selbständiges Krankheitsbild annehmen wollen.

Das Typische dieser Krankheit ist, daß sie nur vereinzelte Menschen befällt, daß diese aber immer wieder an dem Exanthem erkranken (Erythema recidivans). Bei verschiedenen Gelegenheitsursachen (Darmindispositionen, durch medikamentöse Stoffe, im Gefolge anderer infektiöser Krankheiten) kommt es zu einem scharlachartigen Exanthem mit Fieber. Im Gegensatz zum Scharlach setzt die Abschuppung noch vor dem Abblassen des Exanthems ein und zieht sich wochenlang hin. Typisch sind für diese Erkrankung die in unregelmäßigen Intervallen sich wiederholenden Rezidive.

Es ist wohl wahrscheinlich, daß wir eine seltene Dermatose vor uns haben, die ein echtes anaphylaktisches Erythem bei einem sensibilisierten Menschen darstellt. (Vgl. Kapitel über Differentialdiagnose beim Scharlach und über Arzneimittelexantheme).

C. Erythema annulare rheumaticum.

Erythema annulare rheumaticum

Unter diesem Namen beschrieben *Lehndorff* und *Leiner* ein eigentümliches Erythem, das für die Endokarditis geradezu pathognomonisch ist, da es nur bei diesen Kranken gefunden wurde. Die Effloreszenzen sind schmale, 1—3 mm breite Ringe oder Flecke von zartrosa, bläulicher oder blaßlivider Farbe. Die erste und öfter alleinige Lokalisation ist der Stamm, besonders die unteren Thoraxpartien und das Abdomen. Die Zeichnung ist so zart, daß es leicht übersehen werden kann; man muß daher direkt darnach suchen. Das Exanthem ist ausgesprochen makulös. Es heilt ohne irgendwelche Veränderungen zu hinterlassen. Bisher ist es nur bei der Endocarditis rheumatica, nicht bei der Endocarditis lenta oder ulcerosa beobachtet worden.

D. *Sawil*sches Syndrom.

1892 hat der amerikanische Arzt *Sawil* 63 Fälle einer epidemischen, exfoliativen Dermatitis beschrieben. Die Ursache blieb unerkannt. Der Auschlag verlief unter einem scharlachähnlichen Bild, häufig mit kleinen Bläschen. Am Ende trat eine mehr oder weniger starke Schuppung auf. Das ganze Krankheitsbild war ein schweres und dauerte 7—8 Wochen, führte auch in einigen Fällen zum Tode. Bei geheilten Fällen sah *Sawil* Rezidive, obschon er glaubte, daß eine gewisse Immunität erworben würde.

E. Arzneimittel-Exantheme.

Die verschiedensten Arzneimittel können, wie im Erwachsenenalter, so auch beim Kind Ausschläge hervorrufen. Ihre Kenntnis ist wichtig der Differentialdiagnose wegen. Sie werden abgehandelt im Kapitel über Hautkrankheiten im Kindesalter. Zu diesen Überempfindlichkeitsreaktionen wäre auch zu rechnen die Serumkrankheit, das dyspeptische Exanthem der Säuglinge (eine Abart der Urtikaria auf gastrointestinaler Grundlage) das Kalomelexanthem, das Santonin-Scarlatinoid usw.

Literatur:

Argüelles, T., Über einige Formen der postinfektiösen Akroalgie bei Kindern. Arch. españoles de pediatria Jg. 12, Nr. 1. Ref. im Zbl. Kinderheilk. 1929, Bd. 23, S. 338. — *Leiner, C.*, Über einige seltene Dermatosen im Kindesalter. Jkurse ärztl. Fortbildg. 1924. — *Leiner, C.*, Über besondere Exantheme und Erytheme im Kindesalter — mit Ausschluß der akuten Exantheme. Wien. klin. Wschr. 1925, Bd. 38, S. 1, Sonderbeil. — *Lehndorff* und *Leiner*, Exythema annulare. Zeitschr. f. Kinderheilk. 1922, Bd. 32, S. 46.

Die Windpocken[1]).
(Spitzblattern.)

Von

ADOLF HOTTINGER in Düsseldorf.

Begriffsbestimmung.

Begriffsbestimmung.

Unter Windpocken (Spitzblattern, Varizellen) versteht man eine fieberhafte, exanthematische, hochkontagiöse Infektionskrankheit, die charakterisiert ist durch das Entstehen von Knötchen und Bläschen auf der Haut und den Schleimhäuten. Die Eruption tritt in Schüben auf. Die Knötchen entwickeln sich zu Bläschen, dellen sich zentral ein und verkrusten schließlich. Die verschiedenen Schübe des Exanthems gelangen nur teilweise zur vollen Blüte, teils bleiben sie auf den früheren Entwicklungsstufen stehen.

Geschichtliches.

Name.

Die Krankheit war schon im 16. Jahrhundert bekannt unter dem Namen Ravaglioni oder Cristalli (Vidus Vidius 1596) und wurde damals schon von den echten Pocken unterschieden. Seit *R. A. Vogel* 1772 als einer der ersten die Bezeichnung Varizellen eingeführt hat, ist diese allgemein üblich. Daneben sind allerdings gebräuchliche Synonyma in Deutschland: Wind-, Wasser-Spitzpocken, Schafblattern.

Geschichte.

Bis in die 40er Jahre des 19. Jahrhunderts galt die Auffassung, daß Varizellen eine selbständige Infektionskrankheit seien, auf Grund der Arbeiten von *Heberden* 1767, *Willan* 1806, *Heim* 1809 und *Hesse* 1829. Trotzdem *Thomson* 1820/22 die Ansicht vertrat, daß Variola, Variolois und Varizellen identische und nur graduell verschiedene Krankheiten darstellen, hielt wohl die Majorität aller Ärzte an der Spezifität der Erkrankung fest, bis *Hebra*, der Wiener Dermatologe, in der Mitte des 19. Jahrhunderts die ätiologische Einheit von Variola und Varizellen lehrte und dadurch der unitarischen Auffassung überall Geltung verschaffte. Erst im Gefolge der großen Pockenpandemie 1871—1874 wurde die Stellung der Varizellen den echten Pocken gegenüber erneut diskutiert. Der Variola—Varizellenstreit endete anfangs des 20. Jahrhunderts mit dem Siege der Dualisten. Trotz der auffallenden Übereinstimmung der morphologischen und klinischen Eigentümlichkeiten von Variola und Varizellen zweifelte jetzt niemand mehr daran, daß beide Krankheiten mehr als eine rein äußerliche Ähnlichkeit gemein haben.

Unitarische und dualistische Auffassung.

Neo-unitarismus.

Kein geringerer als *Sahli* hat 1925/26 nach den Erfahrungen der Schweizer Pockenendemie von 1920/22 erneut die Frage aufgegriffen und in geistreicher Weise versucht die Variola—Varizellenfrage in neo-unitarischem Sinne zu lösen. Er führt den neuen Begriff des virus fixum ein und will damit sagen, daß ein Erreger seine qualitativen und quantitativen Eigenschaften mit großer Zähigkeit beizubehalten versucht. Varizellen und Variola seien qualitative Verschiedenheiten, biologische Varietäten oder Mutationen desselben virus fixum. Gelegentlich sollen die qualitativen und quantitativen Verschiedenheiten der Virulenz aber so stark werden, daß der eine Fall in den Bereich der anderen Krankheit übergreift.

---

[1]) Lat.: Varicellae. Franz.: petite vérole volante, vérolette. Engl.: chicken pox. Ital.: cristalli, ravaglioni. Span.: Varicela.

Dieser Ansicht ist mehrfach widersprochen worden (*Jaksch-Wartenhorst* u. a.). Eine definitive Klärung der Fragen nach dem Grade des Zusammenhangs und der Verwandtschaft beider Infektionen wird wahrscheinlich erst dann möglich sein, wenn einmal genügende Kenntnisse über die entsprechenden Erreger vorliegen.

Ätiologie.

Die Varizellen gehören zu denjenigen Infektionskrankheiten, die außerordentlich leicht übertragen werden. Der Grund hierfür liegt ein mal in dem Umstand, daß eine geradezu universelle Disposition der gesamten Menschheit für diese Infektionskrankheit vorliegt, andererseits in der spezifischen Eigenart des Kontagiums selbst. Der Erreger ist bislang noch unbekannt. Unbekannter Erreger.

Wohl liegen reichlich bakteriologische Befunde vor über mutmaßliche Erreger, indessen sind diese in keiner Weise überzeugend, da es noch nie gelungen ist Reinkulturen anzulegen und damit die Krankheit beim Menschen zu erzeugen. Bereits *Pfeiffer* hat 1887 den Inhalt der Varizellenblasen untersucht. Er fand eigenartige amöboide, parasitäre Gebilde. Ebensowenig wie die von *Tyzzer* (1894) im Kern und Bakteriologie. Plasma der Epithelzellen festgestellten Einschlußgebilde, die Varizellenkörperchen von *Keysselitz* und *Martin Meyer* und die *Bertarelli-Swellengrebel*-Körperchen (1911) sind die *Pfeiffer*schen „Parasiten", die tatsächlichen Erreger (*Simon* und *Scott*). Es handelt sich hierbei höchstens um vielleicht spezifische (?) Reaktionsprodukte zwischen Epithelzellen und Erreger, oder um aspezifische Veränderungen, ausgetretene Nukleolensubstanzen usw. (*Hammerschmidt*).

Magnan und *Riboissière* (1911) fanden in frischen Bläschen reichlich sehr feine, gramnegative Bazillen, in Palisadenform angeordnet, charakteristische Häufchen bildend. Kultur- und Impfversuche versagten.

Italienische Autoren haben sich in den letzten Jahren besonders um die Bakteriologie der Varizellen bemüht. *Nasso* und *Laurensich* (Neapel), *Auricchio* (Neapel), *Sindoni* und *Vitetti* (Rom) glauben den Erreger entdeckt zu haben. Es gelang auf den bekannten katalysatorischen Nährböden nach *Di Cristina* und *Tarozzi-Noguchi* anaërob 0,4—0,5 μ große, Berkefeld-Filter passierende, ovoide, oft gepaarte kokkenähnliche, grampositive Gebilde zu züchten. Komplementablenkung, Agglutination und opsonischer Index im Blute von Varizellenkranken verhielten sich streng spezifisch. Aber auch hier sind weitere Untersuchungen abzuwarten. Speziell stehen beweisende Übertragungsversuche am Menschen immer noch aus.

Mehrfach wurde geprüft, ob durch den Tierversuch sich eine Klärung der Tierversuche. Varizellenätiologie schaffen lasse. Obschon bekannt ist, daß z. B. Menschenaffen gelegentlich spontan an Varizellen erkranken (Düsseldorfer Zoologischer Garten 1929), ist eine systematische Inokulation von keimfreiem Bläscheninhalt auf Affen mißglückt (*Park, Martin*). Ebenso resultatlos verliefen Versuche mit Hunden und Meerschweinchen (*Bertarelli, Pincherle* und *Vegni*). Einzig *Tezner* ist es geglückt in einer von 3 Kaninchen-Versuchsreihen bei intralumbaler und intrazerebraler Impfung meningitische Rundzelleninfiltrate zu erzeugen. *Rivers* und *Tillet* (1926) erhielten bei der Injektion in die Hoden und nachheriger Hodenpassage von jungen Kaninchen Infiltrate, Schwellung der Testes und bei weiterer Impfung auf Haut und Kornea Quellung der epithelialen Zellen mit Zelleinschlüssen. Indessen sind die Autoren ihren eigenen Resultaten gegenüber außerordentlich kritisch (vgl. *Dörr*). Sämtliche Inokulationsversuche auf Tiere resultatlos.

Wenn auch das in Frage kommende Virus der Varizellen noch nicht isoliert ist, so kennen wir doch einige seiner Eigenschaften: vor allem seine außerordentliche Flüchtigkeit. Es genügt der leiseste Kontakt, nach der Ansicht vieler Autoren überhaupt schon ein bloßes Zusammensein im gleichen Raum mit einem Varizellenpatienten (*Jochmann*), um die Krankheit zu übertragen. Eigenschaften des Kontagiums: Flüchtigkeit.

Leichtigkeit und Beweglichkeit des Kontagiums erklären die außergewöhnlich große Ansteckungsfähigkeit auf große Entfernungen. Leichtigkeit und Beweglichkeit.

Man stellt sich vor, daß die Keime ihrer geringen Größe und ihres kleinen Gewichtes wegen sich lange in der Luft zu halten vermögen, und mit dem Luftstrom verschleppt werden, z. B. von einem Stockwerk ins andere (*Feer* 1921, *Uffenheimer* 1927) durch das offene Fenster, durch Luftschächte (*Rosenstern*), so daß eine wirksame Isolierung nur durch völlig geschlossene Räume gesichert ist. Einfache Bettisolierung im *Grancher*schen Gitterbett oder in halboffenen Boxen (*Lesage*) versagt (*Hornemann* und *Müller, Freund, Schmidt* und *Wrecsynski, Harries*). Konsequenterweise wurden von *Feer* sogar extra Fensterbrüstungen in seinem Infektionsbau angebracht, welche verhindern sollen, daß Luftströmungen durch die Fenster aus einem Stockwerk in das andere gelangen können. *Schlossmann* (1921) leugnet diese Luftübertragung auf Grund seiner Erfahrungen in der Düsseldorfer Kinderklinik.

„Luftübertragung".

Direkte und indirekte Übertragung.

Auf jeden Fall kommen die meisten Übertragungen auf direktem Wege, durch Kontakt von Mensch zu Mensch zustande. Eine indirekte Infektion durch Gegenstände oder Mittelpersonen (Arzt, Schwester!) kommt daneben ganz sicher vor und wird von niemandem mehr bestritten. Unter Umständen muß man sogar mehrere Mittelglieder annehmen (*Stäubli* 1913). Schließlich sind Krankheitsfälle von Varizellen sine exanthemate und gewisse Formen von Herpes Zoster möglicherweise Zwischenträger (*Langer* 1913).

Canelli z. B. hat anläßlich einer Familieninfektion bei einzelnen Familienmitgliedern Fieber, Leukopenie und positive Komplementbindungsreaktion beobachtet, ohne daß ein Exanthem aufgetreten ist. *Lentz* nimmt sogar an, daß die Infektion durch eine Mittelperson erfolgen kann, die zunächst selbst gesund bleibt und erst später im Verlauf einer weiteren Epidemiewelle an Varizellen erkrankt.

Die Übertragung geschieht dermaßen leicht, daß die Varizellen direkt als Prüfstein für Zuverlässigkeit und Leistungsfähigkeit eines Isoliersystemes dienen können (*Feer* 1926).

Geringe Tenazität. Ausschließliche Überimpfbarkeit von Mensch zu Mensch.

Weitere Eigenschaften des Varizellenerregers sind die geringe Widerstandskraft und die ausschließliche Überimpfbarkeit von Mensch zu Mensch (vgl. negative Tierversuche).

Das Virus geht offenbar außerhalb des menschlichen Körpers schnell zugrunde und haftet nur kurze Zeit, höchstens (1—2) Stunden an Gegenständen, es hat also eine sehr geringe Tenazität. Erst in neuerer Zeit ist es überhaupt einwandfrei gelungen einen Varizellenimpfstoff aus Blaseninhalt zu gewinnen und von Mensch zu Mensch künstlich zu übertragen (*Medin, Kling, Rabinoff, Handrik, Wernstedt, Gyr, Lapidus, Birk, Rutelli, Meyer, Hotzen, v. Mettenheim*).

Diese Eigenschaft der Überimpfbarkeit ist deshalb wichtig, weil sich daran große Hoffnungen auf eine wirksame, aktive Schutzimpfung knüpfen, denn im allgemeinen tritt 6—10 Tage nach der künstlichen Übertragung eine lokale Reaktion aus Papeln oder Bläschen bestehend auf, die gelegentlich in eine leichte allgemeine Varizellenerkrankung übergeht. In einem gewissen Teil der Fälle ist nach einer derartigen Impfung eine Immunität gegen Windpocken nachzuweisen.

Haut als Eingangspforte?

Wichtig ist die Kenntnis der künstlichen Übertragbarkeit außerdem für 2 interessante theoretische und epidemiologische Fragen: 1. welches ist die Inkubationszeit und 2. wo ist die Eintrittspforte.

Bei künstlicher Inokulation ist die Inkubationszeit von 6—10 Tagen der 2 bis 3wöchigen bei natürlicher Übertragung gegenüber eigenartig verkürzt. Wegen dieser Verschiedenheit bei natürlicher und künstlicher Infektion fragt es sich, ob nicht die Haut als Eingangspforte nur ausnahmsweise in Betracht kommt. Es gelingt ja die kutane Impfung auch nicht in jedem Falle.

Eintrittspforte: Schleimhäute, Plazenta, Trauma.

Wahrscheinlich ist die Eintrittspforte für das Virus in den Schleimhäuten (der oberen Luftwege?) zu suchen (*Hess* und *Meyer*). Plazentare Übertragung soll vorkommen. Auch traumatische Varizellen sind beschrieben worden.

Pridham (1913) nimmt bei einem Kind, das mit Varizellemexanthem zur Welt kam, eine intrauterine Infektion an, weil 14 Tage vor der Geburt ein Geschwisterkind an Windpocken erkrankt war. *Brindeau* erwähnt 1910 einen Fall von kongenitalen Varizellen (vgl. auch *Mitchell* und *Fletcher*).

Die von *Niedner* und von *Dreyer* beschriebenen Fälle von traumatischen Varizellen fordern die Kritik heraus. In beiden Fällen soll durch Verletzungen am Knie, einmal zweieinhalb Wochen, das andere Mal 35 Tage später das Virus in den Körper eingedrungen sein. Bei künstlicher Infektion auf dem Hautwege ist aber die Inkubationszeit der Norm gegenüber verkürzt! Wenn das Exanthem an den verletzten Hautpartien und in deren Umgebung sich besonders stark entwickelte, beweist dies noch lange nichts für den Infektionsweg und dürfte eher mit der traumatischen Reizung (Hyperämie usw.) dieser Hautstellen in Zusammenhang stehen.

Disposition.

Eine allgemeine Empfänglichkeit des Menschengeschlechtes sorgt dafür, daß diese Krankheit in jedem Lebensalter zur Beobachtung kommt. Allgemeine Disposition.

Früher nahm man eine besondere Disposition des Kindesalters für Windpocken an. Diese Ansicht ist heute verlassen. Wohl erkrankt der Erwachsene im ganzen seltener als das Kind an Varizellen. Hierbei handelt es sich aber wohl nur um eine relative, d. h. erworbene Immunität des höheren Alters. Fraglich erscheint, ob daneben noch eine „natürliche Unempfänglichkeit“ des Erwachsenen besteht (*Filatow, Bertarelli*). Verhältnismäßig häufig erkranken diese nämlich an äußerst milden Varizellen. Indessen sind auch gerade schwere, varioloforme Exantheme bei Erwachsenen beobachtet worden (*Savini, Sahli, Tièche*).

In den ersten 3—4 Lebensmonaten besteht eine gewisse Immunität; wahrscheinlich, wie bei anderen Infektionen, ist dieses Verschontbleiben junger Säuglinge auf geringere Exposition sowie von der Mutter überkommene Schutzstoffe zurückzuführen. Das Alter hat somit einen Einfluß auf die Morbiditätskurve, vielleicht auch auf den Grad der Erkrankung. Morbidität.

Die überwiegende Mehrzahl der Erkrankungen fällt in die Zeit vom 1. bis 14. Lebensjahr (*v. Geusser* 1903), nämlich 98,22%; dabei ist der Prozentsatz für das 1. Jahr relativ hoch, 12,24%, während nach dem 14. Jahr die Erkrankungsziffer auf 1,78% abfällt. Der Höhepunkt der Morbidität trifft mit dem Beginn des Schulalters zusammen: 6.—7. Jahr = 14,8—16,38%. Schulalter. Höhepunkt.

Vielleicht bestehen individuelle, dauernde oder zeitlich beschränkte Verschiedenheiten in der Empfänglichkeit. Beobachtungen über das Verschontbleiben eines Kindes während einer Epidemie und Befallenwerden bei einer späteren Gelegenheit deuten darauf hin (*v. Mettenheim, Stäubli*); gewöhnlich erschöpft sich das Kontagium in 3—4 Schüben (*Nassau* 1921). Individuelle, zeitliche Verschiedenheiten der Disposition.

Windpocken scheinen schon im Prodromalstadium ansteckend zu sein, einige Autoren nehmen an, daß sogar im Inkubationsstadium Übertragungen vorkommen. Wie lange die Krankheit ansteckend bleibt ist nicht sicher zu bestimmen. Jedenfalls während der ganzen Dauer des Ausschlages, vielleicht auch noch im Stadium der Borkenbildung, bis zur vollendeten Abstoßung. Dauer der Ansteckungsgefahr: vom Prodromalstadium bis zum Abfallen der Borken.

Indessen braucht man nach der Praxis der Düsseldorfer Infektionsklinik Kinder während der ersten 10—11 Tage der Inkubation nicht zu isolieren, da solange noch keine große Übertragungsgefahr besteht. Die Schwierigkeit hierbei ist nur die, daß nicht immer eine genaue, zuverlässige Angabe über den Infektionstermin vorliegt.

Epidemiologie.

In allen Großstädten sind Windpocken endemisch. Gelegentlich verbreiten sie sich aus unbekannter Ursache in mehr oder weniger großem

Endemie und Epidemie.

Umfange zu Epidemien, meist lokalen Charakters. Dabei handelt es sich wohl um Verhältnisse der Epidemiologie, wie sie bei Masern vorkommen; es besteht also eine Abhängigkeit vom Angebot an undurchseuchtem, nicht immunisiertem Menschenmaterial.

Jahreszeit ohne Einfluß.

Jahreszeitliche Einflüsse auf die epidemiologischen Verhältnisse lassen sich nicht nachweisen.

In Ostafrika sollen Varizellen nach *Keysselitz* und *Meyer* namentlich in der Regenperiode auftreten.

Immunisierung.

Durch einmaliges Überstehen der Varizellen erwirbt sich der Mensch in der Regel eine dauernde Immunität für das ganze Leben. Mehrfaches Erkranken an Windpocken ist noch seltener als mehrmaliges Befallenwerden bei anderen Infektionskrankheiten. Nur ganz vereinzelte Berichte darüber halten einer Kritik stand. Dass kurz nach einer Varizellenerkrankung innerhalb der nächsten 2—3 Wochen eine neue Erkrankung, besser ein Rezidiv, auftreten kann, ist mehrfach berichtet.

2 u. 3mal Varizellen beim selben Kind größte Seltenheit.

Gerhardt beobachtete bei einem Kinde 3mal Varizellen. *Freud* berichtete in jüngster Zeit von 2 Patienten mit 2maliger Erkrankung. Beim ersten handelt es sich um ein Kind, das vor und nach einer Pneumonie mit einem Zeitintervall von 6 Wochen erkrankte. Im anderen Fall war der erscheinungsfreie Zeitraum nach einer schweren Gastroenteritis 7 Monate.

Inkubationszeit 2—3 Wochen.

Die Inkubationszeit bei Varizellen beträgt durchschnittlich 2—3 Wochen. Jedoch sind sowohl längere wie auch kürzere Inkubationszeiten von zuverlässiger Seite beobachtet worden.

Längere Inkubationszeiten, bis zu 28 Tagen (*Kassowitz*) erregen den Verdacht, daß ein intermediärer Fall von Varizellen sine exanthemate die Rolle des Zwischenträgers übernommen hat. Beobachtungsfehler können sich evtl. daraus ergeben, daß der erste Schub des Exanthems z. B. unerkennbar auf der behaarten Kopfhaut oder den Schleimhäuten auftritt. *Day, Sykes* und *M'Gonigle* beobachteten die auffallend kurzen Inkubationszeiten von 6—9 Tagen. Im Zusammenhang mit der Inkubationszeit bei künstlicher Übertragung sind diese Befunde von großer Bedeutung. Wahrscheinlich variiert die Inkubation mit der Menge des Giftes und der Resistenz des infizierten Organismus. Auch spielt der Infektionsweg (Schleimhaut-, Hautinfektion, beim Neugeborenen *M'Gonigle*s der Nabel ?) eine nicht unmaßgebliche Rolle.

Krankheitsbild.

Prodromalstadium meist ohne Prodromi.

Meistens verläuft die Invasionsperiode ohne nennenswerte Störungen. Die Krankheit setzt gleich nach dem Auftreten des Exanthems ein, ohne daß Prodromalerscheinungen vorausgegangen wären. Bei einzelnen Kindern konstatiert man Prodromi: Leibschmerzen, Appetitlosigkeit, in seltenen Fällen Erbrechen, auch Glieder- und Kreuzschmerzen, das charakteristische Prodromalsymptom bei Pocken, Abgeschlagenheit, Kopfschmerzen, unruhiger Schlaf oder erhöhte Schläfrigkeit, gelegentlich auch nervöse Erscheinungen, wie Sopor oder Konvulsionen; die letzteren besonders bei höheren Temperaturen. In der Regel sind aber keine oder nur unbedeutende Temperatursteigerungen nachzuweisen (*v. Mettenheim*).

Selten leichte Allgemeinbeschwerden, Temperatur und nervöse Störungen.

Sicher ist, daß der Grad der Prodromalerscheinungen keinen Schluß auf die Schwere der nachfolgendenErkrankung zuläßt (*Cerf, Swoboda*), und daß die seltenen Krämpfe und höheren Temperaturen in der Regel nur bei Kindern auftreten, die auf Grund ihrer besonderen Konstitution überhaupt zu starkem Temperaturanstieg und zu sogenannten Fieberkrämpfen neigen (*Thomas, Henoch, Paschen*).

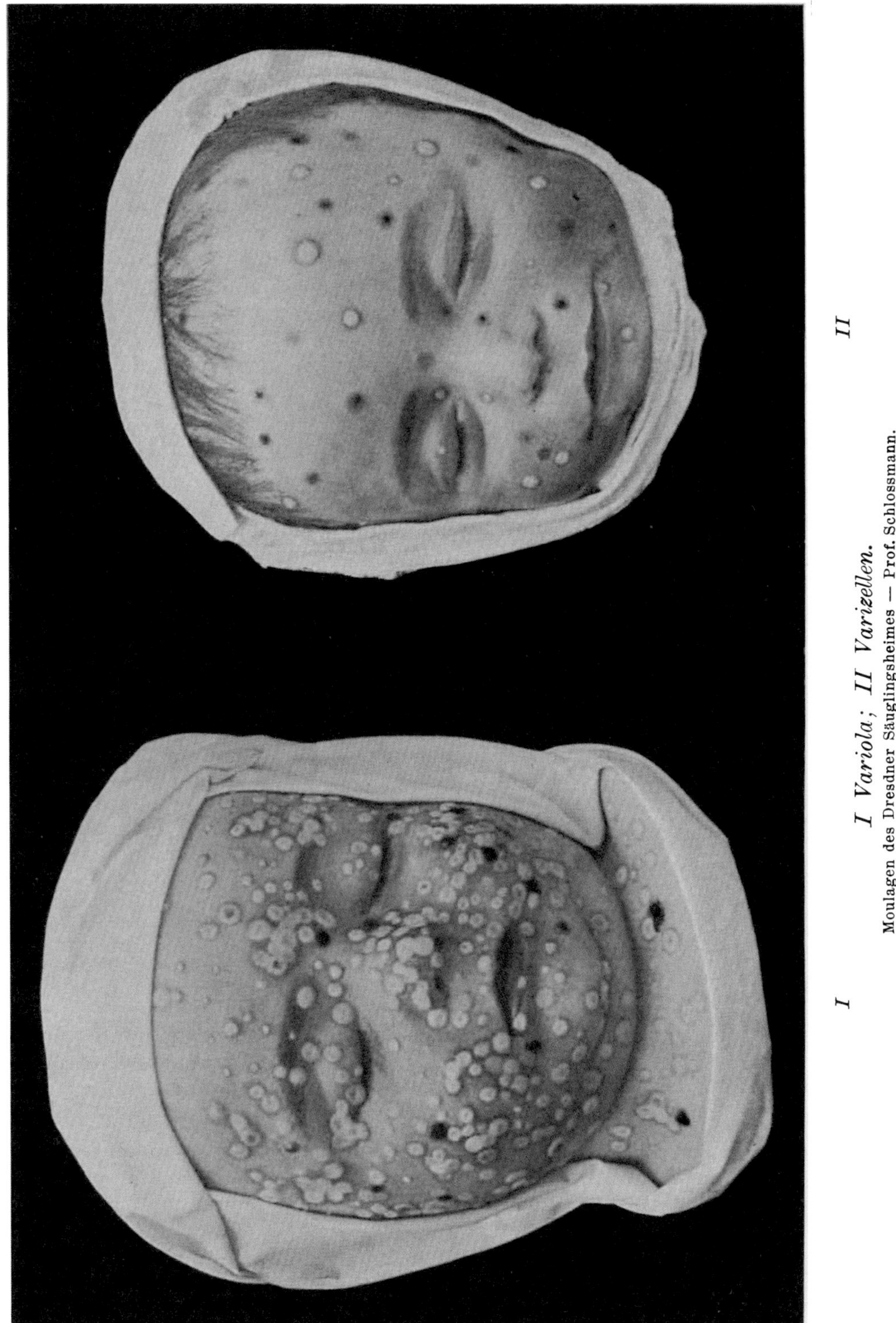

I II

I Variola; II Varizellen.
Moulagen des Dresdner Säuglingsheimes — Prof. Schlossmann.

Die typische Entwicklung des Ausschlags vollzieht sich in folgender Weise: an beliebiger Stelle der Körperoberfläche schießen blaßrote, kleine, runde, roseolaähnliche Flekken auf, die teilweise etwa Linsengröße erreichen, teils etwas erhaben sind. Schnell wandeln sich diese Fleckchen in zugespitzte Knötchen oder breitere Papeln und in wenigen Stunden werden daraus kleinere und größere wasserklare, tautropfenartige Bläschen, die häufig von einem geröteten, unregelmäßig konturierten Hof umgeben sind. Der Inhalt der Bläschen besteht aus wasserklarem Serum, das sich kurz vor dem Eintrocknen meistens etwas trübt. Viele der Bläschen bleiben auf diesem Stadium stehen und trocknen ein. Andere werden prall, trüben sich und nehmen so die Farbe und Gestalt einer Perle an, wieder andere Bläschen zeigen eine leichte Dellenbildung (primäre Delle). Nach 1—2 Tagen verliert ein Teil der Bläschen seine Spannung, es entsteht auf der Kuppe eine zentrale Depression (sekundäre Dellenbildung) und unter weiterem Wasserverlust bildet sich eine

Exanthem. primär, makulo-papulös.

Wandelt sich in kristallklare Bläschen mit rotem Hof.

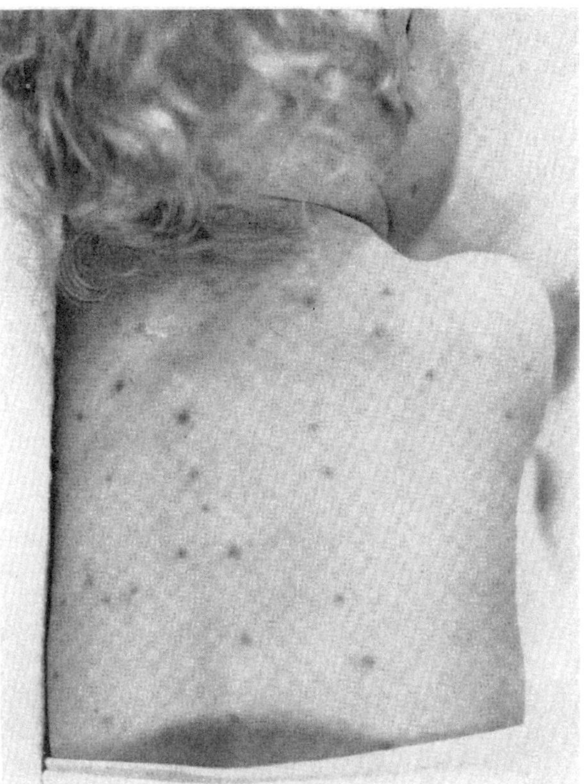

Fig. 115.
Beginnender Varizellenausschlag. Strophulusähnliche Knötchen und roseolaähnliche Fleckchen am ganzen Körper.
(Düsseldorfer Infektionsklinik 1929.)

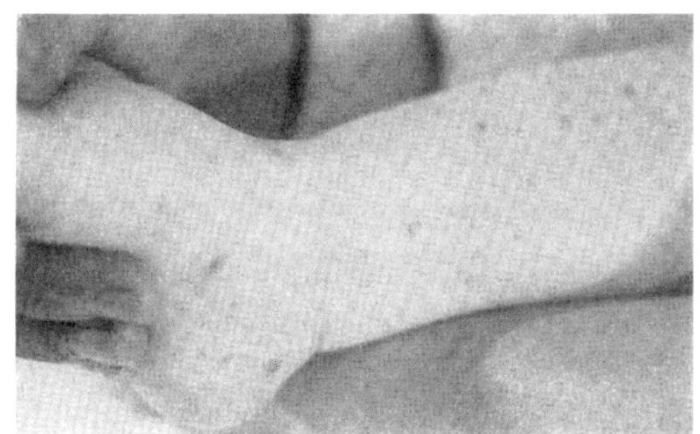

Fig. 116.
Beginnender Varizellenausschlag. Strophulusähnliche Knötchen und roseolaähnliche Fleckchen am ganzen Körper.
(Düsseldorfer Infektionsklinik 1929.)

gelb-bräunliche, bernsteinfarbige bis tiefbraun-schwarze Borke. Diese haftet in der Mitte fester als am Rand und fällt nach 2—3 Wochen unter Hinterlassung einer zirkumskripten, leichten Rötung der Haut von entsprechender Größe, ohne weiterhin sichtbare Narbe ab. Die Zahl der Bläschen, die sich am ganzen Körper, im Gesicht, am behaarten Kopf, am Rumpf und an den Extremitäten, auch auf After und Genitalien regellos

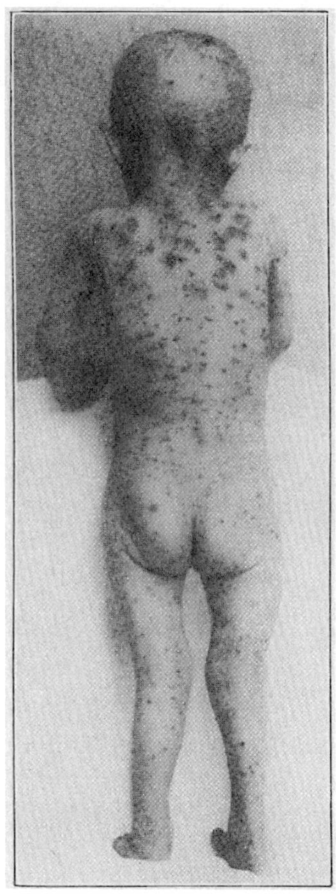

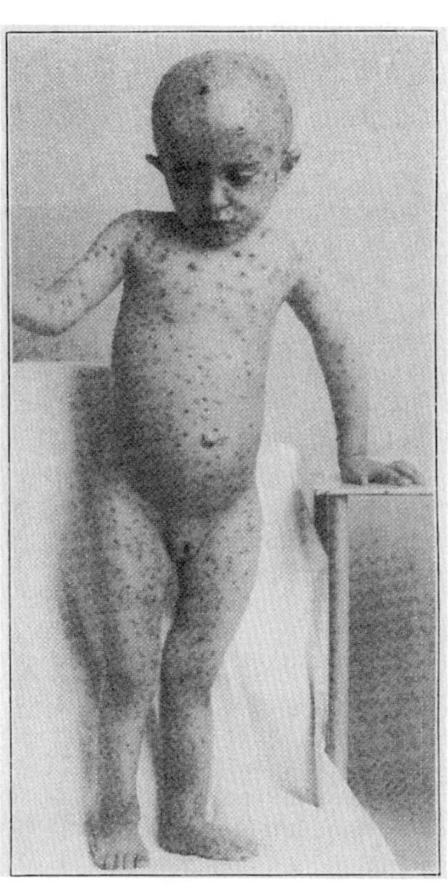

Fig. 117. Fig. 118.

Exanthem auf der Höhe der Krankheit. „Sternkarte".

(Universitäts-Kinderklinik München, Prof. *v. Pfaundler.*)

verteilen, ist meist nicht sehr groß (20—70). Als Maximum werden von *Thomas* 800 bezeichnet.

Eintrocknung und Borkenbildung.

Charakteristisch für das Varizellenexanthem ist nun das Auftreten in einzelnen Schüben, wie auch die Eigentümlichkeit der einzelnen Effloreszenzen auf den verschiedenen Stufen der Entwicklung stehen zu bleiben. So findet man bunt nebeneinander die verschiedenartigsten Stadien, roseolaartige Flecken, Knötchen und ausgebildete Bläschen jeder Größe mit und ohne Delle, mit und ohne Trübung, sowie alle Arten der Borkenbildung. Auf der Höhe der Krankheit ergibt sich so ein

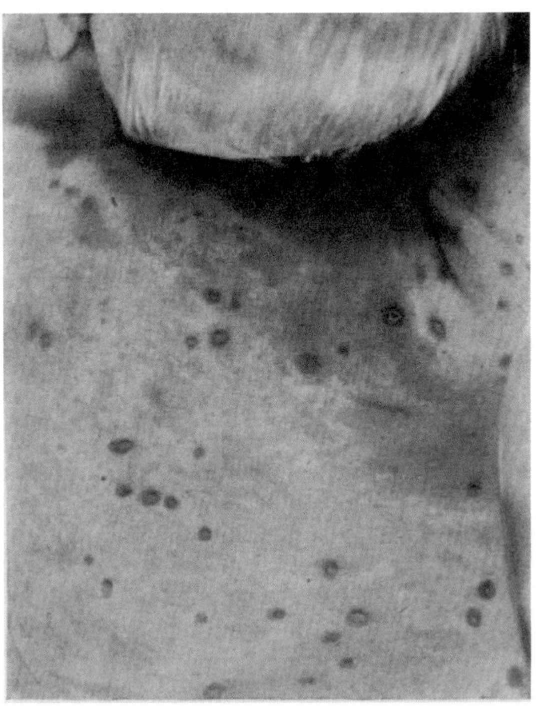

Scarlatiniformer Varizellenrash und Varizellenexanthem.

(Düsseldorfer Infektionsklinik 1929.)

außerordentlich prägnantes Bild, das nach *Heubner* mit einer Sternkarte verglichen werden kann (Sterne 1.—8. Größe). „Sternkarte".

Die Zeit, die eine Effloreszenz vom Roseolastadium bis zur Borkenbildung braucht, beträgt 1—2 Tage. Das allmähliche Auftreten des Exanthems in Nachschüben innerhalb von 4—5 Tagen macht, daß bis zur Eintrocknung aller Bläschen etwa 6—8 Tage vergehen. Bis alle Schorfe abgefallen sind, dauert es meist 2 bis 3 Wochen.

Die Größe der einzelnen Effloreszenzen schwankt von etwa Stecknadelkopfgröße bis zum Umfang einer großen Erbse (2—8 mm durchschnittlich), die Form ist meist kreisrund oder, besonders am Rücken, oval mit der Längsachse der Spaltrichtung resp. auch der Nervenrichtung der Haut folgend (*Mairinger*), manchmal in leicht segmentaler, zosterartiger Anordnung.

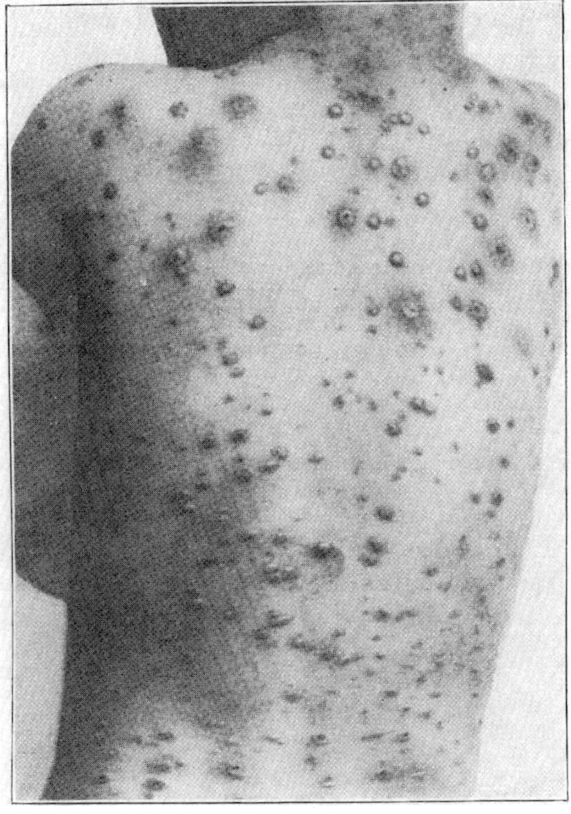

Fig. 119.
Exanthem auf der Höhe der Krankheit. (*Sternkarte.*)
(Universitäts-Kinderklinik München, Prof. *v. Pfaundler.*)

Auftreten und Ausbreitung des Exanthems.

Die ersten Fleckchen entstehen oft am Kopf und im Gesicht, sehr häufig allerdings zugleich am Rumpf, während die Extremitäten verhältnismäßig weniger befallen werden (sogenannte zentripetale Anordnung *Paintons* im Gegensatz zur zentrifugalen bei Pocken). Treten an Handteller und Fußsohlen überhaupt Effloreszenzen auf, so bleiben sie oft im Entwicklungsstadium der Roseola oder der Papel stehen. Indessen ist auch dieses nicht absolutes Gesetz.

Lokale Prädisposition der Haut durch äußere Reize.

Am intensivsten erscheint der Ausschlag an denjenigen Stellen der Haut, die vorher durch Druck, Reibung, chemische oder thermische Reizung usw. hyperämisiert worden sind. Es läßt sich leicht nachweisen, daß die verschiedensten äußeren Einwirkungen, Höhensonne (*Bedó, Rohrböck*), Skarifikationen, Wunden, Skabies (*Barabas*), luetische Exantheme (*Tillet* und *Rivers*), Verbände (*Niedner*) usw. den Boden für eine eigentliche lokale Massenproduktion von Varizellenblasen vorbereiten. Andererseits hat *Rollier* in Leysin beobachtet, daß die durch Luft und Sonne pigmentierte Haut seiner Patienten von Varizellen verschont blieb und die Bläschen nur an den von Luft und Licht abgesperrten Hautpartien (Gipsverbände) auftraten.

Das Allgemeinbefinden während des Blütestadiums ist in der Regel nur wenig verändert. Verhältnismäßig selten zeigen sich nervöse Störungen oder Erscheinungen von seiten des Verdauungsapparates. Der Hautausschlag geht oft, besonders nachts, mit Jucken einher, das individuell sehr verschieden stark ist, aber wegen der Beunruhigung nervöser Kinder und wegen Infektionsgefahr beim Kratzen Beachtung verdient. Allgemeinzustand. Juckreiz.

Geruch.

Einen besonderen, von dem der Variola zu unterscheidenden Geruch, auf welchen zuerst *Heim* aufmerksam gemacht hat, konnte *Swoboda* bestätigen, ohne ihn allerdings von dem bei echten Pocken differenzieren zu können.

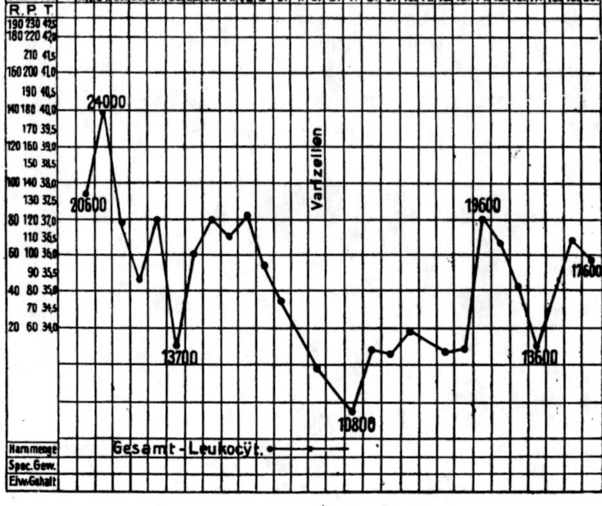

Fig. 120.

Gesamt-Leukozyten bei Keuchhusten und Varizellen.

(Universitäts-Kinderklinik Frankfurt a. M. Prof. *v. Mettenheim.*)

Verhalten der Temperatur.

Es gibt zweifellos viele Fälle, nach *v. Mettenheim* etwa ein Viertel aller Erkrankungen, die ganz ohne Temperaturen einhergehen. In der Regel aber besteht Fieber, das ziemlich streng an das Auftreten des Exanthems und seiner Schübe gebunden ist. Die höheren Temperaturen zeigen sich meist abends, gleichzeitig mit den Nachschüben, die mit Vorliebe auch des Abends oder in den Nachtstunden auftreten (*Klebs* 1869, *Rille* 1889). Gar nicht so selten sind erst die Nachschübe von höheren Temperaturen begleitet.

Körpergewicht.

Bei Säuglingen geht die Erkrankung häufig ohne jeden Gewichtsverlust vorbei. Nur in den relativ seltenen Fällen wo eine sekundäre Dyspepsie, Durchfälle oder Erbrechen besteht, wird der Anstieg der Gewichtskurve manchmal unterbrochen.

Blutbild.

Nach den Untersuchungen von *Sobotka*, *v. Arneth*, *Mensi*, *Stroh*, *Meyer* und *Hoffmann* sieht man bei Windpocken normale oder erniedrigte

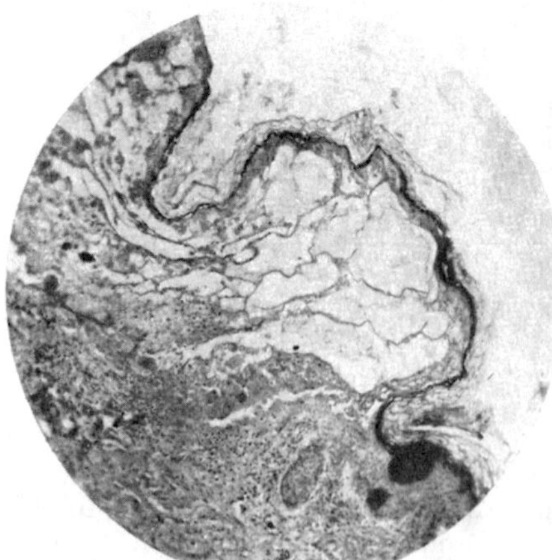

Fig. 121.

Junge, mehrkammerige Varizellenblase mit zentraler Delle.

Spärliches Infiltrat und geringe Hyperämie der Kapillaren an der Basis.

Deutliche „Riesenzellbildung“.

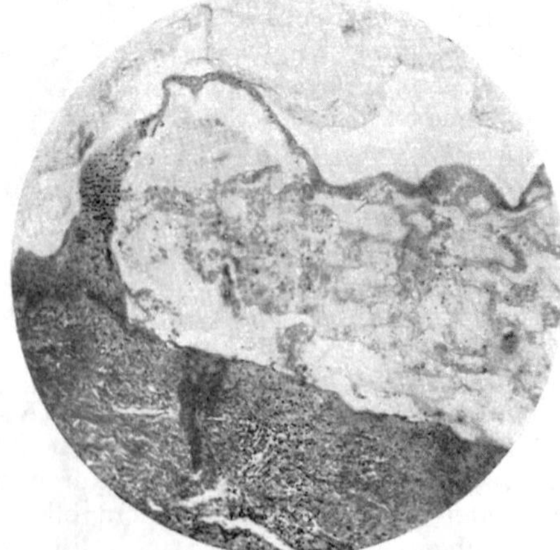

Fig. 122.

Ältere, einkammerige Varizellenblase.

Hyperämie und leichtes Infiltrat der darunterliegenden Hautpartie.

„Riesenzellen“.

(Präparate von Dr. *Schleussing*. Pathologisch-anatom. Institut der medizinischen Akademie Düsseldorf.)

Gesamtleukozytenzahl. Dabei findet sich häufig eine relative Lymphozytose und Myelozyten bis zu 4%. Beim Einsetzen der Erkrankung sind die Werte für Eosinophile herabgesetzt und häufig die Plasmazellen vermehrt (bis 12%) (*Ciuca*, *Nelken*, *Vitetti*). Leukopenie.

Wie stark die „Erschütterung des hämatopoëtischen Apparates" ist, zeigt sich besonders deutlich beim Hinzutreten von Varizellen zu Keuchhusten (*Stroh*). Hier wird die Pertussishyperleukozytose akut gebremst (vgl. Fig. 120). Gelegentlich reagiert der Körper nach überstandener Krankheit mit einer postinfektiösen Eosinophilie. Auch postvarizellöse lymphatische Reaktion ist beschrieben worden (*Westrienen*). Auf der Höhe der Erkrankung fand *Wentzler* eine geringe Hypocholesterinämie.

Anatomischer Bau der Bläschen.

Der anatomisch-histologische Bau der Varizellenblasen zeigt im wesentlichen einen entzündlich exsudativen Prozeß in den obersten Schichten der Kutis, der mit Emporheben der Epidermis (*Tyzzer*, *Paschen*, *Hammerschmidt*) und verschiedenartigen Degenerationen der Epithelzellen einhergeht.

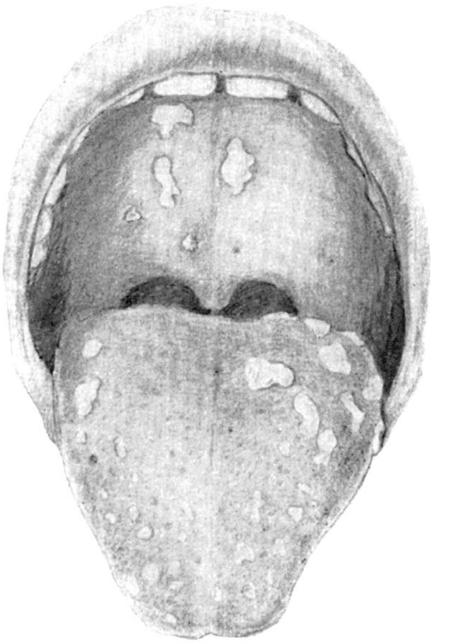

Fig. 123.
Reichliches Varizellenexanthem im Mund eines 5jährigen Mädchens. Auf der vorderen Hälfte der Zunge an Stelle der ursprünglichen Bläschen speckig belegte Geschwüre. Dritter Tag nach Beginn der Eruption.
(*Swoboda*.)

In den als erster Manifestation der Varizellen in der Epidermis auftretenden kleinen, zirkumskripten Herden gehen an den Epithelzellen 2 bestimmte Formen von Umwandlungen vor sich (*Hammerschmidt* 1919). Im Zentrum, wo das Virus offenbar am intensivsten wirkt, erscheinen die Kerne verdickt (Verklumpungskollaps des Kerngerüstes) unter Retraktion des Plasmas (retikuläre Degeneration). Im Gegensatz hierzu sind die Epithelzellkerne der Peripherie bedeutend vergrößert bei beträchtlicher Chromatinarmut. Die Nukleolen sind stark vergrößert und liegen als runde oder unregelmäßige Gebilde im blassen Kern (lockere Kerne, ballonierende Degeneration). Die kompakten Kerne des Zentrums teilen sich amitotisch ohne gleichzeitige Trennung des Plasmas. So kommt es zur Bildung von Riesenzellen (2—20 und mehr Kerne). Diese verfallen frühzeitig der Nekrose; der Zusammenhang der einzelnen nekrotischen Zellen lockert sich, es entstehen kleine Hohlräume. Aus diesen bilden sich durch Einströmen von Flüssigkeit kleine Bläschen (mehrkammerige Varizellenblase vgl. Fig. 121) und durch Zerstörung der Zwischenwände und andauerndes Zusammenfließen des Inhaltes benachbarter Höhlen kommt es zur Varizellenpustel, die nur aus einem einzigen Hohlraum bestehen kann (*Paschen*).

Der Inhalt des Bläschens ändert sich mit dem Alter. Zunächst kristallklar, trübt sich das Exsudat durch Einwanderung von Leukozyten. Infolge der Wasserverdunstung sinkt die dünne Kuppel der Wasserpocke ein (sekundäre Dellenbildung) und beim weiteren Eintrocknen bilden sich Borken.

Im Korium sind die Papillen ödematös geschwollen, die Gefäße erweitert und prall gefüllt, das Gewebe aber nur mäßig mit Leukozyten durchsetzt. Gewöhnlich liegt die Wasserpockenhöhle im oberen Teil der ums Vielfache verbreiterten Stachelzell- schicht. Nach Abfall der Borke erfolgt die narbenlose Heilung. Kommt eine sekundäre Infektion (Kratzen) hinzu, so erstreckt sich die Blasenbildung häufig tiefer, bis zum Papillarkörper. Die Heilung erfolgt dann unter Narbenbildung.

Unterschiede zur Pockeneffloreszenz.

Der typische oberflächliche Sitz der Varizellenblase ist der Grund für die klinische Beobachtung, daß sie abwischbar ist (*Tièche, Painton*) im Gegensatz zu der nicht abwischbaren, tiefersitzenden, echten Pocke.

Der ganze Vorgang der Blasenbildung ist ein ungemein rascher, viel schneller als bei anderen Pustelbildungen (Variola). Bei echten Pocken ist außerdem das umgebende Gewebe viel intensiver mit Leukozyten durchsetzt. Die sekundäre Vereiterung der Blase ist bei Varizellen sehr viel seltener als bei Variola. Zelleneinschlüsse fehlen bei Windpocken. Im Gegensatz zu früheren Anschauungen muß hier betont werden, daß zwischen Variola und Varizellenblase bezüglich ein- oder mehrkammerigem Bau kein prinzipieller Unterschied besteht (*Paschen, Jochmann-Hegler*).

Enanthem.

Entsprechend dem Exanthem der äußeren Haut finden sich auch auf den Schleimhäuten in vielen Fällen, wenn auch nicht so häufig wie bei Variola, Bläscheneruptionen. Teils treten sie gleichzeitig auf, teils sogar etwas früher als die Pöckchen der äußeren Haut, gehen aber infolge der Mazeration durch Speichel, vielfacher mechanischer Läsion durch die Zunge usw. ihrer zarten Epitheldecke verlustig, so daß sich das Enanthem meist nicht mehr als Bläschenausschlag präsentiert, sondern unter der Form von kleineren oder größeren, auf leicht gerötetem Grunde sitzenden, oberflächlichen Erosionen, die von einer Stomatitis oder Aphthen oft kaum zu unterscheiden sind.

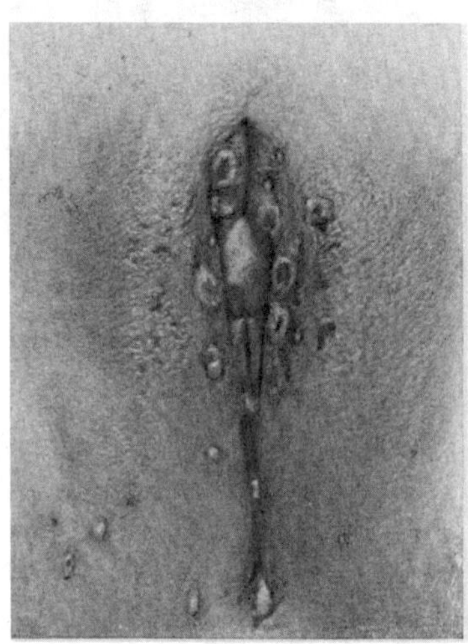

Fig. 124.
Reichliches Enanthem auf der Vulva desselben Kindes.
Dritter Tag nach Beginn der Eruption.
(*Swoboda.*)

Am häufigsten werden harter und weicher Gaumen befallen, doch bleiben auch Zunge, Wangenschleimhaut, Zahnfleisch, Innenseite der Lippen, Rachenwand und Tonsillen nicht verschont.

Meist macht dieses Enanthem der Mundhöhle keine Beschwerde. Gelegentlich tritt aber doch eine stärkere entzündliche Reaktion, Speichelfluß, Schluckbeschwerden hinzu (Stomatitis varicellosa). In seltenen Fällen führt die Ulzeration am weichen Gaumen zur Perforation (*Kaupe*).

Praktisch von großer Wichtigkeit ist die gelegentliche Lokalisation des Ausschlags auf der Schleimhaut des Larynx und der Trachea.

Varizellenkrupp.

Die am Rande der Stimmbänder sitzenden Bläschen (*Jahr, Löri, Marfan*) führen im Verein mit der entzündlichen Infiltration des Untergrundes und kollateralem Ödem zu dem bedenklichen Bilde der Larynxstenose. Heiserkeit, bellender Krupphusten, Dyspnoe kennzeichnen zur Genüge das schwere Krankheitsbild. Setzen diese Symptome vor dem Exanthem auf der äußeren Haut ein, so liegt die Verwechselung mit diphtheritischem Krupp nahe. Durch akut einsetzendes Glottisödem können solche Fälle plötzlich zugrunde gehen. Auch Larynxgangrän ist als Folge der Varizellenlokalisation im Kehlkopf beschrieben worden (*Grenet, Delarue*). Die Sterblichkeit solcher Fälle ist sehr groß (4 von 7 Kindern, *Cerf*).

Im Zweifel, ob Diphtheriemischinfektion oder Laryngitis varizellosa vorliegt, ist es immer ratsam Diphtherieserum zu spritzen.

Genitale Varizellen.

Zuweilen werden auch die Genitalien von Varizellenblasen befallen. An der Glans und am Präputium oder an der Innenfläche der Labien und in der Vulva treten Bläschen auf, die bald exulzerieren, Juckreiz hervorrufen und häufig infiziert werden. Dadurch ist die Gelegenheit zu Phlegmonen, nekrotischen Prozessen, entzündlichen Ödemen (Balanitis) gegeben mit evtl. Ausgang in Sepsis. Dysurie und Blasentenesmen begleiten diese unangenehmen Erscheinungen. Treten die Blasen am After auf, so können sie zu heftigen Spasmen des Sphinkters Anlaß geben.

Anus.

Nase, Ohr.

Wird die Nasenschleimhaut befallen oder entstehen Bläschen am Naseneingang, so besteht Neigung zu Geschwürbildung, Borkennase und Nasenbluten. Bläschen im äußeren Gehörgang können durch Verstopfen des Lumens Schwerhörigkeit bewirken.

Auge.

Auch die Konjunktiva der Augen wird gerne befallen. Sind schon die Pusteln auf den Lidern oder am Lidrand unangenehm und meist mit erheblichem Ödem verbunden, so ist das in noch stärkerem Maße beim Enanthem der Konjunktiven der Fall. Das Auge kann nicht mehr geöffnet werden, in der Lidspalte findet sich eitrig-seröses Sekret.

Ganz selten kommt es zu Bläschen- und Geschwürbildung auf der Kornea (*Oppenheimer* 1905) oder am Limbus (*Chow* 1927).

Unter Umständen sind alle Schleimhäute gleichzeitig befallen. Die Häufigkeit des Auftretens der Enantheme ist sehr verschieden und variiert von Epidemie zu Epidemie. Es ergeben sich daraus scheinbare Widersprüche in den einzelnen Beobachtungen. *Cerf* sah 1901 in allen Fällen Enanthem. Andere Autoren in etwa $\frac{1}{3}$ der Fälle, *Mettenheim*, *Stroh* nur in 10%. Säuglinge weisen selten Schleimhautbeteiligung auf (*Steinert*, 1920). Häufig aber wird die Beteiligung der Schleimhaut übersehen.

Besonderheiten des Exanthems.

Vorexanthem.

Knötchenförmiges Vorexanthem.

Sehr selten wird 24—48 Stunden vor dem eigentlichen Auftreten des Bläschenausschlages ein Vorexanthem beobachtet, das beschrieben wird als aus rötlichen Papelchen bestehend (*Nageotte-Wilbouchewitch*) oder als „knötchenförmiges Vorexanthem“ neben Rash und heftigen Prodromis (*Rosenthal*). Die Frage, ob es sich hierbei evtl. um einen ersten, nicht zur Blüte gelangenden Schub handelt, ist nicht geklärt.

Rash.

Skarlatiniformer, morbilliformer oder urtikarieller Rash.

In allen Stadien der Krankheit, vor, während und selten auch einmal nach Ablaufen des Exanthems kann ein Rash auftreten, der scharlach-, masern- oder urticariaähnlich aussieht und nach 1—2 Tagen verschwindet.

Im allgemeinen tritt dieser Rash selten auf, jedoch gibt es einzelne Epidemien, wo er merkwürdig oft beobachtet wird. *Rollestone* gibt an, daß von 1899—1907 96 Patienten, d. h. durchschnittlich 15,6% aller Varizellenfälle, als Scharlach ins Spital eingeliefert worden seien. Andere Autoren haben den Rash seltener gesehen: *Knöpfelmacher* in kaum 1% seiner Fälle, *Mettenheim* in 2,5%, *Arckenau* dagegen in 19%.

Am häufigsten imitiert der Rash den Scharlach. Die Haut ist diffus, feinsprossig gerötet, die Follikel springen vor, Druck auf das Exanthem läßt die Röte verschwinden. „Dermographie blanche“, die nach *Chauffard* im Gegensatz zum Scharlachexanthem dabei nicht ausgelöst werden kann, habe ich selbst öfter bei echtem Varizellenrash beobachtet. Gegebenenfalls kann nur das Auslöschphänomen von *Schultz* und *Charlton* die Diagnose sichern.

Seltener verläuft der Rash unter dem Bilde der Masern, einer Purpura, einer Urtikaria, oder er nimmt ein polymorphes Aussehen an.

Vermutlich ist der Rash toxischer oder septischer Natur. Er entwickelt sich besonders gerne auf einer Haut, die durch eine vorhergehende Infektion geschwächt ist (z. B. Scharlach in der Anamnese). Man nimmt an, daß es sich um eine Lähmung der Hautkapillaren handelt.

Mit Vorliebe erscheint der Rash am Rumpf, jedoch kann auch jeder andere

Körperteil davon befallen werden. Eine Prädilektionsstelle, wie das Femurdreieck beim Variolarash, existiert nicht. Innerhalb der vom Rash befallenen Hautbezirke schießen die Varizellenbläschen auf. Jucken und Schuppung tritt meistens nicht auf. Gelegentliche Begleitbeschwerden sind Temperaturerhöhung, Schüttelfrost, Angina, Schluckbeschwerden.

Ebenso plötzlich wie er erscheint, meist nach kurzer Zeit (1—2 Tage), verschwindet der Rash wieder. Längere Dauer eines skarlatiniformen Exanthems bei Varizellen (5—6 Tage) läßt den Verdacht auf echten Scharlach aufkommen. Gar nicht selten vereitern die Varizellenbläschen, nachdem ein Rash aufgetreten ist. Im allgemeinen ist der Rash aber ohne Einfluß auf den Ablauf der Windpockenerkrankung.

Varizellen und Herpes Zoster[1]).

Identität von Varizellen und Zoster.

Zuweilen schießen die Varizellenbläschen in größeren, zusammenhängenden Gruppen auf gerötetem Grunde auf, so daß die betreffende Hautstelle das Aussehen einer Verbrennung 2. Grades bietet und mit einer Verbrühung durch Sprühregen kochenden Wassers verglichen worden ist (*Gregory*). Eine derartige Hautpartie kann das Bild des typischen Zoster ergeben.

Schon *L. Pfeiffer* machte darauf aufmerksam, daß die Varizellenblasen am Rücken häufig den Interkostalräumen entlang geordnet sind, die Längsrichtung der ovalen Blasen in der Längsrichtung der Interkostalnerven. *Bokay* hat als erster schon 1892 auf den ätiologischen Zusammenhang von Varizellen mit gewissen Zosterfällen hingewiesen. Nach *Bokay* kann das Varizellenvirus bei einzelnen Individuen, anstatt ein allgemeines Exanthem hervorzurufen, als typischer Zoster auftreten. Überträgt sich dieser durch Infektion auf andere Menschen, so erzeugt er dort wieder Varizellen. *Bokay* hat im ganzen 122 Fälle zusammengestellt (1928) und kommt auf Grund der vorliegenden Beobachtungen über mittlere Inkubationszeit (14—15 Tage mit Streuung von 7—24 Tagen), von Übergangsfällen, Herpes zoster generalisatus, Zoster mit aberrierenden Bläschen, über das epidemiologische Verhalten usw. zu einer unitaristischen Auffassung, die er mit so viel Argumenten stützen kann, daß dagegen die Einwände der Dualisten kaum von Bedeutung sind.

Aus der ganzen Weltliteratur liegen jetzt so zahlreiche bestätigende Arbeiten vor, daß an einem Zusammenhang zwischen Zoster und Varizellen gar nicht mehr zu zweifeln ist.

Wallgreen (Stockholm) macht außerdem auf Zusammenhänge zwischen Zoster und Varizellen einerseits, Zoster und Tuberkulose andererseits aufmerksam.

In Frankreich hat sich namentlich *Netter* (1924—28) mit der Zoster-Varizellenfrage befaßt und 72 Fälle von Varizellen als Folge von Zoster und 14 Fälle von Zoster als Folge von Varizellen aus der französischen Literatur und eigenen Beobachtungen zusammengestellt.

Cornelia de Lange (Amsterdam) wies nach, daß im Serum von Zoster- und Varizellenpatienten die Komplementablenkung mit Varizellenkrustenextrakten spezifisch ausfällt. Es treten also gegen beide Infektionen gemeinsame Antikörper auf. Bestätigt werden diese sehr interessanten Befunde durch *Netter* und seine Mitarbeiter in Frankreich. *Netter* behauptet, auch der nach Arsen und anderen Metallmedikationen gelegentlich auftretende Zoster sei mit Varizellen zu identifizieren. Neunmal gelang es ihm bei Arsenzoster Varizellenantikörper nachzuweisen.

Beweisend sind ferner die Untersuchungen von *Kundratitz* 1926, dem es gelang in 5 von 9 Fällen bei Überimpfen von Zosterblasenflüssigkeit Varizellen zu erzeugen, die wiederum ansteckend waren; außerdem konnte er durch dieselbe Lymphe 4 Kinder gegen Windpocken aktiv immunisieren. *Siege* erhielt ebenfalls durch Überimpfen von Zosterblaseninhalt auf Kinder nach 22—23 Tagen typische Varizellen. Über ähnliche Resultate berichten *Lauda* und *Stöhr*. Auch ihnen gelang es, durch Übertragung von Erwachsenenzoster auf Kinder in 14—18 Tagen Varizellen zu erzeugen.

---

[1]) Wir schließen uns in der Nomenklatur dem Vorschlage von *Dörr* an (Zentralbl. Hautkrankh. **13**, 417) und sprechen nicht mehr von Herpes Zoster, sondern nur noch von *Zoster*.

Jedoch erkrankten auch andere Kinder, die nicht geimpt worden waren und nur durch Kontakt hatten angesteckt werden können. Außerdem gelang es nicht durch Zosterrekonvaleszentenserum Kinder vor Windpocken zu schützen (vgl. auch *Sicard* und *Paraf*).

Dieser letzte Umstand führt uns dazu, die Theorie über die Identität von Zoster und Varizellen noch immer mit einiger Vorsicht aufzunehmen. Denn es gibt eine ganze Reihe von Beobachtungen, die sich mit einer einseitig unitarischen Auffassung dieses Problems nicht vereinbaren lassen. *Alterthum* macht z. B. darauf aufmerksam, daß wohl von 36 Zosterfällen 23 sich im Zusammenhang mit Windpocken befanden, daß aber eine gegenseitige Immunität nicht immer vorhanden war. *Driehl*, *Scheer* und *Cozzolino* beschrieben Fälle, bei welchen nach dem Überstehen eines Zosters noch Varizellen auftraten, resp. nach Varizellen eine Gürtelrose. *Kletetschka* geht sogar so weit zu behaupten, daß das Erscheinen eines Zosters an eine früher durchgemachte Windpockenerkrankung gebunden sei. *Comby*, *Lesné* und *Gennes* wenden sich gegen die unitarische Auffassung aus klinischen Gründen. *Perutz* zeigt in einer epidemiologischen Übersicht über Zoster- und Varizellenfälle von 1923—25, daß die Häufigkeitskurven beider Krankheiten nicht zusammenfallen.

Dasselbe weisen für New York *Rivers* und *Eldridge jr.* nach. Aus Experimenten, ob an Affenhoden die durch Varizellenvirus erzielbaren Veränderungen durch Zoster- bzw. Varizellenserum zu kupieren seien, waren keine eindeutigen Ergebnisse zu gewinnen. Die Autoren sind deshalb außerordentlich zurückhaltend in ihren Schlüssen und nehmen an, daß trotz klinischer Ähnlichkeit in der Mehrzahl der Fälle die Erreger beider Krankheiten nicht identisch seien (vgl. auch *S. Meyer* und *Krieger*).

Van der Scheer findet Divergenzen in der Komplementbindungsreaktion beider Exantheme.

Immerhin ist trotz alledem an einem Zusammenhang zwischen Zoster und Varizellen nicht mehr zu zweifeln, häufen sich doch auch gerade die Mitteilungen über Simultanerkrankungen (*Bokay*, *Gelli*, *Hoffmann*, *Willcox* und *Rollestone*, *Dudley*, *Ziel*, *Gautier*). *E. Balogh* fand in der nächsten Umgebung der Ganglien von an Varizellen verstorbenen Kindern nicht selten Hämorrhagien und perivaskuläre Infiltrationen. Zwischen Herpesblase und Varizelleneffloreszenz besteht außerdem eine weitgehende histologische Ähnlichkeit.

Theoretische Erklärungen.

Nach *Haland* ist es wohl möglich, daß der Infektionsstoff, der sich in typischen Zosterfällen im Ganglion lokalisiert, in anderen Fällen in so reichlicher Menge vorhanden ist, daß er sich an anderer Stelle, an anderen Nerven fixieren kann. *Cranston Low* stellt die Hypothese auf, daß beim reinen Zoster das Virus durch die Nase, dem Olfaktorius entlang ins Zentralnervensystem gelangt und von da aus ein Interspinalganglion erreicht. Bei besonders starker Infektion soll das Gift in die Blutbahn übertreten und zur Entstehung von Varizellen führen.

Konsequenz: Isolierung jedes Zosterfalles!

Wenn auch nicht alle Fragen im Zoster-Varizellenproblem gelöst sind, so ist es doch besser aus den bisherigen Erfahrungen die Konsequenz zu ziehen und mit *Mayerhofer* zu verlangen, daß jeder Fall von Gürtelrose isoliert werden muß. Vielleicht gelingt es mit der Zeit, einen infektiösen Zoster varicellosus vom gewöhnlichen nichtinfektiösen Herpes zoster durch Serodiagnostik zu trennen (*Dold*, *Kolmar*, *Langer*).

Abortive Formen des Exanthems.

Varicellae papulosae und Roseolae varicellosea.

Wie bei den meisten Infektionskrankheiten, kommen auch bei Varizellen abortive Formen vor, wobei die Entwicklung sämtlicher Schübe des Exanthems auf dem Stadium der Fleckchen- oder Papelbildung stehen bleibt (Roseolae varizellosae, *Thomas*). Verwechslung mit Masern und Röteln liegt nahe.

Nach eigenen Beobachtungen kamen eine Reihe von solchen abortiven Formen jeweils am Ende von 2 Spitalepidemien unter größeren Kindern (6—12 Jahre) vor. Es läßt sich unschwer vorstellen, daß zur Erlangung der Immunität gegen ein Virus, welches sich in 3—4 Generationen erschöpft hat, bei älteren, kräftigeren Kindern keine vollständige Entwicklung des Exanthems mehr notwendig wird.

Das Vorkommen von Varizellen ohne Exanthem wird von mehreren Autoren betont und klinisch sowie serologisch bewiesen (*Langer*, *Tanelli*, *Revilliod*).

Konfluierende Varizellen, besondere Lokalisationen.

Varicellae bullosae et confluentes.

Während die Bläschen manchmal auffallend klein „miliar“ (*Thomas*, *Henoch*) bleiben, können andererseits größere Blasen vorkommen. Hie und da geben diese Anlaß zu Verwechselungen mit Pemphigus, weil die ursprünglich typischen Bläschen durch Abheben der Epidermis an der Peripherie zu schlaffen, dünnwandigen Blasen auswachsen: Varicellae bullosae.

Einzelne Bläschen konfluieren sehr häufig, wie beim Zoster. In seltenen Fällen aber fließen die Pusteln auf größeren Hautstrecken zusammen: Varicellae confluentes (*Chatin* und *Rendu*).

Wieland (1922) beobachtete in seiner Säuglingsstation eine Epidemie bei der sich die Varizellen fast ausschließlich am Kopf lokalisierten und klinisch unter dem Bild eines Pemphigus verliefen. Erst die Kontagiosität und das vereinzelte Auftreten generalisierter typischer Varizellen ermöglichte die Diagnose. *Wieland* spricht deshalb von larvierten Varizellen.

Larvierte Varizellen.

Daß äußere Reize, Höhensonne, Skabies usw. eine lokale Disposition der Haut für das Zustandekommen des Ausschlags ausüben (Dermotropismus, Barabas) wurde oben bereits beschrieben.

Komplikationen.

Praktisch wichtiger als die bisher beschriebenen Abarten des Exanthems sind die Fälle, bei denen es zur Vereiterung der Bläschen kommt durch Superinfektion mit Eitererregern: Varicellae pustulosae. In der Mehrzahl der Fälle handelt es sich um konstitutionell minderwertige, oder durch andere Erkrankungen geschwächte Kinder. Bei der Borkenbildung sammelt sich dann der Eiter zwischen der Kruste und dem roten Hof der Umgebung an (Pustule en cocarde). Diese Borkenpusteln sehen den Variolapusteln des supurativen Stadiums äußerst ähnlich. Der Entwicklungsgang der vereiterten Blasen pflegt länger zu sein als der des gewöhnlichen Ausschlags, so daß es oft 1—2 Wochen dauert bis das Eintrocknen vollendet ist. Die Borken bei exsudativen Kindern werden oft dick und umfangreich, bei ekzematösen dagegen bleiben sie klein und dünn.

Varicellae pustulosae.

Ausbreitung der Sekundärinfektion: Abszesse, Furunkel, Erysipel, Scharlach.

Von den infizierten Bläschen aus können Furunkel, Abszesse und Phegmonen ihren Ausgang nehmen. Bei kachektischen Kindern entwickeln sich da, wo die Pusteln gesessen haben, muldenförmige Geschwüre mit speckigen Belägen, die bei der Abheilung strahlige Narben hinterlassen. Gelegentlich entsteht von den infizierten Stellen aus Erysipel oder Scharlach. Auch Hautdiphtherie mit ausgebreiteten Nekrosen wurde beschrieben (*Joe*). Nicht allzu selten, besonders bei jungen Säuglingen, führt die Vereiterung der Blasen zu einer septischen Allgemeininfektion, die mit hohem Fieber und schnellem Kräfteverfall einhergeht. Auch Pyämie mit Metastasenbildung besonders in den Gelenken, meist polyartikulär, wird beschrieben. Periostitis purulenta des os ileum sah ich zweimal als Folge leicht vereiterter Varizellen.

Gangränöse Varizellen.

Unter bestimmten Umständen, die bisher noch nicht völlig geklärt sind, werden einzelne Eiterpusteln brandig (vgl. Fig. 128). Gehäuftes Auftreten dieser gangränösen Form wird in einigen Epidemien beobachtet (*Heim* 1909).

Die Entwicklung der Gangrän geht in der Weise vor sich, daß die Varizellenblasen sich mit blutigseröser Flüssigkeit füllen und schnell zu abnormer Größe auswachsen. Nach Platzen der Blase bildet sich ein schwarzer Schorf, der in einem tiefen, wie mit Locheisen ausgestanzten Krater liegt. Die Gangrän kann schon am ersten Tage des Ausschlages einsetzen, meist bemerkt man sie aber erst im Stadium der Borkenbildung. Diese abschreckende Komplikation beobachtet man bei dekrepiden, durch andere Krankheiten geschwächten Kindern, gelegentlich aber auch bei ganz gesunden Individuen (Gefahr für Frühgeburten, atrophische und debile Säuglinge! *Kondo, Gordon, Barenberg* und *Lewis*).

Hämorrhagische Varizellen.

In manchen Fällen kommt es zu einer ausgesprochenen hämorrhagischen Diathese. Die Bläschen füllen sich mit Blut, auch an gesunden Hautstellen treten Petechien und Ekchymosen auf, oft kommen auch noch andere Zeichen der allgemeinen Blutungsbereitschaft hinzu: blutige Stühle, Bluterbrechen und Nasenbluten.

Nach *Knöpfelmacher* kommen Hautblutungen bei Varizellen erstens als Prodromalsymptom, zweitens als Blutungen in die Effloreszenzen vor, drittens als diffuse Blutungen in Haut und Schleimhäute, während oder nach Ablauf des Ausschlags als Folge einer Sepsis, viertens als Folge einer begleitenden oder abgelaufenen Pertussis (gutartige Form hämorrhagischer Varizellen). Die 3 ersten Formen sind prognostisch wenig günstig, wenn auch trotz der bedrohlichen Erscheinungen viele Fälle zur Heilung kommen.

Bei einer schon vorhandenen hämorrhagischen Diathese, Werlhoff oder Thrombo asthenie (*Glanzmann* 1920) sind die Blutungen nicht der Ausdruck einer bösartigen Windpockenform, sondern der bereits vorher bestehenden Diathese.

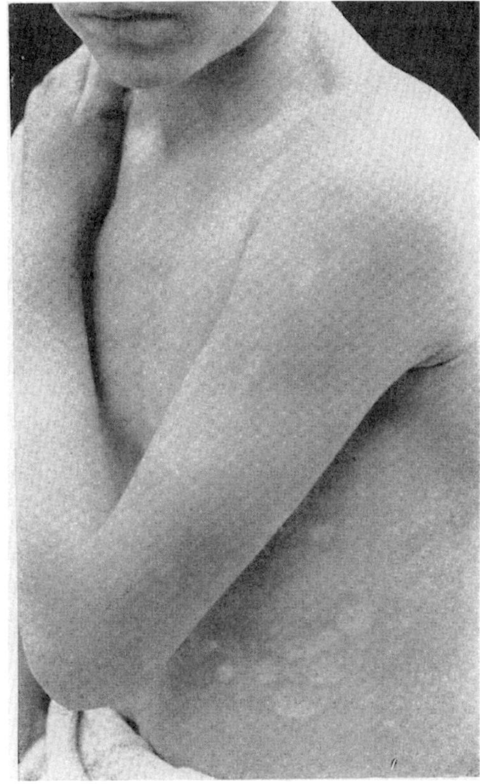

Fig. 125.

Gürtelförmig angeordnete Narben nach einem vor 6 Jahren überstandenen Varizellenexanthem bei einem 7jährigen Knaben.

An dieser Stelle bildeten sich infolge des Druckes des Wickelbandes auf die Haut zahlreiche große eitrige Pusteln, während die Varizellen auf dem übrigen Körper spärlich und klein waren.

(Frankfurter Kinderklinik, Prof. v. *Mettenheim.*)

Hämorrhagische Nephritis.

Eine nicht sehr häufige, aber praktisch wichtige Komplikation ist die Nephritis (*Henoch* 1884). *Jochmann* sah sie nur zweimal unter 133 Fällen, *Stroh* viermal unter 250. Die Prognose ist im allgemeinen günstig.

Zu Beginn des Exanthems sieht man nicht allzu selten eine vorübergehende Albuminurie. Auch einfache Hämaturien sind ziemlich häufig (*Nassau* 1921). Die echte Windpockennephritis hat meist hämorrhagischen Charakter. Nur selten ist ein Übergang in eine chronische Form beobachtet worden. Obschon die Prognose im allgemeinen gut ist, stellt sich manchmal als Folge der Nephritis der bedrohliche Symptomenkomplex der Urämie (Erbrechen, Krämpfe usw.) ein. *Pospischill* führt das gelegentliche Auftreten von Nephritis auf unbemerkt verlaufende Scharlachinfektionen zurück. *Hänel* meint annehmen zu dürfen, daß eine Nephritis, die er 10 Tage vor einem ganz leichten abortiven Exanthem beobachtete, gewissermaßen als vikarierend für den Ausschlag aufzufassen sei. Im Urin wird gelegentlich Azeton gefunden. Nach *Jochmann* soll der Urin giftige Eigenschaften haben.

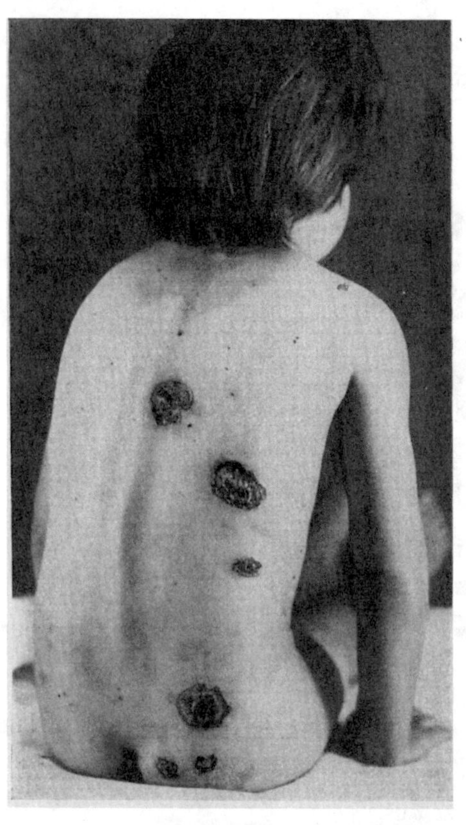

Fig. 126.
Durch Kratzen sekundär infizierte Varizellen: Ektymaform.
(Düsseldorfer Infektionsklinik.)

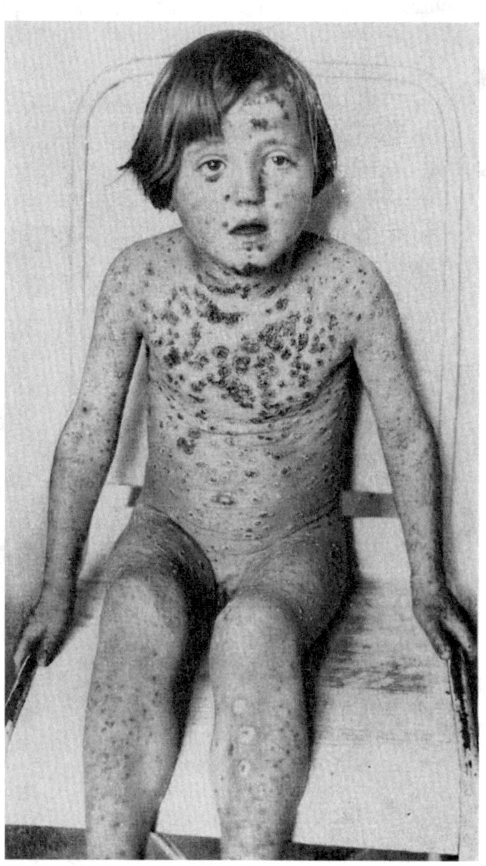

Fig. 127.
Durch Kratzen sekundär infizierte Varizellen: Impetigoform.
(Düsseldorfer Infektionsklinik.)

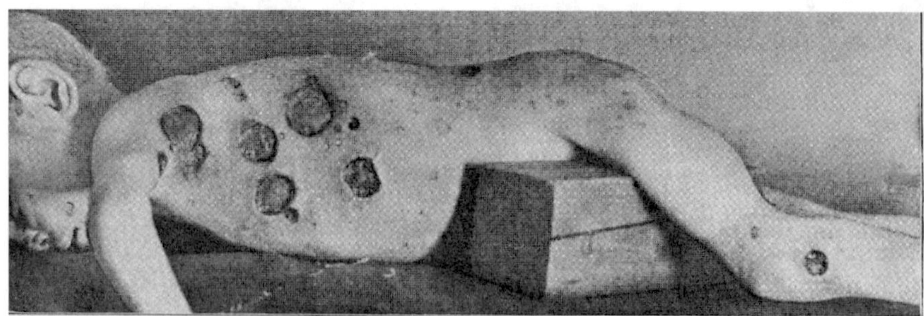

Fig. 128.
Gangränöse Varizellen bei einem 2½ jährigen Kinde.
(Tod am 12. Tag nach Beginn der Eruption, am 6. Tag nach Beginn der Gangrän.)
(Hofrat *Cnopf*, Nürnberg.)

Wichtig ist, daß auch bei eiweißfreiem Harn ohne alle weiteren Symptome, die auf eine Beteiligung der Niere schließen lassen, hochgradige, allgemeine Ödeme vorkommen, selbst bei ganz leicht verlaufenden Fällen (*Stark*, *Arkenau*). Ödeme ohne Nephritis.

Gelenkerkrankungen gehören ebenfalls zu den seltenen Komplikationen. Entweder handelt es sich um pyämische Metastasen oder aber um eine meist auf der Höhe des Ausschlags auftretende, vielleicht spezifische, seröse Poly- oder Monarthritis. Ähnlich wie beim Scharlachrheumatismus gehen die Schwellungen und Schmerzen nach einigen Tagen spontan wieder zurück. Die seröse Form ist im Gegensatz zur pyämischen Arthritis gutartig (*Martin*). Gelenke beteiligt.

Von Lungenkomplikationen werden zuweilen Bronchitis und Bronchopneumonie beobachtet (*Rille*). Haut-, Larynx- und Lungengangrän mit tödlichem Ausgang wird von *Grenet* und *Delarue* beschrieben. Lungen.

Lebhafte Schmerzen und Ohrensausen kann die Otitis externa verursachen, wenn Bläschen im äußeren Gehörgang entstehen. Auch eine Mittelohrentzündung stellt sich im Verlaufe der Varizellen gelegentlich ein und bedingt Temperatursteigerungen. Ohren.

Sabrazès beobachtete bei einem 20jährigen Manne als Komplikation eine in mehreren Schüben verlaufende Orchitis und Epididymitis. *Basedow* ausgelöst durch Windpocken sah *Wheelon* bei einem 4½jährigen Mädchen mit lymphatischer Konstitution. Hoden. Basedow.

Komplikationen von seiten des Verdauungsapparates sind selten. Bei Säuglingen ereignet sich hie und da eine sekundäre Dyspepsie. Im Anschluß an Dyspepsie kann durch Windpocken eine Intoxikation ausgelöst werden (*Langstein*, *Meyer*). Magen-Darmtractus

Auch das Nervensystem wird in nicht allzu seltenen Fällen in Mitleidenschaft gezogen. In den letzten Jahren häufen sich die Mitteilungen über alle möglichen postvarizellösen Nervenkomplikationen. Nervöse Komplikationen.

Glanzmann hat sich mit dieser Frage besonders eingehend beschäftigt und eine vollständige Übersicht der bis 1927 bekannt gewordenen Fälle gegeben. Vielleicht erklärt sich der Umstand, daß in der älteren Literatur bis 1924, so gut wie nichts über nervöse Komplikationen erwähnt wird, dadurch, daß diese früher weniger häufig aufgetreten sind, entsprechend dem Verhalten der parainfektiösen Enzephalitis (siehe Kapitel Enzephalitis in diesem Bande).

In dem publizierten, reichhaltigen Material können einzelne typische Krankheitsbilder unterschieden werden: 1. Meningitis serosa am 10. Tag nach dem Ausschlag, 2. Meningitis varicellosa, 3. Pachymeningitis haemorrhagica interna, 4. Enzephalitis des Großhirns. Meist 8—14 Tage nach dem Ausschlag tritt die Komplikation unter dem Bilde der akuten zerebralen Kinderlähmung ein. 5. akutes, postvarizellöses Delirium mit Nephritis, 6. Ophthalmoplegia externa, 7. Chorea, 8. akuter zerebraler Tremor, 9. zerebellare Ataxie, 10. Myelitis. Schließlich werden noch einige Beobachtungen beschrieben, die bis jetzt nur vereinzelt geblieben sind, so eine an Windpocken sich anschließende multiple Sklerose, Polyneuritis, Neuritis optica.

Bemerkenswert bei diesen nervösen Varizellenkomplikationen ist die Regelmäßigkeit der Inkubationszeit. Sie beträgt ungefähr 5—15 Tage (*Glanzmann*.)

Diesem schon recht reichhaltigen klinischen Material zufolge darf angenommen werden, daß, wenn wir von der Tatsache der relativen Seltenheit absehen, den Windpocken im Kreise der Infektionskrankheiten bezüglich der nervösen Komplikationen keine Ausnahmestellung zukommt. Ganz unabhängig von der Schwere des Varizellenablaufs kommt es gelegentlich zu diesen Komplikationen. Dabei verlaufen diese fast immer gutartig und heilen meist restlos aus. Nur selten findet man später Residuen in Form von Lähmungen usw.

Pathologisch-anatomische Befunde.

Bei der Gutartigkeit der Varizelleninfektion ist es nicht verwunderlich, daß Angaben über Sektionsbefunde außerordentlich selten sind. *Schleussing* konnte bei 2 an unkomplizierten Varizellen verstorbenen frühgeborenen Zwillingen (1400 resp. 1700 g Gewicht) in Leber, Milz und Nebennieren schon makroskopisch sichtbare, hirsekorngroße, weißliche Herde feststellen. Bei der mikroskopischen Untersuchung erschienen die Herde als umschriebene Nekrosen des Parenchyms. *Balogh* fand in der nächsten Umgebung der Interspinalganglien von 6 an Varizellen verstorbenen Kindern Hämorrhagien und perivaskuläre Infiltrate. Er glaubt, daß das Virus spezifisch die Ganglien reizt (Verwandtschaft zum Zoster). *Lipschütz* konnte in einem der von *Kundratitz* mit Zostervirus geimpften Fälle, der mit Varizellen reagiert hatte, keine Veränderungen an den Intervertebralganglien feststellen.

Gleichzeitiges Erkranken an anderen Infektionen.

Kinder mit Varizellen oder solche, die sich in Varizelleninkubation befinden, können gleichzeitig mit einer oder mehreren anderen Infektionskrankheiten superinfiziert sein. Hierdurch entstehen, zumal im Großstadtmilieu, die mannigfachsten Kombinationen. Wie in Frankfurt (*Stroh*), so kommen auch in Düsseldorf die meisten Varizellenfälle als Doppelinfekte in die Klinik.

Werden Varizellen in einen Krankensaal eingeschleppt, so ist das bei Kindern mit Diphtherie, Scharlach oder Masern und Keuchhusten durchaus nicht gleichgültig. Gelegentlich verlaufen diese dann schwerer als gewöhnlich. So kommt es z. B. bei Diphtherie zu malignen Formen mit sekundären diphtheritischen Hautinfektionen (*Krjoukoff, Joe*).

Scharlach. Nach *Pospischill* sollen Varizellenkranke ganz besonders zu Scharlach disponiert sein. Die Eintrittspforte bildet ein zerkratztes Bläschen. Oft verlaufen beide Infekte nebeneinander, ohne sich gegenseitig zu beeinflussen (*Cerf*). Evtl. wird die Inkubationszeit durch die Mischinfektion verlängert (*Rousset, Nobécourt* und *Milhet*). Ziemlich oft kommt es zu sekundärer Vereiterung und Abszeßbildung. Dennoch ist aber die Prognose nicht ungünstig (*Scheffer*).

Masern. Auch bei Mischinfektionen mit Masern dauert die Inkubationszeit fast immer über 14 Tage und mehr (*Baur*). Neigung zu Konfluenz der Blasen und Gangränbildung (*Henoch, Cerf, Stroh*) sollen häufiger als gewöhnlich dieser Doppelinfektion folgen.

Keuchhusten. Keuchhusten soll nach *West* direkt zu Windpocken disponieren. Mehrere Autoren sahen, daß die Pertussisanfälle sich besserten, solange das Varizellenexanthem bestand, um nachher wieder an Zahl und Heftigkeit zuzunehmen. *Jehle* fand bei Superinfektion mit Grippe besonders häufig ein Eindringen von Influenzabazillen in die Blutbahn.

Grippe.

Man hat öfters beobachtet, daß nach Varizellen eine latente oder inaktive Tuberkulose manifest wurde (*Heubner, Stroh, Potter:* postvarizellöse Meningitis-tbc). Einige Autoren rechnen deshalb die Windpocken zu denjenigen Infekten, welche, wie z. B. Masern, den kindlichen Organismus in seiner Abwehr gegen die Tuberkulose schwächen. Nachgewiesen wurde eine postvarizellöse anergische Phase der Haut für Tuberkulin (*Cozzolino, Schönfeld*). *Hamburger* beobachtete Hautgangrän und sah einen Teil der Geschwüre als zerfallende Hauttuberkulide an.

Tuberkulose.

Es ist jedoch fraglich, ob ein so enger Kausalzusammenhang zwischen Windpocken und Tuberkuloseaktivierung angenommen werden darf, wie das heute nach allgemeiner Ansicht der Fall sein soll. Diese Fragen kommen eben erst wieder in Fluß (vgl. *Eckstein, Goebel*).

Lues. Luetische Kinder sind durch Windpocken, wie durch jede andere Infektion, gefährdet. Nach *Müller* und *Singer* starben von 46 syphilitischen Kindern 35 an akuten Infektionen, 2 davon an Varizellen.

Eine wirksame Isolierung der Varizellenfälle innerhalb einer Infektionsabteilung ist mithin unbedingt nötig, da Mischinfektionen wie die oben geschilderten nicht immer leicht verlaufen, besonders da es sich oft um schon vorher geschwächte Patienten handelt. Hat jedoch vermutlich bereits eine Übertragung auf ein krankes Kind stattgefunden, so muß man versuchen durch prophylaktische Impfung die Erkrankung abzuschwächen.

Differentialdiagnose.

Die Diagnose der Varizellen stößt in den typischen Fällen auf keine Schwierigkeiten. Zoster, Impetigo, Sudamina und Urtikaria können flüchtig an Windpocken erinnern, doch ist bei genauerer Analyse das Varizellenexanthem mit den Ausschlägen solcher Fälle nicht zu verwechseln.

Strophulus.

Mehr Schwierigkeiten bereitet zuweilen der Strophulus infantum (Lichen urticatus), besonders dann, wenn mehrere Kinder derselben Familie daran erkranken. Wohl deshalb berichten viele Mütter oft über mehrmaliges Erkranken an „Juckblattern". Die Differentialdiagnose berücksichtigt den starken Juckreiz, das meist gruppenweise Auftreten des Strophulus, außerdem seine Lokalisation: Freibleiben des Kopfes, besonders der behaarten Kopfhaut, Befallenwerden der Außenseiten der Extremitäten.

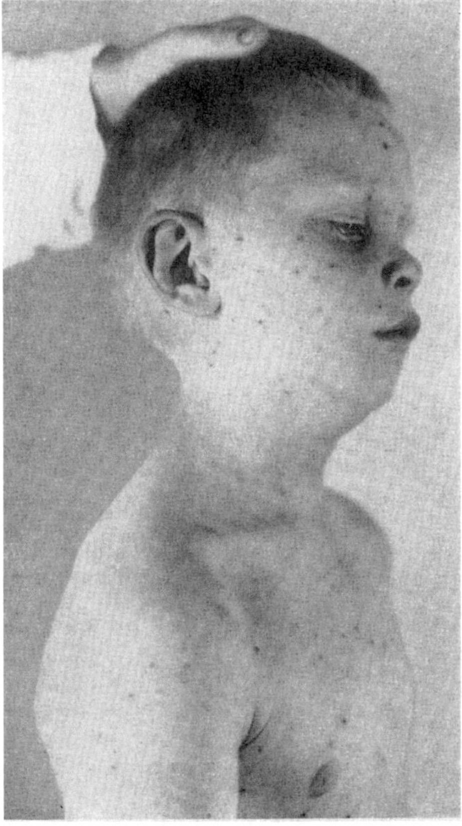

Fig. 129.
Strophulusähnlicher Varizellenausschlag.
Das Exanthem besteht fast ausschließlich aus Knötchen, nur an wenigen Stellen ist eine Andeutung eines Bläschens zu sehen. Charakteristisch für Varizellen ist das Befallensein des behaarten Kopfes.
(Düsseldorfer Infektionsklinik.)

Lues

Ein sehr selten erscheinendes syphilitisches Exanthem kann im Kindes- und Erwachsenenalter die echten Varizellen täuschend nachahmen. Bei Kindern finden sich dann aber meist auch andere Zeichen der Lues. In den Bläschen lassen sich Spirochäten nachweisen.

Roseola bei Typhus, Paratyphus, Lues.

Abortive Varizellen können zu differentialdiagnostischen Schwierigkeiten mit Typhus, Paratyphus oder Lues-Roseolen Anlaß geben. Gelegentlich nekrotisieren die Roseolen dieser Infektionskrankheiten zentral und nehmen ein den infizierten Varizellenblasen äußerst ähnliches Aussehen an.

Tbc.

Im Stadium der Ausheilung gleichen die Varizellenblasen den kleinpapulösen Tuberkuliden außerordentlich, es fehlen aber die charakteristischen, lividen Farbtöne.

Scharlach.

Der Varizellenrash führt gern zur Verwechslung mit Scharlach. Fehlen des Auslöschphänomens, der Eosinophilie, der *Döhle*körperchen, negative Diazo- und Urobilinogenreaktion im Harn, fehlende Hautschuppung sichern die Diagnose in kurzer Zeit.

Variola.

Praktisch am wichtigsten ist die Unterscheidung von Varizellen und echten Pocken. Die klassischen Krankheitsbilder freilich vermag auch der Anfänger leicht zu trennen. Steht man aber in Gegenden, wo Pocken, Alastrim oder Variolois endemisch vorkommen (z. B. im Schweizer Jura), vor einem Fall von variolaähnlichen Varizellen, so braucht man alle diagnostischen Feinheiten, um eine Diagnose stellen zu können.

Bei Variolois tritt der Ausschlag häufig nicht wie bei den typischen Pocken in einem einzigen Schub auf, sondern in mehreren Nachschüben; außerdem

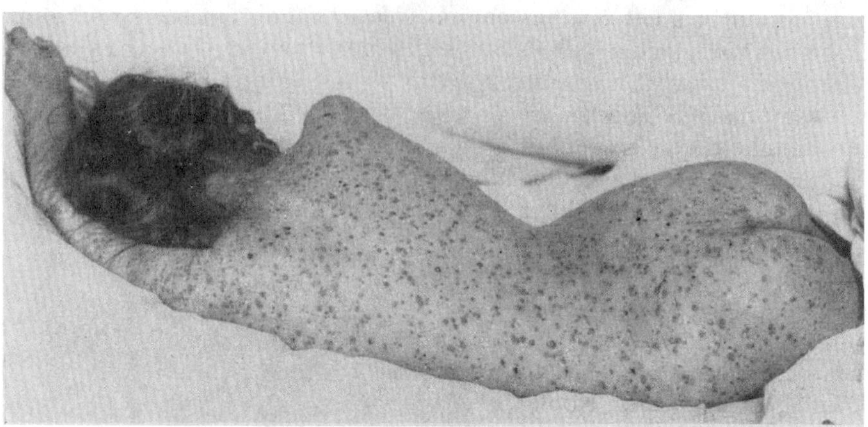

Fig. 130.
Pockenähnliche Varizellen.
Für Windpocken ungewöhnliches, sehr starkes Exanthem bei uncharakteristischer Mitbeteiligung der Extremitäten (7jähriges Mädchen).
(Düsseldorfer Infektionsklinik.)

kann das Exanthem wie bei Windpocken auf allen Entwicklungsstufen stehenbleiben. Aus dem Anblick des Ausschlags kann also mitunter auch der Erfahrenste keinen Anhaltspunkt gewinnen; wohl aber aus Art und Weise der Lokalisation (*Tièche*, *Painton*), resp. der Gesamtverteilung auf der Körperoberfläche: die Varizellen erscheinen hauptsächlich am Rumpf lokalisiert „zentripetal", Variola und Alastrim haben mehr Effloreszenzen am Kopf und den Extremitäten „zentrifugales Auftreten".

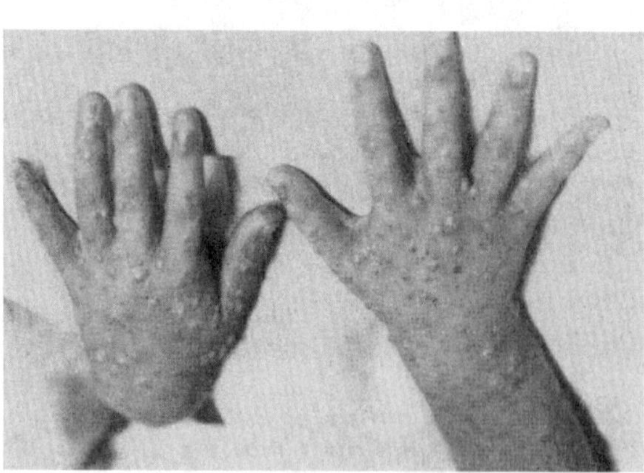

Fig. 131.
Pockenähnliche Varizellen.
Für Windpocken ungewöhnliche, sehr starke, uncharakteristische Mitbeteiligung der Extremitäten (7jähriges Mädchen).
(Düsseldorfer Infektionskliuik.)

Manchmal gestattet die Temperaturkurve eine Unterscheidung. Bei Pocken sinkt das Prodromalfieber, während das Exanthem auftritt, bei Varizellen fehlen die prodromalen Temperaturen, das Fieber steigt beim Ausbruch des Ausschlags plötzlich an.

Heftige, 3 Tage dauernde Prodromi mit Rücken-, Kreuz- und Gliederschmerzen sprechen so gut wie immer für echte Pocken. Neugeborene erkranken selten an Vari-

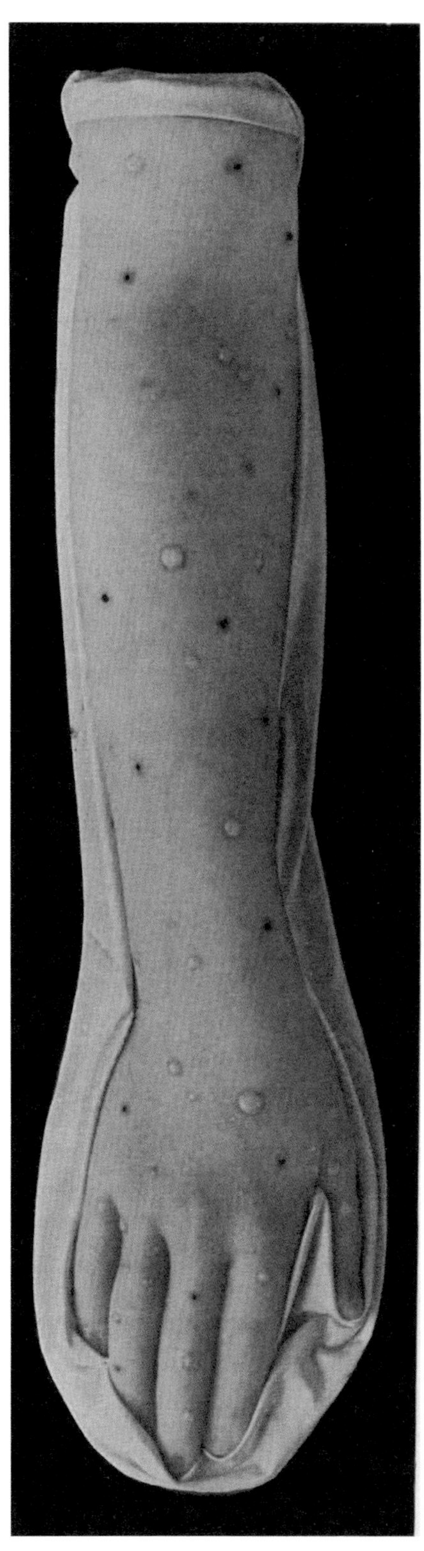

Varizelleneruption
(3 Phasen) an Hand und Vorderarm.

Verlag von F. C. W. Vogel in Leipzig.

zellen, häufiger an Variola. Der anatomische Bau der Pustel ist differentialdiagnostisch zu verwerten, obschon die histologische Untersuchung einer Blase nur graduelle Unterschiede bietet. Die Varizellenblase sitzt oberflächlich, ist deshalb „abwischbar", während die echte Pocke tief in der Haut verankert ist (*Tièche*).

Die Entwicklung zum Bläschen geht bei Varizellen schneller vor sich als bei Variola. Bei jungen Varizellenbläschen gelingt es leicht durch einen in Methylalkohol fixierten, mit Hämalaun oder *Böhmers* Hämatoxylin gefärbten Ausstrich Riesenzellen nachzuweisen. In der echten Pocke sind die *Paschen*schen Körperchen zu finden.

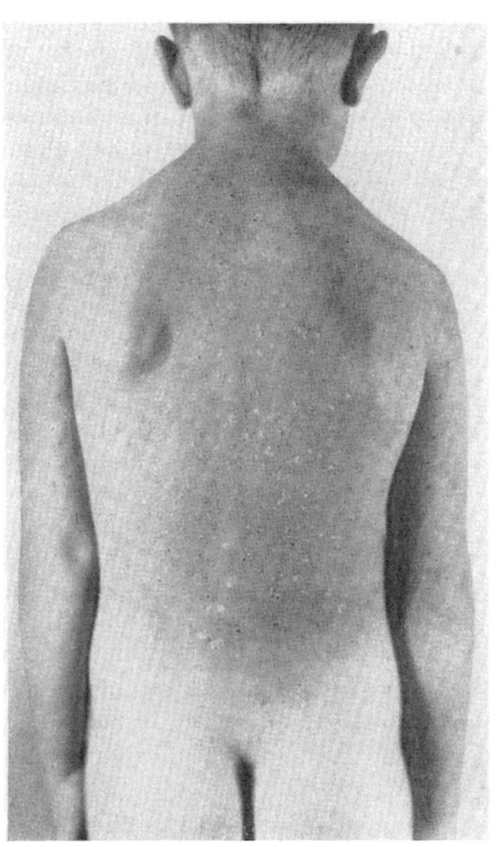

Fig. 132.
Reichliche Narben- und Keloidbildung nach Varizellen (wie nach Pocken).
(Düsseldorfer Infektionsklinik.)

Das Blutbild ist nicht sicher zur Differentialdiagnose zu verwenden. Immerhin geht die Variola im Suppurationsstadium mit einer sehr starken Hyperleukozytose einher (*Hoffmann*), nach anfänglicher Leukopenie. Dabei findet sich starke absolute und relative Lymphozytose, erst Links-, dann Rechtsverschiebung, Eosinophilie bis zu 20%, Myelozyten bis zu 12%.

Die Pupillenreaktion ist bei Variola gelegentlich herabgesetzt oder völlig erloschen (*Eversbusch* 1912).

Sehr genau scheint nach *Dold* und *Langer* die Komplementbindungsmethode zu arbeiten. Als Antigen benutzt man Varizellenkrusten- und Borkenextrakte. Die Reaktion ist spezifisch.

In den meisten zweifelhaften Fällen tut man gut daran, den Patienten wie einen Pockenkranken streng zu isolieren und die biologischen Tests abzuwarten.

Nach Überimpfen von verdächtigem Bläscheninhalt auf Kaninchenhornhaut finden sich bei Pocken, nicht bei Varizellen, die *Guarneri*schen Körperchen nach 36—48 Stunden. Schon ohne Vergrößerung lassen sich nach *Paul* in derselben Zeit nach Härten der Hornhaut in Sublimatalkohol weiße Punkte als Quellungserscheinungen der infizierten Epithelzellen nachweisen. Bei Varizellen fehlen sie.

Die Allergieprobe von *Tièche* ist positiv bei Variola, negativ bei Varizellen; bei kutaner Überimpfung von Bläscheninhalt bildet sich bei Variola eine „Frühreaktion". Windpocken zeigen eine anergische Phase der Haut. *Netter* konnte allerdings diese „vakzinelle Anergie" nicht in jedem Falle von Windpocken bestätigen (Literatur bei *Hoffmann, Meder, Painton, Tièche, Wauklyn*).

Prognose.

In der Regel ist der Verlauf der Varizellen ein harmloser.

Selbst Komplikationen, wie Nephritis, Varizellenkrupp, sekundäre Eiterungen gefährden das Leben nur selten. Ungünstiger stellt sich die Prognose bei Doppel-

und Mischinfektionen besonders mit Keuchhusten, Masern und Lues. Konstitutionell minderwertige oder geschwächte Kinder erliegen gelegentlich der Infektion bzw. der rein toxischen Wirkung des Varizellengiftes (Frühgeburten!). Häufiger verursachen komplizierende, sekundäre Infektionen oder Ernährungsstörungen den Tod. Die Letalität beträgt durchschnittlich 0,01—0,05%.

Prophylaxe.

Eine Trennung der Patienten von Geschwistern oder den übrigen Insassen einer Klinik oder eines Kindergartens kommt fast immer zu spät. Der Patient ist dennoch zu isolieren bis zum definitiven Abfall der Borken (2—3 Wochen). Kinder in der Periode der Inkubation sind erst nach 10—11 Tagen ansteckend, wenn das Prodromalstadium beginnt und müssen von da an noch 2 Wochen von anderen Kindern ferngehalten werden.

Aktive Immunisierung.

Eine wirksame aktive Immunisierungsmethode wäre außerordentlich begrüßenswert. Bereits mit den vorliegenden Methoden kann man die Kinder aus der Umgebung eines Varizellenfalles bis zu einem gewissen Grade schützen. Man impft mit Bläscheninhalt oder Blut durch Skarifikation der Haut, intradermale oder subkutane oder intravenöse Injektion.

Varizellisation.

Diese Varizellisation (*Knöpfelmacher*) verhütet zwar die Krankheit nicht absolut sicher, indessen erkrankt der überwiegende Teil der Kinder nicht, oder nur mehr ganz leicht, gleichgültig, ob eine Lokalreaktion nach dem Impfen auftritt oder nicht (*Rabinoff*, *Kling*, *Birk*, *Meyer*, *Michael*, *Hess* und *Unger*).

Technik der Varizellisation:

1. nach *Kling* 1913—15.

Entnahme der Lymphe in den ersten Eruptionstagen aus frischen Blasen mit nur ganz geringer entzündlicher Reaktion der Umgebung. Man gewinnt die Lymphe direkt mit der Impflanzette. *Birk* empfiehlt Abtragung der ganzen Haut mit dem Skalpel. *Waddel-Eley* entnehmen die Lymphe mittels einer Glaskapillare. Die Platinöse hat sich zur Entnahme wie auch zur Impfung nicht bewährt (*Finkelstein* und Mitarbeiter). Der Bläscheninhalt wird nun mit Lanzette, Skalpel oder Spritze durch Skarifikation, per- oder intrakutan auf den Empfänger übertragen. Bei einigen Impflingen entsteht nach 2—3 Tagen eine Frühreaktion (lokale Rötung). 8—17 Tage später erscheint die typische Lokalreaktion, ein Bläschen mit oder ohne Generalisation. Hie und da treten auch milde Varizellen ohne lokale Reaktion auf (*Nelken*, *Ribadau-Dumas*, *Knöpfelmacher*, *Stromfeld*, *Hotzen*, *Finkelstein*, *Wilfand* und *Chochol*, *Sarvan*, *Greenthal*, *Barabas*, *Soldin*, *Hoffmann*).

2. nach *Heß* und *Unger* 1918.

Man spritzt den Blaseninhalt intravenös. Dadurch läßt sich eine gute Immunität erzeugen. Von 38 Kindern erkrankte nur eines in der Folge an Varizellen.

3. nach *Thomas-Arnold*, 1922.

Eine Varizellenblase wird durch Auftragen von Kantharidin-Kollodium (1/1000) in eine große Blase verwandelt. Nach 24 Stunden wird der Inhalt mit der Spritze aufgesaugt und den Impflingen je 0,2 ccm subkutan injiziert. Der Blaseninhalt vom 3. Tag der Eruption scheint gut zu schützen, vom 5. Tag an aber höchstens eine abschwächende Wirkung auszuüben. Typische lokale Reaktionen treten nicht auf.

Withe empfiehlt das Virus in 50% Glyzerin mit 0,5% Karbolzusatz zu konservieren und in die Haut am Deltoidesansatz zu übertragen.

Eigene Versuche, nach *Thomas-Arnold* prophylaktisch zu immunisieren zeitigten leider keine guten Erfolge. Von 15 „geschützten" Kindern erkrankten 13, von 15 Kontrollen 12!

4. nach *Késmárszky*.

Statt intravenös zu injizieren gibt man 0,1 Zitratblut von frisch erkrankten Patienten (36stündiges Exanthem) intrakutan. Die Erfolge sollen gut sein. *Siegl* und *Bäumler* erlebten mit dieser Methode hingegen einen ausgesprochenen Mißerfolg.

Passive Immunisierung.

Statt Blaseninhalt und Blut zur aktiven Immunisierung zu verwenden, kann man sich auch dem Vorgehen mehrerer neuer Autoren anschließen und Rekonvaleszentenserum zur passiven Immunisierung benutzen. 3—6 ccm V. R. S., am 1. bis 8. Tag nach Fieberabfall entnommen, intramuskulär oder subkutan am 1.—4. Inkubationstag verabreicht, soll in einem großen Teil der Fälle prophylaktischen Schutz verleihen (*Wallgreen*, *Mitchell* und *Ravenel*, *Barabas*, *Weech*). *Schmidt* sah allerdings in 5 Fällen bei dieser Methode keinen Erfolg.

Der Wert der aktiven und passiven Schutzimpfung ist vorläufig noch umstritten, wenn auch eine ganze Reihe von günstigen Berichten vorliegen. Die Methoden bedürfen des weiteren Ausbaues. Natürlich muß auf die Gefahr der Übertragung von Lues oder Tuberkulose durch den Impfstoff streng geachtet werden (Tuberkulinproben und Wassermannreaktionen bei den Spendern von Blaseninhalt oder Blut, Sterilitätsproben der Lymphe).

Therapie.

In den meisten Fällen bedarf eine Erkrankung an Windpocken kaum einer besonderen Behandlung. Bis zum Eintrocknen der Bläschen und Pusteln ist auch bei geringen Temperatursteigerungen das Bett zu hüten.

Vor dem Aufstehen ist der Urin zu kontrollieren; sind auch nur geringe Spuren von Eiweiß vorhanden, so ist weitere Bettruhe zu verordnen. Der Hautpflege ist besondere Aufmerksamkeit zu schenken. Das Tragen von Manschetten oder das Festbinden der Arme verhindert die Kinder am besten am Kratzen. Um jede sekundäre Infektion zu verhüten, müssen die Nägel kurzgeschnitten und die Hände peinlich sauber gehalten werden, evtl. Handschuhe angezogen werden.

Trockenbehandlung der Therapie der Wahl!

Das Eintrocknen des Exanthems fördert man am besten durch einfache Puderbehandlung (Pudern mit Zinkpuder oder Vasenol). Tägliches Betupfen der Bläschen mit Jodtinktur oder 10%iger Kaliumpermanganatlösung wird sehr gerühmt, weil dabei so gut wie nie Vereiterungen vorkommen. Bei stärkerem Juckreiz wirkt Abtupfen mit 1%igem Mentholspiritus und nachfolgendes Pudern ausgezeichnet.

Bäder nachteilig.

Die von mancher Seite angeordneten Bäder (Kaliumpermanganat oder Kleienwasser) mazerieren die Haut, eröffnen die Bläschen und sind deshalb nur zu empfehlen bei Säuglingen, die gebadet werden müssen, bei hohen Temperaturen oder bei Beteiligung der Schleimhäute von Vulva und After. Hier erfüllen Sitzbäder oft den Zweck der Reinigung besser als Vollbäder. Umschläge mit essigsaurer Tonerde oder Borwasser beruhigen die gereizte Schleimhaut.

Augen, Mundpflege.

Desgleichen erfordern die Konjunktiven der Augen und die Augenlider besondere Aufmerksamkeit und Sauberkeit. Sind auf den Lidern die Bläschen vereitert, ist starkes Ödem vorhanden, oder sind Effloreszenzen auf den Konjunktiven, so wirken Borsäureumschläge (2—3%ig) lindernd.

Mundpflege durch häufiges Spülen mit Kamillentee, Salbeitee oder schwacher Kochsalzlösung (1 Prise Salz, 1 Teelöffel Glyzerin auf ein Glas lauen Wassers)! Bei Säuglingen ist die Anwendung von 25%igem Boraxglyzerin durchaus erforderlich.

Verwandeln sich die Schleimhautblasen in Geschwüre, so erfordert die Mundhöhle intensivere Behandlung. Nach vorherigem Betupfen mit 2—4%iger Novokainlösung wird die Schleimhaut vorsichtig mit einer 1%igen Argentumlösung gepinselt (noch besser 3%ige Chromsäure). Spülen mit 2%igem Wasserstoffsuperoxyd, evtl. Einblasen von Vioform- oder Jodoformpuder haben uns gute Dienste geleistet.

Dasselbe Vorgehen empfiehlt sich bei Geschwüren an der Innenseite der Labien und am After. Hier lindert Borsalbe, Unguentum leniens, Dermatolsalbe (5%ig) und ähnliches den starken Juckreiz.

Bei stärkerer Vereiterung und Geschwürbildung, evtl. Nekrosen, lege man erst feuchte Verbände an (Borsäure, essigsaure Tonerde, Alsol) bis zur Reinigung der Geschwüre; dann appliziere man Salben, z. B. Schwarze Salbe (1%ig, Arg. nitric. mit Perubalsam) oder Pellidol (2—3%ig).

Chirurgisches Vorgehen bei Sekundär-infektion.

Sind auf der äußeren Haut Abszesse, Furunkel oder Phlegmonen entstanden, so scheue man sich nicht vor chirurgischem Vorgehen: Inzision, Drainage im Verein mit Alkohol- oder Alsolumschlägen, evtl. Bäder in Kaliumpermanganat (rosa gelöst) sind jetzt angezeigt.

Bei hohen Temperaturen kommen zur Anwendung: kühle Umschläge, Eisbeutel auf den Kopf, evtl. Aspirin, Antipyrin, Phenazetin.

Diät.

Während der Hauteruption verabreiche man eine leichte, fleischlose oder fleischarme Diät: Mehlspeisen, Grießbrei, Suppen, Fruchtpuddings und Fruchtsäfte. Getränke und Speisen sind bei Beteiligung der Mundschleimhaut kühl oder lau zu geben.

Nephritis.

Die Behandlung der Nephritis richtet sich nach den Grundsätzen der Scharlachnephritis: eiweißarme, salzarme Kost, Zuckertage, Obsttage, Breie, Mehlspeisen, diaphoretische Prozeduren.

Transfusion.

Ducamp hat in einem Fall schwerste Varizellen mit einer Transfusion von 200 ccm Varizellen-Rekonvaleszentenblut mit Erfolg behandelt.

Literatur:

Alterthum, Mschr. Kinderheilk. 40, 330, 1928. — *Auricchio*, Pediatria 32, 1305, 1924. Atti del 11. congr. pediatr. ital. 136, 1925. — *Balogh*, Orv. Hetil. (ung.) 67, 245, 1923. — *v. Barabàs*, Jb. Kinderheilk. 107, 343, 1925; Orvosi archivum 1892. — *v. Bokay*, Jb. Kinderheilk. 105, 8, 1924; 119, 127, 1918; Orv. Hetil. (ung.) 68, 2, 1924; — *Canelli*, Pediatria 95, 13, 1927. *Cozzolino*, Pediatria 33, 561, 1925; 34, 809, 1926. — *Chow*, Klin. Mbl. Augenheilk. 74, 484, 1925. — *Dörr*, Zbl. Hautkrkh. 16, H. 8/9, 481. — *Dreyer*, Dtsch. med. Wschr. 50, 280, 1924. — *Dudley*, Brit. med. J. Nr. 3373, 346, 1925. — *Eckstein*, Enzephalitis im Kindesalter. Erg. inn. Med. 36, 494, 1929. — *Feer*, Lehrbuch der Kinderkrankheiten. Verh. dtsch. Ges. Kinderheilk. 1927. — *Finkelstein, Wieland* u. *Chochol*, Mschr. Kinderheilk. 40, 489, 1928. — *Freud, Schmitt* u. *Wrecsynski*, Verh. dtsch. Ges. Kinderheilk. 1927. — *Galli*, Pediatria 33, 681, 1925. — *Glanzmann*, Schweiz. med. Wschr. 57, 145, 1927. — *M'Gonigle*, Brit. med. J. Nr. 3373, 346, 1925. — *Hamburger*, Nothnagels Handb. d. spez. Path. u. Therapie 1911. — *Hammerschmidt*, Beitr. path. Anat. 65. — *Harries*, Lancet 206, 491, 1924. — *Hess, Sester* u. *Unger*, Amer. J. Dis. Childr. 16, 34, 1918. — *Hoffmann, W. H.*, Med. J. a. Rec. 118, 616, 1923. — *Hoffmann, W.*, Schweiz. med. Wschr. 55, 716, 1925. — *Jaksch-Wartenhorst*, Med. Klin. 21, 497, 1925. — *Jochmann-Hegler*, Lehrbuch der Infektionskrankheiten. Berlin, Springer 1924. — *Jürgensen*, Nothnagels Handbuch des spez. Path. u. Therapie 1896. — *v. Késmársky*, Arch. Kinderheilk. 85, 1, 1928. — *Kling*, Berl. klin. Wschr. 45, 2083, 1913; 1, 14, 1915. — *Knöpfelmacher*, Mschr. Kinderheilk. 25, 367, 1923. — *Kundratitz*, Dtsch. Ges. Kinderheilk. Innsbruck 1924; Mschr. Kinderheilk. 29, 516, 1925; Z. Kinderheilk. 39, 379, 1925. — *Krabbe*, Brain 48, 535, 1926. — *Krieger*, I. Diss. Köln 1926. — *Lange, C. de*, Klin. Wschr. 2, 879, 1923; Nederl. Tijdschr. Geneesk. 67, I, 1634, 1929. — *Lauda* u. *Stöhr*, Mschr. Kinderheilk. 34, 97, 1926. — *Lesne* u. *Gennes*, Bull. Soc. méd. Hôp. Paris 41, 221, 1925. — *Lipschütz* u. *Kundratitz*, Wien. klin. Wschr. 38, 499, 1925. — *Martin*, Paris méd. II. 72, 1929. — *Mayerhofer*, Wien. med. Wschr. 73, 1105, 1923; Mitt. Ges. inn. Med. Wien 22, 7, 1923. — *Meder*, Z. Hyg. 103, 275, 1924. — *v. Mettenheim*, Kapitel Varizellen in v. *Pfaundler-Schlossmanns* Handbuch der Kinderheilk. II, 1923. — *Meyer, Selma*, Mschr. Kinderheilk. 15, 184, 1918. — *Mitchel* u. *Ravenel*, Arch. of Pediatr. 42, 79, 1925. — *Nasso* u. *Laurinsisch*, Z. Kinderheilk. 39, 516, 1925. — *Nelken*, Mschr. Kinderheilk. 32, 128, 1926. — *Netter*, Paris méd. 14, 521, 1924; Bull. Acad. Méd. Paris 91, 494, 1924; Bull. Soc. méd. Hôp. Paris 41, 192, 1925; 41, 321, 1925; 41, 998, 1925; Bull. Soc. Pédiatr. Paris 23, 439, 1925. — *Netter* u. *Urbain*, C. r. soc. biolog. Paris 90, 989, 1924. — *v. Niedner*, Dtsch. med. Wschr. 50, 804, 1924. — *Painton*, Brit. med. J. Nr. 3284, 1080, 1923. — *Paschen*, Kapitel Variola, Varizellen, Herpes in *Jochmann-Heglers* Lehrbuch der Infektionskrankheiten, 1924. Springer Berlin. — *Pincherle* u. *Vegni*, Atti Accad. Fisiocritici Siena 17, 223, 1926. — *Rake*, Guy's Hosp. Rep. 79, 58, 1929. — *Ratner*, Med. Clin. N. Amer. 9, 809, 1925. — *Rivers* u. *Eldridge*, J. of exper. Med. 49, 899, 1929; 49, 907, 1929. — *Rivers* u. *Tilltet*, J. of exper. Med. 38, 673, 1923; Bull. Hopkins Hosp. 35, 137, 1924; J. of exper. Med.,

40, 281, 1924. — *Rohrböck*, Orv. Hetil. (ung.) 68, 290, 1924. *Rolly*, Kapitel Varizellen in *v. Bergmann* u. *Staehelins* Handbuch der inneren Medizin Bd. 1, Teil I, S. 106, 1925. — *Sahli*, Schweiz. med. Wschr. 55, 1, 1925; 56, 1047, 1926. — *Scheffer*, Z. Kinderheilk. 35, 227, 1923. — *Schleussing*, Verh. dtsch. path. Ges. 22. Tagung Danzig 1927, S. 288. — *Schmidt*, Med. Klin. 20, 642, 1924. — *Schönfeld*, Mschr. Kinderheilk. 27, 602, 1924. — *Sicard* u. *Paraf*, Bull. Soc. méd. Hôp. Paris 41, 301, 1925. — *Siegl*, Münch. med. Wschr. 74, 189, 1927. — *Siegl* u. *Rupilius*, Arch. Kinderheilk. 88, 25, 1929. — *Sindoni* u. *Vitetti*, Rinasc. med. 1, 491, 1924. — *Simon* u. *Scott*, Amer. J. Hyg. 4, 675, 1924. — *Soldin*, Med. Klin. 19, 579, 1923. — *Stroh*, J. Diss. Frankfurt a. M., 1919. — *Swoboda*, Kapitel „Varizellen“ in *v. Pfaundler* u. *Schlossmanns* Handbuch der Kinderheilkunde, Bd. II, 1906. — *Tezner*, Mschr. Kinderheilk. 28, 39, 1924. — *Thomas*, Ziemssens Handbuch d. spez. Path. u. Therapie, 1874. — *Thomas* u. *Arnold*, Münch. med. Wschr. 96, 464, 1922. — *Tièche*, Schweiz. med. Wschr. 53, 448, 1923. — *De Toni*, Policlinico 31, 1434, 1924. — *Tyzzer*, Philippine J. Sci. 1, 1906. — *Wallgreen*, Acta paediatr. (Stockh.) 8, 241, 1928. — *Wauklyn*, Brit. med. J. Nr. 3264, 106, 1923. — *Weech*, J. amer. med. Assoc. 82, 1245, 1924. — *Wieland*, Jb. Kinderheilk. 105, 367, 1924. — *Willcox* u. *Rolleston*, Brit. J. Childr. Dis. 23, 270, 1926. — *Winnicott* u. *Gibbs*, Brit. J. Childr. Dis. 23, 1071, 1926. — *Withe*, Boston med. J. 193, 210, 1925.

Die Pocken und die Schutzpockenimpfung[1]).

Von

ALFRED GROTH, in München.

Die Lehre von den Pocken und der Schutzpockenimpfung ist nach zwei Richtungen hin für den Arzt von Bedeutung, in theoretischer Hinsicht, weil die wissenschaftlichen Forschungsergebnisse über Pocken und Impfung für unsere neueren Auffassungen vom Wesen der infektiösen Erkrankungen, namentlich der akuten Exantheme, von Immunität und Immunisierungsmethoden grundlegend geworden sind, in praktischer Hinsicht, weil durch Reichsgesetz den Ärzten bestimmte Aufgaben öffentlich-hygienischer Art auf diesem Gebiete zugewiesen sind.

I. Variola.

Begriffsbestimmung.

Als Pocken (Blattern) bezeichnen wir eine akute, übertragbare Infektionskrankheit mit typischem Fieberverlauf und charakteristischem Exanthem, das sich aus makulo-papulöser zu vesikulöser und schließlich pustulöser Form entwickelt.

Geschichte.

Pocken als Volksseuche. Unter allen Seuchen, von denen die Menschheit jemals befallen wurde, sind die Blattern die älteste, häufigste, verbreitetste und gefährlichste Volkskrankheit gewesen, sie waren Jahrhunderte hindurch mit den Schicksalen der Völker eng verwachsen, sie haben an den meisten großen Weltereignissen (Kreuzzüge, Kriege) unmittelbar bestimmenden Anteil genommen und sind mit der Geschichte berühmter Personen (Ludwig XV., Maria Theresia) und bekannter Familien auf das engste verbunden. **Ursprung der Pocken in Ostasien.** Ihr Ursprung ist wahrscheinlich in außereuropäische Länder, und zwar nach China, Indien und Hindostan zu verlegen. Ob sie von diesen Ländern ihre Verbreitung nach den westlichen Gebieten der Alten Welt, nach Vorderasien, Nordafrika und schließlich Europa genommen haben, dafür lassen sich keine Anhaltspunkte gewinnen. Die erste einwandfrei festgestellte Blatternepidemie spielte sich um das Jahr 570 n. Chr. vor Mekka in Arabien ab, wo das Belagerungsheer der Abessynier von der Seuche befallen, stark gelichtet und zu schleunigem Rückzug gezwungen wurde. **Auftreten der Pocken in Europa.** Europa hat mit Sicherheit schon im 6. Jahrhundert n. Chr. die Bekanntschaft mit den Pocken gemacht, wir verfügen über Mitteilungen von bösartigen Epidemien in Südfrankreich und Norditalien. Die häufigen Kriege in den früheren Jahrhunderten des Mittelalters, dann die Kreuzzüge, die Nordlandfahrten der Normannen und im späteren Mittelalter die fahrenden Pilger, Mönche und Schüler, schließlich das heimatlose, zu einer Landplage von außerordentlichem Umfang gewordene umherziehende Gesindel verschleppten die Krankheit von Ort zu Ort und von Land zu Land. **Auftreten der Pocken in Deutschland.** Nach Deutschland scheinen die Pocken ziemlich spät, vielleicht erst Ende des 15. Jahrhunderts eingeschleppt worden zu sein.

---

[1]) Lat.: Variola, Vaccinatio. Franz.: Petite vérole, vaccination. Engl.: Smallpox, vaccination. Ital.: Vajuola, vaccinazione. Span.: Viruela, vacunación.

Im Jahre 1517 gelangten die Pocken in die Neue Welt, zuerst nach den Antillen, dann nach Mexiko, Virginia, Karolina, Brasilien und Peru.

Auftreten der Pocken in Amerika.

Die unheilvolle Bedeutung der Pocken für Leben und Gesundheit der Völker im Mittelalter und im Beginn der Neuzeit wird in einer Reihe von Berichten lebhaft geschildert, ein Einblick in die wirkliche Größe der Pockenverluste ist jedoch erst im 17. und 18. Jahrhundert mit der Einführung regelmäßiger statistischer Aufzeichnungen über die Zahl der Todesfälle zu gewinnen. Die Pockentodesfälle betrugen $^1/_{10}$ und mehr aller Todesfälle, es kamen zeitweise so schwere Epidemien vor, daß jeder dritte Erkrankte starb. Nach einer Sammelforschung von Ärzten und Geistlichen, die den Umfang des Pockenelends darlegen sollte, berechnete sich die Gesamtsumme der im Jahre 1796 in Deutschland an den Pocken verstorbenen Personen auf 65 220 bei einer Einwohnerzahl von 24 Millionen. Daß auch heutzutage die Pocken an sich noch ebenso zu fürchten sind, wie in den früheren Jahrhunderten, zeigen die nach dem Weltkrieg aufgetretenen Seuchenzüge. Unmittelbar nach dem Krieg waren die Pocken in allen europäischen und außereuropäischen Ländern mehr oder weniger verbreitet. In der Tschechoslowakei zählte man allein im Jahre 1919 11 209 Erkrankungen mit 1886 Todesfällen, in Italien 34 365 Erkrankungen mit 16 380 Todesfällen, in Rumänien 20 525 Erkrankungen und 5834 Tote, in Portugal und Spanien 8864 und 3620 Todesfälle. In Deutschland betrugen einschließlich der erkrankten Ausländer die Erkrankungen 5021, die Todesfälle 707. Der wohltätige Einfluß der obligatorischen Erst- und Wiederimpfung trat dabei besonders deutlich in Erscheinung, einmal in der geringeren Zahl der Erkrankungen und Todesfälle gegenüber den benachbarten Ländern, die einer streng geregelten Impfung mehr oder weniger ermangelten, dann in dem schwächeren Übergreifen der Epidemie auf die von den Grenzen weiter entfernten Gebiete, besonders auch in dem Verhältnis der Todesfälle zu den Erkrankten je nach ihrem Impfzustand. In den Jahren 1919 bis 1921 starben von 618 ungeimpften Erkrankten 341 = 55,2%, von 5045 wiedergeimpften Erkrankten 415 = 8,2% und unter den letzteren stellten den überwiegenden Teil der Todesfälle die Altersklassen über 40 Jahre, bei denen die Wiederimpfung schon mehrere Jahrzehnte zurücklag. In größerer Verbreitung, wenn auch nicht in der aus anderen Epidemien gewohnten bösartigen Form traten die Pocken auf in der Schweiz, und zwar fast ausschließlich in den Kantonen ohne obligatorische Impfung in den Jahren 1921—1926: 5551 Erkrankte (1923 allein 2145 Erkrankungen), in England und Wales in den Jahren 1922—1928: 973, 2485, 3765, 5365, 10 255, 14 767, 12 420 Erkrankte, in Holland, vornehmlich in Rotterdam, 1929 (bis 28. IX.): 547 Erkrankte.

Statistische Aufzeichnungen über Pocken.

Seuchenhafte Verbreitung nach dem Weltkrieg.

Einfluß der Impfung auf Verbreitung und Letalität.

Epidemiologie.

Im Gegensatz zu den meisten epidemischen Krankheiten zeigen die Pocken nur geringe Abhängigkeit von Jahreszeit, Klima oder Boden, ihr Auftreten und Verlauf vollzieht sich unter den verschiedenartigsten Bedingungen in gleicher Weise. Auch die sozialen Verhältnisse üben keinen merklichen Einfluß aus, der Reiche ist an sich nicht weniger gefährdet als der Arme, nur die größere Anhäufung von Menschen in den Städten bietet der Ausbreitung der Erkrankung günstigere Verhältnisse als das Land mit seiner geringeren Besiedelungsdichte.

Auftreten der Pocken unabhängig von klimatischen und sozialen Faktoren.

Ätiologie und Übertragung.

Ursache der Erkrankung ist ein belebter Keim, der in die Gruppe der sogenannten filtrierbaren Erreger eingereiht wird, auf den gebräuchlichen künstlichen Nährböden nicht züchtbar und dessen Darstellung bisher nicht einwandfrei gelungen ist. Seine Virulenz ist sehr schwankend, sie kann durch Passage gesteigert werden, so daß nicht selten die ersten Erkrankungen einer Epidemie leicht, die folgenden schwerer, schließlich tödlich werden.

Der Erreger unbekannt.

Übertragung von Mensch zu Mensch — Tröpfcheninfektion.

Die Infektionsquelle ist in der Regel der Mensch, und zwar in erster Linie der an Pocken erkrankte Mensch. Die Übertragung kann schon am Ende der Inkubation, während der ganzen Dauer der Erkrankung und nach deren Ablauf erfolgen, sie ist eine unmittelbare von Mensch zu Mensch. Von den Schleimhäuten der oberen Luftwege gelangt das Virus beim Räuspern, Husten und Sprechen innerhalb feinster Tröpfchen nach außen. Da diese Ausscheidung mitunter die Rekonvaleszenz überdauert, muß man mit der Möglichkeit einer Übertragung durch genesene Keimträger rechnen. Auch das Exanthem auf der äußeren Haut kann zum Ausgangspunkt weiterer Infektionen werden, wenn die Decke der Pockenbläschen und -pusteln eröffnet wird, und das Virus mit deren Inhalt, später mit den Borken und Krusten in die Umgebung gelangt. Für diejenigen sehr seltenen Fälle, in welchen der unmittelbare Kontakt mit den Krankheitsprodukten des Menschen oder mit seiner Umgebung nicht sicher nachgewiesen werden kann, muß eine zeitlich und örtlich von dem Erkrankten getrennte Übertragung durch nicht erkrankte Keimträger oder durch aus der Umgebung eines Pockenkranken stammende Gegenstände angenommen werden. Es gelingt jedoch fast durchweg bei richtig durchgeführten und vor allem die Dauer der Inkubation berücksichtigenden Erhebungen festzustellen, daß die Übertragung von einem kranken oder früher erkrankten Menschen erfolgt ist.

Keimträger.

Disposition.

Empfänglichkeit allgemein.

Die Disposition zur Erkrankung ist erfahrungsgemäß eine fast ausnahmslos allgemeine, sofern sie nicht durch das Überstehen der Krankheit selbst oder durch die Vakzination aufgehoben oder vermindert ist. Neugeborene und Kinder in den ersten Lebensmonaten haben dieselbe Empfänglichkeit wie Kinder der späteren Jahre, Erwachsene und alte Leute. Auch bestehen bei gleicher Exposition keine Unterschiede der Empfänglichkeit zwischen Mann und Frau, dagegen bedingt Schwangerschaft und Wochenbett zweifellos eine gewisse Prädisposition zur Erkrankung und zu besonders bösartigem Verlauf.

Das klinische Bild.

Das klinische Bild der Pocken zeigt wie bei den meisten infektiösen Erkrankungen, namentlich den akuten Exanthemen, eine ausgesprochene Gesetzmäßigkeit im Ablauf der Erscheinungen, nämlich eine fast bei jeder Erkrankung gleichmäßig wiederkehrende Folge von mehreren in sich gut abgeschlossenen Phasen, die den Vorgängen entsprechen, die sich im Organismus unter dem Einfluß des Erregers entwickeln. Variationen der Krankheitssymptome sind mit wenigen Ausnahmen nur Schwankungen der Intensität innerhalb eines an sich einheitlichen Bildes. Verändert ist das Krankheitsbild bei Personen, deren Disposition durch eine frühere Pockenerkrankung oder durch eine oder mehrere vorausgegangene Schutzimpfungen herabgesetzt ist, aber auch bei diesen modifizierten Krankheitsbildern ist die der Blatterninfektion eigene Gesetzmäßigkeit im Ablauf der Krankheitsmerkmale deutlich zu erkennen, so groß auch mitunter die Differenzen gegenüber den ursprünglichen Pocken erscheinen.

Gesetzmäßiger Ablauf der Krankheitserscheinungen.

Die klinischen Erscheinungen bei der Variola vera beginnen nach einer fast immer 13—14tägigen, selten kürzeren Inkubation, während welcher über Beschwerden gar nicht oder erst gegen ihr Ende über leichtes allgemeines Krankheitsgefühl, Schwindel, Mattigkeit, Kopf- und Kreuzschmerzen, leichte gastrische Störungen — Prodromalstadium — geklagt wird, mit wenigen Ausnahmen so plötzlich, daß selbst nach Wochen und Monaten der Tag des Krankheitsbeginns genau bestimmt werden kann. Diese Feststellung ist in seuchenhygienischer Beziehung von besonderer Wichtigkeit, weil bei der Konstanz der Inkubationsdauer in der Mehrzahl der Fälle der Zeitpunkt der Infektion und damit auch die Art der Infektionsquelle leicht aufgedeckt werden kann. Zur Erklärung der Inkubation nimmt man an, daß die in den Körper eingedrungenen, ursprünglich nur

Inkubation 13—14 Tage.

Prodromalstadium.

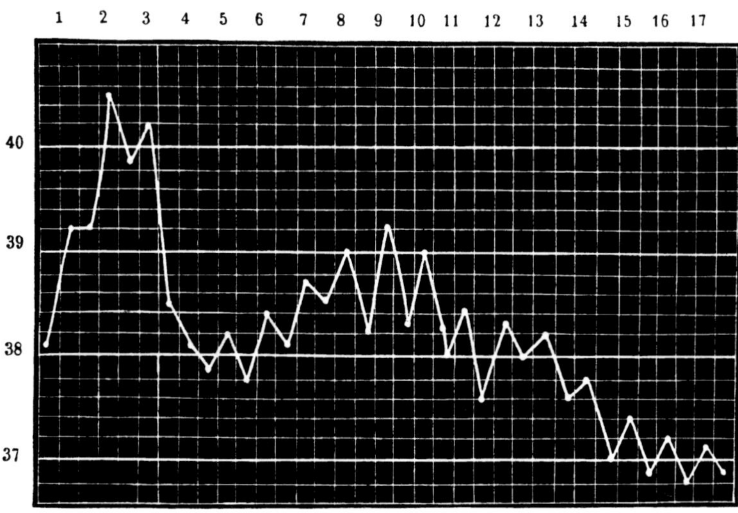

Fig. 133.

Variola discreta (Frau von 32 Jahren) regelmäßig, ohne Komplikationen verlaufender mittelschwerer Fall.

Aus *Curschmann.* Die Pocken. Handbuch der akuten Infektionskrankheiten 1877.

wenigen Keime auf die Schleimhaut der oberen Luftwege oder der Rachenorgane gelangen und sich hier, ohne klinisch feststellbare Erscheinungen zu machen, zu einer Kolonie von Erregern im Gewebe entwickeln — Protopustel.

Hypothetische Protopustel.

Die Erkrankung setzt mit starkem allgemeinen Krankheitsgefühl, großer Hinfälligkeit, Schüttelfrost oder wiederholtem Frösteln, erhöhter Puls- und Atemfrequenz, Brechneigung, Appetitlosigkeit, Benommenheit, Schwindelgefühl, Delirien und fast regelmäßig mit sehr heftigen Kopf- und fast ebenso häufig Kreuzschmerzen ein. Die Fieberkurve erreicht oft schon am ersten Tag 39,5° C und 40,0° C und steigt in den folgenden zwei Tagen mit geringen Morgenremissionen weiter an bis auf 40,5° und 41,0° C. Die Milz wird vergrößert und palpabel — Initialstadium —. Mitunter treten Exantheme erythematös-roseolöser (rash) oder petechialer Form auf, letztere im Schenkel- oder Oberarmdreieck. Die ersteren verschwinden gewöhnlich schon nach 12 bis 24 Stunden wieder und gelten in progno-

Initialstadium.

Exantheme im Initialstadium.

stischer Hinsicht als ein günstiges Zeichen, die letzteren bleiben längere Zeit erhalten und sind prognostisch ungünstiger zu bewerten. Die Dauer des Initialstadiums beträgt fast ausnahmslos drei Tage, seine Erscheinungen sind hinsichtlich Vorkommen und Stärke sehr variabel. Ein mildes Initialstadium führt fast stets zu gutartigem Verlauf, ein stürmisches nicht selten zu gutartigem, aber auch zu schwerem Verlauf. Mitunter erfolgt schon im Initialstadium der letale Ausgang.

Eruptionsstadium.

Der Höhepunkt der initialen Erscheinungen bedeutet zugleich den Anfang des zweiten Abschnitts der Erkrankung — Eruptionsstadium. Am Ende des dritten Tages, während oder kurz nach dem dritten Temperaturanstieg, kommt es unter Abfall des Fiebers und Rückgang der sonstigen Symptome zum Auftreten des variolösen Exanthems. Der Fieber-

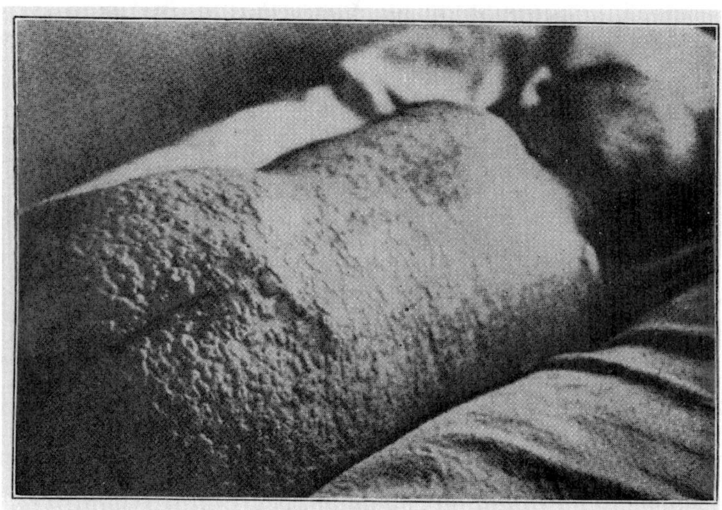

Fig. 134.
Variola im Stadium eruptionis: 2jähriger ungeimpfter Knabe, Ausgang letal; Pockenepidemie in Passau 1917.
(Bayer. Landesimpfanstalt München.)

abfall vollzieht sich entweder kontinuierlich oder staffelförmig mit stärkeren Morgenremissionen und führt nach zwei bis drei Tagen zu völliger Fieberfreiheit oder nur mäßig über der Norm liegenden Temperaturen. Das

En- und Exanthem.

Exanthem beginnt im allgemeinen zunächst auf den Schleimhäuten der Mundhöhle und des Nasenrachenraums und fast gleichzeitig auf der Haut der Stirn, der Nase und der Oberlippe, dann im Gesicht und auf dem Kopf mit hirsekorngroßen, blaßroten, leicht erhabenen Flecken, die einige Stunden später über Brust und Rücken, dann über die oberen Extremitäten und den Leib und in den nächsten Tagen sich auch über die unteren Extremitäten verbreiten. Die Flecken nehmen an Größe und Rötung zu, verwandeln sich in Knötchen mit konischer Spitze, dann zu perlmutterartigen Bläschen mit klarem Inhalt und schließlich zu etwa erbsengroßen, halbkugeligen, häufig eingedellten Blasen (Pockennabel). Auf den Schleimhäuten verlieren die als weißlich-graue Erhebungen erscheinenden Bläschen sehr bald ihr Epithel und werden zu Erosionen, an den Handtellern und Fußsohlen kommt es infolge der größeren Dicke und Straffheit der Haut gewöhnlich nur zu roten Flecken oder durchscheinenden Stellen. Dabei besteht meist starke entzündlich-ödematöse Schwellung der Haut. Die subjektiven Beschwerden bei den Pockenblasen bestehen in leichtem Jucken und Brennen, die Erosionen der Schleimhäute verursachen lebhafte Schmerzen.

Das Stadium der Eruption endet mit dem 8. Tag der Erkrankung. Der bis dahin klare Inhalt der Pockenblasen beginnt sich zu trüben — Suppurationsstadium. Die Blasen ändern ihr Aussehen, werden un- **Suppurationsstadium.**

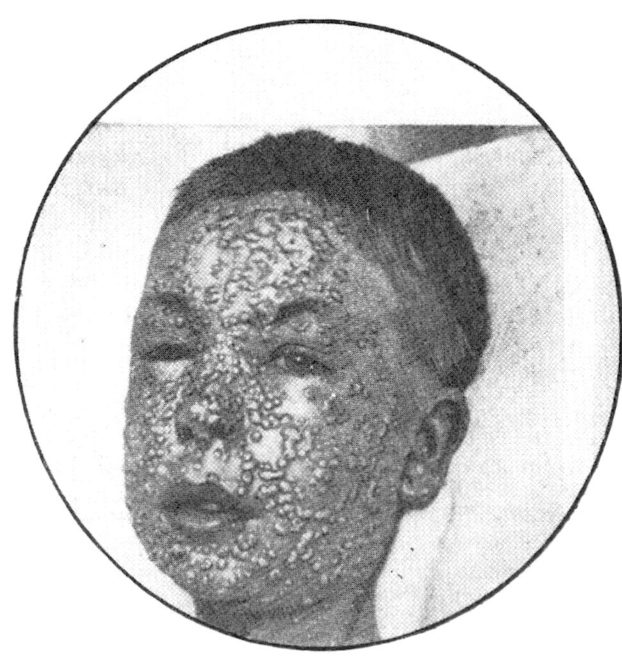

Fig. 135.
Variola im Stadium suppurationis.
(Aus *T. F. Ricketts*, The diagnosis of small-pox.)

durchsichtig, gelblich, sie verlieren die zentrale Delle und bekommen durch pralle Füllung halbkugelige Form. Der schmale rote Saum um die Pockenbläschen wird breiter und dunkler gefärbt.

Die Haut zeigt entzündliche Rötung und Schwellung. Bei dicht stehenden Pusteln entwickelt sich ein diffuses Ödem, das Gesicht, besonders die mit lockerem Bindegewebe ausgestatteten Augenlider und Lippen schwellen unförmlich an. Es kommt zu beträchtlichen Schmerzen, namentlich an den Körperstellen mit straffem Bindegewebe wie der Kopfhaut, den Händen und Fußsohlen. Auf der Höhe der Suppuration reißt die Decke der Pusteln teils spontan, teils infolge mechanischer Insulte ein und das austretende eitrige Sekret wird durch Austrocknung zu gelblichen Borken. Der Kranke verbreitet einen außerordentlich intensiven widerlich-süßen Geruch. Die Vereiterung der Blasen beginnt am Kopf und im Gesicht und schreitet über den Rumpf und die Extremitäten in derselben Reihenfolge weiter, wie das Exanthem im Stadium der Eruption

Mit der Umwandlung des Exanthems aus der vesikulösen in die pustulöse Form steigt die Temperatur staffelförmig mit stärkeren Morgenremissionen innerhalb der folgenden Tage wiederum an, wobei Verlauf und Höhe des Fiebers mit der Intensität der Eiterung an den Pockenpusteln Hand in Hand geht. Mit dem Wiederanstieg der Temperatur tritt an die Stelle der am Ende des Eruptionsstadiums eingetretenen Euphorie nochmals ein Zustand schweren allgemeinen Krankheitsgefühls mit heftigen Kopfschmerzen, Schlaflosigkeit und Störungen des Bewußtseins. Während der Vereiterung der Pusteln erfolgt nicht selten der letale Ausgang. Die Dauer des Suppurationsstadiums schwankt innerhalb drei und acht Tagen. Dem staffelförmigen Anstieg entspricht ein gleicher Abfall der Temperatur.

Exsikkationsstadium.

Der Übergang in das nächste Stadium, in das der Exsikkation, erfolgt unter Eintrocknung der Pusteln und Rückgang der entzündlichen Schwellung. Es kommt zur Bildung von bräunlichen, ihrer Unterlage anfänglich noch ziemlich fest anhaftenden Krusten, die im weiteren Verlauf der Erkrankung, dem Stadium der Dekrustation, sich abstoßen. An Stelle der Krusten treten bräunlich pigmentierte, leicht erhabene Flecken, die später verschwinden. Überall da, wo durch die Eiterung ein Zerfall auch des Papillarkörpers der Haut herbeigeführt wurde, bleiben vertiefte strahlige weiße Narben mit bleibender Entstellung zurück.

Narbenbildung.

Die Dauer der Erkrankung an Variola vera beträgt 5 bis 6 Wochen.

Komplikationen und Nachkrankheiten: Als Komplikationen und Nachkrankheiten werden von seiten der Haut multiple Abszesse, Phlegmonen, Erysipele, Dekubitus und Gangrän beobachtet. An den Respirationsorganen treten Perichondritiden des Larynx mit Nekrose und Glottisödem, Bronchopneumonie, Lungenabszesse, Pleuritiden und Empyeme, von Krankheiten des Herzens und der Gefäße Endokarditis, Perikarditis und Thrombophlebitis auf. Im Rachen kommt es mitunter zu tiefgreifenden geschwürigen Veränderungen an den Tonsillen, der Uvula und dem weichen Gaumen. Eitrige Entzündungen des Mittelohrs, Keratitis mit nachfolgender Iritis, Chorioiditis und schließlich Panophthalmie mit Zerstörung des Bulbus werden beobachtet. Psychische Störungen depressiven Charakters, Enzephalitis und Myelitis treten in vereinzelten Fällen auf.

Schwere Formen. Variola confluens. Variola pustulosa haemorrhagica. Purpura variolosa. Leichte Formen. Alastrim. Variola sine exanthemate.

Abarten: Als Abarten oder besondere, und zwar bösartige Formen der Variola bezeichnet man die Variola confluens, bei welcher eine außerordentlich starke Aussaat der Pockenblasen besonders im Gesicht zu beobachten ist (im Gegensatz zur Variola discreta, bei der die Pockenblasen meist einzeln stehen) und auch die übrigen Krankheitserscheinungen in besonders heftiger Weise sich entwickeln, die Variola pustulosa haemorrhagica, bei der die Bläschen blutig-serösen und rein blutigen Inhalt zeigen und die Purpura variolosa, bei der, ohne daß es zur Pustelbildung zu kommen braucht, kleine und größere, zum Teil ausgedehnte Haut- und Schleimhautblutungen auftreten. Weitere Formen sind die als Sanagapocken, Alastrim oder weiße Pocken, mild-small-pox bezeichneten Variolafälle mit vorwiegend gutartigem Verlauf auch bei ausgebreitetem Exanthem, wie sie in den letzten Jahren vorwiegend in der Schweiz, England und Holland epidemisch aufgetreten sind, die prognostisch günstige Variola sine exanthemate, bei der das Pockenexanthem völlig fehlt oder als solches nicht erkennbar ist, und die Variolois.

Variolois.

Die Variolois ist die für Deutschland wichtigste Abart der Variola. Sie ist eine milder verlaufende und kürzer dauernde Form der Pocken. Die Möglichkeit ihres Auftretens ist dann gegeben, wenn durch eine früher überstandene Pockenerkrankung oder durch eine länger zurückliegende oder ungenügende Kuhpockenimpfung die Empfänglichkeit zwar vermindert, aber nicht völlig beseitigt ist. Bei den an sich sehr seltenen Pockenerkrankungen in Deutschland handelt es sich fast durchweg nicht um Variola selbst, sondern um ihre durch die Impfung abgeänderte und gemilderte Form.

Variolois — durch Impfung abgeänderte Form.

Von der Variola unterscheidet sich die Variolois besonders dadurch, daß sie eine weit größere Mannigfaltigkeit und Unregelmäßigkeit des Krankheitsbildes zeigt. Konstant und unverändert ist nur die Dauer der Inkubation. Schon das Initialstadium kann einmal sehr mild, fast symptomlos, dann wieder sehr stürmisch mit hohem Fieber und schweren Allgemeinerscheinungen verlaufen. Die weitere Entwicklung ist jedoch meist selbst bei schweren initialen Erscheinungen die einer harmlosen Erkrankung. Die Dauer des Initialstadiums ist gewöhnlich die gleiche wie bei Variola, nämlich drei Tage, sie kann aber, wenn auch nicht häufig, etwas verkürzt, mitunter verlängert sein. Von den initialen Exanthemen kennt die Variolois nur die prognostisch günstige erythematöse Form. Dabei scheint die spätere Pockeneruption um so geringer zu sein, je ausgebreiteter das initiale Exanthem sich entwickelt.

Inkubation.

Initialstadium.

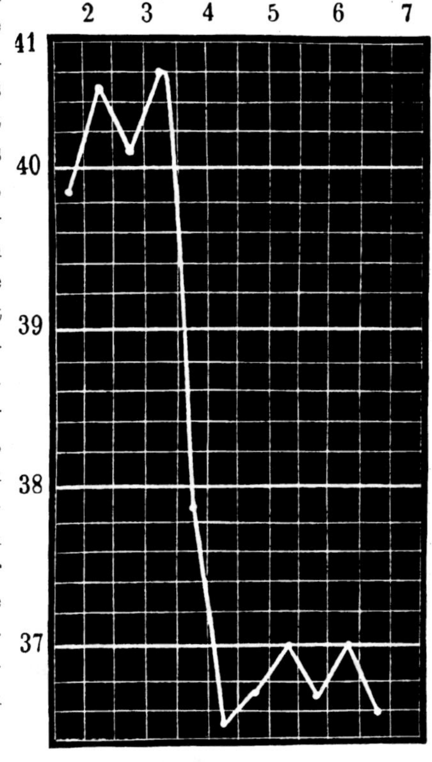

Fig. 136.

Variolois. Regelmäßig und leicht verlaufender Fall.

Aus *Curschmann*. Die Pocken. Handbuch der akuten Infektionskrankheiten 1877.

Das wichtigste Unterscheidungsmerkmal gegenüber Variola besteht in der Art, wie das Fieber des Initialstadiums verschwindet. Die Temperaturkurve pflegt nicht wie bei Variola innerhalb von zwei bis drei Tagen, sondern innerhalb weniger Stunden sehr rasch und steil zur Norm oder unter die Norm zu fallen und auf der Norm zu bleiben. Nur ausnahmsweise, wenn es überhaupt zum Suppurationsfieber kommt, erfährt die Temperatur wieder eine Steigerung, die jedoch nur gering und von kurzer Dauer ist.

Fieberabfall sehr steil.

Das gleichzeitig mit oder kurz vor dem Fieberabfall auftretende eigentliche Pockenexanthem zeigt bei der Variolois im Gegensatz zu der Regelmäßigkeit bei Variola in Entstehung, Verteilung und Form ein sehr verschiedenes Verhalten. Die Effloreszenzen treten häufig nicht zuerst im Gesicht und am Kopf, dann am Rumpf und den Extremitäten auf, sondern unregelmäßig, zuerst am Rumpf oder gleichzeitig an verschiedenen Stellen

Eruptionsstadium.

Exanthem zeigt ein sehr verschiedenes Verhalten.

des Körpers. Ihre Zahl ist sehr verschieden, sie schwankt von einigen wenigen bis zu zahlreichen, über den ganzen Körper verstreuten Blasen. Nicht selten treten fast alle Effloreszenzen gleichzeitig oder doch so rasch hintereinander auf, daß das Ende der Eruption viel früher als bei Variola erreicht ist, in anderen Fällen sehen wir Nachschübe, so daß zwischen voll ausgebildeten Pusteln auch noch Papeln oder kleine Bläschen sich finden.

Überstürzte und atypische Entwicklung des Exanthems.

Die Entwicklung und Ausbildung des Exanthems ist im allgemeinen überstürzt und atypisch. Mitunter werden die Varioloispusteln zu ebenso vollkommenen Gebilden wie bei Variola, häufiger jedoch macht das Exanthem nicht alle Stadien der Entwicklung durch, sondern bildet sich schon früher zurück, oder die einzelnen Stufen werden rascher und unvollkommener durchlaufen, so daß mehr oder weniger verkümmerte Formen entstehen. Die Verschiedenheiten in der Ausbildung der Effloreszenzen zeigen sich oft an dem nämlichen Kranken.

Variolois petechialis.

Besonders bei älteren Leuten, die vor Jahrzehnten vakziniert bzw. revakziniert wurden, können neben und an Stelle des Exanthems kleine Blutextravasate sich bilden, denen jedoch nicht die ungünstige prognostische Bedeutung zukommt wie den Blutungen bei den hämorrhagischen Formen der Variola. Die Effloreszenzen tragen den überstürzten, atypischen Charakter des varioloiden Exanthems, sind jedoch graurötlich verfärbt und von meist kleinen, doch deutlich als solche erkennbaren Petechien umgeben. Nicht selten tritt namentlich an den unteren Extremitäten an die Stelle der Bläschen unmittelbar die petechiale Veränderung des Gewebes. Diese Variolois petechialis ist in ihrem Wesen grundsätzlich verschieden von den hämorrhagischen Formen der Variola und ist gutartiger Natur, und muß ebenso wie die Variolois überhaupt als allergische Modifikation (in diesem Fall hyperergische Reaktion) des Pockenprozesses aufgefaßt werden.

Fehlen der Suppuration bei Variolois.

Ein weiteres wichtiges Unterscheidungsmerkmal der Variolois gegenüber Variola liegt in dem völligen oder fast völligen Ausbleiben einer ausgesprochenen Suppuration und dem Fehlen oder der geringen Ausbildung der entzündlichen Rötung und Schwellung der Haut. Der Pustelinhalt wird nicht in dem Maße eitrig wie bei Variola, sondern bleibt mehr serös. Dementsprechend beginnt sehr bald im unmittelbaren Anschluß an das Stadium der Eruption das der Exsikkation, die Abtrocknung des Ausschlags. Die gebildeten dünnen und kleinen Krusten fallen frühzeitig ab und hinterlassen nur leicht pigmentierte, rötliche Flecken, die bald spurlos verschwinden.

Immunität: In den mannigfaltigen Abstufungen des Krankheitsbildes bei Variolois haben wir Übergänge vor uns, die von dem ausgesprochenen Bild der Variola bis zu einem Zustand vermitteln, den wir als Pockenimmunität (natürlich oder künstlich erworben) bezeichnen. Es ist eine Erfahrungstatsache, die ebenso alt ist wie die Pocken selbst,

Immunität nach Variola in der Regel vollkommen und lebenslänglich.

daß das einmalige Überstehen der Pocken einen sehr weitgehenden Schutz vor einer zweiten Erkrankung bewirkt. Dieser Schutz ist in der Regel ein vollkommener und von lebenslänglicher Dauer. Zwei- und mehrmalige Erkrankungen sind zwar bei einzelnen Menschen beobachtet worden, jedoch meist nur als mehr oder weniger abortiv verlaufende Formen der Variolois.

Variolois — allergische Modifikation.

Allergie: Die Umstimmung des Organismus, die durch eine überstandene variolöse Infektion erzeugt wird, wird als variolöse Allergie bezeichnet. So sind die Modifikationen des Krankheitsbildes bei Variolois als allergische Reaktionen aufzufassen und als Immunität diejenigen Formen der Allergie, die das Auftreten von Krankheitserscheinungen verhüten. Das Zustandekommen der Allergie hängt aufs engste zusammen mit den durch die Einwirkung des variolösen Erregers hervorgerufenen reaktiven Äußerungen des Organismus. Zu ihrer Erklärung genügen drei Faktoren: Virus, hüllenlösende (*Cl. Pirquet*) und viruzide Antikörper.

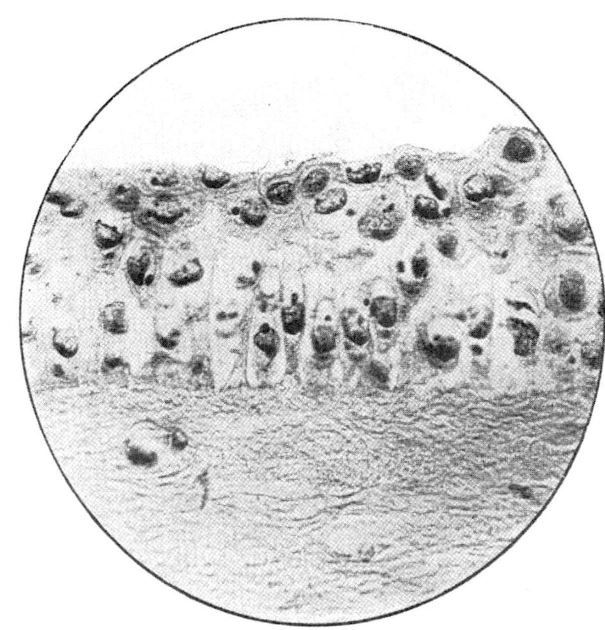

Fig. 137.
Guarnierische Körperchen in den Epithelzellen der Kaninchenhornhaut 48 Stunden nach der Beimpfung.
(Bayer. Landesimpfanstalt München.)

Gewebsimmunität.

Es muß dabei angenommen werden, daß nicht nur die gegen die Hüllensubstanzen des Erregers sich bildende hüllenlösende Fähigkeit des Organismus an das Körpergewebe gebunden ist, sondern daß auch die im Serum nachweisbaren viruliziden Antikörper nur im Zusammenhang mit den Gewebselementen zur Wirkung gelangen (Gewebsimmunität).

Koagulationsnekrose. Retikulierende und ballonierende Degeneration. Proliferation.

Histologie: Die histologischen Veränderungen, die der Pockenerreger unmittelbar in den von ihm befallenen Zellen erzeugt, bestehen in einer Gerinnung des Protoplasmas, die zur Nekrose der Zellen und Auflösung der Kerne führt (Koagulationsnekrose). Die gleichzeitig auftretende entzündlich-seröse Durchtränkung führt teils zur Bildung von Hohlräumen innerhalb des Protoplasmas der Zellen und in den intrazellulären Räumen (retikulierende Degeneration), teils zu einer diffusen Aufquellung der Zellen zu kugeligen, blasenförmigen Gebilden (ballonierende Degeneration). Eng anschließend an die Zone der Nekrose und Degeneration entsteht durch lebhafte Proliferation ein Epithelwall, der nach Rückgang der entzündlichen Erscheinungen unter Beihilfe zahlreicher Leukozyten zur Abstoßung des zum trockenen Schorf gewordenen Epithelgewebes führt.

Zelleinschlüsse (Guarnierische Körperchen) sind spezifisch.

Der wichtigste histologische Befund sind eigenartige rundliche oder ovale mit Kernfarbstoffen färbbare Gebilde, die sich innerhalb der Epithelzellen häufig in einer Nische des Kerns finden und als Vakzine- oder *Guarnieri*sche Körperchen bezeichnet werden. Ihre Bedeutung liegt nicht so sehr auf dem Gebiete der ätiologischen Forschung, als vielmehr auf diagnostischem, also praktischem Gebiet.

Letalität.

Letalität der verschiedenen Krankheitsformen verschieden hoch.

Die Letalität bei Variola vera schwankt je nach der Bösartigkeit der einzelnen Epidemien zwischen 10 und 30%. Bei der Variola confluens ist die Letalität sehr hoch, bei der Variola pustulosa haemorrhagica ist der Ausgang fast stets, bei der Purpura variolosa ausnahmslos letal. Dagegen beträgt bei Alastrim (mild-pox) die Sterblichkeit nur bis 3% der Erkrankten, die Variola sine exanthemate ist gutartiger Natur, ebenso wie die ausgesprochenen Fälle von Variolois. Je mehr sich die Variolois, namentlich bei älteren Individuen, in ihrem Verlauf der Variola nähert, desto größer wird die Letalität.

Diagnose.

Stellung der Diagnose aus dem Krankheits-, besonders Fieberverlauf.

Klinische Diagnose: Die richtige Erkennung der Krankheit, die in Ländern mit gut durchgeführter Impfung mitunter beträchtliche Schwierigkeiten bereitet, wird wesentlich erleichtert, wenn man sich den Ablauf der Erkrankung vergegenwärtigt. Der nach einer fast regelmäßig 13—14 Tage dauernden Inkubation akut einsetzende, dreitägige, meist hoch fieberhafte Zustand mit den typischen Merkmalen einer Allgemeininfektion, der Fieberabfall und das Verschwinden aller Beschwerden des Kranken mit dem Auftreten des Exanthems ist für Pocken so charakteristisch, daß in der weit überwiegenden Mehrzahl der Fälle die Diagnose leicht und sicher gestellt werden kann. Besonders in Deutschland muß man sich davor hüten, die Diagnose auf die Art der Entwicklung und das Aussehen des Exanthems zu stützen, seine Bewertung muß gerade in den differentialdiagnostisch schwierigen Fällen wegen seines häufig atypischen Verhaltens versagen. Die einzige, fast ausnahmslos zur richtigen Diagnose führende Methode liegt in der Beobachtung des Krankheitsverlaufs, vor allem der Fieberkurve oder in ihrer allenfallsigen anamnestischen Rekonstruktion.

Biologische Diagnose durch Kaninchenhornhautimpfung.

Experimentelle Diagnose: Wo aus dem Verlauf der Allgemeinerscheinungen, im besonderen aus der Fieberkurve, eine klinische Diagnose nicht möglich ist, läßt sich die Impfung der Hornhaut des Kaninchens zur Stellung der Diagnose verwerten. Der Inhalt der Bläschen oder Pusteln, die variolaverdächtig erscheinen, wird auf einem Objektträger in möglichst dicker Schicht an der Luft (nicht durch die Flamme ziehen) angetrocknet und sorgfältig verpackt der zuständigen Untersuchungsstelle zugeleitet. Das Untersuchungsmaterial wird mit physiologischer Kochsalzlösung auf dem Objektträger verrieben und mittels feiner Nadel auf die kokainisierte Kaninchenhornhaut durch feine Strichelung unter Vermeidung gröberer Hornhautverletzungen aufgetragen. Nach etwa 48 Stunden wird das Kaninchen getötet, der Bulbus enukleiert und in Sublimatalkohol oder *Zenker*sche Flüssigkeit gebracht. Dabei zeigen sich fast sofort auf der Hornhaut schon makroskopisch oder bei gewöhnlicher Lupenvergrößerung sichtbar weiße Pünktchen und Knötchen, die Epithelwucherungen entsprechen und für Variola verwertet werden können. Die histologische Untersuchung sichert durch den Nachweis der *Guarnieri*schen Körperchen die Diagnose.

Differentialdiagnose: In differentialdiagnostischer Beziehung kommen von den akuten Exanthemen vor allem Varizellen in Betracht. Als Unterscheidungsmerkmale des Varizellenausschlags gegenüber dem der Variola oder Variolois wird gewöhnlich die Form der Bläschen, die Art ihrer Entwicklung und ihrer Verteilung auf der Körperoberfläche angeführt. Bei Variolois versagt jedoch gerade gegenüber Varizellen die Beurteilung des Exanthems sehr häufig wegen seines atypischen Verhaltens. Von anderen Exanthemen sind pustulöse syphilitische Ausschläge, Akne, Impetigo contagiosa, Erythema exsudativum multiforme, sowie pustulöse Exantheme bei septischen Erkrankungen mit Variola verwechselt worden. Auch Gesichts- und Kopferysipele mit Bläschenbildung, pustulöse Skabies bei fieberhaft erkrankten Personen können zu differentialdiagnostischen Irrtümern Veranlassung geben.

Beurteilung des Exanthems versagt bei der Differentialdiagnose häufig.

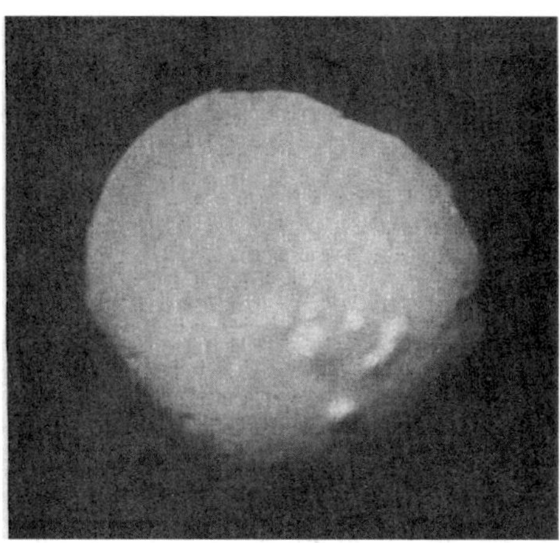

Fig. 138.
Experimentelle Pockendiagnose.
Sammlung *Paul*-Wien.

Therapie.

Die Behandlung bei Variola ist eine rein symptomatische, eine Beeinflussung der Erkrankung als solcher ist nicht möglich. Völlig aussichtslos sind die Versuche, durch Vakzination am Ende der Inkubation oder im weiteren Verlauf die Erkrankung abzukürzen oder abzumindern. Sorgfältige Krankenpflege, häufiger Wechsel der Leib- und Bettwäsche, Reinhaltung des Mundes, Sorge für ausreichende Lüftung, namentlich in der Zeit der Suppuration, flüssige, leicht verdauliche Nahrung während des Fiebers, Darreichung kühlender durststillender Getränke, Verordnung von Antipyreticis gegen die Kreuzschmerzen und zu hohe Temperaturen, Anwendung von häufig zu wechselnden eisgekühlten Borwasserkompressen gegen die Schmerzen und das Spannungsgefühl bei dicht stehendem Exanthem sind die wichtigsten ärztlicherseits anzuordnenden Maßnahmen. Gegen die Suppuration leistet sehr gute Dienste die Pinselung mit einer gesättigten wässerigen Lösung von Kaliumpermanganat, durch die eine günstige Einwirkung auf den Eiterungsprozeß und die Narbenbildung erzielt wird. Die Lösung wird auf alle Körperteile mit Pockeneruptionen, bei ausgedehntem Exanthem auf die ganze Körperoberfläche mit einem weichen Pinsel aufgetragen, und zwar in den ersten Tagen des Eruptionsstadiums 2—3mal täglich bis zur tiefbraunen Färbung der Haut. An den folgenden Tagen genügt eine einmalige Pinselung. Gegen den bei der Eintrocknung der Pusteln auftretenden heftigen Juckreiz sind häufige lauwarme Bäder mit Zusatz von Kleie und Einpudern mit Salizylstreupuder zu empfehlen. Das gewaltsame Ablösen der Borken ist durch Salbenverbände oder besser durch Anlegen von Manschetten oder Pappschienen über das Ellenbogengelenk zu verhindern. Die Behandlung der Komplikationen und Nachkrankheiten richtet sich im allgemeinen nach den sonst üblichen Regeln.

Symptomatische Behandlung.

Kaliumpermanganat gegen Suppuration.

Prophylaxe.

Zur Verhütung der Weiterverbreitung der Pocken, d. h. zu ihrer prophylaktischen Bekämpfung als Volksseuche stehen zwei Wege zur Verfügung. Wir müssen einmal versuchen, die Gesunden vor der Infektion zu bewahren. Da der an Pocken erkrankte Mensch als Vermehrungs- und Ausscheidungsstätte des Erregers die Infektionsquelle bildet, so muß in erster Linie eine strenge Isolierung der Pockenkranken (und Pockenverdächtigen) in eigenen Absonderungshäusern solange durchgeführt werden, als eine Übertragung des Erregers vom Erkrankten auf seine Umgebung zustande kommen kann. Die Absonderung darf erst aufgehoben werden, wenn die letzten Reste der eingetrockneten Pusteln auch an den Handflächen und Fußsohlen verschwunden sind und durch Untersuchung der Schleimhäute der oberen Luftwege, namentlich der Nase festgestellt ist, daß alle Ulzerationen und Schleimhautläsionen völlig verheilt sind. Der Kranke ist einer sorgfältigen Desinfektion seiner Körperoberfläche, besonders des behaarten Kopfes zu unterziehen.

Isolierung.

Desinfektion.

Während der Absonderung darf der Kranke mit anderen als den mit seiner Pflege beauftragten Personen, dem Arzt und dem Geistlichen nicht in Berührung kommen. Angehörigen oder anderen Personen kann ausnahmsweise der Zutritt zu dem Kranken erlaubt werden, wenn es sich um die Erledigung wichtiger und dringender Angelegenheiten handelt. Dabei müssen alle Maßnahmen streng eingehalten werden, die zur Verhütung einer Weiterverbreitung der Krankheit erforderlich sind (Vakzination). Das Pflegepersonal darf bei der Pflege anderer Kranken nicht verwendet werden.

Alle mit dem Kranken in Berührung gekommenen Gegenstände sind gründlich zu desinfizieren, wertlose Sachen zu verbrennen.

Pockenverdächtige Personen.

In der gleichen Weise wie Pockenkranke sind auch pockenverdächtige Personen abzusondern. Pockenverdächtig sind erkrankte Personen, bei denen aus der Art der Krankheitserscheinungen auf die Möglichkeit des Vorliegens von Pocken zu schließen ist. Ihre Unterbringung darf jedoch nicht im gleichen Raum mit den an Pocken Erkrankten erfolgen. Ansteckungsverdächtige Personen sind wenigstens für die Dauer der Inkubation einer ärztlichen Beobachtung zu unterziehen. Ansteckungsverdächtig sind gesunde Personen, bei denen infolge naher Berührung mit einem Pockenkranken die Annahme gerechtfertigt ist, daß sie den Ansteckungsstoff in sich aufgenommen haben.

Ansteckungsverdächtige Personen.

Jede Erkrankung und jeder Todesfall an Pocken, sowie jeder Fall, der den Verdacht der Krankheit erweckt, ist in Deutschland der zuständigen Polizeibehörde unverzüglich anzuzeigen. In erster Linie ist der zugezogene Arzt zur Anzeige verpflichtet. Ihre Unterlassung ist strafbar.

Anzeigepflicht.

Die Durchführung der gewöhnlichen sanitären Maßnahmen genügt jedoch nicht, um die Pocken wirksam zu bekämpfen. Es hat sich vielmehr bei jeder innerhalb wie außerhalb Deutschlands aufgetretenen Epidemie gezeigt, daß infolge der leichten Übertragbarkeit des Erregers und der Schwierigkeit der frühzeitigen Feststellung der Erkrankung die Weiterverbreitung durch Absonderung und Desinfektion wohl etwas eingeschränkt, aber nicht völlig unterbunden werden kann. Es ist daher auch nicht zu erwarten, daß durch den allgemeinen kulturellen Aufstieg der Bevölkerung, mit Zunahme der Reinlichkeit, Volksbildung und allgemeinen Assanierung

Durchführung der Isolierung und Desinfektion ungenügend.

der Wohnplätze den Pocken der Boden ihres Gedeihens abgegraben werden kann. Eine derartige Auffassung geht von völlig falschen Voraussetzungen aus, weil es sich bei den Pocken nicht um eine sogenannte Schmutzkrankheit, die durch sozialhygienische Maßnahmen bekämpft werden kann, sondern um eine eminent kontagiöse, von Mensch zu Mensch übertragbare Erkrankung handelt.

Es ist daher bei der Bekämpfung der Pocken als Volksseuche noch ein zweiter Weg zu beschreiten, der weit sicherer zum Ziele führt. In der Schutzpockenimpfung ist ein absolut zuverlässiges Mittel gegeben, die Empfänglichkeit des Menschen für Variola aufzuheben und ihn damit gegen die Erkrankung zu schützen. Daher dürfen nur solche Personen zur Behandlung und Pflege von Pockenkranken zugelassen werden, die durch Impfung ausreichend geschützt sind oder sich unmittelbar vor Antritt der Pflege einer erneuten Impfung unterziehen. Ebenso haben sich in den Ländern, in denen Zwangsimpfungen bei Ausbruch einer Pockenepidemie gesetzlich zulässig sind, alle Personen, die in mittel- oder unmittelbare Berührung mit Erkrankten gekommen sind und noch kommen werden und als nicht genügend geschützt anzusehen sind, der Schutzimpfung zu unterziehen, im übrigen ist durch entsprechende Aufklärung für möglichst weitgehende Durchführung der Impfung zu sorgen. Schutzimpfung.

Die außerordentliche Gemeingefährlichkeit der Pocken und die großen Schwierigkeiten, die sich ihrer wirksamen Bekämpfung auf dem gewöhnlich bei Seuchen beschrittenen Weg entgegenstellen, haben weiterhin dazu geführt, daß in einer Reihe von Staaten gesetzliche Bestimmungen erlassen worden sind, die darauf abzielen, unabhängig von einer unmittelbar drohenden Seuchengefahr einen großen Teil der Bevölkerung durch obligatorische Impfung gegen Pocken zu schützen. Es ist dem Impfgesetz für das Deutsche Reich vom 8. April 1874 und den dazu erlassenen Beschlüssen des Bundesrats, die die Ausführung des Gesetzes regeln, zu verdanken, daß Deutschland vor allen anderen Ländern gegen Pockenausbrüche am besten gesichert ist.

II. Vakzination.

Begriffsbestimmung.

Schutzpockenimpfung oder Vakzination ist die Einbringung des lebenden, durch Tierpassage veränderten Erregers der Blattern in die Haut, um eine aktive Immunisierung gegenüber einer Infektion mit echtem Blatternvirus zu erzielen.

Geschichte.

Die Vakzination ist in ihren Grundlagen nicht das Ergebnis exakter wissenschaftlich-experimenteller Forschung, ihr Ursprung geht vielmehr zurück auf eine Zeit, in der von wissenschaftlicher Methodik und Technik noch nicht die Rede sein konnte. Ihre ersten Vorläufer bilden Versuche, die Erfahrungen zu verwerten, die aus der Beobachtung der Pockenkrankheit und ihrer Folgen gewonnen wurden. Die wichtigsten Erfahrungstatsachen waren die, daß fast kein Mensch der Ansteckung entging und daß nicht nur das Überstehen einer schweren, sondern auch der leichten Formen der Erkrankung fast immer einen sicheren und lebenslänglichen Schutz hinterließ. Um der natürlichen Ansteckung während der häufigen

Variolation.

bösartigen Epidemien mit ihren gefürchteten Folgen zu entgehen, versuchte man, durch künstliche Infektion mit echtem, aber abgeschwächtem Blatternmaterial eine leichte Erkrankung und dadurch einen sicheren Schutz gegen die natürliche Infektion zu erzielen. Dabei bediente man sich einer Reihe von Verfahren, die unabhängig voneinander bei den verschiedensten Völkern in Anwendung waren (Variolation). Die beste dieser Methoden war die Einimpfung von Pockenmaterial durch Schnitt oder Stich in die äußere Haut, die sogenannte Inokulation. Man umging damit die Eingangspforte der natürlichen Infektion, eröffnete also dem Virus nicht die für ihn günstigste Ansiedelungsstätte. Man hatte nämlich die Beobachtung gemacht, daß Personen, die mit Wunden an den Händen Pockenkranke berührten, an der Wundstelle und von da aus zwar allgemein, aber wesentlich leichter erkrankten als bei der gewöhnlichen Infektion und daß die Pocken gelegentlich sogar nur örtlich sich entwickelten. In Europa führte zu Anfang des 18. Jahrhunderts — die Veröffentlichung erfolgte 1714 — der griechische Arzt Timoni ein Inokulationsverfahren ein, das er im Orient kennengelernt hatte, und das der heutigen Methode der Impfung fast völlig gleicht. Er impfte den noch nicht getrübten Inhalt von Pockenbläschen mit einigen leichten Nadelstichen am Oberarm ein und erzielte so zuerst eine örtliche Pustel und von dieser ausgehend eine meist leichte Allgemeinerkrankung, bei welcher sich nur selten mehr als einige wenige Pusteln auf der Körperoberfläche entwickelten. Größere Verbreitung gewann die Inokulation erst dann, als die Frau des englischen Botschafters in Konstantinopel, Lady Worthley Montagu, 1721 die Methode in England befürwortete. Die Inokulation war jedoch keineswegs ohne Gefahren für den Inokulierten, da auch schwere Erkrankungen mit tödlichem Ausgang beobachtet wurden. Es kamen auch Erkrankungen früher Inokulierter an natürlichen Pocken vor und dann bildeten die Inokulierten für ihre Umgebung eine Quelle der Ansteckung, weil die künstlichen Blattern nicht weniger infektiös waren als die spontane Erkrankung und so zum Ausgangspunkt von Epidemien wurden.

Inokulation.

Variola inoculata.

Völlig verdrängt wurde die Inokulation durch die von *Eduard Jenner* zwar nicht entdeckte, aber wissenschaftlich begründete Vakzination. Zu verschiedensten Zeiten und in den verschiedensten Ländern hatte man unabhängig voneinander die Beobachtung gemacht, daß Personen, die gelegentlich die Kuhpocken durchgemacht hatten, bei späteren Blatternepidemien nicht erkrankten. Diese Kenntnis wurde auch praktisch verwertet, indem sich Personen künstlich mit Kuhpocken infizierten, um sich so gegen die Menschenpocken zu schützen. Die Kuhpocken sind ein Abkömmling der Menschenblattern, wobei die Ansteckung durch die Hände des Melkpersonals vermittelt wird.

Vakzination schon vor E. Jenner bekannt und geübt.

Der Gedanke, die Impfung mit Kuhpocken als Schutzmittel gegen Blattern zu verwenden, war demnach am Ende des 18. Jahrhunderts durchaus nicht neu, aber erst *Eduard Jenner*, ein schottischer Arzt, der die erste Anregung zu seinen Arbeiten durch die Äußerung einer Bäuerin über die im Volksglauben wurzelnde blatternschützende Wirkung der Kuhpocken erhalten hatte, konnte den experimentellen Beweis für die Richtigkeit dieser Auffassung liefern. Er impfte 1796 einen 8jährigen gesunden Knaben mit dem Inhalt einer Kuhpocke, die sich an der Hand einer Melkerin entwickelt hatte, mit dem Erfolg, daß sich typische Kuhpocken bildeten und nachfolgende Inokulationen mit echter Variola ergebnislos verliefen. Später übertrug *E. Jenner* unmittelbar den Inhalt einer originären Kuhpocke auf ein Kind und von diesem auf ein zweites, drittes bis fünftes. Bei sämtlichen Kindern war der Erfolg der gleiche und darauf folgende, auch wiederholte Inokulationen versagten. Diese später vielfach nachgeprüften Versuche hatten bewiesen, daß die Kuhpocken nicht nur vom Rind auf den Menschen, sondern auch von Mensch zu Mensch übertragen werden können, und daß die künstlichen Kuhpocken dieselbe Schutzkraft verleihen wie die natürlichen Kuhpocken und weiterhin, daß diese Schutzkraft auch bei fortgepflanzten Übertragungen nicht versagt. Neu war demnach bei den *Jenner*schen Versuchen die Einführung der „humanisierten" Lymphe, die eine sehr einfache Methode der Vervielfältigung des Impfstoffs, also der Kultur des Kuhpockenerregers darstellt. Darauf beruht die bis in das neunte Jahrzehnt des vergangenen Jahrhunderts allgemein durchgeführte Impfung mit von Arm zu Arm fortgezüchteter Lymphe von Kindern.

E. Jenners experimentelle Begründung des Pockenschutzes durch Vakzination.

Humanisierte Lymphe.

Die Impfung mit humanisierter Lymphe hatte den Nachteil, daß die Möglichkeit der Übertragung von ansteckenden Keimen (Lues, Impetigo contagiosa) von dem Abimpfling auf die anderen Kinder bestand und sie ist daher seit einigen Jahrzehnten, in Deutschland seit 1885, verlassen und durch die Impfung mit animaler Lymphe ersetzt.

Animaler Impfstoff.

Impfstoffgewinnung.

Der Herstellung beliebig großer Mengen von animaler Vakzine stehen zwei Schwierigkeiten entgegen, einmal, daß wir den Erreger der Vakzine ebenso wie den der Variola nicht kennen und dann, daß es bisher noch nicht gelungen ist, ihn auf toten sterilen Substraten zu züchten. Dagegen sind wir über eine Reihe von Eigenschaften des Erregers, über seine Vermehrungsfähigkeit auf lebenden Nährböden, vor allem im mehrschichtigen Epithel der Haut des Menschen und einer Reihe von Tiergattungen, über die Art seiner Einwirkung auf Menschen und

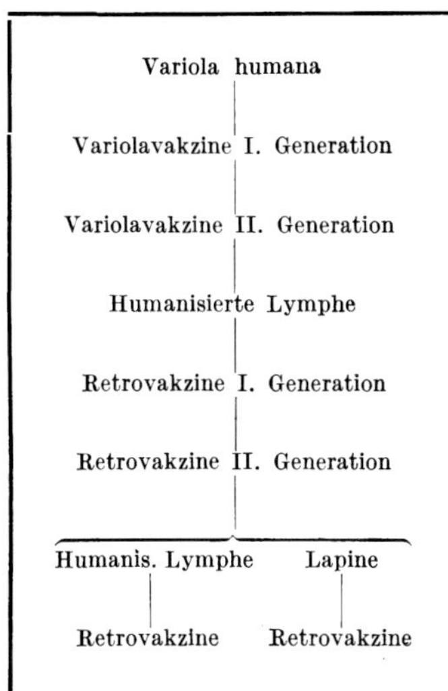

Fig. 139.
Schema der Züchtung des Vakzineerregers zur fortlaufenden Impfstoffgewinnung.
(Bayer. Landesimpfanstalt München.)

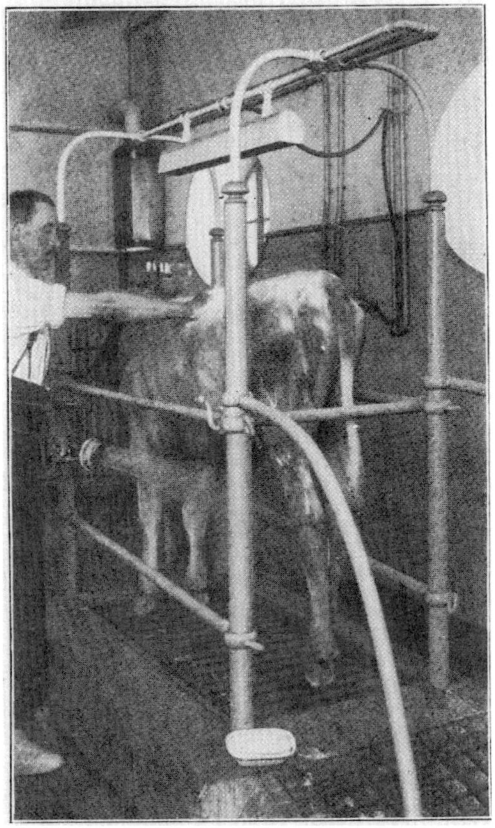

Fig. 140.
Waschung des Tieres vor der Impfung.
(Bayer. Landesimpfanstalt München.)

Tiere und über die Bedingungen, unter welchen er sich entwickelt und lebensfähig ist, sehr gut unterrichtet. Seine fast unbegrenzte Vermehrungsfähigkeit, die Sicherheit des Eintritts der von ihm verursachten pathogenen Erscheinungen auch nach geringfügigster Infektion, sowie seine Resistenz gegenüber äußeren Einflüssen lassen erkennen, daß es sich bei dem Vakzineerreger nicht um ein durch Tierpassage abgeschwächtes, sondern vielmehr um ein an sich hochvirulentes, durch Tierpassage lediglich verändertes Virus, eine Abart des Variolaerregers handelt. Für seine Fortzüchtung ist es von Wichtigkeit zu wissen, daß er sich beim Menschen, soweit bis jetzt Erfahrungen vorliegen, in dauernder Passage von Arm zu Arm fortpflanzen läßt, daß er aber auf einer Tiergattung gezüchtet, seine Virulenz früher oder später verliert, und zu deren Erhaltung eines häufigen Wechsels seines Nährbodens von Tiergattung zu Tiergattung bedarf.

Vakzinaler Erreger ist ein durch Tierpassage verändertes Variolavirus.

Fortlaufende Züchtung durch Wechsel des lebenden Nährbodens.

Zur Gewinnung größerer Mengen von Impfstoff werden im allgemeinen Kälber

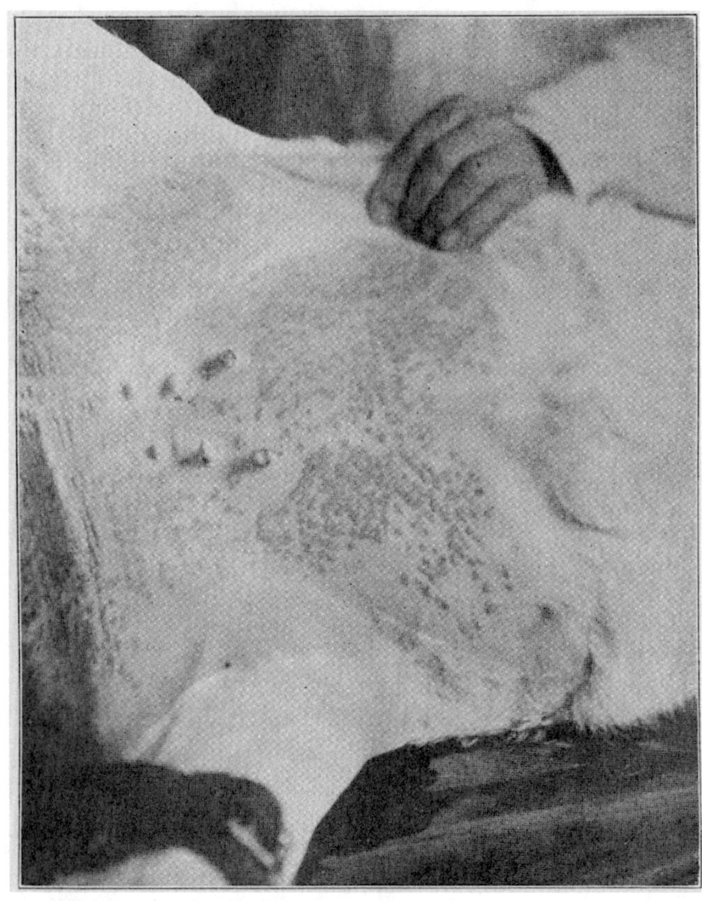

Fig. 141.
Retrovakzine auf dem Kalb. Flächenimpfung.
(Bayer. Landesimpfanstalt München.)

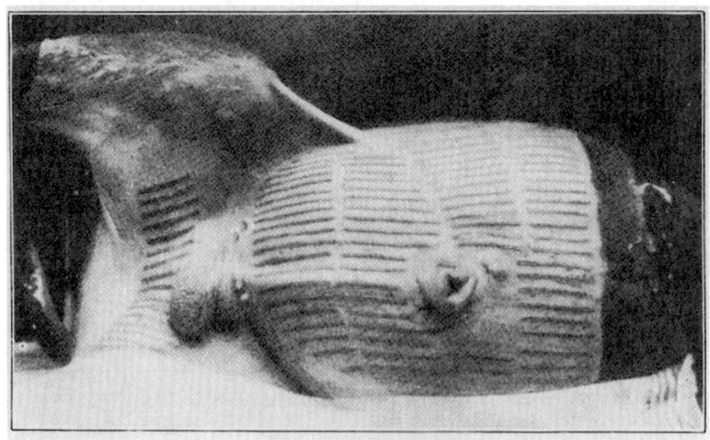

Fig. 142.
Retrovakzine II. Generation auf dem Rind. Schnittimpfung.
(Bayer. Landesimpfanstalt München.)

und Jungrinder, weniger Kaninchen verwendet. Die Unmöglichkeit, den lebenden Nährboden steril zu machen, bedingt eine Reihe von Vorsichtsmaßregeln, um die Übertragung pathogener Keime mit der Lymphe auf den Menschen zu verhüten. Die Tiere werden einer mehrtägigen Beobachtung in eigenen Absonderungsstallungen unterzogen, auf menschenpathogene Krankheiten (Milzbrand, Eiterungen, Maul- und Klauenseuche, Tuberkulose) tierärztlich untersucht, tuberkulinisiert und während der Beobachtungszeit gründlich gereinigt und gewaschen. Ergibt die tierärztliche Untersuchung keinen Anhaltspunkt für eine Erkrankung des Tieres, so wird nach seiner Überführung in den Impfstall die Haut des Bauches und der Innenfläche der Schenkel, mitunter auch der Flanken glatt rasiert, gereinigt und mit einer größeren Zahl oberflächlicher Schnitte infiziert. Zur Impfung der Tiere, als sogenannte Stammlymphe, wird meist Retrovakzine erster Generation oder Lapine benutzt. Die Impffläche wird durch Anlegung eines Tegminverbandes vor Verunreinigung geschützt. Stallung und Tier ist während der Entwicklung der Pusteln peinlich sauber zu halten. Nach Ablauf von durchschnittlich 5 Tagen wird die Impfstelle gründlich gereinigt und die entwickelten Pusteln werden mit einem scharfen Löffel unter Narkose abgeschabt. Der so gewonnene Rohstoff wird mit Glyzerinwasser versetzt, in einer Lymphemühle fein verrieben, durch Gaze filtriert, nach Bedarf weiter mit Glyzerinwasser verdünnt und im Kühlschrank verwahrt. Das Impftier wird geschlachtet, seine Organe, namentlich die Lymphdrüsen (Tuberkulose) eingehend untersucht. Lymphe von kranken Tieren wird vernichtet.

Schutzmaßnahmen gegen Übertragung menschenpathogener Keime durch den Impfstoff.

Stammlymphe.

Verreibung der Rohlymphe mit Glyzerinwasser.

Der Impfstoff darf zur Impfung von Kindern erst dann verwendet werden, wenn durch bakteriologische Untersuchung festgestellt ist, daß menschenpathogene Keime (Tetanus, Streptokokken) in ihm nicht enthalten sind. Im übrigen erfolgt durch das zur Lympheemulsion verwendete Glyzerin eine rasche Abtötung der meisten beigemengten Keime, so daß nach Ablauf von etwa 3—4 Wochen die Lymphe als völlig einwandfrei angesehen werden darf. Die Prüfung auf ihre vakzinale Wirksamkeit kann durch Wertbestimmung an Kaninchen oder Meerschweinchen vorgenommen werden.

Bakteriologische Untersuchung.

Wertbestimmung.

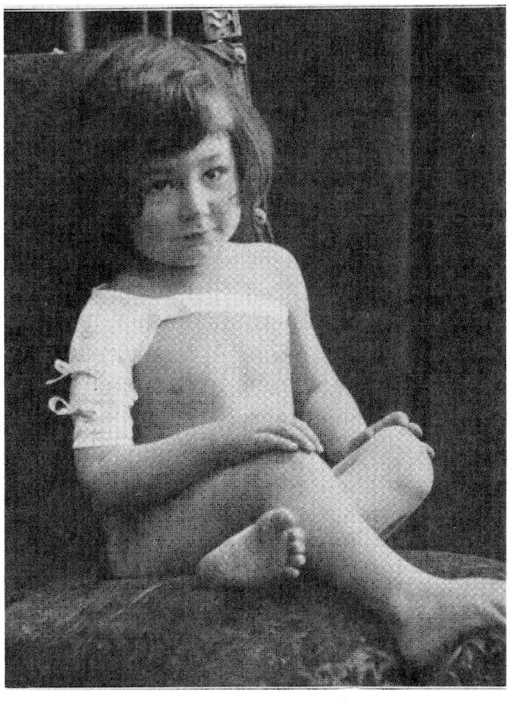

Methode der Kinderimpfung.

Die Einbringung der animalen Lymphe in die Haut erfolgt gewöhnlich durch seichte, die Epidermis eben durchtrennende Schnittchen, die nur wenige Millimeter lang zu sein brauchen. Ihre Zahl ist in Deutschland auf 4 festgesetzt. Sie sollen, um ein späteres Zusammenfließen der Impfpusteln zu vermeiden, mindestens 2 cm voneinander entfernt liegen und mit Rücksicht auf die Narbenbildung nicht nur oberflächlich, sondern auch in regelmäßiger Anordnung angelegt werden. Am geeignetsten ist als Ort der Insertion die Außenseite des Oberarms ent-

Ärztliches Verhalten bei der Impfung d. Kindes

Fig. 143.
Impfschutzverband.
(Bayer. Landesimpfanstalt München.)

sprechend der Ansatzstelle des Deltamuskels, zur Vermeidung sichtbarer Narben kann auch die Außenseite des Oberschenkels und schließlich eine Hautstelle etwas unterhalb der Brustwarze als Impfstelle gewählt werden. Als Instrument ist besonders die ausglühbare Platin-Iridiumlanzette zu empfehlen, auf deren Spitze der Impfstoff aus kleinen Haarröhrchen geträufelt oder mit welcher der Impfstoff unmittelbar aus größeren Gläschen durch Eintauchen entnommen wird. Eine Desinfektion der Haut des Impflings ist an sich nicht nötig und kann durch Abreiben mit Alkohol oder Äther erfolgen. Die Berührung der Impfstelle durch die Hände des Arztes ist zu vermeiden. Die Anlegung eines Verbandes ist nicht unbedingt notwendig, sehr zweckmäßig ist bei der Oberarmimpfung ein frisch gewaschener und gebügelter, langer, bis zum Ellenbogen reichender, genügend weiter Hemdärmel. Schädlich sind eng der Impfstelle aufliegende, durch Pflaster zu befestigende oder gar luftdicht abschließende Verbände. Das günstigste Alter des Erstimpflings ist der 6.—10. Monat, völlige Gesundheit des Kindes ist Voraussetzung.

Klinik der Erstvakzination.

Die erfolgreiche Erstimpfung eines gesunden Kindes verläuft im wesentlichen unabhängig von der Art der Ausführung der Impfung und der Art des verwendeten Impfstoffs außerordentlich gleichförmig.

Traumatische Reaktion und Glyzerinquaddel.

Die durch den mechanischen Insult bedingte, traumatische Reaktion und die namentlich bei älteren sensiblen Kindern häufig beobachtete Quaddelbildung, die als Folge der Hautreizung durch das der Lymphe beigemengte Glyzerin entsteht, verschwinden innerhalb des ersten Tages. Nach Ablauf einer zwei- bis dreitägigen Inkubation beginnen die spezifisch-vakzinalen Erscheinungen.

Differenzierung in Papille und Aula.

Die Impfschnitte röten sich und werden zu länglichen schmalen Papeln, die langsam zunehmen und sich nach Ablauf von weiteren ein bis zwei Tagen in einen zentralen Teil, die sogenannte Papille und eine periphere schmale Randzone, die sogenannte Aula differenzieren. In dieser Zeit können sich leichte abendliche Temperatursteigerungen zeigen, an den Impfschnitten besteht häufig leichter Juckreiz. Im Verlauf der nächsten Tage verwandelt sich die Kuppe der Papille in ein durchscheinendes, leicht glänzendes, perlmutterfarbiges

Jennersches Bläschen.

klares Bläschen, das gleichmäßig täglich etwa 1 mm wächst. Dagegen bleibt der rote Saum, die Aula, in gleicher Breite um die Papille bestehen. Nach ungefähr 6 Tagen sehen wir ein je nach der Länge des Impfschnitts rundlichovales oder ovales Bläschen mit flacher Kuppe, scharfen Rändern und klarem Inhalt, der bei oberflächlichen kleinen Verletzungen der Blasendecke in einzelnen Tropfen langsam hervortritt (humanisierte Lymphe). Das Bläschen ist von der Aula als einem dunkelroten, schmalen, gegen die normale Haut noch ziemlich gut abgegrenzten Saum umgeben.

Etwa vom 7. Tage ab entwickeln sich von der Aula aus nach allen Richtungen hellrote Inseln und Streifen, die sich vergrößern, verbreitern und

Ausbildung der Aula zur Area.

schließlich zusammenfließen. Es entstehen auch bald längere Ausläufer in der Richtung des Lymphestroms, die sich zu lymphangitischen, bis zur Achselhöhle reichenden Strängen ausdehnen können. Die Aula wird zur Area oder Areola, einer streng spezifisch-vakzinalen, intensiv geröteten, derben, auf Druck nicht oder nur in geringem Grad schmerzhaften Ina

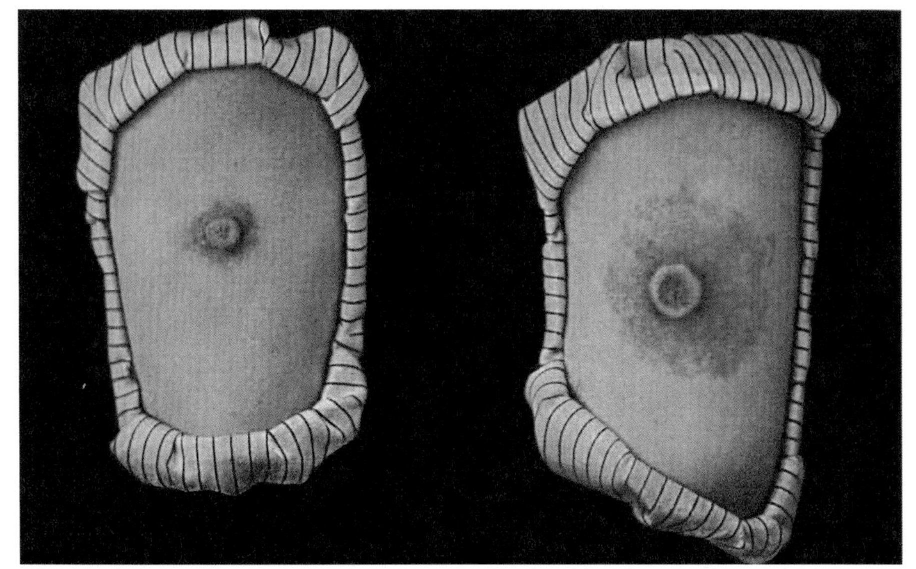

b

c

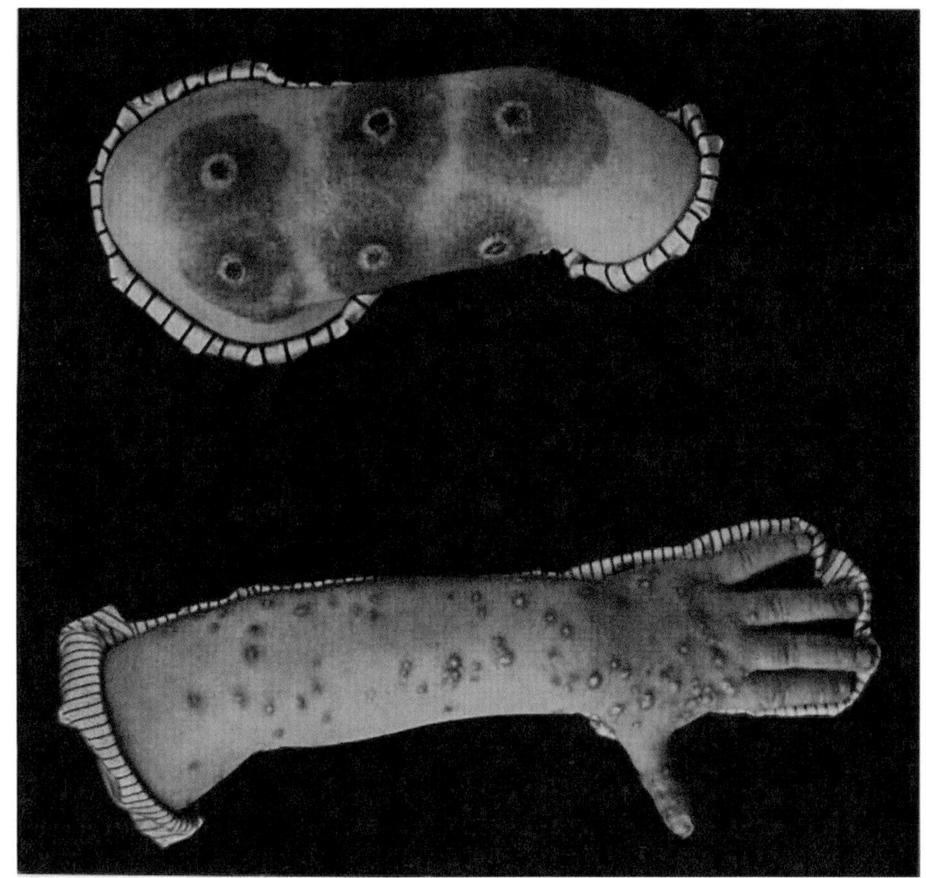

d

Fig. XIII.

a und b Erstvakzination bei einem Säugling.

a 8. Tag, Papille und Aula kurz vor Entstehung der Areola, b 11. Tag, Papille und Areola.

c Erstvakzination bei einem 2jährigen Kinde. 11. Tag, Höhepunkt der Areola.

d Kuhpockenexanthem, 15 Tage nach der Erstimpfung.

Nach Moulagen der Wiener Kinderklinik — Prof. v. Pirquet.

Verlag von F. C. W. Vogel in Leipzig.

filtration der Haut und des Unterhautzellgewebes, die innerhalb zwei bis drei Tagen ihre volle Ausbildung erreicht. Die Achseldrüsen sind gleichzeitig vergrößert, häufig fühlbar und auf Druck ziemlich empfindlich. Mit dem Beginn der Area entwickelt sich ein staffelförmig ansteigendes Fieber, das sich im allgemeinen in mäßigen Grenzen hält, bei einzelnen Kindern auch 40° C und darüber erreichen kann. Das Allgemeinbefinden ist mitunter kaum merklich, in anderen Fällen erheblich gestört, auch die

Allgemeinerscheinungen.

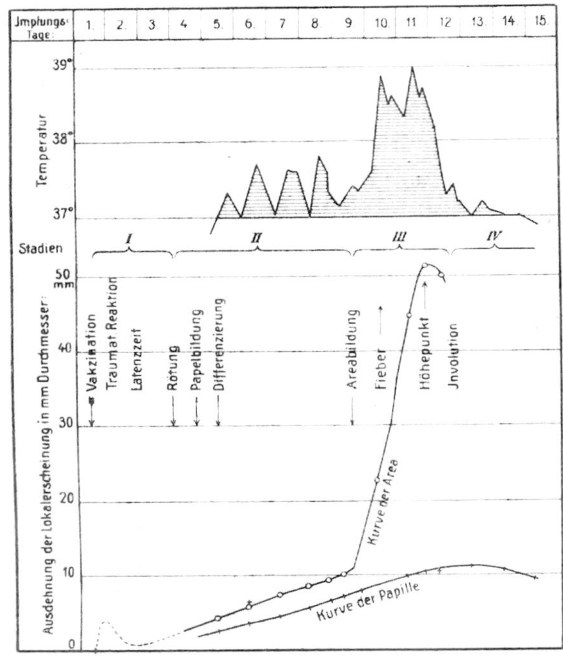

Fig. 144.
Normaler Ablauf der Erstvakzination.
(Nach *C. v. Pirquet*, Klinische Studien über Vakzination und vakzinale Allergie 1907.)

Nahrungsaufnahme öfters vermindert. Damit ist der Höhepunkt des vakzinalen Prozesses erreicht.

Seine Rückbildung beginnt mit einer deutlichen Trübung des Bläscheninhalts. Das Bläschen wird zur Pustel, die häufig leicht sezerniert und durch Eintrocknung von ihrer Mitte aus zur rötlichbraunen Kruste wird, die in der 3. bis 4. Woche abfällt und eine anfangs rötliche, später weiße strahlige Narbe hinterläßt. Die Rötung und Schwellung der Area geht etwa vom 10. Tag ab zurück, indem ihre Mitte um die Pusteln herum abblaßt, während der äußere Ring noch etwas länger heller rot bleibt, sich auch noch etwas weiter vorwärts schieben kann. Die Temperatur fällt rasch zur Norm herab. Nahrungsaufnahme und Allgemeinbefinden sind bald ohne Störung.

Pustel. **Borke.** **Narbe.**

Die ganze Dauer des vakzinalen Prozesses beträgt etwa 3—4 Wochen. Je nach der Intensität der vakzinalen Infektion, die einmal abhängig ist von der Impftechnik und dann von der Virulenz des Impfstoffs und je nach der individuellen Reaktionsfähigkeit des Impflings kann sich die Entwicklung bis zu einigen Tagen beschleunigen oder verlangsamen. In

Das I. vakzinale Bild ist ein sehr gleichförmiges.

Die Area ist spezifisch-vakzinal.

der Art der Erscheinungen werden jedoch wesentliche Unnterschiede nicht beobachtet. Die durch das deutsche Impfgesetz für den 6. bis 8. Tag nach der Impfung vorgeschriebene Nachschau kann daher wechselnde Bilder ergeben, ohne daß wir an mehr als graduelle oder zeitliche Verschiebungen im Ablauf der Schutzpocken denken dürfen. Wichtig ist, daß auch bei einer sehr starken Area an ihrem vakzinalen Charakter nicht zu zweifeln ist und daß in ihr nicht mehr als eine bald völlig abklingende Erscheinung gesehen werden darf.

Immunität nach Erstvakzination: Die durch die Erstimpfung erzielte Immunität beginnt etwa am 4. Tag sich in ihren ersten Anfängen zu entwickeln. Der Beginn ist jedoch nicht an einen bestimmten Zeitpunkt nach der Impfung gebunden, sondern schwankt je nach der Intensität der vakzinalen Infektion und der individuellen Reaktionsfähigkeit des Impflings. Ihren Höhepunkt erreicht die Immunität mit der vollen Ausbildung der Area zwischen dem 10. und 12. Tag des vakzinalen Prozesses. Eine in den ersten Tagen der Inkubation bei Variolainfektion vorgenommene Vakzination wird daher im allgemeinen die Erkrankung an Variola verhüten, eine Impfung, die der Infektion mit Variola mehrere Tage nachfolgt, wird zu einer nebeneinanderlaufenden Entwicklung der Variola und Vakzine führen. Die Dauer des Schutzes nach der Erstvakzination ist eine variable Größe, die im Einzelfall nicht im voraus berechnet werden kann. Man nimmt eine 10jährige Dauer der Immunität als Durchschnittswert an, eine Annahme, die durch die Beobachtungen bei der Revakzination gestützt wird.

Dauer der Immunität ist eine individuell variable Größe, durchschnittlich 10 Jahre.

Klinik der Revakzination.

Die Erscheinungen, die sich bei Wiederholung der Impfung entwickeln, hängen ab von der Größe der erreichten Wiederempfänglichkeit des Organismus und der Schwere der Infektion. Da die Wiederempfänglichkeit auch bei gleichem zeitlichen Abstand von der Erstvakzination sehr großen individuellen Schwankungen unterliegt, so zeigt die Klinik der Revakzination im Gegensatz zur Einförmigkeit des Bildes bei der Erstimpfung eine außerordentliche Mannigfaltigkeit der Erscheinungen. Durch die Erstimpfung ist die Reaktionsfähigkeit des Organismus gegenüber einer erneuten Infektion eine andere geworden. Diese Allergie zeigt sich darin, daß die revakzinalen Erscheinungen frühzeitiger auftreten und rascher verschwinden und ihre Ausbildung nicht dieselben Grade erreicht wie bei der Erstvakzination. Bei Individuen, bei denen die Impfung erst kurze Zeit zurückliegt oder bei welchen auch nach einer Reihe von Jahren noch volle Immunität vorhanden ist, verläuft die Revakzination unter dem Bild der sogenannten Frühreaktion. Wenige Stunden nach der Impfung bilden sich aus den Impfschnitten unter leichtem Juckreiz schmale gerötete Papeln, die von einem kleinen roten Hof umgeben sind. Der Höhepunkt ihrer Entwicklung kann bereits nach 24 Stunden erreicht sein. Sie bilden sich rasch wieder zurück, sind jedoch in Form einer leichten Rötung und geringgradigen Schwellung der Impfschnitte noch längere Zeit erkennbar. Die vakzinale Frühreaktion erscheint regelmäßig auch bei sicher immunen Personen, nur in den ersten Wochen nach der Erstvakzination scheint sie häufig zu fehlen. Die vakzinale Immunität besteht demnach nicht in einer absoluten Unempfänglichkeit gegenüber dem vakzinalen Erreger, der

Revakzination zeigt große Mannigfaltigkeit der Erscheinungen. Verschiedenartigkeit bedingt durch den Grad der Allergie.

Frühreaktion.

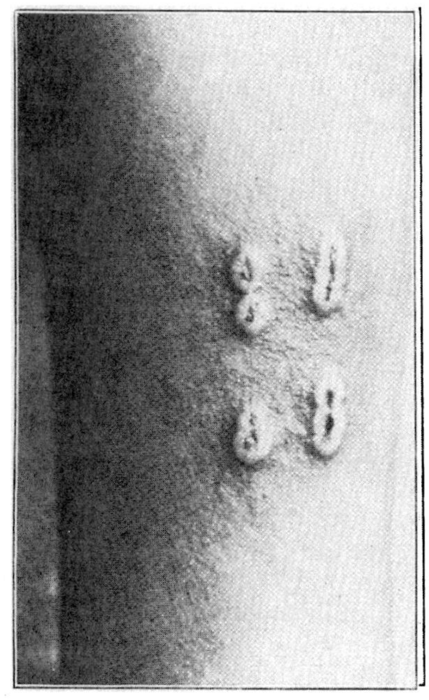

a) Vollentwickelte Wiederimpfpusteln.

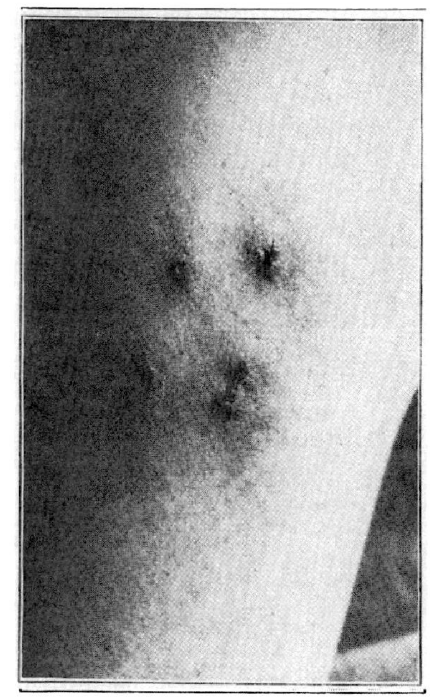

b) Impfbläschen.

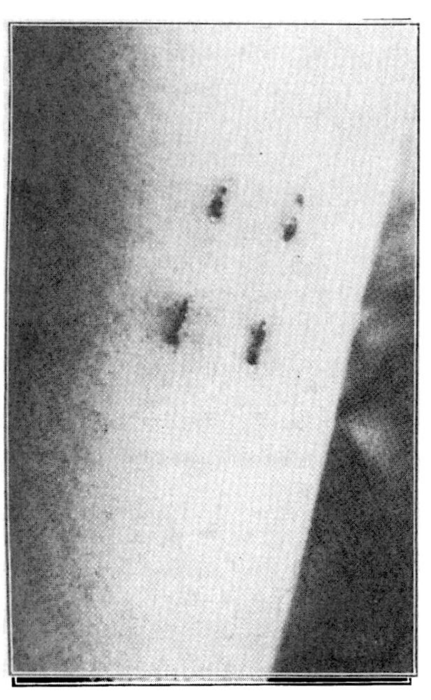

c) Impfpapeln.

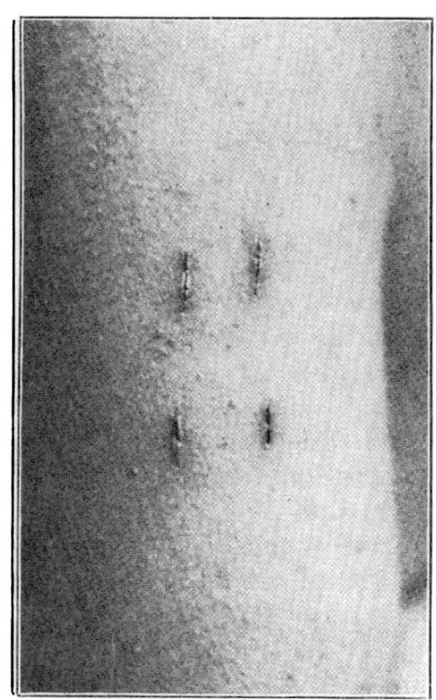

d) Abgelaufene Frühreaktion.

Fig. 145.
Revakzinationsergebnisse nach 7 Tagen.
(Bayer. Landesimpfanstalt München.)

Organismus ist jedoch befähigt, das eingedrungene Virus sofort an der Stelle der Infektion zu lokalisieren und zu neutralisieren (antivirulente Substanzen).

Beschleunigte vakzinale Reaktion.

Die zweite Form der Revakzination ist die der beschleunigten vakzinalen Reaktion. Die Inkubation ist auf ein bis zwei Tage verkürzt, die Größenentwicklung der Papille geht über die der Frühreaktion hinaus, es kommt zur Ausbildung eines Bläschens, das meist wesentlich kleiner bleibt als bei der Erstvakzination und frühzeitig zurückgeht. Die Area ist mehr oder weniger entwickelt, sie erscheint frühzeitiger, ihre Ausdehnung und Intensität ist geringer und ihre Rückbildung rascher als die der erstvakzinalen Area.

Revakzine petechialis.

Eine besondere Form der beschleunigten vakzinalen Reaktion ist die Revakzine petechialis. Die Papille zeigt ebenfalls beschleunigte Entwicklung, frühzeitigen Stillstand und Rückbildung und häufig eine eigenartige graurötliche, hämorrhagische Verfärbung. Innerhalb und an Stelle der Area finden sich feine, deutlich als solche erkennbare Blutungen, die mitunter so zahlreich sind, daß die ganze Area von ihnen durchsetzt ist. Durch die Steigerung der Hyperämie zu Blutextravasaten kennzeichnet sich die Revakzine petechialis als hyperergische Modifikation der Vakzine, sie ist als Korrelat zur Variolois petechialis zu betrachten.

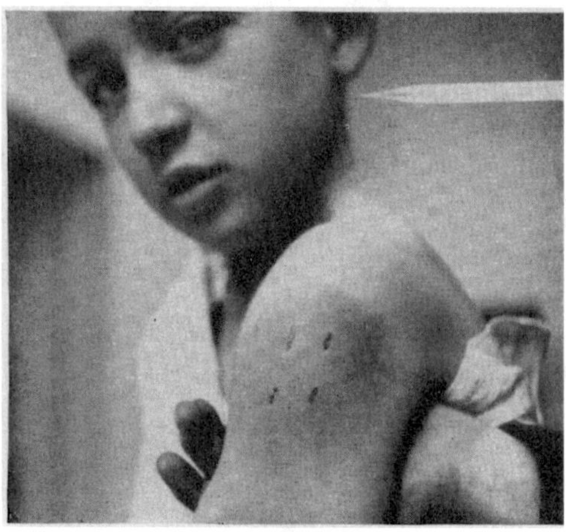

Fig. 146.
Revakzine petechialis.
(Bayer. Landesimpfanstalt München.)

Revakzine mit erstvakzinalem Typus.

Die dritte Form der vakzinalen Allergie ist die Revakzine mit erstvakzinalem Typus. Sie wird vorwiegend bei Individuen mit starker oder fast völliger Einbuße der Immunität beobachtet. Sie tritt um so häufiger auf, je virulenter die verwendete Lymphe und je geringer der noch vorhandene Impfschutz des Individuums ist. Papille und Area zeigen eine ähnliche Entwicklung wie bei der Erstvakzination, doch ist auch hier der allergische Einfluß fast immer zu erkennen. Der vollentwickelten Blase fehlt meist das reine perlmutterartige Aussehen, sie ist grau, auch graurötlich und die Area zeigt nur selten die gleiche derbe Infiltration und scharfe Abgrenzung gegenüber der Umgebung wie die Area der Erstvakzination.

Bei allen Formen der Revakzine kann eine geringgradige, bald vorübergehende Erhöhung der Körperwärme, und zwar gleichzeitig mit dem Auftreten der Area beobachtet werden, selten bei den Frühreaktionen, regelmäßiger bei der Revakzine mit erstvakzinalem Typus. Die Störung des Allgemeinbefindens ist gewöhnlich gering, die Nahrungsaufnahme meist ungestört.

Die Abgrenzung der drei Formen voneinander ist nicht immer scharf durchführbar, sodaß die Übergangsformen der subjektiven Auffassung gewissen Spielraum lassen.

In der praktisch-ärztlichen Tätigkeit begnügt man sich gewöhnlich bei der nach 6—8 Tagen durchzuführenden Nachschau mit der Unterscheidung, ob sich eine der Erstimpfung gleiche oder ähnliche Wiederimpfblatter oder ein meist schon im Stadium der Rückbildung befindliches, aber noch deutlich als solches erkennbares Bläschen oder eine im ersten Stadium der Entwicklung zurückgebliebene Papel entwickelt hat (Blatter, Bläschen, Papel).

Immunität nach Revakzination: Die Revakzination führt zu einer Verstärkung des abgeminderten und zu einer Erneuerung des erloschenen Impfschutzes, wenn dem Erreger an der Stelle der Infektion die Vermehrung ermöglicht ist. Wo eine irgendwie nennenswerte Vermehrung des Erregers und sein Übertritt in den Kreislauf stattfinden kann, ist auch eine Steigerung der Immunität zu erwarten. Im allgemeinen wird das nicht der Fall sein bei der Frühreaktion, mit einiger Sicherheit als Folge der beschleunigten vakzinalen Reaktion und durchweg bei der Revakzine mit erstvakzinalem Typus.

Steigerung der Immunität durch Revakzination bei Vermehrung des Virus.

Auf der Wiedergewinnung der abgeminderten oder ganz erloschenen Immunität durch die Revakzination beruht die Bestimmung des Impfgesetzes für das Deutsche Reich vom 8. April 1874, daß der Impfung mit Schutzpocken unterzogen werden soll nicht nur jedes Kind vor Ablauf des auf sein Geburtsjahr folgenden Kalenderjahres, sondern auch jeder Zögling einer öffentlichen Lehranstalt oder einer Privatschule innerhalb des Jahres, in dem er das zwölfte Lebensjahr zurücklegt. Es hat sich im Verlauf der inzwischen verflossenen Jahrzehnte gezeigt, daß die Erstvakzination und die einmalige Vornahme der Revakzination im allgemeinen genügt, um größere Pockenausbrüche zu verhüten.

Therapie.

Einer besonderen Behandlung bedürfen die vakzinalen und revakzinalen Erscheinungen nicht. Die Aufgabe des Arztes besteht fast ausschließlich darin, überflüssige und schädliche Maßnahmen der Pflegepersonen zu verhüten, also dafür zu sorgen, daß der normale Ablauf der Vakzination nicht gestört wird. Um ein Antrocknen von Pustelsekret am Verband oder Hemdärmel zu verhüten, ist die Impfstelle zu pudern oder mit einer indifferenten Salbe leicht zu bestreichen. Bei stärker gestörtem Allgemeinbefinden, insbesondere bei höheren Fiebergraden genügen ein bis zwei feuchte Einpackungen des Oberkörpers. Die Impfstelle bleibt auch dann am besten ohne Behandlung.

Therapie im allgemeinen unnötig.

Verlaufsanomalien.

Die erfolglose Impfung, bei der an den Impfstellen jede spezifisch-vakzinale Reaktion fehlt, ist fast durchweg entweder auf mangelhafte Impftechnik oder ungenügende Virulenz des Impfstoffs zurückzuführen. In sehr seltenen Fällen beruht die erfolglose Impfung auf einer angeborenen natürlichen Resistenz, die mitunter vorgetäuscht werden kann durch eine Immunität, die auf eine unbeabsichtigte und als solche nicht

Erfolglose Impfung, selten bedingt durch angeborene natürliche Resistenz.

erkannte vakzinale Infektion zurückzuführen ist. Nach den gesetzlichen Bestimmungen muß in Deutschland die erfolglose Impfung spätestens im darauffolgenden Jahr, und falls sie auch dann erfolglos bleibt, im dritten Jahre wiederholt werden.

Schlafende Keime.

Der erfolglosen Impfung nahestehend sind die sogenannten schlafenden Keime, bei denen sich die Impfbläschen erst in der zweiten Woche und später entwickeln und auch dann meist nicht aus allen, sondern nur aus einem oder zwei Impfschnitten. Die Impfung wird nachträglich noch zu einer erfolgreichen. Für die Verlängerung der Inkubation bei den schlafenden Keimen ist zum Teil eine individuelle verspätete Reaktion des Organismus, vor allem aber schwachvirulenter Impfstoff verantwortlich zu machen.

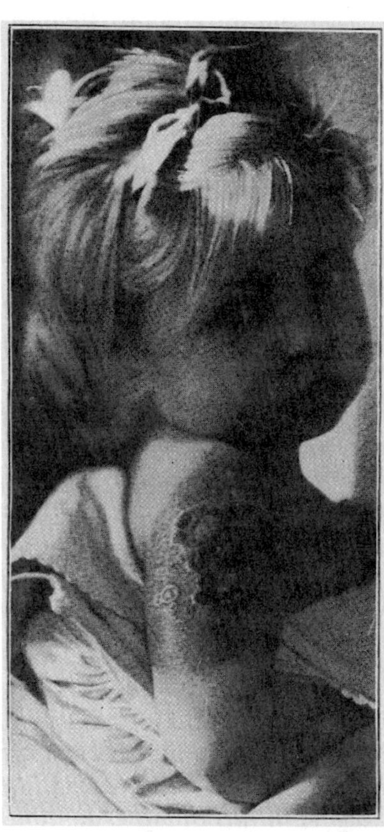

Fig. 147.
Vakzinia serpens mit Nebenpocken.
(Bayer. Landesimpfanstalt München.)

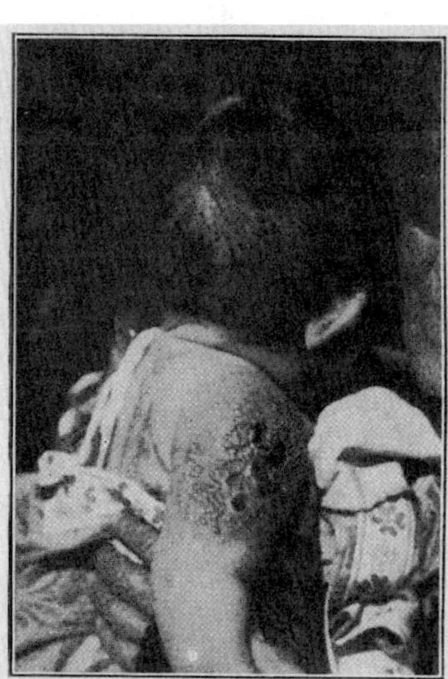

Fig. 148.
Area bullosa eines Erstimpflings.
(Bayer. Landesimpfanstalt München.)

In der Umgebung der Impfpusteln entwickeln sich bei Erstimpflingen nicht selten innerhalb der Area kleine, mehr oder weniger gut ausgebildete Nebenpocken, die ihre Entstehung einer Verschleppung von Keimen auf dem Lymphweg verdanken. Ihr Auftreten erfolgt nur bei guter Virulenz des Impfstoffs. Im allgemeinen bleiben sie vereinzelt und ihre Abheilung vollzieht sich ohne Hinterlassung von Narben in vollkommener Übereinstimmung mit den ursprünglichen Impfpocken. Mitunter tritt jedoch eine größere Zahl von Bläschen dicht um die Impfpocken auf, die im weiteren Verlauf mit diesen zusammenfließen. Es kann schließlich zu einer einzigen zusammenhängenden Pustelplatte kommen, die durch immer

Nebenpocken.

Vakzinia serpens.

neues Auftreten von Nebenpocken ziemlich große Ausdehnung erreicht (Vakzinia serpens). Einige feuchtwarme Verbände bringen die Pusteldecke zur Erweichung und ermöglichen damit den Austritt der Vakzinekeime nach außen. Es erfolgt sehr bald Stillstand im Auftreten der Nebenpocken und unter Salbenverbänden meist rasche Abheilung, wobei die Narbenbildung wegen der Oberflächlichkeit der Nebenpocken meist auf die Impfpusteln beschränkt bleibt.

Sehr selten treten an Stelle der Impfnarben Keloide. Narbenkeloide.

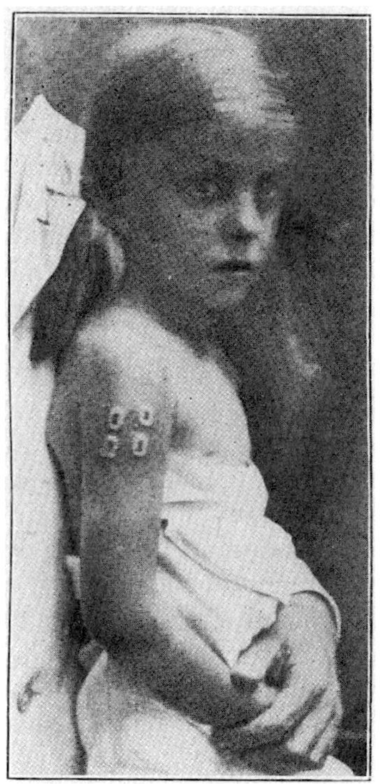

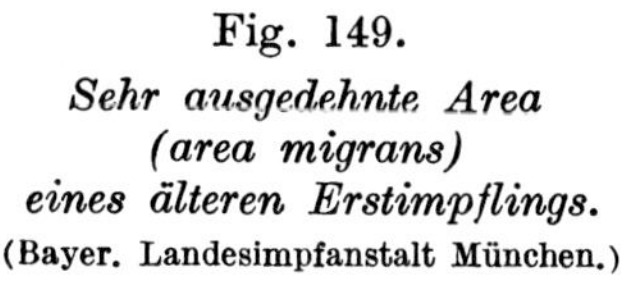

Fig. 149.
Sehr ausgedehnte Area (area migrans) eines älteren Erstimpflings.
(Bayer. Landesimpfanstalt München.)

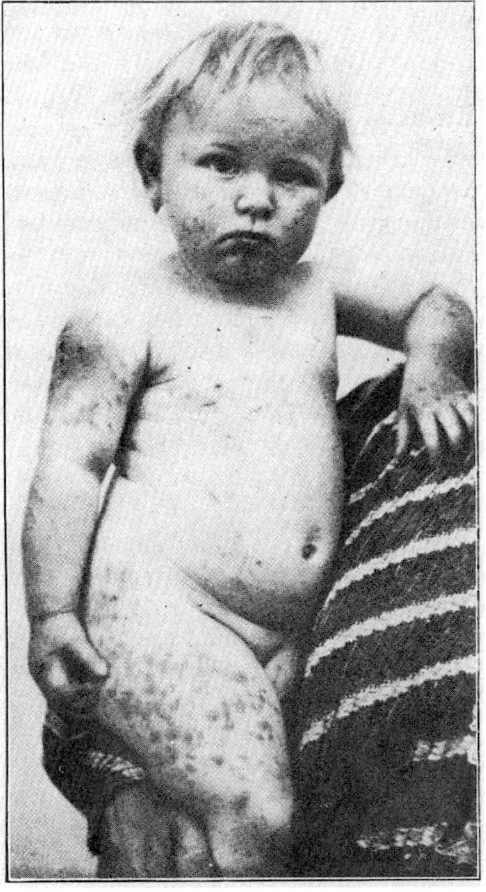

Fig. 150.
Makulopapulöses allgemeines vakzinales Exanthem. 8 Tage post vakz.
(Bayer. Landesimpfanstalt München.)

Neben den Verlaufsanomalien an den Impfpusteln kennen wir auch Anomalien der Area. Bei sehr intensiver erstvakzinaler Area kann es zu vielfachen, der Area aufsitzenden, kleinen und größeren, mit heller Flüssigkeit gefüllten Blasen kommen (Area bullosa). Die Blasen verschwinden mit dem Zurückgehen der Area von selbst, es genügt, die Impfstelle leicht zu pudern. Area bullosa.

Eine in praktischer Hinsicht besonders wichtige Erscheinung an der Area beobachtet man selten bei kleineren, häufiger bei älteren Erstimpflingen und fast regelmäßig bei den 12jährigen Wiederimpflingen und Erwachsenen, bei denen es zur Entwicklung einer ausgesprochenen Revakzine mit erstvakzinalem Typus gekommen ist. Es bleibt nämlich die Area nicht auf die unmittelbare Umgebung der Impfpocken beschränkt, sondern nimmt distal, also nach der Hand zu sehr stark an Ausdehnung zu. Die Area wandert bis gegen das Ellenbogengelenk und in besonders ausgeprägten Fällen darüber hinaus auf den Vorderarm und schließlich zur Hand, während sie nach oben meist eine rasche Begrenzung findet (Area migrans). Da die Area eine rein spezifisch-vakzinale Erscheinung und unter allen Umständen von gutartigem Charakter ist, ist eine ärztlicheBehandung auch der Area migrans unnötig, sie bildet sich spontan innerhalb weniger Tage zurück. Sie kann Veranlassung zur Verwechslung mit Erysipel geben, von dem sie sich jedoch leicht abgrenzen läßt. Das wichtigste Unterscheidungsmerkmal ist die unbedeutende Schmerzhaftigkeit oder völlige Schmerzlosigkeit auf Druck.

Area migrans, Verwechslung mit Erysipel zu vermeiden.

Kachektische Reaktion.

Bei der „kachektischen Reaktion" wächst die Papille ohne Besonderheiten an sich meist langsamer, aber umfangreicher an als gewöhnlich, die Bildung der Area erfolgt jedoch sehr verspätet und in geringem Grad. Sie wird nur bei schwer anämischen oder hochgradig kachektischen Kindern beobachtet und ist als ein außergewöhnlicher Vorgang zu betrachten, da solche Kinder nur bei drohender Pockengefahr der Impfung unterzogen werden sollen.

Postvakzinale Exantheme.

Häufig werden bei Erst-, nur ganz ausnahmsweise bei Wiederimpflingen zwischen dem 8. und 14. Tag allgemeine Exantheme von ziemlich vielgestaltigem Aussehen, meist von masernähnlicher oder urtikarieller, seltener scharlachähnlicher oder bullöser Form beobachtet. Als Ausdruck ihrer hämatogenen Entstehung treten sie ziemlich gleichzeitig über den ganzen Körper verstreut, häufig in symmetrischer Anordnung auf, und zwar etwa zu der Zeit, in der die Area ihren Höhepunkt erreicht. Sie entstehen als Folge der Bindung von Virus und antivirulenten Substanzen, bilden sich nach wenigen Tagen zurück und bedürfen an sich keiner Behandlung, nur in den Fällen, in denen mit ihrem Auftreten stärkerer Juckreiz einhergeht, ist die Haut leicht zu pudern oder mit Mentholspiritus zu bestreichen. Sie werden gewöhnlich als postvakzinale Exantheme bezeichnet, gehören jedoch in das Gebiet der generalisierten Vakzine.

Die Verlaufsanomalien stellen im Grunde genommen nur Vorgänge dar, die nicht regelmäßig oder selten beobachtet werden, aber noch zum klinischen Ablauf der regelrechten Vakzine gehören.

Komplikationen — Impfschäden.

Von den Verlaufsanomalien sind zu unterscheiden die Komplikationen, die wir allgemein als Impfschäden bezeichnen. Als solche müssen wir nicht nur Komplikationen auffassen, die durch den vakzinalen Erreger unmittelbar verursacht werden, sondern auch Gesundheitsstörungen, an deren Entstehung und Verlauf zwar der Vakzineerreger selbst keinen Anteil nimmt, die aber ohne den Vorgang der Vakzination nicht eintreten würden. Wir müssen schließlich auch dann von Impfschädigungen sprechen, wenn schon bestehende oder während des Impfverlaufs auftretende, an sich nicht mit der Impfung im Zusammenhang stehende Krankheitszustände durch die Impfung ungünstig beeinflußt werden. Man wird sich allerdings hier stets der Schwierigkeiten bewußt sein müssen, die einer einwandfreien Feststellung, ob und wie weit die Impfung komplizierend eingewirkt hat, entgegenstehen, wie man überhaupt nicht aus jedem zeitlichen Zusammentreffen einen kausalen Zusammenhang ableiten darf.

Unbeabsichtigte Übertragung von Vakzine auf gesunde Hautstellen des Impflings oder seiner Wohngenossen.

Zu den Impfschädigungen rechnen wir schon das Auftreten von einzelnen Vakzinepusteln, die sich nicht an der Impfstelle selbst, sondern an anderen Körperstellen entwickeln und auf eine zufällige, nicht beabsichtigte Infektion mit Vakzine zurückzuführen sind. Derartige unbeabsichtigte

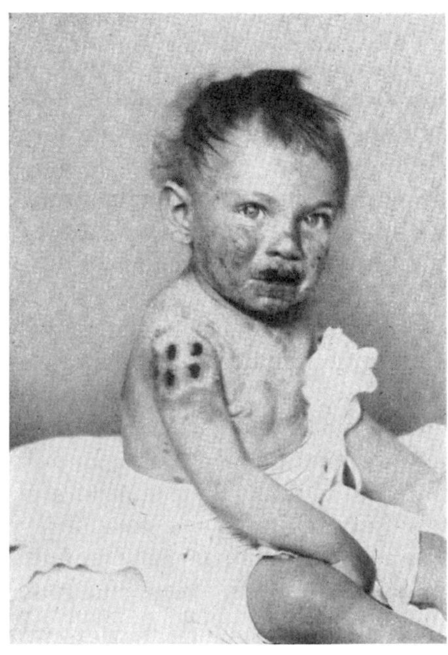

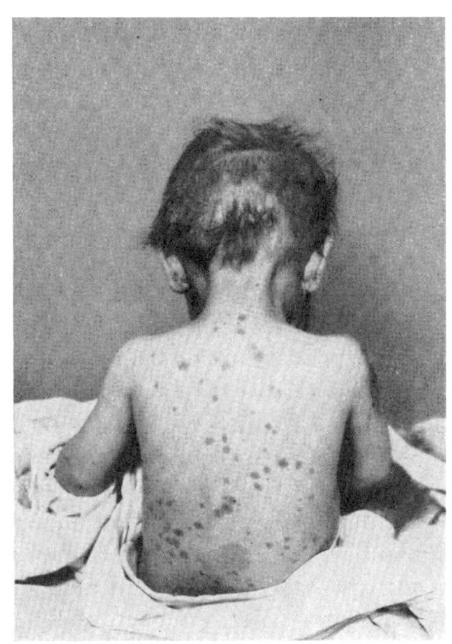

Fig. 151a. Fig. 151b.

Makulo-bullöses allgemeines vakzinales Exanthem, 13 Tage p. v.

(Universitäts-Kinderklinik, München. Prof. *v. Pfaundler.*)

Infektionen werden sowohl beim Impfling selbst als auch bei den Personen seiner Umgebung beobachtet. Die Infektion erfolgt entweder mit der gleichen animalen Lymphe, mit der die Impfung vollzogen wurde und die als Überschuß außerhalb der Impfschnitte bleibt oder mit der humanisierten Lymphe, die bei Beschädigung der Blasendecke aus den Pusteln des Impflings austritt. Entweder überträgt der Impfling selbst die Lymphe auf eigene Körperstellen oder solche anderer Personen, die für seine Hände erreichbar sind, oder die Personen seiner Umgebung vermitteln die Infektion, indem sie sich und andere Personen infizieren. Trifft die unbeabsichtigte Infektion einen völlig empfänglichen Organismus, so werden sich die auftretenden Vakzinepusteln ganz im Sinne einer Erstvakzination entwickeln, ist jedoch der Organismus durch eine vorausgegangene Impfung noch mehr oder weniger geschützt, so werden die Pusteln dementsprechend revakzinalen Charakter tragen. Wenn der Impfling sich selbst vakziniert, so wird die Ausbildung der sekundär sich entwickelnden Pusteln durch die fortschreitende Immunisierung stark beeinflußt, und zwar um so stärker, je größer der Zeitabstand zwischen der regelrechten Impfung und der Autovakzination ist.

Voraussetzung für die Haftung der Vakzine auf der Haut ist eine, wenn auch noch so kleine Verletzung, die möglicherweise gleichzeitig mit der Impfung gesetzt wird. Die Entwicklung von Pusteln erfolgt daher meist nur vereinzelt und sie sind ihrer ganzen Natur nach eine sehr harmlose Komplikation. Sie verlaufen und heilen ab in der gleichen Weise, wie regelrechte durch beabsichtigte Impfung erzeugte Impfpusteln verlaufen und abheilen. Eine Behandlung ist daher unnötig.

Vakzinale Infektionen der Schleimhäute.

Mehr Störungen verursacht das Auftreten auch vereinzelter Impfpusteln auf den Schleimhäuten, die auch an sich gegen die Infektion mit dem Vakzineerreger ihrer größeren Zartheit wegen weniger geschützt sind, vor allem auf den Schleimhäuten der weiblichen Genitalien oder des Mundes. Hier kommen die Pusteln gewöhnlich frühzeitig zur Erweichung und es können sich aus ihnen Geschwüre entwickeln, die namentlich bei mangelhafter Pflege längere Zeit zur Ausheilung brauchen. Die Behandlung beschränkt sich auf die Reinhaltung der Geschwüre und Anwendung leicht desinfizierender Lösungen.

Vakzineinfektion intertriginöser Hautstellen.

Eine viel ernstere Bedeutung beansprucht die Übertragung von Schutzpockenlymphe, wenn sie nicht auf gesunde, sondern auf bereits erkrankte Hautstellen trifft. Namentlich die intertriginösen Hautstellen bei Kindern mit exsudativer Diathese bilden einen sehr guten Boden für den vakzinalen Erreger, so daß es zum Auftreten sehr zahlreicher Pusteln kommen kann. Deren Verbreitungsgebiet greift leicht über die ursprünglich wunde Fläche hinaus und dadurch allein kann es schon zu erheblichen Beschwerden kommen. Bevorzugte Sitze bilden die Genitokruralfalte und die Ohrfurche, an denen sich auch das Wundsein der Kinder am häufigsten zeigt. Sachgemäße Behandlung, die bei größerer Zahl der Pusteln anfänglich in feuchtwarmen, leicht antiseptischen, dann in Salbenverbänden besteht (bei geringer Zahl genügt Reinhaltung), führt zu baldiger Heilung häufig ohne Hinterlassung von Narben.

Vakzineblepharitis-Vakzinekeratitis.

Wirkliche Impfschäden im vollsten Sinn des Wortes können jedoch auftreten, wenn Schutzpockenlymphe auf diffus-ekzematöse Stellen übertragen wird. So kennen wir Vakzineerkrankungen des ekzematösen Lidrands sowohl beim Impfling als auch der Personen seiner Umgebung. Die anfangs entstehenden Knötchen und Bläschen werden unter der Einwirkung der Tränensekretion und des Lidschlags sehr bald zu mehr oder weniger tiefgreifenden Geschwüren, von denen dann auch der übrige vorher freie Teil des gleichen Lidrandes und der gegenüberliegende Lidrand infiziert werden kann. Infolge der lockeren Beschaffenheit des Gewebes kommt es bei Ausbildung der Area zu einem sehr beträchtlichen Ödem der Lider und der benachbarten Gesichtshaut und zu völligem Verschluß des Auges. Solange die Erkrankung auf die Lidränder beschränkt bleibt, ist die Vakzineblepharitis trotz der sehr stürmischen Erscheinungen durchaus harmloser Natur. Die Heilung erfolgt nach Abklingen der Area meist ohne Hinterlassung von Narben. Es können jedoch auch infolge Mazeration durch das reichliche Konjunktivalsekret Epitheldefekte auf der Hornhaut entstehen, die sich sekundär mit Eitererregern infizieren, oder es können Vakzineereger selbst auf der Hornhaut zur Ansiedlung kommen und tiefergreifende Entzündungen der Hornhaut und Iris herbeiführen. Während die erste Form der Keratitis meist gutartig ist und nach wenigen Tagen, ohne Spuren zu hinterlassen, verheilt, kann es im zweiten Fall zu längerer Erkrankung des Auges, zur Bildung von bleibenden Hornhauttrübungen und beträchtlicher Herabsetzung des Sehvermögens, selbst durch Panophthalmie zu Verlust des Auges kommen. Die Zahl der bisher beobachteten Fälle ist zwar sehr klein, beansprucht jedoch die besondere Aufmerksamkeit des Arztes bei Stellung der Kontraindikationen. Die Therapie der Vakzineblepharitis besteht in der möglichst sorgfältigen Entfernung des Sekrets

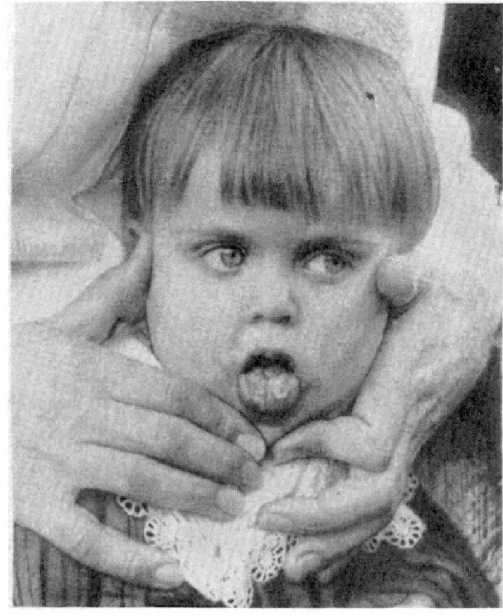

Fig. 152.
Impfpusteln auf der Zunge eines Erstimpflings.
(Bayer. Landesimpfanstalt München.)

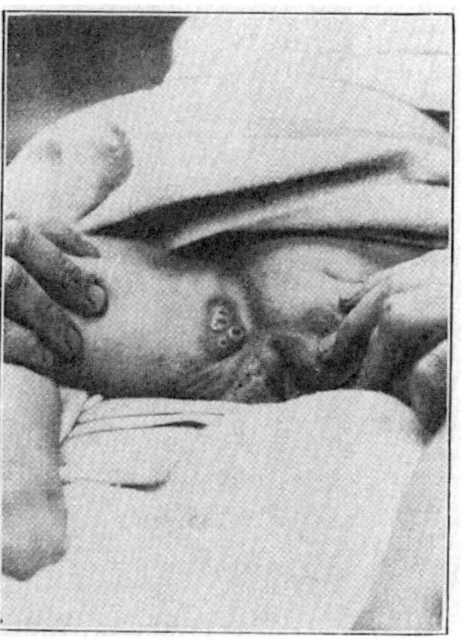

Fig. 153.
Vakzineinfektion auf Intertrigo der rechten Schenkelfalte.
(Bayer. Landesimpfanstalt München.)

und im Schutz der Hornhaut durch Einstreichen von Salbe. Ist die Hornhaut erkrankt, so richtet sich die Behandlung nach den auch sonst bei Keratitis üblichen ophthalmologischen Regeln.

Ekzema vakzinatum.

Ebenfalls sehr schwere Krankheitsbilder können sowohl beim Impfling selbst als auch bei ungeimpften an Ekzem leidenden Geschwistern oder Wohnungsgenossen entstehen, wenn Schutzpockenlymphe auf diffusekzematöse Hautstellen, namentlich des Gesichts übertragen wird. Die Infektion führt nach zwei bis drei Tagen zu einer wesentlichen Verschlechterung des Ekzems, die entzündlichen Erscheinungen der Haut gewinnen bedeutend an Intensität und Ausdehnung und vorher trockene Ekzeme fangen an, stark zu nässen. Der größte Teil der ekzematösen Hautfläche überzieht sich mit einer anfangs weißlich-grauen, später bräunlichen, zusammenhängenden Decke von Vakzinepusteln, an deren Rand, in scheinbar gesunder Haut gelegen, zahlreiche weitere Pusteln auftreten können, die dann unter sich und mit dem Hauptherd der Erkrankung verschmelzen. Das klinische Bild ist in ausgeprägten Fällen das einer schweren Allgemeininfektion, die unter hohen Temperaturen, Delirien, Benommenheit und rascher Abnahme der Kräfte zum letalen Ausgang führen kann. Treten im Verlauf der Erkrankung mehr oder weniger zahlreiche Pusteln auch an den übrigen an sich gesunden Stellen des Körpers auf, so deutet diese auf hämatogenem Wege entstandene generalisierte Vakzine auf eine allgemeine Überschwemmung des Organismus mit vakzinalen Erregern hin, deren Übertritt aus dem primären Herd in die Blutbahn erfolgt ist. Wir haben das Bild einer Vakzinesepsis vor uns. Trotz der Schwere des Krankheitsbildes ist in der Mehrzahl der Fälle, namentlich bei rechtzeitig und richtig durchgeführter ärztlicher Behandlung der Ausgang des Ekzema vakzinatum vollkommene Heilung, und zwar mitunter sogar ohne Hinterlassung von

Generalisierte Vakzine, vakzinale Sepsis.

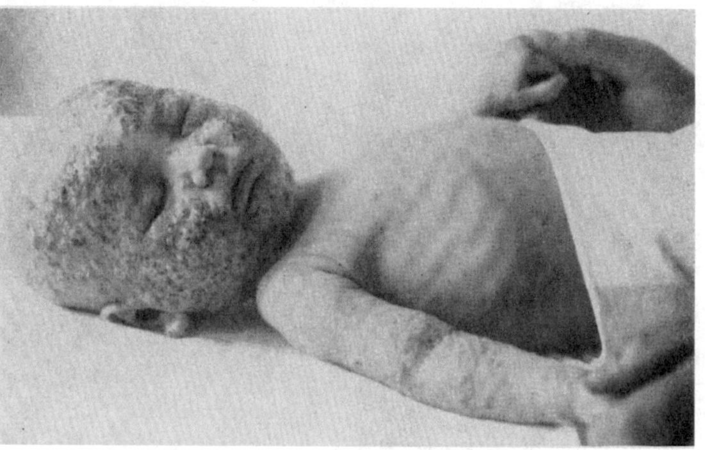

Fig. 154.
Ekzema vakzinatum eines ungeimpften Kindes. Infektion durch geimpftes älteres Geschwister.
(Bayer. Landesimpfanstalt München.

Narben. Die Behandlung besteht am zweckmäßigsten (cavete Puder) in der Anlegung feucht-warmer, leicht antiseptischer Verbände, welche die Pusteldecke erweichen und die Resorption der Vakzineerreger in die allgemeine Blutbahn verhüten und daran anschließend in dem unblutigen, schmerzlosen Abschaben der zusammenhängenden Pustelfläche mit dem Rücken eines Messers oder der stumpfen Kante einer Schere. Die weitere Heilung vollzieht sich rasch unter dem Schutz von indifferenten Salben. Wie die Vakzineblepharitis, so beansprucht auch das Ekzema vakzinatum die besondere Aufmerksamkeit des Arztes bei Stellung der Kontraindikationen.

Rechtzeitige und richtige Behandlung verhütet meist letalen Ausgang.

Sekundärinfektionen.

Von Impfschäden, die nicht durch den vakzinalen Erreger bedingt sind, sehen wir vornehmlich Infektionen der Impfstelle mit septischen Keimen, wenn der vakzinale Prozeß seinen Höhepunkt erreicht oder schon überschritten hat.

Seltener vermittelt der Impfling selbst die Infektion, indem er durch Aufkratzen der Pusteldecke die Eintrittspforte für Infektionserreger schafft, viel häufiger die Pflegepersonen, wenn sie durch irgendwelche zwar gut gemeinte, aber unzweckmäßige Maßnahmen, wie feucht-warme Umschläge, Öl- oder Fettverbände die vermeintlichen Beschwerden des Impflings zu lindern versuchen. Die Infektion mit

Staphylo- oder Streptokokken bleibt mit wenigen Ausnahmen auf die Impfpusteln beschränkt, die zu mehr oder weniger tiefgreifenden Geschwüren mit stärkerer eitriger Sekretion werden können. Werden tiefere Schichten der Haut ergriffen, so verwandeln sich die Impfpusteln zu halbweichen, nekrotischen Schorfen, die durch brückenartige Stränge mit dem Geschwürsgrund mehr oder weniger verbunden sind und nach und nach zur Abstoßung kommen. Die Behandlung der vakzinalen Ulzerationen besteht anfänglich in der Anlegung leicht antiseptischer, feucht-warmer Verbände, allenfalls bei oberflächlichen Geschwüren in dem 1—2tägigen Bedecken mit Ung. hydrarg. rubr. Die weitere Heilung erfolgt am besten unter dem Schutz indifferenter Salben. In einem Teil der Fälle hinterlassen auch ursprünglich als tiefergreifende Substanzverluste erscheinende Geschwüre lediglich die regelrechten Impfnarben, es können jedoch auch etwas vertiefte, unregelmäßige, derbe Narben zurückbleiben, aus denen man noch nach Jahren einen Rückschluß auf die regelwidrige Heilung der Impfpusteln ziehen kann. Mitunter vereitern in der 2.—3. Woche nach der Impfung die regionären Drüsen der Axilla im Anschluß an die Ulzeration der Pusteln, auch wenn die geschwürigen Erscheinungen nur in geringem Grad aufgetreten waren. Die Lymphadenitis axillaris suppurativa nach der Impfung ist fast durchweg gutartiger Natur. Die rechtzeitig vorgenommene stichförmige Inzision führt meist in wenigen Tagen zur Heilung. In vereinzelten Fällen kommt es zu einer Phlegmone des Unterhautzellgewebes der Axilla oder zur Metastasierung mit oder ohne letalen Ausgang.

Ulzera vakzinica.

Lymphadenitis axillaris suppurativa.

Viel seltener als zur Ulzeration der Impfpusteln führt die sekundäre septische Infektion zur Abszeßbildung, zur Phlegmone oder zum Erysipel der Haut in der unmittelbaren Umgebung der Impfstelle. Wichtig ist hier die Unterscheidung der auf Druck nicht oder kaum schmerzhaften und mit keinen oder nur geringen Allgemeinerscheinungen verbundenen spezifisch-vakzinalen Area migrans vom echten Erysipel. Das wirkliche Späterysipel ist die am meisten gefürchtete Komplikation, die jedoch verhütet werden kann, wenn die Anwendung überflüssiger und unzweckmäßiger pflegerischer Maßnahmen unterbleibt. Die Behandlung der sekundären Infektionen richtet sich nach den allgemein gültigen chirurgischen Regeln.

Späterysipel.

Die Ansiedlung von anderen Krankheitserregern als Staphylo- und Streptokokken an der Impfstelle spielt nur eine untergeordnete Rolle. Die Erkrankung eines Impflings an Diphtherie kann an Stelle der regelrechten Impfpusteln oder Borken zur Bildung von diphtherischen Membranen, die Infektion mit Pemphigus zu blasenartiger Umwandlung einer oder mehrerer Impfpusteln führen. Etwas ernster ist das Auftreten von Impetigo contagiosa bei einem frisch geimpften Kind zu betrachten. Es ist fast ausnahmslos damit zu rechnen, daß früher oder später von der impetiginös erkrankten Hautstelle aus auch die Impfpusteln impetiginös entarten. Infolge der stärkeren Sekretion aus den impetiginösen Geschwüren kann es wiederum zu einer größeren Verbreitung des Ausschlags auf den übrigen Hautstellen kommen mit den bekannten Schwierigkeiten, die einer erfolgreichen Behandlung der Impetigo entgegenstehen. Es ist daher notwendig, wenn ein geimpftes Kind an Impetigo contagiosa erkrankt, die Impfstelle durch Anlegung eines Verbandes vor der Infektion zu schützen oder schon impetiginös erkrankte Impfpusteln unter Anwendung anfänglich von Schwefel- (10%) und dann von indifferenten Salben möglichst bald zur Abheilung zu bringen.

Die zufällige gleichzeitige Erkrankung eines Impflings an Masern oder Varizellen bei Vornahme der Impfung während der Inkubation bleibt sowohl für den Ablauf der Vakzine als den der Masern oder Varizellen ohne Bedeutung.

Als „Paravakzine" bezeichnet *Pirquet* eine durch langsame Ausbildung eines intensiv roten, stark erhabenen Knötchens charakterisierte, gelegentlich nach Impfung mit Kuhpockenlymphe auftretende Affektion der Haut, welche bald wieder verschwindet. *Pirquet* führt ihre Entstehung auf einen Parasiten zurück, der neben dem echten Vakzineerreger in der Kälberlymphe vorkommt.

Paravakzine.

In den letzten Jahren sind besonders in Holland, England und vereinzelt auch in Österreich, Deutschland und anderen Ländern nach verschieden langer Zeit, in den meisten Fällen jedoch zwischen dem 10. und 13. Tag nach der Impfung, also in einer Zeit, in der der vakzinale Prozeß auf dem Höhepunkt zu sein pflegt, ziemlich akute Erkrankungen mit schweren zerebralen Allgemeinerscheinungen, Fieber, Konvulsionen, Koma

Postvakzinale Enzephalitis.

und zerebralen bzw. spinalen Herdsymptomen, Hemi-, Mono- und Paraparesen aufgetreten. Die Reflexe können verschwinden, während das *Babinski*sche Phänomen gewissermaßen als klassisches Zeichen meist vorhanden ist. Die Mortalität dieser auch im Anschluß an Masern und Varizellen beobachteten Enzephalitiden wird allgemein auf 30% geschätzt. Ein großer Teil der Fälle geht in restlose Heilung über. Die anatomischen und histologischen Bilder sind bei den Enzephalitiden nach Vakzination die gleichen wie nach Masern und Varizellen und sind auch sehr ähnlich denen bei der sogenannten akuten disseminierten Encephalomyelitis, die in den letzten Jahren ebenfalls gehäuft bei Erwachsenen aufgetreten ist, und bestehen in einer herd- oder streifenförmigen Wucherung der Gliazellen um die kleineren Venen. Es ist bisher noch nicht entschieden, ob es sich hierbei um ein zufälliges Zusammentreffen mit der Pockenschutzimpfung handelt, ob das vakzinale Virus die unmittelbare Ursache der Erkrankungen ist, ob das die Enzephalitis verursachende Agens neben dem vakzinalen Virus mit diesem in den Organismus gebracht wird oder ob ein im Körper des Impflings vorhandenes Agens durch die Impfung zur pathogenen Wirkung veranlaßt wird. Die letztere Auffassung hat bisher die meisten Anhänger gefunden. Die Behandlung der Enzephalitis post vakzinationem ist eine rein symptomatische, man glaubt jedoch, durch intravenöse Einspritzung von jeweils 10 ccm Serum früher geimpfter Personen in Abständen von 8 Stunden einen einwandfreien Umschwung im Krankheitsverlauf erzielt zu haben.

Entstehungsursache noch unbekannt.

Möglichkeit der Verhütung der postvakzinalen Enzephalitis noch unbekannt. Übrige Impfschädigungen meist vermeidbar.

Die postvakzinale Enzephalitis ist diejenige Schädigung, die zu verhüten uns anscheinend bisher nicht möglich ist, alle übrigen oder wenigstens fast alle und gerade die am meisten ernst zu nehmenden Schäden verdanken ihre Entstehung entweder ärztlichen Kunstfehlern oder Unachtsamkeit der Pflegepersonen, sind demnach als vermeidbar anzusehen. Es steht auch fest, daß die Zahl der wirklichen Impfschäden in den letzten Jahrzehnten sich sehr wesentlich vermindert hat. Daran hat die Aufklärung und Belehrung nicht nur der Ärzte, sondern vor allem auch der Angehörigen der Impflinge das wesentlichste Verdienst. Bei den letzteren ist es nicht nur die besondere Belehrung über ihr Verhalten der Impfstelle gegenüber, sondern die allgemeine Aufklärung in gesundheitlichen und hygienischen Fragen, der wir das zweifellos recht günstige Ergebnis verdanken.

Kontraindikationen der Erst- und Wiederimpfung.

Gesundheit des Kindes Voraussetzung zur Impfung.

Für den Arzt ist es notwendig, darüber im klaren zu sein, welche Kinder nicht geimpft werden dürfen und daß er sich strafrechtlichen Folgen aussetzt, wenn ein Kind aus ärztlichem Verschulden durch die Impfung gesundheitlichen Schaden erleidet. Es ist vor allem daran festzuhalten, daß Kinder mit akuten Gesundheitsstörungen, gleichgültig, ob sie schwer oder leicht sind, nicht geimpft werden dürfen. Hierher sind selbstverständlich auch alle Erkrankungen des Magen-, Darm- und Respirationstraktus zu rechnen und die Impfung ist erst vorzunehmen, wenn die Gesundheitsstörungen in völlige Genesung übergegangen sind. Zu den Krankheitszuständen, die auf längere Zeit die Impfung verbieten, gehören einmal die „allgemeine körperliche Schwäche" oder „anämische Zustände" oder die länger dauernden Rekonvaleszenzen nach Erkrankungen und operativen Eingriffen. Hier ist für die vorläufige Befreiung von der Impfung nicht so sehr entscheidend, daß überhaupt eine Abweichung von der Norm bei dem Kind vorhanden ist, sondern wie groß der Grad der Abweichung ist und ob nach dem subjektiven ärztlichen Urteil von dem Hinzutreten einer auch noch so leichten infektiösen Erkrankung, zu der die Vakzination führt, eine Schädigung bleibender oder vorübergehender Natur erwartet werden kann. Absolute Kontraindikationen bilden die Hämophilie und perniziöse Anämien. Von besonderer Bedeutung sind Rachitis und exsudative Diathese. Während die Rachitis nach den ersten Lebensjahren als Gegenanzeige so gut wie verschwindet, spielt die exsudative Diathese wenn auch in stark abgemindertem Maße, noch im wiederimpfpflichtigen Alter eine gewisse Rolle. Die Rachitis wird zur Kontraindikation erst in ihren schweren Formen, weil diese Kinder, wie anderen auch leichten Infektionen, so auch der vakzinalen Infektion gegenüber wenig widerstandsfähig sind und daher zum mindesten vorübergehend gesundheitlich geschädigt werden können und weil bei ihnen Ulzerationen der Impfpusteln und eitrige Entzündungen der regionären Lymphdrüsen verhältnismäßig häufiger beobachtet werden. Dagegen bildet eine absolute Kontraindikation die exsudative Diathese durch ihre Manifestationen, das Ekzem und den Intertrigo. Schon eine intertriginöse Dermatitis leichtesten Grades, namentlich das Wundsein der Kinder an Nasenausgang, Ohrfurche, Hals, Achsel- und Schenkelfalte verbietet die Vakzination. Im besonderen Maße ist das der Fall bei den diffusen Ekzemen des Gesichts und des behaarten Kopfes. Auch dann, wenn das Ekzem fast völlig ausgeheilt erscheint und nur kaum nachweisbare Reste zurückgeblieben sind, ist die Impfung bis zu ihrem völligen Verschwinden zu unterlassen. Wie der Intertrigo und das Ekzem bildet auch die Blepharitis ekzematosa eine absolute Kontraindikation. Auch ein Lichen urticatus, der impetiginöse, pustulöse oder ekzematöse Veränderungen erkennen läßt, ist als Gegenanzeige zu betrachten.

Von den Erkrankungen der Haut, denen ein konstitutionelles Leiden nicht zugrunde liegt, spielen die nicht-infektiösen und nicht-parasitären nur eine untergeordnete Rolle. Ob Ichthyosis und Psoriasis als Gegenanzeigen zu betrachten sind, darüber können die Ansichten geteilt sein. Wenn aber aus irgendwelchen Gründen eine stärkere entzündliche Reizung bei diesen Erkrankungen bemerkbar ist, wird man die Kinder wenigstens bis zu deren Ablauf von der Impfung vorläufig befreien. Eine ähnliche Stellungnahme ist den Dermatomykosen und dann der Skabies und Pedikulosis gegenüber berechtigt. Sowohl die pustulöse Form der Skabies und das bei stärkerer Verlausung der Mädchen sehr häufig auftretende impetiginöse Ekzem des behaarten Kopfes bedingen die Unterlassung der Vakzination. In infizierten Wunden oder Zellgewebsentzündungen, wie Abszessen, Phlegmonen, Furunkulose, Paronychien und Panaritien liegt ebenfalls eine, und zwar mehrere Wochen über ihre unmittelbare Abheilung hinausreichende Kontraindikation. Eine besondere Stellung kommt der Impetigo contagiosa zu, sie gehört zu denjenigen Erkrankungen, die am häufigsten die Zurückstellung von der Impfung bedingen.

Von den Erkrankungen des Gehirns, des Rückenmarks und der Nerven ist die wichtigste die Spasmophilie. Die Impfung ist erst dann vorzunehmen, wenn die Neigung zu Krämpfen längere Zeit hindurch — ein Jahr und darüber — von den Pflegepersonen nicht mehr beobachtet wurde, häufig erst im 3. bis 4. Lebensjahr des Kindes. Die echte Epilepsie bedingt dauernde Befreiung von der Impfung.

Die Gefahr der Enzephalitis hat den Reichsgesundheitsrat veranlaßt, Änderungen der Ausführungsbestimmungen zum Impfgesetz in Vorschlag zu bringen, deren wesentlichster Teil die nachfolgenden Vorschriften bilden: Impfpflichtige, die an akuten, infektiös entzündlichen Krankheiten des Zentralnervensystems gelitten haben oder noch Resterscheinungen einer solchen Erkrankung zeigen oder deren Familienangehörige an derartigen Krankheiten gelitten haben oder noch leiden, sind von der Impfung mindestens auf ein Jahr zurückzustellen. Wird eine mehr als zweimalige oder im Einzelfalle eine mehr als zweijährige Zurückstellung beantragt, so ist die Entscheidung des öffentlichen Impfarztes einzuholen. Dieser hat in zweifelhaften sowie in solchen Fällen, in denen nach Ablauf der Zurückstellungsfrist das Einverständnis der Eltern oder der Erziehungsberechtigten des Impfpflichtigen mit der Vornahme der Impfung nicht zu erlangen ist, vor seiner Entscheidung einen Ausschuß zu hören, dem ein Verwaltungsbeamter als Vorsitzender sowie ein Medizinalbeamter und ein praktischer Arzt, gegebenenfalls ein Facharzt angehören sollen. Die näheren Bestimmungen über Einrichtung und Zusammensetzung dieses Ausschusses erläßt die oberste Landesbehörde. Die Eltern oder die sonstigen Erziehungsberechtigten des Impfpflichtigen sind zu der Sitzung des Ausschusses einzuladen unter Hinweis darauf, daß im Falle des Nichterscheinens ohne sie verhandelt werden kann.

Zurückstellungen können von dem impfenden Arzt auf die Dauer eines Jahres auch dann ausgesprochen werden, wenn eine solche physische oder psychische Veranlagung in der Familie des Impfpflichtigen vorliegt, die einen von der Regel wesentlich abweichenden Verlauf der Impfung oder eine sonstige Schädigung des Impfpflichtigen oder seiner Eltern befürchten läßt. Wird eine längere oder eine wiederholte Zurückstellung beantragt, so ist die Entscheidung des öffentlichen Impfarztes einzuholen, der in zweifelhaften, insbesondere auch in allen denjenigen Fällen, in denen nach Ablauf der Zurückstellungsfrist das Einverständis der Eltern oder der sonstigen Erziehungsberechtigten des Impfpflichtigen mit der Vornahme der Impfung nicht zu erlangen ist, den in dem vorstehenden Absatze bezeichneten Ausschuß zu hören hat.

Kontraindikationen der Impfung bilden auch nicht kompensierte Herzfehler, Asthma bronchiale, Nephritis, Tuberkulose und Lues, die letzteren beiden zum mindesten, wenn sie mit einer merklichen Schwächung des Körpers verbunden sind. Daß Kinder mit offener Tuberkulose der Lungen, Haut, Drüsen, Knochen und Gelenke nicht geimpft werden sollen, ist selbstverständlich.

Auch Otorrhöe verbietet die Vakzination.

Das Gebiet der Gegenanzeigen umfaßt aber nicht nur Erkrankungen beim Impfling selbst, sondern auch solche bei Personen seiner Umgebung. Impetigo und eitrige oder erysipelatöse Prozesse, Masern, Scharlach und Diphtherie und vor allem Ekzeme eines Wohnungsgenossen des Impflings bedingen die Verschiebung der Vakzination, wie es auch zweckmäßig erscheinen kann, von der Impfung auf einige Zeit Abstand zu nehmen, wenn die Mutter aus irgendwelchen Gründen, besonders infolge eigener Erkrankung, die notwendige sorgsame Pflege nicht aufwenden kann.

Intrakutane Impfung kann einzelne Impfschädigungen verhüten, ihre Harmlosigkeit nicht erwiesen.

Um eine Reihe der genannten Gegenanzeigen auszuschalten, also den Umfang der Gegenanzeigen einzuschränken, hat man die subkutane, und in letzter Zeit besonders die intrakutane Injektion verdünnter Kuhpockenlymphe empfohlen. Die Methode hat zweifellos gewisse Vorzüge, die nicht unter- aber auch nicht überschätzt werden dürfen. Vakzinale Infektionen von Ekzemen und anderen Hauterkrankungen sowohl bei Geimpften als auch seiner Umgebung können mit einiger Sicherheit, sekundäre septische Infektionen der Impfstelle sicher vermieden werden. Ein weiterer Vorzug ist der, daß die intrakutane Impfung keine Narben hinterläßt. Diesen unbestreitbaren Vorzügen stehen Nachteile gegenüber, die einer größeren Verbreitung der Methode im Wege stehen. Einmal ist die durch die intrakutane Impfung bewirkte Immunität, wie sowohl im Tierversuch als auch beim Menschen nachgewiesen ist, der durch kutane Impfung erzeugten Immunität unterlegen und dann führt die intrakutane Impfung zu einem Wochen und Monate anhaltenden entzündlichen Herd im kindlichen Körper, der, abgesehen von seiner nicht seltenen eitrigen Einschmelzung, kaum ohne Rückwirkung auf den Organismus bleibt.

Aufrecht-erhaltung des Impfzwanges eine Notwendigkeit.

Es wird selbstverständlich immer Aufgabe der Ärzte sein, die durch die Impfung bedingten Gefahren noch weiter einzudämmen, schon um den impfgegnerischen Kreisen auch den Schein einer Berechtigung ihres Widerstandes zu nehmen, es wird aber auch ebenso Aufgabe der Ärzte sein, aus ihrer Kenntnis der großen Gefahren, die uns auch heute noch von den Pocken drohen, vor einer Lockerung oder gar Aufhebung des Impfzwangs, der nicht nur eine hygienische Forderung, sondern eine soziale Pflicht darstellt, eindringlichst zu warnen. Der Mangel an Verständnis für soziale Verpflichtungen darf nicht so überhandnehmen, daß es schließlich zur Einführung der in England üblichen Gewissensklausel kommt, nach welcher die Eltern ihre Kinder von der Impfung befreien können, wenn sie schriftlich erklären, daß sie die Impfung mit ihrem Gewissen nicht für vereinbar halten. Es ist auch in Deutschland zu erwarten, daß ebenso wie in England infolge der Tätigkeit der Impfgegner und aus Lässigkeit und Gleichgültigkeit ein großer Teil der Eltern ihre Kinder von der Impfung fernhalten wird und damit die Zahl der für Pocken empfänglichen Personen außerordentlich anwachsen wird. Die Schwierigkeiten der Isolierung und Desinfektion auch bei guten gesundheitlichen Einrichtungen und reichsten Geldmitteln, die Unmöglichkeit der sofortigen Beschaffung virulenten Impfstoffs in ausreichender Menge für die bei Ausbruch einer Epidemie notwendigen Massenimpfungen, die Mängel in gesundheitlicher und hygienischer Beziehung, die bei der Durchführung von Massenimpfungen kaum vermeidbar sind, zwingen zu der vorbeugenden Maßnahme der Impfung in epidemiefreien Zeiten.

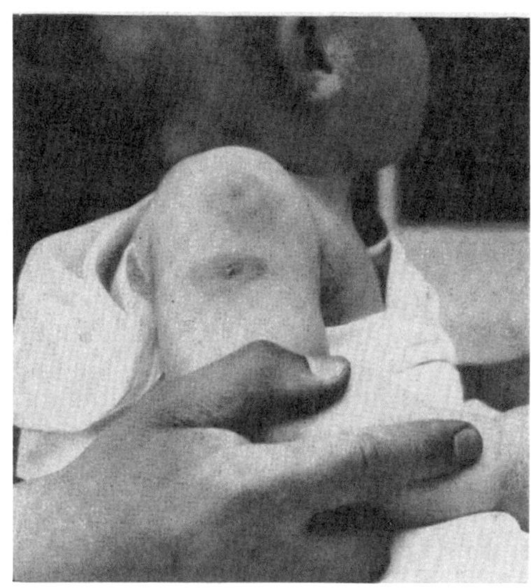

Fig. 155.
Infiltrat und Area 8 Tage nach intrakutaner Impfung mit 1:50 verdünntem Impfstoff. Das in der Mitte der Area sichtbare Bläschen ist nicht eine unmittelbar durch Vakzine hervorgerufene Jenner'sche Pustel an der Stichstelle, sondern ist oberhalb derselben gelegen und durch seröse Exsudation bedingt.
(Bayer. Landesimpfanstalt München.)

Der Typhus und die typhusähnlichen Krankheiten[1]).

Von

JOSEPH LANGER in Prag.

Inhaltsübersicht.

A. Typhus abdominalis.

Begriffsbestimmung.

Definition.

Als Abdominaltyphus (Bauch- oder Darmtyphus, auch kurzweg Typhus) bezeichnet man die durch den *Eberth*schen Bazillus hervorgerufene akute, kontagiöse Infektionskrankheit mit den klinischen Hauptsymptomen: Fieber, Bronchitis, Milztumor, Roseola, Diarrhöen (doch auch Obstipation!), verschieden starke Alteration des Nervensystems.

Der und die Erreger.

Als Erreger des Typhus (Typhus abdominalis) gilt der von *Eberth* (1880) im Safte der Milz und Mesenterialdrüsen gefundene, von *R. Koch* (1881) in Schnittpräparaten gefärbte und von *Gaffky* (1884) rein gezüchtete Bazillus. Durch die auch heute noch immer sich ereignenden Laboratoriumsinfektionen mit seinen Reinkulturen wird seine Menschenpathogenität einwandfrei bewiesen.

Daß außer dem *Eberth*schen Bazillus auch noch andere Erreger, so ganz besonders die Paratyphusbazillen A und B ähnliche klinische Krankheitsbilder zu schaffen vermögen, steht heute ebenso fest wie die Tatsache, daß die Typhusbazillen sich oft jahrelang nach überstandener Krankheit in den Gallengängen und in der Gallenblase finden und von hier aus dauernd, periodisch aber in größeren Mengen in den Darm abgegeben werden; die Erkenntnis dieser Dauerausscheider gilt als ein großer Fortschritt in der Erkenntnis des Auftretens und der Weiterverbreitung des Typhus bei seinen Epidemien.

Als Arbeiten über ein größeres Material von Kindertyphus im letzten Jahrzehnte sind zu nennen: *Umikoff* [Tifflis 1923 (2)]. — *Bischoff* [Kinderklinik Rostock 1924 (3)]. — *Říha* [Prag 1925 (4)]. — *Nora Wundt* (Kinderklinik Greifswald 1928 (5)]. — *Halpern* [Chikago 1929 (6)]. — *Mommsen* [Kinderklinik Frankfurt 1929 (20)]. —

Pathogenese.

Eingangspforten: Darm, Tonsillen? Lunge?

Als Eingangspforte der Typhusbazillen kommt in erster Linie der Darmkanal in Betracht; ob auch die Tonsillen oder die Lunge Einbruchstellen sind, das ist eine noch offene Frage.

Der früheren Anschauung, daß die im Darmkanal angesiedelten

[1]) Lat.: Ileotyphus, Ileokolotyphus, Typhus abdominalis. Franz.: fièvre typhoide. Engl.: typhoid fever. Ital.: tifo (tifoido) abdominale. Span.: tifus abdominal, fiebre tifoidea.

Bazillen Giftstoffe erzeugen, die eine Allgemeinintoxikation des Körpers herbeiführen, steht derzeit die Anschauung *Schottmüllers* (7) gegenüber, der den Typhus als eine Allgemeininfektion des Organismus, als eine Septikämie auffaßt: Die in den Darm gelangten Bazillen schaffen zunächst eine lokale Infektion der Darmwand; von hier aus gelangen sie in die regionären Lymphdrüsen und aus diesen sehr bald und oft durch längere Zeit — durch Tage, ja selbst Wochen — ins Blut und verbreiten sich so über den ganzen Körper. Die Erkrankung des lymphatischen Apparates im Darme betrachtet *Schottmüller* als Metastasen auf dem Blutwege. Im Blute gehen die Bazillen durch die natürlichen Schutz- und Abwehrstoffe (Alexine, Zellen) zugrunde, die aus ihnen freiwerdenden Gifte zeigen durch das Fieber das Einsetzen des Abwehrmechanismus, durch das Auftreten der Agglutinine, Lysine und Antitoxine die spezifische Reaktion des Körpers an.

Frühere Anschauung: Allgemeinintoxikation.

Jetzige Annahme: Allgemeininfektion (Septikämie).

E. Frank (8) reiht nach seiner Theorie den Typhus in die Gruppe der Leukomyelotoxikosen (Kala-Azar, Lymphogranulomatose, Benzolvergiftung): Der Typhusbazillus regt die Bildung eines neuen splenoiden Gewebes in Milz, Leber und Lymphdrüsen an, dieses erzeugt ein Leukotoxin, das die Ausbildung granulierter Elemente und Blutplättchen verschieden stark hemmt und als Hypoleukia, Aleukia splenica, beim Auftreten einer hämorrhagischen Diathese als Aleukia haemorrhagica — einer meist tödlichen Form — bezeichnet wird. *Katznelson* wiederum faßt die hämorrhagische Diathese bei Typhus als exzessive Thrombopenie infolge gesteigerter Thrombozytolyse in der Milz auf.

Annahme von E. Frank.

Epidemiologie, Infektiosität und Kontagiosität.

Diese Fragen können hier nur kurz berührt werden.

Wie in manchen Gegenden, so kommt auch heute noch in einzelnen, selbst größeren Städten der Typhus als endemische Krankheit vor und erreicht zeitweise eine epidemische Häufung. In mehr als fünfzigjähriger wissenschaftlicher Betrachtung wurde das Typhusproblem Gegenstand vielseitiger Untersuchungen, über die eine reiche Literatur vorliegt; wie früher, so stehen sich auch heute noch die Anschauungen über das Zustandekommen von Typhusepidemien strittig gegenüber, was auch jetzt wiederum bei der großen Epidemie in Hannover (9) (1926) mit 2224 Typhen und 266 Todesfällen sowie 154 Paratyphen mit 16 Todesfällen scharf zutage trat. *Max v. Pettenkofers* Boden-Klima- und Grundwassertheorie fand in *Wolter* (10) ihren Vertreter, der die Typhusepidemien als „ein elementares Ereignis" betrachtet, bedingt durch „ein verhängnisvolles Zusammenwirken besonderer örtlicher, zeitlicher und klimatischer Verhältnisse des Jahres 1926 auf einem siechhaften Erdboden". Ihm traten die Anhänger der kontagionistischen Lehre *Robert Kochs* (11a) entgegen; sie sehen die Ursache in einem wahrscheinlich erfolgten Einbruche verseuchten Sickerwassers in eines der Wasserwerke Hannovers; eine Reihe von Umständen — das Bestehen von zahlreichen Senkgruben, ihre Überschwemmung durch starke Regengüsse und Inundation, die fehlende Kanalisation in größeren Stadtgebieten — begünstigte die Verseuchung des Sickerwassers. In den Diskussionen kam weiter zum Ausdruck, daß der Typhus in den letzten Jahren sowohl in Einzelerkrankungen wie auch in Einzelherden an geographischer Ausdehnung gewonnen habe und daß infolge des Abbaues der hygienischen Fürsorge in der Nachkriegszeit auch noch für die nächste Zeit mit seiner weiteren Zunahme gerechnet werden müsse [*Straub* (11)].

Sind Ty-Epidemien ein Elementarereignis?

Nein! erwidern die Kontagionisten.

Trotz dieses Widerspruches der Meinungen über das Entstehen der Typhusepidemien ist in der Praxis wohl auch weiterhin daran festzuhalten, daß es Wasser-, Milch- und andere Lebensmittel- sowie Kontaktepidemien beim Abdominaltyphus gibt.

Es gibt Wasser-, Milch- u. andere Nahrungsmittel- sowie Kontaktepidemien beim Typhus.

Die Überträgerrolle des Wassers wird gern angezweifelt, weil der Nachweis des Bazillus im verdächtigten Wasser nicht gelingt und die in ein an organischer Substanz armes Wasser eingetragenen Typhusbazillen in kurzer Zeit absterben. Hierzu muß erwidert werden, daß doch zu wiederholten Malen in beschul-

Wasserepidemien.

digten Wässern Typhusbazillen nachgewiesen wurden und daß die Untersuchung eines verdächtigten Wassers bei einer Epidemie meist erst nach Zunahme der Erkrankungsfälle, d. h. bei festgestellter Epidemie, erfolgt, in welcher Zeit sich die chemische und bakterielle Zusammensetzung des betreffenden Wassers ganz wesentlich verändert haben kann, mag es sich um ein Brunnen- (also Grund-)Wasser oder um ein Fluß- (also Ober-)Wasser handeln. Eine derartige explosive, Epidemie beschreibt *Lode* (12) in einem kleinen Weiler mit 70 Einwohnern, entstanden durch Infektion eines Bachwassers, das bei eingefrorener Trinkwasserleitung verwendet wurde; aller Wahrscheinlichkeit nach war durch die Wäsche von Typhuskranken aus einem höher gelegenen Hause das Bachwasser infiziert worden. *Mohrmann* (13) spricht auch die Typhusepidemie in Hannover als typische Wasserepidemie an.

Ty-Epidemien durch Milch

Ein besserer Nährboden ist die Milch, die schon durch einen Melker als Dauerausscheider, weiter durch mit infiziertem Wasser gereinigte Transportgefäße oder durch betrügerischen Wasserzusatz infiziert werden kann. Auch in den Milchprodukten, wie Butter, Quark (Topfen), Sahne, sowie in Sauermilchen (Kefir, Yoghurt) bleibt der Typhusbazillus durch mehrere Tage lebensfähig [*Seelemann* (14)], sodaß empfohlen wird, sich diese Sauermilchpräparate aus pasteurisierter Milch herzustellen, was auch gesetzliche Forderung für den Handel mit diesen Präparaten werden sollte. Als eine große, durch Milchübertragungen veranlaßte Typhusepidemie ist die von *Usher* (15) in Montreal (1927) mitgeteilte zu nennen; es kamen 5000 Fälle mit 538 Todesfällen zur Beobachtung. Daß auch andere Nahrungsmittel, wie Rohgemüse, Salate, infiziert durch Erde, Dung- bzw. Waschwasser, ferner Obst, infiziert durch Dauerausscheider, gelegentlich gehäuftere Typhuserkrankungen veranlassen können, das steht heute ebenso fest, wie die Möglichkeit der Verschleppung von Typhusbazillen auf oder in Nahrungsmittel des eigenen oder benachbarten Haushaltes durch die Stubenfliegen.

und andere Nahrungsmittel: Gemüse, Salate, Obst.

Die Stubenfliege als Ty-Bazillen-Verschlepper.

Ty-Epidemien durch Kontakt

Seit *R. Kochs* Untersuchungen über die Gelsenkirchner Typhusepidemie (1903) gilt die Übertragung des Typhusbazillus durch Kontakt mit einem Typhuskranken (oder einem Dauerausscheider) als die wesentlichste und wichtigste Art seiner Verbreitung, namentlich in der Familie zwischen Erwachsenen und Kindern. Diese Anschauung trat der *Pettenkofer*schen Lehre entgegen, die eine direkte Übertragung des Typhusbazillus von Mensch zu Mensch negierte und annahm, daß die Krankheitskeime eine Reifung außerhalb des menschlichen Körpers in der Erde oder im Wasser erlangt haben müssen.

Die direkte Kontagiosität des Typhuskranken findet sich auch schon in der vorbakteriologischen Zeit voll gewürdigt [*Gerhardt* 1877 (16)].

Nah- u. Fernkontakt.

Die Rolle des Kontaktes wird verständlicher, wenn man den Begriff Kontakt erweitert und nicht nur auf die direkte Berührung beim persönlichen Zusammentreffen mit einem Typhuskranken beschränkt. Man muß zwischen Nah- und Fernkontakt unterscheiden; der erstere erfolgt als direkter Nahkontakt durch direkte persönliche Berührung eines Kranken oder als indirekter Nahkontakt durch Berührung von Gegenständen aus seiner Umgebung. Der Fernkontakt umfaßt die Summe aller jener Möglichkeiten, durch die ein Zusammenkommen mit dem von Kranken (oder Dauerausscheidern) vorwiegend durch Stuhl und Urin, aber auch durch Sputum und Eiter in die nähere oder weitere Umgebung abgegebenen Ansteckungsstoffe herbeigeführt werden kann. Solche Fernkontakte sind in erster Linie abhängig von den Pflegeverhältnissen des Typhuskranken, sowie von der Wohnungs- und Wohnortshygiene.

Eine rationelle Krankenpflege vermag, abgesehen von unglücklichen Zufällen, Nah- und Fernkontakte ganz auszuschließen, bzw. auf ein Minimum herabzudrücken!

Schema der kontagiösen Infektiosität eines Ty-Kranken.

Mein Unterrichtsschema (Fig. 156) zeigt die Reichweite der kontagiösen Infektiosität eines Typhuskranken durch Nah- und Fernkontakte und durch verschieden dicke Pfeile die verschiedene Infektionsgröße der einzelnen Ex- und Sekrete.

J. Langers Schema der Virusverbreitung

durch Nah- und Fernkontakte mit einem Ty-kranken (oder einem Ty-bazillen-Dauerausscheider).

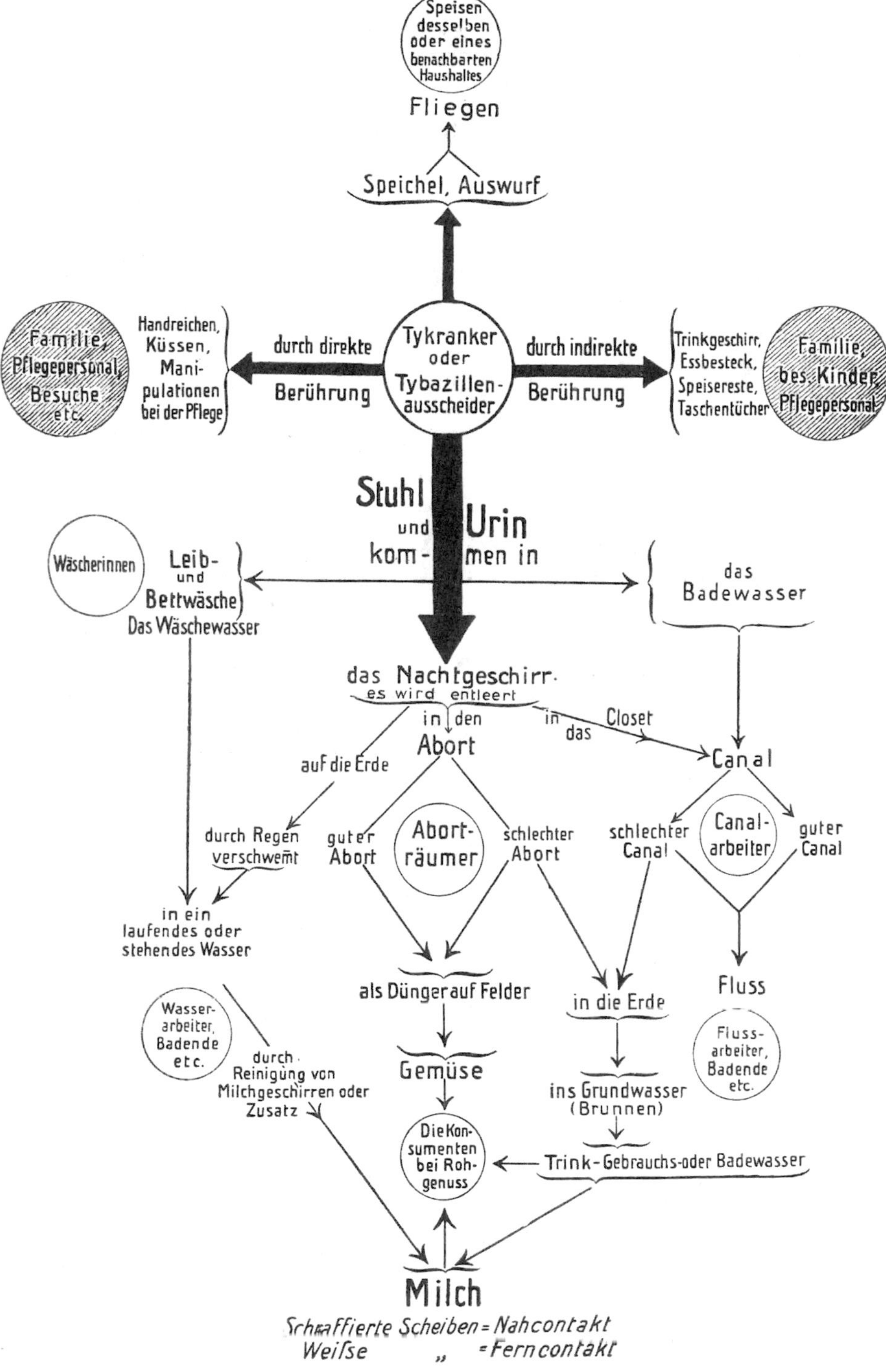

Fig. 156.

Es ist hier noch der Dauerausscheider (und Keimträger) zu gedenken; sie sind sozusagen lebende, für lange Zeit unerschöpfbare Nährböden, von denen fortlaufend, zu manchen Zeiten gesteigerte Mengen virulenter Typhusbazillen in die Außenwelt gelangen, wodurch sich die verschiedenen Nah- und Fernkontakte ermöglichen.

Die Infektionsgefahr seitens dieser Mitmenschen ist im Vergleich zum Typhuskranken insofern eine viel größere, da sie unkenntlich sind und ihnen gegenüber Vorsichtsmaßnahmen wegfallen. Ihre freie Beweglichkeit ermöglicht eine große Streuweite der Typhusbazillen, die sich in Nah- und Fernkontakten auswirken kann. Dauerausscheider können durch direkten Kontakt wie auch durch Infektion von Wasser, Milch oder anderen Nahrungsmitteln ein explosionsartiges Auftreten von Typhusepidemien herbeiführen [*E. Friedberger* (17)].

Als ein lehrreiches Beispiel von einer Kontaktinfektion aller Kinder einer Familie mag Fig. 157 gelten: Der Vater besuchte, als Typhus-Rekonvaleszent noch in Spitalpflege stehend, mehrere Male seine Familie; explosionsartig erkrankten innerhalb einer Woche seine fünf Kinder an Typhus. Als besonders gefährlich bezeichnet *W. Gottstein* (17a) die kindlichen Bazillenträger, weil die leichte Form ihrer Erkrankung oft auch dem aufmerksamen Arzte entgeht.

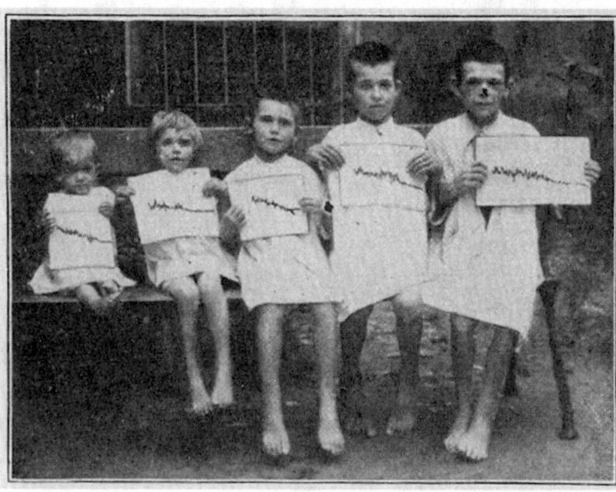

Fig. 157.
Der Vater ist „Dauerausscheider"; die 5 Kinder erkrankten innerhalb 8 Tagen an Typhus; alle genasen.
(Photogr. Prof. Dr. *J. Langer.*)

Theoretisch gehen auch heute noch die Anschauungen der Hygieniker auseinander, in ihren Schlußfolgerungen für die Praxis aber sind sie einig: Kanalisation, Zufuhr guten Trinkwassers durch einwandfreie Leitungen, hygienische Approvisionierung befreien und schützen Städte vor Typhusepidemien.

Typhusfälle in solchen Orten lassen sich in der Regel als außerhalb des Wohnortes durch Nahrungsmittel oder durch Kontakt bedingte Infektionen erkennen.

Je größer die Stadt, um so schwieriger gestaltet sich der genaue Einblick in Einzelheiten der Fährte der Ansteckung; auf dem Dorfe liegen die Verhältnisse einfacher. Ein lehrreiches Beispiel hierzu liefert die Typhusepidemie im Dorfe M. [zitiert bei *P. Müller* (18)]: Die meisten Fälle ereigneten sich in vier Häusern, in denen vier Schwestern verheiratet waren. Den Einfluß der Kranken und Rekonvaleszenten auf eine Typhusepidemie ersieht man weiter daraus, daß mit ihrer beschleunigten Unterbringung in Anstalten und der Aufklärung der Bevölkerung es meist bald gelingt, Herr der Epidemie zu werden, was sich auch in Hannover wieder gezeigt hat.

Der Kindertyphus in allgemeiner Betrachtung.

Kinderjahre u. Typhus.

Vor 100 Jahren galt der Typhus bei Kindern unter 10 Jahren als seltene Krankheit [*Chomel*[1]) (1834)], sein Vorkommen bei Säuglingen wurde bis zum Jahre 1848 in Abrede gestellt [*Friedleben*[1])]. Eine Reihe damaliger Arbeiten der Franzosen *Taupin,*

[1]) Siehe *Gerhardt* (16).

Rilliet, Stoeber[1]) und der Deutschen *Friedleben, Friedrich, Löschner*[1]) lenkte die Aufmerksamkeit auf den Kindertyphus. So schreibt *Löschner* bezüglich des Alters: „Der Typhus ergreift die Kinder in jeder Altersperiode, am meisten jedoch vom Beginne des 2. Lebensjahres an; er ist vom 7.—14. Jahre am häufigsten und nach Maßgabe der Epidemie am intensivsten."

Prag und München waren bekannte Typhusstädte; von 1530 Typhen des deutschen Kinderspitales in Prag waren alt:

bis 1 Jahr	10 Kinder	=	0,6%
1 bis 4 Jahr	109 Kinder	=	7%
4 bis 8 Jahr	450 Kinder	=	29%
8 bis 14 Jahr	969 Kinder	=	63%.

Die Diagnose des Typhus bei Säuglingen und Kleinkindern stößt auch heute noch auf eine Reihe von Schwierigkeiten, so daß die angenommene geringe Beteiligung dieser Altersstufen vielleicht darin begründet ist. Bei familiärem Typhus erkranken auch sie, wobei die Pflegekontakte wohl die Hauptvermittler der Übertragung bilden.

Sonderheiten des Kindertyphus im statistischen Materiale.

Als Besonderheiten des Kindertyphus gelten: der atypische Beginn und Verlauf mit niedrigerem und kürzer dauerndem Fieber, die milderen Symptome, das seltene Auftreten der gefürchteten Komplikationen, Darmblutung und Darmperforation, sowie die niedrigere Sterblichkeit. Man sagt, je älter ein Kind ist, desto mehr ähnelt sein Typhus dem der Erwachsenen. Im Einzelfalle gewährt dies aber ganz und gar keinen Verlaß und Überraschungen können unerwartet bei jedem Kindertyphus eintreten.

Verschieden schwerer Verlauf des Kindertyphus.

Je nach der Ausprägung der Krankheitssymptome spricht man von einer verschiedenen Schwere des klinischen Verlaufes. Nach *Russows* (1) Statistik über 1034 Kindertyphen im Alter von 17 Monaten bis 15 Jahren boten 42% einen schweren, 33% einen mittelschweren, 20% einen leichten und 4% einen abortiven Verlauf; die Mortalität betrug 2,5%.

Todesursache und path.-anatom. Befund.

Zur Todesursache wird entweder die spezifische, bakterielle Infektion oder Intoxikation, die Inanition oder eine der lebensbedrohenden Komplikationen.

Der pathologisch-anatomische Befund ist abhängig von der Dauer der Krankheit sowie von den etwaigen Komplikationen. Als Hauptmerkmale gelten die Veränderungen am lymphatischen Apparate des Darmes, so die markige Schwellung und die Nekrobiosen, begleitet von Schorf- oder Geschwürsbildungen, beziehungsweise von Heilungsvorgängen, die gleichsinnigen Veränderungen der mesenterialen Lymphknoten, der Milztumor, die regressiven Veränderungen der Parenchyme der Leber, Nieren, des Herzmuskels, die *Zenker*sche Degeneration der Bauchmuskeln und Abduktoren, die Randgeschwüre der Epiglottis, die Bronchitis, die Perichondritis und Laryngitis. In den Lehrbüchern findet sich darauf hingewiesen, daß die typhösen Veränderungen im Kinderdarme weniger ausgebreitet sind und daß die Infiltration der Plaques nicht so tief reicht wie beim Erwachsenen; der Einzelfall kann allerdings das Gegenteil dieser Annahme zeigen.

Schwanken der Durchschnittsmortalität.

Die Durchschnittsmortalität bei 1530 Prager Kindertyphen betrug 7%, doch schwankte sie in recht weiten Grenzen. So genasen in 8 Jahren mit 2, 6, 7, 9, 12, 16, 26 und 27 Erkrankungen alle Fälle, in 11 Jahren schwankte die Durchschnittsmortalität zwischen 2—5%, in 23 Jahren zwischen 6—10%, in zweimal je 6 Jahren zwischen 11 und 15% und 18—25%. In diesem Auf und Nieder der Mortalität drückt sich der Genius epidemicus aus, Zahlen, die den Kinderarzt einerseits berechtigter hoffen lassen, andererseits aber auch mahnen, bei der Stellung der Prognose vorsichtig zu sein.

Das Krankheitsbild.

Der Typhus beginnt nur selten plötzlich aus voller Gesundheit mit hohem Fieber; in den meisten Fällen läßt sich eine fieberlose Inku-

Symptome der Inkubationszeit.

bationszeit mit den Symptomen Müdigkeit, Spielunlust, Schlafsucht, Appetitlosigkeit, Verstopfung, Kopfschmerzen, Erbrechen feststellen. Ihre Dauer ist abhängig von der Art und Weise der Bazillenaufnahme, von ihrer Virulenz sowie von der Disposition des Individuums. Bei Infektionen mit Nahrungsmitteln betrug die Inkubationsdauer oft nur einige wenige Tage, gelegentlich aber auch bis 4 Wochen, bei Kontakt- und Laboratoriumsinfektionen dauerte sie bis 31 Tage (*Knorr*) (19).

Die klassische Ty-Kurve nach Wunderlich.

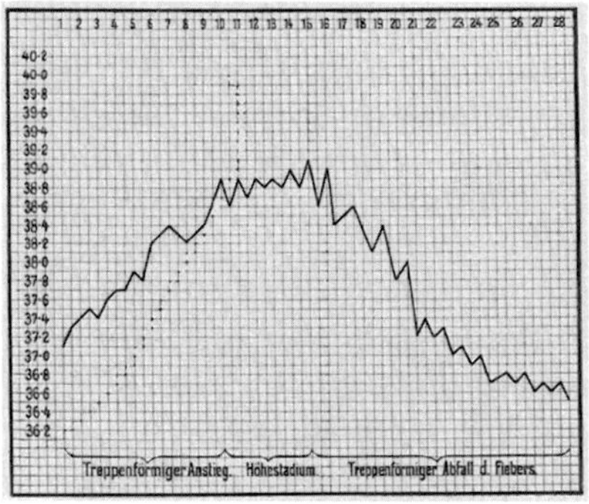

Fig. 158.

Unter den klinischen Symptomen nahm früher das Fieber für die Diagnose den ersten Rang ein und hat ihn auch heute noch voll inne in der von *Wunderlich* als charakteristisch beschriebenen Kurve mit ihren 4 Abschnitten: dem treppenförmigen Anstieg, der Kontinua, den amphibolen Remissionen und dem treppenförmigen Abstieg. Aus einer derartigen Fieberkurve läßt sich auch ohne Kenntnis weiterer Symptome retrospektiv auf Typhus schließen (Fig. 158 und 159).

Öfters als der Spitalarzt hat der praktische Arzt Gelegenheit, die Phase des ansteigenden Fiebers zu beobachten, obzwar durch die heute im Volke viel geübte Darreichung des Aspirins bei Fieber und Kopfschmerzen der Typhus mit atypischen Temperaturen beginnen kann.

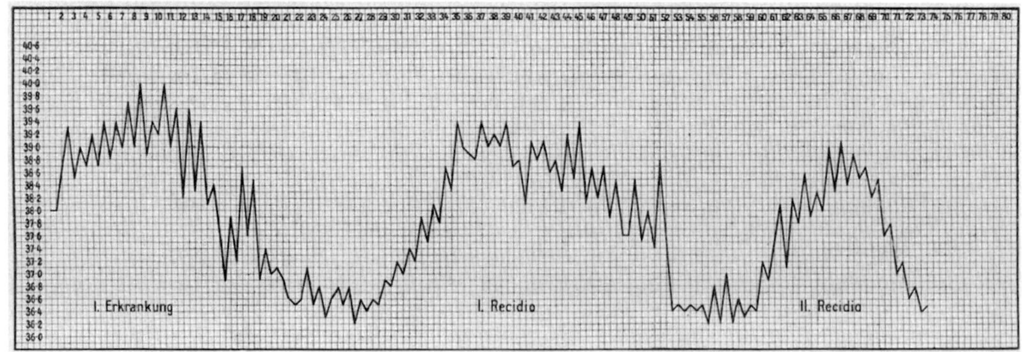

Fig. 159.

Schwankungen der Krankheitsdauer bei Kindern.

Die Fieberdauer schwankt beim Kindertyphus in weiten Grenzen, was schon *Henoch* hervorhob; er fand bei 214 Kindertyphen eine Krankheitsdauer von

7—10 Tagen	26 mal	=	12 %
11—15 ,,	80 ,,	=	37 %
16—20 ,,	47 ,,	=	22 %
21—30 ,,	56 ,,	=	26 %
35—70 ,,	5 ,,	=	2,3 %

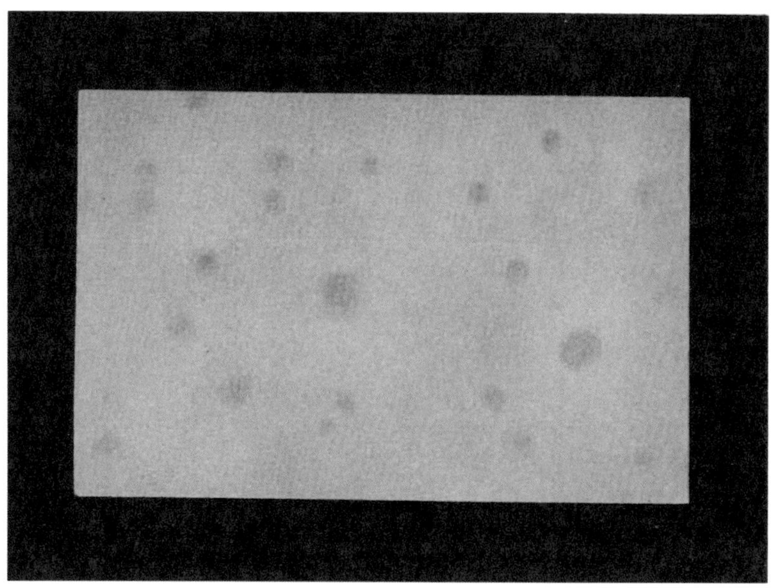

a Fleckfieber-Exanthem.

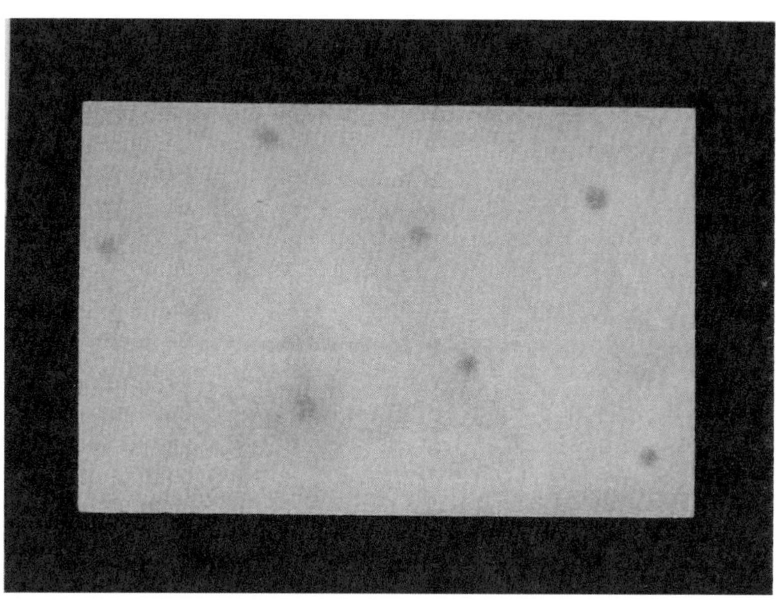

b Roseola typhosa.

Aus Morawitz, Klinische Diagnostik innerer Krankheiten 1923.

49% der Fälle boten einen 2 Wochen, 48% einen 2—4 Wochen dauernden Verlauf und nur bei nicht ganz 3% dauerte die Krankheit 5—10 Wochen. Eine kurze Kontinua läßt meist einen abgekürzten Verlauf erwarten, eine langdauernde Kontinua mit hohen Temperaturen um 40 Grad und darüber ist meist nur den schweren Fällen eigen.

Plötzliche Temperaturabstürze! Plötzliche Temperaturabstürze verlangen volle Beachtung, da sie durch Herzschwäche, gereichte Fiebermittel, Darmblutung, Darmperforation bedingt sein können und zu sofortigem ärztlichem Eingreifen drängen.

Das Ty-Rezidiv. Die Neigung des Abdominaltyphus zu rezidivieren ist dem Kindertyphus in weit schwankenden Prozentsätzen eigen, so daß einzelne Autoren das Typhusrezidiv als ein sehr seltenes, andere wiederum geradezu als ein recht häufiges Ereignis bezeichnen. Es tritt teils sofort nach dem Abstiege des Fiebers oder erst nach mehrtägiger, ja selbst ein- bis zweiwöchiger Fieberfreiheit auf und verläuft meist als eine verkürzte, mit niedrigeren Temperaturen einhergehende Wiederholung des ersten Fiebers.

Umikoff (2) sah solche Rezidive unter seinen 459 typhuskranken Kindern in 63 Fällen, und zwar als einmaliges Rezidiv bei 49, als mehrmaliges (2, 3 und 4maliges) bei 13 Fällen. Das Rezidiv tritt vorwiegend bei schweren und inanierten Kranken auf mit neuer Milzschwellung und Roseolaexanthem. Die Ursache des Rezidivs sieht man in der geringen Bildung oder im völligen Ausbleiben der Antikörper (Agglutinine). Es besteht zwar kein wirklicher Parallelismus zwischen Immunität und Agglutinintiter, doch scheint die Agglutininbildung Abwehrvorgänge des Körpers anzuzeigen.

Ty-Rezidiv oder Komplikationen? Fieberanstiege in der Rekonvaleszenz als eintägige Zacken führt man mit Vorliebe auf Diätfehler, Obstipation zurück, *Mommsen* (20) betrachtet auch sie als Rezidive; mehrtägige Fieberzacken müssen außer an ein Rezidiv auch an eine Komplikation denken lassen, von denen als häufigste zu nennen sind: Otitis media und externa (Furunkeln), Zystitis, Furunkulose, Osteomyelitis, Venenthrombose. Auch im Kindesalter besteht nach überstandenem Typhus die Neigung zu erhöhterer Körpertemperatur bei vollkommenem Wohlbefinden; man spricht von lenteszierendem Fieber und führt es auf die regressiven Vorgänge im Darme, in den Mesenterialdrüsen und in der Milz zurück.

Der Typus inversus des Fiebers mit dem Maximum früh und dem Minimum abends wird gelegentlich auch beim Kindertyphus gesehen.

Öller (21) faßt die Typhuskurve als eine Aneinanderreihung von einzelnen, mehrere Tage umfassenden Fieberanfällen auf und deutet sie als zunehmende und abklingende Abwehreraktionen des Körpers; *Mommsen* schließt sich dieser Annahme an.

Der Milztumor. Als weiteres sehr wertvolles Symptom in der Typhusdiagnose galt und gilt auch heute noch der Milztumor, zumal, wenn seine Entwicklung in die ersten Tage der Erkrankung fällt und seine Zunahme als weicher Tumor von Tag zu Tag erfolgt. Bei Kindern ist dies sehr wichtig, weil ein chronischer Milztumor, bedingt durch Rachitis, Lues, Tuberkulose oder Anämie vorliegen kann. Zu erwähnen ist hier noch die ganz und gar nicht so seltene Lage der Milz mit ihrer Längsachse parallel dem Rippenbogen, wodurch ihre palpatorische Vergrößerung recht schwer nachweisbar wird.

Bei rascher Milzvergrößerung klagen die Kinder oft über Schmerzen in der linken Seite, was an beginnende Pleuritis denken läßt; die schmerzhafte Palpation des Milztumors schützt hier vor einer Fehldiagnose. Mit dem Fieberrückgange tritt eine Abschwellung, beim Rezidiv meist Wiederanschwellung der Milz auf. Plötzliche Milzverkleinerung tritt bei größerer Darmblutung auf, Zunahme des Meteorismus kann eine Abnahme des Miltzumors vortäuschen. Die einzelnen Autoren bringen Zahlen über die Häufigkeit des Milztumors; so geben *Henoch*, *Bischof* 40—50 %, *Filatow*, *Umikoff* 80—90 % an.

Die Roseola.

Der Ausschlag. Die Roseola typhosa besteht aus stecknadelkopf- bis hanfkorngroßen, blaßroten Fleckchen in der Haut, die auf Druck verschwinden, bei seinem Nachlassen aber sofort wiederkehren; sie zeigen sich meist erst gegen das Ende der ersten Woche und finden sich vorwiegend an der Vorderfläche des Stammes um die Hypochondrien, im Epigastrium, zwischen den Schulterblättern, seltener an den Extremitäten, meist nur in geringer Anzahl, reichlicher nur bei schwereren Fällen. In einem Falle eigener Beobachtung riefen sie den Verdacht auf Fleckfieber wach, *Bischoff* erwähnt, daß in einzelnen Fällen das Exanthem den Masern glich (siehe auch Fig. 160).

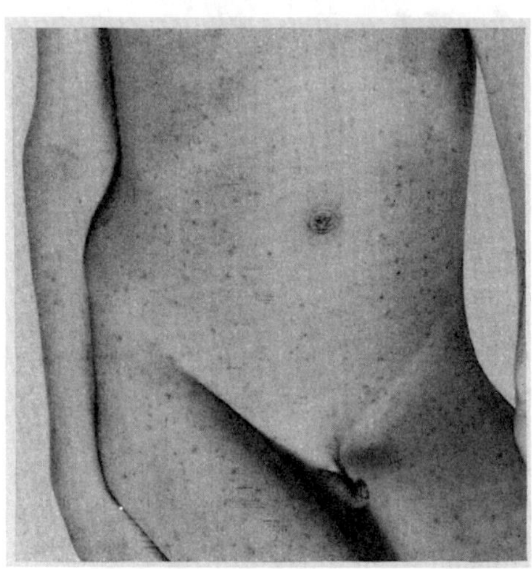

Fig. 160.

Exanthemartige Ausbreitung einer Roseola auf Stamm, Gesicht und Extremitäten bei schwerem Paratyphus. B. 8 jähr. Knabe in der 2. Krankheitswoche—Entfieberung nach 5 Wochen — Heilung.

(Franz Josefs-Spital Wien. Dr. *Piskaček*.)

Bei schubweisem Auftreten [*Kisters* (22)] findet man dann neben älteren, abblassenden und bräunlich pigmentierten, auch frischrote Fleckchen. Das Typhusrezidiv wird meist von einem Roseola-Nachschub begleitet. *Schottmüller* verlegt den Sitz der Roseola in die Lymphgefäße, andere betrachten sie als Embolien von Typhusbazillen in Hautkapillaren. Aus den Roseolen lassen sich Typhusbazillen züchten; in exzidierten Roseolahautstückchen gelingt nach *E. Fraenkel* (22a) die Anzüchtung von Bazillenhaufen, die sich dann in Schnitten nachweisen lassen. Als eine seltenere Form findet sich die Roseola vesiculosa und vesiculopustulosa angegeben. Differentialdiagnostisch ist die Roseola abzugrenzen gegen Verdauungsausschläge, Follikulitiden, Purpura haemorrhagica, Flohstiche. Im Prager Materiale fand sich die Roseola in 60 %, andere Autoren verzeichnen niedrigere, aber auch höhere Zahlen.

Lippen, Zunge, Mund!

Der Magendarmkanal. Schon nach wenigen Tagen werden die Lippen trocken, rissig und öfter mit Blutborken bedeckt (Fig. 161); die zittrig vorgestreckte Zunge ist teils streifenförmig (Fig. 162), teils auf ihrer ganzen Oberfläche belegt. Oft wird in weiterem Verlaufe der Zungenbelag braun verfärbt (Fig. 163), wie die an der Rachenwand befindlichen, eingetrockneten Sekretmassen, die eine Stenose des Nasopharynx bedingen können. Das Zahnfleisch zeigt sich gerötet, geschwellt, blutet leicht, oft ist es von einem dünnen weißlichen Belag überzogen. Auf den Tonsillen, am weichen Gaumen und an den Gaumenbögen treten in der ersten Zeit gelegentlich kleinste Substanzverluste (miliare Geschwürchen) auf, die von einzelnen Autoren als ein charakteristisches Merkmal für Typhus betrachtet werden, zumal aus ihnen der Typhusbazillus gezüchtet werden konnte.

Bei inanierten Typhusfällen tritt oft Soor auf, auch findet sich Parotitis (Fig. 164) und Noma. Als Magensymptome sind das initiale Erbrechen und die Appetitlosigkeit zu nennen; stärker beteiligt ist der Darm. Außer mäßigem Meteorismus mit Druckempfindlichkeit in der rechten Bauchhälfte, die an Appendizitis denken läßt, findet sich oft Ileocökalgurren, das früher als pathognomisch für Typhus, heute aber nur als Zeichen von Diarrhöe gilt, die bei $3/4$ der Typhen vorhanden ist. Bei jüngeren Kindern sind die Stühle grün und schleimig, bei älteren zeigen sie die für den Typhus als charakteristisch geltende erbsensuppenartige Beschaffenheit. Bei $1/4$ der Typhen findet sich eine hartnäckige Obstipation, die vom Verdachte auf Typhus leicht ablenken kann. Bei einzelnen Fällen bleiben die Stühle normal. Als gefürchtete, aber seltene Komplikationen gelten die Darmblutung und Darmperforation. Kleine Darmblutungen verraten sich durch den fauligen Geruch der Darmgase, größere

3/4 der Typhen haben Diarrhöen,

1/4 hat Obstipation.

Darmblutung.

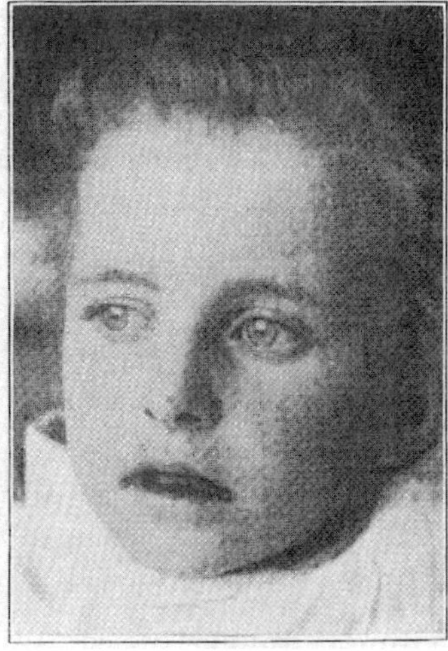

Fig. 161.
Die trockenen, rissigen, mit Blutborken bedeckten Lippen.
(Photogr. Prof. Dr. *J. Langer.*)

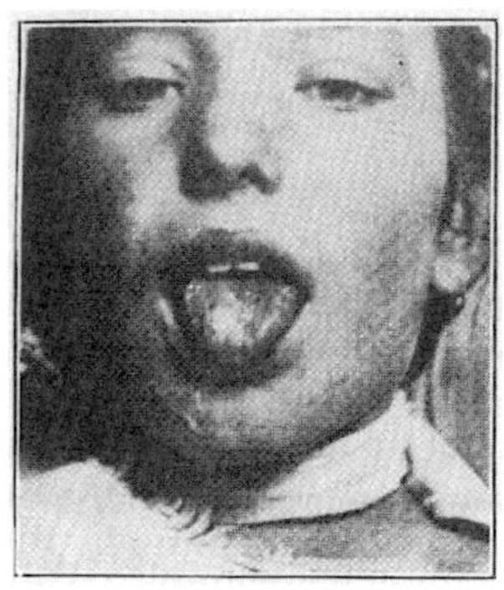

Fig. 162.
Der streifenförmige, „schlangenförmige“ Zungenbelag.
(Photogr. Prof. Dr. *J. Langer.*)

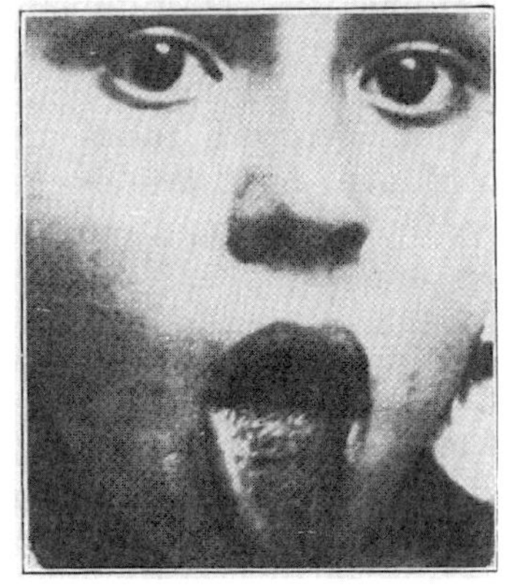

Fig. 163.
Die „schwarz“ belegte Zunge.
(Photogr. Prof. Dr. *J. Langer.*)

oder plötzlich auftretende stärkere Blutungen lassen das Blut erkennen, oft tritt hierbei auch Anämie, kleiner Puls, Kollaps, kalte Hände und Füße, Fieberabsturz, Milzabschwellung auf. Einen ähnlichen Komplex bietet die Darmperforation, die unter plötzlichen, örtlichen Bauchschmerzen, begleitet von Nausea, Erbrechen, Zunahme des Meteorismus und

Darmperforation.

palpatorischer Empfindlichkeit der Bauchdecken auftritt. Kommt es nicht durch sofortige Verklebungen zum Verschlusse der Perforation, dann ist eine eitrige Peritonitis die unvermeidliche Folge. Nach *Pedarre* (23) konnten von 54 derartigen Fällen doch 19 durch frühzeitige Operation gerettet werden, Diagnose und Operation müssen einander schnell folgen!

Peritonitis ohne Perforation.

Daß der Typhusbazillus auch ohne Perforation eine eitrige Peritonitis zu schaffen vermag, beweisen die Fälle von *Grävenitz* (24), *Greenwald* und *Eliasberg* (25); schon nach kurzer Krankheitsdauer trat der Verdacht auf Peritonitis auf und veranlaßte die Laparatomie; aus Blut, Stuhl und Eiter wurde der *Eberts*che Bazillus gezüchtet; trotz Pneumonie in einem dieser Fälle trat bei beiden vollständige Genesung ein.

Affektion der Leber

Die Erkrankung der Leber führt selten zu Ikterus, öfters zur Erkrankung der Gallengänge und Gallenblase; beide sind Brutstätten des Typhusbazillus, letztere zeigt sich öfters ulzerös ergriffen.

So operierte *Bittner* (26) unter 395 Kindertyphen 3 Kinder mit Cholezystitis: das 9 und 11 Jahre alte, am 19. und 29. Krankheitstage operierte Kind genas, das 5½ Jahre alte starb; in den Gallenblasen aller drei Fälle fanden sich Geschwüre mit Typhusbazillen. Einen gleichen Fall bei einem 10jährigen Knaben teilen *Ritter* und *Ehrat* (27) mit. Durch Duodenalsondierung konnte eine Galle gewonnen werden, in der sich Typhusbazillen kulturell nachweisen ließen [*Zelio* (28)].

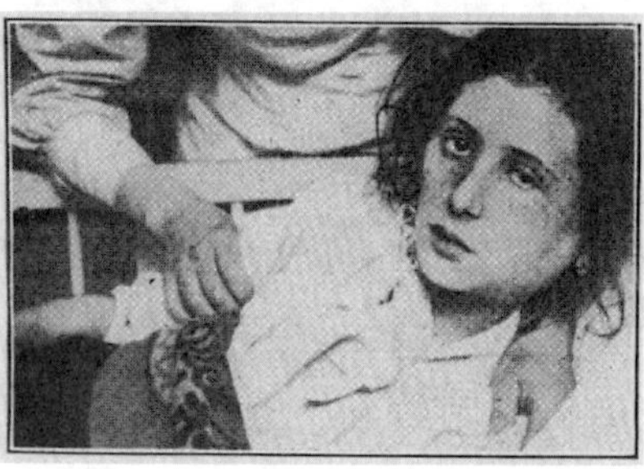

Fig. 164.
Parotitis typhosa.
(Photogr. Prof. Dr. *J. Langer.*)

Ein Fall von Leberabszeß wird (1911) von *Eberts* (Amerika) mitgeteilt.

Diffuse Bronchitis, ein Frühsymptom!

Die Atmungsorgane. Im Beginne des Typhus tritt öfters Nasenbluten auf, das sich gelegentlich wiederholt. Eine diffuse Bronchitis wird oft ein wichtiges Frühsymptom für die Typhusdiagnose. Als Komplikationen finden sich Bronchopneumonie, hypostatische paravertebrale, auch lobäre Pneumonie, seröse und eitrige Pleuritis mit dem Typhusbazillus als Erreger, Lungengangrän.

Eine Pneumonie kann die bestehende Leukopenie in eine Leukozytose umwandeln, tritt sie zu Beginn des Typhus auf, dann kann sie die Entwicklung der Leukopenie hemmen.

Auf der Larynxschleimhaut finden sich typhöse Geschwüre, was man als Laryngotyphus bezeichnet; hierbei kann es durch Chondritis mit Knorpelnekrose zu einem prätrachealen Abszesse kommen.

Keine Pulsdikrotie.

Herz, Gefäße, Blut. Gewisse, dem Kindesalter zukommende Sonderheiten des Herzens und der Gefäße machen sich auch beim Typhus geltend; *Schlieps* (29) konnte folgendes feststellen: Ausgesprochene Dikrotie kommt bei Kindern unter 14 Jahren so gut wie nicht vor; Bradykardie findet sich fast regelmäßig bei Beginn der Rekonvaleszenz und sollte in diagnostisch ungeklärt gebliebenen, fieberhaft verlaufenen Krankheitsfällen immer zu bakterio- und serologischen Untersuchungen auf Typhus veranlassen. Die Arythmie beim Kindertyphus — von *H. Vogt* (30) als Sinusarythmie zuerst erkannt — gibt eine gute Prognose und bedarf keiner besonderen Therapie.

Arythmie und Bradykardie.

Manicatide (31) und *Mitarbeiter* stellten bei 12 typhuskranken Kindern das Bestehen einer Hypovagotonie und einer arteriellen Hyposympathikotonie in allen Stadien des Typhus fest. Die Herabsetzung des Tonus des Herzens und der Gefäße findet sich wie bei anderen Infektionen [*Leder* und *Stolte* (32)] auch beim Typhus und läßt „funktionelle" — nach *Schlieps* „atonische" — Herzgeräusche auftreten, die mit den Fortschritten der Rekonvaleszenz meist bald schwinden. Erwähnt sei hier noch, daß bei eitriger Perikarditis und auch bei Endokarditis der Typhusbazillus vorgefunden wurde. 2 Fälle von Venenthrombose (Vorderarm und Unterschenkel) sind eigene Beobachtungen.

Starken Einfluß hat das Typhusgift auf das Blutbild; die im Anfange bestehende Leukozytose (*Nägeli*) weicht unter Abnahme und Verschwinden der Eosinophilen einer Leukopenie mit 5000 weißen Blutkörperchen und darunter, wobei zugleich eine Vermehrung der Lymphozyten auf 50—70% eintritt. Diese lymphozytäre Leukopenie wird von *Nägeli* diagnostisch höherwertiger eingeschätzt als die *Gruber-Vidal*sche Agglutination.

Lymphozytäre Leukopenie ist ein sehr wertvolles Diagnostikum!

Nach Untersuchungen von Gerecke (33) (1926) steigt die Senkungsgeschwindigkeit der Erythrozyten von niedrigen Werten (4—8 mm) in der 1. Woche des Typhus zu hohen Werten (16—30 mm und höher) von der 3. Woche bis in die Rekonvaleszenz hinein an. Der Blutzuckerspiegel erfährt nach *Barberi* und *Brindo* (1927) (34) im Verlaufe des Typhus keine Veränderung, bei Behandlung mit der Vakzine von *Di Cristina* folgt einer anfänglichen Senkung eine Erhöhung der Glykämie.

Das Nervensystem. Die häufige und oft sehr starke Ausprägung von nervösen Symptomen gab der Krankheit den Namen (ὁ τῦφος = Rauch, Dunst, Benommenheit); doch machen sich auch hier individuelle und konstitutionelle Einflüsse geltend. So gibt es Kinder, die ihren Typhus verträumen (*Curschmann*) oder verschlafen (Fig. 165); andere wiederum gebärden sich besonders im Beginne und oft auch weiterhin ständig sehr unruhig, phantasieren, delirieren, zeigen einen großen Bewegungsdrang, wollen, ja fliehen aus Bett und Zimmer durch Türen und Fenster und bedürfen deshalb einer dauernden strengen Überwachung und Betreuung. Durch ihr anhaltendes Schreien sind besonders die Säuglinge und jüngeren Kinder bekannt, so daß man von einem „Schreityphus der Säuglinge" spricht. In schweren Fällen entwickelt sich namentlich bei älteren Kindern mit längerer, hoher Kontinua und Unterernährung das Bild des Status typhosus: Benommen, mit halboffenen Augen daliegend, reden sie unverständlich vor sich hin, knirschen mit den Zähnen, fahren mit den Händen in der Luft herum, zupfen an der Bettdecke oder an ihren trockenen Lippen; dabei sind ihre Wangen hochrot gefärbt („Wangenröschen"), die Folge einer Sympathikuslähmung. Solche Anfälle dauern oft nur ½ Stunde, oft kürzer, oft auch länger, auch wiederholen sie sich mehrmals täglich.

Symptome im Status typhosus.

Posttyphöse Psychosen wie Manie, Melancholie werden als seltene Störungen in der Rekonvaleszenz älterer Kinder mitgeteilt, öfters tritt Schwerhörigkeit und nach Ablauf des Typhus Stummheit auf.

Die posttyphöse Stummheit.

Diese Aphasia posttyphosa gibt eine günstige Prognose, da sich mit der Erkräftigung in der Regel sehr bald zuerst das Gehör und dann die Sprache wieder einstellt.

Seitens der Augen wurde Neuritis optica, Keratomalazie beobachtet. Bei Meningismus, Meningitis, Enzephalitis ergab die Lumbalpunktion Druckerhöhung und normalen Liquorbefund, auch wurde der Typhusbazillus in eitrigem, aber auch in klarem Liquor ohne Eiweiß- und Zellenvermehrung und ohne Typhusagglutinine gefunden [*Auricchio* (35)]. Agglutininmangel im Liquor stellten weiter *Gröniger* und *Zwilling* (36) bei 13 Dauerausscheidern von Typhusbazillen fest. Seltenere Vorkommnisse sind die Myelitis und die Polyneuritis. Als pathologisch-anatomische Substrate der zerebralen und spinalen Komplikationen wurden Hämorrhagien, Embolien, Thrombosen gefunden, es heilten aber auch Enzephalitiden restlos aus [*E. Wieland* (59)].

Harn- und Geschlechtsorgane. Der hochgestellte Fieberharn enthält öfters Eiweiß, hier und da Blut und Zylinder. Die mangelhafte Nahrungsaufnahme erklärt das Vorkommen von Azeton und Diazetessigsäure. Die positive Diazoreaktion stützt beim Vorfinden anderer Symptome die Verdachtsdiagnose auf Typhus. Die Typhusbakteriurie verläuft symptomenlos gegenüber der mit Fieber und Harnbeschwerden einhergehenden Zystitis und Pyelozystitis. Auch kommen Mischinfektionen mit Typhus- und Kolibazillen vor. Am Genitale wurde Vulvitis aphthosa-ulcerosa, auch Noma beobachtet.

Ketonurie, positive Diazoreaktion, Bakteriurie.

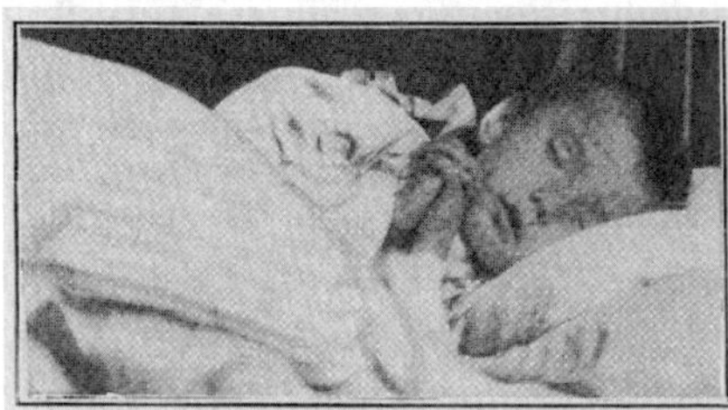

Fig. 165.
Mit fast ständig zum Beten gefalteten Händen verschlief das Kind seinen Typhus.
(Photogr. Prof. Dr. *J. Langer.*)

Die Zenkersche Muskeldegeneration.

Muskeln, Knochen, Gelenke. Die von *Zenker* (1864) bei Typhus beschriebene körnige und wachsartige Degeneration der Muskeln — betroffen sind am häufigsten die Recti abdominis und Adduktoren der Oberschenkel, seltener die Oberarmmuskeln —, begünstigt Muskelrisse und Blutungen (Muskelhämatome), die auch vereitern können.

Vereinzelt wird über artikuläre und periartikuläre Eiterungen, über Periostitis und Osteomyelitis mit und ohne Eiterung berichtet, bedingt durch den Typhusbazillus, durch andere Erreger oder durch Mischinfektionen. Je früher in der Krankheit eitrige Prozesse auftreten, um so mehr muß c. p. an Paratyphus gedacht werden, da der *Eberth*bazillus meist erst in der Rekonvaleszenz, ja oft Wochen bis Monate später zum Eitererreger wird, wodurch sich auch Kinder als Dauerträger des Typhusbazillus erweisen, was *Mommsen* negiert.

Die Spondylitis posttyphosa.

Besondere Beachtung verdient die von *Quincke* (37) zuerst beschriebene Spondylitis posttyphosa mit den Symptomen: Versteifung in der Lumbalwirbelsäule, daselbst Schmerzen beim Sichaufsetzen und Umdrehen, Klagen über Parästhesien und Paresen in den unteren Extremitäten, die Haut gerötet, oft ödematös, druckschmerzhaft.

Diese Symptome entwickeln sich teils in der Rekonvaleszenz, teils erst nach voller Genesung und meist im Anschluß an ein Trauma. Die Prognose ist günstig zu stellen, da Bettruhe und Extension meist innerhalb weniger Wochen zur vollständigen Genesung führen [*Langer* (38)]. Als schmerzlindernd und druckentlastend wird die Lumbalpunktion empfohlen, die in einem Falle mit eitrigem Liquor eine Laminektomie veranlaßte, der volle Genesung folgte.

Die Haut und ihre Gebilde. Das charakteristische Exanthem des Typhus, die Roseola, ist bereits besprochen worden; einen sehr häufigen Befund stellen als Folge starken Schwitzens die Miliaria crystallina und die Sudamina dar als kleinste bis hirsenkorngroße, namentlich an der Bauchhaut dichtstehende Bläschen; die Verimpfung ihres klaren Inhaltes ließ keine Typhusbazillen nachweisen. Stärkere Hautabschuppung wird oft angegeben. *Umikoff* sah in 1% seiner Kindertyphen Hautödem, das er als Folge der Unterernährung ansieht. In einzelnen Epidemien kamen masern- und scharlachähnliche Exantheme in gehäufterer Anzahl vor, was eine genaue Differentialdiagnose rücksichtlich etwaiger Doppelinfektionen verlangt. Furunkulose, Abszesse und Phlegmonen, bedingt durch den Typhusbazillus oder andere Eitererreger, treten gleichfalls öfters auf. Purpura haemorrhagica, auch größere Hautblutungen gelten bei einem längerdauernden, schwereren Typhus immer als ernste Komplikation, doch bringt man auch solche Fälle durch. In den Nägeln treten als Folge der Ernährungsstörung weißliche Querriffe auf, auch Onychien und Paronychien kommen vor. Bekannt ist der starke Haarausfall im Typhus, der meist in wenigen Wochen durch einen sehr üppigen Haarwuchs ersetzt wird (Fig. 166).

Der Säuglingstyphus.

Erschwerte Diagnose.

Allgemein glaubt man an eine große Seltenheit des Säuglingstyphus, was wohl in der Schwierigkeit seiner Erkennung einen Haupt-

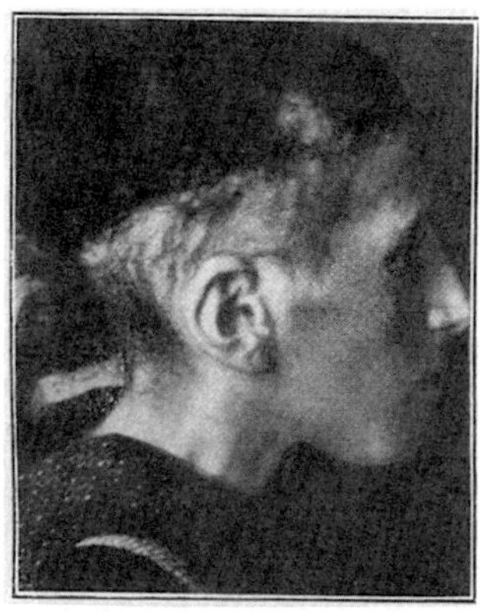

Fig. 166.
„Ich werde bald keine Haare mehr haben", klagte die 14-jährige Rekonvaleszentin.
(Photogr. Prof. Dr. *J. Langer.*)

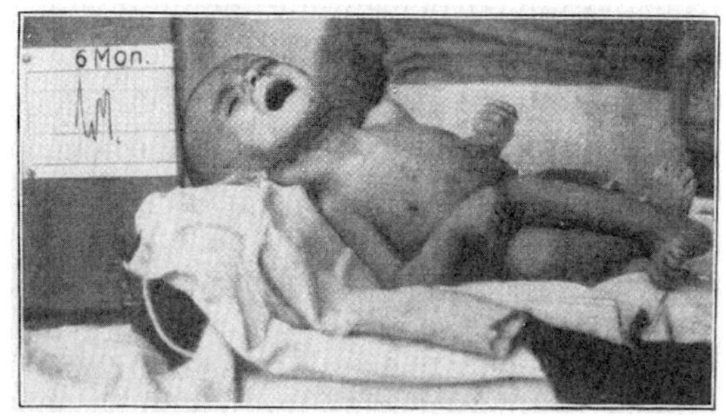

Fig. 167.
Der 6 Monate alte Säugling bot das klinische Bild einer akuten Gastroenteritis.
(Photogr. Prof. Dr. *J. Langer.*)

grund haben dürfte. So sind die klinischen Symptome oft nur in Bruchstücken vorhanden, das Fieber zeigt meist sehr bald starke Remissionen (Fig. 167), eklamptische Krämpfe und Meningismus, Schlafsucht und Schreianfälle, Erbrechen, Diarrhöen leiten ab, der Milztumor und die Roseolen fehlen. Auch die objektive Diagnose stößt auf Schwierigkeiten; so zeigt das Blutbild anhaltende Leukozytose, die Serumagglutination fällt lange negativ oder unterwertig aus; als sicherndes Verfahren gilt die Kultur aus Blut, Harn und Stuhl. Die Mortalität ist sehr hoch.

Am wertvollsten ist die Kultur.

Infektionsquellen:

Als Infektionsquellen sind festgestellt worden:

Angeboren.

Typhuserkrankung der Schwangeren; ihre tot- oder lebendgeborenen Kinder boten Reinkulturen des Typhusbazillus aus dem Blute [*Freund* und *Lewy*, *Ernst*, *Jehle* (39)].

Durch Stillung.

Typhuskranke Mütter übertragen durch ihre Milch und durch den Pflegekontakt die Krankheit [*Todorović* (40)].

Bei künstlicher Ernährung.

Bei künstlicher Ernährung kann eine infizierte Milch [*Pelfert* (42)], ein Dauerausscheider oder eine kranke Pflegerin die Infektion verursachen; als seltene Quelle wird infiziertes Badewasser angegeben.

Forderung: Stillverbot, räumliche Trennung.

Die frühere Annahme, daß die Brustdrüse der Frau nicht die Typhusbazillen, wohl aber die Schutzstoffe, die Agglutinine, durchlasse, ist durch neuere Untersuchungen widerlegt (40), so daß für typhuskranke Ammen ein absolutes Stillverbot und räumliche Trennung von Mutter und Kind gefordert werden muß, zumal die Milchsekretion in Kürze zurückgeht [*Genersich* (41)] und ein Übergang der Agglutinine von Mutter aufs Kind sowie ihre Resorption im Kinderdarme nicht erfolgt [*Wichels* (43)]. Säuglinge aus Typhusfamilien sind zu kontumazieren, da sie bei Abgabe in gesunde Familien die Krankheit verschleppen können [*Larsson* (44)].

Säuglings-Kontumazierung.

Diagnose und Differentialdiagnose.

Erstrebe Frühdiagnose!

Prinzipiell muß baldigste Diagnose des Typhus gefordert werden, da er schon in der Inkubationzeit als ansteckend gilt; bei der Frühdiagnose leiten: die anamnestisch erhaltenen Symptome der Inkubationszeit, Fieberanstieg, Bronchitis, die zittrige, belegte Zunge, der wachsende, weiche Milztumor, die positive Diazoreaktion, die Kultur aus dem Blute; letztere arbeitet in der 1. Woche oft mit 100% positiver Ergebnisse.

Diagnose in der 2. Woche.

In der 2. Woche findet sich die Kontinua des Fiebers, die stark belegte Zunge, die trockenen, rissigen, blutborkigen Lippen, die oft erbsensuppigen Stühle (doch ist auch hartnäckige Obstipation als Typhussymptom voll zu würdigen!), ferner Milztumor, Roseola, die lymphozytäre Leukopenie, die Serumagglutination, als deren untere positive Grenze die Verdünnung von 1:50 gilt. Der diagnostische Wert der Agglutination leidet dadurch, daß in etwa 10% der Typhen diese Reaktion ganz ausbleibt und in weiteren Fällen oft erst sehr spät eintritt. So wurde im Falle von *Hüne* und *Bulle* (45) bei einem klinisch und bakteriologisch sehr früh erkannten Typhus eines Geschwisterpaares die Agglutination erst am 30. bzw. am 60. Krankheitstage positiv. Zu beachten ist weiter die Tatsache, daß es bei Personen nach durchgemachtem Typhus durch Fieber verschiedenster Ätiologie zu erneuter Bildung und gesteigerter Ausschwemmung von Typhusagglutininen kommt, wodurch Fehldiagnosen entstehen können [*Fleckseder* (46)]. Spätdiagnosen des Typhus bei langdauernden, ungeklärten Fiebern ergeben sich aus dem Bilde des Status typhosus, der Kultur aus Stuhl und Harn, aus dem Rezidive oder aus einer der charakteristischen Komplikationen.

Versager bei der Agglutination.

Spätdiagnose.

Zur Technik der bakteriologischen und serologischen Untersuchungen.

Technik der bakterio-serologischen Untersuchungen.

Die Durchführung dieser Arbeiten muß berufenen Untersuchungs- und Krankenanstalten vorbehalten bleiben, Aufgabe der behandelnden Ärzte ist die einwandfreie Zusendung des Untersuchungsmateriales. Das Blut wird durch Venenpunktion (Fig. 168) entnommen, ist es auf diese Weise nicht möglich, dann empfiehlt es sich durch längeres Reiben der Fersenhaut mit Äther und nach dessen Verdunsten mittels einzelner oberflächlicher Hautschnitte das Blut zu gewinnen; die Blutentnahme muß unter möglichster Asepsis vorgenommen werden. Benötigt wird für solche Blutuntersuchungen eine Menge von 2—3—5 ccm; in dieser Richtung wird seitens der Einsender recht oft gefehlt. Das Blut läßt man direkt in das Röhrchen mit steriler Rindergalle eintropfen. Da die Galle ein guter Nährboden für den Typhusbazillus ist und zugleich die bakteriziden Kräfte des Blutes hemmt oder aufhebt,

Sende genügend Blut!

finden selbst wenige Typhusbazillen günstige Vermehrung nach Einstellen des beschickten Röhrchens durch 24—72 Stunden in den Brutofen, worauf eine Übertragung der Keime auf besondere Nährböden und schließlich mit diesen Reinkulturen ihre definitive Sicherung durch hochwertige spezifische Tiersera erfolgt. Etwa 2 ccm Blut werden in einem zweiten Röhrchen für die Serumuntersuchung auf Agglutinine aufgefangen. Es empfiehlt sich weiter zugleich einige Blutaufstriche auf Objektträger anzufertigen, die zur Zählung des Verhältnisses der weißen Blutkörperchen untereinander verwertet werden.

Zu keinem der Untersuchungsmaterialien (Blut, Stuhl, Harn, Eiter) darf ein Desinfektionsmittel zugesetzt werden!

Die für solche Untersuchungen benötigten Glasgefäße sind (oder sollten es sein!) in den Apotheken in postversandfähiger Packung zu haben.

Bei der Differentialdiagnose kommen vorwiegend folgende Krankheiten in Betracht:

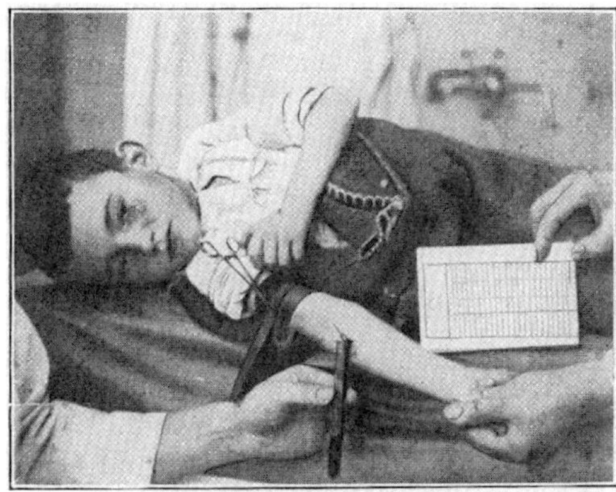

Fig. 168.
Durch Venenpunktion wird Blut in einer Eprouvette mit 5 ccm sterilisierter Rindergalle vermischt.
(Photogr. Prof. Dr. *J. Langer.*)

Die Paratyphen.

1. Die Paratyphen A und B; ihre exakte Diagnose ist nur durch bakterio-serologische Untersuchungen möglich. (Siehe das Kapitel Paratyphen.)

Die Appendizitis.

2. Die Appendizitis; an diese wird der Druckschmerz in der Ileozökalgegend bei Typhus denken lassen. Die klinischen Symptome müssen wohl abgewogen, auch muß per rectum untersucht werden. Entscheidend kann das Blutbild reden: bei Appendizitis Leukozytose, bei Abszeß eine Hyperleukozytose von 20000 und darüber, bei Perforationsperitonitis kann zwar eine Leukopenie bestehen, doch zeigt sie keine Zunahme der Lymphozyten.

Zentrale Pneumonie.

3. Für die oft mehrere Tage unklar bleibende zentrale Pneumonie spricht neben der Chlorarmut des Harns die Hyperleukozytose.

Die Miliartuberkulose.

4. Bei der Miliartuberkulose ist auf bestehende Stigmata der Tuberkulose zu achten: Familienanamnese, Narben nach Knochen- oder Lymphdrüseneiterungen, Tuberkulide der Haut, Röntgenbild der Lungen. Das Blutbild ist unverwertbar, verwertbarer sind die starken Morgenremissionen des Fiebers.

Meningitische und enzephalitische Prozesse.

5. Meningitische und enzephalitische Bilder erfordern neben den klinischen Symptomen Lumbalpunktion und exakte Liquoruntersuchung.

Septische Prozesse.

6. Septische Prozesse bieten hohes Fieber, Schüttelfröste, Temperaturstürze mit Schweißausbruch, Haut- und Netzhautblutungen, hämorrhagische Nephritis, Gelenksvereiterungen, verfallenes Gesicht, hohe Pulszahlen, paradoxe Euphorie. Im Blutbilde findet sich eine Zunahme der neutrophilen Polynukleären und Abnahme der Lymphozyten.

Das zur eventuellen kulturellen Untersuchung einzusendende Blut muß in der Menge von 5—10 ccm in sterilisierten Glasgefäßen aufgefangen und mit darin befindlichem, sterilisiertem Porzellanschrot defibriniert worden sein.

Zystitis u. Pyelitis.

7. Zystitis und Pyelitis, vorwiegend bei Mädchen, finden durch die mikroskopische und kulturelle Untersuchung des Harns ihre Diagnose.

Daß man im Einzelfalle mit erschwerter Diagnostizierbarkeit auch an die selteneren Krankheitsbilder der Lymphogranulomatose, Malaria, Trichinose zu denken verpflichtet ist, braucht keiner näheren Begründung.

Die Bang-Infektion.

9. Auf Grund von Beobachtungen der letzteren Jahre muß bei ungeklärt bleibendem, lang dauerndem Fieber die durch das *Bang*-Bakterium bedingte Infektion des Menschen in differentialdiagnostischer Richtung gewürdigt werden. (Siehe das Kapitel: Febris undulans Bang!)

Zu erwähnen ist hier noch das gleichzeitige Vorkommen von Typhus und einer anderen Infektionskrankheit; die Literatur enthält wenig diesbezügliche Mitteilungen. So berichtet *Ernst* (47) über einen Fall von Typhus und Meningitis cerebrospinalis, bestätigt durch die Sektion, *Piotrowski* (48) über 2 Fälle von Typhus und Scharlach, *Vischer* (58) über Typhus und Lues congenita bei einem 11 Wochen alten Kinde, die Typhusdiagnose erfolgte erst bei der Sektion. Die Möglichkeit des gleichzeitigen Vorkommens von Typhus und akuten infektiösen Exanthemen wurde bereits oben erwähnt. Gewiß gibt es noch andere Kombinationen.

Verlauf und Prognose.

Des unterschiedlichen Verlaufes des Typhus beim Kinde und Erwachsenen wurde schon mehrmals Erwähnung getan; Einfluß auf den Verlauf haben: die schwankende Virulenz des Erregers, die Art und Weise sowie auch die Massivität der Infektion, die individuelle konstitutionelle, sowie auch die in weiten Grenzen schwankende zeitliche Disposition, die sich durch die Höhe und Dauer des Fiebers als Abwehrbereitschaft äußert. Bei längerer Krankheitsdauer kommt noch die durch die Unterernährung bedingte Inanition sowie das Auftreten von Komplikationen in maßgebender Weise zur Auswirkung. Der Verlauf kann deshalb ein recht wechselvoller werden und das mahnt zur Vorsicht bei der Typhusprognose. Nichtsdestoweniger zeigt sich gerade bei Kindern bei oft schon recht hoffnungslosen Fällen ganz unerwartet die Wendung zur Besserung.

Pflege, Ernährung und medikamentöse Therapie.

An dem guten Ausgange eines Typhus hat nach *Griesinger* die Pflegerin das gleiche Verdienst wie der Arzt.

Aufgaben der Pflegerin.

Der Pflegerin obliegt zunächst die ständige Bewachung des Kranken, da auch typhuskranke Kinder sich aus Bett und Zimmer entfernen und schwer schädigen können.

In der Privatpflege stehe das Bett in einem lichten, geräumigen Zimmer auf einer Linoleumunterlage, es sei leicht zugänglich und habe Matratzen und Gummistoff-Einlagen! Die Pflegerin trägt ein waschbares Oberkleid — Ärmelschürze oder Mantel — und stülpt bei besonderen Manipulationen, z. B. beim Reinigen eines mit Stuhl besudelten Kranken oder bei der Defäkation desselben die durch Einlegen in Sublimatlösung schnell desinfizierbaren Steckärmel aus Billroth-Batist über die Vorderarme (Fig. 169). Die Pflegerin ist streng verpflichtet, nach jedem Kontakte mit dem Kranken sich die Hände zu desinfizieren; dies erfolgt nach *Flügge* so, daß die Hände zunächst in einer Desinfektionsflüssigkeit gerieben und darauf mit Seife und Bürste gereinigt werden; es wird hiermit der Zweck verfolgt, die bei umgekehrter Waschfolge ermöglichte Abgabe virulenter Typhuskeime in die Außenwelt mit dem Waschwasser zu verhindern.

Händedesinfektion nach *Flügge.*

Die laufende Desinfektion.

Eine wichtige Aufgabe ist die rationelle laufende Desinfektion: Stuhl, Harn, Sputum werden zu gleichen Teilen mit frisch hergestellter Kalkmilch vermischt und durch mindestens 3 Stunden stehen gelassen, die Leib- und Bettwäsche, Taschentücher werden durch 3 Stunden in 3%iger Lysollösung eingeweicht, das Badewasser wird durch Zusatz einer starken Lösung von Kali hypermangan. desinfiziert. Im Krankenzimmer dürfen keine Fliegen geduldet werden!

Verhüte Dekubitus!

Die vom Dekubitus am meisten bedrohten Stellen wie Nates, Schultern, Fersen, Ellbogen sind bei der Umlagerung des Kranken täglich zu besichtigen und bei vorgefundener Rötung mit alkoholischen Flüssigkeiten zu waschen, auch ist täglich mehrmals eine Umlagerung des Kranken, eventuell eine Lagerung auf Luft- oder Wasserkissen vorzunehmen.

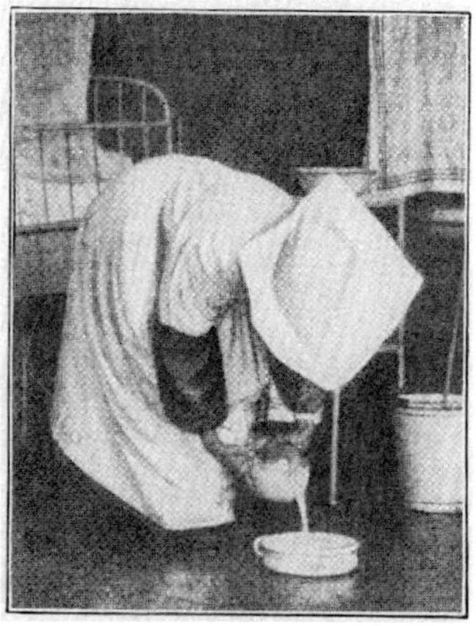

Die Mundpflege.

Besondere Sorgfalt erfordert auch die Mundpflege; hier kommen täglich mehrmalige Mundspülungen mit milden Mundwässern in Betracht, die rissigen Lippen werden mit 2%iger Lapislösung betupft und später eingefettet; die Zunge ist täglich durch Abwischen zu reinigen, eingetrocknete Rachensekrete sind durch Auswischen mit Läppchen umwickeltem Finger oder Stieltupfern zu entfernen.

Fig. 169.
Schwester mit „Steckärmeln“ am Überkleid, Kalkmilch vor der Stuhlentleerung in die Leibschüssel gießend.
(Photogr. Prof. Dr. *J. Langer*.)

Aufgaben der Ernährung.

Besondere Beachtung verdient die Ernährung, da Fieber, Intoxikation und Unterernährung zu starker Abmagerung und Inanition führen (Fig. 170 und 171). Wie bei anderen Infektionskrankheiten fordert man auch beim Typhus heute eine ausgiebigere Ernährung (*Fr. Müller, Schottmüller, E. Romberg, Vogt, Kissel, Umikoff* u. a.); letztere beiden stellten Vergleichsserien an typhuskranken Kindern mit verschiedener Ernährung an und befürworten eine aus-

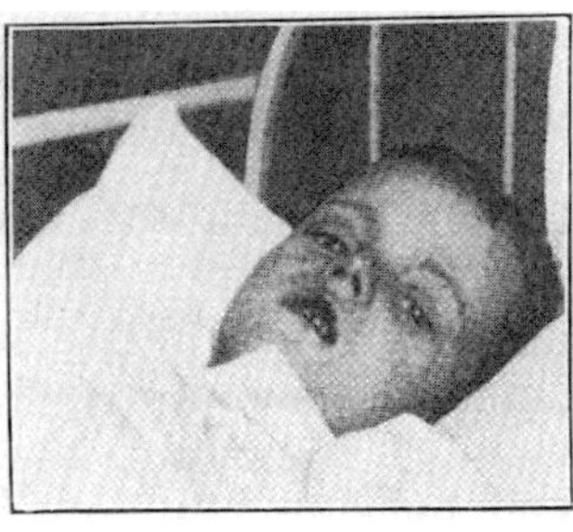

Fig. 170.
Das „dicke“ Gesichtchen bei Beginn des Typhus.
(Photogr. Prof. Dr. *J. Langer*.)

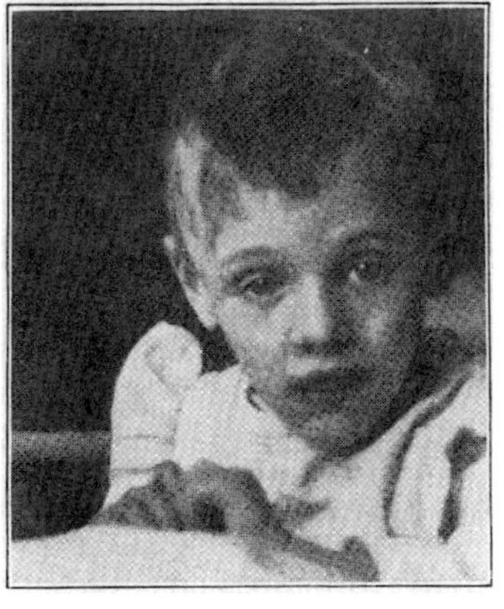

Fig. 171.
Das „spitze“ Gesicht des Typhusgenesenden.
(Photogr. Prof. Dr. *J. Langer*.)

giebigere Ernährung der Typhuskranken als bisher. Diese Forderung ist leider bei einem großen Teile solcher Kranker undurchführbar, da man sich oft mit einer Zwangsernährung durch löffelweises Angebot, durch Zufuhr mittelst Magensonde oder Klysma begnügen muß. Die Nahrung soll schlackenarm sein; hierzu dienen: stark gesüßte Vollmilch, eventuell mit Rahmzusatz, Milch mit verquirltem Eidotter, Suppen mit zerstoßenem Zwieback oder Brotrinde unter Zusatz von Somatose, Nutrose und ähnlichen Präparaten, ferner Milchkaffee, Tee mit Sahne. Als Getränke dienen reines Brunnenwasser, kalter Tee, hausgemachte Limonaden, verdünnte Fruchtsäfte. Alkoholika sind ganz entbehrlich. Bei subkutaner Flüssigkeitszufuhr verwendet man Normosol oder Ringerlösung.

Gelatine.

Die Gelatine kann als Styptikum als *Merck*sche sterilisierte Lösung subkutan oder als Nährmittel durch Einkochen von Gelatineblättern in Suppen oder Milch bzw. als Gelatine-Aspik mit Fruchtsaftzusätzen verabreicht werden.

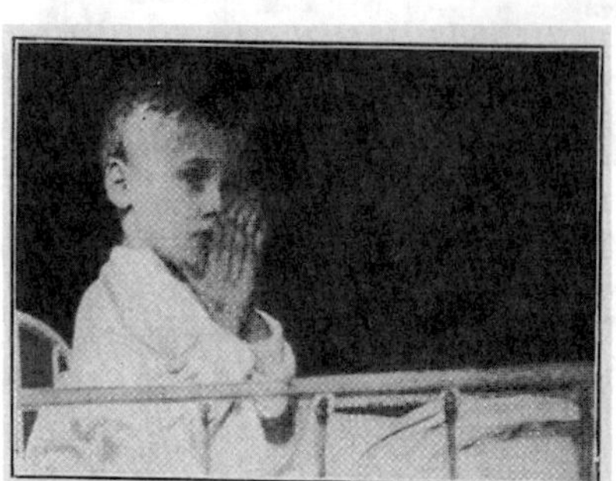

Fig. 172.
„Mehlspeis, bitte Mehlspeis!"
Dieser Patient verlangte ständig nach Nahrung trotz reichlich bemessener Zufuhr in den einzelnen Mahlzeiten.
(Photogr. Prof. Dr. *J. Langer*.)

Nährmittel und Getränke sollen den Typhuskranken mit freiem Sensorium nach Wunsch und Geschmack angepaßt werden!

Cave Überfütterung!

Unter den Typhusrekonvaleszenten gibt es hie und da solche mit einem unheimlichen, fast unstillbaren Hunger, (Fig. 172) dessen Befriedigung immer eine individualisierende Beachtung verlangt. Die Gefahr zu verhungern ist gewiß geringer als die, durch ein übermäßiges Nahrungsangebot zu schaden!

Die Hydrotherapie.

In der ärztlichen Behandlung steht an erster Stelle die Hydrotherapie in Form von Waschungen, Packungen und Bädern; sie erfolgen weniger, um das Fieber herabzusetzen als vielmehr um Atmung und Nervensystem anzuregen.

Mehrmalige tägliche Teil- oder Ganzwaschungen des Körpers mit einem feuchten Schwamme, mehrmalige tägliche Stamm- oder Ganzpackungen lassen sich überall durchführen. Ist eine Bäderbehandlung möglich, dann erweist sie sich als sehr vorteilhaft, doch kommt sie vorwiegend nur für schwerere Fälle in Betracht, ganz besonders bei ausgeprägtem Status typhosus. Die Temperatur des Wassers betrage 35° C, die Badedauer 5—10—15 Min.; hierauf erfolge eine Begießung der Brust und des Rückens mit je 2 l eines 5—10° niedriger temperierten Wassers und dann Einpackung in feuchte und trockene Leintücher. Vor dem Bade wird ein warmer Tee, nach dem Bade Nahrung gereicht. Das Bad kann 2—3mal täglich gegeben werden, wenn es dem Kranken gut bekommt und nicht etwa Zyanose, kalte Extremitäten, allgemeine Schwäche auftreten. In diesem Falle unterbleibt das Baden ebenso, wie wenn von vornherein Kontraindikationen gegen das Baden, wie Darmblutung, Darmperforation, Peritonitis, Pleuritis, Nephritis, Thrombose bestehen.

Hansen Thorwald (49) empfiehlt auf Grund experimenteller Tierversuche das allgemeine Lichtbad, das auch beim Menschen die Agglutininbildung anregen soll und heute mittelst der transportablen kleinen Quarzlampen Hanau leicht möglich ist.

Die medikamentöse Therapie.

Die medikamentöse Therapie ist rein symptomatisch; beliebt sind im Anfange Abführmittel, Tierkohle, gegen die anhaltende Obstipation werden Glyzerinzäpfchen oder Einläufe, bei stärkeren Diarrhöen neben Schleimsuppen Tannalbin, Tannigen, Tannismut angewendet. Antipyretika werden nur in kleinen Dosen zur Milderung von

Kopfschmerzen gereicht, wenn diese auf kalte Umschläge nicht weichen; größere Dosen derselben führen leicht zu Kollapsen. Beliebt sind Pyramidon, Antipyrin, Phenacetin, Aspirin. Bei stärkerer Unruhe und Schlaflosigkeit gibt man Sedobrol, Bromida, Bromural, Adamon, Adalin, Luminal in dem Alter entsprechenden, besser wohl immer in kleineren Dosen. Als Herzmittel dienen bei plötzlicher Herzschwäche Kardiazol, Hexeton, Koramin, Kampheröl, Koffein, Digitalispräparate. Bei Darmblutung kühle Umschläge aufs Abdomen, subkutane Injektion von Ringerlösung, Normosallösung oder 10%iger steriler Gelatinelösung von *Merck*. *Schottmüller*[50]) empfiehlt Blut-Injektionen von Rekonvaleszenten, die 3 bis 4 Wochen entfiebert sind. Bei Darmperforation wird der Diagnose bald die Operation folgen müssen, wenn auch beim Verdachte auf sie zunächst zu kalten Umschlägen, Eisbeutel und Opium gegriffen werden muß.

Die Komplikationen verlangen ihre einschlägige Behandlung.

Kausale Therapien.

Die kausale Serumtherapie (Chantemesse) und andere ähnliche Heilversuche (*Jez*sches Typhusmittel) vermochten sich nicht zu behaupten; auch hat bis heute die Vakzinetherapie keine größere Erprobung an deutschen Kinderkliniken gefunden, obwohl *Schwarzach* (51) (Rußland) gute Resultate mit dem Vakzin nach *Kolle-Pfeifer* erzielte und besonders italienische Ärzte den Typhusschutzstoff nach *Caronia-Di Cristina* loben.

Bakterizide Therapien.

Andere Ziele der Typhustherapie galten der Abtötung der Typhusbazillen durch tägliche intravenöse Injektion von 2½—5 ccm einer 40%igen Urotropinlösung [*Krusche-Stefanja* (52)], von Chinosollösung, weiter von Neosalvarsan; sie fanden keine besondere Nachahmung. Warm empfohlen werden von einzelnen Autoren die subkutanen Injektionen von Kollargol, Elektrargol, Albumosen [*Lüdke* (53)], Caseosan [*P. Becker* (54)]; ihr Ziel liegt in der Einwirkung auf das hämatopoetische System zur Umstimmung des Blutbildes, bzw. in der Protoplasmaaktivierung.

Reiztherapie.

Rekonvaleszenz und Entlassung.

Die Erholung der rekonvaleszenten Kinder erfolgt meist sehr bald; nach 2—3 wöchiger Fieberfreiheit läßt man sie zunächst für Stunden und allmählich für länger das Bett verlassen.

Nach dreimaliger negativer Stuhl- und Urinuntersuchung erfolgt ihre Entlassung; der Wert dieser Untersuchung ist zwar kein absolut verläßlicher, doch erlebten wir bisher keine Heimkehrfälle. Nach Genesung des Kranken erfolgt eine Schlußdesinfektion der Wohnung. Die vereinzelt vorkommende Bazillurie schwindet meist nach mehrtägiger Darreichung von Urotropin in Tagesdosen von 1—2—3 g; einmal trat hierbei Hämaturie auf, die mit dem Weglassen des Medikamentes und unter Verabreichung von Speisesoda in wenigen Tagen schwand. Entkeimungsversuche bei Dauerausscheidern vorzunehmen, bot sich bisher uns keine Gelegenheit.

Prophylaxe.

Staatliche, städtische und individuelle Prophylaxe.

Bei den Kulturvölkern ist die Typhusbekämpfung Aufgabe des Staates; die Städte können durch Kanalisation, Zuleitung eines einwandfreien Trinkwassers und Lebensmittelhygiene das epidemische Auftreten des Typhus verhüten. Hier sollen bloß die Maßnahmen zur Verhütung einer Weiterverbreitung vom Kranken innerhalb oder außerhalb seiner Familie besprochen werden. Als Infektionskrankheit ist der Kranke mit Typhus, bzw. schon mit Typhusverdacht anzeigepflichtig und dadurch tritt der Erkrankte und seine Familie zugleich unter staatliche Kontrolle seitens des Amtsarztes. Die Entscheidung für häusliche oder Anstaltsbehandlung ist zunächst abhängig von den Berufs- und Wohnungsverhältnissen; die Abgabe des Kindes in eine Krankenanstalt wird gesetzlich verlangt, wenn die Eltern in der Lebensmittelbranche (Greißlerei, Molkerei, Milchhandel, Bäckerei, Fleischerei oder ähnlichen

Ty ist anzeigepflichtig!

Gründe zur Abgabe des Kranken in eine Anstalt.

Betrieben) tätig sind und eine dauernde und effektive Isolierung des Kranken von den Eltern nicht durchführbar ist. Die Spitalabgabe liegt weiter im Interesse des Kranken, wenn die Pflegeverhältnisse minder gute sind und keine Gewähr für die Verhütung von Neuinfektionen in der Familie und nach außenhin bieten. Bei familiärer Pflege sind die Laienpflegerin und die Angehörigen über die Art und Weise der Ansteckung, über deren Verhütbarkeit durch eine sorgfältige, laufende Desinfektion aufzuklären und eventuell ist ein Merkblatt über die Typhuspflege zu überreichen. Durch Befragen und Kontrolle hat sich der Arzt immer wieder von der Durchführung seiner Anordnungen zu überzeugen. Krankenbesuche sind tunlichst einzuschränken, Kindern ganz zu verbieten, das Händereichen oder gar das Küssen des Kranken hat zu unterbleiben. Für Arzt und unabweisbare Besucher sollen (weiße) Mäntel zur Verfügung stehen, nach dem Besuche muß außerhalb des Krankenzimmers Gelegenheit zur Desinfektion der Hände gegeben sein.

Aufgaben bei familiärer Pflege.

Ty-Verschleppung durch gesunde Kinder aus Ty-Familien.

Da Kinder aus Typhusfamilien öfters die Krankheit in andere Familien verschleppten (*Romler* (55), *Oberdorfer*), empfiehlt sich ihre Kontumazierung vor ihrer Unterbringung bei gesunden Verwandten. Als Infektionsquellen von Typhus in Waisenhäusern, Internaten oder ähnlichen Kindergemeinschaften wurden teils neu aufgenommene Arbeits- oder Berufspersonen (*Brückner* (56), *Bernhuber* (57)), teils Lebensmittel festgestellt. Die Dauerausscheider von Typhusbazillen stehen seit *R. Kochs* Forderung (1903) im Mittelpunkte der Beachtung seitens der Sanitätsbehörden wie auch der wissenschaftlichen Forschung. Erstere suchen durch persönliche Belehrung mit Wort und Merkblatt auf gütlichem Wege ihre willige Mitarbeit zur Verhütung der Typhusverbreitung zu gewinnen, einzelne Staaten erließen Verbote der Anstellung solcher Dauerausscheider in Speisehäusern, Küchen, in Betrieben mit Nahrungsmitteln, so ganz besonders in Molkereien und Milchgeschäften, weiter als Melker und in ähnlichen Berufen. Erwägt man, daß solche Dauerausscheidungen 25—50 Jahre nach Typhus bestehen können (*Jundell, Rosenthal*), so versteht man, daß die Feststellung eines Dauerausscheiders eine große Einschränkung seiner persönlichen Freiheit bedeutet und daß mit der Zunahme ihrer Zahl für den Staat eine Rechtsfrage von weittragender Bedeutung aufgeworfen wird.

Die Frage der Dauerausscheider.

Die Einschränkung der persönlichen Freiheit der Dauerausscheider ist eine Rechtsfrage.

Die Entkeimungsverfahren versagen bisher.

Trotz reichlicher Versuche entbehrt bis heute die Wissenschaft leider jedes garantierbaren Erfolges in der Entkeimung der Dauerausscheider (*Stertenbrink* (60), *Krause* (61)).

Die Erfolge der aktiven Immunisierung sind fraglich!

Das Problem der aktiven Immunisierung gegen Typhus wurde im Weltkriege in großem Maßstabe angegangen; die Meinungen über die Erfolge sind geteilt, die Ratschläge widersprechen einander. So empfiehlt *Schembur* (62) bei Epidemien die Bevölkerung durchzuimpfen; wenn auch diese Impfungen keinen absoluten Schutz verleihen, so gestalten sie den Verlauf kürzer, milder und setzen die Mortalität herab. Nach *Jürgens* (63) hingegen können solche Schutzimpfungen den mit dem Infekte im Gleichgewichte stehenden Körper typhuskrank machen. *Stroebe* (64) warnt geradezu vor solchen Impfungen bei einer Epidemie, wenn das Vorliegen eines latenten Infektes, zu dem auch die Inkubationszeit zu rechnen ist, nicht ausgeschlossen werden kann, da eine solche Schutzimpfung eine typhöse Erkrankung auslösen und einen ungünstigen Verlauf haben kann. *Stroebe* nennt einen solchen Typhus einen „Provokationstyphus“. *W. Spät* (65) verzeichnete nach solchen Schutzimpfungen die auffallend hohe Mortalität von 20%. Man erklärt dies mit der Annahme, daß die durch die injizierten Bakterien erzeugten Bakteriolysine große Mengen von Endotoxinen der Typhusbazillen freimachen, wodurch die toxische Komponente der Krankheit wesentlich gesteigert wird.

Warnung vor aktiver Immunisierung bei Epidemien!

B. Die Paratyphen[1]).

Geschichtliches.

Seit der Mitteilung ihres ersten Falles von Infektion paratyphoidique durch *Achard* und *Bensaude* (1896) ist über den Paratyphus eine reiche kasuistische Literatur erschienen, aus der hervorgeht, daß diese Krankheit bei Neugeborenen, Säugling-

[1]) Lat.: Paratyphus. Franz.: fièvre paratyphoide. Engl.: Paratyphoid fevre. Span.: paratifus. Ital.: paratifo.

gen, Klein- und Schulkindern, wie auch bei Erwachsenen sowohl in Einzelerkrankungen wie auch in epidemischer Häufung vorkommt. Die Entdecker stellten ihren Erreger zwischen den *Ebert*schen Bazillus und die Koligruppe. Heute werden der von *Kayser*, *Brion* entdeckte Paratyphusbazillus A, sowie der von *Schottmüller* entdeckte Paratyphusbazillus B als die Haupterreger der Krankheit angesehen. Aber auch anderen Keimen wird eine gleiche ätiologische Rolle zugesprochen, so dem Bact. enteritidis *Gärtner*, dem Bakt. ent. Breslau, Greifswald, Gent und anderer Orte, dem Bakt. paratyph. (β) *Weil* (Bakt. suipestifer *Voldagsen*). Aus der sehr eingehenden Abhandlung von *Uhlenhuth* und *Seiffert* geht hervor, daß das Paratyphusproblem in bakteriologischer Richtung bis heute als noch unabgeschlossen weiterer Bearbeitungen bedarf. Fest steht, daß die A-Infektionen in Mitteleuropa viel seltener vorkommen als die B-Infektionen, daß diese beiden Keime sich nicht ubiquitär finden und daß einzelne der obigen Bakterien nur eine geringe, vielleicht überhaupt keine kontagiöse Infektiosität besitzen.

Es gibt mehrere Erreger der Paratyphen.

Epidemiologie und Ätiologie.

Als Infektionsquellen werden angegeben: Wasser, Eis, Fruchteis, Milch, Sahne, Reste aufgehobener Bohnen- und Erdäpfel-Salate, Fische, Würste, Fleisch; letzteres stammte entweder von kranken Tieren oder wurde bei seiner Einkellerung durch Ratten und Mäuse infiziert, die, wie viele unserer Haustiere, Dauerträger obiger Bakterien sind. Ein derartig infiziertes Fleisch braucht sich weder durch Geruch noch Verfärbung zu verraten, sein Genuß im rohen oder halbrohen Zustande erleichtert die Infektion. Pökeln, Räuchern, ja selbst Kochen oder Braten behebt die Gefährlichkeit eines solchen Fleisches nicht, da wohl die Erreger, nicht aber ihre Toxine zerstört werden. In solchen Fällen bleibt es bei Einzel- oder Gruppenerkrankungen ohne weitere Nachinfektionen durch Kontaktübertragungen bei der Pflege usw. (*Gärtner*, *Uhlenhuth*).

Infektionsquellen sind meist Nahrungsmittel.

Es liegt eine große casuistische Literatur vor. Als Epidemien von Paratyphus bei Kindern in den letzten Jahren seien hier kurz erwähnt: *H. Huntington* berichtet über 60 Fälle, die nach dem Genusse einer Vorzugsmilch aus einem Einzelgehöfte erkrankten, dessen Melker als Dauerausscheider erkannt wurde. *Goebel* beschreibt eine Häufung von Paratyphus bei sieben Säuglingen, deren gemeinsame Infektion auf einen bakteriell verunreinigten Reisschleim zurückgeführt wurde. Über eine eigenartige Paratyphusepidemie bei Säuglingen und Kleinkindern in Königsberg berichten *Cappeller*, *Lehmann*.

Epidemien der letzten Jahre.

Eine Hausepidemie mit 13 Fällen von Paratyphus B im Kaiserin-Augusta-Viktoria-Haus teilt *W. Schmidt* mit; der Verlauf war ein milder. Als positiv gilt nach diesem Autor die Agglutination in der Serumverdünnung von 1 : 50. Die Infektionsquelle blieb unerkannt, verdächtigt wird das damalige Auslegen von Mäusetyphusbazillen zur Bekämpfung von Hausmäusen oder die Übertragung durch Pflegepersonen.

Krankheitsformen.

Unter Bewertung der stärker hervortretenden klinischen Symptome pflegt man bei den Kinder-Paratyphen folgende 4 Typen zu unterscheiden:

Das klinisch mehrgestaltige Bild.

1. Die typhöse Form (von *Schottmüller* Paratyphus abdominalis genannt) mit den Symptomen: Starke Beteiligung des Nervensystems (Eklampsie, Delirien, Meningismus, Meningitis), Milztumor, oft reichliche Roseolen, (Siehe Fig. 160 bei Ty abdom) Diarrhöen; das Fieber beginnt meist ganz plötzlich, oft treten schon nach wenigen Tagen starke Remissionen auf.

2. Die gastroenteritische Form mit den Symptomen der fieberhaften Gastroenteritis: Fieber, Erbrechen, Durchfälle, Bauchschmerzen, schneller Verfall.

3. Die dysenterische Form mit Überwiegen der Zeichen einer Erkrankung des Dickdarmes: Fieber, schleimige bis blutig eitrige, zahlreiche,

kleinmengige, unter Tenesmen erfolgende Entleerungen, auffallend schneller Verfall.

4. Die Paratyphus-Sepsis der Neugeborenen als diaplazentar erworbene Infektion.

Diagnose nur bakterio-serologisch möglich.

Diese Gruppierung verfolgt wohl vorwiegend den Zweck, den Arzt bei diesen im Kindesalter häufig vorkommenden Krankheitsbildern auf die Möglichkeit des Vorliegens einer spezifischen, d. h. paratyphösen Ätiologie hinzuleiten und die bakterio-serologische Untersuchung zu veranlassen. Denn nur diese vermag die richtige Diagnose zu stellen.

Eitrige Komplikationen sind auf Paratyphus verdächtig.

Je früher bei solchen Erkrankungen eitrige Komplikationen auftreten, wie Meningitis suppurativa, Parotitis, Muskelabszesse, Arthritiden, Thyreoiditis, Orchitis, Leberabszesse, um so wahrscheinlicher liegt ein Paratyphus vor. So publiziert *Franz* 2 Fälle einer banalen Otitis media, die durch die serologische Untersuchung als Paratyphuskomplikation erkannt werden konnte.

Der pathologisch-anatomische Befund wechselt je nach dem vorhergegangenen klinischen Bilde.

Die sichere Diagnose bleibt der bakterio-serologischen Untersuchung vorbehalten. Bezüglich Prognose und Prophylaxe gilt das beim Abdominaltyphus Angegebene. Die Therapie ist symptomatisch, Pflege, Ernährung und Medikamente wechseln je nach den Forderungen des Einzelfalles.

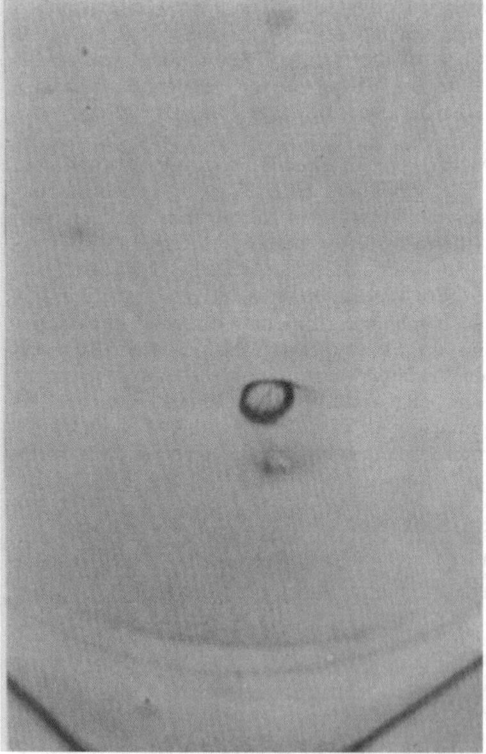

Fig. 173.
Roseolen bei Bangscher Infektion im Kindesalter. Unter dem Nabel eine nekrotisierte Roseole.
(Düsseldorfer Infektionsklinik Professor *Schloßmann*.)

C. Das Bang-Fieber[1]).

Bang-Infektionen beim Menschen.

Das vom Dänen *B. Bang* (1896) als Ursache des seuchenhaften Abortus bei Kühen endeckte Bakterium wurde in den letzten Jahren wiederholt auch als Erreger menschlicher Erkrankungen festgestellt; dem ersten diesbezüglichen Falle von *Keefer* (1924) folgten in den Jahren 1927/28 die Mitteilungen über gehäuftere Fälle von *Kristensen* (Dänemark), *Carpenter* (New York), *Prausnitz* (Breslau), *Habs*, *Weigmann* (Kiel).

Bei Kindern.

Die Äußerung *Prausnitz*, daß bisher bei Kindern merkwürdigerweise noch keine solche Erkrankung beobachtet wurde, ist heute nicht mehr stichhaltig; über Bang-Fieber bei Kindern berichten: *Fleischmann* und *Raddatz* bei einem 10jährigen Knaben; *Kohlbry* (Amerika) bei einem 1jährigen Kinde, *Hottinger* (Düsseldorf) bei einem 4¾- und 9jährigen Kinde. Der erstere bot dysenterische Symptome und ein auffallend stark und groß entwickeltes Roseola-

[1]) Lat.: Febris undulans humana. Engl.: Undulant fever. Franz.: Fièvre ondulante. Ital.: Febre undulante. Span.: Fiebre undulante.

Exanthem, der zweite Fall verlief als Keuchhusten mit hohem Fieber, zu dem sich ein Ikterus gesellte.

Als Krankheitssymptome beim Menschen werden angegeben: Oft einleitende Angina, lang anhaltendes, undulierendes Fieber mit oft recht hohen Zacken, Erytheme der Haut, vesikulöses Exanthem im Munde, Gelenks- und neuritische Schmerzen, Nasen- und Darmblutung, Leber- und Milzschwellung, dabei meist relatives Wohlbefinden, Mortalität sehr gering. Bei den bisher nur spärlich vorliegenden Sektionen konnte Endo- und Myokarditis nachgewiesen werden. Bei 3 Frauen auf einem pommerischen Gute mit verseuchtem Viehstande kam es zu Abortus. Die Amerikanerin *Evans* hat bereits 1918 auf die Ähnlichkeit des Bakterium Bang mit dem Bakterium mellitense, dem Erreger des Maltafiebers hingewiesen, das durch den Rohgenuß von Ziegenmilch erworben wird (*Zammit*), von Mensch zu Mensch aber nur sehr selten übertragen wird. *Evans* vereinigte diese beiden Erreger mit noch 3 anderen zu einer Gruppe, die sie Brucella benannte.

Die klinischen Symptome bieten nichts charakteristisches.

Wie aus der mir zugänglichen Literatur hervorgeht, kann die exakte Diagnose niemals aus den klinischen Symptomen, sondern immer nur aus dem Blutbilde mit lymphozytärer Leukopenie und mittelst der Serumagglutination gemacht werden. Es erscheint deshalb notwendig, daß unsere Untersuchungsanstalten bei allen für Typhus- und Paratyphusuntersuchungen einlaufenden Seris die Agglutinationsproben auch auf die Ätiologie mit Bangbakterium vornehmen. Der Agglutinationstiter erreicht oft auffallend hohe Grade: 1 : 2000 bis 5000, ja 20 000! Agglutination in der Verdünnung von 1 : 50 gilt als nicht beweisend *(Prausnitz)*. Die Kultur des Erregers ergibt nur selten ein positives Resultat.

Therapie.

Die Therapie ist eine symptomatische, empfohlen werden weiter Salizylate, Neosalvarsan und die arteigene Vakzinetherapie *(Habs)*.

Prophylaktische Maßnahmen.

Die Prophylaxe für Kinder wird in ihrer Fernhaltung von verseuchten Stallungen sowie im Allgemeingebote des Genusses von nur gekochter Milch bestehen; da sich die Bangbakterien in Milch und Sahne bei 8^0 bis zu 10 Tagen, in Butter bis zu 4 Monaten lebensfähig erhalten *(Boak* und *Carpenter)*, andererseits aber schon $\frac{1}{2}$stündiges Pasteurisieren sie abtötet, wäre die Pasteurisierung der Marktmilch und die Herstellung von Milchprodukten wie Butter, Käse, Sauermilcharten nur aus pasteurisierter Milch gesetzlich zu verlangen. Im Düsseldorfer Falle wird Käse als Infektionsquelle angenommen.

D. Die infektiösen Ikterusformen.

Ikterus ist immer nur ein Symptom.

Der Ikterus als Übertritt des Gallenfarbstoffes (Bilirubin und Urobilin) in die Gewebe mit bald darauf einsetzender Ausscheidung durch die Nieren, hat in den beiden Krankheitsbildern, dem Morbus Weili und dem epidemischen katarrhalischen Ikterus eine gewisse klinische Selbständigkeit erworben, obzwar er auch bei beiden nur ein Symptom darstellt, das in einem oft recht hohen Prozentsatze vollständig fehlen kann, für welche die Verlegenheitsbezeichnung Icterus sine ictero geprägt wurde; an Stelle der Bezeichnung Ict. infect. epidem. wird heute besser die Bezeichnung Hepatitis infectiosa epidem. gebraucht, mag Ikterus dasein oder fehlen.

a) Die Weilsche Krankheit (Der Spirochäten-Ikterus)[1].

Begriffsbestimmung und Krankheitsbild.

Sehr seltene Krankheit der Kinder.

Das von *Weil* (1886) als erstem beschriebene, vorwiegend bei jungen männlichen Personen vorkommende Krankheitsbild scheint den Kinderärzten nicht oder doch äußerst selten entgegenzutreten; als Weilsche Fälle werden heute nur mehr diejenigen angesprochen werden können, bei denen eine exakte, ätiologische Diagnose gemacht wurde. Solche vermisse ich in der mir zugänglichen pädiatrischen Literatur der letzten 15 Jahre, eigene Beobachtungen mangeln mir bisher, so daß ich hier ganz aus fremden Quellen schöpfen muß.

[1]) Lat.: Icterus infectiosus Weil. Franz.: Ictère infectieux de Weil. Engl.: Weils disease. Ital.: Malattia di Weil. Span.: Enfermedad di Weil.

Klinische Symptome.

Als klinische Symptome sind angegeben: Meist plötzlicher Beginn mit Schüttelfrost, gefolgt von verschieden hohem Fieber, (Fig. 74 u. 75) schweres Krankheitsgefühl mit Muskel-, Gelenks- und besonders starken Wadenschmerzen, Kopfschmerzen, Schwindel, oft Delirien, Schlaflosig-

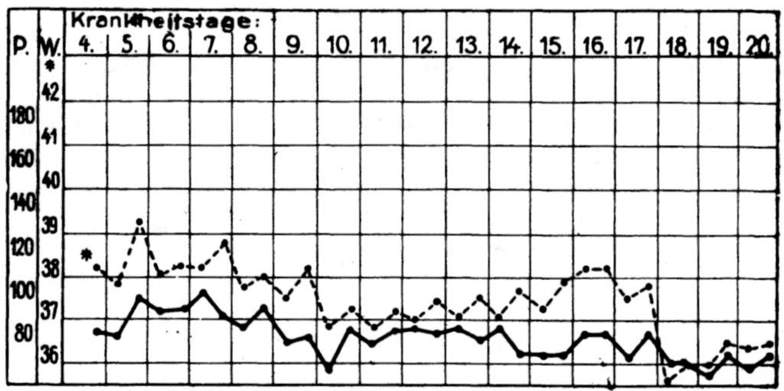

Fig. 174.
Fieber bei Weilscher Krankheit.
(Nach *Uhlenhuth* u. *Fromme*.)

keit, Erbrechen, stark belegte Zunge, Stühle meist diarrhöisch, acholisch oder hypocholisch, oft auch blutig, Milz- und (meist auch) Leberschwellung, verschieden starker Ikterus, eiweiß- und bluthaltiger Harn, Haut- und Schleimhautblutungen, oft Herpes. Dauer dieser Erscheinungen meist

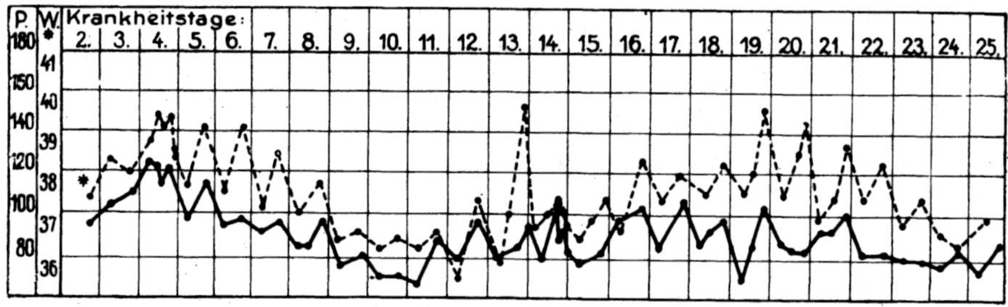

Fig. 175.
Fieber bei Weilscher Krankheit.
(Nach *Uhlenhuth* u. *Fromme*.)

eine Woche, dann lytische Entfieberung, in einzelnen Fällen Wiederholung mit verkürzten Fieberanfällen, meist baldige, doch auch sich hinschleppende Rekonvaleszenz, Exitus selten.

Abortive Fälle.

Neben solchen mit mehr oder weniger voller Ausprägung dieser Symptome verlaufenden klinischen Bildern finden sich andere mit mehr abortivem Verlaufe, die kurzfristigen Spirochätenfieber. Es wird mitgeteilt, daß ein Hauptsymptom, der Ikterus, beim tropischen Morbus Weili sich nur in 17% fand (zitiert nach *Baermann* und *Zuelzer*) und auch bei europäischen Fällen in 30—40% vermißt wurde (ebenda angegeben: *Hauck*, *Ryle* und *Tyler*).

Ätiologie.

Ätiologie.

Die Ätiologie der Krankheit ist heute durch die Entdeckung des Erregers durch *Uhlenhuth* und *Fromme* sowie durch den Japaner *Inada* und Mitarbeiter geklärt; sie fanden gleichzeitig und unabhängig voneinander eine Spirochäte, die sie

Spirochaeta icterogenes *(Uhlenhuth)* oder Spirochaeta icterohaemorrhagica *(Inada)* nannten. Sie findet sich in den ersten Krankheitstagen im Blute und wird durch den Harn und das Konjunktivalsekret ausgeschieden.

Der Infektionskreis ist: Wasser, Ratte, Mensch.

Der Infektionskreis wird wahrscheinlich durch Wasser, Ratte, Wasser, Mensch in der Weise geschlossen, daß Wasserspirochäten durch Tierpassage eine Menschenpathogenität erwerben und daß das Baden in infiziertem Wasser weniger durch perorale Aufnahme als vielmehr durch die Haut (verletzte oder unverletzte) die Infektion herbeiführt.

Die Tropen bieten an und für sich, wie besonders das tägliche oftmalige Baden, günstige Bedingungen zur Infektion, auch tritt bei uns in Europa die Weilsche Krankheit vorwiegend im Hochsommer auf, was auch die Prager Beobachtungen bestätigen.

Diagnose.

Die Diagnose durch Blutuntersuchung.

Die Diagnose, der Nachweis der Spirochäten kann in mehrfacher Weise erbracht werden: Injiziert man Meerschweinchen — am besten intrakardial — 1—2 ccm defibrinierten Blutes des Kranken, so enthält die Leber des am 3. Tage getöteten Tieres bereits Spirochäten. Läßt man das Tier am Leben, dann zeigt es nach etwa einer Woche Ikterus und geht bald zugrunde. Eine andere Methode injiziert an 3 aufeinanderfolgenden Tagen je 5 ccm defibrinierten Blutes intraperitoneal an Meerschweinchen; bereits am 4. oder 5. Tage finden sich im Ohrvenenblute Spirochäten. Als beste Methode empfehlen *Baermann* und *Zuelzer* auf Grund mehrjähriger Erfahrungen folgendes Kulturverfahren: In 3 ccm Wasser-Kaninchenserum (1 : 10) kommen 0,2 ccm Venenblut des Kranken; in etwa 80% der klinisch verdächtigen Fälle wird die Kultur in 6—30 Tagen, durchschnittlich in 10 Tagen positiv.

Kultur der Spirochäten.

Die Differentialdiagnose gegenüber typhoiden Erkrankungen verlangt immer kulturelle und serologische Untersuchungen. Das Rekonvaleszentenserum nach Morbus *Weili* besitzt Antikörper, die Tiere vor Infektionen mit der Spirochäte zu schützen vermögen.

Prophylaxe.

Prophylaxe am Krankenbette.

Die Prophylaxe am Krankenbette hat zu beachten, daß Urin und Konjunktivalsekret die Spirochäten enthalten, und daß Haut und Konjunktiven als Eingangspforten dienen können; neben der Desinfektion der Hände wird den allgemeinen Grundsätzen der Pflege infektiös Erkrankter entsprochen werden müssen.

Sonstige Prophylaxe.

Als allgemeine hygienische Forderung hätte das Verbot des Badens in Flüssen mit niedrigem Wasserstande im Hochsommer in oder nahe bei größeren Städten mit einmündenden Kanälen zu gelten!

Therapie.

Therapie.

Die Therapie kann nur eine symptomatische sein; bei der wohl meist vorliegenden Unmöglichkeit, über Rekonvaleszentenserum verfügen zu können, wäre auf Grund der Empfehlungen seitens deutscher, französischer und ganz besonders niederländischer Ärzte in ihren Kolonien auch in unseren Serum-Gewinnungsanstalten ein Antispirochätenserum, besonders in der Sommerzeit, vorrätig zu halten, obzwar sein Absatz wahrscheinlich ein geringer sein wird; doch ist es nicht ausgeschlossen, daß mit der Verbreiterung der diagnostischen Verfahren sich auch hier neue Tatsachen ergeben.

Verlangen nach Antiserum.

b) Der epidemische Icterus catarrhalis[1]).

Epidemiologie und Ätiologie.

Derartige Epidemien sind schon 80 Jahre bekannt.

Die örtliche und zeitliche Häufung von Ikterus fand schon seit der Mitte des vergangenen Jahrhunderts volles ärztliches Interesse; eine Reihe von Publikationen (siehe Literaturangaben) liegen vor. In monographischer Arbeit berichtet *Wallgren* unter Würdigung beachtenswerter alter und neuer Tatsachen über die in der schwedischen Stadt Gotenburg i. d. J. 1925/26 aufgetretene Ikterusepidemie mit 436

[1]) Lat.: Icterus infectiosus epidemicus. Hepatitis infectiosa epidemica. Franz.: Hépatite inf. ep. Engl.: Ep. inf. jaundice. Ital.: Epatite ep. inf. Span.: Hepatitis inf. ep.

Fällen; die Arbeit ist reich an geschichtlichen und klinischen Daten, auf welch letztere hier nur kurz eingegangen werden kann.

Ätiologie bis heute unbekannt.

Die Ätiologie der Krankheit ist bis heute ungeklärt, Spirochäten werden als Erreger abgelehnt. Die Übertragung erfolgt von Person zu Person, Tierinfektionen konnten mit verschiedenem Materiale, stammend von Kranken und Toten, nicht erzielt werden. Als Stützen für die Annahme einer kontagiösen Infektiosität gelten *Wallgren* wie auch früheren Autoren die örtliche und zeitliche Häufung, die Familienfälle, die Häufungen in Häusern und Nachbarhäusern, Gruppenerkrankungen in Kindergemeinschaften, Infektionen von Kindern und Erwachsenen in Kinderspitälern mit solchen Erkrankten *(Hecker, Wallgren)*. Die Anzeigepflicht des epidemischen Ikterus seit 1900 ergab den Anstieg der alljährlich vorhandenen und plötzlich zur Epidemie anschwellenden heimischen Krankheit; die Gleichartigkeit der sporadischen und epidemischen Fälle in ihren Symptomen und meist gutartigem Verlaufe berechtigt zu einer einheitlichen Ätiologieannahme.

Die Inkubationszeit wird mit durchschnittlich 2—4 Wochen, als kürzeste mit einer, als längste mit 5½ Wochen angegeben.

Krankheitsbild.

Klinische Symptome

Als klinische Symptome findet sich nach den Prodromi Müdigkeit, Appetitlosigkeit, Kopf-, Muskel- und Gelenkschmerzen: Fieber, oft Erbrechen oder Brechneigung, Schlafsucht, Diarrhöe, Obstipation, die Gelbfärbung der Haut und Skleren, des Harnes, meist Acholie oder Hypocholie der Stühle, oft auch normale Stuhlfarbe. Die Gelbfärbung der Haut nimmt in den ersten Tagen in verschiedener Stärke zu und besteht dann meist durch 2—3—4 Wochen. Der Harn enthält anfangs Bilirubin, später meist Urobilin. Das Blutserum zeigt gleichfalls Bilirubin; das Fehlen des Bilirubins im Serum gilt als erstes Zeichen der Besserung. Diese von *Hamel, Bouma* empfohlene Serumuntersuchung hat sich klinisch bewährt (*Langer*). Zu erwähnen wäre noch der Leberschmerz zu Beginn der Krankheit, weiter die lang in die Genesung hinreichende Lebervergrößerung (*Ewstatiew*), die Vergrößerung der Gallenblase, die *Wallgren*, beipflichtend der Annahme von *Costa* und *Troissier*, als durch den Druck infizierter periportaler Lymphdrüsen auf den Ductus choledochus bedingt ansieht. Der Milztumor ist inkonstant, Pulsverlangsamung wird selten, häufiger Arythmie beobachtet; gelegentlich wird Pruritus, auch Nephritis beobachtet. Akute gelbe Leberatrophie und Leberzirrhose sah auch *Wallgren*; interessant ist die Diskussion der Heilbarkeit der akuten gelben Atrophie unter einer eigenen Form der Zirrhose (*Mallory*).

Prognose und Therapie.

Prognose und Therapie

Die Prognose gilt als vorwiegend günstig. Bei der Therapie verlangt *Wallgren* nur bei vollständiger Acholie eine fettarme Kost; um Überlastungen der Leber im Stickstoffabbau auszuschalten, wird Maßhalten im Eiweißangebot empfohlen. Unter den Nahrungsmitteln prävalieren die Kohlehydrate, kleinere und öftere Mahlzeiten sind besser als reichliche. Wie andere Autoren gaben auch wir in den letzten Fällen Insulin in Tagesdosen von 5—10 I.-Einheiten, zustimmend der Anschauung, die in ihrem Haushalte gestörte Leberzelle zu unterstützen.

Neben Regelung des Stuhles durch salinische Abführmittel oder Karlsbader Wasser kommen die Cholagoga Na. salicyl. und benzoicum, kleine Dosen von Speisesoda zur Verordnung. Vor der Anwendung des Atophans wird gewarnt, weil es die Leber reizt.

E. Anhang.

Der Botulismus.

(Fleisch-, Fisch-Konserven-Vergiftung.)

Eine Reihe von Nahrungsmittelvergiftungen werden durch Paratyphusbazillen, eine andere Gruppe durch Bacillus enteritis-Gärtner, wiederum andere durch Koli-, Proteus- oder ähnliche Bazillen hervorgerufen, eine letzte Gruppe durch den Bacillus botulinus. Dieser ist ein streng anaerobes Stäbchen, das in Kulturen ranzig riechendes Gas bildet und Gift produziert. Das Gift wird durch Hitze und 3%iges Karbol, sowie durch Licht zerstört. Die Giftbildung geschieht in flüssigen sowie festen Nährböden. Das Toxin unterscheidet sich von anderen dadurch, daß es nicht nur nach subkutaner und intravenöser Einverleibung, sondern auch auf peroralem Wege wirkt. Die Symptome der Vergiftung gleichen im Tierversuch wie auch beim Menschen der Atropinvergiftung. Das Toxin hat eine ganz besondere Affinität zum Zentralnervensystem. Würste, Schinken- Pökelfleisch, russische Salzfische und besonders Konserven und Pasteten sind bei längerer Aufbewahrung Botulismusträger. Man erkennt die Konservenbüchsen an den Vorbuckelungen des Bleches und dem stinkenden Geruch des entweichenden Gases beim Öffnen. Die übrigen botulismushaltigen Speisen fallen durch ranzigen Geruch oder eigenartigen „ärmlichen“ Geschmack auf. Auch Büchsenspinat und Büchsenrüben als Botulismusquelle sind beschrieben. Die Bakterien entwickeln sich an verschiedenen Stellen einer Fleischkonserve verschieden intensiv. So erklärt es sich, daß der eine Mensch weniger, der andere Mensch heftiger erkrankt, obschon er von derselben Speise genommen hatte, weil er mehr oder weniger giftdurchtränktes Fleisch zu sich genommen hat. Botulismus ist in Europa, speziell Deutschland relativ selten, jedoch kommen etwa 2 Todesfälle jedes Jahr vor (*Bitter*).

Klinik: Inkubationszeit ½—12—26 Stunden. Symptome: Im Vordergrunde stehen: Erbrechen, Schwindel, Kopfschmerzen, Mattigkeit, Magendruck. Bald kommen auch bulbäre Erscheinungen, wie Akkommodationslähmung, Pupillenerweiterung und -starre, Ptosis, Doppelsehen und Strabismus, Ophthalmoplegie und Amaurose dazu. Dazu gesellen sich bald Trockenheit der Mundhöhle mit Belagbildung (diphtherieähnlich), Aufhören der Speichelsekretion, Schluckbeschwerden, Heiserkeit, Atemnot, Der Puls ist erst verlangsamt, später klein und stark beschleunigt. Erscheinungen des Magendarmkanals bestehen selten. Gelegentlich sind Durchfälle beobachtet. Die Temperatur ist normal, das Sensorium ist frei. Trotz erhaltener Sensibilität treten Paresen und Paralysen der Extremitäten mit Schwund der Sehnenreflexe auf. Bei starker Menge des aufgenommenen Giftes erfolgt der Tod an Asphyxie und Herzlähmung unter den Erscheinungen der Bulbärparalyse schon innerhalb der ersten 24 Stunden, manchmal vergehen bei leichteren Fällen 12—14 Tage bis zum Tode. Die Letalität schwankt zwischen 20—60%.

Die Differentialdiagnose hat Methylalkoholvergiftung, Diphtherie und schließlich die Atropinvergiftung zu berücksichtigen. Wichtig diesen 3 Krankheiten gegenüber ist, daß beim Botulismus das Bewußtsein bis zum Schluß erhalten bleibt.

Therapie: Das im Institut für Infektionskrankheiten in Berlin hergestellte Serum wird in Dosen von 20 ccm verabreicht, intravenös oder intramuskulär. Die Erscheinungen der akuten Bulbärparalyse können bei rechtzeitiger Behandlung vollständig zurückgehen. Wichtig ist, daß merkwürdigerweise auch das Diphtherieserum ausgezeichnete, entgiftende Wirkung entfaltet, zu versuchen wäre es also in jedem Fall in Dosen von 10—20 ccm. Die weitere Behandlung besteht in Entleerung des Magens (Spülung) und des Darmes (Rizinusöl und hoher Einlauf) und Infusionen von Kochsalzlösungen, evtl. nach vorherigem Aderlaß. Günstiges wird von Strychnin, 1—5 mg täglich, berichtet.

Literatur:

bei *Jochmann-Hegler*, Lehrbuch für Infektionskrankheiten, 2. Auflage 1924, S. 103, Verlag Julius Springer.

Literatur
zum Typhus und Paratyphus sowie zu den typhoiden Erkrankungen.

Abkürzungen der Quellen: M. m. WS. – D. m. WS. Hdb. d. Kkrhtn. — MS. f. Khkd = Monatsschrift f.. Kdhlkd. — J. f. Khkd. = Jahrbuch f. Kinderheilkunde. – Kl. WS. = Klin. Wochenschrift. – A. f. Kdhlkd. = Arch. f. Kinderheilkunde. — Med. Kl. — Zbl. f. Kd. = Zentralblatt f. Khkd. — W. kl. WS.: = Wiener kl. WS,. — E. d. int. Med. u. Khkd. – Z. f. klin. Med. – F. d. Med. = Fortschritte d. Med. – Č. č. l. = Zeitschrift der čech. Ärzte.

1. MS. f. Khkd. 1913. — 2. J. f. Khkd. Bd. 103. 1923. — 3. A. f. Kdhk. Bd. 75, 1924. — 4. Č. č. l. 1925. — 5. Kl. WS. 52, 1926. — 6. Zbl. f. Khk. H. 16, 1929. — 7. M. m. WS. 38, 1912. — 8. D. m. WS. 35, 1926. — 9. D. u. M. WS. der Jahre 1926, 28. — 10. D. m. WS. 4, 1927. — 11. D. m. WS. 45, 1926. — 11a. Typhus-Verbreitung Berlin 1903. — 12. Kl. WS. 36, 1928. — 13. Kl. WS. 43, 1927. — 14. Milchwirtschaftl. Forschung Bd. 3, 1926. — 15. Zbl. f. Kdhk. 1928. — 16. Hdb. f. Kdhk., *Gerhardt* 1875. — 17. M. m. WS. 5, 1927. 17a D. m. WS 1924 — 18. Vorlesungen ü. Allgem. Epidemiologie. Jena 1914. — 19. A. f. Hyg. Bd. 101, 1929. — 20. MS. f. Khkd. 45, 1929 mit reicher Literaturangabe. — 21. Arb. d. m. Kl. Leipzig, *Fischer* 1920. — 22. MS. f. Khkd. 1922. — 22a. Path. Anat. *Aschoff*: 1923. — 23. Med. Klin. 46, 1916. — 24. MS. f. Khkd. 1928. — 25, Jhrb. f. Khkd. 1925. — 26. Prag. m. WS. 1914. — 27. Schweiz. m. WS. 1928. — 28. Zbl. f. Khkd. 2. 1926. — 29. J. f. Khkd. Bd. 74, 1911 u. 76, 1912. — 30. J. f. Khkd. 1912. — 31. Zbl. f. Khkd. 10. H. 1928. — 32. J. f. Khkd. 1911. — 33. Kl. WS. 1926. — 34. Zbl. f. Khkd. 1927. — 35. Zbl. f. Khkd. 1923. — 36. Kl. WS. 51, 1927. — 37. *Oppenheim*, Lehrb. d. Nervenkrankheiten. — 38. Zbl. f. Khkd. 1902. — 39. W. kl. WS. 20, 1902. — 40. Ččl. 1928. — 41. MS. f. Khkd.. Bd. 9, 1910. — 42. Zbl. f. Khkd. 1924. — 43. Z. f. d. ges. experim, Med. Bd. 41, 1924. — 44. MS. f. Khkd. 1921 mit reicher Literatur. — 45. M. m. WS. 35, 1920. — 46. W. kl. WS. 29, 1916. — 47. M. m. WS. 14, 1924. — 48. Zbl. f. Kd. Bd. 23, 1930. — 49. Strahlentherapie Bd. 16, 1923. — 50. M. m. WS 42, 1926 — 51. Z. Khdk. Bd 16, 1928 — 52. Z. Khk. 23, 1929. — 53. M. m. WS. 10, 1915. — 54. M. m. WS. 38, 1922. — 55. M. m. WS. 18, 1910. — 56. M. m. WS. 23, 1910. — 57. M. m. WS. 7, 1912. — 58. Zbl. f. Kd. Bd. 17, 1924 — 59. Zb. f. Kd. 1929 — 60. E. d. inn. Med. u. Khkd. Bd. 33, 1928. — 61. MS. f. Khkd. Bd. 44, 1929. — 62. M. m. WS. 42, 1926. — 63. Med. Klin. 13, 1928. — 64. Z. f. klin. Med. 108, 1928. — 65. Med. Klin. 13, 1928.

Paratyphus-Literatur: Aus der ersten Zeit der Paratyphusforschung findet sich reichliche Literaturangabe bei: *Stolkind*, A. f. Kdhkd., Bd. 49; weiteres bei *Marschhausen*, MS. f. Khkd. Bd. 15, 1919. *Uhlenhuth u. Seiffert* D. m. WS 1926 — *Halfer*, Klin. päd. 10, 1928. — *Goebel*, A. f. Khk. Bd. 80, 1927. — *Huntington*, C. f. Khkd. 1925. — *Cappeller*, D. m. WS. 18, 1924. — *Lehmann*, D. m. WS. 18, 1924. — *Schmidt*, Z. f. Khkd. Bd. 39, 1925. — *Franz*, Z. f. Khkd. H. 21. 1928. — *Blühdorn*, F. d. Med. 1927. *v. Wildemann*, A. f. Kd. Bd. 87, 1929 — *Schottmüller*, Int. Congr. Wiesbaden, 1929, Kasuistische Literatur findet sich reichlich bei einzelnen Autoren angeführt.

Bang-Infektionen: Reiche Literaturangabe bei *Prausnitz*, Med. Klin. 4, 1929. — *Habs*, Kl. WS. 10, 1928 u. Erg. d. inn. Med. Bd. 34, 1928. — *Weigmann*, Kl. WS. 8, 1929. — *Fleischmann* u. *Raddatz*, D. m. WS. 20, 1929. — *Kohlbry*, Zbl. f. Khkd. Bd. 23, 1929. — *Hottinger*, Bang-Infektion im Kindesalter. Kl. WS. 1930.

Morbus Weili: *Weil*, Dsch. Arch. klin. Med. Bd. 39, 1886. — *Uhlenhuth* u. *Fromme*: Z. Immun.forschg. Bd. 25, 1916. — *G. Baermann* u. *Margarete Zuelzer*, Kl. WS. 21, 1927. — *Straßburger* u. *Thill*, Kl. WS. 30, 1929. (Mit reichlicher neuerer Literaturangabe.)

Ict. infect. epidem. Die ältere Literatur reichlich verzeichnet bei: *Langer*, Prag. med. Wschr. 1905, die neuere Literatur reichlich bei *Wallgren*, Acta paediatr. Vol. IX, Supplementum II, 1; II. 1930. — *R. Hecker*, J. f. Khkd. Bd. 120, 1928. — *Schiff* u. *Eliasberg*, MS. f. Khkd. Bd. 25, 1923. — *Mikulowski*, Zbl. f. Khkd. Bd. 19, 1925. — *Blumer*, Zbl. f. Khkd. Bd. 16, 1924. — *Thomas Russel*, Zbl. f. Khkd. Bd. 22, 1928. — *Eppinger*, W. kl. WS. 1908.

Die Ruhr[1][2].

Von

HANS VOGT in Münster.

Geschichtliches.

Die als Ruhr (Dysenterie) bezeichnete Krankheit verläuft unter solch' sinnfälligen Erscheinungen, daß sie schon im Altertum als eine Krankheit für sich erkannt wurde. Schon damals wurde beobachtet, daß die Ruhr als Seuche auftreten kann und mit manchen anderen Seuchen die Neigung teilt, sich besonders in Kriegszeiten auszubreiten. Vom Feldzug des Xerxes gegen Griechenland bis zum Weltkrieg 1914—1918 hat die Ruhr in Kriegszeiten unter den kämpfenden Heeren, gleichzeitig aber auch unter der am Kampf nicht beteiligten Bevölkerung ungezählte Opfer gefunden. In Friedenszeiten sehen wir die Ruhr nicht selten in Gestalt von Anstaltsepidemien die Insassen von Gefängnissen und Irrenanstalten heimsuchen. Offenbar begünstigen Anstrengungen, Entbehrungen und alles, was die körperliche und seelische Widerstandskraft des Menschen nachteilig beeinflußt, den Ausbruch von Ruhrerkrankungen.

Eine Häufung ruhrartiger Krankheitsfälle sehen wir bei uns regelmäßig im Hochsommer und Herbst, während im übrigen Teil des Jahres meist Einzelfälle auftreten.

Schon früh hat die pathologisch-anatomische Untersuchung bei Ruhrfällen ausgesprochene und kennzeichnende Darmveränderungen kennen gelehrt. Dagegen hat man erst verhältnismäßig spät gelernt, auf bakteriologischem Wege die Ruhr von anderen Formen von Darmerkrankungen abzugrenzen. Schon vorher war es gelungen, als Erreger der fast nur in tropischen Ländern vorkommenden Ruhrart, die häufig zur Bildung von Leberabszessen führt, eine Amöbenart sicherzustellen.

Häufigkeit

Da der Nachweis des Ruhrerregers auch heute noch oft auf Schwierigkeiten stößt und ruhrähnliche Krankheitsbilder auch durch andere Erreger ausgelöst werden können, ist es verständlich, daß das Urteil über die Häufigkeit der Ruhr je nach den Gesichtspunkten, die für den einzelnen maßgebend sind, sehr verschieden ausfällt. Allgemein wird anerkannt, daß das Kindesalter die Mehrzahl der Erkrankungsfälle stellt. Auch entfallen die Todesfälle an Ruhr, vom Greisenalter abgesehen, in erster Linie auf das frühe Kindesalter.

---

[1]) Lat.: Dysenteria. Franz.: Dysentérie. Engl.: Dysentery. Ital.: Dysenteria. Span.: Disenteria.

[2]) *Siehe über die tropische Ruhr (insbesondere die Amöbenruhr!) im Kapitel Tropenkrankheiten Beitrag Dr. Wijckerheld Bisdom (gleicher Bd.). Die Herausgeber.*

Epidemilogisches.

Da der Nachweis der Erreger in einem wechselnden Teil der Fälle versagt, können bakteriologische Untersuchungen nur Mindestzahlen für das Vorkommen der Ruhr beibringen. Fälle von Darmerkrankung, die plötzlich mit Fieber beginnen und mit Ausscheidung blutig-schleimiger Stühle verlaufen, sind fast immer der Ruhr zuzurechnen. Setzt man nur solche Fälle in Rechnung, so erhält man wiederum nur Mindestzahlen, die hinter der Wirklichkeit zurückbleiben. Aussprüche wie der von *W. P. Lucas*, daß die Dysenterie in neuzeitlich verwalteten Großstädten nicht mehr vorkäme, entsprechen nicht den tatsächlichen Verhältnissen. Nach *Dopter* heischt in Paris die Ruhr alljährlich schwere Opfer. In Baltimore erkrankten 1926 nach *L. Wilkins* von 628 Kindern im Alter bis zu 2 Jahren, die von Anfang Juni bis Ende Oktober überwacht wurden, 7,4% an klinisch sicherer und 5,3% an klinisch wahrscheinlicher Ruhr. Von den im Sommer 1923 in das Harriet Lane Home in Baltimore aufgenommenen Ernährungsstörungen entfielen sogar 40% auf Ruhrerkrankungen. In Deutschland ist die Ruhr im Kindesalter unzweifelhaft häufiger als meist angenommen wird. In Magdeburg fanden wir 1917 und ebenso 1921 etwa 70% aller akuten Ernährungsstörungen des frühen Kindesalters durch Ruhr verursacht. In Essen entfielen 1923/24 42 bzw. 34%, in der Leipziger Kinderklinik in derselben Zeit 44% aller Säuglingsdurchfälle auf Ruhr. In Münster konnten wir 1926/27 von 126 klinisch ruhrverdächtigen Ernährungsstörungen bei Kindern bis zu 2 Jahren 50 durch die Kultur von Ruhrbazillen sicherstellen.

Pathologisch-Anatomischer Ausdruck.

Patholog. Anatomie.

Während bei alimentären Ernährungsstörungen makroskopische Veränderungen der Darmwand vermißt werden, bilden bei Ruhr ausgesprochene anatomische Veränderungen der Darmschleimhaut ein fast regelmäßiges Vorkommnis. Doch können trotz schwerer klinischer Erscheinungen auch bei der Ruhr die anatomischen Befunde so geringfügig sein, daß sie keine Schlüsse auf die Art der vorausgegangenen Erkrankung zulassen. In der Regel beschränken sich die Befunde am Darm auf den Dickdarm, und die an ihn anstoßenden untersten Abschnitte des Dünndarms. In diesem Bereich, nicht selten auch ausschließlich im Dickdarm, erscheint die Schleimhaut lebhaft gerötet und geschwollen. Die mikroskopische Untersuchung ergibt vermehrte Gefäßfüllung, verstärkte Schleimabsonderung, Durchsetzung der Schleimhaut mit Zellen und Abstoßung der obersten Epithelschicht. In schweren Fällen beteiligt sich auch die Submukosa an der Entzündung; an der Oberfläche der Schleimhaut kann eine dicke Lage mit Rundzellen durchsetzten Schleims eine Pseudomembran vortäuschen. Durch Abstoßung abgestorbener Gewebsteile an der Schleimhautoberfläche entstehen Geschwüre und zwar vorzugsweise im Dickdarm, zumal in seinem absteigenden Ast, und in der Flexur. Die Geschwüre beginnen meist als kleinste Gewebsverluste auf der Höhe der Lymphknoten und können sich bei fortschreitender Entwicklung bis zur Ringmuskulatur erstrecken. Es kommt vor, daß sich der Bauchfellüberzug des Darms an umschriebenen Stellen an der Entzündung beteiligt; dagegen ist der Durchbruch eines Geschwüres in die freie Bauchhöhle eine Seltenheit. Durch Zusammenfließen der ursprünglich runden Geschwüre können größere Geschwürsflächen gebildet werden. In einem kleineren Teil der Fälle entsteht unter Verschorfung der obersten Schleimhautschichten eine Pseudomembran. Man sieht dann anfänglich zerstreute kleienförmige Beläge auf der Schleimhaut, die sich über größere Flächen verbreiten können. Die Darmwand ist erheblich verdickt, steif, ihre zerstörte Epithelschicht ersetzt durch fibrinös-eitrige Auflagerungen.

Unter 82 Ruhrobduktionen bei Kindern sah *Holt* 36mal follikuläre Geschwüre, 26mal Entzündung der Schleimhaut, 6mal mit oberflächlicher Geschwürsbildung, und 14mal pseudomembranöse Darmentzündungen.

An sonstigen Organveränderungen kommen, abgesehen von der regelmäßig vorhandenen entzündlichen Schwellung der Lymphknoten des Mesenteriums, Leberverfettung, Entartung des Kanälchenepithels der Nieren und des Herzmuskels vor, sowie bei jüngeren Kindern häufig Bronchopneumonien.

Ätiologie.

Bakteriologie.

Als Erreger der sogenannten Bazillenruhr kommt nicht ein einzelner Bazillus, sondern eine Gruppe nahe verwandter Arten in Frage. Allen gemeinsam ist die Eigentümlichkeit, daß sie kurze plumpe Stäbchen darstellen, die keine Eigenbewegung haben, keine Geißeln tragen, keine Sporen bilden und sich bei dem *Gram*schen Verfahren entfärben. Sie sind wenig widerstandsfähig gegen Licht und gegen erhöhte Temperatur, durch die sie leicht abgetötet werden, sie können sich aber im Boden wie auch in Nahrungsmitteln (Milch, Butter, Käse, Brot) längere Zeit lebend erhalten. Im unmittelbaren Sonnenlicht gehen sie in 30 Minuten zugrunde. Gegen Säure sind sie empfindlich; einen Säuregrad von pH 4,5, wie er im Mageninhalt erreicht werden kann, überleben sie bei Körperwärme nicht über 3 Stunden.

Aus der Gruppe der Ruhrbazillen wurde zuerst (1898) die nach *Shiga* und *Kruse* bezeichnete Art aufgefunden, die hauptsächlich dadurch von den anderen unterschieden ist, daß sie Mannit nicht vergärt, kein Indol bildet und ein stark wirksames Gift in der Kultur ausscheidet. Die übrigen zur Dysenteriegruppe zugehörigen Arten werden als Gruppe der Pseudo-, besser Paradysenteriebazillen zusammengefaßt, auch als Flexnergruppe, toxinarme Gruppe oder Kolitisgruppe bezeichnet. Die zu dieser Gruppe gehörenden Erregerarten sind für das Kindesalter eher noch bedeutsamer als die Shiga-Krusebazillen, da sie offenbar häufiger vorkommen als jene, und da sie wie jene zu schweren tödlichen Erkrankungen führen können. Zur Abgrenzung der einzelnen Arten dieser Gruppe hat sich die Prüfung des serologischen Verhaltens besser bewährt als die Feststellung des Verhaltens gegen verschiedene Arten Kohlehydrate, da sich dieses bei der einzelnen Art im Laufe der Zeit wechselnd verhalten kann.

Nach dem serologischen Verhalten unterscheidet *Kruse* unter den von ihm so benannten Pseudoruhrstämmen die Arten A—H bzw. J. Der von *Kruse* als Stamm E bezeichnete Erreger wird auch als *Kruse-Sonne*-bazillus (bacillus dispar) bezeichnet, der *Kruse*sche Stamm J als *Schmitz*-bazillus (bacillus ambiguus). Der sogenannte *Kruse-Sonne*bazillus bildet in der Kultur teils glatte Rundformen, teils gezähnelte Flachformen und löst ebenso wie der *Schmitz*bazillus zuweilen keine Agglutininbildung aus.

Da die Ruhrbazillen nach ihrem Aussehen von andersartigen im Stuhl vorkommenden Bakterien nicht sicher unterschieden werden können, kann die Untersuchung eines gefärbten Ausstrichs einer Schleimflocke aus dem Stuhl, wenn sie neben Eiterkörperchen fast ausschließlich Bakterien der beschriebenen Art erkennen läßt, nicht mehr als den Verdacht auf Ruhr unterstützen. Beweisend sind erst der sichere Nachweis der Erreger durch die Züchtung aus dem Stuhl und der Nachweis ihrer Agglutination durch das Serum des Kranken.

Kulturverfahren.

Die Züchtung aus dem Stuhl geschieht durch Ausstreichen einer gewaschenen Schleimflocke auf Agarplatten. Zur Unterscheidung von Bakterienarten mit ähnlichen Eigenschaften dienen Farbstoffplatten (Endoagar), doch wachsen die empfindlichen Keime besser auf Blutagar. Aussicht auf Erfolg bietet die Züchtung des Erregers hauptsächlich in den ersten Krankheitstagen und bei Untersuchung frisch entleerter Stühle. Kann die Verarbeitung nicht sofort am Krankenbett erfolgen, so muß der Stuhl auf Eis aufbewahrt werden, um die Überwucherung durch Kolibazillen zu verhüten. Wegen der Säureempfindlichkeit der Erreger hat sich auch der Zusatz von Alkali zum Stuhl bewährt.

Da der Versuch, die Ruhrbazillen aus dem Stuhl zu züchten, selbst unter günstigen Bedingungen und bei mehrfacher Ausführung der Untersuchung in einem Teil der Fälle versagt, darf die klinische Diagnose nicht vom Ergebnis der bakteriologischen Untersuchung unbedingt abhängig gemacht werden. Nach *Davison* gelingt der bakteriologische Nachweis der Ruhr beim Kind in 50—60% der Fälle, beim Erwachsenen nur in 25—40%.

In das Blut und in den Harn gehen die Ruhrbazillen so selten über, daß deren bakteriologische Untersuchung keine praktische Bedeutung hat.

Agglutination.

Wo das Kulturverfahren ergebnislos bleibt, kann oft noch die Untersuchung des Krankenserums auf Agglutination die Entscheidung ermöglichen, ob es sich um Ruhr handelt. Da allgemein mit dem Vorkommen geringer Agglutinationswirkung des Serums Gesunder auf Ruhrbazillen („Normalagglutination") gerechnet wird, gelten nur Verdünnungen von 1:40 (nach anderen 50—100) für *Shiga-Kruse*fälle und 1:80 (1:100—200) für Paradysenteriefälle als beweisend. Weil die *Kruse-Sonne* (E)bazillen und der *Schmitz*bazillus (J) nur geringe Fähigkeit haben, eine Agglutininbildung auszulösen, können für sie schon niedere Werte (1:20) als beweisend gelten.

Mit dem Auftreten von Agglutininen im Krankenblut ist im allgemeinen erst am 6.—10. Krankheitstag zu rechnen, mit dem Höhepunkt ihrer Entwicklung erst in der 3.—4. Krankheitswoche (17.—24. Tag). Im Zweifelsfall kann die Verfolgung des Agglutinationstiters während des Ablaufs der Erkrankung die richtige Beurteilung ermöglichen. Da Säuglinge die Fähigkeit zur Bildung von Agglutininen anscheinend erst allmählich erwerben, ist bis zum Alter von etwa 6 Monaten mit dem Vorkommen der Agglutination meist nicht zu rechnen.

Aus der vergleichenden Agglutination der einzelnen Ruhrbazillenarten mit dem Krankenserum lassen sich keine Schlüsse darauf ziehen, welche von ihnen für den vorliegenden Fall als Erreger anzusehen ist, da Mitagglutinationen in wechselnder Stärke vorkommen.

Beim gesunden Kinde kommen Ruhrbazillen im Stuhl nicht vor, wie *Wollstein* (56 Kinder) und *Davison* (61 gesunde Säuglinge) gezeigt haben. Auch bei 77 Kindern, die an klinisch nicht ruhrverdächtigen Durchfällen litten, hat *Davison* keine Ruhrbazillen gefunden. — Bei Erwachsenen ist mit dem Vorkommen von Ruhrbazillen bei Bazillenträgern nach überstandener Erkrankung zu rechnen, aber auch bei solchen, die nie entsprechende Krankheitserscheinungen aufgewiesen haben. Wieweit ähnliches auch für Kinder zutrifft, ist noch nicht ausreichend untersucht.

Die Ruhrbazillen sind als Krankheitserreger sichergestellt, einmal durch den Nachweis ihres Vorkommens in der Darmschleimhaut und in den Ausscheidungen der Kranken, weiterhin aber durch die Feststellung, daß sie Agglutininbildung hervorrufen und daß die Ansteckung mit ihnen bei Versuchstieren oder die ungewollte Ansteckung beim Menschen bei Gelegenheit bakteriologischer Untersuchungen gesetzmäßig Krankheitserscheinungen auslösten. Vor der Auffindung der Ruhrbazillen sind besonders bei Säuglingen eine ganze Anzahl verschiedenartiger Keime als Erreger übertragbarer Darmerkrankungen angeschuldigt worden, die zum Teil auch heute noch in Geltung stehen. Dazu gehören z. B. Koliarten, Streptokokken, Pyocyaneus, Gasbazillen u. a. Als Stütze dieser Anschauung läßt sich bisher nur anführen, daß sie gelegentlich im Stuhl in größerer Menge angetroffen wurden. Da sie aber auch im Stuhl der gesunden Säuglinge oft genug zu finden sind, und da der Nachweis, daß sie vom Krankenserum agglutiniert werden und im Tierversuch gesetzmäßig entsprechende Krankkeitserscheinungen auslösen, bisher nicht erbracht wurde, muß ihre Erregernatur vorläufig als unbewiesen gelten.

Pathogenese.

Zum Verständnis der bei der Ruhr sich abspielenden Krankheitserscheinungen hat man großes Gewicht darauf gelegt, daß die *Shiga-Kruse*bazillen ein stark wirksames lösliches Gift absondern. Dies Exotoxin soll besonders das Nervensystem schädigen. Doch ist festzustellen, daß bei ruhrkranken Erwachsenen zwar Neuritiden und andere Schädigungen des Nervensystems mehrfach beobachtet worden sind, daß aber beim Menschen die Schädigungen des Nervensystems keine überragende Rolle im Krankheitsgeschehen spielen. Die bei schweren Fällen nicht selten beobachteten Störungen des Sensoriums, Krämpfe u. a. sehen wir auch bei nicht ruhrbedingten Darmerkrankungen in gleicher Weise auftreten. Beim Menschen nehmen wir an, daß die durch den Mund aufgenommenen Erreger sich erst in den unteren Darmabschnitten ansiedeln und hier nach Eindringen in die Darmwand diese unmittelbar schädigen. Nach Tierversuchen kann in den Kreislauf unmittelbar eingebrachtes Toxin in den Darm ausgeschieden werden und hier eine Ausscheidung von Blut und Schleim hervorrufen. Beim Menschen ist wahrscheinlich die Schädigung der Darmwand unmittelbar auf die Anwesenheit der Erreger und nicht auf resorbiertes und auf den Darm wieder ausgeschiedenes Gift zu beziehen, da die Darmveränderungen keine Abhängigkeit von der Blutversorgung erkennen lassen.

Übertragungsart.

Als Ansteckungsweg kommt für den Menschen wohl nur die Aufnahme von Dysenteriebazillen durch den Mund in Betracht. Wenn auch gelegentlich eine Verbreitung der Ruhr durch verseuchtes Wasser oder durch Nahrungsmittel beobachtet worden ist, so spielt doch wohl die unmittelbare Berührung mit Ruhrkranken die Hauptrolle für die Weiterverbreitung.

Bei Kindern und bei stark geschwächten Erwachsenen hält es schwer, die Verunreinigung der Umgebung des Kranken durch dessen Ausleerungen mit Sicherheit zu vermeiden. So sind Hausansteckungen auch in gutgeleiteten Anstalten noch nicht mit Sicherheit zu verhüten, und Ansteckung von geschulten Pflegerinnen und von Ärzten ist keine Seltenheit. Daß Fliegen den Erreger beherbergen und auf Nahrungsmittel übertragen können, ist wiederholt sichergestellt. In Kinderkrankenhäusern sind mehrfach Hausepidemien beobachtet worden, die darauf zurückzuführen waren, daß in der Anstaltsküche tätige Erwachsene die Nahrung der Kinder infizierten. Es müssen deshalb alle mit Darmstörungen auch leichterer Art behafteten Erwachsenen aus dem Küchenbetrieb ausgeschaltet werden.

Die meisten Fälle im Sommer.

Die Mehrzahl der Ruhrerkrankungen entfällt auf die warme Jahreszeit, von Juni bis September, doch können Erkrankungen und selbst Epidemien auch mal im Winter vorkommen. Nach *Hirsch* kamen von 546 Epidemien nicht weniger als 517 auf die Sommer- und Herbstmonate und nur 29 auf Winter und Frühjahr. Im Säuglingsalter erhalten wir für die Ruhrfälle meist eine Jahreskurve, die große Ähnlichkeit mit derjenigen der akuten Ernährungsstörungen aufweist.

Altersverteilung.

Von der Ruhr bleibt kein Lebensalter verschont. Es sind mehrere Fälle bekannt geworden, wo Neugeborene von ihrer ruhrkranken Mutter angesteckt wurden. Bevorzugt betroffen sind aber das Kindesalter und das Greisenalter. Die Erkrankung ist für Kinder im 1. Lebensjahr besonders bedeutungsvoll. Die Angaben über die Sterblichkeit schwanken in ziemlich weiten Grenzen, von 20 bis 70% und darüber. Es wird das in erster Linie davon abhängen, wie weit auch die leichteren und dadurch schwerer erfaßbaren Krankheitsfälle in die Berechnung mit einbezogen werden. Im 1. Lebensjahr ist die Sterblichkeit etwa doppelt so groß als im 2. und sinkt dann mit steigendem Alter schnell ab.

Krankheitsverlauf.

Die Zeit, die zwischen der Ansteckung und dem Auftreten der ersten Krankheitserscheinungen vergeht, wird auf 2—7 Tage, durchschnittlich auf 3 Tage, veranschlagt.

Das Krankheitsbild.

Initialstadium uncharakteristisch.

Die Krankheitserscheinungen können plötzlich einsetzen mit Erbrechen, Fieber, Leibschmerzen und schmerzhaftem Stuhldrang, wozu bald dünne Stühle mit deutlichem Schleimgehalt, oft auch mit Beimengung von Blut hinzukommen. Erbrechen ist bei Säuglingen häufiger als bei älteren Kindern. Beim Säugling sieht man die Ruhr oft schleichend beginnen, indem die Stühle durch längere Zeit nur leicht an Zahl vermehrt sind und abgesehen von erhöhtem Schleimgehalt nicht auffällig verändert erscheinen, bis eines Tages ausgesprochene Ruhrerscheinungen auftreten.

Schleichender Beginn.

Auch bei älteren Kindern kommt es vor, daß anfänglich nur Fieber und Allgemeinerscheinungen die Erkrankung verraten und erst am 2. oder 3. Krankheitstag unverkennbare Ruhrstühle entleert werden.

Wenn mehrere Kinder einer Familie gleichzeitig betroffen werden, sind im allgemeinen die schwersten Krankheitserscheinungen bei den jüngeren Kindern zu erwarten. Bei ihnen begegnen uns hohes Fieber, mehr oder weniger ausgesprochene Trübung des Bewußtseins, dazu Zeichen der Kreislaufsschwäche in Gestalt von kleinem Puls und von leisen, zuweilen fast unhörbaren Herztönen. Die Augen liegen tief in den Höhlen, der Blick ist leer, das Auge glanzlos. Der Leib ist eingesunken; Haut und Unterhautgewebe fühlen sich teigig an, aufgehobene Hautfalten bleiben lange stehen. So kann die Krankheit in kurzer Zeit unter starker Gewichtsabnahme zum Tode führen.

Säuglingsruhr und Toxikose.

Bei den schweren akuten Fällen von Säuglingsruhr begegnen wir sonach einem klinischen Bilde, das sehr weitgehende Ähnlichkeit mit der sogenannten alimentären Toxikose aufweist. Als Unterschied hat man, abgesehen von dem Erfolg der Ernährungsbehandlung, feststellen wollen, daß die große Atmung, die für die alimentären Toxikosen bezeichnend ist, und ebenso die alimentäre Glykosurie bei Ruhr nicht vorkämen. Es bleibt vorläufig willkürlich, wenn manche die Fälle, wo bei sicherer Ruhr große Atmung und alimentäre Glykosurie vorkommen, als Ausdruck einer gleichzeitigen Erkrankung an Ruhr und an Toxikose deuten wollen. Jedenfalls ist die Übereinstimmung der Krankheitserscheinungen sehr weitgehend.

Verschiedener Verlauf.

Nicht immer führen stürmisch beginnende Ruhrfälle in kurzer Zeit zum Tode — es können sich vielmehr aus den gleichen Anfangserscheinungen heraus sehr verschiedene Verlaufsarten entwickeln. Zuweilen tritt unerwartet schnelle Besserung ein; in anderen Fällen klingen die schweren Erscheinungen im Verlauf einiger Wochen langsam ab, oder aber die Erkrankung führt zu langdauerndem Siechtum und zu hochgradiger Abmagerung, bis endlich doch noch langsame Erholung erfolgt oder aber der Tod durch Erschöpfung oder durch Nebenkrankheiten herbeigeführt wird. Berücksichtigt man noch, daß Rückfälle in der Erholungszeit, zumal bei Gelegenheit fieberhafter Erkrankungen (parenteraler Durchfall), recht häufig vorkommen, daß diese Rückfälle manchmal unter viel schwereren Erscheinungen ablaufen als der erste Anfall, und daß nach abgelaufener Ruhr in den nächsten Wochen und Monaten vereinzelt kleine Mengen von Schleim oder Blut den sonst regelrechten Stühlen beigemischt sein können, so leuchtet ein, wie vielgestaltig die Erscheinungen der Ruhr im einzelnen Fall sein können.

Verlauf als „Durchfall“.

Besonders betont werden muß die Beobachtung, daß sowohl bei Erwachsenen wie bei Kindern die Ruhr unter dem Bild eines leichten Durchfalls ablaufen kann, der ohne besondere Behandlung in wenigen Tagen abklingt.

Fieber.

Der Fieberverlauf hat nichts für Ruhr bezeichnendes, nur spricht mehr als 2—3tägige Dauer des Fiebers im Zweifelsfall für enteralen Infekt.

Blutbild.

Am Blutbild soll sich der Infekt durch mäßig starke Vermehrung der weißen Blutkörperchen verraten, wobei nach einigen Untersuchern in reinen Ruhrfällen die Lymphozyten überwiegend beteiligt sein sollen, was andere bestreiten.

Nieren. Albuminurie, Zylindrurie.

Die Beteiligung der Nieren am Krankheitsbild beschränkt sich in der Regel darauf, daß im Harn mäßige Mengen von Eiweiß und von Zylindern angetroffen werden.

Klaffen des Anus.

Leibschmerzen und schmerzhafter Stuhldrang werden von Kindern kaum jemals geklagt und sind auch selten aus ihrem Verhalten abzulesen. Hier und da scheint bei schweren Fällen der Schließmuskel des Afters zu erlahmen — man sieht die Afteröffnung weit klaffen; bei jüngeren Säuglingen kommt es nicht selten zu Mastdarmvorfall.

Störungen von seiten des Nervensystems.

Während im Beginn schwerer Fälle das Bewußtsein oft getrübt erscheint, auch Krampfanfälle vorkommen, stehen diese Erscheinungen, wenn sie im späteren Verlauf vorkommen, weniger mit der Schwere des Infekts als mit der angeborenen Beschaffenheit des Nervensystems der betreffenden Kranken in Beziehung. Bei Erwachsenen sind tiefgreifendere Störungen des Nervensystems, wie neuritische Lähmungen u. a. mehrfach bei Ruhr beobachtet und dann meist als Wirkung des Exotoxins der *Shiga-Kruse*bazillen angesehen worden. Beim Kinde fand ich nur 2 Fälle verzeichnet, mit Sprachverlust und Lähmungen der Glieder und Ataxie, die aber auf einen Erreger aus der Gruppe der giftarmen Ruhrbazillen zurückzuführen waren.

Fälle mit Gelenkbeteiligung sind vereinzelt auch bei Kindern beobachtet worden.

Chronische Form sehr selten!

Der Übergang der Ruhr in eine **chronische Form** kommt nach *Schittenhelm* gegenwärtig außerordentlich selten vor, während früher die Häufigkeit dieses Ausgangs von manchen auf 5% der Ruhrfälle veranschlagt wurde. *Helmholz* hat 5 Fälle von chronischer geschwüriger Kolitis bei Kindern beschrieben, einen Zusammenhang mit Ruhr aber abgelehnt. *Riechers* schildert eine chronische Form der ,,Pseudodysenterie" im Kindesalter, die offenbar enge Beziehungen zur sogenannten chronischen Verdauungsinsuffizienz der älteren Kinder aufweist: ,,Störungen unbestimmter Natur und schwere seelische Veränderungen im Verein mit nicht eindeutig zu erklärenden Darmerscheinungen bilden sich in langwierigem wechselvollem Verlauf zu einem durch Rezidive ausgezeichneten chronischen Leiden aus". Anderseits haben wir bei Kindern, die an chronischer Verdauungsinsuffizienz litten, mehrfach Ruhr sichergestellt, ohne darin das Wesen der Erkrankung zu erblicken.

Diagnose.

Diagnose.

Die Erkennung der Ruhr im Kindesalter stößt oft auf erhebliche Schwierigkeiten. Dies trifft besonders dann zu, wenn die für Ruhr bezeichnenden Veränderungen des Stuhls, die Beimischung von Schleim und Blut, dauernd fehlen und die Erkrankung sich unter dem Bild einer einfachen, nicht infektiösen Darmerkrankung abspielt. Dann kann nur die bakteriologische und serologische Untersuchung oder der unverkennbare Zusammenhang mit sicheren Ruhrfällen die Sachlage aufhellen. Zumal im ersten Beginn kann es unmöglich sein, eine sichere Unterscheidung zwischen Ruhr und alimentärer Störung zu treffen. Jeder starke Schleimgehalt, besonders aber jede Blutbeimengung zum Stuhl muß den Verdacht auf Ruhr erwecken, da die Ruhr weitaus am häufigsten die Veranlassung dafür bietet. Zu dieser Überzeugung muß man kommen, wenn man auf die bakteriologische Sicherstellung aller klinisch verdächtigen Fälle bedacht ist. So wichtig die bakteriologische Untersuchung für die wissenschaftliche Klärung und für epidemiologische Beobachtungen ist, so wenig können wir unser ärztliches Handeln bei Ruhrfällen von ihr abhängig machen. Nur zu oft schlägt auch bei sicheren Ruhrfällen der Versuch fehl, den Erreger aus dem Stuhl zu züchten, und das Ergebnis der oft zeitraubenden Untersuchung kann nicht abgewartet werden, wenn es sich darum handelt, den Kranken zu behandeln und seine Umgebung vor Ansteckung zu bewahren.

Bakteriologische und serologische Untersuchung.

Jeder blut- und schleimhaltige Stuhl spricht für Ruhr.

Neben der Ruhr haben auch andere Krankheiten die Eigentümlichkeit, zur Ausscheidung von Blut im Stuhl zu führen, wodurch Verwechslungen mit Ruhr herbeigeführt werden können. Bei einigen dieser Krankheiten macht die Unterscheidung von Ruhr keine allzugroßen Schwierigkeiten. Dazu gehören z. B. die im Kindesalter seltenen Fälle von Mastdarmpolypen oder von Hämorrhoiden und die häufiger vorkommenden, aber bei sorgfältiger Untersuchung auch leicht festzustellenden Rhagaden. Zur näheren Untersuchung wird schon die Beobachtung veranlassen, daß die Stühle bis auf die Blutbeimengung nichts Auffälliges zeigen. Daß ein Skorbut beim Säugling lange Zeit als einziges Krankheitszeichen blutige Stühle aufweisen und dadurch eine Ruhr vortäuschen kann, hat *Hotzen* mit einer Beobachtung belegt. Die epidemische Genickstarre soll mit der *Heine-Medin*schen Krankheit die Eigentümlichkeit teilen, daß sie mit Ausscheidung ruhrartiger Stühle beginnen kann, doch wird dann der weitere Verlauf die wahre Natur der Krankheit bald erkennen lassen. — Wenn parenteral ausgelöste Durchfälle, auch bei Grippe als sogenannte Grippeenteritis, mit Ausscheidung blutiger Stühle einhergehen, wird man jedenfalls keinen Fehler begehen, wenn man sie praktisch wie Ruhrfälle behandelt.

Differential-Diagnose.

Mastdarmpolypen Hämorrhoiden Rhagaden.

Skorbut.

Grippe.

Besonders verhängnisvoll kann es werden, wenn, wie das nicht selten vorkommt, eine Invagination mit Ruhr verwechselt wird. Die Verwechslung ist besonders naheliegend, wenn man die Kinder erst einige Tage nach dem Eintreten der Invagination zu sehen bekommt, weil dann die anfangs nur blutigen Stühle auch stärkeren Schleimgehalt aufweisen können. Für Invagination bezeichnend ist das Fehlen des Fiebers trotz schwerer Allgemeinerscheinungen, das verhältnismäßige Wohlbefinden in den schmerzfreien Pausen, die Bevorzugung des männlichen Geschlechts, die Zusammensetzung der fast geruchlosen Entleerungen nur aus Blut und Schleim, ohne Beimengung von Stuhl, während sie im Beginn einer Ruhr noch kotartig aussehen und riechen. Bei Verdacht auf Invagination läßt sich fast immer, wenn auch nicht selten erst in Allgemeinnarkose, eine entsprechende Geschwulst im Bauchraum tasten. Man darf sich dabei nicht täuschen lassen durch einen spastisch zusammengezogenen Darm mit verdickter Wand, wie man ihn bei Ruhr nicht selten in der linken Unterbauchgegend tasten kann.

Besonders wichtig die Invagination!

Prophylaxe.

Die große Leichtigkeit, mit der Übertragungen der Ruhr vom Kranken auf seine Umgebung zustandekommen, läßt die Frage der Verhütung besonders wichtig erscheinen. Die richtige Einstellung der Umgebung des Kranken wird sich eher erreichen lassen, wenn man die Krankheit nicht, wie das mit Vorliebe geschieht, als Dickdarmkatarrh, als follikuläre Enteritis, als Ileokolitis und so fort, sondern als Ruhr oder ruhrartige Erkrankung bezeichnet.

Verhütung.

Unterscheide nur Ruhr und ruhrartige Erkrankung.

Alle verdächtigen Fälle sollten abgesondert werden. Die Ausleerungen der Kranken, Windeln, Leib- und Bettwäsche müssen desinfiziert werden. Um eine Übertragung durch Fliegen auszuschalten, werden Säuglinge zweckmäßig durch Mullschleier abgeschlossen und alle Nahrungsmittel entsprechend verwahrt. Daß Genesende und Geheilte zur Ansteckungsquelle werden und Epidemien auslösen können, ist mehrfach sichergestellt

Bazillenträger. worden. Eine Übertragungsgefahr ist besonders dann gegeben, wenn bei Bazillenträgern infolge eines Rückfalls oder aus anderen Gründen Durchfall eintritt.

Nach den von *Wilkins* und *Wills*, von *Lade*, *Weise* und *Pogorschelsky* mitgeteilten Erfahrungen ist es möglich, in Epidemiezeiten die Gesunden durch vorbeugende Vakzination mit Ruhrkeimen zu schützen.

Prognose.

Prognose. Daß es schwierig ist, im Einzelfall ein Urteil über die Heilungsaussichten einer Ruhr abzugeben, ergiebt sich schon aus dem wechselvollen Verlauf. Zahl und Aussehen der Stühle erlauben uns keine Entscheidung, es sei denn, daß die Entleerung von Schleimhautfetzen mit dem Stuhl eine schwere Zerstörung der Darmschleimhaut verrät. Die jüngsten Altersstufen sind im allgemeinen am stärksten gefährdet. Die angeborene oder erworbene Widerstandskraft des einzelnen Kranken scheint für den Verlauf mindestens die gleiche Bedeutung zu haben wie die Schwere des Infekts.

Therapie.

Die Unsicherheit in der Einschätzung der Verlaufsaussichten macht es besonders schwierig, den Einfluß der Behandlung richtig zu bewerten.

Behandlung. Kein Erfolg bei Serumbehandlung. Über Erfolge der Serumbehandlung, die mit Verwendung polyvalenter Sera vielfach versucht wurde, liegen günstig lautende Berichte nur von Erwachsenen vor, während bei der Ruhr der Kinder nach fast übereinstimmendem Urteil eine überzeugende Wirkung nicht erkennbar ist. Auch die angebliche Heilwirkung von Bakteriophagen bei Ruhr hat sich nicht bestätigen lassen.

In den ersten Tagen Abführmittel. Ausgehend von der Vorstellung, daß die Krankheitserscheinungen bei der Ruhr in der Hauptsache dadurch zustande kämen, daß Gifte aus dem Darminhalt in den Kreislauf gelangten, hat man gerade bei Ruhrfällen besonderen Wert auf ausgiebige Darmentleerung gelegt. Gegen die Anwendung von Abführmitteln, die keine stärkere Reizwirkung ausüben (Rizinusöl, Salzlösungen) im ersten Beginn der Erkrankung bestehen keine Bedenken; nach dem 2. Krankheitstag darf man sich keinen Vorteil davon versprechen. Von einem erkennbaren Nutzen der sogenannten Adstringentien (Tanninverbindungen u. a.) habe ich mich nicht überzeugen können, auch nicht bei ihrer Verwendung als Zusatz zu Einläufen. Zur Beruhigung erregter Kranken können Veronalnatrium und ähnliche Mittel nützlich sein. Wärme. Atropin. Schmerzhafte Koliken und Tenesmen können durch Wärmeeinwirkung und Atropin (1—2 mg täglich), Papaverin (0,01—0,015 mehrmals täglich) und Zäpfchen mit 0,01—0,03 Extr. opii und Extr. Belladonnae ana gelindert werden. Bei langdauernder Ausscheidung von Schleim Tierkohle. und Blut schien uns Tierkohle zuweilen günstig zu wirken.

Kardiaca. Wasser zuführen! Bei Kreislaufsschwäche sind Kampfer, Kardiazol, Koffein angebracht. In Fällen schwerer Ruhr begegnen wir regelmäßig all den Erscheinungen, die als Ausdruck schweren Wasserverlustes gelten. Auf reichliche Zufuhr von Flüssigkeit in Gestalt von Tee oder Ringerlösung ist Wert zu legen.

Die größte Bedeutung für die Behandlung der Ruhrkranken hat neben sorgfältiger Pflege die Regelung der **Ernährung.** Grundsätzlich ist zu bedenken, daß die Ruhrbazillen ihre Wirksamkeit nicht im Darminhalt, sondern im Inneren der Darmschleimhaut entfalten. Man wird also kaum erwarten dürfen, den Ablauf dieser Vorgänge durch die Auswahl der Nahrung wesentlich beeinflussen zu können. Die Beschaffenheit der Stühle wird sich, zumal in Fällen, wo erheblichere Veränderungen der Schleimhaut im Spiele sind, als weitgehend unabhängig von der Art der Ernährung erweisen. Es ist also bei Ruhr noch weniger als sonst angebracht, das Vorgehen bei der Ernährung in erster Linie von der Stuhlbeschaffenheit abhängig zu machen. Wenn wir in der Behandlung von ruhrkranken Kindern immer wieder Schädigungen durch Unterernährung entstehen sehen, so liegt das in der Regel an der allzuängstlichen Berücksichtigung der Stuhlbeschaffenheit.

Ernährung unabhängig von der Stuhlbeschaffenheit.

Es soll hier nicht versucht werden, alle Ernährungsarten zu schildern, die für Ruhrkranke empfohlen worden sind. Man kann auf verschiedene Weise erfolgreich vorgehen, wenn man den Grundsatz beobachtet, eine Unterernährung zu vermeiden und die Ernährung so zu leiten, daß die Entwicklung alimentärer Störungen möglichst vermieden wird.

Keine Unterernährung!

Da wir mehrfach bei Säuglingen, die fast ausschließlich an der Brust ernährt wurden, schwere Formen von Ruhr gesehen haben, können wir der Frauenmilch keine unmittelbare Heilwirkung auf Ruhr zuschreiben. Für unentbehrlich halten wir sie bei Kindern in den ersten Lebensmonaten und solchen, die bereits vor der Ruhr durch Ernährungsstörungen oder durch Infekte geschädigt waren. Wir verwenden sie dann gern mit einem Zusatz von Buttermilch. Für die künstliche Ernährung ruhrkranker Säuglinge bewährt sich der Beginn mit Buttermilch oder mit Molke. Von der Buttermilch aus kann man durch allmählichen Zusatz von Einbrenne oder aber durch schrittweisen Ersatz mit einer Säuremilch (Zitronensäuremilch u. a.) leicht zu einer brauchbaren Form der Dauernahrung gelangen. Auch die Eiweißmilch hat uns in der Behandlung von Ruhrfällen gute Dienste geleistet.

Säuglingsernährung bei Ruhr.

Frauenmilch in schweren Fällen.

Buttermilch.

Säuremilch.

Bei der Durchführung der Ernährung soll man sich in erster Linie von der Beobachtung des Allgemeinzustandes, nicht von der Stuhlbeschaffenheit leiten lassen.

Bei älteren Kindern können die beliebten Schleim- und Mehlabkochungen besonders in Form des eingedickten Reisschleims in den ersten Krankheitstagen zweckmäßig neben Wasserkakao, Tee u. a. verwendet werden, doch soll die Kost bald durch Verwendung von Plasmon, Quark und magerem Fleisch mit Eiweiß angereichert werden. Bei Besserung der Stühle werden allmählich Kartoffelbrei und gut zerkleinerte zellulosearme Gemüse zugesetzt. Die Verwendung von Vollmilch vermeiden wir in den ersten Krankheitswochen.

Bei älteren Kindern Reisschleim.

Eiweißreiche Nahrung.

Nach einem Bericht der Düsseldorfer Infektionsklinik (*Hottinger*) empfiehlt es sich bei Kindern über 2 Jahre mit akuter Ruhr sogen. Äpfeltage (*Heisler*, *Moro*) einzuschieben. Man macht erst eine 12—24 stündige Teepause, gibt dann 3—5 mal 150—200 g rohe, feingeschabte Äpfel mit oder ohne Schale, wie das in Holland volkstümlicher Brauch ist. Am 3. Tage kann man bereits zu einer leichten Eiweißkost übergehen und nach 8—14 Tagen zur normalen Vollkost. Häufig sind die Erfolge mit dieser Apfeldiät gradezu verblüffend: Entfieberung, tadellose Stühle ohne Blut, gutes Allgemeinbefinden.

Die frühzeitige Anwendung fettreicher Nahrungsgemische (Butter-

Keine Vollmilch.

mehlnahrung u. a.) halte ich für gewagt und meist entbehrlich. Der Aufgabe, den Ernährungszustand der Kinder aufrecht zu erhalten, kann man in der Regel ohne sie gerecht werden.

Zusammenfassende Darstellungen:

I. **Klinik u. Allgemeines.** *Brauer, L.*, u. *Theys, E.*, Die Ruhr, ihr Wesen u. ihre Behandlung. Berlin 1922, Fischers Buchhandlg. — *Czerny, A.*, u. *Keller, A.*, Des Kindes Ernährung. 2. Aufl. 2, 191 u. 334, 19. — *Davison, W. C.*, A bacteriological and clinical consideration of bacillary dysentery in adults and children. Medecine 1922, 1, 389. — *Dopter, Ch.*, La dysentérie bacillaire. Nouveau traité de méd. Roger-Vidal-Teissier 1927, 3, 267. — *Göppert, F.*, Die einheimische Ruhr im Kindesalter. Erg. inn. Med. 1917, 15, 180. — *Jochmann-Hegler*, Lehrbuch der Infektionskrankheiten. — *Schittenhelm, A.*, Ruhr, Dysenterie. Handbuch d. inn. Med. von *Mohr, Bergmann, Staehelin* 1925, 1, 581.

II. **Pathol. Anatomie.** *Fischer, W.*, Path. Anat. d. Ruhr. Handb. d. spez. path. Anat. u. Hist. von Henke-Lubarsch, 1929, 4. Teil, 3, 417. — *Löhlein, M.*, Handb. d. ärztl. Erfahrungen im Weltkrieg 1921, 8, 100.

III. **Bakteriologie.** *Lentz*, Dysenterie. Handb. d. path. Mikroorg. von Kolle-Wassermann, 1913, 2. Aufl., 3. — *Pribram, E.*, u. *Halle, W.*, Neuere Ergebnisse d. Dysenterieforschung. Erg. Immun.forschg. 1917, 2, 338. — *Sartorius, F.*, Ergebnisse der bakteriologischen u. serologischen Ruhrforschung. Mschr. Kinderheilk. 1930, 46, 481.

Ferner: *Clausen, S. W.*, Flexner's dysentery with multiple peripheral paralyses. Amer. J. Dis. Childr. 1928, 35, 541. — *Büchner, S.*, Untersuchungen über d. Verbreitung d. Ruhr im Kindesalter. Jb. Kinderheilk. 1928, 118, 285. — *Davison, W. C.*, The bacteriolysant therapy of bacillary dysentery in children. Amer. J. Dis. Childr. 1922, 23, 531. — *Grosser, P.*, Ruhrepidemie durch Bazillus Kruse-Sonne. Dtsch. med. Wschr. 1929, Nr. 34. — *Helmholz, H. F.*, Chronic ulcerative colitis in childhood. Amer. J. Dis. Childr. 1923, 26, 418. — *Hotzen, A.*, Klin. u. bakt. Beobachtungen über Ruhr im Kindesalter. Jb. Kinderheilk. 1919, 89, 116. — *Jacki, E.*, Über eine Kruse-Shiga-Epidemie in Heidelberg. Mschr. Kinderheilk. 1920, 18, 340. — *Joseph, H. W.*, u. *Davison, W. C.*, Serotherapy of bacillary dysentery in children. J. amer. med. Assoc. 1921, 77, 1863. — *Lade, O.*, Über Bazillenruhr bei Säuglingen u. älteren Kindern. Z. Hyg. 1921, 92, 321. — *Piltz, G.*, Über d. Stellung d. Ruhr unter d. Ernährungsstörungen im Kindesalter. Jb. Kinderheilk. 1922, 97, 153. — *Pogorschelsky, H.*, Ruhrvakzine in d. Prophylaxe d. Säuglingsruhr. Z. Kinderheilk. 1927, 44, 200. — *Riechers, J.*, Eine chron. Form d. Pseudodysenterie im Kindesalter. Mschr. Kinderheilk. 1919, 15, 40. — *Rosenbaum, S.*, Grippe-Enteritis im Säuglingsalter. Mschr. Kinderheilk. 1926, 33, 441. — *Ungermann, E.*, u. *Jötten, K. W.*, Ergebnisse u. Beobachtungen bei d. bakteriol. u. serolog. Ruhrdiagnose. Med. Klin. 1918, 14, 334 u. 362. — *Vogt, H.*, Zur Bedeutung d. Ruhr für d. Säuglingsalter. Mschr. Kinderheilk. 1919, 15, 193. — *Wilkins, L.*, The incidence of dysentery and diarrhoea among infants under two years of age. Amer. J. Dis. Childr. 1927, 33, 705.

Der Mumps[1]).

(Ziegenpeter, Bauernwetzel, Wochentölpel.)

Von

OTTO ROMMEL in München.

Begriffsbestimmung.

Der Mumps ist eine epidemisch auftretende, akute Infektionskrankheit mit Fieber, deren hervorstechendstes Symptom in einer entzündlichen Schwellung der Ohrspeicheldrüse besteht. Seltener werden die Submaxillar- oder Sublingualdrüsen befallen. Die Erkrankung nimmt in der größten Mehrzahl der Fälle, zumal bei Kindern, einen leichten unkomplizierten Verlauf, der nach wenigen Tagen zur völligen Heilung führt. Es handelt sich dabei um eine primäre, idiopathische „spezifische“ Parotitis, nicht zu verwechseln mit jenen entzündlichen Prozessen der Drüse, die im Verlaufe anderer Erkrankungen auftreten und als sekundäre oder metastatische Entzündungsprozesse der Parotis aufzufassen sind. Krankheitsbegriff.

Daß es sich beim Mumps um eine echte spezifische Infektionskrankheit handelt, kann man mit Sicherheit daran erkennen, daß — wenn auch selten — doch mit einer fast gesetzmäßigen Regelmäßigkeit Komplikationen in entlegenen Körperregionen (Gehirn, Pankreas, Genitalien) auftreten, zu denen das Krankheitsvirus eine besondere Affinität hat.

Geschichtliches.

Die Parotitis epidemica ist seit dem Altertum bekannt. Schon *Hippokrates* beschrieb eine Epidemie auf der Insel Thasos, auch *Galen*, *Celsus* u. a. beschrieben das Krankheitsbild. Auch im Mittelalter wird von Mumpsepidemien berichtet. *Mangor* stellte schon 1771 die Kontagiosität fest. Zu Beginn des 19. Jahrhunderts wurden ausgebreitete Epidemien beobachtet und beschrieben (*Leitzen*). Geschichtliches.

Epidemiologie und Ätiologie.

Der Mumps kommt in allen Breiten, in jedem Klima und zu jeder Jahreszeit vor. Während der kalten Jahreszeit ist eine Anhäufung der Erkrankungsfälle zu beobachten, die offenbar mit der vermehrten Infektionsmöglichkeit in Schulen und geschlossenen Räumen zusammenhängt. Zu mehr oder weniger ausgebreiteten Epidemien kommt es gern in Inter- Epidemiologie.

[1]) Lat.: Parotitis epidemica (Poliglandulitis, Angina parotidea). Franz.: Les oreillons, fièvre ourlienne, ourles. Engl.: Mumps (to mump = Gesichterschneiden), branks. Ital.: Orecchioni, gotoni. Span.: Parotiditis epidémica.

naten, Waisenhäusern, Krippen und anderen geschlossenen Gemeinschaften. Allgemein über eine Stadt verbreitete Mumpsepidemien, wie in früheren Zeiten, werden nur noch selten beobachtet, jedenfalls bleibt die Erkrankungsziffer hinter den akuten Exanthemen an Häufigkeit und Ausdehnung in Deutschland wesentlich zurück.

Rassendisposition verschieden.

Bemerkenswert erscheint eine vermehrte Krankheitsbereitschaft der lateinischen Rasse gegenüber der germanischen, die *Löwenthal* in den Jahren 1902—1906 vergleichsweise beim französischen und beim deutschen Heer feststellen konnte. Dort 40896 Mumpserkrankungen gegenüber nur 2500 bei deutschen Soldaten. Bei Kindern scheint es ähnlich zu sein, doch liegen darüber genauere vergleichende Statistiken nicht vor, zumal der Mumps nicht zu den anzeigepflichtigen Krankheiten gehört. (Ausgenommen in Hamburg.)

Der Genius epidemicus wechselt seinen Charakter.

Wie bei anderen Infektionskrankheiten wechselt auch bei der Parotitis epidemica nach Zeit und Ort der Charakter und der Verlauf der Erkrankung, besonders hinsichtlich der Komplikationen. Leichte Epidemien — die Regel — wechseln mit schweren. Auch die Kontagiosität ist sehr verschieden. Bei manchen Epidemien stehen gastro-intestinale Erscheinungen im Vordergrund, bei anderen kommt es zu Komplikationen des Nervensystems. In manchen Epidemien pflegt regelmäßig nur eine Drüse befallen zu sein, andere hingegen stehen sozusagen im Zeichen einer Parotitis bilateralis. Ganz leichte — abortive Fälle — wechseln mit vereinzelt schweren Krankheitsbildern (*Friedjung*).

Disposition nach Alter und Geschlecht.

Die Krankheitsdisposition für Mumps ist wohl ziemlich allgemein, dennoch erkrankt bei zweifelloser Exposition oft nur ein Bruchteil der Gefährdeten; so in einem Knabeninternat von 175 nur 50 Schüler (*Dicks*).

Die Ansteckung ist auch für bisher noch nicht Erkrankte keineswegs obligat (*Klotz*). Ähnliches kann man in der Hauspraxis beobachten, daß nämlich bei einer mehrköpfigen Kinderschar in einer Familie nur ein oder zwei Kinder erkranken, die anderen bleiben trotz mangelhafter Absperrung gesund. Als meistbefallenes Alter galten bisher die Altersstufen von 5—15 Jahren, also im wesentlichen das Schulalter. Wenn man neuerdings von einer verhältnismäßig hohen Beteiligung der Säuglinge und Kleinkinder hört (*Selma Meyer* und *H. Reifenberg*), so dürfte das mit der zunehmenden Kasernierung dieser Altersstufen durch die Fürsorge in Anstalten zusammenhängen, ohne entsprechende hygienische Einrichtungen, bei ungenügender ärztlicher Überwachung. Für die Familienpraxis gilt auch heute der Satz: Mumpserkrankung bei Neugeborenen oder jungen Säuglingen ist eine große Seltenheit. *White* teilt eine solche bei einem Neugeborenen mit — *Selma Meyer*s und *Reifenberg*s jüngster Fall war zwei Monate alt — *Falkenheim*, *Hollmann*, *Homans* und *Jelski* beschreiben Parotitisepidemien bei Säuglingen, *Gerhardt* und *Hutinel* berichten sogar von einer intrauterinen Übertragung bzw. Schädigung des Kindes infolge Mumps der Mutter. Stillende Mütter und Ammen, die von der Krankheit befallen sind, mögen unter den üblichen Vorsichtsmaßregeln ihre Säuglinge weiterstillen, da dieselben erfahrungsgemäß gesund bleiben. Verfasser sah in 26 Jahren im Säuglingsheim-München keinen Fall von Mumps in den ersten zwei Lebensjahren. — Jenseits der Pubertät nehmen die Erkrankungen an Mumps bald wieder ab, sie sind dabei im Verlauf meist schwerer, ähnlich wie bei den akuten Exanthemen. Auch im Greisenalter sind Fälle von Parotitis beschrieben. Die größere Zahl der Knabenerkrankungen, die auf eine geschlechtsbetonte Krankheitsbereitschaft schließen ließe, (*Meyer* und *Reifenberg*) wird von anderer Seite (*Graham*) bestritten. Zahnwechsel und Karies bedingen nach *Graham* eine größere Empfänglichkeit für Mumps, ebenso Masern.

Immunität.

Die epidemische Parotitis, die wir nach neueren Untersuchungen als eine spezifische Infektionskrankheit auffassen dürfen, befällt, wie die meisten anderen Infektionskrankheiten, den Menschen nur einmal. Es wird durch Überstehen der Krankheit eine dauernde Immunität geschaffen.

Rezidive größte Seltenheit; häufig Fehldiagnosen.

Rezidive, oder was nicht ganz dasselbe ist, zwei oder mehrmalige Erkrankungen an Mumps gehören nach *Steinitz* zu den größten Seltenheiten, die von Zeit zu Zeit in der Literatur beschrieben werden. *Heubner* sah keinen solcher Fälle. *Gerhardt, Hochsinger, Schilling, Friedjung, Niermeier, Reh* u. a. haben mehrmaliges Erkranken an Mumps beschrieben, doch besteht berechtigter Zweifel, ob es sich in den angeführten Fällen immer um eine Parotitis epidemica s. spezifica gehandelt hat. Davon wird noch später bei der Differentialdiagnose zu reden sein. Die Möglichkeit ist ja im Analogieschluß mit anderen Infektionskrankheiten z. B. Scharlach (*Reh*) zuzugeben.

Alec. Cramer beschrieb einen Fall bei einem 16jährigen Knaben, bei dem drei Jahre nach einer Parotitis mit Orchitis eine umschriebene Schwellung der Sublingualdrüsen, jedesmal während starker Mumpsepidemie auftrat, die sich als zuverlässiges Rezidiv der Mumpserkrankung herausstellte. Bei der ersten Erkrankung waren die sublingualen Drüsen nicht beteiligt gewesen, so daß sich bei der zweiten Erkrankung zeigte, daß die Immunität durch die erste nur lokal gewesen war.

Experimentelle Parotitis bei Kaninchen.

Ritossa und Nastasi erzeugten durch intravenöse oder intratestikuläre Injektionen von Parotissaft, der aus der entzündeten Parotis in den ersten Tagen bei Mumps gewonnen ist, regelmäßig schwere Erkrankung mit Todesfolge bei Kaninchen. Inkubationsdauer 20—30 Tage. Dasselbe Resultat erzielte man mit dem Filtrat eines derartigen Parotissaftes. Der Parotitiserreger ist demnach filtrierbar. In seltenen Fällen gelingt auch die Übertragung mit dem Blute des an P. Erkrankten in den ersten Tagen. Die Sektion der Kaninchen ergab fast stets freie Flüssigkeit in der Bauchhöhle, Zirkulationsstörungen, manchmal mit Blutaustritten in Leber und Nieren, Störungen und Schwellung der Nebennieren, Hyperämien und Infiltrate in den Hoden. Der Parotitiserreger scheint demnach eine besonders schädliche Wirkung auf Kaninchen zu haben.

Ätiologie.

Der seit langer Zeit postulierte spezifische Krankheitserreger der Parotitis epidemica dürfte der von *Yves Kermorgant* (1926) beschriebene Mikroorganismus mit unregelmäßiger Segmentation und Granulabildung vom Spirochätentypus sein.

Wollstein zeigte schon 1916—18, daß die Parotitis epidemica durch ein filtrierbares Virus erzeugt wird, das sich im Speichel der Patienten findet und durch Inokulation auf Katzen nach 6—8tägiger Inkubation eine typische Parotitis und Orchitis erzeugt. *Kermorgant* konnte durch Einbringung von Speichelzentrifugat in den Ductus Stenonianus oder in eine Parotis bei Affen eine typische doppelseitige Parotitis erzeugen. Aus dem Speichel P-Kranker ließen sich Kulturen einer besonderen Spirochäte im Verein mit einem Bakterium züchten. Während sich das Bakterium durch Weiterzüchtung isolieren ließ, gelang die Reinkultur der Spirochäten bisher nicht. Mischkulturfiltrate erzeugten bei Affen und Kaninchen noch nach Monaten typische Parotitis epidemica. Impfversuche mit der Reinkultur der nicht filtrierbaren Bazillen allein blieben völlig wirkungslos. Dagegen gelang es in den stets von Spirochäten freien Kulturfiltraten durch späteren Zusatz von etwas Bazillenkultur wieder Spirochäten zur Entwicklung zu bringen. *Kermorgant* nimmt daher an, daß die Spirochäten ein filtrierbares Vorstadium durchlaufen und erst durch Symbiose mit den Bazillen die sichtbare Form erreichen. Die Spirochäten ließen sich ferner aus den erkrankten Organen und den Lymphdrüsen der geimpften Tiere züchten. Schließlich zeigte das Serum menschlicher Mumpsrekonvaleszenten typische Agglutination gegenüber den Spirochäten (bis 1:1000), dagegen nicht gegenüber den Bakterien, ebenso lytische Eigenschaften in der Verdünnung 1:10, die bei gesunden Kontrollfällen fehlten (Cit. nach *L. Landé*). Auch Lysine und Agglutinine konnten im Serum von Mumpsrekonvaleszenten nachgewiesen werden.

Die Versuche *Kermorgants* bedeuten einen wesentlichen Fortschritt in der Ätiologie der Parotitis epidemica, leider steht eine Bestätigung der Befunde von anderer Seite noch aus. Immerhin erübrigt es sich nach dieser Feststellung, auf die von *Bein* und *Michaelis* (1897) bis zu *Anthony, Busquet, Hutinel, Meeray, Merelli, Welsh* u. a. beschriebenen Erreger näher einzugehen, deren Untersuchungsergebnisse als unsicher und überholt bezeichnet werden müssen.

Übertragungsmodus. Die Übertragung des Mumps geschieht in der Mehrzahl aller Fälle von Mensch zu Mensch, wobei man annehmen darf, daß es sich um eine Kontaktinfektion bzw. um eine Tröpfcheninfektion mit dem virulenten Speichel handelt. Gelegentlich, wenn auch seltener, kann die Übertragung auch durch Gebrauchsgegenstände von Parotiskranken wie Eßgeschirr, Spielzeug u. dgl. in Familien und Anstalten erfolgen. Die Er-

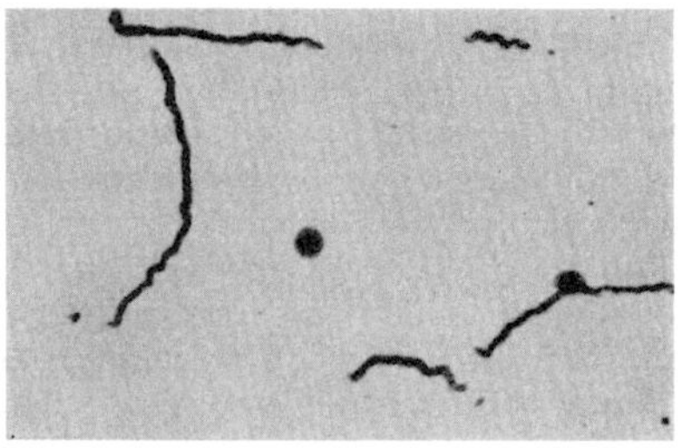

Fig. 176.
Spirochäten und Cilien tragende Granulae nach Kermorgant.

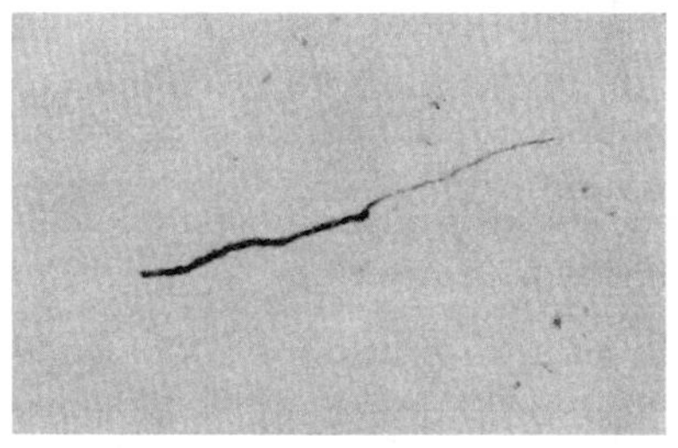

Fig. 177.
Spirochäte mit Cilie nach Kermorgant.

fahrung lehrt jedoch, daß das Kontagium des Mumps (cf. Lues) sich außerhalb des erkrankten Organismus nur sehr schwer und in der Luft nur auf kurze Strecken verbreitet (*Monti*). Auch *Pflüger* weist neuerdings darauf hin, daß das Virus ein schwerfälliges, träges ist. Er beruft sich dabei auf Beobachtungen in Gefangenenlagern im Kriege in Stuttgart, wo trotz regen dienstlichen Verkehrs eine Übertragung einer ausgebreiteten Mumpsepidemie eines Lagers (II) auf ein anderes Lager (I) nicht stattfand. *Moser* und *Arnstein* halten an der Übertragung durch tote Gegenstände, auch durch Haustiere fest. Die Übertragung durch Zwischenträger in Form von gesunden Bazillenträgern ist verschiedentlich beobachtet und gewiß nicht unwahrscheinlich. Auch Rekonvaleszenten dürften als Bazillenträger, ähnlich wie bei der Diphtherie noch wochenlang als Verbreiter der Krankheit in Frage kommen. *Bernutz* berichtet z. B., daß Kinder, welche anscheinend völlig geheilt waren, nach 6 Wochen, bei einer Reise aufs Land, dort die Krankheit verbreiteten (zitiert nach *M. Klotz*).

Es sei auch darauf hingewiesen, daß die Erkrankung bereits im Prodromalstadium, d. h. 1—2 Tage vor den Krankheitsmanifestationen übertragen werden kann. Während zuweilen ein kurzes Zusammensein mit Mumpskranken zur Ansteckung führt, bleibt in anderen Fällen, trotz reichlicher Gelegenheit die Übertragung aus, so daß man sich des Eindrucks nicht erwehren kann, daß der Zufall seine Hand im Spiele hat. Als Regel kann nach *Rohleder* gelten, daß die Krankheit nur bei direktem Kontakt, und zwar bei ziemlich enger Berührung übertragen wird.

Pathogenese und pathologische Anatomie.

Die Übertragung findet aller Wahrscheinlichkeit nach von der Mundhöhle aus statt, indem der Krankheitserreger von der Mundschleimhaut aus durch den Duct. Stenonianus in die Parotis, bzw. nur in die Submaxillaris oder in die Gland. sublingualis gelangt. (Stomatogene Entstehungsweise.) Daneben ist aber eine hämatogene bzw. lymphogene Entstehung durchaus zuzugeben. So entsteht im interstitiellen periglandulären Bindegewebe eine reaktive entzündliche Schwellung (*Gerhardt*). Bei der geringen Zahl vorliegender Obduktionsbefunde im akuten Stadium ist unsere Kenntnis über die pathologisch-anatomischen Veränderungen lückenhaft. Ein seröses bzw. serofibrinöses Exsudat durchtränkt das interazinöse Zellgewebe, das körnige Trübung erkennen läßt, während das Epithel der Drüsenbläschen und Drüsengänge normale Verhältnisse aufweist. Dabei fehlt, sofern es sich nicht um eine Mischinfektion mit pyogenen Bakterien handelt, typischerweise jede Tendenz zur Vereiterung der Drüse. Nur äußerst selten und nur bei extremer Schwellung kann es zur Bildung von Drucknekrosen kommen, die zur Demarkation der betreffenden Gewebsanteile Veranlassung geben. Meist erfolgt aber völlige Resorption des gesetzten Exsudates und Restitutio ad integrum.

Inkubationsdauer sehr wechselnd.

Eigenartig wechselnd ist die Inkubationsdauer. Dieselbe schwankt nach *Linck* zwischen 3 und 30 Tagen. Als Durchschnitt zahlreicher Literaturangaben können 2—3 Wochen angenommen werden (*Klotz*), die Inkubationsdauer wird durch individuelle Faktoren beeinflußt (*S. Meyer*).

Das Krankheitsbild.

Kurzes Prodromalstadium.

Das Prodromalstadium dauert gewöhnlich nur 1—3 Tage. Die dabei auftretenden Initialsymptome sind sehr wechselnd und wenig charakteristisch. Die Kinder sind verdrießlich, verlieren die Lust am Spiel und Essen; nicht selten treten gastrische Symptome auf — Übelkeit, Erbrechen, auch Diarrhöen. Die Patienten klagen über Glieder-, Kopf-, Ohren- und Nackenschmerzen. Unter Frösteln erhebt sich die Körpertemperatur um einige Zehntelgrade. Je sensibler die Kinder, um so mehr wirken sich die Allgemeinerscheinungen aus, ohne in diesem Stadium bereits eine sichere Diagnose zu ermöglichen, zumal außerhalb einer Parotitisepidemie.

Klinisches Bild. Die typische Schwellung als objektives Kardinalsymptom.

Sobald das auffallendste Krankheitssymptom, die Schwellung im Gesicht in der Gegend der Ohrspeicheldrüse einsetzt, ist das Krankheitsbild allerdings so charakteristisch, daß der erfahrene Arzt die Diagnose jetzt meist „auf Anhieb" stellen wird. Die Schwellung tritt ziemlich rasch auf, meist einseitig (öfters links) über dem aufsteigenden Mandibularast vor und unter dem Ohr, das Ohrläppchen in charakteristischer Weise nach auswärts drängend. Schwellung der gleichseitigen Unterkiefer- und Sublingualdrüsen, sowie der Nackendrüsen wird häufig beobachtet. Auch die abführenden Lymphstränge längs der Halsgefäße findet man gelegentlich entzündlich infiltriert und deutlich palpabel. Der Grad der Parotisschwellung ist ein sehr wechselnder.

Die beistehende Abbildung (Fig. 178 S. 378) entspricht einer typischen Parotitis sinistra mittleren Grades. Die Schwellung kann gelegentlich an Umfang beträchtlich größer sein, nach oben bis zur Orbita reichen, die ganze Wange bis zum Mundwinkel einnehmen und unten bis über die Submaxillargegend hinüberreichen (Kollaterales Oedem). Verf. sah mehrere Fälle, allerdings bei Erwachsenen, bei denen die Schwellung bis zur Clavicula hinabreichte und in der Mitte mit der Geschwulst der anderen Seite confluierte, so daß die Patienten ein unförmiges Aussehen von etwas „Stiermäßigem" hatten, ähnlich wie bei Strumakranken.

In der Regel erkrankt erst eine Seite, dann folgt die andere nach. Es können auch beide Ohrspeicheldrüsen gleichzeitig anschwellen.

Die Geschwulst erreicht nach 2—3 Tagen ihr Maximum und fühlt sich teigig bis prall elastisch an, ist etwas wärmer als die Umgebung. Die Haut über der Anschwellung ist mehr weniger straff gespannt, leicht glänzend, fast nie gerötet. Bei hochgradiger Schwellung findet man zuweilen „Striae" unter der Oberhaut, auch tritt in solchen Fällen eine gewisse Steifheit in der Haltung des Kopfes auf, ähnlich wie man sie bei akuten Lymphdrüsenschwellungen am Hals beobachtet (Reflektorische Ruhigstellung).

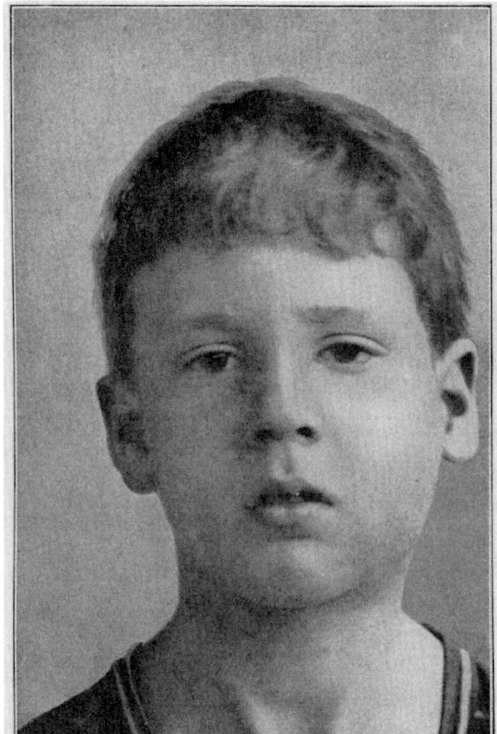

Fig. 178.
Parotitis epidemica (linksseitig) bei einem 8jährigen Knaben.
(Grazer Kinderklinik, *v. Pfaundler.*)

Subjektive Krankheitszeichen.

Mit zunehmendem Grade der Schwellung treten charakteristische Schmerzen auf, die meist als „stechend" bezeichnet werden und öfters nach dem Ohr hin ausstrahlend, direkt als „Ohrschmerzen" angegeben werden. Auf Druck und beim Kauen, sowie beim Öffnen des Mundes nehmen die Schmerzen an Intensität zu, so daß die Racheninspektion, die immer vorgenommen werden sollte, erschwert ist. Bei hochgradiger Schwellung und bei sensiblen Patienten tritt gelegentlich, zumal nach der Nahrungsaufnahme heftiger „Trismus" auf.

Pavel, Claudian und *Covrigeano* berichten sogar über das Auftreten von tetanischen Anfällen im Verlaufe von Mumps mit positivem Facialis-Phänomen, Tetaniestellung der Hände usw., was sie auf eine Mitbeteiligung der Parathyreoidea zurückführen. *Falkenheim* hat dagegen vorübergehende Facialisparese beschrieben, die er durch den Druck der Geschwulst auf den Gesichtsnerv erklärt.

Mund- und Rachenbefund.

Die Mund- und Rachenschleimhaut ist meist leicht gerötet, die Mündung des Ductus Stenonianus ist häufig von einem roten entzündlichen Hof umgeben (*Raudnitz*), ein Frühsymptom, das auch *Braun* und *Marotte* als erste, der Schwellung der Parotis um etwa 24 Stunden vorausgehende Veränderung angeben, ein Zeichen, das differentialdiagnostisch gegenüber subaurikulären Drüsenschwellungen zu verwerten ist. Zuweilen wird eine leichte Angina bzw. Pharingitis beobachtet. Eine sekundäre Stomatitis gehört nicht eigentlich zum Krankheitsbild, sondern ist auf mangelhafte Mundpflege zurückzuführen. Die Speichelsekretion bleibt, was bei der Erkrankung der Parotis beinahe wundernimmt, in den meisten Fällen normal. Auch in chemischer Beziehung ist der Speichel nicht verändert. Das diastatische Ferment und der Gehalt an Rhodankalium entsprechen der Norm.

Gelegentlich erkranken auch, wie schon eingangs erwähnt wurde, gleichzeitig oder nachfolgend die Unterkieferdrüsen, noch seltener die Sublingualdrüsen.

Bei der kürzlich von *J. Bauer* (1930) und früher von *Hegler* (1913) beschriebenen „Sublingualitis epid." als einer isolierten Erkrankung der sublingualen Speicheldrüse dürfte es sich um eine Verwechselung mit der von *Carl Hochsinger* schon früher beschriebenen — auch dem Verf. bekannten „Induratio congelativa submentalis" handeln. *Hochsinger* beschreibt neuerdings (1930) dieses eigenartige Krankheitsbild. Es handelt sich dabei um eine umschriebene schmerzhafte Anschwellung der Haut in der Submentalregion, mit Verhärtung des subkutanen Zellgewebes. Das ausschließliche Vorkommen im harten Winter deutet, worauf auch *Rommel* hingewiesen hat, deutlich auf eine kongelative Ätiologie hin und läßt eine infektiöse Ursache ausschließen. —

Verf. sah kürzlich einen Fall, bei dem etwa 14 Tage nach der ersten Erkrankung (Parotit. epid.) unter neuerlichem Fieberanstieg die Sublingualdrüsen hahnenkammähnlich beiderseits am Mundboden anschwollen.

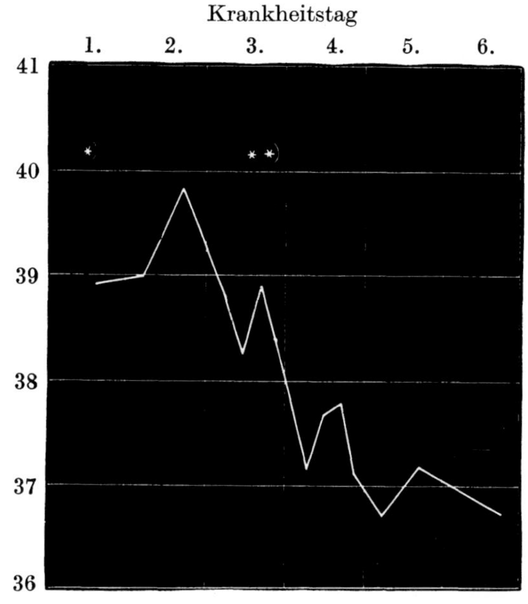

Fig. 179.
Fieberverlauf einer mittelschweren Parotitis.
* *Beginn der Parotitis rechts.*
** *Beginn der Parotitis links.*
(Nach *Schottmüller.*)

Begleitende und Allgemeinsymptome.

Auf der Höhe der Erkrankung findet man besonders bei schweren Fällen einen Milztumor. Durchfälle, oft schon im Prodromalstadium beginnend, sind parenteral bedingt und besonders bei jüngeren Kindern keine seltene Begleiterscheinung. Auch die regionären, selbst die entfernteren Lymphdrüsen findet man häufig geschwollen.

Fieberverlauf.

Das den Infekt begleitende Fieber ist nicht sonderlich charakteristisch in bezug auf Höhe, Dauer und Verlauf. Es kann fast ganz fehlen, während andere Fälle, besonders ältere Kinder und Erwachsene oft hohe Fiebergrade aufweisen. Nach geringer Remission erhebt sich beim Befallenwerden der zweiten Seite gewöhnlich die Kurve von neuem (s. Fig. 179), um bei unkomplizierten Fällen meist noch vor der völligen Abschwellung der Parotis nach 5—7 Tagen zur Norm abzufallen. Bei protrahiertem Verlauf, bei Komplikationen oder den sehr seltenen Rezidiven bleibt die Temperatur meist leicht erhöht, bzw. steigt von neuem an. Wie bei jedem

Fieberanstieg kommt es auch bei der Parotitis bei spasmophilen Kindern gelegentlich zu einem initialen „Krampfanfall" als Äquivalent eines Schüttelfrostes. Im weiteren Verlaufe werden auch Apathie, Somnolenz und Delirien beobachtet, Symptome, die auf eine Komplikation des Nervensystems hindeuten (siehe später).

Blutbild. Die im Schrifttum niedergelegten Blutbefunde weisen Unstimmigkeiten auf, die noch durch weitere Untersuchungen geklärt werden müssen. Nach den neueren Berichten von *C. H. Bunting* und *E. Thewlis* (1926), sowie von *Otto Wiese* (1927) scheint nach einer anfänglichen Leukopenie im weiteren Verlauf eine leichte Leukozytose aufzutreten, wobei das weiße Blutbild charakterisiert ist durch eine ausgesprochene Vermehrung der Lymphozyten. Monozyten und Übergangsformen zeigen Anfangs durchweg deutliche Vermehrung. Die postinfektiöse Eosinophilie steigt auf 6—10%. Die Zahl der Erythrozyten, ebenso die Hämoglobinkurve ist normal. Die Senkungsgeschwindigkeit wird bei unkomplizierten P.fällen nicht beeinflußt (*Olaf Romcke* 1928). *Bunting* und *Thewlis* glauben in dem Verhalten der Leukozyten eine Reaktion auf das Eindringen lebender Organismen, in dem der Lymphozyten eine Reaktion gegen Toxine zu sehen.

Wie bei Masern tritt auch bei manchen Parotitisepidemien — besonders initial — heftiges Nasenbluten auf.

Durch Vagusreizung kommt es zuweilen zu Pulsverlangsamung und Arhythmien, besonders wenn eine komplizierende Pankreatitis oder Meningitis einsetzt (*Grande, Teissier, Ghedini, Souck* u. a.).

Im Harn Mumpskranker fand *Griffith* ein besonderes Toxin.

Krankheitsdauer und Verlauf. Das eigentliche Krankheitsstadium mit Schwellung der Parotis und Fieber, dauert, je nachdem eine oder beide Seiten befallen sind, 2—4 in leichten, 6—10 Tage in mittelschweren Fällen. Die Erkrankung der zweiten Seite spielt sich meist schneller ab als die der ersten Seite. Doch kommen Fälle vor, bei denen der Verlauf auch ohne Komplikationen ein protrahierter ist und sich über mehrere Wochen hinzieht (chronischer Mumps). Besonders bei Lymphatikern, Scrophulösen und Kachektischen beobachtet man gelegentlich einen derartig langsamen Verlauf. Demgegenüber kommen auch sogenannte abortive Fälle zur Beobachtung mit ganz geringfügiger Schwellung der Parotis und mit ephemerem Fieber. Die überwiegende Mehrzahl aller Parotitisfälle zeigt einen benignen Charakter und führt in der angegebenen Zeit zu völliger Heilung.

Komplikationen. Die Komplikationen bzw. die Nachkrankheiten der Parotitis sind selten, aber vielseitig und wechseln nach Alter des Patienten und bei verschiedenen Epidemien. Die in Mitleidenschaft gezogenen Organe sind recht zahlreich, darin gibt die Parotitis epidemica den anderen Infektionskrankheiten nichts nach. Jedenfalls hat *Zade* recht, wenn er von einer Polymorphie der Parotitis epidemica spricht, wobei man annehmen muß, daß das Virus auf dem Blutwege oder durch den Lymphstrom in benachbarte oder auch in entfernte Organe verschleppt wird. Auch die Wirkung von chemischen Giften (Endotoxinen) muß man für manche Komplikationen verantwortlich machen.

Aus der Fülle der Erscheinungen ragen als häufigste und beachtlichste Komplikationen hervor: die Orchitis, die Meningitis, die Pankreatitis. Alle anderen Komplikationen treten danach an Bedeutung und Häufigkeit zurück.

Orchitis. Die Orchitis parotidea ist als seltsame Komplikation seit dem Altertum bekannt und beschrieben (Hippokrates). Ihr Vorkommen zumal jenseits der Pubertät ist relativ häufig und wird von *Comby* und *Schottmüller* mit etwa 30% aller erkrankten Männer angegeben. Unter 10 Jahren ist sie dagegen eine große Seltenheit. *Potter* (1927) beschreibt einen Fall von Orchitis nach Mumps bei einem zweijährigen Knaben. Die Abhängigkeit der Orchitis vom Genius epidemicus steht außer jedem Zweifel. Meist einseitig auftretend — häufiger rechts — kommt sie auch doppelseitig vor, hin und wieder isoliert, d. h. wie die Pankreatitis vikariierend an Stelle der Parotitis, oder ihr vorausgehend. Nach doppelseitiger Orchitis kann Sterilität eintreten.

Die Orchitis tritt gewöhnlich eine Woche nach Beginn der Erkrankung auf unter Schwellung, Schmerzen, erneutem hohem Fieber mit Schüttelfrost und beträchtlicher Störung des Allgemeinbefindens. Auch Erregungszustände werden beobachtet.

Unsere Kenntnisse über das histologische Verhalten des Hodens sind, obgleich die Orch. ep. lange bekannt ist, relativ gering. Es dürfte sich dabei im wesentlichen um eine interstitielle Entzündung handeln, bei der exsudative Prozesse eine wesentliche Rolle spielen (*Reuscher*). Meist in Heilung ausgehend, sind von *Comby*, *Granier*, *Hall* und *Reuscher* doch mehr weniger häufig bis zu 63% Hodenschwund beobachtet. Der atrophische Hoden und Nebenhoden erwies sich dann bei der Palpation als klein, derb und indolent. Durch die neuerdings angenommene Mikrobämie ist die metastatische Orchitis leichter erklärlich, wobei die Affinität des Virus zum männlichen Genitalorgan wesentlich größer zu sein scheint als zu den weiblichen Geschlechtsorganen.

Oophoritis selten.

Die Oophoritis oder Ovariitis — relativ seltener — gibt sich durch Symptome, wie Schwellung, Druckempfindlichkeit, also unsichere Zeichen einer Entzündung zu erkennen und ist von *Rizet*, *Meynet*, *Bouteillier*, *Troitzki*, *Berger*, *Brooks* u. a. beschrieben. Entzündliche Schwellung der Mammae, sowie der großen Labien sind vereinzelt beobachtet worden (*Schottmüller*).

Auch die Oophoritis kann gelegentlich zu Sterilität führen (*Troitzki*).

Bei der Folgewichtigkeit dieser Komplikation verdient die Mitteilung von *Lavergne* und *Florentin* Beachtung, denen es gelang, durch Injektionen von Rekonvaleszentenserum (Mischserum, am wirksamsten 20 ccm), bei frühzeitiger Einspritzung die Orchitis mit Sicherheit zu verhüten (vgl. später).

Das Zentralnervensystem als Komplikationsorgan beim Mumps.

An Häufigkeit und in ihrer pathologischen Bedeutung der Orchitis, zumal für das Kindesalter, übergeordnet sind die Komplikationen von seiten des Zentralnervensystems und des Gehörorganes. In zunehmendem Grade findet man im in- und ausländischen Schrifttum ärztliche Beobachtungen und Forschungsergebnisse niedergelegt, die gegen früher die pathologischen Zusammenhänge klarer durchschauen lassen und in prophylaktischer und therapeutischer Beziehung erfreuliche Fortschritte erkennen lassen.

„Meningitis parotidea".

Französische Pädiater (*Comby* und *Hutinel*) haben zuerst das Krankheitsbild der „Meningite ourlienne" geprägt und genauer beschrieben. Danach sind wertvolle kasuistische Beiträge zur Meningitis parotidea von *Zade*, *Bien*, *Wallgren*, *Bircher*, *Schönthal*, *Fabian* u. a. veröffentlicht, welche das klinische Bild dieser wichtigen Komplikation näher beschrieben haben. *Haden* faßte 150 Fälle von Enzephalitis bei Mumps aus der Literatur zusammen. In jüngster Zeit weist *Johannsen* darauf hin, daß bei kleinen Kindern, wo Komplikationen von Sexualdrüsen nur ausnahmsweise vorkommen, die Meningitis die vielleicht häufigste und wichtigste — aber „gutartige" Komplikation der Parotitis ist. — Es handelt sich dabei um eine Meningitis serosa s. serofibrinosa bzw. um eine Meningoenzephalitis, wobei die Erkrankung auch auf das Gehörorgan, besonders das Labyrinth, sowie auf die Hirnnerven übergreifen kann (Akustikus!). Es handelt sich dabei keineswegs nur um toxische Fernwirkungen — Meningismus —, sondern um infektiös bedingte Organerkrankungen, die — analog der Lues — durch die spezifischen Krankheitserreger der P. e. hervorgerufen werden (*Kermorgants* Spirillen).

Nach *Hutinel* beginnt die Meningitis bei P. e. in der Regel am 5. bis 8. Tage nach Einsetzen des Drüsenfiebers, entweder mit einer febr. continua oder nach erfolgtem Temperaturabfall unter erneutem Fieberanstieg von 3—5 Tagen Dauer (Fig. 180). Die Patienten sind apathisch bis somnolent, klagen über Schwindel, Kopf- und Nackenschmerzen. In schweren Fällen treten Erregungszustände und Konvulsionen auf.

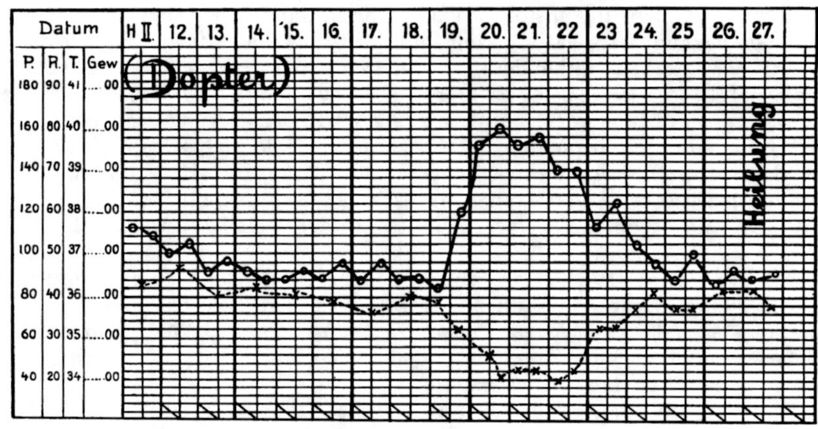

Fig. 180.
Typische Fieberkurve bei Meningitis parotidea.

Auch Albernheit, schwere Psychosen mit vorübergehender Demenz und Gedächtnisschwund sind im weiteren Verlauf beobachtet (*Heubner*, *Bendix* u. a.). *Klotz* beschreibt neben diesen Allgemeinerscheinungen Herdsymptome wie Augenmuskel-, Zungenlähmungen, statische und lokomotorische Ataxie, Paresen und Monoplegien der Extremitäten und Schreiblähmungen, deren pathologisch anatomisches Substrat in enzephalitischen Herden zu suchen ist, bedingt durch infektiöse Embolie kleinster Gefäße.

Als Begleitsymptome seien aufgeführt: Bradykardie, zerebrales Erbrechen, Kahnbauch, Dermographie, Brudzinsky, Kernig, cri hydrencéphalique, Obstipation, Neigung zu Jagdhundlage, Jaktation, — kurz der bunte Symptomenkomplex einer echten Meningitis. Das Lumbalpunktat ergibt erhöhten Liquordruck. Pandy, Nonne-Appelt, Waltner meist positiv. Nach 24 Stunden Fibrinausscheidung, bei meist wasserklarem Liquor, Eiweiß in Spuren, Zucker meist hoch — spricht gegen Tbc. Meningitis. Mikroskopisch: geringe Lymphozytose (kleine Zellen), kein Häutchen. *Bénard* fand bei frühzeitig vorgenommener L. P. im Dunkelfeld bewegliche Spirochäten.

In der Regel folgt die Meningitis der Parotitis, ähnlich wie die Orchitis und die Pankreatitis. Gelegentlich eröffnet sie aber die Szene als erstes Krankheitssymptom, was im Einzelfall — zumal außerhalb einer Epidemie — zu begreiflichen diagnostischen Irrtümern führen kann.

Die Häufigkeit der Meningitis bei P. e. innerhalb der einzelnen Länder und Epidemien ist sehr verschieden und schwankt bei verschiedenen Epidemien zwischen 0,1—10%. In Frankreich scheint sie relativ häufiger zu sein als in Deutschland und Amerika. Alter und Geschlecht spielen dabei keine Rolle (*Bergmark*). Vielleicht kommt neuropathische Veranlagung als konstitutionelles Moment in Frage (*Hutinel*). Der Ausgang der Meningitis parotidea ist fast immer der in Heilung. Tod im Koma ist nur in ganz vereinzelten Fällen gesehen worden (*Bircher*, *Bien*). Die im Verlaufe der Parotitis epidemica auftretenden Hör- und Gleichgewichtsstörungen, besonders bei älteren Kindern, werden von *O. Voß* — entgegen anderen älteren Anschauungen — zu Recht auf eine voraufgehende oder begleitende sero-fibrinöse Meningitis bezogen. In ihren Folgen können diese recht verhängnisvoll werden. Gleichgewichtsstörungen, Übelkeit, Erbrechen, Ohrschmerzen bei negativem Trommelfellbefund, Schwindel, Nystagmus, Vorbeizeigen, plötzlich auftretende Taubheit werden nach *Voß* in der Allgemeinpraxis erfahrungsgemäß zu wenig gekannt und unrichtig gedeutet.

Komplikationen des Gehörorganes.

Es handelt sich hierbei um eine Vestibularschädigung sowie um eine spezifische Akustikuserkrankung, welche zeitlich meist der Parotisschwellung nachfolgt (1—2 Wochen später), gelegentlich aber wie die Orchitis vorausgeht und in solchen Fällen leicht zu Fehldiagnosen führt. Daß es gelegentlich durch Überwanderung durch die Tube zu einer Otitis media kommt, sei erwähnt. Häufiger aber und prognostisch sehr viel ernster sind die Erkrankungen des Innenohres bei Parotitis.

Frühzeitige Lumbalpunktion sei mit *Schoenthal* auch in den fast symptomlos verlaufenden Fällen von Meningitis parotidea nicht nur aus diagnostischen Gründen, sondern zur Verhinderung der gefürchteten Taubheit empfohlen, dazu rechtzeitige und hochdosierte Arsensalzinjektionen (*Kermorgant*, *Voß*). (Näheres siehe unter Therapie.)

Wenn es auch nach weniger schweren zerebralen Zustandsbildern nach *Klotz* zu Paresen, Lähmungen, Hörstörungen, ferner zu Aphasie kommen kann, wird man den prophylaktischen Wert der empfohlenen Methoden zu schätzen wissen. *Hubbard* berichtet von 50000 an Taubheit leidenden Menschen in U.S.A. — Bei 3—5% konnte Parotitis ep. als ätiologischer Faktor festgestellt werden, wonach also 1000 bis 2000 Ertaubungen nach Mumps auftraten.

Seltener sind die Komplikationen des Sehorganes: Konjunktivitis, Dakryoadenitis, Lidabszeß, Iritis, Iridozyklitis, Retinitis, Neuritis optica mit Atrophie (!), Amblyopien, Glaskörper-, Netzhauttrübungen, Akkomodations- und Augenmuskellähmungen kommen vor (*Woodward*, *Hack*, *Zossenstein*, *Hartry*, *Herrfordt*, *Tallon*). Auch einen Fall von parenchymatöser Keratitis beschrieb *F. Geis*.

Komplikationen des Sehorganes.

Eine bei Kindern relativ häufige Komplikation ist die Pankreatitis, die als metastatisches Übergreifen des Krankheitsprozesses von der Ohr- auf die Bauchspeicheldrüse aufzufassen ist. Sie wurde zuerst 1902 von *Pick* beschrieben. *Simonin* sah sie unter 652 Fällen zehnmal. *W. Edgecombe* zählte bei 33 Mumpsfällen fünfmal Pankreatitis.

Pankreatitis.

Sharp beschreibt neun Fälle unter 40 Mumpserkrankungen. *Freund* beschreibt sechs Fälle. Die Pankreatitis tritt gewöhnlich zwischen dem 2. und 8. Krankheitstage auf mit Anorexie, Erbrechen und heftigen „Leibschmerzen“. Starke Druckempfindlichkeit im Epigastrium meist ohne allgemeine Bauchdeckenspannung. Neuerlich Fieber. Gewöhnlich besteht Obstipation, doch treten auch Durchfälle oder Fettstühle auf. Fehlen tryptischen Fermentes im Stuhl (*Neurath*). Bradykardie (Puls 44—50).

Harn meist frei von Zucker, bisweilen Azeton und Azetessigsäure. Nach *Buffano* ist die Kohlehydrattoleranz in manchen Fällen herabgesetzt. *Patrik*, *Lereboullet* und *Lelong* beschrieben (1924) mehrere Fälle von Glykosurien bis zu 7 und 8% mit einem tödlichen Ausgang. Ein bereits komatöser Fall ging auf Insulin prompt zurück. Diabetesfälle nach Mumps sind selten, ihre Beeinflußbarkeit durch Infektionskrankheiten im Kindesalter noch wenig bekannt.

Glykosurie bei Mumps.

Wie die Orchitis und Meningitis tritt die Pankreatitis gelegentlich vor der Parotitis auf (*Freund*).

Weitere Komplikationen.

Nach den beschriebenen drei wichtigsten Komplikationen treten die noch zu erwähnenden an Bedeutung und Häufigkeit zurück.

Von seiten der Harnorgane wird während des akuten Fieberstadiums nicht selten eine einfache Albuminurie beobachtet, seltener dagegen eine Nephritis haemorrhagica postparotidea. *Hutinel* beschreibt einen Fall mit Ausgang in Schrumpfniere. Auch Zystitis und Vulvovaginitis sind beobachtet. Als seltene Komplikation kommt auch Rheumatismus art. mit Gelenkschwellungen vor, ähnlich den postskarlatinösen Gelenkaffektionen, der in der Regel einen leichten Verlauf nimmt. Endokarditis, Perikarditis, Peritonitis postparotidea sind erwähnt. *Comby* beschreibt eine Ostitis und Osteomyelitis schwerster Art. Erytheme, Petechien, Urtikaria, Ödeme, Erythema nodosum, Herpes zoster sind ebenfalls im Verlaufe der Parotitis beobachtet.

Kassowitz beschrieb eine lienale Leukämie als Nachkrankheit des Mumps. *Babonneix* teilt einen Fall von kongenitalem Little mit nach Mumps der Mutter in der Gravidität — Ausgang in Heilung.

Andere Komplikationen.

Anschwellung und Mitbeteiligung der Thyreoidea, Parathyreoidea, des Thymus und der Prostata sind gelegentlich beobachtet.

Kombinierte Krankheitsbilder.

Erwähnt sei auch, daß gelegentlich, zumal in Krankenanstalten, Doppel- und Drillingsinfektionen zur Beobachtung gelangten, die dann recht bunte Krankheitsbilder darbieten, ohne im wesentlichen zu Verschlimmerungen, Verzögerungen oder Beschleunigungen des Krankheitsverlaufes zu führen. So beschreiben *S. Meyer* und *H. Reifenberg* (1926) kombinierte Krankheitsbilder von

Scharlach — Mumps — Diphtherie.
Masern — Mumps — Varizellen.
Varizellen — Mumps — Diphtherie.
Keuchhusten — Mumps — Varizellen.

Diagnose.

Diagnose.

Das örtliche Krankheitsbild der akut geschwellten Parotisdrüse mit der mehr oder weniger ausgesprochenen Abdrängung des Ohrläppchens ist so charakteristisch, daß die Diagnose zu diesem Zeitpunkte, zumal bei bestehender Epidemie, keine Schwierigkeiten macht. Bei isolierter Schwellung der Submaxillaris — auch Sublingualis — bei primärer Orchitis, Pankreatitis oder Meningitis im Typus inversus, d. h. der Parotitis vorangehend, wird nur eine genaue Anamnese, daneben die Blutuntersuchung (leichte Leukozytose mit relativer Lymphozytose) die Wahrscheinlichkeitsdiagnose stützen. Serologische Prüfung wird in Zukunft ebenfalls zu erwägen sein. Im Prodromalstadium wird das alte schon von *Rilliet* angegebene Frühsymptom dreier pathognomonischer Schmerzdruckpunkte — neuerdings von *Pflüger* bestätigt — zur Sicherung der Diagnose beitragen:

1. die Articulatio temporo-maxillaris,
2. die Gegend hinter dem Kieferwinkel und unter dem Warzenfortsatz,
3. die Gegend der Glandula submaxillaris.

Die zirkuläre Rötung und Anschwellung der Mündung des Ductus Stenonianus wurde schon früher als charakteristisches Frühsymptom angegeben (*Raudnitz, d'Espine, Cowie* u. a.), doch findet es sich häufig auch bei anderen akuten Infektionen, die von der Mundschleimhaut ausgehen, so daß der diagnostische Wert dieses Zeichens nicht hoch anzuschlagen ist (*Meyer* und *Reifenberg*). Auch „Kopliks" sind beobachtet (*Weile, Gardere* u. a.).

Zu Verwechslungen bezw. Fehldiagnosen geben Anlaß: Differentialdiagnose.

A) Akute und subakute Erkrankungen.

1. Unspezifische Parotitis, z. B. auf Jodmedikation „fluxionäre Anschwellung" der Parotis (*Feer*) nach Quecksilbergebrauch, bei Bleivergiftung, nach Trauma.
2. Primäre Parotitis — bei Frühgeburten, Neugeborenen und Säuglingen — meist eitrig — bei Ernährungsstörungen — septischen Erkrankungen — nicht selten jauchig — selbst mit gangränösem Charakter — mit schlechter Prognose. (Frühzeitige Inzision! Blutinjektionen.) (51 Fälle bei Neugeborenen zusammengestellt von *Plwka*, 42 davon Parotitisfälle.)
3. Sekundär entstandene Entzündungen der Gland. lymphatic. parotid. prof. nach grippalen Infekten und Otitis bei Säuglingen und Kleinkindern.
4. Metastatische Parotitis — im Verlauf von akuten Infekten — Scharlach, Diphtherie, Typhus, Erysipel, Sepsis mit ausgesprochener Neigung zur Abszedierung einzelner oder aller Azini.
5. Entzündlich geschwollene Hals- und Kieferlymphdrüsen, dabei starker Druckschmerz, Haut später gerötet, Fluktuation nach Eiterbildung.
6. Parulis, Alveolarperiostitis.
7. Kieferosteomyelitis.
8. Submentaler Abszeß.

B. Chronische Parotisschwellungen im Kindesalter.

1. Lymphome. In Zugehörigkeit zu leukämischen Erkrankungen, sonderlich beim *Mikulicz*schen Symptomenkomplex (Blutuntersuchung!).
2. Lues, Tuberkulose, Aktinomykose.
3. Sialodochitis fibrinosa intermittens (*Kussmaul, Steinitz*).
4. Neoplasmen, Angiome, Lipome, Sarkome, Fibrosarkome u. a.
5. Speichelgangverschluß — Speichelstein (selten symmetrisch).

Prognose.

Die Prognose der Parotitis epidemica bleibt eine durchaus günstige, sofern die Erkrankung ohne Komplikationen verläuft. Die seltenen Komplikationen und Nachkrankheiten, z. B. die Ertaubung, trüben die Prognose und machen von der allgemeinen Regel eine Ausnahme. Der Verlauf schwankt mit dem Genius epidemicus. Die Letalität mit 7 Todesfällen auf fast 60000 Erkrankungen (*Klotz*) gegenüber anderen Infektionskrankheiten ist als minimal zu bezeichnen. Prognose.

Prophylaxe.

Die Prophylaxe erheischt bei frühzeitiger Diagnose eine Absonderung des kranken von den gesunden Kindern, zumal in Internaten und Anstalten. *Zade* verlangt die sofortige Ausschließung der an Parotitis erkrankten Schulkinder, Aufklärung der Angehörigen und strenge Isolierung in der Familie. Prophylaxe.

Mit der Erkenntnis, daß die Erkrankung bereits in der Inkubationszeit und lange nach dem Abklingen manifester Krankheitserscheinungen durch Bazillenträger übertragbar ist, wird die praktische Durchführung längerer Isolierung auf Schwierigkeiten stoßen. Die Feststellung von Spirochäten im Speichel durch Kermorgant rückt die orale Prophylaxe durch Gurgelungen, besser durch unschädliche Desinfektionsmittel, wie Formamint (*Burchard*), Panflavin, Pergenol, am besten durch Mentholkaugummi (*Wrigley*) in den Bereich empfehlenswerter Vorbeugemaßnahmen.

Vaccarezza und *Vera*, *Heß*, *Kanevskaja*, *Lavergne* und *Florentin* empfehlen die Injektion von Rekonvaleszentenblut bzw. Serum als wirksame prophylaktische Maßregel. Es werden 6—8 ccm Blut oder besser 15—20 ccm R. S. intramuskulär injiziert. Die bisher mitgeteilten Erfolge rechtfertigen diese prophylaktische Methode besonders für die Anstaltspraxis und bei schweren, mit Komplikationen einhergehenden Epidemien.

Therapie.

Die Behandlung der Parotitis war bis in die jüngste Zeit eine vorwiegend lokalsymptomatische. Bettruhe, Bedeckung der geschwellten Drüsen mit warmem Öl oder salizylhaltigen Salben und Watte, Auftragen von „Antiphlogistine" und ähnlichen Präparaten, mit und ohne Elektrothermophor, wirkt schmerzlindernd. Bei zögernder Rückbildung werden jodhaltige Salben (Jodex, Jodvasogen, Ichtyollanolin) empfohlen. Auch lokale Strahlenbehandlung, Röntgentherapie käme in Frage. Gründliche Mundpflege mit leicht desinfizierenden Lösungen ist wegen der häufig begleitenden Angina, auch zur Vorbeugung einer Stomatitis dringend geboten (Zahnbürste!). Neben dieser lokalen Behandlung hat mit der Erkenntnis, daß die Parotitis epidemica eine spezifische Infektionskrankheit ist, in den letzten Jahren die Allgemeinbehandlung mit Recht an Bedeutung gewonnen. In erster Linie ist die Behandlung mit Rekonvaleszentenserum zu nennen, die neben der prophylaktischen Wirkung nach den Mitteilungen verschiedener Autoren Beachtung verdient, zumal sie im Stande ist, den Krankheitsverlauf abzukürzen und den Komplikationen in vielen Fällen vorzubeugen.

Therapie. So sahen *de Lavergne* und *Florentin* bei 113 Kranken, die während der ersten drei Tage mit subkutanen Injektionen von 20 ccm Rekonvaleszentenserum behandelt wurden, nur fünfmal Komplikationen durch Orchitis und zweimal Meningitis, während bei 107 unbehandelten Fällen 25mal Orchitis und neunmal Meningitis auftrat. Serum von Parotitis Rekonvaleszenten, die selbst mit R. S. behandelt wurden, wirkt dagegen provozierend auf P.-Komplikationen. Ähnliche Erfolge hatte *Teissier* bei Erwachsenen mit Rekonvaleszentenmischserum verschiedener Spender. Bei den 172 so behandelten 14 × = 8,13% Orchitis, bei den 176 Nichtbehandelten 41 × = 23,29% Orchitis (!).

Daneben wird entsprechend der spirillotischen Ätiologie der Parotitis epidemica nach *Kermorgant*, *Dileonardo*, *Gourvitsch*, *Kristic*, *Dimitrije*, *Ljudevit Stein* und *O. Voß* die Anwendung von Salvarsan, Neosalvarsan warm empfohlen.

De Leonardo schreibt: „Es genügt oft eine einzige Salvarsaninjektion um restlose Heilung herbeizuführen" und *Voß* empfiehlt die Salvarsaninjektion ebenfalls dringend zu Beginn der Meningitis zur Vorbeugung der Taubheit. *Kermorgant* warnt nur vor zu kleinen Dosen.

Die Dosierung sei: Von Neosalvarsan (Solut. recent. parat.) 0,01 g bis 0,03 g pro kg Körpergewicht im 1.—2. Jahre; 0,05 g pro kg Körpergewicht im 3. bis 5. Jahr intravenös pro kg Körpergewicht in Hals- oder Kopfvenen, andernfalls Myosalvarsan intramuskulär. Spirozid bei peroraler Anwendung — tabl. zu 0,01 g und 0,25 g, je nach Alter mehrmals täglich 2—3 Tabletten in Milch vor der Mahlzeit. Tagesdosis: 0,06 für Säuglinge, 0,12 für Kleinkinder, 0,5 für ältere Kinder.

Im übrigen wird man bei hohem Fieber von den bekannten Antifebrilien und gelegentlich auch von den bewährten Sedativmitteln taktvollen Gebrauch machen. *Gelgat* empfiehlt als Proteïnkörpertherapie „Aolan"-milchinjektionen.

Dem erschwerten Kauvermögen ist durch eine flüssige oder breiige Nahrung, die man abgekühlt nehmen läßt, Rechnung zu tragen. Die Komplikationen, nunmehr leichter vermeidbar als früher, sind nach besonderen Regeln symptomatisch zu behandeln. — Dabei sei nochmals der Wert frühzeitiger Lumbalpunktion bei Meningitisverdacht betont.

Bei Ohrschmerzen Pilokarpin. Bei Orchitis strenge Bettruhe, hohe Lagerung und Wärmeanwendung. Kälteapplikation nur bei hochgradiger Entzündung, dann kann auch chirurgische Behandlung angezeigt sein. Druckentlastung durch Spaltung oder Skarifikation der Albuginea (*Ballenger, Elder, G. Smith*).

Bei Pankreatitis — lokale Wärmeapplikation — Stuhl- und Urinuntersuchung — entsprechende diätetische Behandlung. Bei Glykosurie Alkalien und Insulin — vgl. Diabetesbehandlung.

Literatur[1]):

J. Bauer, Klin. Wschr. 1930, Nr. 3, pag. 117 (Sublingualitis epid.). — *Bénard, René*, Bull. Soc. méd. Hôp. Paris 1927, Jg. 43, Nr. 21, pag. 218—20 (Meningitis). — *Bircher*, Franklin, Inaug. Dissert. Zürich 1923 (Feer) Mumpsmeningitis. — *Bunting, C. H.*, and *E. Tewlis*, Arch. Path. a. Labor. Med. 1926, Bd. 1, Nr. 2, pag. 189—198 (Blutbild). — *Dicks, E. J. C.*, Brit. med. J. 1925, Nr. 3382, pag. 745 (Klinik und Epidemiologisches). — *Fabian, Lud.*, Mschr. Kinderheilk. Bd. 38, Heft 3, pag. 210 (Meningitis). — *Gelgat, J. J.*, Wratsch, Dielo 11. Jg., 13/14 (Proteïnkörpertherapie). — *Gourvitsch, J.*, Arch. Kinderheilk. 1928, Bd. 84, Heft 3, pag. 228—29 (Therapie: Spirozid). — *Gundersen, Edvard*, J. inf. Dis. 1927, Bd. 41, Nr. 4, pag. 257—266 (Epidemiologisches). — *Karl Hochsinger*, Klin. Wochenschr. 1930, Nr. 22 (Induratio congelativa submentalis). — *Johannsen, N.*, Münch. Mediz. Wochenschr. 1930. Nr. 33. — *Kanevskaja, S.*, Gig. i Epidem. (russ.) 1928, Bd. 7, Nr. 2, pag. 41—47 (Prophylaxe). — *Kermorgant, Yves*, Ann. Méd., Mars 1926, Tome XIX, Nr. 3 (Ätiologie). — *Klotz, Max*, Lübeck, Handb. d. inn. Mediz. v. Bergmann u. Staehelin 1925 (Klinik Literatur). — *Kristic, Dimitrije*, u. *Ljudevit Stein*, Liječn. Vijesn. (serbo-kroat.) 50 (Therapie: Neosalvarsan). — *V. de Lavergne* et *P. Florentin*-Paris méd. 1925, Jg. 15, Nr. 23, pag. 522—527. — *Dieselben*, Bull. de med. 1925, Bd. 93, Nr. 13, pag. 362—64 (Serumprophylaxe, Salvarsantherapie, Orchitisprophylaxe). — *Leonardo, di Biaggio*, Policlinico 1929, Jg. 35, Nr. 22, pag. 1047—48 (Therapie: Salvarsan). — *Lereboullet, P.*, u. *M. Lelong*, Bull. Soc. Pédiatr. Paris 1924, Bd. 22, Nr. 10, pag. 431—36 (Diabetes nach P.). — *S. Meyer* u. *H. Reifenberg*, Ztschr. Kinderheilk. 1926 (Klin. Beobacht.). — *Patrik, Adam*, Brit. med. J. 1924, Nr. 3331, pag. 802 (Pankreatitis Diabetes). — *Pflüger*, inaug. Dissert., Tübingen 1919 (Klinik u. Epidemiologisches). — *Reinold-Schädrich*, Jb. Kinderheilk. 1929, Bd. 123, Heft 5/6 (Enze-

[1]) Aufgeführt sind nur Publikationen mit Literaturübersicht, Sammelreferate, Arbeiten, die wichtige Fortschritte gebracht haben und solche von wesentlich therapeutischem Wert aus den letzten Jahren.

phalitis). — *Reuscher, Karl,* Z. urol. Chir. 1927, Bd. 21, Heft 5 u. 6, pag. 249—59 (Orchitis). — *v. Reuß,* Jb. Kinderheilk. Bd. 70 (Literatur) (chron. Erkr. d. Parotis). — *Ritossa, P.,* et *A. Nastasi,* Paediatria riv. 1926, 34. Heft, 5, pag. 825—33 (experiment. Parot.). — *Romcke, Olaf,* Dep. f. infect. dis. Ullevaal hosp. Oslo. Acta med. scandin. 1928, Bd. 68, Heft 2, pag. 123—150 (Blutbild). — *Schoenthal, L.,* Mschr. Kinderheilk. 1927, Bd. 36, Heft 3, p. 306 (Meningitis, Literatur). — *Steinitz, Franz,* Mschr. Kinderheilk. Bd. 42 (rezidiv. Parotitis). — *Stern, Walter,* Med. Klin. 1928, Jg. 24, Nr. 8, pag. 299 (Epidemiologisches). — *Stevens, Albert M.,* Dep. of dis. of children. Columb. Univ. New York. Arch. of Paediatr. Bd. 42, Nr. 5, pag. 333—35 (Pankreatitis). — *Teissier, P.,* Bull. méd. 1925, Jg. 39, Nr. 13 (Serotherapie). — *Voß, O.,* Erg. inn. Med. 1924, Bd. 25, pag. 695—704. — *Ders.,* Dtsch. med. Wschr. 1927, Jg. 53, Nr. 48 u. 49 (Gehör u. Gleichgew.störungen bei P.ep.). — *Wiese, Otto,* Arch. Kinderheilk. 1927, Bd. 80, Heft 4, pag. 253—58 (Blutbild).

Der Keuchhusten[1]).

Von

WILHELM KNOEPFELMACHER in Wien.

Geschichte.

Allgemeine Vorbemerkung. Historische Untersuchungen haben ergeben, daß das Auftreten von Keuchhustenepidemien nicht weiter als bis in das 16. Jahrhundert mit Sicherheit verfolgt werden kann (*Sticker*). Geschichtliches.

Schon früher war unter verschiedenen Namen der infektiöse Husten verbreitet und Pertussis convulsiva, Tussis epidemica infantum convulsiva, Tussis Quintana, Krampfhusten, Stickhusten, Coqueluche, Whooping cough usw. waren Bezeichnungen, welche sich auf epidemisch aufgetretene, mit Husten verbundene Krankheiten bezogen. Aber Grippeseuchen waren so viel intensiver, daß die unvollständige oder nicht genügend charakteristische Beschreibung den Beweis nicht führen läßt, daß vor dem 16. Jahrhundert Keuchhusten als solcher in Epidemien aufgetreten war. Aber im 18. Jahrhundert breitet sich die Seuche in großen Zügen in Europa, im 19. Jahrhundert in den übrigen Weltteilen, Amerika, Asien, Afrika, sichtlich aus und bekommt in den großen Städten ein endemisches Verhalten.

Begriffsbestimmung.

Wesen der Krankheit. Der Keuchhusten wird seit alters her als eine Infektionskrankheit angesehen. Das Hauptsymptom, welches ihn in ausgebildeten Fällen scharf charakterisiert,, bilden die Hustenanfälle, welche in gehäuften „krampfartigen" Hustenstößen bestehen und durch pfeifende, langgezogene Inspirationen unterbrochen und mit einer solchen beendet werden (Reprise). Wesen der Krankheit. Hustenanfälle von krampfartigen Typus.

Der Mechanismus, welcher zum Ablauf des Keuchhustenanfalles führt, ist eigentlich noch ungeklärt. Üben die Bakterien direkt oder durch Endotoxine oder Toxine ihren Reiz aus? Auf welche Weise kommt ein temporärer Glottisverschluß zustande? Werden die in Betracht kommenden Nervenzellen direkt in Erregung gebracht? Spielen Reflexe, bedingte Reflexe irgendeine Rolle? Und warum hört der Glottiskrampf auf? Alles ungeklärte Fragen.

Epidemiologie und Ätiologie.

Der Keuchhusten ist eine durch einen spezifischen Erreger hervorgerufene Infektionskrankheit, er ist übertragbar, tritt epidemisch auf und sein Überstehen hinterläßt eine weitgehende Immunität. Epidemiologie und Ätiologie.

---

[1]) Lat.: Pertussis. Franz.: Coqueluche, toux quinteuse. Engl.: whooping-cough. Ital.: Pertosse, tosse canina. Span.: Tos ferina.

Übertragung.

Das epidemische Auftreten des Keuchhustens läßt sich sowohl in Familien, Schulen, Anstalten und besonders gut in kleinen Orten verfolgen und studieren. Ob es sporadische Fälle gibt, ohne Zusammenhang mit einem epidemischen Herd, ist nicht erwiesen. Die Möglichkeit der indirekten Übertragbarkeit ist nicht ausgeschlossen. Bazillenträger, gesunde Menschen, welche den Erreger beherbergen, sind beim Keuchhusten nicht sicher bekannt (*Fraenkel* hat bei zwei Gesunden die Erreger beschrieben).

Tröpfcheninfektion.

Der Keuchhusten wird im allgemeinen durch Anhusten, besser gesagt, durch „Tröpfcheninfektion" übertragen. Es steht aber der Annahme, daß nicht bloß der Husten, sondern auch die einfache Exspirationsluft den Keuchhusten überträgt, nichts im Wege. Ob aber der Luftstrom an sich, z. B. von einem Zimmer in ein anderes, die Krankheit zu übertragen vermag, bezweifle ich.

Da wäre auch die Frage zu überlegen: Welche Entfernung muß der Kranke vom Gesunden einhalten, um ihn beim Ausatmen, beim Anhusten nicht zu infizieren? Darüber eine Auskunft zu geben, ist nicht möglich; vielleicht gelten für den Keuchhustenerreger ähnliche Gesetze wie für den etwa ähnlich großen Influenzabazillus; sicherlich ist er nicht so leicht durch den Luftstrom übertragbar wie der Erreger bei Variola oder bei Masern.

Czerny hat Übertragung von Kind zu Kind bei liegenden Spitalpatienten niemals gesehen; das kann aber nicht als allgemeingültig angesehen werden. Übertragungen in Spitälern sind sichergestellt worden.

Übertragung durch Sputum nicht sicher.

Inwieweit das ausgeworfene, feuchte oder getrocknete Sputum, sei es im Staub, sei es an Gebrauchsgegenständen, an der Wäsche usw. haftend, zu Infekten Veranlassung gibt, entzieht sich wissenschaftlicher Kontrolle; Angaben verläßlich erscheinender Autoren sprechen für die Möglichkeit solcher Infektionswege. So durch Waschen von Leibwäsche keuchhustenkranker Personen.

Epidemien bleiben lokal, kommen schnell und gehen langsam.

Die Epidemien, in welchen der Keuchhusten auftritt, lassen sich in ihrem ganzen Verlauf am besten in kleinen Orten studieren; hier läßt sich zumeist die Einschleppung nachweisen; da zeigt sich, daß eine Epidemie anfangs nur wenige Krankheitsfälle aufweist, nach einigen Wochen rapid ihren Höhepunkt erreicht und dann im Verlaufe von vielen Wochen wieder abklingt. Die Dauer einer Epidemie beträgt in der Regel einige Monate; sie erlischt nicht plötzlich, sondern allmählich, von Woche zu Woche nimmt die Zahl der Neuerkrankungen ab. Je kleiner die befallene Ortschaft, je dünner der befallene Landstrich besiedelt ist, um so früher hört die Epidemie auf. Ein Wiederauftreten der Epidemie in der gleichen Ortschaft ist um so leichter möglich, je zahlreicher vorher nicht durchseuchte Bevölkerungsteile vorhanden sind. In großen, dichtbewohnten Städten aber kommt es zu endemischem Verbleiben des Keuchhustens, welcher von Stadtteil zu Stadtteil, von Straße zu Straße, von Schule zu Schule verschleppt wird. Aber auch hier ist kein gleichmäßiges Verbleiben der Erkrankungsziffern zu sehen, sondern es kommt alle 3—7 Jahre zu stärkerer Ausbreitung der Krankheit. Vielleicht hängt dies damit zusammen, daß die Infektion um so leichter haftet, je größer die Zahl der Empfänglichen ist.

In dichtbevölkerten Städten Endemien, die von Epidemien abgelöst werden.

War ein Ort oder ein Landstrich längere Zeit vom Keuchhusten verschont, so tritt bei Einschleppung die Epidemie viel heftiger auf und ergreift eine größere Zahl von Menschen.

Eine Epidemie erlischt, wenn alle empfänglichen Individuen, welche einer Ansteckung ausgesetzt waren, erkrankt sind oder wenn der Erreger aus unbekannten Gründen abstirbt oder seine Virulenz verliert. Dies gilt für alle epidemischen Krankheiten. Breitet sich auch der Keuchhusten epidemisch aus, so ist doch von großen Seuchenzügen, die sich in unmittelbarer Kontinuität von Land zu Land, wie z. B. die Influenza, die Variola usw. verbreiten, nichts bekannt.

Ausbreitung unabhängig von Jahreszeit u. Klima.

Der Keuchhusten ist über die ganze bewohnte Erde verbreitet. Er findet sich ebenso im hohen Norden wie im Süden. Seine Ausbreitung, nicht aber seine Bösartigkeit und sein Verlauf, sind von der Jahreszeit und vom Klima unabhängig. Wenigstens geben die vorliegenden Zusammenstellungen der bekannten Epidemien keinen Anlaß, der warmen oder kalten Jahreszeit oder dem warmen oder kalten Klima einen hemmenden Einfluß auf Entstehung und Ausbreitung einer Epidemie zuzuschreiben. Daß im Sommer eine eingeschleppte Infektion leichter zu ausgebreiteter Epidemie führt, ist möglich. Es könnte dies Verhalten darauf zurückgeführt werden, daß im Sommer der gesellige Verkehr der Kinder untereinander viel intensiver ist als im Winter.

Verlauf abhängig von der Jahreszeit.

Wenn auch Entstehung und Ausbreitung der Epidemien ziemlich unabhängig von der Jahreszeit sind, so gilt nicht das gleiche vom Verlaufe derselben. Ungünstige Jahreszeit, rauhes Klima, plötzlicher Übergang von warmem zu kaltem, von trockenem zu feuchtem Klima scheinen die Entstehung von Komplikationen der Lunge zu fördern.

Empfänglichkeit zeigt keine Altersdisposition.

Die Empfänglichkeit für Keuchhusten besteht für den Menschen in jedem Lebensalter. Aber die Erkrankungen treten nicht in jedem Lebensjahre gleichmäßig zahlreich auf. Sie sind am häufigsten im 2., dann im 1. Lebensjahre. Vom 3. Lebensjahre ab sinkt die Morbidität an Keuchhusten rasch, so daß im zweiten Kindesalter, im Schulalter, wesentlich weniger Kinder an Keuchhusten erkranken als im Spielalter, und Kinder nach vollendetem 10. Lebensjahre nur mehr selten erkranken. So waren von 378 Keuchhustenkranken nach einer Aufstellung von *Toeplitz*:

im 1. Lebensjahre	60	= 18,3%	
„ 2. „	68	= 20,7%	
„ 3. „	44	= 13,0%	
„ 4. „	47	= 14,0%	
„ 5. „	27	= 8,5%	
„ 6. „	28	= 8,5%	usw.

Sehr interessant sind auch die Ziffern, welche *Sauer* und *Hambrecht* über 100 Fälle in der Privatpraxis aufstellen; die Altersverteilung war: bis zu

	1 Jahre	6	Fälle
	2 Jahren	15	„
	3 „	10	„
	4 „	12	„
	5 „	6	„
	im Kindergartenjahr	23	„
	1. Schuljahr	10	„
und zwischen	7 und 10 Jahren	18	„

Auch Neugeborene erkranken an Keuchhusten!

Ganz besonders muß es vermerkt werden, daß auch Neugeborene an Keuchhusten erkranken. Wenn es auch schwer verständlich ist, wie ein Kind am 1. Lebenstage Keuchhustenanfälle haben kann (Beobachtungen von *Rilliez* und *Barthez*; Blutinfektion von der Mutter ausgehend ?), so liegen doch auch aus neuerer Zeit einwandfreie Mitteilungen über Infektionen des Neugeborenen vor, so z. B. *Feer*: Erkrankung am 3., *Heubner:* Erkrankung am 8. Lebenstage!

Bei Erwachsenen häufig atypische Anfälle.

Daß Erwachsene an Pertussis erkranken, ist sichergestellt und kann von jedem aufmerksamen Beobachter bestätigt werden. Ja auch Greise bis in das höchste Alter hinein akquirieren manchmal Pertussis. Es ist dabei bemerkenswert, daß atypische Keuchhusteninfekte (Formes frustes) bei Erwachsenen recht häufig zu sein scheinen.

Letalität nach Geschlecht u. Rasse verschieden.

Ein ganz merkwürdiges, bisher unverständliches Gesetz scheint es zu sein, daß an Keuchhusten mehr Mädchen als Knaben sterben. Es gilt das für fast alle Länder, über welche Aufzeichnungen vorliegen. Die Differenz ist nicht unbedeutend, auf 100 Todesfälle bei Mädchen entfallen 70—80 Todesfälle bei Knaben. Das gilt für alle Altersklassen, nur nicht für das 1. Lebensjahr. Unter den Säuglingen ist das Überwiegen der Sterblichkeit bei Mädchen nicht immer so deutlich ausgeprägt wie in den übrigen Jahresklassen. Es dürften auch mehr Mädchen an Keuchhusten erkranken als Knaben, aber darüber vorliegende Morbiditätsziffern sind bekanntlich lange nicht so verläßlich wie die Mortalitätszahlen.

In Wien sind in den Jahren 1908—1912 10000 Infektionsanzeigen über Pertussiskranke eingelaufen, von welchen 4424 auf Knaben, 4576 auf Mädchen entfallen sind.

Die Empfänglichkeit für Keuchhusten scheint unabhängig von Rasse oder Abstammung. Sie ist nicht so allgemein verbreitet, wie z. B. die für Masern. Denn man sieht, daß in Familien mit einer größeren Zahl von Kindern auch dann nicht immer alle Kinder erkranken, wenn die Gesunden mit den Kranken zusammenleben. Es ist wahrscheinlich, daß mit zunehmendem Lebensalter die Empfänglichkeit abnimmt. (Stille Feiung ?)

Kongenitale Immunität.

Eine kongenitale Immunität gegen die Krankheit darf angenommen werden. Erkrankung der Mutter inmitten der Schwangerschaft soll dazu führen; aber auch ohne eine solche wäre sie anzunehmen.

Daß unter Umständen die Empfänglichkeit für Keuchhusten gesteigert sein kann, ist verständlich. Vielleicht gibt schon eine konstitutionelle Minderwertigkeit dazu Anlaß. Auch besteht die Angabe, daß schwer rachitische, skrofulöse und zarte Kinder aus tuberkulösen Familien häufiger an Pertussis erkranken und die Erkrankung schwerer überstehen als andere.

Es wird allgemein angenommen, daß einzelne Infektionskrankheiten die Empfänglichkeit für Keuchhusten steigern. Das gilt vor allem für Masern und Influenza. Aus älterer Zeit liegen Beobachtungen vor, daß der epidemischen Grippe wiederholt Epidemien von Keuchhusten gefolgt seien. Andere Autoren sprechen nur von keuchhustenartigen Erkrankungen. Und vor wenigen Jahren berichtete *Niemann*, daß von 52 an Grippe und zumeist an Pneumonie erkrankten Säuglingen 9 Kinder nach Ablauf der Grippe typischen Keuchhusten bekamen, bei welchem das katarrhalische Stadium durch die Grippeerkrankung vertreten war.

Immunität nicht immer lebenslänglich.

Das Überstehen des Keuchhustens verleiht eine langdauernde Immunität; es ist daher eine zweimalige Erkrankung selten. Wenigstens im Kindesalter. Aber Erwachsene können, wenn sie im Kindesalter Pertussis überstanden haben, doch noch ein zweites Mal Pertussis akquirieren (*Widowitz*).

Ob in der Inkubation eine Übertragung möglich ist, ist unbekannt. Am leichtesten und am häufigsten erfolgt die Übertragung im wenig beachteten und schwer erkennbaren Stadium catarrhale. Auch das Stadium der Krampfanfälle ist, wenigstens in seinem Beginne, infektiös. Nur ist es fraglich, ob während der ganzen Zeit der Krampfanfälle über die Ansteckungsmöglichkeit bestehen bleibt oder schon früher erlischt, bevor noch die Krampfanfälle aufgehört haben. Viele Beobachtungen in Spitälern (*Weill*, *Czerny* u. a.) sprechen dafür, daß wenigstens einige Zeit nach Bestehen der Krampfanfälle die Pertussis nicht mehr ansteckend sein dürfte. Und bei dem lange andauernden Krampfstadium neurotischer Kinder kann man mit großer Sicherheit annehmen, daß die Krampfanfälle die Infektiosität überdauern. Das Stadium decrementi scheint nicht zu Infekten Anlaß zu geben, ebensowenig das neuerliche Auftreten von Hustenanfällen bei Katarrhen in der Rekonvaleszenz, welche manchmal zu (psychogen bedingten?) pertussisartigen Hustenstößen führen.

Wann ist der Keuchhusten übertragbar?

Krampfanfälle überdauern die Infektiosität.

Erreger. Die Übertragbarkeit des Keuchhustens und seine epidemische Ausbreitung haben schon in der vorbakteriologischen Ära die Ansicht gefestigt, daß der Keuchhusten durch Lebewesen, die sich vermehren, hervorgerufen werde. In älteren Untersuchungen wurden verschiedene Bakterien als Erreger beschrieben, es wurde aber der einwandfreie Nachweis für dessen Spezifizität nicht erbracht. Das gilt insbesondere von den von *Afanassiew* 1887 entdeckten, den von *Koplik*, dann von *Czaplewski* und *Hensel* beschriebenen kleinen Bakterien, dem von *Jochmann* und *Krause* gefundenen „Bazillus Eppendorf", den von *Arnheim*, *Manicatide* u. a. beschriebenen kleinen Stäbchen. Erst das von *Bordet-Gengou* 1906 beschriebene Stäbchen ist nach den vielen bestätigenden Befunden in der Tat als der Erreger des Keuchhustens zu betrachten.

Erreger.

Stäbchen von Bordet-Gengou.

Bordet und *Gengou* und vorher schon andere Forscher hatten mikroskopisch im Sputum von Keuchhustenkranken kleinste, ovoide Stäbchen gefunden, welche oft in großen Mengen in den Leukozyten und außerhalb derselben im Sputum zu finden sind und nur schlecht den Farbstoff aufnehmen (Fig. 181 S. 394). Der Kontur und die Pole nehmen den Farbstoff reicher an. Die Bazillen haben die Gestalt einer 0, deren Enden stärker gefärbt erscheinen. Die Kultur gelang mittels eines besonderen Nährbodens, eines Kartoffel-Glyzerinagars, dem defibriniertes Menschen- oder Kaninchen- oder Pferdeblut zugesetzt war. Auf diese Nährböden wird das Sputum gestrichen. Zumeist zeigt sich vorerst kein deutliches Wachstum. Impft man aber von den beschickten Stellen des Nährbodens auf frische Nährböden ab, so gelingt es nach der 4. oder 5. Überimpfung, nachdem die Mikrobe sich den künstlichen Nährböden angepaßt hat, zusammenhängende Beläge zu erzielen. Die Bakterien können dann in fortgesetzter Kultur auch auf Aszitesagar gezüchtet werden; anfänglich nur äußerst schwierig und in kaum sichtbaren Belägen, welche bei Überimpfung aber reichlicher werden. Die Bakterien wachsen dann in zusammenhängenden Belägen von weißlicher Farbe. Sie setzen sich aus kleinsten gramnegativen, unbeweglichen Stäbchen zusammen, welche zwar eine gewisse Ähnlichkeit mit *Pfeiffers* Influenzabazillus zeigen, von diesem und von allen übrigen bisher

Züchtungsverfahren.

beschriebenen Stäbchen durch ihre Größe, ihre Gleichmäßigkeit, erschwerte Färbbarkeit, durch das Kulturverfahren, Agglutination und Komplementablenkung meist gut unterschieden werden können.

Der Keuchhustenbazillus kann auch auf anderen mit defibriniertem Blut (Ziegenblut: *Inaba*, Pferdeblut: *Shiga*) versetzten, starren Nährböden gezüchtet werden; ist er einmal in mehreren Generationen an solche Nährböden gewöhnt, so gelingt es später, ihn auch auf Aszites- oder Peptonagar zu züchten.

Varianten.

Es ist wahrscheinlich, daß es verschiedene Varianten von *Bordet-Gengou*schen Bazillen gibt, wenigstens sprechen Agglutinationsversuche von *Krumwiede, Mishulow* und *Oldenbusch*, dann von *Debré* u. a. für eine solche Annahme. Es werden durch Agglutination bisher 2 Typen (A und B) unterschieden.

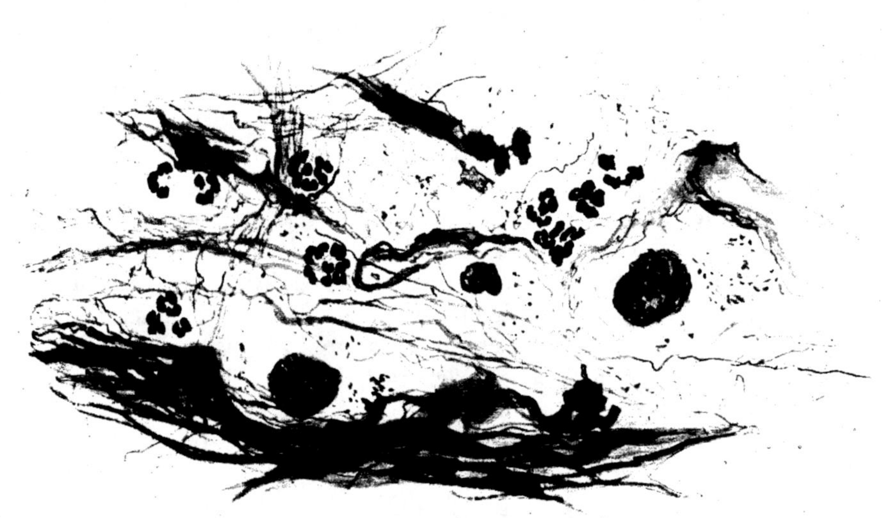

Fig. 181.

Keuchhustenerreger nach Bordet und Gengou.

Gezeichnet nach einem Originalpräparat Bordets. Toluidinfärbung. Hom. Immers. $^1/_{12}$.

Der Keuchhustenbazillus enthält Endotoxine. Ob solche oder andere lösliche Toxine die zustandekommende Erkrankung der Bronchialwandungen, Gefäßwandungen, Nerven herbeiführen, ist nicht genügend studiert.

Die Injektion der Bakterien vermag nur in größeren Dosen bei Versuchstieren den Tod herbeizuführen. Bei deren Sektion findet man Nekrosen an der Injektionsstelle, exsudative Entzündungen und Hämorrhagien.

Nachweis des Keuchhustenbazillus gelingt zu Beginn der Erkrankung.

Der Nachweis des Keuchhustenbazillus gelingt in frischen Fällen, also im Stadium catarrhale und zu Beginn des Stadiums convulsivum leicht, im späteren Verlaufe schwieriger und seltener; nach der 4. Woche des Stadium convulsivum ist er von *Chievitz* und *Mayer* nicht mehr gefunden worden. Diese Autoren empfehlen, eine mit dem Nährboden beschickte offene Petrischale von dem zu Untersuchenden anhusten zu lassen. So gelingt der kulturelle Nachweis des Erregers viel leichter. Das Verfahren von *Chievitz* und *Mayer* wird mit gutem Erfolge allgemein angewendet.

Die Spezifizität des *Bordet-Gengou*schen Stäbchens wird erwiesen:

1. Durch das regelmäßige Vorkommen in frischen Keuchhustenfällen (*Inaba:* Unter 77 Fällen von Keuchhusten 68mal, *Chievitz* und *Mayer:* Unter 27 frischen Fällen 24mal, in einer späteren Reihe im Stadium catarrhale in 77%, im Stadium convulsivum fast in 50% positive Kultur). Nachweis der Spezifität.

2. Durch seine Abwesenheit bei Gesunden und andersartigen Erkrankungen (nur *Fraenkel* hat das Stäbchen 2mal bei Gesunden gefunden).

3. Durch den Nachweis spezifischer Reaktionen im Organismus des Erkrankten: Agglutination und Komplementablenkung mit dem Blute des Genesenen, weniger regelmäßig des Kranken (*Bordet* u. a.). Auch an der Haut des Kranken lassen sich allergische Reaktionen erzeugen (Intradermoreaktion nach *De Villa* und *Modigliani*, von *Ada Lubrano* bestätigt).

4. Durch den Tierversuch:

In neueren Versuchen von *Inaba*, dann von *Sauer* und *Hambrecht* am Affen entstand durch Impfungen im Rachen und Nase nach einer Inkubation von 1 bis 3 Wochen Keuchhusten mit typischen Anfällen; und im Blute bestand die für Keuchhusten charakteristische Hyperlymphozytose; und nach Ablauf der Krankheit war Immunität gegen Wiederimpfung eingetreten.

5. Durch die Ergebnisse der Schutzimpfungen und spezifischen Behandlungen mit Vakzinen und Seren.

6. Durch das Ergebnis der Versuche von *Hayakowa.* Die intravenöse Injektion des Endotoxins vom Bazillus *Bordet-Gengou* macht konstante pathologische Veränderungen in den Alveolarwänden der Lunge: Hyperämie, Ödem, Blutungen, Zellinfiltration bis Bindegewebswucherung.

Der Keuchhustenbazillus ist in seinen biologischen Reaktionen vom Nährboden, auf welchem er gezüchtet wird, abhängig, so ist die Agglutinationsbildung jener Stämme, die auf bluthaltigen Nährböden gezüchtet werden, von jenen, die auf blutfreiem Agar gezüchtet werden, verschieden (*Bordet* und *Sleeswyk*).

Der Keuchhustenbazillus ist in der Regel nur im Respirationstrakte anzutreffen. *Klimenko* hat das Blut von 30 Pertussiskranken untersucht und es intra vitam frei von Bazillen gefunden. Nur einmal war der Befund im Herzblute eines an Pertussis Verstorbenen positiv. *Seiffert* und *Neißer* hatten selten positive Befunde im Blute. Bei Leichen von Kindern, welche im Beginne des Keuchhustens verstorben sind, findet man den ganzen Epithelsaum der Luftröhrchen mit dichten Schwärmen feinster Bakterien besetzt (*Mallory*) Wo sitzt der Erreger?

Der Keuchhusten wird durch die Ansiedlung der spezifischen Bakterien im Kehlkopf, in der Trachea und den Bronchien bedingt. Man darf annehmen, daß der Hustenanfall durch Produktion von Stoffen, welche dem *Bordet-Gengou*-Bazillus eigentümlich sind, hervorgerufen wird. Es handelt sich beim Keuchhusten um eine Lokalerkrankung der Luftwege, eine Blutinfektion oder Metastasierung ist im allgemeinen nicht zu erwarten.

Die Inkubation wird zumeist 7—14 Tage betragen. In manchen Fällen von *Eigenbrodt* betrug sie 11 Tage, *Finkelstein* erwähnt einen Fall, in welchem die Inkubation sich über Monate hingestreckt haben soll. Es ist jedoch die Frage noch offen, ob hier nicht doch Bazillenträger eine Rolle gespielt haben. Das gleiche gilt für die verlängerte Inkubation in Fällen von Inkubation 7—14 Tage.

Gottlieb und *Möller* mit einer Inkubationsperiode von mehr als 3 Wochen. Wie immer die Beurteilung solcher Fälle sei, so müssen wir sagen, daß in der Mehrzahl der Erkrankungen nach 7—11 Tagen der Ausbruch der Krankheit erfolgt. Ganz auffällig sind Berichte, nach welchen schon nach wenigen Stunden oder Tagen der Ausbruch der Krankheit beobachtet worden ist.

Das Krankheitsbild.

Das Krankheitsbild des Keuchhustens wird in der Regel in mehrere Stadien eingeteilt. Dieselben sind natürlich nicht streng voneinander zu trennen, sondern zeigen einen fließenden Übergang. Aber in den Höhepunkten sind sie so charakteristisch, daß man berechtigt ist, drei Stadien anzuerkennen. Nach vorausgegangener Inkubation sehen wir: 1. das Prodromalstadium oder Stadium catarrhale, 2. das konvulsive oder spastische Stadium, 3. das Stadium der Rekonvaleszenz oder Stadium decrementi.

3 Stadien.

Prodromalstadium Katarrh. Dauer 1—2 Wochen.

Das Prodromalstadium beginnt meist mit katarrhalischen Erscheinungen der Luftwege, welche in der Regel nichts Charakteristisches aufweisen. Schnupfen, Laryngitis, Bronchitis, in seltenen Fällen Pseudokrupp, hartnäckiger, heftiger Hustenreiz, Temperaturerhöhung, und zwar subfebrile oder febrile Temperaturen, sind während dieser Periode sehr häufig. In manchen Fällen besteht auch eine Rötung im Rachen, in anderen eine Schwellung der Lider, in anderen eine Konjunktivitis. Das Stadium catarrhale oder prodromorum dauert zumeist 1—2 Wochen. Es geht allmählich in das 2. Stadium, das Stadium convulsivum, über. Die katarrhalischen Erscheinungen gehen manchmal zurück. Bei jungen Kindern ist nach *Pospischill* schon frühzeitig ein eigentümliches feines Rasseln besonders in den Unterlappen und da wieder häufiger links als rechts zu hören, welches pathognomonisch sein soll. Aber im allgemeinen ist bei den Kindern im Beginne der Krankheit, auch oft noch zu Beginn des konvulsiven Stadiums wenig zu hören, ja ich finde, daß der verhältnismäßig geringe objektive Befund in einem Widerspruch zu den subjektiven Beschwerden und zu der Intensität des Hustens steht. Nur vor einem Anfalle hört man öfters in den abhängigen Lungenpartien manchmal zähes, feuchtblasiges Rasseln. Das Hauptsymptom ist in diesem Stadium der anfallsweise einsetzende Husten. Der Anfall überfällt die Kinder mitten in voller Ruhe oder im Schlafe. Manchmal geht ihm ein Kitzel in den Luftwegen, manchmal eine deutliche Aura mit Unruhe, Angst- und Unlustgefühlen, in selteneren Fällen mit Gähnen voraus. Noch weniger häufig sind Anfälle, welche durch Niesen eingeleitet werden. Der Anfall verläuft in der Weise, daß mehr oder weniger gehäufte Hustenstöße einsetzen, welche zuerst von kurzen, dann von längeren leichten, oft schon pfeifenden Inspirationen unterbrochen werden. Nach einer Serie solcher kräftiger Hustenstöße kommt es auf der Höhe der Exspiration, wohl infolge eines krampfartigen Verschlusses der Stimmritze, zur Apnoe. Das Kind wird zyanotisch, das Gesicht gedunsen, zeigt einen merkwürdig stieren Ausdruck, die Augen treten vor, die Skleren sind blau oder von Blutaustritten verfärbt, die Zunge wird vorgestreckt, bekommt nach und nach eine blaue Färbung und schwillt an, die Venen am Halse springen mächtig vor, der Kopf wird nach

Stadium convulsivum.

Geringer Lungenbefund.

Typischer Hustenanfall.

Erstickungsanfall.

vorne geneigt, der Hals erscheint verkürzt und dick, der Brustkorb ist stark gewölbt, steht starr, die Atmung sistiert und es zeigt sich das Bild der schwersten Erstickung, welches sekundenlang andauern kann. Ganz plötzlich folgt dann eine langgezogene krähende oder pfeifende Inspiration, welche den Namen Reprise führt und der Anfall ist zu Ende. Jetzt schwinden alle Symptome der Stauung und Zyanose, manchmal folgt Erbrechen von glasigem, zähem Schleim, der oft in Fäden zum Munde heraushängt, manchmal auch von viel Speichel oder von Mageninhalt mit Nahrungsresten und verschlucktem Schleim. Mitten im Anfall oder nachher kommt es zu Blutungen in die Konjunktiven oder aus der Nase, seltener aus der Mundhöhle, selten zu Blutungen in die Gesichtshaut. Kurz, es zeigen sich alle Zeichen, welche eine Stauung in der oberen Hohlvene begleiten. Es ist mir aufgefallen, daß bei jungen Kindern die Blutungen in der Gesichtshaut besonders häufig sind. Und bei einer zugleich mit Varizellen einhergehenden Keuchhustenepidemie der Säuglingsstation waren die Varizellenbläschen mit hämorrhagischem Inhalt gefüllt.

Reprise.

Erbrechen von zähem Schleim.

Blutungen.

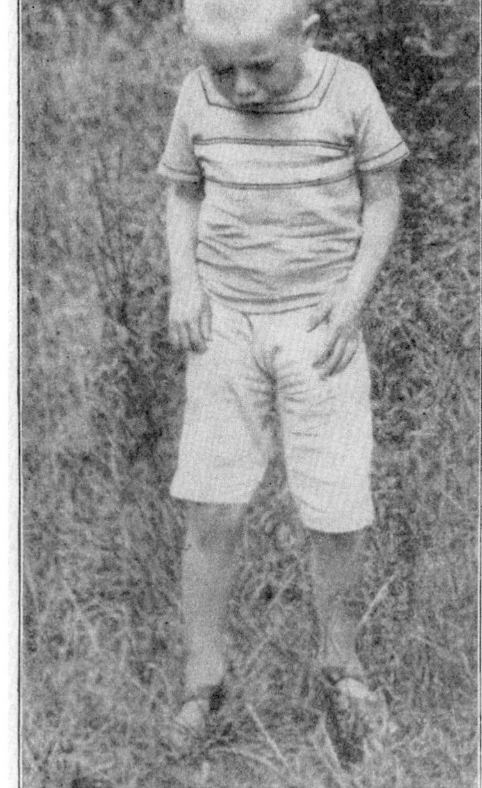

Fig. 182.
Keuchhustenparoxysmus auf der Höhe. Typische Stellung beim Husten.
(Grazer Kinderklinik, Prof. *Langer*.)

Gar nicht selten sind Zukkungen im Gesicht zu sehen, welche den Anfall gegen sein Ende zu begleiten. Junge Kinder, ganz besonders Säuglinge, bekommen im Anfall oder gegen sein Ende schwere allgemeine Konvulsionen. Dabei gehen öfters Harn und Kot unfreiwillig ab. Der Hustenanfall kann nach eingetretener Reprise ohne Folgen vorübergehen und die Kinder sind ganz heiter und vergnügt. In anderen Fällen aber ist der Anfall von schwerer Erschöpfung, manchmal von allgemeinen Konvulsionen oder von Bewußtlosigkeit oder von Stupor gefolgt; das gilt wohl nur für die allerschwersten Anfälle.

Allgemeine Krämpfe beim Säugling.

Konvulsionen.

Würgen, Aufstoßen, starker Schweißausbruch, Hinfälligkeit sind Symptome, die bei manchen Kindern schon bei mäßig schweren Anfällen auftreten. Im allgemeinen kann man sagen, daß ungefähr 10—30 Hustenstöße, von kurzen Inspirationen unterbrochen und durch die tiefe Inspiration beendet, einen Anfall ausmachen. Nicht selten kommt es nach Beendigung eines Anfalles sofort wieder zu einer zweiten Attacke oder zu fortlaufenden Hustenanfällen, welche von mehreren, knapp hintereinander auftretenden Reprisen unterbrochen werden.

Verhalten des Nachts.

Für den Keuchhusten ist es überaus charakteristisch, daß die Anfälle in der Nacht, besonders gegen den Morgen zu häufiger sind als bei Tag, und daß die Anfälle des Nachts schwerer sind als bei Tage. Die Häufigkeit der Anfälle wird durch Aufregungen oft gefördert. Es ist bemerkenswert, daß beim Zusammensein mehrerer Keuchhustenkranker der Hustenanfall eines einzigen Kindes bei anderen die Anfälle auslösen kann; es ist also eine Art psychischer Ansteckung möglich.

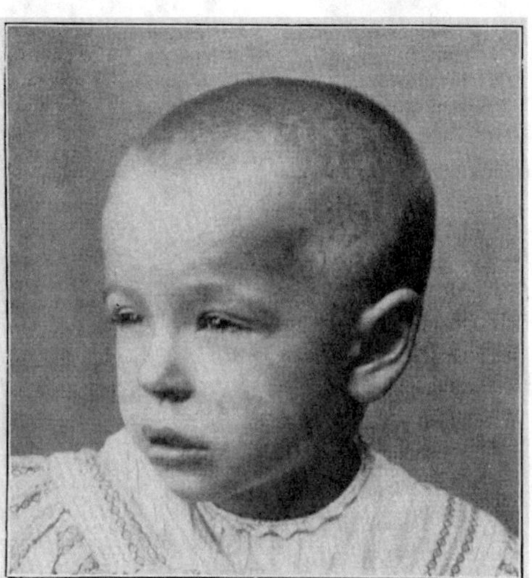

Fig. 183.
3 Jahre altes Mädchen.
3. Woche des Keuchhustens.
(Grazer Kinderklinik, Prof. *v. Pfaundler.*)

Zahl der Anfälle.

Die Zahl der Anfälle, von welchen ein Kind getroffen wird, ist nicht in jedem Falle gleich. Es gibt Kinder, die ganz wenige, 2, 4, 6 Anfälle bekommen und andere, die 30 und 40 und mehr Anfälle im Laufe von 24 Stunden durchmachen. Und dabei gibt es gute und böse Tage mit wenig oder viel Anfällen. Im allgemeinen können wir sagen, daß der Keuchhusten leichter ist, wenn die Zahl der Anfälle geringer ist. Aber es gibt Kinder, die wenige und dabei sehr schwere Anfälle bekommen.

Das Verhalten der Keuchhustenkinder im Stadium convulsivum ist verschieden. Viele Kinder befinden sich in der Zwischenzeit, während sie von den Anfällen verschont werden, verhältnismäßig wohl und leiden nicht allzusehr unter der Krankheit. Andere aber zeigen ein auffallend unruhiges reizbares Wesen, sind tagsüber erschöpft und müde, sind blaß oder leicht zyanotisch. Ihre Lider sind geschwollen, manchmal Oberlippe und Unterlippe gedunsen und aus den Lidern treten die müden, verschlafenen, oft abnorm feuchten, glänzenden Augen vor. An den Skleren kann man häufig subkonjunktivale Blutungen sehen, welche, wenn sie frisch sind, rot sind, wenn sie einige Zeit bestehen, alle möglichen Farben aufweisen. In manchen Fällen wird die Kornea von einem ganzen Ring solcher Blutungen umgeben, manchmal sind auch die Lider von Blutaustritten geschwollen und verfärbt.

Hat das konvulsive Stadium einige Zeit angedauert, dann lassen allmählich die Anfälle an Zahl und Intensität nach. Die keuchende Inspiration, die Zyanose, das Erbrechen verschwinden und der Husten bekommt, zuerst noch zwischen selteneren typischen Anfällen, allmählich den

Stadium decrementi.

Charakter eines gewöhnlichen Katarrhs: Stadium decrementi. Dabei treten die Erscheinungen einer Bronchitis viel deutlicher hervor, als es im Stadium convulsivum der Fall war. Der Auswurf ist nicht mehr glasig und nicht mehr so zäh, sondern mehr eitrig und von grünlicher oder grauer Farbe. Aber unter verschiedenen Einflüssen, Erkältungen, Schnupfen, neuerlichen katarrhalischen Infekten des Respirationstraktes, bei Witterungswechsel, selbst infolge von Gemütserregungen, flackert der abklingende Keuchhusten neuerlich auf und führt zur Wiederherstellung oder Vermehrung der typischen Anfälle.

Keuchhusten-rezidiv.

Man kann annehmen, daß ein Keuchhusten mittleren Grades etwa 6—12 Wochen andauert. Von dieser Zeit entfallen 1—2 Wochen auf das Stadium prodromorum, 2—6 auf das Stadium convulsivum und etwa 2—4 Wochen auf das Stadium decrementi. Letzteres zieht sich manchmal sehr in die Länge, namentlich wenn es sich um neuropathische Kinder oder schlechte hygienische Verhältnisse, Unterernährung oder um ungünstige klimatische Bedingungen handelt.

Dauer.

Der Verlauf des Keuchhustens ist verschiedenartig. Neben den typischen Verlaufsformen gibt es Abortivfälle, so z. B. den „kleinen Keuchhusten“ (*Rogers* Coqueluchette), bei welchem das katarrhalische Stadium fehlt oder abgekürzt ist, die ganzen Anfälle ohne Exspirationskrampf und ohne Erbrechen verlaufen. Wahrscheinlich gibt es auch Abortivfälle, welche unter dem Bilde einer katarrhalischen Bronchitis verlaufen. Man kann im allgemeinen bei solchen Kranken nur dann die Diagnose stellen, wenn die hustenden Menschen sich in der Umgebung von Keuchhustenkranken befinden und wenn man durch die bakteriologische Untersuchung den Erreger nachweisen kann. Denn durch die Kenntnis des Erregers, des Bacillus *Bordet-Gengou*, kann es jetzt gelingen, die atypischen und nicht voll ausgebildeten Krankheitsbilder zu diagnostizieren. Ihre Bedeutung liegt darin, wie das *Feer*, *Eigenbrodt* u. a. betonen, daß sie der Ausgangspunkt von Epidemien werden können. Wir müssen nachdrücklich darauf hinweisen, daß bei manchen Infizierten, Kindern und Erwachsenen, namentlich bei älteren Leuten, der Keuchhusten atypisch ohne ausgeprägte Anfälle verlaufen kann.

Verlauf.

Atypische Krankheit.

Ganz besonders auffallend ist oft der Verlauf des Keuchhustens bei Säuglingen. Bei ihnen kann schon eine katarrhalische Bronchitis zu Hustenanfällen, sogar mit verlängerter, an eine Reprise erinnernder Inspiration führen. Bei einer Epidemie auf unserer Säuglingsabteilung war es auffallend, wie selten die Säuglinge bei den Attacken erbrochen haben. Ist keine Reprise nachweisbar, kein Erbrechen vorhanden, wie das beim Säugling so oft zutrifft, dann ist die Diagnose eines Keuchhustens besonders schwierig. Manche Säuglinge und junge Kinder zeigen sehr schwere Anfälle, in welchen es nach wenigen Hustenstößen bereits zu Atemstillstand oder zu allgemeinen Konvulsionen kommt. Ich habe gesehen, daß bei Säuglingen eine geringe Menge von Morphin die Hustenanfälle dahin modifizieren kann, daß sie nach wenigen kurzen Exspirationsstößen mit vorübergehendem Atemstillstand verlaufen. In anderen Fällen führen die Hustenanfälle bei Säuglingen zu allgemeinen Konvulsionen. Die Annahme, daß dabei eine latente spasmophile Diathese besteht (*Wernstedt* u. a.), haben neuere Untersuchungen (*Erlanger*, *Pospischill*) nicht bestätigt.

Keuchhusten beim Säugling oft schwer diagnostizierbar.

Besonders ernst sind diejenigen Fälle von Keuchhusten, in welchen es gleich zu Beginn des Hustens, schon nach wenigen Hustenstößen, zum Glottiskrampf kommt. Seine Folge ist naturgemäß eine schwere oder sogar sehr schwere Apnoe. Manchmal endet sie nicht mit der krähenden oder langgezogenen Inspiration, sondern der Krampf läßt nach und die Lunge tritt nach und nach aus der exzessiven Exspirationsstellung heraus. Nach sekundenlanger Atempause wird die Atmung wieder aufgenommen oder auch nicht. Dann tritt mitten in der Apnoe, in partieller Exspirationsstellung, der Tod ein. Viel seltener kommt es nach vorausgegangener Reprise, d. h. auf der Höhe der Inspiration, zum Erlöschen der Atemtätigkeit. Das dürfte namentlich bei jungen, durch den Hustenanfall erschöpften Kindern zutreffen.

Laryngospasmus.

Schiller berichtet, daß er bei einem dreiwöchigen Kinde, das von den Geschwistern mit Keuchhusten infiziert worden war, Anfälle von Apnoe gesehen hat, ohne daß vorher Husten eingetreten wäre.

Niesen.

Eine sehr interessante Variante des Keuchhustens bildet jene Form, in welcher dem Hustenanfall heftiges Niesen vorausgeht. Ja, es kommt vor, daß das Niesen viel heftiger ist als der gesamte Hustenanfall. In ganz vereinzelten Fällen kommt es zu Glottisödem.

Manche Kinder leiden unter der Krankheit besonders schwer. Die Anfälle sind intensiv, folgen einander rasch. Erschöpfung, Schlaflosigkeit, Reizbarkeit, Verdrossenheit sind die Folge, die Nahrungsaufnahme wird verweigert oder ist gering und dabei geht noch ein wesentlicher Teil des Genossenen durch den Brechakt wieder verloren. Dann werden die Kinder von Tag zu Tag kraftloser und erliegen leicht einer sekundären Infektion der Atmungsorgane oder einem plötzlichen Versagen des Herzens.

Bronchopneumonie.

Durch manche Zwischenfälle wird der Ablauf des Keuchhustens wesentlich verändert. So hört mitten im konvulsiven Stadium der charakteristische Husten auf, sobald eine weitere Krankheit hinzutritt. Das gilt vor allem von der Bronchopneumonie, dabei unterbleibt das „Ziehen" und Pfeifen oft ganz. In jenen Fällen, in welchen schon im katarrhalischen Stadium eine Pneumonie sich entwickelt, ist die Diagnose einer Pertussis vorerst unmöglich und erst nach Heilung der Pneumonie treten die typischen Anfälle auf. Die Anfälle können auch bei Masern, Diphtherie, Vakzination ihr typisches Verhalten einbüßen. Andererseits wird auch über eine Verstärkung der Anfälle durch Krankheiten, besondere Masern, Grippe und selbst Pneumonie berichtet. Ist das konvulsive Stadium abgeklungen, so kommt es manchmal infolge von Schnupfen, Grippe, Bronchitis zu neuerlichem Aufflackern der ganzen Krankheit mit allen Zeichen des konvulsiven Stadiums, das wieder Tage und Wochen währen kann. Ja es kommt vor, daß die Rekonvaleszenz durch solch neuerliches Aufflackern mehrmals, 3—4 mal, unterbrochen wird. Das gilt besonders von einer bestimmten Gruppe von Kindern, den Neuropathen, welche nach *Czerny* schwerer als andere erkranken. Bei manchen dieser Kinder nimmt sozusagen der Keuchhusten monatelang kein Ende, ohne äußeren Anlaß und ohne sekundären Infekt, immer und immer wieder erneuern sich die charakteristischen Hustenanfälle. *Fr. Hamburger* möchte deshalb den Keuchhusten in ein organisches (infektiöses) und ein neurotisches (psychogenes) Stadium teilen. In letzterem bleiben die Anfälle „aus Ge-

Rezidive. Neuropathen.

wohnheit" weiter bestehen und können durch suggestive Behandlung unterdrückt werden. Dieses Stadium ist nicht infektiös. Man hat das früher als monosymptomatische Hysterie bezeichnet oder auf Autosuggestion oder ausgelaufene Nervenbahnen zurückgeführt. *Ibrahim* rechnet diese Erscheinung zur Gruppe der pathologischen Bedingungsreflexe.

Neurotisches Stadium.

Bedingte Reflexe nennt *Pawlow* jene motorischen oder sekretorischen Vorgänge, bei welchen die Erregung von den zentripetalen auf die zentrifugalen Bahnen nicht direkt, sondern nur durch eine bestimmte vermittelnde Tätigkeit des Zentralnervensystems übergeleitet wird. Sie werden durch psychische Wirkungen ausgelöst: sie kommen nicht auf präformierter Bahn, sondern dadurch zustande, daß ein und derselbe äußere Reiz gleichzeitig mit dem Reflexerreger einwirkt; hierbei werden irgendwelche Verbindungen zwischen den gereizten Teilen im Zentralnervensystem und dem Zentrum, das die Reflexwirkung vermittelt, angebahnt. (Speichelfluß beim Vorhalten von Speisen beim Hunde, auch beim Kinde!)

Veränderungen infolge bedingter Reflexe.

Eine Abart des „neurotischen" Stadiums bildet der von *Collin* und *Lesage* als „Tic coqueluchoide" bezeichnete Zustand, in welchem die Kinder die Anfälle willkürlich auslösen und dazu benutzen, um bei ihrer Umgebung ihren Willen durchzusetzen.

„Tic coqueluchoide".

In Anstalten und in Familien mit mehreren Kindern macht man oft die Erfahrung, daß der Husten des einen Kranken auch bei den übrigen Kranken Hustenanfälle auslöst. Daß es selbst ohne Infekt zu rein hysterischem Husten mit pertussisartigen Anfällen kommen kann, muß von vornherein bei dem Nachahmungstrieb der neuropathischen Kinder zugegeben werden.

Nachahmung.

In manchen Fällen bleibt noch Monate, ja selbst Jahre hindurch ein deutlicher Katarrh der Bronchien zurück, welcher mit kleinblasigem Rasseln oder auch nur mit Giemen einhergeht. Selten besteht nachweisbare Dilatation des Herzens oder leichte Zyanose; Veränderungen dieser Art erwecken dann den Verdacht auf Tuberkulose, aber der überstandene Keuchhusten an sich kann solche monatelang anhaltende Veränderungen bewirken.

Einen großen Einfluß auf den Verlauf nehmen andere zufällige Infektionskrankheiten, welche den Keuchhustenkranken befallen.

Einfluß von Infekten.

Schon lange bekannt ist ein gewisser Zusammenhang von Pertussis und Morbillen. Es ist möglich, daß das Überstehen von Morbillen für Keuchhusten empfänglicher macht. Und auch das Umgekehrte wird angenommen: Der Keuchhustenkranke bekommt leichter Masern als andere. Die beiden Krankheiten, nebeneinander oder nacheinander auftretend, beeinflussen einander in ungünstiger Weise. Die Erkrankungen der Lunge werden häufiger, das Masernexanthem öfters hämorrhagisch, der Ausbruch des Exanthems verzögert. Und epidemisches Auftreten von Keuchhusten ist oft von Morbillenepidemien gefolgt und umgekehrt.

Morbillen.

Bei Masern.

Auch die Varizellen werden durch Pertussis beeinflußt. Es kommt namentlich im Gebiete der oberen Hohlvene häufig zur Entstehung von hämorrhagischen Bläschen.

Varizellen.

Scarlatina scheint ohne Einfluß. Ungünstig wirkt das Zusammentreffen mit Influenza. Ist schon an sich das Zusammenlegen Pertussiskranker in einem gemeinsamen Krankensaal verderblich, so zeigt sich, be-

Influenza.

sonders in Spitälern, daß die Pertussiskranken häufig durch sekundäre Infektion mit Influenza an Bronchopneumonien erkranken (*Jehle*).

Einfluß der Kuhpocken.

Ein hemmender Einfluß von Pocken auf die Erwerbung und den Verlauf von Pertussis wurde oft behauptet. Auch der Kuhpockenimpfung wurde eine hemmende und kurative Einwirkung zugeschrieben.

Verhalten der Organe.

Verfolgen wir das Verhalten der einzelnen Organe im Verlaufe der Krankheit, so ergeben sich sehr bemerkenswerte pathologische Veränderungen.

Blässe, Blutungen.

An der Körperhaut ist oft die Blässe des Gesichts, die Gedunsenheit der Augenlider, der Oberlippe, weniger stark der Unterlippe auch im anfallsfreien Stadium auffällig. Blutungen zeigen sich meist nur aus Gebieten der oberen Hohlvene, Augen, Mund, Gesicht.

Hautemphysem.

Eine besonders seltene Komplikation bildet das Hautemphysem, welches infolge von Platzen der Alveolarbläschen im Stadium der Apnoe oder beim Exspirationsstoß eintreten kann. Es nimmt seinen Weg über das subpleurale und mediastinale Emphysem.

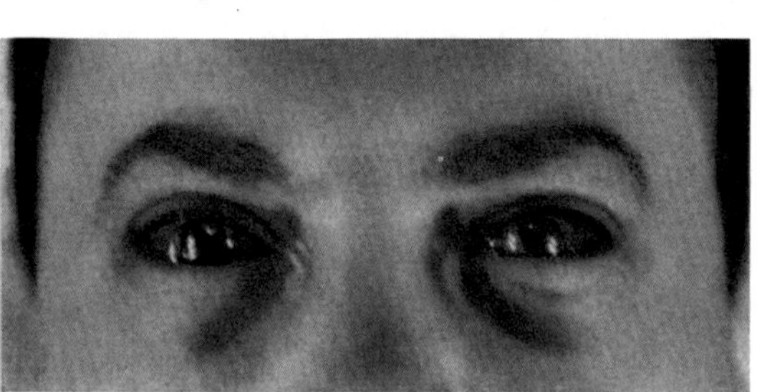

Fig. 184.
Augenblutungen bei Keuchhusten.
(Düsseldorfer Kinderklinik, Prof. *Schlossmann*.)

Ödem.

Allgemeines Ödem der Haut wird manchmal auf Kachexie, manchmal auf Nierenerkrankung zu beziehen sein.

Sublinguales Geschwür.

In der Mundhöhle ist manchmal am Zungenbändchen ein Geschwür vorhanden, welches einen speckigen Belag und unregelmäßige Ränder hat. Es geht meist nicht sehr in die Tiefe, ist verschieden groß, sitzt fast immer median, hat eine grauweiße Farbe. Der Mechanismus, durch welchen dieses sublinguale Geschwürchen entsteht, ist einfach. Die Zunge wird beim Husten vorgestoßen und das Zungenbändchen verletzt sich an den unteren Schneidezähnen; die wiederholte Läsion des Epithels führt zum geschwürigen Zerfall. In der Regel findet man das Geschwür erst dann, wenn das Kind Schneidezähne hat, aber auch ohne Zähne kommt es bei Säuglingen manchmal zu solch einem sublingualen Geschwür; dann verletzt sich das Zungenbändchen an dem harten Unterkiefer. An anderen Stellen der Mundhöhle sieht man in seltenen Fällen gleichfalls Geschwürsbildung, ganz besonders dann, wenn durch ein mechanisches Trauma die Schleimhaut lädiert wurde, z. B. durch eine kariöse Zahnkrone.

Laryngitis.

Am Larynx lassen sich außerhalb des Anfalls nur Hyperämie der Schleimhaut, in seltenen Fällen etwas Ödem nachweisen. Der Katarrh reicht in manchen Fällen auf die Trachealschleimhaut, nach aufwärts auf die Nasenschleimhaut.

Lungenblähung.

Das Verhalten der Lungen erfordert eine ganz besondere Aufmerksamkeit. Schon im Beginn des Keuchhustens kann man manchmal eine akute Lungenblähung vorfinden. Dabei wird der ganze Thorax besonderes jüngerer Kinder sehr stark gewölbt, es besteht hypersonorer Schall,

Tiefstand der Lungengrenzen und Überlagerung der Herzdämpfung durch die geblähten Lungen. Bei der Auskultation hört man manchmal gar nichts besonderes, verschärftes Atmen, Rhonchi oder einzelne Rasselgeräusche, manchmal reichliches zähes, feuchtblasiges Rasseln.

Pertussislunge.

Pospischill hält das eigenartig klingende, kleinblasige basale Rasseln, „von halber Konsonanz" für charakteristisch. Bei Ausbreitung des Lungenbefundes findet sich mittel- und kleinblasiges Rasseln der gleichen Konsonanz über beiden Lungen, es besteht erschwertes Einströmen von Luft bis zur zeitweisen vollständigen Aufhebung des Atemgeräusches, in den höheren Graden ist über der ganzen Lunge kein Atemgeräusch, sondern nur Rasseln hörbar. Das ist der Befund, welcher nach *Pospischill* die „Pertussislunge" charakterisiert, *Gottlieb* und *Möller* bestätigen die *Pospischill*schen Angaben beim Keuchhusten des Säuglings und lassen es dahingestellt, ob diese klinischen Symptome in der Tat in der anatomisch nachweisbaren Peribronchitis ihre Erklärung finden. Jedenfalls gehen Schwere der Hustenanfälle und auskultatorischer Befund der Lungen nicht immer parallel.

Röntgenbilder.

Das Röntgenbild zeigt im Stadium convulsivum und vielleicht sogar schon früher Aufhellung und wabenartige Zeichnung in den Lungen.

Daneben werden aber von japanischen Autoren und auch von *Göttche* u. a. Stränge beschrieben, welche von den vergrößerten Hilusschatten ausgehen, besonders nach unten, aber auch manchmal nach oben verlaufen und diese Stränge entsprechen vielleicht verdickten, d. i. infiltrierten Bronchien. Sie fließen mit dem Herzschatten zusammen, breiten sich gegen das Zwerchfell so aus, daß ein „basales Dreieck" (*Göttche*) entsteht. Ja, manche Autoren (*Göttche* und *Erös*) sehen darin die Annahme bestätigt, daß es sich beim Keuchhusten um entzündliche Infiltrationen der Bronchienwandungen handeln müsse. Das „basale Dreieck" findet sich nach *Göttche* in 40—50% aller Pertussiskranken.

In einem noch früheren Stadium der Krankheit finden *Gottlieb* und *Möller* beim Säugling Lungenblähung und Veränderung im Zwerchfellstand. Das Zwerchfell steht tief, seine Kuppen zeigen einen steilen, dachförmigen Verlauf; die Lungen zeigen oft diffuse Trübung und verhältnismäßig geringe Aufhellung bei tiefer Inspiration. Daneben Schwellung der Bronchial- und der paratrachealen Drüsen. Ob aber in der Tat die Zwerchfellfigur so charakteristisch ist, daß sie in zweifelhaften Fällen die Diagnose ermöglicht, wird bezweifelt.

Am sichersten sind die Röntgenveränderungen in der 5.—7. Woche. Ähnliche Veränderungen wie bei Pertussis sind aber auch bei Tuberkulose möglich. *Pincherle* hat wiederholt bei Pertussis durch Röntgendurchleuchtung eine Pleuritis mediastinalis gefunden.

Sputum zäh und glasig.

Der Auswurf wird bei heftigen Hustenstößen im Keuchhustenanfalle direkt aus den Bronchien, daneben auch aus dem Magen, da er verschluckt wurde, entleert. Seine Beschaffenheit ist im katarrhalischen Stadium nicht charakteristisch, aber im konvulsiven Stadium werden größere Mengen eines zähen, oft glasigen oder rotzartigen Schleims entleert, in welchem neben Epithelzellen weiße und oft auch rote Blutzellen und Massen von Bakterien gefunden werden; in manchen Fällen sind auch makroskopisch Blutbeimengungen sichtbar, welche auf das Platzen von kleinen, im Anfalle gestauten Blutgefäßen zu beziehen sind.

Die Viskosität des Schleims ist nach *Neumann* sehr wechselnd. Entgegen der allgemeinen Annahme gehen gerade die schwersten Anfälle mit geringerer Viskosität einher und beim Abklingen der Anfälle nimmt oft die Viskosität des Sputums zu.

Herz häufig dilatiert.

Am Herzen ist die Überlagerung durch die geblähten Lungen selten, die regelmäßig sich einstellenden Dilatation des rechten Ventrikels, die manchmal auch auf die linke Herzkammer übergreift, nachweisbar. Die Herztöne sind rein, der zweite Pulmonalton manchmal akzentuiert. Im

Intervall zwischen den Anfällen ist der Puls gut und kräftig. Im Anfall selbst sieht man oft fadenförmigen, sehr stark beschleunigten Puls, der nach Beendigung der Attacke wieder zu normaler Fülle und Frequenz übergeht.

Die Abdominalorgane zeigen beim unkomplizierten Keuchhusten keine Veränderung.

Erbrechen.

Das Erbrechen haben wir als regelmäßige Begleiterscheinung der Hustenattacke, durch mechanische Einwirkung bedingt, anzusehen. Säuglinge zeigen sehr oft beim Keuchhusten trotz schwerer Anfälle kein Erbrechen.

Blutbild charakteristisch.

Hyperleukozytose mit relativer Lymphozytose.

Das Blutbild zeigt unter dem Einfluß der Infektion eine ganz charakteristische Veränderung, welche zuerst von *Fröhlich* festgestellt wurde. Es besteht in ungefähr 80 bis 90% der Fälle Hyperleukozytose (*Crombie*). Es werden dabei Ziffern von 10 bis 40000, sogar bis 80000 Zellen erreicht. Die Vermehrung betrifft vorwiegend die einkernigen Zellen, welche mit ungefähr 32—67% an der Zellvermehrung beteiligt sind. Nach *Ziegler* ist schon im Frühstadium der Krankheit und im Beginn des konvulsiven Stadiums bei 70—80% der Fälle die Lymphozytose vorhanden. Aber nach *Lasch, Fischer* und *Miemitz* ist in 20% der Fälle bei Säuglingen im konvulsiven Stadium keine Lymphozytose und kein Anstieg der Gesamtleukozyten vorhanden gewesen. Ja, sogar die relative Lymphozytose war in einem Teil der Fälle nur angedeutet. Trotzdem das Verschwinden der Lymphozytose nach *Ziegler* den Übergang vom infektiös-toxischen Stadium in das psychogen-neurotische anzeigt, würde ich nicht raten, daraufhin seine Entschlüsse über Isolierung der Kinder zu fassen. Es ist bemerkenswert, daß beim Hinzutritt von Lungenkomplikationen eine relative und absolute Zunahme der Neutrophilen ohne Verminderung der Lymphozyten zustande kommt (*Ziegler*).

Auch Jodophilie der weißen, besonders der polynukleären Leukozyten ist beobachtet.

Harn.

Der Harn weist in der Regel bei unkomplizierter Erkrankung keine abnormen Bestandteile auf, doch wird vom Auftreten einer Stauungsalbuminurie, häufiger von Melliturie berichtet. Letztere tritt nach *Pesa* in 1% der Fälle ein.

Körpertemperatur.

Die Körpertemperatur ist nur in einem Teile der Fälle während der ganzen Krankheit normal. In der Mehrzahl setzt das Stadium catarrhale mit etwas uncharakteristischem, geringem Fieber ein, oft ist nur die Abend-, temperatur erhöht. Aber in einzelnen Fällen kann man, ohne daß es zu einer Komplikation käme, höhere Temperaturen messen, die 39° und mehr erreichen. Auch Frösteln ist dabei oft beobachtet worden. In der Regel schwindet das Fieber beim Fehlen jeder Komplikation nach einigen Tagen und das Stadium convulsivum verläuft fieberfrei. Andauerndes Fieber, sei es auch geringgradig, erweckt immer die Vermutung einer Komplikation.

Komplikationen.

Die Komplikationen, welche durch Allgemeinkrankheiten, sekundäre Infektionen, Organkrankheiten hervorgerufen werden, sind mannigfacher Art. Die folgenschwersten Erkrankungen gehen vom Respirationsapparat aus. Schon ein einfacher Schnupfen, eine geringe Racheninfektion,

Bronchitis.

Kapillärbronchitis.

eine frische Tracheitis und Bronchitis führt zu Fieber, Atembeschleunigung, feuchtblasigem Rasseln über den Lungen, sie geht manchmal in eine Kapillärbronchitis über und führt dann meist auch zur Bildung bronchopneumonischer Herde; dabei nimmt oft das Fieber remittierenden oder intermittierenden Charakter an und erreicht oft sehr hohe Grade. *Parisot* spricht von Keuchhustenbronchitis mit septikämischem Typus. Dyspnoe, Nasenflügelatmen, Pulsbeschleunigung, Zyanose, häufiger Husten ohne die typische krähende Inspiration, Anorexie, Hinfälligkeit, diffuses oder zirkumskriptes, kleinblasiges Rasseln machen das neue Krankheitsbild aus; es kann Tage und Wochen bestehen. Ganz ausnahmsweise wurde bei den Bronchopneumonien wiederholte Hämoptoe beobachtet, welche in einem Falle *Variots* zum Tode führte. Es erinnert dieses Vorkommen an das Verhalten bei Grippepneumonien. Weniger häufig setzt die Pneumonie ohne vorhergehende Bronchitis ein. Die Hustenanfälle verlieren ihren typischen Charakter, Erbrechen, Reprise können vollkommen ausbleiben; aber auch das Gegenteil, häufige und schwere Anfälle, ist dabei beobachtet worden.

Bronchopneumonie häufig die ernsteste Komplikation.

Kurzdauernde Fieberbewegungen können in manchen Fällen das Bestehen einer einfachen Hyperämie und serösen Durchtränkung der Lunge anzeigen. Das Krankheitsbild ist hierbei nicht sehr ausgeprägt, aber durch Sektionsbefunde immerhin festgestellt.

Lobärpneumonien gehören zu den seltenen Komplikationen, ihre Symptome sind mit dem gewöhnlichen Bilde derselben übereinstimmend, Pleuritiden werden nicht oft klinisch, wohl aber bei anatomischer Untersuchung (*Feyrter*) öfters gefunden. Auch im Röntgenbilde hat sie *Pincherle* gesehen. Sie können auch auf tuberkulöser Basis beruhen. Eitrige Pleuritiden kommen als Folge einer Pneumonie oder eines septischen Infektes vor.

Lobärpneumonien selten.

Pleuritiden.

Nur selten werden Bronchiektasien klinisch nachgewiesen, wenn man sich nicht entschließt, eines der neuen Verfahren der Lipojodolfüllung des Bronchialbaumes zu versuchen. Röntgenuntersuchung allein wird aber nur selten ihren Zweck in diesem Punkte erfüllen. Aber neue, anatomische Untersuchungen zeigen doch das häufige Auftreten von Bronchiektasien mit und ohne Indurativpneumonie, bloß als Folgen der toxischen Veränderung der Bronchialwand (*Feyrter*). Im Gefolge einer Pneumonie kommen sie nicht selten vor.

Bronchiektasen verhältnismäßig häufig.

Auch Pneumothorax ist im Gefolge der Hustenanfälle (durch Einreißen von Alveolen und Pleura visceralis ?) beobachtet worden, aber ein gewiß seltenes Vorkommnis. Häufiger interlobäres und subpleurales Emphysem, das dann über das Mediastinum zu Hautemphysem führt.

Spontanpneumothorax.

Hautemphysem.

Vesikuläres Emphysem kommt oft vor, wird aber erst am Sektionstisch festgestellt werden können. Der klinischen Feststellung entzieht es sich. Lungenblähung ist häufig nachweisbar.

Besonders wichtig ist das Verhältnis von Tuberkulose zum Keuchhusten. Die positive Tuberkulinempfindlichkeit nach *v. Pirquet* nimmt während des Keuchhustens nach *E. Poppers* nicht unwidersprochenen Beobachtungen ab, ähnlich wie bei Masern. Es ist möglich, daß durch die Pertussis die Widerstandskraft gegen den Infekt mit dem Tuberkelbazillus herabgesetzt wird und tuberkulosefreie Menschen jetzt für den Tuberkelbazillus empfänglicher werden und sich infizieren. Und mit Tuberkelbazillen bereits infizierte Kinder können tuberkulöse Peribronchitis oder lokale Lungenherde, infiltrierende oder verkäsende Prozesse bekommen, aber *Pospischill* hat bei den Sektionen nichts gefunden, was als eine For-

Keuchheusten und Tuberkulose.

derung der Tuberkulose durch Pertussis hätte angesprochen werden können. Ausnahmsweise schließt sich eine miliare oder granuläre Tuberkulose an die Pertussis an und Meningitis tuberculosa ist da ein ungewöhnliches Akzidens. Die Schwierigkeit der Differentialdiagnose der granulären Tuberkulose gegenüber multiplen bronchopneumonischen Herden muß hervorgehoben werden. Die Tuberkulinreaktionen können sehr oft keine Entscheidung bringen, weil sie bei schwerer Tuberkulose negativ sein können und weil ihr positiver Ausfall bei der im mittleren Kindesalter so häufigen tuberkulösen Infektion nicht für die tuberkulöse Natur der Lungenerkrankung beweisend ist.

Herzerweiterungen. Entzündliche Erscheinungen von seiten des Herzens gehören zu den größten Seltenheiten beim Keuchhusten. Daß Endo- und Perikarditiden vorkommen, mag richtig sein, sie sind aber einer sekundären Allgemeininfektion, Sepsis, Influenza, mit und ohne Pneumonien, zuzuschreiben. Exzessive Herzdilatation, degenerative Erkrankungen des Herzmuskels können wir als direkte Folge der Toxinwirkung oder der mechanischen Verhältnisse ansehen, sie werden Anlaß zu Herztod geben können.

Abdomen. Die Abdominalorgane werden nur in geringem Grade durch den Keuchhusten in Mitleidenschaft gezogen. Schmerzen im Zwerchfell oder den Bauchmuskeln und das mechanisch bedingte Erbrechen bei den Hustenstößen können oft beobachtet werden.

In manchen Fällen kommt es aber auch ohne Husten zum Erbrechen — wir müssen dann an eine Erkrankung des Magendarmtrakts oder zerebrales Erbrechen denken. Anorexie ist häufig, manchmal aber auch wahrer Heißhunger.

Das seltene Vorkommnis einer Invagination bei einem pertussiskranken Säugling (*Condat*) dürfte weniger auf die Pertussis als auf die zufällige Darmerkrankung zu beziehen sein, aber die Hustenstöße können das Entstehen einer Invagination fördern.

Hernien. Die kräftigen Hustenstöße führen manchmal zu unfreiwilliger Entleerung von Harn oder Kot oder beidem, zu Mastdarmvorfall, zur Entstehung von Nabel- oder Inguinalhernien bei vorher offener Bruchpforte, bei Frauen auch zu Uterusvorfall. Vergrößerung der Leber kommt aus mannigfachen Ursachen vor.

Nieren. Eine Erkrankung der Nieren im Gefolge des Keuchhustens kommt vor. Bei Säuglingen ist eine akute hämorrhagische Glomerulonephritis angetroffen worden (*Gottlieb* und *Möller*). Ödeme im Bereiche der oberen Hohlvene sind auf Stauung während der Hustenanfälle, allgemeines Anasarka aber manchmal auf die Beteiligung der Nieren an der Krankheit, häufiger auf Kachexie oder Erkrankungen des Herzens zu beziehen.

Nervöse Komplikationen. Nervöse Komplikationen treten beim Keuchhusten sowohl im Verlaufe wie als Nachkrankheit auf. Im Stadium catarrhale sind sie überaus selten zu beobachten. Am häufigsten sehen wir Erscheinungen des Zentralnervensystems bei ganz jungen Kindern, im 1. und 2. Lebensjahre im

Konvulsionen. Stadium convulsivum. Da treten im Anschluß an den Hustenanfall, sehr selten auch ohne einen solchen, Bewußtlosigkeit und allgemeine Konvulsionen auf. Sie sind von übler Vorbedeutung und führen oft zum Exitus letalis, manchmal werden sie prämortal von einer mächtigen Temperatursteigerung begleitet. Der Anfall kann wenige Minuten oder auch Stunden andauern, kann ohne Folgen vorbeigehen oder von anhaltender Somnolenz oder von Lähmungen gefolgt sein. Die Konvulsionen können den ganzen Körper ergreifen, sich halbseitig oder auch nur in einer Muskelgruppe oder in einer Extremität abspielen. Sie führen selten zum tonischen Krampf, häufiger zu klonischen Zuckungen, bleiben selten vereinzelt, meist wiederholen sie sich. Man darf nicht vergessen, daß der eklamptische Anfall auch der Ausdruck einer echten Epilepsie sein kann, welche, schon vor der Pertussis bestehend, durch diesen Infekt verschlimmert wird. Aber zu allermeist handelt es sich nicht um Epilepsie, sondern um die Folgen des Pertussisinfektes. Die Konvulsionen haben verschiedene anatomische Gehirnveränderungen als Ursache. Sie werden nur in einem kleinen Teile der Fälle durch Blutungen, häufiger durch anatomische Veränderungen der Meningen oder der Gehirnsubstanz hervorgerufen. Ausnahmsweise liegen ihnen Krankheiten, welche nicht mit dem Keuchhusten zusammenhängen, zugrunde. So wurden eitrige oder tuberkulöse Meningitis, Sinusthrombose, Enzephalitis, Pachymeningitis usw. beobachtet Macht man eine Lumbalpunktion, so kann man nach *Bertoletti* eine Mononukleose der Lumbalflüssigkeit finden und sie auf entzündliche Veränderungen (Meningitis simplex [*Neurath*]) der Meningen beziehen.

Konvulsionen. Somnolenz. Lähmungen.

Enzephalopathie.

Yamaoka möchte die Entstehung der Keuchhusteneklampsie und der Gehirnveränderungen auf einen primären Angiospamus zurückführen.

Im Verlaufe der Pertussis treten manchmal Lähmungen auf, meist zerebralen Ursprungs. Sie treten zumeist im Anschluß an eine Hustenattacke auf, setzen mit Konvulsionen, Bewußtseinsverlust, erschwerter Respiration, Erbrechen, Fieber, Pulsverlangsamung, manchmal auch mit Nackenstarre ein; vereinzelt wird schleichender Beginn der Lähmung angegeben, am häufigsten sind sie im Stadium convulsivum, seltener als Nachkrankheit. Die am häufigsten beobachtete Lähmungsform ist die Hemiplegie. Sie verläuft nach dem Typus der infantilen Zerebrallähmung, wie sie auch sonst gefunden wird. Dazu kommen Störungen in den verschiedenen Gebieten. Aphasie, Strabismus, Fazialis-, Abduzens-, Okulomotoriuslähmungen, Schluckbeschwerden (als Ausdruck einer bulbären Beteiligung), Sprachstörungen, alternierende Lähmungen, Monoplegien, choreiforme und athetotische Reizerscheinungen, Tremor mit Rigidität der Muskeln und Ataxie (Fall von *Cannin*, 3jähriges Kind), Sensibilitätsstörungen schaffen ein symptomenreiches Krankheitsbild. Auch plötzliche oder allmählich einsetzende Erblindung, die in seltenen Fällen wieder ausheilt, bitemporale Hemianopsie, Ertaubung, sind beobachtet worden. Die Fälle, welche als multiple Sklerose nach Pertussis beschrieben sind, erscheinen in diesem Zusammenhang nicht genügend erhärtet. Tuberkulöse und eitrige Meningitiden, Sinusthrombosen (*Pospischill*) beobachten wir als Folge der so häufigen sekundären, meist von den Lungenkomplikationen ausgehenden Infekte.

Lähmungen.

Hemiplegie

Überaus selten sind Symptome, welche auf das Rückenmark zu beziehen sind, in Form von Poliomyelitiden, *Landry*scher Paralyse (*Möbius*), perimedullärer, spinaler Meningealblutung.

Erkrankungen des Rückenmarks.

Nur vereinzelt liegen Beobachtungen über Neuritiden und Polyneuritis (*Möbius, Surmay*) vor.

Störungen des Schlafes kommen in allen Graden vor. Schon mechanisch, durch allzu häufigen Hustenreiz, dann durch Angst vor den Anfällen, Reizbarkeit, Verstimmung wird der Schlaf sehr beeinträchtigt.

Psychosen. Auch psychische Alterationen wie Amnesie, Gedächtnisschwäche, seelische Verstimmungen, Angstneurosen, auch intensive Störungen wie Koma, Delirien, Stupor, Verblödung, Melancholie werden vereinzelt beobachtet; sie gehen bei dem größeren Teil der Erkrankungen wieder in Heilung über.

Sektionsbefunde. Pathologisch-anatomische Untersuchungen von Kindern, welche an Keuchhusten verstorben sind, haben im allgemeinen wenig Resultate ergeben können, weil die bei weitem große Mehrzahl der Verstorbenen Komplikationen erliegt, welche den anatomischen Befund verwischen. Hyperämie und Katarrh der Schleimhaut der oberen Luftwege, namentlich des Kehlkopfes und der Trachea scheinen, bei frischen Fällen wenigstens, regelmäßig vorhanden zu sein. Lungenblähung, Erweiterungen der kleinsten Bronchioli („Vacuoles pulmonaires"), Bronchiolitis, bronchopneumonische Herde, bilden an den Lungen die den klinischen Komplikationen entsprechenden pathologischen Veränderungen.

Nach *Feyrter* ist die charakteristische anatomische Veränderung der Lungen die hochgradige Endobronchitis, Peribronchitis und Peribronchiolitis. Häufig Bronchiolitis fibrinosa und als deren Folge Bronchiolitis obliterans. Oft finden sich Bronchiektasien und Bronchioliektasien, manchmal Stenosen. Die Erkrankung der größeren Bronchialzweige ist meist diffus, die der Bronchiolen zeigt Bevorzugung gewisser Lungenpartien. Heftigere Formen der Endobronchitis sind durch schwere sekundäre Infektionen bedingt. Aus der Bronchiolitis und Peribronchiolitis entsteht in der Lunge interstitiell die Pneumonie, zumeist als kleinknotige, peribronchioläre Herdpneumonie. Die interstitielle Entzündung geht mit einer in der Menge wechselnden Exsudation in die Alveolen einher. Kruppöse Pneumonien gibt es in der Keuchhustenlunge nie. Pleurale Erkrankungen sind sehr häufig. Das Exsudat ist meist leukozytär, seltener fibrinös.

Bronchiolitis. Pneumonie.

Herzhypertrophie. Am Herzen ist konstant eine exzentrische Hypertrophie des rechten Ventrikels als Folge der Drucksteigerung im Lungenkreislaufe bei exzessiven Exspirationen zu finden. Das muß dann im weiteren Verlaufe der Krankheit zu Hypertrophie und oft auch Dilatation des rechten Ventrikels führen (*M. Birk*). Dilatationen der linken Herzkammer, Erschlaffung und Degeneration des Herzmuskels kommen vor.

Stauung und Hyperämie tritt dann auch in den Abdominalorganen, am deutlichsten und intensivsten in der Leber auf.

Veränderungen am Gehirn. Die anatomischen Befunde im Gehirne von an Keuchhusten Verstorbenen sind bis auf die so häufigen kleinen Blutungen im allgemeinen jenen gleich, welche man nach allen schweren infektiösen Krankheiten gefunden hat, ohne daß eine spezifische Beeinflussung nachweisbar wäre. Es kommt regelmäßig zu Ödem, Hyperämie, kleinen Blutungen, Exsudation und kleinzelliger Infiltration sowohl an den Meningen wie auch im Gehirn selbst. Sie werden von *Neurath* als Meningitis simplex zusammengefaßt, sind sowohl in den Fällen mit klinisch hervortretenden Gehirnsymptomen als wie auch ohne jedes Gehirnsymptom bei Pertussisleichen anzutreffen. Bemerkenswerterweise hat *Arnheim* die gleichen anatomischen Befunde am Gehirn von Versuchstieren durch Injektionen des Keuchhustenbazillus erzeugen können und hält sie für die Folgen der Toxinwirkung.

Kritik von *Husler* und *Spatz*.

Husler und *Spatz* glauben, daß die Befunde von *Neurath* nicht ausreichen, um als alleinige Unterlage für die Mehrzahl der nervösen Komplikationen beim Säugling angesprochen zu werden. Das Bild der Pertussiseklampsie sei viel weniger ein meningeales als ein zerebrales. Es hat die größte Ähnlichkeit mit gewissen postinfektiösen Enzephalitiden und in zwei Fällen haben *Husler* und *Spatz* nachgewiesen, daß es sich um den Befund von schweren nekrobiotischen Veränderungen der Hirnsubstanz handelte, neben den von *Neurath* beschriebenen entzündlichen Reizungen der Meningen. Ein Teil der Nervenzellen hat die typische regressive Umwandlung erfahren, die Färbbarkeit eingebüßt. Es entspricht das der sogenannten homogenisierenden Veränderung nach *Spielmeyer*. Ausgedehnte Ausfallserscheinungen an nervösen Elementen im Sinne der Nekrobiose, Abbauerscheinungen und Speicherung von lipoiden Substanzen in der Glia sind dafür charakteristisch, sie werden auf die Einwirkung von Toxinen zurückgeführt. Im Ganzen sind auch diese Gehirnveränderungen gar nicht für Pertussis charakteristisch und finden sich auch bei anderen schweren infektiösen Erkrankungen.

Nekrobiose der Nervenzellen.

Prognose.

Keuchheusten einer der bösartigsten Infektions krankheiten.

Der Keuchhusten erfordert unter allen Infektionskrankheiten nächst der Tuberkulose derzeit die zahlreichsten Opfer. Das zeigen die Zahlen über die Gesundheitsverhältnisse des deutschen Volkes im Jahre 1927. In diesem Jahre sind in Deutschland gestorben[1]):

Todesfälle.

An Scharlach 1336 Menschen, an Diphtherie 2612, an Masern 3670, an Keuchhusten 4202.

In Amerika (*Sauer* und *Hambrecht*) sind im Jahre 1926 in 43 Staaten 9000 Todesfälle an Keuchhusten, 8150 an Diphtherie, 7690 an Masern, 2595 an Scharlach registriert worden.

Sehr übersichtlich ist auch die Tabelle von *Prinzing* (zitiert nach *Feer*). Danach entfallen auf Bayern von 1893 bis 1902 auf je 10000 lebende Personen der betreffenden Altersklasse Todesfälle an:

	unter 1 Jahr		1—2 Jahre		2—5 Jahre		5—10 Jahre		10—15Jahre	
	m.	w.	m.	w.	m.	w.	m.	w.	m.	w.
Keuchhusten	674	771	295	394	38	60	3,9	6,4	0,2	0,3
Masern	319	322	435	436	73	81	13	17	1,6	2,4
Diphtherie	138	121	401	366	277	253	77	82	12	13
Scharlach	27	23	52	49	45	39	19	18	4,2	4,4

Man sieht, daß unter den übertragbaren Kinderkrankheiten der Keuchhusten am meisten Opfer erfordert. Die Mortalität ist in den einzelnen Epidemien verschieden groß, im allgemeinen bewegt sie sich zwischen 1 und 10%, im Mittel beträgt sie etwa 3 bis 6%.

Letalität.

Die Letalität hängt z. T. von unübersichtlichen Umständen ab. Vielleicht spielt die Virulenz des Erregers, seine Giftigkeit, die Intensität des Infektes eine Rolle. Aus früheren Jahrhunderten wird über besonders bösartige Pertussisepidemien berichtet, das könnte aber auch mit den all-

[1]) Reichsgesundheitsblatt 1929, IV, S. 295.

gemeinen hygienisch ungünstigen Verhältnissen (z. B. Wohnung, Ernährung) zusammenhängen.

Mehr Mädchen.

Im Einzelfalle ist das Geschlecht des Kranken von Bedeutung, da Mädchen zahlreicher erkranken und zahlreicher als Knaben sterben. Aus ganz unübersehbaren Gründen! Besonders wichtig ist das Lebensalter des Erkrankten. Je jünger der Kranke, desto gefährdeter! Namentlich das Säuglingsalter ist besonders bedroht.

Neugeborene und Säuglinge haben die schlechteste Prognose.

Im allgemeinen kann man annehmen, daß mit Beziehung auf die Zahl der Erkrankten im Säuglingsalter die Mortalität etwa 26%, im Alter von 1 bis 2 Jahren 10%, 5—15 Jahren kaum 1% beträgt.

In Wien waren in den letzten Jahren etwa 50—55%, in der Schweiz nach *A. Meyer* 1888—1897 sogar 63% aller an Keuchhusten Gestorbenen weniger als 1 Jahr alt!

Aber nicht nur auf Geschlecht und Alter, auch auf eine Reihe anderer wichtiger Umstände muß die individuelle Prognose Rücksicht nehmen.

Konstitution.

Die Konstitution des Kranken dürfte, wie bei allen Infektionskrankheiten, auch beim Ablaufe des Keuchhustens eine große Rolle spielen. Die Widerstandskraft des Patienten wird durch die konstitutionelle Anlage in erster Linie bedingt. Konditionelle Momente, Diathesen, haben wahrscheinlich einen ungünstigen Einfluß. So wurde oft behauptet, daß die Spasmophilie zu besonders schweren Erkrankungen führt, namentlich bei Säuglingen Eklampsiebereitschaft fördert (*Finkelstein* u. a.) und *Wernstedt* hat niedrige Werte für die elektrische Erregbarkeit bei jenen Säuglingen gefunden, welche die schwersten Anfälle aufzuweisen hatten; aber Nachuntersuchungen haben diese Angaben nicht in vollemUmfange bestätigt. *Husler* hat nur 10% aller Eklampsiekinder tetanoid übererregbar gefunden.

Kein sicherer Zusammenhang mit Spasmophilie.

Auch der Ernährungszustand ist von Bedeutung. Kräftige, wohlgenährte Kinder überstehen die Krankheit leichter. Hat das Kind knapp vorher eine andere akute Infektionskrankheit durchgemacht, so kann dadurch der Keuchhusten ungünstig verlaufen. Das gilt besonders für Masern und Influenza. Daß eine tuberkulöse Erkrankung der Lungen den Verlauf nachteilig beeinflußt, ist entgegen *Pospischills* Erfahrungen anzunehmen. Selbst das Vorhandensein des tuberkulösen Primäraffektes wird bei sehr jungen Kindern Anlaß zu Befürchtungen geben. Ich selbst habe unter 86 autoptisch begutachteten Kranken 4 Kinder an Miliartuberkulose, 3 an Lungentuberkulose verloren.

Prognose.

Die Prognose des Keuchhustens ist im allgemeinen im Sommer günstiger als in den übrigen Jahreszeiten zu stellen; rauhes Klima, nebliges, feuchtes Wetter beeinflussen Verlauf und Mortalität.

Die Zahl der Anfälle und ihre Intensität verschlechtern insoweit die Prognose, als die Kinder um so hinnfälliger und gegenüber sekundären Infekten weniger widerstandsfähig werden, wenn Häufung der Anfälle eintritt. Auch die Komplikationen seitens des Gehirns und der Meningen sind bei schweren Anfällen häufiger zu beobachten als bei leichten.

Einfluß der Spitäler.

Eine ungünstige Beeinflussung erfährt der Verlauf des Keuchhustens durch das Zusammenlegen Keuchhustenkranker in Spitälern, da beim Anhäufen von Keuchhustenkranken in einem Saale die sekundären Infektionen, besonders mit Grippe, viel häufiger auftreten.

Der tödliche Ausgang beim Keuchhusten wird durch verschiedene Ursachen herbeigeführt. Verhältnismäßig selten sterben die Kinder durch Erstickung im Anfall. Manchmal bewirkt eine akute zerebrale Störung, Blutstauung und akutes Ödem des Gehirns im Hustenanfalle oder nachher, bei Säuglingen öfter im eklamptischen Anfall, ferner eine Gehirnblutung, Enzephalitis, Meningitis usw. den verhängnisvollen Ausgang. Im ganzen sind die Erkrankungen des Gehirns als Todesursache nicht zu oft anzusprechen. Das Entscheidende für den Ablauf der Erkrankung bildet das Verhalten der Lunge. Die Bronchopneumonien bedrohen den Verlauf der Krankheit. Von 86 Kindern, bei welchen wir die Todesursache durch den autoptischen Befund erhärten konnten, sind gestorben:

Todesursachen

In erster Linie Bronchopneumonien.

an Bronchopneumonien		65 Kinder
,, ,,	mit Gehirnödem	4 ,,
,, ,,	mit hämorrhagischer Enzephalitis	1 Kind
,, ,,	Hydrozephalus	1 ,,
,, ,,	mit eitriger Meningitis	1 ,,
,, ,,	Perikarditis	3 Kinder
,, ,,	ausgedehnten Bronchiektasien	2 ,,
,, Lungentuberkulose		3 ,,
,, Miliartuberkulose		4 ,,
,, akuten Enteritiden		2 ,,
	Summe	86 Kinder

Unter den angeführten Fällen sind 9 Säuglinge im eklamptischen Anfalle gestorben. Bei der Mehrzahl derselben waren ausgedehnte bronchopneumonische Herde vorhanden.

Diagnose.

Handelt es sich bei hustenden Kindern um typische Anfälle mit den erörterten klinischen Symptomen; Erbrechen, Atemnot im Anfall, krähender Inspiration, gedunsenem Gesicht, Blutungen usw., dann ist die Diagnose gegeben und schon dem Laien klar. Aber im Beginne ist die Diagnose schwierig. Da muß vor allem die Anamnese exakt aufgenommen werden.

Wie macht man die Diagnose?

Die Angaben, daß der Husten durch Kitzel im Rachen oder Kehlkopf ausgelöst wird, in der Nacht häufiger auftritt als bei Tage, die Hustenstöße gehäuft sich einstellen, erwecken den Verdacht auf Keuchhusten. Besteht noch eine auffallende Lungenblähung, ist die Herzdämpfung überlagert, sind die Lungengrenzen tiefstehend, ist dabei der auskultatorische Lungenbefund negativ, so wird hierdurch die Diagnose gestützt. Am einfachsten und leichtesten ist sie natürlich, wenn man einen Hustenanfall anhört. Da dies verhältnismäßig selten spontan eintritt, empfiehlt es sich, solch einen Anfall künstlich auszulösen. Da wird mit Vorteil ein Druck auf den Kehlkopf oder mit Hilfe eines Spatels, Löffels auf den Zungengrund ausgeübt. Manchmal gelingt es so, oder nach *Ochsenius* durch einen Spray mit Terpentinöl mit Zusatz von 5—10% Eukalyptusöl, den Hustenanfall zu provozieren und dadurch die Diagnose zu sichern.

Anamnese wichtig.

Hustenanfall künstlich auslösen.

Eine neue Methode zur Diagnostik ist im Röntgenbefund zu sehen. Ob aber in der Tat die von den Autoren (siehe *Göttche*, *Gottlieb* und *Möller*) beschriebenen Befunde so charakteristisch sind, daß wir schon im Beginne der Krankheit auf sie die Diagnose aufbauen können, muß erst die Zukunft lehren.

Bazillen im Sputum.

Ein vortreffliches Mittel zur Diagnosenstellung, von welchem wir in einzelnen Fällen mit Vorteil Gebrauch machen können, besteht in der Sputumuntersuchung auf *Bordet-Gengou*-Bazillen. Da ist die Methode von *Chievitz* und *Mayer* (Anhusten frisch bereiteter Nährböden) empfehlenswert.

Blutbild.

Es ist in den letzten Jahren empfohlen worden, die Leukozytenzählung zur Diagnose heranzuziehen. In der Tat darf man vom positiven Ausfall der Untersuchung ein Resultat erwarten.

Eine etwas komplizierte Methode zur Diagnose des Keuchhustens empfiehlt *Fanton*. Er bestimmt die Zahl der weißen Blutkörperchen auf nüchternen Magen bei Säuglingen, injiziert dann 1 ccm Keuchhustenvakzine und bestimmt $\frac{1}{2}$ Stunde später neuerlich die Blutzellen, und zwar an der gleichen Hautstelle. Wenn die Leukozytenzahl, und zwar die Lymphozyten um mehr als 3000 zugenommen haben, so ist das Ergebnis der Untersuchung positiv.

Differentialdiagnose. Spastische Bronchitis. Fremdkörper.

Diese verschiedenen, oft mühsamen Methoden werden zur Diagnosenstellung im ganzen nicht zu oft herangezogen werden können; aber manchmal, ganz besonders in Heimen, ist die Sicherung der Diagnose durch sie erforderlich. Man darf aber andererseits auch nicht vergessen, daß der krampfartige Husten allein noch nicht die Diagnose macht. Denn krampfartiger Husten kann auch sonst vorkommen. Namentlich bei Säuglingen, welche bei einfachen Bronchitiden oft krampfartig husten. Auch muß an die Möglichkeit von Glottiskrämpfen aus anderen Ursachen gedacht werden. Da kommen aspirierte Fremdkörper in Betracht. Das plötzliche Einsetzen der Hustenattacken ohne Prodromalstadium, Dyspnoe im hustenfreien Stadium, Differenzen in der Lautheit des Atemgeräusches zwischen rechter und linker Lunge, Zurückbleiben einer Brustseite bei der Atmung, dann die Anamnese können auf die richtige Fährte führen. Auch ein Laryngospasmus ist zu erwägen. Auch da entscheidet die Anamnese oder die Beobachtung des Anfalls, welcher beim Laryngospasmus ohne vorhergehenden Husten einsetzt. Überdies bildet hier die pfeifende Inspiration den Beginn der Attacke, mit welcher die Atemnot einsetzt, während bei der Pertussis die pfeifende Inspiration den Anfall beendet.

Laryngospasmus.

Pseudokrupp.

Auch der Pseudokrupp und der diphtherische Krupp können in seltenen Fällen Anlaß zur Verwechslung bieten; aber die kurze Dauer dieser Krankheiten, das stridoröse Atmen zwischen den Hustenanfällen, deren bellender Charakter lassen immer die Krankheit erkennen. Weniger leicht ist dies der Fall bei den katarrhalischen Erkrankungen der Luftwege, besonders im Gefolge der Influenza. Da ist oft tagelange Beobachtung notwendig, um die Diagnose zu entscheiden, die Hustenanfälle können hierbei keuchhustenähnlich verlaufen, selbst mit einer „Reprise" einhergehen und dann wird nur der Verlauf über die Diagnose entscheiden können. Sehr schwierig kann sich manchmal die Entscheidung zwischen Keuchhusten und der Hilusdrüsenschwellung gestalten, wenn sich bei letzterer durch längere Zeit gehäufte Hustenanfälle mit Blauwerden des

Influenza.

Hilustbk.

Gesichts und verstärkter, langgezogener Inspiration nach kräftigen Exspirationsstößen einstellen (Bifurkationshusten). Auch da wird der Verlauf, das Fehlen des katarrhalischen Initialstadiums, der Blutungen usw. die Entscheidung ermöglichen. Die Anwendung des Thermometers kann da keine Entscheidung bringen. Temperaturerhöhungen können alle diese Zustände begleiten.

Die Diagnose der Pertussis so weit zu fassen, wie dies *Pospischill* will, halte ich für nicht berechtigt und die von ihm angegebenen, bereits erwähnten Symptome einer ,,Pertussislunge", die in jahrelangen Rezidiven stets wieder auftreten, erscheinen mir nicht charakteristisch genug, um die Pertussis gegen andere Erkrankungen der Lungen (z. B. Bronchiolitis, Bronchopneumonie, granuläre Tuberkulose) abgrenzen zu können.

Prophylaxe.

Isolierung sämtlicher hustender Kinder!

Eine wirksame Prophylaxe des Keuchhustens ist nur unter günstigen Umständen zu handhaben. Sie müßte eigentlich die Fernhaltung und Isolierung eines jeden hustenden Kindes erfordern. Denn gerade im Stadium catarrhale dürfte die Infektionsgefahr für die Umgebung sehr groß sein. Da sollte jedes hustende Kind vom Besuche der Schulen, Kindergärten, öffentlichen Spielplätze ausgeschlossen werden. Ist aber Keuchhusten festgestellt, dann soll man die kranken Kinder am Ausgehen verhindern und ihren Geschwistern den Schulbesuch verbieten, wenn sie noch nicht Keuchhusten gehabt haben. Die Eltern müssen über die Infektionswege belehrt werden. Die Aufnahme kranker Kinder in Pertussisspitäler empfiehlt sich nicht; denn die Häufung Pertussiskranker in einem Krankensaale steigert die Gefahren für jeden Erkrankten durch die sich häufenden Sekundärinfektionen, dann auch durch den Umstand, daß die Keuchhustenkinder durch den Anfall eines Kranken zur Nachahmung des Hustens verleitet werden (*Czerny*). Da die Krankheitsübertragung durch Tröpfcheninfektion erfolgt, wäre bei liegenden Kranken eine Entfernung der Betten von 1½ m genügend, um eine direkte Übertragung der Krankheit zu verhindern; das wird aber bestritten (*Gottlieb* und *Möller*). Die Übertragung durch umhergehende Kranke ist leicht und so kommen auch in manchen Spitälern öfters Pertussisepidemien zum Ausbruch.

Die Prophylaxe in den Familien erfordert die Isolierung eines jeden hustenden Kindes für so lange Zeit, bis der Charakter des Hustens festgestellt oder der Husten abgelaufen ist. Für jeden Fall sollen Säuglinge von einem jeden hustenden Kinde ferngehalten werden.

Sogen. ,,spezifische" Vakzination unsicher, ebenso die Anwendung an Kuhpockenvakzine.

Die prophylaktische Impfung mit Kuhpockenvakzine ist zwar empfohlen, erscheint mir aber aussichtslos. Eine immunisatorische Injektion des durch Erhitzen abgetöteten *Bordet-Gengou*schen Bazillus ist in jüngster Zeit wiederholt empfohlen worden (*Z. Bokay*). In großem Stile hat *Madsen* auf den Färöer-Inseln die prophylaktische Impfung versucht. Die prophylaktisch geimpften Kinder haben in gleichem Prozentsatz wie die Nichtgeimpften die Krankheit akquiriert, aber die geimpfte Gruppe ist leichter erkrankt. In meinem Spitale hat *Ebel* eine Reihe (nicht veröffentlichter) prophylaktischer Vakzineversuche durchgeführt. Der Erfolg war nicht genug beweisend. Vielleicht muß man viel größere Dosen von Vakzine injizieren, als wir gegeben haben. Amerikanische Autoren empfehlen 1 Milliarde bis zu 2 Billionen Keime im Kubikzentimeter zu injizieren, und zwar 2—5 Injektionen zur Prophylaxe (*E. J. Huenckens*).

Die prophylaktische Anwendung von Immunserum, Rekonvaleszentenserum, Erwachsenenserum (*Jundell*) scheint noch nicht genügend ausgewertet zu sein, um hier empfohlen zu werden.

Die Anstellung von Schulärzten und Kontrolle der Kinder, die Belehrung der Lehrer und Eltern können eine bessere Handhabung der Prophylaxe herbeiführen. Die Untersuchung des Sputums verdächtiger Kinder auf den *Bordet-Gengou*schen Bazillus könnte in Zukunft die Ausbreitung der Epidemien wesentlich einschränken.

Therapie.

Freiluftbehandlung.

Die Behandlung eines jeden keuchhustenkranken Kindes, besonders eines Säuglings, erfordert die größte Sorgfalt. Frische Luft, Bettruhe, Fernhalten von Schädigungen wie Aufregungen, sekundären Infekten sind notwendig. Liegen im Freien, wenn das nicht möglich ist, dann tagsüber und nachts offenes Fenster im Krankenzimmer, eventuell bei ungünstiger Witterung das „Zweizimmersystem" (alle 2 Stunden ein inzwischen gut gelüftetes, vorgewärmtes Zimmer) sind die Grundlagen der Behandlung. Manchmal ist suggestive Beeinflussung vorteilhaft, besonders im Stadium decrementi. Das gilt namentlich für die Gruppe der neuropathischen Kinder; geduldige, aber energische Belehrung und Beeinflussung, manchmal Wechsel der Pflegeperson ist in solchen Fällen angezeigt (*Klotz*).

Isolierung.

Psycho-Therapie.

Kein Klimawechsel bei frisch Erkrankten!

Klimawechsel, Seeklima, Übersiedlung von der Stadtwohnung aufs Land, vom kalten Norden nach dem warmen Süden können vorteilhaft sein. Aber eine deutliche Beeinflussung des Keuchens wird nur selten eintreten, und da durch solche Übersiedlungen der Keuchhusten verschleppt wird, ist aus sozial-hygienischen Gründen die Versendung von Keuchhustenkranken abzulehnen. Ganz anders ist es mit den Rekonvaleszenten. Da ist die Unterbringung in einem guten Klima überaus erwünscht.

Die Unterbringung der Kranken in Spitalabteilungen kann im allgemeinen nicht befürwortet werden. Wohl machen soziale Erfordernisse manchmal die Aufnahme dieser Kranken unbedingt notwendig, dann sollen aber die Keuchhustenspitäler entsprechend ausgestaltet sein.

Der Ernährung der Kranken ist besonders in schwer verlaufenden Fällen große Aufmerksamkeit zuzuwenden. Es wird von manchen Autoren (*Czerny*) der Anwendung einer Durstkur das Wort geredet. Für jeden Fall dürfte die Verabreichung von mehr breiiger Kost die Intensität des Erbrechens herabsetzen. Die Verabreichung von Mahlzeiten kurze Zeit nach dem Anfalle wird oft angezeigt sein.

Spezifische Therapie fraglich in ihren Erfolgen.

Die spezifische Behandlung wird von Jahr zu Jahr immer mehr empfohlen; aber bei objektiver Betrachtung muß ich sagen, daß wir noch nicht so weit gekommen sind, um vorbehaltlos einer solchen Behandlungsweise zuzustimmen. Das gilt vor allem von der Serumtherapie. Keuchhustenrekonvaleszentenserum (*Jundell*), Erwachsenenserum besonders von solchen, welche Keuchhusten überstanden haben, werden vorgeschlagen. Ferner das Serum von Tieren, welche mit dem *Bordet-Gengou*-Bazillus immunisiert worden sind (*Klimenko*).

Die Vakzinetherapie mit den abgetöteten *Bordet-Gengou*-Bazillen scheint noch nicht so weit ausgestaltet zu sein, daß wir die Unterlassung dieser Therapie als Kunstfehler betrachten könnten. *Huenekens* empfiehlt nur frisch bereitete Vakzine in Mengen von 1, 1½ und 2 Billionen Keimen. Manche Ärzte (*Kyriasides*) ziehen die Autovakzine der Heterovakzine vor, manche empfehlen die Anwendung einer Mischvakzine von Keuchhusten- mit Influenzabazillen und Pneumokokken. Vakzinetherapie mit *Bordet-Gengou*-Bazillen bzw. Mischvakzine.

Fabriksmäßig wird die Keuchhustenvakzine Tuscosan forte hergestellt. Sie enthält 25 bis 250 Millionen Keime. *Reiche* und *Mook* berichten Gutes. Tuscosan.

R. Kraus erhitzt das Sputum Keuchhustenkranker, filtriert es, schwemmt es auf und injiziert so die abgetöteten, im Sputum enthaltenen Bakterien. Es ist das eine Art Mischvakzine. Die Erfolge der noch nicht sehr verbreiteten Methode sollen gut sein.

Auch die unspezifische Eiweißtherapie mit Eiweißpräparaten oder mit Vakzinen aus Influenzabazillen, Pneumokokken, die Anwendung der Kuhpockenvakzine, auch Quarzlampenbestrahlung und das Röntgenverfahren werden empfohlen. Unspezifische Eiweißtherapie. Bestrahlung.

Örtliche Behandlungsmethoden wie Einträufelungen von Collargol, Protrargol (1%ige Lösungen) in die Nase, Pinselung des Rachens mit 2 bis 5%igem Argentum nitricum (*Watson*), Jodjodkaliumlösung (*Ochsenius*), mit 10 bis 15 %iger Chininlösung, Antipyrinlösung, Inhalationen medikamentöser Stoffe: Vaporin (= Naphthalin), Oleum cupressorum, Oleum Therebenth., Oleum pini pumilionis, Bromdämpfe, Formaldehyd, Aufenthalt in der allergenfreien Kammer (*Storm van Leeuwen*) werden vorgeschlagen. Lokale Behandlung

Subkutane bzw. intramuskuläre Injektionen von Äther in der Menge von ½ bis 1 ccm wären jeden 2. Tag vorzunehmen. Die Schmerzhaftigkeit der Behandlung und die Möglichkeit, daß es zu Nekrosen, auf jeden Fall zu Reizzuständen an der Injektionsstelle kommt, machen diese Behandlung nicht besonders angenehm. Man kann auch den Äther in Olivenöl lösen und rektal anwenden. Ätherinjektion

Die interne medikamentöse Behandlung des Keuchhustens hat nur geringe Erfolge aufzuweisen. Medikamante

Chinin wird am besten intern in der Form der geschmacklosen Chininpräparate (Aristochin, Euchinin, Chinin. tannicum) oder als Suppositorium angewandt. Eines guten Rufes erfreuen sich Atropin (Atropin sulfur., Extract. Belladonnae oder das viel weniger giftige Eumydrin), Antipyrin, Lactophenin, Eulatin und bei älteren Kindern (nicht bei Säuglingen verwenden!) Morphin (Pantopon, Opiumtinktur, Codein, Dicodid, Eucodal). Chinin. Atropin. Morphin.

Die Brompräparate wirken zentral beruhigend. Ihre Wirkung wird durch Reduzierung des Chlorgehaltes der Nahrung verstärkt. Brom.

Eine Zeitlang war das Bromoform sehr beliebt. Aber es sind Vergiftungen aufgetreten, welche vielleicht mit der schweren Löslichkeit des Bromoforms zusammenhängen. Eine verhältnismäßig gute Form, das Bromoform aufzunehmen, ist der Ramisirup. Vorsicht bei Bromoform!

Tabelle der meist verwendeten Arzneimittel gegen Keuchhusten:[1])

Pharmakon	Dosis	Anzahl der Tagesdosen
Adalin	I 0,1—0,2 g II 0,2—0,3 „ III 0,3—0,5 „	1—3
Antipyrin	I 0,05—0,15 g II 0,15—0,3 „ III 0,3 —0,5 „	ein- bis mehrmals täglich, auch rektal
Aristochin	wie Chinin. muriat.	
Atropinum sulfuricum 1°/oo (in $^1/_{10}$ prozentiger Lösung)	I 2— 5 Tropfen II 5—15 „ III 8—15 „	2
Bromoform	I 2 Tropfen II 3—4 „ III 4—6 „	2—3
Chininum muriaticum	I 0,01—0,05 g II u. III 0,1 —0,5 „	2—3, in Lösung oder in Schokoladebonbons, auch rektal oder in subkutanen Injektionen
Chininum tannicum	Chinin muriaticum x 3	2—3
Codein. muriat.	I 0,005—0,007 g II 0,02—0,03 „ III 0,04 „	2—3 3 auch rektal 3
Dicodid	I ¼—⅓ Tabletten II ½ Tablette	1—2
Dionin	I 0,001—0,002 g II 0,003—0,005 „ III 0,01 —0,02 „	1—2 in Pulver, Tabletten, Lösung
Ephetonin	I 0,002—0,004 g II 0,05 „	2—3
Ephetoninsirup	I 1—2 Kaffeelöffel II 4—6 „	1—3
Euchinin	wie Chinin. muriat.	
Eucodal	I ¼ Tablette à 0,005 g II ½ „ à 0,005 „	3
Eumydrin 1°/oo (in $^1/_{10}$ prozentiger Lösung)	I 4—10 Tropfen II 6—15 „ III 8—15 „	1—3
Extr. Belladon.	I 0,001—0,003 g II 0,003—0,005 „ III 0,007—0,02 „	mehrmals per os oder rektal als Suppos.
Extr. thym. sachar.	1 Kinder- bis 1 Eßlöffel	3—4
Luminal	I 0,01—0,02 g II 0,03—0,05 „ III 0,1—0,2 „	Abends als Pulver oder Tablette, jeden 3. Abend Pause
Morphium muriat.	I cave! II 0,001—0,003 g III 0,003—0,006 „	1—4 mit 2tägigen Pausen per os, subkutan oder Supp.

[1]) I = Säugling. II = Kleinkind. III = Schulalter.

Pharmakon	Dosis	Anzahl der Tagesdosen
Nautisan	I 0,05 g II 0,1 g	3 in Suppos.
Natrium bromatum	I 0,1—0,25 g II 0,3—0,5 g III 0,5—1,0 g	3—4 in wässeriger Lösung oder kalter Milch
Pantopon Tabletten	I cave! III 0,005—0,01 g	1—2
Ampullen	II 1—2 Teilstriche III 3—6 „ 1 ccm = 0,02 g	1—2
Phenacetin	II 0,1—0,25 g III 0,25—0,5 g	2 Pulver oder Tabletten
Pilka	I 1—2 Tropfen II 2—4 „ III 4—6 „	1—3
Sedobrol in Würfeln = 1 . 1 Natr. brom.	wie Natr. bromat.	in Wasser aufgelöst, den ungesalzenen Speisen zugefügt!
Tinct. Droseriae	2—10 gutt.	1—3
Tinct. opii benzoica	I cave! II 5—8 gutt. III 6—10 gutt.	mehrmals
Veronal	I 0,025—0,075 g II 0,1—0,15 g III 0,2—0,3 g	½—1 Std. vor dem Schlafengehen in heißem Wasser gelöst

Auch von den Hypnoticis wird in vielen Fällen Gebrauch gemacht. Nicht nur bei Konvulsionen, auch zur Herabsetzung der Erregbarkeit werden Bromural, Adalin, Luminal, Veronal sich bewähren. *Mauthner* hat auch das Chloreton, welches unter dem Namen Nautisan in Zäpfchenform in den Handel kommt, zur Anwendung gebracht. Die Präparate von Thymian, Droseria, Pilka, Dialysatum herbae thymi et Pinguculae (in Tropfen) werden angewandt.

Hypnotika sollen bei stärkerer Bronchitis nicht verabreicht werden. Da ist es besser, nach *Pospischill*, die Expektoration durch heiße Bäder mit und ohne Übergießungen, Senfwickel, Packungen zu fördern.

Die Dosierung der Medikamente ist nach dem Alter der Kinder verschieden. Tezner bringt eine Tabelle, in welcher den einzelnen Altersstufen angepaßte Dosen verzeichnet sind. Ich gebe sie mit einigen Veränderungen in obiger Tabelle wieder.

Die Komplikationen der einzelnen Organe müssen entsprechend behandelt werden. Sowohl Herzmittel als wie diejenigen Präparate, welche die Komplikationen der Lunge beeinflussen, und hydriatische Prozeduren müssen in ausgiebiger Weise herangezogen werden. Die zerebralen Symptome können durch Narkotika, wie Chloralhydrat, in Lösung mit Mucilago Salep 1,0 bis 3:100,0 kaffeelöffelweise oder in ¼ bis ½%iger Lösung als Mikroklysma zu verabreichen, oder Paraldehyd in 1%iger Lösung, kaffeelöffel- bis eßlöffelweise, oder durch Injektion von Luminalnatrium in 20%iger Lösung, 0,1 bis 0,3 ccm, oder Strontiuran, ½ bis 3 ccm intramuskulär, soweit es sich um Reizerscheinungen handelt, etwas beeinflußt werden. Auch die Chloroformnarkose ist beim eklamptischen Anfall anwendbar. Lumbalpunktion oder Venaepunktion oder Arteriotomie *(Eckstein-Noeggerath)* dürfen in solch ernsten Fällen versucht werden. Bei frisch auftretenden Lähmungen ist sogar eine chirurgische Behandlung vorgeschlagen und auch in Anwendung gezogen worden, falls die Annahme einer Blutung sich als gerechtfertigt erweist.

Literatur:

G. Arnheim, Keuchhustenuntersuchungen. Arch. Kinderheilk. 50, S. 296, 1909. — *M. Bernhardt*, Über Rückenmarkserkrankungen nach Keuchhusten. Dtsch. med. Wschr. 1896, S. 800. — *J. Bordet* und *O. Gengou*, Le microbe de la coqueluche. Ann. Inst. Pasteur, T. 20, 1906; ibid., T. 21, 1907; ibid., T. 23, S. 415, 1904. — *J. Bordet*, Note complémentaire sur le microbe de la coqueluche etc. Zbl. Bakter., Orig., Bd. 66, S. 276, 1912. — *J. Chievitz* und *A. H. Mayer*, Weitere Untersuchungen über den Keuchhusten. Arch. Kinderheilk., Bd. 66, S. 186, 1917; Münch. med. Wschr. 729, 1918. — *Adolf Czerny*, Zur Lehre vom Keuchhusten. Jb. Kinderheilk., Bd. 81, S. 473, 1915; Ther. Mschr. 1908, Dez. — *Eigenbrodt*, Die Verbreitung des Keuchhustens durch abortive Fälle. Z. klin. Med., Bd. 17, S. 493, 1892. — *E. Feer*, Über das Wesen und die Infektionsverhältnisse des Keuchhustens. Med. Klin. 1914, 836. — *Feyrter*, Frankf. Z. Path., Bd. 35, S. 213, 1927. — *J. Fröhlich*, Beitrag zur Pathologie des Keuchhustens. Jb. Kinderheilk., Bd. 44, S. 53, 1897. — *M. Fukushima*, Ref. Zbl. Kinderheilk. 22, S. 441, 1929. — *G. Gaertner*, Wien. med. Wschr. Nr. 42, 1919. — *Gottlieb* und *Moeller*, Über Säuglingspertussis. Jb. Kinderheilk., Bd. 100, S. 222, 1923. — *Goettche*, Mschr. Kinderheilk., Bd. 44, S. 457, 1929. — *F. Hamburger*, Über psychische Behandlung im Kindesalter. Wien. klin. Wschr. 1913, 281. — *T. Hayakawa* Z. Kinderheilk., Bd. 47, p. 532, 1929. — *Husler* und *Spatz*, Die Keuchhusteneklampsie. Z. Kinderheilk., Bd. 38, p. 428, 1924. — *Ibrahim*, Über Krampfanfälle im Verlaufe des Keuchhustens. Med. Klin. 1910, 23; Neur. Zbl., Nr. 13, 1911. — *Inaba, Itsoyoshi*, Über den Bordet-Gengouschen Bazillus usw. Z. Kinderheilk. IV, S. 252, 1912. — *R. Kraus*, Eine neue Behandlungsmethode des Keuchhustens. Dtsch. med. Wschr. 1916, Nr. 10. — *K. N. Kyriasides*, Über Vakzinetherapie des Keuchhustens. Dtsch. med. Wschr. 1929, Nr. 45. — *Leitner*, Jb. Kinderheilk., Bd. 121, S. 164, 1928. — *R. Neurath*, Die nervösen Komplikationen und Nachkrankheiten des Keuchhustens. Wien 1904; Med. Klin. 1914. — *D. Pospischill*, Über Klinik und Epidemiologie der Pertussis. Berlin 1921, Karger. — *Reiche*, Keuchhustenkrämpfe. Zbl. Kinderheilk. 25, 28, 1920. — *Julius Rothschild*, Die geographische Verbreitungsweise der wichtigsten akuten Infektionskrankheiten im Kindesalter. Arch. Kinderheilk., Bd. 51, S. 203, 1909. — *L. Sauer* und *L. Hambrecht*, Experimental whooping cough. Amer. J. Dis. Childr., Bd. 91, S. 1861, 1928 und Bd. 37, S. 732, 1929. — *G. Sticker*, Der Keuchhusten. Notnagels spez. Path. u. Therapie. Wien 1911, II. Aufl. — *O. Tezner*, Immunität, Allergie und Infektionskrankheiten, Bd. I, S. 213, 1929. — *W. Wernstedt*, Über Pertussis und spasmophile Diathese. Mschr. Kinderheilk., Bd. IX, S. 344, 1910.

Der akute Gelenkrheumatismus[1][2]

als Teilerscheinung der rheumatischen Infektion, zugleich eine Darstellung des **Rheumatismus nodosus** (S. 427) und der ***Still*schen Krankheit.**

Von

Bruno Leichtentritt in Breslau.

Einleitung und Begriffsbestimmung.

Erst seit wenigen Jahren ist in die Problemstellung der rheumatischen Erkrankungen wieder neues Leben gekommen. Bis dahin hatte man den Eindruck des Stagnierens, des nur mühsam Vorwärtskommens. Wir klebten am Boden wie der Kranke mit der chronischen Gelenkerkrankung. Jetzt aber ist alles im Fluß, entsprechend dem Wesen des Rheuma. — Dieser Fortschritt ist 4 Momenten zu danken: Einleitung.

1. *Aschoff-Tawara, E. Fraenkel, Fahr* und *Gräff* haben uns auf das rheumatische Knötchen als histologisch klar definiertes, durch ein bisher unbekanntes Virus entstandenes Gewebsprodukt im Körper des Rheumatikers hingewiesen. Die anatomischen Bilder haben uns neue Zusammenhänge eröffnet.

2. Die Konstitutionsforschung unterstreicht die jedem Menschen eigentümliche Gewebsreaktion auf bestimmte Reize (*Martius, Bauer, Kraus* und seine Schule, *v. Bergmann*). „Der Rheumatiker reagiert rheumatisch." Damit ist der Ablauf der Erkrankung in einem so stigmatisierten Organismus gekennzeichnet. Zeichen akuter Entzündung (vgl. histologische Reaktion, vgl. Blutbild — *Stettner*) fehlen. Wir erhalten die Formen der „lenteszierenden Erkrankung". Auch hier werden neue Zusammenhänge offensichtlich. Die Betrachtung der Erblichkeitsfaktoren (*Kehrer*) erhält große Bedeutung. Die Klinik (*Veil, Leichtentritt*) nimmt diese Tatsachen an, spricht vom Kreis der rheumatischen Erkrankungen — dem Rheumatismus infectiosus.

3. Durch die Arbeiten der *Morgenroth*schen Schule und *Kuszinskys* ist die Variabilität der einzelnen Streptokokkenarten erwiesen. Die Verlustmutation des Streptococcus viridans ist eine besondere Reaktionsart des auf dem stigmatisierten Nährboden umgewandelten Bakteriums. Der Körper, als Nährboden im bakteriologischen Sinne aufgefaßt (*Leichtentritt*), bringt in der Variabilität seiner Zusammensetzung Variables in morpho-

---

[1] Lat.: Rheumatismus articularis acutus. Franz.: Rheumatisme articulaire aigu. Engl.: Acute rheumatism. Ital.: Reumatismo articulare. Span.: Reumatismo articular agudo.

[2] *Hier ist nur der sicher infektiöse akute Gelenkrheumatismus und die diesem verwandten Formen beschrieben. Die chronischen Erkrankungen dieser Art finden sich in Band IV (Husler). Die Herausgeber.*

logischer Beziehung und biologischer Leistung der Bakterien. — Nicht der Mikroorganismus allein schafft die Krankheit, sondern die Reaktionslage des Makroorganismus und die sich daraus ergebende Umstellung der Bakterien.

4. Die Bedeutung der rheumatischen Infektion wurde durch die Sozialversicherung unterstrichen, da sie die Lasten für die Folgen der zur Besprechung stehenden Krankheitsgruppe zu tragen hat. Die Gründung der Internationalen und der Deutschen Gesellschaft für Rheumaforschung und -bekämpfung sind die Folgen dieser Erkenntnis.

Disposition des Stoffes.

Aus dem Kreis der rheumatischen Infektion, zu dem die akute Polyarthritis, die Endokarditis und Chorea, auf einer Stufe stehend, zu rechnen sind, wird in diesem Kapitel nur der akute Gelenkrheumatismus abgehandelt, der Prototyp rheumatischen Geschehens, ferner der Rheumatismus nodosus, die sichtbare Form der eingetretenen Infektion. — Die Differentialdiagnose der Gelenkerkrankungen wird kurz besprochen, so weit sie akut und infektiös ist oder überhaupt als akute Folge einer Stoffwechselstörung eine Rolle spielt. — Chronische Gelenkerkrankungen werden hier nur soweit erörtert, als sie infektiös bedingt sind. Aber auf die Darstellung der Gelenktuberkulose z. B. wird verzichtet, da sie in den wenigen zur Verfügung stehenden Seiten nicht abgehandelt werden kann und auch an anderer Stelle besprochen wird. — Bei den luetischen Gelenkerkrankungen habe ich mich nur auf wenige Zeilen beschränkt; dagegen habe ich die *Still*sche Krankheit[1]) (in Übereinstimmung mit Herrn Prof. *Husler*-München[2]), als jetzt sicher infektiös erwiesen, ausführlich geschildert.

Die sekundär chronischen Gelenkerkrankungen als Folge der akuten Polyarthritis werden von mir kurz gestreift. — Bei meiner Darstellung habe ich, um nicht zu Wiederholungen gezwungen zu sein, den Begriff „akut“ und „chronisch“ nicht durch besondere Einteilungen voneinander getrennt, sondern der Reihe nach die infektiösen Erkrankungen besprochen.

Ätiologie und Epidemiologie.

Bakterien als Erreger der Polyarthritis.

Der akute Gelenkrheumatismus gehört in die Krankheitsgruppe, die ihrem Wesen und Verlauf nach infektiös bedingt zu sein scheint, ohne daß bisher die Züchtung eines Erregers gelang.

Schon 1878 nahm *Rehn* eine infektiöse Genese der Erkrankung an, auf die bereits *Hirsch* und *Lebert* hingewiesen hatten. *Henoch* handelt dieses Kapitel noch unter den konstitutionellen Erkrankungen ab, denen die Anämie, Purpura, Skrofulose und Rachitis zugerechnet wurden. Doch machten die Fälle mit hyperakutem Verlauf, epidemischem Auftreten und überraschender Wirkung der Salizylsäure ein infektiöses Agens wahrscheinlich.

Staphylokokken.

Der Bazillus von *Achalme*, ein anaerobes Stäbchen, wird heute als Erreger nicht mehr in Betracht gezogen, sein Vorkommen in vivo und post mortem im Blute rheumatischer Individuen vielmehr als Verunreinigung gebucht. Staphylokokken ließen sich in verschiedenen Typen albus, citreus, aureus (u. a. *Sahli, Goldscheider, Singer*) aus dem Blut bzw. dem Urin züchten. Wenn auch ein Teil der Befunde zweifellos auf Verunreinigung der Blutkulturen zurückzuführen oder als agonale Erscheinung aufzufassen ist, so fällt es schwer, an diesen Befunden so ausgezeichneter Autoren vorüberzugehen. Allerdings fehlt ein konstanter Nachweis der Erreger, und die Züchtung **verschiedener** Staphylokokkentypen macht stutzig. Besonders skeptisch sind m. E. die Urinbefunde zu werten.

Streptokokken.

Für die Erregernatur der Streptokokken traten besonders *Menzer* und *Zülzer* ein. Aber auch hier sind die zahlreichen Varietäten auffallend. *Reye* züchtete bei einer Polyarthritis mit typischer Karditis und Serositis in vivo dreimal Viridans-

[1]) Die gleiche Infektion an den Herzklappen, die Endocarditis lenta, wird im Kapitel „Herzerkrankungen“ besprochen.

[2]) Siehe Bd. IV: Chron. Erkrankungen der Gelenke.

streptokokken. Im Herzen fanden sich mikroskopisch *Aschoff*sche Knötchen; aus den verrukösen Klappenauflagerungen wurden kulturell und im Schnitt Diplokokken nachgewiesen, die in einem Fall beim Kaninchen eine typische Endokarditis hervorriefen. *Singer* und *Schürer* halten die akute Polyarthritis ebenfalls für eine Viridanserkrankung. In Amerika (*Rosenow*) wird die Streptokokkenätiologie des akuten Gelenkrheumatismus mit größerem Nachdruck als in Deutschland propagiert. Der Streptococcus cardio-arthritidis gilt als besondere Streptokokkenspezies, neben der *Lazarus* und *Barlow* noch den Streptococcus mitis und den Streptococcus salivarius züchten. Diese Streptokokkenarten, die beim Kaninchen bei intravenöser Injektion eine rheumatische Affektion des Herzmuskels, der Lunge, Leber und Niere auslösen, lassen sich nur aus Nase und Tonsillen nachweisen, während das Blut fast stets steril bleibt. Diesen Befunden stehen die umfassenden Untersuchungen deutscher Autoren (*Jochmann, Rolly, Eugen Fränkel, Leichtentritt*) gegenüber: Trotz einwandfreier Technik (häufige Blutuntersuchungen bei verschiedenster Fieberhöhe der Kranken, bei Verdünnungen des Blutes in großen Mengen von Nährboden, um die bakteriziden Kräfte des Serums auszuschalten, um selbst wenigen Keimen bessere Gelegenheit zur Vermehrung zu geben), ließen sich weder im Blut noch im Gelenkpunktat irgendwelche Erreger züchten, die einer Kritik standhalten. *Reiter* und *Löwenstein* züchteten bei Kranken mit akuter P. A. aus Blut und Gelenkpunktat Tuberkelbazillen. In den Geweben wurden allerdings tuberkulose Veränderungen vermißt.

Blutkulturen stets steril.

Damit soll nicht gesagt sein, daß die Polyarthritis nicht durch ein infektiöses Virus bedingt sei — mit unserer gegenwärtigen Methodik läßt sich nur kein Erregernachweis erbringen.

Die Hypothese Weintrauds.

Diese negativen Resultate führten *Weintraud* zu einer Arbeitshypothese, die auf dem von *Pirquet* gezeichneten Bild der Serumkrankheit und auf experimentellen Untersuchungen *Friedbergers* fußt. Bei dem mehr oder weniger langen Inkubationsstadium der Polyarthritis tritt durch parenterales Eindringen von Bakterienproteinen oder spezifisch abgebautem Körpereiweiß eine Sensibilisierung des Organismus ein, die ihn zu einer allergischen Reaktion befähigt. Die Ablagerung abgestorbener Bakterienleiber an den Synovialmembranen und am Endokard ruft eine lokale Sensibilisierung hervor, die zu Fieber und Gelenkschwellungen führt. Bei dem dauernden Zugrundegehen von Bakterien und Proteinen entstehen im sensibilisierten Organismus neue Fieberschübe und Gelenkschwellungen, ohne daß eine Immunität resultiert. (Die im Tierexperiment durch *Klinge* nach wiederholten Eiweißinjektionen in die Haut erzeugte hyperergische Reaktion am Bindegewebe des Kaninchens scheint nach *Aschoff* und *Fahr* nicht mit den eigentlichen rheumatischen Knötchen übereinzustimmen.)

Es ist nicht zu verkennen, daß sich die *Weintraud*sche Hypothese mit manchen Tatsachen nicht in Einklang bringen läßt. Andererseits spielen auch bei der rheumatischen Infektion allergische Momente eine Rolle, die eine Voraussetzung zur Ansiedlung des rheumatischen Virus und zum Entstehen der rheumatischen Knötchen bilden. Der veränderte Nährboden führt zu einer veränderten Reaktion des Organismus (vgl. 2. Pockenimpfung), die ihrerseits eine Ansiedlung von Bakterien bzw. deren Gifte sekundär begünstigt.

Altersdisposition.

Die rheumatischen Erkrankungen im allgemeinen und der Gelenkrheumatismus im besonderen zeigen eine ganz ausgesprochene Altersdisposition, die sich vor allem auf das 15.—20. Lebensjahr konzentriert. — Im Kindesalter werden im allgemeinen Säuglinge verschont oder höchstens nur ganz vereinzelt befallen[1]). Die in der Literatur erwähnten Fälle sind häufig nicht scharf gegen septische Erkrankungen abgegrenzt. — Die eigentliche Polyarthritis tritt — vereinzelte bereits im 3. Lebensjahr beginnende Fälle ausgenommen — im allgemeinen nicht vor dem 5. Lebensjahr auf. Der Höhepunkt der Erkrankungsziffer im Kindesalter liegt zwischen dem 9. und 14. Jahr. —

[1]) Diese Tatsache widerspricht der reinen Streptokokkenätiologie, da der Säugling diesen Bakterien gegenüber besonders empfindlich ist.

Unter den in der Breslauer Kinderklinik während der letzten 10 Jahre beobachteten Fällen reiner Polyarthritis findet sich ein Fall von 3, 3 von 4, 1 von 5, 2 von 6, 2 von 7, 3 von 8, 4 von 9, 7 von 10, 6 von 11, 4 von 12 und 4 von 13 Jahren. Von 60 Fällen der Düsseldorfer Klinik kamen 2 mit 3, 2 mit 4, 1 mit 5, 7 mit 6, 2 mit 7, 4 mit 8, 7 mit 9, 10 mit 10, 9 mit 11, 13 mit 12, und 13 mit 13 Jahren zur Beobachtung. Am stärksten betroffen sind demnach die Jahre wichtiger physiologischer Perioden in der Entwicklung des kindlichen Organismus, das Alter der 2. Zahnung und der Pubertät. Es kommen Zeiten im Wachstum des Kindes in Frage, die mit bedeutenden Veränderungen im gesamten Stoffwechsel einhergehen und zugleich eine gewisse Labilität des kindlichen Organismus gegenüber den verschiedenen Insulten und Infektionen erkennen lassen (*v. Mettenheim*). Die Abnahme der rheumatischen Erkrankungen nach dem 20. Lebensjahr liegt wohl an der Rückbildung des lymphatischen Apparates und einem dadurch bedingten Nachlassen der Anginen und Katarrhe des hinteren Nasenrachenraumes. Vom 50. Lebensjahr an verschwindet die Polyarthritis als Infektarthritis fast gänzlich, und Erkrankungen chronischer Natur auf dem Boden der Abnutzung der Gelenke und auf endokriner Grundlage treten an ihre Stelle.

Hereditäre Belastung.

In der Anamnese von Kindern mit rheumatischen Erkrankungen spielt die hereditäre Belastung eine bisher noch nicht genügend bewertete Rolle. *Fuller* fand unter 246 Fällen 72mal eine rheumatische Erkrankung bei einem der Eltern. Nach *Cheadle* erkrankt ein Kind aus einer an Gelenkrheumatismus leidenden Familie 5mal eher als ein Kind von gesunder Abstammung. *Pribram* beobachtet in einem Viertel seiner Fälle erbliche Belastung. Er veröffentlicht Stammbäume, bei denen Eltern, Kinder und Enkel an Polyarthritis und Endokarditis leiden. Unter den 50 von *Stettner* beschriebenen Fällen waren in 20 Eltern und Voreltern an Gelenkrheumatismus erkrankt oder litten an einem postrheumatischen Herzfehler. *Rolly* und *v. Mettenheim* stellten eine hereditäre Belastung in 5% der Fälle fest. Bei dem Breslauer Material war 3mal der Vater des Kindes an Polyarthritis und Endokarditis zugrunde gegangen, 3mal war die Mutter erkrankt, einmal in Kombination mit Chorea, einmal bestand gleichzeitig noch ein rheumatisches Vitium. In einem Fall litt die Tochter des kranken Vaters an Polyarthritis und Herzfehler. *Schäfer* veröffentlicht aus der Breslauer Klinik die Krankengeschichte eines Kindes mit einer rheumatischen Endokarditis, dessen Mutter und Großmutter an Polyarthritis und Endokarditis litten. Einmal gingen 2 Geschwister innerhalb von 4 Wochen im Alter von 4 und 5 Jahren an Polyarthritis bzw. Chorea und Vitium zugrunde, bei deren Mutter 8 Tage vor dem ersterkrankten Kinde eine Polyarthritis aufgetreten war. Ein anderes Mal litt die Schwester eines Patienten an Polyarthritis und Herzfehler. Hiernach besteht kein Zweifel an dem Vorkommen sogenannter „Rheumatikerfamilien". Die Annahme der Erbübertragung einer „Anlage" wird wahrscheinlich (*Stettner*). Diese deckt sich aber nicht mit dem französischen Begriffe des Arthritismus, da die Gelenksymptome nur einen Teil der klinischen Erscheinungen ausmachen, dem sich Veränderungen am Herzen, an den serösen Häuten, an Sehnen und Muskeln gleichwertig an die Seite stellen. Als Diathese supponiert er die exsudative Diathese *Czernys*, deren wichtigstes Kriterium die Erniedrigung der Reizschwelle für Umweltfaktoren infektiöser und anderer Art, sowie das Andersreagieren des Organismus nach eingetretenem Infekt zu sein scheint. In der Anamnese seiner Rheumatiker finden sich beim Kranken selbst oder dessen Eltern Angaben über Ekzemneigung, Asthma, Lingua geographica, Überempfindlichkeitszustände, erhöhte Anfälligkeit Infekten gegenüber, Häufung von Katarrhen des hinteren Nasenrachenraumes, von entzündlichen Veränderungen der Tonsillen mit Zerklüftung, Belägen und Eiterungen, die oft erst durch Ausdrücken der Tonsillen zutage treten.

Die Rolle des lymphatischen Rachenringes.

Diese Veränderungen am *Waldeyer*schen Rachenring gehen mit einer Hypertrophie der lymphatischen Organe einher, die im umgekehrten Verhältnis zu ihrer Leistung steht. Bei einem großen Teil dieser Kinder spielt die Mästung durch Milch und kohlehydratreiche Nahrung eine Rolle, die oft die Ursache für die Quellung der lymphatischen Gewebe darstellt. Ob hierbei die Hypertrophie als Zeichen des Abwehrkampfes gegen eindringende Keime oder als Folge der Mästung bei angeborener Minderwertigkeit oder Leistungsänderung des lymphatischen Gewebes aufzufassen ist, ist nicht zu entscheiden. Jedenfalls stellen diese banalen Infekte die Quelle für eine chronische Entzündung dar, die eine Sensibilisierung des Organismus bedingen kann. Sie sind zweifellos die eigentliche und hauptsächlichste „focal infection". — Die Erkrankungen der Nebenhöhlen (*Finkelstein* und *v. Eicke*) spielen eine untergeordnete Rolle, ebenso die sogenannte orale Mundsepsis, die für die Pathologie des Erwachsenen von *Gürich* und *Pässler* zuerst beschrieben und besonders von den Amerikanern (*Rosenow* und *Mayo*), aber auch von einer Anzahl deutscher Forscher (*Matthes, Brecht, Veil* u. a. m.) als Ausgangspunkt für die rheumatischen Erkrankungen gewertet wird. In der kindlichen Pathologie kommt es niemals zu einem geschlossenen Granulom des Milchgebisses, sonders stets zu einem Durchbruch in die Mundhöhle. Bei den älteren Kindern sind ähnliche Verhältnisse wie beim Erwachsenen gegeben. — *Spanier, Lust* und *Händel* nehmen zu diesen Fragen auffallend Stellung. Sie veröffentlichen einige Fälle im Alter von 3—7 Jahren, bei denen eine rheumatisch-septische Infektion vom Milchgebiß ihren Ausgang nahm. Jede Heilbehandlung wurde durch das Übersehen dieser Herde vereitelt — erst durch Extraktion der krankhaften Zähne setzt schlagartig die Heilung der rheumatischen Erscheinungen ein und werden die Zusammenhänge erkannt. Der Lokalbefund war folgender: die Milchzähne sind z. T. tief gefüllt und weisen Fisteln an den Wurzeln auf — zum andern Teil handelt es sich um ungefüllte Zähne, die nur noch nekrotische Stummel darstellen. — Während man bisher den Standpunkt vertrat, das Milchgebiß aus kieferorthopädischen Gründen (Verhütung schwerer Stellungsanomalien der bleibenden Zähne und Unterentwicklung des Kiefers) chirurgisch nicht anzugehen, wird man sich diesen neuen Befunden gegenüber therapeutisch umstellen müssen.

Nebenhöhlen.

Orale Mundsepsis.

Das Milchgebiß als Eintrittspforte der rheumatischen Infektion.

Ich selbst sah bei einem 6jährigen Mädchen subfebrile Temperaturen bis 38,2° rektal: auffallend schlechtes Allgemeinbefinden, massenhaft erbsen- bis bohnengroße Submaxillardrüsen, Milzvergrößerung von 2 Querfingern. Diese Symptome verschwanden schlagartig nach Extraktion von 6 nekrotischen Zahnwurzelresten.

Die Behandlung jeder kariösen Stelle hat deshalb so früh als möglich einzusetzen. Da dies aus technischen Gründen — zu enge Wurzelkanäle, zu große Unruhe des Kindes — oft unmöglich ist, wird man, wenn die Karies die Pulpa ergreift, diese abätzen und ausräumen; den Zahn aber hält man nach Möglichkeit offen, um eine Infektion zu vermeiden. Die Speisereste werden täglich mittels einer Wasserspritze von den Eltern beseitigt. Gleichzeitig werden diese bedeutet, bei unklaren fieberhaften Prozessen die toten Milchzähne entfernen zu lassen (*Spanier*). Die orale Infektion ist also in seltenen Fällen bereits zur Zeit des Milchgebisses imstande, Allgemeinerkrankungen rheumatischer Natur hervorzurufen. Es wird deshalb Aufgabe des Pädiaters in Zusammenarbeit mit dem Zahnarzt sein, dieses noch spärliche Material auf eine breitere Basis zu stellen. — Bei der *Still*schen Krankheit trat *Bessau*, in Übereinstimmung mit amerikanischen Autoren, schon früher für die Entfernung kariöser Zähne ein, die möglicherweise die Eintrittspforte für septische paraartikuläre Erkrankungen bildeten. — *Stettner* sieht mitunter eine Impetigo, ein Panaritium, eine Otitis, eine subakute Bronchitis als Ausgangspunkt des akuten Gelenkrheumatismus an.

Traumatische Entstehung.

Die akute Polyarthritis kann auch traumatisch bedingt sein — beim Kind allerdings wesentlich seltener als beim Erwachsenen.

Ein 12jähriges Mädchen erkrankt nach einer Distorsion des linken Fußgelenkes nach anfänglichem Rückgang der Schmerzen und Schwellung, 5 Tage später mit hohem Fieber, Schwellung und Schmerzhaftigkeit des gleichen Fußgelenkes. Nach kurzem tritt die gleiche Reaktion auch am rechten Fußgelenk und in beiden Kniegelenken auf. Prompte Wirkung auf Salizyl.

Nach *Gräff* beruht die Bevorzugung von Gelenken und Herz auf einem Dauertrauma, dem diese Organe durch Druck und Zug ausgesetzt sind. Analoge Verhältnisse sind auch bei anderen Erkrankungen, dem kindlichen Skorbut z. B. gegeben (*Leichtentritt*), die am meisten in Anspruch genommenen Organe erkranken zuerst — Blutungen des Zahnfleisches um die bereits durchgebrochenen Zähne, subperiostale Blutungen am Oberschenkel.

Epidemisches Auftreten der rheumatischen Infektion? Rheumahäuser. Klimaeinflüsse?

Neben dieser familiären Disposition hat *Strümpell* ein epidemisches Vorkommen in Leipzig, Erlangen und Breslau, *Monier* ein solches in Lille beschrieben. — Es ist weiterhin bekannt, daß die rheumatische Infektion bisweilen an gewissen Wohnungen und Häusern haftet (Rheumahäuser). Hier scheint die Feuchtigkeit der Wohnungen oder gewisse klimatische Einflüsse: Nebelbildung in der Nähe von Flüssen u. a. eine schädigende Wirkung auszuüben, wenn auch nach englischen Untersuchungen z. B. die Wohnungen in den Erdgeschossen weniger von rheumatischen Erkrankungen heimgesucht werden als die der ersten Stockwerke. — Wie schwierig die Klärung jedes einzelnen Rheumafalles ist, beweist folgendes Beispiel (*v. Mettenheim*): In Eton-Stadt kommt reichlich, in Eton-College so gut wie überhaupt kein Rheuma vor. Das Verschontbleiben der College-Schüler läßt sich aber weniger darauf zurückführen, daß die Knaben dort besser genährt, die Wohnungen besser gebaut und trockener sind als in der Stadt selbst, sondern auf die Tatsache, daß dort erst Knaben im Alter von 13—14 Jahren Aufnahme finden, denen in 70% vorher bereits die Mandeln herausgenommen worden waren.

Jahreszeitliches Vorkommen.

Über das jahreszeitliche Vorkommen der akuten Polyarthritis weichen die einzelnen Statistiken, die zum Teil über ein beträchtliches Material verfügen, stark voneinander ab, und ein konstanter Einfluß der Jahreszeiten wird vermißt. Wahrscheinlich treten bei jedem Witterungswechsel Erkältungen auf, die die Widerstandsfähigkeit des kindlichen Organismus der rheumatischen Infektion gegenüber stark herabsetzen. Die Beziehungen der Polyarthritis zu den Halsaffektionen sind offenbar engere als die zu den Jahreszeiten.

Rheumainfektion und Geschlecht.

Eine für die rheumatischen Erkrankungen charakteristische Bevorzugung des Geschlechts ergibt sich weder aus den Angaben *Ecksteins*, noch aus dem Breslauer Material. Nach *v. Mettenheim* überwiegen die Knaben, nach *Poynton* die Mädchen. Bei der Chorea dagegen wird übereinstimmend ein Überwiegen der Erkrankungsziffer bei den Mädchen angegeben.

Das klinische Bild.

Akuter Beginn der Erkrankung.

Der Beginn der Erkrankung ist ähnlich wie beim Erwachsenen: Aus vollster Gesundheit tritt unter Frösteln mit mehr oder weniger hohem Fieber eine Schwellung, Rötung und äußerste Schmerzhaftigkeit der Gelenke auf. Im Kindesalter werden die Schmerzen häufig nicht so stark wie vom Erwachsenen empfunden. Auch die Rötung der Gelenke ist nicht so ausgesprochen. Aber das Charakteristikum für den akuten Gelenkrheumatismus, die Flüchtigkeit der Gelenksymptome, kommt auch beim Kind ebenso deutlich zum Ausdruck. Ein Gelenk nach dem anderen wird befallen, bisweilen so unmittelbar nacheinander, daß die Affektion an dem einen Gelenk noch nicht abgeklungen ist, wenn sie an dem anderen bereits aufflammt und binnen kurzem ist der Höhepunkt der Erkrankung erreicht.

In anderen Fällen ist der Beginn ein subakuter: die Kinder fühlen sich eine Zeitlang nicht wohl, sind matt, unlustig, blaß, der Schlaf ist gestört, Nasenbluten tritt auf, sie klagen über ziehende Schmerzen in Armen und Beinen, mitunter treten Kopfschmerzen oder Symptome von seiten des Magendarmkanals mehr in den Vordergrund; dünne, wäßrige Stühle und hohe Temperaturen leiten die Erkrankung ein (*Lachmansky*), oder der Verdacht auf eine Appendizitis lenkt die Aufmerksamkeit auf das Abdomen. Gewisse diagnostische Schwierigkeiten können sich auch beim Beginn der Erkrankung im Hüftgelenk ergeben (vgl. Differentialdiagnose!). Erst nach 10—14 Tagen hat sich das typische Bild in aller Eindringlichkeit entwickelt.

Subakuter Beginn.

Die Temperaturkurve zeigt verschiedenste Schwankungen und entbehrt eines gesetzmäßigen Verlaufes. Die früher vor Einführung der Salizyltherapie beobachteten hyperpyretischen Formen, auf die ich später noch eingehen werde, treten kaum noch in Erscheinung. Im allgemeinen sehen wir ein langsames Ansteigen des Fiebers. *Stettner* hebt einen periodischen Charakter mit hohen Wellen kontinuierlichen Fiebers und Einschnitten geringerer Temperaturen hervor. Das Fieber bricht nicht plötzlich ab, sondern erstreckt sich meist über viele Wochen, wenn es nicht durch Salizylpräparate niedrig gehalten wird, nach deren Weglassen wieder neue Zacken entstehen, ohne daß Gelenk- oder sonstige Erscheinungen die Annahme eines Rezidivs berechtigen. Offenbar handelt es sich bei diesem Symptom um das Zeichen einer fortbestehenden Infektion des Organismus, die mit den langdauernden Fieberperioden der Kinder mit Katarrhen des hinteren Nasenrachenraumes auf eine gleiche Stufe zu stellen ist. — Bisweilen auftretende völlig afebril verlaufende Fälle können diagnostische Schwierigkeiten bereiten.

Temperaturkurve.

Dauerfieber.

Afebrile Fälle.

Im Mittelpunkt des klinischen Interesses — allerdings nicht in pathogenetischer Beziehung — stehen die Gelenkaffektionen. Das Ergriffensein der Gelenke ist nur eines der Zeichen des spezifischen Infekts. Auf gleicher Stufe stehen die Erkrankungen des Herzens, des Perikards, der Pleura und der Iris. Trotzdem weist die Gelenkerkrankung am ehesten auf die richtige Fährte hin. Zuerst werden meist Knie- und Sprunggelenke, seltener Hand- und Schultergelenke befallen. Die Flüchtigkeit der Erscheinungen ist charakteristisch „le rhumatisme aigu lâche les jointures, la plèvre, les meningues même, mais il morte le cœur" (*Lassgèue*). Mitunter erkranken sämtliche Gelenke zu gleicher Zeit, so daß das Kind so steif wie ein Stock wird. Die Erkrankung der Wirbelsäule, der Finger, Zehen, des Kiefers und des Sternoklavikulargelenkes, der Symphysis sacroiliaca und der Kehlkopfgelenke gehören zu den Seltenheiten. Nach *Heubner* bleibt das Atlas-Epistropheusgelenk verschont. Einmal sah ich die Grundphalanx der rechten Zehe zuerst ergriffen — der Gedanke an eine echte Gicht lag nahe. Die Gelenkerscheinungen dauern durchschnittlich 3—5 Tage, häufig auch kürzere Zeit, bisweilen nur wenige Stunden. Bei sofort einsetzender Salizyltherapie wird sich über die Dauer der einzelnen Schübe nur schwer ein Urteil bilden lassen. In die Breslauer Klinik wurden Kinder beim 1., sowie beim 2., 3., 4. und 8. Schub eingeliefert. Unter unserer Beobachtung und trotz unserer Therapie kamen 3mal 2, 1mal 5, 1mal 10 Schübe zum Ausbruch. Infolge der starken Entzündung der Synovialmembran und der Gelenk

Gelenkerscheinungen.

kapsel kommt es im allgemeinen nicht zu sehr ausgebreiteten Ergüssen. An der Entzündung können mitunter auch die Weichteile der Umgebung, das paraartikuläre Bindegwebe und die Sehnenscheiden teilnehmen. — 1921 fand *Fahr* Exsudationen und Zellwucherungen in der Synovialis und den äußeren Schichten der Gelenkkapsel, die er für Äquivalente der *Aschoff*schen Knötchen im Herzmuskel hielt. *Gräff* wies in diesen Gebilden auch Riesenzellen nach.

Gelenkergüsse.

Auffallend waren *Petheös* Befunde in den Gelenkergüssen. In der grünlichgelben durchscheinenden Flüssigkeit von hohem spezifischem Gewicht, die reichlich Leukozyten mit völlig degenerierten Zellen enthielt, war der Reststickstoff auf 50—100 mg% erhöht. Die Reaktion nach *Wassermann*, *Sachs-Georgi* und *Meinicke* war stark positiv, in einzelnen Fällen auch in Blut und Liquor. Sie verschwand nach Rückgang der akuten Symptome und des Fiebers. Das Auftreten der positiven Wassermannschen Reaktion bei akuten Gelenkentzündungen auf rheumatischer Basis wird als Toxinreaktion aufgefaßt. Im Gelenkpunktat werden bei akuten Fällen eigenartige große Zellen gefunden, die Endothelien oder Monozyten ähneln (*Riesak* und *Winkler*) und auch bei akuten Entzündungen anderer seröser Höhlen, z. B. in der Pleura, nachgewiesen werden.

Blutbild.

Das Blutbild zeigt nur bei schweren protrahierten Fällen Zeichen einer Anämie, die für die Endocarditis lenta und für die *Still*sche Krankheit geradezu pathognomonisch ist. Nur *Baisch* beobachtete einmal bei einem 4½jährigen Knaben im Anschluß an eine Polyarthritis eine Aleukie, die er als biologische Variante einer sekundären Anämie auffaßt. Die Zahl der weißen Blutkörperchen hält sich in mäßigen Grenzen — 11—16000. Bisweilen liegen die Zahlen noch wesentlich niedriger (6000). Bei schweren Fällen setzt, durch den toxischen Reiz bedingt, eine Lähmung des Abwehrkampfes im Organismus und ein damit verbundenes Ausbleiben der Stabkernausschwemmung ein (*Stettner*), die erst bei günstigem Krankheitsausgang wieder einsetzt. Das verspätete Auftreten leukozytärer Elemente in augenscheinlich heftig infektiös gereizten Herden ist besonders im Hinblick auf die Befunde *Gräffs* bemerkenswert, der bei den sogenannten rheumatischen Knötchen leukozytäre Infiltrate stark zurücktreten sah und deshalb eine Kokkenätiologie für den Rheumatismus ablehnt. Dieser Hypothese kann ich nicht beipflichten. Offenbar ist die Spezifität der Gewebsreaktion nicht allein für die rheumatische Infektion charakteristisch — die gleiche Erscheinung zeigt die Endocarditis lenta und der Rheumatismus nodosus, Krankheiten, deren Streptokokkenätiologie nach eigenen Arbeiten feststeht. *Stettner* erwähnt bei schweren Fällen die sogenannte ε-Granulierung der Neutrophilen und fand auch *Doehle*sche Körperchen. Lymphozytosen habe ich nie beobachtet — dagegen sind eosinophile Zellen, wenn auch nicht vermehrt, so doch stets vorhanden. *Stettner* vermißt sie nur 2mal auf der Höhe der Erkrankung, *Freund* beim Erwachsenen in einem Drittel der Fälle. Bei unklaren Gelenkerkrankungen hält *Saxl* ihr Vorkommen für ein Zeichen der rheumatischen, ihr Fehlen für das einer septischen Komponente.

Blutsenkungsgeschwindigkeit.

Die Senkungsgeschwindigkeit der roten Blutkörperchen in vielen Fällen der rheumatischen Infektion ist infolge der Entmischung der Plasmakolloide stark beschleunigt.

Harnbefund.

Auf der Höhe der Erkrankung finden sich im **Urin** geringe Mengen Eiweiß, im mikroskopischen Präparat vereinzelte Erythrozyten, Leukozyten, hyaline und selten granulierte Zylinder. Ob diese Nierenreizung als Folge

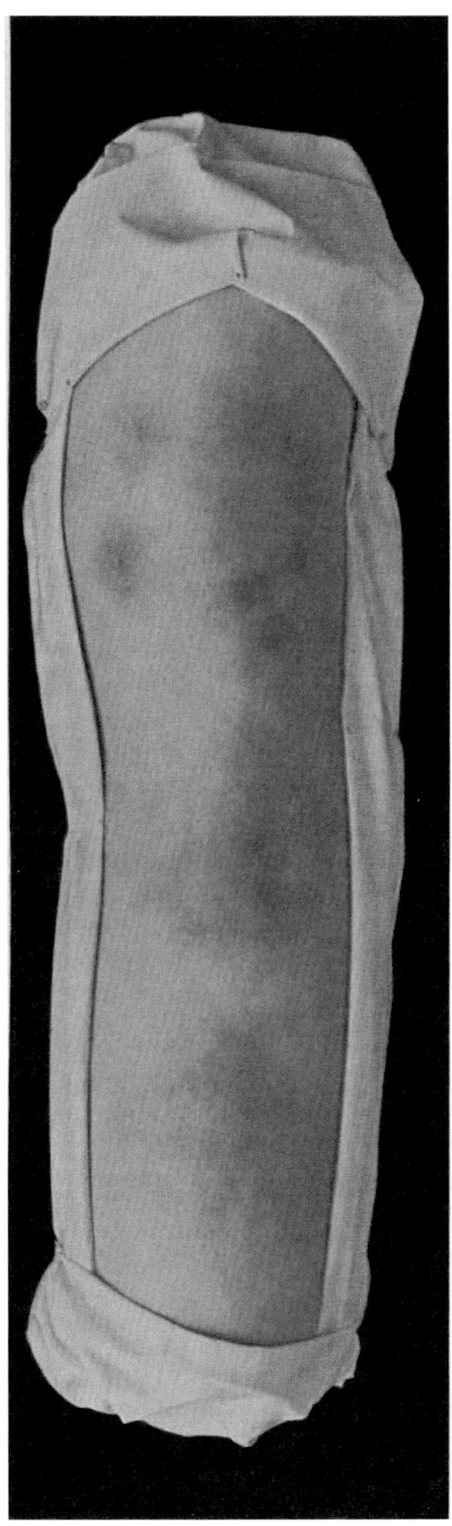

Erythema nodosum.

Nach einer Moulage des Dresdner Säuglingsheimes (Schlossmann — Galewsky).

der rheumatischen Infektion oder als eine Salizylwirkung aufzufassen ist, bleibt unentschieden. Jedenfalls sind schwere Nierenstörungen, wie sie *Veil* beschreibt, im Kindesalter kaum je beobachtet. Nach *Jungmann* ist in diesen Fällen an einer Streptokokkenätiologie nicht zu zweifeln. — Bisweilen wird im Urin auch Urobilinogen nachgewiesen, während sonstige Gallenfarbstoffderivate und die *Diazo*sche Reaktion fehlen.

Haut.

Die Haut des Rheumatikers ist im allgemeinen blaß. Charakteristisch sind die starken Schweiße, die auch ohne Salizylgaben auftreten und Sudamina zur Folge haben, die besonders an Brust und Leib und der Innenseite der Arme lokalisiert sind. Häufig zeigen diese Kinder auch eine Neigung zu Blutungen in Haut und Schleimhäute als Ausdruck einer Schädigung des Gefäßsystems. Schwellungen der Gelenke, Ödeme ihrer Umgebung[1]), Hautblutungen, Urtikaria, umschriebene Erytheme, hämorrhagische Nephritis, Erbrechen und Darmkoliken ergänzen die Blutungsbereitschaft des Magendarmtraktus zu dem bekannten Bild der *Schönlein-Henoch*schen Peliosis rheumatica oder Purpura abdominalis. Der Zusammenhang mit der echten rheumatischen Infektion ist bisher noch nicht erwiesen. Nach *E. Frank* handelt es sich hier um eine hämorrhagische Kapillartoxikose, bedingt durch eine Autointoxikation vom Histamincharakter. *Gräff* und *Klinge* fassen die Blutungsbereitschaft als Zeichen einer rheumatischen Infiltration der kleinen und kleinsten Gefäße auf. *Stettner* beobachtet 33mal unter 50 Fällen Symptome erhöhter Gefäßverletzlichkeit. Häufig wird die Erkrankung mit Nasenbluten, seltener mit Blutungen des Magendarmkanals eingeleitet.

Sudamina.

Blutungsbereitschaft.

Besondere Ausdrucksformen der Krankheit.

Erythema nodosum.

Das **Erythema nodosum** (siehe Tafel 27) wird vielfach in enge Beziehungen zum akuten Gelenkrheumatismus gebracht. Beim Auftreten dieser Hautaffektion werden Schmerzen in Muskeln und Gelenken geäußert, mitunter kommt es zu Schwellungen der Fuß- und Kniegelenke. Trotz umfangreichen Materials (*Hegler, Fehr, Kassowitz, Koch, Ernberg, Comby, Leichtentritt*) wurden vielfach Fälle mit völliger Gelenkfreiheit beobachtet. Fast ausnahmslos werden Endokarditis und Chorea vermißt, so daß keine Berechtigung besteht, das Erythema nodosum in die Gruppe der rheumatischen Erkrankungen einzureihen. Ihr epidemieartiges Auftreten (*Heim, Fürbringer* u. a.), sowie die dauernd negative Tuberkulinreaktion führen trotz Vorkommens von Phlyktänen und rückbildungsfähigen Lungenprozessen zu einer Ablehnung der tuberkulösen Ätiologie und machen eine Infektionskrankheit sui generis wahrscheinlich, die wie die Rheumatoide mit Gelenkerscheinungen einhergeht.

Erythema exsudativum multiforme.

Das **Erythema exsudativum multiforme** (*Hebra*) kann im Gefüge der rheumatischen Infektion wie bei anderen Infektions- und Sensibilisierungskrankheiten auftreten, zuweilen sogar eine neue Attacke mit Gelenkschwellungen einleiten. *Poynton* (zit. nach *Thomas*) sah im Kindesalter 40mal unter 600 Fällen Ausschläge von Urtikaria- oder Erythem-Ähnlichkeit, die das Hauptmerkmal des Rezidivs darstellten. Auch Kombinationen mit Psoriasis wurden beobachtet. In seltenen Fällen traten pemphigus- und herpesähnliche Ausschläge auf. Dieser Gruppe ist vielleicht auch das von *Leiner* und *Lehndorff* beschriebene Erythema annulare zuzurechnen, das interessanterweise eine spezifisch rheumatische Erkrankung zu sein scheint und vor allem das Ergriffensein des Herzens an-

Erythema annulare.

[1]) Erst kürzlich beobachtete ich einen 8jährigen Knaben mit *Henoch*'scher Purpura, Hirnödem und allgemeinen Krämpfen, die durch Lumbalpunktion zur Heilung kamen.

zeigt. Sein Beginn fällt nicht mit dem der Polyarthritis zusammen, sondern macht sich häufig erst nach Entfieberung bemerkbar, wenn das Ausbleiben der Erholung und die zunehmende Schwäche und Blässe auf eine kardiale Beteiligung hindeuten. Seiner Zartheit wegen kann es auch leicht übersehen werden: am Stamm, Brust oder Oberbauchhälfte, an den seitlichen Thoraxpartien und am Rücken treten zarte Ringe von rosa bis bläulicher Verfärbung auf, die rasch an Größe zunehmen und mit den benachbarten Effloreszenzen konfluieren. Die Streckseiten der Extremitäten werden befallen — bevorzugt ist die Lokalisation an der Innenseite der Oberschenkel; Gesicht und Schleimhäute bleiben dagegen völlig frei. Nach wenigen Tagen verschwindet es — oft nur für Stunden oder Tage, bisweilen auch gänzlich. Sein Vorkommen geht zunächst nicht mit der Schwere des Falles parallel. Charakteristisch ist der schubartige Verlauf.

Wir beobachteten das Erythem bei 6 Knaben und 4 Mädchen. 2—3 Schübe waren das Durchschnittliche. In einem Fall traten 8 Schübe innerhalb von 16 Wochen auf — jeder einzelne dauerte 2—5 Tage. Ein Kind wurde von uns über $4\frac{1}{2}$, ein anderes über $3\frac{3}{4}$ Jahre beaufsichtigt. Während mehrfacher Beobachtungen dieser Kinder in der Klinik war das Exanthem stets vorhanden, so daß die Annahme berechtigt war, daß während der gesamten Krankheitsdauer diese Kinder niemals exanthemfrei waren. Ebenso wie beim Rheumatismus nodosus (vgl. unten) die Kinder mit ihren Knötchen leben, ebenso leben sie auch mit dem für die rheumatische Infektion so charakteristischen Exanthem. Schmerzen, Temperaturen, Gelenkschwellungen können fehlen. Aber diese Erscheinungsform der rheumatischen Infektion bedeutet im Kindesalter ein Menetekel, und die Prognose solcher Fälle ist im allgemeinen überaus ernst.

Rheumatismus nodosus.

Die sichtbare Form der rheumatischen Infektion, die sogenannten rheumatischen Knötchen unter der Haut, ist zuerst von *Meynet* 1875 bei einem 14jährigen Kinde, das den 3. Schub eines Gelenkrheumatismus durchmachte, beobachtet worden (*Rehn*, *Hirschsprung*, *Barlow*, *Wahner*, *Money* u. a. m.). Aus der Breslauer Kinderklinik beschrieb *Hedwig Zweig* 8 Fälle von Rheumatismus nodosus als Begleitsymptom einer durch Herzbeteiligung komplizierten Polyarthritis. Seitdem wurde noch eine Reihe ähnlich gelagerter Fälle beobachtet. Die Knötchen unserer Patienten saßen am Olekranon, den Metakarpophalangealgelenken (Fig. 185), dem Humerusköpfchen, der Skapula, dem Handgelenk, der Darmbeinschaufel, der Kniekehle, den Metatarsophalangealgelenken, dem Fußrücken, der Außenseite des Fußes, der Patella, der Achillessehne, an den Dornfortsätzen der Wirbel, (Fig. 186) demHinterkopf und Scheitelbein. *Eckstein* sah ein Knötchen in der Aponeurosis palmaris. — Die Knoten sind hirsekorn- bis bohnengroß. In 14 Fällen trat die Erkrankung ohne Schmerzen und Gelenkschwellungen auf, nur einmal bestanden Beschwerden, wodurch die Aufmerksamkeit auf die Affektion hingelenkt wurde. Temperaturen fehlten fast immer. — Diese sichtbare Form des Rheumatismus weist im Kindesalter — im Gegensatz zum Erwachsenen — fast ausnahmslos auf eine ernste Komplikation hin: in fast allen Fällen sahen wir schwerste Schädigungen des Herzens in Form von Klappenfehlern, sowie 5mal perikarditische Beteiligung und einmal eine schwere Myokardschädigung mit einer Reizleitungsstörung, die offenbar durch ein rheumatisches Knötchen im *Hiß*schen Bündel bedingt war. Mitunter tritt neben den Gelenk- und Herzerscheinungen auch eine Chorea auf. Häufig bestehen bei diesen Kranken besonders große zerklüftete Tonsillen, die eine Entfernung notwendig machen.

Exantheme septischer Natur begleiten das Aufschießen der Knötchen. Wir beobachteten des öfteren den Rheumatismus nodosus in Gemeinschaft mit dem Erythema *Leiner*.

Histologisches Bild.

Die histologische Untersuchung des exstirpierten Knötchens ergab folgendes Bild: Im Zentrum homogene Substanzfibrin, in die vom Rand her zahlreiche kapillare Gefäße, die von einem bindegewebigen Mantel umgeben sind, hineinwachsen. In der Peripherie der Knoten kommt es neben ausgedehnter Gefäßneubildung auch zur Vermehrung der elastischen Fasern, mehr im Innern der Knoten zur Bildung von Riesenzellen (*Gräff*) im *Sternberg*schen Sinne. Inmitten der Zellwucherung sieht man, in herdförmiger oder konfluierender Weise ver-

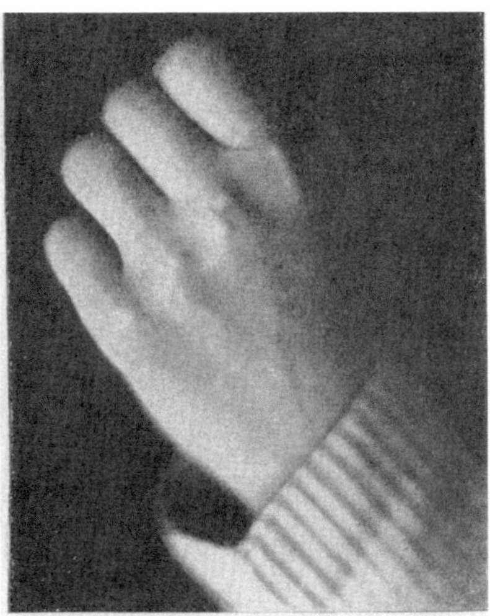

Fig. 185.
Mädchen R.Sch. 9.Jahre. Rheumatische Knötchen am Handrücken.

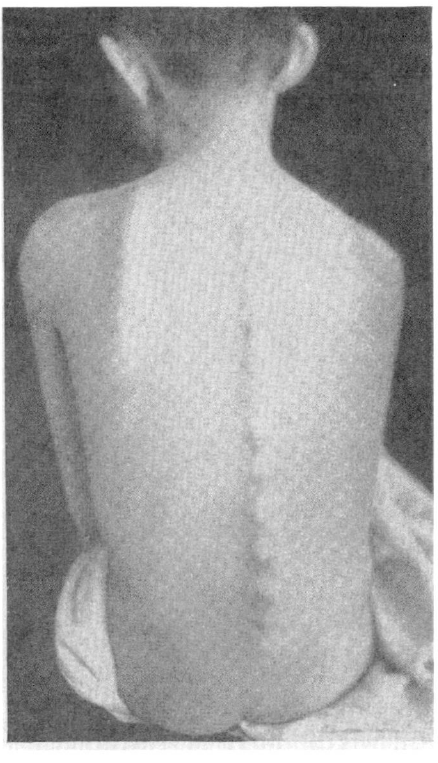

Fig. 186.
Knabe W.H. 13 Jahre. Rheumatische Knötchen längs der Wirbeldornen.

teilt, völlige Nekrose einzelner Faserbündel. In den Frühknoten sind Leukozyten kaum oder nur sehr spärlich, späterhin in großen Mengen nachzuweisen, als Zeichen einer nekrotischen Spätveränderung, die durch Einschmelzungen und Verflüssigungen der Gewebsreste durch Verkalkung oder durch hyaline Induration gekennzeichnet wird (*Gräff*).

Nachweis der Viridansstreptokokken im Knötchen.

Mir gelang zweimal die Züchtung des Streptococcus viridans aus den rheumatischen Knötchen, in einem 3. Fall blieb die Kultur steril, im mikroskopischen Präparat fanden sich Diplokokken. Dieser Fall scheint dem von *Wick* publizierten verwandt zu sein. Auch *Costa* und *Boyer* gelang die Züchtung eines Streptokokkus aus einem rheumatischen Knötchen, den sie den Enterokokken zurechnen. Bei der Variabilität der Streptokokken ist ein solcher Befund nicht erstaunlich; ausschlaggebend ist der klinische Verlauf, der in meinen Fällen gewisse Ähnlichkeit mit dem der Endokarditis lenta zeigt. Daher bin ich auch überzeugt, durch den positiven Bakteriennachweis im rheumatischen Knötchen den Erreger dieser auffallenden Tumoren gefunden zu haben. —Ähnliche Knoten finden sich übrigens nach *Jeßner* (Literatur vergleiche dort) bei der Lues und Frambösie, juxtaartikuläre Knoten, deren histologisches Bild dem der rheumatischen Knoten ähnelt; es lassen sich auch gewisse klinische Parallelen (z. B. Auftreten mit und bei Gelenkerscheinungen) ziehen. Ihr Erreger ist die Spirochaeta pallida. Verschiedene Erreger rufen offenbar bei gewisser Gewebslage ähnliche Reaktionen hervor.

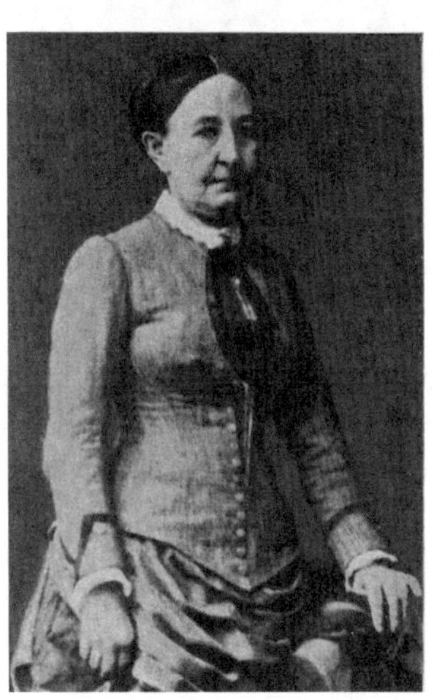

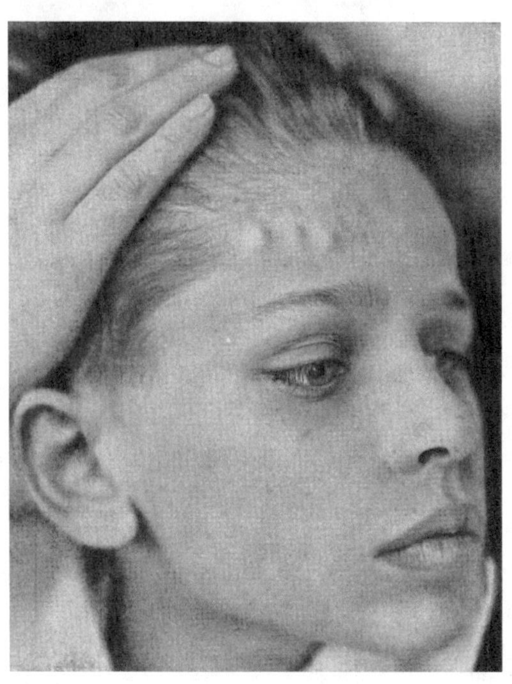

Fig. 187.

Marie St. Urgroßmutter von Paul L. Rheumatische Knoten an der Stirn.

Paul L. Symmetrische Knoten auf Stirn und behaartem Kopf bei Rheumatismus nodosnus.

(Aus der Kinderklinik der med. Akademie, Düsseldorf.)

Auch beim Rheumatismus nodosus besteht eine gewisse Familiendisposition (eigener Fall). Besonders instruktiv ist ein Fall von *Eckstein*-Düsseldorf: Bei einem 11jährigen Jungen, der mit einem schweren Gelenkrheumatismus in die Düsseldorfer Klinik aufgenommen wurde, trat 3 Wochen später ein ausgesprochener Rheumatismus nodosus auf. Aus den Familienpapieren der Mutter ging hervor, daß die Urgroßmutter, ebenso wie deren Schwester an derselben Krankheit litten (Fig. 187).

Die rheumatischen subkutanen Knoten mit ihren histologisch den *Aschoff*schen Knoten im Herzen gleichenden Befunden und die nur mikroskopisch nachweisbare spezifische Gewebsneubildung *Gräffs* des mesenchymalen, des tonsillären und peritonsillären Gewebes, der Körpermuskulatur und des Zwerchfells stellen Zusammenhänge zwischen der akuten und subakuten Gelenk- und Herzerkrankung mit der mehr chronischen Erkrankung des Herzens (Endocarditis lenta) und dem gleichen biologischen Geschehen am paraartikulären Gewebe (*Still*sche Krankheit) dar. Zu diesen anatomischen Befunden kommt der übereinstimmende bakteriologische Nachweis der Viridansstreptokokken bei der Endocarditis lenta, dem Rheumatismus nodosus und der *Still*schen Krankheit, der darauf hinweist, daß diese Streptokokkenvarietät nur auf einem besonders präparierten Boden mit den oben beschriebenen anatomischen Veränderungen gedeihen kann. Übereinstimmend mit *Poynton, Paine* und *Wick* halte ich den Rheumatismus nodosus für den Angelpunkt der gesamten rheumatischen Infektion.

Die rheumatische Angina.

Als häufigste Eintrittspforte der rheumatischen Infektion wird die Angina angesehen (*Trousseau*). Trotzdem wird erstaunlicherweise im Beginn der Erkrankung nur in durchschnittlich 5—15% eine Entzündung der Tonsillen nachgewiesen (*Baginski, Weintraud, Miller, Poynton, Wyckhoff*). *v. Mettenheim* nimmt, ebenso wie wir, an, daß die Kinder meist erst einige Tage nach Krankheitsbeginn, nach bereits abgeklungener Angina zur Aufnahme kommen. Bei anderen macht die Angina offenbar zu geringe Erscheinungen, so daß sie leicht übersehen wird. Jedenfalls kann an der chronischen Veränderung der Tonsillen kein Zweifel bestehen. Im Breslauer Material zeigte sich in 59% der Fälle starke Vergrößerung und Zerklüftung der Tonsillen, mitunter auch schmierig aussehende Beläge. — Der Zusammenhang zwischen chronisch rezidivierender Tonsillitis und Gelenkrheumatismus ist nicht in jedem Fall ersichtlich; denn die Zahl der Kinder mit zerklüfteten, mit Pröpfen durchsetzten Mandeln ohne rheumatische Erkrankung ist unendlich groß. Wir werden immer auf einen bestimmten konstitutionellen Faktor zurückgreifen müssen, wenn man nicht den auf *Gräffs* histologischen Tonsillenbefunden fußenden Begriff der rheumatischen Infekion ohne polyarthritische Erscheinungen revidieren und erweitern will.

Die Tonsillitis.

Mitunter werden unter den Prodromalerscheinungen Entzündungen von seiten des inneren Ohres angegeben, die in engem Zusammenhang mit den Katarrhen des Nasenrachenraumes stehen.

Pleuritis rheumatica?

Veil weist besonders auf ein Mitergriffensein der Pleura hin. Auch seröse oder serofibrinöse Ergüsse werden im Kindesalter beschrieben, bei denen eine tuberkulöse Ätiologie auszuschließen ist und — wie bei gewissen Affektionen der Meningen — der Gedanke an eine rheumatische Affektion naheliegt. Zuweilen kommt es auch zu einer Vereiterung dieser Pleuritiden. *Catal* und *Olivier* beschreiben akut primäre Pleuropneumonien ohne Zeichen einer rheumatischen Herzerkrankung mit nur geringer Beteiligung der Gelenke. Die prompte Wirkung auf Salizyl weist auf eine rheumatische Komponente hin. *Veil* unterstreicht neuerdings die Bedeutung dieser Symptome, die wir Kinderärzte vielleicht nicht genügend werten. — Die Franzosen beobachteten eine Beteiligung der Schilddrüse: unter Rötung, Schwellung, Schmerzen, Fieber und Schüttelfrost trat eine schmerzhafte Schwellung am Hals auf, thyreoidite aigue rhumatismale. Sogar akute Basedowerscheinungen wurden beschrieben (*Zlocisti*).

Schilddrüse.

Leber und Milz.

Leber und Milz weisen keine pathologischen Erscheinungen auf.

*Aschoff*sche Knoten.

Daß die von *Aschoff-Tawara* im Herzfleisch nachgewiesenen Knoten durch ihr gleichzeitiges Vorkommen im gesamten lockeren Bindegewebe des Körpers, in Muskeln, Gelenken, Tonsillen usw. zum Mittelpunkt der rheumatischen Forschung geworden sind (rheumatische Granulomatose, *Fahr*), habe ich bereits erwähnt. Die mikroskopischen Befunde decken sich mit den beim Rheumatismus nodosus oben besprochenen. *Clawson* und *Bell* haben (zitiert nach *Fahr*) mit dem Streptococcus viridans Veränderungen im Herzfleisch erzeugt, die offenbar den *Aschoff*schen Knötchen entsprechen. Allerdings gelang das nur dann, wenn die Viridanstoxine im Rheumatikerserum agglutiniert, also mit Rheumatikerserum zusammen in den Organismus gebracht wurden. *Fahr* macht das Rheumatikerserum, nicht das Viridanstoxin für die Entstehung der rheumatischen Knötchen verantwortlich.

Komplikationen.

Muskulatur.

Veränderungen der Muskulatur im Verlaufe des akuten Gelenkrheumatismus werden auch bereits im Kindesalter beobachtet: diffuse oder umschriebene, druckempfindliche Stellen, bei denen differentialdiagnostisch Neuritiden in Frage kommen. Die *Gräff*schen Befunde werden die häufig schwierige Differentialdiagnose zwischen rheumatischen Muskelschmerzen und den sogenannten Wachstumsschmerzen der Kinder erleichtern. Mitunter kommen Muskelatrophien nach länger bestehender rheumatischer Infektion bereits beim Kind besonders im Bereiche der Muskeln Quadriceps femoris und Deltoideus zur Beobachtung, deren Prognose bei akuten Fällen günstig, bei chronischen Entzündungsprozessen zweifellos schlecht ist.

Neuritis?

Vor Einführung der Salizyltherapie sind häufig neuritische Erscheinungen besonders von *Pribram* im Gefolge der rheumatischen Infektion beobachtet worden. Im Kindesalter spielen diese Erkrankungen des peripheren Nervensystems eine zu vernachlässigende Rolle. Nach *Thomas* kommt es in seltenen Fällen zur Polyneuritis, die eine Polyarthritis nach sich ziehen kann. Periphere Fazialislähmungen nach Einwirkung eines scharfen Luftzuges machen eine rheumatische Genese wahrscheinlich. Die Trigeminusneuralgie tritt oft im Anschluß an Katarrhe des Nasenrachenraumes unter Beteiligung der Nebenhöhlen nach grippalen Erkrankungen auf. Es wird — besonders bei längerem Bestehen der Neuralgie — schwer sein, zu entscheiden, ob diese allein durch das Grippegift oder rheumatisch bedingt ist und von einer focal infection gespeist wird.

Chorea minor.

Als Folge der Einwirkung des rheumatischen Giftes auf das Gehirn entsteht die Chorea minor (siehe Bd. IV). Die besondere Empfindlichkeit bestimmter Hirnbezirke des Striatum-Pallidum und der subthalamischen Region führen auf Grund allergisch-toxischer (?) Vorgänge an diesen Zentren zu zirkumskripten Läsionen, die im Sinne eines Reizes wirken (*Otfried Förster*). In der Breslauer Kinderklinik sahen wir die Chorea minor in 41 Fällen ohne anfängliche Gelenkerscheinungen entstehen. Bei einem großen Teil der Fälle fehlten die Gelenkerscheinungen völlig — es blieb bei dem einmaligen Schub der Chorea, oder es kam zu Rezidiverkrankungen, als Zeichen eines Weiterwirkens der rheumatischen Infektion an diesen Zentren. Als Eintrittspforten werden, ebenso wie bei der Polyarthritis, Anginen angenommen. Aber auch Traumen kamen in Frage. In 18,5% zog die Chorea eine Polyarthritis nach sich, in 36% war sie von einem Vitium cordis begleitet. Wie bei der Polyarthritis besteht auch hier eine zweifellose hereditäre Belastung, auf die besonders *Kehrer* hinweist. Nur so wird es verständlich, daß von außen kommende Schädigungen, Infekte, Traumen als auslösende Reize bei besonders disponierten Individuen dieses charakteristische Krankheitsbild hervorrufen. Das Auftreten der Chorea nach der Tonsillektomie, wie es in der Literatur öfters beschrieben und auch in der Breslauer Klinik mehrfach beobachtet wurde — im 1. Fall löste sie den 1. Choreaschub überhaupt, im 2. ein Rezidiv aus —, spricht für den Zusammenhang mit der rheumatischen Infektion. Gleichzeitiges Auftreten von Chorea und Polyarthritis ist außerordentlich selten.

2mal beobachteten wir eine Chorea, die gleichzeitig mit Gelenkererscheinungen und Rheumatismus nodosus einherging. (Eine ausführliche Schilderung des klinischen Krankheitsbildes der Chorea erfolgt an anderer Stelle dieses Handbuches.)

Außer der Chorea kommen bei der Polyarthritis zwei weitere Komplikationen in Frage:

Zerebraler Rheumatismus.

1. Der zerebrale Rheumatismus mit ausgesprochen psychischen Störungen, Depressionen und Manien, die sich bis zu Delirien steigern können. Auch choreiforme Zustände werden zuweilen beobachtet. Die Temperaturen können, brauchen aber nicht erhöht zu sein.

Hyperpyretischer Rheumatismus.

2. Der hyperpyretische Rheumatismus, der — nach englichen Feststellungen — im Kindesalter überhaupt nicht vorkommt. Benommenheit und hyperpyretische Temperaturen führen bald ad exitum. *Weintraud* bespricht nur diese 2. Form. *Rolly* trennt beide Formen. *Thomas* beschreibt den Rheumatismus cerebralis als Delirien mit zum Teil meningitischen, zum Teil choreiformen Anfällen und erheblichem Fieber.

M. E. lassen sich beide Formen nicht streng auseinanderhalten, da das Wesen beider Erkrankungsformen, die nach *Rollys* Meinung durch die Salizylbehandlung immer seltener werden, noch zu wenig erschlossen ist. Eine moderne Technik bei der Analyse des Liquors könnte vielleicht weiterhelfen. — Offenbar kommt es — wie man es auch bei anderen serösen Häuten (Pleura, Perikard, Peritoneum) erlebt — bei besonders disponierten Gehirnen zu einem Ergriffenwerden der Meningen. — Die einzig mir zur Verfügung stehende Beobachtung verdanke ich Herrn Prof. *Aron:*

Kind R. L., 4 Jahre alt, hatte vor 2 Jahren Scharlach und Ohrenlaufen. Die Mutter des Kindes litt vor 10 Jahren an einem Gelenkrheumatismus. Bei einem Zank mit seinem Bruder fiel das Kind auf den Hinterkopf und die rechte Hand. Es schrie zunächst laut auf und war dann benommen. In der Nacht traten häufig Erbrechen und hohe Temperaturen auf. Der behandelnde Arzt stellte am nächsten Morgen bei hoher Temperatur Benommenheit und deutliche Nackensteifigkeit fest. Am nächsten Tage trat ein kleinfleckiges, rosa bis livides Exanthem besonders an Rücken und Brust auf, das bei der Krankenhausaufnahne deutlich petechial war. Die Patellarreflexe waren äußerst lebhaft, kein Babinski, kein Oppenheim. Bauchdecken-, Achillessehnen- und Kremasterreflexe waren positiv. Der Opistotonus ist sehr stark ausgeprägt, das *Kernig*sche Phänomen sehr ausgesprochen. Starker Dermographismus. Bei einer Temperatur von fast 39^0 ergab der Blutstatus 4,4 Mill. Erythrozyten, 12700 Leukozyten, 85% Polynukleäre, 10% Lymphozyten, 3% Monozyten, 2% Eosinophile. Die Lumbalpunktion ergab einen klaren Liquor unter sehr erhöhtem Druck: Nonne-Appelt Spuren, Nissl 2 Strich, 88 Zellen im Kubikmillimeter, nur Lymphozyten, Zucker 0,04%, Kochsalz 750 mg, Gefrierpunktserniedrigung 0,55%. Bakteriologisch ohne Befund. In den nächsten Tagen treten Schwellungen und Schmerzhaftigkeit im rechten Schultergelenk und in mehreren Fingergelenken auf. Innerhalb der nächsten 8 Tage geht unter Atophanyl und Novalgin Temperatur und Nackensteifigkeit zurück, ebenso verschwinden die Petechien. Die vorher befallenen Gelenke schwellen ab, dafür tritt noch einmal eine sehr schmerzhafte Schwellung der beiden Kniegelenke auf, die aber auch bald verschwindet. Nach 3 Wochen Krankenhausaufenthalt wird das Kind als geheilt entlassen.

Wir haben es hier zweifellos mit der seltenen Komplikation eines zerebralen Rheumatismus zu tun. Einen sehr ähnlichen Fall beschreibt *Portu Peryra*:

Bei einem 10jährigen Mädchen entwickeln sich 8 Tage nach einem Katarrh der oberen Luftwege sehr starke Kopfschmerzen und meningeale Symptome. Die Lumbalpunktion ergibt einen klaren Liquor, der unter erhöhtem Druck entleert wird, chemisch und zytologisch aber ohne Befund ist. Die Beschwerden lassen nicht nach. 2 Tage später tritt eine typische Polyarthritis auf, die unter Salizyl abheilt.

Psychosen im Kindesalter werden relativ selten beobachtet; einen manischen Zustand beobachtete ich in der Breslauer Kinderklinik.

Iritis.

Ebenso ist die im Verlauf der Polyarthritis auftretende oder mit ihr sich abwechselnde Iritis, bzw. Episkleritis im Kindesalter ein äußerst seltenes Ereignis.

Prognose.

Prognose abhängig von der Herzbeteiligung.

Für die Prognose der rheumatischen Infektion ist die Beteiligung des Herzens ausschlaggebend. Die beim Erwachsenen errechneten Zahlen der Herzbeteiligung schwanken zwischen 31 und 72% (*Rolly, Pribram, Singer*). Im Kindesalter liegen sie häufig noch höher: *Ibrahim* fand 60—80%, *Feer* 80—90% Herzkomplikationen, die Wiener Kinderklinik 43—48%, die Breslauer Klinik 65%. Diesen Zahlen wären noch diejenigen Vitien zuzuzählen, deren rheumatische Genese von vornherein nicht offensichtlich war. Unter 42 Vitien der Breslauer Kinderklinik hatten 24 Kinder, d. h. 57% Herzleiden rheumatischer Natur. Das rheumatische Virus hat offenbar eine besonders starke Affinität zum kindlichen Herzen; denn unter den Ursachen der kindlichen Endo-, Peri- und Myokarditis steht die rheumatische Infektion weitaus an erster Stelle. Das hieraus entstehende Unglück läßt sich nicht allein aus der hohen Mortalitäts- und Morbiditätsziffer ermessen. Auch bei der Berufswahl stellen die so Geschädigten Menschen 2. Klasse dar. — Ich darf in diesem Kapitel darauf verzichten, die Herzerkrankungen rheumatischer Natur zu besprechen — sie werden in diesem Handbuch Band III von *Stolte* abgehandelt.

Diagnose.

Diagnose des akuten Gelenkrheumatismus.

Die Diagnose des akuten Gelenkrheumatismus macht im allgemeinen keine Schwierigkeiten, wenn in typischer Form die Gelenke nacheinander unter Schmerzhaftigkeit, Rötung und leichtem Erguß erkranken. Charakteristisch ist neben der Flüchtigkeit der Erscheinungen das Ergriffenwerden der großen Gelenke, wenn auch vereinzelt (vgl. oben) die kleinen Gelenke beteiligt sein können. Bei einem Beginn in den Fingergelenken soll die Prognose nach *Freund* relativ trübe sein. Auch das Alter der Erkrankten spielt eine wesentliche Rolle für den Krankheitsablauf. Mit der Diagnose wird man zurückhaltend sein müssen, wenn es sich um Kinder unter 5 Jahren handelt. Daß auch bereits junge Kinder in seltenen Fällen von der rheumatischen Infektion befallen werden, habe ich bereits erwähnt. Vielleicht wird sich aber unter dem Einfluß der anatomischen Befunde eine Umstellung unserer Anschauungen ergeben. Gute Wirkung der Salizylsäure auf den Krankheitsprozeß wird unsere Diagnose erleichtern. Das Abgelöstwerden der Gelenkschwellungen durch Chorea, Auftreten eines Herzfehlers oder Herzbeutelentzündung weisen auf eine rheumatische Genese hin, ebenso die unter der Haut vorkommenden, längs der Sehnen ziehenden, rheumatischen Knötchen und wahrscheinlich auch das oben beschriebene *Leiner*sche Erythem. Daß das Blutbild mit nicht zu hohen Leukozytenzahlen, einer relativen Rechtsverschiebung (*Stettner*) und einem dauernden Vorhandensein von eosinophilen Zellen die Diagnose fördern kann, ist bereits erwähnt.

Differentialdiagnostisch kommen Gelenkerkrankungen anderen infektiösen Ursprungs in Frage (Rheumatoide), die in engem Zusammenhang mit einer wohl differenzierten Allgemeinerkrankung stehen oder bei denen der Erregernachweis gelingt. Rheumatoide.

Selten können monarthritische Erkrankungen rheumatisch bedingt sein. Das Ergriffensein eines Gelenkes galt früher als spezifisch für eine gonorrhoische Affektion. Wir wissen aber, daß auch der Tripperrheumatismus polyartikulär auftreten kann. Die Gelenkschwellungen setzen sich an einem oder dem anderen Gelenk fest, wo es zur Gelenkversteifung kommt. Aus den anderen Gelenken verschwinden sie rasch. Bei diesen Fällen unterbleibt die Ansiedlung der Gonokokken in der Gelenkhöhle, die im periartikulären Bindegewebe und an den Sehnenansätzen rasch zugrunde gehen. (*Julius Bauer*). In den anderen Gelenken werden in 70—80% Gonokokken aus dem Gelenkpunktat im mikroskopischen Präparat und in der Kultur nachgewiesen. Die Affektion, die fast ausschließlich bei Mädchen vorkommt, ist im Kindesalter relativ selten. Gonorrhöe.

Im Säuglingsalter findet sich die Gelenkeiterung als Äußerung einer Allgemeinerkrankung, deren Eintrittspforte die Konjunktiva, Nabel, in seltenen Fällen nur die Genitalien sind. Während beim älteren Kinde die Erkrankung nicht vor der 2.—3. Woche nach Auftreten der primären Lokalisation sich bemerkbar macht, beginnt sie beim Neugeborenen mit Blennorrhöe zeitiger. Bei einer von *Coopermann* 1924 in einer Entbindungsanstalt beobachteten Epidemie erkrankten von 182 Kindern 76, davon 53 an Gelenkgonorrhöe am 8.—9. Tage mit hohem Fieber, toxischem Rash, Schwellungen von Zehen und Fingern, Abszessen am Körper. Am 11. Tage Höhepunkt der Gelenkschwellung. Bei 10 Kindern bestand eine Monarthritis, bei den übrigen waren mehrere Gelenke, mitunter auch Wirbelgelenke — auch Schleimbeutel und Sehnenscheiden — ergriffen. Die Gelenkerkrankung war teils eitrig, teils serös. 18mal bestand eine Osteomyelitis mit Veränderungen am Knochen, auch Hüftgelenksluxationen mit Zerstörung des Gelenkkopfes wurden beobachtet. Durch die Erkrankung verzögerte sich das Wachstum der Epiphysen und das Auftreten der Knochenkerne; als Zeichen einer Allgemeininfektion wurde Endokarditis, eitrige Pleuritis, Mediastinitis festgestellt. Auch Hautnekrosen, Bläschen, Papeln, Erythema exsudativum multiforme, Hautabszesse entstehen durch den Gonokokkus. Im Gegensatz zur Polyarthritis fehlt hier die günstige Salizylreaktion, dagegen besteht ein promptes Ansprechen auf Arthigon nach Punktion der Gelenke (cave Inzision!) und Entleerung des Eiters (*Fischer*, *Knauer*).

Im Anschluß an pneumonische und bronchitische Erkrankungen kommt es zu mono- und polyartikulären Gelenkentzündungen und Eiterungen, deren Erreger die Pneumokokken sind. Beim Erwachsenen tritt diese Erkrankung relativ selten auf (unter 1213 Pneumonien fand *Pribram* 3 Gelenkerkrankungen, in München sah man unter 650 1, in der Berliner Charité unter 3293 nur 2), im Gegensatz zum Säuglingsalter und dem 1. und 2. Lebensjahr, wo sie zweifellos häufiger beobachtet wird. Die Gelenkaffektion kann für sich allein oder als Zeichen einer septischen Allgemeininfektion auftreten und mit Meningitis, Empyem und Peritonitis kombiniert sein. Mitunter gehen die Gelenkerkrankungen von den Epi- Pneumokokkenaffektionen.

physen aus. Die befallenen Gelenke zeigen ein teigiges Ödem und eine deutliche Venenzeichnung der Haut. Durch Probepunktion, mikroskopisches Präparat, Kultur und Tierversuch wird die Diagnose erhärtet. Prognose ist quoad vitam und Funktion relativ günstig. — Bei der Therapie hat sich die Punktion, Spülung mit Optochin. hydrochl. $\frac{1}{2}$%ig, Pneumokokkenserum, Ruhigstellung der Gelenke, *Bier*sche Stauung bewährt.

Staphylokokken. Streptokokken.

Die durch Staphylokokken und Streptokokken bedingten Arthritiden im Säuglingsalter sind ebenfalls Zeichen einer Allgemeininfektion mit ungünstiger Prognose. Mächtige Gelenkschwellungen, Einbruch des Eiters in die Gelenkkapsel, oft Zerstörung der Gelenkpfanne charakterisieren das Krankheitsbild. Als Ausgangspunkt kommt der Nabel oder eine pustulöse Hautaffektion in Frage.

Endocarditis lenta. Streptococcus viridans.

Auch bei der Endocarditis lenta (siehe Bd. IV), die ich ebenfalls dem rheumatischen Kreise zurechnen möchte, werden Gelenkschmerzen und -schwellungen beobachtet. Hier kommt es ebensowenig wie bei der Polyarthritis zu Vereiterungen der Gelenke. Der Krankheitsverlauf ist aber von dem der akuten Polyarthritis völlig different: der große harte Milztumor, die Endocarditis ulcerosa, die fortschreitende Anämie, die relativ niedrige Leukozytenzahl, Neigung zu Thrombosen und Infarkten, die über Monate und Jahre sich hinschleppende teils steil ansteigende, teils subfebrile Temperatur, die gehäuften Hautblutungen, die im strömenden Blut angetroffenen Endothelverbände (*Bittorf*, *Morawitz*) und schließlich noch das gelegentliche Vorkommen von Trommelschlägerfingern kennzeichnen die Endocarditis lenta als ein scharf umrissenes Krankheitsbild (Endotheliosis haemorrhagica, *Frank*), hervorgerufen durch den Streptococcus viridans, mit düsterer Prognose. Sie kommt auch im Kindesalter zweifellos häufiger vor, als sie diagnostiziert wird.

Scharlach.

Während des Scharlachs treten Arthralgien bis zu schwersten eitrigen Arthritiden auf, nach *Heubner* in 6,7%, nach *Escherich* und *Schick* in 5%, nach *Schloßmann* und *Meyer* in 6,3%, davon 1,6% während des zweiten Krankseins. Am häufigsten macht sich die seröse Form des Frühstadiums zwischen 5. und 12. Tag, bisweilen schon am 1. Tag an Hand- und Sprunggelenken, seltener an Fingergelenken bemerkbar. Auch andere Gelenke (z. B. Wirbelgelenke) werden befallen. Wir finden ein regelloses Überspringen von einem Gelenk auf das andere, so daß die Erkrankung sich oft bis zum zweiten Kranksein hinschleppt. — Unabhängig hiervon spielt sich die seröse Form des Spätstadiums in der 4. Woche in ähnlichen Formen ab und geht häufig mit einer Beeinträchtigung des Allgemeinbefindens einher. — Die Gelenkeiterungen im Früh- und Spätstadium des Scharlachs sind schwere Streptokokkenerkrankungen mit ernster Prognose. — Vorausgegangener Gelenkrheumatismus disponiert auch während des Scharlachs zu Gelenkprozessen — darüber hinaus sind uns auch bei dieser Infektion Komplikationen durch Chorea und Endokarditis geläufig, so daß sich gewisse verwandtschaftliche Beziehungen der beiden Erkrankungen nicht leugnen lassen.

Masern.

Das Masern-Rheumatoid ist nach *Groer* und *Pirquet* recht selten. *Feibelmann* beobachtete es bei einem 6 Monate alten Knaben 3 Tage nach Ausbruch des Exanthems. Die Prognose ist günstig.

Varizellen.

Bei Varizellen wird nach *v. Mettenheim* eine benigne Affektion der

Gelenke beschrieben, die während oder nach Abklingen des Exanthems polyartikulär, selten monoartikulär auftritt.

Ebenso selten ist eine Arthritis beider Kniegelenke mit geringem Erguß und Bewegungsbehinderung nach *Pertussis* (Beobachtung der Breslauer Kinderklinik bei einem 2jährigen Mädchen). Pertussis.

Nach Parotitis epidemica sah *Rommel* leichte Gelenkbeteiligung. Parotitis.

Durch Bakterium coli werden Gelenkeiterungen im Säuglingsalter bei atrophischen Säuglingen (*Ciaccia*, eigene Beobachtung) hervorgerufen. Die Prognose ist von der Allgemeinerkrankung abhängig. Bakt. coli.

Eine bessere Prognose bieten die Gelenkeiterungen, die bei Typhus, Paratyphus A und B auftreten (u. a. *Bossert-Leichtentritt*). Arthritis nach Ruhr gehört zu den großen Seltenheiten. Typhus, Paratyphus, Ruhr.

Ein 2 Jahre altes Kind leidet an einer hartnäckigen Arthritis des linken Kniegelenkes mit periartikulärem Erguß. Mehrere Wochen vorher hatte das Kind eine Ruhrerkrankung durchgemacht. Die *Widal*sche Reaktion für *Flexner*-Bazillen fällt für 1 : 240 positiv aus. Große Mengen Ruhrserum bewirken einen Rückgang des Ergusses. Gleichzeitig bestand eine Balanitis.

Häufiger wird bei Ruhr Urethritis und Konjunktivitis beschrieben. Im Anschluß an die Dysenterie kommen auch chronische Arthritiden vor (*Clifford*).

Ebenso zeigt die Grippe im Anschluß an die akute Erkrankung auch bereits im Säuglings- und Kindesalter Gelenk- und Knochenmetastasen. (*Perez, Mitterstiller, Pacchioni* und *Longo, Fraser*). Grippe.

Bei einem 9 Monate alten Säugling mit Schwellung der linken Hüftgegend ergibt die Punktion gelben Eiter, in dem sich mikroskopisch und kulturell Influenzabazillen nachweisen lassen. Heilung.

Nabarro und *Stahlmann* beschreiben bei 3 Säuglingen von 8, 11 und 12 Monaten eitrige Synovitiden bei intaktem Gelenk, mit dem Influenzabazillus als Erreger. Lubinski veröffentlicht einen polyartikulären Fall.

Ich selbst beobachtete ein 9 Monate altes Kind, das seit 4 Wochen hohe Temperaturen und seit 14 Tagen eine Schwellung des rechten Oberschenkels besonders in der Leistengegend aufwies. Das Bein wird nach außen rotiert gehalten, abnorme Beweglichkeit im Hüftgelenk. Die Punktion ergibt rahmigen Eiter mit Influenzabazillen. Spülungen mit 1/100 Rivanollösung bringen Temperaturrückgang, Leukozytensturz von 39 600 auf 9100, Röntgenologisch ließ sich eine Zerstörung des Hüftgelenks nachweisen.

Luetische Gelenkerscheinungen treten im Kindesalter vor allem bei der Spätlues auf: Unter auffallend geringen Beschwerden werden meist doppelseitig die Kniegelenke befallen. Die Größe des Ergusses ist wechselnd. — Neben dieser Form wird auch noch eine fungöse Form der Gelenkerkrankungen beobachtet, die zur Deformierung führt. Auch hier sind die subjektiven Erscheinungen gering. Die Diagnose der hereditären Lues wird sich durch Sattelnase, Keratitis parenchymatosa, Periostitis luetica, durch Anomalien am Gebiß und durch die Anamnese vervollständigen lassen. Daß die serologische Reaktion des Blutes, Liquors und der Gelenkflüssigkeit differentialdiagnostisch der akuten Polyarthritis gegenüber im Stich lassen kann (*Petheö*), ist bereits besprochen. — Im Säuglingsalter kommen luetische Gelenkerkrankungen — seröse und eitrige —, letztere offenbar durch Sekundärinfektionen bedingt, recht selten vor. Im Anschluß an die luetische Epiphysenlösung kommt es zu einer para- Lues.

artikulären Schwellung, die zu einer reflektorischen Ruhestellung des Gelenkes führt. *Heubner* und *Hochsinger* beobachteten selten vorkommende akute, multiple Gelenkentzündungen nach Art eines Rheumatismus auf spezifischer Basis.

Die Gelenkerkrankungen durch Tuberkulose stellen ein eigenes großes Kapitel dar, das an anderer Stelle seine ausführliche Bearbeitung erfährt[1]).

Auf nicht infektiöser Basis kommen aus verschiedensten Ursachen Gelenkschwellungen vor, die gegen die akute Polyarthritis differentialdiagnostisch gewisse Schwierigkeiten bereiten können.

Hämophilie.

Bei der Hämophilie ist im allgemeinen ein einziges Gelenk befallen. Trotz bisweilen auftretender hoher Temperaturen wird die Anamnese durch Feststellung des Stammbaumes, durch die Blutungsbereitschaft des Patienten und durch die herabgesetzte oder fast fehlende Trypanozidie des Serums beim Patienten und dessen Angehörigen (*Opitz-Zweig*, *Leichtentritt*) zur richtigen Diagnose verhelfen.

Gicht.

Die echte Gicht kommt im Kindesalter äußerst selten vor (*Langstein*). Die Diagnose wird besonders schwierig, wenn die Erkrankung nicht im Großzehengelenk, sondern z. B. im Sprunggelenk beginnt. — Ich sah bei einer Polyarthritis das Großzehengelenk zuerst ergriffen — ein seltenes Ereignis. Da aber bald darauf andere Gelenke akut erkrankten, war die Diagnose des akuten Gelenkrheumatismus gesichert.

Pr. chr. Arthritis.

In seltenen Fällen bereitet die Abgrenzung gegen die primäre chronische Arthritis Schwierigkeiten bei einem milden oder subakuten Verlauf der akuten bzw. einem akuten der primären chronischen Polyarthritis (letztere verläuft mitunter stürmisch mit Temperaturen). Ausbleiben der Salizylreaktion, Auftreten von Drüsen- und Milzschwellungen, Freibleiben des Herzens, Fehlen der Flüchtigkeit der Gelenkerscheinungen, Neigung zum Stationärbleiben der befallenen Gelenke und geringe Schmerzhaftigkeit sichern die Diagnose der primären chronischen Polyarthritis.

Serumkrankheit.

Etwa 10 Tage nach einer Seruminjektion können als Teilerscheinungen der Serumkrankheit schmerzhafte, flüchtige Gelenkschwellungen der Fingergrund-, der Hand- und Kniegelenke auftreten. Bei einem 3jährigen Knaben mit Angina und Belag traten nach Injektionen von Diphtherieantitoxin bereits 6 Stunden nach der Serumgabe heftige Gelenkerscheinungen auf, die den behandelnden Arzt an eine akute Polyarthritis denken ließen (sofortige Reaktion, Serumidiosynkrasie ?).

Hydrops articulorum intermittens.

Der Hydrops articulorum intermittens ist eine ätiologisch völlig ungeklärte, periodisch auftretende Schwellung von Gelenken, die 2—5 Tage dauert, um wieder zu verschwinden und nach 10—14 Tagen wieder einzusetzen. Es bestehen recht heftige Schmerzen. Das Auftreten der Anfälle kann sich über Jahre hinziehen. *Schlesinger* beschreibt familiäres Vorkommen und gleichzeitiges Auftreten von *Quincke*schen Ödemen.

Differentialdiagnose zur Appendizitis, Ischias.

Daß der Beginn der akuten Polyarthritis im rechten Hüftgelenk einen Appendizitisverdacht aufkommen lassen kann, habe ich bereits erwähnt. Auch die Ischias, die im Kindesalter allerdings fast nie beobachtet

[1]) Ein besonders seltenes Ereignis stellen akute flüchtige Gelenkerscheinungen im Sinne der akuten Polyarthritis beim Lupus erythematodes dar, wie ich sie jüngst bei einem vierjährigen Mädchen beobachtete.

wird, muß berücksichtigt werden. Bei Erstergriffensein der Wirbelsäule durch eine rheumatische Affektion ist differentialdiagnostisch Wirbelkaries, Wirbelsäulenosteomyelitis oder Retropharyngealabszeß in Betracht zu ziehen.

Wirbelaffektion, Retropharyngealabszeß.

Prophylaxe.

Eine Prophylaxe der rheumatischen Erkrankungen ist in besonderem Maße geboten. Wir kennen eine Anzahl Faktoren, die den Ausbruch dieser Erkrankungen begünstigen, und sowohl Ärzte als Fürsorger müßten eine erhöhte Aufmerksamkeit allen den Kindern zuwenden, deren Familienanamnese ähnlich gelagerte Krankheitsbilder aufweist. Wir wissen, daß die rheumatische Infektion eine Veränderung des gesamten mesenchymalen Bindegewebes im Organismus hervorruft, daß offenbar sekundär auf einem solchen Nährboden anatomische Veränderungen entstehen, die den kindlichen Organismus nicht zur Ruhe kommen lassen, die Infektion bis in das jugendliche Alter hineinschleppen und die Prognose trüben. Die erfolgreichste Prophylaxe bei diesen stigmatisierten Kindern besteht in einer relativ knappen Kost. Jede Form der Mästung, besonders zu große Milchgaben, sowie Anreicherung der Nahrung mit überflüssigen Kohlehydratmengen müssen unterbleiben und Eiweiß in Form von Fleisch, Wurst, Käse, Fisch, hochwertiges Fett, relativ geringe Mengen von Kohlehydraten und reichlich Vitamine an ihre Stelle treten. Wenn sich auch trotz dieser Kost die exsudative Diathese mit allen ihren Folgeerscheinungen: Neigung zu Katarrhen des Nasenrachenraumes, Anginen in ihrer Vielgestaltigkeit, Otitiden, rezidivierende Drüsenschwellungen nicht immer vermeiden lassen, so kann einem großen Teil der Kinder geholfen werden. — Nicht nur die Mandeln und die Rachenmandel bilden die Eintrittspforte des rheumatischen Virus in den Organismus — auch an den Zungengrundfollikeln und der hinteren Pharynxwand findet sich lymphatisches Gewebe. Schon diese Tatsache macht es begreiflich, daß die Adenotomie bzw. die Tonsillo- und Tonsillektomie nicht immer einen vollen Erfolg zeitigen. Da aber andererseits die größte Menge lymphatischen Gewebes in den Tonsillen sitzt, muß versucht werden, durch Mandelentfernung bei Häufung von Erkältungskrankheiten den Kreis zu durchbrechen. In vielen Fällen wird uns der Erfolg recht geben. Die Indikationsstellung für den Eingriff ist dabei durchaus nicht einfach, da bei den einzelnen Individuen zu differente Verhältnisse gegeben sind. Bei rezidivierenden Entzündungen, die das Kind nicht zur Ruhe kommen lassen, in Fällen, bei denen die Mandeln die Ursache allgemeiner Erkrankungen sind: Polyarthritis, Endokarditis, Endocarditis lenta, Perikarditis, *Still*sche Krankheit, langdauernde hämorrhagische Nephritis mit Blutdrucksteigerung, Iridozyklitis wird man sich zur Operation, nach Möglichkeit zur Herausschälung der Mandeln, entschließen müssen. Da diese Operation besonders beim jungen Kind infolge der Blutungs- und Aspirationsgefahr, Aufflammen des rheumatischen Prozesses und eventuellen Entstehens eines Scharlachs kein gleichgültiger Eingriff ist, ist strenge Indikationsstellung zu verlangen. Ein obligatorisches Herausnehmen der Tonsillen, wie es sich in manchen Heimen der angelsächsischen Länder eingebürgert hat, ist durchaus abzulehnen.

Keine Mästung.

Tonsillen nur bei strenger Indikation entfernen.

Achtung auf Nebenhöhlen und Zähne.

Trotz der Seltenheit ihres Vorkommens im Kindesalter ist auf Eiterungen der Nebenhöhlen in erhöhtem Maße zu achten, ebenso auf die Pflege der Zähne, die bereits beim Milchgebiß zu beginnen hat und durch den Ausbau der Schulzahnkliniken einer wesentlichen Unterstützung bedürfte. — Ob es sehr zweckmäßig ist, durch kalte Abwaschungen eine Abhärtung zu erzielen, erscheint mir zweifelhaft. Größeren Nutzen verspreche ich mir von der Bewegung in frischer Luft, wenig oder gar nicht bekleidet. Da Auskühlungen und Durchnässungen bisweilen eine rheumatische Erkrankung auslösen können, suche man den Kindern diese Schäden fernzuhalten.

Weniger kaltes Wasser!

Therapie.

Bei ausgebrochener Polyarthritis gilt es vor allem, den Herzfehler zu verhüten — ein schweres, wenig aussichtsreiches Unterfangen, besonders dann, wenn man annimmt, daß die rheumatische Infektion als Sensibilisierungskrankheit zustande kommt und die Veränderungen der Gewebe infolgedessen fast gleichzeitig an Gelenken und Herzklappen entstehen können. Um eine Umstimmung des Organismus herbeizuführen, werden die Kinder mit den verschiedenartigsten Vakzinen behandelt — England, Amerika und Frankreich verwenden vor allem Streptokokken- und Typhusvakzine. Ich selbst schützte die Kinder mit Viridansvakzine, die aus den Stämmen unserer Rheumatismus nosodus-, Still- und Lentakranken herausgezüchtet waren. Die Vakzination mit Kutivakzine und Pondorf B ist als wirkungslos abzulehnen. Viel aussichtsreicher ist die Immunisierung mit dem Gonokokkenvakzin Arthigon nach *Brunthaler*, die allerdings die Entstehung der rheumatischen Infektion durch einen Diplokokkus voraussetzt. Bei der Ähnlichkeit dieses Keimes mit den Gonokokken: Ähnlichkeit der Eintrittspforte (Schleimhäute), Lokalisation an Herz und Gelenken, Morphologie und Kultur (allerdings sind alle bei der Polyarthritis gefundenen Diplokokken im Gegensatz zum Gonokokkus grampositiv) vakzinierte *Brunthaler* mit gutem Erfolg mit diesem Keim, um Rezidive der Polyarthritis in irgendeiner Form, vor allem aber die Herzklappenfehler zu verhüten. Die von der chemischen Fabrik *Schering* hergestellte Gonokokkenvakzine wird vom Nährboden mit einer 40%igen Urotropinlösung abgeschwemmt. In 1 ccm sind 1 Million Keime enthalten. Jeden 2.—3. Tag wird, mit 0,5 ccm beginnend, behandelt. Temperaturen kommen im allgemeinen nicht vor. Nach 5—15 Injektionen waren die subfebrilen Temperaturen verschwunden, Rezidive wurden verhütet. Die Resultate der Breslauer Kinderklinik waren zwar weniger günstig; trotzdem erscheint mir die Therapie empfehlenswert. Eine Umstimmung des Organismus läßt sich auch durch Gaben von Jodothyrin, vielleicht auch durch Yatren erzielen.

Vakzination.

Wohnungsverhältnisse bessern.

Daß die Wohnungsverhältnisse zu bessern sind, besonders dort, wo Nässe und Dunkelheit einen raschen Wechsel notwendig machen, liegt auf der Hand.

Die bei der Therapie der Polyarthritis auch heute noch übliche Salizylsäure galt seit langem als Spezifikum für die rheumatischen Erkrankungen, und man stellte ex juvantibus die Diagnose. Fieber, Schmerzen und Gelenkschwellungen verschwinden rasch unter ihrem Einfluß. Wegen der Belästigung des Magens verwendet man heute nicht mehr reine Salizylsäure, sondern im allgemeinen Natrium salicylicum in massiven Dosen: ein Kind erhält 1/3—1/2mal soviel Gramm Salizyl, als es Jahre zählt (*Schäfer*). Es besteht die Möglichkeit der Variation, entsprechend dem Entwicklungs- und Kräftezustand des Patienten und der Schwere des Krankheitsbildes. Die erforderliche Tagesmenge wird in wenige Stunden zusammengedrängt verabreicht. Bei der hohen Dosierung sieht man Intoxikationserscheinungen, Schwindel, Ohrensausen, Bradykardie, bisweilen auch Tachykardie, sowie azidotische große Atmung auftreten. Diese Vergiftungserscheinungen werden prompt durch Trinken einer Limonade mit Zusatz von Natrium bicarbonicum beseitigt. Bei Magenbeschwerden wird das Mittel rektal verabfolgt. *Hamburger* gibt 10 Minuten vor Darreichung der Salizyldosis 5 Tropfen folgender Mischung:

Massive Salyzyldosierung.

Keine Angst vor azidotischer Atmung.

Tct.	strychni.	2,0,
,,	gentian.	3,0,
,,	chin.	15,0.

Bei Erscheinungen von seiten der Niere muß pausiert werden. Im allgemeinen wird man die massive Dosis nicht länger als 3 Tage beibehalten — dann werden kleinere Dosen z. B. von Aspirin (Acid. aceto.-salicylicum), von dem wir auch sonst häufig Gebrauch machten, bzw. Melubrin gegeben; später werden die großen Dosen wiederholt. Auch Atophan (Phenylchinolin-Karbonsäure) wandten wir erfolgreich an. Novatophan wird vom Magen besser vertragen. Gute Wirkung zeigt auch Novalgin. In der *Schottmüller*schen Klinik kam Pyramidon in Gaben von 2—3 g zur Anwendung. Salol und Salipyrin fanden früher Beachtung; neuerdings gibt man Gardan.

Die Salizylderivate haben eine mehr anästhesierende und schweißtreibende als eine Herz- und Gehirnkomplikationen verhütende Wirkung. Diese Tatsache hat Zweifel darüber aufkommen lassen, ob die Trias der Erscheinungen der rheumatischen Infektion: Polyarthritis, Chorea und Endokarditis auf eine Stufe zu setzen seien. Auch bei der Lues z. B. sehen wir keine gleichmäßige Wirksamkeit der gleichen Medikamente in den verschiedenen Stadien der Erkrankung. *Menzer* propagiert seit langem der unbefriedigenden Therapie wegen die Anwendung von Streptokokkenserum und -vakzine. Aber auch diese Therapie kann nicht restlos befriedigen. Dies mag an der Unzulänglichkeit der Sera liegen, die entsprechend den verschiedenen Streptokokkenarten als Erreger nur bei homologer Serumtherapie spezifisch wirken können. Es wäre auch ratsam, nicht nur antibakterielle, sondern auch antitoxische Sera, die auch in Deutschland wirksam hergestellt werden, zu verwenden. In Amerika (*Barach*) sah man z. B. bei Polyarthritis mit schwerer Endokarditis prompte Entfieberung und Heilung nach Scharlachseruminjektionen.

Streptokokkenserum und -vakzine.

Bei sich länger ausdehnenden polyarthritischen und endokarditischen Schüben, die salizylrefraktär waren, beobachteten wir relativ günstige Erfolge mit Trypaflavin: von einer 1/2%igen Lösung werden täglich oder jeden 2. Tag 15—20 ccm intravenös gespritzt. Bei streng intravenöser und langsamer Einspritzung fehlen Schmerzen. Kurze Zeit später entwickelt sich eine intensive Gelbfärbung der Haut. Der Farbstoff wird im Urin wieder ausgeschieden. Zuweilen ruft er auch leichte Nierenreizungen hervor (geringe Eiweißmengen und rote Blutkörperchen). Die mit Trypaflavin

Scharlachserum?

Trypaflavin.

behandelten Kinder müssen nicht nur gegen das Sonnen- sondern auch gegen das diffuse Tageslicht geschützt werden, da das Mittel ein ausgesprochener Lichtsensibilisator ist. In anderen Fällen verwendeten wir das Atophanyl, ein Kombinationspräparat von Atophan und Salizyl, das ebenfalls intravenös gespritzt werden muß. Die Erfolge aus der *Finkelstein*schen Klinik sind gut (*Adler*). Mitunter versucht man eine Umstimmung im Organismus nicht nur mit den oben erwähnten Vakzinen, sondern mit einer vorsichtig angewandten Eiweißkörpertherapie zu erzielen (Aolan, Kaseosan, Novoprotin, Yatren-Kasein, kleine Mengen Pferdeserum). Je akuter der Fall, desto vorsichtiger sei die Dosierung!

Bei Trypaflavin Lichtschutz notwendig.

Atophanyl.

Eiweißkörpertherapie.

Lokal werden die erkrankten Gelenke mit Wärme in Form von Watteverbänden, warmen Ölumschlägen, Einpinselungen mit Ichthyolvaseline, Mesothan und Antiphlogistine behandelt. Auch die Anwendung des Lichtbügels oder des elektrischen Heizkissens ist empfehlenswert. Häufig wird auch eine Schwammkompresse angenehm empfunden: Auf das erkrankte Gelenk wird ein heißer Gummischwamm, darüber Guttapercha und über dieses wiederum ein dichter Flanell aufgelegt. Nach 20 Minuten wird die Kompresse erneuert. Der Vorzug dieser Kompresse ist ihr fast unmerkliches Gewicht. Denn die Schmerzhaftigkeit ist mitunter so stark, daß selbst der Druck der Bettdecke lästig wird. Diese Beschwerden lassen sich durch ein Drahtgestell lindern, über das die Decke geführt wird. — Die physikalische Therapie spielt bei den akuten Gelenkprozessen, im Gegensatz zu den chronischen, keine Rolle.

Lokalbehandlung.

Rheumatische Kinder sind besonders vor kühler und nasser Umgebung zu bewahren. Bei einer Neigung zu Schweißen ist ein häufiger Wechsel der Wäsche angezeigt.

Vorsicht vor Auskühlung.

Die Stillsche Krankheit[1]).

Begriffsbestimmung.

Ist das von *Still* beschriebene Krankheitsbild nur als Krankheitssyndrom oder als selbständige Krankheit zu werten? Nach Arbeiten der Breslauer Kinderklinik (*Leichtentritt*, *Reimold* und *Stöber*) besteht kein Zweifel mehr, daß die *Still*sche Krankheit als eine chronisch verlaufende Infektion bei einem konstitutionell gekennzeichneten Individuum mit einer besonders differenzierten lokalen Gewebsverfassung anzusprechen und ihr Erreger der Streptokokkus viridans ist. Schon *Ibrahim* hat die *Still*sche Krankheit den chronisch infektiösen zugerechnet. Diese Ansicht wurde dadurch bestärkt, daß sich schon 1923 post mortem aus Endokard, Milz, Lunge und Mittelohr der Streptokokkus viridans (*Isecke*), in einem anderen Falle ein anhämolytischer Streptokokkus im Herzblut nachweisen ließ. Auch *Husler* schloß aus dem Nachweis einer adhäsiven Perikarditis auf einen chronisch septischen Prozeß, ebenso *Kuhn* aus der Hamburger Klinik. *Munke-Goldstein* nehmen einen infektiös toxischen Gelenkprozeß an, während, besonders früher, die Tuberkulose als ätiologischer Faktor angeschuldigt wurde (*Piske*): Autoptisch ergab sich eine miliare Tuberkulose der Milz und Milzkapsel. *Her-*

Streptokokkus viridans ist der Erreger der *Still*schen Krankheit.

[1]) Lat.: Morbus Still. Franz.: Maladie de Still. Engl.: Still's disease. Itai.: Malattie di Still. Spanisch: Enfermeda de Still.

mann Strauß, der anfänglich die Erkrankung für eine lenteszierende Sepsis mit Beteiligung endokriner Faktoren ansprach, hält ebenfalls den Zusammenhang mit der Tuberkulose für wahrscheinlich; er nimmt eine Infektion mit filtrierbaren Tuberkelbazillen an. Trotz wiederholter Tuberkulininjektionen reagierten aber weder unsere Kranken, noch die anderer Autoren. Auch bei der Autopsie wurden niemals — mit Ausnahme des oben erwähnten Falles — tuberkulöse Herde nachgewiesen. Für die Genese der *Still*schen Krankheit kommt ebensowenig die Tuberkulose wie Lues und Gicht in Frage. Als Eintrittspforte werden — wie bei der Arthritis — Tonsillen, Nebenhöhlen und Zähne angesehen (*Foote*).

Das klinische Bild.

Der ganze Verlauf der Erkrankung ähnelt auffallend dem der Endocarditis lenta. Nur steht bei letzterer das Herz und seine Klappen, bei der *Still*schen Krankheit das paraartikuläre Bindegewebe im Vordergrund des Krankheitsbildes. Meines Erachtens gehört die *Still*sche Krankheit, ebenso wie die schleichende Herzklappenentzündung, zum Formenkreis der rheumatischen Infektion. In einem Fall *Kopliks* fanden sich subkutane rheumatische Knötchen in großer Menge. *Coates* und *Coombs* beschreiben gleichfalls eine rheumatische Affektion mit *Still*scher Krankheit in Gemeinschaft mit Rheumatismus nodosus und Endocarditis lenta.

Rheumatische Knötchen bei *Still*scher Krankheit beweisen enge Zusammenhänge.

Häufig setzt die Krankheit schon vor der 2. Dentition[1]) schleichend um ein oder mehrere Gelenke ein, die zunehmend stärker werden und eine starke Bewegungsbehinderung verursachen. Dabei werden die Gelenke selbst nicht ergriffen — die Röntgenbilder zeigen völlig normalen Befund. Während der Ruhe sind Empfindlichkeit und Schmerzen nur gering, bei Bewegungen können sie exazerbieren. Es besteht keinerlei Tendenz der Gelenke zur Vereiterung. Die Muskulatur um die befallenen Gelenke ist atrophisch. Herzklappenfehler werden im allgemeinen vermißt, dagegen entzündliche und eitrige Erscheinungen am Perikard beschrieben. Für ein pathognomonisches Symptom bei der *Still*schen Krankheit gilt der Milztumor von wechselnder Konsistenz und Größe (Fig. 188). Es werden weiche septische Milzen (*Husler*) von beträchtlicher Größe und kleinere, härtere und scharfrandige Tumoren beobachtet.

Milztumor wechselnd groß.

Für die Erkrankung ist weiterhin die Vergrößerung der den erkrankten Gelenken benachbarten Lymphdrüsen charakteristisch. Die Drüsen sind hart, haben keine Neigung zu erweichen und werden bei der Exazerbation der Prozesse so groß, daß sie deutlich sichtbar sind (Fig. 189.) Im mikroskopischen Präparat sieht man nur Zeichen der akuten Entzündung. Bakterien werden weder mikroskopisch noch kulturell nachgewiesen. Im Fall *Piske* fanden sich junge plasmazelluläre, lymphogranuläre Zellen, die als Zeichen einer *Hodgkin*schen Erkrankung angesprochen wurden. (Hier handelte es sich um eine miliare Tuberkulose.) Die Drüsen, die auch an Hals und Nacken lokalisiert sein können, verkleinern sich mit dem Zurückgehen der Gelenkerscheinungen. Im allgemeinen sind sie nicht schmerzhaft, teils erbsen- bis bohnengroß, teils von der Größe einer Pflaume

Vergrößerung der Lymphdrüsen.

[1]) Erst jüngst beobachtete ich bei einem kleinen Mädchen den Beginn der Erkrankung bereits in einem Alter von 1 Jahr 9 Monaten.

oder eines kleinen Apfels. Ein weiteres Charakteristikum für die *Still*sche Krankheit sind — genau wie für die Endocarditis lenta — Anämien beträchtlicher Art. Der Hämoglobingehalt und die Zahl der Erythrozyten sind häufig um 50% und mehr vermindert. Besonders eindrucksvoll ist das weiße Blutbild, bei dem es trotz hoher Temperaturen zu keiner stärkeren Vermehrung der Leukozyten kommt. Bei Temperaturen von 38—39° wurden keine höheren Zahlen als 6—7000 erreicht. Das Differentialbild ergab keine Charakteristika. Die niedrige Leukozytenzahl bei dem septischen Krankheitsbild erleichtert die Diagnose.

Anämie.

Leukopenie.

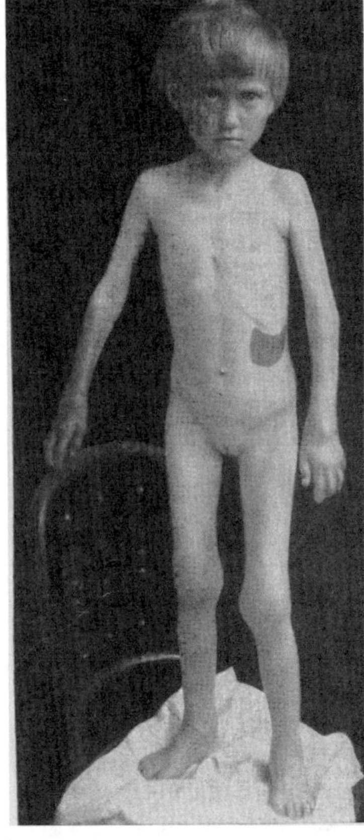

Fig. 188.
Mädchen F. W. $5^1/_2$ Jahre Typische Stillsche Krankheit. Besonders deutliche Schwellung um die Hand- und Kniegelenke. Deutliche Milzvergrößerung eingezeichnet.
(Breslauer Kinderklinik. Prof. *Stolte.*)

Temperatur.

Die Temperaturkurven zeigen zweierlei Typen: kurze Fieberperioden mit großen Remissionen, gefolgt von längeren fieberfreien Intervallen oder mehr oder weniger langer Fieberdauer.

Schleimbeutelschwellungen.

Schwellungen sind fast um sämtliche Gelenke lokalisiert, oft in symmetrischer Anordnung. Die Karporadial-, sowie die Metakarpophalangealgelenke sind häufig (Fig. 190) besonders stark beteiligt; zuweilen kommt es auch zu einer Schwellung der über den Gelenken gelegenen Schleimbeutel). Auch das Gewebe um die Fingergelenke ist ergriffen, so daß die Finger perlschnurartig aufgetrieben sind (Fig. 190). Ellenbogen- und Kniegelenke sind kugelig angeschwollen, die aktive Beugung der stark kontrahierten Gelenke ist ohne Schmerzen kaum möglich. Auch die Hüftgelenke sind in ihrer Beweglichkeit stark behindert. Die Beteiligung des Gewebes der Halswirbelsäule drückt sich in eigentümlicher Haltung, Ausdruck und Blick des Kindes aus. Es besteht keine Möglichkeit, den Kopf so tief zu beugen, daß das Kinn die Brust berührt. In einem Fall der Breslauer Kinderklinik erkrankte die Wirbelsäule zuerst — erst 3/4 Jahre später kam es zu Schwellungen an Händen und Füßen und den typischen anderen Symptomen.

Bei Wirbelsäulenerkrankungen auch an *Still*sche Krankheit denken.

Muskelatrophie beruht auf Inaktivität.

Die durch die Gehbehinderung sich ergebende Unbeweglichkeit führt binnen kurzem zur Atrophie der gesamten Körpermuskulatur, so daß es oft zur Skelettierung kommt. Spinale Ursachen sind hierfür nicht anzuschuldigen; Entartungsreaktion der Muskulatur fehlt. Es handelt sich hier also um eine reine Inaktivitätsatrophie.

Röntgenbild.

Das Röntgenbild der Knochen und Gelenke zeigt zwar eine Atrophie, aber intakte Struktur. Eine Usurierung des Knorpels fehlt stets. Es wäre vorstellbar, daß diese bei länger bestehender Erkrankung einsetzt, so daß es zu differentialdiagnostischen Schwierigkeiten mit der Osteoarthropathiekommen könnte (*Friedrich v. Müller*), die ihrem Wesen nach auf einer reaktiven Neubildung der Synovialis, des Perichondriums des Knorpels und Periosts beruht und schwere Formveränderungen mit sich bringen kann. Diese Art der Gelenkerkrankungen setzt im allgemeinen primär am Knochen ein — im Kindesalter spielt sie allerdings eine zu vernachlässigende Rolle. Bei der *Still*schen Krankheit setzt durch den entzündlichen Wachstumsreiz des periartikulären Gewebes ein überstürztes Auftreten von Knochenkernen ein (*Gralka*) (Fig. 191), allerdings nur, wenn der Krankheitsprozeß lange genug besteht. (Eigene Beobachtung; auf weichen Röntgenfilmen läßt sich deutlich die paraartikuläre Kapselschwellung abgrenzen.

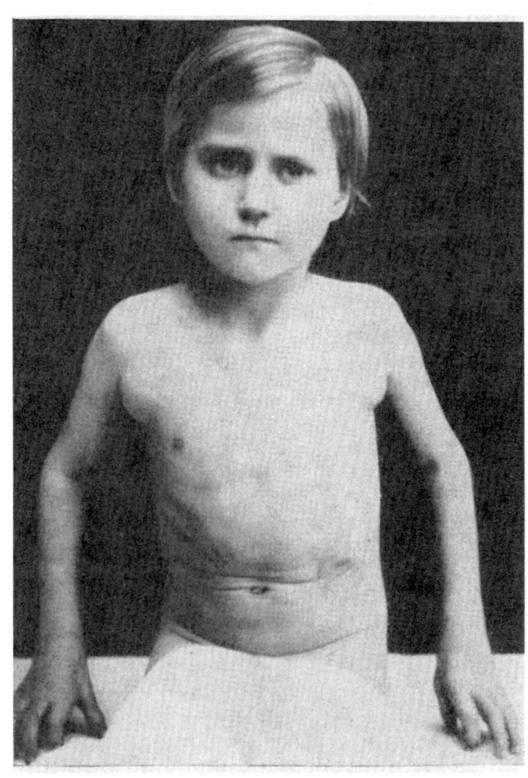

Fig. 189.
Mädchen F. W. 5½ Jahre Axillardrüsenschwellung bei Stillscher Krankheit.
(Breslauer Kinderklinik Prof. *Stolte*).

Gelenkpunktionen.

Die von *Bessau* bei der *Still*schen Krankheit erhobenen Befunde in Gelenkpunktaten: Überwiegen polymorphkerniger Leukozyten (Arthritis leukocytotica), im Gegensatz zu Punktaten aus schweren sekundären Gelenkveränderungen mit Knorpeldefekten (Arthritis lymphocytotica), mit Knorpelmassen und Reizkörpern als Zeichen einer frühzeitigen Zerstörung des Knorpel- und Bindegewebsapparates sind beachtenswert.

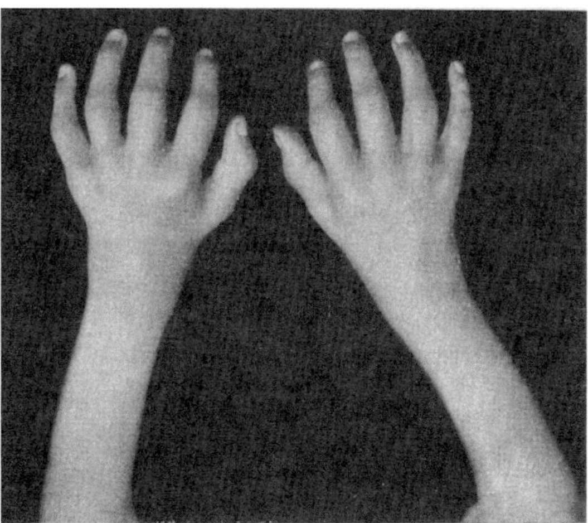

Fig. 190.
Mädchen F. W. 5½ Jahre Stillsche Krankheit. Perlschnurartige Auftreibung der Fingergelenke.
(Breslauer Kinderklinik Prof. *Stolte*.)

Diagnose.

Die Diagnose des typischen Krankheitsbildes mit periartikulären Gelenkserscheinungen ohne röntgenologischen Befund, mit wechselnder Lymph- und Milzdrüsenschwellung, mit seinen eigentümlichen Fiebertypen, der Leukopenie trotz hoher Temperaturen bereitet keine Schwierigkeiten. Durch den Nachweis der Viridansstreptokokken im Blut erfährt sie noch eine Ergänzung, die für die Genese der Erkrankung wertvoll, für das Erkennen des Krankheitsbildes von untergeordneter Bedeutung ist. Daß der Nachweis von Viridansstreptokokken im Blut relativ selten glückt, liegt wohl daran, daß sich der Mechanismus einer chronisch verlaufenden Sepsis von dem akuten Krankheitsbild weitgehendst unterscheidet. Infolge der besonderen Reaktionslage des Organismus kommt es offenbar nicht zu einem akuten Kampfe mit den Erregern, zu hohen Temperaturen und Schüttelfrösten. Der Organismus reagiert in seiner „Lentaweise". Mir gelang der Nachweis der Keime im Blut sogar im fieberfreien Intervall. Bei der Suche nach Erregern möge man sich dieses Hinweises erinnern. Möglicherweise kreisen bei diesen chronisch verlaufenden Erkrankungen relativ wenig Keime im Blut und entziehen sich deshalb dem Nachweis bei der üblichen Blutkultur. Dazu kommt noch die Einwirkung der bakteriziden Kräfte des Serums. Beim Anlegen der Blutkultur muß man also entweder eine relativ große Verdünnungsflüssigkeit verwenden — ich benutzte z. B. 150—200 ccm Bouillon, in die ich 5—10 ccm Blut hineinbrachte — oder aber man verkleinert die zu untersuchende Blutmenge und legt von der Blutbouillon Verdünnungsreihen an.

So oft wie möglich nach Erreger suchen.

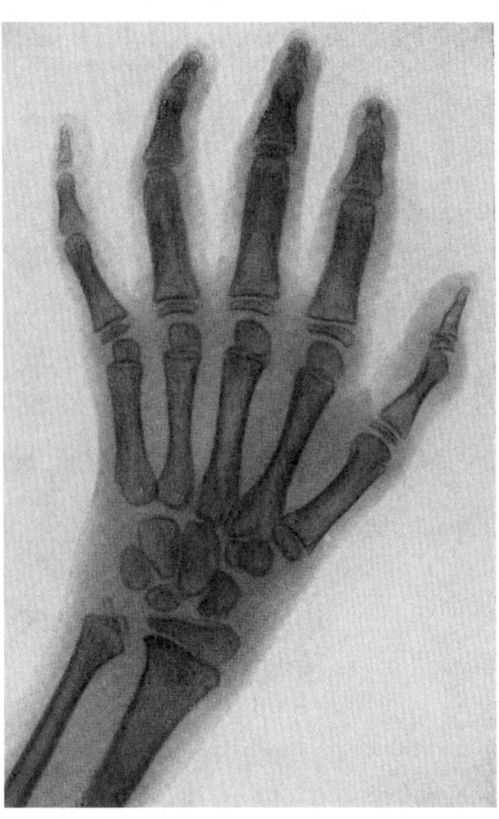

Fig. 191.
Mädchen F. W. $5\frac{1}{2}$ Jahre Stillsche Krankheit Vermehrung der Handwurzelkerne (nach Gralka).
(Breslauer Kinderklinik Prof. Stolte.)

Beträchtliche differentialdiagnostische Schwierigkeiten ergeben sich bei schleichend verlaufenden Fällen ohne Temperaturen mit paraartikulären Gelenkschwellungen und sehr geringen oder überhaupt gänzlich fehlenden Milz- und Drüsenschwellungen. In ätiologischer Beziehung besteht über diese Fälle, die von *Rohnheimer* der Gruppe der Arthritis deformans juvenilis, von *Umber* der akuten Infektarthritis zugerechnet und von *Husler* nach *Pribrams* Vorbild als primäre chronische Arthritis bezeichnet werden,

Ist die pr. chr. Arthritis der *Still*schen Krankheit zuzurechnen?

noch weitgehende Unklarheit. Vielleicht wird ein eventueller Bakteriennachweis es einmal möglich machen, sie in die Gruppe des atypischen *Stills* einzureihen. — Ein sehr ähnliches Krankheitsbild, über das nur die Anamnese Aufschluß geben kann, entsteht im Anschluß an die akute Polyarthritis: die sogenannten sekundären chronischen Arthritiden. Sek. chron. Arthritis.
Die sekundär chronischen Fälle kommen nach *Veil* beim Erwachsenen relativ häufig, nach den umfassenden Untersuchungen *Ibrahims* im Kindesalter nur in 10% vor. Hier müssen zwingende gewisse konstitutionelle Eigentümlichkeiten vorliegen, die die akute Polyarthritis, die sonst im allgemeinen die Gelenke nur „leckt", hier so fest verankert. Im Gegensatz zu den atypischen *Stills*, bei denen das Herz fast stets unbeteiligt bleibt, kommt es hier zur Beteiligung des Endo- und Perikards. Als Komplikationen werden Wachstumsstörungen allgemeiner Natur und des Unterkiefers im besonderen, Hypertrophie der großen Zehe, Pigmentierungen der Haut, Ödeme und Exophthalmus beschrieben. Diese auf rheumatischer Infektion beruhende Störung acquirieren nur gewisse dazu disponierte Individuen.

Prognose.

Die Prognose der *Still*schen Krankheit ist quoad sanationem nicht günstig. Dabei können die armen geplagten Kinder lange leben, wenn sie nicht einer interkurrenten Infektion oder einem neuen Schub, z. B. einer Perikarditis, erliegen. Prognose.

Therapie.

Die Therapie der *Still*schen Krankheit schien bisher — ebenso wie die der Endocarditis lenta — undankbar. Durch unsere neuen ätiologischen Kenntnisse ist sie, fürchte ich, nicht aussichtsreicher geworden, wenn auch nicht verkannt werden soll, daß die in Breslau beobachteten Fälle zweifellose klinische Besserungen zeigten, die wohl nicht nur allein auf Remissionen beruhten. Auf die Eintrittspforten der Streptokokkeninfektionen, besonders auf Zähne, Tonsillen und Nebenhöhlen wird genauestens zu achten sein (*Bessau, Gelpke* und *Janzen*). Gewisse Erfolge hatten wir mit Viridansvakzine. Eine Therapie mit dem Serum eines mit einem solchen Vakzin Behandelten wäre zu erwägen. Bluttransfusionen wurden von *Kuhn* und an der Breslauer Klinik vorgenommen. Gegen die Gelenkaffektionen wurde vorübergehend Sanarthrit Heilner intramuskulär oder intravenös mit gutem Erfolg verabfolgt. Außerdem wurden die bei septischen Erkrankungen üblichen Präparate (Trypaflavin, Atophanyl, Aristosan, ein Methylenblaupräparat und die Silberpräparate) angewendet. Die rheumatische Komponente wurde außer mit Salizyl mit Melubrin, Novalgin u. a. in großen Dosen bekämpft. *Reimold* und *Stöber* erzielten eine vorübergehende Besserung durch Injektion von Ol. sulfur. depurat. 0,1 auf 100, 1—2 ccm 7 Tage lang, wenn auch heftige Reaktionen mit Bewegungsbeschränkung und hohen Temperaturen eintraten. Eine allgemeine Umstimmung des Organismus wurde durch Thyreoidin, Yatren, Testiglandol, Ootoal, Hypophysenpräparate, Vakzination mit Arthigon versucht. Lokal verabfolgten wir Fangopackungen und Pystianschlamm, *Bier*sche Stauung, Diathermie und Röntgentiefenbestrahlung.

Therapie. Achtung focal infection. Viridansvakzine. Bluttransfusion.

Jod wurde innerlich verabfolgt und als Mirion gespritzt. Bei diesen chronisch verlaufenden Fällen muß oft mit der Therapie gewechselt werden, nicht allein deswegen, um den Patienten und dessen Angehörige bei Laune zu erhalten, sondern um unwirksame Mittel schnell wieder auszuschalten und neue auf eine mögliche Wirksamkeit auszuproben. Hier gilt die elastische Front.

Bewegungsübungen, Massagen.

Von ebenso großer Bedeutung wie die medikamentöse Therapie sind Bewegungsübungen im warmen Bade und Massage. Übungen auf einem Dreirad feuern selbst bewegungsschwache Kinder an — unsere Erfolge damit waren recht gut. Kontrakturstellungen sind durch belastende orthopädische Zugverbände auszugleichen, im Besserungsstadium bringen Schienenhülsenapparate Erleichterung. Erfahrungen mit Radiuminhalationen und Radiumtrinkkuren sind im Kindesalter noch zu gering.

Literatur.

Aschoff-Tawara, Die heutige Lehre von der pathologisch-anatomischen Grundlage der Herzschwäche. Jena 1906. — *J. Bauer*, Der sogenannte Rheumatismus. 1929, Verlag Steinkopf (Literatur!) Dresden. — *Baur-Fischer-Lenz*, Grundriß der menschlichen Erblichkeitslehre und Rassenhygiene. 2. Aufl., Bd. 1, S. 243. — *Bessau*, Die Serumkrankheit. Handb. f. Kinderheilk. von Pfaundler-Schloßmann, Bd. 2, 1924. — *Bouillaud*, Nouvelles Recherches sur le rhumatisme articulaire aigu 1836 et Traité du rhumatisme artic. Paris 1840. — *Buss*, Zur antipyrethischen Wirkung der Salizylsäure. Stuttgart 1876. — *Casanbon* und *Lenet*, Die Endocarditis lenta bei Kindern. Semana méd. 33, 1050 (1926). — *Salvatore Ciaccia*, Arthrit. acuta da bact. coli in lattante. Pediatria rio, 35, 36—40, 1927. — *H. Steward Clifford*, Role of the dysentery bazillus in arthritis des. Type I. Amer. journ. of dis. of childr. 32, 72—83, 1926. — *B. Morris Coopermann*, Gonococcus arthritis in infancy. Amer. Journ. of dis. child. 33, 932—948, 1927. — *Costa* et *Boyer*, Présence de micrococcus arthriticus dans l'épauchement d'une mono-arthrite aigue et subaigue du genom. C. r. Soc. Biol. 88 (1923). — *Vincent Coates* and *Carey F. Coombs*, Observations on the rheumatic nodule. Vol. 1, 4, p. 183, 1926. — *Eckstein*, Die rheumatischen Erkrankungen im Kindesalter. Rheumaprobleme. Leipzig, Georg Thieme 1929. — *Th. Fahr*, Beitrag z. Frage d. Herz- u. Gelenkveränderungen bei Gelenkrheum. und Scharlach. Virchows Arch. Bd. 232, 1911. — Beitrag zur Frage d. Rheum. Granulomatose. Klin. Wschr., 8. Jahrg. Nr. 43, 1995/1997., 1929. — Berl. klin. Wschr. 1919, 649. — Rheumatismus nodosus. Virchows Arch. 232, 134 (1921). — *E. Faton*, Les Manifestations articulaires de l'hérédo-syphil. tard. (Gelenkerkrankungen d. kongen. Spätsyphilitis). Bull. méd. 27, S. 735—742, 1924. — *Feer*, Lehrb. d. Kinderheilkunde. 2. Aufl. Jena 1912. — *Feibelmann*, Über Masernrheumatoid im Säuglingsalter. Münch. med. Wschr. 1911, 1560. — *M. Fischer*, Über Arthritis gonorrh. beim Säugling. Mschr. Kinderheilk. 29, 10—14, 1924. — *E. Frank*, Die hämorrhagischen Diathesen. Handb. der Krankh. d. Blutes und d. blutbildenden Organe. 1926. — *E. Fränkel*, Über Myocarditis rheumatica. Beitr. path. Anat. 1912, 52, F 3. — *E. Freund*, Gelenkerkrankungen 1929. Urban & Schwarzenberg, Berlin-Wien (Literatur). — *Friedberger*, Über aseptisch erzeugte Gelenkschwellungen beim Kaninchen. Berl. klin. Wschr. 1913, Nr. 88. — *Garrod*, A Treatise on Rheumatism and Rheumatoid Arthritis. London 1890. — *Gräff*, Zur pathol. Anatomie u. Pathog. d. Rheumatismus infect. Dtsch. med. Wschr., Nr. 17 u. 18, 708 u. 738. — *Gudzent*, Gicht und Rheumatismus. Berlin, Julius Springer 1928. — *M. Günsburg*, Arthritis gon. b. Säuglingen. Mschr. Kinderheilk. 35, 6, S. 486—494, 1927. — *Hegler*, Der akute Gelenkrheumatismus. v. Bergmann-Staehelin, Handb. d. inn. Med. I, II, 71, 746. — Das Erythema nodosum. Erg. inn. Med. 12 (1913).— *Henoch*, Über eine eigentümliche Form von Purpura. Lehrb. 1897, S. 822 u. Berl. klin. Wschr. 1887. — Vorlesungen über Kinderkrankheiten. Berlin, August Hirschwald 1883. — *Heubner*, Gelenkrheumatismus in seinem Lehrb. d. Kinderheilk. 1906. — *Hirsch*, Handb. der historisch-geogr. Pathologie. Stuttg. 1886, II. Aufl. — *His*, Die Krankheiten der Bewegungsorgane in Merings Lehrb. d. inn. Med. 8. Aufl. 1913. — *Husler*, Erkrankungen des Bewegungsapparates. Pfaundler-Schloßmann, Handb. f. Kinderheilk. Bd. 4, 1924. — *Hüter*, Klinik der Gelenkkrankheiten. Leipzig 1876. — *Ibrahim*, Akuter Gelenkrheumatismus Pfaundler-Schloßmann. Handb. f. Kinderheilk. Bd. 2, 1906. — *Giuseppe Jemma*, Su un caso di artropatia emofiliaca. Pediatr. 32, 16, 967—973, 1924. — *Jessner*, Über syphilitische juxtaartikuläre Knotenbildungen. Arch. f. Dermat. 1926 — *Jochmann*, Der akute Gelenkrheumatismus. Im Handb. d. inn. Med. v. Mohr u. Staehelin Bd. 1, 1912. — *F. Kehrer*, Erblichkeit und Nervenleiden. I. Ursachen und Erblichkeitskreis von Chorea, Myoklonie und Athetose. Berlin, Julius Springer 1928. — *Klinge*, Exper. Unters. über d. gewebl. Überempfindlichkeit d. Gelenke. Verh. dtsch. path. Ges. Wien 1929. — Über Pathogenese und Ätiologie des Rheumatismus. Ther. Gegenw. 71. Jahrg. 1930. — Neuere Untersuchungen über Rheumatismus. Leipzig. med. Ges. Klin. Wschr. 31, 1929. — *Hans Knauer*, Arthritis u. Bursitis gonorrh. b. 7 Tage altem Kind. Mschr. Kinderheilk. 29, 6, 725—727, 1925. — *Koplik*, Chronic rheumatoid arthritis of childhood. Arch. of Pediatr. Sept. 1910. — Arthritis deformans in a child 7 years old. Arch. of Pediatr. März 1896. — *Kuczinsky* & *Wolff*, Beitrag zur Pathologie der exp. Streptokokkeninfektion der Maus. Zbl. Path. Erg.-H. 47 (1921). — *Lachmannski*, Beiträge zum akuten und chronischen Gelenkrheumatismus des Kindes. Arch. Kinderheilk. 104, 1900. — *Ch. Lasègue*, Angine et néphrite rhumatismales Arch. gén. Méd., Juni 1880. — *Lebert*, Klinik des akuten Gelenkrheumatismus. Erlangen 1860. — *Lehndorf* & *Leiner*, Erythema annullare — ein typisches Exanthem bei Endokarditis. Z. Kinderheilk. 32, 46 (1922). — *B. Leichtentritt*, Klinische und experimentelle Barlow-Studien. Habilschr. 1922. — Klinisches und Epidemiologisches vom Pfeifferschen Influenzabazillus. Zbl. Bakter. 106, 176 (Literatur!). — Zum Problem der rheumatischen Erkrankungen im Kindesalter. Mschr. Kinderheilk. 43, 462 (1929). — Die rheumatische Infektion im Kindesalter 1930. Erg. inn. Med. 37, 1 (Literatur!). — Die rheumatische Infektion im Kindesalter. Med. Klin. Nr. 11, 26. Jahrg. 1930. — *I. T. Lewis*, Arthritis due to paratyphoid B-Bazillus without general symptoms. Brit. journ. Nr. 3492, S. 1080, 1927. — *Menzer*, Serumbehandlung b. akut. u. chron. Gelenkrheum. Zbl. phys. u. diät. Ther. Bd. VI, 1903. — *H. v. Mettenheim* und *Taneff*: Zum Rheumaproblem im Kindesalter. Med. Welt, 4. Jahrg., Nr. 1, S. 1, 1930. — *Meynet*, Rheumatisme art. subaigu avec prod. d. tumeurs multipl. dans le tissu fibreux periarticul. et sur le periost d'un grand nombre d'os. Lyon méd. 49, 1875. — Ministry of health London: Nr. 23. The incidence of rheumatie diseases, Nr. 44 acute rheumatism in children in its relation to heart disease. (Ausführliche englische Literaturangabe!) — *Morgenroth* & *Schnitzer*, Zur chemotherapeutischen Biologie der Mikroorganismen — weitere Beobachtungen über chemotherapeutische Antisepsis und Zustandsänderungen der Streptokokken. Z. Hyg. 99, 221 (1923). — *Morquio*, Rezidiv eines akuten Gelenkrheumatismus mit schweren Herzaffektionen nach Injektion von Tetanusserum. Arch. lat.-amer. Pediatr. 21, 5, 325 (1927). — *Munk* u. *Muncke*, Zur Differentialdiagnose d. Arth. genuina sicca und d. Arthr. inf. exsudat. chron. Dtsch. med. Wschr. 17, 1925. — *Nobécourt*, Le cœur dans le rhumatisme articulaire aigu de l'enfant. Arch. Méd. Enf. 13, 481 (1910). — *Pässler*, Die chron. Infektion im Bereich d. Mundhöhle usw. Ther. Gegenw., S. 361, 1915. — Über die Beziehungen einiger septischer Krankheitszustände zur chronischen Infektion der Mundhöhle. Kongr. inn. Med. 1909, 321; 1911, 189. — *Pemberton*, Influence of focal infect. and pathol. of. arthrit. Journ. amer. Med. Assoc., Vol. 87, pp. 2146—51, 1926. — *Pemberton, Ralph* etc., Studies in arthritis: the blood gases and blood flow. J. metabol. Res. 2, Nr. 3 (1922). — *Petheö*, Über Exsudat-Liquor-Blutbefunde beim akuten Gelenkrheumatismus im Kindesalter Jb. Kinderheilk. 1924, 106, 141. — *Pirquet* und *Schick*, Die Serumkrankheit. Leipzig u. Wien, Franz Deuticke. — *Poynton*, Rheumatism in childhood. Practitioner 90, 2, 19 (1913). — Lettsomand lectures on rheumatic heart disease in childhood. Lancet 637, 1928. — Some inspiring cases of acute rheumatism. Arch. Dis. Childh. 2, 62 (1927). — The Bradstaw lecture on the pervention of acute rheumatism. Brit. med. J. 1924, 33, 35, 986. — *Poynton* u. *Paine*, Researches on Rheumatism London. I. u. A. Churchill 1913 (Monographie). — The Prevention of acute rheumatism in childhood etc. Med. J. Austral. 1926, 725. — *Portu Pereyra*, Akuter Gelenkrheumat. m. Beteiligung d. Meningen. Arch. lat.-amer. Pediatr. 478, 1924. — *E. Rhonheimer*, Beiträge zur Kenntnis der Arthritis chronica deformans juvenilis. Jb. Kinderheilk. 85, 173, 1917. —

Rolly, Der akute Gelenkrheumatismus. Berlin, Julius Springer 1920. — *Rosenow*, The Etiol. of ac Rheum. artic. et musc. J. inf. Dis. Bd. 14, S. 61. — Relations of and the lesions produced by various forms of streptoc. etc. J. amer. Med. Assoc. 1913, S. 2007. — Experimental observations on the Etiology of chorea. Amer. J. Dis. Childs 26, 223 (1923). — Etiology of arthritis deformans. J. amer. med. Assoc. 62 (1914). — The etiology of acute rheumatisme, articular and muscular. J. inf. Dis. 14 (1914). — Focal infection and electiv localisation in the etiology of myositis. Arch. int. Med. 28 (1921). — *Ludwig Rostkowski*, Arthritis gonorrh. beim Säugling. Pedjatr. polska 6, 4, 253—257, 1926. — *Sahli*, Zur Ätiologie des akuten Gelenkrheumatismus. Dtsch. Arch. klin. Med. 51, 451 (1893). — *P. Saxl*, Das Sepsisproblem. Wien. klin. Wschr. Nr. 16, 1927. — *W. Schaefer*, Über familiär gehäuftes Auftreten von Endokarditis. Mschr. Kinderheilk. 34, 45. — Über die Behandlung von Herzkrankheiten im Kindesalter. Fortschr. Med. 45, 111 (1927). — *H. Schlesinger*, Über den Hydrops art. intern. in seiner fam. Form. Wien. klin. Wschr. 3, 1925. — *Schnitzer* u. *Munter*, Über Zustandsänderungen der Streptokokken im Tierkörper III. Mitt. Z. Hyg. 99, 366 (1923). — Über Zustandänderungen der Streptokokken im Tierkörper II. Z. Hyg. 94, 107 (1921). — *Schottmüller*, Die septischen Erkrankungen. Handb. d. inn. Med., Bergmann-Staehelin S. 909. — Die Bedeutung d. fokalen Infektion usw. Münch. med. Wschr. 1927, S. 1527. — Über die Artverschiedenheit der Streptokokken. Münch. med. Wschr. 71, 30, 1009 (1924). — Endocarditis lenta. Münch. med. Wschr. 1910, 671, 679. — *Schwenkenbecher* u. *Eimer*, Gelenkrheumatismus. Neue Dtsch. Klin. Bd. IV, 1929 (Literatur!). — *Singer*, Der Rheumatismus. Ätiol., Klinik und Therapie. Wien 1916. — Ätiol. u. Klinik d. akuten Gelenkrheumatismus. Wien u. Leipzig 1898. — *Spanier, Lust, Händel*, Dentale Infektion u. Allgem. Erkrankungen i. Kindesalter. Zahnärztl. Rundschau. 39. Jahrg., Nr. 10, 1930. — *I. F. H. Stalmann*, Influenzal arthritis. Lancet 207, 15, 743—746, 1929. — *Ernst Stettner*, Die nosologische Stellung d. akut. Gelenkrheum. u. einige klin. Besonderheiten im Kindesalter. Dtsch.-russ. med. Zeitschr. 11, 1928. — Über Polyarthritis acuta im Kindesalter. Dtsch. med. Mschr. 261, 1929. — Über die Wirkung von Bakterieneiweißeinspritzungen b. Kindern, m. bes. Berücksicht. d. Gelenkrheumatismus. Z. Kinderheilk., Bd. 48, H. 6, 1930. — *Still*, On a form of chronic joint disease in children. Med. Chir. Trans. 80, 47 (1897). — Zur Pathologie chronischer Gelenkerkrankungen und ihrer Behandlung durch Heilnerschen Knorpelextrakt. Münch. med. Wschr. Nr. 36, 1918. — *Stricker*, Über die Resultate d. Behandlung d. Pol. rheum. mit Salizylsäure. Berl. klin. Wschr. Nr. 1, 2, 8 1876. — *G. Taccone*, Arthritis pneumoc. metapneumoniche nell' infanzia. Pediatr. Milano 32, 20, 1228—1230, 1924. — *Thomas*, Polyarthritis acuta. Pfaundler-Schloßmann. Handb. f. Kinderheilk. Bd. 2, 1924 (Literatur!). — *Trousseau*, Vom knotenförmigen Rheumatismus. Med. Klin. d. Hotel-Dieu, Paris 1868. Dtsch. Abg., III. Bd. — *Umber*, Zur Nosol. der Gelenkerkrankung. Münch. med. Wschr. 1924, S. 4. — *Veil*, Entwicklung und Therapie der rheumatischen Infektion. Dtsch. med. Wschr. Nr. 14, 16, 1929.— Die rheumatische Infektion. Ihre grundlegende Bedeutung in d. Inneren Medizin. Dtsch. med. Wschr. Nr. 37, 1928. — *Kurt Wahlberg*, Über Arthritis gonorrh. b. Säugling. Münch. med. Wschr. 72, 19, 770—771, 1925. — *Weintraud*, Der akute Gelenkrheumatismus. Kraus-Brugsch 2, 2, 1919 (Literatur!). — *L. Wick*, Über rheumatische Knoten bei akut. u. chron. Gelenkrheum. W. med. Presse 1904, S. 1117. — *Zlocisti*, Gelenkrheumatismus und Thyreoiditis. Dtsch. med. Wschr. 1916. — *Hedwig Zweig*, Über den Rheumatismus nodosus. Mschr. Kinderheilk. 29, H. 2 (1924). — *Lust, Spanier*, Dentale Infektion u. rheumatische Infektion im Kindesalter, 1930, 25, 1030. — *F. Klinge*, Über Rheumatismus, Klin. Wschr. 1930, 13, 586. — *Gräff*, Pathologische Anatomie und Histologie d. Rheumatismus infectiosus in Rheumaprobleme, Aachen 1928, Verlag S. Thieme, 1929. — Ders., Primärinfekt und Invasionsstelle beim Rheumatismus infektiosus specificus, Dtsch. med. Wschr. 1930, 15.

Der Starrkrampf[1].)

Von

Julius Bauer in Hamburg.

Begriff.

Der Tetanus ist eine den klinischen Anzeichen als auch der Ätiologie nach wohl charakterisierte Infektionskrankheit. Die Krankheit äußert sich in Muskelkrämpfen, die gewöhnlich von den Kopfmuskeln ausgehen und sich über die Muskeln des Rumpfes und der Gliedmaßen ausdehnen. Es kommt zu einer krampfhaften Starre der Muskeln, die dem Krankheitsbild den Namen gab. Das Wort Tetanus kommt von τεινειν = spannen oder straffen. Tatsächlich besteht eine tonische Starre der befallenen Muskeln, eine Tonussteigerung, die vom Zentralnervensystem ausgeht, und nicht ein „Tetanus", wie er durch elektrische Reize mittels des *Wagner*schen Hammers im physiologischen Versuch erzeugt wird. Definition.

Geschichtliches.

Schon *Hippokrates* beschreibt den Tetanus, der nach einer Fingerverletzung eintrat und zu Kiefersperre und Nackensteifigkeit führte. Von *Aretaeus* schon wird er als eine die Kinder häufig befallende Krankheit notiert. Von ihm stammt auch ursprünglich die alte Einteilung der Krankheit in Opisthotonus, Orthotonus, Emprosthotonus und Pleurosthotonus, gemäß der Gestaltsveränderung des Körpers, die jeweilig durch den vorwiegenden Muskelzug bedingt ist, den der Rückenmuskeln, der Gesamtmuskulatur, der vorderen oder seitlichen Rumpfmuskulatur. Man unterschied auch bereits in alter Zeit den durch Verletzung und aus anderen Ursachen entstandenen Tetanus. Jener wurde später Tetanus traumaticus genannt und vom Tetanus rheumaticus im Anschluß an Erkältungen und vom Tetanus toxicus, durch Darmgifte usw. erzeugt, und Tetanus idiopathicus, der ohne nachweisbare Ursache auftrat, geschieden. Erst als man die infektiöse Natur der Wundkrankheiten erkannt hatte, kam man zu der Ansicht, daß ein Erreger die Ursache der Krankheit und ein im Blute kreisendes Gift die Veranlassung der Muskelstarre sei.

Ätiologie.

Carle und *Rattone* haben zuerst (1884) den Tetanus mit Gewebssaft vom Menschen auf das Tier übertragen und von Tier zu Tier weitergeimpft. *Nicolaier* hat in demselben Jahre den Tetanusbazillus in Gartenerde entdeckt. *Rosenbach* sah denselben Bazillus im Wundsekret eines an Tetanus Verstorbenen. *Kitasato* hat 1897 im *Robert Koch*schen Laboratorium den Bazillus in Reinkultur gezüchtet und auf das Tier experimentell übertragen. Erreger.

[1]) Lat.: Tetanus. Franz.: tétanos. Engl.: tetanus. Ital.: tetano. Span.: tetanos.

29*

Der Tetanusbazillus ist ein schlankes, 2—4 μ langes und 0,3—0,5 μ breites Stäbchen mit abgerundeten Ecken. Das Stäbchen trägt in älteren Kulturen am Ende eine Spore, die als rundes Knöpfchen imponiert. Man spricht daher von Trommelschlägelform des sporenhaltigen Bazillus (s. Fig. 192).

Er besitzt Eigenbewegung durch Geißeln, läßt sich leicht färberisch darstellen und verhält sich gegen Gramfärbung ungleichmäßig. Der Starrkrampferreger ist ein Anaërobier; nur in Mischkultur, vorzüglich mitEitererregern, wächst er auch aërob, offenbar weil die symbiotisch wachsenden, aeroben Keime den Sauerstoff verbrauchen, so daß der Tetanusbazillus anaërobe Bedingungen vorfindet. So erklärt sich sein gutes Wachstum in eitrigen und jauchigen Wunden. Auch in gedüngter Acker- und Gartenerde hält er sich gut. Die Tetanussporen sind sehr resistent, können Erhitzen auf 70° lange aushalten und überstehen Austrocknung, weswegen sie in infiziertem Material Jahre lang virulent bleiben.

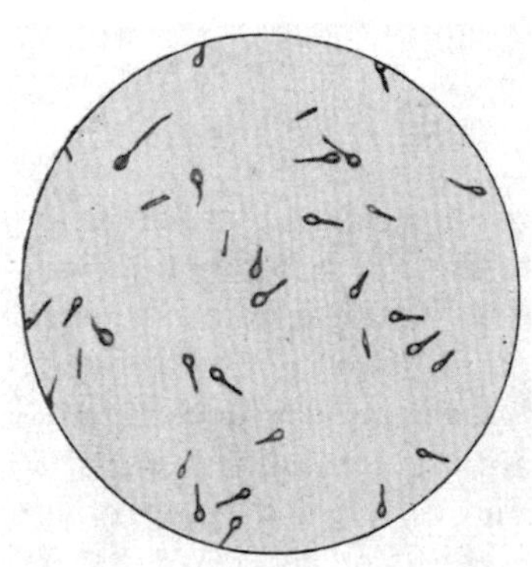

Fig. 192.
Tetanusbazillen.

Tetanustoxin.

Im menschlichen und tierischen Organismus — Pferde und Rinder erkranken auch an Tetanus — entfaltet der Tetanusbazillus seine krankmachenden Eigenschaften durch Ausscheiden eines löslichen Giftes, des Tetanustoxins.

Experimentell lassen sich Meerschweinchen, Kaninchen und Mäuse, nicht aber Kaltblüter und Geflügel mit Tetanus infizieren. Nach experimenteller Impfung verschwinden die Bazillen bald an der Impfstelle und nur schwierig gelingt es, durch Kulturverfahren, im Tetanuseiter Erreger zu finden, selten im Blut oder den Organen des erkrankten Organismus. Die Mikroorganismen und ihre Sporen selbst machen also nur mittelbar Krankheitserscheinungen, indem sie ein lösliches Gift ausscheiden, das sich im Körper verbreitet. Es wirkt auf das Zentralnervensystem. Nach *Meyer* und *Ransom* gelangt es auf dem Nervenwege in den Achenzylindern dorthin, während *Aschoff* und *Robertson* bewiesen, daß es in den Lymphbahnen der peripheren Nerven zum Zentralnervensystem wandert. Das Toxin kann man aus dem Filtrat der Kulturbouillon anaërob gezüchteter Bazillen gewinnen. Die filtrierte keimfreie Tetanusbouillon ruft, Versuchstieren injiziert, nach einer Inkubationszeit Tetanus hervor. Verfütterung der Bazillen oder des Toxins führen bei unverletztem Magendarmkanal zu keiner Erkrankung. Die spontane Infektion erfolgt nur durch Wunden, wobei das Vorhandensein anderer Keime unterstützend wirkt, indem es die Vermehrung der Tetanusbazillen ermöglicht.

Infektionsmodus.

Die Inkubation.

Die Infektionsquelle bildet beim Tetanus das Erdreich oder erdbeschmutzte Gegenstände, Geschosse, Dornen, rostige Nägel, Anker oder beschmutzte Hände. Die Übertragung geschieht durch Kontakt. Die Eintrittspforte in den Organismus kann jede Wunde an Haut und Schleimhäuten darstellen, vor allem aber, wenn sie verunreinigt war, bevor sie mit dem bazillärbeschmutzten Material in Berührung kam.

Die Inkubationszeit des Tetanus ist schwer zu begrenzen. Das Eintreten der ersten Symptome ist einige Stunden nach einer Verwundung beobachtet worden. Demgegenüber stehen Berichte, daß der Krankheitsbeginn 4 Wochen und später nach dem Eintritt der Infektion lag.

Immunität.

Durch Vorbehandlung mit Tetanustoxin sind Kaninchen von *v. Behring* und *Kitasato* gegen die Infektion mit lebenden Krankheitserregern geschützt worden.

Die Resistenz beruht auf der giftneutralisierenden Eigenschaft des Blutserums, die, an die Serumeiweißstoffe gebundenen Körpern, Antitoxine genannt, zugeschrieben wird. Die Übertragung des Blutserums mit Tetanustoxin vorbehandelter Tiere auf andere Tiere macht auch diese gegen das Toxin und die Infektion mit spezifischen Erregern resistent.

Das Antitoxin macht also nur das im Körper kreisende Toxin durch Neutralisation unschädlich, vermag aber nicht die vom Gift gemachten Gewebsschädigungen wiederherzustellen. So erklärt sich (*Sahli*) die mangelhafte therapeutische Wirkung des antitoxischen Serums bei Tetanus.

Epidemiologie.

Das Vorkommen des Tetanusbazillus ist ubiquitär. Immerhin scheint die Verbreitung dieses Bazillus regionär zu differieren. So war im großen Kriege die Tetanusgefahr in Frankreich größer als in Rußland. In gedüngtem Kulturboden findet sich dieser Krankheitskeim weit häufiger als z. B. in ungedüngter Walderde. Das liegt daran, daß der Tetanusbazillus ständig im Darminhalt gesunder Pferde und Rinder zu finden ist, und auch im Menschendarm vorkommt. Mit den Exkrementen kommt der Bazillus in das Erdreich. Andererseits fand man Tetanussporen in Gras und Heu, sodaß das Vorkommen des Keims als Darmparasit und seine Verbreitung durch Dünger restlos erklärt ist.

Tetanus neonatorum bei Gärtnerskindern!

Der Tetanus ist demgemäß über die ganze Erde verbreitet, besonders aber in den warmen Ländern zu finden. Auch sollen die farbigen Rassen für ihn empfänglicher sein, während der Starrkrampf in Europa eine seltene Krankheit ist. Bei der Verbreitung einer Wundinfektionskrankheit spielen allerdings die sanitären Verhältnisse eine große Rolle. In Kriegszeiten finden wir daher den Tetanus häufiger als im Frieden. Da der Tetanuserreger sich hauptsächlich in der Garten- und Felderde findet und durch Kontakt in Wunden des Körpers eindringt, findet man ihn bei bestimmten Berufen häufiger, bei Soldaten, Gärtnern und Landleuten. Auch ist dementsprechend das männliche Geschlecht öfters befallen als das weibliche und Erwachsene häufiger als Kinder. Von den Altersstufen des Kindes ist das Säuglingsalter das meist betroffene, weil hier der Tetanus neonatorum als Nabelinfektion von besonderer Bedeutung ist (s. dieses Handb., Bd. I).

Das klinische Krankheitsbild.

Die ersten Krankheitszeichen des Tetanus können uncharakteristisch sein. Sie bestehen in Abgeschlagenheit, Frostgefühl, Kopfschmerzen und Schweißausbruch. Bald erscheinen Lokalsymptome und Allgemeinerscheinungen spezifischerer Art, Schmerzen und Ziehen in der Umgebung der Wunde und Schreckhaftigkeit. Namentlich die örtlichen Erscheinungen können nach einer Verletzung der Frühdiagnose dienen.

Deszenieren der Typus

Die typischen Tetanussymptome zeigen sich in einer krampfhaften Starre der Muskeln. Sie beginnt gewöhnlich in der Kiefermuskulatur und steigt abwärts, indem sie sich über die gesamte Körpermuskulatur verbreitet. In der Mehrzahl der Fälle wird die Diagnose durch die Beobachtung des Trismus zuerst gestellt. Er besteht in einer krampfhaften Anspannung der Kaumuskulatur, die Öffnung des Mundes und Kauen ver-

Trismus.

hindert. Ihm gehen meistens Beschwerden der Patienten durch schmerzhaftes Spannungsgefühl in der Kaumuskulatur voraus. Der Trismus erfolgt zunächst anfallsweise, später dauernd. Einmal ist er unvollständig, d. h. der Mund kann wenig geöffnet werden; ein andermal besteht totaler Trismus. Im ersteren Falle, der einem leichteren Krankheitsfall im allgemeinen entspricht, kann ein Krampfanfall plötzlichen Mundschluß und Zungenbiß veranlassen.

Der Trismus kann alleiniges Symptom der Krankheit bleiben. Gewöhnlich aber verbreitet sich die Starre rasch über die gesamte Gesichtsmuskulatur. Die hierdurch entstehende Facies tetanica ist so charakteristisch, daß bei ihrem Bestehen alle differentialdiagnostischen Schwierigkeiten behoben sind. Das Gesicht ist maskenhaft und macht selbst beim Kinde den Eindruck eines Alten. Der Ausdruck weinerlicher Stimmung und panischer Angst alterniert oder eint sich mit einem zynischen Lächeln (Risus sardonicus) s. Fig. 193.

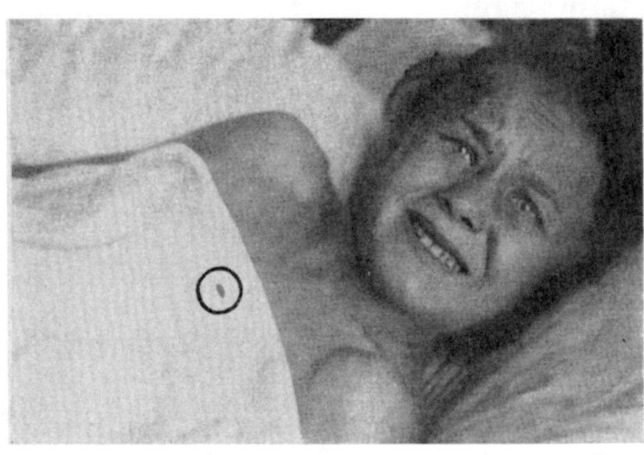

Fig. 193.
Tetanus bei 11 jähr. Mädchen; Wunde zwischen den Zehen, aus der Wunde wird ein Stückchen morschen Holzes entfernt. Mäuse-Impfung mit diesem Holze ergibt Tetanus.
(Aus der Univ.-Kinderklinik der deutschen Universität in Prag, Prof. Dr. *Langer*.)

Die Stirn ist gewöhnlich gerunzelt, die Augenlider zusammengekniffen, die Nasolabialfalten vertieft, der Mund in die Breite gezogen, die Nasenflügel extrem gebläht. Die Gesichtsverzerrung wird durch unzählige kleinere Runzeln an Lidern, Augenwinkeln, Mundecken und Kinn verstärkt, und durch eine häufige Asymmetrie der Kontrakturen grotesk. Vom Fazialisgebiet greift die Starre auf die Nackenmuskulatur über. Dann wird der Kopf krampfhaft nach hinten in die Kissen gebohrt. Der Tonus verbreitet sich über die Streckmuskulatur des Rückens, so daß der Rumpf einen starren, nach hinten gebogenen Halbkreis bildet (Opisthotonus). Es kann auch, wie bereits erwähnt, Geradstreckung oder Biegung nach der Seite oder vorne entstehen, je nachdem welche Muskelgruppe die stärkste tonische Verkürzung zeigt (s. Fig. 194 u. 195).

Die Bauchmuskulatur wird bretthart, die Beine werden starr ausgestreckt und abduziert, die Füße gebeugt, die Zehen gespreizt. Wenn die obere Extremität mit ergriffen wird, sind meist nur die Beuger ergriffen.

Der Grad der Starre wechselt, je nach der Schwere des Falles. Manche Kranke sind unbeweglich, andere gehen hölzern und steif, wenn man sie unterstützt. Bei Besserung nimmt die Starre nur langsam ab, und der Kranke durchschreitet verschiedene Grade der Starre.

Anfälle. Aber auch während des Höhepunktes der Krankheit wechselt der Grad der Starre, indem die gleichmäßige Starre durch ruckweise Anfälle durchbrochen wird. Bald stellen diese schreckartiges Zusammenfahren dar, bald minutenlange Erhöhung des Tonus der gesamten Körpermuskulatur, beginnend mit einem Aufschrei und endigend mit einer extremen Erstarrung des ganzen Körpers. In solchem Anfall kann plötzlicher Tod eintreten. Diese Gefahr besteht besonders dann, wenn das Zwerchfell und die Glottis betroffen wird. Neben der Atemmuskulatur wird auch die Schlingmuskulatur von den ruckweisen Anfällen befallen.

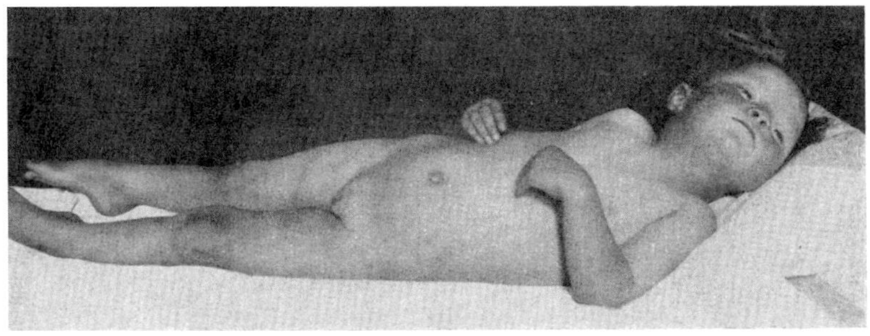

Fig. 194.

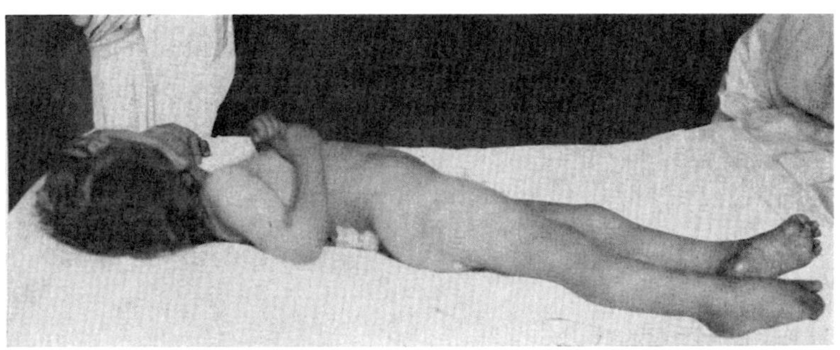

Fig. 195.
Tetanus eines 5 jährigen Mädchens.
(Baseler Kinder-Klinik, Prof. *Wieland.*)

Hier sind Schluckversuche gewöhnlich das auslösende Moment, und es kommt oft zur Fremdkörperaspiration und ihren deletären Folgen.

Im übrigen werden die ruckweisen Anfälle der Körpermuskulatur durch verschiedene Reize ausgelöst, durch Geräusche, durch Berührung, durch Erschütterung. **Geräuschempfindlichkeit.**

Nicht immer hat der Tetanus den geschilderten deszendierenden Typus. In seltenen Fällen verläuft er von der die Eintrittspforte bildenden Wunde aus aszendierend.

Eine besondere lokale Form des Tetanus, der aber gelegentlich auf die übrige Körpermuskulatur übergehen kann, bildet der Kopftetanus. Er geht von Kopfverletzungen, die im Fazialisbereich erfolgen, aus und führt zu Krämpfen der Schlundmuskulatur, dadurch zu kehlkopfstenotischen Attacken, ferner zu Lähmungen des Fazialis, der Augenmuskelnerven und des Hypoglossus. Bei Verletzungen am Auge kommt es zu Lähmung einzelner Augenmuskeln, öfters zu einer Ophthalmoplegie (s. Fig. 196).

Der Kopftetanus hat im allgemeinen eine günstiger Prognose.

Das Bild des Tetanus ist durch die Starre und die ruckweisen Anfälle bestimmt. Die übrigen Symptome treten dagegen zurück.

Fieber.

Der Fieberverlauf hat keine eigene Note. Meistens besteht nur geringgradiges Fieber, gelegentlich subnormale Temperaturen. Nur prä-agonal und postmortal kommt es gelegentlich zu hohen Temperatursteigerungen. Die postmortale Temperatursteigerung pflegt spätestens $^3/_4$ Stunden nach dem Eintritt des Todes abzufallen. Während des Verlaufes der Krankheit deutet ein Temperaturanstieg auf eine Komplikation (Pneumonie) hin, die stets prognostisch ungünstig ist.

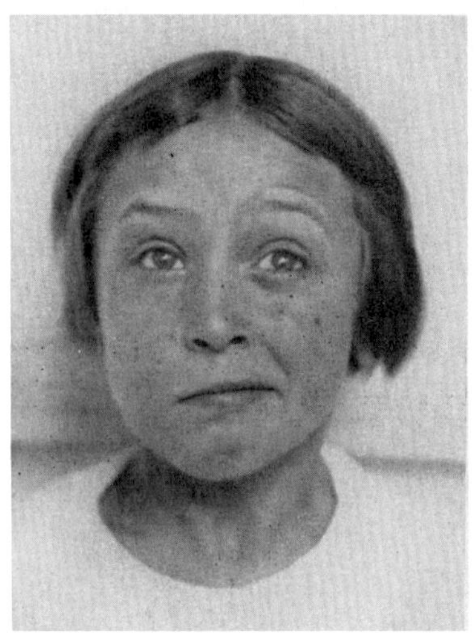

Fig. 196.
Kopftetanus.
(Univ.-Kinderklinik München, Prof. *Pfaundler.*)

Sensorium.

Das Sensorium bleibt frei während der Krankheit und ist nur manchmal ante exitum getrübt. Das Nervensystem äußert sich weiterhin durch Reflexsteigerung, indem Babinsky positiv, das Fazialis- und Ulnarisphänomen auftritt, der Patellar- und Achillessehnenreflex gesteigert ist oder Fußklonus entsteht. Häufig ist Schweißausbruch, namentlich bei Anfällen, und Schlaflosigkeit.

Zirkulation.

Der Blutdruck ist normal. Der Puls kann beschleunigt und verlangsamt sein, im Anfall auch aussetzend. Nach einem Anfall ist Exitus durch Herzlähmung beobachtet worden.

Das Blutbild ist unverändert. Eine Leukozytose weist auf Komplikationen hin.

Man gewinnt eine normale Lumbalflüssigkeit ohne Druckerhöhung bei Punktion. Der Urin ist konzentriert. Man findet in ihm gelegentlich Eiweiß und Urobilin. Die Urin- und Stuhlentleerung ist oft durch Krampf der Sphinkteren gehemmt. Doch soll man im Krampf nicht katheterisieren.

Verlauf.

Der Verlauf der Krankheit ist so, daß nach Überstehen der ersten und schlimmsten Woche die Krankheit sich durch Nachlassen der Starre bessert. Sie kann sich aber noch wochenlang hinziehen. Namentlich bei

Wirbelsäule und Thoraxdeformität.

Kindern und Jugendlichen kann sich an die Krankheit eine Kyphose und Kyphoskoliose der oberen Wirbelsäule mit Thoraxdeformation anschließen. Doch wurde auch ein Gibbus der Lendenwirbelsäule im Anschluß an Tetanus beschrieben.

Die Krankheit kann foudroyant in den ersten Tagen bereits mit dem Tode endigen oder im Laufe von 1—$1^1/_2$ Wochen sich steigernd zum Erstickungstode führen. Der lokale Tetanus, der sich auf die Umgebung der Verletzung beschränkt, hat, wenn er nicht fortschreitet, eine günstige Prognose.

Der „Tetanus tardissimus oder chronicus“ ist eine seltene Erscheinung der Dauerverkürzung der Muskeln. Man spricht von ihm, wenn lokale Symptome des Tetanus wochen- oder monatelang bestehen bleiben. Hierbei kommen die ruckweisen Anfälle gar nicht oder selten vor, hingegen besteht eine Dauerstarre einzelner Muskeln in kleinerer oder größerer Ausdehnung. So geht ein akuter Tetanus gelegentlich in einen posttetanischen Zustand über. Es kann aber auch ein sogenannter Spättetanus bestehen, der aus einer „ruhenden Infektion“ hervorgeht. Dabei gibt es oft differential-diagnostische Schwierigkeiten durch Verwechselung, z. B. mit hysterischer Starre. Der chronische Tetanus oder die posttetanische Starre.

Andererseits kommt es vor, daß das Gefühl der Muskelstarre nach überstandenem Tetanus noch längere Zeit zurückbleibt. Posttetanische Zustände der Muskelstarre führen unter Umständen zu Kyphosen und Gibbus an der Wirbelsäule und ferner zu Deformitäten des Brustskeletts.

Pathologisch-anatomisch kommt es beim Tetanus zu Veränderungen der Ganglienzellen, namentlich in den motorischen Kernen. Auch sollen sich im Gehirn zirkumskripte Herde gewucherter Glia (*Bouman*) und Ödem der Rückenmarksglia (*Aschoff*) finden. An der Skelettmuskulatur wurde wachsartige Degeneration (*M. B. Schmidt*) festgestellt. Blutungen kommen ferner vor und häufig Bronchitis und Bronchopneumonie (Schluckpneumonie). Oft fand man Hyperplasie der lymphatischen Organe (*Weichselbaum*), einige Male Thymus persistens, offenes foramen ovale und chronische Schilddrüsenveränderungen (*Mönckeberg*). Anatomie.

Die Todesursache ist Zwerchfellähmung, Gehirn- oder Herztod. Ob letzterer auch toxischer Natur ist, steht nicht fest; *Aschoff* hält es für wahrscheinlich, daß die Störung der Zirkulation infolge der Krämpfe diesen verursacht.

Prognose.

Die Prognose läßt sich nach der Inkubationszeit beurteilen. Je kürzer dieselbe, um so schwerer die Krankheit. Hohes Anfangsfieber und rapide Krankheitsentwicklung sind ungünstige Vorzeichen. Je flacher die Entwicklungskurve der Krankheit, um so besser die Heilungsaussicht. Im Verlauf der Krankheit ist Befallensein der Atem- und Schlingmuskulatur von übler Vorbedeutung, indem es zur Schluckpneumonie führen kann. Konstitutionell scheint der Status lymphaticus für die Infektion mit Tetanus und den Verlauf der Krankheit ungünstig zu sein (*Hedinger*, *B. O. Pribram*). Prognose.

Die Sterblichkeit ist nach *Rose*, bei Ausbruch der Krankheit in der ersten Woche nach der Verletzung 91%, in der zweiten Woche 81—82%, später 50—53%, im Durchschnitt 88%.

Diagnose.

Die klinische Diagnose des Tetanus macht selten Schwierigkeiten. Am leichtesten kommen Verwechslungen mit akuter Meningitis vor oder mit Enzephalitis. Doch wird hier die Nackenstarre gelegentlich von sensorieller Störung begleitet. Diagnose.

Auch entscheidet im allgemeinen der Trismus für Tetanus, Kernig usw. für Meningitis. Leichter Trismus kann vorübergehend für Kiefersperre bei lokalen Rachen-, Kiefer- und Speicheldrüsenerkrankungen gehalten werden. Die Strychninvergiftung ähnelt dem Tetanus außerordentlich, doch erschlaffen die Muskeln nach dem Krampfanfall entgegen dem bakteriellen Tetanus. Die Hysterie kann tetanische und posttetanische Zustände vortäuschen. Hier entscheidet der Nachweis spezifisch hysterischer Anzeichen.

Bakteriologischer Nachweis.

Sichergestellt ist die Diagnose durch den bakteriologischen Nachweis.

Prophylaxe.

Prophylaxe.

Bei wenigen Krankheiten ist die Prophylaxe so wichtig wie beim Tetanus. Bei allen Wunden, die mit Erdreich in Berührung kamen, oder die durch Eitertaschen oder nekrotische Teile dem Gedeihen des Tetanusbazillus Schlupfwinkel bieten, ist eine primäre sorgfältige Wundprophylaxe am Platz. Ebenso wichtig ist die Prophylaxe mittels antitoxinhaltigem Heilserum. Der große Krieg hat uns gelehrt, alle Verwundeten mit beschmutzten Verletzungen mit Tetanusserum zu impfen. Daher müssen wir uns auch in Friedenszeiten daran gewöhnen alle Patienten mit tetanusverdächtigen Wunden frühzeitig mit Tetanusserum zu injizieren, möglichst in den ersten Stunden nach der Verletzung. Injiziert man zu spät, so nimmt die Krankheit ihren Verlauf, im besten Falle, bei Impfung vor oder im Beginn des Einsetzens der Tetanussymptome, ist eine Milderung der Krankheitsschwere zu erreichen.

Frühzeitige Serumprophylaxe.

Die von *v. Behring* empfohlene subkutane Dosis für prophylaktische Impfung beträgt 20 A.E. Es empfiehlt sich, wenigstens einen Teil des *Behring*schen Heilserums in der Nähe der Wunde zu injizieren. Auch wird die Wunde von einigen Autoren durch mit antitoxischem Serum getränkten oder mit Trockenserum bepuderten Tampons bedeckt.

Vom Tetanusheilserum bringen die *Behring*werke für prophylaktische Zwecke zur subkutanen oder intramuskulären Injektion Ampullen mit 2500 A.E. (500fach)[1]) in den Handel, ferner in derselben Dosis ein für serumüberempfindliche Patienten bestimmtes (durch Entfernung der nicht antitoxinführenden Eiweißgruppen) gereinigtes antitoxisches Serum, und schließlich ein konzentriertes Serum gleicher Dosierungsmöglichkeit zur Verabreichung hoher Antitoxindosen in möglichst kleiner Serummenge. Bei Gefahr der Serumkrankheit empfiehlt sich auch das Tetanus-Schutzserum, das von Rindern gewonnen ist und zur Prophylaxe in Ampullen zu 2500 A.E. verabfolgt wird.

Man ist in letzter Zeit zu recht hohen Dosen Antitoxins übergegangen. Viele Autoren spritzen auch, namentlich bei schweren Verletzungen, mehrmals.

Neuderdings ist wie gegen Diphtherie auch gegen Tetanus eine aktive Immunisierung empfohlen worden. Die *Behring*werke stellen ein „Tetanus-Anatoxin" her. Es handelt sich um ein durch Formol entgiftetes Tetanustoxin. Man gibt in Abständen von 4—6 Tagen subkutan 0,2—0,4—0,8—1 ccm, die in Ampullen vorrätig sind.

Therapie.

Bei der Ungunst der Prognose wird man nach Feststellung der Diagnose Heilserum injizieren, wenn auch das Tetanusserum kein Heilmittel, sondern ein Prophylaktikum zu nennen ist. Da der Erfolg der Serum-

[1]) = 20 A.E. der alten Antitoxineinheit (vor 1928).

therapie zweifelhaft ist, herrscht über die Art der Applikation und die zu verabfolgende Antitoxindosis größte Unstimmigkeit. Die intravenöse Einführung des Serums hat neben der intramuskulären die subkutane verdrängt. Neben und zugleich mit der intravenösen Applikation wird sehr viel die subdurale empfohlen. Durch Lumbalpunktion wird das Serum, am besten in Narkose, eingebracht und hierauf der Oberkörper tiefgelagert, um das Serum besser zu verteilen.

Ob eine endoneurale Serumbehandlung größeren Nutzen stiftet, steht noch aus. Auf Grund der Überlegung, daß Tetanusgift von der Wunde aus auf dem Wege der peripheren Nerven dem Zentralnervensystem zugebracht wird, hat man den Nervenstamm einer erkrankten Extremität freigelegt und in ihn injiziert.

Die therapeutische Verwendung von Rekonvaleszentenserum wird von *Noeggerath* und *Schottelius* wegen des geringen Antitoxingehaltes abgelehnt. Man injizierte therapeutisch früher 100 A.E.[1]) Trat am nächsten Tage keine Besserung ein, so spritzte man noch einmal oder mehrmals in 24stündigen Pausen dieselbe Menge. In jüngster Zeit ist man auch in der Therapie des Tetanus zu höheren Antitoxinmengen übergegangen. Hohe Antitoxinmengen sollen auch noch beim Spättetanus von Wirkung sein (*Erich Meyer* und *L. Weiler*).

Die *Behring*werke liefern für therapeutische Zwecke zur intralumbalen oder subduralen und intramuskulären Injektion Ampullen mit 500fachem Serum zu 12500, 25000 und 50000 A.E., mit 750fachem Serum zu 12500 A.E., ferner konzentriertes Heilserum 1500—2000fach zu 6000, 10000 und 20000 A.E.

Symptomatische Therapie.

Nächst der spezifischen Therapie spielt die symptomatische eine wesentliche Rolle. Sie hat die Starre und die Anfälle zu bekämpfen.

Seit alters wird hier Chloralhydrat mit Vorteil verwandt. Man gibt Klistiere von 0,5—1 g mehrmals täglich. Man hört damit auf bei Pulsveränderung und Blutdrucksenkung.

Dann empfiehlt sich, suprafasziale Injektionen von Magnesiumsulfat zu geben:

Rp. Magnesii sulfur. crystallis. puriss. 10,0—25,0
Aq. recenter destill. et steril. ad 100,0.

Die Tagesdosis beträgt 0,5—1,0 g Magnesiumsulfat pro kg Körpergewicht. Als Einzeldosis gibt man 0,2 g pro kg Körpergewicht und wiederholt die Einspritzung in 2—3stündlichen Abständen bis zur Wirkung (*Göppert*). Bei Zeichen von Atemlähmung sind sofortige Gegenmittel am Platz. Man injiziert 5 ccm Chlorkalzium in 5proz. Lösung, intravenös oder intramuskulär, oder $\frac{1}{2}$ mg Physostigmin oder Atropin subkutan.

Luminal wird gelobt. 3mal 1 Tablette à 0,1 pro die bei älteren Kindern. Die Avertin-Narkose wurde von *Wolf* empfohlen.

In den ersten zwei Lebensjahren gibt man nicht gerne Morphium, später kann man Morphium oder Pantopon in schweren Fällen versuchen; von Morphium bei älteren Kindern subkutan 0,005—0,01 g.

Auch Opium wird empfohlen in ansteigenden Dosen bis zur Wirkung, am besten in Kombination mit Urethan zur Erleichterung der Wirkung.

[1]) 100 A.E. alte Antitoxineinheit = 12500 der neuen.

Von dem Gedanken ausgehend, daß durch die Muskelkontraktion Milchsäure in den Muskeln gebildet wird, und so ein saures Milieu entsteht, hat *Heim* Natrium bikarbonat verordnet. Er gab 20—50 ccm einer 10proz. Lösung intravenös und zugleich 10—30 g per os. Nach 15—30 Minuten ließen die Spasmen nach. Die Wirkung ging nach 3—5 Stunden verloren. Bei täglicher Wiederholung der Infusionen wurde aber ein Dauererfolg erzielt. Selbstverständlich wurde die Serumtherapie nicht vernachlässigt.

Bei der Wiederholung der Injektion muß man stets ein neues Blutgefäß aufsuchen und benutzen, wegen der Gefahr der Thrombosierung.

Die Allgemeinbehandlung des Patienten besteht in absoluter Ruhe. Die Pflege muß geräuschlos geschehen, der Kranke isoliert werden, sein Bett auf weiche Unterlage gestellt. Schwierigkeiten kann die Ernährung machen. Sie erfolgt am besten flüssig mit dem Löffel, wenn Saugen an der Flasche unmöglich ist. Im Notfall Sonderernährung durch die Nase. Bei Glottiskrämpfen kann man zu schneller Tracheotomie gezwungen sein. Die Lagerung des Patienten muß beachtet werden, die Glieder sollen weich aufliegen. Decubitus ist zu verhüten.

Literatur:

Aschoff und *Robertson*, Med. Klin. 1915, Nr. 26 u. 27. — *Becker*, Münch. med. Wschr. 1918, H. 47 u. 1920, H. 30. — *v. Behring*, Das Tetanusheilserum und seine Anwendung auf tetanuskranke Menschen. Leipzig 1892. — *F. Blumenthal*, Die Serumtherapie des Tetanus, im Handb. d. Serumtherapie von *Wolff-Eisner*. — *Bouman*, Zbl. Neur. 1920, Bd. 58. — *Dönitz*, Dtsch. med. Wschr. 1897. — *Gottlieb* und *Freund*, Münch. med. Wschr. 1916, Nr. 49. — *Heim*, Mschr. Kinderheilk. 1929, Bd. 42. — *P. Jacob*, Dtsch. Klinik 1903, Bd. 2. — *Jochmann-Hegler*, Lehrb. d. Infektionskrankheiten. — *v. Leyden* und *Blumenthal*, Nothnagels spez. Path. u. Ther., Wien 1901, Bd. 5. — *Meyer* und *Ransom*, Arch. f. exper. Path. 1903, Bd. 49. — *E. Meyer* und *L. Weiler*, Münch. med. Wschr. 1916 u. 1917. — *Rose*, Der Starrkrampf des Menschen. Enke-Stuttgart 1897. — *Schittenhelm*, Der Tetanus. In *v. Bergmann* u. *Staehelin*, Handb. d. Inn. Med. 1925. — *G. Schmidt*, Münch. med. Wschr. 1921, H. 40. — *Spieß*, Münch. med. Wschr. 1920, H. 10. — *Wassermann* und *Takaki*, Berl. klin. Wschr. 1898, H. 1. — *A. Wolf*, Zbl. f. Chir. 1929, H. 35. — *Zeissler*, Z. Inf. krkh. d. Haustiere 1920.

Die allgemeine Sepsis[1]).

Von

JULIUS BAUER in Hamburg.

Begriffsbestimmung.

Definition.

Unter allgemeiner Sepsis verstehen wir weder ein in ätiologischer Hinsicht einheitliches, noch ein klinisch scharf umrissenes Krankheitsbild. Es handelt sich um einen Symptomenkomplex, der durch verschiedene Mikroorganismen, vorwiegend durch Eiterkokken, aber auch durch viele andere pathogene Keime, hervorgerufen werden kann. Die Erreger der allgemeinen Sepsis sind aber auch imstande ganz andere, z. B. örtliche Erkrankungen zu verursachen. Ebenso ist der Symptomenkomplex der Sepsis kein konstanter. Es kann einmal das eine, einmal das andere Symptom betont sein; es kann in einem Falle ein oder das andere, in anderem Falle sogar ein wichtiges Symptom fehlen. So ist gerade im Säuglingsalter das beim Erwachsenen oft wesentliche Symptom des septischen Fiebers ganz selten.

Immer handelt es sich bei der Sepsis um das Eindringen von Mikroorganismen in die Blutbahn. Sie dringen durch eine Haut- oder Schleimhautwunde in den Körper ein und gelangen, entweder nachdem sie eine örtliche Erkrankung gemacht haben, oder sofort in den Blutkreislauf. Oft ist der Ausgangspunkt nicht zu ermitteln. Dann sprechen wir von kryptogenetischer Sepsis. Stets aber verlangen wir, um eine Krankheit als septisch zu bezeichnen, daß der Erreger oder seine Stoffwechselprodukte eine Allgemeininfektion, allgemeine Krankheitserscheinungen und Veränderungen in den Organen hervorruft. Im andern Falle spricht man von Bakteriämie. Diese, d. h. das Auftreten von Keimen im Blute, ist eine häufige Erscheinung der Pathologie. Bei zahlreichen Infektionen wandern die Erreger gelegentlich und vorübergehend ins Blut. Im Gegensatz hierzu ist es eine regelmäßige Begleiterscheinung einer septischen Erkrankung, daß die Krankheitskeime, sei es dauernd, sei es in Zwischenräumen, im Blute kreisen, und zwar in erheblicher Menge (*Schottmüller*). Diese zahlreichen Keime der Blutbahn vermehren sich nicht etwa in dieser, sondern werden von einem Herd, dem Sepsisherd (*Schottmüller*), vorübergehend oder dauernd in die Blutbahn ausgeschwemmt Diese Brutstätte der Bakterien, die in Kommunikation mit der Blutbahn steht, muß nicht etwa die Eintrittspforte des Krankheitserregers sein.

[1]) Lat.: Sepsis. Franz.: septicémia. Engl.: Sepsis. Ital.: Septicemia. Span.: Sepsis.

Die zeitlich begrenzte oder dauernde schrankenlose Verbindung zwischen Eiterherd und Blutbahn ist das, was pathologisch den septischen Vorgang von anderen infektiösen Prozessen unterscheidet. Es fehlt also entweder dem Sepsisherd ein zellulärer Schutzwall oder dem Blute eine immunitäre Abwehrkraft, oder beides. Auf die mangelhafte Bildungsfähigkeit von Schutzkörpern des Blutes im frühen Säuglingsalter beziehen wir die Neigung dieser Altersstufe zur Sepsis. Man findet den Sepsisherd häufig in dem arteriellen Gefäßsystem, z. B. Bakterienwucherung auf den Herzklappen, als Endo- und Thrombophlebitis.

Sepsisherd und Bakteriämie sind stets bei der Sepsis zu finden. Häufig bilden sich auch metastatische Herde in den Organen (Meningitis, Zystitis). Aber ebenso wie die Eintrittspforte des Erregers kryptogen bleiben kann, ebenso suchen wir oft auch nach Metastasen vergeblich.

Wenn der Krankheitskeim in die Eintrittspforte eintrat, ist das Bild der Sepsis noch keineswegs entschieden. Es entsteht ein Abszeß, es folgt eine Lymphangitis, eine Lymphadenitis, und dann erst schließt sich die Hemmungslosigkeit des septischen Prozesses an. In gewissem Sinne ist die allgemeine Sepsis das sekundäre Krankheitsbild ätiologisch verschiedener Krankheitsprozesse, deren Primärstadium verwischt sein kann. Daher ist auch nicht die Art des Krankheitskeims für das Bild der Krankheit verantwortlich, sondern das Gepräge des Symptomenkomplexes. Damit ist nicht negiert, daß man im Bilde der Sepsis immer wieder Besonderheiten des Erregers entdecken kann (z. B. Abszeßbildung, namentlich im Nierenparenchym, bei der Staphylokokkensepsis).

Das Eindringen der Bakterien ins Blut wird vom Organismus mit Schüttelfrost, beim Kinde oft mit Krämpfen beantwortet. Diese Symptome sind aber wohl der Ausdruck der durch Bakteriozidie freigewordenen Endotoxine, die u. a. zerebrale Angriffspunkte gefunden haben (*Schottmüller* und *Römer*). So kommt es, daß der Schüttelfrost erst dem Einbruch der Bakterien in die Blutbahn folgt, oft erst nach Stunden. Nicht alle Bakterien gehen in der Blutbahn zugrunde. Ein Teil derselben wird durch den Urin ausgeschieden. Andere wieder machen Metastasen in den Organen. Nicht immer sind es einzelne Bakterien, die zur Metastasierung führen, sondern infizierte Gewebsteile.

Ätiologie.

Ätiologie.

Meistens sind Streptokokken, aber auch Staphylokokken oder Pneumokokken als Erreger der Sepsis bezeichnet worden. Aber auch das Bacterium coli, Bacillus typhi, Gonokokken, Meningokokken, Diphtheriebazillen, der Influenzaerreger und der Bazillus pyozyaneus kommen in Betracht. Auch anärobe Keime, der Gasbazillus, anärobe Strepto- und Staphylokokken, und viele andere sind bei der Septikämie als Erreger schon gefunden worden. Nach unserer vorausgegangenen Definition kann man nur sagen, daß diese Keime auch das Bild der Sepsis machen können.

Eintrittspforten.

Die Verletzungen der Haut und Schleimhaut, durch die die Sepsiserreger in den Organismus gelangen, können mannigfache Lokalisation haben. Bei Neugeborenen (s. Bd. I) ist die Nabelwunde der häufigste Ausgangspunkt der Krankheit. Beim Neugeborenen und Säugling ist die Haut und Schleimhaut im allgemeinen leichter verletzlich als beim älteren Kinde und beim Erwachsenen, beim jungen Kinde häufig. Das ist nicht der einzige Grund, warum septische Infektionen im frühen Kindesalter so oft vorkommen, um so häufiger je jünger die Kinder sind.

Hinzu kommt die Begünstigung durch intertriginöse und ekzematöse Veränderungen der Haut, durch Furunkulose, Pemphigus, durch luische Hautaffektionen, durch Anginen. Auch die Lungen (Aspiration von Fruchtwasser), Geschwüre der Mund- und Rachenhöhle und ganz besonders Affektionen des gesamten Digestionstraktus bilden unter Umständen die Eintrittspforte.

Im frühen Kindesalter häufig.

Für das Kind im ersten Trimenon erhöht sich die Gefahr des septischen Prozesses dadurch, daß eine Hautanergie besteht und daß das Blut normaler Schutzkörper vielfach (Normalambozeptoren z. B.) entbehrt. Septisch erkrankte Brustkinder finden wir seltener als Flaschenkinder, entsprechend dem besseren Immunitätszustande ersterer.

Operative Eingriffe als Ursache.

Verletzungen der Haut und Schleimhaut durch instrumentelle Eingriffe, Adenotomie, Tonsillotomie, Thermometerverletzungen im Mastdarm usw. können ebenso wie Abortausräumung und genitale Untersuchung bei Erwachsenen der Sepsis den Eintritt gestatten.

Auch Entzündungsvorgänge der Schleimhaut innerer Organe (Gallenblase, Nierenbecken, Mittelohr, Uterus) können der Ausgangspunkt einer Blutinfektion sein.

Das klinische Krankheitsbild.

Die Inkubationszeit kann sehr kurz sein und etwa 24 Stunden betragen. Gehen aber nachweisliche örtliche Erkrankungen voraus, so kann die septische Infektion erst nach Wochen urplötzlich zum Ausbruch kommen. Manchmal aber kann der einleitende Krankheitsprozeß okkult verlaufen, wodurch es nicht immer leicht ist, das Einsetzen der Sepsis scharf abzugrenzen. Dies ist allerdings leicht möglich, wenn plötzlich ein Schüttelfrost mit seinen Begleiterscheinungen, Schweißausbruch usw. einsetzt. Oft sind es nur Allgemeinerscheinungen, die die Sepsis einleiten, Erscheinungen toxischer Natur, Apathie wechselt mit Unruhe, Somnolenz mit Jaktationen, Abgeschlagenheit, Appetitlosigkeit; Muskel- und Kopfschmerzen bilden ein anderes Mal den Beginn der Sepsis und lassen den Arzt in der Diagnose in Unsicherheit. Namentlich bei einem unter diesen Symptomen schleichend verlaufenden Krankheitsbild, der chronischen Sepsis, kann die Differentialdiagnose lange schwanken; zumal wenn das klassische Bild schwerer Sepsis spät in Erscheinung tritt oder ganz fehlt. Demgegenüber steht das Sepsisbild mit hohem Fieberbeginn nebst Kontinua, Pulssteigerung, zyanotischem Gesicht, Unruhe, Benommenheit, Delirien und Übelkeit, übergehend in Koma und soporösen Zustand. Bei foudroyantem Verlauf setzt Vasomotorenschwäche ein, der Puls wird fadenförmig, das Herz versagt, Schweiß bricht aus, die Extremitäten fühlen sich kalt an. Unter Dyspnoe und Lungenödem mit stertoröser Atmung geht der Patient zugrunde. Alle Übergänge von mildestem Verlauf und wochenlanger Erkrankung, bis zum stürmischen Zusammenbruch in kürzester Zeit kommen zur Beobachtung. Besonders charakteristisch und diagnostisch wichtig ist das Bild der schweren septischen

Toxinämie beim Säugling, auch hier akut einsetzend oder sich langsam entwickelnd. Das Kind liegt mit mattem, leerem Blick da, die Augen haloniert, das Gesicht ängstlich, Nase spitz, Haut gelb, schmerzvoll wimmernd. Bewegungen lahm und zittrig, oft wieder unruhig sich umherwerfend. Puls klein. Stühle durchfällig. Dyspnoe und Nasenflügelatmen, beschleunigte und vertiefte Atmung. Gewichtsverlust.

Verwechslung mit Intoxikation.

Das Bild ist der Intoxikation bei Verdauungsstörungen des Säuglings gleich, so daß die Diagnostik der Sepsis den Erregernachweis und den Befund von Metastasen beansprucht.

Selten ist der Infektionsherd an der Eintrittspforte im Vordergrunde des Krankheitsbildes, oft der Sepsisherd oder die Metastasen, meist das Bild der Allgemeinerscheinungen.

Milz.

Milzschwellung ist ein häufiges Symptom der Sepsis, besonders in chronischen Fällen. Beim Säugling wird der septische Milztumor seltener gefunden als beim älteren Kinde und Erwachsenen. Seine diagnostische Bedeutung leidet hier auch unter dem häufigen Vorkommen des Milztumors und ist daher nur vorhanden, wenn derselbe während der Krankheit entstand.

Fieber.

Dem intermittierenden Fiebertypus, bei dem hohe Körpertemperaturen mit sehr niedrigen innerhalb eines Tages abwechseln, hat man den Beinamen des septischen Fiebers gegeben. Tatsächlich haben wir in der Klinik des Erwachsenen dieses Fieberbild bei der Koli- und Gonokokkensepsis uns eingeprägt und sind in der geburtshilflichen Klinik auf diesen Fiebertypus bei der puerperalen Sepsis eindringlich hingewiesen worden. Immerhin gibt es auch beim Erwachsenen vielfach bei Sepsis Fieberkurven, die keineswegs intermittierend sind. Bei der akuten septischen Endokarditis bezeichnet *Schottmüller* die Kontinua als den gewöhnlichen Fiebertyp.

Bei der gewöhnlichen Streptokokken- oder Staphylokokken-Sepsis im Kindesalter sehen wir kontinuierliches Fieber mit Remissionen. Die Meningokokkensepsis hat auch beim Erwachsenen eine remittierende Kontinua.

Umgekehrt kommt intermittierendes Fieber auch im Kindesalter bei anderen Krankheiten vor. Spricht doch *Moro* von dem Säge- und Malariatyp bei langwierigen, kompakten Kleinkinderpneumonien, und *Szontagh* beschrieb eine croupöse Pneumonie mit intermittierendem Fieber. Auch bei mancher anderen Krankheit kam es zur Beobachtung.

Es gibt also kein für Sepsis charakteristisches Fieber. Bei intermittierendem Fieber wird man allerdings immer an Sepsis zu denken haben. Stets kann es, bei Kindern oft sehr rasch, zu Kollapstemperaturen kommen, die häufig zu schnellem Tode führen. Besonders bei allgemeiner Körperschwäche bestehen oft andauernd niedrige Temperaturen, die mit Kollaps enden.

Schüttelfrost.

Ähnlich liegen die Verhältnisse beim Schüttelfrost. Er wird bei jeglicher Bakterieneinschwemmung in die Blutbahn beobachtet. Es muß sich dabei aber nicht um einen septischen Vorgang handeln. Bei Kindern ist Schüttelfrost seltener als beim Erwachsenen, um so seltener je jünger das Kind ist. Es sind aber schon Schüttelfröste bei Kindern im 2. Lebensjahr beobachtet worden. Tritt beim Kinde Schüttelfrost auf, so spricht das doch in erster Linie für Sepsis.

Fast nie fehlen die erwähnten zerebralen Symptome, die uns diagnostisch oft auf die Schwere der Krankheit aufmerksam machen. Symptome von seiten der Meningen können als Reizerscheinungen und als echte metastatische Meningitis vorhanden sein. Auch Pachymeningitis haemorrhagica kann zu diesem Bilde führen. Wir finden demgemäß im Liquor keine Veränderung oder eitrige oder blutige Beschaffenheit. Die Pneumokokken- und Meningokokkensepsis führen meistens zur Meningitis. Blutungen oder eitrige Herde im Gehirn verursachen Krämpfe und Muskellähmungen. Nervensystem. Liquor.

Manche Sepsiserreger machen leicht Gehirnerkrankungen, andere hingegen seltener, wie z. B. der Streptococcus viridans, der auch im Kindesalter bereits als Sepsiserreger vorkommt.

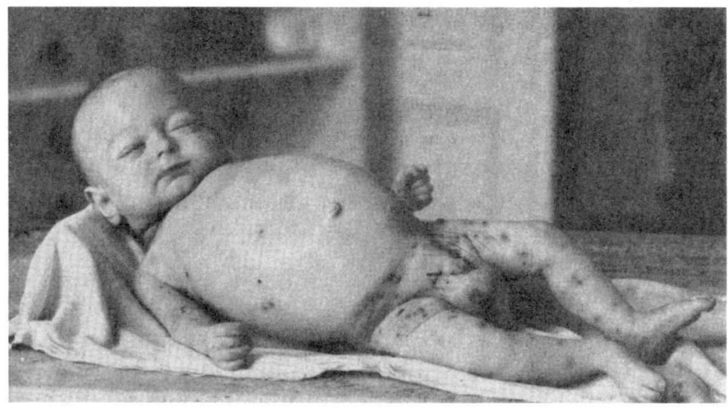

Fig. 197.
Gasbrand bei 3 Mon. altem Kinde. Hautemphysem. Blasen mit blutigserösem Inhalt auf der Bauchhaut.
(Franz-Joseph-Spital in Wien, Prof. *Reuß*.)

Bei Säuglingen und Kleinkindern kommen Beuge- und Streckspasmen der Extremitäten vor.

Auch die Sinnesorgane beteiligen sich an der Sepsis. Hier kommen toxische Prozesse und metastatische Herde vor. Neuritis optica, Retinitis septica, Panophthalmie infolge von Sepsis sind Bilder, die bei der Erwachsenensepsis eine Rolle spielen, gegebenenfalls auch bei Kindern, z. B. die Panophthalmie bei septischem Scharlach. Retinalblutungen kommen schon beim Säugling vor. Sinnesorgane.

Auch an der Haut sind Symptome toxischen und metastatischen Ursprungs zu verzeichnen; die letzteren sind gerade von diagnostischer Bedeutung und kommen als vesikulöse, bullöse, pemphigus- und ekthymaartige Ausschläge vor (s. Fig. 197). Bei Pyozyaneussepsis ist von *Baginsky* und *Finkelstein* ein Ecthyma gangränosum beobachtet worden, ausgestanzte Ulzerationen, die zuerst von *Hitschmann* und *Kreibich* beschrieben wurden. Häufiger und wichtiger ist das Vorkommen von Hautblutungen als Petechien oder Ekchymosen. *Finkelstein* hält das Bestehen von Hautblutungen (und Ikterus) bei bestehender Toxinämie und Abwesenheit erheblicher Metastasen von ausschlaggebender Bedeutung für die Diagnose der Sepsis im Säuglingsalter. Aber auch Exantheme und Erytheme, Haut.

die, wie wahrscheinlich ein Teil der Blutungen, toxischer Natur sind, unterstützen die Diagnose der Sepsis. Scharlach- und Masernausschläge können vorgetäuscht werden, aber auch der Verdacht auf Erysipel. Miliaria crystallina kommt zur Beobachtung und Herpes, namentlich der Lippe, muß man nach *Schottmüller* in eine besondere Beziehung zu der prognostisch günstigen Koliinfektion bringen.

Mundhöhle. Zunge, Mund- und Wangenschleimhaut sind bei schwerer Krankheit trocken, manchmal nekrotisch. Auch Schleimhautblutungen sind festzustellen.

Andererseits kann die Schleimhaut auch Eintrittspforte, besonders auch im Säuglingsalter, sein. So kann eine Schleimhautaffektion fortleitend zu eitriger Parotitis führen und weiterhin zur allgemeinen Infektion. Bednarsche Aphten, Stomatitis gangränosa führen zu Sepsis. Ebenso kann sie vom Rachen ausgehen, zu Retropharyngealabszessen, Mediastinitis und Meningitis (*Epstein*) führen. Conjunctivitis blennorrhoica, Entzündung des duktus nasolabialis ebnet einer Allgemeininfektion oft den Weg.

Tonsillen. Auch die Tonsillen spielen als Eintrittspforte und Sitz von Metastasen eine Rolle. Phlegmonöse Angina mit Sepsis ist nur im frühen Säuglingsalter eine Seltenheit (*Finkelstein*). Ohr. Otogener Ursprung der Septikopyämie ist von uns, bereits im Säuglingsalter, beobachtet worden, ferner Sinusthrombosen mit Ausgang in schwere Sepsis und eitrige Meningitis (s. Bd. IV Meningitis und Sinusthrombose).

Lungen. Metastatische Herde in den Lungen kommen besonders bei Staphylokokken- und Streptokokkensepsis vor. Embolische Prozesse der Lunge, die teilweise mit Infarktbildung einhergehen, führen oft zu eitrigen, manchmal zu gangräneszierenden Prozessen. Pleuritis fibrinosa und Empyem sind Folgezustände. Schon im frühesten Säuglingsalter kommt septische Pneumonie vor als hämorrhagische Lobularpneumonie oder Lungenabszesse, oft von metastatischem Empyem begleitet. Gewöhnlich handelt es sich um schwer atrophische Säuglinge. Bei Pneumokokkensepsis insbesondere finden wir eine Polyserositis, nicht nur eine Pleuritis.

Blutkreislauf. Beteiligung der Blutgefäße erkennen wir an den geschilderten Symptomen der Vasomotorenschwäche, an den Haut- und Schleimhautblutungen, an der Anämie, Beteiligung des Herzens, die in Muskeldegeneration oder Dilatation oder Abszeßbildung im Herzmuskel besteht, an Kreislaufschwäche bei chronischem Verlauf.

Im Gegensatz zum Erwachsenen ist Endokarditis beim Säugling äußerst selten. Geräusche am Herzen sind bei der Sepsis des Säuglings nicht etwa für Endokarditis beweisend. Im ersten Säuglingsalter ist die metastatische Perikarditis ein nicht seltener Befund. Die Erkrankung der Venen bei der Sepsis kommt als Endo- und Thrombophlebitis vor. Wir haben die Sinusthrombose bereits erwähnt.

Muskulatur. Abszesse der Muskulatur, des Unterhautzellgewebes, namentlich Dekubitalabszesse metastatischen Ursprungs geben das als Septiko-Pyämie bezeichnete Bild. Eitrige Gelenkentzündungen können anfangs als rheumatische Affektionen gedeutet werden, noch leichter seröse Ergüsse der Gelenke, die gelegentlich flüchtig sind, öfter in eitrige übergehen. Gonokokken- und Pneumokokkensepsis treten monarthritisch auf, doch gibt es auch hiervon Ausnahmen.

In jedem Alter finden sich auch Knochenmarkeiterungen bei der Sepsis, gerade bei jungen Kindern besonders oft osteomyelitische Prozesse. Knochenmark.

Embolische Nierenabszesse sind ein häufiger Befund bei Sepsis, der klinisch oft nicht hervortritt, wenigstens keine funktionelle Störung verursacht. Man findet im Harn Zylinder, Leukozyten, auch Erythozyten, bei der Staphylokokkensepsis im Katheterurin auch reichlich Kokken. Neben febriler Albuminurie kommt auch die hämorrhagische Nephritis nicht selten zur Erscheinung. Im Anschluß an Nierenabszesse stellt sich gelegentlich ein paranephritischer Abszeß ein. Harnorgane.

Durchfälle finden sich namentlich bei metastatischer Peritonitis. Hervorragend ist aber die gastrointestinale Beteiligung an der Sepsis im Säuglingsalter. In diesem Alter können Magendarmkatarrhe im Vordergrund der Erscheinungen stehen. Darm.

Ikterus ist ebenfalls ein häufig vorkommendes Symptom der Sepsis beim Säugling, wird aber auch bei Jugendlichen und Erwachsenen beobachtet. Die Genese des septischen Ikterus ist keine einheitliche, indem sowohl mechanischer als auch dynamischer Ikterus vorkommt (*Schottmüller*). Dabei ist Bilirubin im Serum nachzuweisen. Ikterus.

Anämie gehört zum Bilde der akuten als besonders der chronischen Sepsis. Bei Eiterherden ist Leukozytose vorhanden. Hierbei überwiegen die Neutrophilen. Eine Linksverschiebung des weißen Blutbildes findet sich sogar gewöhnlich bei normaler Leukozytenzahl. Blutbild.

Die meisten der im Zusammenhang erwähnten Organprozesse bei der Sepsis finden im einzelnen ihre eingehende Würdigung bei Beschreibung der betreffenden Organerkrankung in diesem Handbuch.

Diagnose.

Die Diagnose der Sepsis ist dann gestellt, wenn bei einer Allgemeininfektion aus dem Blute der Krankheitserreger gezüchtet wurde, wenn ein Sepsisherd im Organismus gefunden wurde, schließlich wenn metastatische Prozesse vorhanden sind. Diagnose.

Der septische Zustand allein sichert die Diagnose nur, wenn wiederholt ein positiver Ausfall der Blutaussaat gezeitigt wurde, auch wenn die beiden andern Faktoren nicht konstatiert wurden. Auch Sepsisherd und Blutkeime allein sind ein sicherer Befund. Art und Ort der Metastasen im Verein mit positivem Blutbefund genügen auch zur Diagnosenstellung. Liegt der Sepsisherd oberflächlich, so ist die Diagnostik leichter, als bei seinem Sitz in inneren Organen.

Der ärztliche Sprachgebrauch hat für manche klarliegende Fälle besondere Bezeichnungen wie Nabelsepsis, Urogenitalsepsis usw. geprägt. Am schwierigsten liegt der Fall bei der kryptogenetischen Sepsis. Kommt diese differentialdiagnostisch in Betracht, so ist zunächst nach einem Sepsisherd zu fahnden. Bei Kindern ist niemals die Ohrenuntersuchung zu vergessen, ebensowenig die Mundinspektion. Auch eine Osteomyelitis ist nicht zu übersehen. Urinuntersuchung kann ausschlaggebend für die Diagnose werden, ebenso Inspektion des Augenhintergrundes und Röntgenbild.

Diagnostisch wichtig ist auch die Kenntnis der Altersverteilung der einzelnen Sepsisformen (Nabelsepsis, Puerperalsepsis, Gonokokkensepsis, Endocarditis lenta), und der verschiedenen Metastasen und Sepsisherde (enterogene Sepsis des Säuglings).

Differentialdiagnose.

Von den diagnostisch mit der Sepsis, sofern lokale Prozesse fehlen, leicht zu verwechselnden klinischen Bildern, ist vom Typhus zu sagen, daß er im Säuglingsalter durch seinen leichten Verlauf der Differentialdiagnose wohl keine Schwierigkeiten macht, in höherem Kindesalter durch die serologische und bakteriologische Untersuchung zu trennen ist. Die Grippe kann bereits im Säuglingsalter größere Schwierigkeiten der differentiellen Diagnose bereiten. Hier entscheidet der Bakteriennachweis, der bereits im Säuglingsalter anzustellen gelingt. Dasselbe gilt für die Miliartuberkulose und epidemische Meningitis.

Der Gelenkrheumatismus macht erst jenseits des Kleinkindesalters Schwierigkeiten. Jedoch ist sein Verlauf akuter, die Gelenkerscheinungen sind flüchtiger, das Fieber sinkt meist mit dem Abschwellen der Gelenke ab.

Die akute Leukämie gibt bei einem unausgesprochenen Blutbefund, der zeitweilig vorkommt, Anlaß zur Verwechslung mit akuter Sepsis. Die stark hervortretenden Drüsenschwellungen, Milztumor, Blutungen der Mundhöhle und hämorrhagische Diathese bei fehlendem Bakteriennachweis sprechen eher für Leukämie.

Beim Skorbut entscheidet manchmal die Fieberlosigkeit für diese Krankheit. Ausschlaggebend ist das Röntgenbild.

Malaria, Pneumonie, exanthematische Krankheiten und viele andere können noch der Differentialdiagnose der Sespis Schwierigkeiten machen. Hier entscheidet die eingehende Kenntnis der geschilderten Symptomatologie und die Zuhilfenahme des gesamten diagnostischen Apparates.

Prognose.

Prognose.

Die Prognose der Sepsis ist in erster Linie davon abhängig, ob der Sepsisherd angreifbar ist. In diesem Falle ist sie günstig. Selbstverständlich auch, wenn der Sepsisherd von selbst ausheilt. Hier spielt die Widerstandskraft des befallenen Organismus, ebenso wie Art und Virulenz des Erregers eine wichtige Rolle. Daher ist auch das Lebensalter von Bedeutung, indem der Neugeborene und Säugling im ersten Lebensquartal widerstandslos ist, wenn auch die Prognose nicht absolut ungünstig genannt werden kann.

Prophylaxe.

Prophylaxe.

Über die Möglichkeit der Vorbeugung einer Sepsis belehren uns die Erfolge in der Verhütung dieser deletären Krankheit in neuerer Zeit in Entbindungsanstalten und Säuglingskrankenhäusern. Sie sind der Ausschaltung der Infektionsquellen und der Verhütung von Eintrittspforten zu verdanken. Hinzu kommt die Stärkung der Widerstandskräfte des Organismus, die in Säuglingsspitälern durch Ernährung mit Frauenmilch oder auch zweckmäßiger künstlicher Ernährung erreicht wird. Alle diesbezüglichen Maßnahmen der Diätetik und Asepsis in der Behandlung von Säuglingen, der Behandlung eitriger Ausflüsse (Otitis, Nabelpyorrhoe, Mundreinigung), der Isolierung Infektionskranker sind an anderer Stelle abgehandelt.

Therapie.

Therapie.

Eine spezifische Behandlung der Sepsis von durchschlagendem Erfolge existiert nicht. Mehrere Methoden sind gepriesen worden und haben auch nicht zu verallgemeinernde Einzelerfolge erzielt. Man wird immer wieder zu ihnen zurückkehren, solange es nicht eine souveräne Methode gibt. Große Verbreitung hat die Behandlung mit Silberverbindungen gefunden, seitdem *Credé* 1895 das Kollargol eingeführt hat. Ihm folgten das feiner dispergierte Elektrokollargol und Dispargen. Neuerdings werden Argoflavin, eine Silberverbindung des Trypaflavins, und das verwandte Rivanol empfohlen.

Ebenso wie diese Präparate haben die empfohlenen Chininderivate in der Behandlung der Sepsis versagt. Hier sind zu nennen Hydrochinin, Vuzin, Optochin. Auch die von *Marmorek* begründete Heilserumtherapie mittels Antistreptokokkensera ist von den meisten Ärzten verlassen worden. Neuderdings legt man Wert auf ein Immunserum, das von Pferden nicht nur durch Injektion von Streptokokken, sondern auch deren Ekto- und Endotoxine hergestellt wurde. Ein solches polyvalentes, antitoxisches und antibakterielles Streptokokken-Heilserum stellen die Behringwerke her. Ampullen zu 25 und 50 ccm dienen der intravenösen und intramuskulären Therapie. Zur Behandlung der Staphylokokkensepsis stammt aus derselben Quelle ein Staphylokokken-Heilserum, in den gleichen Dosen vorrätig. Die Sera sollen täglich, jedenfalls öfters injiziert werden.

Ebenso wie die Immuntherapie hat auch die unspezifische Therapie (Milchpräparate, Terpentinöl als Injektionsmittel) keine allgemeine Anerkennung gefunden. Die chirurgische Therapie, die die Entfernung septischer Herde zum Ziel hat, ist die erfolgreichste Behandlungsmethode der Sepsis. Die Eröffnung von Abszessen und Phlegmonen, chirurgischer Eingriff bei der Sinusthrombose, Eiterniere usw. sind oft von ausschlaggebender Bedeutung. Aber auch die interne Therapie muß zu ihrem Recht kommen. Eine enterale Sepsis beim Säugling ist wie eine andere Durchfallskrankheit zu behandeln. Ebenso ist bei älteren Kindern auf die Diät besonderer Wert zu legen. Ausreichende Ernährung und genügende Flüssigkeitszufuhr ist zu erzielen. Aufmerksame Pflege, Verhütung des Durchliegens, Mundreinigung ist ebenso wichtig wie die Erhaltung der Herzkraft. Bei hoher Temperatur und Benommenheit sind abkühlende Bäder und Packungen angezeigt, bei Unruhe und Saltationen Narkotika (Chloral, Morphium).

Es ist Aufgabe dieses Kapitels die allgemeine Sepsis in Kürze zusammenzufassen. Ebenso wie die Sepsis des Neugeborenen und Frühgeborenen, findet man auch die metastatischen Organerkrankungen bei Sepsis an anderer Stelle, nämlich bei den Organerkrankungen, abgehandelt.

Literatur.

Baginsky, Arch. Kinderheilk. Bd. 28. — *Czerny* u. *Moser,* Jb. Kinderheilk. Bd. 38. — *Finkelstein,* Lehrbuch der Säuglingskrankheiten. — *Fischl,* Jb. Kinderheilk. Bd. 40. — *Hitschmann* u. *Kreibich,* Wien. klin. Wschr. 1897, H. 50. — *Jochmann,* Lehrb. d. Infektionskrankheiten 1914. — *Kleinschmidt,* Mschr. Kinderheilk. 1929, Bd. 42. — *Moro,* Klin. Wschr. 1928, S. 1119. — *Schottmüller* u. *Bingold,* Die septischen Erkrankungen. Im Handbuch d. Inneren Medizin v. *Bergmann-Staehelin.* 1925.

Der Rotlauf (Rose)[1].

Von

JULIUS BAUER in Hamburg.

Krankheitsbegriff.

Geschichtliches. Der Krankheitsbegriff des Erysipelas ist uralt. Es wird bereits von *Hippokrates* erwähnt. Erysipelas ist aus dem Griechischen schwer abzuleiten, wenn auch der Anfang des Wortes auf ἐρυθρὸς, rot, hindeutet. Das Krankheitsbild ist einheitlich und eindeutig. Deshalb ist noch heute das Symptomenbild für die Definition dieser Krankheit maßgebend, nicht das ätiologische Moment. Es handelt sich um eine akute Entzündung der Haut und des Unterhautzellgewebes, die sich auf dem Lymphwege ausbreitet. Man sieht auf der Haut eine Rötung und Schwellung unregelmäßiger, aber scharfer Begrenzung, die die Tendenz des Weiterwanderns hat.

Definition.

Ätiologie.

Ätiologie.

Mit Sicherheit haben wir es mit einer Infektionskrankheit zu tun, deren Erreger eine Wunde der Haut oder Schleimhaut zur Eintrittspforte hat. Man hat meistens einen Streptokokkus als Erreger gefunden, der nach seinem Entdecker Streptokokkus *Fehleisen* (1882) genannt wird. F. hielt diesen Streptokokkus für streng spezifisch. Es ist jedoch erwiesen, daß der Streptokokkus „erysipelatis" sich nicht von dem Str. pyogenes trennen läßt. Derselbe Keim kann Erysipel und Phlegmone, ferner Puerperalsepsis verursachen. Er gehört zu den hämolytischen Streptokokken. Die Virulenz des Erregers und die Disposition des befallenen Organismus scheinen den Ausschlag zu geben, welches Krankheitsbild erzeugt wird.

Auch mit Staphylokokken, Pneumokokken und Bacterium coli hat man am Tier das Bild des Erysipels experimentell hervorgerufen. Aber auch beim Menschen hat *Reiche* aus den Erysipelblasen, dem Blute und dem post mortem entnommenen Herzblut eines an typischem Erysipel Erkrankten Staphylokokken gezüchtet. Schon vor ihm fanden *Joncone Bordoni*, *Uffeduzzi*, *Felsenthal*, *Jordan*, *Petruschky*, *Jochmann*, daß der Staphylokokkus als Erysipelerreger vorkommt.

Eintrittspforte. Impfwunden, zerkratzte Windpockenpusteln, Schnittwunden, impetiginöse Stellen, Ulcera bei Intertrigo, Ohrringlöcher, Otitiden, Anginen, Retropharyngealabszesse, aber auch unauffindbare Wunden der Haut begünstigen den Eintritt der Erreger, ebenso wie Wunden der Schleimhaut. Ist doch die häufigste Eintrittspforte beim Erwachsenen in der Nasenschleimhaut gelegen. Selbstverständlich sind auch Operationswunden hier

[1]) Lat.: Erysipelas. Franz.: érésipèle. Engl.: erysipelas, St. Antony's fire. Ital.: risipola. Span.: érisipela.

zu nennen, die in voraseptischer Zeit die Veranlassung waren, daß die Wunderysipele in den Operationsspitälern und Gebäranstalten verbreitet waren. Infolge der Abnabelung, Beschneidung und Impfung wurden früher häufig, heute seltener, Erysipele veranlaßt.

Vorkommen sporadisch.

Während aber heute das Erysipel im Kindesalter eine seltene Erkrankung ist, sprach man früher von puerperalem Erysipel der Neugeborenen und dem vakzinalen Rotlauf. Namentlich in den Findelhäusern und Kinderhospitälern waren die Erysipele der Kinder zu Hause.

Epidemien kommen heute kaum mehr zur Beobachtung. Auch im Krankenhause kommt eine direkte Übertragung von einem Patienten aus

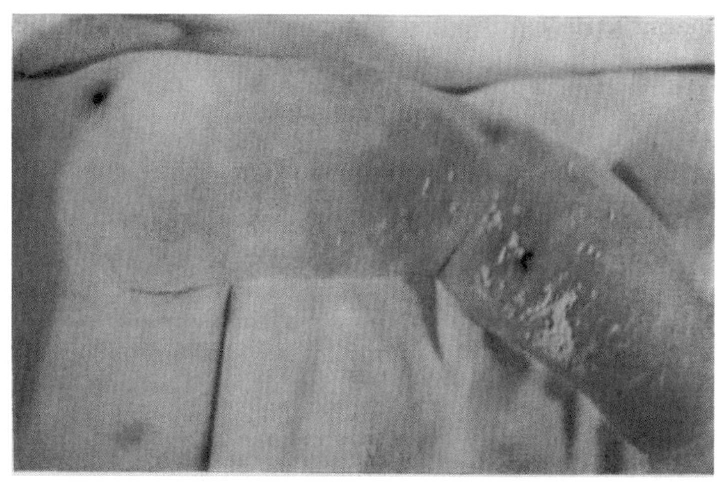

Fig. 198.
Erysipel. 3 Wochen n. Impfung. Alter des Kindes: 9 Monate.
Aus der akadem. Kinderklinik Düsseldorf. Geh. R. *Schloßmann*).

nicht mehr vor. Das Vorkommen der Erreger ist ubiquitär, das Auftreten der Krankheit sporadisch.

Bei den 13 letzten von mir beobachteten Fällen von Säuglingserysipel, das nicht vom Nabel ausging (diesbezüglich verweise ich auf Bd. I), waren die Eintrittspforten der Infektion folgende:

1 mal die Nasenschleimhaut mit typischem Gesichtserysipel in Schmetterlingsform bei einem Säugling von 25 Tagen.
4 mal die verletzte Kopfhaut, wovon ein Fall eine Zangenverletzung darstellt.
1 mal Verbrühung des Unterschenkels.
3 mal Fuß- oder Handverletzungen.
2 mal die Genitalgegend.
1 mal intertriginöses Ulcus des Gesäßes.
1 mal Inzisionswunde einer Leistendrüse.

Bei Kindern findet man Erysipele am ehesten noch im Säuglings- und Kleinkindesalter.

Disposition.

Eine eigentliche Altersdisposition besteht nicht. Aber das Erysipel neigt außerordentlich zu Rezidiven, indem die überstandene Krankheit eine verminderte Immunität zurückläßt. Daher kommt es wohl bei Erwachsenen relativ häufiger vor als bei Kindern. Es gibt aber wohl Personen, die überhaupt nicht für Erysipel disponiert sind. Die allgemeine Statistik lehrt, daß die kalte Jahreszeit die meisten Erysipelfälle zählt, doch trifft das für unsere Hospitalserfahrung an Kindern nicht zu.

Anatomie. In den Lymphspalten der erkrankten Haut finden sich Streptokokken, nicht in den Blutgefäßen. Das umgebende Gewebe zeigt entzündliche Hyperämie und kleinzellige Infiltration, die über das Korium hinaus ins subkutane Fettgewebe sich fortsetzt. Ein starkes Exsudat der Kutis führt zur Anschwellung der erkrankten Stelle.

An der Leiche ist aber Schwellung und Rötung kaum wahrnehmbar, hingegen oft eine Schuppung und schwache Pigmentierung der Haut zu sehen. Milz und regionäre Lymphdrüsen sind geschwollen. Parenchymveränderungen an Herz, Niere und Leber kommen in einigen Fällen vor.

Das Krankheitsbild.

Die Inkubationszeit der Rose beträgt 1—3 Tage. Dem charakteristischen örtlichen Befund gehen Allgemeinerscheinungen, wie Frost, Mattigkeit, Unruhe und Appetitlosigkeit voraus. Begleitet sind sie von Fieber, das plötzlich mit 39—40° einsetzt. Die Diagnose wird nun erst gestellt, wenn am Ort der Infektion eine Hautrötung entsteht. Diese ist zuerst engbegrenzt, angeschwollen und glänzend. Sie setzt sich scharf von der umliegenden gesunden Haut durch einen zackigen, wallartigen Rand, der nur bei Neugeborenen fehlt, ab. Anfänglich juckt die erkrankte Partie, um später infolge der Hautspannung, namentlich bei muskulären Bewegungen im Gesicht, leicht spontane Schmerzen zu verursachen. Stets aber besteht Berührungsempfindlichkeit der erkrankten Stelle. Nicht immer ist die erysipelatöse Haut gerötet. Man unterscheidet noch weiße und blaue Erysipele. Diese sind gefürchtet durch ihre Bösartigkeit und stets Staphylokokkenrosen.

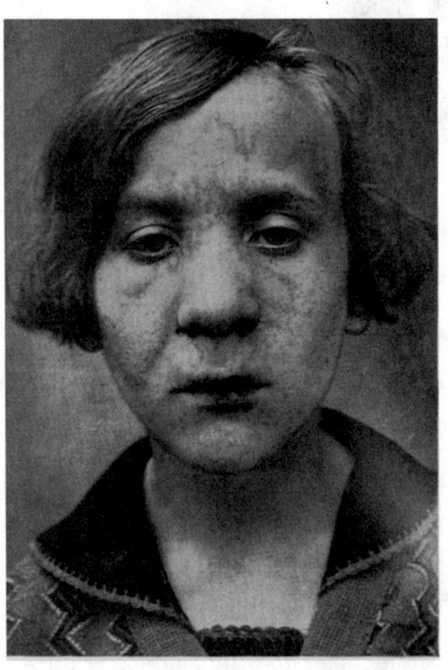

Fig. 199.
Erysipel von einer Kratzwunde am rechten Nasenwinkel ausgehend.
(Aus der Univ.-Kinderklinik der deutschen Universität in Prag, Prof. Dr. *Langer.*)

Bald breitet sich die Rötung aus. Geht die Rose von der Nase aus, so verbreitet sie sich über den Nasenrücken und die Wangen, oft symmetrisch in Schmetterlingsform, weiterhin dann über die Stirn, die Augenlider und Ohrmuscheln (s. Fig. 199). Die Schwellung der Augenlider kann besonders durch Schwellung der Submukosa so stark werden, daß der Kranke die Augen nicht öffnen kann. Auch Lidabszesse und Abszesse der Orbita, in deren Folgen Blindheit vorkommt, sind beobachtet worden. Subkutane Abszesse sind, namentlich im Säuglingsalter, keine seltene Begleiterscheinung des Erysipels. Weiter wandernd, bleiben kleinere oder größere Partien des Gesichts verschont. Über die Haargrenze wandert die Rose nicht gern, auch nicht über das Kinn, wo die Haut fest anliegt. Allein auch diese Grenzen werden manchmal überwunden. Am behaarten Kopf ist dann die Haut nicht gerötet, aber glänzend. Weiter geht die Rose in einigen Fällen auf Hals und Nacken über. Trifft sie auf ihrer Wanderung die Ohrmuscheln, so schwellen diese unförmlich an und schmerzen bei leisester Berührung. Vom Hals geht es gern auf die Schultern über, von einer zur anderen um den Thorax herumziehend. Brustkorbrose macht manchmal Atembeschwerden und Dyspnoe.

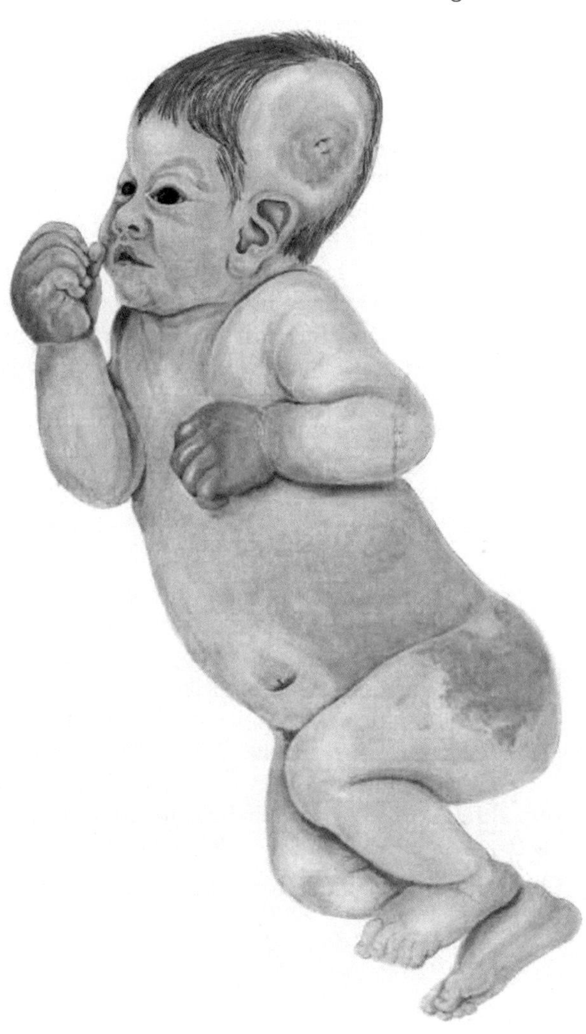

Fig. 200.

Wander-Erysipel beim Säugling. Eintrittspforte: Geschwür von Zange am Kopf. Ödem der Hände. Die Zwischenhautpartien sind bereits abgeheilt.

(Hamburger Säuglingsheim, Prof. *Bauer.*)

Von der Genitalgegend ausgehend macht die Rose oft schmerzhafte Schwellung der Labien, ebenso am Skrotum. Hier tritt oft ein starkes Hautödem auf, das manchmal zu Hautgangrän führt. Auch am Handrücken der Säuglinge sahen wir öfters das Erysipel in Gestalt eines starken Hautödems erscheinen.

Nicht selten kommt es bei der Rose zur Blasenbildung der Epidermis. Die Blasen platzen oder trocknen ein. Sie kommen in miliarer Größe bis zu Haselnußgröße vor und sind mit serösem Inhalt gefüllt (Erysipelas vesiculosum und bullosum). Blasenbildung.

Von Erysipelas migrans oder ambulans sprechen wir, wenn in seltenen Fällen ein großer Teil der Körperoberfläche von der Krankheit Wanderrose.

überzogen wird. Im Säuglingsalter ist die Wanderrose eine häufige Erscheinung (s. Abb. 200). Schwerer Allgemeinzustand mit Bewußtseinstrübung wechselt mit Zeiten besseren Befindens. Das Fieber ist häufig remittierend.

An einer ödematösen Haut, ebenso bei Kachektischen (Atrophikern unter den Säuglingen) kann Schwellung und Rötung blaß und undeutlich sein, charakteristisch aber bleibt die scharfe Abgrenzung der erkrankten Hautpartie.

Indem das Erysipel überwandert, blassen die erst ergriffenen Stellen oft schon ab, schuppen und nehmen ihr ursprüngliches Aussehen wieder an. Meistens ist das Erysipel in seiner Ausdehnung begrenzt. An welcher Stelle das Erysipel haltmacht, ist nicht vorauszusagen, doch sind es gerne die Gegenden des Körpers, wo die Haut fester angeheftet ist, am Darmbeinkamm, am Kreuzbein, an den *Poupart*schen Bändern.

Seltener als an der Haut ist das Erysipel an der Schleimhaut lokalisiert. Allein öfters ist der Ausgang des Erysipels von der Nasen- und Rachenschleimhaut. Dann sieht man wohl im Rachen eine scharf begrenzte Rötung, es schwellen die Mandeln, der weiche Gaumen ist beteiligt, und der Patient klagt über Halsschmerzen und Schluckbeschwerden. Die Diagnose wird meist erst gestellt. wenn die Rose durch die Nase aufs Gesicht übergegriffen hat, oder durch die Tuba Eustachii und das Mittelohr zur Haut der Ohrmuschel gelangt ist. Im letzteren Falle besteht eine eitrige Mittelohrentzündung mit Perforation des Trommelfells. Am gefährlichsten wird diese Wanderrose der Schleimhaut, wenn sie zum Larynxerysipel wird, weil das leicht entstehende Glottisödem zur plötzlichen Todesursache werden kann.

Das Fieber. Die Fieberkurve spiegelt bei kräftigen Patienten die Dauer und Intensität der Hauterscheinungen. Es beginnt in vielen Fällen mit 39—40°. Wir sehen oft eine Kontinua, namentlich solange der Prozeß gleichmäßig weiterkriecht. Meistens aber zeigen sich Remissionen dazwischen. Indem die Rose abblaßt, fällt das Fieber kritisch oder auch lytisch ab, aber nicht immer ist der Hautprozeß mit dem Fieberabfall verschwunden. Handelt es sich um eine Wanderrose, so kann ein Fieberabfall durch neuen Anstieg (Pseudokrise) bei dem Erfassen frischer Hautstellen abgelöst werden (s. Kurve Fig. 201). Auch ganz oder fast fieberlose Fälle werden beobachtet (s. Kurve Fig. 202). Die Fieberdauer schwankt zwischen wenigen Tagen bis 2 Wochen.

Allgemeinerscheinungen. Der Allgemeinzustand auf der Höhe der Krankheit wechselt; neben Apathie und Sopor kommen Benommenheit und Delirien vor. Anorexie, Durchfälle und Erbrechen, große Unruhe und Krämpfe kommen im jüngsten Kindesalter häufig zur Beobachtung, namentlich im Beginn der Erkrankung.

Die Drüsen. Die Milz ist in vielen Fällen geschwollen. Die regionären Drüsen sind bei der Rose gewöhnlich vergrößert, auch druckschmerzhaft.

Blutbild. Im Blutbilde findet man meist Leukozytose, stets Vermehrung der Neutrophilen. Ihre Zahl gibt einen Hinweis auf die Schwere der Erkrankung. Es besteht Eosinopenie, oft ein vollständiger Mangel der Eosinophilen. Erst in der Rekonvaleszenz kehren sie wieder und können kurz nach der Krankheit vermehrt sein.

Bei einem Säuglingserysipel, allerdings mit Gelenkeiterung vergesellschaftet, sah ich eine Leukozytose von 34700, davon 66% Neutrophilen, 24% Lymphozyten, keine Eosinophilen. In anderen Fällen war die Leukozytenzahl zwischen 3—20000 gelegen; allein gelegentlich fand ich 92% Neutrophile.

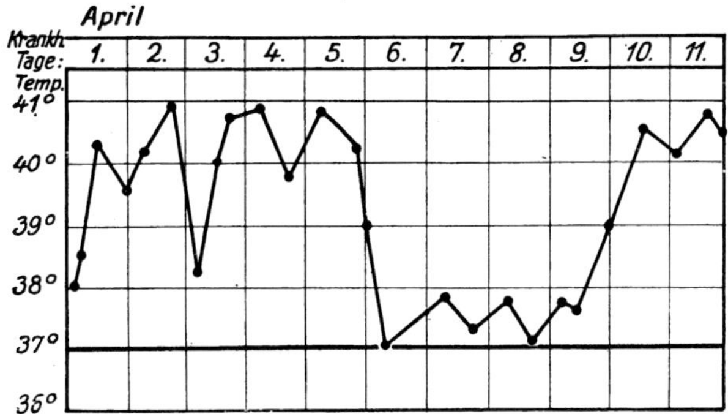

Fig. 201.

Fieberkurve bei Erysipel eines älteren Kindes.

(Hamburger Säuglingsheim, Prof. *Bauer*.)

Harn.

Im Urin besteht eine ausgesprochene Urobilinogenreaktion. Von *Jochmann* wurde in 1,4% der Fälle hämorrhagische Nephritis beobachtet, die eine ziemlich schlechte Prognose gab. Öfter wird febrile Albuminurie gefunden. Bei 9 Säuglingserysipelen fand ich 4mal Zylindrurie, in 3 Fällen nur Albuminurie und 2mal negativen Urinbefund.

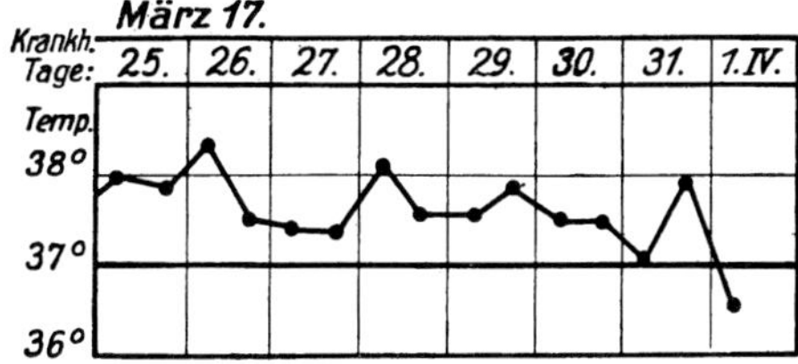

Fig. 202.

Fieberkurve bei Erysipel eines 3 Wochen alten lebensschwachen Säuglings E. J.

(Hamburger Säuglingsheim, Prof. *Bauer*.)

Nervensystem.

Namentlich beim Kopferysipel stellen sich manchmal Delirien ein, die eine vorsichtige Behandlung des Patienten erfordern. Die Differentialdiagnose gegen Meningitis kann anfänglich Schwierigkeiten bieten.

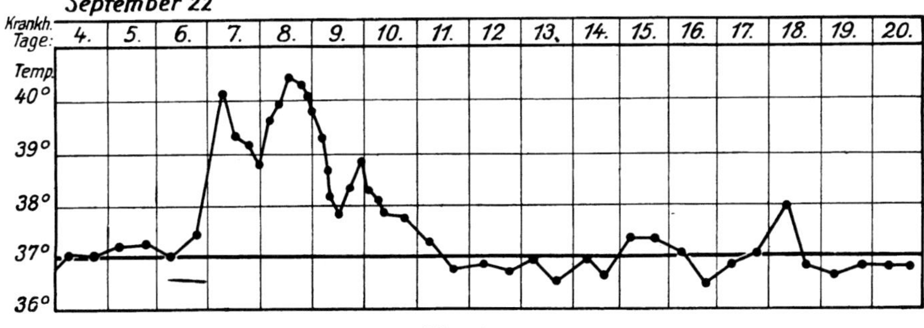

Fig. 203.

Fieberkurve bei Erysipel eines 14 Monate alten Kindes H. E.

(Hamburger Säuglingsheim, Prof. *Bauer*.)

Mir selbst wurde ein 53tägiger Säugling ins Krankenhaus unter der Diagnose Meningitis eingewiesen. Er lag benommen mit zurückgebogenem Kopf da. Es handelte sich um ein Erysipel von der behaarten Kopfhaut ausgehend.

Lungen.

Bronchopneumonien sind keine seltene Komplikation des Erysipels, namentlich in frühem Kindesalter, ebenso wird Pleuritis exsudativa beobachtet.

Herz. Endokarditis kommt selten bei Erysipel vor und ist dann der Ausdruck einer aus der Rose hervorgegangenen Sepsis.

Komplikationen. Neben subkutanen Abszessen führt das Erysipel auch gelegentlich zu tiefer liegenden Phlegmonen. Auch Hautgangrän und Nekrosen der Haut sind im Gefolge der Wundrose. Die Rose kann in Sepsis übergehen, sei es daß ein eitriger Herd vordem vorhanden war oder auch ohne ihn. Meningitis purulenta, Sinusthrombose, Eiterung der Stirn- oder Highmorshöhle und Peritonitis bilden mannigfaltige Komplikationen des Erysipels. Gerade die Streptokokkenperitonitis ist ein häufiger Ausgang der Säuglingsrose. Dabei ist zu beobachten, daß das Erysipel scheinbar abheilt, bis nach kurzer Zeit plötzlich die tödliche Peritonitis einsetzt. Günstiger sind die subkutanen und Gelenkabszesse zu beurteilen, die oft einer längeren Nachbehandlung nach Heilung der Rose bedürfen.

Syntropie. Erysipel kann mit allen möglichen Krankheiten vergesellschaftet sein, namentlich mit Wundinfektionskrankheiten. Geben doch eitrige Hautwunden dem Erysipelerreger dieselbe Chance des Eindringens und Gedeihens wie dem Tetanusbazillus. Aber auch bei den Kinderkrankheiten ist Erysipel beobachtet worden, so bei Masern (*Barthez* und *Rilliet*) und Scharlach. Bei dieser Krankheit selten. Das sicher festgestellte Nebeneinander von Scharlach und Wundrose ebenso wie seine Seltenheit ist gegen die Streptokokkenätiologie des Scharlachs mobil gemacht worden. Allein hier ließe sich einwenden, daß der Scharlachstreptokokkus ein spezifischer Kokkus ist. Merkwürdig sind die Beobachtungen von Heilungen, die das Erysipel bei Patienten bewirkt hat. So soll es maligne Tumoren, Psychosen, Diabetes und Nephritis geheilt haben. Tatsächlich sah ich selber eine langjährige Nephritis haemorrhagica nach Scharlach bei Eintritt eines Erysipels schlagartig verschwinden. Andererseits kann die Wundrose zu einer bestehenden Krankheit hinzutretend, auch die Prognose trüben, so bei Typhus, Ödemen, Dekubitus, schwerer Tuberkulose.

Prognose.

Prognose. Während die Prognose der Rose beim Erwachsenen günstig ist, und die Mortalität bei Gesichtserysipel 3—5% (*Hegler*) beträgt, sind bei Kindern ungünstigere Verhältnisse festzustellen. Je jünger das Kind, desto schlechter die Prognose. *Trousseau* sah niemals ein Kind unter einem Monat genesen. Ich habe ein Gesichtserysipel bei einem Kinde in der 4. Lebenswoche beobachtet, das gut abheilte. Im übrigen sah ich von 14 Fällen des Säuglingserysipels 9 sterben.

Die Prognose des Erysipels ist naturgemäß von dem Zustand des betroffenen Patienten abhängig. Ist er von einer schweren Krankheit befallen (sekundäres Erysipel), so wird sie ungünstig. Dasselbe gilt in dem Falle, daß Komplikationen von Bronchopneumonie, Nephritis, Meningitis, Pleuritis oder Endokarditis hinzutreten. Findet man Streptokokken im Blute, ein seltener Befund, so ist der Fall deletär. Ich habe bei einem 3 Monate alten Kinde Streptokokken im Blute und Liquor gefunden. Nicht ungünstig sind die Fälle, in denen es zu Abszessen oder Gelenkeiterungen kommt.

Diagnose.

Diagnose. Die Diagnose des Erysipels ist leicht zu stellen, wenn die geschilderten charakteristischen Symptome der Rötung und Schwellung der Haut nebst zackiger, scharf umrissener Begrenzung vorhanden sind. Auch die Weiterwanderung und Bläschenbildung erleichtern die Diagnose. In seltenen

Fällen gibt es differentialdiagnostische Schwierigkeiten. Die Lymphangitis bietet eine Rötung, die nicht scharf begrenzt und streifig ist.

Die Phlegmone hingegen kann ebenfalls eine diffuse Rötung wie die Rose aufweisen, aber auch hier fehlt die scharfe Grenzlinie der erkrankten Partie und die Schwellung fühlt sich härter an. Die Area bei der Vakzination hat um die Pustel die intensivste Rötung, die gegen die unscharf begrenzte Peripherie abblaßt. Sie tritt auch frühestens vom 6. Tage der Impfung an auf, während das vakzinale Erysipel sich in den ersten Tagen an die Impfverletzung der Haut anschließt. Erytheme durch Bestrahlung unterscheiden sich durch Fieberlosigkeit und ihre Lokalisation von der Rose. Ebenso lassen sich Erythema exsudativum multiforme und Erythema nodosum durch Lokalisation, Farbe des Ausschlages und Verlauf der Erkrankung leicht abtrennen. Schwieriger kann im Anfang der Erkrankung die Differentialdiagnose gegen Erythema infectiosum sein. Die schmetterlingsförmige Rötung der Wangen bei dieser Krankheit kann zu Irrtümern Veranlassung geben, die sich aber aufklären, sobald der Ausschlag des übrigen Körpers eintritt.

Prophylaxe.

Prophylaxe.

Kinder in den ersten Lebenswochen, Frischgeimpfte und Ekzematiker sind besonders vor der Berührung mit Erysipelkranken zu schützen. In Hospitälern isoliert man Patienten mit Rose am besten. Kinder, die an habituellem Erysipel leiden, bedürfen sorgfältiger Pflege ihrer Wunden. Das gilt insbesondere für Ekzematiker und Skrofulöse.

Therapie.

Therapie.

Unzählige Mittel sind für die Behandlung der Rose empfohlen worden. Diese Tatsache beweist, daß wir sicher wirksame Heilmittel nicht besitzen. Von den Heilmitteln, die desinfizierend und resorbierend auf den Hautprozeß wirken sollen, seien die gebräuchlichsten erwähnt.

Ichthyol wird z. B. als 20proz. Ichthyol-Vaseline mehrmals am Tage messerrückendick auf die erkrankte Stelle der Haut und über sie hinaus aufgetragen.

Jodtinktur (10proz.) wird 2mal täglich auf die Rötung und weit ins Gesunde hinein aufgepinselt und ein Borsalbenlappen darüber gelegt.

Kühlende Umschläge mit essigsaurer Tonerde oder 0,2 pro mill. Sublimatlösung, die öfters zu wechseln sind, wirken zum mindesten angenehm für den Patienten.

Wir haben bei Kindern gern Alkoholumschläge gemacht, etwa zweimal täglich mit Spiritus und Glyzerin āā. Man macht einen Verband zum Schutz vor Verdunstung der Spiritusdämpfe. Auch beachte man Alkoholvergiftung und verwende deshalb diese Umschläge nur für einzelne Körperteile.

Man hat versucht, durch mechanische Mittel das Weiterwandern des Erysipels zu verhindern. *Wölfler* empfiehlt Heftpflasterstreifen in der Umgebung der Rose im gesunden Gebiet straff anzulegen, möglichst ringförmig um Arm oder Bein oder Hals. Die Streifen müssen bis zum völligen

Abblassen der Haut liegen bleiben. Es besteht hier die Gefahr der Gangrän durch Strangulation.

Bessere Erfolge werden von der Höhensonnenbestrahlung berichtet, die *Carl* in den Heilschatz des Erysipels einführte. Man bestrahlt die kranke Stelle täglich 5—10 Minuten, bis Schuppung auftritt. Gerade beim Säuglingserysipel hat *H. Schenk-Popp* gute Erfolge mit dieser Behandlung erzielt. *Volk* empfiehlt die Randpartie in leichte erythematöse Reaktion zu bringen.

Auch Röntgenstrahlenbehandlung wurde empfohlen, hat sich aber bisher nicht durchgesetzt. Auch wurde bei Röntgentherapie zwecks Tumorbehandlung das Entstehen von Erysipel beobachtet (*Kopáry*).

Ebensowenig hat eine spezifische Behandlung des Erysipels mit Antistreptokokkenserum oder eine aktive Behandlung mit Streptokokkenvakzine sich Anerkennung erworben. Nur in Fällen, in denen toxische Allgemeinerscheinungen, Trübung des Sensoriums, schlechter Puls usw. vorhanden waren, hat *Jochmann* mit dem Höchster Antistreptokokkenserum Besserung dieser Symptome gesehen. *Birkhang* hat ein spezielles Roseantiserum hergestellt, das von amerikanischen Autoren teils als die einzig wirksame Behandlung hingestellt, teils bekämpft wurde.

Neuerdings sind diese Erfolge der Serumtherapie als unspezifische Einflüsse gedeutet worden. Man hat daher parenteral andere Eiweißstoffe (Milch, Kasein, normales Pferdeserum) einverleibt. Wir haben bei jungen Kindern täglich 2—3 ccm sterile Milch intramuskulär injiziert.

Ungleich erfolgreicher schien uns die intravenöse Behandlung mit Kollargol. Wir gaben Säuglingen 1—2 ccm Elektrokollargol jeden zweiten Tag.

Symptomatische Behandlung.

Das Fieber wird mit hydropathischen Prozeduren bekämpft. Warme Bäder mit kühler Übergießung sind bei Fieber und Sensoriumtrübung vorteilhaft. Auch kühle Wickel sind angebracht. Besteht eine stark remittierende Fieberkurve, so gibt man Pyramidon vor Anstieg des Fiebers. Bei Kollapserscheinungen sind Exzitantien am Platz. Plötzliches Erblassen und Abschwellen der erkrankten Hautstellen erfordert ein Senfbad.

Die Ernährung des Patienten, besonders auch die Wasserzufuhr, ist zu beachten. Brusternährung ist für Säuglinge im ersten Trimenon durchaus wichtig. Hierbei ist auf den Schutz der Mutter zu achten, ev. abgedrückte Frauenmilch zu reichen. Eine Wöchnerin ist von ihrem Kinde zu trennen. Bei Bewußtseinstrübung und Nahrungsverweigerung greift man zur Sondenernährung und Tropfeinlauf.

Literatur.

Birkhang, E., J. amer. med. Assoc. 1926, Vol. 86. — *Carl*, Dtsch. med. Wschr. 1916, H. 20. — *Fehleisen*, Dtsch. Z. Chir. Bd. 16. — *Felsenthal*, Arch. Kinderheilk. Bd. 16, S. 230. — *Hegler*, Erysipel, in *v. Bergmann-Stachelins*, Handb. d. inn. Medizin 1925, Bd. I, 2. Teil. — *Jochmann-Hegler*, Lehrbuch der Infektionskrankheiten 1924. — *Kopary*, Klin. Wschr. 1928, S. 236. — *Lenhartz*, Erysipelas. *Nothnagels* Spez. Path. u. Therapie, Bd. III. — *Reiche*, Zbl. inn. Med. 1914, S. 969. — *Rosenblum* u. *Karnelson*, Wien. klin. Wschr. 1929, S. 1534. — *Volk*, Wien. klin. Wschr. 1928, S. 746.

Die Grippeerkrankungen[1]).

(Influenza und influenzaähnliche Infektionen.)

Von

RUDOLF HECKER in München.

Begriff.

Man unterscheidet zweckmäßig zwischen echter Influenza oder echter Grippe einerseits und den sogenannten Grippeerkrankungen andererseits.

Definition.

Die Influenza oder echte Grippe ist eine spezifische, akute Infektionskrankheit, die periodisch als pandemische Katarrhseuche über die ganze Erde oder große Teile der Erdoberfläche hinstreicht, in den Zwischenzeiten in kleineren Endemien auftritt und auch in sporadischen Fällen jederzeit vorkommt.

Unter Grippekrankheiten verstehen wir einen Komplex von verschiedenartigen Erkrankungen nichtspezifischer Ätiologie mit dem Grundzug des „infektiösen Katarrhs", dessen Erscheinungen der Influenza vielfach ähneln und der endemisch in allen Kulturländern auftritt. Man spricht auch von „Katarrhfieber" oder „Saisonkatarrh". Im Folgenden wird das Wort „Grippe" nur für Grippekrankheiten, nicht für Influenza gebraucht.

Epidemiologisches.

Die großen und kleinen Seuchenzüge.

Geschichtliches: Nachdem im 14. und 15. Jahrhundert schon höchstwahrscheinlich Influenzaepidemien durch Europa gezogen sind, gilt die Epidemie von 1510 als die erste geschichtlich sichergestellte. Als erste wirkliche Pandemie verbreitete sich die Krankheit im Jahre 1580 über den Orient und ganz Europa. Von dieser Zeit ab erschienen eine Reihe von größeren und kleineren Pandemien, die zumeist von Osten nach Westen zogen, in Rußland oder Asien ihren Anfang nahmen, zuerst die Städte, dann das Land heimsuchten und schließlich, nachdem sie ihre Kraft erschöpft hatten, schnell wieder verschwanden. Ein Intervall von etwa 30 Jahren scheint häufig zu sein. Der bedeutsamste und über die ganze Welt verbreitete Seuchenzug war der von 1889/90. In den Jahren 1910/11/12 wurde ein leichter Zug beobachtet, im Jahre 1918 trat die Krankheit in bösartiger Form als „Spanische Grippe" in ganz Europa auf. Im Jahre 1922 und wieder 1926/29 hören wir von weiteren Epidemien; so von einer Grippe in den Vereinigten Staaten, die im November 1928 zuerst in San Franzisko auftrat und über die Zentralstaaten an die Atlantische Küste zog. Eine gleichzeitige deutsche Epidemie wanderte von Osten nach Westen. Eine solche entschiedene Zugrichtung ist auffallend, da doch Verkehrsverbindungen nach allen Seiten bestehen.

Die Influenza- und Grippeepidemien sind verschieden.

Verschiedenheit der Influenza- und Grippeepidemien. Eine Reihe von Momenten geben den Epidemien von echter Influenza und von Grippe ein verschiedenes Gepräge. Die pandemische Influenza tritt in großen Intervallen auf, gewöhnlich von einem Punkte der Erde ausgehend, verbreitet sich rapid über Länder und Weltteile, ergreift den größten Teil der Bevölkerung in allen Klassen

[1]) Lat.: Influenza. Franz.: influenza, grippe. Engl.: influenza, grippe. Span.: Influenza, grippe epodémica. Ital.: influenza.

und erlischt rapid nach mehrwöchentlicher Dauer. Die Grippeerkrankungen verbreiten sich als mehr oder weniger lokale Endemien, ergreifen nur einen kleinen Teil der Bevölkerung, schwellen in ihrer Intensität langsam an und wieder ab und bestehen ohne große zeitliche Intervalle eigentlich dauernd fort. Die Influenza ist völlig unabhängig von Wind und Wetter, Jahreszeiten und Klima; die Grippe dagegen ist eine ausgesprochene Saisonkrankheit, die ihren Gipfel in den Monaten März bis Mai und im November, also in der rauheren Jahreszeit erreicht.

Jede Epidemie hat ihr eigenes Gesicht.

Charakterverschiedenheit der Epidemien: Jede der Pandemien und selbst der kleineren Epidemien scheint auch für das Kindesalter ihr eigenes Gesicht zu haben; so herrschten 1889 Katarrhe der oberen Luftwege mit schwersten Allgemeinsymptomen vor. Die Spanische Grippe vom Jahre 1918 zeichnete sich durch die bösartigen Lungen- und Pleuraentzündungen, ganz besonders aber durch die Schädigungen im Gefäßsystem und die Bevorzugung der mittleren Altersklassen aus. Im Jahre 1922 sah man besonders viele Erkrankungen des Nervensystems, Schlafstörungen, Encephalitis, Parkinsonismus, Pseudochorea u. Ä. Den Jahren 1926/27 war bei im allgemeinen gutartigem Verlauf besonders eigen die häufige Beteiligung des Gaumens mit länger dauerndem Fieber, hartnäckige Bronchitiden mit Bronchektasen, chronische Lungeninfiltrate, hämorrhagische Erscheinungen (*Fischl*).

Disposition.

3 Momente formen das Grippebild.

Das Krankheitsbild der Grippe ist beeinflußt von drei Faktoren: individuelle Konstitution, Wirkung der Umwelt und Qualität der bakteriellen Erreger.

1. Konstitution: In Betracht kommt hier das Alter, der gegenwärtige Körperzustand, etwa überstandene oder gleichzeitig bestehende Krankheiten, etwaige Krankheitsbereitschaften.

Influenza ergreift alle Altersklassen.

Alter: Die Influenza zeigt gleichmäßige Disposition aller Altersklassen mit Ausnahme der jüngsten Altersstufe. Junge Säuglinge sind wenig disponiert zu ihr, doch kommen zuweilen auch ausgesprochene Endemien von Säuglingsinfluenza vor; besonders ausgezeichnet in dieser Beziehung waren die Jahre 1910 und 1911 mit ihren häufigen Influenza-Meningitiden. Das schulpflichtige Alter und das Alter von 20—40 Jahren ist der Erkrankung am meisten ausgesetzt. Einzelne Epidemien ergaben eine besondere Vorliebe für gewisse Altersklassen, wie die von 1918 für das Alter zwischen 20 und 30 Jahren.

Zuweilen Ausnahmen.

Gegen Grippe sind Neugeborene fast immun.

Bei den Grippeerkrankungen liegt die Sache so, daß Neugeborene in den ersten Lebenstagen eine annähernd vollkommene Immunität aufweisen (*E. Thomas*). Einen besonderen Schutz haben Neugeborene und junge Säuglinge von Müttern, die während der Schwangerschaft und Geburt grippegesund waren, während mütterliche Grippe während der Schwangerschaft und Geburt die Frucht und den Neugeborenen bedroht (*Noeggerath*).

Säuglinge dagegen vollkommen schutzlos.

Vollkommen schutzlos und absolut empfänglich gegen Grippe ist der Säugling, gleichviel, ob an der Brust oder an der Flasche. Diese Empfänglichkeit besteht wahrscheinlich beim Kleinkind weiter, um im Schulalter etwas nachzulassen (*Noeggerath*). Die weitgehendste Exposition besteht beim Kleinkinde, das beim Laufen, Kriechen und in den Mund stecken von Gegenständen die größte Gelegenheit zu Infektionen hat. Ein weiteres Ansteigen der Morbiditätsziffer zeigt sich im Alter der Einschulung, bedingt durch das enge Zusammenleben vieler Kinder.

Kleinkind und Schulkind sehr exponiert, aber resistenter.

Körperzustand: Während die Anfälligkeit gegen Grippe vom Säuglingsalter ab sehr groß und allgemein ist, sehen wir eine ganz verschiedene Widerstandskraft der einzelnen Kinder. Schwächliche und jüngere Kinder sind wenig resistent, Flaschenkinder widerstandsloser als Brustkinder; einseitige kohlehydratreiche Ernährung setzt die Widerstandsfähigkeit herab; vorangegangene Erkrankungen, besonders überstandene Pneumonien bereiten einen ungünstigen Boden. Am meisten gefährdet sind die Rachitiker; sie machen jenseits des zweiten Lebensjahres den Hauptteil der Todesfälle aus und neigen viel mehr zu Komplikationen, besonders zu Erkrankungen der Atmungsorgane, an denen sie dann auch zugrunde gehen. Grippe- und Rachitis-Problem sind heute eng miteinander verkuppelt. Der seit dem Jahre 1912 formierte Frühjahrsgipfel der Säuglingssterblichkeit ist gebildet durch die Grippetodesfälle; der Grippe erliegen aber in der Hauptsache die Rachitiker. So ist eine Grippebekämpfung ohne Rachitisprophylaxe nicht denkbar, ebenso wie eine wirksame Rachitisbekämpfung ohne Grippeverhütung.

Schwächlinge und Flaschenkinder mehr gefährdet.

Am meisten gefährdet die Rachitiker.

Exsudative Kinder mit ihren leicht verwundbaren Schleimhäuten erkranken leichter an Katarrhen der oberen Luftwege, manche werden nie frei davon. Bei ihnen verläuft die Grippe wahrscheinlich schwerer, langwieriger und von häufigen Rückschlägen gefolgt, wenn auch Todesfälle bei ihnen nicht häufig sind. Immerhin betreffen die gefürchteten „plötzlichen Todesfälle" nicht selten gerade grippeerkrankte Exsudative. Die exsudativen und die neuropathischen Kinder sind diejenigen, die gerade infolge ihrer Anfälligkeit zu fieberhaften Katarrhen die meiste Veranlassung zu Erziehungsfehlern, zu Verweichlichung und Verwöhnung geben (*Riesel*). Zu einer schwerwiegenden Komplikation wird die Grippe bei spasmophilen Kindern. Ist die Krampfneigung latent, dann kann sie durch die Grippe zur manifesten Erscheinung mit Eklampsie oder Laryngospasmus werden. Die Temperatur schnellt dabei gewöhnlich plötzlich bis zur Hyperpyrexie empor, man sieht hochgradige Erregung oder tiefe Benommenheit der Kinder, zuweilen beides im Wechsel, jagende Atmung und oft schon vor Ablauf von 24 Stunden letalen Ausgang.

Erhöhte Disposition der exsudativen Kinder.

Spasmophilie, ein aggravierendes Moment.

2. Milieuwirkung: Schlechte Wohnung und mangelhafte Pflege wirken nicht nur disponierend, sondern auch erschwerend auf den Verlauf der Grippe ein. Bezüglich der Ernährung siehe „Säuglingsgrippe".

Schlechtes Milieu disponiert und aggraviert.

Die Jahreszeit hat wenig Einfluß auf die echte Influenza; die endemische Grippe dagegen ist eine ausgesprochene Saisonkrankheit, deren Häufung in der kälteren Jahreszeit liegt (siehe „Pathogenese"). In klimatisch rauheren Gegenden, besonders mit starken Temperaturunterschieden, scheint die Grippe viel hartnäckiger zu wurzeln als in milderen Klimaten.

Grippe eine Saisonkrankheit.

3. Qualität der bakteriellen Erreger: siehe Bakteriologisches.

Letalität der Grippe.

Sie ist bei den jüngsten Kindern am größten und schwankt je nach der Epidemie. *Botelli* errechnet bei der Grippe von 1918/19 eine solche von 36%, während *Macciotta* aus einer späteren Epidemie eine Letalität von 9,25% verzeichnet. Streptokokkeninfektionen sind wie überall, so auch

Wieviele Grippekranke sterben?

hier am meisten gefürchtet. Der Micrococcus catarrhalis scheint der gutartigste Erreger zu sein.

Immunität.

Schwache Immunität.

Bei Influenza wird sicher für eine gewisse Zeit Immunität erzeugt; bei Grippeerkrankungen, wenn überhaupt, dann nur für ganz kurze Zeit. Manchmal ist jedenfalls eine erhöhte Disposition durch vorangegangene Infektionen unverkennbar. Neugeborene werden durch ihre Mütter kurzfristig immun.

Beziehungen zu anderen Krankheiten.

Beziehungen der Grippe zu Masern

Zwischen Grippe und Tuberkulose, ebenso wie zwischen Grippe, Encephalitis epidemica, Masern, Typhus und anderen Krankheiten bestehen sicher ganz eigenartige Wechselbeziehungen, indem die eine Erkrankung durch die andere verstärkt oder gemildert wird. Nach *Botelli* zeigte sich ein auffälliges Verschwinden der Masern während und nach der Grippeepidemie von 1918/19. Nach *Lereboullet* und *Gournay* nimmt die Grippe bei der Ätiologie der Zuckerkrankheit eine besondere Stellunge in, insofern bestehender Diabetes durch interkurrente Grippe ungünstig beeinflußt wird. Nachteilig wirkt auch eine voran gegangene Grippe auf den Verlauf einer Diphtherie ein. Über die Beeinflussung bestehender Tuberkulose durch Influenza- und Grippeerkrankungen sind die Erfahrungen und Anschauungen geteilt. Kein Wunder bei der ätiologischen und klinischen Mannigfaltigkeit der Erkrankungsformen! Die Pirquetsche Reaktion ist bei leichteren Fällen gegenüber Grippegesunden nicht verändert, bei schwereren, besonders mit Pneumonien einhergehenden Fällen aber abgeschwächt oder ausgeschaltet, ähnlich wie bei Masern. Während der Pandemie von 1889/90 wurde der Verlauf der Lungentuberkulose durch die Influenza und ihre pneumonischen Komplikationen häufig sehr ungünstig beeinflußt. Latente, schlummernde Tuberkulosen wurden aufs neue angefacht, fieberlos verlaufende in hektisch fiebernde oder in aktiv floride Phthisis verwandelt. Die Pandemie von 1918 ließ dies Verhalten nicht erkennen. Im Gegenteil schienen die Tuberkulösen einen gewissen Schutz zu genießen. Von pathologisch-anatomischer Seite wurde von der Seltenheit tuberkulöser Befunde unter den Grippeleichen berichtet. Was die Grippeerkrankungen anlangt, so sind wenigstens in der jetzigen Zeitperiode Lungentuberkulöse nicht in höherem Maße als Lungengesunde zu Grippe disponiert. Gutartige chronisch indurierende Lungentuberkulosen erfahren kaum eine Verschlimmerung ihres Zustandes, während die proliferierenden und „offenen" Tuberkulosen doch gefährdet erscheinen.

Zu Diabetes. Zu Diphtherie. Zu Tuberkulose. Sichere, aber ungeklärte Wechselbeziehungen. Tuberkulöse bald gefährdet, bald geschützt. Gefahr für offene Tuberkulosen

Ätiologie und Pathogenese.

1. Bakteriologisches: Der von *R. Pfeiffer* im Jahre 1892 als wichtigstes Ergebnis der großen Pandemie entdeckte Influenzabazillus wird heute von den meisten als Erreger der Influenza angesehen, wenngleich die Stellung, die er der Krankheit gegenüber einnimmt, noch nicht völlig geklärt ist.

Er stellt ein außerordentlich kleines Stäbchen dar mit abgerundeten Ecken, ohne Eigenbewegung, das nicht nach *Gram* färbbar ist. Durch Hintereinanderlagerung zweier kurzer Bazillen entstehen diplokokkenähnliche Bilder. Er findet sich besonders bei Frischerkrankten in dem anfangs sehr zähen, später münzenförmig geballten, aus dem Nasen-Rachenraum und den Bronchien stammenden Auswurf. Im Ausstrich liegen die Stäbchen meist in großen Schwärmen („wie Vogelzüge") frei in die schleimige Grundsubstanz des Sputums eingebettet. Der Bazillus findet sich nur kurze Zeit und verschwindet dann meist, überwuchert von anderen Bakterienarten, kann sich aber auch, besonders in bronchiektatischen Kavernen, monate- und jahrelang erhalten. Außer im Auswurf findet der Influenzabazillus sich auch in den inneren Organen bei Meningitis, Endokarditis, Nephritis, Empyem, Pleuritis, Appendizitis, Arthritis usw. Typisch für ihn und zu seinem Wesen gehörig ist die Neigung, sich mit anderen pathogenen Erregern zu vergesellschaften oder ihnen die Wege zu ebnen. So besteht zweifellos eine Symbiose zwischen ihm und dem Tuberkelbazillus, mit dem er sich sehr häufig zusammen bei Tuberkulose findet. Er erscheint bei den Masern, bei Keuchhusten, bei Scharlach und Diphtherie. Strepto- und Staphylokokken gedeihen entschieden besser und wirken virulenter auf einem von Influenzabazillen vorbereiteten Boden. Er

Der Influenzabazillus als spezifischer Erreger.

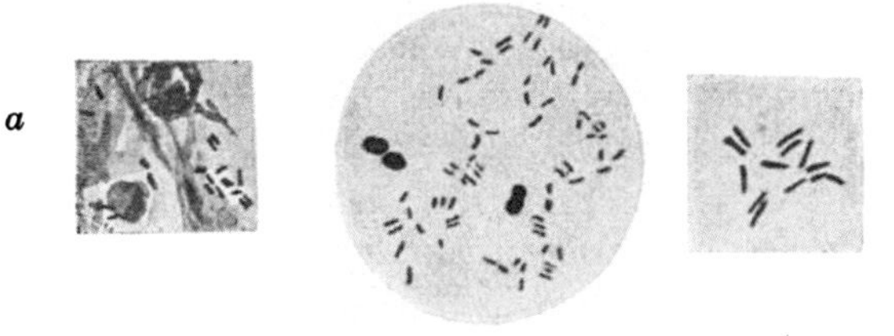

a *b* *c*

Fig. 204.

Influenzabazillus.

a) im Sekret, b) in Kultur mit Bacillus sputigenes crassus, c) Diphtheriebazillus zum Vergleich. Vergr. 1120 Seibert hom. Imm. $^1/_{12}$ *Oc. III.*

findet sich ferner zusammen mit dem Pneumokokkus, dem Meningokokkus, mit Colibakterien usw. Die Mischinfektion ist eine der häufigsten Erscheinungen aller „grippalen" Erkrankungen. Der Influenzabazillus führt allein selten zu Eiterungen, meist nur in Verbindung mit Strepto- und Staphylokokken. Am regelmäßigsten in Reinkultur findet er sich bei der Influenzameningitis, und zwar in Blut und oberen Luftwegen in der gewöhnlichen Form, in der Spinalflüssigkeit vielgestaltig, oft zu langen Fäden ausgewachsen (*Abt, Isaak, Tumpeer, Harrison*).

Der Influenzabazillus in Gesellschaft anderer Bakterien.

Zu gewissen Zeiten und unter bestimmten Bedingungen ist seine pathogene Bedeutung zweifellos. Das beweisen weniger die immer wieder gemeldeten positiven Abstriche bei Grippekranken als vielmehr einzelne gelungene Impfversuche an Menschen, — besonders die mitgeteilten Laboratoriumsinfektionen (*P. Schmidt, Kljujewa* und *Kasajewa*) und die Komplementbindungs- und Agglutinationsversuche der beiden letzteren Autoren. Zu anderen Zeiten mißlingen aber solche Impfversuche (*Neisser*); die Virulenz der Influenzabazillen ist zuweilen sehr gering; er findet sich in einem nicht geringen Prozentsatz auch bei Gesunden (*Levinthal*). Am leichtesten gelingt sein Nachweis anscheinend gegen das Ende der großen Epidemien, während er zu Beginn vermißt wird (*Kisskalt*). Je mehr man sich von der jeweiligen Pandemie entfernt, um so mehr tritt die Bedeutung des Influenzabazillus als primärer Krankheitserreger zurück; positive Bazillenbefunde werden seltener und schließlich scheint er zu einem gewöhnlichen Saprophyten

Schwankende Bedeutung der Influenzabazillen.

Der *Pfeiffer*-bazillus als Saprophyt.

herabzusinken, um selbst bei erneuten Epidemien (1918!) keine besondere Bedeutung gewinnen zu können. — Für Tiere ist der Influenzabazillus nicht pathogen.

Keine spezifische Grippe-Ätiologie.

Neben diesen Erregern der pandemischen Influenza und der „echten" Grippe treten bei den mannigfaltigen Grippekrankheiten und den „banalen" ansteckenden und fieberhaften Katarrhen die verschiedensten Bakterien auf:

Die kurzkettigen Diplokokken *Hamburgers* und *Balints*, der Grippestreptokokkus von *Seligmann* und *Müller*, der Mirococcus catarrhalis, der zweifellos in ursächlichem Zusammenhang mit verschiedenen Epidemien in Wien, Paris und London gestanden hat; der *Friedländer*sche Pneumobazillus, Flexnerartiges Stäbchen, Staphylokokken usw.

Verschiedene Ätiologie der Komplikationen.

Die Komplikationen und Nachkrankheiten der Grippe stehen zumeist mit anderen Bakterienarten in Zusammenhang. So wird als häufiger Befund die Anwesenheit von Pneumokokken — Gruppe III oder IV — im Sputum bei Pneumonien, Bronchitiden, auch im Nasen- und Rachenschleim gemeldet (*Adam, Macciotta, Singer*) und dem Pneumokokkus der Primat als Grippeerreger zugesprochen; bei den Otitiden werden Staphylokokken, bei den Blasen- und Darmerkrankungen Colibazillen usw. gefunden. Die anderen vermutlichen Grippe-Erreger, der Bacillus mucosus von *Stephan*, das „filtrierbare Virus" von *Angerer, Kronberger, Leschke, Fejes* u. a. treten heute an Bedeutung zurück, haben aber wohl bei anderen Epidemien mitgewirkt.

Im Ganzen recht unklare Ätiologie.

Was allen diesen wechselnden Erscheinungen zugrunde liegt, ob Virulenzsteigerungen der Bakterien, Dispositionsänderungen beim Menschen im Sinne erhöhter Bereitschaft auf der einen, Durchseuchungsimmunität auf der anderen Seite, ob nicht klimatische oder kosmische Vorgänge, ob Kulturmomente mitspielen, das ist noch völlig ungeklärt.

Die Person wichtiger als das Bakterium.

Es wäre verkehrt, bei der Grippe den Blick starr und einseitig auf die Bakterien zu richten und sich in bakteriologischen Haarspaltereien zu verlieren. Mag für die Infektion an sich das Bakterium maßgebend sein, für den Verlauf der Grippe — und auf ihn kommt es für den Arzt allein an — ist das Moment der persönlichen Bereitschaft und Widerstandfähigkeit das weitaus wichtigere.

Zu Pandemiezeiten ist jeder disponiert.

2. Allgemeine Pathogenese: Wie wird ein Kind influenza- oder grippekrank? Beim Zustandekommen einer Influenzaerkrankung während einer herrschenden Pandemie ist wahrscheinlich die direkte Ansteckung wichtiger als die disponierenden Momente; denn in solcher Zeit ist jeder disponiert und nur der erkrankt, der sich ausgesprochen exponiert, einem Bakterientrommelfeuer aussetzt. Die Seuche scheint wahllos ihre Opfer zu suchen und die Festlegung bestimmter disponierender Faktoren mißlingt.

Kinder gehören nicht in Menschenansammlungen.

Am größten ist die Gefahr der Infektion da, wo Kinder oder Erwachsene mit Kindern angehäuft sind, wie in Kinos, Theatern (Kindervorstellungen zur Weihnachtszeit!), in oft kalten und zugigen Kirchen, auf Kinderstationen und in Warteräumen der Fürsorgestellen.

Bei endemischer Grippe die persönliche Bereitschaft das Wichtigste.

Anders bei den sporadischen und endemischen Grippeerkrankungen. Hier kommt es zweifellos viel mehr auf die individuelle Bereitschaft, zu erkranken, als auf die bakterielle Infektion an. Wir müssen annehmen, daß die bakteriellen Grippeerreger weit verbreitet sind und als Saprophyten in der Mund-, Nasen- und Rachenschleimhaut Gesunder leben. Um sie virulent und pathogen zu machen, müssen gewisse Veränderungen im Körper gesetzt sein. Unter diesen ist die Erkältung das wichtigste umgestaltende

Erkältung als Hauptursache.

Moment. Kalte, nasse Füsse und auch Hände, Aufenthalt in wirklicher „Zugluft“ — nicht zu verwechseln mit frischer Luft —, zu leichte Kleidung bei plötzlichem Wetterumschlag, zu langer Aufenthalt im warmen Bad, kalte Duschen usw. sind die Dinge, die hier zum Ausbruch der Grippe führen oder den bis dahin harmlosen Schnupfen zum fieberhaften Katarrh machen können.

Neben der Erkältung möchte ich auch der Ermüdung Bedeutung beimessen. Fieberhafte, kurzdauernde Erkrankungen, meist mit etwas Augen- und Rachenkatarrh, wie sie nach zu langen und zu anstrengenden Wanderungen (Ehrgeiz der Eltern und der Schule!) als Ermüdungsfieber zur Beobachtung kommen, gehören hierher. Manchmal kommt beides zusammen, Erkältung und Ermüdung, wie bei allzu langem Aufenthalt im Schwimmbad, bei kalten Bädern auf Wanderungen.

Ermüdung nicht vergessen.

Der Aufnahme- und primäre Ansiedlungsort der Influenza- und der Grippekeime ist mit seltenen Ausnahmen die Schleimhaut des Respirationsapparates, am häufigsten des oberen nasalen und nasopharyngealen Abschnittes; zuweilen dringen die Keime offenbar auch primär an die Trachea und an die Bronchien vor, sogar bis in die Alveolen hinein und erzeugen dort die mitunter vorkommenden primären Grippepneumonien. Die Infektion erfolgt durch die Luft vermittelst Tröpfcheninhalation beim Anhusten, Anniesen, durch die Atmung und durch die Zimmerluft. Indirekte Übertragung durch Gebrauchsgegenstände kommt nur bei sofortiger Wiederverwendung derselben in Betracht; jedenfalls verträgt der Influenzabazillus wie auch die anderen Grippe-Erreger keine Austrocknung und kein Dasein außerhalb des menschlichen Organismus. Die Grippe der Kinder geht meist vom Erwachsenen aus, wird als Schnupfen, Rachenkatarrh, als „harmlose Erkältung“ eingeschleppt und als mehr oder weniger schwere Allgemeinerkrankung an die Kinder weitergegeben. Die Übertragung auf Säuglinge erfolgt durch das Pflegepersonal und etwaige Besucher; die Ausbreitung in Säuglingssälen geschieht in der Regel explosionsartig. Daneben kommt sicher gar nicht so selten eine „Selbstinfektion“ der Kinder durch Aktivierung saprophyter Keime vor. Die Bedeutung der Erkältung ist oben erwähnt.

Die Krankheit wird durch Mund und Nase aufgenommen.

Der Erwachsene als Hauptquelle der Ansteckung.

Auch Selbstinfektion.

Pathologische Anatomie.

Die Veränderungen an der Leiche sind bei Kindern ganz ähnlich wie bei Erwachsenen: bei der Grippepneumonie häufig ein um einen kleinen Bronchus gelegenes, gelblich gefärbtes Zentrum von einem rötlichen Infiltrat umgeben. Durch Konfluenz solcher lobulärer Herde entstehen lobäre Infiltrate; im Brustfell hämorrhagische und fibrinöse Entzündungen oder Exsudate; bei Grippebronchitis eitrige Erweichung der Bronchialwand, dadurch Ektasiebildung. Bei längerer Dauer durch Verdickung der Bronchialwand auch Verschluß des Lumens. Im übrigen sei auf die einschlägigen Werke der Inneren Medizin und Pathologie verwiesen.

Krankheitsbild.

Das Krankheitsbild bei Influenza und den Grippeerkrankungen ist infolge der außerordentlichen Kombinationsmöglichkeit besonders vielgestaltig.

Es soll zunächst das Bild der echten Influenza, wie sie bei größeren Kindern vorkommt, dann die verschiedenen Bilder der Grippeerkrankungen und schließlich der wichtigste Vertreter dieser Gruppe, die Säuglingsgrippe, dargestellt werden.

A. Die Influenza oder echte Grippe der größeren Kinder.

Die Inkubation ist kurz, sie dauert 1 bis höchstens 4 Tage. Die Krankheit setzt dann in der Regel ganz plötzlich mit hohem Fieber ein. In anderen Fällen wird sie eingeleitet durch gewisse Prodrome, Verdrießlichkeit, allgemeines Übelbefinden, Müdigkeit, Gliederschmerzen, Kopfweh, Appetitlosigkeit. In wenigen Stunden steigern sich diese Erscheinungen zu großer Abgeschlagenheit und zu starkem Krankheitsgefühl. In der nun folgenden Akme verschwindet fast regelmäßig der Appetit vollständig und der Zustand steigert sich zu direktem Widerwillen gegen alle Speisen, sogar zum Erbrechen. Die subjektiven Klagen sind unverhältnismäßig lebhaft. Der Kranke liegt mit heißer Haut, gerötetem Gesicht, lichtempfindlichen, geröteten Augen da, klagt über allgemeine Schmerzen, ohne sie besonders lokalisieren zu können; am häufigsten werden Schluckbeschwerden angegeben, die zuweilen durch ihre Heftigkeit das Krankheitsbild beherrschen können und mit dem geringfügigen Rachenbefund in Widerspruch stehen; der Puls ist frequent, die Temperatur gewöhnlich sehr hoch, Temperaturen von 40° C sind sehr häufig. Die Harnausscheidung ist gering, Stuhlverhaltung die Regel.

Anfangserscheinungen.

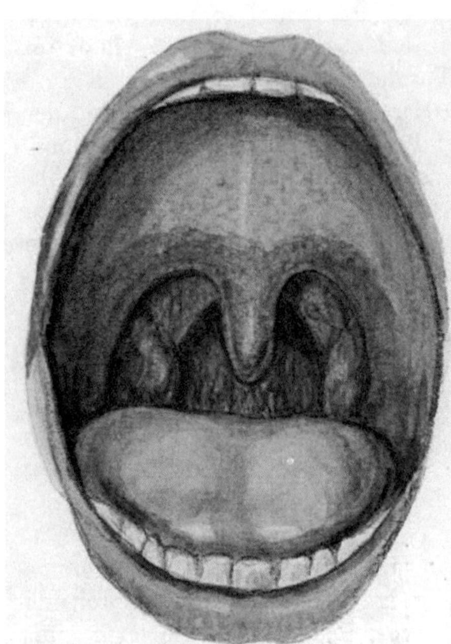

Fig. 205.
Influenzarachen.
(Zeichnung von *J. Trumpp.*)

Typischer Aspekt.

Charakteristischer Rachenbefund.

Objektiv sieht man außer dem meist kongestionierten Gesicht und den geröteten Augen wenig. Nur der Rachen ist häufig charakteristisch: während die Schleimhaut des Gaumensegels und der hinteren Rachenwand leicht gerötet ist — an der letzteren findet man sehr oft rot vortretende Inseln —, erscheint der Gaumenbogen und die Uvula von einer gegen die Umgebung scharf abgegrenzten Verfärbung eingesäumt, die „vom bläulichen Rot bis zum zyanotischen Venenblau" schillert (*Spiegelberg*). Dieses Rachenbild scheint gewissen Epidemien eigen zu sein, während es in anderen vermißt wird; man findet dann nur eine leichte, diffuse Rötung, immer aber eine gewisse Auflockerung und Schwellung der ganzen Rachenschleimhaut und nicht selten eine Injektion kleinster Gefäßchen in Form von roten kleinen Streifen. In vielen Fällen zeigen sich auch grauweiße, fibrinöse, leicht ablösbare Beläge, die zuweilen zusammenhängende Massen bilden und Diphtherie vortäuschen können. Das Fehlen von Diphtheriebazillen, die Unwirksamkeit von Heilserum bringt erst die Aufklärung. Die Zunge ist fast stets feucht, mit geringem Belag, an der Spitze und an den Rändern etwas lebhafter rot. Die Magengegend ist meist druckempfindlich. Fast ausnahmslos gesellt sich dann Schnupfen und stärkerer Husten dazu, und es kann zu ausgesprochenen Erkrankungen der Bronchien oder zu Pneumonie kommen. In der Regel dauert der Zustand nur 24—48 Stunden, um dann mit abfallendem Fieber restlos oder mit Hinterlassung einer gewissen Schwäche abzuklingen.

Meist Schnupfen und Husten.

In schweren Fällen geht der Prozeß weiter, wobei gewöhnlich ein bestimmtes Organsystem besonders befallen wird, und man spricht deshalb

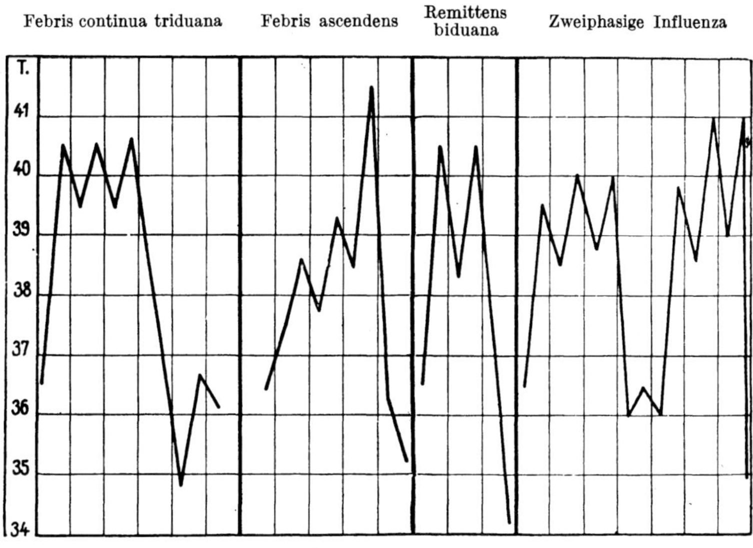

Fig. 206.
Influenzafieber.
(Nach *Sticker.*)

auch von einer katarrhalischen, pneumonischen, rheumatoiden, nervösen, intestinalen oder exanthematischen Form der Influenza. Die Gruppen können sich aber kombinieren, und es gibt Fälle, die alle Erscheinungen in sich vereinigen. Zum Bild der katarrhalischen Form gehört heftiger Schnupfen mit tränenden roten Augen, Kopfweh, Schmerzen in den Augäpfeln und in der Nasenwurzel, Brennen der Augen und zuweilen Schluckweh neben den stärkeren Gliederschmerzen und der allgemeinen Schwäche. Aus der katarrhalischen kann die pneumonische Form hervorgehen durch rasches Absteigen des Katarrhs von der Nase zu den feineren Bronchen, wenn sie sich nicht sofort als Bronchopneumonie schon äußert. Die Influenzapneumonie der Kinder ist nach *Vogt* dadurch charakterisiert, daß ihre ersten Herde gewöhnlich am Hilus, neben dem rechten Sternalrand oder am linken Herzrand auftreten, daß die Erkrankung die Neigung hat, sich in die Länge zu ziehen, indem ein Erkrankungsherd durch den anderen abgelöst wird; dadurch, daß das Sputum rasch eitrig,

Gruppeneinteilung.

Influenzapneumonie.

zäh und gelbgrünlich wird, und daß eine merkbare Neigung zu Bildung von Bronchiektasien besteht. Bei der rheumatoiden Form erscheinen hauptsächlich die Gelenke, ihre Umgebung und die Muskulatur beteiligt. Bei der nervösen Form treten auffallende Schlafsucht, Schwindelgefühl, neuralgische Schmerzen (meist nur bei größeren Kindern), fließende Schweißausbrüche in den Vordergrund. Die gastrointestinale Form erscheint gewöhnlich sofort, ohne Symptome von seiten des Respirationsapparates, mit schweren, fieberhaften Störungen am Magen und Darm, mit dickem Zungenbelag, Übelkeit und unüberwindlichem Ekel vor Speisen und Getränken, Erbrechen und Durchfall. Die exanthematische Form ist nicht selten ein Scheinbild der Skarlatina: Schüttelfrost, hohes Fieber, Halsschmerzen, Erbrechen leiten den Anfall ein; im Hals findet man starke Rötung oder Mandelbelag und wenige Stunden darauf einen allgemeinen punktierten, roten Ausschlag im Gesicht und auf dem ganzen Körper; Dauer 24—48 Stunden; Albuminurie und Hautabschuppung fehlen (*Tessier*, *Sellner*, *Breton*). Als masernähnliche Erkrankung erscheint die Attacke, wenn zu den ausgeprägten katarrhalischen Erscheinungen in den oberen Luftwegen noch ein generalisiertes, fleckiges, leicht erhabenes Erythem hinzutritt, das unter Umständen sogar von „Spritzflecken" im Mund begleitet sein kann. Ich habe solche „Grippe-Kopliks" ohne folgendes Exanthem ein paarmal gesehen. Diese Form, die ebenfalls nach 1 oder 2 Tagen rasch abklingt, scheint nicht so selten zu sein (*Tessier*, *Breton*).

Rheumatoide Form.

Nervöse Form.

Gastrointestinale Form.

Pseudo-Skarlatina.

Pseudo-Morbillen.

Dies das Bild der reinen Influenza, soweit es sich von den Grippeerkrankungen abhebt. Da die einzelnen Symptome und Komplikationen für sich aber auch bei den Grippeerkrankungen erscheinen, soll bei diesen näher auf sie eingegangen werden.

B. Die Grippeerkrankungen.

Während die endemische Influenza oder Grippe eine mehr oder weniger schwere Allgemeinerkrankung darstellt, bei welcher die katarrhalischen Symptome erst hinzutreten, oft auch fehlen können, ist das Gemeinsame der Grippeerkrankungen ihr Charakter als „infektiöser Katarrh" der Schleimhäute des Atmungs- oder auch des Verdauungs-Tractus, sofern hier die Stelle des Primäraffektes liegt und die ersten Krankheitserscheinungen sich abspielen. Das Katarrhfieber kann in der Folge vorherrschend bleiben oder durch schwere Allgemeinerscheinungen, wie Hinfälligkeit, Appetitlosigkeit, bzw. Nahrungsekel oder dann auch durch die verschiedenen Komplikationen und Streuungen überlagert werden.

Ansteckender Katarrh — das Leitmotiv der Grippe-Erkrankungen.

Bei der Betrachtung des Krankheitsbildes ist es zweckmäßig, sich bewußt zu sein, daß die Grippe eine Krankheit ist, die zwar ungeheuer vielgestaltig verläuft, dabei aber doch bestimmten Regeln gehorcht. *Noeggerath* hat hier eine gewisse Klarheit geschaffen. Er betont, daß die Grippe meist „zweiphasig", in einem Primär- und einem Sekundärstadium mit der Nachgrippe abläuft. Mit Ausnahme der ephemeren Formen und der „Blitzgrippe", wie ich sie nennen möchte, in denen es gar nicht zu einem zweiten Stadium kommt, gilt der Satz sicher für die meisten Grippefälle. Es ist jedem Beobachter lange bekannt, daß einer ersten Attacke akuter Erscheinungen, nachdem sie scheinbar abgelaufen ist, nur allzu häufig ein „Rückfall", ein Wiederaufflammen der ersten Erscheinungen oder eine ganz neue Erkran-

Die Grippe verläuft zweiphasig.

kung folgt, während es sich in Wirklichkeit um ein „zweites Kranksein" innerhalb des gesamten grippalen Krankheitskomplexes handelt, wie man es ganz ähnlich beim Scharlach, in anderen Formen auch beim Typhus, bei der Malaria und anderen Krankheiten findet.

Dem ersten folgt ein zweites Kranksein.

Nach *Noeggerath* kann jede Phase fieberhaft oder fieberlos verlaufen. Brandherde des ersten Stadiums können ins zweite oder dritte hineinragen. Der zweite Krankheitsteil ist dem ersten gleich- wenn nicht sogar überwertig. Er äußert sich in Krankheitsbereitschaft oder in Kranksein.

Erscheinungen beim ersten Kranksein: Die Krankheit setzt beim größeren Teil der Fälle nicht so plötzlich als förmlicher „Fiebersturm" ein, sondern kündigt sich häufig durch vorausgehende Simmungsänderung, Übellaunigkeit, ferner durch allmähliche Steigerung katarrhalischer Erscheinungen an; der Beginn kann aber auch stürmischer sein.

Verschiedener Beginn.

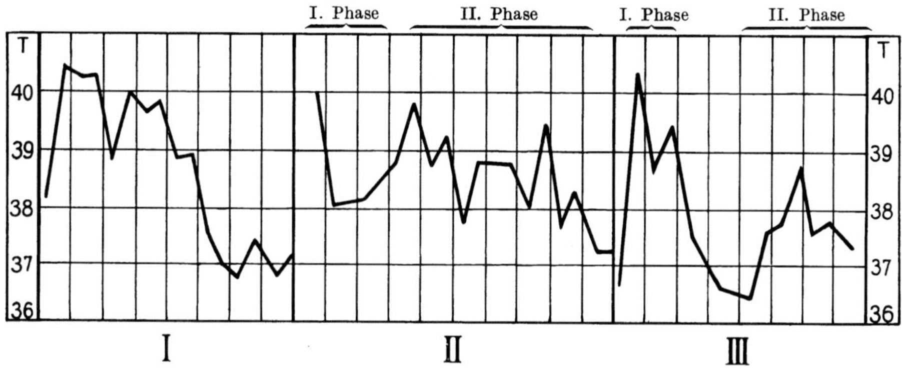

Fig. 207.
Grippefieber, II u. III zweiphasig.

Weitere Symptome. Mit dem Fieber stellt sich oft Kopfschmerz, auch Erbrechen ein, die Augen röten sich, das Gesicht kann, muß aber nicht das kongestionierte Aussehen wie bei der Influenza haben. Dann beherrschen die katarrhalischen Symptome das Bild: Schnupfen, Husten, Rachen- und Schluckschmerzen, wobei der Gaumen das oben beschriebene Aussehen hat. Die einfache Rötung des Gaumens und der Tonsillen kann abgelöst werden durch anginöse Erscheinungen, punkt- bis linsengroße fibrinöse Auflagerungen auf der Schleimhaut.

Die Rhinitis, die wohl immer besteht, verläuft nicht selten, besonders bei kleinen Kindern, wenigstens anfangs ohne Ausfluß und kann daher leicht übersehen werden. Durch die vorhandene stärkere Hyperämie kommt es vielfach zum Nasenbluten.

Rhinitis.

Wohl in jedem Falle ist die Rachentonsille beteiligt. Ihre Schwellung und Entzündung führt zu den unten (siehe anginös-lymphatische Form) beschriebenen Symptomen.

Die Rachenmandel stets beteiligt.

Als Folgeerscheinungen der Prozesse im Nasenrachenraum stellen sich gewöhnlich sekundäre Lymphdrüsenschwellungen im Nacken und in der Unterkiefergegend ein. Affektionen der Nebenhöhlen, die beim Erwachsenen nicht selten sind, kommen bei Kindern nur ausnahmsweise in Betracht; bevorzugt sind dann die Stirnhöhlen, deren Beteiligung sich durch das Auftreten heftigster Kopfschmerzen kundgibt.

Häufig sekundäre Drüsenschwellungen.

Erstes Kranksein verläuft gleichartig.

Soweit verlaufen die meisten Grippen ganz gleichartig. Nun tritt entweder, wie bei den ephemeren Kurzformen, Genesung ein oder die Grippe geht nach einer kurzen Atempause von einem halben oder einem Tag, in welcher sich die Kranken wohlfühlen und die Grippe überwunden scheint, in das Sekundärstadium oder das zweite Kranksein über. Es handelt sich hier nicht mehr um Wirkung der primären Infektion, sondern um sekundäre Infekte, die auf dem Boden einer primär entstandenen Gewebsschädigung Fuß gefaßt haben und man kann daher auch — außer bei der Influenza-Meningitis und manchen Bronchopneumonien, wo noch häufig Influenzabazillen gefunden werden — die verschiedensten Erreger nachweisen. Das Bild kann jetzt äußerst vielgestaltig werden. Unter den mannigfaltigen Erscheinungen lassen sich immerhin gewisse Gruppen von Krankheitszeichen normieren. Mir scheint folgende Gruppierung in 4 Hauptformen gangbar, wobei fließende Übergäng und Überlagerungen häufig genug vorkommen: die katarrhalische, die intestinale, die nervöse Form, an welche ich mit *Noeggerath* die lymphatische bzw. besser die anginös-lymphatische Form reihen möchte. Eine im Urogenitalapparat ablaufende „uropoëtische Form“ ist seltener, wenn auch zuweilen wohl charakterisiert.

Zweites Kranksein vielgestaltig.

Vier Hauptformen.

Katarrhalische Form.

Katarrhalische Form: Das hervorstechendste Symptom ist der Husten. Er ist quälend, erfolgt in einzelnen, wohlabgesetzten Anfällen, zuweilen mit Würgen, Pressen, wie beim Keuchhusten, so daß von manchen Autoren diese „Pseudopertussis“ als eigener Krankheitstyp aufgestellt wurde; oder er ähnelt dem Husten bei Masernprodromen. Gewöhnlich ist er hartnäckig und erstreckt sich bis in die Rekonvaleszenz hinein. Seine Lösung erfolgt ziemlich spät, doch kommt es in der Regel zu einem schleimig-eitrigen Stadium.

Pseudopertussis.

Ergreift die Entzündung den Kehlkopf, was ein sehr gewöhnliches Vorkommnis ist, dann zeigen sich in leichteren Fällen als Ausdruck der Rötung und Schwellung der Stimmbänder Erscheinungen von Heiserkeit, Aphonie, Schmerzen in der Kehlkopfgegend; in schwereren dagegen kommt es zu richtigen kruppösen Symptomen, die unter Umständen ein der diphtherischen Larynxstenose verzweifelt ähnliches Bild ergeben und unter Umständen zum operativen Eingriff nötigen, besonders dadurch, daß es wie bei der Diphtherie zur Membranbildung kommen kann. Diphtheriebazillen werden dabei nie gefunden. Auch Blutungen in die Stimmbänder kommen vor. Zur Unterscheidung des Grippekrupps vom diphtherischen Krupp führt außer dem Fehlen von Diphtheriebazillen (erst nachträglich verwertbar!) das hohe Fieber, das Vorherrschen katarrhalischer Erscheinungen in den oberen Luftwegen und die Verschlimmerung durch Affekte bei Grippe, der feuchte, rasselnde Charakter des grippalen Stenosengeräusches, das bei Diphtherie mehr trocken klingt und das bei der Racheninspektion grippekranker Kinder fast stets beobachtete Emporwürgen von eitrigem Schleim (*Stettner*). Gegenüber dem gewöhnlichen Pseudokrupp ist das Fehlen des periodenweisen Aussetzens der Stenoseerscheinungen beim Grippekrupp bemerkbar.

Pseudokrupp.

Der Grippekrupp ist wohl charakterisiert.

Der kindlichen Grippe ganz besonders eigen ist der Übergang des Katarrhs auf die Paukenhöhle. Beim Säugling ist diese Komplikation so regelmäßig, daß sie von *Heubner* als pathognomonisch bezeichnet wurde.

Otitis media — ein pathognomonisches Symptom.

Größere Kinder klagen schon in den ersten Tagen über heftiges Ohrenstechen, jüngere veranlassen durch Unruhe und anhaltendes Schreien Untersuchung des Ohres. Die Schmerzen scheinen stark zu sein, denn die Kinder werfen den Kopf hin und her, auch nach hinten in den Nacken, die Bewegungen des Kopfes werden von lautem Schreien begleitet, es erfolgen häufig leichte Zuckungen und die Umgebung deutet erschreckt diese Symptome als Hirnhautentzündung. Der Befund im Trommelfell ist charakteristisch: Es handelt sich um eine hämorrhagische Entzündung des Trommelfells, dessen Oberfläche intensiv dunkelrot oder bläulich, häufig von Ekchymosen durchsetzt ist; nicht selten lagern blutgefüllte Blasen auf, die von Ungeübten für das vorgewölbte Trommelfell gehalten werden. Nach Entleerung dieser kann der Prozeß schnell abklingen; oder es kommt zur Eiterung, zum spontanen Durchbruch, wenn nicht Parazentese vorgenommen wird. Der Eiter ist gelb oder blutig.

Pseudomeningitis.

Durch das Herabsteigen der Krankheitserreger in den Bronchialbaum und in die Alveolen oder auch auf dem Wege der Blutbahn entstehen die den Krankheitsverlauf komplizierende Bronchitis, Bronchiolitis und Pneumonie. Der erste Weg ist wahrscheinlich der gewöhnliche und das Auftreten von kleinen Lobulärpneumonien viel häufiger, als in der Regel angenommen wird. Oft nur für ganz kurze Zeit, für wenige Stunden, hört man an irgendeiner Stelle, gewöhnlich an den paravertebralen Teilen der Unterlappen, feines Knisterrasseln; noch häufiger bekunden leichte Schallabschwächungen die schlechtere Ventilation und Atelektase eines kleinen Lungenabschnittes. Am nächsten oder noch am selben Tage ist das Phänomen verschwunden oder an einer anderen Stelle nachweisbar. Durch die sehr häufige Konfluenz solcher kleiner Herde bilden sich größere Lappenpneumonien. Diese können aber auch hämatogen entstehen und stellen sich dann in der gewöhnlichen Form der Kinderpneumonie dar, anatomisch als Mischformen von fibrinöser und katarrhalischer Entzündung. Liegen die Herde zentral, dann geben sie der physikalischen Untersuchung keinen Anhaltspunkt.

Pneumonien entstehen bronchogen oder hämatogen.

Frühdiagnose von Pneumonie

Recht brauchbar hat sich mir hier die direkte Dreifinger-Rückenperkussion (Lappenperkussion) erwiesen. Früher als mit der Finger-Fingerbeklopfung kann man damit kleine Schallunterschiede zwischen den beiden Seiten feststellen. Wo angängig, kann auch das Röntgenverfahren gute Dienste zur Frühdiagnose kleiner Lungenherde leisten.

Direkte Beklopfung oft das beste Hilfsmittel

Die Erhöhung der Atemfrequenz und die Änderung des Atemtypus (Nasenflügelatmen) ist im übrigen ein wichtiges, fast untrügliches Zeichen. Mit dem Eintreten ausgesprochener Pneumonien nimmt das Gesicht nicht selten ein blässeres Aussehen an. Das Entstehen einer serösen oder eitrigen Pleuritis ist nicht so selten und scheint bei manchen Grippeepidemien gehäuft vorzukommen.

Pleuritis.

Intestinale Form: Dieser Typus, die Bauchgrippe, ist häufiger bei jüngeren Kindern, wird aber auch bei größeren Kindern wie bei Erwachsenen durchaus nicht selten beobachtet. Die Krankheit verläuft dann unter Erscheinungen einer Magendarminfektion, ähnlich einer Schädigung durch verdorbene Nahrungsmittel und wird nur durch das zeitliche Zusammenfallen mit sicheren Grippeerkrankungen in der Umgebung oder durch den typischen Beginn mit Rachenkatarrh und Husten (*Friedjung*) als Grippe

Intestinale Form.

gekennzeichnet. Appetitlosigkeit, Erbrechen, stark belegte Zunge, Foetor, Leibschmerzen, kurzdauernde Obstipation mit darauffolgenden Diarrhöen sind die hervorstechendsten Zeichen. Die Stühle sind zunächst an Zahl vermehrt, zerfahren, stinkend, dann dünn, wässerig oder schleimig-eitrig, auch blutig. Bei stärkeren Graden werden kollapsartige Zustände beobachtet. Unter Andauer des Fiebers kann sich ein typhusartiges Bild entwickeln, zumal auch Roseola gesehen wird, die dabei aber ausgebreiteter und anders lokalisiert ist als beim Typhus.

Leichte zentrale Reizungen sehr gewöhnlich.

Nervöse Form. Gleich wie der Influenzabazillus, der besonders bei Säuglingen das Bild einer echten Meningititis hervorrufen kann, hat auch mancher Grippeerreger zweifellos eine besondere Wirkung auf das zentrale und periphere Nervensystem. Dies scheint beim Pneumokokkus, Meningokokkus und Diplokokkus der Fall zu sein. Schon die regelmäßigen Kopfschmerzen, die allgemeine Verstimmung und Abgeschlagenheit deuten darauf hin. Bei stärkeren Graden treten besonders bei kleinen Kindern ausgesprochen meningeale Reizungen, Meningismus, auf, die sich in zahlreichen Abstufungen bis zu schwerer Hirnhautentzündung steigern können. Eklamptische Anfälle, isolierte Zuckungen, Laryngospasmen, soporöse Zustände sprechen für die besondere Beteiligung des Nervensystems. Die spärlich vorliegenden Obduktionsbefunde berichten in solchen Fällen von leichter Trübung der Hirnhaut, auch von Hämorrhagien, sofern nicht ausgesprochene Meningitis vorliegt. Die Anwesenheit von Influenzabazillen, Meningokokken und Pneumokokken in den Hirnhäuten ist zweifellos festgestellt.

Verschiedene Nervenaffektionen à conto der Grippe.

Von weiteren Affektionen des Zentralnervensystems, die bisweilen auf das Konto der Grippe zu schreiben sind, sei die Poliomyelitis acuta genannt, ferner hämorrhagische Enzephalitis (*Koths*, *Baginsky*), monatelang dauernde Abduzenslähmung (*Wilner*); schwere zentrale Erkrankung mit multiplen Lähmungserscheinungen im Gebiete der Hirn- und Rückenmarksnerven und Intelligenzstörungen (*Verfasser*, Beobachtung bei einem achtjährigen Kinde); Spasmophilie mit *Trousseau*schem, *Chvostek*schem Phänomen und monatelang dauerndem Nystagmus (*Verfasser*, Beobachtung bei einem zehnjährigen Mädchen); *Landry*sche Paralyse (*Schultheiß*); Aphasie (*Veras*); Chorea (*Kaupe*).

Psychosen.

Auch ausgesprochene Psychosen leichterer und ernsterer Art begegnen dem Arzt in der Rekonvaleszenz von Grippe, halluzinatorisches Verwirrtsein, kataleptischer Stupor und ähnliche Zustände, die alle, wenn auch erst nach längerer Zeit völlig zurückgehen können. Gelegentlich kann eine solche Bewußtseinstrübung auch den Krankheitsbeginn begleiten. Ein Knabe von 7 Jahren z. B. läuft kurz vor Ausbruch des Fiebers in der Benommenheit des Sensoriums vom Schulweg auf den Bahnhof, ohne es zu wissen und besteigt ebenso einen Zug (*Ewald*) u. dgl.

Die Schlafkrankheit keine Grippe.

Die vor einigen Jahren gehäuft beobachtete, auch heute noch sporadisch auftretende, von *Economo* eingehend beschriebene und so benannte Encephalitis lethargica — europäische Schlafkrankheit (s. diesen Bd. S. 504) — ist als klinisch und ätiologisch selbständige Erkrankung von der Grippe wahrscheinlich ganz abzutrennen, obgleich ihr gehäuftes Auftreten während und im Gefolge von Grippeepidemien nicht abzuleugnen ist. Vielleicht bereitet die Grippe wirklich den Boden für sie vor (*v. Mettenheim*).

Anginös-lymphatische Form: Hier ist die Erkrankung des Rachenringes mit der sekundären Affektion der Halsdrüsen entweder von vorneherein das Beherrschende oder wird es im Verlauf des zweiten Krankseins. Speziell die Angina pharyngea s. retronasalis, auch Adenoiditis acuta, die katarrhalische Entzündung der Rachenmandel, tritt viel häufiger auf, als gemeinhin angenommen und diagnostiziert wird. Während die Beteiligung des Rachens, der Gaumenmandeln leicht zu erkennen ist, wird die Grippe der Rachenmandel oft lange verkannt. Hohes anhaltendes Fieber, allgemeiner schwerer Krankheitszustand ohne einen sichtbaren Herd bilden den Auftakt, bis dann die schmerzhafte Schwellung der Halsdrüsen und zwar der Nacken- sowohl wie auch der Kieferwinkelgruppe in den Vordergrund tritt. Die Sprache wird bald nasal, schnorchelnd. Übler Mundgeruch und vor allem das an der hinteren Rachenwand herabfließende, weißgelbliche Sekret vervollständigen

Anginös-lymphatische Form.

Rachenmandelgrippe recht häufig.

Drüsengrippe eine Folge der Mandelgrippe.

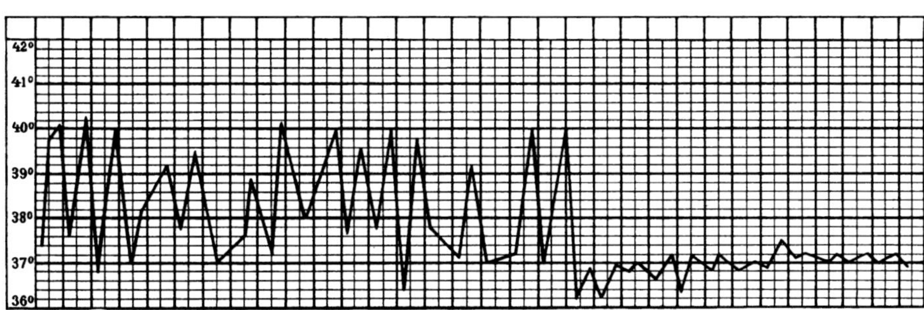

Fig. 208.
Septische Drüsengrippe, $4^1/_2$ jähr. Knabe. — (*Verfasser.*)

das Bild. In anderen Fällen werden vorwiegend die intrathorakalen Drüsen ergriffen, was dann zu einem weniger ausgesprochenen Kranksein führt, wenn nicht das Röntgenbild Klarheit schafft. Das Fieber hat bei dieser lymphatischen Gruppe nicht selten intermittierenden, septischen Charakter und die Situation ist wegen der Unklarheit und Hartnäckigkeit für den Arzt recht ungemütlich, bis dann mit, ohne oder trotz der Behandlung Entfieberung und Besserung eintritt, ohne daß es zu der befürchteten Sepsis oder zur disseminierten Tuberkulose gekommen ist. Das sogenannte *Pfeiffer*sche Drüsenfieber ist sicher nichts anderes als diese Rachenmandel-Drüsengrippe.

Ungemütliche Situationen.

Das Pfeiffersche Drüsenfieber geklärt.

Uropoëtische Form: Während leichte Albuminurie ohne Zylinder eine ganz gewöhnliche Begleiterscheinung der Grippe ist, zeigt sich in manchen, wenn auch seltenen Fällen, eine Bevorzugung des Urogenitalapparates mit starker Albuminurie, Nephritis, Cystitis, Vulgovaginitis. Auch von ausgesprochen hämorrhagischen Affektionen der Niere, Blase und Scheide wird berichtet. Der beherrschende Erreger ist dann meist das Bacterium coli.

Uropoëtische Form.

Verhalten sonstiger Organe.

Haut. Von Exanthemen sind zu nennen: Zu Beginn auftretender, juckender, kleinfleckiger Ausschlag, dem Sonnenerythem ähnlich, an Brust

Bauch und Streckseiten der Extremitäten. Er kann auch masernähnlich erscheinen, doch bleibt das Gesicht frei. Nach mehreren Tagen oder in der zweiten Woche kommt wie bei der Influenza ein scharlachähnliches Exanthem, hauptsächlich am Stamm lokalisiert, vor (s. oben), das ohne Schuppenbildung verschwindet. Zeigt auch die Rachenschleimhaut fleckige Rötung, dann wird die Unterscheidung vom Scharlach schwieriger. Auch deutliche „Kopliks" kommen vor, die mit Masern bestimmt nichts zu tun haben (*Asal-Falk,* Verfasser vergl. S. 488). Herpes findet sich speziell bei Komplikationen mit Pneumonie und bei hohem Fieber. Purpura- und variolaartige Ausschläge werden als seltenes Vorkommnis gemeldet.

Verschiedenartige Ausschläge können irreführen.

Kreislauf-, erregung im ersten Stadium.

Herz- und Kreislauforgane: Die beim Beginn der Erkrankung nur selten vermißte Röte des Gesichtes und der Konjunktiven kündigt schon die Gefäßbeteiligung an. Irgendwie sind die Kreislauforgane fast immer beteiligt. Der Puls ist im ersten Stadium meist beschleunigt und arhythmisch; dabei kann es auch zur dilatatorischen Verbreiterung der Herzdämpfung, zum Auftreten undeutlicher Geräusche, eventuell zu Zyanose und Kollapserscheinungen kommen. Es handelt sich, wie bei der Diphtherie um toxische Wirkungen. Im zweiten Stadium ist diese Kreislaufschwäche oft recht ausgesprochen: Bradykardie bis zur Hälfte der normalen Frequenz, Verbreiterung der Herzdämpfung nach beiden Seiten (*Lukacs* und *Waltner*), röntgenologisch nach *Lebedev* Verbreiterung des linken Vorhofes, darauffolgend der rechten Kammer, dumpfe Töne, Mattigkeit, Schweiße, Dyspnöe, Appetitlosigkeit sind die Kennzeichen der Zirkulationsschwäche. Die manchmal recht stark ausgeprägte Adynamie zeigt sich bei größeren wie kleineren Kindern.

Kreislauf schwäche im zweiten Stadium.

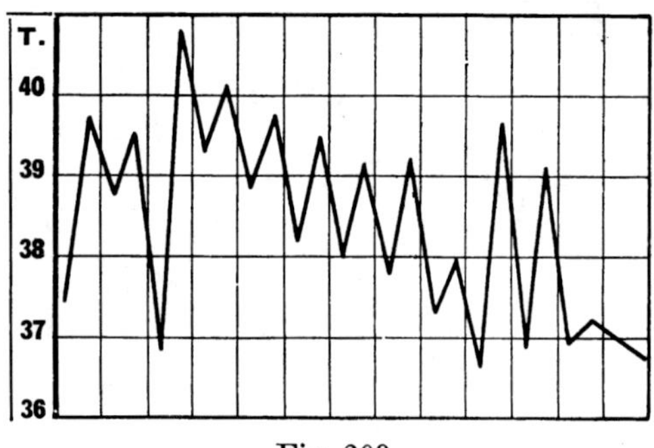

Fig. 209.
Grippefieber. Chronischer Verlauf.

Die Milz ist zuweilen etwas, nur selten stärker vergrößert.

Das Blut: Im ersten Stadium ist eine gewisse Anämie mit Verminderung des Hämoglobins und der Erythrozytenzahl die Regel, daneben, allerdings weniger konstant, eine gewisse polynukleäre Leukozytose. Charakteristischer sind die Veränderungen im zweiten Stadium: deutliche Tendenz zur Leukopenie und zwar mit Verminderung der Lymphozyten, lymphopenische Leukopenie; Verminderung, ja Verschwinden der Eosinophilen, Fehlen der Linksverschiebung und auffällig hohe Monozytenzahlen (*Noeggerath*). Die Rückkehr zur normalen Blutzusammensetzung erfolgt oft erst nach mehreren Wochen.

Blutbild nur im zweiten Stadium charakteristisch.

Das Fieber.

Trotz der Verschiedenheiten doch ein gewisser Fiebertyp.

Das Fieber ist bei der Influenza meist eine 2—3tägige Kontinua mit steilem Abfall, zuweilen auch eine zweiphasige Kontinua (Kurve siehe S. 487). Bei allen Grippeerkrankungen zeigt es charakteristische

Relapse und kann auch einen protrahierten Verlauf annehmen. In leichteren Fällen — und diese sind sehr zahlreich — sehen wir nur eine kurze Ephemera, die entweder rasch oder langsamer abflaut. In sehr vielen Fällen prägt sich auch im Fieber die Zweiphasigkeit der Grippe sehr deutlich

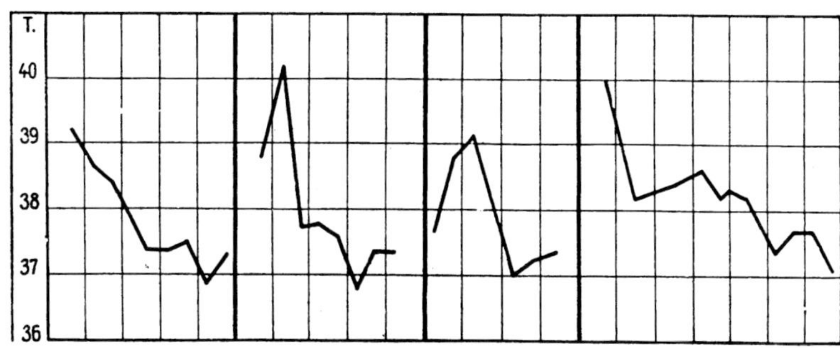

Fig. 210.
Grippe-Ephemera.

aus. Bei allen Formen kann die Entfieberung kritisch, lytisch oder in Intermissionen wie beim Typhus erfolgen oder der Verlauf kann überhaupt ein ganz unregelmäßiger, atypischer sein. Dieses Bild findet man recht häufig.

C. Die Säuglingsgrippe.

Zweifellos ist die Grippe bei weitem die häufigste Ursache unklarer Fieberzustände beim Säugling. Sie ist eine noch erhaltengebliebene Komponente des Hospitalismus, dessen andere Bestandteile, die chronischen Ernährungsstörungen, die septischen Infektionen und die Massenpflege mehr und mehr gebannt sind. Als die wichtigste parenterale Infektion führt sie heute leider noch häufig den Tod des Säuglings oder tiefgreifende Schädigungen herbei. Nach den Beobachtungen von *Müller*, *Seligmann*, *Stuchlicová*, *Krzysanowski*, *Botelli*, *Macciotta* u. A. fordert sie bis zu 50 % Todesfälle. Die Grippe ein letzter Rest des Hospitalismus.

Je jünger der Säugling, desto weniger Resistenz besitzt er; über Immunität der Neugeborenen siehe S. 480. Neugeborene sind, wenn sie von der Grippe ergriffen werden, ganz besonders gefährdet durch bösartige Formen von Pneumonie, Otitis u. a. Die Ernährung ist bedeutungsvoll: Brustkinder widerstehen besser als Flaschenkinder, fettreich genährte besser als kohlenhydratreich gefütterte, deren Immunität vermindert erscheint. Über besondere Disposition und Ansteckungswege s. S. 480 u. 484. Verlauf Kohlenhydratkinder sind gefährdet.

Der Beginn der Erkrankung ist oft schleichend. Ein leichter Schnupfen war vielleicht da oder besteht noch. Der Mutter fällt aber das schlechte Aussehen des Kindes auf. Es ist matt und unlustig zum Trinken. Objektiv läßt sich zu dieser Zeit so gut wie nichts feststellen. Die Temperatur steigt nun, die Atmung wird etwas schniefend oder leicht schnarchend, das Schreien verändert seinen Klang. Es kommt zur Entleerung von Sekret aus Nase oder Rachen, welches je nachdem serös, eitrig, schleimig oder auch sanguinolent beschaffen ist und durch Bildung trockener Borken die Nasen- Schnupfen beim Säugling und bei der Umgebung beachten!

atmung behindert. Es kann so profus werden, daß die Luftwege ganz verengt erscheinen und die Atmung erschwert, der Schlaf gestört ist. Hervorstechend ist dabei immer der starke Luftmangel.

Verschiedene Formen auch hier.

Die Gabelung in verschiedene Formen läßt sich auch bei der Säuglingsgrippe festhalten; besonders die katarrhalische und die intestinale Form heben sich deutlich ab. Grippe-Meningitis und -Enzephalitis scheint zurzeit häufiger vorzukommen.

Katarrhalische Form.

Die katarrhalische Form bietet das auf S. 490 beschriebene Bild, wobei es durch Tiefergreifen der Erkrankung zu pneumonischen Erscheinungen kommen kann. Das Fieber steigt dabei höher und schwankt dann um 39°. Das Aussehen der Kleinen ändert sich, sie erhalten etwas Ängstliches, werden blaß und an den Lippen und Nägeln bläulich. Das Atemtempo wird erheblich beschleunigt, die Nasenflügelatmung wird deutlich. Die objektiven Befunde sind dieselben wie die oben beschriebenen.

Pseudopertussis.

Husten fehlt fast nie. Er ist schleimig, trocken, oder auch mit erheblichem Sekret beladen. Die durch Schwellung der Kehlkopfschleimhaut entstehenden Laryngealstenosen sind gefürchtet. Der Husten hat zuweilen völlig den Charakter des Keuchhustens, ohne daß er mit diesem identisch ist (*Niemann*).

Septische Form.

Abweichend von der Norm sind Fälle, die von vornherein unter dem Bild der Sepsis verlaufen mit ständigen Fieberintermissionen — sie endigen meist tödlich; anderseits Fälle mit erhöhter Exsudatbildung in der Pleurahöhle, im Peritoneum oder auf den Hirnhäuten. Auch sie finden meist ein baldiges, letales Ende. Schließlich kommen chronische Formen zur Beobachtung, besonders in Heimen, wo offenbar immer wieder eine gegenseitige Reïnfektion statthat.

Intestinale Form.

Intestinale Form. Während Ernährungsstörungen irgendwelcher Art sich fast bei jeder Grippe bemerkbar machen, ähnelt das Bild der abdominalen Grippe in der reinen Form am meisten dem Bild der Dekomposition mit einem Einschlag toxischer Symptome (*Riesel*).

Ähnlichkeit mit Dekomposition.

Der Säugling wird außerordentlich hinfällig, liegt matt und somnolent im Bette. Er wehrt sich mit matten Bewegungen gegen die Flasche, die ihm manchmal mit Zwang beigebracht werden muß und häufig wieder erbrochen wird. Beim Aufheben schreien die Kinder. Das Abdomen ist anfangs aufgetrieben, später weich. Die Stühle sind zuerst stärker wasserhaltig, weiterhin mehr schleimig; sie erfolgen häufig und unter Tenesmus und haben nicht selten sanguinolente Beschaffenheit.

Diese beiden Formen der Grippe kombinieren sich häufig oder werden noch durch stärkeres Hervortreten nervöser Symptome, Apathie, Schlaflosigkeit, eklamptische Zustände variiert. Auch ausgesprochene Meningitis kommt vor.

Inanition und Luftmangel bilden die Gefahr.

Die Gefahr für den Säugling bei der Grippe liegt einmal in dem Luftmangel, dann aber besonders in der gestörten Ernährungsfunktion und der durch sie herbeigeführten Inanition. Diese entsteht durch das Herabsinken der Toleranzbreite und durch die Behinderung der Ernährungszufuhr als Folge des Prozesses im Nasopharynx und im Magendarmkanal. Die Inanition schädigt die Immunität; so wird die Schwere des Prozesses erklärlich.

Der Verlauf der Grippeerkrankungen.

Der Verlauf ist begreiflicherweise sehr verschieden. Neben der Mehrzahl der in 2—3 Tagen mit etwas Fieber und Katarrh ablaufenden Fälle gibt es solche ganz ephemeren Charakters, wie die von *Trumpp* beschriebenen, wobei die Kinder innerhalb 24—48 Stunden gesund, krank und wieder gesund waren, geringes Krankheitsgefühl, etwas Husten, Rachenröte und leichte Drüsenschwellung zeigten; anderseits schwer verlaufende, in wenigen Tagen zum Tode führende oder 1—2 Wochen fiebernde, durch Bronchitis und Pneumonie komplizierte Fälle oder schließlich jene protrahiert verlaufende Krankheit, wie sie *Filatow* als chronische Grippe, *Noeggerath* als Nachgrippe beschrieben hat. Die Kinder erholen sich nicht, sondern kränkeln längere Zeit, wochen- und monatelang, mit Fieber von 37—38—38,5°, allgemeiner Mattigkeit, Gliederschmerzen, Husten und Schnupfen. Bei Temperaturschwankungen frösteln und schwitzen sie. Das Blutbild bleibt krankhaft verändert. Vielleicht gehört mancher dem Arzt unerklärbare Fieberzuustand in diese Kategorie. Einzelne von pneumonischen Affektionen befallene Kinder erreichen keine Lösung ihres Lungenprozesses; Dämpfung, Husten und Auswurf bleiben bestehen, das Sputum wird kopiöser und es stellen sich schließlich deutliche Zeichen von Bronchiektasien ein. Man findet über den gedämpften Partien mittelblasig klingende, eigenartig knitternde Rasselgeräusche. Solche Fälle werden häufig als Tuberkulose gedeutet, haben aber mit dieser Krankheit nichts zu tun.

Fliegende Grippe.

Chronische Grippe.

Bronchiektasien häufig.

Von allen diesen Komplikationen, zu denen sich noch unter Umständen Keratitis, Retropharyngealabszesse, Mumps, Gelenkentzündung, Thrombosen in größeren Gefäßen und Embolie gesellen können, bleiben unter Umständen Nachkrankheiten zurück, wie dauernde Herzschädigung, Tuberkulose, Lähmungen, Psychosen. Gerade leichtere Dilatationen des Herzens mit leisen weichen Geräuschen habe ich als Ursache leichter Schwächezustände und unbestimmter Beeinträchtigung des Allgemeinzustandes recht häufig beobachtet.

Nachkrankheiten.

Diagnose.

Zu Zeiten einer Pandemie begegnet die Erkennung der Influenza und auch der Grippe keiner besonderen Schwierigkeit. Die Häufung gleichartiger Fälle in der Umgebung, das Befallenwerden ganzer Häuser und Schulen führt ohne weiteres auf die richtige Diagnose. Man hüte sich dabei aber vor Täuschungen und Überraschungen. Influenzaerkrankungen sind eine jederzeit verfügbare Zuflucht für diagnostische Bequemlichkeit und Unkenntnis. Die Diagnose ist nicht immer leicht und erfordert mitunter den ganzen klinischen Scharfblick des Arztes.

Mißbrauch der Grippediagnose.

Für Influenzaerkrankungen ist das plötzliche Einsetzen des Fiebers bezeichnend mit seinen allgemeinen Erscheinungen von Abgeschlagenheit, von Glieder- und Kopfschmerzen, der Influenzarachen, das Hinzutreten katarrhalischer, intestinaler oder nervöser Erscheinungen, sofern andere Krankheiten ausgeschlossen werden. Für die Grippeerkrankungen charakteristisch ist das Bild des infektiösen Katarrhs, zuerst der oberen und dann der unteren Luftwege, der bei kleineren Kindern überlagert wird durch das Bild der toxischen Ernährungsstörung. Das kongestionierte Gesicht ist für Influenza und Grippe ein guter Wegweiser.

Influenza und Grippe.

Bakteriodiagnose undankbar.

Von der bakteriologischen Diagnose ist nicht viel zu erwarten, schon wegen der kurzdauernden Anwesenheit des Influenzabazillus in den Sekreten, dann aber wegen der Schwierigkeit der Sputumgewinnung und der Deutung eines schließlich erhaltenen Präparates.

Grippe und Scharlach.

In einzelnen Fällen wird die Abgrenzung gegen Scharlach, die mitunter fast unmöglich scheint, erleichtert durch das Fehlen der Scharlachangina und der Himbeerzunge, durch das spätere Auftreten des Exanthems, das oft erst mit dem Abfall des Fiebers erscheint. Der Blutdruck, der bei Scharlach nicht verändert ist, soll bei Grippe erhöht sein. Auch die *Schultz-Charlton*sche serodiagnostische Scharlachreaktion, unter Umständen die Dick'sche Probe, kann vielleicht helfen. Die Blutdiagnose ist unsicher: Eosinophilie spricht für Scharlach, lymphopene Leukopenie für Grippe. Das Ausbleiben von Schuppung, Lymphadenitis, Nephritis kommt diagnostisch post festum.

Andere Infektionskrankheiten.

Die Diphtherie kann bisweilen nur bakteriologisch oder durch Ausbleiben der spezifischen Serumwirkung von der Grippeangina unterschieden werden. Über die Abgrenzung des Grippekrupps gegenüber echtem Krupp s. S. 490. Masern geben sich durch das fleckige Exanthem, die *Koplik*schen Flecken, die starke Mitbeteiligung des Gesichts beim Ausschlag, die polynucleäre Leukopenie zu erkennen. Gegenüber Pertussis ist das Fehlen der keuchenden Inspiration, der Reprise, das Vorhandensein von Fieber, der schnellere Ablauf der Erkrankung, die Keuchhusten-Leukozytose in Betracht zu ziehen. Die Zystopyelitis ist beim jungen Mädchen stets durch sorgfältige Harnuntersuchungen auszuschließen. An die Möglichkeit einer *Heine-Medin*schen Erkrankung denke man besonders in Epidemiezeiten. Die Hyperästhesie ist hier ein guter Anhaltspunkt. Gegen Typhus ist, da Roseolen und Milzschwellung auch bei Grippeerkrankungen vorkommen, das Fehlen der Diazoreaktion und die negative *Gruber-Widal*sche Reaktion entscheidend. Meningitis kann am besten durch Lumbalpunktion sichergestellt werden. Von der manchmal naheliegenden Verwechslung chronischer Influenza mit Tuberkulose schützt man sich durch die Beachtung der auf die grippale Erkrankung der mittleren Bronchien hinweisenden mittelblasigen Rasselgeräusche, durch den Befund von Leukozytose im Grippebeginn und durch das Röntgenbild. Recht verantwortungsvoll kann bei Jugendlichen die Abgrenzung einer akuten Grippe gegenüber einem tuberkulösen Frühinfiltrat werden, da dieses zumeist klinisch nachweisbare Lungenveränderungen vermissen läßt. Da kann nur das Röntgenbild helfen, sofern es von einem erfahrenen Röntgenologen gefertigt und gedeutet wird. Jeder unklare „Grippe"-Fall jenseits des 14. Lebensjahres sollte durch Röntgenbeschau geklärt werden. Die Unterscheidung von Bronchialtuberkulose kann recht schwierig sein. Positive Tuberkulinreaktionen geben keinen Wegweiser. Auch das Blutbild ist unzuverlässig (Zahl über 10 000 mit Linksverschiebung soll gegen Tuberkulose sprechen *Rietschel*). Vielleicht hat die Messung der Senkungsgeschwindigkeit der roten Blutkörperchen Wert. Mir fehlt darüber die Erfahrung. Am ehesten wird noch das Röntgenbild zu verwerten sein, da die akute Drüsengrippe wohl kaum Schatten macht. Mit dem Denguefieber hat die Grippe den plötzlichen Beginn, die Conjunctivitis, die Gelenkschmerzen und das schwere Krankheitsgefühl gemeinsam. Charakteristisch für das „Sieben-

Bei Mädchen an die Blase denken.

Das Frühinfiltrat verläuft nur zu oft als „Grippe".

Bronchialtuberkulose kann diagnostische Schwierigkeiten machen.

Denguefieber.

tagefieber“ sind die Gelenkschwellungen, das eigenartige, etwas juckende Exanthem an Händen uud Füßen, die kritische Entfieberung und endlich die Tropengebundenheit.

Prognose.

Die Prognose ist bei größeren und sonst gesunden Kindern meist günstig; bei Rachitikern, Skrofulösen und sonst belasteten Kindern mit Vorsicht zu stellen. Bei Säuglingen handelt es sich immer um eine ernstere Krankheit, deren Ausgang auch bei leichtem Beginn nie vorauszusagen ist.

Die Fälle mit Leukopenie scheinen prognostisch günstiger zu liegen als die leukozytären (*Jagič*, *Becker*, *Schiff* und *Matyas*). Im Gegensatz dazu wird bei Pneumonie das Ausbleiben der Leukozytenvermehrung als Zeichen verminderter Resistenz gedeutet (*Heimann*).

Prophylaxe und Therapie.

Prophylaxe.

Allgemeine Vorbeugung.

a) Allgemeine. Zu Zeiten von Epidemien oder auch nur von gehäuftem Auftreten der Krankheit sind Kinder vor allen Menschenansammlungen zu bewahren, also nicht in Theater, Kinos, Konzerte, Feste mitzunehmen. Dabei ist die Schule erfahrungsgemäß nicht so sehr zu fürchten und das Schließen der Schule unnötig, sofern nur die Kinder bei den ersten Krankheitsanzeichen zu Hause behalten, oder nach Hause geschickt werden (*Zander*). Sehr wichtig wäre eine bessere Aufklärung der Lehrkräfte über die Wege der Ansteckung und die ersten Krankheitszeichen.

Den Rachitikern ein besonderer Schutz!

Lebenswichtige Bedeutung hat eine möglichst umfassende Behütung der Rachitiker vor der Grippe. Die Grippeprophylaxe bildet hier einen Teil der Rachitisbekämpfung und umgekehrt. Alle verhütenden Maßnahmen sind gegenüber Rachitikern besonders streng zu handhaben. Weitgehende Aufklärung der Mütter ist auch hier notwendig. Säuglingsberatungsstellen müssen wegen der Gefahr der Übertragung zu Epidemiezeiten zeitweise geschlossen oder wenigstens das Warten der Kinder in den Warteräumen möglichst abgekürzt werden. Besser ist es, sie so einzurichten und zu führen, daß Ansteckungen vermieden werden.

Schwerer Kampf auf Säuglingsstationen.

Für den Säugling ist die Fernhaltung aller katarrhalisch erkrankten Personen anzustreben, wenn auch nicht immer gut durchzusetzen. In Kinderkrankenhäusern, Säuglingsheimen, Kinderheimen ist in Grippezeiten eine strenge Quarantäne, entweder in Einzelräumen oder durch ein mehrstufiges Einschleusungssystem durchzuführen. Auf Säuglingsstationen ist die Ausschaltung aller mit Husten oder Schnupfen behafteten Pflegerinnen und Ärzte ein vitales Erfordernis.

Als Behelf im Privathause und aus wirtschaftlichen Gründen auch in Anstalten, um leicht erkrankte Pflegerinnen nicht ganz vom Dienste ausschalten zu müssen, können über Mund und Nase angelegte Mullbinden, evtl. fertiggearbeitete Masken, wie die von *Bessau* angegebene, bis auf die Brust reichend, verwendet werden.

Der Besuch von Angehörigen ist gänzlich zu unterbinden. *L. F. Meyer* empfiehlt außerdem die Einrichtung von „Mullboxen“ und „Kopfboxen“, ferner Beschränkung der Kinderzahl auf 10—12 in einem Saal, sorgfältige

Überwachung der etwas abgedämpften Ventilation zur Verhütung der Erkältung.

Persönliche Prophylaxe.

b) Persönliche. Das Küssen der Kinder ist wie die gemeinsame Benutzung von Taschentüchern zu unterlassen; erhöhte Reinlichkeit in bezug auf Nase, Hände und Mund ist angezeigt, tägliches Ausschnauben der Nase mit lauwarmem, ganz mildem Salzwasser, Aufschnupfen von etwas Borpulver (für Ärzte nach einem Krankenbesuche!) scheint mir recht empfehlenswert. Ob das beliebte Gurgeln mit allen möglichen Substanzen, das Lutschen von Formamint und anderem einen besonderen Wert hat, lasse ich dahingestellt. Die erhöhte Speichelsekretion durch das Schnullen und die dadurch erzielte Abschwemmung der Schleimhäute kann immerhin von Nutzen sein.

Reinlichkeit wichtig!

Gurgeln?

Kaugummi?

Die Verwendung des Kaugummis (Wrigley-Pastillen) zur Anregung lebhafter Sekretion in Rachen und Nase wird empfohlen (*Rommel*). Der Erkältungsgefahr ist zu Epidemiezeiten besondere Beachtung zu schenken. Kalte Bäder und Duschen sind in solchen Zeiten einzuschränken, das Baden größerer Kinder zu überwachen, die Kleidung der Witterung anzupassen.

Erkältung vermeiden!

Therapie.

Erkrankte Kinder gehören, sobald sie auch nur leicht fiebern, ins Bett. Ein Abführmittel, gleich zu Anfang gegeben, ist nach alter und neuerer Erfahrung sicher von guter Wirkung. Milde Diät mit Bevorzugung von Fruchtsäften scheint schon durch die Appetitlosigkeit und die Geschmacksstörung angezeigt. Bei Säuglingen ist die richtige Nahrung von ausschlaggebender Bedeutung. In Fällen von intestinaler Grippe gilt vielen Brustnahrung als die einzige Rettung. Jedenfalls ist bei grippekranken Säuglingen einerseits Unterernährung, anderseits auch die Überschreitung der sehr gesunkenen Toleranzgrenze zu vermeiden; es ist sobald als möglich eine ausreichende und den individuellen Bedürfnissen angepaßte Ernährung einzuleiten, am besten mit fettreicheren Gemischen, wie Buttermehlsuppe, Rahmgemengen oder aber mit Eiweißmilch, Milch-Schleim- oder Milch-Mehlmischungen, je nach Sachlage. Größere Kinder können bei vorhandenem Appetit ruhig essen, sofern ihnen eine reizlose und ballastarme, am besten vegetabile Kost gereicht wird.

Die Ernährung ist beim Säugling entscheidend.

Die Hydrotherapie kann manches leisten, wenn sie richtig und nicht im Übermaß angewendet wird, doch darf man ihre Wirksamkeit bei der Grippe nicht überschätzen.

Keine kalten Applikationen.

Von kalten und kühlen Bädern möchte ich durchaus abraten, ebenso wie von kalten Packungen. Der Gebrauch der Bäder, auch der warmen, scheint mir im ersten Stadium der Grippe überhaupt etwas problematisch und ich habe den Eindruck, daß Komplikationen, wie die am Mittelohr, durch sie eher gefördert als verhütet werden. Viel besser scheinen mir heiße Stammpackungen (Tuch in kochend heißes Wasser legen, mit Kochlöffeln herausholen, in einem anderen Tuch rasch auswinden, um den Stamm legen mit Freibleiben der Arme, darüber wollenes Tuch, kein Guttapercha) von einstündiger Dauer mit darauffolgender kühler Abwaschung. Sie wirken antipyretisch und erzeugen subjektives Wohlbefinden. Dazwischen, besonders für die Nacht, können kühle Fußwickel in Form von nassen Strümpfen mit darübergezogenen wollenen (*Kneipp*) empfohlen

Vorsicht auch mit Bädern.

Heiße Wickel am besten.

*Kneipp*sche Fußwickel.

werden zur Erzeugung einer ausgleichenden Hyperämie in den untersten Körperpartien. Sehr wohltuend während der ganzen Fieberperiode werden Teilwaschungen mit heißem und darauffolgend mit kaltem Wasser empfunden. Letzterem kann irgendein Spirituosum oder Essig zugesetzt werden.

Von Medikamenten mache ich regelmäßigen, wenn auch sparsamen Gebrauch. Zu warnen ist dringend vor der heute so beliebten Medikasterei und wahllosen Verwendung angepriesener Grippemittel. Die Wirksamkeit der Mittel scheint auch hier mit dem Charakter der Epidemie zu wechseln. So hat mir die Verabreichung von Jod (Jodi pur. 0,1, Kal. jod. 1,0, Aqu. dest. 10,0, davon einmal 3 Tropfen an 3 aufeinanderfolgenden Tagen) in früheren Jahren unbestreitbare Dienste getan zur Kupierung eines Grippeanfalles; im letzten Jahre habe ich eine deutliche Wirkung vermißt. Arcanol 0,1—0,3 dreimal täglich in Milch gereicht wirkt sicher günstig auf den Krankheitsprozeß ein, darf aber nicht zu lange gereicht werden. Pyramidon 0,1—0,3 oder Treupel-Tabletten eine viertel bis eine halbe, dreimal täglich sind besonders bei Kopfschmerzen sehr angenehm. Kleineren Kindern kann das Pyramidon auch in Lösung 1,0 : 100,0 kaffeelöffelweise gegeben werden. *Trumpp* empfiehlt Pulver von Pyramidon 0,25—0,1, Camphor. trit., Acid. benz. āā 0,01—0,05, Sacch. lact. 0,5. Außerdem werden verwendet die Salizylpräparate Aspirin, Kalmopyrin, mit dem ich besonders günstige Erfahrungen habe, Hydropyrin, Apyron usw., alle in Dosen von 0,05—0,3—0,5 dreimal täglich je nach dem Alter. Bei drohender und beginnender Pneumonie haben intramuskuläre Injektionen von Transpulmin (Chinin + Kampfer) oder auch Solvochin (½—1 Ampulle) unbestreitbar günstige Wirkung. Außerdem werden Ephetonin (½—1 Tabl. mehrmals) und Cardiazol (5—10 Tropfen) zweckmäßig verwendet, sobald Zeichen von Zirkulationsschwäche auftreten. Inhalationen von Adrenalin (Glycirenan) oder Ephetonin sollen durch die erzeugte Gefäßverengerung der Bildung von Hypoplasien vorbeugen. Adrenalin oder Ephetonin wird auch subkutan eingespritzt und soll günstige Erfolge bei drohender oder bestehender Pneumonie aufweisen. Ist es zur Lungenentzündung gekommen, dann zögere man nicht mit Herzmitteln, vor allem mit Cardiazol (dreimal 5—10 Tropfen) oder Kampfer in großen Dosen. *Feer* gibt Kindern unter 6 Jahren bis zu zweimal 5—7,5 ccm Kampferöl 20%. Die Wirkung zeigt sich in Ruhigerwerden des Kranken, kräftigerem Puls, tieferer Atmung, Schwinden der Zyanose. Nach Lage des Falles kann daneben auch Digitalis, Digipurat, Koffein oder Adrenalin in den für Kinder üblichen Mengen indiziert sein.

Die biologische Therapie verschieden beurteilt.

Die Serotherapie und Vakzine-Behandlung hat noch immer keine feste Stellung errungen. Das zeigt schon die Verschiedenheit und Zahl der empfohlenen Mittel. Es handelt sich um die Einverleibung von spezifischem Grippeserum, von Eigenblut, von Autovakzinen aus Bakterien des Nasenschleims gewonnen, von polyvalenten Vakzinen aus Influenzabazillen, Strepto- und Diplokokken (Sächs. Serumwerk), von Omnadin, Novoprotin usw. Die Erfahrungen sind immer noch recht widersprechend. Ich selbst habe keine einwandfreien Resultate gesehen.

Die Rekonvaleszenz erfordert nicht selten wegen der toxischen Nachwirkungen geduldige Überwachung und sachgemäße Behandlung. Eisen, Arsen, Chinapräparate sind dankbare Medikationen und tragen ebenso wie Salz- und Kiefernadelbäder, Massage und Gymnastik zur Kräftigung des Körpers bei. Quarzlichtbestrahlungen und ein sonniger Aufenthalt auf dem Lande, in den Bergen oder an der See sind geeignet, die gesunkene Vitalität neu anzuregen.

Literatur:

Angeführt sind nur die grundsätzlich wichtigeren Arbeiten seit 1923. Literatur bis dahin siehe *Hecker:* Influenza und Grippeerkrankungen, dieses Handbuch, III. Auflage.

Lehrbücher und zusammenfassende Darstellungen: *Feer*, Lehrb. d. Kinderheilk., 9. Aufl., 1926. — *G. Macciotta*, L'Influenza e le sue complicanze nei bambini, Clin. pediatr. 9, 1; ref. Z. Kinderheilk. 21, S. 464, 1927. — *C. Noeggerath*, Beobachtungen und Versuche bei der diesjährigen Grippe. Klin. Wschr. 1929, 49/50. — *Rietschel-Hecker-Trumpp*, Kinderheilkunde, II. Aufl., 1925.

Epidemiologisches: *Botelli*, Influenza bei Anstaltskindern. Zbl. Kinderheilk. 19, S. 525, 1926. — *R. Fischl*, Grippeepidemie 1926/27. Med. Klin. 23, S. 16, 1927. — *G. Macciotta*, Z. Kinderheilk. 21, S. 464, 1927.

Ätiologie und Pathogenese: *Adam*, Pneumokokken. Z. Kinderheilk. 19 S. 863, 1926. — *K. Kisskalt*, Gegen ausschl. bakterielle Ursache. Dtsch. med. Wschr. 1929, S. 16. — *N. Kljuejeva* und *A. Kasajewa*, Zur Ätiologie der epidemischen Grippe Kongreßzbl. inn. Med. 50, 1927; dieselben, Pfeifferbazillus, Komplementbindung Impfversuche. Zbl. Bakter. 109, 1928. — *M. Leiser*, Der heutige Stand der Grippeätiologie. Münch. med. Wschr. 1929, 14, S. 604. — *W. Levinthal*, Pfeifferbazillus bei Gesunden. Z. Hyg. 109, 1928. — *Macciotta*, Influenzabazillus und Pneumokokken. Z. Kinderheilk. 21, S. 464, 1927. — *P. Schmidt*, Pfeifferbazillus, Impfversuche. Zbl. Bakter. 106, 1928. — *E. Singer*, Pneumokokken. Zbl. Bakter. 104, S. 226, 1927. — *E. Thomas*, Neugeborenengrippe. Ges.-Fürs. f. d. Kind IV, 2, 1929.

Krankheitsbild: *Burckhardt* und *Collarits*, Grippe-Meningitis. Zbl. Kinderheilk. 20, S. 88, 1926. — *Burnet*, Grippetherapie. Z. Kinderheilk. 19, S. 804, 1926. — *Archibald Cook*, Hämorrh. Nephritis. Z. Kinderheilk. 20, S. 842, 1926. — *Delicati*, Nephrititis-Pyelitis. Jber. Kinderheilk. 1927. — *I. K. Friedjung*, Darmgrippe. Dtsch. med. Wschr. 1928, 2, S. 16/36. — *W. Kaupe*, Grippale Chorea. Münch. med. Wschr. 74, S. 24, 1927. — *K. Klinke*, Myocarditis. Mschr. Kinderheilk. 34, S. 2, 1926. — *Krzýzanowski*, Neugeborenengrippe. Zbl. Kinderheilk. 21, S. 565, 1927. — *de Lange Cornelia*, Lymph. Reaktion. Mschr. Kinderheilk. 37, S. 3, 1927. — Dieselbe, Encephalitisripposa. Zbl. Kinderheilk. 20, S. 79, 1926. — *Lereboullet* et *J. J. Gournay*, Grippe und Diabetes. Zbl. Kinderheilk. 20, S. 876, 1927. — *Levedev*, Herzdilatation. Mschr. Kinderheilk. 32, S. 3, 1926. — *J. Lucács* und *K. Waltner*, Postgrippale Herzdilatation. Mschr. Kinderheilk. 31, S. 1, 1925. — *G. Macciotta*, Nosologie, Z. Kinderheilk. 21, S. 464, 1927. — *S. Rosenbaum*, Säuglingsgrippe und Grippe. Enteritis. Mschr. Kinderheilk. 33, S. 5, 1926. — Derselbe, Masernähnlichkeit. Mschr. Kinderheilk. 43, 1929. — *Stucalicová*, Säuglingsgrippe. Schmidts Jb. 1922, Bd. 335. — *Veras Solon*, Aphasie. Z. Kinderheilk. 21, S. 804, 1928. — *Westphal Grete*, Lymphat. Grippe. Mschr. Kinderheilk. 36, S. 6, 1927.

Prophylaxe und Therapie: *Collner*, Autovakzine. Mschr. Kinderheilk. 46, S. 2, 1929. — *Davis*, Prophylaxe und Therapie. Mschr. Kinderheilk. 46, S. 2, 1929. — *R. Fischl*, Med. Klin. 23, S. 16, 1927. — *F. Hamburger*, Behandlung chronisch hustender Kinder. Wien. klin. Wschr. 40, S. 19, 1927. — *H. Kraus*, Eigenblut. Münch. med. Wschr. 1928, 2, S. 1205. — *Macciotta*, Serumtherapie. Z. Kinderheilk. 1927. — *H. Roueche* et *van Bockstael*, Prophyl. Vakzine. Zbl. Kinderheilk. 20, S. 599, 1926. — *Trumpp*, Münch. med. Wschr. 1927, 5.

Die Gehirnentzündung[1]).

Von

JULIUS ZAPPERT in Wien.

Begriffsbestimmung und Geschichtliches.

Ältere Auffassungen über „Enzephalitis".

Das Wort Enzephalitis hat in der älteren Literatur vorwiegend die Bedeutung eines anatomischen Befundes. Je nach Art der vorhandenen Entzündung unterschied man eine akute (hämorrhagische), eine suppurative, eine sklerosierende Enzephalitis. Doch stand auch der anatomische Prozeß nicht ganz fest, da man embolische und thrombotische Erweichungsherde, syphilitische, tuberkulöse Erkrankungen ebenfalls in den Sammelbegriff der Enzephalitis einreihte. Als man später daranging, den Gehirnabszeß, die Hirnsyphilis, die Meningoenzephalitis, manche sklerotische Hirnveränderungen von der akuten Enzephalitis zu trennen und es gelernt hatte, die Symptome der akuten Enzephalitis zu lokalisieren, interessierte vor allem der Sitz der Hirnerkrankung und man erfand dafür bezeichnende Namen. So wurde eine Erkrankung der grauen Hirnrinde als Polioenzephalitis (*Struempell*), eine solche der grauen Substanz in der Vierhügelgegend als Polioencephalitis superior acuta (*Wernicke*), eine Entzündung in der Gegend des Pons und der Medulla oblongata als Polioencephalitis inferior, eine gleichzeitige Erkrankung von Gehirn und Rückenmark als Enzephalomyelitis bezeichnet. Die Kinderärzte hatten noch ein besonderes Interesse an der *Virchow*schen „Encephalitis congenita", die sich in der Häufung von Fettkörnchenzellen im Gehirne Neugeborener äußerte und jetzt von *Schwartz* als Restbefund nach natalen Hirnschädigungen gedeutet wird. Die Mannigfaltigkeit der klinischen Bilder trug nicht dazu bei, die Schwierigkeiten der Enzephalitisdiagnose zu erleichtern. Am bekanntesten waren jene Enzephalitisformen des Kindesalters, die zu halbseitiger spastischer Lähmung oder zu anderen Formen der zerebralen Kinderlähmung führten. Wenig Klarheit herrschte über die Ursachen der Enzephalitis. Man war geneigt, die meisten dieser Erkrankungen als Folgen von anderen Krankheiten anzusehen, so namentlich von Infektionskrankheiten, von Meningitis cerebrospinalis, von Endokarditis, Otitis, Sepsis, von Intoxikationen, insbesondere von chronischem Alkoholismus, von Darmkrankheiten, endlich auch von Traumen. Die Möglichkeit, daß die Enzephalitis als primäre Erkrankung auftrete, wird noch im Jahre 1905 von *Oppenheim* nur mit den Worten gestreift: „Es ist nicht unwahrscheinlich, daß wir es bei einem Teile der Fälle mit einer selbständigen Infektionskrankheit zu tun haben." Alle diese Beobachtungen älterer Autoren bestehen sicherlich zu Rechte, da sie sich großenteils auf sorgsam studiertes Material stützen. Aber sie treten an Bedeutung zurück gegenüber jenen Enzephalitisfällen, die wir seit mehr als einem Dezennium als spontan auftretende Krankheiten oder als bisher kaum gekannte Folgen nach anderweitigen Erkrankungen kennengelernt haben. Das gehäufte und epidemische Auftreten dieser Enzephalitisfälle, die Art ihres Verlaufes, ihre Übertragbarkeit auf Versuchstiere lassen bei einer sehr großen Gruppe dieser neuartigen Enzephalitis keinen Zweifel darüber zu, daß wir es mit einer Infektionskrankheit zu tun haben. Bei anderen Formen der Krankheit ist dieser Beweis zwar noch nicht erbracht, aber mit so großer Wahrscheinlichkeit zu erwarten,

[1]) Lat.: Encephalitis. Franz.: cérébrite encéphalite. Engl.: brain-fever encephalitis. Ital.: infiammazione cerebraie. Span.: Encefalitis.

daß die Besprechung aller dieser Enzephalitisformen im Abschnitte über Infektionskrankheiten berechtigt erscheint.

Economos Beschreibung der Encephal. lethargica im Jahre 1917.

Man darf wohl das Jahr 1917, in welchem *v. Economo* in Wien seine ersten Mitteilungen über Encephalitis lethargica veröffentlicht hat, als den Beginn der neuen Ära auf dem Forschungsgebiete über die Gehirnentzündungen bezeichnen. Die in den nächsten Jahren schubweise erfolgende Ausbreitung dieser Krankheit über die ganze Welt, sowie ihre nicht nur auf die lethargische Form beschränkte Symptomatologie führten dazu, daß recht allgemein die Bezeichnung „Encephalitis epidemica" für diese Krankheit gewählt wurde. Die großen Enzephalitisepidemien hörten nach dem Jahre 1921 allmählich auf, aber der für derartige Krankheiten geschärfte Blick der Ärzte konnte seither — bis zum heutigen Tage — auffallend häufig enzephalitische Krankheitsformen beobachten, die teils sporadisch, teils in kleinen Herden auftraten, klinisch oft einen anderen Verlauf nahmen als die „epidemische Enzephalitis" und sich von dieser, namentlich durch das Fehlen der charakteristischen Folgeerscheinungen, unterschieden. Während diese enzephalitischen Erkrankungen ganz spontan ohne irgendwelche vorangegangene Krankheiten sich einstellten, gab es andere Enzephalitisformen, die nach Infektionskrankheiten, und zwar gerade nach jenen, die sonst nicht zu zerebralen Komplikationen zu führen pflegen, wie Masern, Varizellen, Mumps, auftraten und auf Grund ihres klinischen und namentlich anatomischen Verhaltens sich anscheinend von der epidemischen Enzephalitis unterschieden. Unter diesen post- (bzw. para-) infektiösen Enzephalitisformen haben die seit dem Jahre 1924 genauer bekannten postvaccinalen Enzephalitisfälle das meiste Aufsehen erregt und stellen anscheinend ein neues, bisher kaum gekanntes Krankheitsbild dar, von dem es derzeit noch nicht sicher ist, ob es den Höhepunkt seiner Verbreitung schon erreicht hat. In den folgenden Darstellungen sollen die verschiedenen Enzephalitisformen in vier Abschnitten besprochen werden:

Encephalitis epidemica.

Andere Enzephalitisformen.

Hauptgruppen der Enzephalitis.

A. Die Encephalitis epidemica, B. die post(para-)infektiösen Enzephalitisformen mit besonderer Berücksichtigung der C. postvaccinalen Enzephalitis, D. die sporadische Enzephalitis. Die Differentialdiagnose und Behandlung werden am Schlusse gemeinsam behandelt werden.

A. Encephalitis epidemica.

a) Akutes Stadium.

Epidem. Enz. Akutes Stadium.

Ein epidemisches Auftreten enzephalitischer Erkrankungen ist schon in früheren Zeiten beobachtet oder vermutet worden (*Sydenham* 1673, die fragliche Tübinger „Schlafkrankheit" 1712, die „Chorea electrica" von *Durini* 1846, die „Nona"-Epidemie in Italien 1890, Beobachtungen von *Struempell, Leichtenstern* u. a.). Doch erst die nach Vorläufern im Jahre 1915 und 1916 (Frankreich *Cruchet*, Rumänien *Urechia*), im Winter 1916/17 in Wien (*v. Economo*), dann in Graz, Budapest, Leipzig und anderen Orten gehäuft aufgetretenen Enzephalitisfälle gaben Anstoß zu einem gründlichen Studium der Krankheit (Monographien von *v. Economo, Stern*). Dieser ersten Häufung folgte im Frühjahr 1918 eine neuerliche ausgebreitete Epidemie in England („Epidemic stupor"), Frankreich, Deutschland, die

Verbreitung. 1916—1921.

bis zum Frühjahr 1919 andauerte. Die dritte größte Epidemie begann Ende 1919, verbreitete sich von Italien und Österreich ausgehend über ganz Europa und ergriff auch überseeische Länder. *Netter* berechnete die damals in Frankreich vorgekommenen Fälle auf mindestens 10000, in Italien wurden etwa 4000 Fälle amtlich gemeldet. Ende 1920 flaute die Epidemie ab, zeigte im Frühjahre 1921 noch einen kurzen Anstieg und hat seither wohl zuweilen noch zu lokalen Häufungen von Fällen (England 1924, Zusammenstellung *Hoffs* in Wien), aber zu keiner seuchenartigen Ausdehnung geführt. Bemerkenswert ist, daß das sonst sehr wechselvolle Krankheitsbild der epidemischen Enzephalitis sich in einzelnen örtlich begrenzten Epidemien oft auf bestimmte gleichartige Formen beschränkte.

Epidemiologie.

Bevorzugung der kalten Jahreszeit.

Die epidemische Enzephalitis ist vorwiegend an die kalte Jahreszeit gebunden (im Gegensatz zur Poliomyelitis). Der Höchstgipfel der Erkrankungen fiel in die Monate Februar bis April. Sie befällt alle Altersstufen, doch sind Jugendliche bevorzugt (nach *Neal*, *Goldflam* u. a. etwa 40% unter 20 Jahren). *Gottstein* gibt eine Statistik über 242 Fälle, von denen 4 unter einem Jahre, 24 zwischen 1 und 5, 20 zwischen 5 und 10, 26 zwischen 10 und 15 Jahren alt waren. Säuglinge erkranken nicht selten (jüngste Fälle 2 und 3 Monate alt), hingegen ist für die von einigen Autoren vermutete intrauterine Übertragung ebensowenig ein sicherer Beweis erbracht wie für eine Infektion durch die stillende Mutter. Eine Bevorzugung des männlichen Geschlechtes wird von *v. Mettenheim*, *Stern* u. a. angenommen, von anderen Autoren aber nicht bestätigt. Familien- und Hausgenossenerkrankungen sind noch seltener beobachtet worden, als bei der Poliomyelitis. *v. Economo* schätzt die Häufigkeit einer Kontaktinfektion auf höchstens 4% und hält eine Luftinfektion für bedeutsamer; so könnte die im Winter 1919/20 von Italien nach Österreich verschleppte Epidemie durch das damalige Föhnwetter bedingt gewesen sein. Nasensekret und Speichel enthalten möglicherweise das Virus, welches vermutlich durch den Nasenrachenraum in den Körper Eingang findet. Eine Berechtigung, Neuropathie, Status lymphaticus oder andere Konstitutionsanomalien als begünstigende Faktoren für die Erkrankung anzusehen, besteht kaum. *v. Mettenheim* hält es für möglich, daß die körperlichen und seelischen Strapazen der Kriegs- und Nachkriegszeit eine Empfänglichkeit für die Encephalitis epidemica geschaffen haben.

Altersdisposition, vorwiegend Jugendliche.

Hausgenossenerkrankungen selten.

Ätiologie.

Erreger unbekannt.

Den Erreger der epidemischen Enzephalitis kennen wir nicht. Daß es sich um ein geformtes Virus und nicht um ein Toxin handele, beweisen Weiterzüchtungen der Krankheit an Affen und Kaninchen. Ein von *v. Economo* und *v. Wiesner* dargestellter Diplococcus pleomorphus, die von *Strauss* und *Loewe* gezüchteten Mikroorganismen (kleinste, glänzende globoide Körperchen) sind als Erreger der Enzephalitis nicht erwiesen. Die von *Doerr* und seinen Mitarbeitern, von *Levaditi* und vielen anderen eingehend studierte Beziehung des Virus des Herpes labialis (febrilis) zum Enzephalitiserreger hat trotz mancher scheinbarer Bestätigungen

Herpes virus und Enceph. epidem.

im Tierversuch nicht allgemeine Anerkennung gefunden, wenn auch gewisse „verwandtschaftliche Beziehungen" zwischen den Erregern beider Krankheiten von hervorragenden Fachkennern angenommen werden.

Beziehung zur Grippe.

Viel diskutiert ist die Frage eines Zusammenhanges zwischen Encephalitis epidemica und Grippe. Wenn auch Kontagiosität, Klinik, Anatomie entschieden dagegen sprechen, die Enzephalitis als eine Komplikation der Grippe anzusehen, so wird doch von namhaften Forschern, so von *Stern*, auf das zeitliche Zusammentreffen beider Krankheiten in Epidemiezeiten und auch in Familien hingewiesen und sogar die Möglichkeit erwogen, daß ein „komplexes Virus" eine Symbiose des Grippe- und Enzephalitisvirus enthalte, von denen jedes allein unter besonderen Umständen zur Entfaltung gelangen könne. Jedenfalls ist der den Zusammenhang beider Krankheiten voraussetzende Ausdruck „Hirn- oder Kopfgrippe" für die Enzephalitis besser zu vermeiden, da deren nosologische Selbständigkeit außer allem Zweifel steht.

Pathologische Anatomie.

Pathol. Anatomie.

Der makroskopische Befund am Nervensystem kennzeichnet sich durch „relative Negativität". Er beschränkt sich auf starkes Ödem und auf Hyperämie der grauen Substanz subkortikaler und basaler Hirnteile. Die sehr eingehenden mikroskopischen Untersuchungen (insbesondere *v. Economo*, *Stern*, *Pette*, *Creutzfeldt*, *Spielmeyer*, *Wohlwill*) lassen eine scharfe Begrenzung der akut entzündlichen Veränderungen auf die graue Substanz, insbesondere auf das zentrale Höhlengrau, die Regio subthalamica, den Thalamus und die anderen Stammganglien, das verlängerte Mark erkennen; das Rückenmark ist oft, die Großhirnrinde selten beteiligt. Die weichen Hirnhäute weisen lokalisierte Entzündungen auf. Histologisch finden sich manschettenförmig die Wände der Venen und Prokapillaren und den perivaskulären Raum umhüllende Infiltrationen vorwiegend lymphozytärer Elemente. Über die Häufigkeit rein toxischer und durch Neuronophagie bedingter Ganglienzellenveränderungen sind die Meinungen geteilt. Jedenfalls kommt es in der Regel nicht zu den schweren Zellzerstörungen wie bei der Poliomyelitis, wodurch die Heilbarkeit und die Flüchtigkeit mancher Lähmungssymptome der epidemischen Enzephalitis erklärlich wird. Über die pathologische Anatomie der chronischen Enzephalitis siehe unten. (S. 513.)

Begrenzung der Entzündung auf die graue Substanz basaler Hirnteile.

Lymphozytäre Infiltration.

Das Krankheitsbild.

Symptomatologie.

Die Länge der Inkubationszeit ist durch die Seltenheit von Kontaktinfektionen schwer festzustellen. Die Angaben schwanken zwischen 6—10 Tagen (*Klink*, *Stiefler*) und etwa 3 Wochen (*Netter*). Als Prodromalzeichen findet man oft Kopfschmerz, Fieber, Abgeschlagenheit, „rheumatoide" Gliederschmerzen, katarrhalische Erscheinungen von seiten der oberen Luftwege. Recht oft setzt die Krankheit sofort mit Schlafsucht, zuweilen mit Konvulsionen und schweren Intoxikationssymptomen (*Rund*, *Glaser*), hie und da mit heftigen Schmerzen (Appendizitisverdacht, *Zweigenthal*), mit deliranten psychotischen Störungen (vorwiegend bei Erwachsenen, *Gottstein*) ein. Fieber fehlt bei der kindlichen Enzephalitis fast nie, erreicht aber zuweilen (z. B. bei menin-

Prodromalsymptome uncharakteristisch.

Fieber meist hoch, aber nicht typisch.

gitischen Formen) nur subfebrile Grade. In der Regel ist das Fieber gleich zu Beginn oder nach einigen Tagen sehr hoch, ja hyperpyretisch und zeigt im weiteren Verlaufe unberechenbare Schwankungen. Schüttelfröste sind selten. Das wechselnde Verhalten des Fiebers berechtigt zu der Erwägung, ob es nicht außer durch die toxische Komponente auch durch direkte Schädigungen von Wärmeregulierungszentren im Gehirne beeinflusst werde (*Runge*).

Die Symptome der ausgesprochenen Krankheit sind so mannigfaltig, daß nur das Zusammentreffen verschiedener Merkmale an einem Kranken, das epidemiologische Verhalten und die gleichartigen anatomischen Befunde die Einheitlichkeit der Krankheit erweisen.

Unter den vielen Einteilungen der akuten Enzephalitis seien erwähnt:

Verschiedene Einteilungen der klinischen Bilder.

v. Economo unterscheidet 1. somnolent-ophthalmoplegische, 2. hyperkinetische, 3. amyostatische, 4. andere Formen der Krankheit. *Dreyfuss* spricht von einer Encephalitis 1. lethargica, 2. choreatica, 3. athetotica, 4. agitata, 5. convulsivica, 6. meningitica, 7. cum rigore, 8. hemiplegica. *Eckstein* unterscheidet mit *Stern* eine hypersomnisch-ophthalmoplegische, eine irritativ-hyperkinetische und atypische Formen. *Ibrahim* erwähnt die choreatischen, lethargischen, myoklonischen Formen, ohne damit eine feste Gruppierung der vielseitigen Symptome anzustreben. *Hofstadt* gibt für seine Erfahrungen bei Kindern folgende Einteilung: I. rein enzephalitische Formen, 1. choreatische, 2. myoklonisch-lethargische, 3. choreatisch-athetotische, II. *Landry*sche Paralyse, III. meningitische, IV. myelitische, V. abortive Formen.

Alle diese Einteilungen sind richtig, ohne aber den tatsächlichen Verhältnissen gerecht zu werden, da ein einziger Fall hintereinander mehrere dieser Formen darbieten kann.

Im folgenden sollen die somnolent-ophthalmoplegischen, die irritativ-hyperkinetischen, die meningitischen Typen als die am besten abgegrenzten besprochen und die anderen Symptome bzw. Typen diesen angereiht werden.

Somnolent-ophthalmoplegische Form.

Die somnolent-ophthalmoplegische Form der Enzephalitis ist in erster Linie durch die Schlafsucht gekennzeichnet. Diese ist so markant und auch bei anderen Formen der Enzephalitis so häufig, daß *v. Economo* die Krankheit überhaupt als Encephalitis lethargica bezeichnet. Die Schlafsucht befällt die Kranken manchmal nach kurzen Prodromalerscheinungen oder auch ganz unvermittelt (*Wieland*). Recht oft schlafen die Kranken beim Essen, Gehen, Sitzen vorübergehend ein und verfallen erst nach Stunden oder Tagen in die tiefe Somnolenz. Der Schlaf unterscheidet sich meistens nicht vom gewöhnlichen Schlafe. Die Kinder liegen in bequemer oder gezwungener Lage im Bett und können zwecks Nahrungsaufnahme, Entleerung, Beantwortung von Fragen erweckt werden. Nicht selten erfolgt zeitweises spontanes Erwachen und Teilnahme an den Ereignissen der Umgebung, hie und da ist der Schlaf überhaupt nicht so tief, um ein gelegentliches unerwartetes Hineinsprechen in ein Gespräch der Zimmergenossen zu verhindern (Pseudoschlafzustände, *Marinesco*). Leichte Delirien, Vorsichhinsprechen, Halluzinationen (*Vogt*) begleiten oft den Schlafzustand. Dieses somnolente Stadium kann wochenlang dauern. Vertieft sich der Schlaf in Sopor und Koma oder treten Atemstörungen hinzu, so wird der Zustand lebensbedrohlich; sonst ist die somnolente Form der Enzephalitis bei Kindern eine der gutartigeren. Fast immer sind Augen-

Encephalitis lethargica.

Schlafsucht.

Augenmuskelstörungen (Ptosis).

muskelstörungen Begleiter der Somnolenz. Beiderseitige Ptosis ist ein nahezu regelmäßiges Symptom. Lähmungen anderer Äste des Okulomotorius, seltener des Abduzens oder des Trochlearis mit Klagen über Doppelsehen, hie und da Störungen von seiten der Pupille (Differenzen, Licht- oder Akkommodationsstarre), Nystagmus, Strabismus, Hemianopsie, insbesondere auch Blicklähmungen (nach Art der Deviation conjuguée) kommen zur Beobachtung. Sie sind oft sehr flüchtig und wechselnd, gehen meist in Heilung über, nur vereinzelt sind Akkommodationsschwäche, Blickparesen, Pupillenstörungen als Restsymptome beobachtet worden. Veränderungen am Augenhintergrund (Neuritis optica, Stauungspapille) sind überhaupt und insbesondere bei Kindern nur sehr selten beobachtet worden. Von anderen Hirnnerven ist der Fazialis recht oft, wenn auch meist nicht hochgradig und langdauernd betroffen. Manchmal sind nur einzelne Äste gelähmt. Ferner ist der Vestibularis nicht selten geschädigt, wobei Schwindelanfälle, Nystagmus bestehen. Derartige Schwindelanfälle sind (bei Erwachsenen) auch unabhängig von den sonstigen Enzephalitissymptomen als „vestibuläre“ Enzephalitis beschrieben worden und können in seltenen Fällen das akute Krankheitsstadium überdauern. Viel bedeutsamer sind Störungen im Bereich der bulbären Nerven, die zu Gaumensegellähmungen, zu Schluck-, Sprech-, Atemstörungen führen und, wenn sie nicht ganz flüchtiger Art sind, lebensbedrohende Erscheinungen bedingen können. An dieser Stelle sei auch der bei der Encephalitis epidemica gelegentlich beobachtete Trismus erwähnt, der allerdings bei der postvaccinalen Form der Enzephalitis größere Bedeutung besitzt.

Facialis oft betroffen.

„Vestibuläre“ Enzephalitis.

Störungen im Bereiche der bulbären Nerven.

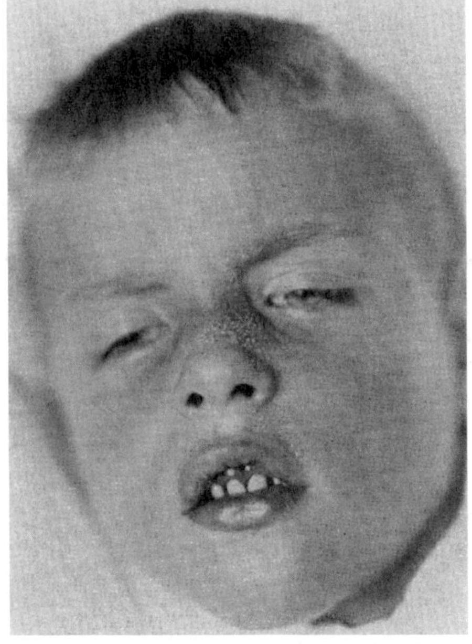

Fig. 211.
7 Jahre alt, Somnolenz, halbseitiges Schwitzen bei Enc. epidemica.
(Kinderklinik Düsseldorf, Prof. Dr. *Schloßmann.*)

Irritativ-hyperkinetische Formen.

Als einen zweiten Typus der Encephalitis epidemica wollen wir die irritativ-hyperkinetischen Formen zusammenfassen, die sich durch wechselnde, auf motorischer Übererregung beruhende Symptomenbilder kennzeichnen.

Choreatische Form.

Unterschied von der gewöhnlichen Chorea.

Die choreatische Form der Enzephalitis (Encephalitis choreiformis, *Dimitz*) ist bei Kindern recht häufig und insbesondere von *Zweigenthal* gründlich studiert worden. In leichten Fällen unterscheidet sich diese Form der Enzephalitis nur wenig von der echten Chorea minor. Der meist brüske Beginn, das rasche Erreichen der allgemeinen Unruhe, das starke Befallenwerden von Rumpf, Nacken, Extremitäten bei geringerer Beteiligung des

Gesichtes, das oft hohe Fieber und das Hinzutreten anderer enzephalitischer Symptome erleichtern gewöhnlich die Unterscheidung. Leider nehmen die Fälle recht häufig rasch an Schwere zu; es entsteht eine hochgradige psychomotorische Unruhe, die Kinder wälzen sich in Angst und Erregung im Bette herum, eine bis zur Raserei sich steigernde Rastlosigkeit quält die armen Kranken Tag und Nacht und kann schließlich unter schwersten Erschöpfungserscheinungen zum Tode führen. Delirien, Wut- und Angstanfälle sind häufig, Halluzinationen und maniakalische Erregtheit bei Kindern seltener zu beobachten. In manchen Fällen wird die schwere motorische Irritation von Symptomen, die dem somnolenten Typus zugehören, abgelöst.

Myoklonische Zuckungen.

Den hyperkinetischen Symptomen sind auch die myoklonischen Zuckungen (wie bei „Reizung mit dem galvanischen Strom", *Stern*) einzelner Muskeln und Muskelanteile (besonders häufig in der Gesichts- und Bauchmuskulatur) zuzurechnen. Diese stehen zuweilen im Vordergrunde des Krankheitsbildes (Encephalitis myoclonica, *Sicard* und *Kudelski*) oder sie begleiten andere Enzephalitisformen, so insbesondere die somnolent-ophthalmoplegische. Hie und da treten sie rhythmisch oder synchron mit der Atmung und dem Pulse auf (*Zweig, Moritz, Thomas*). Sind die Muskelzuckungen gröber, ausgedehnter, nachzitternd, durch Kälte auslösbar, so bezeichnet man sie als faszikuläre (*v. Economo*). Auch Zwerchfellkrämpfe in Form von Singultus (bei Erwachsenen auch in gehäuftem Auftreten beobachtet) dürften hierher gehören. Zuweilen kommt es zu anfallsweisen oder dauernden Atemstörungen, die sich zu schwerster Tachypnoe steigern und zum Tode führen können (*Stadelmann*).

Andere Formen von muskulären Störungen.

Meningitische Form.

Einen dritten Typus der Encephalitis epidemica stellt die meningitische Form dar (*Glaser, Dreyfuss, Wieland* u. a.). Treten die meningitischen Symptome (Kopfschmerz, Erbrechen, Nackensteifigkeit, Kernig, Hyperästhesie u. a.) unter hohem Fieber, Krämpfen, Bewußtlosigkeit auf, so kann man auch von einer konvulsivischen oder toxischen Form der Krankheit sprechen. Zuweilen sind die Symptome schleichend, erinnern lebhaft an das Bild der tuberkulösen Hirnhautentzündung und überraschen durch den meist günstigen Ausgang.

Konvulsionen.

Mit der Anführung dieser Typen der epidemischen Enzephalitis ist die Mannigfaltigkeit der Krankheitsbilder keineswegs erschöpft.

Anderweitige Symptome von seiten des Nervensytems.

Man sieht (im Kindesalter selten, *Kemkes* und *Sanger*) amyostatische Syndrome mit bewegungslosem Darniederliegen, maskenartigem Gesichtsausdruck, fehlenden Affektbewegungen, gesteigertem Muskeltonus. Man trifft zuweilen auf deutliche ataktische Symptome, auf hemiplegische, paraplegische, myelitische („Formes basses") Krankheitsbilder. Streckkrämpfe, Sprachstörungen, kataleptische Erscheinungen, Blasenstörungen komplizieren zuweilen andere Krankheitsformen. Psychotische Formen der Enzephalitis mit Verwirrtheit, Halluzinationen, Delirien sind bei Kindern selten. Hingegen haben manche Autoren eine neuritische Form der Enzephalitis aufgestellt (*Beriel* und *Devic, Stern* u. a.), welche sich durch rasch auftretende Lähmungen (mit späterer Wiederherstellung), durch Druckschmerzhaftigkeit von Nerven und Muskeln kennzeichnet und durch einen Autopsiebefund von *Péhu* und *Dechaume* bestätigt zu sein scheint. Periphere Übererregbarkeit der Nerven wurde einige Male beobachtet (*Hofstadt*, eigener Fall u. a.).

Psychotische und neuritische Formen.

Wechselndes Verhalten der Sehnenreflexe.

Das Verhalten der Sehnenreflexe ist sehr wechselnd und nicht charakteristisch. Schwankungen von Steigerungen bis zum Fehlen der Patellarreflexe kommen manchmal binnen kurzer Zeit an einem Patienten vor; der Babinskireflex ist oft sehr ausgesprochen (*Moritz*). Schmerzen sind bei der epidemischen Enzephalitis recht häufig (*Dimitz*). Sie werden als neuralgiform, als rheumatisch, als Druck-, Bewegungs- oder Berührungsschmerzen, als Parästhesien geschildert. Darmkoliken (manchmal mit sichtbarer Peristaltik, *Bardach*) können namentlich im Beginn der Erkrankung Blinddarmerkrankungen oder Nierenkoliken (*Massary*, *Schlesinger*) vortäuschen und zur Operation führen. Vasomotorische und sekretorische Störungen werden bei der Enzephalitis, insbesondere bei der somnolenten Form, oft angetroffen. Sie äußern sich in kongestiver Gesichtsrötung, in Hypersekretion der Talgdrüsen („Salbengesicht"), in vermehrter Schweißabsonderung (zuweilen halbseitig), in gesteigerter Tränensekretion (oft mit Blepharitis, s. Fig. 211), in Zyanose der extremen Körperpartien. Auch Veränderungen des Blutdruckes, Tachykardie (*Bernutt* und *von Steinen*), Bradykardie, Diabetes insipidus, Glykosurie wurden bei akuten Fällen beobachtet.

Auftreten starker Schmerzen.

Vasomotorische und sekretorische Störungen sehr häufig.

Liquor.

Die Untersuchung des Liquor ergibt nach *Reinhart* in 80% normale Verhältnisse. Sonst findet man Drucksteigerung, Lymphozytose (10—20, aber auch bis 100, *v. Mettenheim*), schwache Eiweißreaktionen (manchmal Mißverhältnis zur Pleozytose, „Dissociation cytoalbuminurique") und recht häufig einen vermehrten Zuckergehalt; man fand 0,66—1,22 g im Liter statt 0,5 als Normalbefund.

Vermehrung des Zuckergehaltes.

Blut.

Das Blut weist eine uncharakteristische Leukozytose, manchmal eine Lymphozytose auf. Nach Ablauf der akuten Erscheinungen wurde ein Ansteigen der Lymphozyten und eine Vermehrung der Eosinophilen beobachtet.

Von sonstigen Organbeteiligungen seien Parotisschwellungen, Erytheme, sekundäre Veränderungen an den Atmungsorganen, am Herzen, erwähnt. Herpes labialis ist namentlich bei Kindern sehr selten, Herpes zoster ebenfalls nur vereinzelt bei Erwachsenen beobachtet worden.

Abortive Formen und Nachkrankheiten.

Abortive Formen. Die Erfahrung, daß in Epidemiezeiten nach scheinbar harmlosen fieberhaften Erkrankungen die noch zu besprechenden Nachkrankheiten auftraten, berechtigt zur Annahme abortiver Enzephalitisfälle (*Hofstadt*, *Ibrahim*, eigene Beobachtungen). Manchmal weisen leichte Störungen wie Tremor, Doppelsehen, Schlafsucht usw. auf eine Erkrankung des Nervensystems hin („Larvierte Fälle"). *King* und *Liljenquist* halten solche abortive Fälle für sehr häufig, *Hofstadt* für recht verbreitet, *Ibrahim* warnt vor einer Überschätzung ihres Vorkommens.

Prognose.

Hohe Mortalität.

Die Encephalitis epidemica ist eine lebensgefährliche Erkrankung. Bei Erwachsenen berechnete *v. Economo* 40% Mortalität, 26% Defektheilung, 20% chronisches Siechtum und nur 14% völlige Heilung. Andere Epidemien ergaben günstigere Lebenschancen. Von Kinderärzten verloren *Stadelmann* von 27 Kranken 12, *Bardach* von 13 Fällen einen, *Zweigenthal* von 40 Fällen 8. Konvulsivische, hyperpyretischtoxische, hyperkinetische Formen haben im allgemeinen eine ungünstigere Prognose, als somnolente oder chronisch meningeale. Der Tod kann auch erst nach mehr wöchentlichem Verlaufe unter rasch eintretender Atem- oder Herzlähmung erfolgen. Ausheilende Fälle dauern zuweilen wochen- und monatelang. Ein Neuaufflackern eines zurückgegangenen Prozesses kann selbst nach 1—2 jähriger Krankheitsdauer auftreten (bei Erwachsenen). Hemiplegische Lähmungen, Pupillenstörungen, Akkommodationsschwäche, intellektuelle Alterationen bleiben bisweilen zurück. Viel bedeutsamer sind die Nachkrankheiten, die im folgenden beschrieben werden sollen.

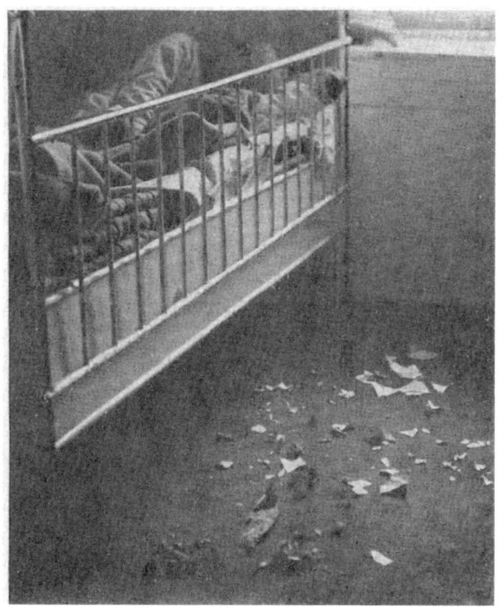

Fig. 212.
Agrypnie nach Enzephalitis.
Die zerrissene Krankengeschichte und das aus den Polstern gezupftes Roßhaar liegen am Fußboden.
(Kinderklinik Prag, Prof. *Langer*.)

b) Nachkrankheiten (chronische Form) der epidemischen Enzephalitis.

Nachkrankheiten (Spätschäden) oder chronische Enzephalitis.

Die von der Wiener psychiatrischen Schule stammende Bezeichnung „Nachkrankheiten" (*v. Economo*) sowie der von der Münchener Kinderklinik gewählte Ausdruck „Spät- und Dauerschäden" (*Hofstadt*) werden von *Stern* und anderen namhaften Kennern der Krankheit durch den Namen „chronische Form der epidemischen Enzephalitis" ersetzt. Erstere Bezeichnungen stützen sich auf die klinische Erfahrung, daß sich zwischen akutem Stadium und Folgeerscheinungen in der Regel ein mehrwöchiges bzw. -monatiges Intervall scheinbaren Gesundseins ein-

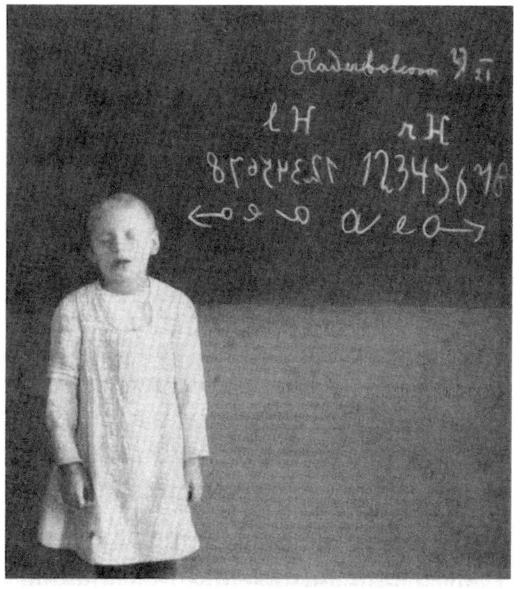

Fig. 213.
Dasselbe Kind wie Fig. 214. Um $^1/_2$10 Uhr geweckt, schläft stehend in der Vorlesung ein. Rückwärts Spiegelschrift mit der linken Hand.
(Kinderklinik Prag, Prof. *Langer*.)

schiebt, letztere auf anatomische Befunde. Man kann folgende Spätschäden unterscheiden: die Agrypnie, den Parkinsonismus, die Zwangsbewegungen der Atmung, der Sprache und anderer Muskelgruppen, die Charakterveränderung, den adiposogenitalen Symptomenkomplex, die chronische Chorea und anderes.

Schlaflosigkeit (Schlafverschiebung).

Die von *von Pfaundler* zuerst beschriebene postenzephalitische Agrypnie äußert sich darin, daß die Kinder abends nicht einschlafen können, sich ruhelos und ungeduldig im Bett herumwälzen, das Bettzeug zerknüllen und vor Ärger zerreißen und erst nach vielen Stunden eines derartigen quälenden Zustandes Schlaf finden. Dieser dauert wohl oft bis in den tiefen Vormittag (Schlafverschiebung), aber er bringt meist keine vollständige Erholung. Auch der Nachmittagsschlaf ist oft durch Unruhe gestört. Die Kinder kommen stark herunter, doch pflegt nach mehrmonatiger Dauer allmählich Besserung und Heilung einzutreten.

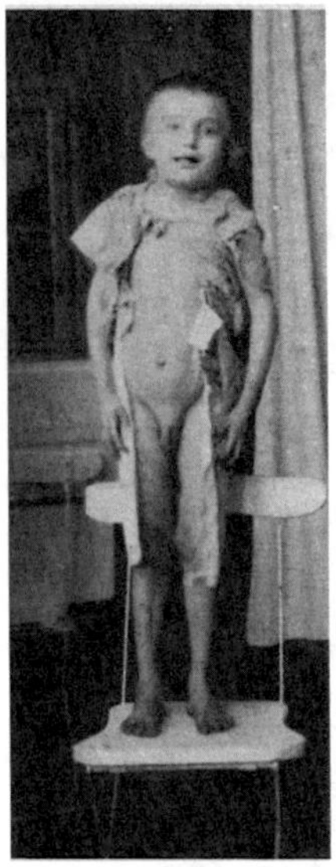

Fig. 214. *Agrypnie nach Enzephalitis. Das Kind zerreißt allnächtlich seine Leibwäsche.* (Kinderklinik Prag, Prof. *Langer.*)

Parkinsonismus, ein bisher beim Kinde unbekanntes Krankheitsbild.

Der Parkinsonismus (amyostatischer Symptomenkomplex), ein bisher beim Kinde nicht bekanntes Krankheitsbild, stellt sich zuweilen sofort nach der akuten Erkrankung, häufiger nach längerer Pause ein und kennzeichnet sich vorerst in einer Schwierigkeit der gewollten Bewegungen, einer Steifheit und Vornübergeneigtheit beim Gehen und Stehen, einem leeren Gesichtsausdruck, einem Fehlen lebhafter Affektbewegungen. Diese Störungen nehmen allmählich zu, es kommt zu schweren Bewegungshemmungen, zu unsicherem Gang, zum Einsinken der Knie beim Stehen, zum Festhalten eingenommener Stellungen, zu Spracherschwerung, zu Speichelfluß, zu Tremor (bei Kindern nicht immer). Auch die Intelligenz scheint trotz des oft auffällig klugen Blickes allmählich zu leiden. Schließlich verfallen die Kranken in Bettlägerigkeit und in Siechtum. Ein Stillstehen der Krankheit auf einem frühem Krankheitsstadium kommt, wenigstens für längere Zeit, manchmal vor.

Wechselvolle Atmung und Störungen der Sprache.

Atemstörungen und Anomalien der Sprache können in Form von Tachypnoe, anfallsweiser Apnoe, Aphonie, Undeutlichsprechen, keuchhustenähnlichem Aufziehen, Schrei- und Brüllanfällen auftreten und so bizarre Formen annehmen, daß man sie für Simulation oder Hysterie zu halten geneigt ist.

Tiks und Zwangshandlungen.

Andere Zwangsbewegungen, wie Spucktiks, Blickkrämpfe, Blepharospasmus, Zwangslachen, Torsionskrämpfe und andere groteske Bewegungen sind auch bei Kindern nach Enzephalitis beobachtet worden. Zu den traurigsten, gerade bei Kindern und Jugendlichen häufig vorkommenden Spätschäden der epidemischen Enzephalitis gehört die Charakterveränderung (Pseudopsychopathie).

Große klinische und forensische Bedeutung der Charakterveränderung.

Bisher gut erziehbare Kinder werden unfolgsam, frech, boshaft, lügnerisch, diebisch, sexuell unverschämt, asozial („Apachenkinder“, *Hall*). Sie sind sich oft ihrer Fehler bewußt, aber eine hypomanische Euphorie bringt sie über Bedenken hinweg. Manchmal prägen Sammeltrieb, unmotivierte Zornesausbrüche,

Sinnestäuschungen, Wahnideen, Zwangshandlungen dem Krankheitsbilde ihren Stempel auf, hingegen wird eine Intelligenzverminderung (Dementia encephalitica) gerade von den Kinderärzten bezweifelt. Das Schicksal dieser charakterveränderten Jugendlichen ist ein sehr trauriges (*Engerth* und *Hoff, Eyrich*). Sie werden oft kriminell (besonders wegen Gewalttätigkeit und Sexualverbrechen), müssen meist in Anstalten interniert werden, wo sie wegen ihrer Unverträglichkeit sehr unerwünschte Gäste sind. Mädchen verfallen überaus häufig der Prostitution. Doch gibt es auch leichtere Formen dieser Pseudopsychopathien, bei der die Kinder in einem leidlich erträglichen Zustand verbleiben. Zu den selteneren, aber wohlcharakterisierten Folgeerscheinungen der Encephalitis epidemica gehört der adiposogenitale Symptomenkomplex mit Fettsucht und Hypogenitalismus. Auch verfrühte Genitalentwicklung (z. B. Mammahypertrophie) ist nach Enzephalitis beschrieben worden. Das Auftreten einer chronischen Chorea oder Choreaathetose kam nur vereinzelt zur Beobachtung.

Adiposogenitaler Symptomenkomplex.

Chron. Chorea.

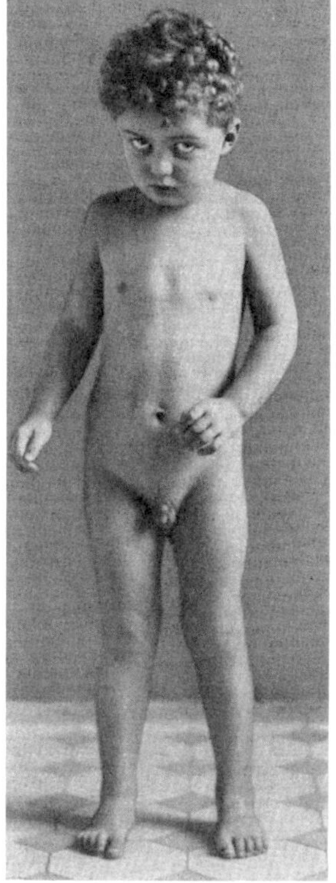

Fig. 215.
3jähr. Knabe, Parkinsonismus nach Enc. epidemica.
(Wiener Kinderklinik.)

Andere Folgeerscheinungen.

Von anderen seltenen Dauerschäden der epidemischen Enzephalitis seien noch erwähnt: myoklonieartige Zuckungen, epileptiforme Anfälle, Narkolepsie, Korsakowsches Syndrom, Muskelatrophien auch in Form einer amyotrophischen Lateralsklerose, Enuresis, Polydipsie und Polyurie, Speichelfluß, Schweißausbrüche, Zyanose der Extremitäten, subfebrile Temperaturen.

Prognose wenig günstig.

Die Prognose der chronischen Enzephalitis ist im wesentlichen eine wenig erfreuliche. Nur wenige Krankheitsformen, wie die Agrypnie und manche Tikformen zeigen eine Neigung zur Heilung oder Besserung, andere sind stationär oder fortschreitend.

Path. Anatomie.

Über pathologisch-anatomische Veränderungen liegen vorwiegend bei Parkinsonismus und bei Pseudopsychopathie Befunde vor. Der Umstand, daß man bei dem Parkinsonismus neben gliösen Narben, Fettkörnchen, Zellausfall auch frische entzündliche Herde vorfand, berechtigte zu der Annahme eine chronischen Entzündung. Auch die Progredienz der Erscheinungen sprach dafür. Befallen war besonders die Substantia nigra, doch war der Befund weder konstant noch ausschließlich genug, um darin die anatomische Grundlage für den postenzephalitischen Parkinsonismus erblicken zu dürfen. Bei Pseudopsychopathie werden wohl Degenerationen im Zwischen-, Mittel- und Nachhirn gefunden, doch waren die Veränderungen in keiner Weise charakteristisch oder nur für dieses Krankheitsbild bezeichnend.

Befunde in der Substantia nigra.

Bei Pseudopsychopathie kein charakter. Befund.

Anderweitiges gehäuftes Vorkommen enzephalitischer Erkrankungen der letzten Jahre.

Im Anschlusse an die epidemische Enzephalitis seien einige Beobachtungen gehäufter Enzephalitisfälle angeführt, deren klinischer Verlauf und anatomischer Befund ihre Einreihung in die epidemische Enzephalitis fraglich machte. Hierher gehört die im Jahre 1917 in Australien aufgetretene von *Cleland* und *Campbell* beschriebene akute Hirnerkrankung, welche etwa 150 Menschen befiel und in 70% letal endigte. Ferner haben *Brown* und *Symmers* in Boston und New York 1923 und 1925 10 Fälle. einer „neuerkannten Kinderkrankheit" beobachtet, die fast immer zum Tode führte. *Stoß* hat 1925 in Bern eine Häufung akuter Gehirnerkrankungen bei Kindern beobachtet, die meist ausheilten. Sehr eingehend berichteten *Kaneko* und *Aoiki* über die in Japan zur Beobachtung gelangten Enzephalitisepidemien, von denen die seit dem Jahre 1919 aufgetretene Enzephalitis A viel Ähnlichkeit mit der epidemischen Enzephalitis besitzt, die seit langem endemische, im Jahre 1924 sich seuchenartig ausbreitende Enzephalitis B anscheinend eine andere Form einer Hirnentzündung darstellt. Über kleinere Häufungen von akuten enzephalitischen Erkrankungen berichtet *Haessler* in Leipzig (1928 13 Fälle, meist geheilt), *Duzar* und *Balo* in Budapest (Spitalepidemie bei Säuglingen, 11 Fälle, davon 10 gestorben), *David* und *Dekester* in Lille (1925 etwa 50 Erkrankungen), *John* und *Stockerbrand* in Mülheim a. d. Ruhr (1922 etwa 20 Fälle, meist letal), *Flatau* in Polen (1926 17 Fälle, 2 tödlich). Erwähnenswert ist noch die von *Reisch* mitgeteilte Häufung von gutartigen myoklonischen Erkrankungen gleichzeitig mit dem Auftreten von Encephalitis postvaccinalis in Tirol (November 1929), die bisher nicht mitgeteilte Häufung von günstig verlaufenden akuten Erkrankungen des Zentralnervensystems in dem salzburgischen Orte St. 1926 (fälschlich als Poliomyelitis gemeldet), einige von *Knoepfelmacher* im Sommer 1929 in dem niederösterreichischen Orte Kr. beobachtete, anscheinend der Poliomyelitis zugehörige Erkrankungen. In der Mehrzahl der angeführten Fälle ist ein Zusammenhang mit der Encephalitis epidemica nicht wahrscheinlich.

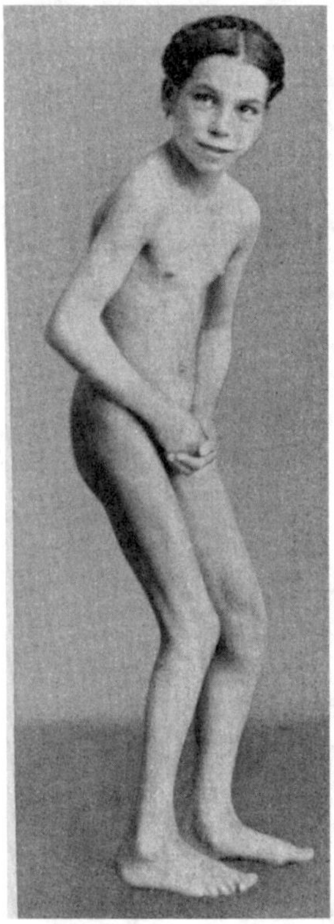

Fig. 216.
14 jähr. Mädchen, Parkinsonismus nach Enc. epidemica.
(Münchner Kinderklinik, Vorst. Geh. R. Prof. *v. Pfaundler*.)

Post(para-)-infektiöse Enzephalitisformen.

B. Die post(para)-infektiösen Enzephalitisformen.

Daß im Gefolge von Infektionskrankheiten schwere Erkrankungen des Zentralnervensystems auftreten können, ist seit langem bekannt und eingehend studiert worden (Zusammenfassungen bei *Neurath*, *Boehnheim*, *Glanzmann*, *Bayle*, *Reimold* und *Schäfer* u. a.). Gegenüber diesem auf viele Jahrzehnte zurückgreifenden Material ist die Frage berechtigt, ob — wie dies angenommen wird — tatsächlich in den letzten Jahren, etwa seit dem Zurücktreten der epidemischen Enzephalitis, die postinfektiösen Gehirnentzündungen so in den Vordergrund getreten sind, daß darin eine ungewöhnliche Tatsache erblickt werden darf. Wenn diese Frage im allgemeinen bejaht wird, so liegt dies darin, daß gerade bei den „harmlosen" Infektionskrankheiten, wie Masern, Varizellen, Mumps recht viel Enzephalitisfälle zur Beobachtung gelangt sind, daß derartige Fälle, die bisher als große Raritäten gegolten haben, von einzelnen Autoren mehrere Male gesehen wurden, ferner, daß klinisch und anatomisch sich bei solchen

Enzephalitis nach Masern, Varizellen, Mumps.

Fällen Befunde ergeben haben, die von den früher bekannten abweichen und daß endlich in diese Gruppe auch die postvakzinale Enzephalitis fällt, die man sicherlich als eine in ihrer jetzigen Form und Ausbreitung neuartige Krankheit bezeichnen muß.

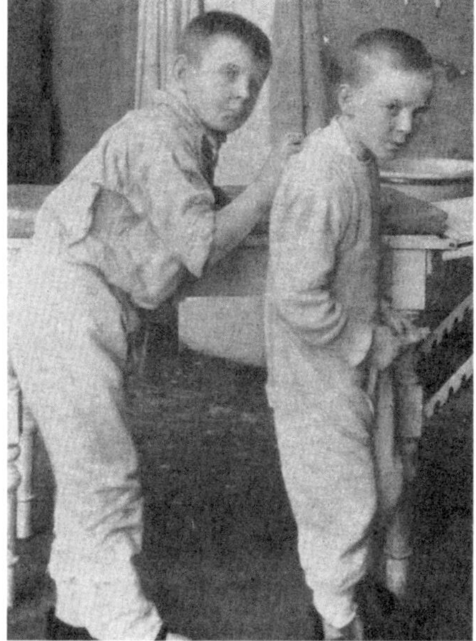

Fig. 217.
Zwei Kinder mit postenzephalitischem Parkinsonismus.
(Kinderklinik Prag, Prof. *Langer.*)

Über Masernenzephalitis (s. S. 222) liegen seit der wichtigen Mitteilung von *Lust* im Jahre 1926 Berichte über etwa 40—50 Fälle aus den meisten Staaten Europas und aus Amerika vor. Man ist also wohl berechtigt, von einer größeren Häufigkeit dieser bisher sehr seltenen Masernkomplikation zu sprechen. Am 3.—5. Krankheitstage der Masern stellt sich diese nicht post- sondern parainfektiöse Erkrankung ein. Der Beginn ist oft ein stürmischer mit hohem Fieber, Schlafsucht, Delirien, Verwirrungszuständen. Von Symptomen zerebrospinaler Art findet man Hemiplegien, Monoparesen und Streckkrämpfe der Extremitäten, Aphasie, Fazialisparesen, Nystagmus, zentrale Amaurose, Neuritis optica, schlaffe Beinlähmungen, Blasenstörungen. Die typisch somnolent-ophthalmoplegischen und die irritativ-choreatischen Formen der epidemischen Enzephalitis fehlen bei der Masernenzephalitis ebenso wie deren charakteristische Folgekrankheiten. Die Mortalität ist groß, überstieg in manchen Beobachtungsreihen 25%. Die pathologisch-anatomischen Befunde lassen sich in zwei Gruppen teilen. Bei der einen sehen wir Veränderungen, die schon von früherer Zeit bekannt sind und die sich durch hämorrhagische Entzündungen der Hirnrinde und des Marklagers kennzeichnen. In der

Masernenzephal. nicht sehr verbreitet.

Mannigfache Symptome, aber keine typische Form der Encephalitis epidemica.

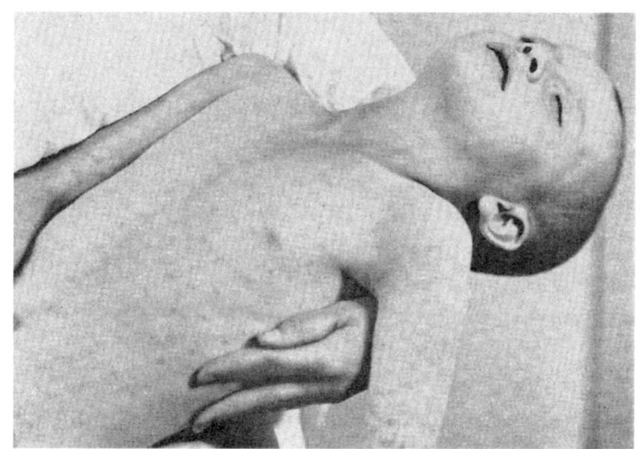

Fig. 218.
7 Jahre, akute Enzephalitis bei Masern.
(Kinderklinik Düsseldorf, Vorstand Geh. Rat Prof. Dr. *Schloßmann.*)

Path. anat. Befund anders als bei der epid. Enzeph.

anderen Gruppe, die namentlich von *Wohlwill*, *Creutzfeldt* studiert worden ist, finden sich bisher weniger bekannte Veränderungen im Sinne gliöser Wucherungen, eines Zerfalles von Ganglienzellen und Markscheiden ohne hämorrhagischen Charakter und ohne ausgeprägte lymphozytäre Infiltrationen. Der Sitz der Veränderungen ist vorwiegend, wenn auch nicht ausschließlich, die subkortikale graue Substanz und die umgebenden Markbahnen. Diese Befunde unterscheiden die Masernenzephalitis von der streng auf die graue Substanz beschränkten Entzündung bei der epidemischen Enzephalitis, und haben viel Ähnlichkeit mit den Befunden bei der Encephalitis postvaccinalis.

Enzephalitis nach Varizellen und Mumps.

Enzephalitis nach Varizellen (s. S. 287) ist in den letzten Jahren recht häufig beobachtet worden (*Glanzmann*). Sie befällt namentlich kleine Kinder (1—5 Jahre), tritt am 5.—15. Tage der Varizellenerkrankung auf und kann meningitische, hemiplegische, ataktische, tremorartige (akuter zerebraler Tremor) aphasische Formen annehmen. Die Prognose ist gut.

Beim Mumps (s. S. 381) sind zerebrale Komplikationen schon seit langem bekannt (*Hadden*), doch haben sich auch bei dieser Krankheit in den letzten Jahren enzephalitische Erkrankungen mit leichtem und stürmischem Verlaufe gehäuft, die fast sämtlich geheilt wurden. Erwachsene und Jugendliche erkranken häufiger als Kinder an Enzephalitis (z. B. 4 Erwachsene in einem Orte, *Mayerhofer-Grünhübel*). *Gunderson* hat 1919 in Norwegen gleichzeitig eine Häufung von Mumps- und Enzephalitisfällen beobachtet. Parotisschwellungen sind übrigens kein gar so seltenes Symptom der epidemischen Enzephalitis (s. S. 510).

Enzephalitis nach andern Infektionskrankheiten.

Bei Keuchhusten, Scharlach, Diphtherie unterscheiden sich die in den letzten Jahren beobachteten Fälle von Enzephalitis in bezug auf Häufigkeit und klinisches Verhalten nicht wesentlich von der schon früher wiederholt bei diesen Krankheiten beschriebenen Hirnentzündungen.

Von ungewöhnlichen Enzephalitisfällen seien noch solche nach Typhus, Paratyphus, Pneumonie, Dysenterie erwähnt.

C. Encephalitis (Encephalomyelitis) postvaccinalis.

Postvakzinale Enzephalitis seit 1924 genauer bekannt (*Lucksch Bastiaanse*).

Wenn auch schon in früheren Jahren zerebrale Erkrankungen nach der Blatternimpfung bekannt geworden sind (siehe Zusammenstellungen von *Kaute*, *Eckstein*, den englischen Kommissionen), so ist doch erst seit den Jahren 1924/25 eine ungewöhnliche Häufung und Ausbreitung der postvakzinalen Enzephalitis feststellbar. *Lucksch* in Prag (1924) und *van Boudwdijk-Bastiaanse* in Holland (1925) haben die Aufmerksamkeit auf dieses Vorkommnis gelenkt. In England haben zwei amtliche Kommissionen in den Jahren 1922 bis 1927 93 Fälle gesammelt, in Holland, das am meisten von der Krankheit betroffen ist, hat *Terburgh* bis 1927 170 Fälle zusammengestellt, in Deutschland hat *Eckstein* eine wertvolle Sammelforschung über 92 Fälle (bis 1929) mitgeteilt, in Österreich haben *Lucksch*, *Leiner*, *Knoepfelmacher*, *Zappert*, *Daser*, *Bienenstein*, *Reisch*, *Priesel* u. a. etwa 50 Fälle beobachtet. Außerdem liegen Einzelbeobachtungen aus Böhmen (*Lucksch*, *Langer*), aus der Schweiz (*Stiner*, *Sobernheim*), aus Polen, Frankreich (*Netter*), Spanien, Italien, Schweden, Bulgarien, Rußland, Nordamerika, Argentinien, Java und anderen Ländern vor. Es dürften demnach bis Ende 1929 etwa 450 bis 500 Fälle von postvakzinaler Enzephalitis bekannt geworden sein, eine

Verbreitung in England, Holland, Deutschland, Österreich und anderen Ländern.

Zahl, die nicht den Anspruch auf Vollständigkeit macht, die aber zeigt, daß trotz territorialer Häufung von einem epidemischen Auftreten der postvakzinalen Enzephalitis nicht die Rede sein kann. Auch sonst zeigte das Leiden nicht die Eigenschaften einer epidemischen oder kontagiösen Erkrankung. Es kam nie zur Ansteckung von Familienmitgliedern und es hat sich die Krankheit trotz ihres häufigen Vorkommens in Holland nicht auf das benachbarte Belgien ausgebreitet. Hingegen scheinen örtliche Verhältnisse eine Rolle spielen. In Holland war die Häufung in ländlichen Distrikten sehr auffallend, ja es wurde wiederholt in ganz kleinen Orten ein gleichzeitiges Auftreten mehrerer Fälle beobachtet (eigene Beobachtung in Niederösterreich). Mit der Zahl der Geimpften hängt das Auftreten der postvakzinalen Enzephalitis nicht zusammen. Im holländischen Bezirke Zeeland kamen im Jahre 1925 auf 100000 Einwohner 1970 Impflinge und 52 Enzephalitisfälle, im Bezirke Limburg auf 100 000 Einwohner 2641 Geimpfte und 2 Enzephalitiskranke. Im Verhältnis zur Zahl der Geimpften ist die Enzephalitis ein sehr seltenes Vorkommen; in England wurden 1924—1927 1 220 000 Impfungen vorgenommen und 73 enzephalitische Erkrankungen festgestellt. Ein epidemiologischer Zusammenhang der Encephalitis postvaccinalis und der Encephalitis epidemica ist nicht nachweisbar. Wohl deckten sich zeitweilig die Kurven beider Erkrankungen in Holland und es gab in Tirol 1929 neben den postvakzinalen noch gehäufte unklare myoklonische Erkrankungen (*Reisch*), aber das sind Ausnahmen gegenüber dem sonstigen Fehlen anderweitiger Hirnentzündungen in Gegenden und Ländern mit gehäufter postvakzinaler Enzephalitis. Eine Beziehung zur Poliomyelitis besteht ebenfalls nicht.

Kein epidemisches Auftreten, aber zuweilen lokale Häufung von Fällen.

Unabhängig von der Zahl der Geimpften.

Keine lokale Beziehung zur Enc. epidem.

Es ist überall zu erkennen gewesen, daß Kinder im ersten Lebensjahre relativ weniger häufig an Encephalitis postvaccinalis erkrankten als ältere Kinder; am stärksten sind Kinder vom 3.—7. Jahr betroffen. In holländischen, englischen und österreichischen Statistiken kommt dies deutlicher zum Ausdruck als in der deutschen von *Eckstein*, der darin nur die Folge des landesüblichen Impfalters erblickt. Die Minderempfänglichkeit erstjähriger Kinder für die Enzephalitis hat dazu geführt, daß von behördlicher Seite die Impfung im ersten Lebensjahre mit Nachdruck gefordert wird. Die obere Altersgrenze ist durch Fälle von *Bergel* (22 Jahre), aus der englischen Statistik (42, 45, 50 Jahre) und aus Holland (*Heckmann*) gekennzeichnet. Die Erkrankten sind in der Mehrheit Erstgeimpfte. Doch können auch Revakzinierte an postvakzinaler Enzephalitis erkranken (*Eckstein, Basch*) und sterben (*Daser, Heckmann*). Provenienz und Art des Impfstoffes sind ohne Einfluß auf das Entstehen der postvakzinalen Enzephalitis. Das beweist das Auftreten der Krankheit in Ländern mit verschiedenen Impfstoffgewinnungsanstalten und die Erfahrung, daß derselbe Impfstoff in einem Lande (Holland) Enzephalitis hervorrief, in einem benachbarten (Belgien) nicht (*Aldershoff*). Auch die durch Passage des Kaninchengehirns gewonnene Neurovakzine, mit der in Spanien an Tausenden von geimpften Kindern keine enzephalitischen Impffolgen beobachtet worden waren, führte in Holland zu einzelnen Enzephalitisfällen. Die Art der Impftechnik, die Zahl und Lokalisation der gesetzten Impfstellen hat keinen Einfluß auf die Entstehung der Enzephalitis. Über Auftreten der Krankheit nach intrakutaner (bzw. subkutaner) Impfung liegt eine recht

Kinder im ersten Lebensjahre weniger oft betroffen.

Auch Revakzinierte erkranken.

Herkunft des Impfstoffes ohne Bedeutung.

Kein Einfluß der Impftechnik.

wahrscheinliche Beobachtung von *Priesel* und *Wagner* und eine sehr zweifelhafte von *Kollar* vor.

Inkubationszeit meist 9 bis 12 Tage, manchmal weniger.

Die Inkubationszeit, d. i. das Intervall zwischen der Impfung und den ersten Enzephalitissymptomen, beträgt in etwa zwei Drittel der Fälle (*Gildemeister*) 9—12 Tage, also eben so lange, wie die Entwicklung der Area und der Allgemeinerscheinungen nach der Vakzination („normierte Inkubationszeit", *Keller*). Doch sind kürzere Inkubationszeiten (von 4—6 Tagen wiederholt gemeldet worden. Auch bei Revakzinierten war die Inkubationszeit etwa 12 Tage.

Symptomatologie.

Symptomatologie. Prodromalsymptome sind bei den bestehenden Impfreaktionserscheinungen meist schwer zu erkennen. Manchmal gehen hohes Fieber, Kopfschmerzen, große Abgeschlagenheit 1—2 Tage den enzephalitischen Symptomen voraus. Oft ist der Beginn ein plötzlicher mit Schlafsucht, Bewußtseinsstörungen, Delirien, Konvulsionen. Die

Fieber meist hoch.

Temperatur ist in der Regel stark erhöht, doch gibt es auch Fälle mit sub-

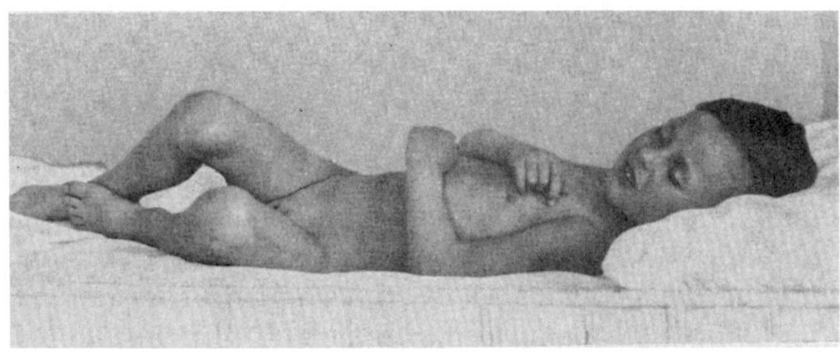

Fig. 219.
Encephalitis postvaccinalis. $4^1/_2$ *j. Knabe, dritter Krankheitstag.*
(Wiener Kinderklinik.)

febrilen Steigerungen der Körperwärme. Remissionen und Schwankungen der Temperatur kommen oft vor.

Die Symptome der ausgesprochenen Erkrankung sind nicht minder wechselvoll wie bei der epidemischen Enzephalitis, zeigen aber manche Verschiedenheiten.

Somnolent-paretische Typen.

Somnolent-ophthalmoplegische Formen sieht man fast nie, hingegen häufig einen somnolent-paretischen Typus mit deutlicher Schlafsucht, Paresen der Beine und anderer Muskelgruppen, mit herabgesetzten und fehlenden Patellar-, aber oft erhaltenen Babinskireflexen. In der Regel

Blasenstörungen.

bestehen hierbei Blasenstörungen (meist Retention), die das Somnolenz- und Lähmungsstadium überdauern können. Die Lähmungen gehen in der Regel vollständig zurück und unterscheiden sich dadurch von poliomyelitischen. Augenmuskelstörungen werden bei dieser Form der postvakzinalen Enzephalitis nicht beobachtet. Auch die irritativ-hyperkinetischen Formen der epidemischen Enzephalitis sind bei der postvakzinalen kaum anzutreffen. *Bergel* berichtet über einen ganz ungewöhnlichen Fall (22jährige Frau) mit choreatischen Bewegungen, Singultus, Weinkrämpfen, Schlafsucht. Myoklonische Zuckungen sind nur ganz vereinzelt (*Reisch*), Tremor meist nur als Begleitung anderer Hirnsymptome, Ataxie zuweilen in Form der günstig verlaufenden, akuten, zerebralen Ataxie beobachtet worden.

Keine Augenmuskellähmungen.

Neben den somnolent-paretischen sind meningeale Krankheitsbilder bei der Encephalitis postvaccinalis vorherrschend, denen wohl auch anatomisch oft eine Meningitis serosa zugrunde liegen dürfte. Man sieht leichte, rasch vorübergehende Fälle, dann solche mit schleichenden, an tuberkulöse Meningitis erinnernden Formen und solche mit Krämpfen und stürmischem Anstieg, die man als konvulsivisch-meningitische Formen bezeichnen könnte.

Meningealer Typus.

Konvulsionen.

In eine eigene Gruppe kann man Fälle zusammenfassen, bei denen Trismus ein hervorstechendes Merkmal neben anderen Hirnsymptomen darstellt. Es handelt sich um sehr gefährliche Zustände, denen die Kinder oft erliegen. Vielleicht gehören manche der früher in Amerika mitgeteilten Fälle von „Tetanus" nach der Blatternimpfung hierher (*Knoepfelmacher*).

Trismus.

Zuweilen sind myelitische Symptome deutlich ausgeprägt, oft mit zerebralen zu einer Enzephalomyelitis vereint (*Lucksch*). Auch Querschnittsläsionen des Rükkenmarkes wurden klinisch beobachtet (*Daser*). Ferner sind hemiplegische Formen mit nachfolgender zerebraler Kinderlähmung (*Fiedler*, *Eckstein*, *Mikulowski* u. a.), neuritische Erkrankungstypen (*Leiner*, *Knoepfelmacher*, *Zappert*), schwere Lähmungen der Atmungsmuskeln nach Art der *Landry*schen Paralyse (*Daser*), auffällige Sprachstörungen (*Priesel*) und andere ungewöhnliche zerebrale Merkmale beschrieben worden. Schmerzen sind bei der Encephalitis postvaccinalis oft und in heftiger Weise anzutreffen. Abgesehen von solchem meningealen Charakter und von heftigem Kopfschmerz findet man Schmerzäußerungen bei Bewegungen, bei Druck auf Muskeln und Nerven. Gleichzeitige lokalisierte Paresen erweckten den Verdacht einer periferen Nervenentzündung. Die Lumbalpunktion ergibt in der Regel einen klaren, seltener einen etwas getrübten oder später Gerinnsel absetzenden Liquor. Der Druck ist häufig gesteigert. Vermehrung der Zellelemente (bis zu 200 und 400 im Kubikmillimeter) ist beschrieben worden. Blutuntersuchungen ergaben keine auffälligen Befunde. Von sonstigen gelegentlichen Begleiterscheinungen sind Schweißausbrüche (*Eckstein*), Salivation, Erytheme und als sehr seltenes Vorkommen Herpes labialis erwähnt.

Myelitische Formen.

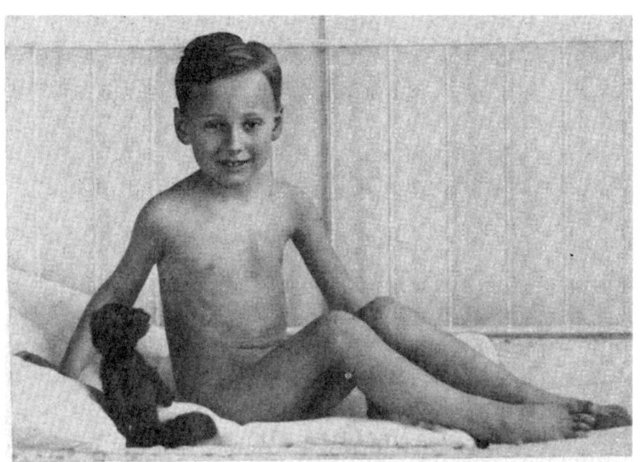

Fig. 220.
Encephalitis postvaccinalis. Dasselbe Kind wie in Fig. 219 *fünf Tage später.*
(Wiener Kinderklinik.)

Hemiplegische Formen.

Neuritische Formen.

Schmerzen häufig.

Lumbalpunktion ohne charakteristische Zeichen.

Wahrscheinlich gibt es auch Formes frustes der Encephalitis post

Formes frustes?

vaccinalis. Die von *Bijl* erwähnten neuralgiformen Brustschmerzen, die bei einigen Frauen 14 Tage nach der Impfung plötzlich auftraten und nach 4—6 Tagen ebenso rasch wieder schwanden, gehören vielleicht hierher, ebenso wie selbstbeobachtete Fälle von kurz vorübergehenden hochfieberhaften, meningealen Reizerscheinungen am 10.—12. Tage nach der Impfung.

Die beschriebenen Symptome können sich in mannigfacher Weise kombinieren und so variieren, daß fast jeder Fall sein individuelles Gepräge erhält. Dabei zeigen aber zuweilen lokal gehäufte Fälle ähnlichen Typus, wie z. B. die Trismusfälle von *Lucksch* in Kärnten, die somnolent-paretischen Fälle in Holland, die Wiener meningealen Fälle *Bienensteins*.

Ernste Prognose.

Zahlreiche Todesfälle.

Die Prognose der Krankheit ist eine recht ernste. In England betrug in der ersten Epidemie die Mortalität 58%, in Holland (bis 1927) 30,9%, in Deutschland (*Eckstein*) 34,8%, in Kufstein (Tirol) sogar 71,4%, in Wien und Niederösterreich 1929 hingegen nur 17,8% (*Zappert*). Vielleicht werden bei dem wachsenden Interesse für die Krankheit jetzt auch leichtere Fälle bekannt. Der Tod erfolgt unter Kräfteverfall, Koma, Schluck- und Atemlähmungen, Konvulsionen nach 4—8tägiger Krankheitsdauer, bisweilen allerdings schon innerhalb 1—2 Tagen (*Fiedler*, *Breger* u. a.) oder selbst nach mehreren Stunden (*Anders*) unter toxischenErscheinungen und Lähmungen des Atemzentrums nach Art einer *Landry*schen Paralyse.

Heilung manchmal mit Defekten, aber nie mit den Folgezuständen wie bei Enc. epid.

Lungenentzündungen und Blasenkatarrhe bilden zuweilen schwere Komplikationen. Bei den in Heilung übergehenden Fällen pflegt das akute Krankheitsstadium 1—2 Wochen, manchmal auch viel länger anzudauern. Die überwiegende Zahl der ausheilenden Fälle wird tatsächlich vollkommen gesund. Bei einem Teil der Fälle bleiben Störungen, die während des akuten Krankheitsstadiums aufgetreten waren, zurück, wie Hemiplegien, schlaffe Lähmungen, Imbezillität, Sprachstörungen, Optikuserkrankungen, doch können auch manche dieser Störungen nach Monaten verschwinden. Die für die epidemische Enzephalitis charakteristischen Folgekrankheiten sind bisher bei der postvakzinalen nicht beobachtet worden.

Path. Anat.

Meningitis serosa.

Pathologische Anatomie. Makroskopisch findet man nicht selten eine seröse Meningitis, ferner ödematöse Durchtränkung sowie Verfärbung mancher Hirnteile und zuweilen des Rückenmarkes. Histologische Befunde (*Lucksch*, *Bastiaanse*, *Turnbull* und *McIntosh*, *Bouman* und *Bok*, *Schürmann*, *Pedrau*, *Pette*, *Spielmeyer*, *Taylor* u. a.) zeigen, daß die Veränderungen nicht wie bei der epidemischen Enzephalitis auf die graue Substanz der basalen Hirnteile beschränkt sind, sondern auch die weiße Substanz erfassen.

Histol. Veränderungen der grauen und weißen Substanz.

Es handelt sich bei der Gewebsinfiltration auch nicht um eine lymphozytäre Anhäufung, sondern vorwiegend um gewucherte Gliaelemente („Gliaproliferation", *Spielmeyer*), hauptsächlich aus kleinen Zellformen bestehend.

Gliaproliferation.

Mehrfach wurde auf eine auffällige Entmarkung einzelner Hirnpartien hingewiesen. Neuronophagie ist nicht häufig, aber sicher beobachtet worden. Angaben über poliomyelitische Veränderungen, wie sie *Paul* erhoben hat, sind vereinzelt geblieben. Diese Befunde haben viel Ähnlichkeit mit jenen der Enzephalitis bei Masern, unterscheiden sich aber von jenen bei der epidemischen Gehirnentzündung. Ist man auch nicht berechtigt, auf einen histologischen Befund hin ätiologische Schlüsse zu ziehen (*Spielmeyer*), so erlauben doch die verschiedenen Formen der „Entzündung" eine Trennung der epidemischen und der postvakzinalen bzw. postmorbillösen Enzephalitis.

Ähnlichkeit mit den Befunden bei postmorbillöser Enzephalitis.

Auch ein experimenteller Versuch von *Keller* und *Schäfer*, durch die Einwirkung der Vakzination das histologische Bild der Herpesenzephalitis beim Kaninchen zu verändern, hatte kein positives Ergebnis.

Die Entstehungsursachen der postvakzinalen Enzephalitis.

Entstehungsursachen.

Trotz einer großen Zahl bedeutsamer Untersuchungen über diese Frage sind wir heute noch nicht in der Lage, eine befriedigende Antwort zu geben. Da an der auslösenden Wirkung der Vakzination für das Zustandekommen dieser Form der Enzephalitis nicht gezweifelt werden kann, können nur folgende Möglichkeiten in Betracht kommen: Die Ursache der Krankheit liegt in der Vakzine selbst, die Vakzination schafft eine ungewöhnliche körperliche Reaktion des Erkrankenden oder es werden durch die Vakzination andere bisher latente Faktoren aktiviert.

Keine Verunreinigung der Vakzine.

Keine fremden bakteriellen Keime in der Vakzine.

Übertragungsversuch auf Tiere nur selten erfolgreich.

Kein „unorganisiertes" Gift.

Kein Beweis für Neurotropie des Impfstoffes.

Eine Verunreinigung der Vakzine ist völlig ausgeschlossen, da ja die aus den verschiedensten Impfanstalten gewonnene Lymphe unter Tausenden von Impfungen nur höchst vereinzelte Enzephalitisfälle hervorgerufen hat. Selbst bei den wenigen Fällen *Dasers* stammte die Lymphe von verschiedenen Tieren (Mitteilung des Impfdirektors *Kaiser*). Gegen eine direkte Hervorrufung der Enzephalitis durch die Vakzine spricht auch die völlig andere Beschaffenheit der experimentell erzeugten „Impfpustel des Gehirnes" (*Levaditi*), sowie das Fehlen der Guarnerischen Körperchen bei der postvakzinalen Enzephalitis. Die Suche nach bakteriellen Keimen im Impfstoff und in den Organen von Enzephalitisleichen wurde mit um so größerem Eifer betrieben, als man dadurch den Erreger der Krankheit zu finden hoffte. Doch erwiesen sich alle erhaltenen Befunde (Streptokokkus pleomorphus, *Bijl*, Bacillus bipolaris, *Aldershoff*, Pasteurilla, *Pondmann*) als nicht stichhältig. Auch für das Herpesvirus ließ sich trotz mancher auffälliger Befunde (Komplementversuche *Kraus* und *Takaki*) ebensowenig eine sichere Beziehung zur postvakzinalen Enzephalitis erkennen wie bei der epidemischen Gehirnentzündung. Übertragungsversuche von enzephalitischem Hirnbrei oder Spinalflüssigkeit erwiesen sich in der Mehrzahl der Fälle als ergebnislos (positive Resultate bei *Lucksch*, *McIntosh*). Doch hat *Bijl* bei Tieren, die ergebnislos mit enzephalitischem Hirnbrei vorbehandelt waren, eine spätere Immunität gegen Impfung mit Neurovakzine erzielt. Die von *Aldershoff* und *Pondmann* erwogene Möglichkeit der durch den Impfstoff erfolgten Einführung oder Erzeugung eines unorganisierten Giftes „Neurozidin" erwies sich bei Nachuntersuchungen als Versuchsfehler (Beimengung feinster Glasteilchen in die verwendete Hirnemulsion). Daß der Impfstoff unter Umständen eine besondere neurotrope Wirkung entfalten könne, ist am Tierexperiment schwer zu prüfen und widerspricht der in der Regel unschädlichen Verwendung der im Kaninchenhirn erzeugten Neurovakzine. In allerjüngster Zeit ist es *Eckstein* gelungen, durch Einbringung von Kuhpockenlymphe in die Cerebrospinalhöhle bei Affen einwandfreie Enzephalitiden zu erzeugen.

Analogie mit Vaccina generalisata?

„Durchbrechung der Liquorschranke"?

Die zweite oben erwähnte Möglichkeit eines direkten Zusammenhanges des Vakzinevirus mit der Enzephalitis liegt in einer abnormen körperlichen Reaktion auf den Impfprozeß. *Leiner* hat die Encephalitis postvakccinalis mit der Vaccine generalisata in Beziehung gebracht, *Eckstein* und *Herzberg* und *Gildemeister* haben gezeigt, daß das sonst im Blute kreisende Vakzinevirus nur bei der Enzephalitis die „Liquorschranke durchbreche" und in die Spinalflüssigkeit übergehe. Freilich bleiben bei der Gleichstellung der Encephalitis postvaccinalis mit der Vaccine generalisata die nicht seltenen Fälle mit kürzerer Inkubationszeit unerklärt, ebenso wie es damit nicht recht im Einklange steht, daß generalisierte Vakzine und Enzephalitis noch nie an einem Individuum angetroffen wurden. Die direkte Beziehung der Vakzination zur postvakzinalen Enzephalitis wird von *Lucksch* („Encephalitis vaccinia"), *Leiner*, *McIntosh*, *Turnbull*, *Bijl* und *Eckstein* vertreten.

Aktivierung eines latenten Virus.

„Parallergie".

Die Mehrzahl der anderen Forscher sehen in der Enzephalitis keine direkte Impffolge, sondern neigen der Ansicht zu, daß durch die Impfung ebenso wie bei Masern, Varizellen, Mumps Keime, die bisher latent im Körper geweilt hatten, zur Aktivierung gelangen und krankheitsauslösend wirken. Daß die Enzephalitis meist auf dem Höhepunkt der Impfreaktion auftrete, wird so erklärt, daß zu diesem Zeitpunkte der Körper rapid eine Einbuße an Abwehrstoffen erleide („Parallergie", *Moro*, *Keller*) und dadurch dem Virulentwerden bisher unschädlicher Keime keinen Widerstand entgegensetze (*Gins, Demme, Pette, Gildemeister* u. a.). Die postvakzinale Enzephalitis wäre also nicht der generalierten Vakzine, sondern der durch *Orgler* und *Koch* bekanntgewordenen vakzinären Angina lacunaris oder den gelegentlich nach der Impfung aufgetretenen echten Fällen von Poliomyelitis oder tuberkulöser Meningitis gleichzustellen. Daß solche Aktivierungsvorgänge möglich sind, bewiesen Laboratoriumsversuche *Pettes*, der mit Bacillus bipolaris infizierte Kaninchen nur nach vorangegangener Vakzination eingehen sah, sowie ähnliche Erfahrungen *Levaditis* mit Pasteurilla und *Zurukzoglus* mit Herpesvirus. Welches Virus bei der postvakzinalen Enzephalitis aktiviert werden könnte, ist vollkommen unklar, wie überhaupt der ganze Fragenkomplex derzeit noch mitten in der wissenschaftlichen Diskussion steht.

Prophylaxe der postvakzinalen Enzephalitis.

Prophylaxe.

Vorschläge zur Verhütung sind von behördlicher Seite wie auch von Fachmännern (Englisches Enzephalitiskomitee II, *Aldershoff, Bijl, Gildemeister, Gorter, Nerverden, de Haas, Klotz, Knoepfelmacher, Leiner, Sobernheim, Winkler, Wolff* u. a.) erstattet worden, ohne daß man sich über die Unsicherheit und Unerprobtheit dieser Vorschriften im unklaren gewesen wäre. Wichtig erscheint die Verlegung der Impfung in frühe Altersstufen, womöglich in das erste Halb- oder in das erste Lebensjahr. Zu Zeiten anderer akuter Erkrankungen des Zentralnervensystems sind die Massenimpfungen womöglich zu unterlassen. Doch sei erwähnt, daß ein wiederholtes Auftreten von postvakzinaler Enzephalitis an demselben Orte in aufeinanderfolgenden Jahren nur äußerst selten beobachtet worden ist. Auch vor Impfung von Kindern mit Herpes labialis wird gewarnt. Für die von den Impfstoffgewinnungsanstalten herausgegebene Lymphe wird gewünscht: Abschwächung durch 24stündiges Erwärmen auf 37°, Verdünnung, Sterilisation, Züchtung neuer, mäßig virulenter Impfstämme. Für die Impftechnik selbst wird Anlegung einer oder zweier Impfstellen mit sehr oberflächlicher Hautritzung, eventuelle subkutane oder intrakutane Impfung empfohlen. Vorübergehend wurde in Holland der Impfzwang aufgehoben, doch sind alle beteiligten Kreise darüber einig, daß — so betrüblich auch das Vorkommen der Encephalitis postvaccinalis ist — doch die Gefahren der Variola im Einzelfalle und in Epidemien zu große sind, um durch Lockerung der Impfvorschriften den Damm gegen die Blattern umzustürzen. Selbst gemäßigt impfgegnerische Schriften geben zu, daß in Zeiten drohender Blatternepidemien die Enzephalitismöglichkeit gegenüber den Gefahren der Variolaerkrankungen noch immer das kleinere Übel darstelle.

Impfung im ersten Jahre.

Andere Vorschläge.

D. Die „sporadische" Enzephalitis.

Sporad. Enzephalitis.

Wenn auch das Vorkommen spontan auftretender Enzephalitisfälle bei Kindern schon seit langem bekannt ist (s. die Enzephalitisartikel in Nothnagels Handbuch von *Oppenheim*, im Handbuche der Nervenkrankheiten des Kindesalters von *Ziehen*, in den früheren Auflagen dieses Handbuches von *Zappert* und *Ibrahim*), so haben doch derartige Erkrankungen in der letzten Zeit das ärztliche Interesse in erhöhtem Maße erregt. Es liegt dies daran, daß außer den epidemischen und postinfektiösen auch vereinzelte Enzephalitisfälle im letzten Jahrzehnt recht häufig beobachtet worden sind und daß diese statt der früher vorwiegend beachteten hemiplegischen Formen mit nachfolgender zerebraler Kinderlähmung (Polio-

Häufung vereinzelter Enzephalitisfälle.

enzephalitis der Kinder, *Struempell*) überaus wechselnde Symptomenbilder darstellten. Stehen diese Einzelfälle von Enzephalitis mit der epidemischen Enzephalitis in Zusammenhang? In der pädiatrischen Nomenklatur wird ein solcher scheinbar vorweggenommen, da die Bezeichnung der ,,sporadischen" Enzephalitis in Analogie mit anderen Infektionskrankheiten (z. B. der Poliomyelitis) eine ,,epidemische" Form der Krankheit voraussetzt. Die Neurologen bezeichnen die in letzter Zeit vielfach beobachteten akuten zerebrospinalen Krankheitsfälle als Encephalomyelitis disseminata und knüpfen damit an ältere Beschreibungen solcher Fälle, nicht aber an die Encephalitis epidemica an. Die Schwierigkeit einer zusammenfassenden Darstellung dieser Einzelfälle von Enzephalitis im Kindesalter liegt einerseits in ihrer Vielgestaltigkeit, andererseits darin, daß das sicherlich große Material solcher Fälle wohl in den verschiedenen Kinderspitälern angesammelt, aber noch wenig der Veröffentlichung zugeführt worden ist.

Encephalomyelitis disseminata.

An dem Vorkommen echter sporadischer Fälle von epidemischer Enzephalitis mit den bekannten Typen der somnolent-ophthalmoplegischen (der ,,Grundform" der epidemischen Enzephalitis, *v. Economo*) und der choreatischen irritativen Symptome sowie den charakteristischen Folgeerscheinungen kann kein Zweifel bestehen (*v. Economo*, *Eckstein* u. a.). Studiert man aber die Enzephalitisfälle der letzten 10 Jahre (eigene Untersuchungen über 60 Fälle gemeinsam mit Frau Dr. *Seidmann* und Frau Dr. *Citron*), so überzeugt man sich, daß die typischen Fälle epidemischer Enzephalitis immer seltener wurden und in den letzten Jahren (in Wien) überhaupt nicht mehr zur Beobachtung gelangt sind. Statt dessen findet man enzephalitische Erkrankungen von mannigfacher Symptomatologie, die auch vor und während der großen Enzephalitisepidemien vorgekommen waren, aber jetzt anscheinend häufiger zur Beobachtung gelangen. *Scharnke* bestätigt dies auch für Erwachsene. Diese Einzelfälle von Enzephalitis zeigen folgende Symptomenbilder: Meningitische Formen mit akutem und subakutem Verlaufe, manchmal sehr stürmisch einsetzend und rasch zum Tode führend. Konvulsivische Formen vorwiegend, aber nicht ausschließlich bei Kindern in den ersten Lebensjahren, zuweilen überaus rasch unter hohem Fieber, Bewußtlosigkeit letal endigend (,,Intoxikationsfälle", *Eckstein*). Hemiplegische Formen, schon seit langem bei Kindern bekannt, mit Ausgang in zerebrale Kinderlähmung, oft mit Imbezillität. Akuter zerebraler Tremor, besonders häufig beobachtet, mit recht akut einsetzendem, manchmal vorwiegend halbseitigem Tremor bei subfebrilen oder normalen Temperaturen und guter Prognose. Akute Ataxie, ebenfalls unter geringen Allgemeinerscheinungen auftretende, starke ataktische Gehstörung, die vollkommen ausheilt. Tumorartige Formen, die oft nur durch die vorhandenen subfebrilen Temperaturen, durch rasches Auftreten von lokalisierbaren Symptomen und durch völliges Schwinden eine richtige Diagnose ermöglichen. Ferner finden wir Fälle mit Trismus, mit myelitischen Symptomen, mit Muskelatrophien, mit Bewegungsschmerzen und mit neuritischen Symptomen. Die Einreihung der Einzelfälle in eine dieser Gruppen ist nicht immer leicht und wohl auch vom subjektiven Ermessen des Beobachters abhängig; bei einigen Formen hat man den Eindruck einer weitgehenden Ähnlichkeit mit den bei der postvakzinalen Enzephalitis oft beobachteten Typen.

Fälle typischer epid. Enzeph. jetzt sehr selten.

Verschiedene Formen der sporadischen Enzephalitis.

Beziehung der sporadischen Enzephalitis der Kinder zu Encephalomyelitis disseminata.

Vielleicht werden die von den Nervenärzten in der letzten Zeit vielfach erörterten Fälle von Encephalomyelitis disseminata auch auf dem Gebiete der kindlichen Gehirnentzündungen einige Aufklärung bringen. Man bezeichnet damit akute, vorwiegend bei Jugendlichen beobachtete, schon seit längerer Zeit (*Westphal*, *Leyden*, *Oppenheim*) bekannte, aber jetzt wieder gehäuft beobachtete und genauer, insbesondere von *Pette* und *Redlich*, studierte akute Erkrankungen von sehr wechselvoller Erscheinung. Spinale Symptome, wie Querschnittslähmungen, Brown-Sequardsyndrome, Paraparesen mit Blasenstörungen, ferner meningeale Reizerscheinungen, Augenmuskellähmungen, Neuritis optica (z. B. in Form der Neuromyelitis optica von *Dollfuss* u. a.), bulbäre Merkmale, Hemiplegien, Tremor, Ataxie (12jähriger Knabe, *Redlich*), myoklonische Zuckungen und eine Reihe anderer zerebrospinaler Symptome setzen sich zu sehr verschiedenartigen Krankheitsbildern zusammen, die zuweilen sehr schwer sind und zum Tode führen, oft aber einen abortiven Verlauf zeigen (*Redlich*) und nur durch gelegentliche Temperatursteigerungen und durch den Liquorbefund (leichte Drucksteigerung, geringe Eiweißvermehrung, mäßige Pleozytose) die Einreihung in die Enzephalitisgruppe ermöglichen. Die Flüchtigkeit mancher Symptome und deren rascher Wechsel veranlaßte *Albrecht* von einer Encephalomyelitis migrans zu sprechen.

Histol. Veränder. vorwiegend der weißen Substanz.

Von derartigen Fällen liegen im Gegensatz zu den sporadischen Enzephalitisfällen beim Kinde einige histologische Befunde vor, über die insbesondere *Pette* eingehend berichtet. Er reiht die Encephalomyelitis disseminata jener Gruppe von Gehirnentzündungen an, „vorwiegend der weißen Substanz“, welcher auch die postvakzinale und die paramorbillöse Enzephalitis zugehören und die sich scharf von der „vorwiegend die graue Substanz“ befallenden, epidemischen Enzephalitis unterscheiden. Das dürfte auch für einen großen Teil der „sporadischen“ Enzephalitisfälle des Kindesalters gelten, doch gibt es unter ihnen sicherlich auch Fälle vom Typus der „akuten hämorrhagischen Enzephalitis“ älterer Autoren. Auf den Streit über Beziehung der disseminierten Enzephalomyelitis zur multiplen Sklerose (*Pette* ist für, *Redlich* gegen eine solche), auf den möglichen Zusammenhang mit der von *Schilder* 1920 beschriebenen Encephalitis periaxialis diffusa, einer vorwiegend bei Kindern vorkommenden, unter schweren Störungen allmählich zum Tode führenden Gehirnkrankheit und mit den chronisch verlaufenden, sklerosierenden Enzephalitisformen kann hier nicht eingegangen werden.

E. Diagnose.

Differentialdiagnose namentlich gegenüber Meningitis u. Poliomyelitis.

Da meningitische und myelitische Veränderungen zum anatomischen Befunde mancher Enzephalitisformen gehören, so ist klinisch die Unterscheidung gegenüber anderweitigen meningitischen und gegenüber poliomyelitischen Zuständen recht schwer. Nur wo ein ausgesprochener Liquorbefund mit Mikroorganismen, Eiterkörperchen usw. vorliegt, kann man bestimmte Formen der Meningitis sicher von der Enzephalomeningitis abtrennen. Vermehrter Zuckergehalt spricht für epidemische Enzephalitis, Gerinnselbildung im bisher klaren Liquor nicht unbedingt für tuberkulöse Meningitis. Bei echter Poliomyelitis kommt es frühzeitig zu vollständigem Verlust der Patellarreflexe (bzw. anderer Sehnenreflexe) sowie auch des Babinskireflexes, ferner zu rascher Atrophie einzelner Muskelgruppen, und es bleibt schließlich eine mehr oder weniger lokalisierte Lähmung zurück. Hingegen gehören schwere Somnolenz und lange dauernde Blasenstörungen nicht zum Bilde der Poliomyelitis. Auf die Möglichkeit der Verwechslung des enzephalitischen Trismus mit echtem Tetanus, lokalisierter entzündlicher Hirnsymptome mit einem Tumor cerebri, einer choreatischen Enzephalitis mit echter Chorea, auf die Vortäuschung einer Appendizitis, einer Nierenkolik durch initiale enzephalitische Schmerzen wurde schon hingewiesen. Ich kenne einen Fall unzweifelhafter Enzephalitis, bei dem die auf einer alten Lues beruhende positive Wassermannreaktion des Liquor den Verdacht einer Hirnsyphilis wachgerufen hatte. Bei Fällen mit Schlucklähmungen könnte an eine postdiphtherische Affektion, bei Verwirrungszuständen an eine akute Psychose, bei hochfieberhaften, unbestimmten, zerebralen Symptomen und bei Konvulsionen an Urämie, Typhus, Grippe, Darmintoxikation, Vergiftung gedacht werden. Bei leichten Formen postvakziner Enzephalitis ist es anfangs manchmal schwierig, die initialen Enzephalitissymptome von der allgemeinen Impfreaktionen zu unterscheiden. Von den Nachkrankheiten der epidemischen Enzephalitis zeigen die mannigfachen Tiks, Atemstörungen, Sprachanomalien zuweilen ein so ausgesprochen funktionelles Gepräge, daß immer wieder der Verdacht einer Hysterie oder einer Simulation wachgerufen wird. Ebenso dauert es oft lange, bevor sich Eltern und Ärzte entschließen, die Charakterveränderungen nach der epidemischen Enzephalitis in ihrer richtigen Bedeutung einzuschätzen und sie nicht als einfache Ungezogenheit, Unfolgsamkeit, Schlimmheit zu werten. Beginnender Parkinsonismus kann als zerebrale Kinderlähmung, als Dementia praecox, als eine andere Erkrankung des striopallidären Systemes angesehen werden. Von anderen Erkrankungen des Nervensystemes können multiple Sklerose, andere Formen von Hirnsklerose, endogene Erkrankungen, Muskelatrophien mit chronischer Enzephalitis vorübergehend in differentialdiagnostische Erwägung kommen.

F. Behandlung.

Die Behandlung der Enzephalitis ist derzeit noch so weit von einer spezifischen entfernt, daß sie für alle Enzephalitisformen gemeinsam besprochen werden kann. Versuche einer kausalen Therapie liegen insofern vor, als man bei der epidemischen und sporadischen Enzephalitis Rekonvaleszentenserum angewendet (*Stern, Grünwald, Eckstein* u. a.) und damit Erfolge in bezug auf Lebenserhaltung und Vermeidung von Folgezuständen zu sehen geglaubt hat. Es wurden Erwachsenen 20—50 ccm innerhalb 2 bis 3 Wochen 3—4 mal intravenös injiziert. Auch intraspinale Einverleibung wurde empfohlen (*Marinescu*). Bei der Encephalitis postvaccinalis wurde der Versuch gemacht, durch gleichzeitige Impfung der Mutter für den Erkrankungsfall des Kindes deren Serum zur Verfügung zu haben; größere Erfahrungen über diese Methode liegen noch nicht vor. Auch Normalserum, Grippe-, Poliomyelitis-, Pneumokokkenserum wurde gelegentlich verwendet.

Rekonvaleszentenserum.

Serum der gleichzeitig geimpften Mutter.

Medikamentöse Mittel zur Bekämpfung der Krankheitsstoffe wurden vielfach, wenn auch mit geringem Erfolge, angewendet. *v. Economo* (und andere Vertreter der Wiener Schule) empfehlen intravenöse Injektionen von Jodpräparaten, und zwar von Pregllösung (zuerst Probeinjektion von 20 ccm, dann 50 ccm und weiter 100 ccm dreimal wöchentlich bis zur Erreichung einer Gesamtmenge von 1—2 Liter) oder Septojod (10 bis 15 ccm intravenös, *Stiefler*) oder andere Jodlösungen (33%ige Jodnatriumlösung, Jodipin u. a.). Gleichzeitig gibt *v. Economo* Vakzineurin in steigender Stärke von 1 g Vakzineurinstammlösung auf 250 g physiologischer Kochsalzlösung bis zu 1 g auf 10 g (intravenös oder intramuskulär oder subkutan). In der Kinderpraxis sind diese Mittel weniger in Verwendung als das Trypaflavin (*Buß* und *Peltzer*) und das Urotropin. Trypaflavin kommt in Form einer 0,5%igen Lösung zu 5 ccm dreimal

Medikamentöse Behandlung.

wöchentlich in intravenöser Injektion, Urotropin entweder intern bis zu 2 g pro die oder in 20-bis 40%iger Lösung (Ampullen) intravenös in Verwendung (Urin untersuchen!). Statt des Urotropin wird auch das Zylotropin (eine Mischung von Hexamethylentetramin, Natrium salicyl., Coffein. natr. benz. und für intramuskuläre Injektion mit Zusatz von 0,04 Novokain) intravenös injiziert. Empfohlen sind ferner Elektrokollargol (5 ccm intravenös), Disparsen (ebenfalls kolloidales Silber), Eukupinum basicum (Kupferpräparat 0,25), Vuzin (ebenfalls Kupferpräparat), Novasurol, Pilokarpin, Natrium salicyl., Einreibungen mit Unguentum hydrargyri. Über den therapeutischen Wert der Lumbalpunktion liegen anerkennende Äußerungen insbesondere von kinderärztlicher Seite vor (*v. Mettenheim, Ibrahim*). Durch Venaepunktion glaube ich gelegentlich Besserung bei schwerer Somnolenz gesehen zu haben. Rein symptomatisch kommen Antipyretika, Sedativa, Blasenmittel, Exspektorantia in Betracht. Die Behandlung der Folgezustände der Encephalitis epidemica sind noch aussichtsloser als jene der akuten Krankheit.

Behandlung der Folgekrankheiten.

Bei der postenzephalen Schlaflosigkeit versagen die gebräuchlichen Schlafmittel fast durchwegs; es ist dies nicht überraschend, da nach Untersuchungen des Wiener Pharmakologen *Pick* der normale Angriffspunkt dieser Mittel die hier geschädigten subkortikalen Schlafzentren sind. Trockene warme Ganzpackungen werden von *Hofstadt*, Milchinjektionen (allabendlich 2 ccm intramuskulär mit nachfolgender Fieberreaktion) von *Lust* empfohlen. Intern kommen neben den gewöhnlichen Schlafmitteln (*Hedonal* wurde gelobt) noch große Bromdosen in Betracht. Beim Parkinsonismus wird Scopolaminum hydrobromicum (0,01 zu 10, 3mal täglich 1—5 Tropfen), ferner Atropin (Atr. sulf. 0,01:10, 2—3 mal täglich 2—6 Tropfen oder subkutan) bei Kindern empfohlen. Sonst wurden versucht Jod-Vakzineurinkuren wie bei der akuten Enzephalitis (siehen oben), Banisterium hydrochloricum (0,01—0,02 2mal täglich), Harmin, Hyoszin, Nikotin (vorwiegend bei Erwachsenen). Arsenkuren sind angezeigt, Malaria- oder andere Fieberkuren erwägenswert. Beschäftigungstherapie, psychische Behandlung sind nicht zu vernachlässigen. In leichteren bzw. beginnenden Fällen kämen Badekuren in Gastein, in Joachimsthal oder häusliche Radiumbäder in Betracht. Sehr viel Mühe hat man sich mit der Behandlung pseudopsychopathischer Zustände gemacht. Psychotherapie, Sanatoriumsbehandlung, Nervina und Organpräparate bringen manchmal vorübergehende Besserung, doch kommt es bei schweren Fällen, um den Frieden im Hause zu erhalten, schließlich doch zur Unterbringung der Kranken in Anstalten oder Internaten.

Literatur:

A. Encephalitis epidemica. *Stern*, Die epidem. Enzephalitis, 2. Aufl. 1930 und *v. Economo*, Die Enc. lethargica, Urban u. Schwarzenberg 1929, enthalten vollständige Darstellungen mit Literatur. Ferner *Gottstein*, Ref. Erg. Hyg. 1922, 5. — *Grünewald*, Ref. Zbl. Neur. — *Hall*, Epidemic Enc., Bristol 1924. — *Reinhardt*, Erg. inn. Med. 1922, 25. — *Staehelin* u. *Loeffler*, Handb. Inn. Med. I, Berlin, Springer 1925. — *Vogt*, Handb. f. Neurol. v. Lewandowsky, 2. T. — *Wimmer*, Kopenhagen Levin-Munksgaard 1924.

Enc. epidem. im Kindesalter. *Ibrahim*, Dieses Handb., 3. Aufl. — *v. Mettenheim*, Erg. Med., Bd. 9 und insbes. *Eckstein*, Enzeph. im Kindesalter. Erg. inn. Med. 1929, 36, auch Monographie Springer, mit reichlicher Literatur.

Außer den bei *Eckstein* zitierten Arbeiten wären noch erwähnenswert: *Adler*, Med. Klin. 1921. — *Beriel* u. *Devic*, Presse méd. 1925. — *Cruchet* u. *Verger*, Presse méd. 1926. — *Diemitz*, Wien. klin. Wschr. 1920. — *Dreyfuss*, Münch. med. Wschr. 1920. — *Engerth* u. *Hoff*, Dtsch. med. Wschr. 1929. — *Eschbach*, Bull. Soc. méd. Hôp. Paris 1927. — *Eyrich*, Folgezustände, Z. Neur. 1928. — *Galant*, Psych. Veränd., Arch. Kinderheilk. 83. — *Gerstmann* u. *Kauders*, Psych., Arch. f. Psychol. 71. — *Gross*, Wien. klin. Wschr. 1926. — *Gross* u. *Pappenheim*, Wien. klin. Wschr. 1919. — *Hall*, Lancet 1925. — *Hamill*, Arch. of Neur. 1920. — *Herzog*, Berl. klin. Wschr. 1921. — *Hothusen* u. *Hopmann*, Dtsch. Z. Nervenheilk. 72. — *Holzer*, Z. Neur. 104, Psych. Veränd. — *Kauders*, Z. Neur. 74. — *Kenedy*, Amer. J. Dis. Childr. 1924. — *Kling* u. *Liljenquist*, Ref. Zbl. Kinderheilk. 11. — *Lichtwitz*, Wien. klin. Wschr. 1920. — *Lust*, Schlaf, Dtsch. med. Wschr. 1921. — *Meyer*, Arch. f. Psychol. 80, Klin. Wschr. 1924, — *Mingazzini*, Z. Neur. 63. — *Moritz*, Münch. med. Wschr. 1920. — *Paterson* u. *Spence*, Lancet 1921. — *Roger*, Ref. Zbl. Kinderheilk. 9. — *Sicard*, Presse méd. 1920. — *Stiefler*, Mschr. Psychiatr. 50. — *Stertz*, Münch. med. Wschr. 1920, Klin. Wschr. 1923. — *Thomas*, Münch. med. Wschr. 1921. — *Urbantschitsch*, Wien. klin. Wschr. 1926. — *Weinmann*, Z. Neur. 99. — *Wimmer*, Rev. neurol. 1925, 1927. — *Wieland*, Schweiz.med. Wschr. 1920. — *Wilckens*, Z. Neur. 99.

B. Post(para-)infektiöse Enzephalitis (außer den bei *Eckstein* zitierten Arbeiten). M. Morbillen, V. Varizellen, P. Parotitis. *Bazan*, M. Ref. Zbl. Kinderheilk. 12. — *Bregmann* u. *Poncz*, M. Wien. med. Wschr. 1929. — *Bossi*, M. Ref. Zbl. Kinderheilk. 23. — *Creutzfeld*, Z. Neur. 21. — *Greenfield*, M. Brain 1929. — *Grinker* u. *Stones*, Ref. Zbl. Kinderheilk. 22. — *Gunderson*, P. J. inf. Dis. 41, 1927. — *Huismann*, V. Z. ärztl. Fortbildg. 8. — *Musser* u. *Hauser*, M. J. amer. med. Assoc. 90, 1928. — *Pette*, Münch. med. Wschr. 1929. — *Redlich*, M. Z. Kinderheilk. 43. — *Reimold* u. *Schäfer*, Jb. Kinderheilk. 123. — *Rompe*, Mschr. Kinderheilk. 1919. — *Saenger* u. *Kemkes*, Msch.r Kinderheilk. 33. — *Schlesinger*, M. Wien. klin. Wschr. 1927. — *Signa*, M. Pediatr. Rev. 37. — *Wieland*, Typhus, Ref. Zbl. Kinderheilk. 23.

C. Encephalitis postvaccinalis (außer den bei *Eckstein* angeführten Arbeiten): *Aldershoff*, *Lucksch*, *Kaiser*, *Kraus*, *Zappert*, *Busson*, *Leiner*, Ges. f. Kinderheilk. Wien, Wien. med. Wschr. 1928, 26. — *Bergel*, Med. Klin. 1929. — *Bienenstein*, Z. Kinderheilk. 49. — *Bijl*, Zbl. Bakter. 1928, 17, reichl. Literatur. — *Bijl* u. *Frenkel*, Zbl. Bakter. 1929, 112. — *Daser*, Mitt. Volksgesdh.amt 1928, 12. — *Demme*, Dtsch. Z. Nervenheilk. 1928, 105. — *Doerr*, *Spielmeyer*, *Eckstein*, *Keller*, Dtsch. Gesell. f. Kinderheilk. Wiesbaden 1929. — *Eckstein*, Klin. Wschr. 1929, Mschr. Kinderheilk. 44, Z. Kinderheilk. 49, Z. Gesundheitsverwaltg. 1930, 5. — *Eckstein* u. *H. K. Herzberg*, Dtsch. med. Wschr. 1930, 7. — *Gabriel*, Jb. Kinderheilk. 127. — *Gildemeister*, Zbl. Bakter. 1928. — *Gins*, Zbl. Hyg. 1929. — *Gins*, *Hackenthal* u. *Kamentzowa*, Z. Hyg. 1929. — *Horder*, Lancet 1929, 1301. — *Huber*, Dtsch. med. Wschr. 1929. — *Huebner*, Inaug. Diss. Breslau 1929. — *Keller* u. *Schäfer*, Jb. Kinderheilk. 125. — *Knoepfelmacher*, Wien. klin. Wschr. 1930. — *Klotz*, Z. ärztl. Fortbildg. 1928, 25, Med. Klin. 1928, 22. — *Kraus*, Wien. klin. Wschr. 1927. — *Langer*, Dtsch. Ges. f. Kinderheilk. Budapest 1927. — *Ljungdahl*, Hygiena 1928, 90. — *Mader*, Jb. Kinderheilk. 73. — *Morquio*, Bull. Soc. Pédiatr. Paris 1928, 26. Muggie. „Il lattante“ Sept. 1930. — *Netter*, Bull. Acad. Méd. Paris 1929, 102. — *Paschen*, Klin. Wschr. 1929. — *Pette*, Münch. med. Wschr. 1928, Dtsch. Z. Nervenheilk. 110. — *Priesel*, Z. Kinderheilk. 47. — *Priesel* u. *Wagner*, Z. Kinderheilk. 49. — *Plate*, Nederl. Tijdschr. Geneesk. 1927, 71. — *Sobernheim*, Rev. méd. Suisse rom. 1928. — *Schürmann*, Beitr. path. Anat. 1928, 79. — *Taylor*, Lancet 1928. — *Terburgh*, Nederl. Tijdschr. Geneesk. 1927. — *Walenta*, Mschr. Kinderheilk. 42. — *Wiersma*, Acta psychiatr. (Stockh.) 4, 1919. — *Winkler*, Med. Klin. 1928, 22. — *Wohlwill*, Handb. spez. Path. In. Kr. 1924, 8. — *Zappert*, W. med. Wschr. 1930. — *Zurukzoglu*, Z. Hyg. 1929.

D. Encephalitis sporadica (Encephalomyelitis disseminata). *Albrecht*, Wien. klin. Wschr. 1928. — *v. Bernuth*, Z. Neur. 1928, 148. — *Eckstein*, s. o. — *Dreyfus*, Dtsch. med. Wschr. 1927. — *Higier*, Dtsch. med. Wschr. 1922. — *Lang*, Wien. klin. Wschr. 1927. — *Pette*, Dtsch. Z. Nervenheilk. 105, Münch. med. Wschr. 1927, 1928, 1929. — *E. Redlich*, Mschr. Psychiatr. 1927, 641, Literatur, Dtsch. Z. Nervenheilk. 110, Dtsch. med. Wschr. 1929, 14. — *Scharnke*, Z. Neur. 47, 800. — *Spiller*, Z. Neur. 1920, 80. — *Westphal*, Z. Neur. 68/69. — *Wohlwill*, Kraus-Brugsch 2, 588. — *Zappert*, *Citron*, *Seidmann*, Arch. f. Kinderh. 91.

Die Feer'sche Krankheit[1][2].

(Akrodynie. Vegetative Neurose des Kleinkindes.)

Von

EMIL FEER in Zürich.

Geschichtliches.

Geschichtliches und Benennung. Die erste Beschreibung stammt von *Selter* in Solingen, der sie 1903 als Trophodermatoneurose bezeichnete, ohne die markanten Symptome der Tachykardie, der Hypertension und der Störungen der Motilität anzugeben. Diese Mitteilung fand erst vor wenig Jahren die verdiente Beachtung. 1914—1921 folgten Beschreibungen zahlreicher Fälle aus Australien, wo sie *Swift* als Erythrödem bezeichnete, *Wood & Cole* 1921 über 88 Fälle berichteten, die zum Teil schon Ende des 19. Jahrhunderts aufgetreten waren. *Clubbe* in Sidney sprach von Pink disease (Pink = hellrot) nach der Farbe der Hände und Füße. Seit 1919 Berichte aus Nordamerika, zuerst von *Bilderback*, der sie schon 1914 gesehen hat, von *Weston*, der das Leiden Acrodynia nannte (ὀδύνη = Schmerz) u. a. 1921 veröffentlichte *P. Weber* in London einen Fall, der wohl hierher gehört. Ohne diese Arbeiten zu kennen, gab *Feer* in Zürich 1922/23 eine eingehende Schilderung der Krankheit (den ersten Fall sah er 1911), die er vegetative Neurose des Kleinkindes nannte. In der Folge erschienen Mitteilungen aus Frankreich (*Haushalter* 1924, *Péhu, Woringer*), aus Deutschland (*Keller, Ihm*, 1925), aus England (Dermatopolyneuritis), aus Holland, Polen, Österreich usw., besonders aus der Schweiz (*Feer, Jenny, Deuber*), 1927 wieder von *Selter*, der die Krankheit jetzt unrichtigerweise Kinderlähmung des vegetativen Systems benannte. 1929 hat *Zechlin* aus Deutschland schon 111 Fälle zusammenstellen können. Neuerdings wird die Krankheit meist als Akrodynie bezeichnet. Sie ist aber wesensverschieden von der Akrodynie, die 1828—30 epidemisch in Paris auftrat und wahrscheinlich von einer Arsenikvergiftung des Weines ausging. Die deutsche Literatur bezeichnet das Leiden oft als *Selter-Swift-Feer*sche Krankheit, Vegetative Neurose des Kleinkindes oder kurz als *Feer*sche Krankheit.

Ich selbst habe bis jetzt 36 Fälle beobachtet[3], davon 34 in genauer klinischer Behandlung, so daß ich mich in der Schilderung großenteils auf diese stützen kann.

Hauptsymptome.

Das klinische Bild ist den meisten Ärzten noch unbekannt. Darum stellen wir die Hauptsymptome zusammenfassend an die Spitze: Störung des Allgemeinbefindens (verdrießliche Stimmung, unruhiger Schlaf, schlechter Appetit), Abmagerung, anhaltende Schweiße mit Hauterythemen, quälender Juckreiz,

---

[1]) Lat.: Morbus Feeri oder Acrodynia. Franz.: Acrodynie. Engl.: Swift's Disease. Ital.: Morbo di Feer. Span.: Enfermeda de Feer.

[2]) *Wir reihen die Feersche Krankheit hinter der Enzephalitis unter den Infektionskrankheiten ein, ohne damit eine abschließende Stellung zu der Frage einnehmen zu wollen, wohin sie endgültig im System der Krankheiten gehören wird.*

Die Herausgeber.

[3]) Von denen erst 14 veröffentlicht wurden.

Zyanose der feuchtkalten Hände und Füße mit Desquamation, verminderte Motilität, Tremor, Pulsbeschleunigung, erhöhter Blutdruck, trophische Störungen.

Der Beginn ist meist schleichend, seltener akut. Die psychischen Störungen machen gewöhnlich den Anfang und entwickeln sich bald zu einem eindrucksvollen Bilde. Die Kinder werden unlustig, wollen nicht mehr spielen, lachen und sprechen nicht mehr, jammern oft andauernd. Die Stimmung ist mürrisch, apathisch, oft bösartig, selten verwirrt, durch den Juckreiz zeitweise oder dauernd beherrscht. Häufiges Stirnrunzeln.

Im Beginn psychische Störungen.

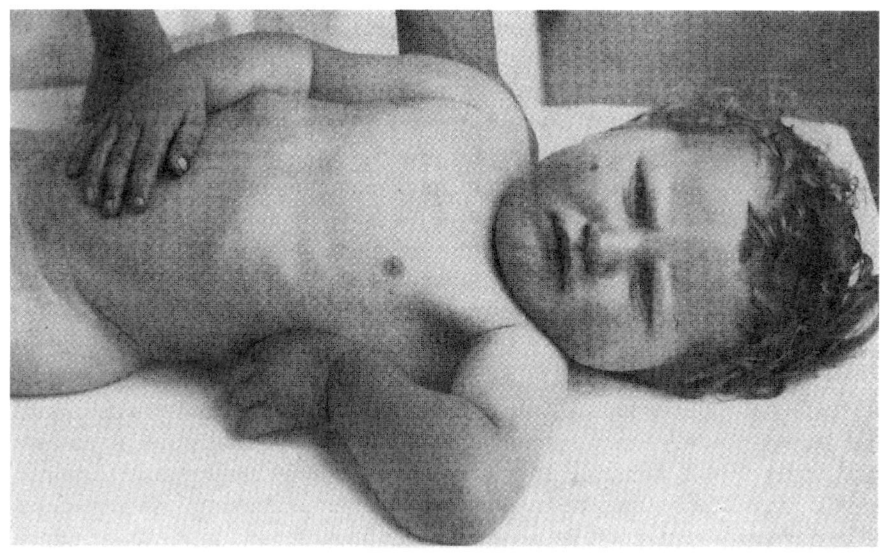

Fig. 221.
Vegetative Neurose. 2 Jahr alt. Verdrossener Ausdruck. Lichtscheu. Hände zyanotisch.
(Zürcher Kinderklinik. Prof. *Feer.*)

Bei keiner andern Krankheit wird der Ausdruck so unkindlich, unglücklich, lebensmüde, so daß der Erfahrene schon aus der Physiognomie allein die Diagnose machen kann, besonders, wenn noch zugekniffene Augen und rote Nase sich hinzugesellen (s. Fig. 221). Die Intelligenz ist ungestört, das Bewußtsein nur zur Zeit eklamptischer Anfälle aufgehoben. Daß die Apathie großenteils motorisch bedingt ist, ergibt sich daraus, daß die Kinder auch bei unbeweglichem Daliegen die Umgebung mit Interesse verfolgen.

Von Anfang an machen sich regelmäßig Schlafstörungen geltend. Auch wenn Fieber fehlt, wird der Schlaf unruhig, oberflächlich, oft null, wird durch Juckreiz verhindert. Teilweise schlafen dafür die Kinder viel am Tage, ähnlich wie bei oder nach Encephalitis epidemica.

Schlaf.

Auffällig ist die Abnahme des Appetites, die bis zu völliger Verweigerung der Nahrung führen kann.

Erscheinungen auf der Haut machen sich über kurz oder lang bemerkbar und führen häufig zuerst zur Diagnose. Es entwickelt sich eine auffallende Schweißbildung, die den ganzen Körper betrifft, überwiegend Hände und Füße. Die beteiligten Hautstellen sind kalt und feuchtnaß. Nicht selten sind die Schweiße so stark, daß das Hemd 4—8mal des Tages gewechselt werden muß und die Mutter den Verdacht auf Bettnässen äußert. Es gibt wohl keine andere Krankheit beim Kinde, die so heftige und anhaltende Schweißbildung verursacht. Oft kommt es dabei zum Aufschießen von Sudaminabläschen auf der Brust.

Schweißbildung.

Parallel der Schweißbildung, auch mehr selbständig, entwickelt sich an Händen und Füßen eine auffällige, stets symmetrische Rötung der Haut. Oft ist sie schön hellrot (Pink disease), wenn diese Teile trocken und warm sind. Häufiger sind sie aber zyanotisch und naßkalt; wie bei einem Toten, sagen die Mütter. Die Rötung beschränkt sich überwiegend auf Volae und Plantae und zeigt hier bisweilen fleckiges Aussehen. Die Rötung verliert sich allmählich in der Höhe des Handgelenkes und an der Ferse. Dabei sind die Finger, Hände und Füße merklich verdickt, aber nicht ödematös, so daß der Name Erythrödem nicht zutrifft. Manchmal sind auch die Wangen rot-zyanotisch, ebenso die Nase, wobei sich bei älteren Kindern gelegentlich eine Granulosis nasi entwickelt.

Hände und Füße.

Eigenartig sind die häufigen fleckigen Erytheme der Haut, die verschiedenartigen Charakter aufweisen und Rumpf und Extremitäten in wechselnder Ausdehnung befallen können. Es treten stecknadelkopflinsen- bis markstückgroße, flache Papeln auf, die auf Fingerdruck verschwinden und nicht selten zur Verwechslung mit Röteln oder Masern führen. Sie können rasch entstehen, ebenso rasch wieder zurückgehen und bieten bisweilen Ähnlichkeit mit Urtikaria. Die häufigste Ausschlagsform entspricht der Miliaria rubra und bevorzugt den Rumpf. Die stecknadelkopfgroßen roten Papeln, die oft zur Verwechslung mit Scharlach führen, zeigen später weiße Bläschen (Miliaria alba), die platzen oder zu kleinen Abszessen werden. Solche Papeln und Bläschen finden sich mit Vorliebe zwischen den Fingern, am Innenrande der Füße. Seltener entwickeln sich hier größere Blasen und Abszesse.

Erytheme der Haut.

In einem Teil der Fälle zeigt sich starker Dermographismus.

Schälung und Mazeration der Epidermis gehören zu den gewöhnlichen, eindrucksvollen Erscheinungen. Überall, auch ohne daß Erytheme vorkamen, kann sich eine Desquamation einstellen. Sie zeigt sich am ausgeprägtesten an Händen und Füßen in großen Lamellen, ähnlich wie bei Scharlach. Beim Bestehen starker Schweiße quillt hier die Epidermis auf, wird schmierig (am stärksten in den Interdigitalfalten) und stößt sich in Inseln los (s. Fig. 222 und Tafel 28). Nicht selten stellt sich aber auch Abschuppung an Händen und Füßen bei trockener Haut ein und beweist, daß im Gegensatz zur früheren Auffassung die Hauterytheme und die Abschilferung der Haut nicht direkte Folgen der Schweiße sind, sondern koordinierte vasomotorische und trophische Störungen.

Mazeration der Epidermis.

Juckreiz.

Juckreiz ist ein kaum je fehlendes Symptom. Er kann so lästig und andauernd werden, daß er den Schlaf ganz raubt und die Kinder zur Verzweiflung bringt. Zeitweise kann er aussetzen. In der Folge zeigt sich heftiges Kratzen, das an Rumpf und Extremitäten starke, strichförmige Effekte und Pigmentierungen hinterläßt. Die Kinder bitten Pflegerinnen und Ärzte, ihnen die juckenden Stellen zu reiben und empfinden dabei sichtliche Erleichterung. Manchmal beißen sich die Kinder infolge des Juckreizes in die Hände. Einer unserer Fälle schlug den Kopf regelmäßig ans Gitter seines Bettes.

Störungen der Motilität, die sich gewöhnlich allmählich entwickeln, stehen neben den Hauterscheinungen im Vordergrunde. Die Kinder ermüden beim Spazieren, später sinken sie beim Gehen in die Knie, zeigen watschelnden Gang mit Lendenlordose und klettern beim Aufrichten aus liegender Stellung an den eigenen Beinen herauf. Beim Fortschreiten der Krankheit wollen die Kinder nicht mehr stehen, setzen sich kaum mehr im Bett auf und lassen dabei den Kopf zur Seite fallen.

Schwäche der Muskulatur.

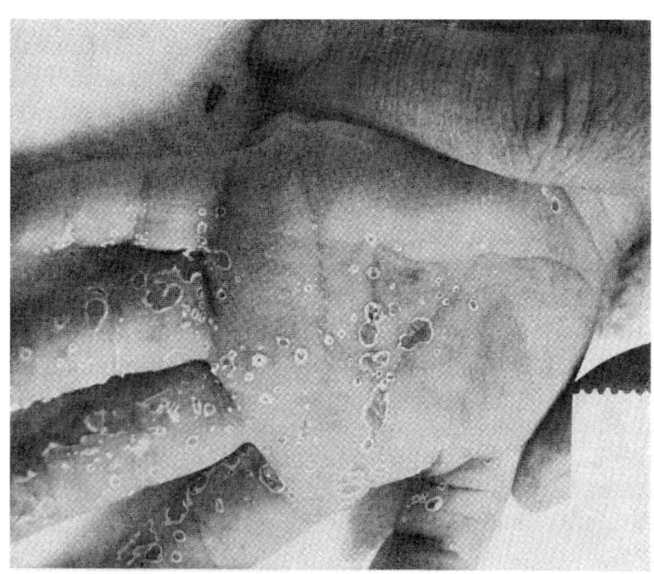

Fig. 222.
Vegetative Neurose. $1^3/_4$ Jahr alt. Mazeration der Schweißhaut.
(Zürcher Kinderklinik, Prof. *Feer.*)

Häufig bleiben sie überhaupt wochenlang liegen, vielfach auf dem Bauch oder zusammengekauert in Seitenlage. Manchmal klappen sie im Sitzen zusammen wie ein Taschenmesser, legen den Kopf zwischen die Füße und verharren so stundenlang. Die Muskeln werden mehr und mehr hypotonisch (lose Schultern, Hampelmannphänomen). Die seltenen Bewegungen werden langsam und wenig ausgiebig. Die rohe Kraft ist aber mit Ausnahme der schweren Fälle wenig oder nicht vermindert, so daß die Bewegungen auf Nadelstiche kräftig erfolgen. Die verminderte Motilität beruht demnach weniger auf Muskelschwäche als auf Müdigkeit und Bewegungsunlust (*Feer*)[1]. Die Bewegung der Zunge und der Augen bleibt ungestört. Nur bei sehr schweren Fällen entwickelt sich eine merkliche Muskelatrophie.

Leichter Tremor der Hände und Füße läßt sich sehr häufig

[1]) Sie kann nach *W. R. Heß* als vegetativ bewirkte Verschiebung der Leistungsbereitschaft der Muskulatur aufgefaßt werden.

auffinden (Spreizen der Finger!), oft besonders deutlich beim Entblößen und Frieren der Kinder.

Das zerebrospinale Nervensystem zeigt wenig Veränderungen [die beschriebene Muskelhypotonie und der Tremor dürfen auf das vegetative System bezogen werden (*Feer*)]. Die elektrische Untersuchung ergibt für den faradischen und galvanischen Strom normale Reaktionen, vereinzelt etwas abgeschwächt.

Epileptiforme Krämpfe, oft halbseitig, nicht selten wiederholt, mit Bewußtseinsverlusten, sind öfters beobachtet (*Selter*, *Woringer*). Die objektive Hautsensibilität bietet in Schmerz-, Tast- und Wärme- Krämpfe. empfindungen selten etwas Abwegiges, soweit das Alter eine genaue Untersuchung zuläßt. Bisweilen findet sich leichte Schmerzhyperästhesie, seltener Hypästhesie, selbst Anästhesie gewisser Teile (*Zahorsky*). Sofern diese Anästhesie nur die zyanotischen kalten Hände und Füße betrifft, darf man sie nicht auf eine primäre Beteiligung der sensiblen Nerven beziehen, da man ähnliches bei vielen Störungen im vegetativen System (Frostbeulen, Akroparästhesien) findet.

Die Reflexe sind vielfach ungestört. Die Patellarreflexe sind im Beginn manchmal gesteigert. Bei schweren Fällen schwächen sie sich bis zur Aufhebung ab und erscheinen wieder bei der Genesung.

Die Augen zeigen in Größe der Pupillen und in ihrer Reaktion nichts Auffälliges, auch keine Mydriasis. Die *Löwi*sche Adrenalinprobe fällt fast stets negativ aus (Ausnahmen könnten auf Benutzung einer Atropin- Lichtscheu. pipette beruhen ?). Der Augenhintergrund ist stets normal. Auffällig ist eine häufige Lichtscheu, die Zukneifen der Augen, Stirnrunzeln und Verbergen des Kopfes im Bette verursacht. Ausnahmsweise fand man Neurokeratitis und Epithelläsion der Kornea (*Jenny*) (trophische Störung ?). Die Lichtscheu tritt unabhängig von Konjunktivitis auf, die gelegentlich vorhanden ist.

Der Liquor cerebrospinalis ist meist normal, der Druck nicht erhöht (nur in einem unserer Fälle 300 mm H_2O.) Gelegentlich ist Pandy positiv. Der Zucker ist bisweilen vermindert im Gegensatz zu Encephalitis epidemica.

Kinder, die schon Rechenschaft ablegen können, also solche über 3 Jahre, klagen bisweilen über kurze, heftige Schmerzanfälle wie Schmerzen. Feuer, in Armen, Beinen und Gelenken (*Zechlin*, *Deuber*). Da weder Schmerz auf Druck oder passive Bewegungen, noch Anschwellung oder Rötung der Gelenke wahrzunehmen sind, so werden diese Schmerzen wohl zentral bedingt sein.

Große Beachtung verdienen die Zirkulationsorgane. Das Herz bietet in Größe und Klappen nichts Besonderes. Das Elektrokardiogramm Blutdruck. zeigt nicht selten einen sympathikotonischen Typus (*Feer*) und Ähnlichkeit mit dem Basedowherz (*Ihm*). Der Blutdruck ist regelmäßig erhöht (*Feer*) und ergibt einen Maßstab für die Schwere des Falles. Der systolische Druck steigt schon mit 2—3 Jahren auf 120—140 mm Hg, nicht selten auf 150 und mehr. Er nimmt zu mit fortschreitender Krankheit und sinkt mit zunehmender Besserung. Die Norm wird oft erst längere Zeit nach der klinischen Heilung erreicht. Nur bei schwerer Kachexie, Puls. Pneumonie und Sepsis sinkt er unter 100 mm Hg. Regelmäßig besteht

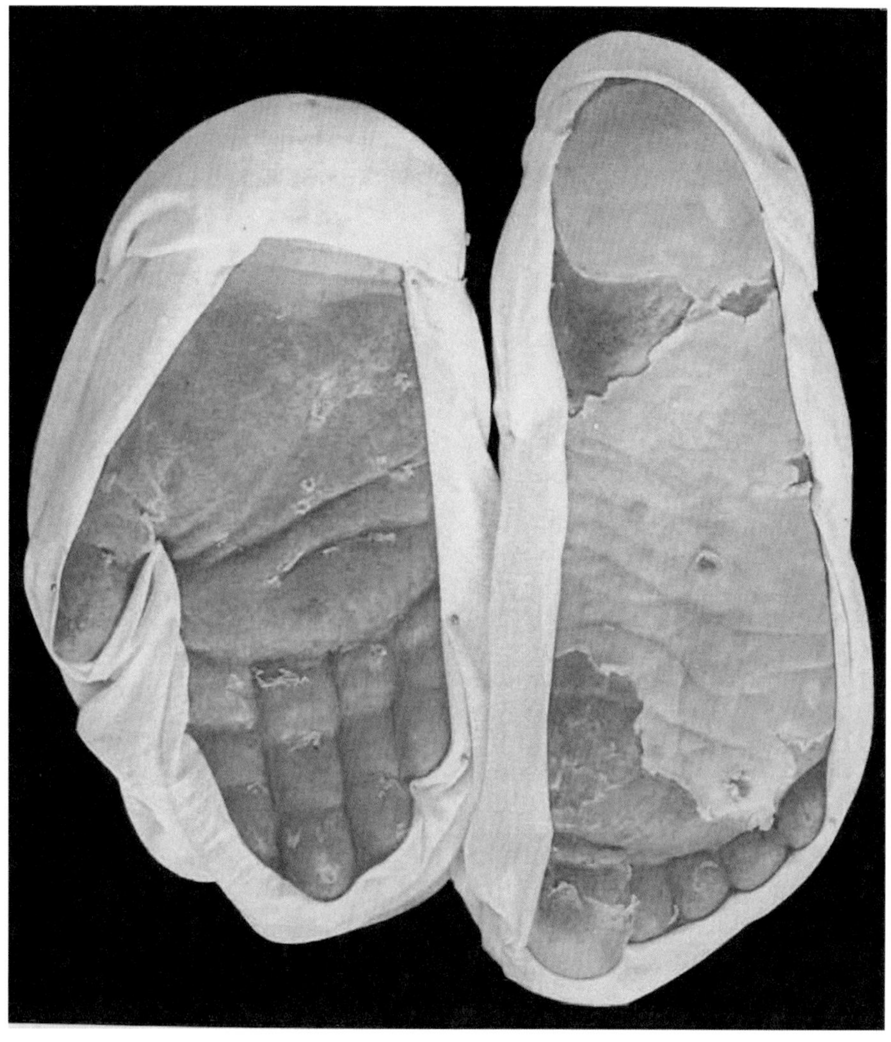

Vegetative Neurose des Kleinkindes (Akrodynie).

2 Jahre alt. An der Hand ist die mazerierte Epidermis fast ganz abgestoßen, am Fuß großenteils noch vorhanden, aber gelockert. Die unterliegende Haut ist cyanotisch, naßkalt.

(Zürcher Kinderklinik — Prof. Feer.)

eine erhöhte Pulsfrequenz, die um so auffälliger ist, als sie auch bei gutem Kräftezustand und völliger Fieberlosigkeit sich findet. Die Zahl beträgt 120—160, selbst 180—200. Im Schlaf vermindert sich die Zahl um etwa 20 Schläge. Wie der Blutdruck, so hält die erhöhte Pulsfrequenz bis in die Rekonvaleszenz hinein an.

Die Temperatur ist in vielen Fällen während der ganzen Krankheit normal. Vereinzelte Fälle zeigten auffällige Monothermie (*Zahorsky, Lorenz*). Subfebrile und hohe Temperaturen stellen sich im Verlauf ziemlich oft ein und erklären sich fast stets durch häufige Infektionen (Bronchitis, Pyelitis, Hautabszesse usw.), zum Teil vielleicht auch als Durstfieber, so daß man aus diesem Fieber keine Stütze für eine infektiöse Genese gewinnt. Viel eher spricht für ein Fieber, wie es ab und zu vor oder im ersten Beginn der Krankheit angetroffen wird. Temperatur.

Blut. Die Zahl der roten Blutkörperchen beträgt oft 5—6 Mill., selbst 7 Millionen (*Jaeger*). Es erklärt sich dies wohl durch die Eindickung des Blutes infolge der starken Schweiße, ebenso eine Hämoglobinvermehrung auf 80—90% nach Sahli (unkorr.), ein Serumgehalt von 9—10% und die häufige Verlangsamung der Senkung (*Feer*), die nach einer Stunde nur 4—7—9 mm beträgt (normal 10 mm). Die weißen Blutkörperchen sind oft normal in ihrer Zahl, oft aber auch in fieberlosen Fällen auf 12—15000 vermehrt mit überwiegenden Neutrophilen. Bei Infekten steigen sie auf 20—30000. Merkwürdig, aber bis jetzt wenig beachtet, ist eine Verminderung der Eosinophilen (*Feer*), die auch in fieberlosen Fällen häufig vorliegt und nur 1—2% beträgt, manchmal noch weniger (Sympathikotonie ?). Die Viskosität ist nicht selten vermehrt. Blut.

Milz und Leber sind nicht vergrößert. Es ist dies bei der weichen Beschaffenheit des häufig eingesunkenen Leibes leicht festzustellen.

Harnorgane. Dysurie besteht bei einem Teil der Fälle und kann sogar die Einleitung zur Krankheit bilden. Gelegentlich kommt es zu Enuresis. In einem Fall von *Moll* (Prag 1905!) bestand starke Kalkariurie (Colicolitis). Der Urin ist häufig sehr spärlich infolge der gewaltigen Schweiße, sodaß seine Menge bei 1000—1500 ccm Flüssigkeitsaufnahme nur 180—200—250 ccm betragen kann bei einem spez. Gewicht von 1030 und 1035. Die häufige Zystopyelitis ist begünstigt durch die mangelhafte Urinabsonderung, aber auch durch die verminderte Resistenz gegen Infektionen. Nicht selten findet sich Albuminurie, Zylindrurie mit Leukozyten ohne Bakterien, so daß ich hierin eine Folge der Dehydration erblicke, an die sich später eine echte Pyelitis anschließen kann. Urin.

Verdauungsorgane. Mund und Rachen zeigen selten etwas Besonderes, wenn nicht trophische Störungen sich einstellen (s. u.). Angina und Pharyngitis lagen in unseren 36 Fällen nur ausnahmsweise vor, sodaß kein Grund besteht, hier die Eintrittspforte des Virus anzunehmen. Ab und zu besteht starker Speichelfluß als vermehrte Sekretion. Neben dem durchwegs verminderten Appetit ist großer Durst auffällig, so daß schon an Diabetes gedacht wurde. Nicht selten trinken die Kinder 2 Liter und mehr Wasser oder Milch im Tage. Erbrechen ist selten. Vereinzelt erfolgten Blutungen aus Mund und Nase (*Deuber*). Im Magensaft fand man ausnahmsweise Fehlen der Salzsäure. Der Stuhl ist öfters verstopft, seltener längere Zeit diarrhöisch. Charakteristisch in vielen Fällen ist die nußförmige Gestalt des festen Stuhles (*Feer*), der 4—6 mal im Tage abgesetzt wird. Gelegentlich werden Tenesmus und Analprolaps beobachtet. Stuhl.

Kinder über 2 Jahre klagen manchmal über anfallsweise kolikartige Leibschmerzen von großer Heftigkeit, ohne daß man dafür eine Ursache finden kann (Nabelkolik).

Atmungsorgane. Stark vermehrte, anfangs seröse Nasensekretion ist eine häufige Begleiterscheinung, analog dem Speichelfluß. Die später mehr eitrige Sekretion ist als Sekundärinfektion aufzufassen. Häufig bestehen bronchiale Geräusche, die wir als Folge vermehrter Sekretion auffassen, wenn sie nur wenig Husten veranlassen und ohne Fieber verlaufen. Später entwickelt sich oft eine richtige Bronchitis und Pneumonie.

Trophische Störungen.

Trophische Störungen sind bei schweren Fällen wesentlich im Krankheitsbild. Gewissermaßen darf man schon die Hautveränderungen hierher rechnen, die durch die Schweiße allein nicht zu erklären sind. Als Analogie hierzu darf man die auffallend häufigen landkartenartigen Veränderungen der Zunge auffassen. Viele Fälle neigen zum Ausfallen der Kopfhaare, die ihren Glanz verlieren, sich leicht ausziehen lassen und von den Kindern gerne ausgerissen werden, so daß auf dem Scheitel kahle Stellen entstehen. Eigenartig und unseres Wissens sonst bei keiner Krankheit vorkommend ist das Ausfallen gesunder Zähne (13 in 1 Falle *Jennys*), das nicht selten vorkommt und ohne entzündliche Veränderungen der Schleimhaut vor sich gehen, aber auch mit Kiefernekrose verbunden sein kann. In schweren Fällen entwickeln sich rasch geschwürige Nekrosen der Schleimhaut an Zunge, Lippen, der Wange und des Rachens, die sich vorübergehend reinigen und ähnlich wie Diphtherie aussehen können. Recht häufig entstehen Paronychien, Verfärbung und Ausfall der Finger- und Zehennägel, Abszesse und Nekrosen der Phalangen. Andere Male Dekubitus am Rücken, an der Vulva. In einem Fall sahen wir tiefe Nekrosen der Kniekehlen, die in wenig Tagen die Sehnen bloßlegten.

Stoffwechsel.

Der Stoffwechsel bietet Ähnlichkeit mit Basedow. So wurde mehrfach eine Vermehrung des Grundumsatzes von 30—50 % festgestellt (*Nobel* u. a.). Diese Veränderung neben dem schwer geschädigten Appetit erklärt die bedeutende Abnahme des Körpergewichtes. Der Blutzucker ist nüchtern oft auf 120—150 mg % vermehrt und zeigt bei Traubenzuckerzufuhr eine ähnliche Kurve wie bei Diabetes und Anstieg auf 220 bis 280 mg %) *Feer*). In einigen Fällen wurde spontane leichte Glykosurie beobachtet ebenso nach Zufuhr mäßiger Mengen von Traubenzucker. Die Vermehrung des Reststickstoffes auf 50—60 mg in mehreren Fällen beruht wohl zum Teil auf Bluteindickung. Das Kalzium des Blutes ist oft auf 11—12 mg % vermehrt, der anorganische Phosphor ist öfters etwas niedrig (3,5 mg %), die Chloride normal. In mehreren unserer Fälle wurde der Gehalt an Natrium, Kalium, Magnesium untersucht und normal befunden.

Komplikationen. Die Neigung zu Bronchitis und Pneumonie, zu Pyelitis weisen darauf hin, daß die Widerstandskraft gegen Infektionen stark Not leidet. Dafür sprechen auch die vielen Abszesse an Händen und Füßen, am Rücken, die keine Heiltendenz besitzen.

Verlauf. Ausgang.

Ausgang.

Die meisten Fälle gelangen nach 1—3 Monaten zur Höhe ihrer Entwicklung und klingen dann allmählich ab, wobei Nachschübe, begünstigt durch interkurrente Infektionen, eintreten können. Die Heilung erfolgt durchschnittlich nach 4—6 Monaten, kann auch über 1 Jahr dauern. Einzelne Fälle verlaufen leicht, ohne daß alle Hauptsymptome zur vollen Entwicklung gelangen, so daß solche Formes frustes nur am hohen Blutdruck sicher erkannt werden. Rückfälle können sich nach 1—3 Monaten einstellen, selbst nach 2 Jahren (*Jenny*). Todesfälle erfolgen nicht allzu selten (5—10 %), gewöhnlich bei stark geschädigtem Ernährungszustand an Bronchopneumonie oder an Sepsis, ausgehend von Hautabszessen und Nekrosen.

Ätiologie und Pathogenese.

In der Ätiologie stechen drei Punkte hervor: 1. Das Alter betrifft überwiegend Kinder von 6 Monaten bis zu 4 Jahren; selten sind Fälle von 2—6 Monaten oder über 7 Jahre. Der älteste Fall war 14 Jahr alt. Die Fälle bei Erwachsenen und Greisen, die aus Holland berichtet werden, kann ich nicht anerkennen. Das männliche Geschlecht zeigt ein mäßiges Überwiegen. 2. Der Beginn fällt in Europa und Nordamerika ganz überwiegend in die Monate Dezember bis Mai, d. h. in die katarrhalische Jahreszeit. 3. Auffallend ist die territoriale Verteilung. Große Teile Deutschlands, vor allem der Osten, sind bis jetzt fast frei geblieben. Die meisten Fälle stammen vom Lande. Es bestehen bestimmt Herde oder Inseln, wo auf engem Gebiete während Jahren viele Fälle auftreten, so in Solingen, bei Heidelberg, bei Basel, in der Ostschweiz. Hier bestehen solche Inseln von Zürich bis Schaffhausen (36 Fälle), in Aarau und Umgebung (18 Fälle). Die örtliche Häufung und solche in einzelnen Jahren spricht für eine infektiöse Ursache, die bis heute nicht aufgefunden wurde. Das Auftreten in der katarrhalischen Jahreszeit, nach Grippen usw., kann nur als disponierend gewertet werden. Im April 1925 bis Januar 1926 kamen 7 Fälle in die Zürcher Kinderklinik, andere Jahre blieben ganz frei. Gegenwärtig (April 1930) liegen 5 frische Fälle hier! Es ist noch zweifelhaft, ob lymphatische Diathese und Blondheit eine besondere Disposition schaffen. Erschwerend für die Erkenntnis der Genese wirken die vielen Sekundärinfektionen. Zugunsten einer Infektionskrankheit sprechen Geschwisterfälle (*Byfield, Feer*). Man muß auch an die Möglichkeit einer noch unbekannten toxischen Schädigung denken. Dabei kann man mit Sicherheit eine alimentäre Schädigung im Sinne einer Avitaminose, einer Pellagra ausschließen, auch Ergotismus und Maisbrand, ebenso Schweißfriesel, wenn auch bei den letztgenannten Krankheiten ähnliche vegetative Störungen im Vordergrund stehen.

Alter.

Jahreszeit.

Örtliche Verhältnisse.

Auch über das Wesen der Krankheit fehlen noch sichere Kenntnisse. Offenkundig ist das Virus (oder die Noxe) neurotroper Natur. *Feer* hat gezeigt, daß die Symptome sich ganz überwiegend oder fast restlos aus einer Affektion des vegetativen Systems erklären lassen, was nicht im Widerspruch steht zu einer infektiösen Grundlage. Die Symptome zeigen weitgehende Ähnlichkeit mit dem schweren sogenannten paralytischen Basedow, wenn auch ein solcher ausgeschlossen werden muß. Bei der Erkrankung des vegetativen Systems, das Zentren besitzt im Zwischenhirn und Umgebung, sind zwangsläufig endokrine Drüsen beteiligt, so das chromaffine System und wohl auch die Schilddrüse. In der Hauptsache liegen Störungen vor in der Regulation des sympathischen und des parasympathischen Systems. Auf Einzelheiten hier einzugehen, fehlt der Raum. Ein Überwiegen des sogenannten Sympathikustonus ergibt sich in der Tachykardie, dem erhöhten Blutdruck, der Muskelhypotonie, dem Tremor, der Zyanose von Händen und Füßen (Gefäßkrampf), der Hyperglykaemie, der Vermehrung des Kalziums im Blut. Die vermehrte Nasensekretion, der Speichelfluß und ebensowohl die Schweiße zeigen eine Reizung des parasympathischen Systems. Auch viele andere Symptome, so die psychischen und trophischen Störungen, können nur vom vegetativen System ausgehen.

Vegetatives Nervensystem.

Mühsame pharmakodynamische Untersuchungen haben keine wesentliche Aufklärung gebracht. Es ist dies verständlich, wenn man bedenkt, daß erhöhter Tonus und erhöhte Reizbarkeit nicht identisch sind, daß Sympathikus und Parasympathikus fördernde und hemmende Fasern führen, daß beim einzeln Symptom es schwer hält zu unterscheiden, ob es auf Hypertonie des einen Systems oder auf Hypotonie des andern beruht.

Pathologische Anatomie. *Kühl* sucht das Wesen der Krankheit in einer entwicklungsgeschichtlich bedingten Dysfunktion der beiden Nebennierensysteme und in einem Überwiegen der Markfunktion. Diese (zu enge) Auffassung kann sich auf den Befund von *Woringer-Stolz* stützen, die eine Hypertrophie des Marks der Nebennieren und der Hypophyse fanden. Bedeutsam sind die Ergebnisse aus jüngster Zeit. *Francioni* und *Vigi* fanden in der Gegend des Infundibulums und des Tuber cinereums bis zum Hypothalamus Degeneration der Ganglienzellen; im Gebiet der sympathischen Zervikalganglien Infiltrationen der Adventitia (wichtig, da die Parästhesien im allgemeinen auf eine Reizung der hinteren Wurzeln bezogen werden). Die Nebennieren waren vergrößert. *Kernohan* und *Kennedy* fanden Veränderungen der basalen Kerne im Gehirn und einiger Kerne der Oblongata, Chromatolyse der dorsalen Wurzelganglien. Am Boden des vierten Ventrikels war die Zellchromatose sehr stark, ebenso im Linsenkern und Thalamus. An den peripheren Nerven fanden sie Zerfall der Markscheiden, wie früher schon *Paterson* und *Greenfield*. Die Veränderungen waren überwiegend degenerativer Natur, vermutlich toxisch auf infektiöser Basis. Rinde von Groß- und Kleinhirn waren frei. Das sympathische System wurde nicht untersucht.

Histologische Veränderungen des Nervensystems.

Die anatomischen Untersuchungen der letzten Jahre haben demnach übereinstimmend gezeigt, daß es sich im wesentlichen um eine organische Affektion des vegetativen Systems handelt, insonderheit auch der Zentren im Gehirn und Hand in Hand damit gewisser endokriner Drüsen, besonders der chromaffinen. Die übrigen Veränderungen im Nervensystem dürfen als sekundär und trophisch aufgefaßt werden. Die histologischen Ergebnisse beweisen, daß die vorher schon von mir vorgeschlagene Bezeichnung: Neurose des vegetativen Systems zutreffend ist, um so mehr, als dieses System immer im Zusammenhang mit den verschiedenen endokrinen Drüsen arbeitet. Die vermutete entzündliche Grundlage kommt allerdings bei dieser Benennung nicht zum Ausdruck, doch bezeichnen die Neurologen auch sonst gewisse überwiegend degenerative Veränderungen, die sicher entzündlicher Genese sind, als Enzephalose, so z. B. bei der Vakzineenzephalitis.

Wesen der Krankheit.

Es besteht kein Zweifel, daß die Akrodynie des Kleinkindes eine spezifische Krankheit ist. Es ist kaum anzunehmen, daß es sich dabei um eine Reaktion auf verschiedene Reize handelt, wie sie *Spielmeyer* bei der Masern- und Impfenzephalitis annimmt.

Die epidemische Enzephalitis, die Enzephalitis nach Vakzination und akuten Infektionskrankheiten, die Akrodynie, alle diese 3 Krankheiten bieten verschiedene anatomische Grundlagen. Das Gemeinsame ist, daß alle 3 Krankheiten in den letzten Dezennien uns neu entgegengetreten sind. Zuerst die Akrodynie, dann die epidemische Enzephalitis[1]) und zuletzt die Enzephalitis nach Masern und Vakzination. Gemeinsam sind auch die epidemiologischen Verhältnisse. Neu ist auch das epidemische Auftreten der Poliomyelitis. Weisen vielleicht diese neuen Krankheiten darauf hin, daß das menschliche Nervensystem in letzter Zeit (seit der Influenza von 1889/90 ?) empfindlicher gegen gewisse Infekte oder Noxen geworden ist?

---

[1]) *Péhu* nimmt enge epidemiologische Beziehungen an zwischen Akrodynie und epid. Enzephalitis.

Diagnose.

Diagnose und Differentialdiagnose.

Die Diagnose ist für den Arzt, der schon Fälle gesehen hat, bei dem meist ausgeprägten und typischen Charakter leicht. Gute Ärzte, welche die Krankheit nicht kennen, schicken Fälle als „etwas Besonderes“ in die Klinik. Je nachdem im einzelnen Falle kutane, psychische, motorische Symptome stark hervortreten, ergeben sich gewisse Schwierigkeiten, die bei sorgfältiger allgemeiner Prüfung leicht zu überwinden sind. Im Beginn führt die depressive Stimmung zur Vermutung einer tuberkulösen Meningitis oder einer Psychose. Zeigen sich Kolikschmerzen oder Dysurie im Beginn, so denkt man an Appendizitis oder Pyelozystitis. Die Erytheme führen nicht selten zur falschen Diagnose von Röteln, Masern, vor allem von Scharlach, der besonders leicht angenommen wird, wenn nach einiger Zeit Desquamation der Hände und Füße sich einstellt; das starke Kratzen gelegentlich zur Annahme von Skabies. Die zyanotisch naßkalten Hände und Füße, an sich ein Hauptsymptom, sprechen aber gegen Scharlach, ebenso die über Wochen und Monate dauernde Schuppung. Die Schwäche der Muskulatur, der watschelnde Gang, die Pseudoparalyse bei aufgehobenen Sehnenreflexen werden etwa als Muskeldystrophie, als Polyneuritis oder Kinderlähmung gedeutet. Auf ernsthafte Schwierigkeiten stößt man am Anfang, wenn einzelne der charakteristischen Symptome — Schweiße, zyanotische naßkalte Hände und Füße — nicht ausgesprochen sind. Im Zweifelsfall führt die Tachykardie und vor allem der erhöhte Blutdruck zur Diagnose.

Die permanente Akrozyanose vieler älterer Kinder und im Pubertätsalter, die jahrelang dauert, hat eine gewisse Ähnlichkeit mit den Händen und Füßen bei Akrodynie und beruht auch auf Störungen im vegetativen System. Doch schuppen die Hände hier nicht und zudem kommt die Akrodynie vom Schulalter an kaum mehr vor. Encephalitis epidemica kann nur vorübergehend Verlegenheit bringen. Eher kommt die äußerst seltene *Raynaud*sche Krankheit in Betracht, bei der aber die lokalen Erscheinungen an Händen und Füßen ganz dominieren (plötzliches Erblassen einiger Finger mit Schmerzen und Parästhesien, evtl. nachfolgender Gangrän, sodann die Akroparästhesien, die Jucken und Schmerz in den Händen verursachen, aber bei Kindern fast nie beobachtet werden. Ganz vereinzelt ist beim Kind die Erythromelalgie gesehen worden (paroxysmale Schmerzen in Füßen oder Händen, mit Rötung und Schweißen, trophischen Störungen), also ähnlich wie bei *Raynaud*). Daneben Vergrößerung der Nebennieren. Maisbrand-Krankheit und Ergotismus, auch Schweißfriesel, bieten pathogenetisch und klinisch zum Teil überraschende Ähnlichkeiten, da sie in der Hauptsache auch das vegetative System beteiligen. Sie sind aber ätiologisch und epidemiologisch gut zu unterscheiden.

Prognose und Therapie.

Die Prognose ergibt sich aus dem Gesagten. Die Prophylaxe bietet bis jetzt keinerlei Handhaben. Wir haben die Fälle stets auf den allgemeinen Sälen behandelt, ohne dabei je eine Übertragung zu erleben.

Die Behandlung ist bis jetzt rein symptomatisch. Sorgfältige gemischte Ernährung zur Erhaltung des Kräftezustandes ist wichtig, ebenso

Therapie. Vermeidung von Respirationsaffektionen (Isolierung). Die starken Schweiße begünstigen sehr Erkältungen. Eiterinfektionen begegnet man durch peinliche Pflege und häufigen Wäschewechsel. Die besten Erfolge sahen wir von Atropin, durch rasche Steigerung bis zu 1—2 mg im Tag, d. h. bis zu viermal 5—10 Tropfen einer 1 pro Mill. Lösung. Das Atropin beschleunigt den Puls nicht, wirkt sehr günstig gegen die Schweiße, die Zyanose der Hände und Füße, auch auf Schlaf und Stimmung. Der mangelhafte Erfolg, den manche Autoren angeben, rührt vielfach von zu kleinen Dosen her. Man mag Kalzium versuchen (zweimal 1 Kaffeelöffel Calcium lacticum in Milch), das sich jedenfalls bei Diarrhöen empfiehlt. Sonst ist der Erfolg nicht deutlich, theoretisch auch nicht zu erwarten. Mit Gynergen, Kokain haben wir keinen Erfolg erlebt. Nach *Mayerhofers* Mitteilungen über Maisbranderkrankung ist Papaverin des Versuches wert. Von vielen Seiten werden Bestrahlungen mit der Quarzlampe gelobt. Nur vereinzelt glauben wir davon Erfolg gesehen zu haben.

Zur Bekämpfung des Juckreizes wirken günstig: Betupfen mit Spirit. camphorat. oder Calmitol, Einpudern der Hände und Füße mit einem Puder von Kampfer, Acid. boric. āā 10,0, Zinc. oxydat., Talc. āā 40,0. Angenehm empfinden die Kinder warme Bäder mit Kamillen oder adstringierenden Zusätzen (1 Eßlöffel Tannin pro Bad) und nachfolgende Puderung mit Zinktalkpuder (1 : 4).

Literatur.

1. *Byfield*, Amer. J. Dis. Childr. 20, 1920. —2. *de Cosmi*, Thèse de Paris 1930 (Lit). 3. *Feer*, a) Erg. inn. Med. Bd 24, 1923; b) Jb. Kinderheilk. Bd 108, 1925; c) Fortschr. Med. 1928 Nr. 22; d) unveröffentlichte Fälle der Zürcher Kinderklinik — 4. *Francioni v. Vigi*, Bull. d. Scienze med. Anno 99, febr. 1928. — 5. *Jenny*, Schweiz. med. Wschr. 1925, Nr. 28. — *H. Keller*, Diss. Heidelberg 1927 (Lit). — 7. *Kernohan* a. *Kennedy*, Amer. J. Dis. Childr. Bd 36, 1928. — *Péhu* et *Ardisson*, Paris méd., 6 nov. 1926. — 9. *Selter*, a) Verh. dtsch. Ges. Kinderheilk. 1903; b) Arch. Kinderheilk. Bd. 80, 1927. — 10. *Swift*, ref. Lancet 1, 1914, S. 611. — 11. *Woringer*, Rev. franç. de péd. 1926 Nr. 4. — 12. Zahorsky, J. Amer. med. Assoc., Dec. 1922. — 13. *Zechlin*, Jb. Kinderheilk. 124, 1929.

Die akute epidemische Kinderlähmung[1])

(auch spinale Kinderlähmung, *Heine-Medin*sche-Krankheit genannt).

Von

FRITZ GOEBEL in Halle.

Begriffsbestimmung.

Die akute epidemische Kinderlähmung ist eine Infektionskrankheit, die, in größeren oder kleineren Epidemien und in sporadischen Einzelfällen auftretend, vorwiegend das frühe Lebensalter befällt, aber auch bei älteren Kindern und jugendlichen Erwachsenen vorkommt und in der Regel am schwersten die Vorderhörner des Rückenmarks schädigt.

Geschichtliches.

Geschichtliches.

Aller Wahrscheinlichkeit nach trat die Kinderlähmung schon in Zeiten auf, in denen sie als selbständiges Leiden noch unerkannt war und von anderen Krankheiten des Nervensystems nicht getrennt wurde. Erst 1840 hat *Heine* in Cannstadt die spinale Lähmung als selbständiges Krankheitsbild erfaßt und ihr eine Monographie gewidmet. Als infektiös wurde die Poliomyelitis zuerst von *Strümpell* und *P. Marie* 1884 angesprochen. Aus einer kleineren Epidemie des Jahres 1887 in Stockholm lernte *Medin* die mannigfachen Erscheinungsformen der Krankheit kennen, die mit einer Lokalisation nur im Rückenmark nicht vereinbar waren, und als in den Jahren 1903 bis 1906 die Kinderlähmung in Norwegen und Schweden als Seuche auftrat, erweiterte *Wickman* die Kenntnis der Krankheit nach allen Richtungen hin in ungeahnter Weise. 1909 übertrugen *Landsteiner* und *Popper* die Infektion auf den Affen und 1913 gelang *Flexner* und *Noguchi* die Züchtung des Virus auf Nährböden.

Übertragbarkeit auf Affen.

Ätiologie.

Erreger.

Alle Bakterien, einschließlich der pleomorphen Streptokokken *Rosenows*, die als Erreger der Poliomyelitis angesprochen wurden und werden, müssen als Zufallsprodukte oder Verunreinigungen gelten. Das Virus ist vielmehr durch Berkefeld-Chamberland- und andere Filter filtrierbar (*Landsteiner* und *Levaditi*, *Flexner* und *Lewis*, *Leiner* und *O. Wiesner*). Die Kultur ist schwierig; sie ist unter anäroben Bedingungen *Flexner* und *Noguchi* und später *Smillie* in Aszitesröhrchen geglückt, die mit Stückchen normaler Kaninchenniere beschickt waren. Die Impfung des Nährbodens geschah durch Einlegen von Hirn- und Rückenmarkstückchen kranker Menschen oder kranker Affen. Noch nach Züchtung durch viele Kulturgenerationen gelang *Flexner* und *Noguchi* die experimentelle Affeninfektion. Die Kulturröhrchen zeigen nach 5tägiger Bebrütung eine Trübung; ob

Seine Kultur

[1]) Lat.. Poliomyolitis anterior acuta. Franz.: poliomiélite antérieure aigue. Engl.: Poliomyelitis acute anterior. Ital.: Poliomyelite. Span.: Poliomielitis.

aber die von *Flexner* und *Noguchi* nach Giemsafärbung dargestellten globoiden Körperchen wirklich die Erreger und nicht Kunstprodukte sind, ist nach den Ergebnissen von Nachuntersuchungen (z. B. *Leiner* und *Wiesner*) zweifelhaft.

Resistenz des Virus.

Das Virus ist glyzerinbeständig und erträgt tiefe Kältegrade; zur Konservierung und Virulenzerhaltung sind Temperaturen von — 10^0 bis — 15^0 C unter Glyzerin besonders geeignet. In Wasser und Milch bleibt der Erreger wochenlang virulent (*Landsteiner*, *Levaditi* und *Pastia*). Der Austrocknung widersteht er nach *Roemer* und *Joseph* 20—30 Tage lang; er wurde im Zimmerstaub und an den Gebrauchsgegenständen Erkrankter nachgewiesen. Durch Erwärmen wird das Virus schnell abgetötet (bei 50^0—55^0 C in $\frac{1}{2}$—1 Stunde). Von chemischen Desinfektionsmitteln tötet 1% Lösung von Kaliumpermanganat und 1% Wasserstoffsuperoxyd den Erreger in einer Stunde; auch durch Formaldehyd und Mentholpräparate wird er vernichtet. Dagegen widersteht er der Einwirkung von Magensaft und Galle (*Leiner* und *O. Wiesner*, *Flexner*, *Clark* und *Dochez*).

Experimentelle Poliomyelitis. Übertragung auf den Affen.

Das geeignete Versuchstier für die experimentelle Übertragung der Poliomyelitis ist der Affe (Macacus cynomolgus, rhesus und sinicus); das klinische Bild und der pathologisch-anatomische Befund entsprechen in allen wichtigen Punkten der Erkrankung beim Menschen. Merkwürdigerweise aber kommt es nicht zur Spontanfektion gesunder Tiere von kranken aus, sondern nur durch Injektion von virushaltigem Material. Spritzt man einem Affen — am besten einem jungen — Aufschwemmungen von Gehirn oder Rückenmark an Poliomyelitis gestorbener Menschen oder, sicherer, eines Affen intrazerebral oder subdural, nicht so zuverlässig intraspinal, intraneural (Nervus ischiadicus), oder mit Verwendung großer Mengen intravenös, intraperitoneal, subkutan oder sogar per os, so erkrankt das Versuchstier meist nach 9 Tagen, aber auch später bis zu 30 Tagen, an einer in etwa 76% der Fälle tödlich ausgehenden Poliomyelitis. Auch durch Einimpfen in die vordere Augenkammer oder in Lymphdrüsen sind Infektionen gelungen sowie durch Einreiben in die dabei wahrscheinlich verletzte Nasenschleimhaut. Außer der Hirn-Rückenmarksubstanz und dem Liquor können das Virus enthalten die Tonsillen, die zervikalen und mesenterialen Lymphdrüsen.

Fundorte des Virus im erkrankten Organismus.

Übertragung auf das Kaninchen.

Die Übertragung der Poliomyelitis auf das Kaninchen ist nur wenigen Forschern gelungen, und Krankheitsbild und anatomischer Befund gleichen nicht völlig dem beim Menschen und Affen. Dennoch darf nach den älteren Untersuchungen von *Krause* und *Meinicke, Lenz, Marks, Flexner* u. a. und nach neueren Mitteilungen von *Yemma* und *Krauspe* diese Möglichkeit, besonders bei Verwendung von jungen Tieren, nicht gänzlich abgelehnt werden.

Überstehen der Krankheit verleiht Immunität.

Wiederholte Erkrankungen an spinaler Kinderlähmung sind beim Menschen wie beim Affen nach wiederholten experimentellen Infektionen nur ganz ausnahmsweise beobachtet worden. Das Überstehen der vollentwickelten Krankheit und abortiver Formen verleiht bleibende Immunität. Durch den Tierversuch lassen sich im Blut von Rekonvaleszenten Immunkörper nachweisen. Das Virus kann sich im menschlichen Körper lange Zeit nach Abklingen der akuten Erscheinungen virulent erhalten; *Krauspe* gelang die experimentelle Infektion von Affen mit dem Rückenmark eines Patienten $3\frac{1}{2}$ Monate nach dessen Erkrankung. Daher findet sich der Erreger im Nasensekret und auch im Stuhl der Rekonvaleszenten noch lange Zeit, bis zu 6 Monaten und vielleicht länger. Das Virus wird offenbar ebenso wie das der Masern auf die Schleimhäute der oberen Luftwege ausgeschieden, da das Rachensekret des experimentell intrazerebral infizierten Affen ebensogut infektiös ist, wie das des spontan erkrankten Menschen.

Haltbarkeit des Virus im menschlichen Körper.

Ausscheidung des Virus auf die Schleimhäute der oberen Luftwege.

Epidemiologie.

Epidemien.

Seit dem Anfang des 20. Jahrhunderts sind viele Länder der Erde von Epidemien der akuten Kinderlähmung heimgesucht worden:

Der Ursprungsherd der Seuche für die europäischen Länder ist Skandinavien; in Schweden und Norwegen ereigneten sich 1905/06 über 2000 und 1911 bis 1913 in Schweden allein gegen 10000 Fälle. 1908 und 1909 herrschten Epidemien in Rheinland-Westfalen, Hessen-Nassau, Wien, Niederösterreich, Steiermark und in geringerem Umfang in Frankreich. In den Vereinigten Staaten, besonders in New York und Umgebung erkrankten 1916 24000 und 1917 35000 Personen und seitdem hören größere und kleinere Epidemien dort nicht auf (z. B. in Massachusetts 1927 fast 1200 und im ganzen Lande über 9700 Fälle). In Deutschland wurden bekannt 1921 339, 1926 1614 Erkrankungen und im Jahre 1927 suchte eine Epidemie von zusammen über 2700 Fällen (*Prinzing*) besonders die Provinz und den Freistaat Sachsen heim. Im selben Jahre wurden Rumpfungarn, Rumänien und 1929 die Schweiz, wo schon 1920—23 ein Anstieg zu verzeichnen war, von größeren und kleineren Epidemien betroffen. Über die Ausbreitung in Europa seit 1924 gibt die folgende Tabelle ein klares Bild:

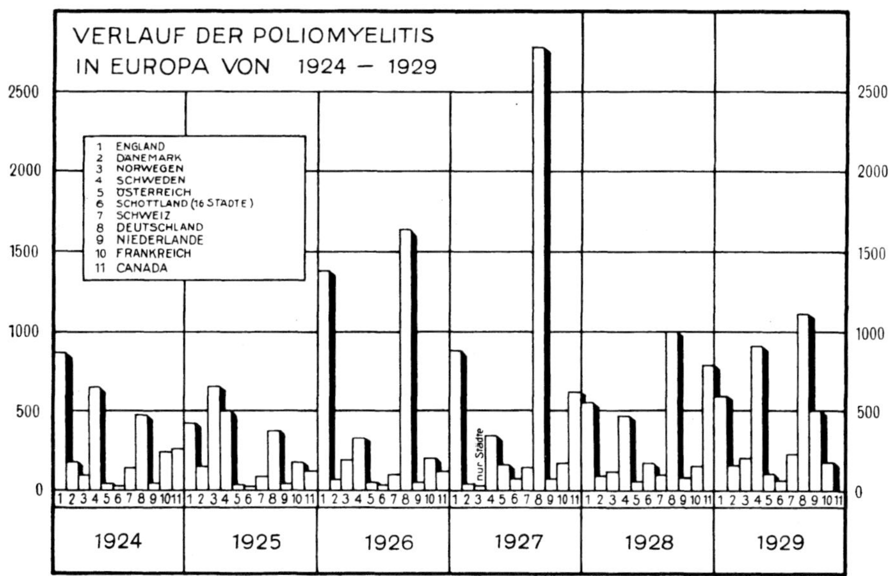

Fig. 223.

Epidemien vorwiegend im Sommer.

Die Poliomyelitis ist eine Krankheit der gemäßigten Zonen beider Erdhälften; in der heißen Zone fehlt sie so gut wie ganz. Die Epidemien erreichen ihren Höhepunkt meist in den *Sommermonaten* (Juli—September); es kommen aber auch Herbstgipfel (*Zappert, Schippers* u. *Lange, Engel*) und sogar 2 Jahresgipfel vor (*Aycock*). Sporadische Fälle in ansehnlicher Zahl werden aus den Wintermonaten berichtet. So fielen in der zweiten schwedischen Epidemie von 1911—1913 35,4% der Erkrankungen in die Monate Oktober—März (*Wernstedt*). Wie zuerst *Wickman* gefunden und dann *E. Müller* u. a. und besonders *Wernstedt* an der 2. schwedischen Epidemie bestätigt haben, verbreiten sich die Epidemien entlang den großen Verkehrswegen, Landstraßen, Eisenbahnen und auch Flußläufen (*Kling*). Besonders in dünn bevölkerten Gegenden hat sich oft die Einschleppung durch Gesunde, die aus verseuchten Gebieten

Ausbreitung durch Kontaktinfektion entlang den Verkehrswegen.

Rolle gesunder Zwischenträger.

Geringe Infektiosität des Kranken.

zugereist waren, erweisen lassen. Solche gesunde Virusträger, deren häufiges Vorkommen durch den Tierversuch (Infektion mit Rachenschleim) bewiesen ist, spielen für die Ausbreitung eine viel größere Rolle als die Kranken selbst, die, wie unter anderem die Seltenheit von Anstaltsinfektionen beweist, nach Ausbruch der Krankheit nur wenig ansteckend zu sein scheinen. Gegenden, in denen die Krankheit epidemisch aufgetreten war, bleiben jahrelang, auch wenn neue Seuchenherde sie umgeben, verschont. Auf dem platten verkehrsarmen Lande ist in Epidemiezeiten die Morbidität meist höher als in den verkehrsdurchfluteten Städten; auf dem Lande ist der Anteil älterer Personen größer als in der Stadt, in der Erkrankungen der jungen Kinder überwiegen. Offensichtlich werden an Orten epidemischen Auftretens durch leichteste, unterschwellige Infektionen viel mehr Menschen aktiv immunisiert als erkennbar erkranken (*E. Müller*, *Wernstedt*); in den verkehrsreichen Städten besteht aber auch in epidemiefreien Zeiten ein fortwährender Kontakt der Bevölkerung mit dem Virus, das aus Epidemieherden und von sporadischen Fällen her durch gesunde Träger einströmt und den Einwohnern eine „stille Feiung" (*Pfaundler*) verschafft. In den entlegenen ländlichen Bezirken dagegen fehlt in epidemiefreien Zeiten eine solche unmerkliche aktive Immunisierung; daher die höhere Morbidität der ländlichen Epidemien und die niedrigere der städtischen. Daher auch das Befallensein älterer Personen auf dem Lande und die ganz überwiegende Bevorzugung der jüngsten Kinder in der Stadt, die noch keine Gelegenheit zu stiller Feiung hatten. Aus demselben Grunde sind auch Geschwistererkrankungen, die in Epidemien nicht ganz selten vorkommen, auf dem Lande häufiger als in der Stadt (*Wernstedt*). Als gesunde Zwischenträger spielen Schulkameraden eine erhebliche (*Wickman*, *Langer*) und manchmal der Arzt eine gewisse Rolle (*Wallgren*).

Stille Feiung.

Geschwistererkrankungen.

Eine Verbreitung durch Erde oder Staub (*Wennerberg*), Trinkwasser oder durch Milch (*Walshe*, *Aycock*) kommt wesentlich nicht in Betracht. Die oft geäußerte Vermutung, daß Insekten Überträger der Krankheit sind, ist mit zunehmender Erkenntnis nicht wahrscheinlicher geworden. Stechfliegen und andere fliegende Insekten scheiden bei Winterepidemien völlig aus; denkbar wäre nach den Versuchen von *Howard* und *Clark* eine Übertragung durch Wanzen als außergewöhnliches Ereignis. Nicht ganz entschieden ist die Frage, ob Tierseuchen unter Hunden und Hühnern zur Poliomyelitis in Beziehung stehen. Impfungen von derartigem Material auf den Affen waren immer erfolglos, aber *Greely*, *Nuzum*, *Nuzum* und *Herzog*, *Rosenow* u. a. haben durch Einspritzung von Poliomyelitisvirus außer bei Kaninchen auch bei Katzen, Hunden, Mäusen und Schafen Lähmungen erzeugen können. Auch Ratten könnten als Überträger in Betracht kommen (*Richardson*).

Insekten als Überträger?

Zusammenhang mit Tierseuchen?

Das erste Kindesalter bevorzugt.

Grundsätzlich empfänglich für die epidemische akute Kinderlähmung ist jede Altersstufe von den frühesten Lebenswochen an; am meisten gefährdet ist das *erste Kindesalter* bis etwa zum vierten Jahr. Erkrankungen Erwachsener pflegen besonders schwer zu verlaufen. Von den 2759 durch *Wickman* zusammengestellten Fällen entfielen 1083 auf Kinder bis zu 3 Jahren, 667 auf das Alter von 3—6 Jahren und nur 300 auf die Zeit jenseits des 15. Lebensjahres. Entsprechend war die Altersverteilung in allen späteren Epidemien, auch in der von Halle und Leipzig im Sommer 1927. Anders ist die Altersverteilung in abgelegenen Gebieten, wo eine stille Feiung nicht zustande gekommen ist: 1924 standen auf Island unter 463 Fällen von Kinderlähmung 40% im Alter von 5—15 und 27% im Alter von 15—65 Jahren.

Die Zahl der erkrankten Knaben ist fast in allen Statistiken etwas größer als die der Mädchen; konstitutionelle Einflüsse sind im übrigen nicht bekannt und Abkühlung, Durchnässung und Überanstrengung ohne Einfluß. Besondere Beziehungen zu anderen Infektionskrankheiten, zur Vakzination und auch zur Syphilis bestehen nicht. Gegenüber den Armen sind Kinder aus guten sozialen Verhältnissen eher mehr als weniger gefährdet (*Zappert*, *Wernstedt*).

Knaben bevorzugt.

Pathogenese und pathologische Anatomie.

Nachdem die überragende Bedeutung gesunder Zwischenträger, die das Virus im Rachenschleim beherbergen, für die Übertragung der Poliomyelitis mehr und mehr gesichert worden ist, können als Infektionsmodus nur die Tröpfcheninfektion und als Eintrittspforte nur die oberen Luftwege und vielleicht der Verdauungskanal in Betracht kommen. Bei den innigen Beziehungen des Erregers zu den Lymphbahnen des Zentralnervensystems liegt es nahe anzunehmen, daß er durch die lymphoiden Organe besonders des Rachenrings in den Körper eindringt. Es sind Fälle bekannt geworden, in denen sich eine Poliomyelitis unmittelbar an eine Tonsillotomie anschloß (*Dunham*, *Aycock* u. a.).

Tröpfcheninfektion.

Eingangspforten.

Während die Infektion des Affen auf dem Blutweg nur ausnahmsweise gelingt und das Virus im Blut erkrankter Menschen und der Versuchstiere selten bzw. nie und während der Inkubationszeit überhaupt noch nicht nachgewiesen wurde, erreicht der Erreger bei intraneuraler Injektion auf dem Lymphwege direkt und auf kürzestem Weg das Zentralnervensystem. Die intraneurale Impfung gewährleistet neben der intrazerebralen die sichersten Infektionserfolge. Nach subkutaner Infektion haben sich bei der Weiterinfektion die nach dem Rückenmark zu gelegenen Lymphdrüsen als stärker virushaltig erwiesen als die Impfstelle (*Flexner* und *Lewis*). Es ist nach alledem wahrscheinlich, daß der Erreger nicht auf dem Blut- sondern auf dem Lymphweg das Zentralnervensystem erreicht.

Erfahrungen bei der experimentellen Affenpoliomyelitis.

Dort erzeugt er, besonders an der Vorderseite des Rückenmarks und der vorderen Fissur, leichte lymphozytäre Infiltrationen der Pia und dringt längs der Nerven weiter in das Rückenmark selbst ein. Das Virus hat offenbar eine ganz elektive Affinität zur Nervensubstanz. Es bevorzugt aber keineswegs die motorischen Zellen im Rückenmark, sondern ist im Affenexperiment regelmäßig schon vor Eintritt der Lähmungserscheinungen in den Spinalganglien, dem Ganglion Gasseri und den sympatischen Ganglien des Abdomens nachweisbar (*Flexner*), wo es grundsätzlich dieselben Veränderungen erzeugt wie im Rückenmark. Aus unbekannten Gründen sind aber die schwersten Veränderungen in den Vorderhörnern lokalisiert, vielleicht wegen des Lymphreichtums dieser Gebilde, vielleicht wegen besonderer biologischer und chemischer Eigenschaften ihrer Substanz. Die Ausbreitung des Erregers im Rückenmark erfolgt wesentlich durch die Lymphwege der Gefäßscheiden.

Das Wesen des pathologisch-anatomischen Krankheitsvorganges ist, wenn auch moderne Färbemethoden diese Vorstellung vielleicht zu modifizieren geeignet sind (*Hurst*), ein Entzündungsprozeß. Meist erkennt schon das bloße Auge Hyperämie oder Hämorrhagien in der grauen Substanz und den Vorderhörnern, besonders im Bereich der Lenden- und Halsanschwellung. Histologisch handelt es sich bei frischen Fällen hauptsächlich um interstitielle Rundzellenanhäufungen in der Umgebung der Venen und Kapillaren, die sich aber nicht auf die Vorderhörner beschränken, sondern auch die Hinterhörner und vielfach auch die weiße Substanz betreffen. Von elektiver Schädigung oder rein degenerativer Veränderung der Ganglienzellen, die man früher annahm, ist also keine Rede. Vielmehr

Das Wesen der Erkrankung ist ein interstitieller Entzündungsprozeß und Degeneration der Ganglienzellen.

scheint die Schädigung und der Schwund der Ganglienzellen in der Regel erst im Anschluß an die entzündlichen Vorgänge zu erfolgen. Besonders kennzeichnend ist der Befund der Neuronophagie (*Rißler*, *Forßner* und *Sjödall*, *Wickman*): die Nervenzellen werden von Wanderzellen aufgefressen und es hinterbleibt eine mit einigen Rundzellen ausgefüllte Lücke. Über die Natur dieser Zellen ist viel gestritten worden; nach *Wickman* sind es Abkömmlinge der Lymphozyten, die von *Maximow* als Polyblasten bezeichnet worden sind. Ganz neuerdings dagegen führt auf Grund seiner Untersuchungen an der experimentellen Affenpoliomyelitis *Hurst* die Degeneration der Ganglienzellen auf das Virus zurück und nicht auf die begleitende interstitielle Entzündung; die Polyblasten *Maximows* hält er für Stadien einer sich neu bildenden Mikroglia.

Neuronophagie.

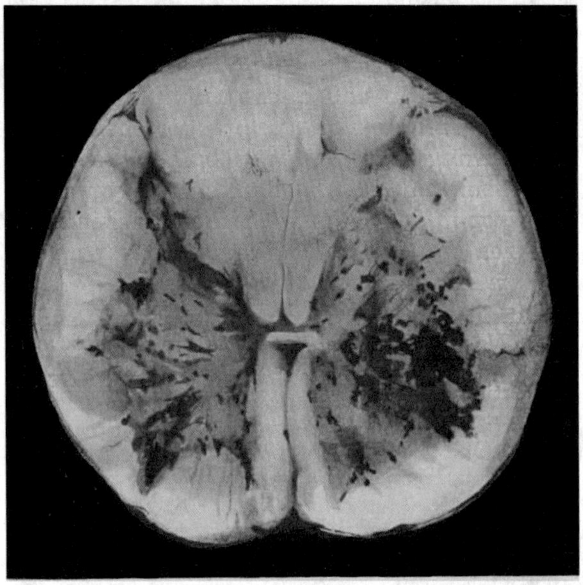

Fig. 224.

Makroskopisches Bild einer Querschnittsfläche durch das Halsmark eines Falles von Poliomyelitis acuta anterior (1j. Knabe).

Das Bild zeigt die mächtige entzündliche Blutüberfüllung der grauen Marksubstanz, namentlich im lk. Vorderhorn auch gepaart mit Blutaustritten.

(Aus der Kinderklinik und dem pathologischen Institut der städt. Krankenanstalten in Essen.)

Spezifische Giftwirkung des Virus auf die Ganglienzellen.

Schon vor *Hurst* sind *Leiner* und *O. Wiesner* auf Grund des Affenexperimentes für die primäre Degeneration der Ganglienzellen eingetreten und auch Untersuchungen von *Römer*, *Kling*, *Petersson* und *Wernstedt* hatten Ergebnisse, die in demselben Sinne zu deuten sind. Offenbar also hat der Erreger der Poliomyelitis sowohl Entzündung erregende Wirkungen als auch spezifische Giftwirkungen auf die Ganglienzellen.

Morphologisch das ganze Zentralnervensystem beteiligt.

Wie schon angedeutet, beschränkt sich bei der Untersuchung frisch verstorbener Fälle die Krankheit keineswegs auf die Vorderhörner, sondern die Meningen sind wenigstens beim Menschen regelmäßig, und oft auch Hinterhörner, Clarksche Säulen und weiße Substanz beteiligt. Meist sind überdies viel ausgedehntere Abschnitte des ganzen Zentralnervensystems mit Medulla oblongata, Stammganglien und Hirnrinde in Mitleidenschaft gezogen (*Harbitz* und *Scheel*), selbst dann, wenn im Leben gröbere Ausfälle seitens dieser Bezirke nicht aufgefallen waren.

Befunde an abgelaufenen Fällen.

Bei abgelaufenen Fällen sind die Krankheitsherde atrophisch und sklerotisch geworden; die Nervenzellen sind entartet oder geschwunden, die Gefäßwände sind verdickt und die Glia ist gewuchert. Die ganze Rückenmarkshälfte kann schon makroskopisch geschrumpft erscheinen, das Vorderhorn sieht verschmälert und seine Grenze gegen die weiße Substanz verwischt aus.

Befunde außerhalb des Zentralnervensystems.

Die Muskeln, deren peripheres Neuron erkrankt ist, sind in frischen Fällen mehr oder weniger degeneriert und sehen lachsfarben, rosa, grau oder gelblich und bisweilen getigert aus. Auch sonst sind Veränderungen außerhalb des Zentralnervensystems bei frischen Fällen beobachtet worden (*Wickman*, *Beneke*, *Müller*, *Krause*,

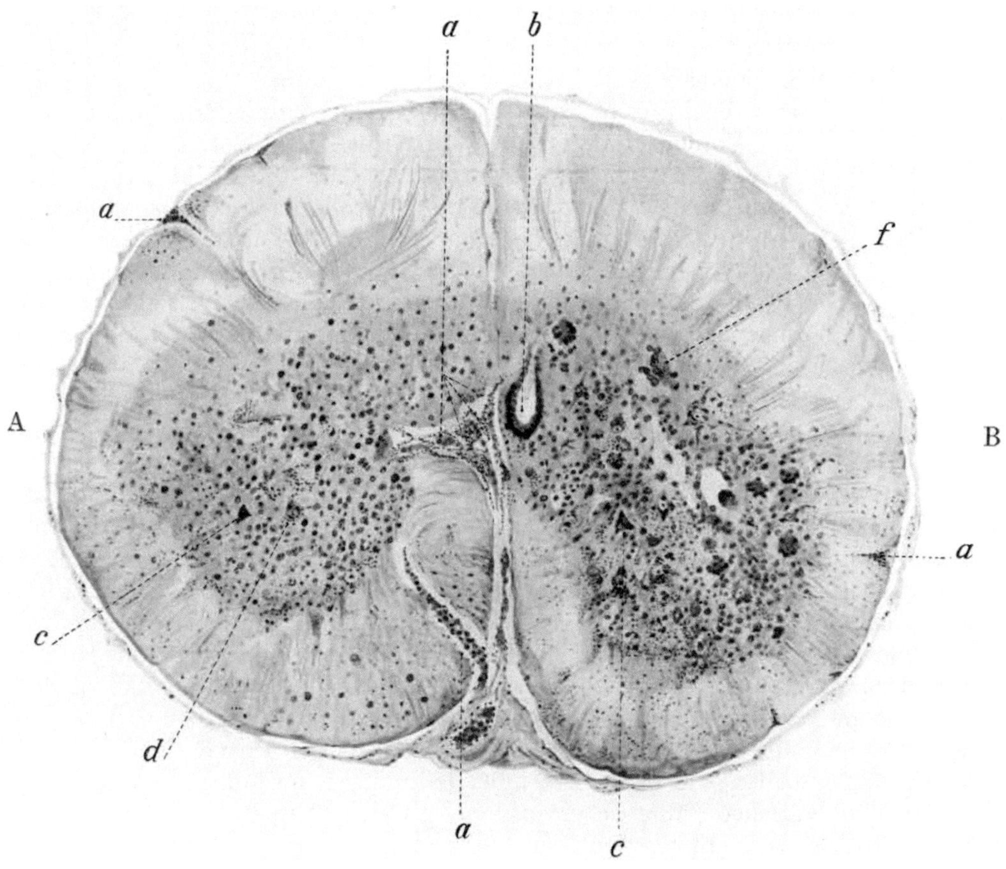

Fig. 225.

Kombinationsbild der mikroskopischen Befunde am Rückenmark eines Falles von P. a. a. Leichte zellige Infiltration der Pia-Arachnoidea überall, verstärkt in Form perivasaler Zellmäntel sowohl um die Gefäße, die sich von der Pia-Arachnoidea in die Rückenmarksubstanz einsenken, wie auch um in der Umgebung des Zentralkanals (b) gelegene Blutgefäße (beides bei a).

Auf Seite „A" starker Ganglienzellenschwund; bei c eine stark geschrumpfte hyperchromatische Ganglienzelle, auch die Ganglienzelle bei d bereits in regressiver Metamorphose. Hier im Vorderhorn beträchtliche Zellvermehrung. Auf der Seite „B" die Zahl der Ganglienzellen weniger stark herabgesetzt, auch hier bei c eine stark geschrumpfte, dreizipflige; bei f sogenannte Neuronophagie (Trabantzellenvermehrung um Ganglienzellen). Auch auf dieser Seite starke Gliazellwucherung.

(Aus der Kinderklinik und dem pathologischen Institut der Städt. Krankenanstalten in Essen.)

Peabody, *Flexner*), die in ihrer Bedeutung noch unklar sind, nämlich entzündliche Erscheinungen und Schwellungen an den lymphatischen Apparaten des Rachenringes, des Darms, der Lymphdrüsen, der Milz, ferner lymphozytäre Infiltrate der Haut, des Perikards, Lebernekrosen u. a.

Das Krankheitsbild.

Inkubationszeit 3—10 Tage.

Eine fest umgrenzte Inkubationszeit hat die *Heine-Medin*sche Krankheit nicht; bei der experimentellen Affenpoliomyelitis beträgt sie im Durchschnitt etwa 9 Tage mit einem Spielraum von 4—33 Tagen. Beim Menschen sind Inkubationszeiten von 3—10, sogar bis 20 (*Aycock*) Tage beobachtet worden.

Initialstadium erinnert an Influenza oder an einen Magen-Darmkatarrh.

Auch das Initialstadium verläuft nicht einheitlich; oft erinnert es an Influenza, geht mit hohem Fieber bis 40^0, schweren allgemeinen Erscheinungen, Schläfrigkeit, Gliederschmerzen einher, mit Pharyngitis, Angina und Bronchitis, nicht selten aber stehen zu Beginn Verdauungsstörungen im Vordergrund, meistens Erbrechen und Durchfälle, seltener hochgradige Verstopfung. Das Bewußtsein pflegt frei zu bleiben, Kopfschmerzen sind gering, allgemeine Krämpfe gehören zu den Ausnahmen. Herpes ist ganz ungewöhnlich, dagegen ist, wohl als Ausdruck einer Beteiligung der Spinalganglien, gelegentlich Herpes zoster gesehen worden.

Exantheme.

Im Verlauf der Erkrankung werden gelegentlich auch Exantheme morbilliformer oder scarlatiniformer Art oder auch Miliaria cristallina gefunden (*E. Müller* u. a.). Die Dauer dieses febrilen Vorstadiums wechselt zwischen 2—3 Tagen und einer Woche und oft lassen, schon vor dem Eintritt der Lähmungen, bestimmte Anzeichen das wahre Wesen der scheinbaren Grippe oder Verdauungsstörung ahnen. Es gehört dazu ein auffällig starkes Schwitzen, am ganzen Körper oder nur an einzelnen Stellen, und besonders heftige Schmerzen schon bei leichter Berührung und erst recht bei passiven Bewegungen. Nicht nur, wenn man irgend eine Handreichung an ihnen vornimmt, sie aufsetzt oder hochnimmt, schreien die Kinder laut auf, sondern sie fangen aus Angst vor den bevorstehenden Schmerzen schon an zu weinen, wenn die Mutter oder gar der Arzt an das Bett herantritt; lieber schmutzen sie sich ein, als daß sie sich auf den Topf setzen lassen. Es können aber auch spontane Gliederschmerzen bestehen oder eine starke Druckempfindlichkeit der Muskeln und Nervenstämme, die lange nach Auftreten der Lähmungen noch deutlich sein kann. Bei sporadischen Fällen scheinen diese initialen Schmerzen seltener vorzukommen als in Epidemien. Die Feststellung einer Leukopenie spricht für die Diagnose Poliomyelitis (*Ed. Müller*); es kommen aber auch mindestens ebenso oft erhöhte Leukozytenwerte vor (*Wernstedt*, *Peabody*, *Draper* und *Dochez*, *Häßler*). Während des akuten Stadiums kann die *Wassermann*sche Reaktion positiv ausfallen (*Schottmüller*). Die Senkungsgeschwindigkeit der Erythrozyten ist im allgemeinen normal. Zunehmende Sorgfalt wird auf die Untersuchung des Lumbalpunktates verwandt: es steht im Anfang wohl ausnahmslos unter erhöhtem Druck, der mehr oder weniger schnell, meist erst nach Wochen, zur Norm absinkt. Der Liquor kann klar sein oder auch eben getrübt erscheinen; dementsprechend ist die Zellzahl anfangs mehr oder weniger, aber nie hochgradig erhöht; die Lymphozyten überwiegen in der Regel über die Polymorphkernigen. Vom klinischen Bild und der Schwere des Verlaufes ist der Grad der Zellvermehrung und die Dauer ihres Bestehens unabhängig (*Häßler*). Manchmal scheiden sich aus dem Liquor Gerinnsel ab; die Globulinreaktionen (*Pandy*, *Nonne-Apelt*) sind, in schweren Fällen stärker und hartnäckiger, oft noch nach Wochen positiv. Auch im Verhalten des

Randbemerkungen: Dauer des Initialstadiums 2—3 Tage bis eine Woche. — Schweiße. — Schmerzen. — Blutbefunde. — Liquorbefunde. — Zellvermehrung. — Eiweißgehalt. — Zuckergehalt.

Liquorzuckers besteht vielleicht ein gewisser Zusammenhang zu der Schwere des Zustandes; der Zucker ist nie vermindert, sondern normal oder vermehrt und die höchsten Zahlen fand *Häßler* bei tödlich ausgehenden Fällen. Die Kolloidkurven lassen keine Gesetzmäßigkeit erkennen (*Berger*, *Häßler*); meningitisartiger Verlauf der Kurve ist so selten, daß er differentialdiagnostisch gegen Poliomyelitis spricht.

Kolloidkurven.

Das präparalytische Stadium kann unbemerkt ablaufen.

Das präparalytische Stadium der epidemischen Kinderlähmung kann unbemerkt verlaufen, so daß die Lähmungen plötzlich, aus scheinbarer voller Gesundheit, etwa über Nacht auftreten, nach-

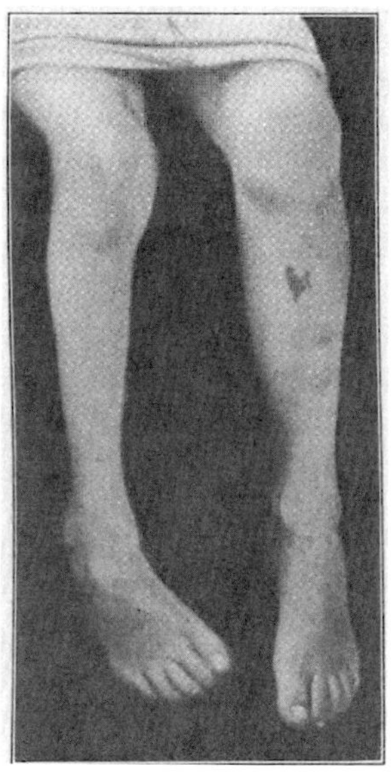

Fig. 226.
Poliomyelitische Lähmung im Bereich der rechten Peroneusgruppe. Atrophie der r. Unterschenkelmuskulatur.
(Beobachtung von *Ibrahim*, Jena.)

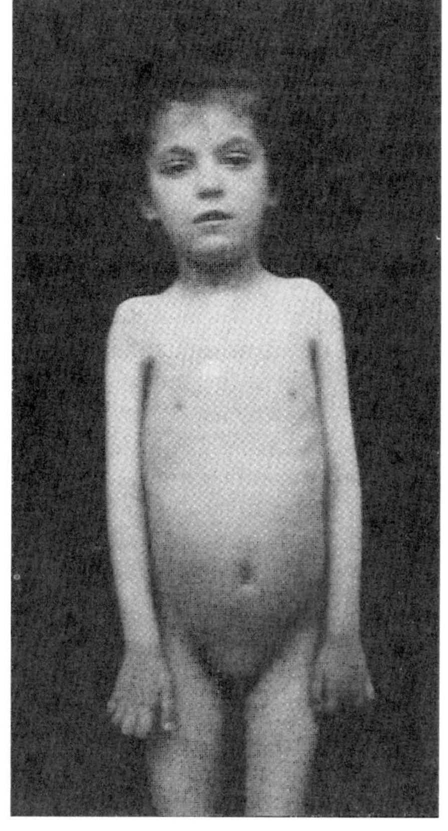

Fig. 227.
Poliomyelitis beider Arme, nur geringe Handbewegungen möglich. 6jähriges Mädchen.
(Beobachtung von *Zappert*, Wien.)

dem sich das Kind ohne Anzeichen einer Krankheit am Abend zuvor zu Bett gelegt hat (Paralysis of the morning, *West*). Auch mitten am Tage, wie wir es in der mitteldeutschen Epidemie von 1927 zweimal gesehen haben, auf einem Spaziergang, kann plötzlich und unvermittelt die Lähmung ausbrechen. Höchstens können in solchen Fällen leichte choreaartige Krämpfe oder faszikuläre Zuckungen oder Tremor der Lähmung in den bedrohten Gliedern voraus gehen als Zeichen einer spinalen Reizung.

Die anfänglichen Lähmungen entsprechen meist einer Erkrankung der grauen Vorderhörner.

Die meist ausgedehnten Lähmungen am Anfang des paralytischen Stadiums entsprechen dem Sitz der Schädigung in den grauen Vorderhörnern des Rückenmarks: es sind schlaffe Lähmungen, die am

Weiteste Ausbreitung zu Anfang.

häufigsten die Beine und den Rumpf, seltener die Arme und die von den Hirnnerven versorgten Muskeln betreffen. In kurzer Zeit, in Stunden oder höchstens Tagen, erreichen die Lähmungen ihre größte Ausbreitung und erfahren von da an eine Rückbildung. Weitergreifen von Lähmungen in Schüben nach Tagen des Stillstandes gehört zu den größten Ausnahmen.

Hypotonie der Muskulatur und Abschwächung der Sehnenreflexe.

Bei jungen Kindern, die noch nicht stehen und gehen, bleiben die Lähmungen in den ersten Tagen oft unbemerkt; bei verdächtigen Initialerscheinungen werden aber die Hypotonie der Muskulatur und die Abschwächung der Patellarreflexe schnell Aufklärung geben. Von den im Beginn in typischen Fällen selten fehlenden Lähmungen der Rumpfmuskulatur erkennt man die der Bauchdecken an einer schlaffen hochgradigen Vorwölbung des Abdomens, die der Rückenmuskeln an der Unmöglichkeit des sich Aufrichtens und Sitzenbleibens.

Blasen-Mastdarmstörungen sind vorübergehend.

In diesem Anfangsstadium der Lähmungen sieht man auch Störungen der Blasenmastdarmfunktion, die manchmal nur scheinbar und Folgen der Überempfindlichkeit sind, und sich immer zurückbilden, abgesehen von den seltenen Fällen einer Myelitis transversa durch das Virus der *Heine-Medin*schen Krankheit.

Teilweise Rückbildung der Lähmungen.

Die Lähmungen bilden sich im Laufe der nächsten Tage und Wochen stets mehr oder weniger zurück, oft in solchem Ausmaß, daß anfangs unbewegliche Gliedmaßen kaum mehr eine Schädigung behalten. Solche vollständigen funktionellen Heilungen, die auch ich gesehen habe, sind sicher nichts außergewöhnliches und zwingen zur Kritik in der Beurteilung der angewandten therapeutischen Maßnahmen. In ihrer großen Mehrzahl aber bleiben die von Lähmungen Betroffenen in einzelnen Muskelgebieten oder an ganzen Extremitäten gelähmt. So sind nach *Prinzing* in Deutschland 15% aller Krüppelleiden bei Schulkindern auf Poliomyelitis zurückzuführen!

Schlaffe atrophische Lähmungen.

Es sind schlaffe periphere atrophische Lähmungen; von Anbeginn ist der Tonus so herabgesetzt, daß die Glieder wie tot auf die Unterlage herabfallen. Die tiefen Reflexe sind erloschen, die Muskulatur verfällt einer rasch fortschreitenden Atrophie, die Glieder magern aufs äußerste ab, wenn nicht, wie bei jungen Kindern, das reichliche Fettpolster die Formen der Glieder erhält. Schließlich werden auch die Knochen atrophisch, osteoporotisch.

Veränderung oder Verlust der elektrischen Erregbarkeit.

Bei der elektrischen Untersuchung findet man besonders in den Muskelgebieten, die dauernd gelähmt bleiben, elektrische Entartungsreaktion. Im allerersten Beginn mechanisch oder faradisch übererregbar, verlieren Nerven und Muskeln rasch die Reizbarkeit durch den faradischen Strom. Die Erregbarkeit für den galvanischen Strom vom Nerven aus ist erloschen; bei direkter Reizung des Muskels kommen träge sogenannte wurmförmige Zuckungen zustande mit Überwiegen der anodischen Erregbarkeit über die kathodische. Diese reinste Form der Entartungsreaktion findet man allerdings nicht immer vor, weil die Nerven und Muskeln oft nicht in allen ihren Fasern degeneriert sind. Besonders bei kleinen Kindern kann man einzelne Muskeln mit den erforderlichen starken Strömen infolge des nahen Zusammenliegens oft überhaupt nicht reizen, ohne daß andere, weniger oder gar nicht geschädigte Muskeln mitansprechen und einen genauen Befund verdunkeln.

Erlöschen der tiefen Reflexe.

Die tiefen Reflexe der gelähmten Gliedmaßen pflegen erloschen zu sein, besonders der Patellar- und nicht so oft der Achillesreflex bei Beinlähmungen. Selbstverständlich kann auch bei im übrigen schwerer Lähmung der Patellarreflex erhalten sein, wenn der Quadriceps femoris verschont geblieben ist. Da, wie oben ausgeführt, die anatomischen Veränderungen sich nicht auf die graue Substanz beschränken, sondern die weiße Substanz, also auch die Pyramidenbahnen, mit betreffen, kann bei einer Armlähmung der Patellarreflex und der Achillesreflex einmal sogar bis zum Klonus gesteigert sein und es kann ein positiver *Babinski*scher Fußsohlenreflex gefunden werden. Die übrigen Hautreflexe sind erhalten oder fehlen dort, wo die betreffenden Muskeln gelähmt sind (Fuß, Bauch).

Auch Reflexsteigerungen und Pyramidenbahnreflexe kommen vor.

Beine am häufigsten befallen.

Bei weitem am häufigsten sind die Beine von Lähmungen befallen (vier Fünftel aller Fälle von *Ed. Müller* und 78,6 % derjenigen von *Wernstedt*) sowohl im Anfangsstadium als auch bei Sichtung der bleibenden Lähmungen. Sogar bei der intrazerebralen Infektion des Affen überwiegen die Beinlähmungen. Im Anfangsstadium zeigen sich ferner im Verlauf größerer Epidemien besonders häufig auch die Rumpf- und Bauchmuskeln beteiligt (*Wickman*, *Ed. Müller* u. a., eigene Beobachtungen in Halle 1927), aber zumeist bilden sich diese Lähmungen wieder ganz zurück. Armlähmungen kommen einzeln und in Verbindung mit Beinlähmungen vor, gleichseitig und gekreuzt, jede Kombination wird beobachtet. Kennzeichnend für die Poliomyelitis ist dabei, daß die Lähmung nicht symmetrisch auf beiden Seiten zu sein pflegt, und daß sie sich auch nicht gleichmäßig auf ein ganzes Glied erstreckt. Einzelne Muskelgruppen sind befallen, andere verschont, ganz unabhängig selbstverständlich von der peripheren Innervation. Am Bein sind besonders häufig die Musculi peronei und der Quadriceps betroffen, aber auch der Tibilias anticus und posticus, die

Lähmungen nicht symmetrisch, einzelne Muskeln oft verschont.

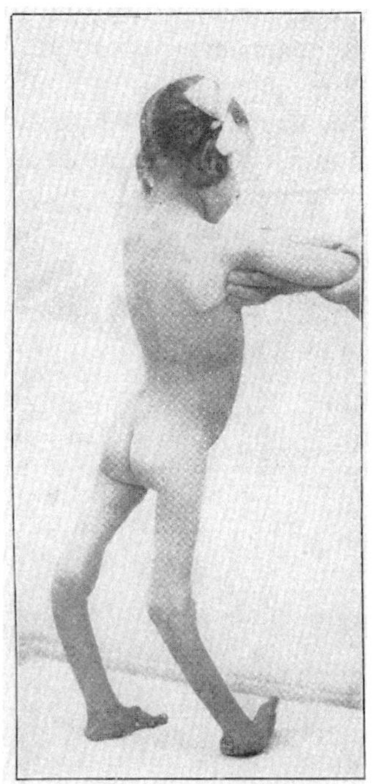

Fig. 228.

6jähr. Kind. Schwere poliomyelitische Lähmung beider Beine und des Rumpfes. Paralytischer Klumpfuß r. Genu recurvatum beiderseits. Schlottergelenk im l. Knie. Handgängerin.

(Beobachtung von *Ibrahim*, Jena.)

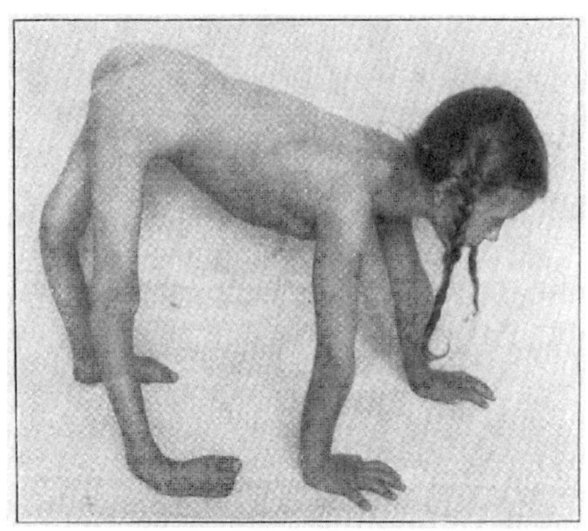

Fig. 229.

„Handgängerin“. Das gleiche Kind wie Fig. 228.

(Beobachtung von *Ibrahim*, Jena.)

Wadenmuskulatur und die Glutäen. Meist bleiben der Sartorius und Tensor fasciae latae und, wenigstens im Endresultat, der Ileopsoas verschont. Am Arm ist besonders oft der Deltoideus gelähmt. Die kleinen Handmuskeln sind nur sehr selten befallen und auch dann nicht in ihrer Gesamtheit. Beteiligung des Zervikalmarks hat Störungen in den Bewegungen von Kopf und Hals zur Folge; in Verbindung damit können okulopupilläre Störungen (sogenannte *Klumpke*sche Lähmung: Verengerung der Lidspalte und Pupille, zur Beobachtung kommen (*Wickman*, *Oppenheim*, *J. Hoffmann* u. a.) und auch halbseitige vor dem Röntgenschirm sicher erkennbare Lähmungen des Zwerchfells (*Ed. Müller*, *Sylvester*, *Feer*).

Sensible Störungen sicher häufig.

Bei der histologisch erwiesenen Ausbreitung des Krankheitsbildes auf alle Teile des Rückenmarkes und besonders auch auf die Hinterhörner ist

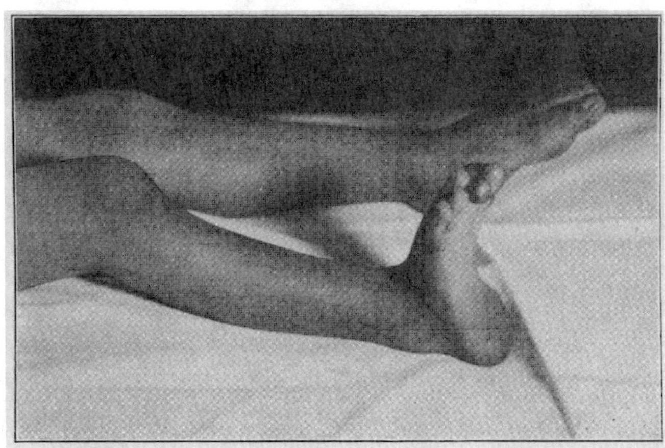

Fig. 230.
Hackenfuß. Kontraktur nach polymelitischer Beinlähmung mit hochgradiger Lähmung der r. Wadenmuskulatur.
(Beobachtung von *Ibrahim*, Jena.)

es undenkbar, daß die sensible Sphäre klinisch unbeteiligt bleiben soll. Allgemein werden die Schmerzen des Initialstadiums als Wurzelschmerzen aufgefaßt und mit der begleitenden Meningitis in Zusammenhang gebracht. Nach meinen Eindrücken trifft *Ibrahims* Vermutung zu, daß echte Störungen der Rückenmarkssensibilität im Beginn der Erkrankung viel häufiger sein müssen, als man bei so kleinen Kindern exakt feststellen kann.

Myelitis transversa.

Es gibt ohne Zweifel Fälle, die das volle klinische Bild der Myelitis transversa bieten mit Totalanästhesie und spastischer Parese der Beine, und die sicher dem Erreger der *Heine-Medin*schen Krankheit zuzuschreiben sind (*Sachs*, *Netter* und *Levaditi*, *Hünermann* u. a.). *v. Strümpell* konnte bei einem Erwachsenen auch Sensibilitätsstörungen vom reinen Hinterhorntypus nachweisen, Störung der Schmerz- und Temperaturempfindung bei erhaltener Berührungs-, Druck- und Muskelempfindung (Poliomyelitis acuta posterior). Vorübergehende Anästhesie, Hypalgesie, Störungen des Temperatursinnes wurden auch bei Kindern festgestellt von *P. Krause*, *Wickmann*, *Wernstedt*, *mir* u. a.).

Poliomyelitis acuta posterior.

Neuritis optica durch das Virus der Poliomyelitis.

Vorübergehende Blindheit bzw. Neuritis optica durch das Virus der Poliomyelitis ist mehrfach beobachtet (*Ghormley*, *Wernstedt*, *Stoeltzner*), und von einer Herabsetzung des Gehörs und Geschmackes vereinzelt berichtet worden.

Die **Rückbildung der Lähmungen** erfolgt am raschesten in den ersten Wochen; es ist aber eine gute klinische Regel, noch bis etwa zu einem Jahr nach Beginn der Erkrankung langsame spontane Erholung einzelner Muskelgruppen zu erwarten. Das Allgemeinbefinden und das psychische Verhalten lassen nach Abklingen der initialen Erscheinungen bei den kleinen Patienten, die sich infolge ihrer Jugend über die Auswirkungen ihrer Erkrankung keine Gedanken machen, nichts zu wünschen übrig, auch wenn, was besonders bei Epidemien vorkommt, Gliederschmerzen und Druckempfindlichkeit der Nervenstämme noch lange fort bestehen. Späterhin ist bei differential-diagnostischen Erwägungen gerade das Fehlen von Sensibilitätsstörungen jeder Art für die Poliomyelitis besonders kennzeichnend.

Rückbildung der Lähmungen am ausgiebigsten in den ersten Wochen.

Psychisches Verhalten.

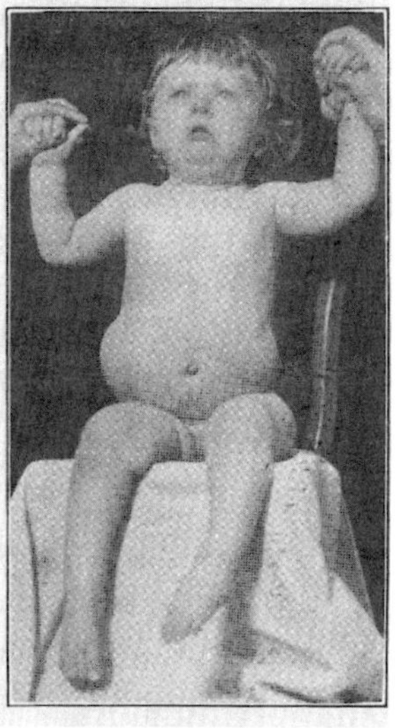

Im Stadium der Dauerlähmung entwickeln sich, wenn nicht rechtzeitig Vorsorge getroffen wird, vielfach schwere Folgezustände, **Kontrakturen und Verkrüppelungen** der verschiedensten Art, die **grundsätzlich vermeidbar sind und verhütet werden müssen.** Sie entstehen teils durch einseitigen Muskelzug der gesund gebliebenen oder weniger stark gelähmten Muskeln, teils durch äußere mechanische Einflüsse wie Druck der Bettdecke, falsche Lagerung, falsche Belastung beim Aufstützen usw. Es wird neuerdings auf Vermeidung solcher Pflegefehler der größte Nachdruck gelegt, zumal Muskelgruppen, die nur geschwächt, aber nicht völlig gelähmt sind und sich funktionell einigermaßen wieder erholen könnten, durch Überdehnung gänzlich unbrauchbar werden können. Wenn man ihnen nicht zielbewußt entgegen wirkt, bahnen sich die Kontrakturen schon in den ersten Wochen an! Später werden sie durch Schrumpfung der Sehnen, der Gelenkbänder und Kapsel und die fibröse Entartung der Muskeln zur fixierten krankhaften Stellung, deren Beseitigung unendliche Mühe und Kosten verursacht. Es kommt, je nachdem die Lähmung der Peronei, Gastrocnemii, Tibiales, Flexoren überwiegt, zur Ausbildung des paralytischen Plattfußes, Spitzfußes, Hackenfußes oder Klumpfußes, wobei die Kinder beim Gehen auf dem Fußrücken auftreten, zum Genu recurvatum, incurvatum usw.

Stadium der Dauerlähmungen: bei Vernachlässigung Kontrakturen und Verkrüppelungen.

Fig. 231.
Bauchmuskellähmung bei Poliomyeletis mit Beteiligung beider Beine. Pseudohernien.
1½jähriges Kind.
(Beobachtung von *Ibrahim* u. *Hermann* in der Heidelberger Kinderklinik).

Kontrakturen Folge schlechter Versorgung. Gefahr der Überdehnung geschwächter Muskeln.

Sind alle oder fast alle Muskeln eines Gliedes gelähmt, dann kommt es nicht zu Kontrakturen, sondern das Glied hängt wie ein körperfremdes Anhängsel am Rumpf und es gibt Schlottergelenke, die besonders am Schulter- und Hüftgelenk gefürchtet sind. Bei Verlust des Quadrizeps oder bei gleichzeitiger Lähmung vom Rumpf- und Beinmuskeln können

Schlottergelenke.

die Kinder sich oft nur auf allen Vieren mit Zuhilfenahme der Hände fortbewegen (Handgänger), wobei Arm- und Schultermuskeln mächtige Arbeitshypertrophien aufweisen. Es sind sogar Fälle beschrieben worden, die dauernd und gewandt ausschließlich auf den Händen im sogenannten Handstand laufen (*Vulpius*, *Hantzsch*).

Handgänger.

Wachstumsstörungen.

Wachstumsstörungen, besonders in Form von Verkürzung der Glieder, sind bei schweren Lähmungen nahezu unausbleiblich. Die Haut an den gelähmten Gliedmaßen ist oft blaß, zyanotisch und kühler als auf der gesunden Seite.

Skoliosen und Lordosen bei Rumpfmuskellähmungen.

Bleibende Lähmungen der Rumpfmuskeln führen zu schweren Skoliosen und Lordosen. Vollständige Lähmung der Bauchmuskeln macht das Aufsitzen unmöglich; der Bauch ist tympanitisch gebläht, Husten und Defäkation sind erschwert. Bei nur teilweiser Rückbildung der Lähmung können verschiedene Typen der Bauchmuskellähmung hinterbleiben; am häufigsten sind Lähmungen und Atrophien der queren Muskeln. Dann entstehen bei tieferen Atemzügen oder Anspannung der Bauchpresse geschwulstartige Pseudohernien (*Ibrahim* und *Hermann*). Ausfall der Rekti abdominis bewirkt eine eigenartige Vorblähung der mittleren Abschnitte der Bauchwand im Stehen, eine Lordose durch Herabsinken des Beckens nach vorn und Erschwerung des Aufrichtens aus der horizontalen Lage. Lähmung des Transversus beeinträchtigt die Tätigkeit, den Bauch einzuziehen (*Mittelstaedt*).

Besondere Verlaufsformen.

Abortive Erkrankungen.

Abortive Erkrankungen. Es ist das große Verdienst *Wickmans*, überzeugend erwiesen zu haben, daß abortive Fälle, bei denen Lähmungen äußerst flüchtig sind oder ganz fehlen, nicht nur vorkommen, sondern zu Epidemiezeiten sehr zahlreich sind, sicher viel zahlreicher als die Lähmungsfälle. Außerhalb von Epidemien bleiben solche Fälle unvermeidlicherweise unerkannt. Es kommt zu den typischen Initialsymptomen, vielleicht mit Verdauungsstörungen, Angina oder meningealen Reizerscheinungen. Das Fieber, die Gliederschmerzen, die Abgeschlagenheit erwecken ganz den Eindruck einer Influenza. Nur das Auftreten von Lähmungen bei gleichartig erkrankten Geschwistern oder Hausgenossen ermöglicht die richtige Deutung. Vorübergehende Schwächezustände an den Extremitäten oder am Rumpf, Hypotonien in einzelnen Muskelgebieten, Abschwächung eines Patellarreflexes, Veränderungen des Lumbalpunktates können die Annahme sichern helfen. Von solchen abortiven Fällen können wieder schwere Lähmungsfälle ihren Ausgang nehmen und sie spielen in der Epidemiologie der Poliomyelitis eine bedeutende Rolle. Anderseits sind sie für den Befallenen, da sie Dauerimmunität hinterlassen, von Segen.

Immunkörper im Blut abortiver Fälle festgestellt.

Auch aus dem Affenexperiment sind solche abortiven Fälle bekannt, nach deren Ablauf die Tiere ebenso wie die Menschen immun geworden sind. Es ist verschiedentlich gelungen (*Anderson* und *Frost*, *Flexner* und *Clark*, *Ed. Müller* u. a.), im Blutserum solcher abortiver Fälle Immunkörper gegen das Virus der Poliomyelitis nachzuweisen.

Tödlicher Verlauf.

Die tödlich verlaufenden Fälle. In einzelnen Epidemien, besonders bei starker Beteiligung von Erwachsenen werden bis zu 40%

Todesfälle gemeldet, z. B. 1928 aus Freiburg in der Schweiz (*Perrier*). Der Tod erfolgt meist durch die Lokalisation der Erkrankung in den lebenswichtigen Zentren des verlängerten Markes. Gewöhnlich sind diese nicht von vornherein beteiligt, sondern der Krankheitsprozeß erreicht das Atemzentrum erst nach einigen Tagen. Er kann absteigend sein, von den Nervenkernen der Brücke ausgehend, oder, häufiger, handelt es sich um das typische klinische Bild der aufsteigenden Rückenmarkslähmung, der *Landry*schen Paralyse. In rascher Folge greift die Erkrankung von den Beinen auf den Rumpf, die Arme und die Atemmuskeln über. Es ist wohl mehr eine beiderseitige Zwerchfellähmung als eine Beeinträchtigung des Atemzentrums, die in diesen Fällen den Tod herbeiführt. Selten zieht sich ein solcher Verlauf länger als eine Woche hin; das Fieber braucht dabei nicht sehr hoch zu sein und kann sogar ganz fehlen. Aber Lähmung von Nervenkernen in der lebenswichtigsten Zone des verlängerten Markes muß nicht immer zum tödlichen Ende führen; selbst bei Beteiligung der Atemmuskeln sieht man vereinzelt Heilungen.

Meist unter dem Bild der aufsteigenden Rückenmarkslähmung (Landryschen Paralyse).

Extraspinale Lokalisationen der Erkrankung, pontine und bulbäre Formen. Am häufigsten wird der Fazialis befallen, manchmal sogar beiderseitig (*Medin, Ed. Müller, Alexander*), oft unter dem Bild der peripheren Lähmung, mit oder ohne gleichzeitige spinale Lähmungen. Auch in epidemiefreien Zeiten muß die sogenannte „rheumatische" Fazialislähmung der Poliomyelitis verdächtigt werden (*Bessau*). Seltener sind Lähmungen des Hypoglossus, Okulomotorius, Abduzens, des motorischen Trigeminus (*Medin, Wickman, Meyer* u. a.), des Gaumensegels (meist einseitig), der Schlundmuskulatur. Befallensein des Vaguskerns bewirkt meist tödlich ausgehende Anfälle von Atemnot. Alle diese Hirnnervenlähmungen sind rückbildungsfähig.

Pontine und bulbäre Formen.

Fazialislähmung.

Enzephalitische (zerebrale) Formen. Schon *v. Strümpell* hat die Wesensgleichheit gewisser Fälle von Hemiplegia spastica infantilis mit der spinalen Kinderlähmung erkannt. Zudem haben histologische Untersuchungen erwiesen, daß bei frisch verstorbenen Fällen von spinaler Kinderlähmung der gleiche Krankheitsprozeß wie im Rückenmark in großen Bezirken des Gehirns und auch in der grauen Substanz der motorischen Zentren sich abspielt (*Harbitz* und *Scheel*). Mit Hirnsubstanz poliomyelitiskranker Menschen und Affen läßt sich die Krankheit übertragen. *Ed. Müller* und *Römer* haben im Blut eines Erwachsenen, der als Kind eine zerebrale Halbseitenlähmung erworben hatte, antipoliomyelitische Immunkörper nachgewiesen. Trotz dieser Tatsachen kommen klinisch nachweisbare enzephalitische Veränderungen auch in großen Epidemien von Kinderlähmung nur selten zur Beobachtung. Selbstverständlich muß nicht jeder enzephalitische Herd zu motorischen Ausfallserscheinungen führen; er kann sich z. B. auch nur im allgemeinen Sopor oder in epileptoiden Reizerscheinungen äußern (*Koplik, Clark*). Auch Beteiligung des Kleinhirns wird beschrieben (*Alzheimer, Nonne, Lichtfield, Batten* u. a.).

Enzephalitische (zerebrale) Formen

kommen selten vor.

Schon *Medin* hat auch eine ataktische Form der Poliomyelitis aufgestellt, Fälle, bei denen eine Ataxie das Krankheitsbild beherrscht. Dabei können die Patellarreflexe gesteigert oder abgeschwächt sein und Hirnnervenlähmungen, Aphasie, epileptoide Erscheinungen nebenher bestehn. Der anatomische Sitz der Läsion bei solchen Zuständen ist sicher nicht einheitlich; es kommen Kleinhirn und Rückenmark (*Clark*sche Säulen) in Betracht.

Ataktische Form.

Die meningitische Form.

Die meningitische Form. Meningeale Reizerscheinungen sind im Anfangsstadium recht häufig. Histologisch zeigen ja auch die weichen Rückenmarkshäute nahezu regelmäßig entzündliche Vorgänge und ebenso ist das Lumbalpunktat stets pathologisch verändert. Die meningitischen Symptome können derartig im Vordergrund stehen, daß sie das Krankheitsbild beherrschen; es kann sogar eine reine Meningitis vorzuliegen scheinen, die abheilt, ohne daß je Lähmungen festzustellen waren. Besonders mit tuberkulöser Meningitis werden solche Zustände oft verwechselt und als solche in die Kliniken eingeliefert. Die wahre Lage der Dinge wird geklärt durch den negativen Ausfall der Tuberkulinreaktionen, das freibleibende Sensorium und das Fehlen von Pupillenstörungen. Die Lumbalpunktion kann zunächst ganz ähnlichen Befund ergeben wie bei tuberkulöser Meningitis, aber die Gerinnselbildung bleibt meistens aus und die Zellzahlen gehen schnell zurück (*Häßler*). Wichtig ist die Bestimmung des Liquorzuckers, der bei Meningitis immer erniedrigt, bei Poliomyelitis normal oder vermehrt ist. Eitrige Meningitiden sind durch die Lumbalpunktion ohne weiteres auszuschließen. Treten auch nur vorübergehend spinale Lähmungen auf, dann ist die Diagnose gesichert. Daß durch das Virus der Poliomyelitis rein meningitische Erkrankungen entstehen können, ist durch den Nachweis von Immunkörpern im Blut geheilter Fälle mehrmals bewiesen worden (*Anderson* und *Frost*, *Netter*).

Verwechslung mit tuberkulöser Meningitis.

Polyneuritisähnliche Form.

Polyneuritisähnliche Form. Diese schon von *Medin* und *Wickman* als besondere Verlaufsart der spinalen Kinderlähmung herausgearbeitete Form stellt in Wirklichkeit ein deutlich abgrenzbares Krankheitsbild nicht dar und die einzige histologische Untersuchung, die vorgenommen worden ist (*Leopold*) zeigte an den Nervenbahnen keine entzündlichen Veränderungen, dagegen neben den typischen Veränderungen im Rückenmark eine stärkere Meningitis im Bereich der hinteren Wurzeln. Dennoch kann das klinische Bild der Polyneuritis in allen Einzelheiten (symmetrische Spontanschmerzen, Druckschmerz im Bereich der Nervenstämme, Sensibilitätsstörungen, Ischiasphänomen) durch den Erreger der *Heine-Medin*schen Krankheit erzeugt werden. Man spricht aber besser von einer neuritisähnlichen als von einer polyneuritischen Form.

Diagnose.

Schwierige Diagnose im Initialstadium.

Die Diagnose ist im Initialstadium besonders außerhalb von Epidemien sehr schwer oder geradezu unmöglich. Influenza, Muskel- und Gelenkrheumatismus, Ischias, Polyneuritis, Meningitis, postdiphtherische Lähmung, Pneumonie können vorgetäuscht werden, bei akutem bulbären Beginn auch stenosierende Kehlkopfdiphtherie (*Zappert*). Gelegentlich kann Beachtung der Schweiße, der Berührungs- und Bewegungsüberempfindlichkeit bei freiem Bewußtsein zu Epidemiezeiten die Frühdiagnose ermöglichen. Eine *Lumbalpunktion* bei zweifelhaften Fällen kann wertvollen Aufschluß geben und auch therapeutisch nur nutzen. Besonders ist sie unentbehrlich für die Abtrennung von tuberkulöser oder epidemischer Meningitis. Die Tuberkulindiagnostik erlaubt nur bei negativem Ausfall brauchbare Schlüsse und bis sie durchgeführt ist, pflegt sich das Bild geklärt zu haben. Herpes spricht eher gegen als für Poliomyelitis.

Kennzeichen der poliomyelitischen Lähmung.

Für die poliomyelitische Lähmung charakteristisch und von diagnostischer Bedeutung ist das akute Auftreten mit Entwicklung zur größten Ausdehnung innerhalb weniger Tage, der schlaffe, atrophische

Charakter der Lähmungen, das Fehlen stärkerer und bleibender Sensibilitätsstörungen und von Parästhesien sowie das Fehlen von Blasen- und Mastdarmstörungen nach Ablauf des akuten Stadiums. Die Lähmungen entsprechen zudem nie dem Versorgungsgebiet peripherer Nerven und sind so gut wie nie völlig symmetrisch auf beide Körperhälften verteilt.

Differentialdiagnose. Die langsamer entstehende Polyneuritis wird auf Grund des vorstehend Gesagten leicht unterschieden werden können; die sogenannte akute infektiöse Polyneuritis ist vielleicht oft nichts anderes als eine neuritisähnliche Form der Poliomyelitis. Differentialdiagnose.

Auch postdiphtherische Lähmungen entwickeln sich allmählich, zeigen Akkomodationsstörungen und mit Vorliebe doppelseitige Gaumensegellähmungen, die bei Poliomyelitis selten und einseitig zu sein pflegen.

Zerebrale Kinderlähmung. Die Unterscheidung alter Fälle kann mitunter Schwierigkeiten machen. Auch bei rein spinalen Fällen können Arm und Bein einer Körperhälfte befallen sein. Kontrakturen können Spasmen vortäuschen. Entartungsreaktion, Fehlen oder Abgeschwächtsein der tiefen Reflexe beweisen die spinale Lähmung; man vergesse nicht, daß positiver Babinski und Steigerung des Patellar- und Achillessehnenreflexes auch bei der spinalen Lähmung, speziell in Verbindung mit Armlähmungen, vorkommen können. Athetose, Chorea, Idiotie, Epilepsie beweisen eine zerebrale Lähmung.

Entbindungslähmung eines oder beider Arme kann bei älteren Kindern ohne Anamnese von einer poliomyelitischen Lähmung nicht unterschieden werden, zumal diese gelegentlich auch den bekannten Lähmungstypus der oberen Plexuslähmung aufweisen kann (Infraspinatus, Deltoideus, Biceps, Supinator longus).

Myatonia congenita kann durch die diffuse und symmetrische Ausbreitung der Muskelschlaffheit, das Fehlen der Entartungsreaktion, mitunter auch die stereotype Haltung der Arme erkannt werden.

Progressive Muskelatrophien sind meist symmetrisch verteilt und zeigen progredienten Verlauf, eventuell Beteiligung der kleinen Hand- und Fußmuskeln, Muskelhypertrophien usw.

Beinlähmungen bei Spina bifida occulta sind gewöhnlich symmetrisch, setzen nicht akut ein, zeigen oft Sphinkterenlähmungen und Sensibilitätsstörungen.

Hysterische Monoplegien, bei Kindern selten, können zwar mit deutlicher Atrophie einhergehen, zeigen aber normale elektrische Erregbarkeit und betreffen nicht einzelne Muskeln.

Bauchmuskellähmungen durch Poliomyelitis sind wiederholt für echte Abdominalhernien gehalten worden. Der Nachweis sonstiger Lähmungsreste sowie auch die Lokalisation der sich vorwölbenden Geschwulst werden vor Verwechslungen schützen.

Prognose.

Die Sterblichkeit läßt sich schwer abschätzen, da immer die große Mehrzahl der abortiven Fälle unerkannt bleiben wird. Von den durch die klinischen Erscheinungen diagnostizierten Fällen sterben im Durchschnitt der Epidemien 10—20%; die Sterblichkeit der sporadischen Fälle dürfte unter der bei Epidemien liegen. Verhältnismäßig groß ist die Letalität von größeren Kindern und Erwachsenen, die nur in Epidemien in nennenswerter Zahl erkranken. Die Höhe und der Verlauf des Fiebers geben keinen Anhalt für die Prognose. Prognose.

Auch ausgebreitete Lähmungen können sich ganz zurückbilden, aber die bleibenden Funktionsstörungen pflegen geringer zu sein, wenn von vornherein nur ein kleines Gebiet von der Lähmung befallen war. Wertvoll für die Voraussage des Schicksals einzelner Muskeln ist die elektrische Untersuchung: Muskeln, die faradisch erregbar bleiben oder nur eine teilweise Entartungsreaktion zeigen, erholen sich jedenfalls wieder, wäh- Elektrische Untersuchung.

rend vollständige Entartungsreaktion wenig Hoffnung auf Wiederherstellung läßt. Einfacher als die beim kleinen Kind oft schwierige und Erfahrung voraussetzende elektrische Untersuchung ist die unmittelbare Funktionsprüfung durch leichte Schmerzreize, wie sie auf den beigegebenen Bildern zu sehen ist. Ein Muskel, der dabei eine Kontraktion sehen oder fühlen läßt, wird sich mehr oder weniger vollständig erholen. Brauchbar für die Funktionsprüfung nach Ablauf des akuten Stadiums im Hin-

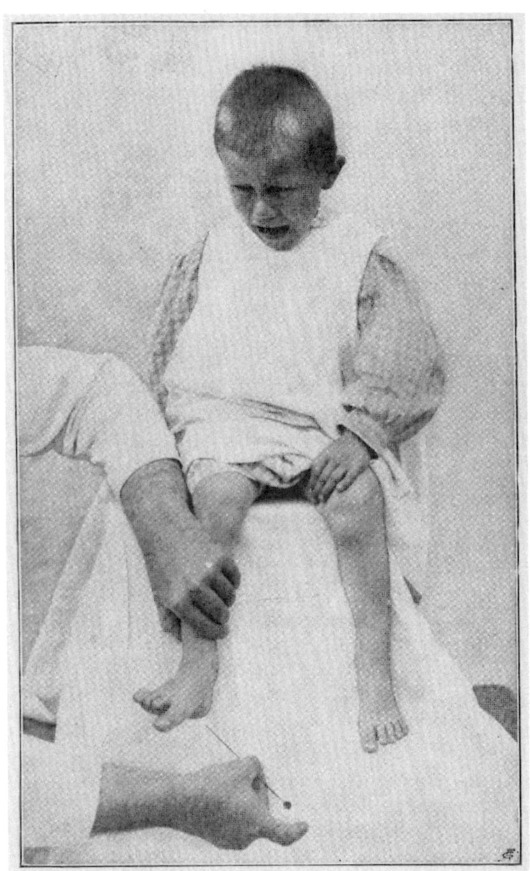

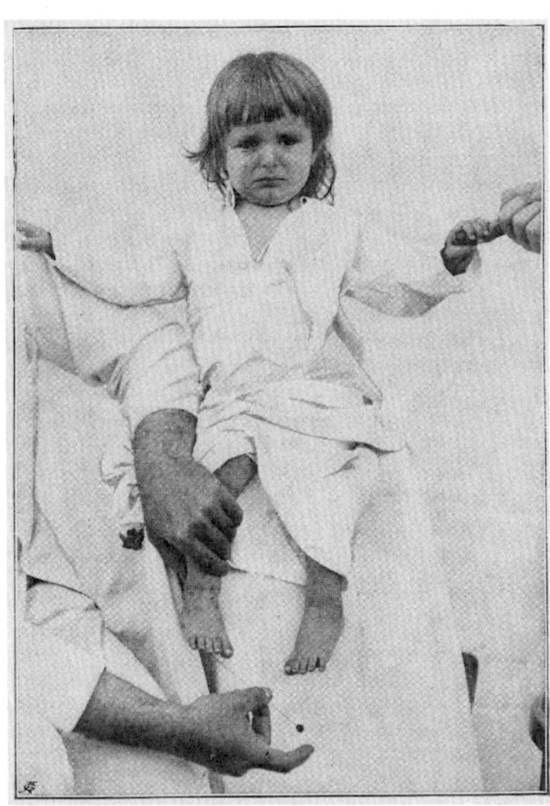

Fig. 232. *Nadeluntersuchung.* Fig. 233.

Untersuchung auf Funktion des M. peron. brevis.

Die Nadel ist schräg gegen den äußeren Fußrand gerichtet, der linke Daumen des Untersuchenden liegt auf der Sehne der Peronealmuskeln. Bei intaktem M. peron. brev. erfolgt Hebung des äußeren Fußrandes (Fig. 232), bei gelähmtem Muskel bleibt sie aus (Fig. 233).

(Aufnahmen von Prof. *Spitzy*, Wien.)

Funktionelle Prüfung der Muskeln.

blick auf die Prognose ist auch die Einteilung der Lähmungen nach ihrer Schwere von *Legg:*

Normal ist der Muskel, der eine dem Durchschnitt entsprechende Arbeit leistet. Gut ist der Muskel, der die Schwerkraft gegen einen geringen Widerstand überwindet. Mäßig ist die Muskelfunktion, wenn nur gerade noch die Schwerkraft überwunden wird, dürftig ist sie, wenn nur unter Ausschaltung der Schwerkraft eine Leistung zustande kommt, bis auf Spuren zerstört ist die Funktion, wenn die Kontraktion nur fühlbar ist, ohne einen Effekt zu geben, und gänzlich zerstört ist der Muskel, der auch dazu nicht mehr imstande ist.

Schwere Rumpflähmungen und Paraplegien der Beine, namentlich wenn Hüftmuskulatur und Quadrizeps beteiligt sind, geben die schlimmste Prognose. Ist nun ein Bein gelähmt, dann gelingt es der heutigen Orthopädie fast immer, eine befriedigende Gehfähigkeit zu erzielen.

Prophylaxe.

Prophylaxe.

Da der Poliomyelitiskranke selbst bei der Ausbreitung der Seuche an Bedeutung neben den gesunden Virusträgern und den abortiv Erkrankten ganz im Hintergrund steht, ist eine wirksame Prophylaxe kaum mög-

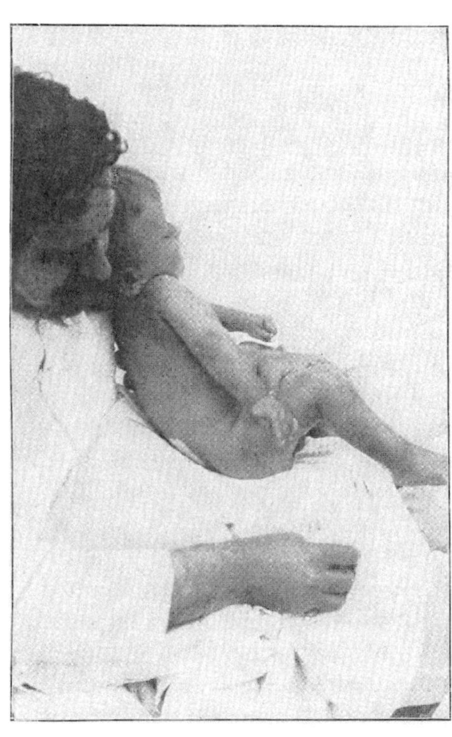

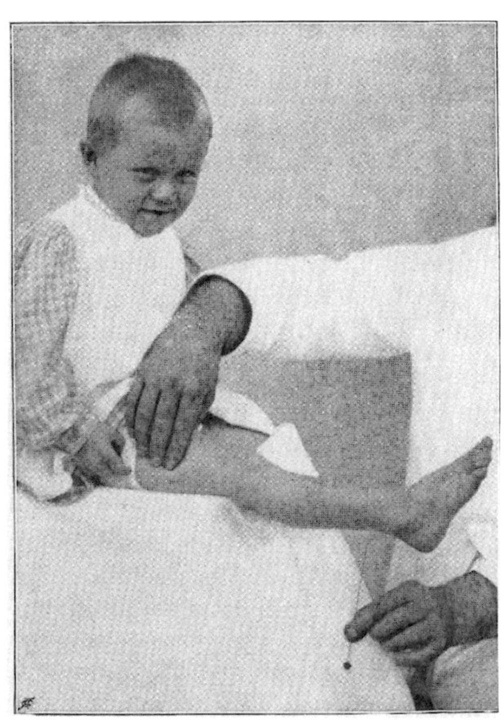

Fig. 234. Fig. 235.

Untersuchung auf Funktion des M. quadriceps.

Die Nadel in der Ebene des zu erwartenden Ausschlages, senkrecht auf den Hebelarm, die linke Hand des Untersuchenden auf dem Muskelbauch. Hebung des Unterschenkels bei intaktem Muskel (Fig. 234), Ausbleiben der Hebung bei gelähmtem Muskel (Fig. 235).

(Aufnahmen von Prof. *Spitzy*, Wien.)

lich und deshalb wird auch eine Schlußdesinfektion nicht viel nützen. Ein großer Fortschritt ist die Einführung der amtlichen Meldepflicht (1924), wenn auch mehr von statistischen Gesichtspunkten aus. Selbstverständlich wird man den Kranken isolieren und seine Ausscheidungen laufend desinfizieren; wie lange man die Absonderung durchführen soll, ist nicht exakt zu sagen; 6—8 Wochen sind bei dem bekanntlich langen Haften des Virus im Rachen zu empfehlen. Ebenso lange wird man die Geschwister aus Krippe, Kindergarten und Schule fernhalten. Unter Umständen ist schon zur Beruhigung des Publikums Schließung von Schulen

Allgemeine Maßnahmen nicht vielversprechend.

anzuraten. Vermeidbaren Ansammlungen von Kindern wird man aus dem Wege gehen, Kino- und Theaterbesuch verbieten, Impftermine verschieben. Aber die so verhängnisvollen Keimträger können wir weder erkennen noch unschädlich machen! Auch eine persönliche Prophylaxe durch Mundspülen und Gurgeln läßt nicht viel erwarten; eine aktive Immunisierung durch abgeschwächtes Virus wäre grundsätzlich möglich und läßt sich im Affenexperiment durchführen (*Aycock* und *Kagan*), steht aber für den Menschen nicht zur Diskussion. Auch eine *passive Immunisierung* mit Rekonvaleszentenserum von Affe oder Mensch ist wegen der Knappheit des Materials und der unbestimmbaren und im Ganzen geringen Empfänglichkeit des Kindes für die Masse der Bevölkerung ausgeschlossen und kommt nur für Einzelfälle in Frage.

Aktive und passive Immunisierung im allgemeinen unmöglich.

Therapie.

Behandlung im Initialstadium.

Vollkommene Ruhe ist, schon wegen der Überempfindlichkeit, in den ersten Tagen geboten. Von orthopädischer Seite wird immer wieder Lagerung des ganzen Körpers im Gipsbett empfohlen (*Lange, Hohmann, Kreuz* u. a.). Die Diät soll sich nach den Erfordernissen eines akuten fieberhaften Infektes richten; sie soll bland sein, im wesentlichen vegetarisch und reich an Obst und Zucker, wodurch auch einer Obstipation vorgebeugt wird. Auf die notwendigenfalls künstliche Harn- und Stuhlentleerung muß geachtet werden. Salizylpräparate, besser noch Kombinationspräparate wie *Treupel*sche Tabletten oder Gelonida antineuralgica sind zur Linderung der Schmerzen nützlich. Obwohl Urotropin in großen Gaben im Affenexperiment eine gewisse Wirkung zu haben scheint, enttäuscht es auch in großen Dosen und intravenös gegeben bei der menschlichen Poliomyelitis. Auch von Trypaflavin, Leukotropin und *Pregl*scher Jodlösung sieht man kaum eine Wirkung. Dagegen ist auf die *Lumbalpunktion* Gewicht zu legen; man soll sie so früh wie möglich vornehmen und von Zeit zu Zeit wiederholen, bis der Druck normal geworden ist, also manchmal wochenlang. Oft bessern sich meningitische Erscheinungen und die Schmerzhaftigkeit durch diese Druckentlastung. Neuerdings legt man besonderen Wert auf die Bekämpfung des örtlichen Ödems um die entzündlichen Herde des Rückenmarks herum. Nachdem *H. Picard* zu diesem Zweck die Diathermie empfohlen hatte, wurde von *Bordier* die Kombination von Diathermie und Röntgentiefenbestrahlung eingeführt, ein Verfahren, das sich besonders in Frankreich und den romanischen Ländern eingebürgert hat, über dessen Nutzen aber ein abschließendes Urteil noch nicht möglich ist. Sofort nach der Entfieberung beginnt die Bestrahlung, möglichst genau auf das oder die erkrankten Segmente gerichtet, in 2 oder 3 durch Pausen von etwa 25 Tagen getrennten Serien à 3 Bestrahlungen. In den Pausen wird diathermiert, jeden 2. Tag, 2 Monate lang und nach 6 Monaten nochmals bis zum Ende des Reparationsstadiums. Die Elektroden liegen bei spinalen Formen oben und unten auf der Wirbelsäule, bei pontinen Formen rechts und links am Hals.

Ruhigstellung. **Chemotherapie enttäuscht.** **Lumbalpunktion nützlich.** **Diathermie und Röntgentiefenbestrahlung.**

Rekonvaleszentenserum.

Auf Grund des Affenexperimentes müßte dem Rekonvaleszentenserum eine Heilwirkung zukommen. Nach *Flexner* und *Stewart* verhindert beim Affen die intraspinale Injektion von 2 ccm Rekonvaleszentenserum, die 2 oder 4, nicht mehr 6 Tage vor der intrazerebralen Infektion des

Versuchstieres mit Poliomyelitisvirus vorgenommen wird, das Auftreten der Krankheit. Den gleichen Erfolg hat die intravenöse Injektion von 15 ccm Rekonvaleszentenserum 24 Stunden vor der intrazerebralen Impfung. Am Krankenbett wurde die Behandlung mit Rekonvaleszentenserum zuerst von *Netter* 1911 versucht und seitdem sind zahlreiche Erfahrungen darüber mitgeteilt worden. Auch hier kann von einem zuverlässigen Erfolg nicht die Rede sein; nach Ausbruch der Lähmungen ist das Rekonvaleszentenserum unwirksam; vor Ausbruch der Lähmungen stiftet es nach Ansicht der meisten Autoren Nutzen, verhindert oft die Entstehung von Lähmungen überhaupt. Aber wer kann behaupten, daß diese ungelähmt Behandelten sich selbst überlassen nicht auch ungelähmt geblieben wären! Das Serum wird gewonnen von Rekonvaleszenten 2 Monate nach der Entfieberung und in Mengen von womöglich 40 ccm teils intralumbal, teils intravenös oder intramuskulär injiziert, eventuell an 2 Tagen hintereinander.

Pettitsches Immunserum vom Affen.

Wegen der Schwierigkeit, außerhalb und im Beginn von Epidemien diese großen Mengen von Rekonvaleszentenserum zu beschaffen, hat *Pettit* vom Pasteurinstitut in Paris ein Immunserum vom Pferd (das mit Rückenmark erkrankter Affen immunisiert ist) ausgeben lassen (jetzt auch durch die *Behring*werke in Marburg zu beziehen). Von seinem Nutzen gilt dasselbe wie von dem Rekonvaleszentenserum: es scheint nur im katarrhalischen Initialstadium vor Ausbruch der Lähmungen zuverlässigen Erfolg zu gewähren! Man gibt Mengen von 10 ccm intralumbal und gleichzeitig von 20 ccm intramuskulär, eventuell an mehreren Tagen hintereinander.

Das Wichtigste ist Vermeidung von Muskelüberdehnungen und Verhütung von Kontrakturen.

Das Wichtigste in der Behandlung der frischen epidemischen Kinderlähmung ist die sorgfältige Pflege der noch erhaltenen Muskelreste und die Verhütung von Überdehnungen und von Kontrakturen. Ein geübter Muskel erholt sich leichter als ein vernachlässigter, ein überdehnter Muskel wird weiter geschädigt; eine Kontraktur muß im Spätstadium vom Orthopäden in langwieriger Behandlung beseitigt werden, ehe er die Lähmung selbst angehen kann. Möglichst frühzeitig muß der Orthopäde zu Rate gezogen werden, nicht erst im Spätstadium der endgültigen Lähmungen.

Richtige Lagerung.

Bei Lähmungen der unteren Extremitäten ist folgende Lagerung notwendig: Streckstellung in Knie und Hüfte (also eine leichte Hochlagerung des Beckens), Mittelstellung bezüglich Abduktion, Adduktion und Rotation im Hüftgelenk. Im Interesse der späteren Funktion ist eine ganz leichte Spitzfußstellung anzustreben und ein Hackenfuß zu vermeiden. Bei Lähmung langer Rückenmuskeln muß der Patient flach liegen. Lähmung der Glutäen bringt die Gefahr der Beugekontraktur durch den Ileopsoas im Hüftgelenk: der Kranke muß auf Bauchbretter geschnallt werden, durch einen Gurt oberhalb des Gesäßes fixiert, mit im rechten Winkel nach unten hängenden Füßen (*Häßler*). Bandagen und Schienen müssen die Einhaltung der notwendigen Lagerung garantieren. Druck der Bettdecke ist durch einen Drahtbügel auszuschalten. Bei Lähmung des Deltoideus muß, um eine Überdehnung des Muskels zu verhindern, der Arm mit einer Windel an den oberen Gitterstäben des Bettes so befestigt werden, daß er im rechten Winkel zum Oberkörper abduziert liegt (*Häßler*); nach dem Aufstehen muß der Oberarm in entsprechender Lage durch eine Triangel fixiert werden. Schon frühzeitig, sobald es die Schmerz-

Übungen und Massage frühzeitig.

haftigkeit irgend erlaubt, muß mit Übungen und Massage angefangen werden, um auch aus scheinbar geringfügigen Muskelresten für die Funktion wertvolle Einzelheiten herauszuzüchten (*Kreuz*). Bei den Übungen schaltet man durch über Rollen geleitete Gewichte die Schwerkraft aus (*Häßler*); die Massage ist mit größter Sorgfalt durch ausgebildetes Personal vorzunehmen.

Elektrische Behandlung.

Auch die Anwendung der Elektrizität hat den Sinn, Funktionsreste zu erhalten und zu verstärken. Statt des schmerzhaften faradischen Stromes verwendet man vorteilhaft den *Bergonnié*schen Schwellenstrom, der von dem sogenannten Rheotrop der Siemens-Reiniger-Veifawerke (an jeden Pantostaten anzuschließen) geliefert wird. Bei vorhandener Entartungsreaktion ist der galvanische Strom am Platz, in einer Stärke, die eben eine Zuckung auslöst; meist wird man also mit der Anode unter Verstärkung und Abschwächung des Stromes über den gelähmten Muskel hin und her streichen. Selbstverständlich muß dabei sorgfältig eine Abkühlung der befeuchteten Hautpartien verhütet werden.

Meldung an die Krüppelfürsorge.

Um auch nach Entlassung aus dem Krankenhause orthopädische Überwachung zu gewährleisten, muß jeder Kranke der Krüppelfürsorge gemeldet und von dieser sorgfältig betreut werden. Nach Ablauf eines Jahres kann versucht werden, durch operative Eingriffe die gelähmten Gliedmaßen wieder funktionsfähig zu machen. Es ist die Aufgabe des Orthopäden, etwa entstandene Fehlformen oder Fehlhaltungen (Klump-, Hohl-, Spitz-, Knick- und Hackenfüße) zu redressieren, Stütz- und Hülsenapparate zu konstruieren, Muskel- und Sehnenüberpflanzungen (nach *Nikoladoni*, *Lange*, *Vulpius*) vorzunehmen, womöglich als physiologische Überpflanzung nach *Biesalski*. Solche Eingriffe vermögen Erstaunliches zu leisten, z. B. kann es gelingen, den Verlust eines Quadrizeps dauernd funktionell zu beheben. Bei sehr ausgesprochenen Lähmungen mit Schlottergelenken bleibt als letzter Ausweg nach Erschöpfung anderer Möglichkeiten die Arthrodese, die operative Versteifung eines Gelenkes, deren Nutzen besonders für das Schultergelenk als unbestritten gilt; es kann dadurch in scheinbar trostlosen Lagen noch eine Gebrauchsfähigkeit des Armes erreicht werden.

Stützapparate.

Muskel- und Sehnenüberpflanzungen.

Arthrodese.

Literatur:

Wickman bei Karger 1905 und 1907, und Springer 1911. — *Harbitz* u. *Scheel*, Christiania 1907. — *Ed. Müller*, Springer 1910. — *Zappert*, *Wiesner* u. *Leiner*, Deuticke 1911. — *P. Römer*, Springer 1911. — *Bychowski*, Erg. Neur. II, 2. Jena 1914. — *Wernstedt*, Erg. inn. Med. 1924, 25 und 1924, 26. — *Ibrahim*, dieses Handbuch II, 3. Aufl. 1923. — *Vulpius*, Thieme 1910. — *Biesalski*, Orthopäd. Behandl. d. Nervenkr., Jena 1914. — *Kreuz*, Z. ärztl. Fortbildg. 1928, 319. — *Häßler*, Mschr. Kinderheilk. 1928, 42.

Die Syphilis[1]).

Von

Erich Müller in Berlin.

Inhaltsübersicht.

[1]) Lat.: Syphilis. Franz.: la syphilis, la spécificité. Engl.: syphilis Ital.: sifilide. Span.: sifilo.

Die frühere Bezeichnung „Erbsyphilis" oder „hereditäre Syphilis" ist aufgegeben worden, weil die Krankheit nicht vererbt, sondern im Mutterleibe von der syphiliskranken Mutter auf die Leibesfrucht übertragen wird. Der Ausdruck „kongenitale Syphilis" wird gleichfalls beanstandet (*Erich Hoffmann*), weil er den Anschein erweckt, als ob die Krankheit mit dem Zeugungsakt an sich etwas zu tun habe, während sie doch erst nachträglich von Mutter auf Kind übertragen wird. Dagegen entsprechen die Bezeichnungen „Angeborene Syphilis" oder „S.[1]) innata" oder „connatalis" den tatsächlichen Verhältnissen und sind deshalb zweckentsprechend.

I. Allgemeine Krankheitslehre.

A. Krankheitsursache und Entstehung.

Die Syphilis wird durch die von *Fritz Schaudinn* im Jahre 1905 entdeckte Spirochaeta pallida hervorgerufen. Diese bedeutsame Entdeckung hat die Erforschung der angeborenen Syphilis (a. S.) naturgemäß sehr wesentlich gefördert und viele alte Anschauungen von der Entstehung der a. S., die auf rein klinischen Beobachtungen aufgebaut waren, haben sich als irrig erwiesen. Ganze Bände von Literatur aus der Zeit vor Entdeckung der Spirochaeta pallida, in denen die Entstehungsfrage der a. S. weitgehend spekulativ behandelt worden ist, sind durch das Ergebnis der fortschreitenden pathologisch-anatomischen und experimentellen Forschungen in ihrem Werte stark herabgedrückt. Diese stützen sich besonders auf den Nachweis der Spirochäten in Geweben und Gewebsflüssigkeiten und auf die Übertragung menschlicher S. auf Tiere.

Spirochaeta pallida.

Die Spirochaeta pallida stellt eine sehr dünne ($^1/_4$ μ), lange (10—15 μ), steilgewundene und korkzieherförmige Spirale dar, die im frischen Präparate lebhafte Eigenbewegungen aufweist. Sie ist nur schwach lichtbrechend und daher in ungefärbtem Zustande nicht leicht und nur bei sehr starker Vergrößerung erkennbar. Wesentlich klarer erscheint sie bei Dunkelfeldbeleuchtung und präsentiert sich dann als hellglänzende und sich lebhaft bewegende kleine Schlange.

Die Spirochäten finden sich am leichtesten in der durch örtliche Reizung, Stauung, Abschabung oder Aspiration erhaltenen Gewebsflüssigkeit. Bei Neugeborenen liefert das periphere Ende der Nabelschnur durch Herstellung von Gewebssaft-Präparaten (mit Abschabung der Venenwand)

---

[1]) S. = Syphilis.

sehr geeignetes Material. Dann finden sich auch Spirochäten in abgeschabten Gewebsteilchen der Schleimhäute von Nase, Mandeln und Konjunktiven (*Felix Weiß*) oder in dem Inhalt künstlich erzeugter Hautblasen (durch Kantheridenpflaster (*A. Buschke*) oder durch Kohlensäureschnee (*Erich Hoffmann*)) auf besonders von S. betroffenen Stellen (Fußsohlen, Handteller), aber die Spirochätenbefunde sind im allgemeinen bei fehlenden Hauterscheinungen nur spärlich, was den diagnostischen Wert dieser Methode herabmindert. Im strömenden Blute finden sich Spirochäten nur sehr vereinzelt, wohl wegen seines Sauerstoff-Reichtums (*Erich Hoffmann*).

Das bewährte Verfahren zu rascher Darstellung dieser Protozoen in einem so hergestellten Präparate ist die Tuschefärbung nach *Burri*. Ein Tropfen Serum wird mit 2 Ösen Tusche (Pelikantusche Grübler) verrieben, mit der Kante des Deckglases ausgestrichen und nach dem Eintrocknen mit der Immersion (ohne Deckglas) untersucht. Die Spirochäten sind in der dunklen Umgebung als helle, unbewegliche Spiralen sichtbar. Recht gute Resultate ergibt auch die Silberimprägnation nach *Fontana*. *Kyrle* gibt folgende Methode an: Das gewonnene Reizserum wird in möglichst dünner Schicht auf dem Deckglas oder Objektträger ausgestrichen und lufttrocknen gelassen. Dann werden über das Präparat mehrmals einige Tropfen der sogenannten *Huge*schen Lösung (Essigsäure 1,0, Formalin 20,0, Aqua destillata 100,0) gegossen. Dann Abspülen in fließendem Wasser. Nun wird das Präparat mit folgender Lösung überschüttet: Karbolsäure 1,0, Acid. tannic. 5,0, Aqua dest. 100,0 und während ungefähr ½ Minute über einem Brenner leicht erwärmt. Hierauf erneut abspülen in fließendem Wasser. Als 3. Akt wird dann das nicht getrocknete Präparat mit einigen Tropfen einer 0,25%igen, mit ganz wenig Ammoniak versetzten Silbernitratlösung übergossen und durch ungefähr ½ Minute schwach erwärmt. Abspülen in fließendem Wasser und Trocknen des Präparates. Die Spirillen erscheinen bei Immersionsbetrachtung tief schwarz.

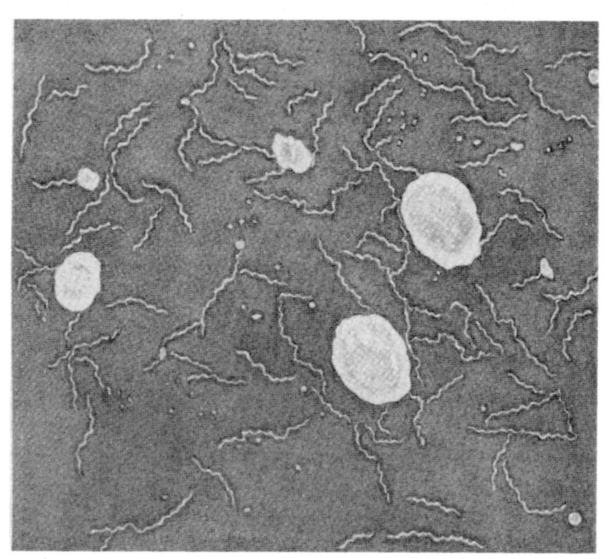

Fig. 236.
Spirochaeta pallida im Papelsekrete.
Tuschmethode nach Burri.
(Präparat aus der Sammlung des Prof. *R. Kraus*, früher Wien.)

Zur Färbung von Organgeweben sind die *Levaditi*sche Silberfärbung und andere neue Färbungen angezeigt. Formalinhärtung (1 : 9) durch mindestens 24 Stunden, dann Fixierung dünner Schnitte (höchstens 2 mm dick) während einer Nacht in 95%igem Alkohol, Auswaschen in Aqua dest. (durch etwa eine Viertelstunde, dabei mehrfach wechseln), schließlich Aufbewahrung in einer 100-ccm-Flasche mit 1,5%iger Lösung von Argentum nitricum im Brutschrank, wo die Gewebe 3—5 Tage bei 37° C gehalten werden (längeres Verweilen schadet nicht). Bei Trübung Wechseln der Silberlösung. Dann Abschütten der Silberlösung und Übergießen der in derselben Flasche bleibenden Gewebsstückchen mit einer möglichst frischen Lösung von Pyrogallol 4, Formalin 5, Aqua destillata 100 und Belassen in dieser bei Trübung zu wech selnden Lösung durch 24—48 Stunden bei Zimmertemperatur, Entwässern in steigendem Alkohol, Einbetten in Paraffin, Schneiden. Die Spirochäten erscheinen tiefschwarz.

Die Züchtung der Spirochaeta pallida auf Nährböden gelingt schwer. *Noguchi, August von Wassermann* und *H. Reiter* haben sich um sie mit gutem Erfolge bemüht.

Vorkommen der Spirochäten.

Die Spirochäten finden sich sehr zahlreich in den inneren Organen von syphilitischen Frühgeburten und ganz jungen Säuglingen mit viszeraler S. vor. *Buschke* und *Fischer, Levaditi, Salmon, E. Hoffmann* u. a. haben zuerst in Leber, Milz und Lymphdrüsen (auch Pemphigusblasen), *Schridde* auch in der Spinalflüssigkeit Spirochäten nachweisen können. Sie finden sich in den inneren Organen öfters nahezu in Reinkultur, und zwar fast ausschließlich im Bindegewebe und begleiten die Blutgefäße der Organe. Die Spirochaeta pallida ist ein ausgesprochener „Bindegewebsparasit". Sehr bemerkenswert ist, daß sich bei Säuglingen in den Organen Spirochätennester vorfinden, ohne daß die Organe augenblicklich krankhafte Erscheinungen darbieten, so im Gehirn, in den Wänden der großen Gefäße, den Genitalorganen und ganz besonders in den Knochen, ja sogar den Zahnkeimen und dort offenbar latent ruhen. Später können sie dann wuchern und manifeste Erscheinungen hervorrufen. Die Spirochäten liegen in diesen Nestern oft eingerollt und zu kugelig-knäuelartigen Massen zusammengeballt. In diesen Schlupfwinkeln können sie nach allen klinischen Erfahrungen auch starken Kuren widerstehen und Jahre und Jahrzehnte in diesem ruhenden Zustande lebend erhalten bleiben. Dieser Befund ruhender, aber lebender Spirochäten in Schlupfwinkeln hat sich für das Verständnis des Krankheitsverlaufes der S. im allgemeinen und der a. S. im besonderen sehr fruchtbar erwiesen. Die Tatsache, daß eine S. durch Jahrzehnte hindurch geheilt erscheint, da sie weder klinische noch serologische Erscheinungen macht, also latent ist, hat das immer wieder beobachtete Aufflackern einer alten S. unserem Verständnis näher gebracht. Besonders dürfte die Feststellung, daß durch viele Jahre hindurch symptomfreie Mütter ganz unerwartet ein syphilitisches Kind zur Welt bringen, auf diese Weise ihre Erklärung finden.

Metschnikoff und *Roux* ist im Jahre 1903 (also vor Entdeckung der Spirochäte) zuerst die Übertragung von menschlicher Syphilis auf Affen gelungen. Als geeignetes Impfmaterial erwiesen sich Organe von syphilitischen Früchten. *Finger* und *Landsteiner* konnten dann durch Überimpfung von Sperma Affensyphilis erzeugen. Auch auf Kaninchen konnte Syphilis übertragen werden, wobei sich namentlich der Hoden und die Kornea der Tiere als geeignete Eintrittsstellen für die Spirochäten bewährten. Besonders *Uhlenhut* und *Mulzer* und *Kolle* haben sich weiterhin um die Übertragung von menschlichem Syphilismaterial (auch Blut) auf Tiere, besonders auch zu diagnostischen Zwecken, sehr große Verdienste erworben. Als bester Übertragungsort hat sich der Kaninchenhoden erwiesen, wenn es auch durchaus nicht immer gelingt, eine makroskopisch, selbst nicht eine mikroskopisch erkennbare Syphilis zu erzeugen. Dabei zeigte es sich, daß bei einer Reihe von Tieren trotz des Befundes eines völlig intakten Hodens die Infektion doch gehaftet hatte (stumme Infektion), da die weitere Übertragung der Syphilis von den Popliteadrüsen solcher Tiere durch Verimpfung von Geweben auf andere Tiere gelang. *Mulzer* hält diese experimentelle Verimpfung für eine diagnostisch sehr aussichtsreiche Methode bei zweifelhaften Syphilisfällen.

Überragende diagnostische Bedeutung der Wassermann-Reaktion.

Eine vielleicht noch größere Bedeutung als die Entdeckung der Spirochaeta pallida hat die von *August von Wassermann* im Jahre 1907 zuerst beschriebene Serodiagnose der Krankheit auch für die a. S. gewonnen. Heute ist die sogenannte Wassermann-Reaktion (WaR) eins der unentbehrlichsten Hilfsmittel der klinischen Diagnose geworden, und viele Fragen, die bisher strittig gewesen sind, z. B. die Art der Krankheitsübertragung von Mutter auf Kind, die Frage der Parasyphilis, die Tabes- und Paralyse-Frage u. a. sind durch diese serologische Prüfungsmethode (im Verein mit dem Spirochätennachweise) weitgehend aufgeklärt und z. T. sogar endgültig beantwortet worden. Die Entdeckung von *Wassermann* ist eine der fruchtbarsten, die je auf diagnostischem Gebiete gemacht worden sind.

Die WaR. beruht auf den Prinzipien der Hämolyse und der Antikörperbildung im infizierten Organismus. (Näheres in den Lehrbüchern für Haut- und Geschlechtskrankheiten, z. B. im Handbuche von *Jadassohn*). Zur Ausführung der Reaktion in ihrer ursprünglichen Form wird benötigt: 1. Patienten-Serum (etwa 5 ccm); 2. Extrakt einer syphilitischen Leber eines Neugeborenen oder Fetus; 3. Immunserum von Kaninchen, denen einige Male Hammelblut injiziert wurde; 4. Serum von Meerschweinchenblut und 5. Hammelblut.

Eine gewisse Erschütterung erfuhren die theoretischen Grundlagen der Reaktion, als *Landsteiner* (gemeinsam mit *Müller* und *Pöttl*) festellte, daß die Probe gleichfalls gelang, wenn an Stelle der Spirochätenleber ein nichtsyphilitischer Organextrakt, z. B. des Herzmuskels verwendet wurde. Die Erklärung für diese überraschende Tatsache wurde darin gefunden, daß für das Syphilisserum charakteristisch der Gehalt von Stoffen ist, die eine starke Neigung besitzen, mit organischen Kolloidlösungen Komplement zu bilden. Im normalen Blute und bei anderen Krankheiten (mit wenigen Ausnahmen fehlen diese der S. eigentümlichen Substanzen. Sie stehen offenbar den Lipoiden nahe. Auf diesem Prinzip beruhen die sogenannten Ausflockungsmethoden, wie sie von *Porges*, *Sachs-Georgi*, *Meinicke*, *Landau* u. a. angegeben worden sind. Für diese, also letzten Endes doch unspezifischen, Ersatzreaktionen werden Extrakte von Rinderherzen und Lipoide, wie Lezithin, Cholesterin, auch Natrium glycocholicum u. a. benützt. Es handelt sich bei diesen Flockungsmethoden anscheinend um eine für S. charakteristische, besonders leichte Fällbarkeit von Globulinen im Serum.

Flockungs-Reaktionen.

Unter diesen neuen Reaktionen scheint sich die sogenannte „*Meinicke*-Trübungsreaktion" (M.T.R.) besonders gut zu bewähren. Sie hat als Ergänzung zur WaR. sehr weite Verbreitung gefunden. Heute werden in allen serologischen Instituten neben der WaR. noch die eine oder die andere Flockungsreaktion ausgeführt. Die Übereinstimmung der Reaktionen gehört heute zur Sicherung der Diagnose, ehe eine antisyphilitische Behandlung begonnen werden darf. Die serologischen Mikroreaktionen haben noch nicht allgemeine Anerkennung gefunden.

Anhang: Blutgewinnung für die serologische Prüfung.

Es stehen zur Verfügung: Die Schädel- und Halsvenen (*C. Nöggerath*), besonders auch die Vena jugularis bei hängendem Kopfe, dann die Punktion des Sinus longitudin. und schließlich der tiefe Einstich in die Ferse, nach dem das Blut in großen Tropfen herausquillt. Die Blutentziehung mit dem Schröpfkopf unter Verwendung des Schnäppers ist allgemein aufgegeben, weil dabei bleibende Narben entstehen. Bei Neugeborenen steht außerdem noch das Nabelschnurblut zur Verfügung. Es zeigt nahezu immer den gleichen Ausfall, wie das Venenblut des Kindes. Auch das Retroplazentarblut ist gut geeignet, nachdem die früher häufig beobachteten, unspezifischen positiven Reaktionen durch die verbesserte Technik und die ergänzende Kontrolle der WaR. durch die *Meinicke*-TrübungsR. fast ganz ausgeschlossen werden konnten (*E. Philipp* und *E. Klaften*).

Blutgewinnung für WaR.

Für die heute notwendige Untersuchung nach 2 bis 3 serologischen Methoden ist mindestens eine Blutmenge von 5 ccm erforderlich.

Es ist bekannt, daß bei Neugeborenen und sehr jungen Säuglingen trotz schon beginnender äußerer Erscheinungen die WaR. noch negativ ausfallen kann. Nach wenigen Wochen tritt dann aber der Umschwung ins Positive ein, so daß diese Verzögerung keinen wesentlichen Mangel bedeutet. Dieses immerhin erstaunliche Phänomen hängt offenbar mit der allgemeinen geringen Fähigkeit des Säuglings zur Bildung von Reaginen zusammen.

Über die Stellung der positiven WaR. im Rahmen der syphilitischen Erscheinungen herrscht noch immer keine einheitliche Auffassung. Während die einen Autoren (z. B. *Nast*) unter „Lues latens" alle Fälle zusammenfassen, die nicht geheilt sind, aber zur Zeit keine Erscheinungen darbieten, gleichgültig, ob die WaR. im Blute positiv oder negativ ausfällt, bewerten andere Autoren (z. B. *Rost, Stühmer, von Zumbusch* und *Pöhlmann*) die positiveSero-Reaktion als „Krankheitssymptom", wie jede andere klinische Erscheinung und sprechen nur dann von einer „Lues latens", wenn die Freiheit von klinischen Erscheinungen durch negative serologische Reaktionen ergänzt wird. Diese schärfere Auffassung ist sicher vorzuziehen.

Positive WaR. ein klinisches Symptom.

Der Standpunkt, die positive WaR. als gleichberechtigtes klinisches Symptom zu bewerten, ist für das therapeutische Handeln des Arztes von großer Wichtigkeit. Dann ist also bei einer positiven WaR. die Diagnose auf „manifeste Syphilis" zu stellen und mit dieser Diagnose ist die Einleitung oder Fortsetzung der Behandlung geboten. *Erich Müller* hat schon lange nach diesem Grundsatze gehandelt und über die Zeit anderweitiger klinischer Manifestationen hinaus so lange weiter behandelt, bis die WaR dauernd negativ geworden war (*Helene Brüning*). Die meisten Syphilidologen verfahren bei der erworbenen S. in gleicher Weise. Auch bei der a. S. kann sich die Latenzperiode (klinische und serologische Symptomfreiheit) auf einen sehr langen Zeitraum erstrecken, um dann unerwartet in ein manifestes Stadium (vielleicht zuerst nur serologisch) überzugehen, wie nicht zu selten im späten Kindesalter. Es ist dabei anzunehmen, daß die Spirochäten als solche (oder in granulärer Form) in Nestern inaktiv verharrten und keine Luesreagine oder wenigstens nicht in ausreichender Menge in den Körper abgaben, damit eine positive WaR. zustande kam.

B. Das Problem der Übertragung der Syphilis von Mutter auf Kind.

Übertragung der Syphilis von Mutter auf Kind.

Dieses Problem beschäftigt die medizinische Forschung schon seit sehr langer Zeit. Es handelt sich dabei hauptsächlich um die grundlegende Frage, ob die Übertragung eine „germinative" ist, oder ob die Infektion der Frucht von der syphiliskranken Mutter auf dem Wege über den Mutterkuchen und die Nabelschnur erfolgt. Die sogenannte germinative Übertragung würde also die primäre Infektion des Keimes (Ei oder Spermazelle) durch die Spirochäten des väterlichen Spermas bedeuten. Die Vorstellung, daß die Spermazelle den Keim übertragen könne, mußte aufgegeben werden, weil die Spirochaeta pallida etwa 4× größer als der Kopf der Spermazelle ist. Auch die Annahme, daß es vielleicht ein besonderes Entwicklungsstadium der Spirochäte gibt, in dem sie in granulärer Form von minimaler Größe vorhanden ist, kann diesen Übertragungsmodus nicht stützen, weil es nicht möglich erscheint, daß eine infizierte Spermazelle (oder ein Ei) entwicklungsfähig sein sollte. Dagegen besteht „theoretisch" kein Grund gegen die Annahme, daß das Virus dem Samen beigemengt sei, und daß eine Infektion des Fetus bald nach der Befruchtung erfolgen könne.

Es ist zweckmäßig, für die Erörterung der Übertragungsfrage die Zeit vor Entdeckung der Spirochäte nunmehr außer Betracht zu lassen und erst die Untersuchungsergebnisse, die sich an diese fundamentale Entdeckung anschließen, zu berücksichtigen. Es liegt auf der Hand, daß die alten Vorstellungen über die Entstehung der a. S. nur Hypothesen bleiben mußten, mochten sie auch noch so geistreich auf klinischen Beobachtungen aufgebaut sein. Erst auf Grund des Nachweises von Spirochäten in den Organen von Mutter und Kind und den Ergebnissen der serologischen Prüfung nach *Wassermann* konnten die Vorgänge bei der Übertragung der S. von Mutter auf Kind mit Aussicht auf Erfolg erforscht und geklärt werden.

Das Ergebnis der Forschungen seit 1905 bzw. 1907, also während der letzten 25 Jahre, kann kurz dahin zusammengefaßt werden: „Heute wird die diaplazentare Übertragung der Syphilis von der syphilitischen Mutter auf ihre Leibesfrucht als der bisher einzig sicher erwiesene Infektionsweg angenommen." Damit hat die schon vor Entdeckung der Spirochäte von *Matzenauer* (1903) vertretene und damals weit vorausgreifende Ansicht, daß die Übertragung aussschließlich auf diaplazentarem Wege erfolge, eine vollkommene Bestätigung erfahren. Der von ihm formulierte Leitsatz „Ohne syphilitische Mutter kein syphilitisches Kind" ist durch die neuen Untersuchungsergebnisse immer mehr sichergestellt worden. Damit ist die alte Fehde über die Übertragung (früher Vererbung) der a. S. vorläufig als beendet anzusehen, wenn auch vereinzelte Autoren sich in Anlehnung an *Max Kassowitz* (1875) und *Baumgarten* noch immer für die germanitive Übertragung mehr oder weniger scharf einsetzen, wie *Carl Hochsinger*, *Mulzer* und *Finger*. Besonders während der letzten Jahre haben sich *Erich Hoffmann*, *Hans Rietschel*, *E. Klaften* und *E. Philipp* u. a. scharf und eindeutig dafür ausgesprochen, daß der diaplazentare Weg der ausschließlich in Betracht kommende ist.

Gründe für die diaplazentare Übertragung.

Die Gründe, die für diesen Übertragungsweg sprechen, lassen sich kurz dahin zusammenfassen:

Genaue pathologisch-anatomische Untersuchungen haben ergeben, daß sich beim Fetus Spirochäten und syphilitische Veränderungen nahezu niemals vor dem 5. Schwangerschaftsmonate finden (nach *Olaf Thomsen* sogar nicht vor dem 6. Monate). Diese Befunde sprechen durchaus gegen eine germinative Infektion; denn es ist nicht einzusehen, daß die Spirochäten erst 4 bis 5 Monate gerade im Fetus mit seinem für die Spirochäten-Wucherung bekannt günstigen Nährboden ruhen sollten.

Dann war die Feststellung wichtig, daß eine gesunde, von einem gesunden Manne geschwängerte Frau eine postkonzeptionell erworbene frische S. auf ihr gesund angelegtes Kind übertragen kann. Diese Infektion kann natürlich nur auf dem Wege über die Plazenta erfolgt sein.

Weiterhin erfolgt, soweit bisher bekannt ist, jede Übertragung von Infektionskrankheiten (z. B. auch der Tuberkulose) beim Menschen nur durch die Plazenta von der Mutter auf das Kind. Die germinative Übertragung der S. würde nach allen Erfahrungen einzig in ihrer Art dastehen und ist bisher zum mindesten noch nicht bewiesen. Dagegen ist es durchaus verständlich, daß der Mutterkuchen während der ersten Schwangerschaftsmonate dicht hält. Erst später bei stärkerer Durchsetzung mit

Spirochäten wird der schützende Wall zwischen Mutter und Kind durchbrochen.

Das wichtigste Argument für die diaplazentare Übertragung bildet aber der Nachweis von Spirochäten in Plazenta und Nabelschnur. Allerdings werden zumeist nur wenig Spirochäten gefunden, und zwar zahlreicher im kindlichen als im mütterlichen Anteil des Mutterkuchens. Diese Differenz ist von den Anhängern der germinativen Übertragung für ihre Anschauung in Anspruch genommen worden (*C. Hochsinger*), und *Mulzer* erwägt die Möglichkeit, ob nicht doch vielleicht eine Mutter von einem ex patre syphilitischen Kinde retrograd infiziert werden könne. Demgegenüber ist zu betonen, daß das fetale Gewebe nach allen Erfahrungen einen besseren Nährboden abgibt als das mütterliche (*Hans Rietschel*). Wir finden gerade in den Organen des syphilitischen Fetus erstaunlich massige Wucherungen von Spirochäten, und *Erich Hoffmann* macht auf den Sauerstoffreichtum der mütterlichen Plazenta aufmerksam, dem eine große natürliche Abwehrkraft gegenüber den anaerob gedeihenden Spirochäten zukommen dürfte. Jedenfalls reicht aber dieser quantitative Unterschied im plazentaren Spirochätenbefund nicht aus, um die große Bedeutung des Spirochätennachweises in Plazenta und Nabelschnur für den diaplazentaren Übertragungsweg zu schmälern.

Diese Entwicklung der Dinge hat auch den alten wissenschaftlichen Streit um den Wert des sogenannten Gesetzes von *Colles* so gut wie beendet. *Abraham Colles* (1837 in Dublin) hat auf Grund seiner großen und ausgezeichneten klinischen Erfahrungen die Behauptung aufgestellt, die sich kurz dahin formulieren läßt: „Ein kongenital syphilitisches Kind kann seine Mutter nicht infizieren" (nach *E. Philipp*). Dieses Gesetz, das dann von *Baumès* (Lyon) bestätigt und eingehend ausgearbeitet worden ist, besteht auch heute noch vollkommen zu Recht. Es findet seine Erklärung in der Tatsache, daß die Mutter eines syphilitischen Kindes eben selbst syphilitisch ist.

Colles' Gesetz.

Die wenigen sogenannten Ausnahmen des Collesschen Gesetzes betreffen Mütter von syphilitischen Kindern, die bei syphilisfreier Anamnese sich klinisch gesund erweisen und auch eine negative WaR. haben. Auch die Plazenta solcher Frauen kann sich als spirochätenfrei erweisen. Es liegen auch kasuistische Mitteilungen vor, nach denen solche Mütter bald nach der Geburt ihres syphilitischen Kindes von diesem oder von ihrem Ehemanne mit frischer S. infiziert sein sollen. Ihre Mehrzahl hat schon *Matzenauer* in seiner ausführlichen Kritik nicht als „Neuinfekte", sondern als „Lokalrezidive" erklärt. Daß es sich bei einem kleinen Rest solcher Beobachtungen vielleicht um eine Super-, nicht Reinfektion handelt, ist nach *H. Rietschel* und *Bruck* durchaus möglich. Die Veröffentlichung von Ausnahmen des Collesgesetzes haben seit Entdeckung der WaR. stark abgenommen und im letzten Jahrzehnt ist überhaupt kein neuer Fall beschrieben worden *(H. Rietschel)*. Schließlich ist immer daran zu denken, daß sich eine latente S. durch Jahrzehnte hindurch allen Untersuchungsmethoden gegenüber als negativ erweisen kann. Praktisch klinisch darf es heute als feststehend betrachtet werden, daß ein syphilitisches Kind seine Mutter nicht ansteckt, weil sie selbst syphilitisch ist.

Ebenso hat das sogenannte Profetasche Gesetz auf Grund der neuen Forschungsergebnisse seine Erklärung gefunden. *Profeta*, ein Syphilidologe aus Palermo, hat in einer Publikation aus dem Jahre 1865 gewissermaßen das Gesetz von *Colles* umgedreht und auf Grund seiner Beobachtungen die Ansicht ausgesprochen: „Eine syphilitische Mutter steckt ihr gesund geborenes Kind nicht an" (*E. Philipp*). *Profeta* nimmt dabei an, daß das Kind intrauterin eine Immunität erworben hat (ohne infiziert zu sein), die noch eine gewisse Zeit nach der Geburt andauere. Von einem Übergang von Immunstoffen von Mutter auf Kind ist aber nichts bekannt. In dieser Form ist das Gesetz abzulehnen, das wird allgemein anerkannt *(Matzenauer, H. Rietschel, E. Philipp* u. a.). Nur *R. Fischl* hält eine vorübergehende Immunität solcher gesund geborener Kinder für möglich.

Profetas Gesetz.

Es ist sicher, daß ein großer Teil dieser Kinder an einer latenten S. leidet und deshalb immun ist. Freilich wird ihre S. über kurz oder lang doch einmal manifest werden. Hätte *Profeta* seine Lehre auf diese Kinder beschränkt, so würde sie auch heute noch Gültigkeit besitzen, aber nicht in der engen Fassung, daß wirklich gesunde, syphilisfreie Kinder nicht von ihrer syphilitischen Mutter angesteckt werden können. Anderseits ist es lange bekannt, daß syphilitische Mütter gelegentlich auch einmal ein gesundes Kind zur Welt bringen können, besonders neuerdings unter dem Einflusse der ausreichenden Präventivbehandlung. Diese Kinder können natürlich von ihrer syphilitischen Mutter angesteckt werden. Schon *A. Fournier* hat es ausgesprochen, daß es sozusagen im Belieben des Arztes stände, durch Behandlung bzw. Nichtbehandlung einer syphilitischen Frau während der Schwangerschaft gesunde bzw. kranke Kinder zu erzielen. Die Verbreitung der Spirochäten im Körper, ihre Nestbildung in den Geweben und ihre Ansiedlung in der Plazenta ist eine so verschiedene, daß durchaus nicht jedesmal eine syphilitische Mutter ein krankes Kind gebären muß.

Untersuchungen aus der Vor-Spirochätenzeit nicht mehr maßgebend.

Der Übergang der Spirochäten von Mutter auf Kind kann entweder embolisch mit dem Nabelvenenblute erfolgen oder durch Fortkriechen der Erreger in den Lymphspalten der Nabelschnur. Dieser letztere Weg würde dann etwa dem der erworbenen vom Primärinfekte aus entsprechen. Der 1. Weg ist offenbar der häufigere. Dafür spricht der Befund von Spirochäten im „Gefäßlumen" und die Bevorzugung der Leber als Ansiedlungsort. Der 2. Weg über die Lymphspalten der Nabelschnurgefäße ist aber sicher nach *H. Rietschel* auch nicht selten und darin wird er recht haben. Syphilitische Infiltrationen bzw. extravasale Spirochätenbefunde in der Nabelschnur sind wiederholt nachgewiesen worden (*O. Thomsen, E. Hoffmann, Manouélian* u. v. a.). Es wird dann für das Zustandekommen einer Infektion davon abhängen, wie weit die Wanderung der Erreger in der Nabelschnur vorgedrungen ist, d. h. ob sie so weit gediehen ist, daß es noch zu einer Infektion des Kindes gekommen ist, oder ob diese gerade noch im plazentaren Teile der Nabelschnur steckengeblieben ist.

Wenn wir heute die S. mit dem Vorhandensein lebender Spirochäten identifizieren und die vielfachen Möglichkeiten der Wanderungen und Wucherungen und Nestbildungen im Körper in Betracht ziehen, so wird es immer klarer, daß die alten Vorstellungen aus der Vor-Spirochätenzeit aufzugeben sind. Es ist an der Zeit, an ihre Stelle das Ergebnis weiterer pathologisch-anatomischer Forschungen zu setzen, die sich auf den Befund von Spirochäten in Geweben und ihren Flüssigkeiten, auf serologische Untersuchungen und experimentelle Überimpfungen auf Tiere zu stützen haben.

Syphilis-Zwillinge.

Die Beobachtung, daß unter Zwillingen syphilitischer Mütter der eine früher an S. erkrankt als der andere oder überhaupt durch Jahre hindurch klinisch und serologisch gesund bleibt, hat zu vielen Erörterungen Anlaß gegeben. Solche Berichte liegen in großer Zahl vor. (Lehrbücher für Geschlechtskrankheiten, z. B. *Finger*, dann *J. Kassel, H. Finkelstein, Grete Singer* u. a.) Die Frage ist mit den heutigen Untersuchungsmethoden verhältnismäßig einfach geworden, und es ist immer zu berücksichtigen, daß die Übertragung der S. nicht obligatorisch, sondern nur fakultativ ist, abhängig von den Wegen der Spirochäten im Körper.

Zuerst einmal werden eineiige Zwillinge (gemeinsame Plazenta), wenn die Infektion auf dem Blutwege erfolgt, gleichzeitig angesteckt werden. Es ist aber dabei nicht nötig, daß die Infektion in gleicher Weise massiv ist, so daß der eine Zwilling früher und stärker erkranken kann als der andere. Handelt es sich um eine Infektion auf dem Lymphwege, so können die Spirochäten in der einen Nabelschnur bis zum Kinde vorwärts gewandert sein und es angesteckt haben, während sie in der anderen Nabelschnur nicht so weit vorgedrungen sind, und das Kind so syphilisfrei bleibt. Bei zweieiigen Zwillingen (doppelte Plazenta) ist die Verschiedenheit in der Massigkeit der Infektion noch viel mehr gegeben (*H. Rietschel*). Es ist durchaus möglich, daß der eine Zwilling syphilisfrei bleibt, wenn z. B. an der Haftstelle seiner Plazenta Spirochäten nicht vorhanden sind. Erst recht kann der eine Zwilling von der Infektion verschont bleiben, wenn die Übertragung auf dem Lymphwege erfolgt. So ist es nicht erstaunlich, wenn bei einem Zwillingspaar das eine Kind syphilitisch ist, und das andere nicht oder sehr viel später erkrankt.

C. Die Übertragung auf die zweite Generation.

Es ist heute nicht zu bestreiten, daß sie durchaus möglich ist. Es liegt eine Reihe von genauen Beobachtungen vor, die durch unsere neuen besseren Untersuchungsmöglichkeiten gut gestützt sind, so von *Finger*, *Ed. Fournier*, *Nonne*, *Iggersheimer*, *Bergrath*, *Sonnenburg*, *H. Rietschel* u. a. Dabei ist es sehr wünschenswert, die verschiedene Ausdrucksweise der Autoren — der eine spricht von 2., der andere von 3. Generation, und beide meinen die gleiche Generation —, mit *H. Rietschel* dahin klarzustellen, daß allgemein von einer „Übertragung der a. S. auf die 2. Generation" gesprochen wird, wobei die Großmutter an einer erworbenen, die Mutter (1. Generation) und das Enkelkind (2. Generation) an einer a. S. leiden.

Übertragung auf 2. Generation.

Natürlich ist strenge Kritik erforderlich, besonders muß die a. S. der Mutter einwandfrei feststehen. *Finger* und auch *Ed. Fournier* haben sehr genaue Forderungen für die Diagnose einer solchen Übertragung auf die 2. Generation aufgestellt (s. *Rietschel*, Handbuch „*J. Jadassohn*", Bd. 19, 1927). Es ist durchaus möglich (auch theoretisch), daß eine Mutter mit a. S. trotz guter Behandlung Spirochätennester in ihrem Körper bis zu ihrer Verheiratung beherbergt, und daß dann während der Schwangerschaft Spirochäten auf ihr Kind (2. Generation) durch die Plazenta übergehen. Es ist immer wieder zu betonen, daß Spirochäten in ihren Schlupfwinkeln Jahrzehnte hindurch lebendig bleiben können. Schließlich ist es theoretisch auch nicht von der Hand zu weisen, daß der Enkel seine a. S. auch noch auf eine weitere Generation (also die 3.) überträgt. Im großen und ganzen ist aber die Übertragung auf die 2. Generation ein zwar wissenschaftlich interessantes Problem, aber praktisch von untergeordneter Bedeutung.

D. Zeit der Übertragung im Mutterleibe.

Die wichtigste Erkenntnis war, daß die Spirochäten nicht vor dem 5. Schwangerschaftsmonate auf den Fetus übergehen (s. *Thomsen* u. a.). Dann aber setzt die Überwanderung von Spirochäten durch die Plazenta ein. Nach *Trinchese* und neuerdings *Hornung* stammen die meisten syphilitischen Totgeburten aus dem 7.—8. Schwangerschaftsmonate.

Die auffallende Tatsache, daß sich die S. bei einem Teil der Kinder erst einige Wochen nach der Geburt manifestiert, hat zu Meinungsverschiedenheiten über den Infektionsmodus geführt. *H. Rietschel* hat seinerzeit angenommen, daß bei oder gleich nach der Losreißung der Plazenta eine Vermischung von mütterlichem und kindlichem Blut stattfinde, und daß zu diesem Zeitpunkte unter dem starken Einflusse der Wehentätigkeit und Druckschwankungen im plazentaren Kreislauf die Infektion dieser Kinder stattfinde. Dieser Auffassung ist besonders von *Klaften* widersprochen worden. Dieser Autor verlegt den Zeitpunkt der Infektion für die Mehrzahl der Fälle in die Zeit dicht vor der oder während der Geburt

Zeitpunkt der S.-Übertragung im Mutterleibe.

bei noch intakter Haftung der Plazenta. Praktisch wichtig ist nur, daß während der Geburt der Übertritt bei den Kindern erfolgt, die eine Latenzzeit der S. durchmachen, und in dieser Fassung hat der Standpunkt von *Rietschel* viel für sich. Jedenfalls spricht dieser späte Übergang der Spirochäten auf das Kind für den außerordentlich sicheren Schutz der Plazenta, den sie für das Kind bedeutet, obgleich sie doch Spirochäten enthält. Andererseits tritt dadurch die Notwendigkeit der Präventivbehandlung der schwangeren Frauen deutlich hervor, um die Plazentarsyphilis zu vermeiden.

Über das zeitliche Auftreten der S. nach der Geburt berichtet *Erwin Müller*, daß die Mehrzahl der Kinder in der 6.—8. Woche erkrankt (nach *Lange* in der 4.—6. Woche).

Je früher der Übertritt der Spirochäten stattfindet, und je schwerer die mütterliche S. ist, desto stärker wird auch das Kind erkranken.

E. Die Verbreitung der angeborenen Syphilis.

Für ihre Beurteilung ist es wichtig, zuerst die Häufigkeit der S. bei schwangeren Frauen kennenzulernen. Die zahlreichen großen Statistiken der geburtshilflichen Abteilungen in den Frauenkliniken geben uns hier einen gewissen Aufschluß. Sie sind an dem gesamten Material der aufgenommenen Schwangeren gewonnen und stellen so bis zu einem gewissen Grade einen Ausschnitt aus der Gesamtheit der unteren Bevölkerungsklassen dar. Als Ergebnis vieler solcher Statistiken kann bezeichnet werden, daß etwa 5% dieser Frauen syphilitisch infiziert sind (*E. Philipp*). Für Berlin betrug der Wert 5,5% (gewonnen an mehreren tausenden von Frauen), in Wien nach *E. Klaften* sogar 6,5% und in Kopenhagen nach *Boas* und *Gammeltoft* 5,2%. Wenn weiterhin auf Grund älterer Statistiken anzunehmen ist, daß 80% der Nachkommen unbehandelter syphilitischer Frauen krank sind, so läßt sich folgende Rechnung aufstellen: Bei einer Million Geburten sind 50000 syphilitische Frauen beteiligt, von denen etwa 40000 syphilitische Früchte geboren werden. Dabei ist allerdings zu berücksichtigen, daß unter diesen Früchten alle totgeborenen und kurz nach der Geburt verstorbenen Kinder einbegriffen sind.

Dieser hohe Wert entspricht allerdings noch z. T. den alten Verhältnissen mit ihrer mangelhaften Behandlung der erworbenen S.

Über die Verluste an Kindern durch Totgeburten auf syphilitischer Grundlage ist wenig bekannt, und die vorhandenen Angaben schwanken bedeutend. *Buschke* veranschlagt z. B. die Zahl dieser Totgeburten in Deutschland auf 20—25 000 im Jahr, während *Baisch* die Zahl der jährlich in Deutschland geborenen syphilitischen mazerierten Früchte auf 12 000 einschätzt. Verbreitung der Syphilis.

Über die Zahl der syphilitischen Kinder, die am Leben bleiben und z. B. bei der Reichszählung der Geschlechtskranken im Jahre 1927 erfaßt wurden, läßt sich sagen, daß mit einem Jahreszugang von rund 7500 Kindern mit a. S. im Deutschen Reiche zu rechnen ist. Weitere Angaben über die Morbidität an S. fehlen, da diese Krankheit nicht anzeigepflichtig ist.

Dagegen besitzen wir eine Reihe von Statistiken, die uns darüber Aufschluß geben, wieviel Syphilitiker sich unter den überhaupt in Kinderkliniken, Krankenhäusern und Kinderheimen aller Art aufgenommenen Kindern befinden. *Pfaundler* hat eine Reihe von solchen Statistiken gesammelt. So beläuft sich in München der Wert auf 2,7% der Patienten. *J. Cassel* fand in den Berliner Säuglingsfürsorgestellen in den Jahren 1909 bis 1924 unter etwa 51000 Säuglingen 1,2% syphilitische Kinder, *Neumann*-Berlin 2—4% und *Steinert* und *Flusser* in Prag 2,3%. Die Werte dieser beiden Autoren verdienen besondere Würdigung, weil sie an dem großen Material der Prager Landesfindelanstalt gewonnen sind, an Kindern einer gemischten ländlichen und großstädtischen Bevölkerung, die viele Monate beobachtet werden konnten. Im großen und ganzen wird unter diesen Verhältnissen mit einem Durchschnittswert von 2—4% zu rechnen sein.

Die französischen Werte sind wesentlich höher. *Marfan* und *Péhu* geben einen Wert von 30% an und *Lemaire* einen solchen von 20%. *Leredde* schätzt die Zahl der in Frankreich lebenden Kinder mit a. S. auf eine Million und glaubt, daß in Frankreich jährlich etwa 150000 syphilitische Kinder geboren werden. Auch in England sind die entsprechenden Werte höher als bei uns. So stellte *Browning* z. B. am Material des Glasgower Kinderhospitals eine Beteiligung der a. S. mit 10% fest (siehe *Findlay*).

Die Zahl der unehelichen ist unter den Kindern mit a. S. kaum größer als die der ehelichen. *Neumann* und *Oberwarth* berechneten 3,43 uneheliche und 2,8% eheliche Säuglinge, und *Gralka* hat in den letzten Jahren sogar viel mehr eheliche (73,41%) als uneheliche Säuglinge gezählt.

II. Die Klinik der angeborenen Syphilis.

A. Einleitung.

Eine neuzeitliche Darstellung der klinischen Erscheinungen hat zu berücksichtigen, daß die a. S. sowohl rein zahlenmäßig als auch mit Bezug auf die Schwere ihrer Erscheinungen während der letzten Jahre wesentlich zurückgegangen ist. Die Behandlung der Erwachsenen-S. mit Neosalvarsan hat ihre Infektiosität in der Allgemeinheit stark vermindert (*Jadassohn* u. a.). Dazu hat die Präventivbehandlung der schwangeren Frauen mit S. und die der syphilisgefährdeten Neugeborenen immer mehr an Ausdehnung gewonnen und gleichfalls die Verbreitung der Syphilis bei den Säuglingen stark eingedämmt. Schließlich hat es unsere moderne Intensivbehandlung der Säuglings-S. erreicht, daß die frischen syphilitischen Erscheinungen heute schnell zurückgehen, um nicht wiederzukehren. Die frühere Rezidivperiode im 2. bis 4. Lebensjahre und auch die Spätform bei den älteren Kindern sind heute mehr oder weniger (abhängig von der Behandlungsform) verschwunden. So ist das früher so vielgestaltige Krankheitsbild der a. S., das sich in seinen verschiedenen Erscheinungsformen über das ganze Kindesalter, und noch darüber hinaus, erstreckte, stark verblaßt. Natürlich sehen wir heute noch Säuglinge mit schwerer, rezenter, auch viszeraler S., aber nur, wer noch die durch die alte Behandlungsweise wenig beeinflußte Syphilis der Vor-Salvarsanzeit selbst mit erlebt hat, wird noch imstande sein, das alte Gesamtbild der a. S. auf Grund persönlicher Erfahrungen aus seiner Erinnerung heraus zeichnen zu können. Es ist zu hoffen, daß die a. S. immer mehr zu einer reinen „Säuglingskrankheit" herabgedrückt wird.

Klinik.

Wir sind beim Kinde gleich von vornherein in der unangenehmen Lage, biologisch betrachtet, immer dem sogenannten Nach-Wassermann-stadium gegenüber zu stehen, das sich morphologisch bereits durch die

Niederlassung der Erreger in den Geweben und serologisch durch die positive WaR. dokumentiert.

Durch die Infektion des Kindes auf dem Blutwege über den Mutterkuchen erhält die a. S. ihr Sondergesicht, das viel ernster aussieht, als das der erworbenen. Der Fetus steht dieser embolischen Spirochätenüberschwemmung schutzlos gegenüber, während der Erwachsene dadurch, daß die Erreger überwiegend häufig durch die Haut in den Körper eindringen, sich der Bildung von Schutzstoffen in diesem immunisatorisch wichtigen Organ erfreut, die das Kind entbehren muß. Auch auf dem Wege von der Haut aus über die Lymphbahnen und -drüsen begegnet der nur langsam vorschreitende Erreger vielen natürlichen immunisatorischen Hemmungen durch die Gewebszellen aller Art. Alle diese Hemmnisse fallen beim Kinde fort. Das spirochätenhaltige Blut der Mutter infiziert sozusagen mit einem Schlage mehr oder weniger alle Organe des Kindes und besonders auch die inneren. Es ist bekannt, daß bei den früh abgestorbenen Kindern die inneren Organe Reinkulturen von Spirochäten aufweisen können.

Angeborene Syphilis schwerere Erkrankung als erworbene.

So trifft auch die Einteilung der erworbenen S. in ein primäres, sekundäres und tertiäres Stadium für die a. S. nicht zu. Gleich beim ersten Auftreten der S. finden sich auch Erscheinungen des sekundären Stadiums vor.

Es ist vielfach üblich, bei der Darstellung des Krankheitsbildes der a. S. zwischen der fetalen und der des Säuglings im engeren Sinne zu unterscheiden. Diese Gepflogenheit hat eigentlich keine Berechtigung, weil es sich doch nur um graduelle und zeitliche Verschiedenheiten der gleichen Krankheit handelt. Dann ist auch der Übergang zwischen beiden Formen ein so fließender, daß eine Trennung willkürlich erscheint. Für den Praktiker hat eigentlich nur die sogenannte Säuglingssyphilis Bedeutung, denn die wenigen Kinder mit sogenannter fetaler S., die gerade noch lebend zur Welt kommen, sterben fast immer schnell, bevor noch eine Behandlung einsetzen kann.

Die a. S. verläuft nicht geradlinig auf stetem Wege zur Höhe der Erkrankung, um dann wieder abzufallen, sondern gewissermaßen in Schüben, so daß sich, bis zu einem gewissen Grade, klinisch drei Entwicklungsperioden oder Etappen unterscheiden lassen, zwischen denen ein mehr oder weniger fest innegehaltener Stillstand im Auftreten der manifesten Erscheinungen zu verzeichnen ist.

Die 1. Periode umfaßt die frische S. des Säuglings, sei es, daß sie gleich bei der Geburt Erscheinungen darbietet, sei es, daß sie erst nach Wochen oder Monaten manifest wird.

In der 2. Periode kann es hauptsächlich infolge der unzureichenden Behandlung der Säuglingssyphilis zu stark ansteckenden Rezidiven kommen. Diese sogenannte Rezidivperiode erstreckt sich im allgemeinen auf das 2.—4. Lebensjahr. Unter der dann erneut einsetzenden Behandlung klingen die Erscheinungen wieder ab.

Entwicklungsperioden der Syphilis.

Im späteren Kindesalter setzt dann die 3. Periode mit den sogenannten Spätformen der angeborenen S. ein, die der tertiären Form der Erwachsenen ähnlich sind. Sie sind auch, wie diese, wenig ansteckend und deshalb wenig gefährlich für die Umgebung des Kindes.

In diese gewissermaßen das ganze Kindesalter umfassende Entwicklung hat nun die moderne Intensivbehandlung insofern stark hemmend eingegriffen, daß die Rezidivperiode und auch die Spätformen nahezu ganz verschwunden oder wenigstens stark zurückgetreten sind. Besonders trifft das für die somatischen Erscheinungen zu, während wir die intellektuellen Schäden durch unsere Behandlung noch nicht in gleicher Weise günstig beeinflussen können. Es bleiben noch immer Defekte seelischer bzw. geistiger Art zurück, die unsere Sorge bilden.

Der Verlauf der a. S. beginnt mit der Infektion des Fetus im Mutterleibe und endet erst im späten Kindesalter, wenn sich die Spirochäten nicht noch bis in das Erwachsenenalter hinein im Körper lebendig erhalten. Für die Entwicklungszeit im Mutterleibe ist es charakteristisch, daß die inneren Organe und z. T. die Knochen Hauptsitz der syphilitischen Veränderungen bilden. Das erklärt sich, wie erwähnt, hauptsächlich durch die Infektion auf dem Blutwege, die ihren Weg über die Leber in den kindlichen Körper hinein nimmt. Erfahrungsgemäß erliegt eine große Zahl von Leibesfrüchten dieser Infektion, und die Aborte nach dem 5. Schwangerschaftsmonat sind bekanntlich immer sehr verdächtig auf S.

Bei den lebend zur Welt gekommenen Kindern mit a. S. findet sich oft ein bemerkenswerter Gegensatz mit Bezug auf die Manifestation ihrer Syphiliserscheinungen. Zuerst einmal sind die Kinder erwähnenswert, die mit schweren viszeralen Symptomen zur Welt kommen, während die Haut- und Schleimhauterkrankungen wenig ausgebildet sind. Das sind die Kinder, bei denen *Otto Heubner* sehr treffend von einem Hineinragen der fetalen S. in das Säuglingsalter gesprochen hat. Bei einer weiteren Gruppe von Kindern überwiegen schon mehr parietale Erscheinungen. Sie werden mit einer syphilitischen Koryza oder einem Pemphigus oder mit Knochenerscheinungen geboren, oder diese Symptome treten bald nach der Geburt hervor. Es finden sich aber doch fließende Übergänge im Auftreten der Erscheinungen, so daß eine scharfe Trennung willkürlich erscheint. Sind die ersteren Kinder kaum jemals lebensfähig, so gelingt es bei den letzteren doch öfters einen Teil am Leben zu erhalten, besonders wenn sich die äußeren Erscheinungen nur wenig mit solchen an den inneren Organen kombinieren. Prognostisch am günstigsten gestellt sind schließlich die Kinder, die mehr oder weniger symptomfrei geboren werden, und bei denen erst nach einigen Wochen Hauterscheinungen, und zwar besonders in Form eines papulösen Exanthems auftreten. Bei diesen Kindern sind die inneren Organe mehr oder weniger frei von S., nur ein geringer Milztumor spricht für ihre Mitbeteiligung. Immerhin ist der Unterschied doch so eindrucksvoll, daß wir klinisch von einem Gegensatz der Kinder mit viszeraler und parietaler S. zu sprechen gewöhnt sind. Diese Kinder bilden gewissermaßen das letzte Glied der Kette mit Hauterscheinungen, die von der fetalen S. zu ihnen hinführt. Sie bilden eigentlich das Hauptkontingent der Syphilissäuglinge, die für den Praktiker wichtig sind, weil bei ihnen eine schnell einsetzende und intensiv durchgeführte Behandlung einen guten Dauererfolg verspricht.

Über den Zeitpunkt des Auftretens der ersten Erscheinungen gibt *Kassowitz* folgende Zahlen an: 1. Monat 54%, 2. Monat 28%, 3. Monat 9% und 4. Monat 4%. Noch genauer sind die von *Heinrich Finkelstein* angegebenen Daten über 56 seit der Geburt beobachtete Kinder: 1.—3. Tag 6; 4.—7. Tag 5; 2. Woche 4; 3. Woche 5; 4. Woche 11; 5. Woche 6; 6. Woche 4; 7. Woche 8; 8. Woche 9; 9. Woche 1; 10. Woche 2 Kinder und in der 11. und 13. Woche und im 4. Monate je 1 Kind.

B. Allgemeine Erscheinungen.

Die Allgemeinerscheinungen der a. S. treten beim Säugling nur wenig scharf hervor. Am bemerkenswertesten ist wohl eine eigentümliche Blässe der Haut, besonders im Gesicht, die sich von der bei Anämien aller Art durch ihren bräunlichgelben oder auch grauen Unterton unterscheidet. Sie ist nicht gerade zutreffend mit der Farbe von dünnem Milchkaffee verglichen worden.

Dann ist immer an S. zu denken, wenn das Allgemeinbefinden durch starkes Unbehagen und auffällige Unruhe, besonders nachts, dauernd gestört erscheint, ohne daß sich eine Erklärung für diese krankhafte Erregtheit finden läßt. Sie kann sich bis zu Krämpfen steigern, die auch einmal einen unglücklichen Ausgang nehmen können. Es ist wahrscheinlich, daß diese Unruhe und Erregtheit mit Druckerscheinungen auf der Grundlage von serösen Ausschwitzungen der Hirnhäute (geringfügiger Hydrozephalus) zusammenhängt oder auch mit solchen auf der Basis von periostitischen Wucherungen an der inneren Schädelkapsel.

Ein weiterer Grund, die Diagnose „Syphilis" zu erwägen, kann ein mangelhaftes Gedeihen eines Kindes bilden, das auch gelegentlich mit chronischen Verdauungsstörungen verknüpft sein kann. Keine Ernährungsänderung, auch nicht der Übergang zur Ammenmilch bringt die Wendung zur Besserung. Das Gewicht steigt nicht an, ja es nimmt, zumeist nur langsam, aber doch stetig ab, und der allgemeine Zustand des Kindes fängt an Besorgnis zu erwecken. Zunehmende Mattigkeit und ein nicht zu behebender Appetitmangel vermehren den Verdacht, daß ein tieferer Grund für das Nichtgedeihen des Säuglings vorliegen müsse. Das Krankheitsbild ist klinisch das einer schweren Dystrophie (mit einem septischen Einschlag), gelegentlich auch das einer Atrophie, bis endlich äußerlich wahrnehmbare S.-Erscheinungen die Entscheidung bringen, wenn nicht der kundige Arzt schon vorher durch die WaR.-Prüfung die Ursache der unaufhaltsamen Dystrophie aufgeklärt hat. Die Säuglinge können entweder langsam, aber unaufhaltsam sozusagen auslöschen, oder sie erliegen ihrer Spirochäteninfektion unter dem Krankheitsbilde einer schweren allgemeinen Sepsis, die gelegentlich auch einen hämorrhagischen Charakter annehmen kann.

Allgemeinerscheinungen.

Der schwere Zustand macht durchaus den Eindruck einer Entwicklungshemmung, und da mit Wachstum und Entwicklung die inneren Drüsen (Verdauungsdrüsen und besonders auch die endokrinen) eng verknüpft sind, so liegt es nahe, bei diesen Kindern an eine Drüsenstörung auf der Grundlage anatomischer Veränderungen zu denken, aber es ist schwierig und zumeist unmöglich, während des Lebens klinische Erscheinungen mit solchen mutmaßlichen Veränderungen in den Drüsen in Beziehung zu bringen. Nur selten bringt auch die Autopsie Klarheit.

Das S.-Fieber ist wenig charakteristisch. Es kann bei Kindern mit frischer S. auftreten, aber die Mehrzahl bleibt doch dauernd fieberfrei. Die Temperaturen schwanken um 38° herum. Höhere Grade deuten zumeist auf Komplikationen, wie Bronchitiden, Pneumonien oder Pyurien hin.

So sind die Allgemeinerscheinungen undeutlich, immerhin sind sie doch öfters geeignet, einen Verdacht zu erregen und den Blick des Arztes auf S. hinzulenken, besonders wenn ein Kind trotz guter Pflege und Ernährung nicht gedeihen will. So erscheinen sie vielleicht, klinisch-diagnostisch betrachtet, wichtiger als die gut bekannten und sinnfälligen manifesten Symptome.

Der Wechsel in der Form der S.-Erscheinungen von der viszeralen zu der parietalen ist bemerkenswert. *Pfaundler* meint, daß die Ablenkung vielleicht verständlich wird, einmal durch die Affinität des Luesgiftes zu Stellen höchster Aktivität der Gewebe und dann durch die wachsende funktionelle Inanspruchnahme der äußeren Körperdecken während der ersten Monate nach der Geburt.

C. Die besonderen Erscheinungen.

Die besonderen klinischen Erscheinungen der a. S. sind, wie schon erwähnt, während der letzten Jahre stark zurückgegangen. Am häufigsten sieht der Arzt noch das mehr oder weniger erscheinungsreiche Krankheitsbild der frischen Säuglingssyphilis, wenn auch selbst diese zumeist in milder Form. Dann setzt unsere moderne Behandlung ein und die Erscheinungen gehen zurück, um nicht mehr wiederzukehren. Die Säuglingssyphilis ist heute mehr denn je in den Vordergrund des ärztlichen Interesses gerückt.

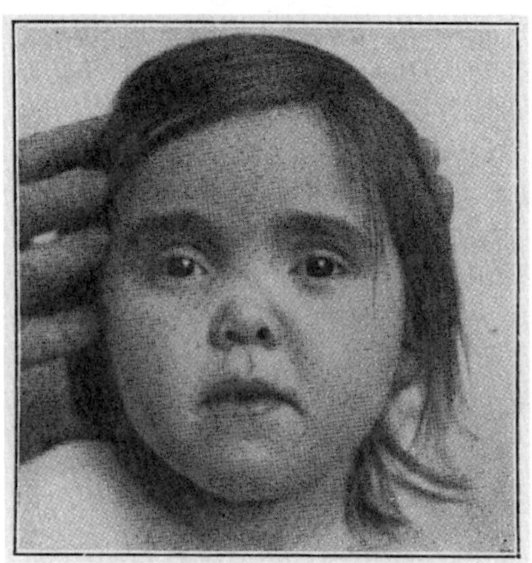

Fig. 237.
Luetische Sattelnase.
(Kinderklinik München, Prof. *von Pfaundler.*)

1. Die Erscheinungen an den Schleimhäuten.

Klinisch tritt zumeist der syphilit. Schnupfen, die Koryza-syph. zuerst in Erscheinung. Er ist nicht zu selten angeboren oder entwickelt sich als Frühsymptom vor den Hauterscheinungen. Er pflegt auch den Eltern zuerst und fast immer aufzufallen. Von dem gewöhnlichen, katarrhalischen Schnupfen unterscheidet er sich meist dadurch, daß er gering und zähe (gelegentlich auch blutig) ist, weil er auf der Grundlage einer mehr trocknen Schwellung der Nasenschleimhaut entsteht. Das ist auch der Grund für das eigentümliche Schnüffeln der Kinder bei der Nasenatmung (besonders deutlich bei geschlossenem Mund). Später kann auch einmal ein eitriger oder blutigeitriger Ausfluß das trockne, zähe Exkret ablösen. Dieser Umschwung ist zumeist die Folge einer sekundären, pyogenen Infektion. Dann kann die Unterscheidung gegenüber dem Ausflusse bei Nasendiphtherie diagnostisch Schwierigkeiten bereiten. Auch örtliche Hautreizerscheinungen in der Umgebung der Nasenlöcher (Oberlippen) gesellen sich hinzu und Infiltrationen und Einrisse der Haut und Geschwürbildungen komplizieren das Bild.

Schleimhauterscheinungen.

Geht die Schleimhauterkrankung in die Tiefe, so kann das Knorpel- und Knochengerüst der Nase in Mitleidenschaft gezogen werden. Dann kommt es unter Umständen zu einer mehr oder weniger hochgradigen Zerstörung der Nasenknochen, die sich äußerlich als syphilitische Stups-

oder „Stumpf- oder Sattelnase“ offenbart. Hochgradige bleibende Zerstörungen sind meist die Folge einer solchen tiefgreifenden Rhinitis, die schon im Fetalleben eingesetzt haben kann. Gelegentlich erfolgt der Zusammenbruch des Nasengerüstes so schnell, daß auch eine sofort kräftig einsetzende Behandlung das Verhängnis nicht mehr aufhalten kann. Gelegentlich kann der eitrigblutige Ausfluß über die Nasenhöhle hinaus sich in die Nebenhöhlen ausbreiten und auch die Rachenhöhle ergreifen. Auch Septumperforationen auf syphilitisch-geschwüriger Grundlage sind mehrfach beschrieben worden, wenn sie auch unter dem Einflusse unserer starken Behandlung selten geworden sind.

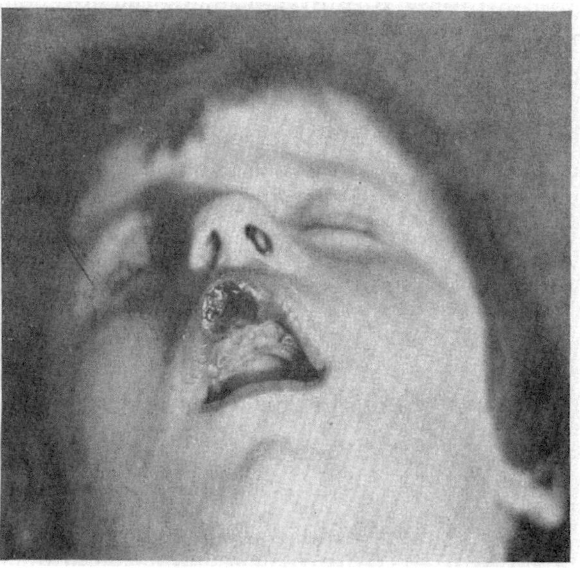

Fig. 238.
Gumma der Oberlippe. Kind im 8. Lebensjahre.
(Universitäts-Kinderklinik Kiel, Prof. *Erich Rominger*.)

In der Rezidivperiode sind die „Plaques muqueuses“ in der Mundhöhle praktisch bemerkenswert. Sie treten als grauweiße, der Grundlage ziemlich fest anhaftende Beläge auf und können, besonders wenn sie auf den Mandeln lokalisiert sind, gelegentlich mit diphtherischen Belägen verwechselt werden.

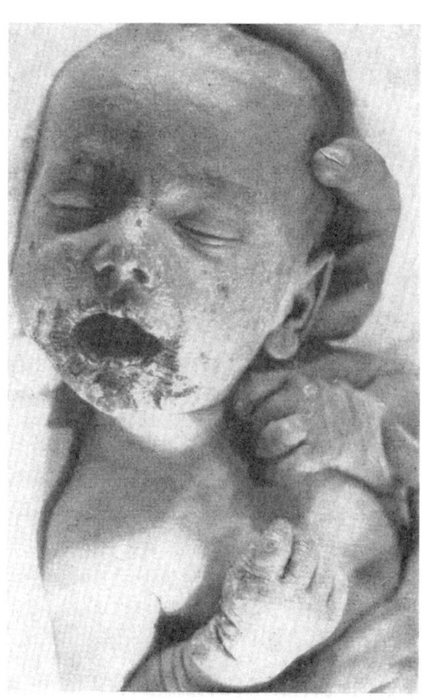

Fig. 239.
Diffuses Syphilid der Mundgegend. Rhagadenbildung. Kind im 2. Lebensmonat.
(Akademische Kinderklinik Düsseldorf, Prof. *Schloßmann*.)

2. Die Erscheinungen auf der Haut.

Sie lassen sich klinisch zwanglos in zwei Formen trennen und zwar in die der diffusen syphilitischen Hautinfiltrationen (*Max Kassowitz* und *Carl Hochsinger*) bzw. des diffusen Syphilids (*R. Mayr*) und in die zirkumskripten Hauteruptionen, wie den Pemphigus und die eigentlichen Exantheme.

Hauterscheinungen.

Das **diffuse Syphilid** steht diagnostisch an Bedeutung der syphilitischen Koryza zur Seite. Es entsteht auf dem Boden der allgemeinen Neigung der a. S. zur kleinzelligen Infiltration der Gewebe. Diese führt zu einer Verdickung und Derbheit der Haut, die sich dem fühlenden Finger zumeist deutlich bemerkbar macht. Es ist gleichfalls ein Frühsymptom unter den syphilitischen Hauterscheinungen und tritt während der ersten Lebenswochen, selten später, auf. Die Farbe dieser infiltrierten Hautstellen ist zumeist dunkelrot mit einem eigentümlichen Stich ins Gelbe oder Braune. Über dem Ganzen liegt zumeist ein deutlicher Glanz (Seide), der diesem Syphilid charakteristisch und diagnostisch wertvoll ist. Die Infiltrationen können sich allmählich über den ganzen Körper ausdehnen, bevorzugen aber doch gewisse Stellen, zum mindesten als Ausgangspunkte, von denen sie sich dann ausbreiten. Solche Stellen sind der Mund und seine Umgebung, die Augenbrauen, die Aftergegend, die Fußsohlen bzw. Handteller und die Nägel.

Diffuses Syphilid.

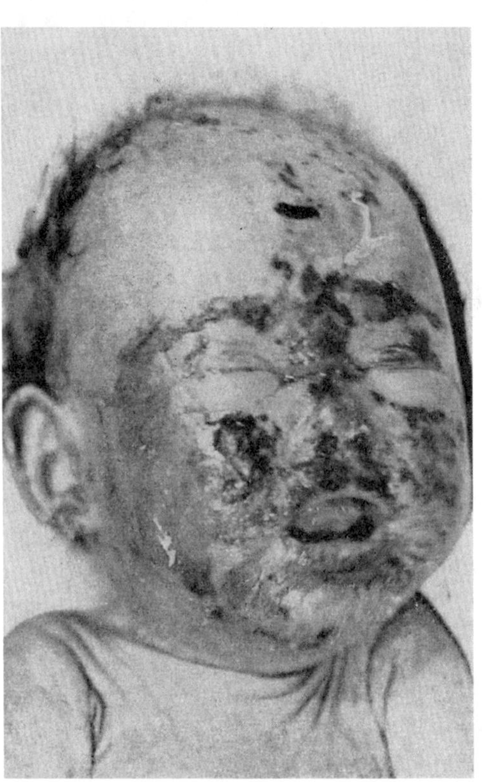

Fig. 240.
Schweres diffuses Syphilid im Gesicht. Kind im 4. Lebensmonat.
(Universitäts-Kinderklinik Kiel, Prof. *Erich Rominger*.)

Die diffus infiltrierte Haut büßt an Elastizität ein, so daß das Gesicht bei stärkerer Ausbreitung der Infiltrationen leicht einen starren Ausdruck (s. Fig. 241) erhält. Sekundär kommt es dann leicht zu Einrissen und zu Ausschwitzung von Serum und weiterhin zu Borkenbildung. Damit ist dem Einbruche banaler Hautinfektionen Tür und Tor geöffnet. Das reine Krankheitsbild wird verändert und für die Diagnose verdunkelt. Besonders dort, wo das unnachgiebig gewordene Gewebe leicht mechanischer Verschiebung ausgesetzt ist (Mund), kommt es zu solchen Verletzungen der Haut (*Moro*). Am Munde entstehen Einrisse (Rhagaden) (s. Fig. 240, 241 u. 244), die in charakteristischer Form strahlenförmig seine Öffnung umgeben und nach der Abheilung jene feinen, weißen Narben hinterlassen, die tief in das Lippenrot hineinragend ein deutliches, bleibendes Stigma der a. S. bilden können. Die Augenbrauen und auch die Lippen sind besonders mit den eigentümlichen Borken bedeckt. Greift der Prozeß auf die behaarte Kopfhaut über, so kann es auf dem Boden der syphilitischen Infiltrationen zu Alopezie kommen, die, im

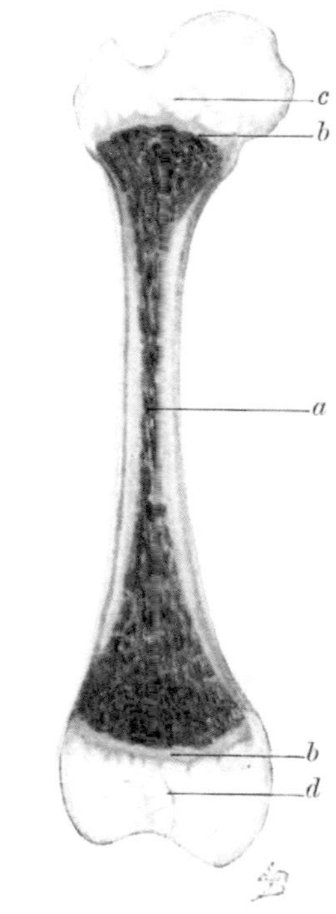

Osteochondritis syphilitica.

Längsschnitt durch den rechten Femur eines 8 Monate alten Fetus. Hintere Hälfte.

a = Schaft, *b* = Osteochondritis syphilitica, *c* = obere Epiphyse, *d* = untere Epiphyse.

(Professor L. Pick, Berlin.)

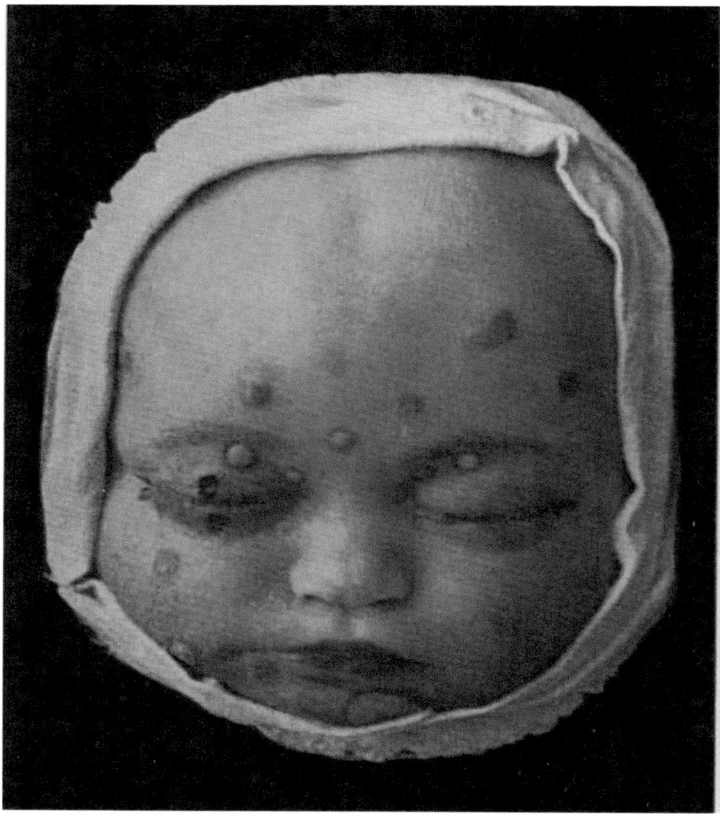

Pemphigus bei Lues congenita.

Nach Moulage des Dresdner Säuglingsheimes Prof. Schlossmann.

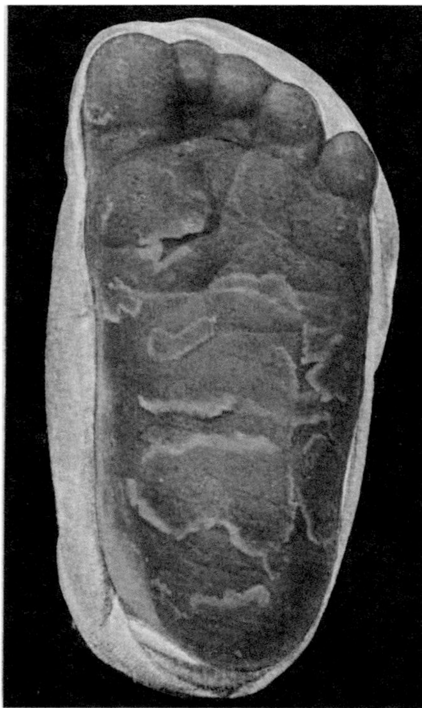

Hautveränderungen der Fußsohle bei Syphilis.

(Atlas Finkelstein, Galewsky, Halberstädter.)

Verlag von F. C. W. Vogel in Leipzig.

Gegensatze zur rachitischen, besonders den vorderen Kopf, auch die Augenbrauen, befällt.

In ähnlicher Form tritt das diffuse Syphilid am After auf und kann hier zu starker entzündlicher Infiltration auf dem oft schon an sich leicht gereizten Boden führen. Es können sich dicke, rundliche Hautwülste mit geschwürigem Zentrum bilden, die in Verbindung mit einer banalen Intertrigo, besonders bei debilen, unterernährten Säuglingen tiefgehende Veränderungen der Haut entstehen lassen. Dann fällt es oft schwer, banale Infiltrationen von solchen spezifischer Natur zu trennen (s. Kapitel „Diagnose").

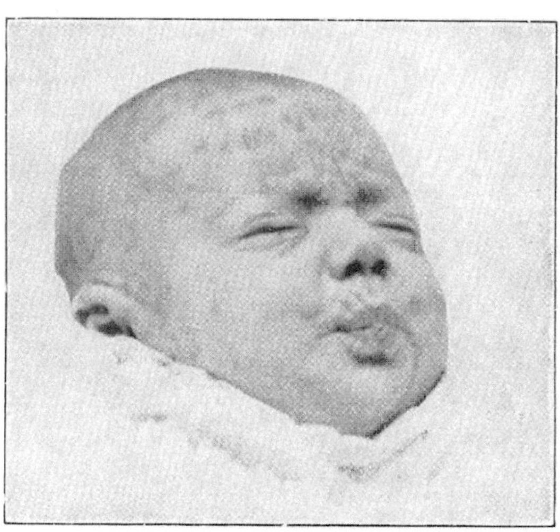

Fig. 241.
Makulöses Syphilid der Gesichtshaut und hochgradige, diffuse Infiltration der Lippensäume, 5 wöchentliches Kind.
(Samml. *Hochsinger*. Erstes öffentl. Kinder-Kranken-Institut.)

Sehr eindrucksvoll ist das diffuse Syphilid an den Fußsohlen, nicht ganz so häufig an den Handtellern. Es gehört gerade an dieser Stelle zu den sichersten Merkmalen, die den Blick des Arztes auf die Diagnose S. hinlenken können. Die Haut der Fußsohlen ist derb, dunkelbraunrot und stellenweise mit kleieförmigen oder auch großen Hautlamellen bedeckt. Auch hier ist es oft schwierig, spezifische von banalen Infiltrationen zu unterscheiden.

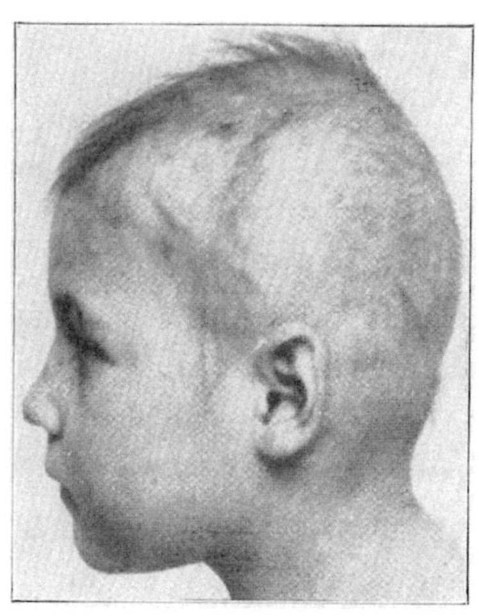

Fig. 242.
Haarausfall bei kongenitaler Lues. 6¾jähriger Knabe.
(Kinderklinik München, Prof. *von Pfaundler*.)

Auf dem Boden des diffusen Syphilids entsteht auch die „Paronychia syphilitica", die syphilitische Nagelbettentzündung. Das Nagelbett ist stark entzündet, geschwollen und meist mit reichlichen gelben oder braunen Borken bedeckt. Der deutlich bräunliche Ton, der über der entzündeten Stelle liegt, fehlt den einfachen Nagelbettentzündungen. Die Nägel werden leicht atrophisch, dünn und zart. Sie zeigen oft feine Streifungen und Querrippen, brechen leicht und können auch ganz ausfallen.

Unter den **disseminierten Exanthemen** nimmt der „Pemphigus syphiliticus" eine Sonderstellung ein (Varicella s. confluens neonatorum nach *H. v. Zeissl*) oder „Pemphigoides Exanthem" (*F. Bering*), weil er einmal entweder angeboren ist oder sehr Exantheme.

frühzeitig in Erscheinung treten kann und dann, weil er öfters mit S. der inneren Organe vergesellschaftet sein kann, was bei den eigentlichen Exanthemen im allgemeinen, wie erwähnt, nicht so oft der Fall ist. Je früher der syphilitische Pemphigus auftritt, desto schlechter ist die Prognose, und angeboren bedeutet er ein sehr ominöses Zeichen für die Lebensaussichten des Kindes, nicht so sehr, weil er an sich gefährlich wäre, sondern wegen seiner Kombination mit viszeraler S. Die Blasen können sich auf den ganzen Körper verstreuen, besitzen aber doch, was gegenüber dem banalen Pemphigus neonatorum wichtig ist, ihre Prädilektionsstellen an den Fußsohlen und Handtellern (wie das diffuse Syphilid). Sie sind zumeist klein, erbsen- bis kirschgroß, scheibenförmig, ziemlich prall und anfangs mit klarem serösem Inhalt gefüllt. Oft werden sie von einem feinen roten Rand eingesäumt. Sie trüben sich aber leicht (Eiterkeime) und werden gelegentlich auch hämorrhagisch. Kleine, pralle Blasen an Fußsohlen und Handtellern sprechen für eine „syphilitische", große, schlaffe, wahllos über den Körper verteilte, mehr für eine „banale" Genese. Im weiteren Verlaufe platzen die Blasen leicht, und es kommt auf der ihrer Hornschicht beraubten Haut zu Substanzdefekten und Geschwüren. Das Sekret trocknet ein, und Krusten bedecken die wunden Stellen. In besonderen Fällen treten pyogene Infektionen hinzu.

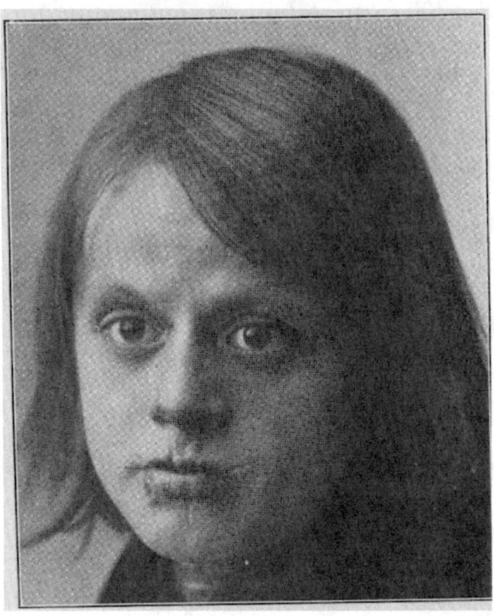

Fig. 243.
Lippennarben bei Lues.
(Kinderkrankenhaus Berlin, Prof. *H. Finkelstein.*)

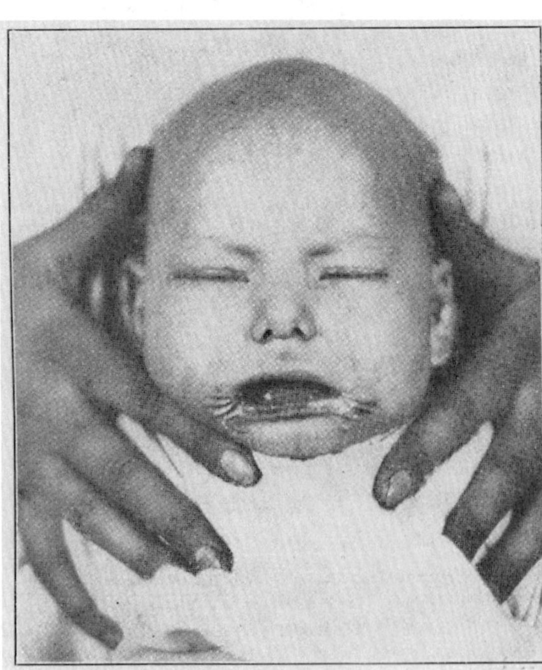

Fig. 244.
Mundrhagaden. 3 monatiges Kind.
(Kinderklinik Düsseldorf, *Schloßmann.*)

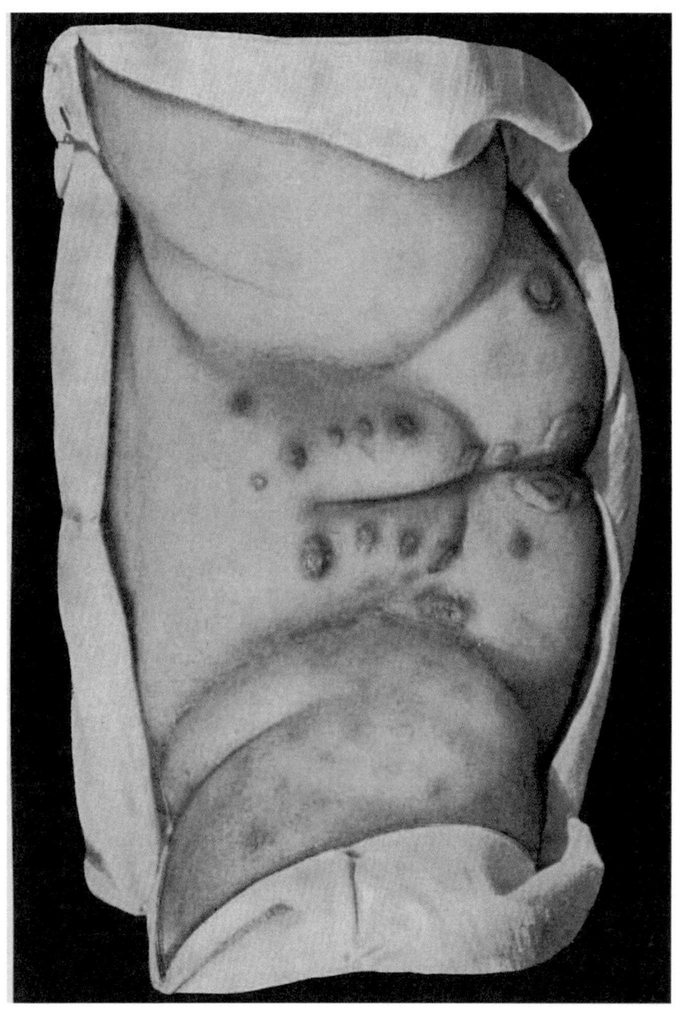

Lues maculo-papulosa et condylomatosa.

(Atlas Finkelstein, Galewsky, Halberstädter.)

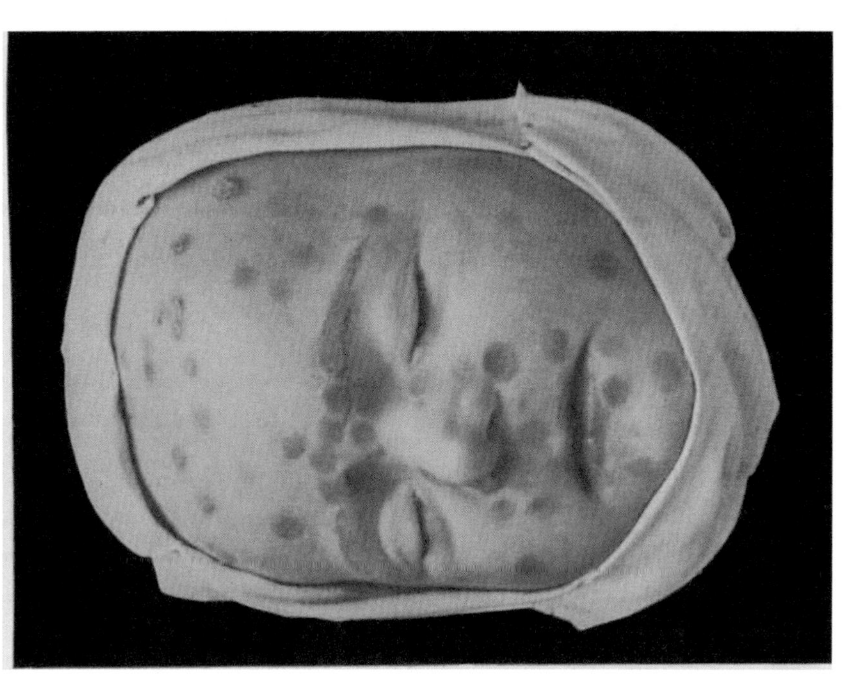

Typisches papulöses Syphilid bei kongenital luetischem Säugling.

Nach Moulage des Dresdner Säuglingsheimes Prof. Schlossmann.

Verlag von F. C. W. Vogel in Leipzig.

mit ihren unangenehmen Allgemeinwirkungen, wenn nicht rechtzeitig die Behandlung einsetzt.

Das **makulöse oder auch makulo-papulöse syphilitische Exanthem** ist aber doch der gewöhnliche Ausschlag beim Säugling, besonders wenn sich die S. erst einige Wochen nach der Geburt dokumentiert, nur selten ist es angeboren. Es entwickelt sich zumeist auf der sonst äußerlich unveränderten Haut oder auch auf dem Boden eines diffusen Syphilids. Das Exanthem bevorzugt das Gesicht (Stirn [Haargrenze], auch das Kinn) und die Gliedmaßen, ist aber auch auf dem ganzen Rumpf zu finden. Die Effloreszenzen stellen anfangs hell- später dunkelrote Flecke dar mit einem deutlich kupfrigem Kolorit. Im allgemeinen ist ihre Form rund und mehr oder weniger scharf gegen die Umgebung abgegrenzt, was sie deutlich gegen andere Exantheme unterscheidet. Allmählich werden sie leicht erhaben. In ausgesprochenen Fällen sind große Flächen des Körpers mit dem sehr charak-

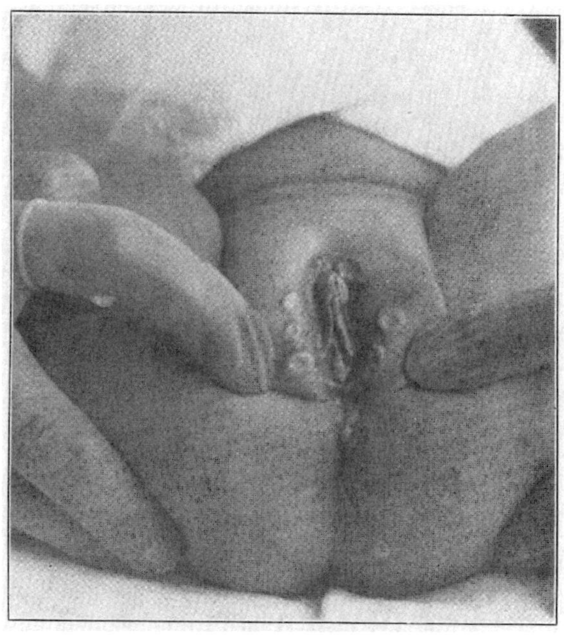

Fig. 245.
Nässende erosive, syph. Geschwüre. 2jähriges Kind, Rezidivperiode.
(Kinderklinik *Schloßmann*, Düsseldorf.)

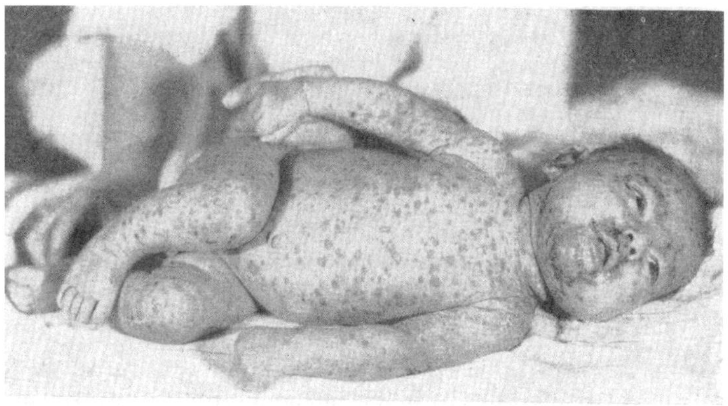

Fig. 246.
Maculo-papulöses Exanthem. Kind im 2. Lebensmonat.
(Akademische Kinderklinik Düsseldorf, Prof. *Schloßmann*.)

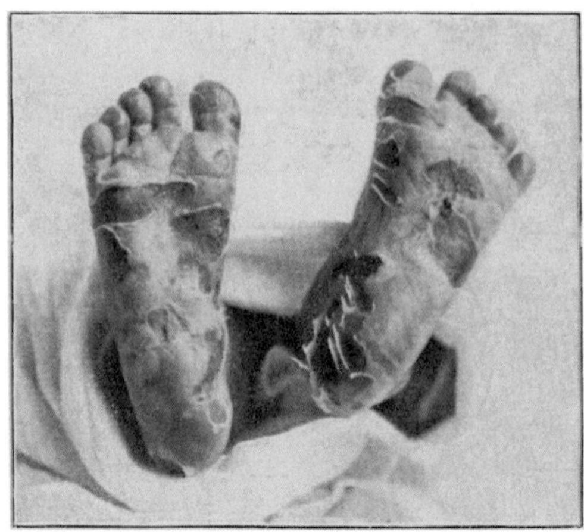

Fig. 247.
Pemphigus syphiliticus neonatorum an den Fußsohlen.
(Grazer Kinderklinik, Prof. *von Pfaundler.*)

teristischen Exanthem bedeckt, in anderen Fällen sind die Erscheinungen nur leicht angedeutet und sehr rasch vorübergehend, so daß sie dem Beobachter entgehen können. Das Exanthem hat mit der Roseola der erworbenen S. nur eine gewisse Ähnlichkeit, ist aber durch seine bräunliche Verfärbung und seine leichte Erhabenheit von dieser verschieden. Oft bedecken sich die Makulae allmählich mit kleinen Schuppen und werden stärker erhaben, so daß sich papulöse oder papulosquamöse Gebilde ent-

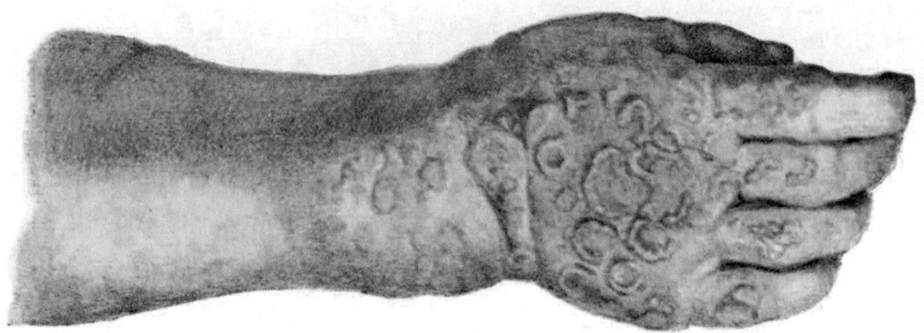

Fig. 248.
Vesikulöses Exanthem, in ringförmig-serpiginöser Anordnung, hauptsächlich Hand- und Fußrücken. Seltene Form. 2 Monate altes Kind.
(Kinderklinik München, Prof. *von Pfaundler.*)

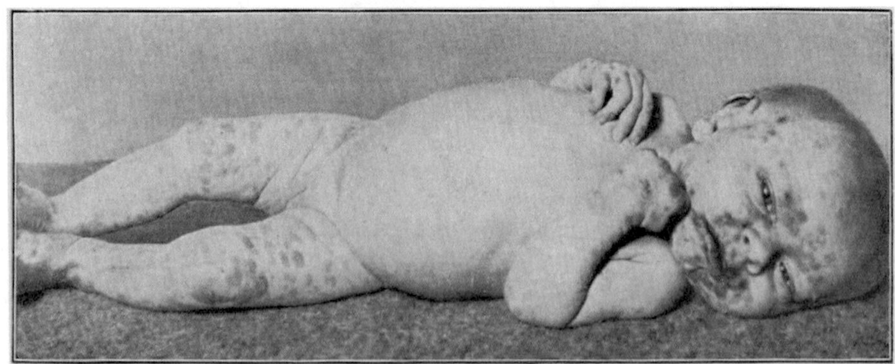

Fig. 249.
Makulo-papulöses Syphilid der Gesichts- und Extremitätenhaut. Stamm frei. Nasenrücken eingesunken. Rhagadische Geschwüre an den infiltrierten Lippensäumen. Myotonia perstans.
(Dresdner Säuglingsheim, Prof. *Schloßmann.*)

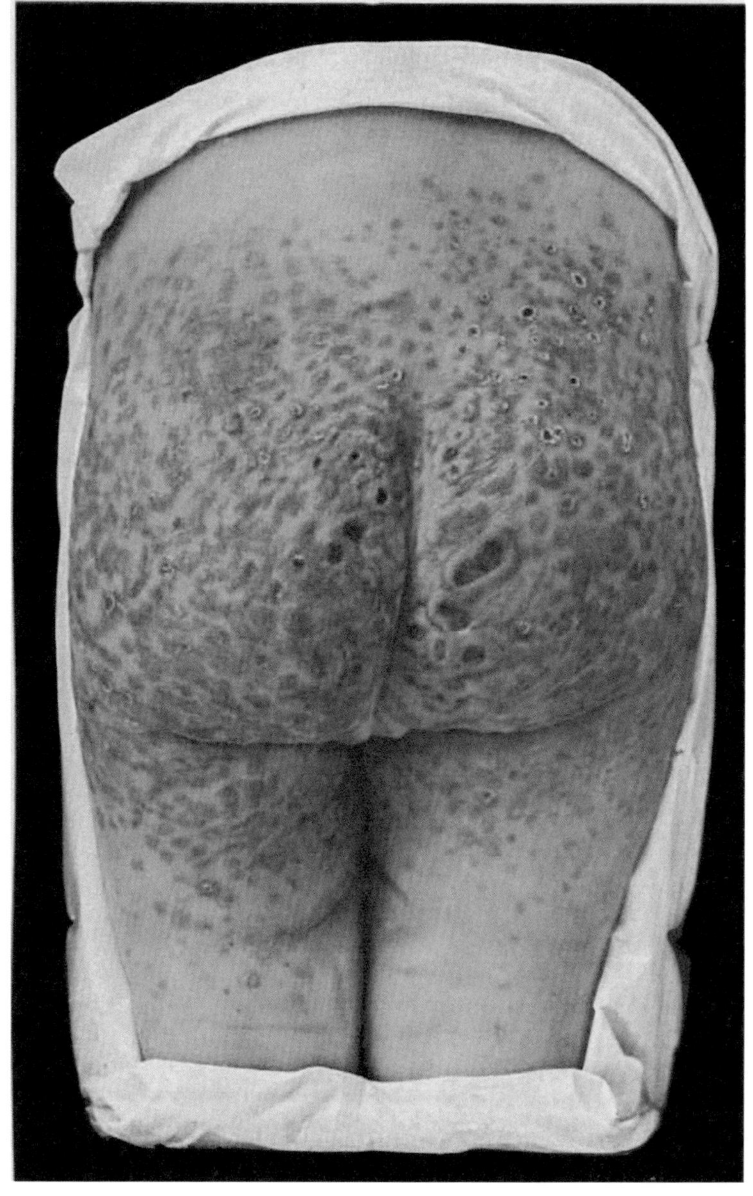

Syphilis congenita. Papulöses Exanthem,
ausschließlich in der Glutealgegend und den angrenzenden Partien
nach unten und oben.

(Klinik Professor Frieboes, Rostock.)

wickeln. Selten bleiben die Papeln klein und gruppieren sich zu miliaren, lichenartigen Aggregaten (Lichen syphiliticus). Die Papeln können auch teilweise untereinander konfluieren. Dann treten flächenartige Infiltrate, Makeln und Papeln nebeneinander auf und bilden sehr eindrucksvolle Hautveränderungen. Öfters kommt es auch zu pustulösen und vesikulösen Formen des Ausschlages (namentlich bei exsudativen Kindern), die sich bei schlechter Heilungstendenz zu mehr oder weniger tiefen rupiaähnlichen Herden verschlimmern können.

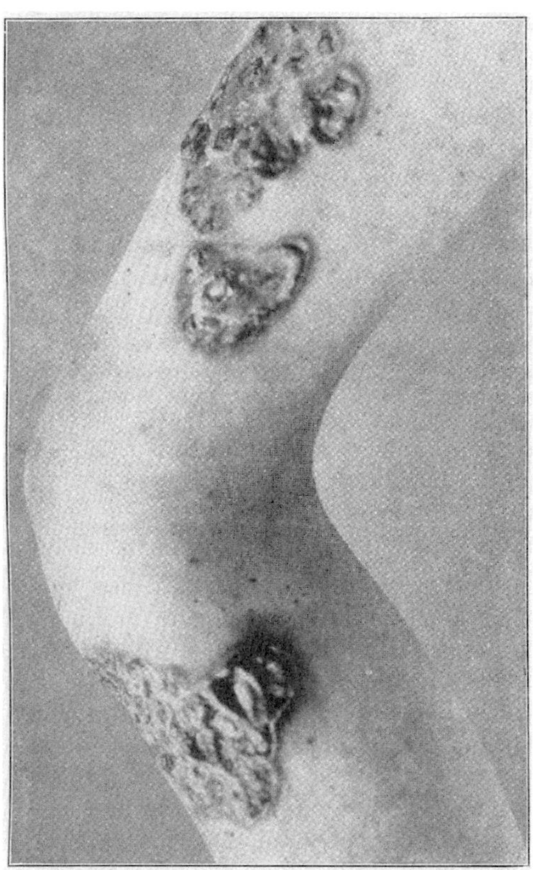

Fig. 250.
Ulzero-serpiginöses Syhilid. 12jähr. Mädchen.
(Kinderkrankenhaus Berlin, Prof. *H. Finkelstein.*)

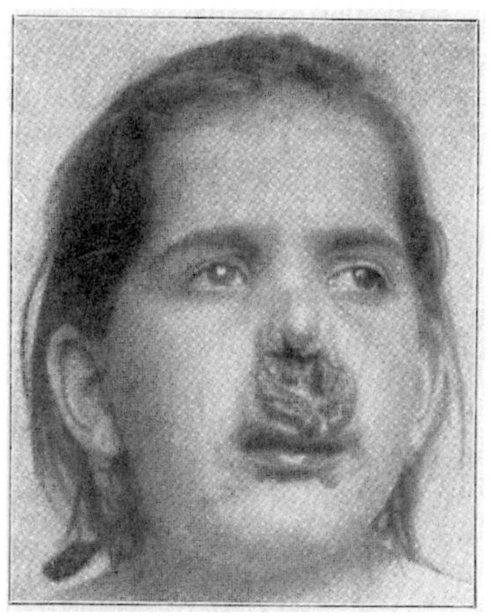

Fig. 251.
Tiefgreifendes syphilitisches Geschwür. Vor der Behandlung. 6 jähriges Mädchen.
(Kinderklinik München, Prof. *von Pfaundler.*)

In der **Rezidivperiode** treten zumeist breite Kondylome (After) in Erscheinung, während im späteren Kindesalter die Hauterscheinungen mehr tuberöser Natur sind und öfters einen serpiginösen und ulzerierenden Charakter annehmen. Auch miliare und großknotige Gummata sind vielfach beschrieben worden. Die Differentialdiagnose gegenüber skrophulösen Hautaffektionen ist oft schwierig. Kondylome.

3. Die Erkrankung der inneren Organe.

Die inneren Organe erkranken, wie erwähnt, vorwiegend im frühesten Stadium der a. S. An den früh verstorbenen Kindern mit viszeraler S. sind auch die vielen pathologisch-anatomischen Untersuchungen angestellt worden, die als Grundlage für das Krankheitsbild der „Organsyphilis“ dienten. Sie entsprechen also nicht vollkommen dem Krankheitszustande bei den am Leben bleibenden Säuglingen, die für den Arzt nur Interesse beanspruchen können. Im allgemeinen gehen dann bei diesen Kindern, die wir am Leben erhalten, unter unserer neuen Behandlung auch die Veränderungen an den inneren Organen schnell zurück, die eben leichterer Natur sind, so daß die Kinder praktisch genommen gesund werden. Immer aber bleibt es dahingestellt, ob sich nicht während der Abheilung bleibende bindegewebige Schrumpfungen und Narben unter mehr oder weniger ausgedehntem Verlust von Organparenchym ausbilden, die sich später einmal in einer Beeinträchtigung der Organfunktion äußern können. Es ist bemerkenswert, daß sich in solchen Organen mit alten syphilitischen Veränderungen kaum jemals Spirochäten nachweisen lassen.

Innere Organe.

Je länger ein Arzt Gelegenheit gehabt hat, sich mit der Klinik der a. S. zu beschäftigen, desto mehr wird er erkennen, daß das Krankheitsbild der viszeralen S., wie es die Autoren aus der Zeit der milden Behandlung in der Vor-Salvarsanzeit so eindrucksvoll beschrieben haben, nur noch in abgeschwächter Form in Erscheinung tritt. Die Behandlung der Erwachsenen-S. mit Salvarsan hat auch hier ihren günstigen Einfluß auf die Verbreitung der S. von Mutter auf Kind ausgeübt.

Die syphilitischen Veränderungen in den Organen sind in der Frühperiode (in einem gewissen Gegensatze zur häufigen Gummenbildung bei der erworbenen S.) vorwiegend diffuse, kleinzellige infiltrative des Bindegewebes. Die Spirochaeta pallida ist ein typischer Bindegewebsschmarotzer und wuchert, den Gefäßen folgend, also perivaskulär, in die Organe hinein. Dabei finden sich in den spezifisch infiltrierten Geweben gelegentlich miliare Syphilome. Auf Kosten dieser Zellwucherungen im Bindegewebe mit nachfolgenden Schrumpfungen kann allmählich eine mehr oder weniger umfangreiche Hypoplasie des Organparenchyms mit ihren Ausfallserscheinungen einsetzen. Dieser Vorgang spielt sich in immer gleicher Weise in allen Organen ab, wo auch immer die Spirochäten eindringen und wuchern. Dadurch entsteht pathologisch-anatomisch ein sehr gleichmäßiges Krankheitsbild der inneren Organe, natürlich entsprechend ihren Sonderfunktionen. Gummen finden sich bei der frischen Säuglings-S. verhältnismäßig selten, nur im späteren Kindesalter bei nicht ausreichend behandelten Kindern etwas häufiger.

Pathologisch-anatomischer Charakter der Syphilisveränderungen.

Es ist verständlich, daß die Infektion der inneren Organe eine sehr verschieden schwere sein kann. Der Zeitpunkt der Infektion des Fetus wird von Bedeutung sein, dann wird es sich darum handeln, ob die Infektion eine nur spärliche oder eine sehr massive war, ob dementsprechend alle Organe oder nur vereinzelte infiziert sind. Grundsätzlich kann naturgemäß jedes der vielen Organe des menschlichen Körpers von der Spirochäteneinwanderung betroffen werden, und tatsächlich ist auch jedes Organ von den vielen Autoren durch den Nachweis von Erregern als infiziert festgestellt worden. Eine kaum übersehbare Literatur gibt darüber Auskunft.

Für die Darstellung der a. S. der inneren Organe im Rahmen des klinischen Gesamtkrankheitsbildes erscheint es praktisch, die Organe in drei Gruppen einzuteilen: 1. die inneren Organe im engeren Sinne — Leber, Milz, Magendarmkanal und Pankreas, Lungen und Herz —, 2. die endokrinen Drüsen und 3. das Zentralnervensystem.

Am häufigsten ist wohl die **Milz** mitinfiziert. Zum mindesten ist der Milztumor eins der konstantesten Symptome der frischen S. Er ist

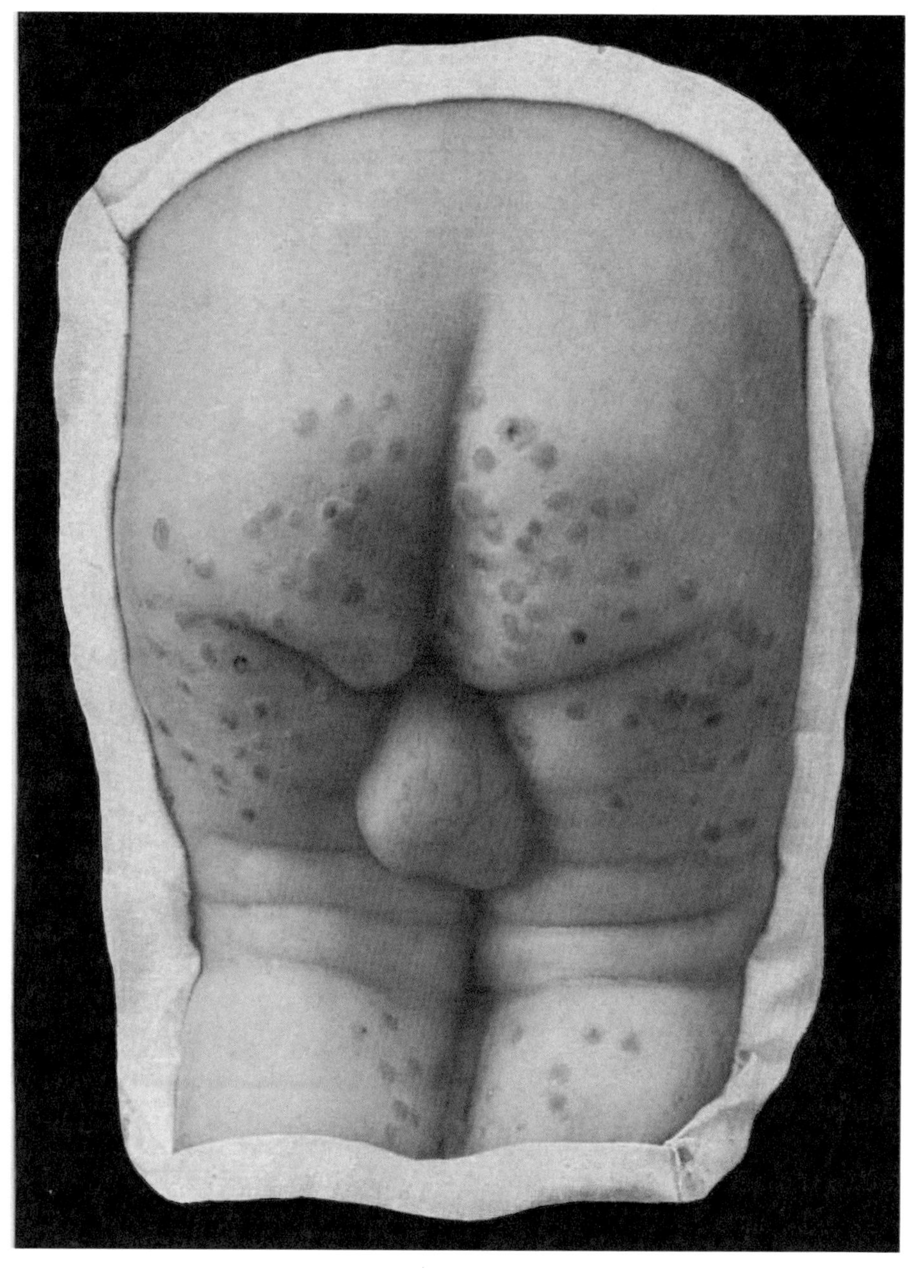

Infantiles Syphiloid der Gesäßgegend und der Oberschenkel.

(Klinik Professor Jadassohn, Breslau.)

Also keine Syphilis!

zumeist nur von mäßiger Größe und überragt den Rippenrand nur wenig. Die Konsistenz ist derb. Während des 1. Lebensquartals fast pathognomonisch für a. S., treten in den späteren Monaten Milztumoren auf anderer Grundlage — exsudative Diathese, Infektionen aller Art (auch Tuberkulose), Leukämie u. a. — differentialdiagnostisch mit ihm in Konkurrenz. Eine klinisch faßbare Auswirkung auf das Krankheitsbild ist bisher noch nicht bekannt. Zum mindesten sind gerade bei der a. S. die Blutveränderungen sehr wenig charakteristisch.

Bemerkenswert ist noch, daß sich an der Milzoberfläche — wohl als Teilerscheinung einer allgemeinen spezifischen peritonitischen Reizung — peritonitische Auflagerungen (Perisplenitis) intra vitam nachweisen lassen. Schon *Parrot* und *Adolf Baginsky* (1879), dann auch *Heinrich Finkelstein* haben diese fibrinösen Auflagerungen auf der Milzoberfläche beschrieben und ihren diagnostischen Wert hervorgehoben. Es ist aber das Verdienst von *L. F. Meyer*, erneut auf dieses Phänomen aufmerksam gemacht und seine diagnostische Bedeutung hervorgehoben zu haben (besonders in unklaren, abortiven Fällen). Die leicht der Milzgegend aufgelegte Hand fühlt bei den Verschiebungen der Milz durch die Atmung ein typisches „Schneeballknistern". Auch auskultatorisch ist das durch die Fibrinauflagerung hervorgerufene weiche Knistern wahrzunehmen. Es soll feiner sein, als das an dieser Stelle differentialdiagnostisch in Betracht kommende Reibegeräusch der trocknen Pleuritis. Die Perisplenitis ist flüchtig und verschwindet zumeist schon nach 3—4 Tagen (spätestens nach 10 Tagen), viel früher als die übrigen Zeichen der a. S. Milz.

Im späteren Kindesalter spielen die Milzaffektionen nur eine geringe Rolle.

Die Erkrankung **der Leber** ist wegen ihrer zentralen Stellung im Stoffwechsel des Körpers von großer Bedeutung, wenn auch ein scharf umrissenes Krankheitsbild einer „syphilitischen Leberstörung" im allgemeinen nicht deutlich hervortritt. Andererseits besteht kein Zweifel, daß das Nichtgedeihen eines syphilitischen Säuglings oft in irgendeinem Zusammenhang mit einer Leberaffektion stehen wird. Gerade bei der Lebererkrankung tritt die Tatsache klar hervor, daß auch diese Organschädigung eine Domäne der frühen S. ist und mit zunehmendem Alter an Bedeutung verliert, bis sie im späteren Kindesalter bei nicht ausreichend behandelten Kindern wieder häufiger wird. Leber.

Da die Haupt-Leberaffektion die diffuse interstitielle ist, fühlt sich die Leberschwellung im Beginn weich an, um später mehr eine derbe Konsistenzvermehrung zu erfahren. Ein Übergang in zirrhotische Verkleinerung kommt im allgemeinen sehr selten und dann auch nur im späten Kindesalter vor. Die von *Seikel* bei einem fünf Tage alten Säugling nachgewiesene Leberzirrhose ist als ein Ausnahmebefund zu werten. Die Leber überragt den Rippenrand zumeist nur wenig (3—4 cm), was in Anbetracht der Tatsache, daß schon die Leber des gesunden Säuglings ein verhältnismäßig großes Organ darstellt und 1—2 cm unterhalb des Rippenbogens zu fühlen ist, diagnostisch schwierig zu verwerten ist.

Über die Häufigkeit der Lebervergrößerungen liegt eine Reihe von Statistiken vor, allerdings bei nur immer kleinem Material, so die von *Carl Hochsinger*, der bei 31%, und *von Finkelstein*, der bei 12,5% der Kinder die Leber vergrößert fand. Außerdem hängt naturgemäß die Beurteilung einer Lebervergrößerung stark von der persönlichen Einstellung des Untersuchers ab. Bei starken Lebervergrößerungen, besonders solchen derber Konsistenz, ist die rechte Oberbauchgegend öfters sichtbar vorgewölbt und kann von deutlich hervortretenden blauen Venensträngen durchzogen sein (Caput medusae).

Im allgemeinen verläuft diese diffuse Hepatitis des jungen Säuglings trotz schwerer anatomischer Veränderungen ohne Icterus, immerhin kommt er doch öfters vor, und ein Ikterus bei Neugeborenen und ganz jungen Säuglingen, der außergewöhnlich lange bestehen bleibt (über 4—6 Wochen) ist immer auf S. verdächtig. Allerdings sehen wir gelegentlich auch einen „banalen Icterus catarrhalis" beim jungen Säugling — eigene Beobachtung bei einem Kinde in der 5. Lebenswoche — und auch ein familiärer Icterus gravis kommt differentialdiagnostisch in Frage. Die Farbe des syphilitischen Ikterus zeichnet sich meist durch ein besonders dunkles Kolorit aus.

Bei der Autopsie zeigt sich gewöhnlich das bekannte Bild der Feuersteinleber, die ihr Aussehen stecknadelkopfgroßen, gelblichen Herden verdankt. Sie entsprechen zerfallenen und nekrotisierten Leberzellenhaufen, die wallartig von gewucherten Bindegewebszellen umgeben sind. Sie machen den Eindruck von miliaren Gummen. Große Gummata sind in dieser Frühperiode eine Seltenheit und machen klinisch zumeist keine Erscheinungen. Erst der Pathologe demonstriert dem Kliniker den erstaunlichen Befund.

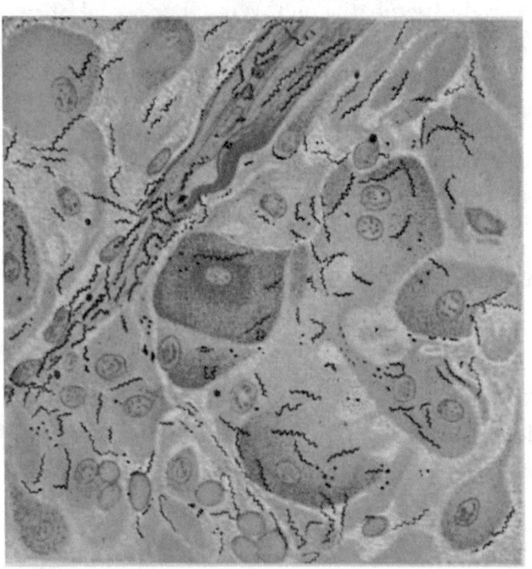

Fig. 252.
Leber eines erbsyphilitischen Neugeborenen. Levaditi-Färbung Vergr. 1 : 1000.
(Aus *Hochsinger*, Syphilis, 2. Auflage dieses Handbuches.)

Bei älteren Kindern liegt eine Reihe von Beobachtungen über fieberhafte, Wochen und Monate andauernde Lebererkrankungen bei hohen Remissionen vor (*Bäumler*, *Schlesinger*, *Buttenwieser* und *Biberfeld* u. a.). Die Diagnose wurde durch die erfolgreiche antisyphilitische Behandlung gestützt.

Eine gewisse Beachtung haben die Beziehungen der a. S. zum *Banti*schen Symptomenkomplex gefunden. Dieses Leiden äußert sich anfangs in Schwellung der Milz und starker Anämie, dann tritt Lebervergrößerung, später eine zirrhotische Schrumpfung der Leber und Aszites hinzu, und die Kranken gehen unter Kräfteverfall zugrunde. *Chiari*, *Marchand* u. a. haben darauf aufmerksam gemacht, daß ein innerer Konnex zwischen beiden Krankheiten bestehen könne. Sicher kommen aber noch andere Faktoren (Konstitution) in Betracht.

Pankreas.

Auch das **Pankreas** bildet keine Ausnahme unter den viszeralen Erkrankungen bei a. S. *Stoerk* und *Schmincke* verdanken wir besonders genauere Untersuchungen, die sich allerdings hauptsächlich auf Befunde an syphilitischen Feten stützen, so daß ihre Verwertung für die Klinik der Säuglings-S. beschränkt ist. Über klinisch in Erscheinung tretende Störungen durch mangelhafte Funktion der Pankreasdrüse ist nichts sicheres bekannt, wenn auch durchaus die Möglichkeit besteht, daß sich bei der großen Bedeutung dieser Verdauungsdrüse für den Stoffwechsel krankhafte Veränderungen in Störungen des Gedeihens der Kinder bemerkbar machen.

Die gelegentliche Beteiligung des **Magen-Darmkanals** ist durch eine Reihe von Beobachtungen gesichert, so durch den Nachweis diffuser Infiltrationen in Magen- und Darmwänden (entlang den Gefäßen sich ausdehnend) oder plattenförmiger Infiltrate in Mukosa oder Submukosa, die unter Umständen sich geschwürig verändern können (Spirochätenbefund von *Warstat* in syphilitischen Darmgeschwüren beim Säugling). *Mraček* hat ringförmige Infiltrate gefunden (S. annularis intestinalis), besonders im Dünndarm. Ihre klinische Bedeutung ist aber doch gering. Auch ist intra vitam der Nachweis einer spezifischen Ätiologie sehr schwer zu erbringen, da interkurrente, banale intestinale Störungen bei S.-Säuglingen überaus häufig sind, ohne mit S. etwas zu tun zu haben. Wieweit solche bindegewebige Infiltrationen des Darmes (eventuell mit Beteiligung der Schleimhaut zu dystrophischen Zuständen (Schwerernährbarkeit des Kindes) führen können, läßt sich schwer entscheiden. Immerhin ließ die rasche Heilung solcher hartnäckiger Magen-Darmstörungen (habituelles Erbrechen, Schwerernährbarkeit u. a.) durch eine antisyphilitische Kur die Annahme einer spezifischen Genese gerechtfertigt erscheinen.

Magen-Darm-kanal.

Im späteren Kindesalter sind gummöse, ulzerierende Plaques im Magen-Darmkanal, die nach ihrer narbigen Ausheilung zu Stenosen mit nachfolgender Deformierung des Magens führten, bekannt. Sekretionsanomalien (Hypo- und Anazidität), Erbrechen, Passagestörungen u. a. bilden die klinischen Krankheitserscheinungen (*Hans Gottlieb Huber*).

Auch die spezifischen **„Nierenaffektionen"** werden in erster Linie bei den schon mit S.-Erscheinungen zur Welt gekommenen Säuglingen gefunden, besonders bei solchen, die auch andere viszerale Symptome aufweisen. Später nehmen die Nierenerkrankungen stark ab und spielen praktisch klinisch nur eine geringe Rolle. Es ist auch immer daran zu denken, daß die S.-Säuglinge mit ihrer bekannt geringen Widerstandskraft gegenüber interkurrenten Infekten (auch Magendarmstörungen) leicht banale Nierenaffektionen erwerben können, die nichts mit ihrer Grundkrankheit zu tun haben. Um die Erforschung der syphilitischen Nierenerkrankungen haben sich verschiedene Forscher verdient gemacht. So verdanken wir *Hecker*, *Hochsinger*, *Schlossmann*, *Fischl*, *Finkelstein*, *M. Frank*, *Mendelsohn* u. v. a. eingehende Untersuchungen pathologischer Nierenbefunde.

Im allgemeinen entspricht das pathologisch-anatomische Nierenbild nicht einer Glomerulonephritis, sondern einer infektiösen, interstitiellen Herdnephritis (*Volhard*) mit Bindegewebswucherung und herdweisem Untergang von Nierenparenchym (Harnkanälchen). Die mehr oder weniger rein parenchymatöse Form, also die „Nephrose" findet sich beim Säugling (im Gegensatz zur Erwachsenen-S.) selten, höchstens ist öfters von einem nephrotischen Einschlag der Herdnephritis zu sprechen. Der pathologische Befund entspricht also im großen und ganzen der Form der Nierenerkrankung, die *Orth* als „Nephritis interstitialis chronica fibrosa multiplex" bezeichnet hat, und damit fügt sich die syphilitische Nierenerkrankung restlos in den Rahmen der typischen infiltrativen Bindegewebsentzündung ein.

Nieren.

Die Untersuchung des Harns zeigt zumeist starke Albuminurie in Verbindung mit dem Auftreten von weißen Blutkörperchen und Zylindern. Die roten Blutkörperchen sind verhältnismäßig wenig vermehrt. Gelegentlich können noch Ödeme hinzutreten und die Lage verschlimmern. Im allgemeinen aber macht diese Herdnephritis keine oder sehr geringe Erscheinungen, und erst die mikroskopische Untersuchung deckt die interstitielle, herdförmige Affektion auf.

Die ätiologische Zusammengehörigkeit dieser Nierenaffektion zur a. S. ergibt sich schon daraus, daß sie unter einer energischen Behandlung (auch bei der kombinierten Kalomel-Neo-S.-Kur) zurückgehen und praktisch ausheilen kann. Die von einigen Autoren ausgesprochene Vermutung, daß solche Nierenstörungen, wenn sie noch während der Behandlung auftreten, als toxische Quecksilber- bzw. Salvarsanschäden zu werten seien, hat sich nicht bestätigt. Sehr ausgedehnte Untersuchungen von *W. Haassengier* haben ergeben, daß auch sehr starke kombinierte Kuren die Nieren nicht schädigen.

Nur die neuerdings an Stelle des Quecksilbers gebräuchlichen Wismutpräparate sollen gelegentlich bei Säuglingen nierenschädigend wirken (*Max Frank*), so daß eine gewisse Vorsicht geboten ist.

Größere praktische Wichtigkeit als die spezifischen besitzen die unspezifischen interkurrenten Nierenaffektionen und ebenso die Pyurien, die bei den wenig widerstandsfähigen, chronischkranken Säuglingen häufig auftreten, aber durch eine mikroskopische Harnuntersuchung leicht als solche zu erkennen sind. Im späteren Kindesalter spielen Nierenerkrankungen kaum eine Rolle.

Lungen.

Die **Lungen-S.** gehört in der Hauptsache auch zum Krankheitsbild der viszeralen S. Ausgebreitete Formen lassen sich mit dem Leben des Neugeborenen nicht vereinen, aber auch die nur stellenweise lokalisierten sind selten. Die gewöhnliche Form der Lungen-S. ist die interstitielle Pneumonie, wie nicht anders zu erwarten ist. Es handelt sich dabei nach *Lubarsch* um produktive Entzündungen, die graduell verschiedene Ausdehnung und Intensität annehmen können. Die gewöhnliche interstitielle Pneumonie kann sich zu einer „Pneumonia alba“ auswachsen (*R. Virchow*), bei der die Lungen das Aussehen einer Pneumonie im Stadium der weißen Hepatisation annehmen. Ein grundsätzlicher Unterschied besteht aber zwischen beiden Formen nicht, sondern nur ein gradueller. Bei dieser stärksten Form der S.-Lungenentzündung zeigen sich die Lungenbläschen mit abgestoßenen Alveolarepithelien vollgestopft, so daß es verständlich erscheint, daß ein Neugeborener bei dieser extremen Form nicht lebensfähig ist. In der Literatur finden sich vereinzelte Beobachtungen. Nach *Erwin Petrich* sind aber nur 5 gut kontrollierte Fälle als Lungen-S. anzuerkennen, zu denen er selbst einen 6. sehr genau pathologisch-anatomisch untersuchten Fall hinzufügt. Klinisch ist die Diagnose kaum, zum mindesten nur mit großer Vorsicht zu stellen, da gerade die jungen Säuglinge in sehr starkem Ausmaße an interkurrenten Pneumonien erkranken und sterben. Nach *Erich Müller* sterben etwa die Hälfte aller S.-Säuglinge an solchen unspezifischen Pneumonien.

Es gibt auch interstitielle unspezifische Pneumonien, z. B. solche, die sich an interstitielle Emphyseme anschließen, und ein so erfahrener Pathologe, wie *Löschcke*, gibt die Unmöglichkeit zu, solche unspezifischen Pneumonien von spezifischen immer unterscheiden zu können. So ist bei der Diagnose Vorsicht geboten.

Nur selten findet sich ein Gumma der Lungen, das dann als „pathologisch-anatomische "Rarität" gelten kann. Bekannt sind solche Befunde in der Literatur, so die von *Ambros*, *Hansemann*, *Kokowa* und *Helmuth Krauss*. Es waren zumeist Kinder, die bald nach der Geburt starben, nur das eine Kind von *Ambros* war 11 und das von *Krauss* 2 Monate alt. Auch die Lungen-S. gehört mit zu den Manifestationen der a. S., die zu vermeiden unserer Präventiv-Behandlung der schwangeren, syphilitischen Frauen und der S. gefährdeten Neugeborenen immer mehr gelingen dürfte.

4. Die Beeinflussung der endokrinen Drüsen.

Es ist verständlich, daß die endokrinen Drüsen während der Frühperiode, besonders bei Säuglingen mit viszeraler S. zusammen mit den anderen inneren Organen der Spirochäten-Einwanderung anheimfallen werden. Es liegt auch eine sehr große Reihe von Einzelbeobachtungen mit dem Nachweise von Spirochäten vor, so in Thymus, Thyroidea, Parathyroidea, Hypophyse und Nebennieren. Das pathologisch-anatomische Substrat ist auch hier die diffuse, produktive, infiltrative Bindegewebsentzündung und nur gelegentlich begegnen wir einer gummösen Erkrankung. Nur in der Frühperiode finden sich Spirochäten, später treten die sekundären Schrumpfungen und Narben, wie auch sonst, auf, und die Spirochäten sind verschwunden. Bei der großen Bedeutung der endokrinen Drüsen für die Entwicklung des Kindes — Wachstum, seelische und geistige Funktionen — können syphilitische Schädigungen gerade dieser Drüsengruppe ihre besondere Rolle im Krankheitsbilde der a. S. spielen. Die Ausfallserscheinungen im späteren Kindesalter werden bedingt entweder durch rezidivierende Spirochätenwucherungen in alten Nestern oder nur durch Narbenbildungen, die irreparabel durch Parenchym-Verlust Ausfallserscheinungen in der Organfunktion hervorrufen, die dann klinisch als Krankheitserscheinungen auftreten. Bei der Unklarheit, die noch über die Funktionen der verschiedenen Drüsen und besonders auch über ihre korrelativen, funktionellen Beziehungen untereinander herrscht, ist es sehr schwierig, bestimmte Drüsenerkrankungen intra vitam diagnostizieren zu wollen. Es ist jedenfalls äußerste Vorsicht geboten. Weiterhin gibt es natürlich Störungen im Gesamtbetriebe des endokrinen Drüsensystems, die auf anderer Ursache beruhen und auch bei einem S.-Kinde auftreten können. Endokrine Drüsen.

Der spekulativen Diagnose ist deshalb weiter Spielraum gelassen, und besonders französische Autoren (*V. Hutinel* u. a.) haben sehr weitgehende hypothetische Erörterungen über solche Zusammenhänge zwischen a. S. und endokrinen Störungen angestellt, für die aber noch die objektiven Befunde fehlen. Immerhin ist es sehr wahrscheinlich, daß sich funktionelle Beeinträchtigungen der endokrinen Drüsen in einer mangelhaften körperlichen und geistigen Entwicklung äußern werden. So wird es sich bei geistig debilen Kindern um Entscheidung der Frage handeln können, ob ihre Intellektstörungen auf zerebralen Schädigungen (Hirn-S. und ihre Folgen) beruhen, was in der Mehrzahl der Fälle zutreffen dürfte, oder ob endokrine Störungen vorliegen.

Von Interesse sind in erster Linie die S.-Affektionen der **Thymusdrüse,** weil diese dem Kindesalter in weitem Ausmaße eigentümlich ist. Besonders *Oluf Thomsen* (1912) hat sich um die Untersuchung des Thymus bei a. S. verdient gemacht. Wieweit die sogenannten *Dubois*schen Abszesse (mit eiterähnlichen Detritusmassen angefüllte Höhlen der fötalen Thymus), die von *Eberle* u. a. genau untersucht wurden, mit S. zusammenhängen, ist noch nicht sicher. Viele Autoren, so *Oluf Thomsen, C. Hart* u. a. setzen sich für ihre S.-Genese ein. Ein klinisch faßbares Krankheitsbild einer Erkrankung des Thymus an S. ist noch nicht bekannt. Besonders ist die ätiologische Beziehung zwischen plötzlichen Todesfällen von S.-Kindern und Thymuserkrankung (Thymustod) noch sehr unsicher. *G. Battino* glaubt, und auch *Raudnitz*, daß der Thymustod oft durch syphilitische Thymusveränderungen hervorgerufen würde, und andere Autoren berichten sogar über günstige Beeinflussung von klinischen Thymussymptomen (Dyspnoe, Zyanose) bei nachweisbarer Vergrößerung der Drüse durch eine antisyphilitische Kur (*Mouriquand* und *Colrati*).

Thymus.

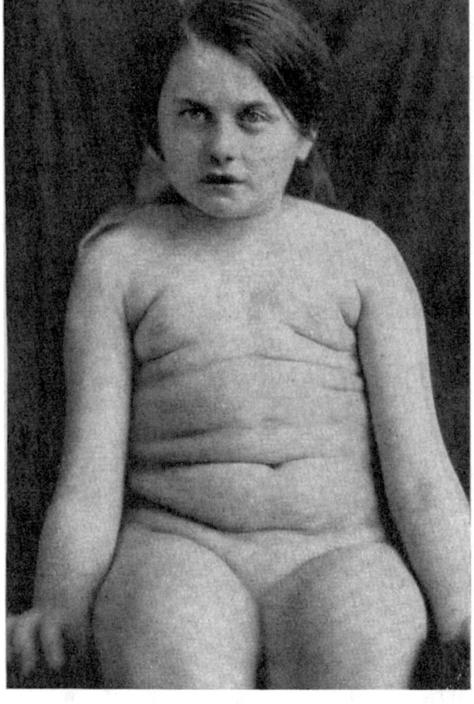

Fig. 253.
Fettsucht bei Syphilis. Kind im 12. Lebensjahre.
(Universitäts-Kinderklinik München, Prof. *M. von Pfaundler*.)

Thyreoidea.

Erstaunlicherweise sind Berichte über klinische Ausfallerscheinungen auf Grund von S.-Veränderungen der **Thyreoidea,** die gerade zu den am besten bekannten endokrinen Störungen gehören, sehr selten. Die Beobachtung der Franzosen *Vermelin* und *Delfour* über familiäres Myxödem bei 7 Personen einer S.-Familie ist bemerkenswert.

Geschlechtsdrüsen.

Häufiger sind Erkrankungen der **Geschlechtsdrüsen** beobachtet worden, besonders an den der Untersuchung leicht zugängigen Hoden. Die Hoden fühlen sich infolge der indurativen Entzündungsvorgänge (ein Gumma ist selten) derb an und sind leicht vergrößert. Öfters ist die S.-Orchitis mit einer Hydrozele kombiniert, in einem gewissen Gegensatze zur Tuberkulose. Ob und wieweit solche Veränderungen zu Eunuchoidismus mit infantilem oder femininem Habitus führen, ist nicht sicher. Mehrere Autoren, so *Buschke* und *Gumpert* betonen mit Recht diese Möglichkeit.

Weiterhin berichtet *O. Thomsen* über 72 Patienten mit z. T. klinisch deutlichen Insuffizienzerscheinungen von seiten der Nebennieren. Bei 21 von ihnen fanden sich sichere S.-Veränderungen an den Nebennieren.

Hypophyse.

Die klinischen Erfahrungen sprechen aber dafür, daß unter allen endokrinen Affektionen die der **Hypophyse** eine besondere Rolle spielen. Durch ihre anatomische Lage ist sie einmal durch den S.-Hydrozephalus gefährdet und kann unter dem dauernden Druck der serösen, entzündlichen Ausschwitzung leiden und mehr oder weniger stark atrophieren, oder auch die entzündlichen, meningitischen Prozesse einer Basilarmeningitis auf syphilitischer Grundlage können unmittelbar auf die Hypophyse übergreifen und zu anatomischen Veränderungen unter Funktionsausfall, wie auch sonst, führen. Im allgemeinen treten solche Störungen erst im späteren Kindesalter auf, und zwar zumeist unter dem Bilde der „Dystrophia adiposogenitalis". Es ist allerdings schwierig, intra vitam diese auch auf anderer Ursache entstehende Krankheit als eine syphilitische zu erkennen.

Bei drei eigenen Patienten mit a. S. konnten die hypophysären Erscheinungen durch eine starke Hg./Neo-S.-Kur nicht gebessert werden, so daß die Diagnose nicht absolut sicher war, aber vielleicht waren die anatomischen Veränderungen nicht mehr rückbildungsfähig. Es existiert eine sehr große Literatur von Einzelbeobachtungen, die die S.-Ätiologie solcher Dystrophien mehr oder weniger sicherstellen.

5. Die Veränderungen an den Lymphdrüsen.

Die Lymphdrüsen sind bei der a. S. verhältnismäßig selten allgemein und in größerem Ausmaße geschwollen. Immerhin sind solche Beobachtungen vorhanden und die Mikropolyadenitis syphilitica ist ein bekanntes Krankheitsbild (*R. Hamburger*). Bei allgemeiner Drüsenschwellung ist immer die serologische Untersuchung angezeigt. Die Drüsen sind zumeist klein, hart und nicht schmerzhaft. Besonders häufig finden sich aber vereinzelte, kleine Drüsen in der Kubitalgegend und im Sulcus bicipitalis, also in einer Gegend, wo sonst keine Lymphdrüsen zu palpieren sind. Diese Bevorzugung erklärt sich leicht dadurch, daß gerade das Ellenbogengelenk Hauptsitz der Osteochondritis im Säuglingsalter ist. Da aber diese Knochenaffektion auch an anderen Knochen auftritt, so finden sich die kleinen palpabeln Drüsen auch an anderen Stellen. *Hochsinger* hat zuerst und mit Recht auf die palpablen Kubitaldrüsen aufmerksam gemacht. Leider können sie nicht als „pathognomonisch" bezeichnet werden, da natürlich auch andere entzündliche Affektionen an den Unterarmen — exsudative, entzündliche Prozesse aller Art — Drüsenschwellungen an dieser Stelle im Gefolge haben können, die lange Zeit bestehen bleiben und auch schmerzlos sein können (*A. Reiche*).

Lymphdrüsen.

Die Untersuchung auf Spirochäten in den Lymphdrüsen ist mühsam und zumeist erfolglos, so daß sich diese Methode nicht eingebürgert hat, im Gegensatz zur erworbenen S.

6. Das Blutbild.

Das Blutbild weist bei der a. S. trotz des blassen, oft fahlen Aussehens der Kinder keine scharf charakteristischen Besonderheiten auf. Die Werte für die roten Blutkörperchen zeigen keine wesentliche Erniedrigung (*Nitschke*), nur das weiße Blutbild bietet den Befund einer mehr oder weniger ausgesprochenen relativen Lymphozytose dar, und gelegentlich treten polynukleäre Jugendformen etwas vermehrt auf. Im großen und ganzen hat das Blutbild eine gewisse Ähnlichkeit mit dem bei Tuberkulose oder dem bei kindlichen sekundären Anämien (alimentäre Anämie) und deshalb sind die geringen Abweichungen von der Norm diagnostisch nicht recht verwertbar. Die von *Bäzold* und *György* zuerst bei der a. S. festgestellte hochgradige Beschleunigung der Senkungsgeschwindigkeit der roten Blutkörperchen (19—38 Minuten) ist bemerkenswert, aber dieses Phänomen ist zu unspezifisch, als daß es einen diagnostischen Wert beanspruchen könnte.

Blut.

Bei besonders schwerer Erkrankung des Kindes kann das Blutbild auch einmal weitergehende Veränderungen zeigen und einen leukämieähnlichen Charakter annehmen (*Finkelstein, Benjamin*) oder auch einen solchen der „Anaemia pseudolaekeumica" (*R. Fischl, Benjamin, Japha* u. a.) als Ausdruck einer tiefergehenden Störung der blutbildenden Organe, aber das ist nur sehr selten der Fall.

Bemerkenswert ist noch, daß das Krankheitsbild der „paroxysmalen Hämoglobinurie" auch mit der a. S. (wie mit der erworbenen) in Beziehung stehen kann. *Stempel* hat in einer Zusammenstellung des bisher bekannten Materiales unter 77 Fällen 28 solche mit erworbener und 8 mit a. S. nachweisen können, und *Browning* und *Watson* haben noch höhere Werte gefunden. *L. Langstein* betont den oft auffällig günstigen Einfluß einer antisyphilitischen Kur auf dieses Leiden.

7. Die Gefäßerkrankungen.

Die Gefäßerkrankungen spielen auch bei der a. S. ihre Rolle, schon deshalb, weil die Spirochäten zumeist entlang den Gefäßen in ihren bindegewebigen Wandungen wandern. Abgesehen von den großen, embolischen Spirochätenüberschwemmungen im fetalen Leben begleiten die Spirochäten z. B. auch die Hirngefäße und führen zu den Veränderungen bei Hirnsyphilis.

Die Endarteriitis syphilitica ist zuerst von *Otto Heubner* im Jahre 1874 erkannt und beschrieben worden. Er faßte sie nur als eine der „Arteriitis *Friedländer*" gleichzustellende Erkrankung auf und nahm den Standpunkt ein, daß die das Gefäßlumen verstopfende Gewebswucherung vom Endothel ihren Ausgang nehme. Dann hat er sie auch bei der a. S. in sehr eingehenden Untersuchungen nachweisen können.

Gefäße.

Später haben sich besonders *Chiari* (1881) und *Kohts* (1890) um die Erforschung der Gefäßveränderungen bei der a. S. verdient gemacht, und später haben *Carl Bruhns, Mraček* und *R. Wiesner* sehr wertvolle Untersuchungen über die Erkrankungen der großen Gefäße (Aorta) bei a. S. hinzugefügt. Allerdings waren 8 von den 9 von *Bruhns* untersuchten S.-Kindern totgeborene und nur 1 war erst im Alter von 3 Monaten verstorben, so daß auch diese Untersuchungen uns mehr über die Verhältnisse in der fetalen Periode als bei der Säuglings-S. Aufschluß geben. Das Ergebnis läßt sich dahin zusammenfassen, daß es sich um Zellinfiltrate in der Adventitia (also im Bindegewebe, wie auch sonst in den Organen) unter Bevorzugung der Umgebung der Vasa vasorum handelt. Die Befunde von *Wiesner* decken sich mit denen von *Bruhns* und bestätigen die Auffassung von *Chiari*, der die Veränderungen als eine „produktive Mesaortitis" bezeichnete.

Klinische Erscheinungen von seiten des Zirkulationsapparates sind sonst im Kindesalter selten. So hat *Friedländer* (1921) über eine Beobachtung von Myokarditis bei einem S.-Säugling berichtet. Dann können Zerreißungen syphilitisch veränderter Gefäße ganz allgemein die Ursache für Blutungen aller Art abgeben und den verschiedensten S.-Erscheinungen einen hämorrhagischen Charakter verleihen: Hämorrhagischer Pemphigus, Koryza mit Blutungen, Darmblutungen (Melaena neonatorum), Pachymeningitis haemorrhagica u. a. sind beobachtet worden.

8. Die Beteiligung des Nervensystems.

Die Erkrankungen des Nervensystems (zentralen) beansprucht ganz besonders das Interesse des Kindesarztes mit Rücksicht auf die Zukunft des Kindes mit a. S. Alle Erfahrungen sprechen dafür, daß das Zentralnervensystem sehr frühzeitig durch die Spirochätenwucherung in Mitleidenschaft gezogen wird. Auch sehr früh und energisch einsetzende Behandlung kann keineswegs immer eine spätere, bleibende, geistige Unterwertigkeit verhindern. Die intellektuellen Schäden auf der Grundlage von a. S. stehen heute weit mehr im Vordergrunde unserer ärztlichen Sorgen um die Lebensaussichten des Kindes als die somatischen, wie z. B. die zerebrale

Kinderlähmung oder die Epilepsie. Sie sind auch viel häufiger und besitzen eine viel weitergehende soziale Bedeutung für das berufliche Leben des syphilitischen Kindes.

Bei der frischen Säuglings-S. treten die zerebralen Erscheinungen zumeist nur angedeutet auf und werden von den anderen S.-Erscheinungen sozusagen in den Schatten gestellt. Die wichtigsten Merkmale, die auf eine zerebrale Affektion hinweisen, sind die Erscheinungen einer serösen Meningitis (Hydrozephalus) und der positive Liquorbefund.

Dieser kann sich besonders durch eine Pleozytose (Lymphozytose) und durch eine positive Wa-R und M.T.-R. dokumentieren. Allerdings ist die Meinung der Autoren, was als Pleozytose aufzufassen sei, noch geteilt. Es ist für die Praxis empfehlenswert, erst Liquor-Zellbefunde von 10 Zellen aufwärts als pathologisch und geringere Mengen noch als zur Norm gehörig aufzufassen.

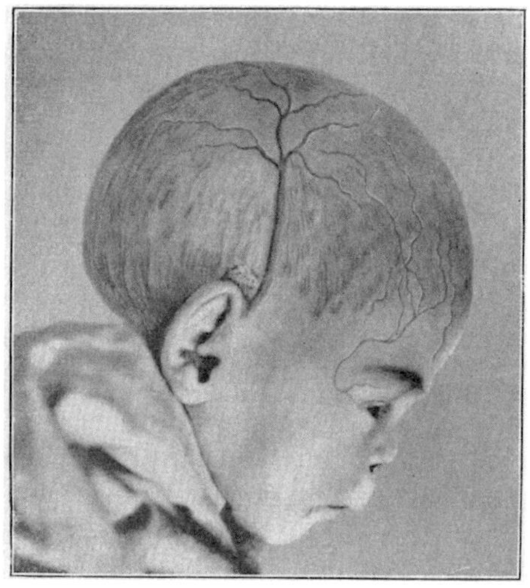

Fig. 254.
Hydrocephalus lueticus mit hochgradiger Ektasie der Schädelvenen und beträchtlicher Nasendeformität (Stumpfnase).
(Nach *E. Fournier.*)

Hydrocephalus.

Die Affektionen des Zentralnervensystems gehen von den Meningen aus und ziehen erst sekundär die Hirnsubstanz in Mitleidenschaft. Es kommt zu Ausschwitzungen von Liquor, die einen erhöhten Hirndruck (vermehrte Fontanellenspannung) erzeugen. Die bei Säuglingen häufig beobachtete Unruhe mit Schlaflosigkeit (besonders nachts) und Krampfneigung können hauptsächlich als Folgen des erhöhten Hirndrucks aufgefaßt werden. Eine Meningitis serosa interna und externa unter Mitbeteiligung der Arachnoidea und der Plexus choridoidei führen dann zu dem bekannten Krankheitsbilde des „**syphilitischen Hydrozephalus**“, der in der Hauptsache ein interner, nach *Ibrahim* ein „H. communicans hypersecretorius“ ist. Er gehört nicht zu den eigentlichen Frühsymptomen, sondern entwickelt sich erst allmählich im Verlaufe der ersten 3—5 Monate. Im allgemeinen nimmt er keine großen Dimensionen an, im Gegensatze zu dem ballonförmigen, zumeist angeborenen Hydrozephalus auf anderer Grundlage. Offenbar wirkt die häufig auftretende syphilitische Hyperostose der Schädelknochen durch ihre frühzeitige überschießende Periostbildung einer übermäßigen Ausdehnung des Schädels entgegen. Die Fontanelle ist meist deutlich gespannt und auch der typische hydrozephale Blick mit dem nach unten gerichteten Bulbus ist meist vorhanden (s. Glotzaugen). Die Schädelvenen können ektasiert sein und mehr oder weniger prall hervortreten, jedoch ist diese Erscheinung nur selten zu sehen, und dann kann sie auch nicht syphilitische Affektionen mit Hirnschwellung, z. B. die Rachitis, begleiten.

Der S.-Hydrozephalus kann natürlich verschiedene Dimensionen annehmen, und es ist *Hochsinger* und *Finkelstein* recht zu geben, wenn sie Krampfzustände im Säuglingsalter auf mehr oder weniger flüchtige hyhrozephalische Ergüsse zurückführen.

Liquor. Der **Liquor** ist zumeist wasserklar und sein Eiweißgehalt mehr oder weniger vermehrt. Gelegentlich ist er auch blutig oder braungelb verfärbt als Zeichen einer frischen oder alten Blutung (Pachymeningitis hämorrhagica). Es handelt sich dabei um Rupturen spezifisch erkrankter meningealer Gefäße (*Husler*).

Neben dem Hydrozephalus ist die **Meningitis auf syphilitischer Grundlage** die wichtigste Manifestation der Hirn-Syphilis. Sie tritt als Basilar- oder Konvexitäts-Meningitis auf oder in seltenen Fällen als Meningo-Enzephalitis. Auch im Gehirn folgen die Spirochäten den Gefäßbahnen und

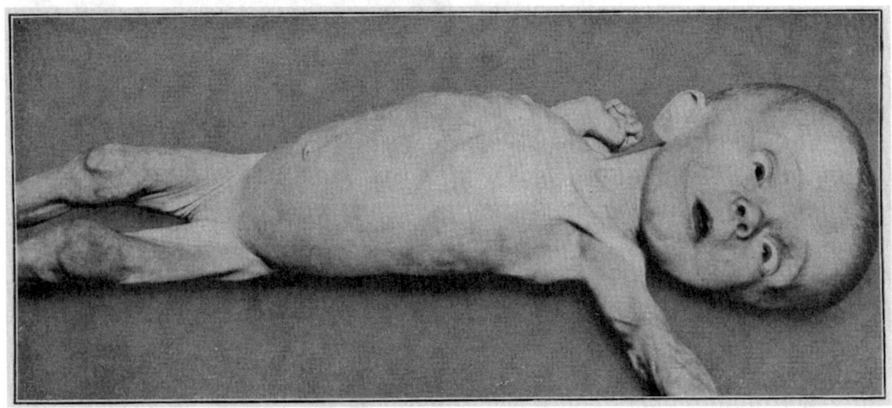

Fig. 255.
Hydrocephalus lueticus. Hochgradige Atrophie. Sattelnase mit retrahierter Nasenspitze. Infiltrierte Lippensäume.
(Dresdner Säuglingsheim, Prof. *Schloßmann*.)

können zu Erweichungen (Zysten) oder zur Bildung von Gummen führen. Leichte Meningitiden können klinisch symptomlos verlaufen und erst die später einsetzende Herabsetzung geistiger oder somatischer Funktionen läßt erkennen, daß seinerzeit doch tiefergehende Hirnläsionen stattgefunden haben. Bei anderen Kindern treten aber schon frühzeitig nervöse Störungen auf, wie Nackenstarre, Rigidität der Muskulatur, die auch schon zu Herdsymptomen, wie Monoplegien, Epilepsie u. a. führen können.

Meningitis. Die Meningitis s. basilaris kann zu Verwechslung mit tuberkulöser Meningitis basilaris Veranlassung geben, da beide Krankheiten auf Grund ihres anatomischen Sitzes die gleichen klinischen Erscheinungen hervorrufen. Hier wird erst die serologische Prüfung bzw. die Hautprüfung auf Tuberkulose die Entscheidung bringen, wenn nicht schon anderweitige Symptome (S.-Stigma) die Differentialdiagnose ermöglichen. Natürlich kann aber auch ein Kind mit a. S. an tuberkulöser Meningitis erkranken. *C. Hochsinger* steht sogar auf dem Standpunkte, daß das S.-Kind eine besondere Disposition für die tuberkulöse Infektion besitzt. Dies mag für seinen Wirkungskreis zutreffen, ist aber in anderen Gegenden nicht in diesem Ausmaße festzustellen.

In der **Rezidivperiode** treten frische Störungen von seiten des Zentralnervensystems nicht besonders in Erscheinung, dagegen häufen sich allmählich die Folgeerscheinungen von im Säuglingsalter mehr oder weniger latent verlaufenen Hirnaffektionen. Hemi- und Diplegien treten schleichend in Erscheinung (z. T. in Form von *Little*scher Lähmung) auf der Basis alter syphilitischer Hirnschädigungen aus dem Säuglingsalter. Gelegentlich können aber solche zerebrale Lähmungen auch akut einsetzen und beruhen dann zumeist auf obliterierenden Prozessen in den feinen Hirngefäßen, die zu Thrombosen geführt haben. Im Gegensatze zur epidemischen Enzephalitis verlaufen diese Hirnerkrankungen zumeist ohne Fieber. Das erste Stadium dieser Erscheinungen klingt schnell ab (*Zappert*), kann aber in ein chronisches körperlichen und geistigen Siechtums übergehen.

Bei klinischen Erscheinungen von Hirndruck ist auch daran zu denken, daß unter den Hirntumoren gelegentlich ein „Hirngumma" figurieren kann.

Diese Folgezustände der Hirn-S. spielen natürlich in das späte Kindesalter hinüber und werfen ihre Schatten auf die Entwicklung des Kindes. Das klinische Krankheitsbild ist naturgemäß ein sehr mannigfaltiges, je nach Sitz und Ausdehnung der Hirnläsion. Sklerosen, exsudative Vorgänge (Zysten), Gummen, enzephalitische Prozesse können das anatomische Substrat bilden, während spastische Lähmungen aller Art ihr klinischer Ausdruck sind. Komplizierende spinale Paralysen sind als sekundäre Erscheinungen zu werten, die sich an primäre zerebrale Affektionen angeschlossen haben (durch Übergang der degenerativen Prozesse auf die motorischen spinalen Bahnen).

Unter den nervösen Späterscheinungen nimmt die Pupillenstarre (reflektorische), öfters in Verbindung mit einer gewissen Akkodomationsschwäche, besonders diagnostisch eine wichtige Stellung ein. Sie kann Jahre hindurch als einziges Symptom einer alten Hirn-S. bestehen (*C. Hochsinger*, *Marfan*, *Goldreich*). Die Intelligenz kann lange Zeit hindurch gut erhalten bleiben, nur die WaR. ist zumeist positiv und gelegentlich kann das eine oder andere S.-Stigma die Diagnose stützen. Später treten allerdings doch auch noch andere zerebrale Symptome hinzu, auch Intelligenzdefekte, und können die Lage verschlimmern.

Pupillenstarre.

Die gelegentliche Kombination von a. S. mit **Chorea** hat einige Autoren verleitet, einen ätiologischen Zusammenhang beider Affektionen anzunehmen (*Babonneix*). *Brüning* verfügte über eine Beobachtungsreihe von 65 Kindern, unter denen 5 mit a. S. waren. Aber die meisten Autoren (*C. Hochsinger*, *Ibrahim*, *Zappert* u. a.) haben sich von der ätiologischen Bedeutung der a. S. für die Chorea nicht überzeugen können, und *Hochsinger* betont mit Recht, daß die gute Beeinflussung einer Chorea mit Salvarsan nicht für die S.-Genese spricht, da ein so arsenreiches Präparat auch an und für sich eine Chorea heilen kann (*J. von Bokay*). Anderseits ist es aber durchaus möglich, daß bei der diffusen Ausbreitung der Hirn-S. sich, wie bei der Encephalitis epidemica, gelegentlich einmal eine choreatische Form der Hirn-S. entwickelt, wie es ja bei Enzephalitis durchaus nicht selten ist.

Chorea.

Auffallend selten kommt es auf dem Boden einer a. S. zu einer **Paralyse oder Tabes**, wenn wir auch über gut beobachtete Fälle in der Literatur verfügen. Früher wurden sie gern als Para-S. aufgefaßt, aber die Entdeckung der Spirochaeta pallida und ihr Nachweis im Paralytikergehirn (*Noguchi*) hat uns die Erkenntnis gebracht, daß es sich auch hier nur um die entzündliche Reaktion auf eine Spirochätenwucherung handelt.

Wir verdanken besonders *Dydynski* (1900) eine genaue klinische Darstellung der Besonderheiten der kindlichen Tabes. Oft stehen die okulopupillaren Symptome (Sehnervenschwund und Pupillenstarre) und enuretische Blasenstörungen lange Zeit im Vordergrunde des Krankheitsbildes. Erst später machen sich Erscheinungen der Ataxie und Verschwinden der Patellar-Reflexe bemerkbar, aber nur selten treten Parästhesien, lanzinierende Schmerzen und andere Begleitssymptome der Erwachsenen-Tabes hinzu.

Paralyse und Tabes.

Etwas häufiger als der juvenilen Tabes begegnen wir der progressiven Paralyse im späten Kindesalter. Das jüngste Kind stand im 4. Lebensjahre (*Takéouchi*) und *Zappert* beobachtete sie bei einem Kinde im 6. Lebensjahre.

Toni Schmid-Kräpelin verdanken wir eine Zusammenstellung von 54 Fällen aus der Literatur (1920). Die Paralyse auf dem Boden der a. S. unterscheidet sich von der bei erworbener S. hauptsächlich durch ihren langsameren Verlauf (*Peritz*). Die Diagnose ist im Beginne oft schwierig, weil die Kinder zumeist schon vorher auf der Basis ihrer S. cerebralis schwachsinnig sind.

Immer wieder ist aber zu betonen, daß diese somatischen zerebralen Schädigungen hauptsächlich bei Kindern zu finden sind, die als Säuglinge nicht rechtzeitig und nicht energisch genug behandelt worden sind, oder aber auch deren S. im Säuglingsalter wegen der Geringfügigkeit oder Flüchtigkeit der Erscheinungen übersehen und überhaupt nicht therapeutisch angegangen worden ist. Es stellt sich immer klarer heraus, daß mit der allgemeinen Verbreitung unserer neuen Intensiv-Behandlung die Hirn-S. immer seltener geworden ist.

Geistige Defekte.

Eine viel wichtigere Rolle als die besprochenen somatischen zerebralen Affektionen spielen aber die **psychischen und geistigen Defekte** (Defektpsychosen) auf dem Boden der a. S., sei es nun daß eine Hirn-S. oder Schädigungen von endokrinen Drüsen die anatomisch-pathologische Grundlage bilden (über diese letzteren siehe Kapitel: Endokrine Drüsen). *Hochsinger* verfügt über ein besonderes großes Beobachtungsmaterial, allerdings aus der Präsalvarsanzeit, von 265 Kindern. Unter diesen waren 10 imbezill oder idiotisch, und diese Kinder hatten seinerzeit einen mehr oder weniger schweren Hydrozephalus durchgemacht. Unter den von *Gertrud Meyer* klinisch durch viele Jahre hindurch beobachteten 120 Kindern waren 8% geistig stark reduziert und 2,4% waren Idioten. Darüber hinaus finden sich noch viel Berichte in der Literatur über die ursächlichen Zusammenhänge zwischen Schwachsinn und a. S., aber diese Statistiken stammen alle aus der alten Präsalvarsanzeit und sind deshalb für den Verlauf der a. S. unter unserer modernen, starken Behandlung nicht mehr maßgebend. *A. Fournier*, *C. Hochsinger*, *Otto Heubner* gebührt das Verdienst, zuerst auf diese Zusammenhänge aufmerksam gemacht zu haben. *Lippmann* fand in einer Anstalt für schwachsinnige Kinder 40% Kinder mit a. S.

Diese schwachsinnigen Kinder zeigen vielfach auch **moralische Defekte.** Sie lügen mehr, als es Kinder schon sonst tun, sie mißhandeln ihre Spielgefährten, sind zänkisch und im ganzen schwer erziehbar und benehmen sich asozial. Immer ist allerdings daran zu denken, daß viele Kinder des gleichen sozialen Milieus seelisch auf einer ziemlich niedrigen Stufe stehen, ohne an a. S. zu leiden. Auch das normale Kind ist herrschsüchtig und oft grausam, und erst langsam und mühsam bringen ihnen Erziehung und vorbildliches Benehmen der Umgebung eine gewisse Ethik bei.

Anhang: Der Liquor cerebrospinalis.

Der Liquor der Kinder mit a. S. ist vielfach einer Untersuchung unterzogen worden. Die Ergebnisse der einzelnen Untersucher weichen aber voneinander ab, was z. T. damit zusammenhängt, daß das jeweilige Material nur klein war, so daß Zufälligkeiten eine Rolle spielen, dann war auch das untersuchte Kindermaterial nicht einheitlich genug zusammengesetzt.

Um praktisch brauchbare Befunde zu erhalten, ist grundsätzlich zu fordern, daß getrennt werden: 1. Untersuchungen bei Säuglingen a) vor und b) nach Abschluß der Behandlung und 2. solche bei älteren Kindern a) mit und b) ohne zerebrale Störungen (Intellektdefekte). Die Untersuchung soll sich dabei zweckmäßigerweise erstrecken auf: die WaR. und eine Flockungsreaktion, dann auf die Reaktion nach *Nonne-Apelt* und die Zellvermehrung und Druckerhöhung.

Baron, Knöpfelmacher, Wohlwill, Nonne-Apelt, Königstein und *Spiegel, Otto Tetzner, J. Breuer, Käckell, von Gutfeld* und *Gertrud Meyer* und viele andere haben sich um solche Untersuchungen verdient gemacht.

Käckell und *von Gutfeld* und *Gertrud Meyer* fanden bei nichtbehandelten Säuglingen in 20% der Fälle eine positive Liquor-WaR., während sich bei *Tezner* unter 16 Säuglingen 3 fanden, bei denen alle vier Liquorreaktionen, und 7, bei denen nur die eine oder die andere Reaktion positiv waren, so daß insgesamt bei 10 Kindern der Liquor krankhaft verändert war. In einer zweiten Untersuchungsreihe hatten unter 41 Säuglingen 11 eine positive Liquor-WaR. (27%). Bemerkenswert ist das Ergebnis von *J. Breuer*, der bei Säuglingen nur vereinzelt eine positive Liquor-WaR. fand, aber niemals eine Zellvermehrung oder eine positive Eiweißreaktion. Dagegen war bei 42 älteren ausreichend behandelten Kindern zwar die Liquor-WaR. stets negativ, aber bei 30 Kindern fand sich ein anderweitig nicht normaler Liquor (Zellvermehrung, Drucksteigerung, *Nonne-Apelt* oder *Pandy* positiv). Dieses Ergebnis ist erstaunlich und ist bisher von anderer Seite nicht bestätigt worden.

Übereinstimmend lauten aber die Ansichten der Autoren darüber, daß die abnormen Liquorreaktionen, besonders die WaR. im Verlaufe der Behandlung schnell verschwinden. *Erich Müller* vertritt heute auf Grund seiner regelmäßig fortgeführten Liquoruntersuchungen die Ansicht, daß während der letzten fünf Jahre der positive WaR. im Liquor eine Ausnahme bedeutet, und daß am Schlusse seiner auf eine einzige Kur reduzierten Behandlung der Liquor ausnahmslos saniert ist.

Im späteren Kindesalter kann es sich bei zerebralen Störungen entweder darum handeln, daß bleibende Parenchymdefekte auf Grund von Schrumpfungen und Narbenbildung vorhanden sind, dann wird der Liquor trotz der klinischen Defekte negativ sein (*Gutfeld* und *Meyer*). Oder es liegt nach mehr oder weniger langer Latenzperiode eine frische Spirochätenwucherung unter klinischen Krankheitssymptomen vor. Dann kann und wird die Liquor-WaR. zumeist positiv sein. Ein solcher Befund ist natürlich praktisch wichtig und fordert zu energischem Eingreifen (im Notfalle sogar zu Malaria- oder endolumbaler Neo-Salvarsanbehandlung) auf.

9. Die Sinnesorgane.

Das Auge.

Auge.

Es ist verständlich, daß sich bei Feten und Neugeborenen mit visceraler S. häufig Spirochäten in den verschiedensten Teilen des Auges (mit Ausnahme von Linse und Glaskörper) vorfinden (*Schlimpert, Bab, Wätzold, Cattaneo* und besonders *Iggersheimer*). Dabei können die spirochätenhaltigen Augenteile frei von reaktiven Entzündungen sein. Mit zunehmendem Alter der Kinder werden diese Spirochätenbefunde immer spärlicher, wie es auch bei anderen Organen der Fall ist. Die Spirochäten können aber auch innerhalb der Augen sich in Schlupfwinkeln festsetzen und jahrzehntelang ruhend am Leben bleiben. Dafür spricht das gelegentliche Auftreten einer Keratitis parenchymatosa auf dem Boden einer a. S. im 3. oder 4. Lebensjahrzehnt.

Im Säuglingsalter dominiert die Chorioiditis bzw. Papilloretinitis, gelegentlich kommt es auch zu einer Konjunktivitis (im Zusammenhang mit Rhinitis), während die Keratitis parenchymatosa in diesem Stadium so gut wie niemals beobachtet wird.

Besonders der Augenarzt *J. Hirschberg* (1895) hat auf den Beginn der Chorioretinitis im Säuglingsalter aufmerksam gemacht. Dann verdanken wir wertvolle Beschreibungen *Haab* und *Sidler, Huguenin* und *J. Iggersheimer*. Klinische Beobachtungen haben besonders *A. Japha, Oberwarth, Badt, Spiro* und *J. Kassel* beigesteuert. Bemerkenswert ist, wie gesagt, das frühzeitige Auftreten beim Säugling und dann, daß klinische Hinweise auf diese Augenaffektion ganz fehlen können. Zuerst sieht man eine Trübung des Augenhintergrundes an der Stelle des Sehnerveneintritts und der umgebenden Netzhaut (wohl Anämie und kein degenerativer Prozeß (*Iggersheimer*)). Sehr bald treten dann reichliche, kleine, gelbe und gelbweiße Flecken auf, die auch durch Konfluenz dem Fundus auf größere Strecken hin eine weißliche Farbe verleihen können. Die Peripherie ist von hellen, scheckigen und dunklen Herden gepflastert. Diese frische Chorioretinitis geht dann in einen pigmentierten Zustand über (nach *Haab* „Pfeffer und Salz oder Schnupftabak-Fundus"). Sehr wichtig ist die gute Prognose dieser Veränderungen, besonders unter einer starken antiluetischen Kur (*J. Kassel*). Es tritt eigentlich niemals eine Sehstörung ein, weder gleich noch später. So hat die Affektion klinisch ein geringes Interesse, nur der diagnostische Wert ist ziemlich hoch zu veranschlagen, weil sie sehr frühzeitig und auch isoliert auftreten kann (*A. Japha*).

An Lidern und Bindehaut kommen alle Erscheinungen vor, die auch sonst an Haut und Schleimhaut auftreten. Einen gewissen Wert besitzt der Spirochätenbefund in der Konjunktiva bei der Säuglings-S. (*Kubik* und *Weiß*). Affektionen der Tränendrüsen (Dakryoadenitis) und der tränenabführenden Wege (Dakryozystitis und Dakryostenose) kommen hinzu, haben aber geringe praktische Bedeutung.

In der Rezidivperiode klingen dann diese Augenerscheinungen immer mehr ab und machen der **„Keratitis parenchymatosa"** Platz, die im späten Kindesalter unter den Augenaffektionen zusammen mit den Symptomen einer Nerven-S. (Pupillenanomalien, Optikuserkrankungen und Augenmuskellähmungen) dominiert. Nur selten treten jetzt noch Nachschübe in dem narbigen Endstadium der Chorioretinitis in Erscheinung (*Iggersheimer*).

Die Keratitis parenchymatosa ist mit ganz seltenen Ausnahmen pathognomonisch für die a. S., hat aber (zusammen mit dem Rückgang aller anderen Späterscheinungen) doch an Bedeutung wesentlich verloren. Die sich häufenden Befunde von Spirochäten in der Kornea (das Material ist freilich bei der guten Prognose dieser Erkrankung noch spärlich) lassen die Erkrankung als eine einfache lokale Reaktion auf eine Spirochätenwucherung erkennen, wie auch sonst in anderen Organen. Klinisch wesentlich ist, daß sich der Prozeß in der Tiefe bei intakter Oberfläche (im Gegensatze zu der skrofulösen Keratitis) abspielt. Die Erkrankung beginnt in Form von wolkigen, tiefen Trübungen, wird aber bald diffus und schließlich kann die ganze Kornea als eine trübe Halbkugel im Auge erscheinen, die im ganzen von Gefäßen, die vom Limbus corneae hineingezogen sind, durchsetzt ist. Das Bild ist sehr charakteristisch und eindrucksvoll, aber glücklicherweise ist die Prognose günstig, und obgleich die Therapie (auch die stärkste) nur sehr langsam auf den Prozeß einwirkt, hellt sich doch allmählich die Kornea wieder auf und zumeist erinnert nach Monaten (und Jahren) nichts oder kaum etwas an die schwere Erkrankung.

Die entzündlichen Prozesse am Sehnerven kommen in der Spätperiode der a. S. nicht häufig vor. Zumeist liegt ihnen eine spezifische Meningitis zugrunde, an die sich dann die Optikusatrophie anschließt.

Wichtig sind die **Pupillen- und Akkommodationsstörungen,** und zwar ist die absolute Pupillenstarre häufiger als die reflektorische. Sie tritt oft monosymptomatisch auf und ist deshalb diagnostisch wichtig. Unter den Augenmuskellähmungen ist die Okulomotoriusparese die häufigste (Ptosis). Schließlich wird auch bei a. S. Nystagmus bei sonst normalem Augenbefund beobachtet. Eine Erklärung dieses Phänomens ist noch nicht gefunden, vielleicht besitzt der erhöhte Hirndruck eine gewisse Bedeutung (*Heine*).

Durch statistische Erhebungen an Insassen von Blindenheimen (*Widmark, Iggersheimer* u. a.) ist festgestellt worden, daß 8—14% ihr Sehvermögen durch a. S. eingebüßt hatten.

Das Ohr.

Als sehr bedeutungsvolle Komplikation unter den Späterkrankungen der a. S. ist die zentrale Hörstörung zu nennen (*Frey, Gustav Alexander* u. a.). Es handelt sich vornehmlich um eine ziemlich unvermittelt auftretende Schwerhörigkeit oder Taubheit im Gefolge einer Labyrintherkrankung. Ohr.
Sie ist häufig als unheilbar anzusehen. Schwindelanfälle und Ohrensausen können diese schwerwiegende Erkrankung, die häufig beide Ohren ergreift und so den Kranken jeder Hörfähigkeit berauben kann, einleiten und begleiten. Zuweilen, besonders bei einseitiger Erkrankung, tritt eine Besserung ein, doch ist die vollkommene Wiederherstellung unwahrscheinlich. Rezidive, auch Neuerkrankung des bisher gar nicht oder nur wenig beteiligten Ohres sind nicht ausgeschlossen. Bemerkenswert ist, daß auch bei dieser Lokalisation der Spirochätenwucherung die Spirochäte nach *Beck* und *Schacherl* ihren Charakter als Bindegewebsparasit wahrt, indem der Prozeß erst vom bindegewebigen Stützapparate aus auf die nervösen

Elemente des zentralen Ohres übergreift. Diese Labyrinth-Erkrankung gehört zu der sogenannten „*Hutchinson*schen Symptom-Trias".

Andere Ohrenaffektionen auf S.-Grundlage sind die nicht gerade seltenen Mittelohrkatarrhe, die aber zumeist erst sekundär durch banale Infekte wachgerufen werden und zu Schwerhörigkeit führen können. Auch syphilitische Knochenerkrankungen des Mittelohres und äußere destruierende Schädigungen von Ohrknorpel und Haut sind als gelegentliche Vorkommnisse beschrieben worden.

Bei der zentralen Hörstörung ist nur von einer zwar langsam einschleichenden, aber dann doch möglichst intensiv und lange Zeit hindurch durchgeführten Behandlung (kombiniert mit Calomel und Neo-S.) etwas zu erhoffen (eigene Beobachtung).

10. Die Erkrankung der Knochen und Gelenke.

Die Erkrankung des Knochensystems ist vorzugsweise eine solche der fetalen Periode der a. S. und der mit schweren S.-Erscheinungen geborenen Kinder, nimmt dann aber mit zunehmendem Alter ab, um dann noch einmal im späteren Kindesalter manifest werden zu können, aber eigentlich nur bei Kindern, die im Säuglingsalter nicht oder nicht ausreichend behandelt worden sind. Diese Einschränkung ist bei allen Spätmanifestationen der a. S. zu machen.

Knochen.

Die eindruckvollsten Bilder der Knochen-S., die wir zumeist den pathologischen Anatomen verdanken, gehören der fetalen Entwicklungsperiode an und haben deshalb nur ein beschränktes klinisches Interesse und nur mehr oder weniger diagnostischen Wert. Es gehört nach persönlichen Erfahrungen doch nur zu den Ausnahmen, daß sich bei Kindern mit frischer S. im Röntgenbilde Knochenveränderungen zeigen. Dazu heilen sie unter unserer Behandlung sehr schnell ab, um nicht wiederzukehren. Nur sehr selten erhalten sich auch bei gut und frühzeitig behandelten Kindern Spirochäten in ihren Knochenschlupfwinkeln, um später einmal auf Grund eines äußeren Anlasses aus ihrer Ruhelage heraus wieder aktiv zu werden.

Im allgemeinen zeigen sich syphilitische Knochenveränderungen an den Stellen intensiven Wachstums, so an den Epi-Diaphysengrenzen der langen Röhrenknochen (distale Femurepiphyse), während z. B. die Hand- und Fußknochen erst in zweiter Linie betroffen werden.

Die Diagnose der Knochen-S. bedient sich heute neben den äußeren klinischen Erscheinungen besonders des Röntgenbildes, das am lebenden Kinde ein sicherer diagnostischer Führer geworden ist. Pathologisch-anatomisch treten dann die makroskopischen und mikroskopischen Untersuchungen, die wohl charakterisierte Bilder aufdecken, hinzu.

Die **verschiedenen Erscheinungsformen der Knochen-S.** lassen sich unterscheiden: 1. als Osteochondritis, 2. als generalisierte, rarefizierende Periostitis und 3. als rarefizierende fibröse Osteomyelitis der großen Röhrenknochen, deren genaue Erforschung wir besonders *Ludwig Pick* verdanken.

Die Osteochondritis hat *Wegner* an Feten und Neugeborenen im Jahre 1870 entdeckt und in einer heute noch gültigen Form beschrieben. Dann hat sich *Parrot* (1872) um die Erforschung der Knochenveränderungen sehr verdient gemacht. Seine Untersuchungen erstreckten sich besonders auf die klinischen Erscheinungen der Knochen-S. des Säuglings (*Parrots* Pseudo-Paralyse).

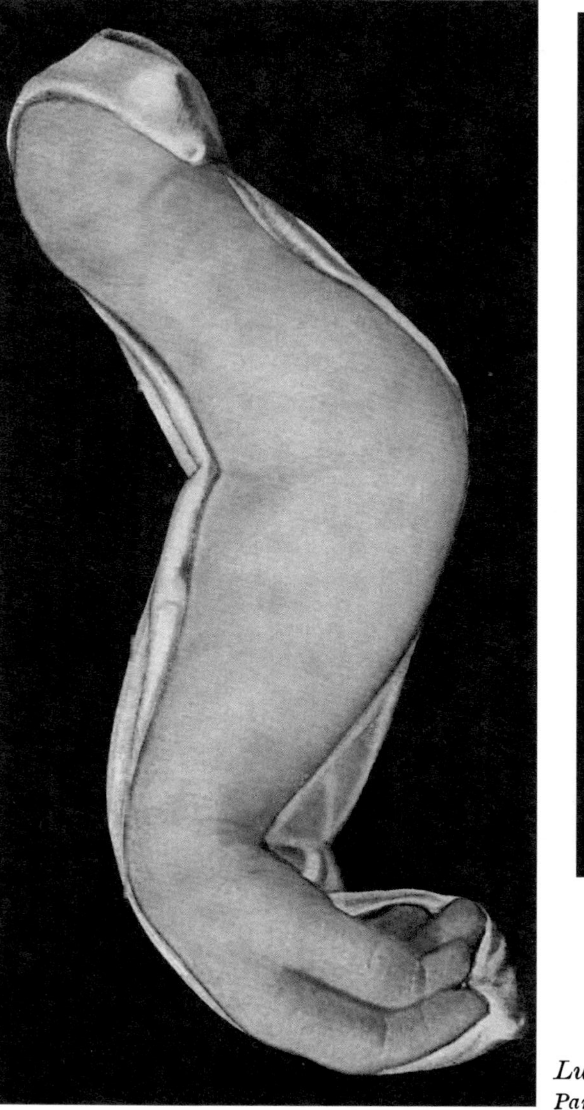

Lues maculosa, Osteochondritis.
Parrot'sche Pseudoparalyse.

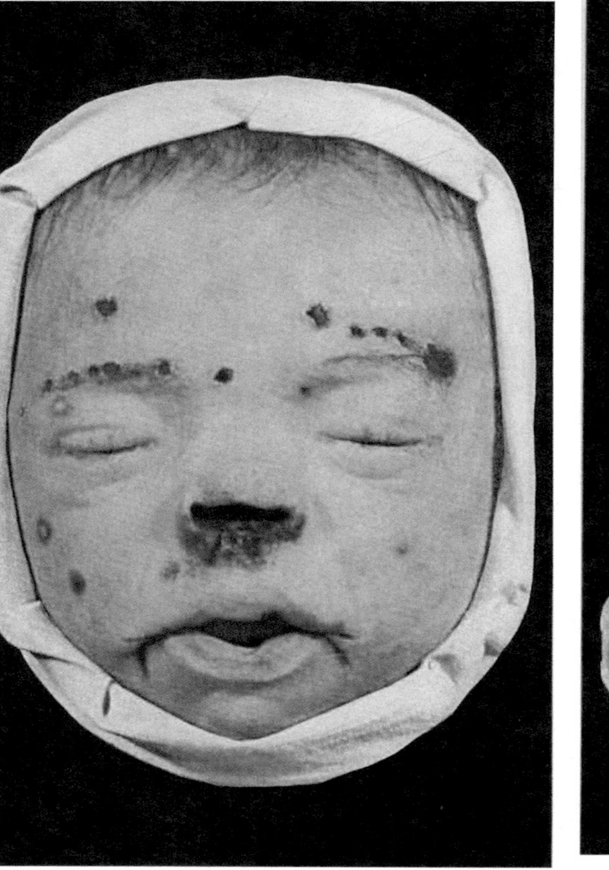

Lues ulcerosa.

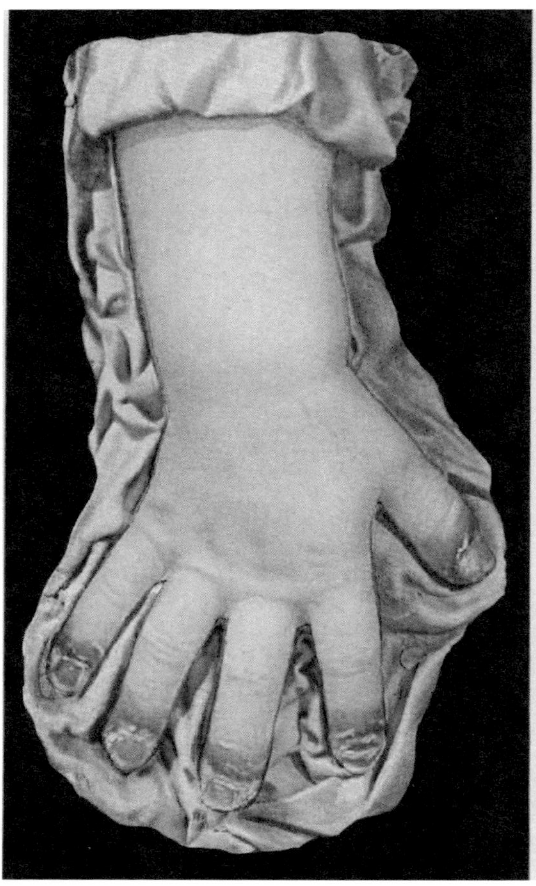

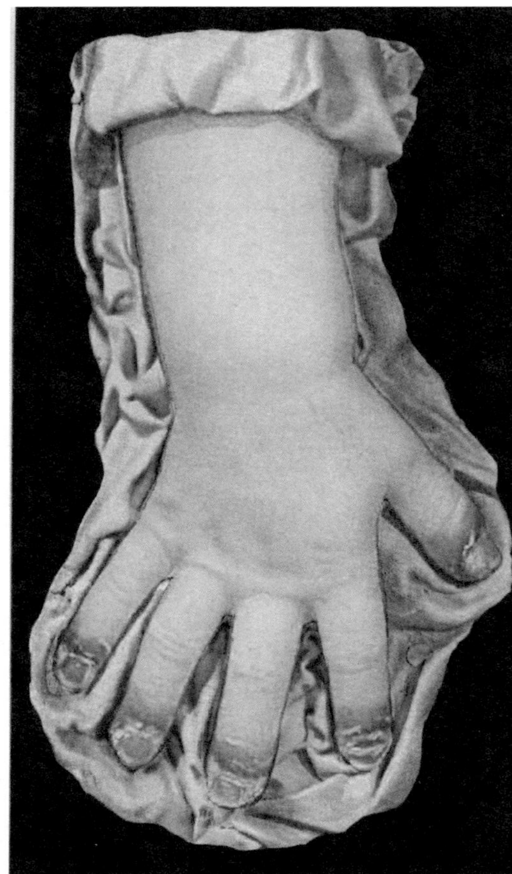

Paronychia luetica.

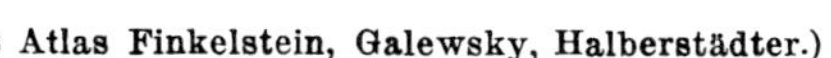

(Bilder aus Atlas Finkelstein, Galewsky, Halberstädter.)

Verlag von F.C.W. Vogel in Leipzig.

Osteochondritis.

Die Osteochondritis entwickelt sich (*Oluf Thomsen* 1912) gegen Ende des 5. Fetalmonats, und zwar zumeist symmetrisch bei entsprechenden Knochen. Dabei können die Knochen verschieden schwer erkrankt sein. Die Veränderungen sind makroskopisch dadurch charakterisiert, daß die normalerweise als glatte, zarte, weißliche Linie erscheinende provisorische Verkalkungszone gegen den Epiphysenknorpel als gezackte Linie auftritt. Sie verbreitet sich dann allmählich, wird stärker unregelmäßig gegen den Knorpel hin und bietet auf dem Durchschnitt des Knochens eine mörtel-

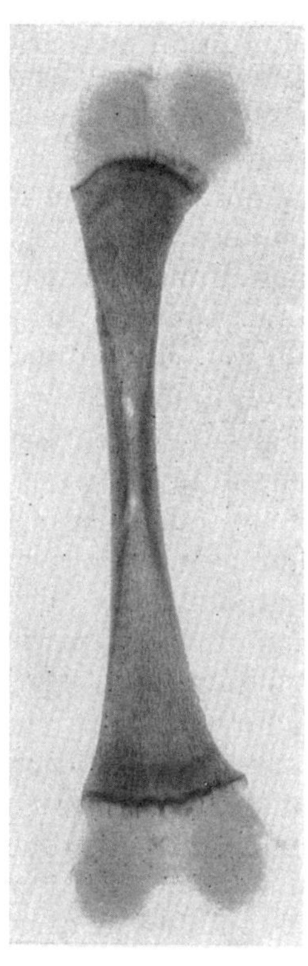

Fig. 256.
50,5 cm langer Neonatus.
Herauspräpariertes linkes Femur. Röntgenogramm. Breiter einfacher Kalkschatten, zur Epiphyse hin ausgefranzt. Osteochondritis syphilitica.
(Sektion 66/1928. Krankenhaus im Friedrichshain. *L. Pick.*)

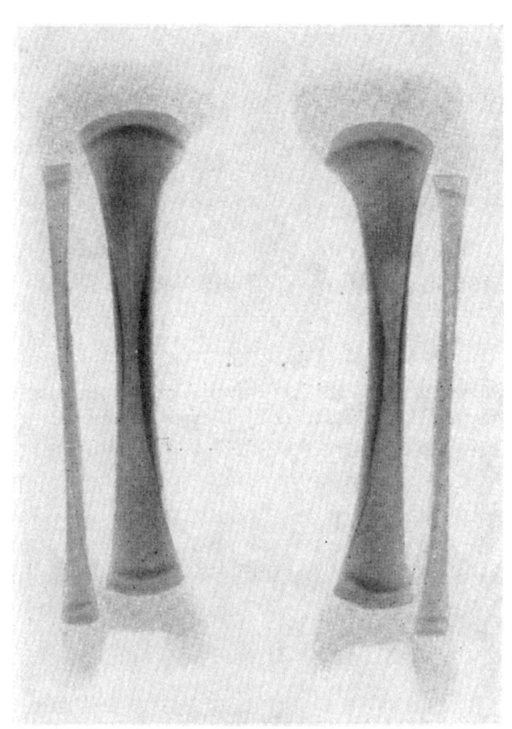

Fig. 257.
52 cm langer Neonatus.
Herauspräparierte Unterschenkelknochen. Röntgenogramm.
Doppelschatten an den Epidiaphysengrenzen. Osteochondritis syphilitica.
(Sektion 1170/1927. Krankenhaus im Friedrichshain. *L. Pick.*)

artige krümlige Masse dar, die eine deutlich gelbe Farbe annimmt. Meist wird auch die Knorpelwucherungszone durch Quellung sekundär breiter. In einem späteren Stadium entwickelt sich zwischen der Verkalkungszone und dem diaphysären Knochengewebe eine graue, sehr weiche Granulationsschicht. An dieser weichen kalkfreien Stelle, an der der Knochen gewissermaßen unterbrochen ist, entstehen hauptsächlich die klinisch wichtigen „Epiphysenlösungen". Im Röntgenbilde erscheint diese kalkfreie quere Granulationsschicht als helles Band, das von zwei dunklen, kalkhaltigen

Bandschatten nach oben und unten eingerahmt ist. Dieses Bild ist für a. S. sehr charakteristisch. Gelegentlich kann die Bildung dieser Granulationsbänder auch in Schüben vor sich gehen, dann erscheinen im Röntgenbilde drei oder mehr solcher heller kalkfreier Bänder, wie das *L. Pick* gezeigt hat. Die Epiphysenlösung wird überwiegend häufig im 1. Lebensquartal beobachtet. *Hochsinger* sah sie unter 98 Kindern 75mal im 1. Quartal auftreten und zwar 12mal bei Säuglingen in der 2. bis 8. Lebenswoche. Auf Grund der klinischen Erfahrungen ist das distale Humerusende (*Hochsinger*) Hauptsitz der Epiphysenlösungen. Dieser Autor sieht in den häufigen Bewegungen und Erschütterungen der oberen Extremitäten durch ihre exponierte Lage den Hauptgrund für die Ausbildung des osteochondritischen Prozesses und damit für die Entwicklung der Epiphysenlösung an dieser Stelle.

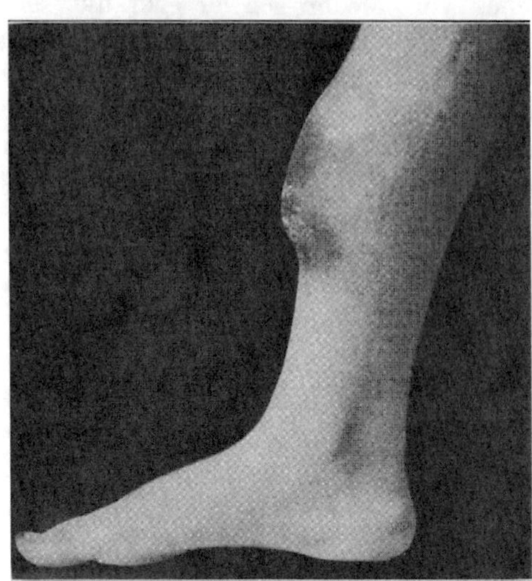

Fig. 258.
Lues congenita, Ostitis, Periostitis und Gummata der rechten Tibia. 11½jähriges Mädchen.
(Kinderkrankenhaus Berlin, Prof. *H. Finkelstein.*)

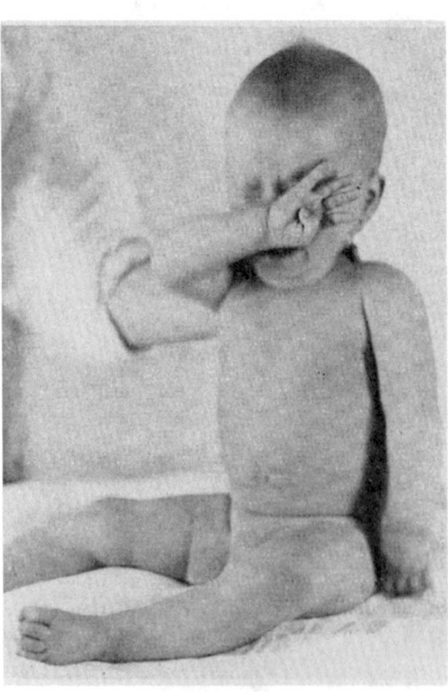

Fig. 259.
Parrotsche Scheinlähmung. Linker Arm. Kind im 8. Lebensmonat.
(Akademische Kinderklinik Düsseldorf, Professor *Schloßmann.*)

Pseudoparalyse (*Parrot*'sche Lähmung).

Klinisch dokumentiert sich die Epiphysenlösung sehr eindrucksvoll als Scheinlähmung des Armes (Pseudoparalyse *Parrot*). Sie tritt gewöhnlich zusammen mit den Hauterscheinungen auf, kann aber auch monosymptomatisch (vielleicht nur in Verbindung mit einem anfangs bedeutungslos erscheinenden Schnupfen) vorkommen und dann den Blick des Arztes auf die Diagnose S. hinlenken. Sie tritt zumeist plötzlich in Erscheinung. Eines Morgens wird die Schwer- oder Unbeweglichkeit des Armes vom Pflegepersonal bemerkt, ohne daß zuerst am Arme etwas Besonderes in die Augen fällt, nur die Bewegungen des wie gelähmt daliegenden Armes sind mehr oder weniger schmerzhaft. Dann tritt aber schnell eine Schwellung des Ellenbogens ein, gelegentlich von kleinen Temperaturen begleitet, die Schmerzhaftigkeit nimmt zu und zwingt den Arzt, den Arm durch eine Bandage ruhig zu stellen. Erscheinungen einer Nervenlähmung fehlen (unveränderte elektrische Erregbarkeit, erhaltene Muskelbewegungen in der Hand auf Nadelstiche u. a.).

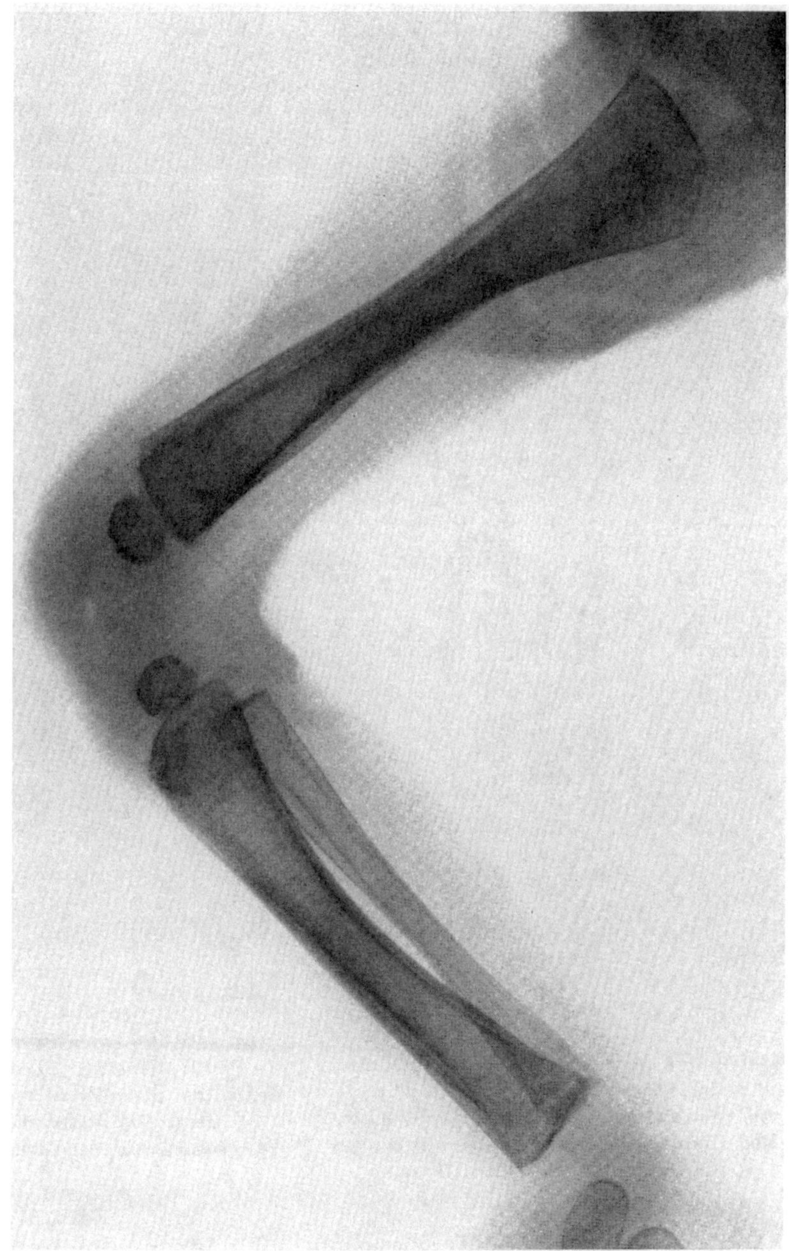

Fig. 260.
Periostitis ossificans syphilitica der Knochen der unteren Extremität bei $^1/_2$ *jährigem ♂ Säugling im Röntgenbild. Sargbildung. Schichtung des Knochenmantels an Femur und Tibia deutlich.*
(Eugen Fränkel.)

Tatsächlich handelt es sich um die klinische Manifestation einer auf osteochondritischer Grundlage erfolgten Epiphysenlösung mit sekundärer entzündlicher Schwellung des benachbarten Gewebes (auch der Muskulatur).

Die *Parrot*sche Lähmung ist ein klares Beispiel einer reflektorischen Schmerzlähmung.

Periostitis. Die syphilitische **Periostitis** kann in zwei verschiedenen Formen auf-

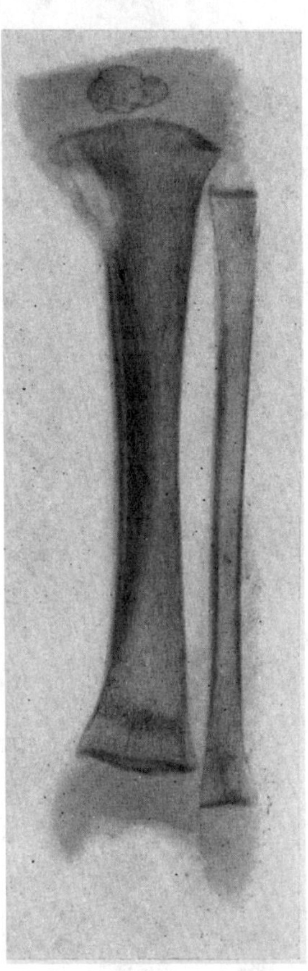

Fig. 261.

$3^1/_2$ mon. ♂ Säugling. Zerstörung der medialen Metadiaphyse der rechten Tibia durch fibröse rarefizierende Osteomyelitis. Geschichtete knöcherne Periostschale der Diaphyse medial sichtbar. Röntgenogramm des herauspräparierten Knochens. Weiteress. Text.

(Material *L. Pick.*)

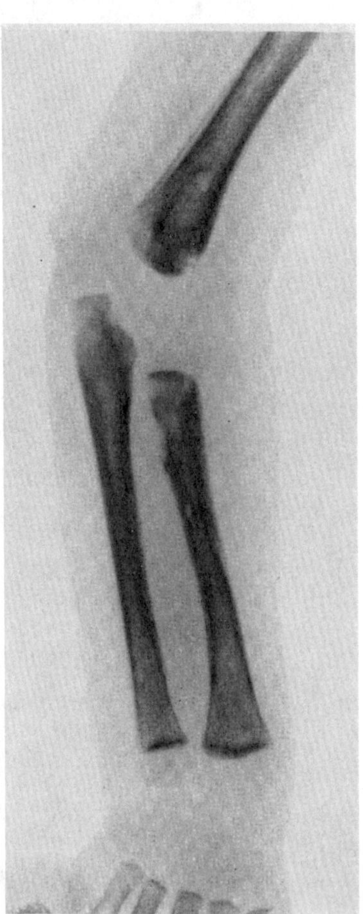

Fig. 262.

Osteomyelitis syphilitica fibrosa (L. Pick). Kind im 3. Lebensmonat. Herde am distalen Humerus- und zentralen Radiusende.

(Kinderkrankenhaus Berlin-Rummelsburg, Prof. *Erich Müller.*)

treten (*P. Schneider*). *Parrot, Eugen Fränkel, P. Schneider* und *Ludwig Pick* haben sich besonders um ihre Erforschung verdient gemacht. Die erste Form ist die eigentliche „Periostitis recens s. congenita", die spezifische Früherkrankung. Sie stellt die klinisch wichtige, gewöhnliche Periostitis des Säuglings dar und tritt entweder neben der Osteochondritis oder auch allein und selbständig auf. Sie findet sich schon bei syphilitischen Feten, ist aber doch in ihrem zeitlichen Auftreten der Osteochondritis zumeist etwas nachgeordnet. Ihr bevorzugter Sitz sind die langen Röhrenknochen, und zwar werden die Beine häufiger befallen als die Arme. Die Periostitis ist der Röntgendiagnose leicht zugängig, was klinisch wichtig ist. Die periostitischen Auflagerungen können eine sehr beträchtliche Dicke erreichen, die den Diaphysenschaft mantelartig und flächenhaft umschließen und allmählich eine sehr harte Konsistenz (elfenbeinartig) aufweisen. Sehr charakteristischerweise sind die Auflagerungen oft mehrfach geschichtet und dann durch spaltförmige spongiöse Räume voneinander getrennt.

Die zweite Form der Periostitis ist die sekundäre reparative Form. Sie tritt hinter der ersten Form, der Frühperiostitis, an Bedeutung zurück (*Eugen Fränkel*, *Hotz* und *P. Schneider*) und begleitet hauptsächlich die ausheilende Osteochondritis, ist also gewissermaßen als ein „Heilungsvorgang" anzusehen, als eine reparative Kallusbildung. Die Trennung im Röntgenbilde von der Frühperiostitis ist schwierig.

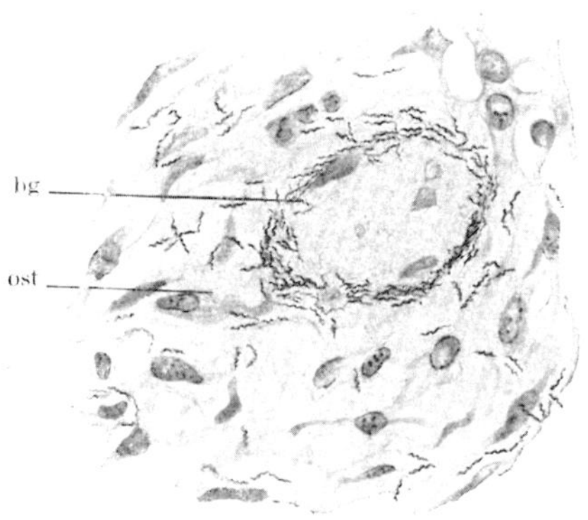

Fig. 263.
Osteomyelitis fibrosa rareficans bei angeborener Syphilis. Proximale Humerusmetadiaphyse. $3^1/_2$ mon. männl. Säugling. $10^0/_0$ Formalin, Salpetersäureentkalkung, Paraffin, Spirochätendarstellung nach Bertarelli. ost Fibrös-zelliges Gewebe der Osteomyelitis. bg Wand eines kleinen Blutgefäßes mit dichten Spirochätengeflechten. Leitz. Ok. 3. Öl-Immension $^1/_{12}$ a. TL=155.
(Material *L. Pick.*)

Osteomyelitis.

Über diese schon seit langer Zeit bekannten Formen der Knochenveränderungen bei a. S. hinaus gewinnt eine andere Form, die **„diaphysäre Osteomyelitis fibrosa"** immer mehr an klinischem Interesse. Besonders *Ludwig Pick*, *Lienhardt* und *P. Schneider*, dann *Paul Reyher* und *Wimberger* verdanken wir unsere Kenntnisse dieser Knochenerkrankung. Pathologisch-anatomisch handelt es sich um die Bildung von puriformen Granulationsherden im Diaphysenschafte ohne bestimmte Lokalisation. Das Gewebe wird kalkfrei, und später schließt sich an die Einschmelzung eine fibröse Umwandlung des Gewebes an. In diesem Granulationsgewebe finden sich um die Gefäße herum reichlich Spirochäten und dokumentieren damit die Herde als entzündliche Reaktionen auf die Infektion mit Spirochäten. Diese osteomyelitischen Herde finden sich mit Osteochondritis und Periostitis vergesellschaftet, aber interessanterweise auch monosymptomatisch, was differentialdiagnostisch wertvoll ist. Es hat sich herausgestellt, daß solche Herde als erstes und einziges Zeichen einer beginnenden a. S. auftreten können, und zwar ohne daß ein äußerliches, lokales Symptom auf eine Knochenerkrankung hinweist, also keine Schwellung des Gliedes. Ihr Vorkommen bei Säuglings-S. ist aber doch selten, wenn auch häufiger als bisher angenommen wurde, weil früher auf diese Herde nicht geachtet wurde. Erst die genaue Röntgenbilduntersuchung hat sie aufgedeckt.

Sie erscheinen zumeist als unregelmäßig gestaltete, kleine Kalkaussparungen und finden sich öfters in der Gegend der Metadiaphyse. Sie können bis an die Oberfläche des Knochens heranreichen, gehen aber andererseits tief in den Markraum hinein (½ bis 1 cm). Gelegentlich können diese Stellen eines tiefgehenden Knochensubstanzverlustes zu Infraktionen führen. Durch den Mangel von Eiter- und Fistelbildung lassen sie sich von Herden auf tuberkulöser Gundlage zumeist gut unterscheiden.

Spina ventosa syphilitica.

An den kurzen Röhrenknochen (Metatarsen, Metakarpen und Phalangen) ist eine ähnliche Knochenaffektion schon lange bekannt, die besonders von *Hochsinger* beobachtet und als „diffuse rarefizierende Ostitis" beschrieben worden ist. Die Grundphalangen der Hand und des Fußes sind der bevorzugte Sitz.

Diese „Phalangitis" tritt multipel und nicht symmetrisch in Erscheinung. Die Weichteile bleiben unbeteiligt und auch hier werden Fistelbildung oder Perforation nicht beobachtet. Das Röntgenbild zeigt eine deutliche Aufhellung in der Diaphyse, dabei erscheint die Knochensubstanz der Breite und Länge nach aufgetrieben (wie gebläht). Später tritt eine reparative Periostitis hinzu, die oft in Schüben auftretend verschiedenartige Schattierungen zeigen kann.

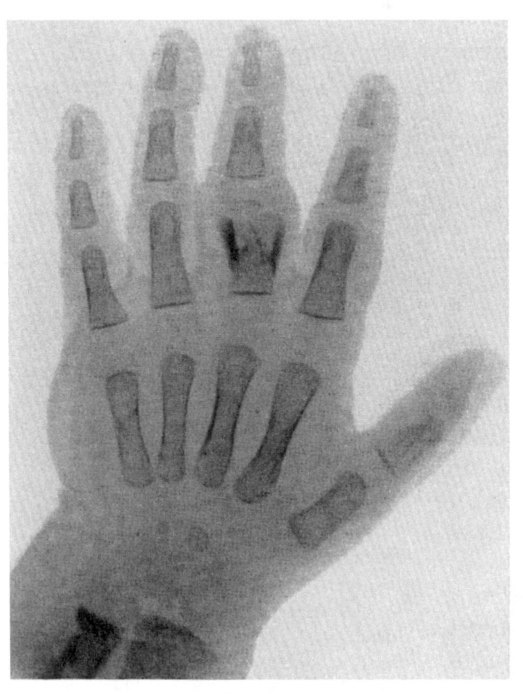

Fig. 264.
Spina ventosa syphilitica. Kind im 6. Lebensmonat.
(Universitäts-Kinderklinik Frankfurt, Prof. *v. Mettenheim.*)

Ob wirkliche Gummen bei der frischen Säuglings-S., was während dieser Periode bemerkenswert wäre, vorkommen, ist noch nicht sicher. Von verschiedenen Autoren (*Orth-Kaufmann*, *Herxheimer*) sind Knochenherde in dieser Weise gedeutet worden, aber es ist wahrscheinlicher, daß es sich auch in diesen Fällen um eine fibröse syphilitische Osteomyelitis im Sinne von *L. Pick* gehandelt hat.

Auf der Grundlage dieser verschiedenen Knochenveränderungen kann es zu klinisch hervortretenden Erscheinungen kommen. Besonders am Schädel können produktive, granulierende Entzündungsherde zu lokalisierten Knochendefekten und deutlichen Usuren führen, an die sich später reaktive periostitische Wucherungen in Form von dicken, osteophytischen Auflagerungen am inneren und äußeren Schädel anschließen. Sie können dann in diffuse sklerotische Verdickungen des Schädels übergehen. So können sich abnorme Vorwölbungen der Tubera parietalia und frontalia mit auffallender Härte der Knochensubstanz (Eburnation) und frühzeitiger Verknöcherung der Nahtränder und damit der physiologischen

Nähte ausbilden. Diese entzündlichen Vorgänge an den Knochen sind oft der Ausgangspunkt für die Erkrankung der Hirnhäute mit ihren serösen Ergüssen (*Hochsinger*). Unter den sich so bildenden abnormen Schädelkonfigurationen ist das **„Caput natiforme s."** zu erwähnen, das durch die osteophytäre Wulstung der Stirn- und Stirnbeinhöcker entsteht, zwischen denen dann die Pfeilnaht wie versenkt erscheint. Es ist aber nur während der ersten Lebensmonate für S. charakteristisch und auch nur, wenn es mit einer starken Verhärtung der Schädelknochen einhergeht. Später treten ähnliche Schädelkonfigurationen auch auf rachitischer Grundlage in Erscheinung. Das Caput natiforme entsteht durch das Zusammenwirken von periostaler Wucherung, frühzeitig einsetzender periostaler Verknöcherung und schließlich von starker seröser Absonderung in die Meningen und Ventrikel. Tritt die Stirnvorwölbung besonders stark hervor, so kommt es klinisch zu der als „olympische Stirn" bekannten Kopfform. Ist der Schädel mehr im ganzen erweitert, so imponiert er als „Caput quadratum", das aber gleichfalls auch eine Folge von Rachitis sein kann. Die verhältnismäßige Knochenweichheit bei Rachitis, die Knochenverdickung unter frühzeitigem Verschluß der physiologischen Nähte in Verbindung mit dem zeitlich verschiedenen Auftreten (früh bei S., spät bei Rachitis) werden aber zumeist die Unterscheidung ermöglichen.

Caput natiforme.

Olympische Stirn.

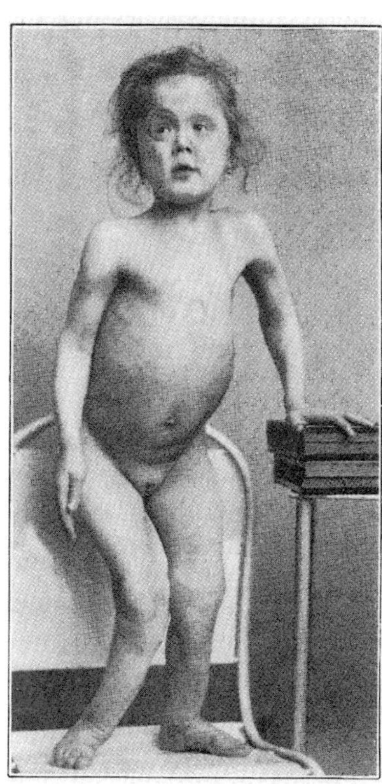

Fig. 265.
Eingesunkene Nase, geringer Hydroceph, allgemeine Rachitis bei kongenitaler Syphilis. 10 jähriges Mädchen.
(Kinderklinik München, Prof. v. *Pfaundler*.)

Die Knochenveränderungen an der Nasenwurzel — Stumpf- und Sattelnase — sind als Folgeerscheinungen einer destruktiven Knochenentzündung im Nasengerüst aufzufassen. Es handelt sich dabei wohl um eine Osteochondritis des Os tribasilare (*Schmincke*).

Diesen der frischen Säuglings-S. eigentümlichen Knochenveränderungen reihen sich im späteren Kindesalter als Ausdruck eines neuen, mehr tertiären Erscheinungsschubes und nach einer mehr oder weniger langen Zeit der Latenz mehr ulzeröse und gummöse Prozesse an. Die frühere Auffassung, daß es sich dabei um eine besondere Form der a. S. handle, um eine sogenannte „Syphilis tarda", ist wohl allgemein fallengelassen worden. Diese späten Knochenerscheinungen sind vielmehr nur als eine Aktivierung von Spirochäten aus ihren alten Schlupfwinkeln aufzufassen, was schon deswegen sehr wahrscheinlich wird, weil diese späten Knochenerkrankungen fast nur bei gar nicht oder unzureichend behandelten

Kindern zu beobachten sind. Es sind einfach Rezidiverscheinungen einer nicht ausgeheilten Säuglings-S. Besonders auch die Befunde von *P. Schneider* von Spirochäten in Knochenkörperchen von abheilenden Knochenerkrankungen der frischen Säuglings-S. geben dieser einfachen Auffassung eine gute Stütze.

Ulzeröse Knochenaffektionen.

Unter diesen späten Knochenaffektionen sind besonders das Gumma, die Periostitis und die ulzerösen Prozesse erwähnenswert. Es ist dabei bemerkenswert, daß besonders oberflächlich gelegene Knochen befallen werden, so das Schädeldach, der Gaumen, das Sternum, die Klavikula, die vordere Tibia, die Vorderarmknochen u. a. und zwar offenbar, weil diese Knochen besonders leicht Traumen ausgesetzt sind (*L. Pick*). Gelegentlich führen späte Knochenaffektionen zu tumorförmigen Gebilden (Knochengumma) oder Ostitis deformans. Auch während dieser Periode folgen den destruierenden Prozessen periostitische, sklerosierende nach. Es ist bemerkenswert, daß die syphilitischen Knochenerkrankungen zwar im allgemeinen zu einer Entwicklungshemmung führen, was sich dann in einem Zurückbleiben des Wachstums äußert, daß es aber anderseits zu lokalen Wachstumssteigerungen im Gefolge von Epiphysenreizungen durch den Krankheitsprozeß kommen kann. So entsteht z. B. das bekannte Bild der Tibiaverlängerung, der **„Türkensäbel-Tibia"** durch eine Krümmung der zu lang gewordenen Tibia, während die unbeteiligte Fibula ihre normale Größe beibehält.

Klinisch wichtig ist die ziemlich häufige (wenn auch nicht immer erkannte) Beteiligung der **Gelenke** an den Knochenprozessen und zwar besonders des Kniegelenkes (zumeist doppelseitig, im Gegensatze zur Tuberkulose). Die Gelenke sind im allgemeinen sekundär im Anschluß an eine epiphysäre Knochenerkrankung in Mitleidenschaft gezogen, während die rein artikuläre entzündliche Erkrankung selten ist. Besonders *Fournier*, *Hutchinson*, *Parrot*, *Zappert* und neuerdings *Schlesinger* haben wertvolle Beiträge geliefert. Von *Fournier* stammt die Bezeichnung „Pseudo-tumeurs blanches syphilitiques". *Franz Hamburger* hat sich dahin ausgesprochen, daß diese chronischen Hydrarthrosen auch einseitig auftreten können und auch *Trendtel* hat einen Fall von einseitigem Hydrarthros (allerdings mit doppelseitiger gummöser Epiphysitis tibiae) beschrieben. Es wird davon abhängen, ob der Knochenprozeß einseitig oder beiderseitig so stark ist, daß es bis zu der serösen Ausschwitzung ins Gelenk kommt. Nicht zu selten schließt sich an den gewöhnlichen chronischen Hydrops eine hyperplastische Synovitis mit Verdickung der Gelenkkapsel an. Die Differentialdiagnose gegenüber einem tuberkulösen Tumor albus oder einer beginnenden Arthritis deformans ist oft schwierig, wenn nicht die positive WaR. die Entscheidung bringt.

Syphilitische Gelenke.

Auch an anderen Knochen werden diese Erkrankungen beobachtet, so am Rückgrat (Spondylitis syphilitica). *Hochsinger* berichtete über solche Spondylitisformen bei 7 Kindern an der Hals- und Brustwirbelsäule im 3.—7. Lebensjahre.

Gelegentlich werden die im allgemeinen dem Säuglingsalter eigentümlichen Knochenerkrankungsformen auch im späten Kindesalter beobachtet. So hat *L. Pick* ein Mädchen im 12. Lebensjahre sehr genau untersucht, bei dem es sich um eine systematisierte und symmetrische Osteochondritis handelte.

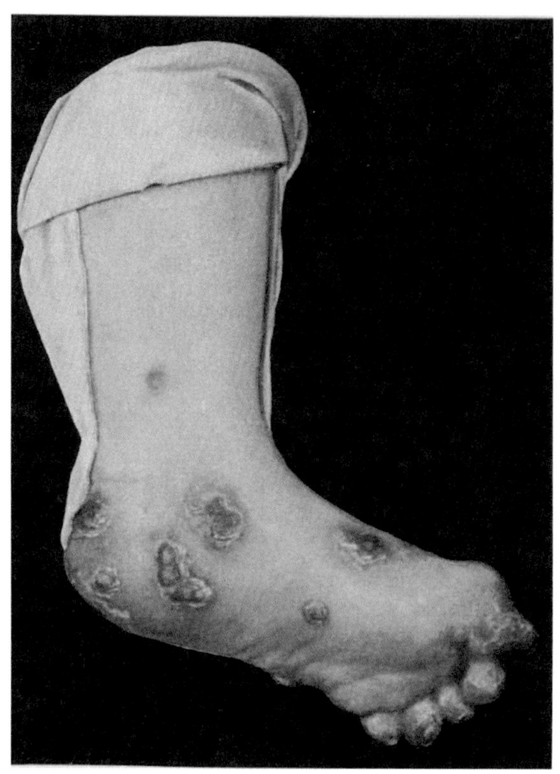

Lues (rupiaähnlich).

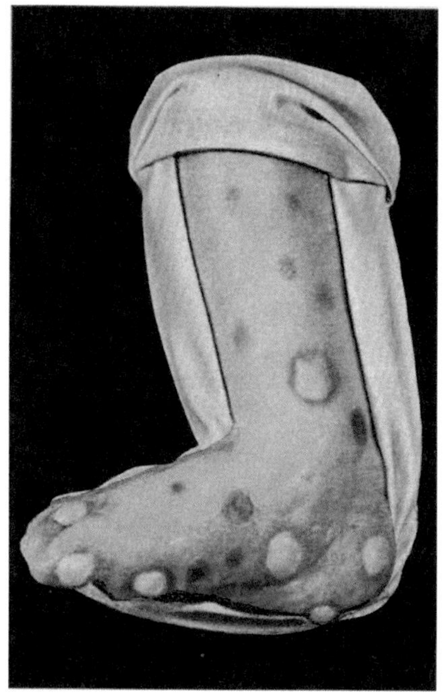

Pemphigus lueticus.

(Bilder aus Atlas Finkelstein, Galewsky, Halberstädter.)

Lues papulosa mit Mundrhagaden.

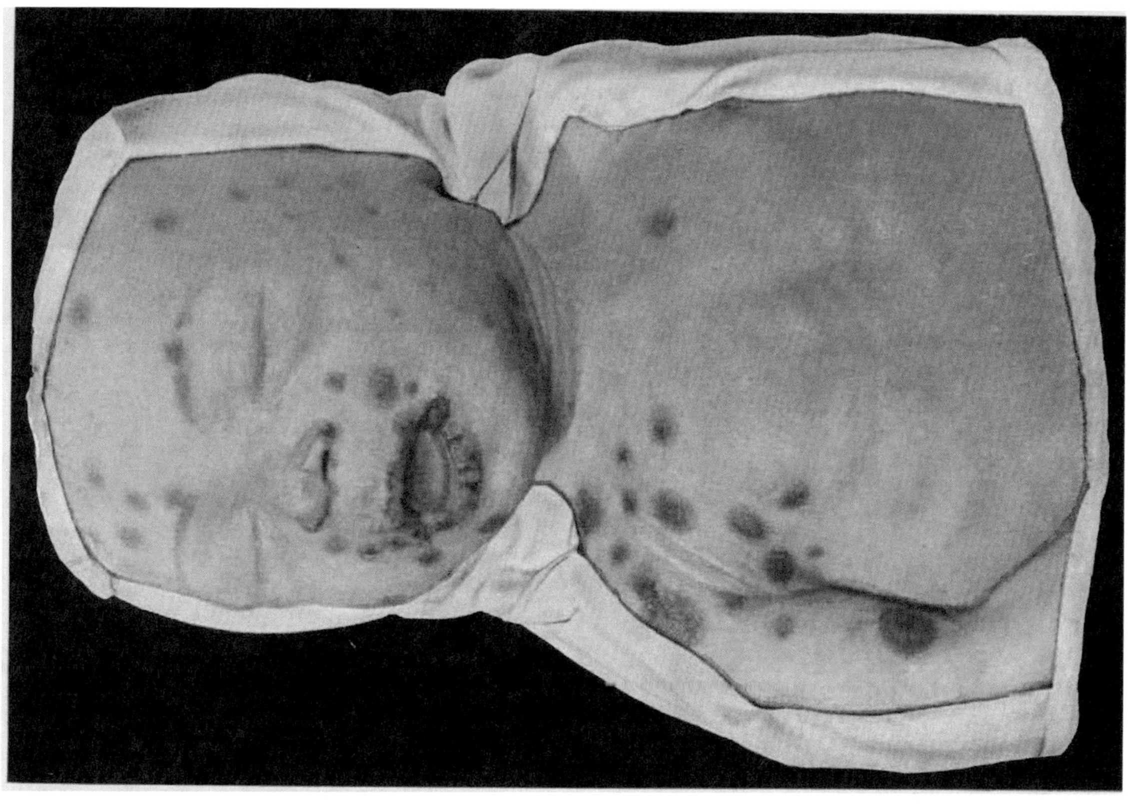

11. Die Veränderungen an den Zähnen.

Die Veränderungen am bleibenden Gebiß des Kindes wurden seit *Hutchinson* (1863) als eins der wichtigsten bleibenden Stigmen der a. S. betrachtet. Sie bildeten das eine Symptom der von *Fournier* so bezeichneten *Hutchinson*schen Trias (die beiden anderen sind die Keratitis parenchymatosa und die zentrale Taubheit). Die Bedeutung dieser Symptom-Trias wird heute vielfach nicht mehr anerkannt (*F. Hamburger*) und tatsächlich wird sie nicht mehr häufig beobachtet, was wohl mit der heute frühzeitig einsetzenden starken Behandlung zusammenhängen mag. *Hutchinson*sche Trias.

Die Zahndeformität besteht darin, daß die beiden oberen, mittleren, Zahnaffektionen.

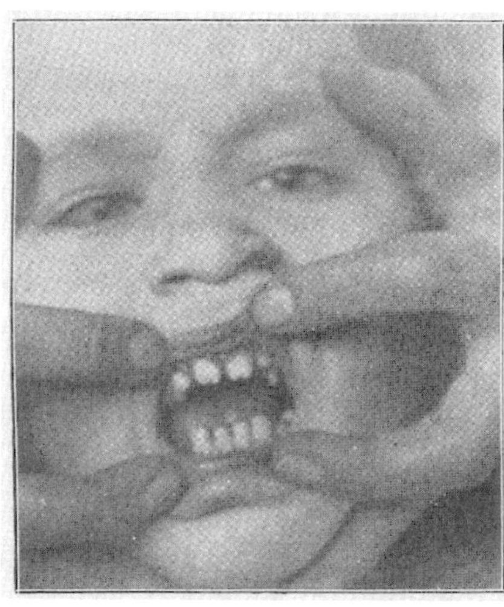

Fig. 266.
Hutchinsonsche Zähne.
8 jähriges Mädchen.
(Kinderklinik München, Prof. *v. Pfaundler.*)

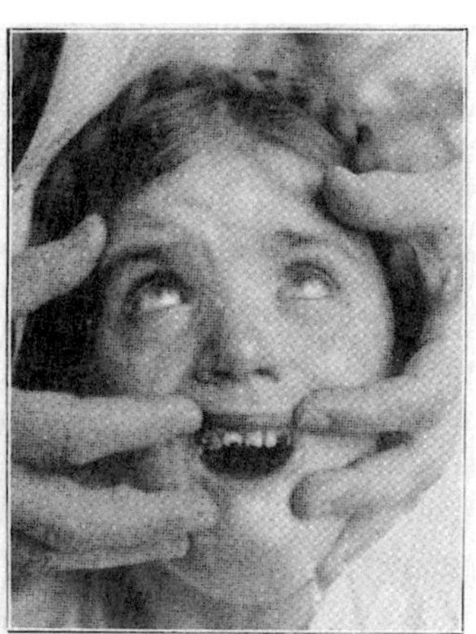

Fig. 267.
Schlechte Zähne (zum Teil Hutchinson), außerdem Keratitis parenchymatosa und Taubheit (Hutchinsonsche Trias). 9 jähriges Mädchen.
(Kinderklinik München, Prof. *v. Pfaundler.*)

bleibenden Schneidezähne an ihrer Schneidefläche eine halbmondförmige Ausbuchtung tragen. Die beiden Zähne sind außerdem gegen die Schneide zu merklich verschmälert und abgerundet (Tonnenform bzw. Schraubenzieherform). Trotz mancher Einwände kann diese Zahnmißbildung als nahezu pathognomonisch für a. S. angesehen werden und kommt bei keiner anderen Krankheit in gleicher Ausbildung vor. Auch sonst finden sich im bleibenden Gebiß Atrophien der Kauflächen, oder die Zähne sind durch Querfurchen in zwei Teile getrennt, von denen der kleinere, der Kaufläche zugewandte verkümmert ist und allmählich abbröckelt, so daß ein verkrüppelter Zahn mit neuer Kaufläche zurückbleibt. Solche Veränderungen sind auf a. S. verdächtig, kommen aber auch bei anderen konsumierenden Krankheiten vor. *Zinsser* fand aber immerhin unter 48 Patienten mit dieser Zahnmißbildung doch 34 Kinder mit a. S. Dann können noch die Zähne im allgemeinen von ihrer gewöhnlichen Gestalt abweichen und atypische Formen annehmen (Fischzahn, Bolzenzahn, Hakenzahn) oder sich durch besondere Kleinheit auszeichnen (Mikrodentismus). Vielfach weisen die Zähne Erosionen auf (Schmelzhypoplasien), werden leicht brüchig, kariös und mißfarben (*Zinsser*). Auch Stellungsanomalien, Lückenbildung, Durchbruch an ungewöhnlichen Stellen sind öfters beobachtet worden. Alle diese Veränderungen sind zwar nicht streng spezifisch, kommen aber doch in ihrer Gesamtheit kaum bei einer anderen Krankheit so deutlich und so oft vor.

A. Buschke und seine Mitarbeiter, auch *Nikolas* u. a., sehen den Grund für die Veränderungen an den Schneidezähnen in einer spezifischen Veränderung der Zwischenkieferanlage (Hypoplasie) und konnten sogar bei einem Säugling einen völligen Defekt des Zwischenkiefers nachweisen.

Zahnveränderungen auch am Milchgebiß.

Auf Grund dieser Theorie erklärt *Wimberger* Zahnveränderungen, die er am Milchgebiß bei a. S. gefunden hat. An sonst normalen Gebissen fiel die Zerstörung der mittleren oberen Schneidezähne (in schweren Fällen auch der beiden äußeren) auf. Es muß sich auch bei diesem Zahndefekt um eine streng umschriebene fetale Zahnkeimschädigung handeln, deren Sitz gerade dem Os intermaxillare entspricht, das nach *Buschke* durch spezifische Veränderungen (Gumma) geschädigt ist.

Schließlich ist noch erwähnenswert, daß *C. Hochsinger* die Anschauung vertritt, daß die *Hutchinson*sche Zahnanomalie auf frühzeitiger, schwerer Rachitis beruht. Nur weil kein Säugling mit a. S. der Rachitis entgeht, findet sich die Anomalie fast durchweg bei S.-Kindern. Die isoliert auftretende Anomalie ist nicht beweisend für a. S. *Hochsinger* führt für seine Theorie eigene Beobachtungen mit *Hutchinson*defekt bei syphilisfreien Kindern ins Feld. Diese Theorie erfreut sich aber keiner allgemeinen Anerkennung.

D. Die angeborene Syphilis in ihrer Beziehung zu Rachitis, Tuberkulose und Diphtherie.

Bei der außerordentlich großen Verbreitung der Rachitis in früheren Zeiten und der langsamen klinischen Ausheilung der a. S. infolge der alten unzureichenden Behandlung ist es sehr verständlich, daß die chronische Stoffwechselstörung und die chronische Infektionskrankheit trotz ihrer Wesensverschiedenheit sehr häufig zusammen bei einem Kind beobachtet wurden. Aber es ist ein verhängnisvoller Irrtum des um die Erforschung der a. S. sonst so verdienten *Parrot* gewesen, der ihn zu dem Dogma verführte, daß die Rachitis auf der a. S. beruhe. So bedeutende Ärzte, wie *Marfan* und *Lemaire* vertreten, wenn auch mit gewissen Einschränkungen, auch heute noch diese Irrlehre, während sie in Deutschland von vornherein nur Ablehnung erfahren hat. Grundsätzlich ist das krankhafte Geschehen am Knochen bei der a. S. und Rachitis gerade ein gegensätzliches. Auf der einen Seite (bei der S.) die Neigung zu beschleunigter Verkalkung bei reichlichem an der Stelle der Verkalkung aufgenommenen Kalk, wenn auch z. T. nur ein brüchiges Mauerwerk zustandekommt (*Hochsinger*), auf der anderen Seite (bei der Rachitis) mangelhafte Fähigkeit der Adsorption und unzureichende Einlagerung von Kalk in die sich normal neu bildenden Knochenzellen. Bei frühzeitiger, starker Behandlung der a. S. gehen heute ihre Knochenveränderungen schnell zurück und die Rachitis befällt dann zu einer Zeit diese Säuglinge mit geheilter Knochen-S., wie andere Kinder, so daß der Gedanke an irgendeine Beziehung zwischen diesen wesensverschiedenen Erkrankungen auch klinisch nicht mehr auf-

Syphilis und Rachitis.

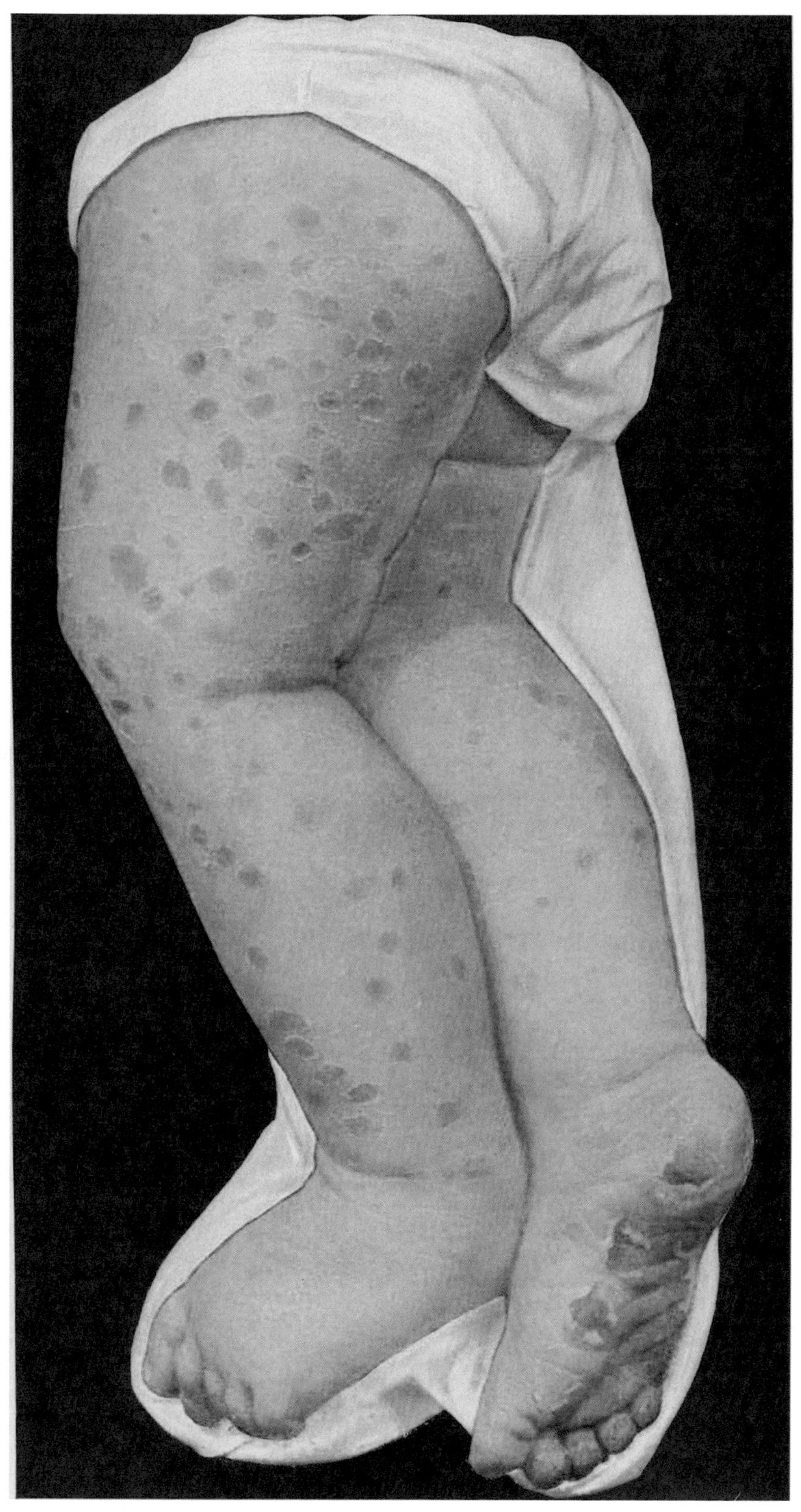

Lues squamosa.

(Atlas Finkelstein, Galewsky, Halberstädter.)

treten kann. Der von *Cazin* und *Issovesco* gemachte Vorschlag, für gewisse Deformitäten den Begriff „der Pseudorachitis syphilitica" einzuführen, entbehrt jeder Begründung, denn diese Fälle lassen sich einerseits in echte Rachitis oder Syphilis, anderseits in Kombinationen dieser beiden grundverschiedenen Affektionen trennen (*C. Hochsinger*).

Viel wichtiger für die Klinik und besonders die Therapie ist die Frage der Syntropie von a. S. und Tuberkulose. Über die gelegentlich schwierige Differentialdiagnose siehe das Kapitel „Diagnose". An dieser Stelle sollen nur die Häufigkeit des gemeinsamen Vorkommens bei einem Kinde und ihre gegenseitige Beeinflussung erörtert werden. Besonders *Hochsinger* hat diese Frage mehrfach (seit 1889) bearbeitet und resümiert auf Grund seiner Erfahrungen seine Meinung dahin, daß diese Doppelinfektion schon im frühesten Kindesalter vorkommt (auch angeboren), aber er lehnt schließlich doch einen inneren Zusammenhang und gegenseitige Beeinflussung ab. Neben vielen anderen Autoren (*M. Zarfl*, *Hutinel* und *Merklan*, *Wienfield* u. a.) hat besonders *J. Cassel* größere Erfahrungen gesammelt. Auch er schließt, daß eine besondere Krankheitsbereitschaft der Kinder mit a. S. für Tuberkulose nicht bestehe und daß diese Doppelinfektion die Prognose für das Kind nicht verschlimmere. Diesem Standpunkte dürfte allgemein zuzustimmen sein.

Syphilis und Tuberkulose.

Praktisch wichtig ist ferner, daß unter dem Einflusse einer frischen Diphtherieinfektion eine Syphilis sich verschlimmern kann (*U. Friedemann* und *F. Reiche*). Bei einem S.-Patienten von *Friedemann* kam es sogar zu schweren Perforationen am weichen Gaumen im Verlaufe einer Diphtherie. Es scheint deshalb bei dieser Krankheitskombination besondere Vorsicht am Platze zu sein.

Syphilis und Diphtherie.

Über die serologischen Beziehungen zwischen a. S. und Diphtherie und Scharlach siehe Kapitel „Diagnose" (S. 615).

III. Die erworbene Syphilis des Kindes.

Sie spielt im Kindesalter eine geringe Rolle. *A. Fournier*, der dieser Frage eine anregende Studie gewidmet hat, berichtet nur über 42 Kinder aus seinem großen Beobachtungsmateriale, *Hochsinger* über 52 und *Stümpke* über 45 Kinder mit erworbener S. Nach *Pfaundler* (Material der Münchner Kinderklinik 1916—1926) hatten 3,7% der S.-Kinder ihre S. extrauterin erworben.

Für die Infektion liegen verschiedene Möglichkeiten vor. So kommen im Säuglingsalter besonders der Saugakt, dann infizierte Trinkgeschirre und Liebkosungen aller Art als Infektionsquelle in Betracht. Begreiflicherweise ist der Mund (besonders die Unterlippe) der häufigste Sitz des Primärinfektes.

Besonderer Erwähnung bedarf die Frage der Ansteckung während des Geburtsaktes. Der von *Rietschel* besonders betonte Infektionsmodus zur Zeit der Lösung der Plazenta gehört noch zur a. S. Dagegen hat *Gräfenberg* zur Erklärung des späten Auftretens der ersten S.-Symptome die Hypothese aufgestellt, daß die im Mutterleibe noch von der S. der Mutter verschont gebliebenen Neugeborenen während des Geburtsaktes selbst von der rezent syphilitischen Mutter angesteckt würden. Diese Kinder hätten

Erworbene Syphilis.

dann ihre S. extrauterin erworben. Er setzt dabei die S.-Koryza dem Primärinfekte gleich, was aber sehr unwahrscheinlich ist. Auch *Hunter* hat seinerzeit diese „Infection en passage" als die Hauptquelle der a. S. hinstellen wollen, sicher mit Unrecht. Dieser Infektionsmodus ist gewiß möglich und Kinder mit sichtbarem Primärinfekt am Kopfe oder im Gesicht, der erst einige Wochen nach der Geburt auftrat, haben das Vorkommen erwiesen, aber allgemeine Bedeutung kommt dieser Form der Erwerbung einer S. durch den Säugling nicht zu. Es ist selten, daß einmal eine Mutter bei der Geburt an einer frischen S. der Geschlechtsteile leidet und dann müßte noch der Beweis erbracht werden, daß nicht doch eine diaplazentare Ansteckung vorliegt.

Die Ansteckung eines Kindes durch das Saugen an der Brust einer syphilitischen Amme ist früher bei der laxen Auffassung von der Übertragung der S. auf diesem Wege ein nicht zu seltenes Vorkommnis gewesen. Heute ist die genaue Untersuchung der Amme mit unseren neuen Hilfsmitteln der Diagnose eine so selbstverständliche Maßnahme, daß dieser Infektionsweg keine große Bedeutung mehr besitzt.

Es ist allerdings immer notwendig, wenn ein Kind an der Ammenbrust syphilitisch wird, an die Möglichkeit zu denken, daß es an einer a. S. leidet, die erst später manifest geworden ist. Zumeist ist es ja der Vater, der seine alte S. verschweigt und sich auch jetzt mit Rücksicht auf seine Frau nur schwer zu einem Geständnis entschließt. Es ist aber keine Frage, daß hier Klarheit geschaffen werden muß, schon von dem Gedanken aus, daß die Amme von dem Kinde infiziert sein kann. So ist sie selbst in Gefahr und kann, wenn sie entlassen wird, und andere Kinder anlegt, Unheil stiften.

Eine weitere Gefahr liegt in der auf dem Lande und in einfachen hilfsbereiten Familien vorkommenden Gewohnheit, Kinder von Nachbarinnen und Freundinnen, die dauernd oder vorübergehend außer Hause beschäftigt sind, an die eigene Brust zu legen. Ist diese Frau nun syphilitisch, so ist natürlich eine Ansteckungsgefahr gegeben. Im allgemeinen ist aber die Ansteckungsfähigkeit einer syphilitischen Frau nicht sehr erheblich, wenn nicht direkt ein frisches S.-Geschwür an der Brust besteht. Besonders *A. Czerny* beruft sich darauf, daß er während seiner Assistentenzeit bei *A. Ebstein* unter dem riesigen Materiale der Prager Findelanstalt niemals eine solche S.-Übertragung erlebt habe, obgleich damals irgendwelche Vorsichtsmaßnahmen nicht getroffen waren.

Wie erwirbt Kind Syphilis.

Die Übertragung durch syphilitische Hebammen ist früher nicht so selten vorgekommen und kann auch heute noch durch ihre pflichtgemäßen Handhabungen an Mutter und Kind für beide Gefahr bringen. Bei der guten hygienischen Ausbildung der Ammen ist aber heute dieser Infektionsweg ohne große Bedeutung für die im Kindesalter erworbene S.

Häufiger ist schon die Ansteckung von Kindern durch Pflegefrauen aller Art. Kindermädchen, Bonnen, Kinderfräulein, Pflegemütter u. a. kommen in Betracht und darüber hinaus erwachsene Familienmitglieder (Geschwister u. a.). Solche Vorkommnisse sind genügend oft beobachtet worden und werden naturgemäß niemals gänzlich zu vermeiden sein. Immerhin wird die schnelle Abnahme der Infektiosität der S. durch die Neo-Salvarsanbehandlung auch hier ihren günstigen Einfluß nicht verfehlen. *Bilcke* und *Hoernicke* berichten über sechs Beobachtungen von

Familien-S. In einer von diesen Familien waren von 7 Mitgliedern 6 syphilitisch und von dem 7. angesteckt. Der gewöhnliche Sitz des Primäraffektes ist auch hier der Mund infolge der Liebkosungen kleiner Kinder durch Erwachsene.

Dann können Gegenstände des täglichen Gebrauches, die von einem Syphilitiker infiziert sind und von Kindern mitbenutzt werden, die Krankheit übertragen. Gummilutscher, von einer an S. leidenden Frau vorher im eignen Munde befeuchtet, Löffel, Zahnbürsten, Schwämme kommen in Betracht. *A. Fournier* hat dafür charakteristische Beispiele berichtet.

Sexuelle Attentate, besonders auf Mädchen, auch geschlechtlicher Verkehr unter Kindern (Geschwister) bilden weitere Quellen für die Erwerbung von S. bei Kindern.

Die S.-Übertragung durch rituelle Beschneidung der Neugeborenen bei orthodoxen Juden ist bekannt. Es herrschte die Unsitte, daß der — nichtärztliche — Beschneider nach Entfernung der Vorhaut die Wunde aussaugte, ein Vorgang, bei dem sowohl S. wie Tuberkulose übertragen werden konnten. Das strenge Verbot dieser Aussaugung hat nur z. T. Abhilfe gebracht. Der volle Erfolg scheiterte an der Unnahbarkeit alter religiöser Gewohnheiten in unintelligenten bigotten Kreisen.

Weiterhin gibt es eine Reihe von Beobachtungen, bei denen ärztliche Eingriffe die S.-Übertragung auf Kinder vermittelten. So berichtet die alte Literatur über S.-Endemien, die durch Verwendung menschlicher Lymphe (von einem S.-Kinde stammend) entstanden. Seit der obligatorischen Einführung animaler Lymphe sind solche Unglücksfälle nicht mehr möglich. Auch sonst sind S.-Übertragungen durch ärztliche Eingriffe mitgeteilt worden. Eine Anzahl solcher Infektionen geschah durch Zahnziehen, Sondierung der Ohrtrompete mittels eines unreinen Instrumentes.

Die klinischen Erscheinungen der erworbenen S. unterscheiden sich nicht von der Erwachsenen-S. Auch hier läßt sich das Initialstadium mit dem Primäraffekt von dem sekundären und tertiären trennen.

Im übrigen gilt für die erworbene Syphilis mutitis mutandis das in den vorhergehenden Ausführungen Gesagte.

IV. Die Diagnose und Differentialdiagnose.

Um Wiederholungen aus dem Kapitel ,,Die Klinik" zu vermeiden, soll an dieser Stelle in der Hauptsache auf differentialdiagnostisch wichtige Erscheinungen aufmerksam gemacht werden. Die diagnostischen Schwierigkeiten liegen im Säuglingsalter besonders in der gelegentlichen Flüchtigkeit und Undeutlichkeit der S.-Erscheinungen. Sie können so der Diagnose entgehen, und das Kind bleibt unbehandelt. Auch die geringsten verdächtigen Symptome sollten deshalb die Diagnose durch die serologische Prüfung entscheiden lassen. Im späteren Kindesalter wachsen die Schwierigkeiten, weil andere Erkrankungen, besonders die Tuberkulose, klinisch ähnliche Bilder hervorrufen.

Es ist von *R. Fischl* und auch von *Buschke* die Meinung geäußert worden, daß sich der **Charakter der frischen Säuglings-S.** insofern geändert habe, das jetzt mehr äußerlich gesund erscheinende Kinder geboren würden, die dann später an schweren Veränderungen der inneren Organe erkranken. Diese Verwischung des Krankheitsbildes soll eine Folge der intensiven Behandlung der Eltern sein. Nun ist bekannt, daß eine milde Behandlung

Syphilisdiagnose.

der S. (Anbehandlung) eine Abwanderung der Spirochäten von der Körperoberfläche nach den inneren Organen begünstigt, und es ließe sich daran denken, daß die energische Behandlung der Eltern bei den Kindern nur noch für eine solche Abwanderung der Spirochäten ausreicht, und daß bei ihnen dann viszerale Symptome auftreten. Es wird in Zukunft darauf zu achten sein, besonders auch darauf, ob die Präventivbehandlung während der Schwangerschaft die S. der Kinder nur bis zu diesem sehr unerwünschten Grade zu beeinflussen vermag. Nach den bisherigen Mitteilungen der Autoren (*E. Klaften*) und auch eigenen ist diese Befürchtung allerdings unbegründet.

Familienanamnese.

Die Grundlage für jede S.-Diagnose bildet die genaue **Familienanamnese.** Oft genug leiten außergewöhnliche Familienereignisse den Blick des Arztes auf die richtige Fährte und die Untersuchung von Eltern und Geschwistern kann dann öfters gleich von vornherein die Verdachtsmomente stützen. Besondere Krankheiten und frühe Todesfälle der Erzeuger (Apoplexie) verdienen Berücksichtigung. Nach allen Erfahrungen ist eine Häufung von Aborten und Frühgeburten verdächtig, wenn sie nach dem 5. Schwangerschaftsmonate eintreten. Bei allen vor dieser Zeit erfolgten Aborten sind in den Feten Spirochäten nicht gefunden worden (*Oluf Thomsen* u. a.). Sie sind also nicht auf das Schuldkonto der S. zu setzen. Das ist praktisch differentialdiagnostisch wichtig. Die äußeren syphilitischen Erscheinungen an den ausgestoßenen Früchten brauchen dabei nicht besonders deutlich zu sein und können auch fehlen. Sie sind gelegentlich schon im Mutterleibe abgeheilt, sodaß nur noch Residuen, wie z. B. Rhagaden um den Mund herum, zu erkennen sind (*von Zumbusch*). Vielfach finden sich aber doch in den inneren Organen dieser Früchte reichlich Spirochäten.

Für die Diagnose der a. S. bei lebendgeborenen Kindern bilden gewisse allgemeine Erscheinungen wichtige Hinweise auf einen Syphilisverdacht. Starke Untergewichtigkeit, blasses Aussehen, auffallende Schwäche oder gar ein direkt atrophischer Zustand des Neugeborenen mit starker Magerkeit und greisenhaftem Aussehen werden den Blick des Arztes auf die Möglichkeit einer a. S. hinlenken. Die Untersuchung der kindlichen Nabelschnur auf Spirochäten in Verbindung mit der Prüfung von Nabelschnur- und Retroplazentarblut können die Entscheidung bringen, wenn auch das gelegentliche Vorkommen einer unspezifischen WaR. die Sicherheit der Diagnose etwas vermindert. Ein positiver Spirochätenbefund zu einer Zeit, wenn klinische Erscheinungen noch fehlen oder zweifelhaft sind, und die WaR. noch negativ ist, besitzt natürlich größte diagnostische Wichtigkeit, weil dann das therapeutische Eingreifen beschleunigt wird, was wieder für die Zukunft des Kindes sehr bedeutungsvoll werden kann.

Diagnoseschwierigkeiten.

Der Spirochätennachweis in der Haut des Kindes ist bei ausgesprochenen Erscheinungen oft geglückt (*Beitzke*, *Felix Weiß* u. a.). Dagegen ist die noch intakte Haut des jungen Säuglings kein dankbares Untersuchungsobjekt, auch nicht mit Hilfe der künstlich erzeugten Kantharidenblasen (*A. Buschke*), in deren Inhalt öfters Spirochäten nachzuweisen sind, wenn sie auf dem Boden von Hauteruptionen angelegt werden (*M. Soldin* und *Fritz Lesser*). Dann kann noch in dieser Frühperiode ein syphilitisches Nabelulkus, auf das zuerst von französischen Autoren, dann von *L. F. Meyer* und *Guggenheim* die Aufmerksamkeit gelenkt wurde, durch den Befund von Spirochäten diagnostisch wertvoll werden.

Besitzt so der Spirochätennachweis in besonderen Fällen seine große Wichtigkeit, die gegenüber den alten Zeiten als sehr bedeutsamer diagnostischer Fortschritt zu buchen ist, so hat doch die WaR., auch für die Diagnose der frühen a. S., eine überragende Bedeutung gewonnen. Daran ändert auch die Tatsache nichts, daß in Ausnahmefällen die positive WaR. dem Auftreten anderer klinischer Manifestationen nachhinkt. Sie hat auch praktisch bei der a. S. alle Bemühungen, die frühzeitige Diagnose durch den Spirochätennachweis zu erbringen, durchaus in den Schatten gestellt und beherrscht heute neben Anamnese und klinischer Untersuchung die Diagnostik als wichtigstes klinisches Symptom (es ist als solches zu werten) vollständig. Sie hat gegenüber dem Spirochätennachweis noch den großen Vorteil, daß sie fast immer mit großer Sicherheit auch die latente a. S. zu diagnostizieren gestattet. Während der letzten Jahre ist die WaR. durch eine Reihe von unspezifischen Flockungsreaktionen wirkungsvoll ergänzt worden, von denen sich am besten die *Meinicke*-Trübungsreaktion bewährt hat. Es ist heute notwendig, die Diagnose „a. S." auf den positiven Ausfall beider Reaktionen zu stützen. Darüber hinaus ist es selbstverständlich (es war schon lange üblich), die für die Zukunft des Kindes sehr bedeutungsvolle Diagnose zum mindesten durch zwei Doppeluntersuchungen an verschiedenen Tagen zu stützen. Es gibt auch andere infektiöse Erkrankungen, wie Scharlach (*Much* und *Eichelberg*, *L. Halberstätter*, *Erich Müller* und *A. Reiche*) und Diphtherie (*Hentschel*, *H.* und *L. Szegö* und *Niederwieser*), in deren Verlauf gelegentlich eine sogenannte unspezifische WaR. (bei Diphtherie besonders die M.T.R.) vorkommt, was immer zu berücksichtigen ist, wenn auch die Syntropie dieser Krankheiten nur selten ist. Über allgemeine verdächtige Krankheitserscheinungen ist Genaueres im Kapitel „Klinik" gesagt. Nur das gelegentliche monosymptomatische Auftreten der Osteomyelitis fibrosa, die ohne äußere Erscheinung vorhanden sein kann, verdient wegen ihres diagnostischen Wertes noch einmal der Erwähnung.

Hoher Wert der Wa-Reaktion und Meinicke Reaktion.

Unter den Haut- und Schleimhauterscheinungen geben nur die uncharakteristischen öfters Veranlassung zu diagnostischen Irrtümern. Intertriginöse Effloreszenzen, Dekubitalgeschwüre mit gewulstetem Rand an den Fersen atrophischer, schlecht gepflegter Säuglinge und *Bednar*sche Aphthen an der Schleimhaut des Mundes sind die Quelle diagnostischer Verwechslungen. Hierher gehört auch eine Eruption von Pseudopapeln, auf die zuerst *Parrot* aufmerksam gemacht und, nicht sehr glücklich, als „**Syphiloides postérosives oder Pseudosyphilides postérosives**" bezeichnet hat. Sie bevorzugen das Gesäß und die oberen hinteren Seiten der Oberschenkel. Im Beginn stellt sich ein diffuses, nur wenig infiltriertes Erythem ein, auf dem sich dann kleine, runde (etwa linsengroße), leicht erhabene Flecken entwickeln, die fraglos S.-Papeln ähnlich sehen, es aber nicht sind. Der banale Charakter dieser Affektion ist in Deutschland besonders von *Jadassohn* bestätigt worden. Ihre schnelle Heilbarkeit bei guter Pflege und Reinlichkeit und ohne spezifische Behandlung schließt eine S.-Genese aus und beweist, daß es sich nur um eine besondere Form der Intertrigo handelt. Öfters führen die Dekubitalgeschwüre bei debilen Säuglingen, wie gesagt, zu diagnostischen Irrtümern, besonders wenn die Sohlen gleichzeitig gerötet

Syphilisähnliche Hautaffektionen.

und mit Schuppen bedeckt sind und womöglich einen verdächtigen Glanz aufweisen, ist eine irrtümliche Diagnose leicht möglich. Wenn auch im allgemeinen die Rötung der S.-Hautinfiltrationen einen dunkleren Ton besitzt und ihre Infiltration eine tiefergehende ist, als bei den banalen Entzündungen, so ist das Bild doch öfters ein sehr ähnliches und bedarf zur Differenzierung der serologischen Prüfung. Schließlich sind noch die *Parrot*schen Narben erwähnenswert. Sie stellen kleine, streifenförmige Flecke dar und sind als Reste geheilter S.-Hautinfiltrationen aufzufassen. Während sie *Parrot* und auch *Fournier* fast als pathognomonisch für S. ansehen, warnen andere Autoren (z. B. *Husler*) vor ihrer diagnostischen Überschätzung, da solche oder sehr ähnliche Narben auch nach Varizellen und impetiginösen Hautausschlägen zurückbleiben können.

Unter den Schleimhauterkrankungen kann gelegentlich die S.-Coryza, besonders in ihrem späteren mehr feuchten oder blutig eitrigen Stadium mit dem Ausfluß einer Nasendiphtherie oder eines schweren Schnupfens anderer Ätiologie (Grippe) verwechselt werden. Es ist auch daran zu denken, daß schmarotzende Diphtheriebazillen eine S.-Coryza begleiten und die Diagnose erschweren können.

Unter den Rezidiverscheinungen sind es besonders die breiten Kondylome (vielfach am After), die gelegentlich nicht erkannt werden. Dann werden immer wieder die Plaques muqueuses im Munde, besonders wenn sie an den Mandeln sitzen, mit diphtherischen Belägen verwechselt und geben Veranlassung zu Injektionen von Diphtherie-Heilserum. Die Fieberlosigkeit und die Unbeeinflußbarkeit der Beläge werden die Diagnose ermöglichen. Auch haften diese Beläge fester auf ihrer Unterlage. Schließlich kommen auch Soorbeläge, besonders wenn sie flächenhaft ausgebreitet sind oder die Aphthen einer Stomatitis als Quelle diagnostischer Irrtümer in Betracht, wenn auch die Unterscheidung eigentlich Schwierigkeiten nicht machen sollte.

Syphilitische Mandelbeläge.

Im späteren Kindesalter kann die Unterscheidung zwischen ulzerösen bzw. gummösen S.-Hautaffektionen und solchen auf tuberkulöser Grundlage oft schwierig sein und gelegentlich erst durch die serologische Prüfung getroffen werden, wenn nicht gar erst der Erfolg oder Mißerfolg einer antisyphilitischen Kur die Diagnose endgültig sichert (*R. Ledermann*). Besonders kann sowohl die Trennung zwischen dem „großknotigen S.-Gumma“ und dem „Gumma tuberculosum (Skrophuloderm)“, als auch zwischen „ulzerierten Syphiliden der Haut“ und „lupösen Formen der Hauttuberkulose“ große Schwierigkeiten bereiten. Die Form und das Aussehen der Geschwüre sind trotz aller beschriebenen Sondermerkmale doch sehr ähnlich. Die größere Tiefe der Geschwüre, eine regelmäßige Form und ein zusammenhängender schmieriger Belag sprechen mehr für Syphilis (*F. Lewandowsky*), dagegen oberflächliche Geschwüre mit unregelmäßig geformtem Rand mehr für Tuberkulose. Alle diese schweren Spätbauterscheinungen sind aber heute, das ist immer wieder zu betonen, dank unserer modernen starken Therapie doch nur äußerst seltene Vorkommnisse und sind nur ein Beweis dafür, daß auch heute noch im Säuglingsalter eine S. nicht erkannt oder nur mangelhaft behandelt sein kann.

Unter den S.-Erkrankungen der inneren Organe bereiten die der Nieren und Leber gelegentlich diagnostische Schwierigkeiten, besonders wenn es sich darum handelt, die Therapie zu bestimmen. Befindet sich das Kind noch vor der spezifischen Behandlung, so liegt die Sache verhältnismäßig einfach, denn dann wird es sich fast immer um eine Erkrankung auf syphilitischer Grundlage handeln, die schnelles Eingreifen erfordert. Es ist dann zumeist erstaunlich, wie gut die Nieren- bzw. Leberaffektionen auf eine stark gemischte Neo-Salvarsan- und Kalomel-Kur zurückgehen.

Syphilis und Affektionen der Nieren und Leber.

Erkrankt ein S.-Kind unter einer spezifischen Kur an einer Nierenaffektion, so steht der Arzt vor einer verantwortungsvollen Entscheidung. Es kann sich um eine spezifische oder um eine banale, interkurrente Erkrankung handeln. Schließlich kommt auch noch eine medikamentöse Schädigung in Betracht. Diese letztere Möglichkeit ist nach allen Erfahrungen sehr gering zu veranschlagen, während die Entscheidung zwischen einer banalen und einer spezifischen Genese klinisch zuerst kaum zu treffen ist, da die S.-Nephritis beim Kinde keinen klinischen Sondercharakter besitzt. So empfiehlt es sich, die spezifische Behandlung für einige Zeit auszusetzen und den Verlauf unter einer strengen Diätkur abzuwarten. Tritt schnell Besserung ein, so wird es sich voraussichtlich um eine banale Erkrankung handeln. Bleibt die Besserung aus oder tritt gar eine Verschlimmerung des Zustandes ein, so ist mit großer Sicherheit anzunehmen, daß eine syphilitische Nierenerkrankung vorliegt, die einer energischen antisyphilitischen Kur bedarf.

Das gleiche praktische Interesse besitzt die Frage, ob es sich bei einer Lebererkrankung (Ikterus) während einer antisyphilitischen Kur um einen einfachen katarrhalischen Ikterus, eine spezifische Leberaffektion oder um eine Salvarsanschädigung handelt. Die anfänglichen Befürchtungen, daß dabei Folgeerscheinungen der Salvarsantherapie vorliegen, haben sich zumeist nicht bestätigt. Die inneren Kliniker (besonders *Umber*) konnten sich auf Grund ihrer großen Erfahrungen dahin aussprechen, daß diese während einer antisyphilitischen Kur sich einstellenden Leberaffektionen überwiegend häufig auf syphilitischer Grundlage beruhen, denn die Fortsetzung der Kur brachte die Heilung. Immerhin ist es ratsam, beim Kinde die Kur für einige Wochen auszusetzen. Tritt dann unter den bekannten diätetischen Maßnahmen die Heilung nicht ein, so handelt es sich voraussichtlich um eine S.-Affektion, die energisch zu behandeln ist. Im allgemeinen hat die praktische Erfahrung gelehrt, daß Nieren- und Leberaffektionen bei S.-Kindern viel häufiger spezifischer Natur sind, als bisher angenommen worden ist.

Syphilitische Gelenkschwellungen.

Dann sind es die S.-Gelenkerkrankungen, besonders des Knies, die gelegentlich nicht erkannt werden und Monate und Jahre unter der Flagge einer Gelenktuberkulose oder eines chronischen Gelenkrheumatismus segeln. Die geringe Schmerzhaftigkeit und Doppelseitigkeit der Gelenkerkrankung (allerdings nicht immer) und das Fehlen von Fisteln werden aber zumeist die Diagnose Syphilis ermöglichen. Der Ausfall der WaR. wird weiter aufklärend wirken.

Unter den Allgemeinstörungen, bei denen wir eine endokrine Ursache vermuten, wird noch am häufigsten eine starke Fettsucht (endogene) an eine Affektion der Hypophyse auf der Grundlage einer a. S. denken lassen.

Im späteren Kindesalter sind es dann die bekannten „S.-Stigmata“, die den Blick des Arztes auf das Vorhandensein einer alten S.-Erkrankung richten können, sei es nun, daß es sich um eine noch aktive oder um eine praktisch ausgeheilte S. handelt, was die serologische Untersuchung bis zu einem gewissen Grade entscheiden kann. Lokale Stigmata, wie alte Knochendefekte, Hautnarben (Mund-Rhagaden) u. a. können bedeutungsvoll sein, aber auch allgemeine körperliche und geistige Unterwertigkeiten.

Weiterhin soll ein auffallender Verlust des Kopfhaares immer an angeborene a. S. denken lassen. Er tritt entweder gleichmäßig diffus auf, oder es bilden sich Lücken oder strichförmige kahle Stellen aus. Die makroskopische Differentialdiagnose gegenüber einer anderweitigen Alopezie (besonders einer solchen auf mykotischer Grundlage) ist nicht immer leicht, kann aber zumeist durch den mikroskopischen Befund geklärt werden.

Die diagnostisch wichtigen Knochen- und Zahnveränderungen sind im Kapitel „Klinik“ besprochen worden.

Bei Störungen des Zentralnervensystems sollte der Arzt bei Fällen von zerebraler Kinderlähmung und Epilepsie (*Jackson*-Typ) sich immer die Möglichkeit einer spezifischen Ätiologie vor Augen halten. Im allgemeinen sind diese Späterscheinungen selten geworden. Dagegen ist noch immer der Schwachsinn in seinen verschiedenen Graden, beginnend mit einer geringen, kaum auffallenden Intelligenzbeschränkung bis herab zu schwerer Idiotie auf S. verdächtig, und es gehört zu einer genauen Diagnosestellung bei einem solchen Kinde durch eine wiederholte serologische Prüfung, die S.-Grundlage ausschließen zu können.

Die Darstellung der seelischen und geistigen Störungen auf S.-Basis wird im Kapitel „Prognose“ erfolgen. Hier soll nur die diagnostische Seite der Frage erörtert werden. Es bestehen noch große Meinungsverschiedenheiten, die zur Vorsicht mahnen. Eine Reihe von Erscheinungen wird von den einen Autoren als solche syphilitischer Herkunft angesprochen, die andere für unspezifisch gehalten. Es muß anerkannt werden, daß Kümmerwuchs, verschiedene Degenerationszeichen, Infantilismus, Psychopathie, Neuropathie u. a. ebensogut auf irgendwelcher anderer Grundlage erwachsen können, wie auf einer syphilitischen. Vergleichende Untersuchungen bei den Nachkommen syphilitischer und nichtsyphilitischer Eltern haben keine entscheidenden Unterschiede mit Bezug auf Zahl und Schwere degenerativer Veränderungen gezeigt (*J. Husler* und *G. Steller*). Besonders französische Autoren (*Fournier* und *Hutinel*) haben die Lehre von den syphilitischen Degenerationen (toxische Keimschädigung, Parasyphilis) verbreitet, aber es mehren sich die Widerstände gegen die Gültigkeit dieser Lehre. Zweifellos sind die Intelligenzdefekte auf syphilitischer Grundlage eine verhältnismäßig häufige Erscheinung. Diese Kinder können sonst frei von irgendwelchen anderen S.-Stigmata sein, nur die herabgesetzte Intelligenz macht sie uns (und oft mit Recht) verdächtig. Die Erkennung dieser körperlich zumeist ganz normalen und nur geistig debilen Kinder als syphilitische, ist praktisch von außerordentlicher Bedeutung und die serologische Untersuchung dieser Kinder für die Diagnose immer notwendig.

Syphilis und Intellektdefekte.

Für die klinische Erkennung solcher Kinder sind vielfach diagnostische Hinweise gegeben worden, und besonders *Josef K. Friedjung* hat sich in dieser Richtung bemüht und auf eine besondere „Physiognomik“ der S.-Kinder aufmerksam gemacht. Er meint sogar, von einem „Habitus lueticus“ und einer gewissen „Familienähnlich-

Syphilitischer Habitus.

keit" der S.-Kinder sprechen zu können. Die schon im Kapitel „Klinik (Knochen)" besprochenen Schädelveränderungen auf der Basis von spezifischen periostitischen Wucherungen bilden hauptsächlich die Grundlage für die diagnostischen Merkmale an diesen Kindern, die etwas Wahres an sich haben. Oft mag eine solche Augenblicksdiagnose gelingen, aber oft auch nicht, wenn es sich um degenerative Prozesse anderer Ätiologie handelt.

S. Kinder ohne Erscheinungen.

Über diese Kinder hinaus, die doch immerhin gewisse verdächtige Erscheinungen (so z. B. einen Intelligenzdefekt zeigen), gibt es aber noch eine Reihe von S.-Kindern, die sich jeder Diagnose entziehen, weil sie geistig und körperlich vollkommen normal sind. Nur ein Zufall, vielleicht eine Blutuntersuchung für irgendeinen banalen Zweck, deckt ihren S.-Infekt auf. Eine Behandlung hat niemals stattgefunden. Es ist immerhin bemerkenswert, daß es Kinder gibt, die ohne Behandlung praktisch ausheilen und es auch viele Jahre hindurch bleiben können. Freilich ist nicht abzusehen, wie lange dieser Zustand einer nur durch die positive WaR. manifesten Syphilis bestehen bleibt, und ob nicht später doch einmal andere S.-Manifestationen zutage treten. Offenbar befinden sich bei diesen Kindern die ruhenden, lebendigen Spirochäten in Nestern, die außerhalb von lebenswichtigen Organen zu suchen sind, vielleicht in den Knochen. Die auf diese Weise aufgefundenen S.-Kinder sind deswegen von *Erich Müller* einer eingehenden Behandlung unterzogen worden.

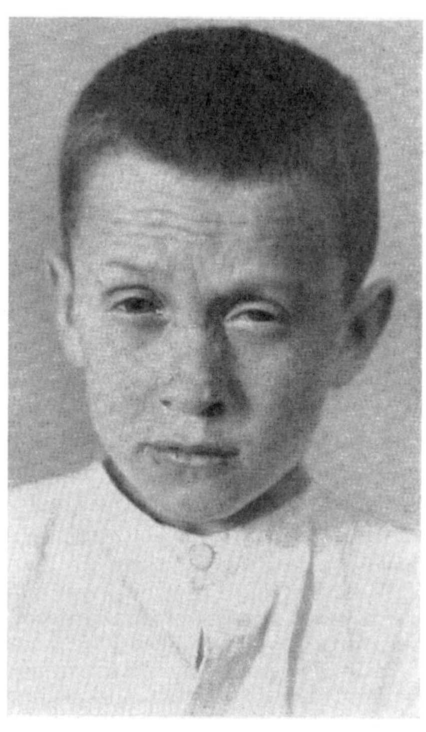

Fig. 268.
Syphilitischer Gesichtsausdruck. Kind im 10. Lebensjahre.
(Universitäts-Kinderklinik München, Prof. *M. von Pfaundler.*)

Es ist eine alte ärztliche Erfahrung aus der Praxis heraus, daß der Arzt bei einem unklaren Krankheitsbilde immer daran denken soll, daß eine Tuberkulose- oder auch eine Syphilis-Manifestation vorliegen könne, und es ist immer gut, sich diese Möglichkeit jederzeit vor Augen zu halten. Besonders im späteren Kindesalter gehören dunkle abdominelle Krankheitserscheinungen — Leberaffektionen (Ikterus), Magendarmstörungen (Stenose), Milztumoren, Nierenstörungen — in den Kreis auf Syphilis verdächtiger Erkrankungen. Ebenso lassen körperliche und geistige Debilität, Taubheit, Blindheit, epileptiforme Krämpfe, zerebrale Lähmungen, Erscheinungen von Hirndruck (Hirn-Gumma als Hirntumor) u. a. an die Möglichkeit einer syphilitischen Grundlage denken. Und schließlich vervollständigen Knochen- und Gelenkerkrankungen (tumorartige Verdickungen, Karies), ulzerierende Hautaffektionen, die der gewöhnlichen Therapie trotzen, Zahnveränderungen u. a. die auf Syphilis verdächtigen Krankheitserscheinungen.

Nicht immer wird eine WaR. die Diagnose entscheiden, und ebenso wenig wird stets eine antisyphilitische Kur die Heilung bringen können, denn es kann sich um alte bleibende Narbenbildungen im Organparenchym handeln, die frei von Spirochäten (negative WaR.) und nicht mehr rückbildungsfähig sind, aber oft genug bringen doch die Prüfung nach Wassermann und der Erfolg einer spezifischen Kur des Rätsels Lösung.

V. Die Behandlung.

A. Einleitung.

Bei der Behandlung der a. S. können wir zwanglos drei Perioden unterscheiden. Die erste, die alte Periode der reinen Quecksilberbehandlung (eventuell im Verein mit Jodkalium) kann allerdings heute mehr oder weniger nur noch historisches Interesse beanspruchen. Die zweite Periode umfaßt die kombinierte Neo-Salvarsan-Quecksilber- bzw. Wismut-Behandlung in ihren verschiedenen Formen und ist auch heute noch vielfach bei der a. S. in Gebrauch. Sie scheint allerdings jetzt der dritten Periode, der der Spirozidbehandlung, Platz machen zu sollen. Wir stehen allerdings erst am Anfange dieses vielversprechenden Behandlungswechsels.

Es hat kein Interesse mehr, die 1. Periode der reinen Quecksilberbehandlung zu erörtern, weil kaum jemand das Neo-Salvarsan bei der Behandlung der a. S. wird missen wollen. Bei Besprechung der kombinierten Neo-Salvarsan-Quecksilberbehandlung wird sich die heute noch übliche Quecksilberverwendung von selbst ergeben.

Es wird immer erstaunlich bleiben, daß sich die alte Quecksilberperiode in der Behandlung der a. S. zwar mit der Verwendung von Quecksilber und Jod auf den alten Erfahrungen der Syphilidologen aufbaute, sich aber nicht folgerichtig die Kuren nach *Fournier-Neisser*, wenigstens nicht in der systematischen Form, wie sie bei Erwachsenen seinerzeit üblich waren, aneignete.

Eine Durchsicht der pädiatrischen Lehrbücher aus der zweiten Hälfte des vorigen und dem Anfang unseres Jahrhunderts — *K. Hennig* (1859), *E. Henoch* (1893), *A. Jacobi* (1896), *A. Baginsky* (1899), *O. Heubner* (1903), *M. Kassowitz* (1910) zeigt, daß sich die Behandlung der a. S. seitens der Kinderärzte während dieser Zeitperiode im großen und ganzen mit der Heilung der syphilitischen Erscheinungen durch eine kurze Behandlung begnügte, und nicht durch die bei den Erwachsenen damals allgemein üblichen systematischen vorbeugenden Kuren die Zukunft der Kinder sicherzustellen versuchte.

Frühere Behandlung.

Dieser Nihilismus der Kinderärzte ist um so erstaunlicher, als die a. S. durch die Art ihrer Entstehung (Übertragung auf dem Blutwege) gleich von vornherein eine besonders schwere Form der Erkrankung darstellt und zu einem entsprechend energischen Eingreifen hätte auffordern sollen. Dieser Überschwemmung mit Spirochäten steht der Fetus schutzlos gegenüber, während der Erwachsene dadurch, daß die Spirochäten überwiegend häufig durch die Haut in den Körper eindringen, sich der Bildung von Schutzstoffen von seiten dieses wichtigen Organs erfreut, die das Kind entbehren muß.

Die medikamentöse Behandlung in dieser Zeit beschränkte sich hauptsächlich auf die innerliche Darreichung von verschiedenen Quecksilberpräparaten. Manche Autoren bevorzugten auch bei Kindern die Schmierkur, andere waren Anhänger der Sublimatbäder. Die Behandlung war schon damals — gemessen an der bei der Erwachsenensyphilis — sehr wenig durchgreifend. Die Säuglinge wurden im allgemeinen nur so lange behandelt, bis die klinischen Erscheinungen verschwunden waren. Nur vereinzelt lesen wir die Vorschrift der Autoren, daß die Kur noch einige Wochen länger durchzuführen sei. Rezidive waren denn auch an der Tagesordnung und zwangen wieder zur Behandlung.

Ein so erfahrener Kenner der a. S., wie *Hutchinson* (1888), empfahl „die Kinder mit Heredosyphilis" nur solange zu behandeln, wie deutlich sichtbare Erscheinungen vorhanden sind. Er behauptete sogar, daß die a. S. nur wenig zu Rezidiven neige, was sich als ein folgenschwerer Irrtum erwies.

Es ist verständlich, daß bei dieser sorglosen Beurteilung der a. S. der weitere Verlauf der Krankheit zumeist eine ernste Wendung nahm. Die in dieser Weise mangelhaft behandelten Kinder bildeten die Grundlage für die alten Statistiken mit ihrem trostlosen Ergebnis.

Die von *E. Welander* in seinem Heim für Kinder mit a. S. durchgeführte Behandlung war eine zeitlich sehr ausgedehnte. Die Kinder trugen Monate hindurch kleine Säckchen, die mit grauer Salbe bestrichene Mulläppchen enthielten, auf der Brust und atmeten auf diese Weise die sich langsam entwickelnden Quecksilberdämpfe ein. Diese Behandlungsform hat sich aber trotz der langen Einwirkung des Quecksilbers als eine so milde und unzureichende erwiesen, daß sie wieder verlassen worden ist.

Bemerkenswert ist noch, daß ein Augenarzt, *J. Hirschberg*, seine augenkranken S.-Kinder verhältnismäßig energisch behandelt hat. Fünf Tage dauernde Schmierkuren mit Einreibungen von je 0,5 g grauer Salbe wechselten mit 3—5tägigen Pausen ab. Diese Behandlung wurde ein ganzes Jahr durchgeführt, so daß etwa 70 g graue Salbe im Jahre verbraucht wurden. Aber auch diese damals als sehr energisch angesehene Behandlung war doch nicht kräftig genug, um klinische Rezidive zu vermeiden, wie *Hirschberg* selbst berichtet.

Eine gewisse Besserung trat erst ein, als die damals übliche systematische Behandlung der Erwachsenen-S. auf die Kinder übernommen wurde (*L. Halberstädter* und *A. Reiche* (Material *Erich Müller*) 1910, *Erich Müller* (1913 und 1915) und *Erich Hoffmann* (1914)). Wie aus der großen Statistik von *Erich Müller* und *Grete Singer* (1919) hervorgeht, waren die Dauererfolge schon damals zum mindesten wesentlich besser als die aus der alten Zeit mit ihrer kurzen, unsystematischen und milden Behandlungsweise.

B. Die kombinierte Neo-Salvarsan-Quecksilber- bzw. Wismut-Behandlung.

In der Behandlung der a. S. herrscht über die beste Methode noch keine Einigkeit. Auf der einen Seite stehen die Therapeuten, die ihr Behandlungsziel darin erblicken, eine milde Therapie zu treiben, die gerade ausreicht, die klinischen Erscheinungen zu beseitigen, aber anderseits doch die Entwicklung körpereigner immunisatorischer Abwehrkräfte nicht unterdrückt. Erfahrungen, daß S.-Kranke mit starken Hauterscheinungen — Salvarsan-Exanthem oder Dermatitis — eine günstigere Prognose gegenüber dem Auftreten tertiärer Erscheinungen, besonders solcher des Zentralnervensystems darboten, konnte diese therapeutische Einstellung bis zu einem gewissen Grade stützen. Besonders *A. Buschke* vertritt diese Richtung. Ihr gegenüber stehen die Autoren — es ist die weit überwiegende Mehrzahl —, die sozusagen die völlige oder möglichst weitgehende Abtötung der Spirochäten, zum mindesten ihre Inaktivierung im Körper durch eine oder mehrere Intensivkuren zu erreichen und so die Krankheit zu heilen versuchen. Sie hoffen also, durch ihre starken Kuren die von unserem großen *Paul Ehrlich* seinerzeit angestrebte „Sterilisatio magna" zu verwirklichen. Welcher Weg der bessere und sichere ist, wird erst die Zukunft entscheiden können. Nun ist aber die alte Behandlung der S., wie sie durch die Jahrhunderte hindurch geübt worden ist, nach unserem heutigen Standpunkte eine sehr milde gewesen, wohl geeignet, den immunisatorischen Körperkräften Betätigungsfreiheit zu gewähren. Das Ergebnis für unseren Sonder-

Salvarsan und Quecksilber bzw. Wismut.

fall der a. S. war aber, darüber besteht kein Zweifel, ein trostloses. Eine erdrückende Letalität, ein außerordentlich hoher Prozentsatz ungeheilter Kinder unter den am Leben gebliebenen und eine erschütternde Anzahl geistig debiler Kinder, die ihren Lebensunterhalt nicht selbst erwerben konnte, waren die eindrucksvollen Beweise für das völlige Versagen dieser milden Behandlungsform bei Kindern. Gerade das Ergebnis der alten Statistiken hat uns Kinderärzte seinerzeit (1910), also sicherlich erst sehr spät, aufgerüttelt und uns veranlaßt, zur systematischen Intensivbehandlung überzugehen. Schon bei der erworbenen S. haben die Erfahrungen immer deutlicher gelehrt, daß eine milde Behandlung mit Salvarsan leicht zu Neurorezidiven führt. Das sogenannte „Anbehandeln der S." scheint die Spirochäten von den äußeren Organen nach den inneren (Gehirn u. a.) zu vertreiben. Es wird jetzt deshalb in der S.-Therapie immer mehr gefürchtet.

Es ist heute anzuerkennen, daß das bisherige Ergebnis unserer pädiatrischen Bemühungen, verglichen mit dem vergangener Zeiten, günstig zu nennen ist. Gerade während der letzten Jahre haben sich die Dauererfolge der Behandlung in sehr erfreulicher Weise mit unserer immer mehr verbesserten und immer strafferen Behandlungstechnik weitgehend gehoben. Wir sind heute durch die systematische kombinierte, starke Neo-Salvarsan-Quecksilberbehandlung so weit gekommen, daß wir die somatischen Erscheinungen der alten sogenannten Rezidivperiode ohne weiteres unterdrücken können. *Erich Müller* hat während der letzten 10 Jahre ein klinisches Rezidiv bei den von ihm intensiv behandelten Kindern des 1. und 2. Lebensjahres überhaupt nicht mehr auftreten sehen. Bei den Kindern mit verschleppter S. ist es im späteren Alter schwierig, Rezidive zu unterdrücken.

Die serologische Beeinflussung der frühzeitig behandelten Kinder ist eine nahezu ebenso günstige. Etwa 96% dieser Kinder werden nach der 1. Kur serologisch negativ und bleiben es auf Jahre hinaus (bis zu 15 Jahren), soweit heute unsere Nachforschungen nach dem Schicksal der Kinder ein Urteil erlauben. Der kleine Rest wird nach einer 2. bzw. einer 3. Kur serologisch negativ und nur ganz ausnahmsweise zeigt ein Kind nach Jahren wieder einmal eine positive WaR. Ein 100%iger Heilerfolg einer Therapie mit einem Pharmakon ist in der Medizin wohl überhaupt nicht bekannt. Nicht ganz so günstig sind die Erfolge mit Bezug auf die geistige Entwicklung der Kinder, wenn sich die Verhältnisse auch in dieser Beziehung sehr erheblich gebessert haben. Wir dürfen diesen Teilerfolg mit Bezug auf die Erhaltung der geistigen Fähigkeiten einerseits als Beweis dafür ansehen, daß die Schädigung des Gehirns durch die a. S. sehr frühzeitig einsetzen kann und anderseits als strenge Mahnung, die Behandlung so frühzeitig, wie nur irgend möglich zu beginnen. Grade für den Schutz des Gehirns des Fetus gegenüber den Spirochäten ist von der Präventivbehandlung der schwangeren Frauen viel zu erhoffen.

Über die beste Form dieser kombinierten Behandlung gehen die Meinungen, wie gesagt, noch auseinander. Die Durchführung der Kuren wird verschieden gehandhabt, wenn auch gewisse gemeinsame Richtlinien allgemeine Anerkennung gefunden haben.

C. Das Neo-Salvarsan im Rahmen der kombinierten Neo-Salvarsan-Quecksilberkur.

Es ist bemerkenswert, daß *Paul Ehrlich* seinerzeit vor der Verwendung des Salvarsans beim Säugling in seiner vorsichtigen Weise gewarnt hat. Diese Befürchtung hat sich dann aber nicht bestätigt. Im Gegenteil wird das Neosalvarsan, das bald an Stelle des Salvarsans trat, gerade von den Säuglingen in großen Dosen sehr gut vertragen und hat sich durch seine ausgezeichnete Dauerwirkung auf die klinischen Erscheinungen schnell in die Therapie der a. S. eingeführt und sich das Vertrauen der Ärzte erworben. Die Einzelgabe, berechnet auf das Kilogramm Körpergewicht, kann und soll verhältnismäßig um so größer sein, je jünger das Kind ist. Diesen Standpunkt vertritt die überwiegende Mehrzahl der Autoren auf Grund ihrer Erfahrungen.

Neosalvarsan.

Die reine Neosalvarsanbehandlung wird so gut wie nicht mehr geübt. Nur wenige Behandler, wie *L. Langstein*, sind seinerzeit für sie eingetreten. Die kombinierte Neosalvarsan-Quecksilber- (bzw. Wismut-) Behandlung in ihren verschiedenen Modifikationen beherrschte bisher die Lage. Allerdings scheint sie, wie erwähnt, nunmehr durch die bequemere innerliche Spirozid-Behandlung abgelöst zu werden, wenn auch das letzte Wort über die Dauererfolge dieses Arsenpräparates noch nicht gesprochen ist.

Unter den verschiedenen Salvarsanpräparaten ist heute fraglos das Neosalvarsan das allgemein übliche und gewissermaßen „das Präparat der Wahl", Das Silbersalvarsan (auch Neo-Silbersalvarsan), das Salvarsan-Natrium u. a. hatten einige Anhänger gefunden, haben aber nicht solche Vorzüge gezeigt, daß sie das Neo-Salvarsan zu verdrängen vermochten. Nur das Myosalvarsan wird als Ersatzpräparat empfohlen *(Strunz-Friedrich)*. Es besitzt den Vorzug, daß es intramuskulär eingespritzt wird, ohne besondere lokale Reaktion hervorzurufen, was natürlich besonders bei den schwer auffindbaren Venen der Kleinkinder einen Vorzug bedeutet. Es soll an Wirkung dem Neosalvarsan gleichkonmen. Eine Reihe von Autoren hat sich mit diesem neuen Präparat nicht befreunden können. Immerhin kann es als Ersatzpräparat in besonderen Fällen in gleichen Dosen wie das Neosalvarsan Verwendung finden. Im übrigen ist auch die tiefe Einspritzung von Neosalvarsan in die Gefäßmuskulatur viel besser verträglich, als im allgemeinen angenommen wird *(Hans Kern)*.

Neosalvarsan-Dosen.

Die Dosierung des Neosalvarsans wird heute im Kindesalter noch verschieden gehandhabt. Die Mehrzahl der Ärzte neigt zu großen Dosen, wie solche schon *Noeggerath* (0,1 g) und *Dünzelmann* (bis 0,2 g pro injectione) beim jungen Säugling, allerdings nur in den vereinzelten Dosen der ersten Salvarsanperiode, benutzt haben. Die außerordentlich gute Verträglichkeit des Neosalvarsans im Säuglingsalter ist eine Tatsache. Ob die großen Dosen auch die optimalen sind, steht noch nicht fest. Allerdings haben bisher die Autoren die besten Dauererfolge, die starke Dosen verwenden (*Erich Müller*), was ihrem Vorgehen eine feste Stütze verleiht.

Es ist erstaunlich, wie große Dosen Neosalvarsan das Kind und besonders der Säugling im Vergleich zum Erwachsenen anstandslos verträgt. Auch beim Neosalvarsan bestätigt sich die vielfach gemachte Beobachtung, daß der Säugling von einer Reihe von Medikamenten sehr viel höhere Dosen (relativ) für die gleiche Wirkung gebraucht, als der Erwachsene. Die gebräuchliche Dosis beim Erwachsenen ist 0,45—0,6 g für 65—70 kg Körpergewicht, das bedeutet für das Kilogramm 6—9 mg Neosalvarsan, während die heute weit verbreitete Dosis beim Säugling 0,03 g (*Erich Müller* sogar 0,04 g) pro Kilogramm beträgt, also das 3—6fache der Erwachsenen-Kilogrammdosis darstellt. Nur wenige Autoren sind noch bei den früheren kleinen Dosen von 0,01—0,015 g für das Kilogramm Körpergewicht geblieben. Die großen Mengen haben sich gut bewährt und in jahrelangen ausgedehnten Erfahrungen niemals zu irgendwelcher Schädigung der Kinder geführt.

Die Technik der Neosalvarsananwendung beim Kinde ist einfach. Es wird in abgekochtem Leitungswasser — destilliertes Wasser ist nicht nötig — gelöst und in stark konzentrierter Form (0,2—0,5 ccm Wasser) intravenös eingespritzt (im Notfalle auch tief intramuskulär). Schädel- (*Noeggerath*) und Halsvenen (*Jugularis*) sind beim Säugling die geeignetsten. Beim älteren Kind treten dann die Venen der Ellenbeuge oder gelegentlich des Fußrückens schon genügend deutlich für eine Injektion hervor. Dagegen warnen die meisten Autoren (*von Pfaundler, Moro, Erich Müller* u. a.) vor der Benutzung des Sinus longitudinalis. Dieser soll lediglich, wenn nötig, für Blutentnahmen reserviert bleiben. Das schwierigste Alter für die intravenöse Injektion ist das 3.—5. Lebensjahr, was an der starken Entwicklung des Hautfettpolsters des Spielkindes liegt. Während dieser Altersperiode kann der Arzt gelegentlich gezwungen sein, die tiefe intramuskuläre Injektion von Neosalvarsan an Stelle der intravenösen oder das Ersatzpräparat Myosalvarsan in gleicher Dosis anzuwenden. Es ist bemerkenswert, wie gut die Kinder im allgemeinen intravenöse hochkonzentrierte Neosalvarsanlösungen (z. B. 0,2 g Neosalvarsan auf 0,2 ccm Wasser) vertragen.

Fehlerhafte Injektionen, also extravasale, können starke lokale Reaktionen — Entzündungen, Abszesse, sogar Nekrosen — hervorrufen.

Die endolumbale Neosalvarsanapplikation (*Gennerich*) ist in die Behandlung der a. S. noch nicht eingeführt worden.

Anhang: Salvarsanschäden.

Die schädlichen Nebenwirkungen der Salvarsanbehandlung dürfen wir heute schon beim Erwachsenen und noch mehr beim Säugling als außerordentlich selten im Vergleich zu der sehr verbreiteten Anwendung des *Ehrlich*schen Präparates ansehen. Ganz zu vermeiden werden sie wohl, wie auch bei Anwendung anderer Pharmaka, niemals sein. *Carl Bruhns* hat einen Säugling an Purpura cerebri bei kleinen Neo-Salvarsandosen verloren. Die Salvarsanexantheme (Dermatitis) sind sehr viel seltener geworden, seit ganz allgemein die Regel durchgeführt wird, vor jeder nachfolgenden Injektion festzustellen, ob nicht schon die Anfänge eines Exanthems vorhanden sind. Die schweren Exantheme entstehen zumeist dadurch, daß auf ein durch die frühere Injektion schon beginnendes und noch leicht rückbildungsfähiges, aber nicht beachtetes Exanthem durch eine neue Injektion ein verstärkter Reiz und damit eine Verschlimmerung des Arzneiausschlages bewirkt wird. Überhaupt sind Ekzeme und Hautreizungen als Gegenanzeige zu beachten. Wenn solche beginnenden Salvarsanexantheme abgeklungen sind, sind erneute Versuche mit kleinen Dosen (0,01 g pro kg) am Platze, oder ein Wechsel des Präparates z. B. an Stelle von Neosalvarsan „Salvarsan-Natrium“ (*Carl Bruhns*). Dabei wird unter vorsichtiger Steigerung der Dosen das Neosalvarsan allmählich doch wieder

Salvarsanschäden.

vertragen. Bei dem Kurschema von *Erich Müller* beginnt die Behandlung mit 3 Kalomelinjektionen. Der Autor glaubt, es darauf zurückführen zu zu können, daß er so gut wie niemals Exantheme (auch keine *Herxheimer*sche Reaktion, die Folge eines überstürzten, massenhaften Absterbens von Spirochäten) beobachtet hat. Andere Nebenwirkungen, wie angioneuritischer Symptomkomplex — Atemnot, Zyanose, leichte Hautödeme, Herzbeschwerden, wie Tachykardie und Herzklopfen, Übelkeit, Temperaturerhöhung u. a. — treten bei Erwachsenen als vorübergehende Störung gelegentlich auf. Bei Säuglingen werden sie niemals, bei älteren Kindern nur ganz ausnahmsweise beobachtet. Unter Aussetzen der Neosalvarsantherapie und Anwendung der üblichen Kardiaka geht der Anfall schnell vorbei. Bei vorsichtiger Dosierung und eventuellem Wechsel des Präparates kann die Kur bald wieder begonnen werden. Zur Vermeidung solcher Erscheinungen ist es bei vegetativ stigmatisierten Kindern zweckmäßig, jeder Salvarsaninjektion einige Minuten vorher eine Suprarenineinspritzung (1:1000) von 0,2—0,4 ccm vorauszuschicken (*J. Jadassohn*).

Schädenverhütung.

Unter den Mitteln, die versucht wurden, eine weitere Verringerung eventueller Schäden des Neosalvarsans zu erreichen, sei besonders das Strontiuran (Strontiumchlorid-Harnstoff) als Salvarsanauflösungsmittel genannt. Es scheint nach verschiedenen Versuchen (*Kadisch* u. a.) tatsächlich die Verträglichkeit des Neosalvarsans zu erhöhen. Bei Salvarsan-Dermatitis scheinen die intravenösen Natriumthiosulfat-Injektionen eine gewisse Einwirkung zu zeigen. Auch die Auflösung des Salvarsans in Natriumthiosulfat (*Kerl*) ist zwecks Verhütung von Salvarsanschäden empfohlen worden. Wie gesagt, haben wir aber bei Säuglingen niemals Veranlassung, zu solchen Schutzmaßnahmen zu greifen.

Bei einer verunglückten intravenösen Injektion (extravasal ins Gewebe) ist es zweckmäßig, sofort das Neosalvarsan an dieser Stelle durch reichliche Einspritzungen von physiologischer Kochsalzlösung (5—10 ccm) in das Gewebe stark zu verdünnen (*Dietel Friedrich*).

Anderseits werden immer wieder Versuche unternommen, die Wirkung des. Salvarsans durch geeignete Lösungsmittel oder andere Maßnahmen noch zu erhöhen So empfiehlt *Leschke* neuerdings, das Neosalvarsan in 20 ccm Septojod *(Pregl)* zu lösen (Erwachsenendosis) und glaubt, durch diese „potenzierte Arzneimittelwirkung" (Arsen + Jod) bessere Ergebnisse erzielt zu haben. Er hofft dabei auch, daß die bei dieser Auflösung entstehende hypertonische Lösung das Eindringen des Neosalvarsans in das Zentralnervensystem durch die Liquor-Blutschranke hindurch befördert. Andere Autoren, wie *Tobias* u. a., haben versucht, durch Kombination der Salvarsanbehandlung mit Reizkörpertherapie eine erhöhte Wirkung, besonders auch bei resistenten serologischen Reaktionen zu erzielen, so z. B. durch Einspritzung von Milch-Tuberkulin-Luetin, oder Typhusvakzine. Das Ergebnis ist aber unsicher und für die a. S. vorläufig nicht empfehlenswert.

Salvarsan und Neurorezidive.

Weiterhin wurde dem Neosalvarsan vorgeworfen, zum Ausbruch von Neurorezidiven Veranlassung zu geben. Diese Befürchtung hat sich aber nicht als zutreffend erwiesen. Mit den wachsenden Erfahrungen über die Verwendung des Neosalvarsans und besonders über die Notwendigkeit der Anwendung großer wiederholter Dosen sind wir immer mehr in der Lage, gerade durch die Neosalvarsantherapie das Auftreten von Neurorezidiven eher zu verringern, als zu vermehren. Die Beobachtungen sprechen immer mehr dafür, daß die schwachen und verzettelten Neosalvarsandosen der ersten Salvarsanperiode zu einer Vertreibung der Spirochäten aus den oberflächlichen S.-Affektionen und zu einer Abwanderung nach den inneren Organen (Gehirn!) geführt haben und damit auch zu einer Vermehrung von Neurorezidiven. Dieser therapeutisch außerordentlich ungünstige Effekt ist dann durch die verstärkte und systematische Neosalvarsanbehandlung immer mehr vermieden worden. Heute ist zu sagen, daß, je kräftiger und andauernder die Neosalvarsanbehandlung durchgeführt wird, desto weniger Neurorezidive auftreten (*Spiethoff* u. a.). Auch die Dauerbeobachtungen von Kindern sprechen in diesem Sinne, daß also die großen Neosalvarsandosen die Zukunft der Kinder sicherer stellen als die kleinen, die einer Anbehandlung mit ihrer ungünstigen Wirkung bedeuten (Statistik von *Gertrud Meyer*).

Was schließlich die ev. Todesfälle durch Neosalvarsan anbetrifft, so ist ihre Zahl verschwindend klein im Vergleich mit den ungeheuer vielen Neosalvarsaninjektionen, die ausgeführt werden.

D. Das Quecksilber im Rahmen der kombinierten Neosalvarsan-Quecksilberkur.

Die Anwendung des Quecksilbers in Verbindung mit Neosalvarsan hat sich sehr gut bewährt und ist heute allgemein üblich. Von der sehr großen Zahl der Präparate, die überhaupt bei der Behandlung der a. S. im Gebrauch waren, sind heute sehr viele aufgegeben worden. Die Praxis selbst hat eine Auswahl der Mittel getroffen, die sich heute noch bewähren, wenn auch die Wirkung der einzelnen, heute noch gebräuchlichen Präparate eine sehr verschieden starke und besonders verschieden nachhaltige ist, worauf es in erster Linie ankommt. Schon seit langer Zeit sind anorganische und organische Präparate nebeneinander im Gebrauch, je nach der persönlichen Erfahrung des einzelnen Behandlers. Während der letzten Jahre hat die fortschreitende chemisch-pharmazeutische Industrie immer neue, angeblich bessere Präparate auf den Markt gebracht, allerdings ohne daß sich ihre Anwendung allgemein durchgesetzt hat, weil diese neuen Mittel keine allseitig anerkannten Vorzüge vor den alten besitzen. Das Quecksilber wird noch heute in verschiedener Form angewendet: 1. innerlich, 2. als äußerliche Einreibung in die Haut, 3. als Sublimatbad und 4. als intramuskuläre Einspritzung. Die Inhalationsmethode ist gänzlich aufgegeben worden (Mercolintschurz).

Quecksilber.

Die innerliche Darreichung ist noch immer in weiten ärztlichen Kreisen üblich und besonders in der ambulanten Praxis wegen der sehr bequemen Anwendung sehr beliebt. Sie besitzt aber auch ihre Gegner (*A. Baginsky*, *L. Moll*, *Erich Müller* u. a.), einmal, weil das Quecksilber innerlich von darmempfindlichen Kindern häufig nicht gut vertragen wird, dann aber, und das ist der ausschlaggebende Grund, entbehrt die innerliche Darreichung der gerade bei der a. A. dringend notwendigen Dauerhaftigkeit der Wirkung. Das ergibt sich über alle persönlichen Einstellungen hinaus daraus, daß die perorale Behandlung von den Syphilidologen schon längst aufgegeben worden ist. Auch bei der a. S. konnte sie so gut wie niemals vor Rezidiven schützen und vor Intellektschäden bewahren. Trotz der guten Einwirkung auf die frischen S.-Erscheinungen ist aus diesen Gründen die interne Behandlung als nicht mehr zeitgemäß abzulehnen, zum mindesten bis uns stärker wirkende orale Mittel zur Verfügung stehen, als es heute der Fall ist.

Nicht innerlich Quecksilber.

Es ist bemerkenswert, daß das heute noch am meisten gebräuchliche innere Mittel eine Jodquecksilberverbindung darstellt, das Hydrarg. protojoduret. (jodat.

flav.) in Dosen von 0,005—0,02 g je nach Alter des Kindes 2—3mal täglich. Dann sind noch gebräuchlich das Hydrarg. oxydulat. tannic. (Dosen 3mal täglich 0,01 bis 0,03 g) und das Calomel (Dosen: 3mal täglich 0,01—0,03 g).

Die Behandlung mit **Schmierkuren** blickt auf eine jahrhundertelange Verwendung zurück und hat auch bei der a. S. ihren sicheren Platz bis in die Gegenwart behauptet. Im allgemeinen wird sie jetzt bei Säuglingen nicht verwendet, nur *L. Moll* tritt neuerdings wieder für sie ein. Die Zartheit der Haut des Säuglings und die Kleinheit seiner Glieder gestalten die notwendige, starke Einreibung schwierig, so daß es im allgemeinen besser ist, bei Säuglingen auf die Schmierkur zu verzichten. Dagegen kann sie bei älteren Kindern durchaus mit großem Vorteil zur Verwendung kommen.

Schmierkur.

Als Quecksilberpräparat ist schon seit Jahren an Stelle der alten mit Schweinefett hergestellten Salbe eine solche im Gebrauch, die das auf der Haut leicht einzureibende „Resorbin" als Salbengrundlage enthält (30% Hg.).

Die Durchführung der Kur lehnt sich vollkommen an die bei Erwachsenen übliche an. Es werden an 6 aufeinanderfolgenden Tagen 6 Einreibungen ausgeführt. Der 7. Tag ist Ruhe- und Badetag. Dieser Sechstage-Schmierturnus erstreckt sich — eingeschoben in die Salvarsanbehandlung — auf 6 Wochen (6 mal 6 Tage). (Siehe das Kapitel: Behandlungsformen.)

Dosierung.

Die Dosierung ist die folgende: Es werden für das Kilogramm Körpergewicht und für die Einzeleinreibung 0,1 g der offizinellen Salbe verwendet. So erhält z. B. ein Kind von 15 kg Gewicht 1,5 g Salbe bei jeder Einreibung und damit während jedes Sechstageturnus 9 g und während der ganzen Kur 54 g Salbe. Die gute Verträglichkeit bei Kindern (nach allen Erfahrungen) und die Tatsache, daß S.-Kinder oft untergewichtig sind, berechtigen dazu, die Salben-Dosen noch sinngemäß nach oben abzurunden. Die einzelne Einreibung dauert 20 Minuten und wird zweckmäßig mit ölgetränkten Handschuhen ausgeführt. Nachher soll das Kind in demselben Zimmer — nicht zu groß, also kein Krankensaal — bei geschlossenen Türen und Fenstern gehalten werden, aus der Vorstellung heraus, daß auch die Quecksilberdämpfe, die sich auf der eingeriebenen Haut entwickeln und mit zur Einatmung kommen, wirksam sind. Es ist zweckmäßig, die Einreibungen nach einem Schema durchzuführen: Es werden eingerieben: am 1. Tage der Rücken, am 2. der Bauch, am 3. der rechte, am 4. der linke Arm, am 5. das linke und am 6. das rechte Bein.

Es ist historisch interessant, daß der Franzose *E. A. J. Berton* (1842) in seiner Therapie der Kinderkrankheiten berichtet, daß von französischen Ärzten die Milch von Ziegen, die mit Schmierkuren ad hoc behandelt waren, mit Erfolg therapeutisch bei S.-Kindern angewandt worden ist.

Keine Sublimatbäder.

Die Sublimatbäder spielten früher in der Behandlung der a. S. eine große Rolle und erfreuten sich großer Beliebtheit. *Rille* ist noch 1922 für sie eingetreten. Im allgemeinen ist aber ihre Anwendung wegen der schwachen und unzuverlässigen Wirkung fast ganz aufgegeben worden. Bei Kindern mit starken Hauterscheinungen, besonders den mit diffusen Hautinfiltrationen (weniger bei eigentlichen Exanthemen) ist die schnelleinsetzende Heilwirkung verständlich. Allerdings besteht dabei die nicht abzuschätzende Gefahr, daß eine zu starke Resorption von Quecksilber stattfindet. Deshalb ist die Dosierungsmöglichkeit auch eine so unsichere, daß diese Behandlungsform sehr unsympathisch ist. Es kommt hinzu, daß die Mehrzahl der S.-Säuglinge zum mindesten nur sehr kurze Zeit Hauterscheinungen darbietet, und doch noch lange Zeit behandelt werden muß. Bei diesen Kindern mit intakter Haut ist dann die Nützlichkeit von Sublimatbädern kaum verständlich. Bei den so behandelten Kindern waren denn auch Rezidive und schwere, bleibende Intellektschäden eine gewöhnliche Erscheinung. Die Ausführung des Bades ist die folgende *(Otto Heubner)*:

Zu einem Kinderbade (20—30 l) werden entsprechend 1—1½ g Sublimat genommen. Es ist erlaubt, um den Müttern in der Ambulanz den häufigen Weg zur Apotheke zu ersparen, ohne Bedenken eine starke Lösung von 4—6 g Hydrarg. sublimat. corrosiv. auf 200—400 g Wasser zu verschreiben. Der 4. noch gut abschätzbare Teil dieser Lösung wird einem Bade zugesetzt. Die starke Lösung hat die Aufschrift „Starkes Gift" zu tragen. Zum Sublimatbade sind nicht „Metallbadewannen" zu benützen. Die Mutter ist darauf aufmerksam zu machen, daß kein Badewasser in den Mund des Kindes kommen darf. Auch diese Gefahr, die bei aller Sorgfalt doch nicht auszuschließen ist, stempelt das Sublimatbad zu einer unsympathischen Methode. Die Dauer des Bades beträgt 10 Minuten. Die Kinder sind täglich oder jeden 2. Tag zu baden.

A. Baginsky betrachtet 30 Bäder als die notwendige Mindestzahl.

Örtliche Behandlung unnötig.

Auch die **örtliche Behandlung** der äußeren Erscheinungen der a. S., wie Rhagaden an Mund und Stirn, breite Kondylome, Schleimhauterkrankungen (Koryza), syphilitische Geschwüre u. a. spielte früher bei der alten langsam wirkenden Behandlungsweise eine verhältnismäßig wichtige Rolle. Bei den heute üblichen und auf die Haut- und Schleimhautsymptome sehr schnell heilend wirkenden Methoden ist die örtliche Behandlung nur noch wenig gebräuchlich und bedeutet kaum mehr als eine therapeutische Geste. Auf der Abteilung von *Erich Müller* hat sie sich deshalb im Laufe der Jahre immer mehr als unnötig erwiesen. In der Literatur finden sich verschiedene quecksilberhaltige Salben, Puder und Pinselungen zu diesem Zwecke angegeben. So empfiehlt *A. Monti* für die Behandlung der Koryza Wattewickel, die mit 2%iger gelber oder weißer Präzipitatsalbe bestrichen in die Nase eingeführt werden, oder einen Puder mit 2,5% Hydrarg. sozojodol., der in die Nase eingeblasen wird. Zur Pinselung wunder Stellen werden folgende Lösungen angegeben: 1. Hydrarg. sozojodol., Natr. chlorat. aa 1,0, Aqu. dest. ad 100,0 oder 2. Sublim. corros. 0,4, Aqu. calcis ad 100,0. Beide Lösungen zum Waschen und Verbinden. Für breite Kondylome wird Kalomelpuder empfohlen. *A. Baginsky* bevorzugte Quecksilberpflaster oder ½%igen Sublimatalkohol, diesen letzteren auch zum Betupfen von Rhagaden an Lippen, Nase und After.

E. Die Behandlung mit Einspritzungen von Quecksilberpräparaten im Rahmen der kombinierten Kur.

Sie wird auch schon sehr lange in den verschiedensten Modifikationen geübt. Sie war früher eine subkutane und hat deshalb, besonders bei Verwendung anorganischer Hg.-Präparate, wie Kalomel, wenig befriedigt. Das ist verständlich, denn eigentlich hat erst die tiefe intramuskuläre Einspritzung die Einverleibung von Quecksilberdepots ohne starke Reaktion ermöglicht und allgemein eingeführt. So haben z. B. *A. Jacobi* (1896) und *A. Monti* (1901) Kalomel bei Säuglingen „subkutan" eingespritzt. Letzterer allerdings in sehr hohen Dosen (0,025 bis 0,03 g pro injectione), die unsere heute üblichen wesentlich übersteigen. Beide Autoren lehnen aber schließlich die subkutane Kalomelinjektion wegen zu starker Neigung zu Abszeßbildung ab, was uns heute nicht verwunderlich erscheint.

Dann wurden auch früher organische Quecksilberverbindungen subkutan eingespritzt, so z. B. Quecksilber-Albuminat, -Peptonat, -Formamid (*Liebreich*) u. a. Aber auch diese organischen Präparate sind nur beschränkt benutzt worden und haben sich offenbar nicht genügend bewährt.

Weite Verbreitung hat die Injektionsmethode bei der a. S. erst gefunden, als die gut verträglichen *Imerwol-Lewin*schen intramuskulären Sublimateinspritzungen, besonders auf Empfehlung von *Otto Heubner*, in die Behandlung der a. S. Eingang fanden. Sie werden auch heute noch — in Verbindung mit Neosalvarsan — vielfach angewendet (*L. Moll*). Die Einwirkung auf die frischen Erscheinungen ist sicherlich, wie die aller Hg.-Präparate, eine prompte, aber, und darauf kommt es allein an, die Dauerwirkung ist ähnlich gering, wie bei der innerlichen Behandlung und deshalb ist es nicht wünschenswert, die Sublimatinjektionen beizubehalten. Auch die Syphilidologen benutzen sie nur noch gelegentlich vorübergehend bei besonderen Indikationen. Nur bei besonders elenden, muskelarmen Frühgeburten können diese nahezu reaktionslosen Injektionen einmal im Beginn der 1. Kur in Frage kommen, wenn sich örtliche Schwierigkeiten ergeben, die tiefen intramuskulären Kalomeldepots setzen zu können. Die Dosierung ist die folgende: Hydrarg. bichlorat., Natr. chlorat. aa 0,1, aqu. dest. ad 10,0 DS. zur intramuskulären Injektion 0,1—0,2 ccm täglich oder jeden 2. Tag.

Quecksilber-injektionen.

Vor etwa 15 Jahren hat dann *Erich Müller* die **intramuskuläre Kalomeleinspritzung** in die Behandlung der a. S. eingeführt, die sich ja schon lange bei der Behandlung der Erwachsenen-S. wegen ihrer nachhaltigen Wirkung sehr gut bewährt hat. Die Befürchtung, daß die dabei ziemlich häufig auftretenden geringen Infiltrationen die Anwendung beim Säugling unmöglich machen würden, hat sich in der Praxis nicht bestätigt. Es ist nur notwendig, die jeweilige Dosis in stark eingeengter Form zu geben. Diese Injektionen haben auch viel Anklang gefunden. Andere Autoren (*L. Moll*, *R. Fischl* u. a.) haben sich wegen der örtlichen Reizerscheinungen nicht mit ihnen zu befreunden vermocht. Wenn wir aber in Rechnung stellen, daß die a. S. wegen ihres Infektionsweges über die Blutbahn eine ganz besonders schwere Form der S. darstellt, so ist auch eine besonders energische, wenn auch gelegentlich unbequeme Kur erforderlich, und deshalb sollten wir das Hg.-Präparat verwenden, das nach allen Erfahrungen (wenigstens neben dem grauen Öl) die besten Erfolge, die bisher bekannt sind, beim Säugling im Rahmen der kombinierten Behandlung erzielt. Die Infiltrationen sind sicherlich nicht so schwerwiegend, daß sie die Kalomelinjektion diskreditieren könnten. Auch beim Säugling gehen diese mehr oder weniger starken örtlichen Reizungen fast immer nach wenigen Tagen unter Umschlägen mit essigsaurer Tonerde (5%) zurück. Abszeßbildungen sind bei guter Technik so außerordentlich selten, daß sie diese ausgezeichnete Behandlungsform in keiner Weise belasten. Auch bei anderen medikamentösen Einspritzungen kommt es gelegentlich zu Abszeßbildung. Die bewährte Methode ist die folgende: Die Dosis pro injectione ist 0,001 g pro Kilogramm Körpergewicht, so daß ein Säugling von 3 kg jedesmal 3 mg eingespritzt erhält. Die jeweilige Dosis soll immer stark eingeengt in 0,1 ccm Öl (am besten Sesamöl) enthalten sein. Es sind also vom Arzte 3—9%ige Kalomel-Sesamölsuspensionen für Säuglinge von 3—9 kg zu verschreiben,

die dann 3—9 mg Kalomel pro 0,1 ccm Öl entsprechen. Diese starke Einengung ist wünschenswert, weil es sich gezeigt hat, daß das Kalomel so
Kalomelöl. am besten vertragen wird. Die Ölsuspension ist vor dem Gebrauch zu erwärmen und gut zu schütteln. Bei Kindern mit einem Gewicht von 10 kg und darüber kann dann die 40%ige *Ziel*ersche Kalomelsuspension mit der bekannten feinkalibrierten Spritze Verwendung finden.

Auch das Hydrarg. salicylic. kann benützt werden, aber es hat sich nicht recht eingeführt, weil es nicht so stark wirkt wie das Kalomel.

Dann wächst seit einer Reihe von Jahren die Zahl neuer organischer Quecksilberpräparate, die auch bei der a. S. Verwendung gefunden haben, wie Embarin (*A. Monti*), Novasurol (*Engel-Türck, Kaeckell*), Merlusan, Merzinol, Zyarsal, Kontraluesin u. a. Alle diese Präparate werden intramuskulär eingespritzt, und zwar zumeist abwechselnd mit Neosalvarsan. Sie haben sich auch, was von vornherein zu erwarten war, zur Beseitigung der frischen S.-Erscheinungen gut bewährt. Leider aber blieben die Dauererfolge aus, und so ist es in der Literatur über diese Präparate still geworden. Sie haben sich nicht durchgesetzt und sind wegen ihrer schwachen Wirkung nicht empfehlenswert.

Zusammenfassend läßt sich sagen, daß die Quecksilbertherapie der a. S. bisher ihren Platz gut behauptet hat. Die Salvarsanpräparate haben das Quecksilber nicht verdrängt, sondern sind nur als ein allerdings sehr wertvolles, heute unentbehrliches Plus hinzugekommen. Die Anwendung des Quecksilbers geschieht heute kaum mehr innerlich und ebensowenig in Form von Sublimatbädern, sondern die intramuskuläre Einspritzmethode hat sich (neben der Schmierkur) immer mehr durchgesetzt. Und zwar verdient das Kalomelöl vor den organischen Quecksilberpräparaten und auch dem Sublimat das größte Vertrauen. Es ist heute das beste Präparat, wie vieljährige Beobachtungen über das Schicksal der so behandelten Kinder ergeben haben (*Erich Müller* und Mitarbeiter).

Das von *Martin Kochmann* und *Carl Gruve* in die S.-Therapie eingeführte Cadmium (in Form von Cadmium subsalic.) ist bei der a. S. noch nicht zur Anwendung gekommen, und ebensowenig das von *Ludwig Merk* empfohlene Vanadiumpräparat „Northovan" nach seiner Ablehnung bei der Erwachsenen-S.

F. Die Jodbehandlung.

Das in der Syphilistherapie seit langer Zeit viel verwendete Jod wirkt nach *Matzenauer* nicht spirillotrop, sondern es wird angenommen, daß es sich gegen die Syphilistoxine wendet. Deshalb ist es auch nicht gegen frische S.-Manifestationen verwendbar, eignet sich aber gut bei Späterscheinungen von seiten des Nervensystems, der Gefäße, der Knochen, Gelenke u. a. In dieser Periode der a. S. wird es auch heute noch angewendet.

Jod. Im allgemeinen ist aber doch zu sagen, daß das Jod durch das stärker wirkende Neosalvarsan ganz in den Hintergrund gedrängt worden ist, auch bei der späten Syphilis.

Es wird am häufigsten als Jodkalium oder Jodnatrium verschrieben. Letzteres wird in der Kinderpraxis bevorzugt, ob mit Recht, ist noch nicht sicher. Die Dosen schwanken zwischen 0,5 und 2 g am Tage. *Otto Heubner* schlug als Tagesdosen vor: im 3.—5. Lebensjahr 0,5—0,75 g, im 6.—11. L.-J. 1,0—1,5 g und im 12.—16. L.-J. 1,5—2,0 g. Moderne Jodpräparate sind Mirion (siehe *Zappert*) und Jodipin (*H. Winternitz* und *Th. Grünberg*) in

Form von intramuskulären Injektionen. Allgemeine Verbreitung haben sie bisher nicht gefunden. Der Bedarf nach Jodpräparaten ist unter dem Einflusse der sehr wirksamen kombinierten Neosalvarsan-Quecksilbertherapie — wenigstens augenblicklich — stark gesunken. Immerhin kann Jod bei der a. S. des späten Kindesalters noch Verwendung finden.

G. Die Wismutbehandlung.

Es ist das Verdienst von *Sazerac* und *Levaditi*, das Wismut in die S.-Therapie eingeführt zu haben. Bei der erworbenen S. hat es sich in intramuskulären Injektionen gut bewährt und hat das Quecksilber z. T. verdrängt, wenn es auch den gewöhnlich gebrauchten Quecksilberpräparaten (z. B. Hydrarg. salicyl.) in der Wirkung nur etwa gleich kommt, gelegentlich sogar hinter einer guten Schmierkur, vor allem auch einer Injektionskur mit Kalomel in der Intensität der Wirkung zurücksteht (*Carl Bruhns*). Die Einspritzungen sind schmerzlos und bequem durchzuführen. Auch ihre Verträglichkeit ist gut. Der öfters an der Zahn-Schleimhautgrenze auftretende feine Wismutsaum ist ein viel weniger störendes Begleitsymptom der Behandlung, als die oft in das Allgemeinbefinden sehr empfindlich eingreifende Stomatitis mercurialis. Nach den bisherigen Erfahrungen kommt es nur als Ersatz für Quecksilber, nicht aber für Neosalvarsan in Betracht, ist also nur innerhalb der kombinierten Kur an Stelle des Quecksilbers in die Salvarsanperioden einzuschieben. Die meisten Autoren stehen auf dem Standpunkte, daß wir mit der alleinigen Wismutbehandlung die uns heute zu Gebote stehenden Chancen der Therapie zum Nachteil unserer Kranken nicht voll ausnützen würden. So hat es auch in die Therapie der a. S. Eingang gefunden. *W. Stoje*, *Buschke* und *Erich Langer*, *Siegfried Levy*, *Emil Selter* u. a. haben über gute Behandlungserfolge berichtet. *R. Frank* (Klinik *R. Fischl*) hat mit dem wasserlöslichen Wismutpräparat Tarbis keine besseren Ergebnisse, als mit der kombinierten Quecksilber-Neosalvarsanbehandlung gehabt und mahnt zur Vorsicht, weil er bei jungen Säuglingen in 25% der Fälle sichere Nierenschädigungen beobachtet hat. *Erich Langer* spricht sich sehr günstig über die vorsichtig einschleichende Behandlung mit Wismut aus und bevorzugt sie bei Säuglingen. Er behandelt zuerst allein mit Wismut und geht erst später zur kombinierten Behandlung mit Neosalvarsan über.

Wismutpräparate.

Da jetzt fast jede größere chemische Fabrik ihr eigenes Wismutpräparat herstellt, gibt es eine große Anzahl guter Qualität. Ihr Gehalt an metallisch reinem Wismut schwankt zwischen 6 und 11%, was bei der Dosierung zu berücksichtigen ist. Ich nenne als Wismutpräparate: Bismogenol (6% Bi.), Tarbis, Neotrepol, Wismut-Diasporal, Bisuspen (6%), Spirobismol (Jod-Bismut-Chinin 3,5%), Embial (7%), Milanol (10%), Mesurol (11%), Bismuto-Yatren und lipoidlösliches Wismut. Die Firma Heyden hat auf Wunsch von *Erich Langer* ein besonderes Bisuspen-Präparat für Kinder (Kinderwismut) mit einem Gehalt von 1,2% Bi. gegenüber den 6% des gewöhnlichen hergestellt. Die allgemein übliche Wismutdosis beträgt für das Kilogramm Körpergewicht etwa 4 mg reines Wismut. Da das Bisuspen z. B. 6% Bi. enthält, entspricht ein Teilstrich der 1 ccm-Spritze 6 mg reinem Wismut. Bei einem Säugling von 3 kg Gewicht würde die Dosis $3 \times 4 = 12$ mg $= 2$ Teilstriche betragen, also eine bequem einzuspritzende Menge. Aus diesem Grunde erscheinen die niedriger konzentrierten Kinderpräparate nicht vorteilhaft, weil von ihnen größere Volumina einzuspritzen sind.

Heute erscheint das Wismut für die a. S. als ein zwar brauchbares, aber nicht besonders empfehlenswertes Präparat, denn es wirkt schwächer als das Kalomel. Wir brauchen aber, wie erwähnt, gerade bei der a. S. möglichst stark wirkende Mittel. Höchstens darf es als Ersatz des Kalomels und neben dem Neosalvarsan in die kombinierte Kur eingeschoben werden.

H. Praktische Durchführung der kombinierten Neosalvarsan- und Quecksilber- bzw. Wismutbehandlung.

Die Form, in die diese Behandlung gekleidet wird, ist naturgemäß eine verschiedene, je nach der persönlichen Einstellung des Arztes. Einmal sind die Präparate verschieden, dann die Dosen und schließlich die Dauer der einzelnen Kuren bzw. der Gesamtbehandlung. Im allgemeinen hat sich die alternierende Kur, d. h. eine solche, bei der Neosalvarsan- und Quecksilbereinspritzungen abwechseln, überwiegend eingeführt. Unter den verschiedenen Behandlungsformen hat die seinerzeit von *Erich Müller* angegebene vielfach Anklang gefunden:

Behandlungs-schemata.

Behandlungsschema.

Neosalvarsan-Kalomelkur			Neosalvarsan-Schmierkur		
Woche	Kalomel	Neosalvarsan	Woche	Schmieren	Neosalvarsan
1.	1. 2. 3.		1.	1. Woche	
2.			2.	2. Woche	
3.		I. II. III. ½ ½	3.		½ I. ½ II.
4.	4. 5. 6.		4.		III. IV.
5.			5.	3. Woche	
6.		IV. V. VI.	6.	4. Woche	
7.	7. 8. 9.		7.		V. VI.
8.			8.		VII. VIII.
9.		VII. VIII. IX.	9.	5. Woche	
10.	10. 11. 12.		10.	6. Woche	
11.			11.		IX. X.
12.		X. XI. XII.	12.		XI. XII.

Dosierung:

Kalomel: 0,001 g pro Kilogramm Körpergewicht.

Ungt. hydr. cin.: 0,1 g pro die und Kilogramm Körpergewicht.

Neosalvarsan: 1. und 2. Lebensjahr 0,03 g pro Kilogramm Körpergewicht. 3.—5. Lebensjahr 0,02 g pro Kilogramm Körpergewicht, dann allmähliches Zurückgehen auf 0,01 g pro Kilogramm Körpergewicht, 14.—15. Lebensjahr Maximaldosis 0,45 g Neosalvarsan pro injectione.

Diese Kur dauert also 12 Wochen. Die überhaupt erste Neosalvarsaninjektion wird zwecks Erprobung der inidividuellen Reaktion des Kindes auf Neosalvarsan in zwei Hälften getrennt verabreicht. Während dieser Kur verschwinden die S.-Erscheinungen restlos, zumeist schon während der ersten 4—6 Wochen; am längsten widerstehen noch Milztumoren und periostale Wucherungen. Die WaR. ist am Schlusse der Kur nahezu immer negativ geworden. Nach einer Pause von $\frac{1}{4}$ Jahr beginnt die 2. Kur, die als erste Sicherheitskur aufzufassen ist und nach einer zweiten Pause von $\frac{1}{4}$ Jahr die 3. Kur bzw. die 2. Sicherheitskur. Mit diesen 3 Kuren ist die Gesamtbehandlung fast immer beendet und das Kind wird als **„nicht mehr behandlungsbedürftig"** entlassen. Ist das Kind ein Vierteljahr nach der 1. Kur oder, was dasselbe bedeutet, vor Beginn der 2. Kur serologisch negativ, so kann nach allen Erfahrungen mit nahezu absoluter Bestimmtheit angenommen werden, daß das Kind nie wieder eine positive WaR. zeigen wird und selbstverständlich auch keine Rezidive bekommen wird. Dann können eben die weiteren Kuren als „Sicherheitskuren" aufgefaßt werden. Es ist heute von einer zeitgemäßen Behandlung zu fordern, daß die 1. Kur bereits so stark wirkt, daß dieses Ziel zum mindesten für die überwiegende Mehrzahl der Kinder erreicht wird (*Käthe Italiener*). Bei den vereinzelten Kindern, die vor Beginn der 2. Kur wieder serologisch positiv geworden sind, erhöht sich naturgemäß die Anzahl der Kuren von drei auf vier. Dann wird die 2. Kur wieder „Behandlungskur", an die sich dann wieder die beiden Sicherheitskuren nach den üblichen Pausen anschließen. Mehr als 4 Kuren sind niemals nötig (*Erich Müller*). Dieses Ergebnis wird aber nur bei Säuglingen und Kindern im 2., gelegentlich noch im 3. Lebensjahre erzielt. Ältere Kinder mit noch länger verschleppter S. sind schwerer zu beeinflussen, und es können sich 5—8—10 Kuren als nötig erweisen, um eine dauernd negative WaR. zu erzielen (*H. Brüning*). Ein Vorteil dieses Behandlungsschemas ist es auch, daß die Kur mit 3 Kalomelinjektionen beginnt. Dadurch wird die sogenannte *Herxheimer*sche Reaktion vermieden. Die einleitende Quecksilberbehandlung führt zu einem allmählich einsetzenden Absterben der Spirochäten.

An Stelle der 12 Kalomeleinspritzungen kann bei älteren Kindern eine sechswöchige Schmierkur treten, wie es das Schema zeigt.

Ein Nachprüfer dieser Methode sollte sich an die Originalvorschrift halten und nicht willkürlich an ihr herumändern, wenn er ein Urteil über sie abgeben will. Es ist von vornherein anzunehmen, daß anderweitige Kombinationen, wie z. B. Neosalvarsan mit innerlicher Hg.-Darreichung oder mit einem organischen Hg.-Präparate, und ebenso, daß schwächere Dosen nicht die gleich guten Dauerergebnisse haben werden. Diese Behandlungsform ist naturgemäß etwas schematisch und es wurde ihr auch dieser Vorwurf gemacht (*St. Engel*, *L. Moll* u. a.), aber doch wohl mit Unrecht. Natürlich sind die Dosen herabzusetzen, oder ist die Kur zu unterbrechen, wenn der Zustand des Kindes es irgendwie erfordert (Debilität, interkurrente Erkrankungen u. a.). Anderseits kann mit gutem Rechte behauptet werden, daß solche Unterbrechungen der Kur nur selten notwendig sind. Die Säuglinge, auch Frühgeburten, vertragen die Kuren im allgemeinen ohne jeden Zwischenfall gut.

Als ein anderes Schema für eine kombinierte Neosalvarsan-Wismutkur kann das von *Erich Hoffmann* angegebene dienen.

Behandlungsschema der Bonner Klinik (Prof. *Erich Hoffmann*).

Woche	Einzeldosis pro kg		Wochendosis pro kg
1.	1. Neo- oder Myosalv. . . 0,005	2. Salv. 0,0075	0,0125 Salv.
	1. Metall. Bi 0,001	2. Bi 0,002	Bi 0,003
2.	3. Salv. 0,01	4. Salv. 0,015	0,025 Salv.
	3. Bi 0,002	4. Bi 0,002	Bi 0,004
3.	5. Salv. 0,015	6. Salv. 0,015	0,03 Salv.
	5. Bi 0,002	6. Bi 0,002	Bi 0,004
4.	7. Salv. 0,015	8. Salv. 0,015	0,03 Salv.
	7. Bi 0,002	8. Bi 0,002	Bi 0,004
5.	9. Salv. 0,015	10 Salv. 0,015	0,03 Salv.
	9. Bi 0,002	10. Bi 0,002	Bi 0,004
6.	11. Salv. 0,015	12. Salv. 0,015	0,03 Salv.
	11. Bi 0,002	12. Bi 0,002	Bi 0,004
		Zusammen:	0,1575 Salv. Bi 0,023 pro kg

Diese Intensivbehandlung dauert im günstigsten Falle 18—19 Monate, also eine verhältnismäßig kurze Zeit im Vergleich mit den alten Behandlungsfristen, die sich infolge der immer wiederkehrenden Rezidive auf mehrere Jahre erstreckten. Immerhin war eine weitere Herabsetzung der Behandlungsdauer erwünscht, einmal vom wirtschaftlichen Standpunkt aus betrachtet, dann aber ist auch die Sicherheit, einem S.-Kinde eine sozusagen für sein ganzes Leben ausreichende Behandlung zuteil werden zu lassen, um so größer, je kürzer die gesamte Behandlungszeit dauert. Erfahrungsgemäß bringen die Mütter ihre Kinder nur ungern und unregelmäßig zu den beiden Sicherheitskuren in die Ambulanz zurück, weil das erscheinungsfreie und nach der Meinung der Eltern gesunde Kind keiner weiteren Behandlung bedarf. *Erich Müller* hat deshalb, gestützt auf die Tatsache, daß die weitaus überwiegende Mehrzahl der Kinder $1/4$ Jahr nach seiner 1. Kur noch negativ war, die 1. Kur noch verstärkt und dann die beiden Sicherheitskuren fortgelassen. Das Schema blieb das gleiche, nur die Dosen für diese neue einzige Intensivkur betragen jetzt 0,04 g Neosalvarsan und 0,002 g Kalomel für das Kilogramm Körpergewicht. Nunmehr ist die ganze Behandlung auf diese eine 12 Wochen dauernde Kur beschränkt. Es ist allerdings wünschenswert, die Kinder noch längere Zeit in Beobachtung zu behalten, um Rezidive (auch einen serologischen Umschlag) rechtzeitig zu erkennen. Das bisherige Ergebnis, das sich auf eine Beobachtungszeit von 3—4 Jahren erstreckt, hat den Erwartungen entsprochen. Keines der Kinder ist irgendwie rückfällig geworden, so daß das Vorgehen von *Erich Müller* gerechtfertigt erscheint. Über die Statistik der Dauererfolge siehe Kapitel „Prognose".

Die von *Linser* in die Praxis eingeführten Mischspritzen zur intravenösen Behandlung — Mischungen von Neosalvarsan und Sublimat, bzw. Novasurol oder Zyarsal gleichzeitig in der Spritze gegeben — haben sich trotz anfänglicher Begeisterung nicht allgemein bewährt und sind wieder aufgegeben worden. Ihre Wirkung war nicht anhaltend genug.

Die schlechten Erfolge mit der alten milden Behandlung, die aus den alten Statistiken über das Lebensschicksal dieser so behandelten Kinder mit erschreckender Klarheit hervorgehen und die weit besseren Ergebnisse, die nach den neuen Statistiken mit der starken Behandlung erreicht sind, sprechen auch dagegen, daß mit einer Selbstheilung der a. S. in irgendwie größerem Umfange zu rechnen ist. Vereinzelte Beobachtungen über den günstigen Verlauf einer a. S. trotz sehr milder und kurzer Behandlung (*Noeggerath-Stern*) können an dieser Tatsache, die sich auf jahrhundertelange Erfahrungen stützt, nichts ändern. Selbstheilungen sind bei jeder Infektionskrankheit bekannt.

I. Die Spirozidbehandlung.

Mit der modernen Spirozidbehandlung beginnt gewissermaßen eine neue Ära in der Therapie der a. S., die in pädiatrischen Kreisen mit großer Einmütigkeit begrüßt wird, und die vorläufig auch von guten Erfolgen begleitet zu sein scheint. Das Spirozid hat augenblicklich alle früheren Behandlungsformen, auch die gut erprobte Neosalvarsan-Kalomelmethode mehr oder weniger verdrängt. Die Entscheidung, ob das Spirozid Gleiches oder Besseres leisten wird, wie die bisher üblichen Methoden, steht noch aus, denn erst Dauerbeobachtungen lassen ein Urteil über Wert oder Unwert einer S.-Therapie fällen, und diese sind begreiflicherweise bei dieser neuen, etwa erst seit zwei Jahren eingeführten Therapie noch zu kurz bemessen. Daß irgendwelche milde Arsen- oder Quecksilberkuren die frischen Syphiliserscheinungen gut beeinflussen, ist bekannt. Ob das Spirozid aber eine ausreichende Dauerwirkung ausübt, diesen Befähigungsnachweis hat es noch nicht erbracht. Immerhin sind die bisherigen Erfolge so eindringlich, daß dieses Mittel ernsthafte Beachtung verdient, um so mehr, als seine innerliche Anwendung und gute Verträglichkeit sehr bestechend wirken.

Spirozid.

Das Spirozid ist eine Arsinsäureverbindung und im Jahre 1908 bereits von *Paul Ehrlich* als Präparat 594 dargestellt worden. Bei der Prüfung an Tieren hatte es sich ihm gleich wirksam gegen Syphilis wie das Salvarsan erwiesen. Aber die stark neurotrope und neurotoxische Wirkung im Tierexperiment hatte ihn seinerzeit bestimmt, es nicht für die Behandlung des Menschen zu verwenden. Dann hat *Fourneau* in Frankreich diese Arsenverbindung noch einmal hergestellt und ihr den Namen „Stovarsol" gegeben. Das große Verdienst von *C. Levaditi* war es, den praktisch wichtigen Schritt weiter getan und gezeigt zu haben, daß das Stovarsol bei innerlicher Darreichung beim Menschen prophylaktisch wirksam ist. Eine Dosis von 2 g konnte noch 5 Stunden nach einer massiven Infektion mit Spirochäten vor Ansteckung bewahren. Diese Beobachtungen von *Levaditi* und seinen Mitarbeitern bildeten dann die Brücke zur Anwendung des Spirozids bei der frischen a. S. des Säuglings und später auch für die Präventivbehandlung schwangerer S.-Frauen und gefährdeter S.-Neugeborener (*E. Klaften*).

Das Spirozid enthält 27,3% reines metallisches Arsen. Die üblichen Tabletten zu 0,25 g entsprechen also einer Arsenmenge von 0,0683 g. Bei einer ausgiebigen, etwa 12 Wochen dauernden Kur mit 40—50 g Spirozid erhält also der Säugling insgesamt 10,92 g bzw. 13,65 g reines Arsen.

Die Beurteilung der Wirkung des Spirozids bei der erworbenen S. der Erwachsenen läßt sich nach der Literatur (*M. Oppenheim*, *Luersen*, *Jadassohn*, *Bruhns* und *Picard*, *Kroesl*, *Bruch* und viele andere) dahin zusammenfassen, daß es prophylaktisch und therapeutisch ein gut wirksames Präparat darstellt, daß es aber nicht so sicher und so stark wirkt, wie das Neosalvarsan. Deshalb wird es im allgemeinen auch nicht in den regulären kombinierten Neosalvarsan Quecksilber- (bzw. Wismut-) Kuren das Neosalvarsan ersetzen können, und auch nicht in den Präventivkuren,

z. B. auch nicht bei schwangeren S.-Frauen oder syphilisgefährdeten Erwachsenen (durch Geschlechtsverkehr). Das Neosalvarsan verdient wegen seiner sichereren Wirkung das größere Vertrauen. Nur in Sonderfällen, wenn die Neosalvarsanspritzen auf Schwierigkeiten stoßen (diskrete Behandlung), soll und kann es Verwendung finden. So gilt das Spirozid letzten Endes bei der erworbenen Syphilis therapeutisch und prophylaktisch als gut brauchbares, aber doch nicht vollwertiges Ersatzmittel des Neosalvarsans. Das stimmt auch mit den Erfahrungen von *Erich Müller* bei den älteren Kindern mit a. S. überein. Bei diesen Kindern mit ihrer verschleppten S. hat die alleinige Spirozidbehandlung im Stiche gelassen, weil sie nicht kräftig genug wirkte. Ob es vielleicht in Verbindung mit intramuskulären Kalomelinjektionen ausreichend kräftig ist, darüber liegen noch keine Erfahrungen vor.

Auf dieser Grundlage von Erfahrungen begann dann die Verordnung des Spirozids bei Säuglingen mit frischer a. S. Und nun haben wir wieder eine große Überraschung erlebt, etwa in gleicher Weise wie seinerzeit beim Neosalvarsan. Wie dieses, hat sich auch das Spirozid in relativ sehr großen Dosen als ungefährlich und sehr wirksam erwiesen. Die Beobachtung von *Opitz* (2 Todesfälle älterer Kinder an Purpura cerebri bei kleinen Dosen) steht ganz vereinzelt da. Die bisherigen Berichte in der pädiatrischen Literatur — *R. von den Steinen*, *Oppenheim* und *A. Feßler*, *Max Soldin* und *Fritz Lesser*, *Käthe Krombach*, *de Rudder*, *Margarete Danzer*, *Niederwieser*, *Tuscherer*, *Erna Wagner*, *E. Klaften*, *von Kiß*, *Bratusch-Marain*, *Bruck* u. a. — lauten in seltener Übereinstimmung überaus günstig, ja z. T. ist das Urteil sogar von Enthusiasmus getragen. Allerdings beziehen sich diese Berichte sämtlich nur auf die Beeinflussung der frischen Symptome. Die günstige Beeinflussung der Kinder ist wohl nicht nur auf die gute antisyphilitische Wirkung zurückzuführen, auch die bequeme orale Anwendung und der allgemein roborierende Einfluß dieser starken Arsentherapie hat mit dazu beigetragen, diesem Mittel zu der schnellen Anerkennung zu verhelfen. Nach allen Erfahrungen bessert sich der Allgemeinzustand auch der elenden S.-Kinder unter der Spirozidbehandlung schneller und in höherem Ausmaße, als es bei den alten kombinierten Kuren der Fall war.

Die Methodik der Anwendung ist eine sehr einfache, aber natürlich hat sich fast jeder Arzt seine eigene Anwendungsform zurechtgelegt. Bemerkenswert ist noch, daß wir mit der Spirozidbehandlung zur reinen Arsentherapie übergegangen sind. Nur wenige Autoren kombinieren es mit Wismut (*E. Klaften*) bzw. mit Quecksilber. Die Dosierung und die zeitliche Ausdehnung der Kuren sind sehr verschieden bei den einzelnen Autoren. Es erscheint zweckmäßig, zuerst einmal die reine Spirozidbehandlung in ihrer Dauerwirkung zu prüfen. Über sehr milde Dosen berichtet *M. Danzer*, und zwar 4,5 g Spirozid insgesamt während einer 3 Monate dauernden Kur in Einzeldosen von 0,01 auf 0,09 g ansteigend. Nach *Erna Wagner* (Klinik *Spiethoff*) werden während einer 6 Monate dauernden Kur etwa 25 g Spirozid verabreicht, und zwar in der Form, daß je 7 Tage Behandlungszeit mit je 7 Tage dauernden Pausen abwechseln. *Heinrich Finkelstein* beginnt mit ½ Tablette und steigt allmählich auf 2 Tabletten am Tage an. Die Kur dauert 6 Wochen mit einem Gesamt-Spirozidverbrauch von 8—10 g. Im allgemeinen werden 3 solche Kuren durchgeführt, so daß die Gesamtmenge Spirozid 24—30 g beträgt. *L. F. Meyer* steigt von 1 Tablette innerhalb von 4 Wochen auf 4 am Tage an. Diese Mengen werden ohne Einschaltung einer Pause verabfolgt, bis die WaR.

Spirozidkur

I. Periode		II. Periode		III. Periode	
1. Woche und 2. Woche		3. Woche und 4. Woche		5. Woche und 6. Woche	
10 Tage **Spirozid** a) tägl. ½ Tablette b) tägl. 1 Tablette	4 Tage **Pause**	10 Tage **Spirozid** tägl. 1 Tablette tägl. 1½—2 Tablett.	4 Tage **Pause**	10 Tage **Spirozid** tägl. 1½ Tablette tägl. 2—3 Tabetten	4 Tage **Pause**

IV. Periode		V. Periode		VI. Periode		VII. Periode
7. Woche und 8. Woche		9, Woche und 10. Woche		11. Woche und 12. Woche		13. Woche und 14. Woche
10 Tage **Spirozid** tägl. 2 Tablett. tägl. 3—4 Tabl.	4 Tage **Pause**	10 Tage **Spirozid** tägl. 3 Tablett. tägl. 4 Tablett.	4 Tage **Pause**	10 Tage **Spirozid** tägl. 4 Tablett. tägl. 4 Tablett.	4 Tage **Pause**	10 Tage **Spirozid** tägl. 4 Tabletten tägl. 4 Tabletten

Es wird von dem Alter und dem Allgemeinzustand des Kindes abhängen, ob mit ½ oder einer Tablette begonnen wird und ob und wann auf die Höchstdosis von 4 Spirozidtabletten für den Tag übergegangen werden kann. Die Tabletten werden nach den Mahlzeiten, gleichmäßig auf den Tag verteilt, gegeben.

Kurdauer = 94 Tage
Gesamt-Tabletten = 160—220
Gesamt-Spirozid = 40—60 gr

negativ ausfällt. Die während einer solchen Kur verabreichten Mengen steigen auf eine Höhe von 40—90 g Spirozid an, abhängig von dem Verschwinden der positiven WaR. Zumeist wird nur eine Kur durchgeführt, erweist sich eine zweite als notwendig, so beginnt diese nach einer Pause von 3 Monaten. Dann genügen zumeist 30 weitere Gramm Spirozid. *Erich Müller* geht so vor, daß er mit einer einzigen ausgiebigen Kur die Behandlung abschließt, also in gleicher Weise, wie er schließlich die kombinierte Kalomel-Neosalvarsanbehandlung nach langjährigen Erfahrungen auf eine einzige Kur beschränken konnte. Auch diese Kur dauert wieder $\frac{1}{4}$ Jahr und besteht aus 7 je 10 Tage dauernden Behandlungsperioden, in die 6 je 4 Tage währende Behandlungspausen eingeschoben sind. So ergibt sich eine Gesamtbehandlungszeit von $7 \times 10 = 70 + 6 \times 4 = 24$ Tagen, also zusammen 94 Tagen.

Spirozid-schema.

Die Tagesdosen beginnen mit 1 (bei elenden Säuglingen mit $\frac{1}{2}$) Tablette von 0,25 g und steigen schnell, aber abhängig vom Körperzustande des Kindes über 2 und 3 auf 4 Tabletten an. Die Gesamtmenge während dieser einen Kur schwankt zwischen 40 und 60 g Spirozid. Nach Abschluß der Kur werden die Kinder noch einige Wochen im Krankenhause beobachtet, dann aber, wenn die WaR. negativ bleibt, als nicht mehr behandlungsbedürftig entlassen. Der Verlauf der Krankheit ist im allgemeinen so, daß die S.-Erscheinungen schnell, wenn auch nicht so schnell wie bei der früheren starken kombinierten Kur, zurückgehen. Die WaR. wird zumeist erst gegen Ende der Kur negativ, ist aber nicht gerade selten gleich nach Beendigung der Kur noch positiv und wird erst in den nächsten Wochen der Beobachtungszeit negativ, um es dann aber dauernd zu bleiben, soweit heute die Beobachtungszeit reicht (siehe Kapitel Prognose). Zwischen den Behandlungsmethoden von *H. Finkelstein*, *L. F. Meyer* und *Erich Müller* besteht eigentlich kein grundsätzlicher Unterschied. Ob die Einschiebung von Behandlungspausen in die Kur notwendig ist, oder ob die pausenlose Darreichung des Mittels (*L. F. Meyer*) das wünschenswerte Vorgehen bedeutet, ist noch nicht sicher. Vielleicht ist es aber doch für das Kind vorteilhaft, ihm von Zeit zu Zeit Gelegenheit zu geben, das überschüssige Spirozid auszuscheiden. Dagegen ist die Beschränkung auf einc einzige Kur doch aus den schon früher betonten Gründen ein so großer Vorteil, daß die Ausarbeitung eines Schemas für eine einzige ausreichende Kur das therapeutische Ziel auch der Spirozidbehandlung der a. S. bilden sollte.

Die Verträglichkeit des Spirozids ist im allgemeinen eine sehr gute. Gelegentliche Exantheme, Durchfälle und Erbrechen, über die von einigen Autoren berichtet worden ist, sind nur vorübergehende Störungen und nicht so empfindlich, daß sie diese offenbar sehr aussichtsreiche und bequeme Behandlungsmethode diskreditieren könnten.

K. Die Malariabehandlung.

Diese Behandlung (*Wagner von Jauregg*) hat sich bei der Paralyse ausgezeichnet bewährt, während schon bei der Tabes die Erfolge nicht so eindeutig günstig sind. Sie wurde dann bei der gewöhnlichen frischen Erwachsenen-S. in Kombination mit Salvarsan versucht (*Kyrle*, *Kerl* u. a.), aber die allgemeine Einführung scheiterte daran, daß trotz dieser starken Behandlung doch ziemlich häufig wieder Rückfälle eintraten. Der Ersatz der Malariaimpfung durch andere fiebererregende Mittel wie Pyrifer, Saprovitan, Phlogetan, haben bei der Paralyse noch keine eindeutigen Erfolge zu erreichen vermocht und haben jedenfalls die Malariatherapie bisher nicht verdrängt.

Bei der a. S. ist diese Behandlung gleichfalls in Angriff genommen worden. Da Paralyse und Tabes auf ihrer Grundlage nur selten entstehen, ist sie bei den geistig debilen Kindern (mit positiver WaR.) versucht worden, in der Hoffnung, auf die zerebralen Schädigungen, die voraussichtlich das pathologisch-anatomische Substrat dieser Intelligenzdefekte bilden, günstig einwirken zu können. Fremde und eigene Versuche in dieser Richtung haben den Hoffnungen nicht entsprochen. Offenbar entstehen die anatomischen Veränderungen im Gehirn bei diesen Kindern schon sehr frühzeitig, so daß sie später der Rückbildung durch eine Behandlung nicht mehr zugängig sind.

Malariabehandlung.

Die Gefahren, die dieser Behandlung bei Erwachsenen anhaften — Versagen der Herztätigkeit (Aortitis syphilitica), Fieberwirkung u. a. —, sind beim Kinde verhältnismäßig gering zu veranschlagen. Das Herz des Kindes ist noch nicht so stark durch die Belastungen des Lebens — Krankheiten aller Art, Alkohol, Nikotin u. a. — in Mitleidenschaft gezogen, und nach allen Erfahrungen ist das Kind gegen Fieberattacken zumeist sehr tolerant. Fremde und eigene Behandlungsversuche haben dann auch die gute Verträglichkeit der Malariabehandlung erwiesen, aber eine Besserung des Intellektes trat auch bei längerer Beobachtung nicht ein, und die positive WaR. wurde nicht negativ. Diese Heilversuche wurden bei älteren Kindern vorgenommen. Vielleicht sind die Chancen bei Säuglingen mit geistigen Defekten bessere, also zu einer Zeit, wenn die reaktiven Wucherungen im Gehirn noch frisch sind und sich noch nicht Schrumpfungen und Narben gebildet haben, die bereits von einem Untergang von Parenchym (Hirnsubstanz) begleitet sind.

L. Allgemeine Behandlungsfragen.

1. Die Ernährung des syphilitischen Kindes.

Die Durchführung einer zweckmäßigen Ernährung des Säuglings mit a. S. ist von grundlegender Bedeutung für die Erhaltung seines Lebens. Ist schon die unnatürliche Ernährung eines gesunden Säuglings ein gewisses Risiko, das durch konstitutionelle Momente und solche der Umwelt noch vermehrt werden kann, so wachsen die Schwierigkeiten beim S.-Säugling wesentlich und können so unüberwindlich werden, daß nur der Übergang zur natürlichen Ernährung das Leben des Kindes rettet.

Es ist selbstverständlich, daß, je massiver die Infektion des Kindes war, desto schwieriger sich seine Ernährung gestalten wird. Im allgemeinen sind die Kinder, die schon mit S.-Erscheinungen zur Welt kommen, nur selten ohne Brustnahrung am Leben zu erhalten. Bei diesen Kindern sind oft Funktionsschädigungen der lebenswichtigen Drüsen (Verdauungsdrüsen u. a.) vorhanden, die die Entwicklung des Säuglings ungünstig beeinflussen. Anderseits wachsen die Lebensaussichten, wenn die Kinder erst einige Wochen nach der Geburt an mehr parietalen Erscheinungen erkranken. Das zeitige Auftreten der S. und das verschiedene Befallensein der Organe (innere oder äußere) ist also von entscheidender Bedeutung für die Erhaltung des kindlichen Lebens.

Gute Ernährung ist Therapie.

In der Praxis bedeutet es schon eine große Hilfe, wenn wir dem Säugling wenigstens Zwiemilchernährung zukommen lassen können. Besonders wertvoll ist dabei, die Zufütterung von konzentrierten Nährgemischen zur Ammenmilch — konzentrierte Butter- oder Eiweißmilch (*Finkelstein*), Dubomilch (*Schick*) oder Butter-Mehl-Vollmilch (*Moro*). Bei jungen

Säuglingen mit Durchfallsneigung leisten meist kleine Mengen konzentrierter Eiweißmilch die besten Dienste. Als künstliche Nährgemische haben sich die Sahnemilch- (*Philipp Biedert, Erich Müller* und *Ernst Schloß*) und die Buttermehlnahrung von *Czerny-Kleinschmidt* durch ihre Reduktion von Eiweiß und Molken und ihren Reichtum an Fett gut bewährt. Diese fettangereicherten Gemische (Lipoidreichtum) sind noch am besten geeignet, die S.-Säuglinge gegenüber den für sie besonders bedrohlichen Infektionen widerstandsfähig zu machen. Bei einer so chronischen Erkrankung, wie der a. S., kann die Aufmerksamkeit des Arztes auf die Bedeutung einer sachgemäßen Ernährung gar nicht oft und gar nicht deutlich genug hingelenkt werden.

Eugen Stransky hat in einer sehr sorgfältigen Arbeit die Ernährungsprobleme bei der a. S. behandelt und verschiedene Typen der Ernährungsstörungen aufgestellt. Es erscheint nicht notwendig, eine solche besondere Einteilung der bei a. S. auftretenden Ernährungsstörungen, abhängig von der Schwere der Erkrankung, zu treffen. Die Störungen unterscheiden sich nicht grundsätzlich von denen bei anderen Infektionen (Dystrophie mit gelegentlichen akuten Dyspepsien). Immerhin ist es ein Verdienst des Autors, erneut auf die große Bedeutung der Ernährungsstörungen beim S.-Säugling und ihre Berücksichtigung im Rahmen der allgemeinen Therapie hingewiesen zu haben.

Nahrungsbedürfnis von S.-Kindern.

Es ist bekannt, daß aus irgendwelchen Ursachen debile und dystrophische Säuglinge ein großes quantitatives Nahrungsbedürfnis besitzen, das z. T. durch ihre Untergewichtigkeit bedingt ist. Schon *Heinrich Finkelstein* hat vor etwa 30 Jahren die Notwendigkeit betont, diesen Kindern die Nahrungsmengen zuzuführen, die dem Sollgewicht ihres Lebensalters entspricht. Bezogen auf das tatsächliche, oft stark reduzierte Gewicht des S.-Säuglings kommen wir dabei auf einen Energiequotienten von 150—200 Kalorien, während sich beim normalgewichtigen Säugling die alte Berechnung von *Otto Heubner* (100 Kalorien pro Kilogramm Körpergewicht) im allgemeinen auch heute noch als durchaus zutreffend erweist. Aber, wie gesagt, ist dieser hohe Energiebedarf keineswegs der a. S. eigentümlich, sondern bei allen auf irgendeiner Grundlage dystrophischen Kindern eine lange bekannte Notwendigkeit.

Dem hohen quantitativen Nahrungsbedürfnis des S.-Säuglings schließen sich, und zwar gleich bedeutungsvoll für sein Gedeihen, die Ernährungsnotwendigkeiten an, die wir heute als qualitative zusammenfassen. Es kommt also nicht nur darauf an, wieviel das Kind der Menge nach zu sich nimmt, sondern auch darauf, wie die Nahrung qualitativ zusammengesetzt ist. Wir haben es jetzt bei einer zweiten chronischen Infektionskrankheit, der Tuberkulose, erlebt, welchen starken Einfluß eine qualitativ wertvolle Ernährung auf ihren Verlauf ausüben kann (*Gerson*).

Wir werden also auch bei der Syphilis Wert darauf legen müssen, daß wir den jungen Säugling möglichst mit Ammenmilch ernähren und bei der künstlichen Ernährung des älteren die qualitativ besten Eiweißstoffe (Fleisch, Gelbei, Milch) gegenüber den vegetabilischen bevorzugen. Dann werden wir für eine ausreichende Zufuhr von Lipoiden — natürliche Fettgemische, tierische Organfette — und eine solche von rohen Früchten und grünen Gemüsen — Reichtum an Alkalien und Erdalkalien und optimal aufgebauten Nährstoffkomplexen — Sorge tragen. Unter dieser Ernährung werden sich die allgemeinen, unspezifischen immunisatorischen

Kräfte des chronisch kranken Kindes, die es im Kampfe gegen die Syphilis und die sein Dasein schwer bedrohenden Infektionen gebraucht, am besten heben. So ist eine zweckmäßige Ernährung des S.-Säuglings auch eine sehr wichtige therapeutische Maßnahme. Es ist durchaus möglich, daß die neuerdings besseren Lebensaussichten des S.-Säuglings mit auf unserer verbesserten Technik der Säuglingsernährung beruhen. Der Erfolg der Behandlung ist gewissermaßen auch eine Frage der Ernährung, deren zweckmäßige Durchführung wesentlich von der Kunst des Arztes abhängt.

Mit zunehmendem Alter werden die Ernährungsschwierigkeiten immer geringer. Das ältere S.-Kind ist in dieser Hinsicht kaum mehr schlechter gestellt, als das gesunde.

2. Die Pflege des syphilitischen Kindes.

Neben der Ernährung ist die Pflege von großer Bedeutung. Die S.-Säuglinge befinden sich oft in einem sehr elenden körperlichen Zustande und bedürfen deshalb aller der Sonderpflegemaßnahmen, die das Gedeihen dieser Kinder fördern können. Besonders spielt die Hautpflege eine wichtige Rolle. Diffuse, syphilitische Hautinfiltrationen führen zu wunden Stellen, und die Gefahr, daß von solchen offenen Wunden aus banale Infektionen ihren Ausgang nehmen und in den ohnehin schon geschwächten Körper eindringen, ist gewiß nicht klein. Hier wird eine sehr peinliche Pflege der Haut die drohenden Gefahren vermindern können und sich als eine wesentliche therapeutische Maßnahme bewähren.

Gute Pflege ist auch wichtig.

3. Banale Infektionen im Verlaufe der Krankheit.

Kleine Infektionen — Schnupfenfieber, Angina, Grippe u. a. — sind ganz allgemein eine häufige Erscheinung auch im Säuglingsalter. Ihr Verlauf wird wesentlich bestimmt durch den augenblicklichen Körperzustand des Kindes und seine zur Zeit vorhandene allgemeine Widerstandskraft. Erfahrungsgemäß treten solche interkurrente Infektionen bei S.-Säuglingen besonders schwer in Erscheinung. Schwere, komplizierende Folgekrankheiten schließen sich häufig an. Feine Bronchitiden, Bronchopneumonien, eitrige Mittelohrentzündungen, Pyurien u. a. dezimieren unsere S.-Säuglinge. Nach vielfachen Erfahrungen stirbt etwa die Hälfte der Säuglinge an den Folgezuständen solcher banaler Infektionen und nur die andere Hälfte sozusagen unmittelbar an ihrer Syphilis selbst. Auch Säuglinge, die die große Bedrohung der S.-Infektion während der ersten Lebenswochen überwunden haben, verlieren wir später an solchen Infektionen. Diese empfindlichen Verluste sind zum großen Teil vermeidbar und sollten uns veranlassen, mit allen uns zur Verfügung stehenden Mitteln die Kinder vor solchen Infekten zu schützen. Es dürfte am besten dadurch zu erreichen sein, daß die S.-Kinder auf den Säuglingsabteilungen in möglichst wenig belegten Einzelzimmern untergebracht werden. Es scheint, daß die Kinder auf einer Säuglingsabteilung in größerem Ausmaße von diesen Infektionen bedroht sind, als in der Familie, wenn auch eine Statistik darüber noch nicht vorhanden ist.

Banale Infektionen schädigen S.-Kind schwer.

So fügen sich Ernährung und Pflege des S.-Säuglings der medikamentösen Behandlung als wichtige therapeutische Maßnahmen an und bedürfen der ernsten Aufmerksamkeit des Arztes.

4. Die Frage der ambulanten oder stationären Behandlung.

Es ist eine bekannte Tatsache, daß es in der Ambulanz — Polikliniken und Säuglingsfürsorgestellen — nur gelingt, einen Teil der Mütter (in Berlin ist es etwa die Hälfte) zu einer regelrechten Durchführung der drei Kuren (einer Hauptkur und zwei Sicherheitskuren) zu bewegen. So gehen, besonders in den Großstädten, viele Kinder für eine ausreichende Frühbehandlung verloren, und kommen erst später, wenn Rezidive die Mütter dazu zwingen, zum Arzt zurück. Inzwischen sind sicherlich bei einer Reihe von Kindern schon irreparable pathologisch-anatomische Veränderungen, besonders auch solche im Gehirn aufgetreten, die jetzt durch weitere Kuren nicht mehr gebessert werden können. Besonders sind hier Störungen des Intellektes, unsere alte Hauptsorge, für die Zukunft des S.-Kindes zu fürchten. Diese Lage der Dinge, deren Änderung in der Ambulanz bei einer lange Zeit in Anspruch nehmenden Behandlung weitgehend an dem Widerstande der Mütter scheitern wird, und die nur selten durch die persönliche Hingabe und Überredungskunst des Arztes wesentlich gebessert werden wird, spricht zugunsten der stationären Behandlung.

Ambulante oder stationäre Behandlung

Eine wesentliche Bedeutung besitzt natürlich auch die wirtschaftliche Seite der Frage, und da ist es zweifellos, daß die Unterbringung von Kindern mit frischer Syphilis auf besonderen Abteilungen zwar augenblicklich höhere Kosten bereitet als die ambulante Behandlung. Wenn wir aber bedenken, daß, wie es die alten Statistiken beweisen, die Zukunft der frühzeitig nicht ausreichend behandelten Kinder eine überaus trübe ist, so wird es für eine weitsichtige Politik von Staat und Kommunen, auch vom wirtschaftlichen Standpunkte aus gesehen, vorteilhaft sein, die Kinder so schnell und so gründlich wie möglich behandeln zu lassen, damit später eine möglichst geringe Anzahl der heranwachsenden S.-Kinder von der allgemeinen Wohlfahrt zu unterhalten ist.

Auch die künstliche Ernährung bietet auf den Säuglingsabteilungen sicher weniger Schwierigkeiten als in der Familie. Wenn es sich darum handelt, dem S.-Säuglinge die Mutterbrust zu erhalten, so sollten Möglichkeiten geschaffen werden, Mutter und Kind im Krankenhause Unterkunft zu gewähren.

Nun ist die ganze Frage insofern in ein neues Fahrwasser geraten, daß *Erich Müller* die Säuglinge mit a. S. nur mit einer einzigen starken Kur — kombinierte Neosalvarsan-Kalomel- oder Spirozidkur — behandelt und bisher nicht schlechtere Erfolge erzielt hat, als bei der früheren Behandlung mit drei Kuren. Damit würde sich die ganze Behandlungszeit auf etwa nur reichlich 3 Monate reduzieren, und dann dürfte es sich doch wohl ermöglichen lassen, das Pflichtbewußtsein der Mütter für die Sicherung der Zukunft ihrer Kinder so weit zu wecken, daß sie diese zeitlich beschränkte Behandlung in der Ambulanz wirklich ordnungsgemäß durchführen. Für Kinder, die nicht in der eigenen Familie untergebracht sind — Wohlfahrtskinder und zumeist die unehelichen —, dürfte trotzdem die Krankenhausbehandlung den Vorzug verdienen. Grundsätzlich ist aber zu sagen, daß die Behandlung der a. S. heute eine so kurze Zeit (reichlich 3 Monate) in Anspruch nimmt und bei Anwendung von Spirozid so bequem durchzuführen ist, daß sie auch ambulant erfolgen kann.

Nach Abschluß der Behandlung ist es allerdings notwendig, die Kinder in dauernder Kontrolle zu behalten. Einmal sind regelmäßig von Zeit zu Zeit die serologischen Prüfungen anzustellen, und dann sind die Kinder auch genau daraufhin zu untersuchen, ob vielleicht doch Rezidive aufgetreten sind, wenn auch ihr Auftreten bei einer regelrecht durchgeführten und frühzeitig begonnenen Behandlung zum mindesten sehr unwahrscheinlich ist. Für solche zu Ende behandelte, aber noch einer gewissen Kontrolle bedürftige Kinder dürfte sich die Einrichtung von besonderen Heimen empfehlen, die die Kinder für einige Jahre (vielleicht bis zum 6. Jahre) aufnimmt, um zu einem absolut sicheren Schutze der Allgemeinheit gegenüber diesen Kindern zu kommen. Sind während dieser Beobachtungszeit im Kleinkindesalter Rückfälle nicht vorgekommen, so können die Kinder auch aus dieser Fürsorge entlassen und der Allgemeinheit, auch den öffentlichen Schulen, ohne weiteres überlassen werden. Eine Gefahr für die Allgemeinheit bedeuten diese Kinder dann nicht mehr.

5. Wie lange soll ein Kind mit angeborener Syphilis behandelt werden?

In alten Zeiten wurden die Kinder nur so lange behandelt, bis die sichtbaren klinischen Erscheinungen verschwunden waren. Dieses Vorgehen hat sich, darüber sind sich alle Beteiligten auf Grund der traurigen Ergebnisse der alten Statistiken einig, in keiner Weise bewährt. Die Mehrzahl der Kinder starb und bei dem kleinen überlebenden Rest waren Intelligenzdefekte auf der Tagesordnung. Diese in jeder Beziehung erfolglose Behandlungsperiode können wir heute als überwunden betrachten. Praktisch bleibt heute eigentlich nur noch als Hauptfrage übrig, ob Kinder, die nach einer energischen Behandlung jahrelang klinisch symptomfrei geblieben sind und nur noch eine positive WaR. zeigen, noch als behandlungsbedürftig anzusehen sind oder nicht.

Dauer der Behandlung.

Eine Reihe von Autoren (*Nonne* u. a.) wollen diese erscheinungsfreien, aber noch serologisch positiven Kinder nicht weiter behandeln. Sie betrachten diese sogenannte Erscheinungsfreiheit der Krankheit gewissermaßen als ein „Noli me tangere" und verlangen nur, daß diese Kinder sorgfältig beobachtet werden, um beim Auftreten neuer Erscheinungen wieder therapeutisch eingreifen zu können. Sie sehen in der positiven WaR. kein Symptom der manifesten Syphilis und betrachten sie deshalb nicht als zwingende Veranlassung, die Behandlung fortzustzen. Mit einem gewissen Recht betonen sie auch die Schwierigkeit, bei diesen Kindern durch weitere Kuren einen dauernden Umschwung der serologischen Lage zu erreichen.

Die andere Gruppe von Autoren sehen in der positiven Blutreaktion ein Zeichen dafür, daß im Körper des Kindes noch ein syphilitischer Herd aktiv ist, wofür eben die positive Reaktion spricht. Es erscheint ihnen als eine logische Folgerung, die positive WaR. als ein den anderen klinischen Erscheinungen zum mindesten gleichwertiges „klinisches Symptom" zu werten. Sie behandeln deshalb diese syphiliskranken Kinder weiter, bis auch die WaR. dauernd negativ geworden ist. Diese therapeutische Aufgabe ist bei den Kindern im 1.—3. Lebensjahre durch unsere moderne Behandlung verhältnismäßig leicht zu erfüllen, aber gelegentlich sehr schwer bei der verschleppten S. im späteren Kindesalter. Immerhin ist bei großer Ausdauer von Arzt und Patient auch dann noch ein Erfolg möglich und die Fortsetzung der Therapie eine notwendige Maßnahme, um die Zukunft des Kindes sicherzustellen (*Helene Brüning*). Die Frage, wieweit der Arzt berechtigt ist, eine positive Blutreaktion bei sonstigem Mangel an Syphiliserscheinungen unberücksichtigt zu lassen, ist noch umstritten. Die Schwierigkeiten der Entscheidung sind groß. Sie hängt hauptsächlich davon ab, ob ein Arzt die WaR. als ein klinisches Symptom auffaßt oder nicht. Die Erfahrungen von *Erich Müller* sprechen dafür, daß es möglich (und notwendig) ist, jedes S.-Kind auch serologisch zu sanieren.

Positive WaR ein klinisches Symptom.

VI. Die Prophylaxe und Fürsorge.

Bei allen Infektionskrankheiten gebührt ihrer Verhütung der erste Platz unter allen Maßnahmen, die gegen sie getroffen werden können. Sehr erfreulicherweise ist das Interesse für die Verhütung der a. S. ein immer regeres geworden. Die Prophylaxe der a. S. gliedert sich zwanglos einmal

Fürsorge.

in die Maßnahmen zur Verhütung der Infektion der Leibesfrucht durch die syphilitische Mutter und dann in die Bestrebungen zum Schutze der Allgemeinheit vor den S.-Kindern.

A. Die Verhütung der Infektion der Leibesfrucht.

Naturgemäß kommt in erster Linie die Mutter in Betracht, die auf diaplazentarem Wege ihr Kind ansteckt. Ein sicherer Weg, die a. S. auszurotten, würde es sein, daß Frauen, die einmal an Syphilis erkrankt waren, nicht heiraten oder wenigstens keine Nachkommenschaft in die Welt setzen dürfen. Dieser mit Bezug auf seinen Erfolg ideale Weg ist aber in der Allgemeinheit nicht zu beschreiten und nicht durchführbar. Wir müssen uns deshalb mit Maßnahmen aller Art begnügen, die wenigstens die Übertragung der S. nach Möglichkeit zu unterdrücken versuchen. Diesem Ziele kommen wir nahe, wenn wir einmal die S.-Frauen vor ihrer Heirat so intensiv wie möglich behandeln und ihre Verheiratung möglichst lange nach Beendigung der Behandlung hinausschieben und dann, wenn alle Frauen, die einmal eine S. durchgemacht haben, während ihrer Schwangerschaft noch einmal gründlich behandelt werden. In gebildeten Kreisen ist es wohl möglich, von seiten des behandelnden Arztes in diesem Sinne zu wirken. Es hat sich auch auf Grund praktischer Erfahrungen allgemein das Gewohnheitsgesetz herausgebildet, gut behandelten Kranken erst nach einer Wartezeit von 4 Jahren (nach Beendigung der Behandlung) die Eheerlaubnis zu erteilen, vorausgesetzt, daß während dieser Zeit keine Rezidive und kein Umschlag der serologischen Reaktion ins Positive aufgetreten sind. Naturgemäß gewähren diese Sicherheitsmaßnahmen bei der Launenhaftigkeit der menschlichen S. keine vollkommene Gewißheit. Es wird immer wieder vorkommen, daß trotz alledem die eine oder die andere Frau ein mit S. infiziertes Kind zur Welt bringt. In den weiten Kreisen des Volkes mit ihrem geringen Verständnis für Krankheitsverhütung versagt diese Form der Prophylaxe mehr oder weniger vollständig. Gerade die frühere S.-Erkrankung, die ohne bleibende Stigmata abgelaufen ist, wird aus begreiflichen Gründen abgeleugnet. Wenn die WaR. außerdem noch zur Zeit negativ ist, kann die latente Erkrankung vom Arzte auch nicht erkannt werden. Noch schwieriger liegt die Sache, wenn ein Ehegatte durch außerehelichen Verkehr eine frische S. erworben hat. Hier steht der Arzt vor ernsten Gewissensbissen, die sich zwischen Aufrechterhalten des ehelichen Glückes, Schutz der gefährdeten Frau bzw. der eventuellen Nachkommenschaft und der Behandlungsnotwendigkeit des Erkrankten bewegen. Immer aber muß der unschuldige Teil des Ehepaares (zumeist die Frau) im Vordergrunde des ärztlichen Interesses stehen. Eine zumeist vorübergehende Erschütterung des Familienglückes ist der Gefährdung der Frau und ihrer zukünftigen Kinder mit ihren unübersehbaren Folgen für beide immer noch vorzuziehen. Im übrigen ist *Harald Boas* zuzustimmen, wenn er sagt, „daß jeder rechtlich denkende Mensch, der Syphilis gehabt hat, immer den anderen Teil von der Sachlage unterrichten muß“ (bevor eine Ehe eingegangen wird).

Schutz der Leibesfrucht vor Infektion.

Nun existieren in den verschiedenen Ländern Gesetze, nach denen die Verheiratung von Personen, die eine S. durchgemacht haben, geregelt wird, und die wohl geeignet sind, die gröbsten Verstöße gegen die Übertragung der S. auf diesem

Wege zu verhindern. Eine volle Wirkung werden solche Gesetze aber gewiß niemals ausüben können. Immerhin sollte solchen sanitären Bestrebungen von seiten der Ärzte reges Interesse entgegengebracht werden.

Als Ergänzung zu diesen in ihrer Auswirkung immer etwas problematischen Maßnahmen ist die Behandlung der schwangeren S.-Frauen hinzugetreten und hat sich in ausgezeichneter Weise praktisch bewährt, besonders seit wir im Neosalvarsan ein so wirksames Behandlungsmittel auch der schwangeren Frauen besitzen. Diese Präventivmaßnahme zur Verhütung der a. S. sieht schon auf ein erhebliches Alter zurück. Einer der ersten, der schwangere S.-Frauen behandelte, war *Bertin* im Jahre 1810 (zitiert nach *Péhu*). Dann haben sich während des 19. Jahrhunderts in den verschiedenen Ländern die Ärzte immer mehr dieser Behandlungsform zugewendet, aber die Erfolge waren, solange uns nur die Quecksilberbehandlung zur Verfügung stand, verhältnismäßig gering. Erst mit der Salvarsanära änderte sich das Bild, und heute liegt eine umfangreiche Literatur vor, die über ausgezeichnete Erfolge berichtet und diese Form der Prophylaxe als eine sehr fruchtbare erweist, der zweifellos eine große Zukunft im Kampfe gegen die a. S. gehört. Es ist interessant, daß *Paul Ehrlich* seinerzeit von der Verwendung des Salvarsans bei Schwangeren abgeraten hat. Unter den vielen Veröffentlichungen über diesen Gegenstand seien einige wenige genannt (mit ausführlichen Literaturangaben), so die von: *Sauvage*, *Holth*, *Erwin Meyer* (1915), *Williams*, *Findlay* (1921), *Boas* und *Gammeltoft* (1922), *Åhman* (1923), *Nürnberger* (1926), *E. Klaften* (1925 u. f.), *E. Philipp* (1929). Alle diese Autoren sprechen sich übereinstimmend dahin aus, daß jede gravide S.-Frau zu behandeln ist, weil sie in jedem Stadium der Infektion, mag diese auch noch so lange zurückliegen und mag die Frau auch noch so sorgfältig behandelt worden sein, ein syphilitisches Kind gebären kann. Das ist zweifellos richtig und dieser Standpunkt bietet eine verständige Grundlage für die Einleitung der prophylaktischen Behandlung der schwangeren S.-Frauen. Zur Illustration der Erfolge seien zwei Statistiken erwähnt:

Präventivbehandlung der Mutter sehr wichtig.

Statistik von *Boas* und *Gammeltoft*:

Die Behandlung der Krankheit bei der Mutter	Zahl der Fälle	Kinder mit Syphilis	Kinder ohne Syphilis
Unbehandelte Syphilis	201	194	7
Hg. vor der Gravidität, keine Behandlung während der Gravidität	87	78	9
Salvarsan vor der Gravidität, keine Behandlung in der Gravidität.	15	12	3
Hg. während der Gravidität	111	80	31
Salvarsan während der Gravidität	98	19	79
Salvarsan vor der Gravidität, Hg. während der Gravidität	26	7	19
Salvarsan vor der Gravidität, Salvarsan vor während der Gravidität	7	1	6
Im ganzen:	545		

Alle gesunden Kinder sind mindestens 6 Monate beobachtet.

Statistik von Nürnberger.

Auf Grund fremder und eigener Erfahrungen:

100 luische Frauen, die überhaupt nicht behandelt werden, bringen 97 kranke und 3 gesunde Kinder zur Welt;

100 luische Frauen, die nur vor der Gravidität behandelt werden, bringen 86 kranke und 14 gesunde Kinder zur Welt;

100 luische Frauen, die **in** der Gravidität behandelt werden, bringen 14 kranke und 86 gesunde Kinder zur Welt.

Nach diesen statistischen Ergebnissen (neben vielen anderen) kann kein Zweifel darüber bestehen, daß die Frucht nur durch eine gründliche Behandlung der Mutter **in** der Gravidität vor der Lues oder ihren Folgen bewahrt werden kann. Selbst dann, wenn die Mutter kurz vorher eine spezifische Kur durchmachte, muß sie in der Gravidität wieder behandelt werden. Der Grund für die Unzulänglichkeit einer nur vor der Gravidität durchgeführten Behandlung dürfte wohl darin zu suchen sein, daß die Schwangerschaftsveränderungen zu einer Mobilisierung der im Körper der Mutter noch vorhandenen Spirochäten führen (*Nürnberger*).

Besonders während der letzten Jahre haben sich auch die Frauenkliniken in Österreich und Deutschland (*Peham*-Wien und *Stöckel*-Berlin) um diese Prophylaxe der a. S. durch Behandlung der S.-Schwangeren bemüht und ihre ausgezeichneten Erfolge in den Veröffentlichungen von *E. Klaften* und *E. Philipp* niedergelegt. Auch die Gesundheitsbehörden (*Hamel*-Reichsgesundheitsamt) haben sich in dankenswerter Weise dieser wirksamen Form der Bekämpfung der a. S. angenommen. So steht zu hoffen, daß diese vor allen anderen prophylaktischen Maßnahmen wichtigste und auch praktisch durchführbare Vorbeugungsaktion sich auch bei uns in Deutschland immer stärker auswirken wird. Naturgemäß liegt sie in den Händen der Hausärzte, Frauenärzte und Syphilidologen, aber schon bei der Geburt des Kindes erhebt sich die Frage, wie sich der Arzt gegenüber dem Neugeborenen verhalten soll, wenn er zwar als Frucht einer Syphilismutter, aber doch frei von manifesten Erscheinungen geboren wird. Jetzt tritt schon der Kinderarzt in seine Rechte ein, wenn er sich entscheiden muß, ob gleich eine prophylaktische Behandlung einsetzen soll oder ob abgewartet werden soll, ob und bis die ersten Symptome beim Kinde auftreten. Diese Frage ist nicht generell, sondern von Fall zu Fall zu entscheiden. Im allgemeinen ist aber doch eine gewisse Klärung (in Übereinstimmung von Frauenärzten, Syphilidologen und Kinderärzten) der Meinungen in folgendem Sinne erfolgt: Ist die S.-Mutter während der Schwangerschaft überhaupt nicht oder nicht ausreichend behandelt worden, so wird das syphilisgefährdete Kind einer starken Präventivkur unterzogen (*Nürnberger*, *E. Klaften* u. a.), weil eben auch früher gut behandelte Mütter bei der Unberechenbarkeit des Verlaufes der S. trotz jahrelanger Abwesenheit von klinischen Erscheinungen und trotz einer negativen WaR. ein „mit Syphilis infiziertes Kind“ zur Welt bringen können, mag dieses auch bei der Geburt gesund erscheinen. Aber natürlich werden die Chancen für das Kind, je ausreichender die Behandlung vor der Schwangerschaft und ebenso, je länger die Infektion der Mutter zurückliegt, um so bessere sein, aber immer doch nur bis zu einem gewissen Grade der Sicherheit. Über die sofortige Behandlungsbedürftigkeit dieser Kinder aus prophylaktischen Gründen herrscht Einigkeit.

War die Behandlung der Mutter während der Schwangerschaft eine ausreichende (zumeist werden jetzt zwei kombinierte Neosalvarsan-Quecksilber- oder Wismutkuren mit einer Pause von 5—6 Wochen verlangt), so ist es erlaubt, abzuwarten, wie sich die Dinge gestalten werden, vorausgesetzt, daß das Kind unter ständiger auf Jahre ausgedehnter Kontrolle des Arztes bleibt. Unter dem Einfluß der Präventivbehandlung mit unseren heutigen starken Mitteln ist, dazu berechtigen uns schon die bisherigen Erfolge, zu hoffen, daß die Mehrzahl dieser Kinder vor der Infektion geschützt bleibt (*Boas*).

Präventivbehandlung der Mutter erzielt gesunde Kinder.

Es gibt aber auch Autoren (*E. Klaften*), die selbst für diese Kinder eine Präventivkur zum mindesten für wünschenswert halten, weil die Heilchancen für die a. S. um so besser sind, je früher die Behandlung einsetzt. Darin ist *E. Klaften* durchaus zuzustimmen. Die Möglichkeit oder Wahrscheinlichkeit, bei diesem etwas radikalen Vorgehen gelegentlich auch syphilisfreie Neugeborene einer solchen Präventivkur zu unterziehen, ist natürlich vorhanden, aber sie erscheint dem Autor nicht so schwerwiegend gegenüber dem großen Vorteil, auf diese Weise die Kinder mit latenter S. so frühzeitig wie möglich zu behandeln. Dieser Standpunkt hat viel für sich. Wir wissen zur Genüge, daß gerade die anatomisch bedingten zerebralen Schädigungen, die später zu Intelligenzdefekten führen, sehr frühzeitig einsetzen müssen, da wir sie auch durch sehr starke Kuren, sofort im Beginn der ersten S.-Manifestationen, nicht mit Sicherheit verhindern können. Es wäre ein gar nicht hoch genug einzuschätzender Gewinn, eine Spirochätenwucherung im Körper des Kindes, besonders in den inneren Organen (Gehirn!) rechtzeitig abfangen zu können. Dazu ist auch wiederholt beobachtet worden (*Strandberg, Beck, E. Klaften* u. a.), daß bei solchen syphilisgefährdeten Kindern die ersten Erscheinungen erst nach Jahren auftraten, wenn durch äußere Bedingungen die offenbar in ihren Schlupfwinkeln durch Jahre hindurch latent am Leben gebliebenen Spirochäten wieder mobilisiert wurden. Es kommt hinzu, daß in der fluktuierenden Bevölkerung der Großstädte die Möglichkeit, die Kinder in dauernder Beobachtung zu halten, gering ist. So ist es verständlich, daß z. B. *E. Klaften* in Wien allen syphilisgefährdeten Neugeborenen eine Präventivkur mit auf ihren Lebensweg gibt, um ihre Zukunft möglichst sicherzustellen, zumal sie einfach und gefahrlos zu gestalten ist. Wie gesagt, ist das Vorgehen des Arztes im Einzelfall von vielen Umständen abhängig, die er genau abzuwägen hat. Immerhin ist es aus dem Verantwortlichkeitsgefühl des Arztes heraus zu verstehen, wenn er lieber eine Präventivkur zuviel als eine zu wenig durchführen will.

Natürlich soll aber jeder syphilisgefährdete Neugeborene aufs sorgfältigste auf Syphilis untersucht werden, wofür in erster Linie die Untersuchung auf Spirochäten in Frage kommt, da die WaR. zu dieser Zeit oft im Stiche läßt. Es stehen uns heute verschiedene sehr exakte Hilfsmittel zur Verfügung, die die Spirochätenauffindung ermöglichen (siehe Kapitel Diagnose). Finden sich Spirochäten, so beginnt natürlich die Behandlung sofort.

Präventivbehandlung des Neugeborenen.

Die Präventivbehandlung der Mutter erfolgt nach bewährten Regeln. Die Kombination von Neosalvarsan mit Quecksilber bzw. Wismut ist der Spirozidbehandlung auch hier überlegen. Eine Gefahr für Mutter und Kind besteht bei vorsichtig einschleichender Kur (0,15 über 0,3 auf 0,45 g Neosalvarsan) nicht. Die Behandlung des Neugeborenen liegt auch noch vielfach in Händen des Frauenarztes und besonders *E. Klaften* verfügt über reichliche Erfahrungen. Seine Behandlungsform ist auf der in pädiatrischen Kreisen üblichen Therapie aufgebaut. Sie ist eine kombinierte, und zwar werden Neosalvarsan oder Spirozid mit Bismogenol $1/4$ Jahr lang verabreicht. Die Neosalvarsandosen sind die von *Erich Müller* angegebenen (0,03 g pro kg), die für Spirozid beginnen mit ½ Tablette und steigen auf 1½ Tabletten am Tage. Die Bismogenoldosis entspricht einem Gehalt von 4 mg reinem Wismut für das Kilogramm Körpergewicht. *Klaften* hat durch diese Behandlungsform, die er als eine Intensiv- und Präventivkur bezeichnet, ausgezeichnete Erfolge erzielt.

So läßt sich heute mit Befriedigung feststellen, daß die Präventivbehandlung der schwangeren S.-Frauen in enger Verbindung mit der des Neugeborenen einen außerordentlich wichtigen und sehr hoffnungsvollen Fortschritt der allgemeinen Prophylaxe des a. S. darstellt, der allen Ärzten, dem Staate und den Kommunen gar nicht dringend genug empfohlen werden kann.

B. Schutz der Allgemeinheit vor den Syphilis-Kindern.

Die öffentliche soziale Fürsorge für Kinder mit a. S. hat unter dem Einflusse der modernen Intensivbehandlung der Erwachsenen, der Kinder und der schwangeren S.-Frauen wesentlich an Bedeutung verloren. Mit Recht konzentrieren sich immer mehr alle Bestrebungen auf dieses vielversprechende Ziel. Unsere Behandlungserfolge der a. S. sind heute schon soweit vorgeschritten, daß wir mit Recht behaupten können, daß die überwiegende Mehrzahl der Kinder (97%) Rezidive in Form von klinischen Erscheinungen, darunter auch die WaR., zum mindesten durch viele Jahre hindurch nicht mehr bekommt. Gerade diese alte Rezidivperiode mit ihren kondylomatösen Erscheinungen bildete aber die große Gefahr für die Allgemeinheit (Pflegestellen). So spielen die Schutzmaßnahmen für die Allgemeinheit gegen die Ansteckung von seiten der S.-Kinder eine immer geringere Rolle. Die einmal erkannte und in ausreichende Behandlung genommene Syphilis bildet heute nur noch eine sehr geringe Gefahr für die Allgemeinheit, weil eben die gut behandelten Kinder praktisch ausheilen und dann nicht mehr infektiös sind. Nur das noch nicht als solches erkannte S.-Kind kann beim Auftreten der Erscheinungen seine Umgebung anstecken. Es ist deshalb dringend zu empfehlen, Kinder nur in Pflege zu geben, bei denen die WaR. mindestens zweimal negativ war, und zwar das 2. Mal nach Beendigung des ersten Lebensquartals oder besser des ersten Lebenshalbjahres. Treten die ersten S.-Erscheinungen auch zumeist im 1. Lebensquartal auf, so ist eine spätere Manifestation nicht ausgeschlossen, mag sie auch selten sein. Eine weitere Sicherheitsmaßnahme würde es bedeuten, wenn die Kenntnis der ersten Syphiliserscheinungen beim Säugling noch weitere Verbreitung fände.

Schutz vor Syphilis-Kindern.

Sehr wichtig ist die Ansteckung gesunder Ammen durch S.-Säuglinge. Auch die von Pflegefrauen, die Kinder mit latenter, nicht erkannter a. S. in ihrer Obhut haben, ist eine öfters beobachtete, betrübliche Tatsache. Solche Ereignisse sind immer wegen der unübersehbaren Folgen für die Gesundheit der infizierten Frauen bedauerlich und haben deswegen auch öfters peinliche gerichtliche Folgen für die Behörden und die behandelnden Ärzte nach sich gezogen. Besonders *Hans Rietschel* und *M. von Pfaundler* haben sich in wertvollen Publikationen zu dieser Form der Fürsorge geäußert und sehr eingehende und beachtenswerte Vorschläge zur Verhütung solcher Zufälle gemacht. Während aber *Rietschel* die a. S. für eine sehr ansteckendes

Leiden hält, ist *von Pfaundler* der Ansicht, daß im Vergleich zu anderen infektiösen Krankheiten die Übertragungsgefahr der a. S. verhältnismäßig geringfügig ist. In diesem Sinne sprechen auch die großen Erfahrungen des ausgezeichneten Kenners der a. S., *Alois Eppstein*, „der in seiner 30jährigen Tätigkeit als Primararzt der Prager-Landesfindelanstalt bei einem während dieser Zeit beobachteten Material von etwa 50000 Säuglingen, welche in der Regel an der Brust und zu einem großen Teil von Ammen gestillt wurden, keinen einzigen Fall von S.-Infektion einer Stillenden beobachtet hat".

Andere Autoren (*Heinrich Finkelstein*, *Erich Müller* und viele andere) haben zweifellos solche Ansteckungen von Ammen (auch Pflegemüttern) durch Kinder mit nichtdiagnostizierter S. gesehen, so daß doch Vorsicht geboten ist. In Berlin haben z. B. diese traurigen Vorfälle dazu geführt, daß auf den Säuglingsabteilungen der städtischen Krankenhäuser das Anlegen von Säuglingen an die Ammenbrust überhaupt verboten ist.

Amme und Syphiliskind.

Das Stillen des Kindes mit a. S. durch die eigene Mutter, gleichgültig ob diese Erscheinungen zeigt oder nicht, ist natürlich erlaubt. Etwas anders steht heute die Frage, ob ein erscheinungsfreier Neugeborener an die Mutterbrust gelegt werden darf, wenn die Mutter während der Schwangerschaft ausreichend behandelt worden ist. Die Möglichkeit (vielleicht sogar Wahrscheinlichkeit), daß die S. der Mutter während der Schwangerschaft durch ihre Behandlung so weit zurückgedrängt wurde, daß das Kind nicht diaplazentar infiziert worden ist, besteht erfreulicherweise im großen Umfange, und wir haben ausreichende Beweise dafür, daß sich in der Mehrzahl der Fälle eine solche Schutzmaßnahme voll wirksam erwiesen hat (*Boas* und *Gammeltoft* u. a.). Es ist nicht ausgeschlossen, daß sich während der Stillzeit die bisher verschlossenen Spirochätenherde wieder öffnen, und daß das Kind durch die Milch oder frische Rhagaden an der Brust infiziert wird. *Uhlenhut* und *Mulzer* haben auch bei latenter S. der Mutter Spirochäten in ihrer Milch nachgewiesen. Jedenfalls bedarf diese Frage (auch nach *Hans Wimberger*) einer erneuten Prüfung und ist heute nicht mehr grundsätzlich in dem Sinne zu entscheiden, daß jedes Kind einer S.-Mutter von dieser ohne Gefahr gestillt werden darf.

Die Fürsorgebestrebungen zur Verhütung der Krankheitsübertragung von syphilitischen Kindern auf gesunde Personen sind natürlich immer noch von Bedeutung. Aber die Präventivbehandlungen haben, wie auseinandergesetzt, ihre frühere Wichtigkeit vermindert und werden sie mit Sicherheit immer weiter herabsetzen. Immer aber wird eine gewisse Gefahr dadurch bestehen bleiben, daß die S. eines Kindes nicht erkannt wird und dann bei ihrer Manifestation in seiner Umgebung Unheil anrichtet. Nur verschärfte Präventivmaßnahmen und Fortschritte in der Diagnostik der Säuglingssyphilis werden hier Abhilfe bringen können.

In Deutschland ist durch das Gesetz zur Bekämpfung der Geschlechtskrankheiten (vom 1. Okt. 27) eine Regelung des Schutzes der Umgebung syphilitischer Kinder, bzw. umgekehrt von Kindern gegenüber Syphilitikern, erfolgt. Die wichtigsten Bestimmungen sind die nachfolgenden §§ 14 und 15:

§ 14. Mit Gefängnis bis zu einem Jahr und mit Geldstrafe oder mit einer dieser Strafen wird bestraft, sofern nicht nach den Vorschriften des Strafgesetzbuches eine härtere Strafe verwirkt ist:

1. Eine weibliche Person, die ein fremdes Kind stillt, obwohl sie an einer Geschlechtskrankheit leidet und dies weiß oder den Umständen nach annehmen muß;

2. wer ein syphilitisches Kind, für dessen Pflege er zu sorgen hat, von einer andern Person als der Mutter stillen läßt, obwohl er die Krankheit des Kindes kennt, oder den Umständen nach kennen muß;

3. wer ein sonst geschlechtskrankes Kind, für dessen Pflege er zu sorgen hat, von einer anderen Person als der Mutter, ohne sie vorher über die Krankheit und die gebotenen Vorsichtsmaßnahmen durch einen Arzt mündlich unterweisen zu lassen, stillen läßt, obwohl er die Krankheit des Kindes kennt oder den Umständen nach kennen muß;

4. wer ein geschlechtskrankes Kind, obwohl er die Krankheit kennen muß, in Pflege gibt, ohne den Pflegeeltern von der Krankheit des Kindes Mitteilung zu machen.

Straflos ist das Stillen oder Stillenlassen eines syphilitischen Kindes durch eine weibliche Person, die selbst an Syphilis leidet.

§ 15. Mit Geldstrafe bis zu 150 Reichsmark oder mit Haft wird bestraft:

1. Eine Amme, die ein fremdes Kind stillt, ohne im Besitze eines unmittelbar vor Antritt der Stellung ausgestellten ärztlichen Zeugnisses darüber zu sein, daß an ihr keine Geschlechtskrankheit nachweisbar ist;

2. wer zum Stillen eines Kindes eine Amme in Dienst nimmt, ohne sich davon überzeugt zu haben, daß sie im Besitze der in Nr. 1 bezeichneten Zeugnisse ist;

3. wer abgesehen von Notfällen, ein Kind, für dessen Pflege er zu sorgen hat, von einer anderen Person als die Mutter stillen läßt, ohne vorher im Besitze eines ärztlichen Zeugnisses darüber zu sein, daß eine gesundheitliche Gefahr für die Stillende nicht besteht.

VII. Die Prognose und die Lebensaussichten des Kindes mit angeborener Syphilis.

Die Prognose hat die Heilungsmöglichkeiten und besonders die Lebensaussichten des Kindes zu berücksichtigen. Die Behandlungserfolge der frischen Säuglings-S. sind eigentlich schon immer gut gewesen. Es gelingt mit den mildesten Mitteln, selbst einer leichten innerlichen Quecksilberkur, während weniger Wochen die klinischen Erscheinungen zum Verschwinden zu bringen. Ja, bekanntlich gehen flüchtige Erscheinungen auch ohne Behandlung wieder zurück. Dagegen sind wir gegenüber der schweren viszeralen S. auch heute noch so gut wie machtlos. Die Verhütung dieser schweren Syphilis ist das Ziel der Präventivbehandlung der schwangeren Syphilisfrauen. Diese Heilung der frischen Syphilis war aber nur eine äußerliche, denn bei der überwiegenden Mehrzahl der Kinder traten bald Rezidive auf, oder die Kinder erkrankten im späteren Alter an irgendwelchen tertiären Symptomen. Prognostisch besonders schwerwiegend war es aber, daß die Mehrzahl der am Leben gebliebenen Kinder, intellektuell unterwertig, für einen bürgerlichen Beruf zumeist unbrauchbar war. Gelegentliche Selbstheilungen unter diesen unzureichend behandelten Kindern (*C. Noeggerath* und *Fr. Stern*) ändern nichts an dem traurigen Bild des Lebensschicksals der Kinder aus vergangenen Behandlungsperioden. Bei einer Letalität von 80—90% (nach den alten Statistiken) war der kleine überlebende Rest körperlich und geistig unterwertig.

Milde Behandlung schlechte Prognose.

Für die Beurteilung der Prognose der a. S. ist es notwendig, um ein heute gültiges Bild der Lebensaussichten der S.-Kinder zu erhalten, endlich einmal die ganze Statistik über den Verlauf der a. S. aus der Vorsalvarsan- und auch noch aus der Zeit der unsystematischen und unzureichenden Salvarsanbehandlung der Übergangsperiode außer acht zu lassen und sich nur auf die Beobachtungen aus der neuen Periode der systematischen kombinierten Neosalvarsan-Quecksilber- bzw. Wismutbehandlung zu stützen. Dann sind die Aussichten der jetzt allgemein üblichen Spirozidtherapie zu berücksichtigen und schließlich bedürfen noch die Erfolgsmöglichkeiten der für die Prognose der a. S. offenbar sehr bedeutungsvollen Präventivbehandlung einer Erwähnung. Die Enqueten aus alter Zeit, wie wir sie *A. Fournier*, *Hutchinson*, dem ausgezeichneten Kenner der alten S.-Periode *Karl Hochsinger* und vielen anderen verdanken, behalten dabei ihren hohen Wert als historisch bedeutsame Schilderung der Folgen einer mehr oder weniger unzureichend behandelten a. S. des Säuglings.

Die Lebensaussichten des S.-Kindes hängen von verschiedenen Bedingungen ab. So spielen eine wichtige Rolle:

Prognose hängt von verschiedenen Momenten ab.

1. die Schwere und Infektiosität der mütterlichen Syphilis, abhängig:
   a) vom Zeitpunkt der Infektion vor Geburt des Kindes,
   b) von der Behandlung der Mutter **vor** der Schwangerschaft,
   c) von der Behandlung der Mutter **während** der Schwangerschaft,
   d) von dem Zeitpunkt der Infektion des Kindes im Mutterleibe.
2. Die Behandlung der S. des Kindes, abhängig vom Zeitpunkt ihres Einsetzens und ihrer Form.
3. Die dispositionellen Faktoren, und zwar sowohl die konstitutionellen als auch die konditionellen, unter denen Ernährung, Pflege und interkurrente Erkrankungen von großem Einfluß sind.

Es ist bekannt, daß, je länger die Infektion der Mutter zurückliegt, desto leichter im allgemeinen die Krankheit bei dem Kinde auftritt. In engem Zusammenhang mit diesem Einflusse steht die Behandlung der Mutter vor ihrer Schwangerschaft. Nach einer ausgiebigen systematischen Behandlung wachsen naturgemäß die Lebensaussichten eines Kindes wesentlich, wenn auch eine Gewähr, daß eine solche Mutter ein gesundes Kind zur Welt bringt, nicht zu geben ist. Bei einer überhaupt nicht oder nicht ausreichend behandelten Mutter können die Schwangerschaften nach *Max Kassowitz* so verlaufen, daß der Weg von der ersten faultoten Frühgeburt über das zweite, zwar lebend zur Welt gekommene aber schnell an schwerer Organsyphilis sterbende Kind zu dem dritten Kind führt, das erst einige Wochen nach der Geburt an einer parietalen S. erkrankt. Allerdings handelt es sich dabei nicht um eine feste Regel, sondern es können syphilitische Frühgeburten, gesunde Kinder und syphilitische Kinder gewissermaßen planlos miteinander abwechseln. Dafür gibt *Harald Boas* ein sehr instruktives Beispiel für eine unzureichend behandelte Frau mit 12 Schwangerschaften:

Bedeutung der Behandlung der Mutter für Lebensaussichten des Kindes.

1. 1895. Totgeburt.
2. 1897. Gesundes Kind. (WaR. negativ im 15. Lebensjahr.)
3. 1900. Kind an a. S. gestorben.
4. 1902. Totgeburt.
5. 1903. Abort.
6. 1904. Gesundes Kind (WaR. negativ im 8. Lebensjahre).
7. 1905. Gesundes Kind (WaR. negativ im 7. Lebensjahre).
8. 1906. Kind ganz klein an a. S. (?) gestorben.
9. 1907. Abort.

10. 1908. Gesundes Kind (WaR. negativ im 4. Lebensjahre).
11. 1909. Kind ganz klein an a. S. (?) gestorben.
12. 1912. Kind mit großem Ausbruch von a. S. gestorben.

Besser ist schon die Prognose für das Kind, wenn die Mutter vor ihrer Verheiratung ausreichend systematisch behandelt wurde und besonders, wenn zwischen Abschluß der Behandlung und erster Schwangerschaft ein erscheinungsfreier Zeitraum von mindestens 4 Jahren gelegen hat.

Aber die Chancen für das Kind wachsen außerordentlich, wenn die Mutter, gleichgültig, wann sie ihre S. erworben und welche Behandlung sie vor ihrer Schwangerschaft erfahren hat, ausgiebig während der Schwangerschaft behandelt wird. (Siehe Kapitel Prophylaxe.)

Sehr wesentlich ist es weiter für das Kind, wann es im Mutterleibe infiziert wird und wie massiv die Infektion ist. Es handelt sich also darum, ob die Plazentasperre schon frühzeitig nach dem 5. Monat — bis zu diesem Zeitpunkt hält sie fast immer dicht — versagt und Spirochäten durchläßt, oder ob sie zunächst noch einen schützenden Wall vor dem Kinde bildet. Dann wird es darauf ankommen, ob die Spirochäten ungehemmt embolisch auf dem Blutwege in den Körper des Fetus einbrechen oder vielleicht als Bindegewebsparasiten, die sie darstellen, langsam extravasal in der Nabelschnur vordringen.

Allgemeine Konstitution und Syphilis.

Für die Bedeutung der Konstitution spricht eine Beobachtung von *Noeggerath*. Es gelang ihm, durch ein geeignetes antiexsudatives Regime spezifische Hautpapeln ohne jede medikamentöse Beeinflussung spirochätenfrei zu machen und zum Verschwinden zu bringen. Wir wissen, daß auch beim Erwachsenen die erworbene S. abhängig von konstitutionell verschiedenen Widerstandskräften sehr verschiedenartig verlaufen kann. So wird es auch beim Kinde sein, wenn wir auch noch keinen Einblick in diese immunisatorischen Verhältnisse besitzen.

Bedeutung Ernährung für Prognose.

Bei dem großen Einflusse der Ernährung auf die Abwehrkräfte des Kindes wird sie zweifellos die Prognose der a. S. wesentlich verbessern können. Es wäre aber nicht richtig, diese an sich wichtigen Einflüsse zu überschätzen. Wir müssen vielmehr betonen, daß wir den Umschwung in der Prognose der a. S. in der Hauptsache erst unserer neuen starken systematischen Behandlung verdanken.

Von entscheidender Bedeutung für die Prognose der a. S. ist weiterhin die Behandlungsform. Die trostlosen Letalitätswerte von 80—90% in den früheren Zeiten sind unter der modernen Behandlung sehr erheblich, auf 30, 20 und 10%, gesunken, betragen aber immer noch reichlich das Doppelte der allgemeinen Verluste an nichtsyphilitischen Säuglingen. In der Hauptsache verlieren wir die S.-Kinder während der ersten Lebenswochen an viszeraler Syphilis, die wir therapeutisch nicht mehr beeinflussen können. Immerhin ist aber doch die Prognose der Syphilis, wie aus einem Vergleich dieser Letalitätszahlen hervorgeht, wesentlich günstiger geworden. Es ist zu erwarten, daß sie sich noch weiter heben wird, wenn es der Präventivbehandlung gelingt, die Entstehung der viszeralen S. des Kindes im Mutterleibe zu unterdrücken, denn gerade diese Kinder sind einer Behandlung nach der Geburt kaum zugängig. Schon die Erreichung dieses Zieles wird die Prognose der a. S. wesentlich verbessern, denn die Heilung der Neugeborenen mit latenter S. ist sehr viel aussichtsreicher.

Anhang: Die Lebensaussichten der intensiv behandelten Kinder mit angeborener Syphilis.

Intensive Behandlung und Prognose.

Über das Lebensschicksal solcher Kinder liegen naturgemäß nur erst wenige brauchbare Statistiken vor. Auch diesen haftet noch der Nachteil an, daß die Beobachtungszeit zu kurz ist. Von diesem Standpunkt aus betrachtet, ist es wünschenswert, die an sich sehr wertvollen, neueren Berichte von *R. Lange, Richard Gralka, Carl Kundratitz* schon nicht mehr zu berücksichtigen. Auch die große Enquete von *Gertrud Meyer* genügt unseren Anforderungen nicht ganz, weil sie auch über Kinder berichtet, die nur mit systematischen Quecksilberkuren und auch solche, die während der sogenannten Salvarsan-Übergangszeit nur einige wenige Salvarsandosen erhalten hatten. Dagegen sollen die Kinder dieser Statistik, die einer starken kombinierten Behandlung unterzogen wurden, in der nachfolgenden Statistik Aufnahme finden. In unserem Sinne verwendbar sind dann noch die Berichte von *Hescheles, Schermann* und neue Beobachtungen von *Erich Müller* über eine Gruppe von Kindern, die nur mit einer einzigen, verstärkten, kombinierten Neosalvarsan-Kalomelkur und eine zweite Gruppe, die nur mit einer einzigen Spirozidkur behandelt worden sind.

Behandlungserfolge bei angeborener Syphilis mit starken Kuren.

Autor	Behandlungsform	Zahl der nachuntersuchten Kinder	WaR. bei der letzten Nachuntersuchung neg.	pos.	Beobachtungszeit	Geistige Entwicklung Gruppe I	II	III	IV
Schermann	drei kombinierte Neosalvarsan-Kalomelkuren	14	13	1	—	im allgem. gut			
Hescheles	drei Kuren kombiniert Neosalvarsan mit Kalomel bzw. Wismut	33	29	4	2—5 J.	29*	2	2	0
Chalidis (Material	desgl.	87	85	2 zweifelhaft	1—6 J.	48	33	6	0
Gertr. Meyer *Erich Müller*)	desgl.	71	69	1 pos. 1 zweifelhaft	2—8 J.	33	31	6	1
Erich Müller	eine einzige verstärkte Neosalvarsan-Kalomelkur	26	26	0	1—5 J.	13	11	2	0
Erich Müller	eine einzige Spirozidkur	23	23	0	$^{2}/_{12}$—$1^{11}/_{12}$ J.	15	6	2	0
	Im ganzen:	254	245						

* Eigene Beurteilung nach den Angaben des Autors über die Entwicklung der Kinder.

Alle diese Kinder sind während der Beobachtungszeit frei von Rezidiven geblieben. Dann ist bei 245 von 254 Kindern die WaR. negativ geblieben, das sind 96,4%; bei 3 Kindern war die Reaktion zweifelhaft, das sind 1,2% und bei 6 Kindern wurde sie wieder positiv, das sind 2,3%. Am besten schneiden die Kinder der beiden letzten kleinen Statistiken mit Bezug auf den Ausfall der WaR. ab. Alle Kinder hatten am Schluß der Beobachtungszeit eine negative serologische Reaktion. Dieses Ergebnis ist günstig.

Bedeutungsvoller für die Prognose sind aber noch die Zahlen über die geistige Entwicklung der Kinder, die für ihre Schulerfolge und später für ihr bürgerliches Fortkommen entscheidend ist. Die der Tabelle zugrunde gelegte Gruppenbildung nach der Intelligenz der Kinder ist eine sehr einfache und primitive, aber die komplizierten Intelligenzprüfungen (nach *Binet* u. a.) sind schwierig in der Durchführung und haben auch keine besonderen Erfolge ergeben. Wir unterscheiden bei dieser Einteilung 4 Gruppen:

Statistik der Dauererfolge.

Gruppe 1, geistig normale Kinder,
Gruppe 2, geistig leicht herabgesetzte Kinder,
Gruppe 3, geistig stark herabgesetzte Kinder,
Gruppe 4, idiotische Kinder.

Für diese Intellektbeurteilung kommen nur 240 Kinder in Betracht, da *Schermann* über seine 14 Kinder nur allgemeine, allerdings günstige Angaben macht. Von diesen 240 Kindern gehören

in Gruppe 1	138 Kinder	221,
in Gruppe 2	83 Kinder	
in Gruppe 3	18 Kinder,	
in Gruppe 4	1 Kind,	
im ganzen	240 Kinder.	

Vollkommen geistig normal sind demnach 138 Kinder, also 57,5%, da aber die Kinder der Gruppe 2 geistig so gut sind, daß sie sich später ihren Lebensunterhalt selbst erwerben werden können, so sind 221 Kinder, also 92% in der Lage, einen, wenn auch z. T. bescheidenen Beruf zu ergreifen und nur 8% werden unter Umständen von der allgemeinen Wohlfahrt zu betreuen sein. Auch dieses Ergebnis ist im Vergleich zu den alten Statistiken ein sehr gutes und spricht durchaus für die Intensivbehandlung der a. S.

Ein besonderes Interesse dürfte noch die Gruppe der nur mit einer einzigen Spirozidkur behandelten Kinder beanspruchen (s. Tabelle S. 655).

Erfolge der Spirozidbehandlung.

Von diesen 24 Kindern im 1. und 2. Lebensjahre sind 23 im Anschlusse an ihre Kur serologisch negativ geworden und es dauernd geblieben, während das 24. (Kurbeginn im 2. Lebensmonat) eine 2. Kur gebrauchte, um erst nach vielen Schwankungen dauernd negativ zu werden. Dann sind 22 dieser 24 Kinder (15 geistig normale [Gruppe 1] und 7 leicht geistig herabgesetzte [Gruppe 2]) voraussichtlich so intelligent, daß sie die Volksschule besuchen können werden, und es steht zu hoffen, daß sie sich später ihr Brot selbst erwerben werden. Dieses Ergebnis ermuntert dazu, die Spirozidbehandlung mit einer einzigen Kur weiter fortzusetzen.

Mit Spirocid (eine Kur) behandelte Kinder.

Kurbeginn im	Anzahl der Kinder	Beobachtungsdauer nach Beendigung der Kur	
		Anzahl der Kinder	Beobachtungsdauer
2. Lebensmonat	4	1	2 Monate
3. „	6	3	3 „
4. „	5	1	4 „
5. „	1	3	6 „
6. „	1	2	9 „
Zusammen:	17	1	10 „
		11	
7. Lebensmonat	0	1	1 Jahr
8. „	2	2	$1^{1}/_{12}$ Jahre
11. „	1	3	$1^{2}/_{12}$ „
12. „	2	1	$1^{3}/_{12}$ „
Zusammen:	5	3	$1^{5}/_{12}$ „
		1	$1^{7}/_{12}$ „
13. Lebensmonat	1	1	$1^{9}/_{12}$ „
15. „	1	1	$1^{12}/_{12}$ „
Zusammen:	2	13	
Im ganzen:	24	24	

Die Letalität gestaltete sich während der Spirozidbehandlunsperiode wie folgt: 38 Kinder wurden im ganzen aufgenommen. Von diesen starben 3 unbehandelt in der 1. Woche nach der Aufnahme und scheiden deshalb aus. Von den restlichen 35 Kindern starben im Verlaufe der Behandlung 5, während 30 als nicht mehr behandlungsbedürftig entlassen wurden, und zwar 29 etwa 4 Monate nach der Aufnahme, das 30. erst nach $^{3}/_{4}$ Jahren, weil das Kind, wie erwähnt, eine 2. Kur benötigte.

Leider besitzen die vielen großen Statistiken über die Einwirkung der Behandlung von S.-Frauen während der Schwangerschaft auf die Prognose der lebend geborenen Kinder vorläufig nur einen beschränkten Wert. Zumeist aus Entbindungsanstalten hervorgegangen, berichten sie im allgemeinen nur darüber, wieviel lebende Kinder erzielt wurden und schließen höchstens noch eine Beobachtungszeit von einigen Monaten an, so *Boas*, *Almquist* und besonders *E. Klaften*. Diese Zeit ist aber aus bekannten Gründen für eine Prognosestellung noch zu kurz. Trotzdem besteht heute kein Zweifel mehr, daß sich durch die Präventivbehandlung auch die Prognose der Kinder wesentlich verbessern lassen wird. Hat sich die Prognose der a. S. schon unter der modernen Intensivbehandlung entscheidend gebessert, so verspricht die Intensivbehandlung der Mütter sie noch immer günstiger zu gestalten.

Über den großen Einfluß der Umweltbedingungen ist im Kapitel „Therapie“ das Wissenswerte gesagt worden.

Über die Mortalität der Kinder mit a. S. gibt eine Statistik von *E. Roesle* Aufschuß. Nach dieser gestaltete sich die Sterblichkeit der Kinder unter 1 Jahre im Deutschen Reiche während der Jahre 1917—1927 wie folgt:

Syphilis-Mortalität.

Zahl der Sterbefälle an angeborener Syphilis auf 10000 Lebendgeborene im Deutschen Reiche.

Jahre	Sterbefälle	Jahre	Sterbefälle
1917	8,9	1923	10,7
1918	8,9	1924	10,3
1919	10,6	1925	9,9
1920	9,4	1926	8,7
1921	9,6	1927	8,2
1922	11,3		

Aus diesen Zahlen ist zu entnehmen, daß seit dem Jahre 1923 ein andauerndes Sinken der Mortalität von 11,3 auf 8,2 festzustellen ist, also um etwa 27%. Es ist möglich, daß diese Senkung doch schon eine Auswirkung der sich immer weiter ausbreitenden energischen Behandlung der S.-Kinder ist, aber vielleicht noch in höherem Maße der immer weiteren Durchführung der S.-Prophylaxe durch Behandlung der S.-Frauen während der Schwangerschaft.

Für die Prognose der a. S. besitzt die Frage nach dem Zusammenhange verschiedener degenerativer Zustände mit dieser Erkrankung große Bedeutung.

In der Zeit vor Entdeckung der Spirochaeta pallida haben degenerative Späterscheinungen bei S.-Kindern, besonders solche des Zentralnervensystems, zur Aufstellung des Begriffes der „Metalues", bzw. der hereditären „Parasyphilis" (*A. Fournier*) geführt. Mit diesem Krankheitsbild wurde allgemein die Vorstellung verknüpft, daß es sich dabei um syphilotoxische Organschädigungen und nicht mehr um infektiöse Prozesse handle. Besonders geistige und körperliche Entwicklungsanomalien (atrophische Zustände, Imbezillität, psychischer Infantilismus [*Homburger*]) wurden in dieser Weise gedeutet.

Je mehr sich dann der Nachweis von Spirochäten in den Organen durch die fortschreitende Färbtechnik bei den pathologisch-anatomischen Untersuchungen vervollkommnet hat, desto zahlreicher sind die Befunde von Spirochäten geworden. Besonders *Uhlenhuth*, *Mulzer*, *Erich Hoffmann* (und viele andere) haben sich um die Auffindung von Spirochäten bei S.-Affektionen der inneren Organe, besonders auch des Nervensystems, verdient gemacht.

Parasyphilis.

So schwindet der Begriff der meta- oder parasyphilitischen Veränderung immer mehr vor der Erkenntnis, daß es sich bei diesen Organstörungen der späten Syphilisperiode (auch des Zentralnervensystems) entweder um Spirochätennester handelt, die sich durch Jahre hindurch ruhend aber lebendig erhalten haben und von denen aus sich jetzt (wohl infolge einer äußeren Veranlassung) Wucherungsprozesse, die Krankheitserscheinungen im Gefolge haben, entwickeln, oder die Störungen entstehen auf Grund von Parenchymschwund durch Bindegewebsschwielen und Narben, als bleibende Reste abgeheilter infiltrativer S.-Prozesse.

Besonderes Interesse hat dann noch die Frage erweckt, ob und wie weit die a. S. eine direkte Keimverderbnis zur Folge haben kann, in dem Sinne, daß bereits die Keimanlage des Kindes durch das S.-Gift geschädigt wird, wodurch sich dann degenerative Spätfolgen bemerkbar machen können. Zuerst ist die Annahme eines S.-Giftes eben nur eine solche. Der Beweis für das Vorhandensein ist noch nicht erbracht.

Syphilis und Keimverderbnis.

Am ernsthaftesten hat sich in Deutschland *J. Husler* mit dieser Frage vom klinischen Standpunkte aus beschäftigt und in sehr dankenswerter Weise aus dem Material der Münchner Kinderklinik die Nachkommen von 40 Patienten mit a. S. nachuntersucht. Er kommt zu dem bemerkenswerten Schluß: „Die körperliche und geistige Verfassung der lebenden Nachkommen war nach Zahl und Art nicht anders als bei einem nichtsyphitischen Durchschnittsmaterial. Syphilis als solche ließ sich in der 3. Generation in keinem Falle nachweisen. Eine parakinetische Keimschädigung durch Syphilis war also unter den gegebenen Verhältnissen (lange Einwirkung der S. ohne eingreifende Behandlung) in keiner Weise deutlich oder auch nur zu vermuten. Wir sind der Ansicht, daß man den Begriff „luetische Blastophthorie" im klinisch praktischen Gebrauch als nicht erwiesen vorläufig außer Betracht lassen sollte."

Weiterhin hat *Gerhard Steller* an dem S.-Material der Kinderheilanstalt Buch Nachuntersuchungen über seine geistigen Fähigkeiten angestellt. Er faßt das Ergebnis dahin zusammen, daß man bei den psychischen Defekten von Kindern mit a. S. immer daran denken müsse, daß auch bei syphilisfreien Kindern solche Defekte vorkommen. Intelligenzdefekte bei S.-Kindern sind nicht immer auf ihre S. zu beziehen. Er nimmt bei seinem Material an, daß $^2/_3$ der Defekte auf heredo-degenerative Faktoren zurückzuführen waren, die nichts mit S. zu tun hatten.

Friedrich von Müller ist der Meinung, daß, obgleich bis jetzt kein Beweis für das Vorkommen von Keimschädigung durch elterliche S. erbracht ist, doch die Möglichkeit dadurch keineswegs widerlegt ist. Er bekennt, daß ihm eine solche Keimschädigung sogar wahrscheinlich sei. Allerdings gibt er dem Gedanken Ausdruck, daß Syphiliskeimschäden (wie auch durch Alkohol) besonders dann manifest werden, wenn auch sonst noch degenerative Momente hereditäter Art vorliegen.

Wir dürfen also heute nur mit äußerster Vorsicht und unter Berücksichtigung anderweitiger degenerativer Möglichkeiten bei einem Kinde eine syphilitische Keimschädigung diagnostisch in Erwägung ziehen.

Wieweit angeborene Mißbildungen verschiedenster Art mit angeborener Syphilis zusammenhängen, ist noch nicht erwiesen. Für eine Reihe von Mißbildungen verdanken wir *de Stefano* zahlenmäßige Angaben (nach *von Zumbusch*). Nach ihm sind:

von	54	Fällen	von	Hydrozephalus	50	durch	angeb. Syphilis	bedingt
„	23	„	„	Spina bifida	9	„	„	„
„	32	„	„	angeborenem Vitium	27	„	„	„
„	69	„	„	Hypothyreoidismus	59	„	„	„
„	46	„	„	Mongolismus	34	„	„	„

Diese Zahlen erscheinen befremdlich hoch, besonders die bei angeborenem Vitium, und bedürfen der Nachprüfung.

VIII. Literatur-Angaben.

Größere Abhandlungen.

(Mit ausführlicher, besonders alter Literatur.)

1) *Otto Heubner*, Die Syphilis im Kindesalter. Gerhardts Handbuch der Kinderkrankheiten. H. Laupp, Tübingen 1896. — 2) *Carl Hochsinger*, a. Prognose. Erg. Inn. Med. 5, 84, 1910. b. „Syphilis" i. Pfaundler-Schloßmann, 2. Aufl. Bd. 2, 1910. — 3) *I. Zappert*, „Syphilis" i. Pfaundler-Schloßmann, 3. Aufl. Bd. 2, 1923. — 4) *Ernst Welde*, Prognose und Therapie (Ausführliche alte Literatur). Erg. Inn. Med. Bd. 13,

1914. — 5) *Heinrich Davidsohn,* Die Behandlung der kongenitalen Syphilis. Zbl. Kinderheilk. Bd. 14, H. 9. (Alte Literatur.) — 6) *V. Hutinel,* Le Terrain Hérédo-syphilitique. Monographie. Masson et Cie, Paris 1926. — 7) *Hans Rietschel,* Allgemeine Pathologie. — 8) *Reinhold Ledermann,* Haut und Schleimhäute. — 9) *Carl Hochsinger,* Innere Organe und Bewegungsapparat. — 10) *Josef Igersheimer,* Beteiligung des Auges. — 11) *Gustav Alexander,* Beteiligung des Ohres. —12) *P. Kranz,* Beteiligung der Zähne. — 13) *von Zumbusch,* Diagnose. — 14) *von Zumbusch,* Prognose. —15) *Fritz Lesser,* Serologie. — 16) *Erich Müller,* Behandlung. — 17) *Harald Boas,* Prophylaxe. — **(Nr. 7—17: Handb. d. Haut- u. Geschlechtskrankheiten. *J. Jadassohn.* Bd. 19. „Kongenitale Syphilis". J. Springer, Berlin 1927.)** 18) *Matzenauer,* Pathogenese. a) Abschnitt Syphilis im Handbuch: Biologie und Physiologie des Weibes. Hrsg. von Halban und Seitz. Berlin, Urban u. Schwarzenberg; b) Die Vererbung der Syphilis. Erg.-Bd. im Arch. f. Dermat. 1903. Ausf. Literatur.

Allgemeine, besonders auch neue Literatur.

Gösta Ähman, Psychische Störungen. Acta paediatr. 6, 1, 1926/27. — *I. Almkvist,* Prophylaxe. Acta med. scandin. 59, 1, 1923. — *Bach* u. *Wiesner,* Gefäßveränderungen. Wien. klin. Wschr. 1907. — *Hans Bahrdt,* Therapie. Mschr. Kinderheilk. (Sitz. sächs.-thür. Kinderärzte, Dresden 1926) 33, 372, 1926. — *Bäumler,* Lebererkrankungen. D. Arch. klin. Med. Bd. 9, 1872. — *Baron,* Liquor. Jb. Kinderheilk. 69, 25, 1909. — *Bernheim* u. *I. Karrer,* Therapie. Schweiz. med. Wschr. 1923, Nr. 29. — *J. Breuer,* Liquorbefunde. Dtsch. med. Wschr. 1921, Nr. 43. — *Carl Bruhns,* Aortenerkrankungen. Berl. klin. Wschr. 1906, Nr. 8 u. 9. — „Fortschritte der Syphilistherapie" in Fortschr. Ther. 1930, H. 3. — Purpura cerebri. Med. Kl. 1924, Nr. 10. — *Carl Bruhns* u. *H. Pichard,* Spirozid. Med. Kl. 1925, Nr. 17. — *Helene Brüning,* Therapie d. Syph. bei hartnäckigem Verlauf. Berl. klin. Wschr. 1921, Nr. 12. — *A. Buschke* u. *W. Freymann,* Salvarsanexanthem im Verlauf der Syphilis. Berl. klin. Wschr. 1921, Nr. 15. — *A. Buschke* u. *Martin Gumpert,* Innere Sekretion. Klin. Wschr. 4. Jahrg., Nr. 28. — Lues cong., Charakteränderung. Klin. Wschr. 1927, Nr. 6. — *A. Buschke* u. *Erich Langer,* Zwischenkiefer. Münch. med. Wschr. 1926, Nr. 2. — *A. Buschke* u. *Werner Jost,* Endokrines System. Zbl. Hautkrkh. Bd. 23, 473. — *S. Buttenwieser* u. *H. Biberfeld,* „Lebererkrankungen". Med. Klin. 1924, Nr. 47. — *J. Cassel,* Auge. Dtsch. med. Wschr. 1925, Nr. 35. — Statistik. Dtsch. med. Wschr. 1925, Nr. 15. — Syphilis und Tuberkulose. Med. Klin. 1922, Nr. 33. — Ambulante Behandlung. Z. Kinderheilk. 42, 541, 1926. — Zehn Zwillinge. Med. Klin. 1925, Nr. 51/52. — Therapie. Dtsch. med. Wschr. 1917, Nr. 31. — *Byron Chalidis,* Enquete über Intellekt. Arch. Kinderheilk. 80, 126, 1927. — *Chiari,* Endarteriitis. Wien. med. Wschr. 1881, Nr. 17 u. 18. — *Margarete Danzer,* Spirozid. Med. Klin. 4, 1929. — *Friedrich Dietel,* Salvarsanschäden. Dtsch. med. Wschr. 43, 1925 u. Münch. med. Wschr. 4, 1924. — *Max Emanuel,* Prophylaktische Behandlung der Eltern. Inaug.-Diss. Düsseldorf 1927. — *Alois Epstein,* Säuglingsfürsorge. Z. Säuglgsfürs. 5, 68, 1911. — *Findlay* (nach *H. Boas*), Prophylaxe. Procès-Verbaux des Séances 191, 1925. — *Fischl.* u. *Steinert,* Kong. Luesfragen. Arch. Kinderheilk. 69, 399, 1921. — *A. Fournier,* Parasyphilis. Monographie, Paris 1894. — *Max Frank,* Nierenerkrankungen. Z. Kinderheilk. 33, 248, 1922. — *Emanuel Freund,* Vanadium (Northovan). Klin. Wschr. 36, 1926. — *M. Friedemann,* Chronische Diphtherie und Syphilis. Berl. klin. Wschr. 16, 1921. — *Joseph K. Friedjung,* Physiognomik. Med. Klin. 32, 1914. — *Friedländer,* Myokarddegeneration. Arch. of Pediatr. 1921. — *Anna Friedman,* Neurorezidive und Metalues. Münch. med. Wschr. 43, 1926. — *Kurt Fürst,* Behandlung und Schicksal. Jb. Kinderheilk. 119, 335, 1928. — *Richard Gralka,* Schicksal von syphil. Kindern. Jb. Kinderheilk. 92, 205, 1920. — *Th. Grüneberg,* Jodipin (dünnflüssig). Dtsch. med. Wschr. 10, 1930. — *Fritz von Gutfeld,* Zwillinge. Klin. Wschr. 1, 1926. — *Fritz von Gutfeld* u. *Gertrud Meyer* (Material *Erich Müller*), Liquoruntersuchungen. Arch. Kinderheilk. 76, 6. — *Wilhelm Haassengier,* Nierenfunktionsprüfungen. Arch. Kinderheilk. 73, 190, 1923. — *L. Halberstaedter, Erich Müller* u. *A. Reiche.* Berl. klin. Wschr. 1908, 43. WaR. bei Scharlach. — *Dieselben,* Komplementbindung bei Scharlach. Berl. klin. Wschr. 43, 1908. — *L. Halberstaedter* u. *A. Reiche* (Material *Erich Müller*), Therapie. Ther. Mh. Juli 1910. — *H. Hentschel* u. *L. Szegö,* Diphtherie und Luesreaktion des Blutes. Klin. Wschr. 30, 1929. — *E. Hescheles,* Therapie. Arch. Kinderheilk. 77, 194, 1926. Mschr. Kinderheilk. 31, 424, 1926. — *Otto Heubner*, Die luetische Erkrankung der Hirnarterien. Monographie. Leipzig 1874. — Endarteriitis syph. Charité-Annalen, Jahrgang 26, 1901. — *v. Hippel*, Hereditär-syph. Gelenkerkrankungen. Münch. med. Wschr. 3, 1903. — *Julius Hirschberg*, Augen-Therapie. Dtsch. med. Wschr. 50, 1920. — *Carl Hochsinger*, Hutchinson-Trias. Wien. med. Wschr. 20, 1924. — Lebensschicksale. Wien. klin. Wschr. 24/25, 1910. — Polymyositis syph. Wien. med. Wschr. 27, 1905. — Entstehungsmechanismus d. kong. Syph. Wien. med. Wschr. 10, 1926. — *Erich Hoffmann*, Syphilis-Prolegomena. Dermat. Z. 54, 369, 1928. — Kombinierte Hg-Neosalvarsan-Behandlung. Dermat. Z. 21, 508, 1914. — Pathogenese und Verhütung. Dermat. Z. 57, 145, 1929. — *Hans Hollmann*, Mortalität und Morbidität. Inaug.-Diss. Düsseldorf 1926. — *Homburger*, Psychopathologie des Kindesalters. Berlin 1926. — *Hornung*, Übergangszeit der Spirochäten. Z. ärzt. Fortbildg. Nr. 22, Jahrgang 22. — *Hans Gottlieb Huber*, Magensyphilis. Z. Kinderheilk. 49, 179, 1930. — *Karl Husten*, Statistik. Arch. Kinderheilk. 69, 1921. — *J. Husler*, Syph. Stigmata. Z. Neur., Bd. 22, H. 1—2, 1920. — Idio- u. parakin. Syph.-Wirkung. Z. Kinderheilk. 37, 200, 1924. — Klinik. Jahreskurs f. ärztl. Fortbildg. Juni 1924. — *J. Husler* u. *A. Wiscott*, Syph. u. Keimverderbnis. Z. Kinderheilk. 43, 555, 1927. — *Hutinel et Stevenin*, Syph. Dystrophien. Arch. Méd. Enf. Bd. 23, 1920. — *J. Ibrahim*, Progress. Paralyse. Münch. med. Wschr. 1917, Nr. 14. — *Joseph Igersheimer*, Augen. Klin. Wschr. 49, 1926. — *Käte Italiener*, Therapie. Klin. Wschr. 3. Jahrg., Nr. 14. — *J. Jadassohn*, Rückg. d. Syph. durch Salvarsan. Klin. Wschr. 48, 1926. — A. *Japha*, Augen. Dtsch. med. Wschr. 12, 1911. — *R. Käckell*, Liquor. Mschr. Kinderheilk. Bd. 23, 1922. — *Hans Kern*, Intramusk. Neosalvarsan-Injekt. Berl. klin. Wschr. 43, 1914. — *Kisel*, Therapie. Mschr. Kinderheilk. (Sitz. sächs.-thür. Kinderärzte, Dresden 1926) 33, 372, 1926. — *Paul v. Kiss*, Spirozid. Jb. Kinderheilk. 126, 211, 1930. — *Paul v. Kiss* u. *Franz Skropp*, Syph. u. Konstitution. Jb. Kinderheilk. 120, 96, 1928. — *E. Klaften*, Syphilis-Nachweis in Gebäranstalten. Arch. Gynäk. 123, 283, 1924. — Behandlung Neugeborner. Arch. Gynäk. 134, 88, 1928 u. 128, 371, 1926. — Diagnose, Prophylaxe, Therapie. Zbl. Gynäk. 1, 1925. — Neugeborenen-Behandlung. Klin. Wschr. 10, 1928. — Spirozid bei Neugeborenen. Zbl. Gynäk. 7, 1927. — *Martin Kochmann* u. *Carl Grouven*, Anwendung von Cadmium. Dtsch. med. Wschr. 11, 1925. — *Kohts*, Endarteriitis. Festschrift f. Henoch. Berlin 1890. — *Königstein* u. *Spiegel*, Liquor. Wien. klin. Wschr. 1, 292, 1921. — *Helmuth Krauß*, Gummöse Syphilis. Arch. Kinderheilk. 73, 288. — *H. Kroesl*, Stovarsol u. Spirozid. Dtsch. med. Wschr. 45, 1924. (Berichte über 88. Vers. Dtsch. Naturf. u. Aerzte, Innsbruck 1924.) — *Käte Krombach*, Spirozid. Klin. Wschr. 32, 1928. — *K. Kundratitz*, Schicksal syph. Kinder. Jb. Kinderheilk. 101, 251, 1923. — *R. Lange*, Klinik. Jb. Kinderheilk. 90, 83, 1919. — *Erich Langer*, Wismuth-Behandlung. Med. Kl. 1925, Nr. 30 u. Klin. Wschr. 9 u. 12, 1928. — *L. Langstein*, Referat. Jahreskurse f. ärztl. Fortbildg. 1918. — *L. Langstein* u. *Putzig*, Sammelreferat. Med. Klin. 1921. — *Fritz Lesser*, Syphilis-Selbstheilung. Berl. klin. Wschr. 1921, Nr. 24 u. 35. — *Levy, Siegfried* u. *Emil Celter*, Behandlung mit Spirobismol. Arch. Kinderheilk. 75, 241, 1925. — *F. Lewandoswky*, Die Tuberkulose der Haut. Enzyklop. d. klin. Med. Berlin, J. Springer 1916. — *Leopold Lilienthal* u. *Hans Lange*, Kindliche Tabes. Med. Klin. 43, 1926. — *Otto Lippitz*, Familieninfektion. Med. Klin. 7, 1926. — *Lippmann*, Syphilis/Schwachsinn. Z. Nervenheilk. 39,1910. — *Luerssen*, Spirozid. Klin. Wschr. 15, 1925. — *A. Mendelsohn*, Nephrose. Münch. med. Wschr. 43, 1920. — *Ludwig Merk*, Alte und neue Behandlungsmittel bei Syphilitikern. Etschländer Aerzteblatt 9, 1925. — *Gertrud Meyer*, Statistik/Lebensschicksal. Arch. Kinderheilk. 74, 172. — *L. F. Meyer*, Perisplenitis. Berl. klin. Wschr. 39, 1921. — *Mrâcek*, Syphilis hämorrhagica neonatorum. Vierteljahrsschr. f. Dermat. u. Syph. 117, 1887. — *Much* u. *Eichelberg*, WaR. bei Scharlach. Med. Klin. 18, 1908. — *Erich Müller*, Klinik. Verhandl. d. dtsch. path. Ges. Wiesbaden 1928. — Behandlung mit einer kombinierten Kur. Med. Klin. 28, 1927. — Syphilis des Kindes. Erg. Med. Bd. 5 (Th. Brugsch). — Therapie. Ther. Gegenw. 2, 1928. — Behandlungserfolge. Fortschr. Med. 24, 1927. — Therapie. Ther. Mh. Okt. 1913. — Therapie. Mschr. Kinderheilk. 24, 727. — Therapie. Berl. klin. Wschr. 40, 1915. — Kalomelöl. Med. Klin. 22, 1922. — Spirozid. Arch. Kinderheilk. 91, 1930. — *Erich Müller* u. *Grete Singer*, Alte Statistik. Arch. Kinderheilk. 67, 161 — *P. Mulzer*, Tierexperimente. Münch. med. Wschr. 38, 1926. — *Fritz Munk*, Nephrose. Path. u. Klin. d. Nierenerkrankungen. 2. Aufl.

Urban u. Schwarzenberg, Berlin 1925. — *Nast*, Latenzperiode. Dermat. Wschr. 32, I 1929. — *Niederwieser, V.*, Diphtherie und Luesreaktionen des Blutes. Klin. Wschr. 10, 1930. — *Walter Nitschke*, Blutbefunde. Arch. Kinderheilk. 62, 136. — *C. Noeggerath*, Bekämpfung der Familiensyphilis. Münch. med. Wschr. 10,1927. — *M. Nonne*, Dritte Generation. Ztschr. Eppendorfer Krankenh. Hamburg, Leopold Voß 1914. — Liquor. Arch. f. Dermat. 138, 8, 1922. — Angeborene Syphilis in drei Generationen. Hamburg, Festschrift Leopold Voß 1914. — *R. Noothhaas*, u. *W. Pockels*, Immunisierung mit Pallidakulturen. Klin. Wschr. 8, 1928. — *Nürnberger*, Diagnose und Therapie/Gestationsperiode. Med. Klin. 6, 1926, Beiheft. — *M. Oppenheim*, Stovarsol. Wien. klin. Wschr. 12, 1924. — *Herbert Orel*, Statistik. Z. Kinderheilk. 40, 414, 1925. — *M. Péhu* u. *A. Brochier*, Klinik. J. Méd. Lyon 1928. — *M. Péhu*, Therapie. Conf. de la Syph. héréd. Paris, 5/7 Oct. 1925. — *M. Péhu* u. *Chassard*, Osteopathie syphilitique. Le Journ. Méd. Franç. Bd. 16, Nr. 11, 1927. — *M. Péhu* u. *A. Policard*, Les raréfactions osseuses diaphysaires. Rev. Franc. Pédiatr. Bd. 3, Nr. 2, 1927. — *A. Peiper*, Ist Syphilis ein Keimgift? Med. Klin. 12, 1922. — *Erwin Petrich*, Lungensyphilis. Inaug. Diss. Berlin 1929. — *M. v. Pfaundler*, Fürsorge. Münch. med. Wschr. 17 u. 18, 1917. — Lues-Verbreitung. Z. Kinderheilk. 16, 63, 1917. — Klinik. Münch. med. Wschr. 45, 1918. — *M. v. Pfaundler* u. *J. v. Seht*, Syntropie und Dystropie. v. Krankh. Z. Kinderheilk. 30, 100, 1921. — *E. Philipp*, Experimentelle Spirochäteninfektion. Arch. f. Gynäk. 133, 573, 1928. — Gesetze Colles und Profeta. Zbl. Gynäk. 7, 420, 1928. — Prophylaxe. Erg.d. Soc. Hyg. u. Gesundhtspfl. 1, 174, 1929. — *Ludwig Pick*, Osteochondritis. Verh. d. dtsch. path. Ges. Wiesbaden 1928. — Angeborene Knochensyphilis. Hdb. d. spez. path. Anatomie u. Histologie. (F. Henke u. Lubarsch) Bd. 9, 1929. Springer, Berlin. — *A. Poehlmann*, Latenzperioden d. Syph. Münch. med. Wschr. 8, 1927 u. 1, 1930. — *A. Reiche*, Aorteninsufficienz. Klin. Wschr. 37, 1926. — Kubitaldrüsen. Mschr. Kinderheilk. IV, Nr. 10. — *F. Reiche*, Diphtherie und Syphilis. Med. Klin. 6, 1926. — *Wilhelm Richter*, Schwangeren-Behandlung. Münch. med. Wschr. 18, 1929. — *Hans Rietschel*, Gesetze Colles u. Profeta. Med. Klin. 49, 1924. — Säuglingsfürsorge. Z. Säuglgsfürs. 4, 297, 1910. — *E. Rösle*, Mortalität. Gesdh.fürs. Kindesalt. 3, 117, 1928. — *Scherman*, Therapie. J. Kinderheilk. Bd. 113, 1926. — *Schlesinger*, „Arthrolues". Syph. u. innere Med. 1. Teil. Wien 1925. — Lebererkrankungen. Erg. inn. Med. 23, 1923. — *P. Schneider*, Übertragung der Syphilis. Med. Klin. 14/15, 1921. — *Karl Schreiner*, Proteinkörper-Therapie, komb. mit anti-syphil. Behandlung. Wien. klin. Wschr. 34, 1920. — *Grete Singer*, Lueszwillinge. Arch. Kinderheilk. 67, 362. — *Ernst Slavik*, Klinik. Med. Klin. 23/24, 1925. — *M. Soldin* u. *Fritz Lesser*, Spirozid. Dtsch. med. Wschr. 24, 1925, 23, 1928. — *B. Spiethoff*, Fehlerquelle der Salvarsanbehandlung. Berl. klin. Wschr. 1, 1921. — Stovarsol. Med. Klin. 6, 1925. — *Ernst Steinert*, Außenpflege. Jb. Kinderheilk. 90, 27, 1919. — *Gerhard Steller*, Syph. u. kindl. Schwachsinn. Inaug.-Diss. Berlin 1927. — *Fr. Stern*, Schicksale. Klin. Wschr. 26, 1927. — *W. Stoye*, Wismuth-Behandlung. Münch. med. Wschr. 41, 1924. — *Strandberg*, Syphilis und Ehe. Acta dermato-vener. Vol. 3, 469, 1922. — *Eugen Stransky*, Ernährung. Z. Kinderheilk. 32, 199, 1922. — *Fried. Strunz*, Myosalvarsan. Dtsch. med. Wschr. 51, 1929. — *Stühmer*, Latenzperiode. Münch. med. Wschr. 36, 1928. — *Otto Tezner*, Liquor. Mschr. Kinderheilk. 22, 1, 1921 u. 26, 49, 1923. — *Olaf Thomsen*, Übergang d. Syph. v. Mutter auf Kind. Kopenhagen 1912. (Dänisch.) zit. nach Boas. — *Trendtel*, Gelenkerkrankungen. Z. Kinderheilk. 43, 580, 1927. — *J. Tuscherer*, Spirozid. Mschr. Kinderheilk. 45, 63, 1929. — *Vulovic*, Spirochäten/Nabelschnur. Klin. Wschr. 1923. — *L. Waldeyer*, Myosalvarsan. Dermat. Z. 56, 355, 1929. — *Erna Wegner*, Therapie. Dermat. Z. 56, 178, 1929. — *Felix Weiß*, Spirochäten und Konjunktiva. Arch. Kinderheilk. 83, 68, 1928. — *R. Wiesner*, Gefäßerkrankungen. Zbl. Path. 16, 1905. — *Hans Wimberger*, Milchgebiß. Z. Kinderheilk. 43, 429, 1927. — Luetische Ammenmilchinfektion und Salvarsandermatitis. Z. Kinderheilk. 40, 68, 1925. — *H. Winternitz*, Jodipin. Dtsch. med. Wschr. 23, 1897. — *Wohlwill*, Liquor. Arch. Psych. 1918, S. 731. — *Zinsser*, Zahnhypoplasien. Münch. med. Wschr. 48, 1921.

Die Tuberkulose und Skrofulose[1]).

Von

W. KELLER und E. MORO in Heidelberg.

Inhaltsübersicht.

Einteilungsprinzipien auf Grund des Infektionsverlaufes.

Die Entwicklung der Stadienlehre.

Der Gedanke, durch eine analog der Lues durchgeführte Stadieneinteilung, wenn auch mehr einer praktischen Beurteilung als einem theoretischen Verständnis des Ablaufs der Tuberkuloseinfektion näherzukommen, geht auf *Petruschky* (1897) und *Wolff* (1904) zurück. Indes blieben diese Bestrebungen unbeachtet, bis die Untersuchungen von *Hamburger* und *Monti* mit der damals überraschenden Tatsache bekannt machten, daß bis zum 5. Lebensjahr 52%, bis zum 14. 94% der Wiener Bevölkerung bereits tuberkuloseinfiziert waren und die von *Behring* schon 1903 aufgestellte These von der Bedeutung der Kindheitsinfektion erneut wieder

[1]) Lat.: Tuberculosis, Scrofulosis. Franz.: Tuberculose, Scrofule. Engl.: Tuberculosis, Scrofula. Ital.: Tubercolosi, Scrofolosi. Span.: Tuberculosis, Scrofulosis.

zur Geltung kam. Die Phthise des Erwachsenen wurde nicht so sehr als altersbedingt aufgefaßt, sondern mit der bereits in der Kindheit erfolgten Infektion in Beziehung gebracht. Tierexperimentelle Studien der Mitarbeiter *Behrings*, vor allem *Römers* und *Josephs*, lieferten für die neue Lehre grundlegende Beweise, und die klinisch-anatomischen Beobachtungen an bisher nicht durchseuchten Volksstämmen schienen ihre Richtigkeit in eindrucksvoller Weise zu bestätigen (*Römer* und *Westenhöffer* in Argentinien, *Gruber* an Senegalnegern, *Bergerhoft* an anatolischen Bauern, *Much* in Jerusalem, *Metschnikoff*, *Burnet* und *Tarassewitsch* in Rußland).

Auf Grund eigener Beobachtungen führte *Hamburger* den Vergleich mit der Lues hinsichtlich ihrer Stadieneinteilung noch weitergehend durch. Er unterschied damals das lokalisierte kurz dauernde Primärstadium, das mehrere Jahre dauernde sekundäre und endlich das tertiäre Stadium der Tuberkulose. Da Primär- und Sekundärstadium in der Regel schwer voneinander zu trennen sind, riet *Hamburger* später, nur von einem Früh- und Spätstadium zu sprechen. Beide Autoren, *Petruschky* und *Hamburger*, eilten intuitiv ihrer Zeit voraus. Der entscheidende Schritt zu einer universalen und in lückenloser Kausalverknüpfung sich darstellenden Betrachtungsweise war erst *K. E. Ranke* vorbehalten.

K. E. Ranke. Angeregt durch seine ausgedehnten fürsorgerischen Beobachtungen, die ihn mit allen Erscheinungsformen der Lungentuberkulose vertraut machten, suchte *Ranke* nach morphologisch faßbaren Veränderungen, die ihm das Geheimnis einer gesetzmäßigen Entwicklung und zugleich das ordnende Prinzip enthüllen sollten.

Er fand schließlich, daß die Erstinfektion in jedem Falle und unabhängig vom Lebensalter zu gesetzmäßig konstruierten anatomisch-histologischen Veränderungen führte. Die Pathomorphologie des Primärkomplexes war für ihn so typisch, daß sie als Beziehungs- und Ausgangspunkt für alle anderen Veränderungen gesetzt werden konnte. Zeitlich schlossen sich relativ unmittelbar alle Ausbreitungsformen der Tuberkulose an diesen Primärkomplex an, während erst nach längerer Latenzzeit die „isolierten“ Organtuberkulosen, praktisch gesprochen die Lungenphthise des Erwachsenen als tertiäre Periode klinisch in Erscheinung treten sollten. In einer ideenreichen Arbeit übertrug *Ranke* diesen in seinen einzelnen Phasen gesetzmäßigen Ablauf aller Infektionskrankheiten auch auf die Tuberkulose.

Die Merkmale der verschiedenen Entwicklungsphasen ließen sich naturgemäß in entsprechend zeitlich verlängerten Perioden auch bei der Tuberkulose nachweisen, und ihre klinisch so verschiedenen Erscheinungsformen mußten zu der fortschreitenden Veränderung der Reaktionsweise des Organismus, der Allergie im Sinne *Pirquets*, in gesetzmäßiger Beziehung stehen. Die Phthise des Erwachsenen war nicht ohne die letztlichen Auswirkungen der lang zurückliegenden Erstinfektion zu denken (*Wolff* 1892). Dieses Gesetz einer analogen Abwehrentwicklung aller Infektionskrankheiten erhält für die Tuberkulose sein besonderes Gepräge dadurch, daß hier die Infektion in der Regel in früher Kindheit erworben wird und das Virus praktisch fast das ganze Leben hindurch im Organismus anwesend ist. Dieses Virusdepot unterhält die Allergie, und sie ist deshalb neben anderen Faktoren doch gewissermaßen die letzte und alles beherrschende Instanz, unter deren bestimmendem Einfluß der gesamte Reaktionsablauf des Organismus steht. Es folgt die letzte, wie uns scheint bedeutsamste gedankliche Konsequenz *Rankes*: Das pathomorphologische Bild mußte die Niederschrift vorausgegangener Geschehnisse enthalten, die Allergie mußte im histologischen Bild ihren faßbaren Ausdruck finden.

Hervorgegangen aus klinisch systematischer Denkweise, aufgebaut auf minutiöser Einzelanalyse einer scheinbar gesetzmäßigen pathomorphologischen Entwicklung und in ständigem Streben nach einer universellen Betrachtungsweise, wagte *Ranke* mit diesem Schritt eine gedankliche Synthese, die für die Folgezeit von bestimmendem

Einfluß sein sollte. Eine Reihe von ergänzenden und ausbauenden Arbeiten folgten. Größtenteils zunächst von anatomischer Seite und die sachlichen Grundlagen im wesentlichen bestätigend (*Schmincke, Pagel, Schürmann*), oder auf der *Ranke*schen Grunddidee fußend, aber mit zum Teil nicht unwesentlichen Abänderungsvorschlägen (*Aschoff, Beitzke, Hübschmann*). Eine in jeder Beziehung ablehnende Stellungnahme vertreten *Tendeloo* und auf Grund ausgedehnter ad hoc ausgeführter Untersuchungen *Blumenberg*.

Die Notwendigkeit und das Bedürfnis nach einer kausalverknüpften und entwicklungsmäßigen Betrachtungsweise erhellte am besten aus der fast einmütigen Aufnahme der Dreistadienlehre von klinischer und besonders fachärztlicher Seite (*Redeker, Harms, Grau, Albert, Ziegler, Nicol*). Gerade hier trat jedoch bald auch die bedenklich konstruierende Seite des analogisierenden Systems zutage und zwang zu Kompromissen, Deutungen und Änderungen, die teilweise das Gerüst *Ranke*scher Ideen nur noch schwach durchschimmern ließen. Schließlich fehlte es aber auch hier nicht an warnenden und ablehnenden Stimmen namhafter Kliniker (*Romberg, Lydtin*). Merkwürdigerweise erfolgte von kinderärztlicher Seite keine prinzipielle Stellungnahme zu dieser Frage, obwohl *Ranke* gerade aus den Erscheinungsformen der Kindertuberkulose trotz zahlenmäßig geringen Materials die meiste Anregung schöpfte; eine Klärung des phthiseogenetischen Problems lag ihm zunächst fern, wenn er sich natürlich auch manchen Fortschritt in dieser Hinsicht durch seine Betrachtungsweise versprach. Wir betonen aber nochmals: nicht in der dogmatischen Abstraktion der Stadienlehre liegt *Rankes* Bedeutung, sondern in dem großzügigen Versuch einer exakten Analyse mit den Mitteln und Forschungsmethoden der pathologischen Anatomie.

F. Hamburger.

Die Beziehungen zwischen den einzelnen Stadien und einer sich durch die Erstinfektion allmählich entwickelnden Immunität oder Allergie hatte bereits *Hamburger* angenommen, so daß in diesem Punkte die Lehre *Ranke*s nichts Neues brachte. „Die Spätformen der Tuberkulose kommen bei älteren Individuen nicht deswegen vor, weil dazu ein bestimmtes Alter des Individuums, sondern weil dazu ein bestimmtes Alter der Tuberkulose notwendig ist" (*Hamburger*). Das Primär- und Sekundärstadium hat *Hamburger* selbst zweckmäßiger als Frühstadium dem tertiären als Spätstadium gegenübergestellt. Das erstere umfaßt den Primärkomplex und alle Generalisationserscheinungen, während das letztere die ulzerös-destruktiven und chronisch entzündlichen Formen der Erwachsenentuberkulose in sich einschließt.

Die Einteilung von: Aschoff und Beitzke.

Verschiedene von anderer Seite vorgeschlagene Einteilungsprinzipien suchen ebenfalls den dogmatischen Zwang des Dreistadienschemas zu vermeiden, ohne jedoch von der Ausgangsidee *Ranke*s abzuweichen. Vor allem ist hier der Vorschlag von *Aschoff* und auch von *Beitzke* vielfach angenommen worden, die beide nur von einer Periode des Primärinfektes und der Reinfektion sprechen. *Aschoff*s Schüler *Puhl* hat gewissermaßen die Ausgangsbasis beider Perioden, nämlich den Primär- und den Reinfektionsherd, durch ihren anatomischen Bau und durch die Art der Lymphdrüsenbeteiligung zu trennen versucht. Die Einteilung ist auf rein anatomischen Gesichtspunkten und mit einer besonderen Betonung des phthiseogenetischen Problems aufgebaut.

Liebermeister.

Mehr klinisch orientiert ist die Einteilung *Liebermeisters*. Sein primäres Stadium ist mit dem *Ranke*s identisch, das zweite umfaßt entsprechend den Anschauungen *Liebermeisters* hauptsächlich die Klinik derjenigen Allgemeinerscheinungen, die direkt oder indirekt mit dem Tuberkelbazillus in Zusammenhang stehen sollen, sowie die ausheilungsfähigen nicht verkäsenden Tuberkuloseformen. Tertiär sind alle Prozesse, bei denen eine restitutio ad integrum nicht mehr möglich ist, und die dem geweblichen Zerfall, der Verkäsung oder der bindegeweblichen Abkapslung anheimfallen.

Hollo und *Schürmann.*

Hollo und *Schürmann* fassen das erste und zweite Stadium *Rankes* als das der „progressiven Durchseuchungsperiode" zusammen und stellen es der isolierten Phthise gegenüber.

Redeker.

Die Vorschläge der jüngsten Zeit, wie sie besonders von *Romberg* und *Lydtin*, sowie von *Redeker* ausgehen, zeichnen sich durch eine vorsichtige Vermeidung jeder präjudizierenden Formulierung aus. Die Bezeichnung primär und sekundär ist rein zeitlich epidemiologisch aufzufassen; die einzelnen klinischen Erscheinungsformen sind als scharf umrissene, sich im wesentlichen auf eine röntgenologische Diagnose stützende Zustandsbilder mit ihren möglichen Entwicklungsreihen einzufügen. Den ersten praktischen Versuch hat auf Grund seiner großen klinischen Erfahrung *Redeker* unternommen. Dieser ist deshalb für den Kinderarzt von besonderem Interesse, weil er, auch in seiner vorläufigen Fassung, schon die wesentlichen und eindeutig herausschälbaren Bilder gerade der Kindertuberkulose und zugleich den Übergang in die Tuberkuloseformen der Erwachsenen enthält.

Im ganzen ist über alle vorgeschlagenen Betrachtungsweisen des Tuberkuloseablaufs zu sagen, daß die Dinge mehr denn je im Fluß sind. Vor allem sind wir auch heute noch von einer, die Anatomie, die Immunbiologie und Klinik in gleicher Weise befriedigenden und wissenschaftlich genügend gestützten Auffassung noch weit entfernt.

Der Phase rückhaltloser Begeisterung über das *Ranke*sche Ideengebäude folgt die unausbleibliche Periode nüchterner Kritik, die nicht nur Äste an diesem Erkenntnisbaum abreißt, sondern auch an seinen Wurzeln nagt.

Allgemeine pathologisch-anatomische Grundlagen der Kindertuberkulose.

Da heute die rein bakteriologisch-ätiologische Seite des Tuberkuloseproblems stark in den Hintergrund getreten ist und einer mehr die Reaktionsweise des Organismus registrierenden Betrachtung Platz gemacht hat, müssen wir einige prinzipielle Tatsachen und Gesichtspunkte anatomischer Natur besonders erwähnen, die zum Verständnis des gesamten Tuberkuloseablaufs und speziell der Kindertuberkulose wichtig erscheinen.

Ein Ergebnis ist hier von fundamentaler Bedeutung und durch die Arbeiten *Rankes*, wenn auch nicht neu entdeckt, so doch wieder in den Vordergrund des Interesses gestellt worden, nämlich:

Die Lehre vom Primärkomplex.

Der „Primärkomplex".

Auf die Einmaligkeit des Primärkomplexes, auf seine gesetzmäßige anatomische Entwicklung baut sich die Lehre *Rankes* auf, er stellt gewissermaßen die Standardreaktion des Organismus dar, an der gemessen wir überhaupt erst von einer „veränderten" bzw. gesetzmäßig veränderten Reaktion sprechen können.

Inwieweit sich hierbei die jetzt gewonnenen Ergebnisse in die Lehre von den filtrierbaren Formen des Tuberkelbazillus einfügen lassen, ist heute noch nicht zu übersehen. Die Tatsache der Filtrierbarkeit und damit der diaplazentaren Passage ist noch keineswegs spruchreif (*O. Kirchner*) und zunächst auch nur für die kongenitale Tuberkulose von Wichtigkeit. Sie soll und muß aus diesen Gründen, wenn auch mit Vorbehalt, bei der Besprechung der extrauterin erworbenen Primärinfektion zunächst noch unberücksichtigt bleiben.

Die Bezeichnung „Primärkomplex“ wurde von *Ranke* geprägt und hat sich verhältnismäßig rasch in Deutschland eingebürgert, da sie in gleicher Weise sowohl die Veränderungen an der Eintrittsstelle des Erregers wie in den regionär zugeordneten Lymphdrüsen umfaßt.

Das *Parrot*sche Gesetz.

Die Lehre gesetzmäßiger Beziehungen zwischen dem Lungenherd und den Erkrankungen der seiner Lokalisation entsprechenden Drüsengebiete geht, wenigstens in der uns heute geläufigen Fassung, auf *Parrot* (1876) zurück. Seine Studien über die Pathogenese der Lymphdrüsenerkrankungen im allgemeinen und damit natürlich auch besonders der tuberkulösen, für deren Erforschung sich die kindlichen Lungen aus methodischen Gründen besonders eignen sollten, führten ihn zur Aufstellung des Gesetzes der „Adenopathie similaire“, das besagt, daß es keine Lungenerkrankung gibt, die sich nicht in ätiologisch gleichsinniger Weise in den regionären Drüsen geltend macht, und umgekehrt keine Erkrankung der tracheobronchialen Drüsen gibt, der nicht ein entsprechender Lungenherd zugesellt ist.

Seine Beschreibung enthält alles Wesentliche bereits in präzisester Form, beschränkt sich aber ausdrücklich auf die Verhältnisse am Menschen und auf das Kindesalter.

Sein Schüler *Hervouet*, vor allem aber *G. Küss* bauten in systematischen Untersuchungen, unter Führung der im Tierversuch (*Villemin* 1868) und bei der Inokulationstuberkulose am Menschen gewonnenen Erfahrungen, die Studien über die primäre, und zwar, wie *Küß* schon hervorhebt, aerogene Lungeninfektion weiter aus.

G. Küß: Der Primärkomplex als Nachweis der Eintrittspforte des Erregers.

Mit dieser ausführlichen Dissertation von *G. Küß* 1898 war eigentlich ein Standpunkt erreicht, der nur wenig hinter dem heutigen zurückblieb. Trotzdem wurden seine Befunde lange Zeit nicht beachtet. Während das Gesetz von *Parrot* an der Lunge als markantestem Beispiel zunächst nur die spiegelbildartige Zusammengehörigkeit von Organherd und Drüsenerkrankung in jedem Falle einer pulmonalen oder Bronchialdrüsenaffektion aufstellte, konnte *Küß* den anatomischen Nachweis erbringen, daß diese besondere Form der tuberkulösen Lungenherd-Drüsenerkrankung ausnahmslos in gesetzmäßigen topographischen Beziehungen zueinander steht und auf einem besonderen Infektionsweg, nämlich durch Inhalation und nicht hämatogen, zustande kommt. Damit war der Primärkomplex zum beweisenden anatomischen Merkmal der Eintrittspforte des Erregers erhoben.

Villemin.

Entsprechende Beobachtungen am Kaninchen und Meerschweinchen gehen auf *Villemin* (1868) zurück. Er konnte zum erstenmal mit seinen Tierversuchen den experimentellen Nachweis der Übertragbarkeit der Tuberkulose erbringen und den Vorgang bei der Erstinfektion in der uns heute als sogenannter *Koch*scher Grund- oder Elementarversuch bekannten Weise beschreiben.

R. Koch.

Erst 1884 folgte nach mannigfachen Vorarbeiten auf diesem Gebiete (*Klebs, Cohnheim*) die Ätiologiearbeit *Kochs*, die dann von einer nie geahnten und in ihren Ausmaßen unerreichten Hochflut rein bakteriologischer Arbeiten gefolgt war, die uns jedoch mehr mit der Biologie des Erregers und der tierexperimentellen als mit der menschlichen Tuberkulose bekannt machten. Die 1891 von *Koch* bereits unter dem Gesichtspunkte der folgenden additionellen Infektion geschilderten Veränderungen an der Erstinfektionsstelle und den regionären Drüsen am Meerschweinchen, wurden dann besonders von *Cornet* an einem großen Material von beinahe 3000 Tieren unter den verschiedensten Infektionsbedingungen immer wieder bestätigt gefunden. Die am Tier gewonnenen Erfahrungen veranlaßten *Cornet* zur Aufstellung des Lokalisationsgesetzes, d. h. der nahezu gleichzeitig mit der Primärinfektion auftretenden Erkrankung der zugehörigen Drüsen, die stets eintritt, bevor es zu weiterer Ausbreitung der Infektion kommt. Meist fangen jedoch die Drüsen die Bazillen wie ein Filter ab und halten eine weitere Erkrankung auf. Die ausschließliche Gültigkeit dieses Satzes nur für die primäre Infektion wurde jedoch nicht ausdrücklich festgelegt.

Cornet.

Baumgarten.

Baumgarten (1905) hat dann zusammen mit *Tangl* (1890) in seinen Studien über das Verhalten der Tuberkelbazillen an der Eintrittspforte das Lokalisationsgesetz

Cornets in der Weise erweitert, daß „der Tuberkelbazillus mit dem Erfolg der Tuberkelerzeugung nirgends in den Körper eindringen kann, ohne an der Eintrittspforte tuberkulöse Veränderungen zu machen". Damit drängte sich die pathologische Anatomie in der Tuberkuloseforschung wieder in den Vordergrund.

Albrecht. Noch waren 1907 *E. Albrecht* die Forschungen der *Parrot*schen Schule unbekannt. Er konnte die gleichen gesetzmäßigen Beziehungen zwischen Organ und Drüsenherd wie bisher beim Kinde, auch beim Erwachsenen nachweisen, unter der Voraussetzung, daß nur die ganze Lunge genügend genau bei bestehender Erkrankung der bronchialen, trachealen oder perikardialen Drüsen abgesucht wurde.

Ghon. Erst jetzt konnten *H. Albrecht* 1909 und *A. Ghon* 1912, beide an einem ungewöhnlich großen Kindermaterial und mit in den meisten Fällen selbst durchgeführten genauesten Obduktionen die Ergebnisse von *Parrot* und *G. Küß* in weitestem Umfange bestätigen und in vieler Hinsicht ausbauen. Vor allem *Ghon* verdanken wir genaue Angaben über den Weg der Lymphabflußmetastasen und ihrer topographischen Anordnung nach dem Leitungs-, Schaltungs- und Verzweigungsgesetz *Bartels*.

Ranke. Diese Einheit von primärem Lungenherd und zugeordneter Drüsenerkrankung, beide auch in ihrer zwangsläufigen pathomorphologischen Entwicklung, hat *K. E. Ranke* dann zum Grundstein und Ausgangspunkt seiner heute so umstrittenen, für die Erforschung der Kindertuberkulose aber zweifellos bedeutsamen Lehre genommen.

Die Arbeiten *Rankes* haben die Aufmerksamkeit der Pathologen erneut auf den Primärkomplex und dessen Bedeutung und damit auch auf das Lokalisationsgesetz gelenkt. Man wurde sich der ganzen Tragweite dieser Lehre in dem eingangs angedeuteten Sinne erst jetzt bewußt.

Unsere Kenntnisse über das Wesen und die Entwicklung des Primärherdes gründen sich nahezu ausschließlich auf Beobachtungen am Lungerherd, da von Anatomen — es handelt sich hier nur um die Morphologie — in der ganz überwiegenden Zahl der Obduktionen der Primärkomplex schon makroskopisch in diesem Organ gefunden wird, und sich hier die Beziehungen zum Lymphabflußgebiet am klarsten übersehen lassen.

Dieses Recht, welches die Anatomie damit gewissermaßen als letzte Instanz für sich in Anspruch nimmt, gründet sich auf die relativ leicht, auch in Gegenwart anderer Veränderungen erkennbare und mit bestimmten morphologischen Merkmalen ausgestattete koordinierte Erscheinungsform des Lungendrüsenherdes.

Der grob anatomische Bau des Primäraffektes ist in allen Altersklassen der gleiche und kann bei bestehenden tuberkulösen Veränderungen, gleichgültig welcher Art, in der Lunge nahezu in jedem Falle bei geeigneter Technik nachgewiesen werden.

Außerdem finden sich diese eigentümlich komplexen Residuen in einer ganz großen Zahl von Fällen vollkommen isoliert als einzige tuberkulöse Veränderungen in frischem oder ausgeheiltem Zustand im Körper.

Eine andere, später zu erörternde Frage ist es, ob der histologische Bau, sowie die Art der Drüsenveränderung in jedem Alter so gesetzmäßig sind, wie dies *Ranke* für seine Lehre fordert und benötigt.

Der Primärkomplex in der Lunge.

Der Primärherd in der Lunge. In der Mehrzahl findet sich nur ein primärer Lungenherd, selten zwei oder mehrere. *Ghon* und *Winternitz* geben unter 606 Fällen nur 28 = 4,62% mit Doppelherden an; *Lange* fand in 7,06% mehrere Herde. Die Zahlenangaben schwanken und sind eher zu hoch als zu niedrig gegriffen. In einzelnen Fällen ist die Entscheidung auch nicht ohne weiteres zu treffen. *Ghon* und *Kudlich* fanden bei einem 3½jährigen Kind 17 verkalkte Primäraffekte und *Hübschmann* sah bei einem 6 Wochen alten Säugling die Lunge von Primärherden völlig durchsetzt.

Der Sitz des primären Lungenherdes ist — wenigstens im Kindesalter — äußerst selten in der Spitze, vorwiegend etwa in Hilushöhe in den sogenannten bestbeatmeten Teilen der Lunge, etwas häufiger rechts als links, entsprechend dem Volumenverhältnis beider Lungen und in der Regel in der Nachbarschaft der Pleura, d. h. einige Millimeter subpleural. Zahlenmäßig drückt sich das Verhältnis, wenn wir den neuesten Angaben von *Ghon* und *Kudlich* folgen, etwa so aus, daß unter 511 Fällen, zusammengestellt aus verschiedenen Statistiken, etwa 53% den Primäraffekt in der rechten, etwa 47% in der linken Lunge zeigten.

Die regionäre Drüsenerkrankung.

Das Verhältnis zwischen Primäraffekt und regionärer Drüsenbeteiligung, sowie die lymphogene Ausbreitung der Infektion bis zum Angulus venosus ist für den pulmonalen Erstinfekt wegen seiner anatomisch-topographischen Übersichtlichkeit und seiner Häufigkeit gegenüber extrapulmonalen Infektionen am besten studiert, läßt sich aber in gleicher Weise für jede andere Eintrittspforte nachweisen. *Camill Ruf* hat dies in anschaulicher Weise an einem Fall von primärer Tonsillartuberkulose und im Vergleich dazu von primärer Lungen- und sekundärer Tonsillartuberkulose demonstriert. Seine beiden Bilder zeigen die enorme Ausdehnung der dem

Der lymphohämatogene Ausbreitungsweg.

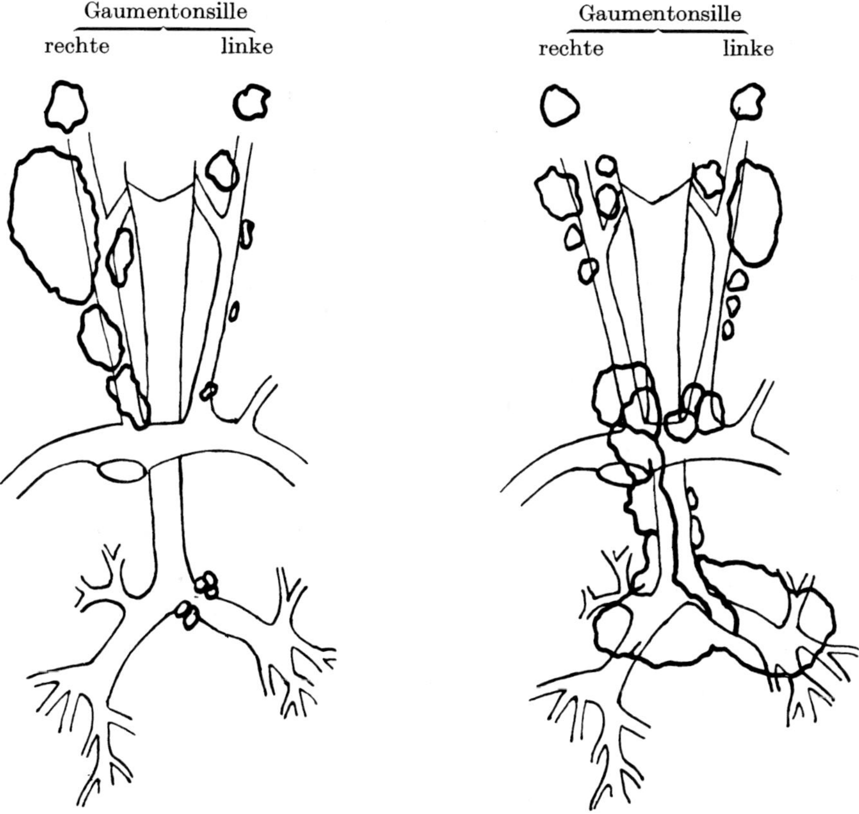

Fig. 269 a. Fig. 269 b.

Fig. 269 a. *Primäre rechtsseitige Gaumentonsillentuberkulose, sekundäre bronchogene Infektion der Lungen, deszendierende lymphogene Ausbreitung der Infektion bis zum Einbruch in die Vena anonyma.*

Fig. 269 b. *Primäre Lungentuberkulose, sekundäre Tuberkulose der Gaumen und Rachentonsillen, aszendierende lymphogene Ausbreitung der Infektion bis zum Einbruch in den Venenwinkel.*

(Nach *Camill Ruf*).

Primärherd nächstgelegenen Drüsen und die lückenlose lymphogene Weiterverbreitung bis zum Einbruch in die Blutbahn am Angulus venosus; sie zeigen gleichzeitig, daß eine direkte Verbindung des Lymphgebietes von Kopf und Hals zu Pleura, Lunge und Bronchialdrüsen entsprechend den Injektionsversuchen von *Beitzke* und *Most* nicht besteht, sondern nur auf dem Umwege über die Blutbahn zustande kommt. Diese Tatsache ist für die Lehre der aerogenen Infektion von Wichtigkeit. Es besteht lediglich vom Lymphabflußgebiet des Larynx, der Trachea und Schilddrüse zu den Lymphoglandulae tracheobronchiales eine absteigende, von den seitlichen Tracheobronchialdrüsen zu den lateralen Supraklavikulardrüsen eine aufsteigende Verbindung.

Der extrapulmonale Primärkomplex.

Bei den anderen Eintrittsstellen gestalten sich die Verhältnisse für den anatomischen Nachweis des Primärkomplexes ungleich schwieriger, doch sind sie mehrfach und in anschaulicher Weise demonstriert und von *Ghon* und *Kudlich* zusammengestellt worden. In erster Linie sind hier die Hauttuberkulosen und besonders die genitale oder sogenannte Beschneidungstuberkulose zu nennen, bei der das Primärgeschwür und die zugehörige Lymphadenitis auch für den klinischen Beobachter am sinnfälligsten in Erscheinung tritt. Ähnliches gilt für die primäre Tuberkulose der Ohrmuschel durch das Ohrringstechen und ebenso für die konjunktivale Tuberkulose. Aber auch für die Bronchialwand, die Rachentonsille, das Ohr, die Nasenscheidewand und besonders für den Darm ließ sich der Primärkomplex in seiner typischen Form finden. Allerdings liegen die Verhältnisse für den Darm nicht so klar und übersichtlich, und die Literatur weist eine Reihe sicher beobachteter und zum Teil mikroskopisch kontrollierter Fälle von primärer isolierter Mesenterialdrüsentuberkulose auf. (Literatur bei *Blumenberg*, sowie bei *Ghon* und *Kudlich*). Freilich ist zu berücksichtigen, daß das Quellgebiet der Primärläsion sehr ausgedehnt ist und nur histologische Serienschnittuntersuchungen der Darmschleimhaut als beweisend angesehen werden können. Zudem zeigt der von *Kudlich* beschriebene Fall von primärer Konjunktivaltuberkulose, daß die Heilungstendenz für das primäre Ulkus auf der Schleimhaut sehr groß ist. Immerhin sind die erwähnten Fälle auch anatomisch so überzeugend, daß wenigstens für den Darm als Eintrittspforte das *Baumgarten-Tangl*sche Lokalisationsgesetz anatomischerseits keine allgemeine Anerkennung besitzt. Die für die Lunge auch von *Ghon* selbst gefundenen vereinzelten Abweichungen vom Gesetz des Primärkomplexes lassen sich durch gewisse Mängel in der Sektionstechnik usw. noch zwanglos erklären.

Wenn auch der Darm hinsichtlich der anatomisch erwiesenen Eintrittspforten des Virus an zweiter Stelle steht, so überwiegen zahlenmäßig die pulmonalen Primärinfektionen doch so sehr, daß wir uns bei der Histologie des Primärkomplexes auf eine kurze Schilderung der Vorgänge in der Lunge und den zugehörigen Bronchialdrüsen beschränken können, zumal sie sich im Prinzip auch bei den anderen Primärinfekten finden lassen.

Topographie der lymphogenen Metastasierung.

Die Beziehungen zwischen primärer Herd- und regionärer Drüsenbeteiligung sind immer orthograd lymphogene, d. h. die infolge der Tätigkeit ihrer Klappeneinrichtung nur zentripetal durchgängigen Lymphbahnen leiten die Tuberkelbazillen im Lymphstrom in Richtung des Hilus durch die vor der Einwanderung in den Venenwinkel eingeschalteten Lymphknotengruppen (Leitungs- und Schaltungsgesetz *Bartels*). Die vor allem nahe der Medianlinie vorkommenden Anastomosen bedingen das relativ häufige Überspringen der Drüsenbeteiligung auf die andere Seite (Verzweigungsgesetz), ohne damit die orthograd lymphogenen Beziehungen zwischen Lungenherd und Drüsen zu durchbrechen.

Die drei beigegebenen Figuren nach *Ghon* und *Kudlich* erläutern am besten das eben Gesagte.

Zwischen den ersten Verzweigungen der Bronchien und den sie begleitenden großen Gefäßen, sowie unmittelbar am Eintritt dieser ins Lungengewebe, sitzen beiderseits die bronchopulmonalen, im Winkel zwischen rechtem und linkem Hauptbronchus die Bifurkationsdrüsen. Im Winkel zwischen rechtem Hauptbronchus und Luftröhre liegen die rechtsseitigen Tracheobronchialdrüsen, mehrere kräftige Lymphknoten. Linkerseits sind hier nur ein oder zwei kleine Knoten gelegen, während eine stärkere Gruppe links seitwärts von den großen Gefäßen (Vena anonyma und Arteria subclavia sinistra) liegt; man könnte sie linke seitliche Mediastinaldrüsen nennen. Die Topographie der Bronchialdrüsen, die sich bisher auf die alten Untersuchungen von *Sukiennikow* stützte, ist von *St. Engel* besonders unter dem Gesichtspunkt ihrer röntgenologischen Darstellung zum Gegenstand umfangreicher, auch anatomischer Studien gemacht worden, auf die im Zusammenhang mit der Klinik der Bronchialdrüsentuberkulose noch näher eingegangen wird.

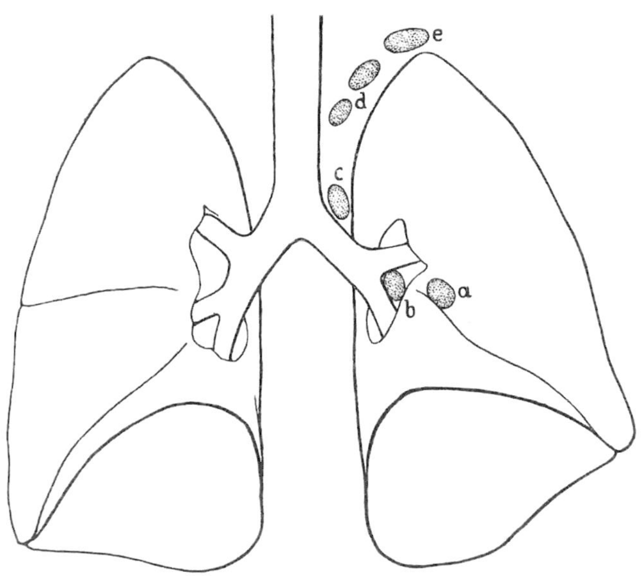

Fig. 270a.

a = käsiger Primärinfekt im l. Oberlappen, b = verkäste regionäre l. bronchopulmonale Lymphknoten, c = verkäste l. obere tracheobronchiale Lymphknoten, d = verkäste Lymphknoten entlang der l. Vena anonyma, e = verkäster Lymphknoten im l. Angulus venosus.

(Nach *Ghon* u. *Kudlich*.)

Auf die Frage, welche Drüse von einem an bestimmter Stelle gelegenen Primärherd aus bereits tuberkulös erkrankt, läßt sich ein für alle Fälle gültiges Schema nicht aufstellen, da der Verlauf der Lymphgefäße innerhalb und außerhalb der Lungen großen individuellen Schwankungen unterliegt. In der Regel wird zuerst eine bronchopulmonale Lymphdrüse infiziert, rechterseits ganz besonders häufig die Drüse im ersten Bronchialteilungswinkel, die ihre Lymphe nicht nur aus Unter- und Mittellappen, sondern sehr oft auch aus dem Oberlappen bezieht. Nur in wenigen Fällen gehen die betreffenden Lymphgefäße zuerst zu einer Drüse an der Bifurkation oder im Tracheobronchialwinkel. Meist sind die Bifurkationsdrüsen den Unterlappen, die Drüsen im Tracheobronchialwinkel den Oberlappen zugeordnet. Es kommt aber auch das Umgekehrte vor. Nie ist jedoch beobachtet, daß etwa von einem rechtsseitigen Primärherd aus retrograd die bronchopulmonalen Drüsen der linken Seite erkranken oder umgekehrt. Von den unteren medialen Lungenteilen aus können außerdem die hinteren unteren Mediastinaldrüsen und die zöliakalen Drüsen infiziert werden.

Histologie des Lungenprimärherdes.

Die jüngsten Primärherde sind von *Zarfl, Ghon* und *Roman, Ghon* und *Pototschnig* beschrieben und stellen hirsekorngroße graugelbliche Knötchen dar, die histologisch einer käsigen Pneumonie entsprechen. Tuberkeln sind keine zu sehen; den Randpartien nach zu schließen, entwickelt sich der Prozeß aus einem zunächst sehr fibrinreichen, relativ zellarmen interalveolären Exsudat. Die Zellen nehmen zu, es treten kleine Lymphoidzellen und einzelne Leuko- und Erythrozyten auf. Das Fibrinnetz umschließt die Zellen, es treten Zerfallserscheinungen des flüssigen und zelligen Exsudates ein, und schließlich verbackt das Ganze zu einer bröckligen und käsigen Masse. In diesem ersten Stadium sind massenhaft Tuberkelbazillen im Schnitt nachgewiesen. Am hilusnahen Teil mündet das verkäsende Exsudat in einen meist erweiterten Bronchiolus terminalis. Der Prozeß beginnt aber nach der in der Regel vertretenen Meinung in den Alveolen und nicht etwa an der Wand der engsten Stelle des Bronchialsystems. Die alveoläre Struktur bleibt durch das Erhaltensein der elastischen Fasern auch innerhalb der käsigen Pneumonie noch lange erkennbar (*Puhl-Hübschmann*).

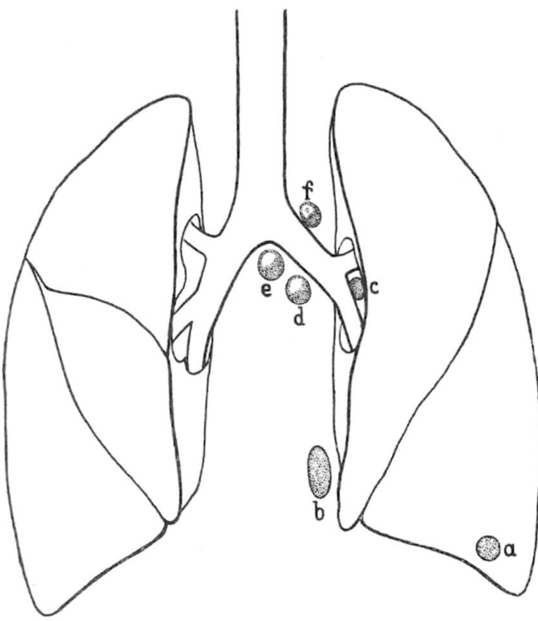

Fig. 270b.

a = käsiger Primärinfekt im l. Unterlappen, b = verkäste Lymphknoten im l. Lig. pulm., c = verkäster Lymphknoten an der Vorderfläche des l. Hilus, d = partiell verkäste l. untere tracheobronchiale Lymphknoten, f = partiell verkäste obere tracheobr. Lymphknoten mit Kongl.-Tuberkeln.

(Nach *Ghon* u. *Kudlich*.)

Ob vor dem Eintreten der Verkäsung eine Resorption des pneumonischen Exsudates und damit eine restlose Heilung möglich ist, bleibt noch eine offene Frage. Im allgemeinen wird sie von anatomischer und teilweise auch von klinisch-röntgenologischer Seite zumindest als theoretisch möglich bejaht. Nach begonnener Verkäsung ist eine narbenlose Heilung nicht mehr möglich.

Offenbar schon vor Eintreten der Verkäsung, also im akut pneumonischen Stadium (vgl. den Fall von *Ghon* und *Pototschnig*), findet der Abtransport der Tuberkelbazillen und damit eine Infektion der abführenden Lymphwege und der in diese zunächst eingeschalteten Drüsen statt. Die Lymphgefäße sind erweitert und dicht mit den gleichen Zellen des pneumonischen Exsudates angefüllt. Dazwischen finden sich Fibrin und Tuberkelbazillen. Die Wand der Gefäße ist mit Rundzellen infiltriert. In der nächstgelegenen Drüse zeigt sich ein dem Primärherd identischer Prozeß, der sich im anatomischen Alter kaum wesentlich von diesem unterscheidet. Erst in den folgenden Lymphknoten nehmen stufenweise die Veränderungen an Ausdehnung und typischer Struktur ab, bis sich in den äußersten infizierten Drüsen nur noch Bazillen in großen protoplasmareichen Zellen, aber keine histologischen Veränderungen mehr nachweisen lassen. Die Intensität der nächstgelegenen Lymphknotenerkrankung kann die des Primärherdes ganz beträchtlich überragen. Wenn auch der Beginn des

Prozesses im Drüsenparenchym wohl derselbe ist wie in der Lunge, so scheint doch die Verkäsung hier sehr viel rascher und intensiver zu erfolgen.

Unterdessen nimmt die Entwicklung am primären Lungenherd ihren weiteren Verlauf, und zwar in der Richtung zweier Möglichkeiten: der Heilung oder der Propagation oder Generalisation. Entwicklungsformen.

Im ersteren Falle treten unter Umständen schon bei zentral beginnender Verkäsung an der Peripherie des käsig-pneumonischen Herdes produktive Vorgänge in Gestalt reichlich sprossenden Granulationsgewebes mit typischer Tuberkelbildung aus Epitheloid- und Riesenzellen auf. Heilung.

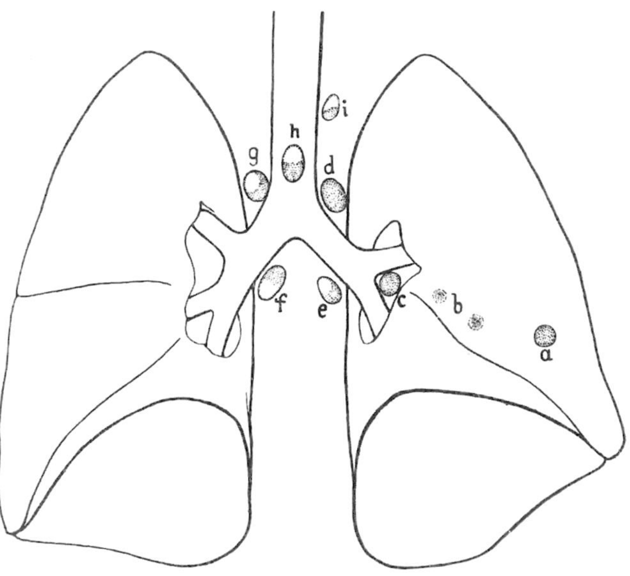

Fig. 270c.

a = käsiger Primärinfekt im l. Oberlappen, b = verkäste bronchopulm. Lymphknoten, c = verkäste Lymphknoten am l. Hilus, d = verkäste l. obere tracheobr. Lymphknoten, e = partiell verkäste l. untere tracheobr. Lymphknoten, f = partiell verkäste r. untere tracheobr. Lymphknoten, g = partiell verkäste r. obere tracheobr. Lympknoten, h = partiell verkäste Lymphknoten im Anonymawinkel, i = partiell verkäste l. paratrach. Lymphknoten.

(Nach *Ghon* u. *Kudlich*.)

Diese Tuberkel durchsetzen rücksichtslos das Lungengewebe und schließen sich zu einem festen und jedem weiteren Wachstum Halt gebietenden Ring um den Käseherd zusammen. Man muß sich das durch den tuberkulösen Granulationswall umschlossene Gebilde nicht kugelig, sondern offenbar mehr stechapfelartig vorstellen, da das einschneidende Gewebe alle aus dem Herd abführenden Bronchioli respiratorii, einzelne Azini sowie die zentrifugalen Lymphgefäße umgibt. Mit der Entwicklung des spezifischen Granulationsgewebes ist der Primärherd in der Regel zum Stillstand gebracht: es beginnt die Vernarbung. Innerhalb des Granulationsgewebes, besonders im Bereich der epitheloiden Zellen, treten kollagene Fasern auf, die sich zu einer dichtgefügten hyalinen Schale und einer kernarmen Kapsel zusammenfügen. Diese spezifische Kapsel soll gelegentlich noch von einer zweiten „unspezifischen" aus lockerem Bindegewebe umschlossen sein (*Puhl*), deren Vorkommen aber von *Beitzke, Hübschmann, Schulze* u. a. bestritten wird.

Der in der Kapsel eingeschlossene käsige Inhalt beginnt zu schrumpfen und nimmt durch die Ablagerung von Kalksalzen eine bröcklige, kreidige Beschaffenheit an, die es aber nicht verhindert, daß sich noch jahre- und jahrzehntelang die Tuberkelbazillen lebend darin erhalten können. Erst nach deren Absterben kann es zur Resorption oder Verknöcherung des Kalkherdes kommen.

Wenn auch äußerst selten, scheint doch ein völliger Ersatz des primären Herdes durch ein sprossendes Granulations- und Narbengewebe gelegentlich möglich zu sein. An der Seite des zuführenden Bronchus, sowie der zu- und abführenden Blut- und Lymphgefäße ist die Kapsel lockerer und von reichlicherem Granulationsgewebe umgeben. Dieser von *Siegen* als „Gefäßstiel" bezeichneten Stelle mißt *Hübschmann* eine besondere Bedeutung sowohl für spätere Exarzerbationen, wie auch für die beginnende Verknöcherung bei.

Gleichzeitig mit diesen Vorgängen am Primärherd, d. h. der Entwicklung des tuberkulösen Granulationswalles, setzen entsprechende Prozesse im Lymphabflußgebiet ein. Die peribronchialen und periarteriellen Lymphgefäße umgeben sich mit zahlreichen Tuberkeln. Mit der Vernarbung des Herdgewebes beginnt auch die Heilung der tuberkulösen Lymphangitis. Je nach dem Umfang des vorausgegangenen tuberkulösen Granulationsgewebes entwickelt sich ein mehr oder minder dichtes peribronchiales Narbengewebe, das als indurative Strangbildung vom Primärherd nach dem Hilus auch aus dem Röntgenbilde bekannt ist.

Die Veränderungen in den Drüsen zeichnen sich, wie schon erwähnt, durch eine ausgesprochene scheinbar primäre Verkäsungstendenz aus. Rings um den Käse findet sich ein nur schmaler Saum tuberkulösen Granulationsgewebes, der wiederum in frischen Fällen von einem besonders reichlichen Lymphozytenwall und anschließend daran einer hyperämischen Zone umgeben ist (perifokale Entzündung). Reicht die Verkäsung bis an die Drüsenkapsel, dann greift die perifokale Entzündungszone auch auf das benachbarte Gewebe über (Periadenitis) oder kann im nächstgelegenen Bronchus zu einer Entzündung der Schleimhaut führen (*Ranke*s Hiluskatarrh). Mit jeder weiteren stromabwärts gelegenen Drüse tritt der verkäsende Bezirk zugunsten des spezifischen Granulationsgewebes zurück. Die Heilungsvorgänge spielen sich in gleicher Weise und wohl auch gleichzeitig wie beim Lungenherd ab. Es kommt ebenso zur ausgedehnten Verkalkung, seltener zur Verknöcherung. Meist pflegt aber die Drüsenerkrankung an Umfang den Primärherd um ein Vielfaches zu überragen und zeitlich als klinisch dominantes Merkmal zu überdauern. Abgesehen von der symptomenlosen Heilung ist dies die häufigste Entwicklungsform der Primärinfektion.

Verzögerte Heilung.

Gelegentlich, wenn wohl auch selten, geht die Abheilung nicht in so glatter und gesetzmäßiger Weise vor sich. Noch während der Granulationsbildung um den Primärherd setzt aus irgendwelchen Gründen ein neuer Schub ein. Es bildet sich eine breite Lymphozyten- und hyperämische Entzündungszone um den Herd, das erstgebildete Granulationsgewebe verkäst, und erst der zweiten Wallbildung gelingt die definitive Absperrung.

Generalisation.

In einer Minderzahl kommt es nun trotz Heilungstendenz infolge sinkender Widerstandskraft zur lympho-hämatogenen Metastasierung vom Primärherd oder, was häufiger der Fall ist, von den regionären Drüsen aus; sicherlich am leichtesten vor der eigentlichen Granulationswallbildung, aber auch noch während und nach dieser. *Hübschmann* vertritt mit Nachdruck die Ansicht, daß auch von dem bereits verkalkten Primärkomplex aus eine Exazerbation und eine Metastasenbildung bzw. Generalisation möglich sei und mißt in dieser Hinsicht dem bereits erwähnten

Gefäßstiel eine große Bedeutung zu. Er trennt die solcherweise entstandenen Formen als Spätgeneralisationen von den sich unmittelbar an den bestehenden frischen Primärkomplex anschließenden Frühgeneralisationen („subprimäres Stadium“ nach *Widowitz*) ab.

Der Ausbreitungsweg führt lymphohämatogen meist über die tracheobronchialen oder über die paratrachealen Drüsen in eine durch Lymphgefäße verbundene Drüsenkette bis zum Truncus lymphaticus superior bzw. Ductus thoracicus und von da in den Venenwinkel (zwischen V. jugularis und subclavia). Handelt es sich um wenige Keime, dann kommt es entsprechend der allgemeinen Widerstandskraft und der sich bereits entwickelnden spezifischen Resistenz entweder zu gar keiner Haftung oder zu einzelnen Herden in verschiedenen Organen, oder zu isolierten chronischen Organtuberkulosen. Diese chronischen Organtuberkulosen verraten ihren Metastasencharakter durch ihre im Gegensatz zum Primärkomplex fehlende oder nur sehr geringe Drüsenbeteiligung. Nie überragt wie beim Primärkomplex die Drüsenkomponente den Organherd.

Die Generalisierung, d. h. das Haften der in den großen Kreislauf gelangten Bazillen im Gewebe findet in erster Linie in den Knochen, Gelenken und Drüsen, erst in zweiter Linie in den parenchymatösen Organen statt.

Meningitis und Miliartuberkulose.

Die Metastasen in den Meningen führen zur akuten oder subakuten tödlichen Meningitis. Werden auf dem genannten Wege reichlicher Tuberkelbazillen in die Blutbahn geschwemmt oder dauert die Aussaat längere Zeit, dann entwickelt sich eine schwere hämatogene disseminierte Tuberkulose oder sogenannte chronische Miliartuberkulose mit einer relativ geringen Zahl von Knötchen, die etwas größer als bei der akuten zu sein pflegen und ausheilen können. Sinkt dagegen aus irgendeinem Grunde plötzlich die Resistenz, dann kann es auch zu einem massenhaften Aufschießen von Tuberkeln und damit zur akuten Miliartuberkulose kommen (*Hübschmann*), ohne daß sich ein sichtbarer Einbruch eines tuberkulösen Herdes in das Gefäßsystem finden läßt. Beim Kinde scheint jedoch diese Art der Entstehung der Miliartuberkulose seltener zu sein. In der Regel findet sich, schon bei der Sektion sofort in die Augen fallend, ein Durchbruch eines Tuberkels in die Gefäßbahn, und zwar häufiger von einer Vene wegen ihrer relativen Dünnwandigkeit als von einer Arterie aus.

Beim Durchbruch einer verkäsenden Drüse in den Bronchialbaum gelangt das infektiöse Material je nach Sitz der Perforationsstelle durch Aspiration in eine oder beide Lungen. Es kommt zur Infektion der Bronchialwände und zu azinös käsigen Aspirationspneumonien, die zumeist tödlich endigen.

Der fortschreitende Primärherd.

Heilt der Primäraffekt jedoch nicht aus, dann breitet sich die käsige Pneumonie immer weiter in das umgebende Lungengewebe hinein aus. Das Zentrum erweicht und wird ausgehustet, es bleibt eine lochartig ausgestanzte typische Primärkaverne oder es entstehen große unregelmäßige zerfetzte Kavernen und infolge der völlig ungenügenden Expektoration des Säuglings oder Kleinkindes zahlreiche Aspirationsherde und sekundär käsige Pneumonien mit Kavernenbildung. Die Pleura ist in Gestalt einer adhäsiven oder serofibrinösen Entzündung beteiligt.

Der Ausgang all dieser Prozesse ist die käsige Pneumonie oder hemmungslose Generalisierung auf lymphogenem, hämatogenem und bronchogenem Wege. Beide Ausbreitungsformen, die lymphohämatogene, wie sie zuerst beschrieben wurde, und die eben genannte, greifen naturgemäß häufig ineinander über, es bilden sich Überschneidungen und Interferenzen, die im einzelnen eine Analyse auch auf dem Sektionstisch sehr erschweren. Für die Art des beschrittenen Weges soll der Umfang des Primärherdes, wie *Hübschmann* ausführt, eine große Rolle spielen.

Reinfektion und Phthisiogenese.

Wesentlich anders liegen die Dinge, wenn der Primäraffekt ausheilt. Dieses auffallende und imponierende Bild veranlaßte *Ranke* zu der bekannten anatomischen Dreiteilung in das Stadium des Primäraffektes, der allgemeinen Generalisation und der tertiären oder isolierten Phthise. Aus ähnlichen Gründen trennten *Beitzke* und *Aschoff* die gesamten vorausgegangenen und in sich abgeschlossenen Erscheinungen als Primärinfektionsperiode von der nun folgenden Reinfektionsperiode ab. Nun stehen alle weiteren Infektionen, seien sie hämatogen oder exogen entstanden, unter der Wirkung der durch das Überstehen des Primäraffektes erworbenen Resistenz. Im Sinne *Hübschmanns* gesprochen, verschiebt sich der exsudative Anteil der tuberkulösen Entzündung zugunsten des produktiven u. U. in so beträchtlichem Maße, daß letzterer das Bild zu beherrschen scheint. Die Neuinfektionsstelle bleibt im wesentlichen lokalisiert und organgebunden; die typischen und enormen Lymphdrüsenverkäsungen des Primärkomplexes bleiben aus, die lymphogenen und hämatogenen Metastasen treten stark hinter der intrakanalikulären Ausbreitung im vorgebildeten Kanalsystem des Organs zurück. Die Merkmale der Erwachsenentuberkulose, d. h. die relativ isolierten chronischen Organtuberkulosen treten in den Vordergrund. Während jede Erstinfektion auch zugleich zur Erkrankung führt, geht die Mehrzahl der nunmehr erfolgenden Infektionen, gleichgültig auf welche Weise sie zustande kommen, im Sinne einer lokalen Herdbildung überhaupt nicht mehr an, es sei denn, daß solche Reinfektionen an besonders zur Erkrankung disponierten Stellen erfolgen, wie etwa in der Lungenspitze oder im Spitzengeschoß (*Beitzke*).

Breitet sich eine solche Neuherdbildung aus, dann entwickeln sich in langsamem Weiterschreiten die typischen azinös-nodösen Herde der apikokaudal fortschreitenden Phthise. Oder der Spitzenherd zerfällt, und von der sich allmählich noch vergrößernden Spitzenkaverne breitet sich der Prozeß auf vorgeschriebenen Bahnen besonders durch Aspiration in die kaudalen Lungenpartien aus.

Pubertätsphthise.

Durch die Anwesenheit großer, vom Primärkomplex her noch bestehender oder infolge Rückfalls in die Primärperiode entstandener Drüsen, entwickelt sich ein gegenüber der Erwachsenenphthise differentes Bild, das *Aschoff* als „Pubertätsphthise“ besonders gekennzeichnet hat. Von anderer Seite wird allerdings die Berechtigung zu einer derartigen Bezeichnung energisch bestritten.

Die perifokale Entzündung.

Anschließend an die pathologische Anatomie soll die klinisch so wichtige sogenannte „perifokale Entzündung“ auch in ihrem Wesen und in ihrer Genese zusammenhängend besprochen werden.

Der Name stammt von *Schmincke* und ist mit zirkumfokaler Entzündung (*Schmorl*) und kollateraler Entzündung (*Tendeloo*) synonym. Keineswegs ist diese Erscheinung dem Primärkomplex vorbehalten, sondern sie findet sich im Verein mit allen Formen und Phasen tuberkulöser Gewebsveränderungen, wenn auch in sehr beträchtlich wechselndem Grade.

Ihre klinische und vor allem röntgenologische Bedeutung rührt daher, daß sie durch ihre zeitweise mächtige Ausdehnung, selbst um kleine und kleinste tuberkulöse Herde, diese überhaupt erst nachweisbar macht und restlos, oder wenigstens röntgenologisch nahezu restlos, rückbildungsfähig ist.

Ihre immunologische Bedeutung wurde von *Ranke* dekretiert, der in ihren verschiedenen Formen die histologischen Äquivalente verschiedener Arten der Allergie erblickte.

Es zieht sich also dieser Begriff wie ein roter Faden durch den gesamten Ablauf der Tuberkulosekrankheit, ohne daß wir heute noch einigermaßen sicher sagen können, wie und aus welchem Material er gesponnen ist. Denn gerade die großen Formen sind enorm rückbildungsfähig und kein Nachlaß gibt dem Pathologen Auskunft über die vorausgegangenen Geschehnisse. Die geringen Grade kommen dagegen immer vor und stellen nichts Besonderes dar.

Wie der Name andeutet, handelt es sich um eine oder mehrere konzentrisch angeordnete Entzündungszonen um einen tuberkulösen, aber ebensogut, wie dies *Tendeloo* auch experimentell erwiesen hat, um einen nicht tuberkulösen Kern. Ein Analogon zu diesen Erscheinungen bildet etwa das kollaterale Ödem der Haut um einen tiefer gelegenen kleinen Eiterherd. Nur hat diese an sich geläufige Erscheinung bei der Tuberkulose ihr besonderes und eigentümliches Gepräge durch den außerordentlich wechselnden Grad und die unter Umständen enorme Ausdehnung des Prozesses, die den eigentlichen Fokus ganz in den Hintergrund treten läßt.

In geringem Grade ist die perifokale Entzündung wohl um jeden tuberkulösen Herd bzw. um jeden Tuberkel in Gestalt eines, wenn auch noch so schmalen Lymphozytensaumes, der sich um den äußeren Granulationswall herumlegt, nachzuweisen.

Die Infiltrierungen.

Nun bleibt aber gerade bei der Tuberkulose die ,,perifokale" Entzündung keineswegs in den Grenzen einer konzentrisch umhüllenden Kapsel. Sehr häufig springt sie weit in das umgebende Lungengewebe, und zwar nicht perifokal, sondern uni- oder bilateral, vor oder überschreitet, wenn der Fokus in einer Drüse sitzt, die Drüsenkapsel, um in das Lungengewebe überzugehen. Für diese Vorgänge ist heute wohl der Begriff der ,,Infiltrierung" (*Redeker*) am geläufigsten (Primär-Sekundärinfiltrierung, perihiläre Infiltrierung, Epituberkulose [*Eliasberg* und *Neuland*], Paratuberkulose [*Engel*]). *Ranke* hat außerdem für gewisse bronchitische Erscheinungen, die durch Übergreifen der periadenitischen Entzündung auf die Bronchialschleimhaut entstehen sollen, den Namen ,,Hiluskatarrh" geprägt. Grenzt die Entzündungszone an die Pleura, so kann ein mehr oder minder ausgedehntes, häufig interlobäres Exsudat die Folge sein.

Anatomie.

Diesen ausgedehnten Graden perifokaler Entzündung, wie sie als ,,Infiltrierungen" klinisch am bekanntesten sind, liegt ohne Zweifel kein einheitliches anatomisches Substrat zugrunde. Wir können uns anders wohl die mannigfachen Angaben über diese akut entzündlichen Erscheinungsformen nicht erklären. Ihre Histologie ist noch sehr umstritten und die Sektionsprotokolle werden von maßgeblicher Seite nicht anerkannt. Wahrscheinlich handelt es sich dabei, auch mit Rücksicht auf die schon lange in der Literatur unter den mannigfachsten Namen bekannten pneumonisch infiltrativen Prozesse bei Tuberkulose, um verschiedene Entwicklungsstadien ein und desselben Vorganges, die heute nur noch nicht in lückenloser Verbindungsreihe vorliegen. Es ist im übrigen durch klinische Beobachtungen nahegelegt, daß derartige, zunächst als rückbildungsfähig imponierende Infiltrate doch noch in Verkäsung übergehen oder wenigstens den Schrittmacher für eine Progredienz des Fokus oder für die Entwicklung neuer schwerer herdförmiger Erkrankungen bilden können. *Kleinschmidt* nimmt in entsprechenden Fällen von vornherein das Vorliegen käsig-entzündlicher Mischformen an. Die Anatomie hat bis heute diese klinischen Beobachtungen weder beweisen, noch auch irgendwie widerlegen können.

Genese.

Genese und Wesen dieser perifokalen Entzündungen sind ebenfalls noch unklar, doch halten wir es für notwendig, die hauptsächlichsten Theorien kurz zu erwähnen, da wir uns eine Erleichterung des klinischen Verständnisses davon versprechen.

Tendeloos Versuche machten zunächst die Abhängigkeit der kollateralen Entzündungen von den fokalen Vorgängen betr. der dort stattfindenden Giftbildung verständlich.

In Analogie zu den bekannten Lokal- und Herdwirkungen des Tuberkulins dachte man deshalb vielfach an eine Art Tuberkulinwirkung, zumal ja ein minimaler Grad von perifokaler Entzündung um jeden tuberkulösen und damit tuberkulinbildenden Prozeß vorhanden ist. *Birk* spricht geradezu von einer *Pirquet*-Reaktion an anderer Stelle. Zudem waren entsprechende Beispiele nach exogener Tuberkulinzufuhr aus den Zeiten übermäßiger Tuberkulinisierungen her bekannt (Tuberkulininjektionspneumonien und Phlegmonen *Virchows*, ausgedehnte Herdreaktionen bei der Tuberkulintherapie (*Redeker*, *Harms* und *Rüscher*), die Aufflammreaktionen an alten Tuberkulininjektionsstellen und tuberkulösen Hautprozessen, sowie die Befunde beim experimentellen Tuberkulinschock am Meerschweinchen. Besonders erwähnen wir das von *Langer* beobachtete wiederholte Aufflammen des gleichen, bereits zurückgebildeten derartigen Infiltrates auf exogene Tuberkulinzufuhr.

Giftwirkung des Tuberkulins.

Gemeinsam ist allen diesen Annahmen, in welcher Form sie auch geäußert wurden, die spezifische Giftwirkung, sei es durch das Tuberkulin als solches, oder durch ein unter dem Einfluß des Herdgewebes aus ihm entstandenes Gift.

Mitverantwortlich für die Ausdehnung und Art der perifokalen Entzündung, besonders für deren spezifische Auslösung, ist aber in gleichem Maße wie das Gift auch die spezifische Giftempfindlichkeit des Gewebes. Für *Ranke* ist sie geradezu der Gradmesser für die Empfindlichkeitslage des Organismus überhaupt und damit eine der wichtigsten immunbiologischen Erscheinungen der tuberkulösen Allergie. Nur wird man sich hüten müssen, ohne weiteres von der auf der Haut gemessenen Tuberkulinempfindlichkeit auf eine entsprechende Reaktionsfähigkeit des perifokalen Lungengewebes zu schließen. Die Auffassung solcher Infiltrate als anaphylaktische bzw. hyperergische Entzündungen im Sinne von *Rössle* und *Gerlach* hat auch aus anatomischen Gründen sehr viel Bestechendes für sich. Sie müßte nur experimentell in irgendeiner Weise zu erhärten sein. *Duken* rechnet aus diesem Grunde die in Frage stehenden Infiltrierungen unter die Gruppe der allergischen Erkrankungen. Im allgemeinen wird auch eine hohe Tuberkulinempfindlichkeit gefunden, keineswegs aber gesetzmäßig. Zweifellos spielt hier nicht so sehr die konstante, stabile hohe Tuberkulinempfindlichkeit, sondern deren Labilität eine Rolle (vgl. *Koellner, des Arts, Igersheimer, Keller)*. Die kritischen Phasen des Titerumschlages sind es, die mit gesteigerter unspezifischer Reizempfindlichkeit einhergehen, wie sie von *Moro* als „Parallergie" bezeichnet wurde. Die Folge ist, daß nicht nur eine Empfindlichkeit gegen die Produkte der Tuberkelbazillen besteht, die ja immer auch ohne nennenswerte Infiltrate vorhanden ist, sondern daß zeitweise damit eine gesteigerte Empfänglichkeit gegenüber Reizen mannigfacher Art, besonders infektiös toxischer Natur, vergesellschaftet sein kann.

„Parallergie".

In der Tat hat man nun den Eindruck, daß es außer den unmittelbar spezifischen Gründen, wie der exogenen Tuberkulinzufuhr und der von *Redeker* besonders betonten Superinfektion, auch eine ganze Reihe unspezifischer oder nur mittelbar spezifischer, auslösender Faktoren gibt. In erster Linie sind hier eine Reihe von interkurrenten Infektionskrankheiten zu nennen. Teils solche, wie sie uns schon durch gewisse Beziehungen zur Tuberkulose bekannt sind, wie die Masern, der Keuchhusten und die Grippe, teils offenbar auch andere, wie Mumps, Scharlach, Windpocken, wenn wir den Angaben von *Kleinschmidt*, sowie *Birk* und *Hager* folgen. Uns selbst sind röntgenologisch sicher erwiesene frische perihiläre Infiltrierungen nur bei Grippe und im Zusammenhang mit Masern bekannt, wo wir sie gegen Ende der Prodromalzeit auftreten sahen. Außerdem in ziemlich ausgedehntem Maße gleichzeitig mit dem Auftreten eines Erythema nodosum (vgl. *Ernberg, Wallgreen, Faerber* und *Boddin*). Aber auch physikalische Einflüsse, wie intensive Höhensonne oder Röntgenbestrahlungen, sind als auslösende Faktoren angegeben.

Kleinschmidt hat auch an eine mechanische Behinderung des notwendigen Lymphabtransportes durch die sich regelmäßig auf der Seite der Infiltrierung findenden Bronchialdrüsentumoren gedacht. Auch *Péhu* und *Dufourt* messen diesem Moment eine größere Bedeutung zu.

Letztlich stellt aber die perifokale Entzündung auch hierbei das Resultat des Zusammenwirkens von Reiz und Reizempfänglichkeit dar. In gleicher Weise wie sich verschiedene Reizqualitäten und eine ganze Reihe von unspezifischen Auslösungsmomenten auffinden lassen, in gleicher Weise kann auch die Gewebsempfindlichkeit aus ganz verschiedenen, nicht spezifischen Gründen gesteigert sein. Man hat deshalb auch die Mitwirkung einer konstitutionellen Entzündungsbereitschaft, wie sie in der Pädiatrie unter dem Begriff der lymphatisch exsudativen Diathese bekannt ist, mitverantwortlich zu machen versucht. In der Tat konnte *Schlack* in der *Kleinschmidt*schen Klinik bei allen Kindern mit großen lobären Infiltraten Zeichen der exsudativen Diathese nachweisen, und seine Befunde wurden auch von einer Reihe anderer Autoren bestätigt. Dort, wo die genannten Bedingungen nahezu gesetzmäßig gegeben sind, wie bei der Skrofulose, findet man, wie wir selbst bestätigen können, bei vermehrter röntgenologischer Kontrolle immer häufiger derartige Infiltrierungen. Ihre Symptomenarmut und relative Flüchtigkeit entzieht sie nur wahrscheinlich ihrem regelmäßigen Nachweis. Andere Autoren, wie *Fernbach*, bestreiten eine entscheidende Bedeutung der exsudativen Diathese. *Eliasberg* und *Neuland*, die den Gedanken erstmals erwogen hatten, fanden ihn in ihrem Material nicht durchweg bestätigt.

Immunbiologie.

Das Tuberkulin.

Die Tuberkelbazillen enthalten unter ihren Leibessubstanzen hochwirksame Stoffe (Endotoxine), die am tuberkuloseinfizierten Organismus zu heftigen lokalen Entzündungs- und allgemeinen Vergiftungserscheinungen führen können. Bei der Züchtung von Tuberkelbazillen auf flüssigen Nährböden, insbesondere auf der schon von *R. Koch* angegebenen Glyzerinpeptonbouillon, gehen die löslichen Stoffwechselprodukte, sowie die Endotoxine zerfallender Bazillen in die Kulturbrühe über. Nach einer optimalen Wachstumszeit von durchschnittlich 8—10 Wochen hat die Anreicherung mit den genannten Produkten ihren Höhepunkt erreicht und die Kulturflüssigkeit eine bräunliche Färbung angenommen. Die im strömenden Dampf sterilisierte, von ihren morphologischen Bestandteilen durch Filtration getrennte Brühe wird auf dem kochendem Wasserbad auf $^1/_{10}$ ihres ursprünglichen Volumens eingeengt und stellt so das „Alttuberkulin *Koch*" dar. Nach einem Vorschlag *Koch*s werden alle von den Tuberkelbazillen gebildeten Gifte unter der Sammelbezeichnung „Tuberkuline" zusammengefaßt.

Die handelsüblichen Präparate des Alttuberkulins sind mit einem Zusatz von 0,5% Phenol versetzt. Die etwas dickflüssige, klebrige, intensiv aromatisch riechende Flüssigkeit enthält demnach:

1. Die ursprünglichen Bestandteile der Glyzerinpeptonbouillon in 10facher Konzentration, d. h.

Liebigs Fleischextrakt	10%,
Witte Pepton	10%,
Glyzerin	40%,
Kochsalz	5%.

2. Die durch die Stoffwechseltätigkeit der Tuberkelbazillen während ihrer intensivsten Wachstumsperiode entstandenen löslichen Produkte.

3. Die Leibesbestandteile der während der Kulturperiode abgestorbenen und zerfallenen Tuberkelbazillen (Endotoxine).

Wenn auch auf der Bouillon die Entwicklung der biologisch wirksamsten Stoffe am ergiebigsten ist, so ist das Aufbauvermögen der Tuberkelbazillen doch so groß, daß sie auch auf einfach zusammengesetzten Salzlösungen gedeihen und „Tuberkulin" bilden, denen als N-Quelle nur Asparagin, als Kohlenstoffquelle Glyzerin zugesetzt ist (sogenanntes albumosenfreies Tuberkulin).

Alle Tuberkuline, am meisten aber natürlich das Alttuberkulin, stellen demnach ein außerordentlich komplexes Gemisch verschiedenartigster Substanzen dar. So vielfältig wie ihre Zusammensetzung, so vielseitig ist aber auch ihre biologische Wirkung am tuberkuloseinfizierten Organismus. Die im Sprachgebrauch übliche Bezeichnung „Tuberkulin" darf deshalb nicht zu dem Glauben verleiten, daß nun alle damit erzielten Effekte auf eine einzige und zunächst in dieser Form noch hypothetische Tuberkulinsubstanz zurückzuführen seien.

Jedenfalls sind die Versuche, eine solche alle Tuberkulinwirkungen in sich vereinigende reine Substanz zu isolieren, bis heute noch nicht zu einem befriedigenden Abschluß gekommen. In Amerika hat sich zur Bearbeitung dieser einschlägigen Fragen ein Komitee gebildet, in dem *E. R. Long* und *H. B. Seibert* speziell die Untersuchung der Tuberkulinsubstanzen übernommen haben.

Die biologische Wirkung soll nach ihrer Ansicht an eine wasserlösliche nicht koagulable Proteinfraktion gebunden sein, die nicht dialysabel ist.

In Deutschland haben sich seit längerer Zeit *Bieling* im Verein mit *Lautenschläger* und *Edlbacher* um die Klärung dieser Fragen bemüht. Ihren Befunden nach zu schließen, handelt es sich bei dem von *Long* und *Seibert* gewonnenen Präparat mit Sicherheit noch um ein weitestgehend mit Trägersubstanzen „verunreinigtes" Tuberkulin, dessen hohe Anlagerungsfähigkeit eine Trennung ohne Einbuße seiner Wirksamkeit unmöglich macht.

Die Tuberkulinreaktion.

Die Tuberkulinreaktion stellt ein sehr komplexes Phänomen dar, dessen Mechanismus und Bedeutung heute noch nicht klar sind.

Zwar war schon *R. Koch* 1890 bekannt, daß das Tuberkulin die Eigenschaft besitzt, bei Tuberkulösen spezifische Reaktionen auszulösen; da aber alle Menschen, die klinisch keine Erkrankungszeichen boten, auf Tuberkulin mit Fieber und Entzündung reagierten, entging die wichtigste Tatsache, daß eben nur der Tuberkuloseinfizierte in dieser Weise antwortet, zunächst der Beobachtung. Erst *Pirquet* und *Schick* hatten auf Grund ihrer Untersuchungen über die Serumkrankheit die Vermutung ausgesprochen, das Tuberkulin sei für den tuberkulosefreien Menschen ungiftig, für den tuberkulösen giftig. Die Beobachtung, daß Säuglinge so selten auf große subkutane Tuberkulindosen reagierten, erklärten *Pirquet* und *Schick*, sowie *Schloßmann* und *Binswanger* damit, daß Menschen im Säuglingsalter noch tuberkulosefrei seien.

Die von *Epstein* schon beschriebene entzündliche Rötung und Schwellung an der subkutanen Injektionsstelle wurden von *Escherich* als Stichreaktion bezeichnet. Ihr spezifischer Charakter wurde von *Reuschel* sowie von *Hamburger* erkannt und beschrieben.

Spritzt man Tuberkulösen 1 mg Alttuberkulin unter die Haut, so entwickelt sich in den nächsten 24 Stunden eine entzündliche, schmerzhafte Reaktion an der Injektionsstelle, und zwar, genauer ausgedrückt, einmal an der Stelle, an der die Nadel die Epidermis durchbohrt und damit Spuren von Tuberkulin hinterläßt (eigentliche Stichreaktion) und zweitens an der Stelle, an welche die Nadelspitze zu liegen kommt (Depotreaktion). Gleichzeitig tritt Krankheitsgefühl und Fieber oft bis zu 40 Grad und mehr auf (allgemeine Reaktion), und unter Umständen beobachtet man an tuberkulösen Herden eine frisch entzündliche Reaktion (Herdreaktion).

In ungeahntem Ausmaße gefördert und auf eine breitere Basis gestellt wurde die lokale Tuberkulinreaktion durch die Erfindung der **Kutanmethode** durch *von Pirquet.*

Der gleichzeitig aus den Studien über die Serumkrankheit und die Vakzination übernommene Allergiebegriff brachte zum ersten Male in verständlicher Weise die Verhältnisse klar zum Ausdruck: **Der vor der Infektion für den Tuberkulinreiz völlig unempfindliche Organismus erwirbt im Anschluß an die Infektion mit Tuberkelbazillen nach Fertigstellung der spezifischen Reaktionskörper („Ergine" im Sinne *Pirquets*) die Fähigkeit, nunmehr auf einen erneuten spezifischen Antigenreiz hin sofort an Ort und Stelle mit einer heftigen Entzündung zu reagieren.** Diese „**veränderte Reaktionsfähigkeit**" bleibt vom Augenblick ihres Auftretens, wenn auch in wechselndem Grade, das ganze Leben hindurch bestehen.

Was kann nun heute über das **Wesen der Tuberkulinempfindlichkeit** und deren immunbiologische Bedeutung gesagt werden?

Die Tuberkulinempfindlichkeit.

Das Phänomen der Tuberkulinempfindlichkeit äußert sich symptomatologisch in 4 verschiedenen Formen.

1. Als **Lokalreaktion.**
2. Als **Herdreaktion** und **Aufflammreaktion.**
3. Als **Allgemeinreaktion.**
4. Als **Tuberkulinexanthem.**

Lokalreaktion

Die **Lokalreaktion**, die sich am besten bei Applikation des Tuberkulins auf, in oder unter die Haut beobachten läßt, äußert sich in einer am Ort der Darreichung innerhalb der nächsten 24 Stunden auftretenden intensiven Entzündung, **die in der Regel erst nach 48 Stunden ihren Höhepunkt erreicht**, um dann langsam abzuklingen. Die Intensität der Lokalreaktion läßt sich, wenn sie nicht von vornherein sehr hochgradig ist, durch mehrere nacheinander ausgeführte Tuberkulinapplikationen steigern. Dieses Sensibilisierungsvermögen kommt ausschließlich den Tuberkuloseinfizierten zu.

Die Herdreaktion.

Die **Herdreaktion** entsteht nur, wenn größere Mengen Tuberkulin in den Kreislauf gelangen und äußert sich in vermehrten Entzündungserscheinungen um einen bestehenden tuberkulösen Herd, die sich unter Umständen klinisch nachweisen lassen.

Die Aufflammreaktion.

Die **Aufflammreaktion** äußert sich darin, daß eine alte, längst abgeklungene Tuberkulinhautreaktionsstelle, deren Entstehung also auf lösliche Produkte zurückzuführen ist, wenn sie ein entsprechendes Alter von etwa 3—4 Wochen erreicht hat, auf die subkutane Zufuhr von Alttuberkulin hin nach einem Zeitraum von 6—8—10 Stunden erneut und meist über ihren ursprünglichen Umfang hinausgehend ein flammendes Erythem zeigt.

Diese Aufflammreaktion wird heute zumeist in Anlehnung an die Deduktionen *Bessaus* mit der Herdreaktion in ihrem Wesen und Entstehungsmechanismus identifiziert. Allerdings sind für diese Auffassung die notwendigen Voraussetzungen nicht ohne weiteres gegeben.

Die Allgemeinreaktion.

Die **Allgemeinreaktion** tritt je nach der verwendeten Dosis nach 6—10 Stunden allein oder in Begleitung einer nachweisbaren Herdreaktion auf und äußert sich in Fieber bis zum Schüttelfrost und den damit einhergehenden Krankheitserscheinungen (Erbrechen, Mattigkeitsgefühl, heftigen Kopfschmerzen, Atembeschwerden usw.). Solche Allgemeinreaktion pflegt dann häufig von einem mehr oder minder ausgeprägten Unempfindlichkeitszustand gegenüber Tuberkulin gefolgt zu sein.

Das Tuberkulinexanthem.

Das Tuberkulinexanthem tritt in Zusammenhang mit stärkeren Allgemeinreaktionen auf, und zwar in allen Stufen vom diskretesten eben noch wahrnehmbaren Exanthem bis zum intensiven flammenden Ausschlag. Ursprünglich von *Escherich* schon beobachtet, ist es in der Folge besonders von *Moro* beschrieben worden. Trotzdem ist seine Existenz vielfach geleugnet bzw. auf die unspezifischen Bouillonbestandteile des Tuberkulins bezogen worden.

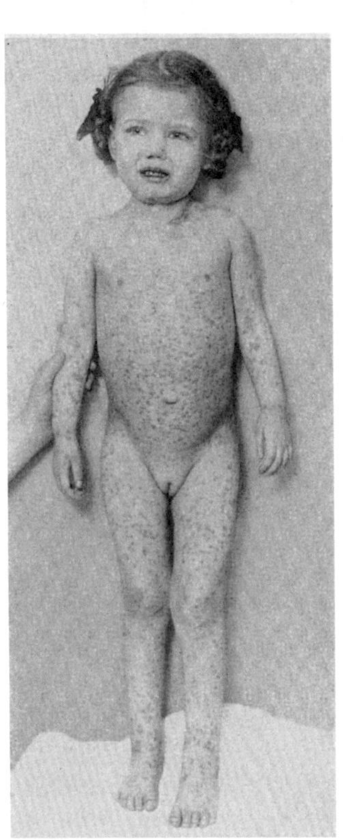

Fig. 271. *Varizelliformes Tuberkulinexanthem.* (Eigene Beobachtung.)

An dem Vorkommen echter Tuberkulinexantheme kann jedoch nach unseren Beobachtungen nicht gezweifelt werden. Voraussetzung dazu ist nur die Verwendung eines genügend wirksamen spezifischen Präparates. Wir selbst haben sie neuerdings bei der diagnostischen Anwendung eines aus Tuberkelbazillen (also bouillonfreiem Ausgangsmaterial) von *Bieling* hergestellten Tuberkulins, und zwar sowohl bei dessen vollkommen eiweißfreiem Ultrafiltrat, als auch bei dem Filterrückstand gesetzmäßig beobachtet. Beide Präparate waren allerdings von einer hochgradigen, von uns nie beobachteten und erwarteten spezifischen Wirksamkeit.

Die Symptomatologie des Tuberkulinexanthems beschränkt sich nicht auf die skarlatiniformen Exantheme, sondern tritt in mannigfaltigster Weise und wahrscheinlich in einer gewissen Abhängigkeit von dem verwendeten Präparat auf. Wir selbst haben morbilliforme Exantheme (*Moro*) und einmal sogar ein ausgesprochenes varizelliformes Exanthem im Anschluß an eine Tuberkulininjektion beobachtet (siehe Fig. 271).

Wesen der Tuberkulinempfindlichkeit.

Über das Wesen der Tuberkulinempfindlichkeit, ihre Spezifität und ihren Entstehungsmechanismus sind zahllose Arbeiten entstanden. Allein, die Verhältnisse liegen hier derart verwickelt, daß von einer Klärung noch keine Rede sein kann.

Ein Teil der Autoren räumt der Tuberkulinempfindlichkeit eine Sonderstellung ein und trennt sie von allen bekannten Formen der „Überempfindlichkeit" ab (*Selter, Uhlenhut, Bessau*), ein Teil faßt sie zusammen mit den sogenannten infektiösen oder bakteriellen Allergien (*Zinsser* u. a.) und stellt sie vornehmlich der echten Anaphylaxie, in diesem Falle der Bakterieneiweißanaphylaxie gegenüber, wieder andere können sich zu einer prinzipiellen Absonderung vom Mechanismus der echten Anaphylaxie nicht entschließen (*Doerr*).

Die völlig isolierte Betrachtung der Tuberkulinempfindlichkeit ist heute insofern nicht mehr gerechtfertigt, weil sie wenigstens phänomenologisch keinen einzigen Reaktionstypus aufweist, der allein dieser Form der Allergie vorbehalten wäre. Man hat dies zwar immer wieder zu behaupten versucht, allein die genauere Kenntnis der, von der Tuberkulinreaktion scheinbar verschiedenen, Reaktionsmechanismen läßt im Vergleich zu ihr doch keine prinzipiellen Unterschiede erkennen. Dies gilt sowohl für den verzögerten Verlaufstypus der Lokalreaktion, wie für die Herd- und Aufflammreaktion, wie auch für die Allgemeinreaktion. Andererseits fehlen aber der Tuberkulinempfindlichkeit bis heute noch gewisse, insbesondere experimentell reproduzierbare Kriterien, deren Vorhandensein wir als unerläßlich anzusehen gewohnt sind, um dieses Phänomen in einen der bisher bekannten allergischen Mechanismen einzureihen.

Dies ist in erster Linie der mit allen erdenklichen Methoden versuchte einwandfreie Nachweis eines auch passiv übertragbaren Antikörpers. Man hat deshalb jede Intervention humoraler Antikörper in Abrede gestellt und von Zellumstimmungen, allergisch geladenen Zellen (*Uhlenhut*), spezifischer Entzündungsbereitschaft des Gewebes usw. gesprochen. Zieht man jedoch aus solchen Vorstellungen die experimentellen Konsequenzen, dann gelangt man ebenfalls nicht zu positiven Resultaten. Gäbe es in der Tat eine allergische Umstimmung der Zellen des Organismus jenseits unseres heutigen Allergiebegriffes, dann müßte eine solche veränderte Reaktionsfähigkeit auch außerhalb des Gefäß- und Nervensystems am isolierten Gewebsverband (nicht nur am Darm, Uterus und Gefäßpräparat, die in dieser Hinsicht sehr vieldeutig sind) nachzuweisen sein. Dies ist, wie die ausgedehnten Versuche *Kellers* über den Gewebsstoffwechsel des isolierten Gewebes tuberkuloseinfizierter Meerschweinchen gezeigt haben, bis heute noch nicht der Fall. Wir können also auf Grund dieser und mancher anderen Erfahrung auch nicht in dem genannten Sinne von einer „allergischen Zelle“ sprechen. Damit ist das Dilemma, in dem man sich befindet, genügend gekennzeichnet. Ein in jeder Hinsicht befriedigender Ausweg ist noch nicht gefunden.

Die künstliche Erzeugung der Tuberkulinempfindlichkeit.

Der einzige in der Erkenntnis des Wesens der Tuberkulinempfindlichkeit wirklich entscheidende Fortschritt ist die nunmehr sicher erwiesene Möglichkeit der künstlichen Erzeugung einer Tuberkulinempfindlichkeit ohne Infektion mit lebenden Bazillen. Dies ist *Bessau* bereits 1916 mit toten Tuberkelbazillen am Meerschweinchen gelungen, später auch *Zinsser*, *Petroff* u. a. und heute auf die verschiedenste Weise auch am Menschen möglich (*Langer*, *Bessau*, *Moro*). Von noch größerer theoretischer Bedeutung ist jedoch die Frage, ob es nunmehr gelingt, nicht nur mit toten Bazillen, sondern auch mit gelösten Stoffen eine Tuberkulinempfindlichkeit künstlich zu erzeugen. Die darüber angestellten Versuche, denen trotz ihrer scheinbaren Verschiedenheit ein gleiches Prinzip zugrunde liegt, sind aber heute noch lebhaft umstritten (*Moro* und *Keller*, *Keller* und *Doelter*, *Fernbach*, *Groer*, *Progulski* und *Redlich*, *Mc. Junkin*, *Nitschke* und *Spronk* u. a.). Ebenso wie wir nur langsam in den Mechanismus und die Genese der Tuberkulinempfindlichkeit einzudringen vermögen, ebenso ist ihre Bedeutung für den infizierten Organismus bzw. ihre Beziehungen zur Tuberkuloseimmunität ein ungelöstes Problem.

Die Tuberkuloseimmunität.

Während der praktisch tätige Arzt fast täglich mit dem Phänomen der Tuberkulinempfindlichkeit bekannt zu werden und selbst da und dort Beobachtungen zu machen Gelegenheit hat, ist dies mit der Tuberkuloseimmunität nicht in so auffallender Weise der Fall. Sie ist nicht, wie wir dies etwa von den Masern her kennen, eine sogenannte absolute Immunität. Der erworbene Schutz ist in der Tat nur ein recht beschränkter. Daß es aber überhaupt einen Tuberkuloseschutz gibt, das schien durch den erst später zur Geltung gekommenen Fundamentalversuch von *R. Koch* erwiesen zu sein.

Der *Koch*sche Fundamentalversuch.

„Wenn man ein gesundes Meerschweinchen mit einer Reinkultur von Tuberkelbazillen impft, dann verklebt in der Regel die Impfwunde und scheint in den ersten Tagen zu verheilen; erst im Laufe von 10—14 Tagen entsteht ein hartes Knötchen, welches bald aufbricht und bis zum Tode des Tieres eine ulzerierende Stelle bildet.

Aber ganz anders verhält es sich, wenn ein bereits tuberkulöses Meerschweinchen geimpft wird. Am besten eignen sich hierzu Tiere, welche 4—6 Wochen vorher erfolgreich geimpft wurden. Bei einem solchen Tier verklebt die kleine Wunde auch anfangs, aber es bilden sich keine Knötchen, sondern schon am nächsten oder zweiten Tage tritt eine eigentümliche Veränderung an der Impfstelle ein. Dieselbe wird hart und nimmt eine dunklere Färbung an, und zwar beschränkt sich dies nicht auf die Impfstelle selbst, sondern breitet sich auf die Umgebung bis zu einem Durchmesser von 0,5—1 cm aus. An den nächsten Tagen stellt sich dann immer deutlicher heraus, daß die so veränderte Haut nekrotisch ist, sie wird schließlich abgestoßen und es bleibt dann eine flache Ulzeration zurück, welche gewöhnlich schnell und dauernd heilt, ohne daß die Lymphdrüsen infiziert werden. Die verimpften Tuberkelbazillen wirken also ganz anders auf die Haut eines gesunden, als auf diejenige eines tuberkulösen Meerschweinchens".

Der Versuch *Kochs* demonstriert in gleicher Weise die Allergie wie einen immunisatorischen Effekt. Ob beide Erscheinungen nur nebeneinanderbestehen oder kausal verknüpft sind, läßt sich aber aus der Beobachtung *Kochs* nicht entnehmen.

Die Mehrzahl der deutschen Kliniker sieht in der Tuberkulinempfindlichkeit den notwendigen Ausdruck einer vorhandenen Immunität (*Bessau*, *Moro*), während bekanntlich *Calmette* und seine Anhänger diese Auffassung nicht teilen und behaupten, daß Immunität schon vorhanden sein kann, wenn noch keine Tuberkulinempfindlichkeit nachzuweisen, bzw. wenn sie schon wieder verschwunden ist. Wie dem auch sein mag, sicherlich zeigt eine vorhandene Tuberkulinempfindlichkeit einen gewissen Grad von Immunität an, den wir bei fehlender Tuberkulinempfindlichkeit nicht ohne weiteres annehmen können. Mehr läßt sich heute mit Sicherheit nicht darüber sagen. Geht man in der Erforschung der Beziehungen beider Phänomene zueinander von der Tuberkuloseimmunität aus, dann müssen wir uns die Vielseitigkeit ihrer Erscheinungsformen vergegenwärtigen. Die Tuberkuloseimmunität ist nicht, wie wir dies im Vergleich zu den Masern bereits erwähnt haben, eine absolute, sondern nur eine relative. Wir können also auch nicht den Maßstab an sie anlegen, den wir bei anderen immunisierenden Prozessen anzuwenden gewohnt sind, sondern müssen uns nach neuen Gesichtspunkten ihrer Darstellung umsehen. Dies ist in der verschiedensten Weise möglich, so daß wir zweckmäßig bei der Tuberkulose nicht von einer Immunität im Sinne einer Nichterkrankung, sondern besser von ihrem biologisch-experimentellen, ihrem klinisch-epidemiologischen und gegebenenfalls ihrem anatomisch-histologischen Ausdruck sprechen. So gelangen wir zu einer Phänomenologie ihrer Ausdrucksformen, die zwar im einzelnen ganz verschiedenen Kategorien entnommen ist, sich aber doch so weit zu einem geschlossenen Bild vereinigen läßt, daß wir an der Existenz einer Tuberkuloseimmunität am Menschen, selbst wenn sie nur relativer Natur ist, nicht zweifeln können.

Die Ausdrucksformen der Tuberkuloseimmunität.

Im einzelnen auf die Beweisführung dieser Immunität näher einzugehen, ist hier nicht der Ort. Ihr natürlicher Erwerb ist an das Bestehen einer tuberkulösen Infektion gebunden. Man hat aus diesem Grunde auch vorgeschlagen, besser von Infektionsimmunität (*Uhlenhuth*) oder von Durchseuchungsresistenz (*Petruschky*) zu sprechen. Wenn auch der erworbene Schutz kein vollständiger ist, d. h. etwa zur restlosen Vernichtung aller Tuberkelbazillen führt, so müssen wir doch annehmen, daß er gegenüber einer Mehrzahl von Superinfektionen eine Neuherdbildung und damit Erkrankung zu verhindern vermag. Wir können uns anders das völlige Gesundbleiben der jahre- und jahrzehntelang hochgradig tuberkulinpositiven Kinder innerhalb eines fortlaufend verseuchten Milieus nicht erklären.

Verwickelt und kompliziert werden die Verhältnisse, wie erwähnt, durch die Tuberkulinempfindlichkeit, deren Beziehungen zur Immunität nicht geklärt sind. Wir neigen dazu, in ihr nicht lediglich ein Symptom, sondern einen sinnfälligen Bestandteil der Immunität zu sehen, wie er sich im *Koch*schen Fundamentalversuch äußert und sich vielleicht am besten mit der sogenannten „Schankerimmunität" bei der Syphilis vergleichen läßt.

Es kann aber nicht, wie dies noch vielfach angenommen wird, von dem Ausmaß der Lokalreaktion oder der funktionellen Belastungsmöglichkeit der Tuberkulinempfindlichkeit ohne weiteres auf den Grad der vorhandenen Immunität bzw. auf deren Verlust durch oder infolge eines spezifischen Prozesses geschlossen werden. Dazu liegen die Dinge zu kompliziert.

Welche praktischen Folgerungen aus diesen Erkenntnissen und Anschauungen gezogen werden, wird kurz im Kapitel der Schutzimpfungen zu besprechen sein.

Epidemiologie.

Als Ansteckungsquelle kommt hauptsächlich der hustende Phthisiker in Frage. Diese Tatsache bedarf keiner weiteren Erörterung. Dagegen müssen wir uns im folgenden etwas eingehender mit der Frage beschäftigen, wo der Tuberkelbazillus in den menschlichen Organismus eindringt und auf welche Weise er dorthin gelangt. Ansteckungsquelle.

Das Schrifttum, das dieser Aufgabe gewidmet wurde, ist heute schon kaum mehr zu übersehen. Trotzdem sind die erfolgten Antworten umstrittener denn je. Beide Teile der Frage sind engstens miteinander verknüpft, aber ihre Lösungen wurden von zwei verschiedenen Disziplinen erstrebt, und zwar von seiten der pathologischen Anatomie hinsichtlich der Eintrittspforten, von seiten der Bakteriologie hinsichtlich des Übertragungsmodus. Eintrittsstellen.

Das bereits erwähnte Lokalisationsgesetz *Cornets* besagt sinngemäß nur, daß der Ort des Eindringens in einen empfänglichen Organismus — gleichgültig ob hier eine Läsion entsteht oder nicht — in jedem Falle gesetzmäßig daran kenntlich ist, daß die seinem Quellgebiet zugehörigen Lymphdrüsen erkranken, bevor es zur weiteren Ausbreitung der Infektion kommt. Ob es sich dabei unter allen Umständen um eine Primärinfektion handeln muß, oder ob die gleichen Verhältnisse auch für eine Reinfektion zutreffen, ist in dem Gesetz nicht ausdrücklich enthalten. Diese Entscheidung ist auch für die Frage der Eintrittsstelle insofern belanglos, als bei den Kindersektionen die tuberkulösen Veränderungen im allgemeinen so eindeutig sind, daß ein Zweifel im anatomischen Sinne nicht möglich ist. In der Tat sprechen hier gerade die Befunde der einzigen und damit einmaligen tuberkulösen Läsionen eine (scheinbar) beredte Sprache, besonders dann, wenn sich die *Baumgarten-Tangl*sche Modifikation des Lokalisationsgesetzes bestätigt findet. *Cornets* Lokalisationsgesetz. *Baumgarten-Tangl*sches Lokalisationsgesetz.

Die letztere besagt, daß auch die der regionären Drüsenveränderung zugeordnete Eintrittsstelle unter allen Umständen durch eine spezifische Veränderung gekennzeichnet ist, mit anderen Worten, daß sich anatomisch der bereits ausführlich besprochene „Primärkomplex“ nachweisen läßt. In der ganz überwiegenden Zahl der Sektionen ist dies der Fall, und zwar in besonders eindrucksvoller Weise in der Lunge.

Verhältnis der pulmonalen zu extrapulmonalen Infektionen.

Um die Verteilung der Eintrittsstellen, so wie sie sich dem pathologischen Anatomen darstellen, zu demonstrieren, führen wir die letzte Zusammenstellung über 2114 Fälle primärer Säuglings- und Kindertuberkulose an, wie sie von *Ghon* und *Kudlich* veröffentlicht wurde.

Unter diesen 2114 Fällen zeigten, abgesehen von 3 Fällen ohne erkennbare Eintrittspforte 2028 eine primäre pulmonale Infektion (95,93%), 24 Fälle eine primäre Darminfektion (1,14%), 2 Fälle eine primäre Tuberkulose der Nasenhöhle (0,09%), 2 Fälle eine primäre Infektion der Rachentonsille (0,09%), ein Fall eine primäre Infektion der Parotis (0,05%), 2 Fälle eine primäre Tuberkulose des Mittelohrs (Tuba auditiva) (0,09%) und 3 Fälle eine primäre Hauttuberkulose (0,14%) sowie ein Fall eine primäre Konjunktivaltuberkulose (0,05%). 48 Fälle (2,27%) waren sogenannte unklare Fälle, d. h. Fälle, bei denen die Frage offen gelassen werden mußte, ob es sich um einen primären Komplex der Lunge, des Darmes oder des Kopf-Halsgebietes handelte oder ob zwei oder gar alle drei genannten Organgebiete gleichzeitig die primäre Eintrittspforte bildeten.

Die Statistik hat den Vorteil, auch alle nennenswerten extrapulmonalen antomischen Eintrittsstellen berücksichtigt zu haben und nur nach gleichen Gesichtspunkten und ad hoc ausgeführte Sektionen zu enthalten. Ihr Nachteil beruht in der Verwendung eines geographisch relativ beschränkten Materials und der großen Zahl „genetisch unklarer“ Fälle. Das Verhältnis von pulmonaler und extrapulmonaler, vor allem also intestinaler Infektion stellt sich an verschiedenen Stellen des Deutschen Reiches sehr unterschiedlich dar.

Hübschmann und *Lange* fanden in Leipzig beispielsweise unter 347 Fällen von Kindertuberkulose nur 229 (66%) mit primärem Lungenherd, 93 = 28% mit primärer Darmtuberkulose und 6%, bei denen der Befund nicht eindeutig war.

Aber selbst wenn wir die äußersten angegebenen Differenzen und die in epidemiologischem Sinne konkurrierende bovine Infektion des Kindes berücksichtigen, bleibt die zahlenmäßige Überlegenheit des anatomischen pulmonalen Primärinfektes der Kindertuberkulose eine evidente Erscheinung. An dieser Tatsache ist nicht zu zweifeln, ebensowenig wie an der vollen Bestätigung des *Cornet*schen, sowie des *Baumgarten-Tangl*schen Lokalisationsgesetzes für die Lunge des Kindes.

Die Gültigkeit der Lokalisationsgesetze.

Dagegen ist es in diesem Zusammenhang wichtig zu wissen, daß sowohl das *Cornet*sche, wie auch ganz besonders das *Baumgarten-Tangl*sche Lokalisationsgesetz für die menschliche und tierische Tuberkulose jeden Alters und für die extrapulmonale Infektion keine generelle Gültigkeit besitzt. Den Abweichungen von beiden Gesetzen bei den extrapulmonalen Infektionen kommt gerade für die Erforschung der Eintrittsstellen durch den pathologischen Anatomen eine prinzipielle Bedeutung zu. Formuliert man unter diesem Gesichtspunkt die Ausnahme beider Gesetze als Frage, so lautet diese:

Für den *Cornet*schen Satz: Ist die Anwesenheit lebender Tuberkelbazillen auch ohne tuberkulöse Gewebsveränderungen (im Sinne des Gesetzes) beim Menschen möglich?

Für den *Baumgarten-Tangl*schen Satz: Ist eine spurlose Passage der Tuberkelbazillen durch die Haut und Schleimhaut des Menschen möglich?

Das „lymphoide Latenzstadium“.

Beide Fragen sind heute in bejahendem Sinne zu beantworten. Die ersten Untersuchungen darüber gehen auf *Weichselbaum* zurück, der die Anwesenheit lebender virulenter Tuberkelbazillen in mikroskopisch angeblich völlig unveränderten Tonsillen feststellen konnte. *Bartel*, sowie *Bartel* und *Spieler* haben dann in ausführlichen experimentellen Studien diese Beobachtung bestätigt, die unter der Bezeichnung „lymphoides Latenzstadium" der Tuberkelbazillen bekannt ist.

Die von *Bartel* seinerzeit geäußerte Auffassung geht dahin, daß Tuberkelbazillen auch bei natürlicher Infektionsgelegenheit die anscheinend unveränderten Schleimhäute passieren und in das lymphatische System ihren Weg nehmen. Daselbst können sie in direktem Anschluß an die Infektion durch den Impfversuch nachweisbar sein. Dann aber folgt ein, je nach der Reichhaltigkeit der Infektion kürzeres oder längeres Stadium der Latenz, in welchem sich die Tuberkelbazillen im unveränderten lymphatischen Gewebe einem Nachweis durch die genannten Untersuchungsmethoden entziehen. Erst in späterer Zeit gelingt es, teils durch den Impfversuch, teils auch schon durch mikroskopische Untersuchung neben makroskopisch sichtbaren manifesten Veränderungen die Tuberkelbazilleninvasion nachzuweisen. Es müssen daher die Tuberkelbazillen nach einem längeren oder kürzeren „lymphoiden", für Tuberkulose uncharakteristischen Latenzstadium, in späterer Zeit eine Steigerung der Virulenz wie der Zahl erfahren haben, welche sie nunmehr einem Nachweis wieder zugänglich machen. Dieses Verhalten legt ferner den Gedanken nahe, daß das lymphatische Gewebe die Fähigkeit besitzen müsse, eine Zeitlang die Tuberkuloseinfektion mit Erfolg zu bekämpfen, in widerstandsfähigen Organismen auch wohl überwinden zu können, und zwar bevor jene als spezifisch erkannten tuberkulösen Veränderungen mit ihren Verheerungen ihren Entwicklungsgang beginnen.

Bartels Untersuchungen müssen heute als bestätigt gelten (*Hamburger, Chiari, Wolf, Beitzke, Hübschmann, Liebermeister, Ungermann, Calmette, Gaffky*).

Die „Invasion".

Die zweite Frage, ob ein spurloses Durchwandern (Invasion) der Tuberkelbazillen durch die Haut und Schleimhaut des Menschen möglich ist, ist ebenfalls unter gewissen Voraussetzungen zu bejahen. Soweit wir aus tierexperimentellen Untersuchungen mittels aerogener Infektion und aus den Lungensektionsergebnissen am Menschen darüber orientiert sind, ist bei diesem Organ ein Ausbleiben der primären Läsion an der Eintrittsstelle nicht erwiesen, so daß wir heute nahezu mit Sicherheit annehmen dürfen, daß das Fehlen eines Lungenherdes bei vorhandener Bronchialdrüsentuberkulose auf einem „Nichtfinden" des Herdes beruht. Die ursprünglich noch von *Cornet* angenommene isolierte Bronchialdrüsentuberkulose besteht also nicht.

Anders liegen die Verhältnisse jedoch bei der Intestinalschleimhaut. Wenn auch erfahrene Forscher wie *Ghon* noch heute an der Gültigkeit des *Baumgarten*schen Satzes für die Darmwand festhalten, so existiert doch andererseits eine große Reihe von Arbeiten aus maßgeblicher Quelle, die uns in dieser Hinsicht eines anderen zu belehren scheinen (*Orth, Cornet, Kossel, Aufrecht, Orth* und *Rabinowitsch, Rabinowitsch, Oberwarth, Bartel*).

Gegen die früheren Versuche von *Schloßmann* und *Engel* ist vielfach eingewendet worden, daß bei Eröffnung des Magens und Einbringen der Tuberkelbazillen eine Blutinfektion nicht ausgeschlossen werden könnte (*Straßner, Ravenel*). Dieser Einwand kommt jedoch für viele neuere Versuche nicht in Betracht, und trotzdem gelingt auf dem Wege durch den Verdauungskanal die Infektion. *Koch* und *Möllers* konnten unmittelbar nach Injektion in die hervorgezogenen Dünndarmschlingen den Abtransport der Bazillen durch die Chylusgefäße direkt beobachten; abgesehen davon lassen sich bereits wenige Stunden nach intestinaler Injektion die Bazillen in den Körperorganen nachweisen. Ihren temperamentvollsten Vertreter findet diese Art der Infektion mit spurloser Passage durch die Darmschleimhaut in *Calmette*. Seine Argumente sind in der Tat beachtenswert, zumal da auch er sich, wie fast alle genannten Autoren, auf die erwiesene Möglichkeit des Durchdringens anderer Bakterien durch die intakte Schleimhaut stützt. Es ist nicht einzusehen, warum die Tuberkelbazillen dazu nicht imstande sein sollen. Man war früher der Ansicht, daß sehr große Bazillenmengen dazu erforderlich seien, doch haben die genau dosierten und abgestuften Experimente *Langes* und auch die von *J. Koch* und *W. Baumgarten* gezeigt, daß erheblich geringere Mengen zur wirksamen Infektion genügen. *Lange* konnte noch mit 1/100 000 mg eine Erkrankung der Mesenterialdrüsen ohne

Veränderungen im Quellgebiet erzielen. Die gleichen Erfolge wurden auch von der englischen Tuberkulosekommission berichtet.

Die frühere Angabe von *Orth*, daß das Medium, in dem die Bazillen verabreicht würden, für die Erfolge nicht gleichgültig sei, wird ebenfalls von *Calmette* vertreten und zum Teil auch praktisch nutzbar gemacht. Wir erinnern in diesem Zusammenhang an die Versuche von *Nicolas* und *Descos*, sowie *Ravenel*, die neben großen Bazillenmengen vorher Rizinusöl verabreichten, um einen Durchtritt der Keime leichter zu bewerkstelligen. Auch die Lübecker Unglücksfälle sprechen in dieser Richtung eine klare Sprache.

Die „isolierte Mesenterialdrüsentuberkulose".

Die Sektionsbefunde am Menschen bestätigen die Möglichkeit des Vorkommens einer primären isolierten Mesenterialdrüsentuberkulose, wobei auch eine genaue Untersuchung der Darmschleimhaut stattgefunden hat. *Beitzke* konnte unter seinen 13 Fällen primärer abdominaler Tuberkulose nur einmal ein Darmgeschwür, unter 8 Fällen zweimal spezifische Läsionen nachweisen. *Edens* konnte unter 25 Fällen von Mesenterialdrüsentuberkulose nicht ein einziges Mal Narben oder sonstige Veränderungen der Darmschleimhaut finden. Ebenso sah *Blumenberg* unter 28 primären abdominalen Tuberkulosen 21 mal einen typischen Primärkomplex, 7 mal eine alleinige Erkrankung der Mesenterialdrüsen.

Anders liegen die Verhältnisse bei der sekundären Deglutitionstuberkulose, da hier fast nie die Darmschleimhaut übersprungen wird, sondern immer vor den Mesenterialdrüsen erkrankt.

Andere Eintrittsstellen.

Über die anderen Eintrittsstellen (nasale, konjunktivale, dermatogene Infektion) läßt sich wegen der relativ geringen Zahl von einwandfreien Beobachtungen nichts Allgemeingültiges sagen. Der sehr regelmäßige Verlauf der Beschneidungstuberkulose wurde bereits erörtert. Eine konjunktivale Infektion ohne Hinterlassung pathologischer Veränderungen auf der Schleimhaut wird von *Igersheimer* behauptet, ebenso von *Guérin* und *Grysiz*. Die gesicherte Beobachtung von *Kudlich* zeigt jedoch die geradezu enorme narbenlose Heilungsfähigkeit der Augenbindehaut, die eine nachträgliche Feststellung eines etwaigen überstandenen Schleimhautgeschwürs sehr schwierig gestaltet.

Schlußfolgerung.

Was ist nun das Resultat dieser von anatomischer Seite gemachten Feststellungen und welche Schlüsse können wir daraus ziehen?

In der ganz überwiegenden Zahl der Fälle lassen sich in der Lunge, sowohl in Gegenwart anderer als auch besonders ohne jede sonstige tuberkulöse Affektion nahezu gesetzmäßig anatomische Veränderungen im Sinne des *Ranke*schen Primärkomplexes feststellen. Nachdem es sich häufig dabei um die einzigen tuberkulösen Veränderungen im Körper handelt, ist man berechtigt, sie als die primären anzusprechen und damit gleichzeitig besonders wegen des interalveolären Beginns des Lungenherdes einen Rückschluß auf die hauptsächlichste Eintrittsstelle des Virus damit zu verbinden. Seit *G. Küss* sind wir deshalb gewohnt, den pulmonalen Primärkomplex als anatomischen Beweis einer aerogenen, d. h. auf dem Wege der Inhalation entstandenen Infektion anzusehen, demgegenüber der intestinale Infektionsweg eine zahlenmäßig geringe Rolle spielt, wenn er auch im Vergleich zu den seltenen anderen Eintrittspforten an zweiter Stelle steht.

Wir dürfen uns jedoch nicht verhehlen, daß es nach dem vorausgehend Gesagten zwei Gründe gibt, die diesen Schluß des Anatomen nicht als absolut unanfechtbar erscheinen lassen. Das ist einmal die Tatsache, daß das *Cornet*sche Lokalisationsgesetz keine generelle Gültigkeit besitzt (lymphoides Latenzstadium!) und zweitens, daß auch das *Baumgarten-Tangl*sche Gesetz zwar für die Lunge des Kindes, nicht aber für die Schleimhaut des Verdauungstraktus zutreffend ist. Beide Ausnahmen schließen die Möglichkeit nicht aus, daß der Erreger andernorts, also besonders im oberen oder unteren Verdauungschlauch, ohne Spuren zu hinterlassen eindringt und nach mehr oder minder langem, anatomisch nicht nachweisbarem Aufenthalt in den Mesenterialdrüsen von hier aus auf hämatogenem Wege den Primärkomplex erzeugt.

Wir dürfen es nicht unterlassen, darauf hinzuweisen, daß diese Anschauung von führenden deutschen Pädiatern wie *Czerny* und auch *Schloßmann* schon lange vertreten wurde und *Calmette*, *Much* u. a. diesen Infektionsmodus als den hauptsächlichsten anerkennen.

Gegen solche Annahme sind anatomischerseits von *Beitzke* zwar eine Reihe Einwände gemacht worden, denen jedoch eine absolute Beweiskraft auch nicht zukommt. Im einzelnen darauf einzugehen ist hier nicht der Ort. Dagegen müssen kurz die Ergebnisse experimenteller Infektion und einzelner epidemiologischer Beobachtungen, sowie der Übertragungsmodus besprochen werden, da beide eine wertvolle Ergänzung und Sicherung der anatomischen Befunde bringen.

Experimentelle Infektion, Epidemiologie und Übertragungsmodus.

Die Schmutz- und Schmierinfektion, d. h. im weitesten Sinne die Kontaktinfektionen, sowie die Übertragung durch Einatmung der aus getrocknetem Sputum verstaubten Bazillen waren bereits Gegenstand eingehender Studien und Experimente gewesen, als durch die Arbeiten *Flügge*s und seiner Schüler, vor allem *Heymann*s und *Hippke*s, die Anschauung vertreten wurde, daß weit mehr als das Sputum das Hustentröpfchen des Phthisikers als Überträger der Tuberkelbazillen anzusehen sei.

Tröpfcheninfektion.

Beim Sprechen und noch mehr beim Husten werden feinste Tröpfchen versprayt, und zwar in einem kegelförmig vom Mund ausgehenden Ausbreitungsbezirk, der bis zu etwa 80 *cm* Entfernung ziemlich schnell zur Erde absinkt. Feinste schwebende Tröpfchen sind von *Heymann* bis 1,40 *m* entfernt und sogar rückwärts vom Phthisiker gefunden worden. Luftbewegungen, wie sie durch die gewöhnliche Atmung entstehen, bewirken schon eine Ablenkung der Flugrichtung und damit natürlich auch eine Aspiration bei tangentialer Richtung des infizierenden Hustenstoßes. Die Tröpfchen halten sich je nach der Größe und ihrem Gehalt an Formelementen wenige Minuten bis zu einer halben Stunde schwebend in der Luft.

Wichtig sind weniger die Mund- als die Bronchialtröpfchen, die bei den Hustenstößen herausgeschleudert werden. Die ersteren sind relativ groß und enthalten vorzugsweise Epithelien, Bakterien der Mundflora, Schleimflocken und relativ spärliche Tuberkelbazillen. Die eigentlichen Bazillenträger, die dann auch für die Übertragung in Frage kommen, sind die Bronchialtröpfchen, deren größtes 100—150 μ und deren kleinstes 15 bis 20 μ groß sein können. Der Bazillengehalt der größeren Tröpfchen kann sehr beträchtlich sein (bis zu 200 und mehr sind beobachtet), die kleinen enthalten jedoch meist nur 1—2 Bazillen, eine Dosis, die für pulmonale, ja sogar extrapulmonale Infektion durchaus genügt (*Hippke*). Die Bazillen solcher Tröpfchen bleiben nach *Kirstein* im Licht bis zu 3 Tagen, im Dunkeln bis zu 18 Tagen lebend.

Angehustete oder dem versprayten Auswurf ausgesetzte Tiere erkrankten an typischer Lungentuberkulose.

Das Hustentröpfchen überschätzt.

In neuerer Zeit hat nun *Bruno Lange* mit seinen Mitarbeitern die Frage des Infektionsmodus und der Bedeutung der Staub- und Tröpfcheninfektion erneut aufgegriffen und ist in sorgfältig durchgeführten Experimenten zu dem Resultat gekommen, daß die Tröpfcheninfektion auf Kosten der Staubinfektion zu sehr überschätzt wurde. Die bei der künstlichen Inhalationsinfektion durch den Spray erzeugten Tröpfchen sind nur etwa

5—10 μ groß und erreichen damit die Ausmaße von Kohlenstaubpartikelchen. Diese vermögen zweifellos, wie dies durch zahlreiche Untersuchungen erwiesen wurde (*Buchner* und *Enderlen*, *Wyssokowitsch*, *Hartl* und *Herrmann*, *Lange* und *Keschischian*, *Lange* und *Nowoselky*), bis in die periphersten Partien der Lunge vorzudringen, wenn auch hier schon ein größerer Teil in den oberen Luftwegen abgefangen wird. Nach *Langes* Untersuchungen gelangen 7—30% des versprayten Materials in die Lungen. Die kleinsten Bronchialtröpfchen sind demgegenüber 15—20 μ groß, mithin in ihrer Respirabilität nicht den Spraytröpfchen ohne weiteres gleich zu setzen, zumal auch ihr Bazillengehalt mit ihrer Kleinheit abnimmt. Diese kleinsten Tröpfchen sind zudem sehr selten und nur bei reichlich bazillenhaltigem Sekret infektiös. Findet die Einatmung statt, dann wird der ganz überragende Prozentsatz an der Mund- und Rachenschleimhaut niedergeschlagen, so daß die Aussichten, in die periphere Lunge zu geraten, relativ spärliche sind. Die Tröpfchen von über 20 μ vermögen ein gebogenes Röhrensystem überhaupt nicht zu passieren, da die Zentrifugalkraft der beim Einatmen in den zahlreichen Buchten, Höhlungen und Knickungen des Nasenrachenraumes entstehenden Wirbel die schwereren Elemente an die Wand schleudern, wo sie fixiert werden. (Der Inspirationsstrom hat an gewissen Stellen des Atmungsrohres nach *Henninger* eine Geschwindigkeit von 7—8 m pro Sekunde!)

So kommt es, daß die Infektionsmöglichkeit des Meerschweinchens durch den natürlichen Hustenstoß zahlenmäßig keineswegs so groß ist, wie man gemeinhin zu glauben pflegt. *Heymann* hat von 25 exponierten Tieren 6 infizierte Tiere beobachtet. *Möller* von 8 2, *Chaussé* von 152 Tieren 31, *Hippke* unter 41 Tieren 17. Dabei ist zu bedenken, daß erst nach langem Suchen ein Phthisiker mit positiven Bronchialtröpfchen gefunden wurde, und der Versuch sehr erzwungene Bedingungen zeigt: Anhusten 83—400mal durch Glasröhre in einen Kasten dicht gedrängt sitzender Tiere! (*Chaussé*). Wurden von *Chaussé* natürliche Bedingungen gewählt, dann erkrankte von 79 Tieren nur ein einziges. Die mitinfizierten Felle sind meist nicht desinfiziert worden, die Sektionsprotokolle weisen keine sicheren Angaben über typischen Primäraffekt der Lunge auf, kurz, das, wenn auch undankbare Verdienst *Langes*, hier auf nicht unbedeutende Fehlerquellen hingewiesen zu haben, darf nicht unterschätzt werden. *Langes* Untersuchungen schließen ja die Möglichkeit einer Tröpfcheninhalation nicht aus, sie schränken nur ihre Bedeutung beträchtlich zugunsten anderer Infektionsmöglichkeiten.

Nur der flugfähige Staub infiziert.

Im wesentlichen kommt es hier auch nur auf den feinen **flugfähigen** Staub an, wie er durch Eintrocknen von Sputum, besonders aber von kleineren Sputumteilchen und Hustentröpfchen, die den Bedingungen der Eintrocknung und Verstaubung viel rascher unterliegen, entsteht. Der Anteil derartig feinen keimhaltigen Staubes beträgt 5 Minuten nach dem Aufwirbeln etwa 46%, 30 Minuten nachher nur noch etwa 12%. Dabei ist die Staubentwicklung aus porösen nicht fasernden Stoffen wichtiger und für die Praxis bedeutsamer als die Staubentwicklung des infizierten Fußbodens. Das geht bis zu einem gewissen Grade auch aus den bereits erwähnten Versuchen von *Bartel* und *Spieler*, sowie von *Heymann* hervor.

Die mikroskopische Untersuchung derartigen Staubes zeigt, daß er vielfach überhaupt nur aus isolierten Bazillen besteht. Der nach 30 Minuten noch schwebende Anteil enthielt bis zu 95% reinen Bakterienstaub. Dieses „Aeroplankton" bedeutet im Vergleich zur Tröpfchen- und Kontaktinfektion die weitaus größere Gefahr. Die Inhalation eines solchen Staubes ist durch umfangreiche Forschungen mit Sicherheit erwiesen und durch die Anthrakose der Lunge schon lange bekannt. Die Entstehung der Lungenanthrakose auf dem Wege über den Darm, wie *Calmette* sie erzielt zu haben glaubte, beruht auf einem Versuchsfehler. (*Aschoff, Beitzke, Heller* und *Wolkenstein, Küss* und *Lobstein, Frosch, Schultze*).

Durch diese Experimente gewinnen die Ergebnisse der alten *Cornet*schen Untersuchungen über die Staubinfektion wieder an Bedeutung. *Cornet* hatte im Staub von Phthisikerwohnungen und Krankensälen bis zu 30% Tuberkelbazillen gefunden. Meerschweinchen konnten sich in der beim Bürsten eines mit Tuberkulosesputum beschmutzten Teppichs erzeugten Staubwolke sowie im Kleiderstaub eines Phthisikers infizieren. *Reichenbach* wies nach, daß im feuchten Staub 9 Bazillen zur Inhalationsinfektion genügen.

Wenn auch diese Experimente gegenüber den natürlichen Verhältnissen ebenfalls als übertrieben angesehen werden müssen, so lehren sie trotz alledem die Gefahren, die von dieser Verbreitungsweise des Erregers drohen.

Kontaktinfektionen.

Demgegenüber treten in der Tat die Kontaktinfektionen außerordentlich in den Hintergrund. Die Gelegenheit, auf diesem Wege Bazillen aufzunehmen, ist für das Kriech- und Spielalter am häufigsten gegeben. Die Anschauung, daß zur oralen und intestinalen Infektion sehr große Bazillenmengen erforderlich seien, ist durch die sorgfältig abgestuften Untersuchungen *Lange*s, sowie von *Koch* und *Baumgarten* hinfällig geworden. Beide konnten, wie bereits erwähnt, schon mit sehr geringen Dosen (100 Bazillen von der Mund- und Nasenhöhle sowie vom Darm aus) eine wirksame Infektion erzielen. Es erweckt experimentell wenigstens den Eindruck, als ob die Schleimhäute des Kopfes und des Verdauungskanals eine beträchtliche Resistenz gegenüber den Tuberkelbazillen besitzen, da sie relativ häufig spurlos durchwandert werden und gemessen an der Lunge doch eine wesentlich größere Infektionsdosis für sie erforderlich ist (1:100).

Die Milchinfektion.

Eine besondere Rolle für den intestinalen Infektionsmodus spielt die tuberkelbazillenhaltige Milch, bzw. die aus ihr hergestellten Molkereiprodukte.

Es ist nicht erforderlich, daß die tuberkulösen Kühe zur Ausscheidung von Tuberkelbazillen mit Eutertuberkulose behaftet sind (*Rabinowitsch-Kempner*).

Eine geringere Virulenz, wie sie vielfach dem bovinen Typus für den Menschen zugeschrieben wird, scheint keineswegs zu bestehen. Unter den tödlichen generalisierten Tuberkulosen inkl. Meningitis sind 11,6% bovine Bazillen nachgewiesen. Nach der letzten Zusammenstellung *Möller*s wurde bei Kindern unter 5 Jahren in 22,5%, von 5—18 Jahren in 22,3% der Typus bovinus ermittelt. Für Deutschland sind diese Zahlen wahrscheinlich zu hoch; zum Teil sind sie wohl auch abhängig von der ortsüblichen Gewohnheit des Rohmilchtrinkens. Die Infektionsmöglichkeit durch Ziegenmilch und auch durch Frauenmilch ist demgegenüber jedenfalls gering. Zwar ist der Übergang von Tuberkelbazillen in Frauenmilch erwiesen (*Escherich, Noeggerath, Chambrelent* und *Vallée*), aber nur selten und in geringen Mengen. *Fischl* gelang der wiederholt versuchte Nachweis nie. Ob dieser Übertragungsmodus praktisch irgendeine Rolle spielt, ist sehr zu bezweifeln.

Epidemiologische Beobachtungen.

Eine Reihe epidemiologischer Beobachtungen ergänzen die anatomischen Befunde, sowie die bakteriologisch-experimentellen Ergebnisse.

Einige sichere Kontaktinfektionen sind bekannt, wie beispielsweise die Verletzungen an zerbrochenen Sputumgefäßen (*Denecke, Moro, Demme*) mit nachfolgendem primärem Ulkus und regionärer Drüsenschwellung

Für die Schmutz- und Schmierinfektion.

im Sinne des Primärkomplexes. Ebenso durch Herumrutschen auf dem Boden entstandene Primäraffekte an der Vulva (*Broult*, *Curschmann*, *Hamburger*). Geradezu als experimentelles Beispiel für Kontaktinfektion ist die Beschneidungstuberkulose anzusehen.

Die Praxis bietet sowohl für die Möglichkeit einer Tröpfchen- wie Staubinfektion hinreichende Anhaltspunkte. Im ersteren Sinne wird allgemein die von *Schloß* beschriebene Epidemie angesehen:

Für die Inhalationsinfektion.

Eine an Tuberkulose erkrankte Pflegerin infizierte 16 Säuglinge einer Säuglingsstation, die von ihr gepflegt wurden, aber gerade die beiden Ammenkinder des gleichen Saales, die von ihren tuberkulosefreien Müttern versorgt wurden, nicht. Allein man wird für eine generelle Bedeutung der Tröpfcheninfektion doch nicht zuviel aus diesem Beispiel herauslesen dürfen, da die äußeren Bedingungen zu diesem Infektionsmodus hier ganz besonders günstig waren. Die Infektion geschah ja zweifellos so, daß die Pflegerin sich mit ihrem Gesicht beim Wickeln und Versorgen des Kindes an Wickeltisch oder Bett unmittelbar über das Kind und besonders auch dessen Gesicht beugte; die Atmungswege des Säuglings lagen also mitten im Streukegel der Hustentröpfchen, und zwar in der Fallrichtung aller Tröpfchen. In ähnlicher Weise infiziert wohl auch die Mutter ihr Kind, so daß wir für das Säuglingsalter und die intrafamiliäre Ansteckung durch die Mutter in der Tat die Tröpfcheninfektion in zahlreichen Fällen wohl als erwiesen ansehen müssen.

Es existieren aber auch andere Beobachtungen im Säuglingsalter, die eine Staubinfektion mindestens ebenso wahrscheinlich erscheinen lassen, wie in den genannten Fällen die Tröpfcheninfektion.

Für die Staubinfektion.

Bratusch-Marein konnte über eine Epidemie berichten, die von einer kavernösen Frühgeburt ausging, deren Hustenstoß sicherlich kaum über ihr eigenes Bett hinaus reichte. Trotzdem wurden mehrere Nachbarsäuglinge infiziert. Eine Tröpfcheninfektion ist mit Sicherheit, eine Schmierinfektion ebenfalls auszuschließen. Es kann sich wohl nur, soweit solche Beobachtungen überhaupt für diese Frage zu verwerten sind, um eine Staubinfektion gehandelt haben. Ähnliche Fälle wurden übrigens früher auch schon von *Klotz* und von *Gutowsky* beschrieben.

Auf Grund der Lehre von der Tröpfcheninfektion wurde der bettlägrige Schwindsüchtige nicht für sehr gefährlich angesehen, da er fixiert und sein Hustenstoß zur Erzeugung der zur Infektion notwendigen Bronchialtröpfchen meist nicht mehr hinreichend ist. Außerdem pflegt er in diesem Stadium schon zu entsprechender Hustendisziplin erzogen zu sein. Nach *Weinbergs* sehr exakten Statistiken steigt aber die Sterblichkeit der Kinder je näher ihr Geburtstermin an den Todestag der Eltern herankommt. Wir halten aus diesem Grunde die Ansteckungsgefahr des Phthisikers im Endstadium doch für sehr hoch.

Die kongenitale Infektion.

Der im vorausgegangenen ausführlich besprochenen extrauterin oder postnatal erworbenen Infektion steht die sogenannte kongenitale Tuberkulose gegenüber. Eine größere klinische Bedeutung kommt ihr nach der heutigen Auffassung nicht zu. Eine zahlenmäßige Angabe über ihre Häufigkeit läßt sich nach *Ghon* und *Kudlich* nicht machen. Bekannt, aber von wenigen noch geteilt, ist die Anschauung *Baumgartens*, der noch heute etwa 70% aller Tuberkulosefälle auf eine gennäogenetische Infektion zurückführt.

Abgesehen von den besprochenen Gründen läßt sich bei geeigneter Nachforschung nahezu in jedem Falle von Säuglings- oder Kindertuberkulose eine Ansteckungsquelle in Gestalt eines offentuberkulösen Menschen nachweisen, so daß wir gar nicht gezwungen sind, zu dieser Erklärung unsere Zuflucht zu nehmen, nachdem uns Experiment und Sektionsbefunde in anderer Weise aufzuklären imstande sind. Die Notwendigkeit, eine kongenitale Infektion anzunehmen, ist aber bei tuberkulösen Säuglingen unter 3 Wochen doch gegeben. Wir trennen dabei in eine kongenitale plazentare Tuberkulose, in eine kongenitale germinative und in eine durch filtrierbare Formen diaplazentar erzeugte Tuberkulose und fassen unter letzterer der Einfachheit halber die Ultravirustuberkulose und die durch filtrierbare Formen (granuläre Form nach *Much*?) erzeugte zusammen.

Die 3 Arten „kongenitaler" Infektion.

Die plazentare Form.

Sicher erwiesen sind nur die der ersten Gruppe zugehörigen Fälle, und zwar rechnen wir hierzu auch neben den plazentar hämatogenen die intra partum entstandenen Infektionen sowie die durch Erkrankung der Decidua vera mit Einbruch in die Amnionshöhle und Infektion des Fruchtwassers zustande kommende fötale Deglutitions- oder Aspirationstuberkulose. Die Voraussetzung für eine plazentare hämatogene Übertragung ist wohl meist eine Tuberkulose der Plazenta. Eine solche scheint in der Tat nicht allzu selten zu sein, wenn wir hören, daß *Schmorl*, der sich um das Studium dieser Tuberkuloseform besondere Verdienste erworben hat, unter 35 untersuchten Plazenten 22mal tuberkulöse Veränderungen mit Bazillennachweis gefunden hat. Daß der Befund tuberkulöser Herde in der Leber und in den portalen und periportalen Drüsen allein für die Diagnose einer fötalen Tuberkulose maßgeblich sein soll, ist ein verlassener Standpunkt, nachdem wir plazentogene miliare Tuberkulosen kennengelernt haben (*Rollet*). Zudem kann offenbar auch die Leber passiert werden, ohne selbst tuberkulös zu erkranken, eine Auffassung, die *Baumgarten* immer wieder vertreten und betont hat. *Baumgarten* glaubt, daß auf diese Weise nach jahrelanger Latenz der Tuberkelbazillen eine aerogene Primärinfektion vorgetäuscht werden kann, eine Vorstellung, der die wenigsten heute zu folgen vermögen. Allein wir können noch nicht absehen, inwieweit die Lehre von dem filtrierbaren Tuberkulosevirus die hartnäckig und mit großem Wissen verteidigte These *Baumgartens* berechtigt erscheinen läßt. Die Frage der durch filtrierbare Formen diaplazentar erzeugten Tuberkulosen ist heute noch als unentschieden zu betrachten, wenn auch die Literatur darüber seit den ersten Arbeiten von *Valtis* aus dem Institut Pasteur beträchtlich angeschwollen ist. Eine klinische Bedeutung gewannen die Versuche, als *Calmette*, *Arloing* und *Dufourt* in den Filtraten von Föten tuberkulöser Mütter die filtrierbaren Formen des Tuberkelbazillus nachwiesen und besonders die letzten beiden Autoren gewisse Krankheitsbilder bei Neugeborenen mit diesen Befunden in Beziehung brachten. Eine weitere Bestätigung dieser Befunde wäre natürlich für die alte *Baumgarten*sche Theorie von größter Bedeutung.

Die filtrierbare Virustuberkulose.

Die germinative Tuberkulose.

Eine germinative Form der kongenitalen Tuberkulose beim Menschen ist zwar theoretisch möglich, aber noch nicht beobachtet. Bei Hühnern ist sie experimentell erwiesen (*Baumgarten, Koch, Rabinowitsch*).

Zusammenfassung.

Fassen wir die anatomischen, experimentellen und epidemiologischen Beobachtungen über die Eintrittspforten und den Übertragungsmodus des (nicht filtrierbaren) Tuberkelbazillus im menschlichen Organismus nochmals kurz zusammen:

Die Hauptquelle der Ansteckung bildet der bazillenausscheidende tuberkulöse Mensch und für einen Teil der Fälle das tuberkulöse Rind.

Die bevorzugte Eintrittsstelle des Tuberkelbazillus ist in der ganz überwiegenden Zahl der Fälle die Lunge, in einer nach Ort und Zeit wechselnden Minderheit der Verdauungstraktus. Alle übrigen Invasionspforten treten praktisch gegenüber diesen beiden stark in den Hintergrund.

Für die erstgenannte Art der Ansteckung muß das infektiöse Material in einem Zustand sein, der seine Einatmung bis in die feinsten Verzweigungen der Bronchien und damit in die Lunge gewährleistet. Dies gilt für die kleinsten tuberkelbazillenhaltigen Bronchialtröpfchen des hustenden Phthisikers und für den flugfähigen bazillenhaltigen Staub, wie er unter den Bedingungen des täglichen Lebens aus eingetrockenetem Sputum oder eintrocknenden Hustentröpfchen in ausreichender Menge entsteht. Nach unseren heutigen Anschauungen müssen wir annehmen, daß im allgemeinen dem feinsten Staub dabei die wichtigere Rolle als dem Hustentröpfchen zukommt.

Für die zweitgenannte Art der Ansteckung durch den Verdauungskanal sind die Bedingungen zur Infektion für humane und bovine Bazillen — wenn wir hier von der sekundären Deglutitionstuberkulose absehen — in verschiedener Weise gegeben. Als infizierte Nahrung kommt im wesentlichen nur die tuberkelbazillenhaltige Kuhmilch und damit als Eintrittspforte für bovine Tuberkelbazillen der gesamte Verdauungschlauch vom Pharynx bis zu den unteren Darmabschnitten in Frage.

Für humane Tuberkelbazillen dagegen ist die Möglichkeit der Aufnahme infektiösen Materials von der Mund- und Rachenschleimhaut aus durch die zweifellos in reichlicher Menge dort niedergeschlagenen größeren Husten- und Bronchialtröpfchen sicherlich häufiger gegeben als von den übrigen Teilen des Magendarmkanals aus. Allein, es bedarf zu dieser Art der Infektion nicht nur nicht größerer Bazillenmengen, sondern auch besonderer lokaler Disposition der Schleimhäute, wie sie im Darm wesentlich häufiger als in der Mund- und Rachenhöhle vorhanden zu sein scheint.

Damit ist klar gezeichnet, worin die Gefährdung der Kinder — von der individuellen Empfänglichkeit abgesehen — liegt, und nach welchen Gesichtspunkten sich die Expositionsprophylaxe zu richten hat.

Tuberkuloseinfektion und Tuberkulosekrankheit.

Die Tuberkuloseinfektion.

Die Sektionsstatistik.

Schon frühzeitig versuchte man sich ein Bild über den Grad und die Ausdehnung der Tuberkulosedurchseuchung auf Grund der Sektionsergebnisse zu machen. Wenn auch in den letzten Jahren die Technik des Aufsuchens selbst diskreter Veränderungen weitgehend ausgebaut und die Methode im Einzelfalle damit als exakt zu bezeichnen ist, so haftet ihr gerade für unsere obige Fragestellung doch der große Nachteil an, daß es sich aus den allerverschiedensten Gründen fast immer um ein Selektionsmaterial handelt, das dem Pathologen in die Hände kommt. Dieser Nachteil läßt sich nur sehr beschränkt ausgleichen. Da außerdem die Zahlen der Sektionsstatistiken allein schon aus rein methodischen Gründen stark divergieren und in ihrer absoluten Größe keinen Vergleich untereinander zulassen, sehen wir von einer eingehenderen Besprechung an dieser Stelle ab. Wir können uns dazu um so eher entschließen, als ihr Resultat in dem Punkte, auf den es uns hauptsächlich ankommt, mit dem der Tuberkulinstatistiken übereinstimmt. In wenigen Worten zusammengefaßt heißt dies, daß mit zunehmendem Alter der prozentuale Anteil an Tuberkulosebefunden auch bei nicht an Tuberkulose Gestorbenen zunimmt, wenn auch Tempo und Ausmaß dieser Zunahme sehr verschieden angegeben werden.

Die Tuberkulinstatistik.

Durch die Entdeckung der Tuberkulinreaktion war eine sehr viel einfachere und für diese Frage zweckmäßigere Methode gefunden worden, die auch bald in großem Umfang zu ihrer Lösung herangezogen wurde. Über das Prinzip der Untersuchung wurde bereits das Erforderliche gesagt, so daß wir hier auf den Wert und die Bedeutung der verschiedenen Reaktionen nicht nochmals einzugehen brauchen. Die zahlenmäßige Empfindlichkeitsdivergenz wird von einzelnen Untersuchern sehr verschieden angegeben. Im allgemeinen darf man die Differenz zwischen kutanen und intrakutanen Reaktionen etwa mit 10—15% veranschlagen. Bei zweimal *lege artis* durchgeführter perkutaner oder kutaner Prüfung wird sich das Verhältnis noch günstiger gestalten, zumal wenn man auf der anderen Seite berücksichtigt, daß zweifellos bei Intrakutanproben mit hohen Dosen A. T. ein oder der andere Fall als positiv erachtet wird, ohne daß eine Tuberkuloseinfektion vorzuliegen braucht. Es ist, wie wir noch ausführen werden, irreführend, zu glauben, daß die Höchstzahl der erzielten, besser gesagt erzwungenen Reaktionen auch immer die den tatsächlichen Verhältnissen am nächsten kommende sei.

Immerhin lassen sich trotz aller Fehlerquellen, die sich nur an den absoluten Zahlen auswirken, durch den Vergleich mehrerer und besonders gleichartig durchgeführter Statistiken zwei wichtige Tatsachen entnehmen, die wir in den Sektionsstatistiken ebenfalls bestätigt finden.

1. In allen Fällen steigt die Tuberkuloseinfektion der Bevölkerung in den Kinderjahren relativ gleichmäßig von Jahr zu Jahr an, so daß jenseits des 20. Lebensjahres weitaus der größte Teil als tuberkuloseinfiziert zu betrachten ist.

2. Die Geschwindigkeit der Durchseuchung ist in den einzelnen Gegenden ganz verschieden und in hohem Maße vom sozialen und beruflichen Milieu abhängig. Beide Faktoren gleichen sich jedoch mit steigendem Lebensalter immer mehr aus. Die frühesten und zugleich höchsten Zahlen erreicht das Großstadtproletariat.

Die folgende Tabelle gibt die diesbezüglichen Zahlen wieder und gestattet durch die Trennung nach der Methodik einen unmittelbaren Vergleich.

Man ersieht daraus, daß die ursprünglich in der Wiener Statistik *Hamburger*s veröffentlichten Zahlen aus einem besonders hochgradig durchseuchten Material gewonnen waren, und daß der mit ebenso empfindlicher Methode festgestellte Durchseuchungsgrad der Grazer Bevölkerung ganz beträchtlich dahinter zurückblieb und sich mehr den Zahlen nähert, die *Moro* und *Volkmar* für die Bevölkerung von Heidelberg und Umgebung gefunden hatten. Dieser von den krasseren sozialen und, wenn wir so sagen dürfen, Durchmischungsbedingungen der Großstadt im Gegensatz zur Kleinstadt und Landbevölkerung abhängige Unterschied kommt bis zu einem gewissen Grade auch in den niedrigen Zahlen der privaten gegenüber der poliklinischen Praxis zum Ausdruck, wie er aus der Statistik von *Moro* und *Volkmar* ebenfalls zu entnehmen ist (siehe Tabelle 1, auf S. 694).

Tabelle 1. Tuberkulosedurchseuchung nach Tuberkulinprüfungen.

Lebensjahr	Intrakutanmethode und Subkutanmethode				
	1909 *Hamburger* und *Monti*, Wien 509 Kinder d. Kinderklinik	1918—20 *Sander*, Dortmund 869 Kinder des Kranken- und Waisenhauses	1919—21 *Hoffa*, Barmen 858 Kinder des Krankenhauses	1917—21 *Barchette*, Graz 616 Kinder der Poliklinik	1917 *Gyenes* und *Weissman* 477 Soldaten (Österreich-Ungarn)
	%	%	%	%	%
0					
1	9	9,6		6	
2		5,68	25,7		
3	27	18,18		17	
4					
5	51	18,8	39,9	30	
6					
7		24,79			
8	71	29,47	50,5	37	
9		34,56			
10					
11		21,6			
12	94	38,9	63,1	58	
13		48,2			
14					
15—17					
18—20					91,5

Lebensjahr	Kutane Proben					
	1909 *Hamburger* und *Monti*, Wien 509 Kinder der Kinderklinik	1920—25 *Redeker*, Mülheim/Ruhr 1429 Kinder d. Arbeitervorstadt	1914 *Monrad*, Kopenhagen 3408 Kinder (Schulkinder)	*Brüning*, Rostock 350 Kinder der Priv.-Praxis	1918 *Moro* und *Volkmar* 7000 Kinder der Heidelberger Kinderklinik	
	1 × Pirquet %	mehrmals Pirquet %	2 × Pirquet %	Pirquet %	1 × Pirquet %	Privat %
0			4,5		4,4	
1	9		11,8	6,3	11,7	
2				21,4	19,5	
3	23	16,2	25,6	19,2	21,7	
4						
5	36			36	28,2	14,0
6			25,8			
7		25,8				
8	47				34,3	28,6
9		43,1	43,1	42,1		
10						
11						
12	51	55,7	55,7	46,2	41,3	33,3
13						
14						
15						

Die Tuberkulosekrankheit.

Die Tuberkulosesterblichkeit.

Die Sterblichkeitsverhältnisse an Tuberkulose sind aus der folgenden Tabelle zu ersehen, die wir der Übersichtlichkeit halber für beide Geschlechter zusammengestellt haben.

Tabelle 2. Tuberkulosesterblichkeit der verschiedenen Altersklassen.

Stand des Jahres 1913	Von 10000 Lebenden starben an Tuberkulose		Von je 100 Todesfällen kamen auf Tuberkulose		Von 100 an Tuberkulose Gestorbenen	
	männlich	weiblich	männlich	weiblich	männlich	weiblich
0—1	20,59	16,33	1,12	1,08	3,76	3,07
1—2	13,66	12,19	4,38	4,10	2,35	2,19
2—3	7,61	7,04	7,16	7,02	1,37	1,31
3—5	5,72	5,58	9,39	9,42	1,97	2,01
5—10	3,82	4,64	12,54	14,98	3,14	4,01
10—15	3,71	6,22	18,34	30,05	2,96	5,03
15—20	11,46	14,16	31,98	45,95	8,07	10,50
20—25	17,74	17,66	38,53	44,77	10,96	11,74
25—30	18,02	20,73	37,19	42,35	9,65	11,69
30—40	17,40	17,81	30,14	31,76	17,18	18,61
40—50	20,72	14,53	20,52	19,01	15,09	11,57
50—60	25,18	13,74	12,58	9,80	12,94	8,29
60—70	25,85	17,56	6,06	5,14	7,92	7,04
70—80	17,85	13,78	1,92	1,65	2,49	2,68
über 80	7,46	6,45	0,36	0,33	0,25	0,28
	14,22	13,10	9,10	9,24	100,00	100,00

Die Tuberkulosesterblichkeit in den allerersten Lebensjahren ist demnach absolut sehr groß, kommt aber wegen der hohen allgemeinen Sterblichkeit des gleichen Lebensalters nicht zur zahlenmäßigen Geltung. Es erfolgt dann eine absolute Abnahme nach den Schuljahren zu, die nun aber auf Grund der zunehmend geringeren Sterblichkeit dieses Alters trotzdem einen prozentualen Anstieg zeigt. Unmittelbar nach der Schulentlassung beginnt jedoch wieder ein absoluter und relativer Sterblichkeitsanstieg, so daß jeder Zweite oder Dritte, der stirbt, an Tuberkulose zugrunde geht. Diese Tatsache geht auch aus den interessanten Erörterungen *Pirquets* über die englische Medizinalstatistik hervor.

Im Gegensatz zu den Erwachsenen ist die Tuberkulosesterblichkeit der Kinder seit 1890 bis zum Kriege nicht erheblich gesunken. Sie schwankte um diese Zeit etwa zwischen 12—9 $^0/_{000}$, während die der Erwachsenen von 34 $^0/_{000}$ auf 13 $^0/_{000}$ gefallen ist. Mit andern Worten, die Lebensdauer der Erwachsenenphthise ist zwar länger geworden, dagegen ist die Zahl der zum Tode führenden Krankheitsinfektionen bis zu dieser Zeit relativ unbeeinflußt geblieben. Erst in den letzten Jahren beginnen sich scheinbar die Verhältnisse zu ändern, so daß nach einer steilen Erhebung während der Kriegs- und Nachkriegszeit die Sterblichkeit der Erwachsenen bis 1926 etwa auf 10 $^0/_{000}$, die der Kinder auf 5—6 $^0/_{000}$ gesunken ist. Die ungeheure Abhängigkeit der Tuberkulosesterblichkeit von der Wirtschaftslage des Volkes geht aus dem starken Anstieg der gesamten Tuberkulosesterblichkeit während des Krieges und in den Inflationsjahren hervor.

Es braucht nicht hervorgehoben zu werden, daß diese statistischen Angaben nur sehr bedingten Wert besitzen, da sie sich auf Totenscheine stützen, deren Stichhaltigkeit erfahrungsgemäß gerade bei der Kindertuberkulose mitunter erheblich angezweifelt werden muß.

Während sich die stattgefundene Infektion bei den sich teilweise ergänzenden Methoden der Sektion und Tuberkulinisierung wenigstens annähernd genau ermitteln läßt, ist dies für die Erkrankungsfälle bedeutend schwieriger. Die Gründe hierfür liegen klar zutage; eine Abgrenzung der Tuberkuloseinfektion gegenüber der Tuberkulosekrankheit läßt sich theoretisch nur recht willkürlich ermöglichen. *Kleinschmidt* schreibt: „Von Krankheit sprechen wir erst, wenn die anatomischen Veränderungen über das übliche Maß hinausgehen, wenn der Körper nicht ohne weiteres mit der Abwehr des eingedrungenen Krankheitserregers fertig wird."

Dies ist aber überaus schwer festzustellen, denn ein großer Teil der subjektiven und objektiven Symptome ist derart, daß er nur ganz eingehender und fachmännischer Untersuchung zugänglich wird, und auch dann ist dem persönlichen Ermessen noch immer weitester Spielraum gelassen. Es wird ohne weiteres verständlich, wie schwierig sich diese Verhältnisse gestalten können, wenn wir an die Klinik der „okkulten" Bronchialdrüsentuberkulose, der flüchtigen Infiltrierungen, der diskreten Tuberkulosen usw. denken.

Häufigkeit der einzelnen Krankheitsformen nach Fürsorgebeobachtung.

Die fortschreitende Verbesserung der Röntgendiagnostik und die laufende Fürsorgebeobachtung ermöglichen erst einen exakteren Einblick. Die folgende Tabelle Redekers gibt das Querschnittsbild einer fast katastermäßig durchbeobachteten geschlossenen 3—14 Jahre alten Kindergruppe der Thyssenarbeiterfamilien aus Mülheim-Styrum wieder. Die Diagnosen sind das Ergebnis jahrelanger Beobachtung, die bei den meisten Kindern durch Aufnahme in Kinderanstalten klinisch gesichert werden konnte. Stichtag war der 1. April 1925.

Tabelle 3. Querschnittsbild der 3—14 jährigen Kinder eines Stadtbezirkes nach *Redeker*.

	Absolute Zahlen		Prozentzahlen		Durchschnittsalter	
	Knaben	Mädchen	Knaben	Mädchen	Knaben	Mädchen
Pirquet-positiv, sonst o. B.	137	172	18,7	24,0	11,5	11,5
Pirquet-positiv, exs. Erscheinungen	23	20	3,1	2,9	10,4	10,8
Kleine harte isolierte Rtg.-Herde	58	71	7,9	10,2	11,3	11,8
Aktiver Primärkomplex und Bronchialdrüsentuberkulose	6	6	0,8	0,9	7,5	7,0
Resorbierte Infiltrierungen (Bronchialdrüsentuberkulose)	9	17	1,2	3,5	7,5	8,6
Aktive Infiltrierungen	3	6	0,4	0,9	5,8	6,3
Indurierte Infiltrierungen und sekundäre Indur.-Felder	10	11	1,4	1,6	11,7	11,5
Hauttuberkulose aktiv	—	—	—	—	—	—
Hauttuberkulose inaktiv	1	5	0,1	0,7	14,5	13,1
Knochentuberkulose aktiv	2	1	0,3	0,1	10,0	11,5
Knochentuberkulose inaktiv	2	3	0,3	0,4	13,0	13,5
Tertiäre Lungentuberkulose	2	—	0,3	—	14,5	—
Summe der Pirquet-positiven	253	312	34,5	45,2	11,2	11,3
Summe der Pirquet-negativen	481	378	65,5	54,8	8,9	9,0
Gesamtsumme	734	690	100,0	100,0	9,6	10,1

Es erscheint uns zwecklos, frühere Statistiken über die Frage der Erkrankungshäufigkeit anzuführen, da dies nur verwirrend wirken würde. Die Zeit und die fortschreitende Diagnostik läßt sie für unsere modernen Ansprüche ungenügend erscheinen.

Es wird vorläufig aber auch für die Tabelle *Redekers* geraten erscheinen, mit einer generellen Schlußfolgerung aus ihren Zahlen zurückhaltend zu sein, da die Art des verarbeiteten Materials, die Milieubedingtheit, die einseitige Berufsbetätigung und, in Zusammenhang damit, der wechselnde Expositionsgrad eine zu weitgehende Verallgemeinerung nicht zulassen.

Sicher ist, daß der Verhältniszahl von Tuberkuloseinfektion zu Tuberkulosekrankheit kein absoluter und für alle Zeiten gültiger Wert zukommt, bzw. daß gerade jetzt in einer Zeit, in der die Tuberkulosefürsorge langsam ihre ersten Früchte zu zeitigen scheint, die Mittel zur Feststellung und wohl auch günstigen Beeinflussung dieses Verhältnisses überhaupt erst gegeben sind. Dies wird ohne weiteres klar, wenn wir uns näher mit dem Ablauf der einmal stattgefundenen Infektion beschäftigen. Wir haben aus diesem Grunde die Besprechung aller in dieses Gebiet einschlägigen Faktoren unter dem Kapitel „Infektionsgang und Infektionsverlauf“ zusammengefaßt und von der Epidemiologie abgetrennt, und zwar nicht aus prinzipiellen, sondern aus praktischen Gründen. Dieser Abschnitt der Tuberkuloseepidemiologie wird alles das umfassen, was für den Kinderarzt von unmittelbarstem Interesse ist; die Kenntnis dieser Faktoren führt ihn an das Verständnis der Tuberkulose**krankheit** heran und wird ihn wirksam in allen seinen therapeutischen und prophylaktischen Maßnahmen unterstützen.

Infektionsgang und Infektionsverlauf.

Die einmalige Infektion mit Tuberkelbazillen ist deshalb von so ungeheuerer Bedeutung für den menschlichen Körper, weil sich nunmehr praktisch ein lebenslängliches Wechselspiel zwischen Makro- und Mikroorganismus entwickelt, dessen Gang und Ablauf von unzähligen Faktoren abhängig ist. Sie zu kennen und erkennen, sowie in ihren Auswirkungen bewerten zu können, gehört heute zur Diagnose der Tuberkulose ebenso wie etwa das Röntgenbild und die Blutsenkungsprobe.

Infektionsgang.

Noch bis vor kurzer Zeit wurde, geleitet durch die Erfahrungen der experimentellen Bakteriologie und Immunitätslehre, der **Quantität** und **Qualität** des **Infektionserregers** auch bei der Erstinfektion der Tuberkulose eine große, ja entscheidende Rolle zugemessen. Unter diesem Eindruck hat *Engel* den Begriff der Makro- und Mikroinfektion geprägt und das Schicksal der Infektion in hohem Maße davon abhängig gemacht. Zweifellos spielt die Infektionsdosis beim Tier und bei der künstlichen Infektion des Menschen, wie dies aus den alten Versuchen von *Römer*, *Hamburger*, *Joseph*, *Kleinschmidt* und *Selter* am Tier, aus den neueren Schutzimpfungsversuchen von *Selter* und *Möller* mit lebenden humanen Tuberkelbazillen am Menschen, sowie aus den Subkutanimpfungen mit B. C. G. am Menschen hervorgeht, eine große Rolle. Entsprechend zeitigten auch die Inhalationsinfektionen am Meerschweinchen bei Phthisikern mit massenhaften Bazillen im Sputum viel schwerere Infektionen als bei geringerem Bazillengehalt des Auswurfes (*Chaussé*, *Hippke*, *Selter*). Der grob sinnfällige Einfluß äußert sich dabei in dreifacher Richtung:

Makro- und Mikroinfektion.

1. in der Größe der anatomischen Ausbreitung des Erstherdes,
2. in dem Grad der immunisatorischen Belastung des Organismus,
3. in der Zeitdauer des Eintritts und dem Umfang der Tuberkulinempfindlichkeit.

So theoretisch interessant diese Untersuchungen sind, praktisch sind sie in ihrer Bedeutung jedoch stark eingeschränkt, da es sich immer um künstlich dosierte Infektionsmodi (und zwar beim Tier und beim Menschen) handelt, wie sie in der Tat bei der natürlichen Infektion nie vorkommen. Auch lassen sich Beziehungen zwischen Kürze der Inkubationszeit und Schwere des Krankheitsverlaufs nach Beobachtungen von *Epstein* und nach eigenen Erfahrungen nicht immer nachweisen. Alles, was wir dagegen im vorausgehenden Kapitel über Infektionsmodus und Eintrittspforten gesagt haben, deutet darauf hin, daß die einmalige Dosis der aerogenen Infektion, bei der infolge der Organdisposition die Empfänglichkeit als 100%ig angesehen werden kann, praktisch nahezu gleich groß ist. Das Hustentröpfchen, das respirabel ist, enthält ganz wenige, meist nur 1—2—4 Bazillen. Je kleiner das Tröpfchen, desto größer die Respirabilität, desto geringer aber auch der Bazillengehalt. Bei der Staubinfektion handelt es sich überhaupt meist um nahezu isolierte flugfähige einzelne Bazillen. Dementsprechend schwankt die Inkubationszeit der Tuberkulinempfindlichkeit beim Menschen auch in relativ geringen Grenzen. Bei subkutaner Prüfung mit 1 mg 3 Wochen, bei kutaner Prüfung 6—12 Wochen. Wir müssen demnach *Kleinschmidt* zustimmen, wenn er die Lehre von der Massivität der Ansteckung als Schlagwort kennzeichnet. Sie ist für die natürlichen Verhältnisse am Menschen und für die intraazinöse Infektion jedenfalls nicht erwiesen. Emanzipiert man sich von den Tier- und Laboratoriumsversuchen, dann spricht die Wahrscheinlichkeit dafür, daß unter natürlichen Bedingungen durch Umstände mannigfachster Art ein weitgehender Ausgleich und eine Nivellierung der einmaligen Infektionsdosis stattfindet.

Dauer der Infektionszeit.

Sogar bei der den experimentellen Verhältnissen am nächsten kommenden Beschneidungstuberkulose ist die Zeit des Eintritts der Tuberkulinempfindlichkeit, sowie der Infektionseffekt im großen und ganzen (Primärgeschwür am 8.—12. Tage, Leistendrüsen nach etwa 3 Wochen) so konstant, daß auch hierbei eine ziemlich gleichmäßige quantitative Infektion anzunehmen ist (*Lehmann*).

Anders liegen die Dinge für den Darm. Die flächenhafte Ausdehnung des Invasionsbereiches, die unberechenbare Menge der passierenden und aufgenommenen Bazillen, die Einwirkung der Verdauungssäfte, die laufende Deglutitionsinfektion u. a. m. machen die Verhältnisse so unübersichtlich, daß wir, abgesehen von dem bereits erörterten Latenzstadium, nichts Bestimmtes darüber äußern können. Daß jedenfalls mit kleinen Mengen bereits eine wirksame Infektion möglich ist, wurde schon gesagt. Zahlenmäßig tritt die intestinale Infektion gegenüber der aerogenen so zurück, daß wir sie für die folgenden Überlegungen vernachlässigen dürfen. Auch hier werden uns die Lübecker Untersuchungen wichtige Aufschlüsse bringen.

Die Vorstellung von der Auswirkung einer einmaligen massiven Infektionsdosis schien durch die Beobachtung zahlreicher Forscher in der Praxis zunächst gestützt. *Pollack, Köffler, Brinkmann* fanden einen unmittelbaren Zusammenhang zwischen der Schwere des Infektionsverlaufes und der Schwere des Krankheitszustandes der Ansteckungsquelle. Allein, wie wir oben schon erwähnt haben, ist der Bazillengehalt der respirablen

Bronchialtröpfchen nach den Untersuchungen *Bräunings* unabhängig von der Gesamtzahl der ausgehusteten Bazillen. Das Einzeltröpfchen des schweren Phthisikers ist nicht infektiöser als das des Phthisikers mit leichten oder mittleren katarrhalischen Erscheinungen. Der Fürsorgearzt, der sich weit mehr, als dies dem Klinikarzt möglich ist, der Analyse des Infektionsweges und der Ansteckungsquelle widmen kann, sieht heute demnach das Hauptgefahrenmoment in der Wiederholung der Ansteckung. Die ständig fließende Infektionsquelle ist es, die in erster Linie bei der frühzeitigen intrafamiliären Ansteckung als Ursache der schweren Erkrankungsformen bekannt wurde (*Langer*, *Redeker*, *Stransky* u. a.). Entfernt man, wie dies *Langer* getan hat, die bereits angesteckten Kinder schwer phthisischer Eltern aus dem häuslichen Milieu, mit anderen Worten, verstopft man die Infektionsquelle und wechselt damit den Infektionsgang, dann sollen im Durchschnitt wesentlich leichtere Erkrankungsformen resultieren.

Die Superinfektion.

Auf Grund solcher Erfahrungen hat *Redeker* das Problem der leichten und schweren Infektion in das der Superinfektion innerhalb der ersten Phase der Primärherdbildung oder das Problem der Infektionsdosis in das der Infektionswiederholung aufgelöst. Der Begriff der Mikro- und Makroinfektion *Engels* behält demnach seine klinische Dignität, nur darf er dann nicht einseitig in rein quantitativem Sinne verstanden werden.

Die Ausdrücke Re- und Superinfektion sind von der Syphilidologie übernommen, und zwar bezeichnet man dort als Reinfektion die erneute typische Primäraffektbildung im völlig ausgeheilten, d. h. bakteriologisch sterilen, immunbiologisch anergischen, als Superinfektion die erneute Primäraffektbildung im latent oder sogar noch manifest syphilitischen Organismus. Zu letzterer kommt es nur in einem gewissen Prozentsatz. Bleibt die Superinfektion äußerlich symptomlos, so dringen trotzdem vollvirulente Spirochäten in das Gewebe und in die Lymphdrüsen ein, ohne dort vernichtet zu werden (*Prigge* und *Rutkowski*). Der Körper besitzt nur eine Schein- oder Schankerimmunität, trotzdem noch lebende Spirochäten von der Erstinfektion her über viele Jahre in ihm vorhanden sind.

Beide Bezeichnungen sind heute ohne weiteres in die Tuberkulose übernommen worden, obwohl die Voraussetzungen für eine definitionsgemäß gleichsinnige Anwendung nicht gegeben waren.

Es ist weder erwiesen, daß eine restlose Ausheilung im bakteriologischen und immunbiologischen Sinne bei der Tuberkulose stattfindet, noch wurde bis heute nach abgeschlossener Primärinfektionsperiode eine zweite Primärkomplexbildung am Menschen mit Sicherheit beobachtet. Wir sind also unter allen Umständen gezwungen, wenn wir diese Begriffe übernehmen wollen, sie umzudeuten. Man hat deshalb vorgeschlagen, den Ausdruck Reinfektion überhaupt zu vermeiden und nur von Superinfektion zu sprechen (*Redeker*). Dies hat in vieler Hinsicht seine Berechtigung, zumal uns die neuere Syphilisforschung zu lehren scheint, daß bei der Anwendung des Ausdruckes „Reinfektion" im ursprünglichen Sinne mindestens bei der Syphilis große Vorsicht geboten ist.

Wir halten es aber vorläufig wenigstens aus mehreren und nicht zuletzt praktisch klinischen Gründen doch für wichtig, die der Primärinfektion mehr oder minder unmittelbar folgenden Wiederholungs(Super-)infektionen begrifflich und verbal von denjenigen Infektionen zu trennen, die nach einem der Primärperiode folgenden längeren symptomenfreien Intervall zu einer Neuherdbildung führen und die Erwachsenenphthise einzuleiten pflegen. (Reinfektion im Sinne *Aschoffs*.) Dabei drückt wortsinngemäß die Superinfektion mehr den additionellen, sich summierenden Charakter der wiederholten Infektionen in der der Primärperiode sich direkt anschließenden Phase des Infektionsverlaufes aus, während der Begriff der Reinfektion mehr den erneuten Auftakt nach einem immunbiologisch bis zu einem gewissen Grade in sich abgeschlossenen Intervall kennzeichnet.

Nach dem Vorausgegangenen nicht erwünscht ist die Übernahme des Ausdruckes Reinfektion für jede, gleichgültig in welcher Periode auftretende, Neuherdbildung. Dies gilt besonders für die Bezeichnung „endogene" Reinfektion, wie sie von *Hübschmann* und anderen gebraucht wird. Die hämatogen entstandenen Herde sind Metastasen, ganz gleichgültig, wann sie auftreten. Sobald die endogene Entstehung eines Prozesses mit Sicherheit erwiesen ist, muß er als hämatogene, lymphogene oder intrakanalikuläre Metastase bezeichnet werden. Ist dieser Beweis nicht zu führen, geschieht die Benennung a fortiori. Aber eine endogene Reinfektion kann es aus begreiflichen Gründen nie geben. *Schürmann* hat deshalb diese letzteren Vorgänge in seine „progressive Durchseuchungsperiode" einbezogen und von den sicher erwiesenen Reinfektionen abgetrennt. Definitionsgemäß haben wir es demnach im Kindesalter fast ausschließlich mit Superinfektionen zu tun, und wir werden im folgenden zu untersuchen haben, welche Bedeutung dieser Vorgang für den Organismus und den Infektionsverlauf hat.

3 Infektionsarten.

Um den Einfluß der Infektionswiederholung zur Darstellung bringen zu können, unterscheiden wir in Anlehnung an die von *Redeker* und z. T. schon früher von *Hamburger* gebrauchte Charakterisierung drei Infektionsarten, und zwar:

Tabelle 4.

Infektion	Nach *Redeker*	Nach *Engel*
Einmalige	Gelegenheitsinfektion	Mikroinfektion
Mehrmalige	Einschleichinfektion (*Hamburger*)	
Gehäufte	Überfallsinfektion	Makroinfektion

und fassen diese drei Möglichkeiten unter dem Begriff der Expositionsdauer zusammen.

Analyse des Infektionsganges.

Um aber nun in einem konkreten Falle die Entwicklung und, wie wir im folgenden sehen werden, damit auch die Wirkung eines Infektionsvorganges sachgemäß beurteilen zu können, erweist es sich als notwendig, die Expositionsdauer als rein zeitliches Moment mit zwei anderen wichtigen Faktoren in Beziehung zu bringen. Eine Analyse des Infektionsganges, wie sie nach Möglichkeit zur Beurteilung des tuberkulinpositiven Zustandsbildes heranzuziehen ist, hat sich demnach auf folgende drei wichtige Punkte zu erstrecken:

Expositionsdauer.

1. auf die zeitliche Möglichkeit zu ein-, mehrmaliger oder gehäufter Infektion oder der Expositionsdauer,

Expositionsgrad.

2. auf den derzeitigen Zustand und das Milieu der Ansteckungsquelle oder den Expositionsgrad,

Expositionsalter.

3. auf den Lebensabschnitt, in welchem mit Wahrscheinlichkeit die Infektion erfolgte, oder das Expositionsalter.

Die Expositionsdauer.

Die beträchtlichen Unterschiede, die sowohl für die Erkrankungswie für die Sterblichkeitsziffer resultieren, wenn man die mehrmalige und sicher gehäufte Infektionsmöglichkeit voneinander trennt, lassen sich aus der beigegebenen Tabelle *Redekers* entnehmen (s. Tab. 5 auf S. 701.

Tabelle 5 (nach *Redeker*).

	Pirquet positiv ohne Befund	Bronchialdrüsen-tuberkulose	Infiltrierungen	Knochen- und Gelenks-tuberkulose	Tödlicher Ausgang
Einschleichende Infektion	59,1%	—	31,8%	—	9,1%
Überfallsinfektion	6,2%	9,4%	50,0%	3,1%	31,8%

Die einmalige Infektion.

Gelegentliche und unklare Infektionen sind in der Tabelle weggelassen. Bei allen aufgenommenen Fällen war der Termin der erfolgten Infektion genau bekannt. Bei den sicher einmaligen Infektionen hat *Redeker* nie eine nachweisbare Krankheitsfolge feststellen können. Wir halten diese letztere Beobachtung für Zufall. Die Literatur weist sicher einmalige Infektionen mit nachfolgender, allerdings nicht schwerer Erkrankung auf. In der überwiegenden Mehrzahl aber spielt sich dieser Vorgang ganz unter der Schwelle klinischer Wahrnehmbarkeit ab. In der Regel entwickelt sich nach erfolgter Infektion ungestört die Allergie, heilt der Primärherd ab und bildet sich eine wirksame Immunität aus, die einer normalen Durchschnittsbelastung in ausreichendem Maße genügt. Daß von solchem Entwicklungsgang auch der frühzeitig infizierte Säugling keine Ausnahme macht, haben wir selbst mehrfach erlebt und ein gleiches geht aus zahlreichen Beobachtungen der neueren Zeit hervor (*Bähr*, *Engel*, *Feer*, *Hochsinger*, *Schick*, *Schloßmann*, *Harms*, *Langer*, *Bäumler*, *Lederer* und *Seitz*).

Die Prognose der Säuglingstuberkulose wird sich weiterhin in dem Maße bessern, als es gelingen wird, die Kontinuität der Ansteckungsquelle frühzeitig genug zu unterbrechen, d. h. die gehäufte oder Überfallsinfektion zur ein- oder wenigstens nur mehrmaligen Infektion zu drosseln. Es steht außer Frage, daß dies naturgemäß nicht den einzigen Faktor der Prognose darstellt; sicherlich aber einen bedeutsamen und, was das Wesentliche ist, einen korrigierbaren. Man soll sich eben bei einem tuberkulinpositiven Säugling mit fließender intradomizilärer Infektionsquelle auch ohne klinischen und Röntgenbefund nicht beruhigen, sondern ihn, abgesehen von der „Aktivitätsdiagnose", vor Superinfektion möglichst zu schützen versuchen.

Die mehrmalige Infektion.

Komplizierter gestalten sich die Verhältnisse, wenn eine mehrmalige Infektion vorliegt. Ihr Erfolg kann wenigstens vom theoretischen Standpunkt aus ein ganz verschiedenartiger sein und die neueren Beobachtungen in der Praxis scheinen dies auch zu bestätigen. Im wesentlichen kommt es darauf an, wann, in welcher Zahl und in welchen zeitlichen Abständen die Superinfektionen erfolgen. Fallen sie in die Entwicklungszeit der Allergie und vor die Ausbildung eines nennenswerten Immunitätsgrades, dann wird ihre Wirkung sich anders gestalten müssen, als wenn sie erst später, d. h. bei schon eingetretener Allergie und Immunität stattfinden. Daß solche Superinfektionen aber überhaupt ohne jede nachteilige Einwirkung sein sollen, wie dies *Römer* und *Hamburger* auf Grund ihrer Immunitätsstudien am Meerschweinchen annahmen, darf heute sicher als widerlegt angesehen werden. Wohl aber kann sich der Erfolg der einschleichenden Infektion je nach ihrem zeitlichen Charakter für den Träger unter Umständen geradezu günstig, d. h. langsam, aber hochgradig immunisierend — „immunité de surinfection" (*Debré* und *Bonnet*) —, ebenso aber auch ungünstig, d. h. zu schubweisen Erkrankungen führend, auswirken.

Mechanismus der Superinfektion.

Wie hat man sich den Mechanismus der Superinfektion vorzustellen?

Sicher ist, daß die zweitinfizierenden Bazillen nicht oder nur äußerst selten an die Primärinfektionsstelle gelangen können. Eine Neuherdbildung entsteht ebenfalls in der Mehrzahl der Fälle nicht. Eine Vernichtung, besser gesagt, eine Unschädlichmachung (Ausscheidung?) von Tuberkelbazillen muß notgedrungen in irgendeiner Form angenommen werden. Was sollte sonst mit den reichlichen im Nasen-Rachenraum und den oberen Luftwegen niedergeschlagenen Hustentröpfchen mit ihren zahllosen Bazillen geschehen? Der Einfluß kann vorstellungsgemäß wohl nur ein indirekter sein, und zwar dadurch, daß beim Abbau und Abtransport der Bazillen tuberkulinartige Stoffe abgegeben werden, die zu Herd- und Allgemeinreaktionen, sowie zu deren unmittelbaren Folgen an schon bestehenden Krankheitsprozessen führen. Es spielt sich demnach ein analoger Vorgang wie bei der Tuberkulinherdreaktion ab. Solche Herdreaktionen äußern sich im ungünstigen Falle klinisch in Lungeninfiltrierungen, perihilären bzw. periglandulären Infiltraten (Pleuritiden) usw., die zwar ausheilen können, aber unter entsprechend ungünstigen Verhältnissen und weiteren Pfropfinfektionen zur Verkäsung und Durchbrechung jeder Demarkationsbestrebung des Organismus führen. Auf ihre unter Umständen günstige Wirkung haben *Much* und *Meinicke* schon früher hingewiesen. Sie fanden mit Regelmäßigkeit bei neu eintretenden Ärzten und Schwestern auf den Tuberkuloseabteilungen eine Steigerung der Tuberkulinempfindlichkeit, die nicht kutaner Sensibilisierung, sondern den Auswirkungen frisch gesetzter Superinfektionen entsprach. Daß solche trotz einwandfreier hygienischer Handhabung des Stationsdienstes mit Sicherheit zustande kommen können, geht zur Evidenz aus den Beobachtungen *Heimbecks* in Oslo an seinen vorher pirquetnegativen Pflegeschülerinnen hervor. Unter diesen zeigten die neuerworbenen Primärinfektionen eine hohe Erkrankungsziffer (28%), die vorher schon positiven zeigten trotz oder wegen gesteigerter Tuberkulinempfindlichkeit selbst bei höherem Expositionsgrad keinen wesentlichen Anstieg phthisischer Erkrankungen gegenüber dem Durchschnitt der entsprechenden Altersklasse. Ein dritter Teil, besonders das ältere und geschulte Personal, ließ überhaupt nichts Bemerkbares erkennen.

Die gehäufte Infektion.

Ganz anders wirkt sich die gehäufte oder Überfallsinfektion aus. Sie führt auch, wie dies aus den Feststellungen von *Ranke* und *Seiler* an den Kindern der Münchner Kriegsphthisiker hervorgeht, rasch zu einer auffallend starken Steigerung der Tuberkulinempfindlichkeit. Die Folgen dieser Überspannung sind aber dann ausgedehnte perifokale Entzündungen und Primärinfiltrierungen, deren Resorption durch die Einwirkung jeder weiteren Superinfektion noch verzögert wird, schließlich intensive Verkäsungsprozesse und frühzeitige hämatogene Metastasierung infolge der ständig in ihrer Entwicklung gehemmten und noch dazu dauernd enorm beanspruchten Widerstandskraft; Zerfallserscheinungen oder frühzeitige Generalisation (Miliartuberkulose und Meningitis) setzen ein und leiten zum katastrophalen Ausgang über, wie er in der hohen Sterblichkeitsziffer gerade dieses Materials zum Ausdruck kommt.

Expositionsgrad.

Nach dem eben Gesagten gehört nun aber zur vollständigen Beurteilung der Expositionsdauer notwendigerweise auch die Kenntnis des Expositionsgrades, d. h. der unmittelbaren und mittelbaren Abhängigkeit des in der Zeiteinheit Exponierten vom jeweiligen Zustand der Ansteckungsquelle. Beide Begriffe sind demnach unlösbar miteinander ververknüpft. Maßgebend ist hier, wie *Bräuning-Bennighof* überzeugend nachweisen konnten, nicht sosehr der positive Auswurfsbefund, als vielmehr das Hinzukommen eines frischen Katarrhs. Demgegenüber treten die sozialen und hygienischen Verhältnisse, d. h. das Milieu der Ansteckungsquelle, stark in den Hintergrund.

Trennt man nach *Bräuning-Bennighof* stufenweise in 4 Expositionsgrade, dann läßt sich die fortschreitende Ansteckungsziffer bei Säuglingen, die in Wohnungsgemeinschaft mit einem Bazillenausscheider leben, deutlich erkennen.

Tabelle 6 (nach *Braeuning-Bennighof*).

	Grad der Exposition	Tuberkulin positiv
I	Hygienische Wohnung und ohne Katarrh	17%
II	Unhygienische Wohnung und ohne Katarrh	29%
III	Hygienische Wohnung und mit Katarrh	80%
IV	Unhygienische Wohnung und mit Katarrh	89%

Der Einfluß des Expositionsgrades läßt sich auch aus den umfangreichen und exakten Statistiken *Weinbergs* ersehen, die die Bedeutung der Infektion durch das Zusammenleben in der gefährlichsten Zeit, d. h. direkt vor dem Tode der tuberkulösen Eltern deutlich erkennen lassen. Beispielsweise ist die Sterblichkeit der letztgeborenen, also dem finalen Stadium tuberkulöser Eltern näheren Kinder höher, als die der erstgeborenen, im Vergleich zu Kindern nicht tuberkulöser Eltern.

Neben der Expositionsdauer und dem Expositionsgrad ist außerdem das Expositionsalter zweifellos von großer Bedeutung auf die Wirkung und den Verlauf der Infektion. *Engel* mißt der dabei sich auswirkenden Altersdisposition viel größere Bedeutung zu, als etwa der Superinfektion. Expositionsalter.

Zunächst ist voranzustellen, daß die allgemeine Empfänglichkeit in allen Lebensaltern wenigstens für die pulmonale Infektion als praktisch gleich anzusehen ist. Bei der Lunge überwiegt somit die Organdisposition so sehr, daß sich in diesem Sinne eine Altersdisposition nicht erkennen läßt.

Wie antwortet aber trotz gleicher Empfänglichkeit der Organismus in den verschiedenen Altersklassen auf die Infektion und wie wirkt sie sich in der Folgezeit aus?

Diese Frage ist theoretisch und praktisch von größter Wichtigkeit; allein der Versuch, gerade hier zu einwandfreien Feststellungen zu gelangen, ist außerordentlich schwierig, da wir vor allem heute noch nicht in der Lage sind, in allen Fällen neben dem Expositionsalter den mitbestimmenden Einfluß der Expositionsdauer und des Expositionsgrades auszuschalten oder nivellieren zu können.

Trotzdem müssen wir versuchen, uns auch hier einen Einblick zu verschaffen. Was zunächst die unmittelbare Wirkung der Primärinfektion anbelangt, so hat *Engel* versucht, dadurch einen Maßstab zu gewinnen, daß er die Ausbreitung des Primärkomplexes über bzw. dessen Beschränkung auf die Lymphknoten des Quellgebietes untersuchte.

Die folgende Tabelle *Engels* zeigt die mit steigendem Alter zunehmende Beschränkungstendenz des Primärkomplexes auf die Drüsengruppen des Quellgebietes. Altersdisposition.

Tabelle 7 (nach *Engel*).

Alter	Zahl der Quellgebietsfälle	Gesamtzahl aller Fälle	Prozent der Quellgebietsfälle
0—6 Monate . . .	3	10	30
7—12 Monate . .	2	20	10
2. und 3. Jahr . .	8	41	19
4. und 5. Jahr . .	6	15	40
6.—9. Jahr . . .	7	13	54
10.—14. Jahr . .	9	9	100
Summa:		108 Fälle	

Ebenso nehmen in kontinuierlicher Reihenfolge auch die umfangreicheren Veränderungen außerhalb des Quellgebietes ab, so daß man sagen kann: Die allgemeine Tuberkulose der gesamten Bronchialdrüsen ist vorwiegend eine Erscheinung des Säuglings- und Kleinkindesalters. Im Schulalter kommt sie kaum mehr vor.

Besonderheiten der Säuglinge und Kleinkinder.

Ähnliche Verhältnisse stellen sich heraus, wenn man die Größe der einzelnen erkrankten Lymphknoten mit zunehmendem Alter vergleicht. Danach zeigt sich, daß die grobtumorige Form der Bronchialdrüsentuberkulose ein ausgesprochenes Attribut des vorschulpflichtigen und besonders des Säuglingsalters darstellt. *Engel* spricht in dieser Hinsicht geradezu von einer Gesetzmäßigkeit, deren Altersbedingtheit ihm sicher erwiesen scheint. Auch von anatomischer Seite liegen insbesondere von *Blumenberg* gleichsinnige Beobachtungen vor.

Die Auswirkungen des Expositionsalters kommen vor allem aber auch in der Sterblichkeit zum Ausdruck. Wenn die im einzelnen angegebenen Zahlen auch differieren, so geht doch gemeinsam aus allen hervor, daß die Sterblichkeit um so größer ist, je früher die Infektion erfolgte. Nach *Nassau* und *Zweig* starben von 20 im ersten Lebensvierteljahr infizierten Säuglingen sämtliche, von den innerhalb der ersten 9 Lebensmonate infizierten 80,4%, während die Letalität der im letzten Quartal infizierten sich nur mehr auf 33,3% belief. Die Zahlen bessern sich noch weiter im 2. und 3. Lebensjahr, wie dies insbesondere auch aus den neuesten Feststellungen von *Bräuning* und *Neumann* hervorgeht. Der relativ günstige Verlauf der Infektion bei den in der 2. Hälfte des Kleinkindesalter Exponierten deutet darauf hin, daß es in der Tat im Sinne *v. Pfaundlers* ein „Optimalalter" für die Tuberkuloseinfektion gibt, welches auch späterhin die günstigsten Chancen bietet. Die weittragende Bedeutung der Infektion im ersten Lebensvierteljahr geht in eindringlicher Weise auch aus den neuesten Untersuchungen von *Heynsius van den Berg* aus den Amsterdamer Fürsorgestellen hervor. Der große Einfluß gerade dieser Altersperiode auf die Auswirkung der Infektion berechtigt u. E. dazu, diesen Termin mit Rücksicht auf die Fürsorge als „Trimenoninfektion" besonders hervorzuheben.

„Optimalalter".

Damit sind die Beziehungen des Alters zur Infektions- und Krankheitsform keineswegs erschöpft. Nur lassen sie sich im Einzelfalle schwer mit einiger Sicherheit feststellen. Auffallend und bekannt ist die zahlenmäßig enorme Beteiligung des frühen Kindesalters an der Meningitis und an der Miliartuberkulose, wenn sie auch nicht eindeutig mit dem Alter in Beziehung zu bringen ist.

Ähnlich wie die Meningitis und Miliartuberkulose zeigen auch die leichteren und subakuten Ausstreuungsformen eine Bevorzugung des 2. und 3. Lebensjahres. Altersverteilung.

In späteren Altersklassen kommen die Beziehungen zur Entwicklung bestimmter Krankheitsformen nicht mehr so deutlich zum Ausdruck. Nur die größeren perifokalen Entzündungen bevorzugen ein ausgesprochenes Prädilektionsalter, so daß hier eine gewisse Altersdisposition vermutet werden kann. Für die umfangreichen Formen der Lungeninfiltrierungen wird diese Zeit ziemlich übereinstimmend mit dem 6.—7. Lebensjahr begrenzt, wobei sie sich am häufigsten zwischen dem 2. und 4. Jahr finden, ohne jedoch das Säuglingsalter zu verschonen. Im Schulalter überwiegen dagegen die kleineren perihilären Infiltrate (*Kleinschmidt*).

Die intra- und extrafamiliäre Infektion.

Begriffsbestimmung.

Wir bezeichnen, was sich u. E. aus wissenschaftlichen Gründen gar nicht anders ermöglichen läßt, unter intrafamiliärer Infektion, im Gegensatz zur extrafamiliären Infektion, nur die Ansteckungsquelle durch Eltern, Geschwister oder ständige Familienangehörige, die dauernd in der Familie leben (*Kleinschmidt*). Handelt es sich dagegen um eine Infektionsquelle, die zwar nicht zur Familie gehört, aber in engster Wohnungsgemeinschaft mit ihr lebt, dann sprechen wir, nach dem Vorschlag *Bergmanns*, von einer intradomizilären Infektion. Dieser übergeordnete Begriff der intradomizilären, im Gegensatz zur extradomizilären Infektion, ist aus praktisch fürsorgerischen Gründen nicht zu entbehren. Man muß sich nur vergegenwärtigen, daß bei intradomizilärer Infektion der Infektionsgang wohl dem der intrafamiliären Infektion gleichen kann, in der Tat auch meistens sehr ähnlich ist, aber doch keineswegs gleichen muß. Man wird sich hüten müssen, durch diese, heute allzu geläufigen schlagwortartigen Begriffe die Infektionsübermittlung in jedem Falle als genügend gekennzeichnet anzusehen. Sie dienen lediglich zu einer raschen und für die Praxis brauchbaren Orientierung, ersparen aber im Einzelfalle keineswegs eine ganz genaue Analyse der Infektionsbedingungen, wenn man daraus irgendwelche Schlüsse zu ziehen wünscht. Dafür liegen mannigfache Beispiele vor. Wir erinnern nur an die frühzeitigen und schweren Infektionen ausgesprochener Lieblingskinder und das unter Umständen vollkommen Tuberkulinnegativbleiben der weniger bevorzugten Kinder (*Petscheck*, *E. Schloßmann*).

Nach den Angaben von *Götzl* fanden sich unter 3134 Wiener Kindern 1144 pirquetpositive, von denen 58,3% eine intradomiziläre Infektion zeigten. 35,7% blieben unermittelt.

Ebenso weist die Statistik *Aschenheims*, die mehr Klein- als Schulkinder umfaßt, eine überwiegende intrafamiliäre Infektion auf.

Intrafamiliäre Infektion	51,5%
Extrafamiliäre Verwandteninfektion ohne Wohnungsgemeinschaft	6,3%
Extrafamiliäre Fremdeninfektion ohne Wohnungsgemeinschaft	10,0%
Extrafamiliäre Fremdeninfektion mit Wohnungsgemeinschaft	3,5%
Unbekannte Infektion	28,7%

Nur nach der Tuberkulosesterblichkeit berechnet, tritt der Prozentsatz der intrafimiliär Infizierten nach den Feststellungen *Aschenheims* zurück. Der extrafamiliär Infizierte erkrankt demnach zwar weniger Die Bedeutung der extrafamiliären Infektion.

leicht, wie wir gesehen haben, wenn er aber erkrankt, sind seine Aussichten ungünstiger als die des intrafamiliär Infizierten.

Mit Rücksicht auf die Tatsache, daß eben doch ein nicht allzu geringer Prozentsatz der extrafamiliär Infizierten erkrankt (*Frölich* gibt 10,9% an), kann neben der ganz unbestreitbaren Bedeutung der intrafamiliären Ansteckung die Infektion außerhalb der Wohnungsgemeinschaft nicht völlig vernachlässigt werden (*Kleinschmidt*). Stellt sie doch den Hauptanteil an der Durchseuchung der Gesamtbevölkerung! Die folgende Tabelle *Aschenheims* demonstriert außerdem die Verteilung der einzelnen Erkrankungsformen auf die beiden Infektionsarten.

Tabelle 8 (nach *Aschenheim*).

Infektionsart	Meningitis Miliar-tuberkulose %	Lungen-tuberkulose %	Bronchialdrüsen-tuberkulose aktiv %	Bronchialdrüsen-tuberkulose inaktiv %	Skrofulose %	Periphere Tuberkulose %
Intrafamiliär	18,7	**55,1**	**54,7**	**54,1**	**58,3**	**40,9**
Extrafamiliär	**25,0**	13,9	24,5	17,8	16,6	27,6
Unbekannt	56,2	31,0	20,8	28,1	25,0	31,5
Sa.:	100	100	100	100	100	100

Damit stimmt die Feststellung *Schlacks* an der *Kleinschmidts*chen Klinik überein, der von den Kindern mit Meningitis tuberculosa bis zu 15 Monaten zwei Drittel, später nur noch ein Drittel intrafamiliär infiziert fand.

Die Bedeutung der intrafamiliären Infektion.

Im gesamten überwiegt aber natürlich die Erkrankung an allen anderen Formen und besonders der Lungentuberkulose beträchtlich bei der intrafamiliären Exposition. Damit ist die überragende Bedeutung der intrafamiliären Infektion eindringlich erwiesen. Eine weitere Tabelle *Redekers* bringt dies auch hinsichtlich der prozentualen Sterblichkeit zum Ausdruck und trennt dabei in die beiden skizzierten Infektionsarten innerhalb der intradomizilären Infektion.

Tabelle 9 (nach *Redeker*).

Intradomiziläre Gefährdung zur	Gestorben an andern Krankheiten	Pirquet-negativ geblieben	Infiziert, aber lebend geblieben	Gestorben an Tuberkulose
Überfallinfektion . . .	2 = 20,0%	2 = 20 %	1 = 10 %	5 = 50 %
Einschleichende Infektion	—	5 = 45 %	5 = 45,5%	1 = 9,1%
Insgesamt	2 = 9,5%	7 = 33,3%	6 = 28,6%	6 = 28,6%

Beeinflussung des Infektionsverlaufes.

In der Mehrzahl der Fälle besteht die Tuberkuloseinfektion das ganze Leben hindurch. Ständig befindet sich der einmal infizierte Organismus unter der, wenn auch minimalsten, Stoffwechselwirkung eines tuberkulösen

Herdes. Diese Tatsache im Verein mit der hohen Durchseuchungsziffer läßt es verständlich erscheinen, daß diese „Antibiose" (*Hamburger*) außer von den primär wirkenden Faktoren auch in ihrem weiteren Verlauf noch von einer ganzen Reihe anderer Umstände maßgebend beeinflußt werden muß.

Wir unterscheiden auch hier wieder aus Gründen der Übersicht die Möglichkeit einer Einwirkung durch:

1. angeborene Faktoren,
2. erworbene Faktoren,
3. akzidentelle Faktoren.

Die angeborenen Faktoren.

Der Einfluß hereditärer Momente auf den Infektionsverlauf ist gerade bei der Tuberkulose von alters her einseitig überschätzt oder, insbesondere von *Cornet*, ziemlich schroff mit der Begründung abgelehnt worden, daß Disposition wohl nichts weiter als eine vermehrte Exposition sei. So einfach liegen die Dinge gewiß nicht; allein es ist noch heute außerordentlich schwierig, hier sachliche Anhaltspunkte zu gewinnen. Zunächst müssen wir, um diese Frage übersehen zu können, von zwei wichtigen Voraussetzungen ausgehen, nämlich:

1. Daß die Empfänglichkeit der Spezies Mensch zur Tuberkuloseinfektion im allgemeinen gleich ist. Jeder, der mit dem Tuberkelbazillus in Berührung kommt, wird infiziert. Erst in der Art und Weise, wie die Dinge sich nach der Infektion entwickeln, kommt die individuelle Disposition zum Ausdruck.

2. Daß der Virulenz des Tuberkelbazillus kein überragender oder gar die Variabilität der individuellen Reaktionsform bestimmender Einfluß zukommt.

Die Virulenzfrage.

Zu dieser letzteren Auffassung halten wir uns deshalb für berechtigt, weil der Virulenzbegriff ja in weitestgehender Abhängigkeit von der Empfänglichkeit des infizierten Organismus steht. Beide Komponenten sind kaum voneinander zu trennen. Wohl sind heute die großen Experimente mit dem *Uhlenhuth*schen Laboratoriumsstamm, dem B. C. G. usw. bekannt, aber dies sind doch mit allen Mitteln künstlich abgeschwächte Stämme, wie wir sie beim natürlichen Infektionsvorgang des Menschen kaum voraussetzen dürfen. Im Gegenteil: die ständige gleichmäßige Passage von Mensch zu Mensch, der Ausgleich, der durch den individuellen Wirtswechsel geschaffen wird und der den Parasiten sich selten unter gleichen Bedingungen durch mehrere Generationen hin fortpflanzen läßt, die Tatsache, daß überhaupt durch die generelle Empfänglichkeit wie etwa bei den Masern die „Virulenz" gar nicht zur selektiven Auswirkung kommt, dies alles spricht doch dafür, daß eine verschiedengradige Virulenz nur innerhalb relativ enger Grenzen, jedenfalls aber in der Praxis kaum ausschlaggebend ins Gewicht fallen kann.

Unter den beiden genannten Bedingungen interessiert uns also die Frage, ob wir — entsprechend dem Wesen der Disposition — irgendwelche Anhaltspunkte für die Annahme einer ererbten gesteigerten Widerstandskraft oder einer in gleicher Weise dispositionellen Minderwertigkeit gegenüber der Tuberkuloseerkrankung haben.

Die „ererbte" Resistenz.

Nicht nur praktisch, sondern auch theoretisch wichtig ist die Frage, ob wir mit Recht bei den zivilisierten und durchseuchten Völkern eine ererbte gesteigerte Widerstandsfähigkeit annehmen dürfen. Eine solche wird vielfach, aber in ganz verschiedenem Sinne, vorausgesetzt (*Rietschel*, *Thomas*, *Langer*) und muß keineswegs immer die Folge einer Vererbung sein. Sie kann zustande kommen:

1. Auf dem Wege der Auslese, indem allmählich die weniger resistenten Generationen an Tuberkulose zugrunde gehen (*Neufeld, Lange*).

2. Auf dem Wege der Kondition im Laufe des ewigen Kampfes zwischen Makro- und Mikroorganismus erworben und nur durch die Konstitution fortgeerbt und verallgemeinert (induktive Vererbung).

3. Durch eine infolge unserer hohen Durchseuchungsziffer fast immer mögliche passive oder aktive Immunisierung durch die Mutter, die sich naturgemäß in Phthisikerfamilien besonders deutlich bemerkbar machen müßte. (Intrauterin erworbene passive oder aktive Immunität.)

Keine der genannten 3 Möglichkeiten hat sich bis heute experimentell beweisen lassen. Wir wissen auch ebensowenig, auf welche konstitutionellen Merkmale und Eigenschaften sich gerade die gesteigerte Widerstandskraft stützt. Sie ist vorläufig nur eine in ihrem Wesen noch ungeklärte Erfahrungstatsache.

Zu welchen kaum faßbaren Verirrungen aber deren Überschätzung und die Unkenntnis über die Ansteckungsfähigkeit der Tuberkulose führen kann, zeigt der erst kürzlich (1929) veröffentlichte Fall von *Oxenius*: „Das menschlich Erschütternde an diesem Fall war eine Unterredung nach dem Tode des Kindes mit dem Großvater, einem Arzt mit hohen Titeln: Sehen Sie, Herr Kollege, sagte er mir, ich habe seit 10 Jahren eine Lungentuberkulose, die mir gar nichts ausmacht. Und das ist nun der 3. Enkel, der an einer tuberkulösen Meningitis stirbt. So weit kann subjektive Kritiklosigkeit gehen."

Die konstitutionelle Minderwertigkeit.

Noch eingehender hat man nach allgemeinen dispositionellen Minderwertigkeiten gefahndet, die den Boden für eine Tuberkuloseerkrankung vorbereiten sollten. Eine Tuberkulose in der Aszendenz läßt einen diesbezüglichen Einfluß nicht erkennen (*Eliasberg*). Selbst die Erkrankung der Mutter muß keineswegs zu einer allgemeinen körperlichen Minderwertigkeit führen (*Bernard* und *Lelong*). Gerade bei der Erkrankung, bei der konstitutionelle Eigentümlichkeiten im Sinne der lymphatisch-exsudativen Diathese in besonders hohem Maße beteiligt sind, hat man dies annehmen zu müssen geglaubt, nämlich bei der Skrofulose. In der Tat liegen hier die Dinge aber so, daß weder eine besondere Empfänglichkeit dieser Diathese für die Tuberkuloseinfektion erwiesen ist, noch daß sie eine besondere Disposition zur Tuberkuloseerkrankung schafft. Sie führt eben nur, wenn ein solches Kind infiziert ist, häufig zum klinischen Bild der Skrofulose (*Moro, Escherich*).

Der Habitus asthenicus.

Sehr viel Mühe ist auf die Suche nach einer am äußeren Habitus erkennbaren Disposition zur Tuberkuloserkrankung verwandt worden. In Analogie zum Habitus phthisicus des Erwachsenen hat hier der Habitus asthenicus eine große Rolle gespielt. Beides darf nicht, wie dies häufig geschieht, verwechselt werden. Der Habitus phthisicus ist eine Folge chronischer Lungentuberkulose, wie er sich gelegentlich auch einmal bei Kindern nach mehrfachen Rezidiven und Krankheitsschüben entwickeln kann. Der *Stiller*sche Habitus asthenicus dagegen stellt einen angeborenen konstitutionellen Status dar, der sich durch einen engen langen, flachen und schmalen Thorax mit steil abfallenden Rippen und fluktuierender 10. Rippe, enger oberer und unterer Thoraxapertur und abstehenden Schlüsselbeinen sowie Schulterblättern auszeichnet. Er findet sich aber in dieser reinen Form bei Kindern selten. Der flache Thorax allein ist nicht mit dem asthenischen Habitus identisch. Andererseits ist die Erweiterung des Begriffes zum „Morbus asthenicus" (*v. Pfaundler*) praktisch zwar brauchbarer, nimmt aber dann eine ganze Reihe sicherlich nicht rein konstitutioneller Merkmale in sich auf.

Kleinschmidt und *Dudden* haben die Engbrüstigkeit im *Brug*schen Sinne als hauptsächlichstes asthenisches Merkmal bei 42% der lungenkranken Kindern nachweisen können, gegenüber 42% der Kinder gleichen Milieus ohne Krankheit. Inwieweit an diesem Resultat nicht die Lungentuberkulose selbst schuld ist, läßt sich schwer ermessen.

Die Engbrüstigkeit.

Vergleicht man Tuberkulinpositive und Tuberkulinnegative derselben Altersklasse unter Zugrundelegung des *Brug*schen Index ($x = \frac{\text{mittlerer Brustumfang} \times 100}{\text{Körperlänge}}$), dann findet sich kein Unterschied. Mit steigendem Alter vermehren sich die Engbrüstigen normalerweise so, daß die zunehmende Durchseuchung ebenfalls keinen Rückschluß gestattet. Zu ähnlichen Ergebnissen kam auch *Redeker*.

Ebenso wie eine allgemeine körperliche Minderwertigkeit, läßt sich auch in geeigneten Fällen eine familiäre Organdisposition nachweisen (*Eliasberg*). *Coerper* fand unter 11 Familien mit 53 Kindern, bei denen eines der Eltern eine Phthise hatte, zwar alle infiziert, aber eine ähnliche Krankheitsform nur bei ähnlichem Habitus und gleicher Gebarung der Erkrankten.

Die erworbenen Faktoren.

Unter den erworbenen Faktoren, welche den Infektions- und Krankheitsverlauf in entscheidendem Maße beeinflussen, kann einzig und allein die spezifische Immunität in Frage kommen.

Inwieweit eine solche schon bei der Geburt, sei es auf passivem, sei es unter Umständen sogar auf aktivem Wege zustande kommen kann, haben wir bereits besprochen. Größere Bedeutung kommt im extrauterinen Dasein der durch die Infektion selbst sich entwickelnden Immunität zu. Ihre Natur und Ausdrucksform ist an anderer Stelle besprochen. Daß die Ausbildung auch der spezifischen Infektionsimmunität neben einer konstitutionellen Immunisierungsfähigkeit von einer großen Zahl konditioneller Faktoren abhängig ist, davon war und ist in diesem Kapitel fortgesetzt die Rede, denn jedes Sinken der spezifischen Resistenz drückt sich ja ebenfalls in einer Erkrankung oder im Haften einer Superinfektion aus. Das, was uns an dieser Stelle, ausschließlich mit Rücksicht auf die speziellen Verhältnisse am Menschen, besonders interessiert, ist die Frage, ob es möglich ist, eine Immunisierung auf künstlichem Wege in solchem Umfange durchzuführen, daß ihr eine nennenswerte epidemiologische und pathobiologische Bedeutung zukommt.

Der Einfluß künstlich erworbener aktiver Immunität.

Zur Beurteilung dieser beiden Fragen kann heute nur die B.C.G.-Impfung *Calmette-Guérins* herangezogen werden. Wir führen aus den zahllosen über diese Impfung bereits veröffentlichten Arbeiten und Statistiken nur zwei an, die sich zwar auf ein kleines Material beschränken, aber den Vorzug haben, einzig und allein von allen Enqueten einer Kritik standzuhalten und ein klares Bild zu geben.

Auf die Mortalität.

Das sind in epidemiologischer Hinsicht die Untersuchungen von *Heynsius van den Berg* an den Amsterdamer Fürsorgestellen. Berücksichtigt man alle von ihm gefundenen und außerordentlich wichtigen Fehlerquellen, dann beträgt die Tuberkulosesterblichkeit in den ersten beiden Lebensjahren unter den geimpften Kindern, die bereits im ersten Jahr eine positive Pirquetreaktion hatten, also sicher infiziert waren, $6{,}2 \pm 6{,}0\%$, während sie unter den genannten Bedingungen bei den ungeimpften Kindern $52{,}3 \pm 10{,}9\%$ betrug. Der Unterschied von $46{,}1 \pm 12{,}4\%$ ist mehr als das Dreifache des mittleren Fehlers und läßt den Schluß auf einen mit der B.C.G-Impfung erworbenen erhöhten Widerstand gegenüber dem praktisch am Menschen in Frage kommenden Infektionsmodus zu.

Auf die Morbidität.

Während sich *Heynsius van den Berg* über den Einfluß auf die Morbidität der Geimpften sehr vorsichtig ausdrückt, da dies erfahrungsgemäß in diesem Alter kaum möglich ist, lassen die Erhebungen von *Heimbeck* in Oslo eher einen Schluß in dieser Hinsicht zu.

Es handelte sich um Schülerinnen der Krankenpflegeschule in Oslo, die bei ihrem Eintritt in das Krankenhaus noch zu 50% pirquetnegativ zu sein pflegen. Im Laufe ihrer Tätigkeit stecken sich sämtliche innerhalb der nächsten zwei Jahre an. Bei 28% dieser Infizierten entwickeln sich Erkrankungen, die klinisch-röntgenologisch den bekannten Infiltrierungen mit ihren zugehörigen Komplikationen der Erstinfektionsperiode entsprechen. Seit 1925 wurden nun die pirquetnegativen Schülerinnen subkutan mit B.C.G. geimpft. Da auf die subkutane Impfung hin Allergie eintritt, konnte nicht nachgewiesen werden, in welchem Prozentsatz sie nachträglich infiziert wurden. Wohl aber erkrankte von den nunmehr Geimpften keine einzige mehr, während bei denjenigen, welche die Impfung abgelehnt hatten, in gleicher Weise wie früher manifeste Prozesse auftraten.

Eine gewisse Beeinflussungsmöglichkeit durch eine künstliche Immunisierung erscheint demnach wohl gegeben, aber über ihre praktische Auswirkung, die die Notwendigkeit ihrer Durchführung in größerem Stil berechtigt erscheinen läßt, sind heute noch keine sicheren Angaben zu machen.

Die akzidentellen Faktoren.

Die Einwirkung akzidenteller Faktoren ist außerordentlich vielseitig, so daß wir hier nur die allgemein bekannten und mehr oder minder sicher erwiesenen Gesichtspunkte anführen können.

Krankheiten.

Seit langem werden ganz bestimmte Erkrankungen als Schrittmacher zur Propagation einer bestehenden Tuberkuloseinfektion angesehen.

Eine genaue und kritische Würdigung aller in dieser Beziehung aufgestellten Behauptungen und Untersuchungen verdanken wir neuerdings *Goebel*, so daß sich ein näheres Eingehen auf Einzelheiten erübrigt. Wir halten uns im folgenden an die von ihm ausführlich begründeten Auffassungen und Schlußfolgerungen, da sie sich mit unseren Erfahrungen in der Klinik, sowie in der Fürsorgetätigkeit decken.

Masern.

An erster Stelle wurden wohl unbestritten die Masern als besonders leicht aktivierende Krankheit angesehen. Die von *Goebel* selbst in dieser Richtung nochmals angestellte Enquete hat die bereits von *Kleinschmidt*, *Noeggerath* und *Eckstein* und *Beisken* geäußerte Ansicht bestätigt, daß die Masern keinesfalls gesetzmäßig und generell den Ablauf einer Tuberkulose beeinflussen, sondern nur in einer nicht allzu großen Zahl von Einzelfällen.

Mit dieser Wirkung steht zweifellos die bereits von *v. Pirquet* gefundene Tuberkulinanergie während des Eruptionsstadiums in ursächlichem Zusammenhang. Der Charakter dieser Anergie scheint nach den Untersuchungen von *Goebel* und *Herbst* durchaus dem eines Unempfindlichkeitsstadiums, wie es nach tuberkulösen Herd- und Allgemeinreaktionen folgen kann, zu gleichen. Beide Autoren fanden, daß während der Masernprodromi, also der Anergie vorausgehend, alte Tuberkulinhautreaktionsstellen aufflammen und daß dieses Phänomen passiv übertragbar ist. Es kommt demnach während der Masernprodromi mit größter Wahrscheinlichkeit zu einer Herdreaktion, deren unmittelbare Folge eben die Anergie ist. Ihr Einsetzen und Verschwinden ist sehr verschieden; sie kann schon 5 Tage vor dem Exanthem beginnen und bis 14 Tage nachher noch bestehen bleiben. Im Sinne einer solchen vorausgehenden Herdreaktion spricht übrigens auch das während der Masernprodromi beobachtete Aufschießen von Phlyktänen, sowie das Auftreten perihilärer Infiltrate.

Keuchhusten.

Schon in weit geringerem Maße als bei den Masern ist eine ungünstige Wirkung durch den Keuchhusten sicher festzustellen. Wohl sinkt auch die Allergie gelegentlich bei Keuchhusten, aber bei weitem nicht in dem Grade und mit der Gesetzmäßigkeit wie bei Masern. Immerhin vermag der Keuchhusten in einzelnen Fällen die Tuberkuloseinfektion zu aktivieren oder zu einer Generalisation zu führen. Es macht aber den Eindruck, daß dies weniger auf eine spezifische Wirkung der Pertussis, als auf die mechanische Erschütterung durch die Hustenanfälle zurückzuführen ist (*Goebel*).

Grippe.

Bei der Grippe kann man sich besonders in Analogie zu den Erwachsenen des Eindrucks nicht erwehren, daß sie gelegentlich den Auftakt zu einer Propagation gibt. Eine Anergie nach Grippe ist zwar vielfach behauptet worden, hat aber kritischen Nachprüfungen nicht standgehalten.

Lues.

Die Kombination von Lues und Tuberkulose spielt in der französischen Literatur eine große Rolle, wird aber auch dort sehr verschieden bewertet. In Deutschland ist das Zusammentreffen beider Infektionen recht selten. Soweit es aber tatsächlich der Fall ist, läßt sich eine sicher ungünstige Wirkung nicht feststellen.

Für alle anderen interkurrenten Erkrankungen darf angenommen werden, daß ihnen eine nennenswerte Bedeutung hinsichtlich einer Aktivierung der Tuberkulose nicht zukommt, daß es aber begreiflicherweise nie als gleichgültig angesehen werden kann, wenn ein noch dazu junges oder frisch infiziertes Kind von einer zweiten Krankheit befallen wird.

Ernährung.

Über den Einfluß der Ernährung orientieren uns bis zu einem gewissen Grade die Tabellen über die Tuberkulosesterblichkeit, welche die unheilvolle Wirkung der Kriegs- und besonders der Inflationsjahre nachhaltig zur Darstellung bringen.

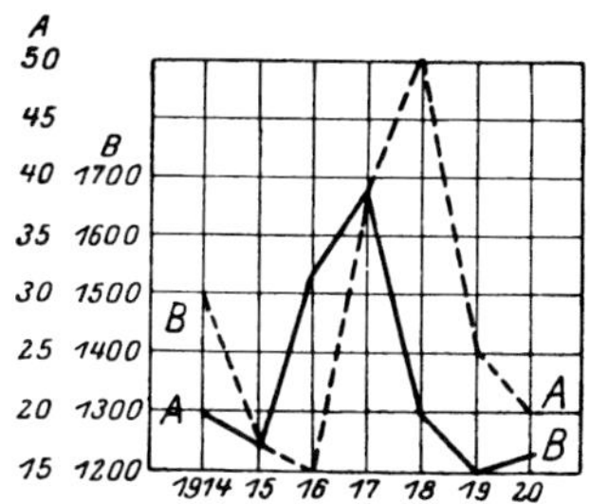

Fig. 272.

A. Täglicher Milchfettverbrauch in gr.

B. Todesfälle an Tuberkulose. (Widmark.)

(Aus *Stepp-György*: Avitaminosen usw.)

Unter den in Frage kommenden Nahrungskomponenten spielt der Vitaminmangel zweifellos eine besondere Rolle. Eindrucksvoll sind in dieser Hinsicht die statistisch festgelegten Beziehungen zwischen dem Milchfettverbrauch, d. h. in erster Linie dem Vitamin A und der Tuberkulosemortalität aus den Kriegs- und Nachkriegsjahren in Dänemark.

Es dürfte kaum belanglos sein, daß von jeher in der Tuberkulosetherapie dem vitamin-A-und-D-faktorreichen Lebertran große Bedeutung zukam. Auch eine Vitamin-D-Bildung durch die Höhensonnenbestrahlung muß bei der anerkannten Wirkung der Strahlentherapie in Rechnung gezogen werden. Ebenso kann sich die im Tierversuch erwiesene resistenzerhöhende Wirkung des C-Vitamins bei Fehlen dieses Faktors in der Nahrung bemerkbar machen, besonders deshalb, weil unter Umständen die Tuberkulose, nach den Versuchen von *Leichtentritt* und von *Bieling* zu schließen, den Vitaminbedarf des Organismus besonders stark erhöht.

Sexualität.

Ein wenigstens periodenweise nachhaltiger Einfluß der Geschlechtsdrüsentätigkeit ist wohl zweifellos festzustellen. Wir haben bereits bei den Statistiken auf die überwiegende Erkrankung der Mädchen besonders nach dem 10. Lebensjahr hingewiesen. Diese Tatsache ist mehrfach bestätigt, ebenso wie der unheilvolle Verlauf eines bestehenden floriden Prozesses während der Pubertät bei beiden Geschlechtern. Wir erinnern außerdem an den Einfluß der Menstruation bei erwachsenen Phthisikerinnen.

Jahreszeit.

Besonders bemerkenswert ist der in letzter Zeit für eine Reihe anderer Erkrankungen ebenfalls beobachtete Einfluß der Jahreszeit. Worauf im einzelnen diese Auswirkung des Frühjahrs bei der Tuberkulose zurückzuführen ist, vermögen wir nicht mit Bestimmtheit zu sagen. Daß sie aber besteht, daran ist kaum zu zweifeln, denn sie drückt sich in einem durch andere Faktoren nicht restlos erklärbaren, z. T. rapiden Anstieg der Tuberkulosesterblichkeit und besonders der Meningitis und Miliartuberkulose in den Monaten März, April und Mai aus.

Trauma.

Den gelegentlichen aktivierenden Einfluß eines Traumas erkennt *Kleinschmidt* trotz seiner mit Recht sehr kritischen Stellung zu dieser Frage an. Wir glauben ihn gerade bei der Meningitis sowie Coxitis tuberculosa gelegentlich bestätigt gefunden zu haben.

Soziale Einflüsse.

Über den nachweisbaren Grund sozialer Einflüsse unterrichtet bereits die bei der Besprechung des Expositionsgrades gebrachte Tabelle von *Bräuning-Neumann*. Diese Verhältnisse spielen deshalb eine so bedeutsame Rolle, weil sie in der Expositionsprophylaxe wirksam bekämpft werden können.

Die Wirkung, die innerhalb eines gegebenen Milieus die Befolgung oder Nichtbefolgung einfacher hygienischer Prophylaxemaßnahmen haben kann, lassen die sorgfältigen Erhebungen von *Heynsius van den Berg* in unzweideutiger Weise erkennen. Es kann deshalb nicht genug auf diese wichtige, jede Fürsorge unterstützende Maßregel im Kampfe gegen die Tuberkulose hingewiesen werden.

Klinik und Diagnostik.

Die Tuberkulindiagnostik.

Die Erfindung der Kutanprobe durch *v. Pirquet* hat dem Kinderarzt ein unentbehrliches diagnostisches Hilfsmittel in die Hand gegeben.

Was besagt die Tuberkulinreaktion?

Bedeutung der Tuberkulinreaktion.

Eine positive Tuberkulinreaktion bringt lediglich zum Ausdruck, daß der betreffende Organismus wenigstens einmal in seinem Leben mit Tuberkelbazillen in Reaktionskontakt getreten ist, nicht aber ohne weiteres, daß er auch tuberkulosekrank ist. Für die ersten 3 Lebensjahre ist sie von unschätzbarem Wert, weil hier erfahrungsgemäß Tuberkuloseinfektion und Tuberkulosekrankheit zusammenfallen.

Die Tuberkulinreaktion ist praktisch als spezifisch zu bezeichnen, d. h.:

1. Der nicht Tuberkuloseinfizierte reagiert selbst auf hohe Dosen Tuberkulin in der Regel nicht und läßt sich auch durch mehrfache Vorbehandlung mit Tuberkulin allein nicht sensibilisieren.

2. Der Tuberkuloseinfizierte reagiert selbst auf kleine und kleinste Dosen Tuberkulin positiv, auf welche der nicht Infizierte nicht mit einer entzündlichen Reaktion antwortet.

3. Ein Teil der Tuberkuloseinfizierten zeigt zwar auf eine ganze Reihe unspezifischer Stoffe, wie vor allem Glyzerinbouillon, verschiedene Protein-

körper, Bakterientoxine und Endotoxine Reaktionen, aber nicht mehr in Verdünnungen, auf die er noch mit Tuberkulin einwandfrei reagiert.

Die Einverleibung des Tuberkulins kann auf kutanem, perkutanem, intrakutanem und subkutanem Wege geschehen.

Die kutane Probe nach *v. Pirquet.*

Die Kutanprobe nach *v. Pirquet.*

Erforderliches Instrumentarium: Ein Bohrer nach *Pirquet.* Die Bohrkante soll nicht, wie dies häufig der Fall ist, in eine Spitze, sondern in eine gerade meißelförmige Schneide auslaufen, so daß der Bohreffekt einen flächenhaften gleichmäßig ebenen Defekt der obersten Epithelschichten zur Folge hat.

Ausführung der Probe: Nach vorheriger Ätherabreibung werden auf die Haut der Beugeseite des Unterarms im Abstand von 5 bis 10 cm

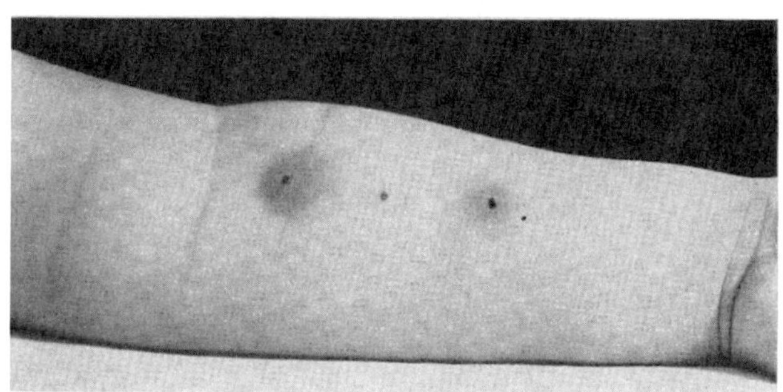

Fig. 273.
Kutanreaktion nach v. Pirquet.
(Eigene Beobachtung.)

(nach Maßgabe der Größe des Armes) zwei kleine Tropfen Tuberkulin geträufelt. Hierauf wird die Haut mit der daruntergehaltenen Hand straff gespannt und mit dem vorher über der Flamme ausgeglühten Bohrer unter drehenden Bewegungen des sanft aufgedrückten Instrumentes 3 oberfächliche Epidermisläsionen gesetzt, zunächst auf der trockenen Haut etwa in der Mitte der Verbindungslinie der beiden Tuberkulintropfen und dann im Zentrum der Tuberkulintropfen selbst. Die Trockenbohrung dient als Kontrolle der traumatischen Reaktion. Bei dem Bohren darf kein Blut zum Vorschein kommen. Es soll nur so viel von der Epidermis abgeschabt werden, daß am nächsten Tag eben noch ein kleiner Schorf sichtbar bleibt. Schutzverband oder Auflegen eines mit Heftpflaster befestigten Watteflöckchens überflüssig. Es genügt, wenn das Tuberkulin wenige Minuten lang einwirkt. Hernach kann es abgewischt werden.

Nachschau: Am besten nach 48 Stunden, weil zu dieser Zeit meist die Reaktion am deutlichsten ist.

Positive Reaktion: Am Orte der Tuberkulinbohrung erscheint eine entzündliche, mehr oder minder erhabene Papel mit einem Durchmesser von 5—10 mm und darüber (siehe Fig. 273).

Negative Reaktion: Die Tuberkulinstellen unterscheiden sich gar nicht von der Trockenbohrung oder sie sind von einem kleinen roten Hof umgeben, der einen Durchmesser von 3 mm kaum überschreitet und am zweiten Tage bereits zu verschwinden pflegt.

Die Perkutanprobe nach *Moro*.

Die perkutane Probe nach *Moro*.

Erforderliches Instrumentarium: Keines.

Ausführung der Probe: Nach vorheriger Ätherabreibung bis zum Erscheinen eines Erythems wird auf der zwischen Zeigefinger und Daumen gespannten Brust- oder Rückenhaut (am besten über dem Sternum oder oberhalb der Mamilla, nicht am Arm) im Durchmesser von etwa 5 cm ein linsen- bis kleinerbsengroßes Stück Tuberkulinsalbe etwa eine halbe Minute lang (rasches Zählen bis 100) mit der Fingerkuppe eingerieben. (Reaktionen an der Haut des einreibenden Fingers sind erfahrungsgemäß ihrem anatomischen Bau zufolge nicht zu befürchten.) Schutzverband überflüssig.

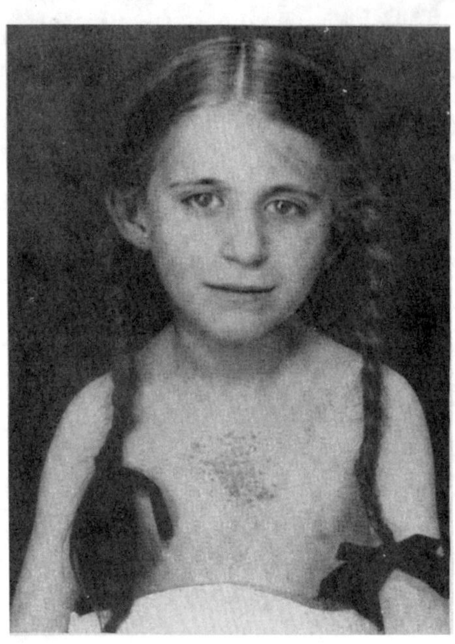

Fig. 274.
Perkutanreaktion nach Moro.
(Eigene Beobachtung.)

Nachschau: Geeignetster Zeitpunkt nach 48 Stunden.

Positive Reaktion: Am Ort der Inunktion, zuweilen auch in deren Umgebung erscheinen meist auf geröteter Grundlage kleinere oder größere Knötchen oder bläschenförmige Effloreszenzen. Oft besteht das Lokalexanthem aus Hunderten von derartigen Gebilden. Manchmal sind aber nur einige wenige zu sehen. Allein auch in solchen Fällen ist die Reaktion als (schwach) positiv anzusprechen (siehe Fig. 274).

Negative Reaktion: Die Haut an der Einreibungsstelle ist unverändert.

Die ursprüngliche Kutanreaktion wurde von *Pirquet* mit 25%igem Tuberkulin, später mit unverdünntem „Alttuberkulin *Koch*“ durchgeführt. In dieser Form wird es noch heute ausschließlich verwendet.

Das diagnostische Tuberkulin nach *Moro* ist durch eine Auslese schnell wachsender humaner Stammkulturen gewonnen und mit Bovotuberkulin vermischt. Der Bovotuberkulinzusatz dient nicht lediglich zur Erfassung der Perlsuchtinfektionen, sondern gründet sich auf die Beobachtung, daß eine Reihe von Fällen nur, oder besser auf bovines, nicht aber auf humanes Tuberkulin reagiert und umgekehrt, ohne daß solche Reaktionsfähigkeit unbedingt einer diesbezüglichen Stamminfektion entsprechen muß. Durch Mischung des bis zu doppelter Konzentration eingeengten diagnostischen Tuberkulins mit Lanolin anhydr. 2:1 entsteht die „diagnostische Tuberkulinsalbe“.

Hamburger empfahl zur Perkutanreaktion ein bis zur Gewichtskonstanz eingeengtes Alttuberkulin ohne jeden Zusatz. Die Konsistenz des Präparates (Perkutantuberkulin) ist die einer zähflüssigen gallertartigen Masse.

Widowitz legt besonderen Wert auf vorherige kräftige Ätherabreibung. Zweifellos ist dieses Vorgehen gegebenenfalls schon aus Sauberkeitsgründen zu empfehlen. Zahlenmäßig ausdrückbare Verbesserungen des Reaktionsergebnisses konnten wir jedoch (in Parallelversuchen) nicht beobachten, sobald darauf geachtet wird, daß die diagnostische Tuberkulinsalbe vorschriftsmäßig bis zum Erscheinen eines deutlichen Erythems eingerieben wird. Denn darauf, auf diesen primären Reiz, kommt es u. E. an, nicht, wie man meinen könnte, auf die Auflösung von Sebumresten in den Follikeltrichtern, da die Talgsekretion normalerweise erst mit der Entwicklung der Pubertät einsetzt.

Die intrakutane Probe nach *Mendel-Mantoux*.

Die Intrakutanprobe nach *Mendel-Mantoux*.

Erforderliches Instrumentarium: Eine 1 ccm-Rekordspritze mit sehr feiner Nadel.

Ausführung der Probe: Man injiziert nach vorheriger Ätherabreibung 0,1 ccm einer bestimmten Tuberkulinverdünnung intradermal, so daß eine typische anämische Quaddel entsteht. Bei richtiger Ausführung muß eine subepidermale Injektion unbedingt vermieden werden. Der Vorteil der Probe liegt in der Möglichkeit relativ exakter Dosierung durch Injektion einer immer gleichbleibenden Menge bei Variation der Verdünnung.

Herstellung der Tuberkulinverdünnung: Als Verdünnungsflüssigkeit verwendet man 0,9 %ige Kochsalzlösung eventuell mit 0,5 %igem Phenolzusatz. Bei exaktem Vorgehen darf die Verdünnung nicht mit der Spritze hergestellt werden, sondern muß in sterilen Reagenzgläsern unter Vermeidung des Pipettenfehlers vorbereitet werden. Stärkere Konzentrationen wie 1:10 und 1:100 sind bis zu 3 Wochen haltbar, die höheren Verdünnungen jedoch nicht. Die gebräuchlichsten Verdünnungen betragen 1:100, 1:1000 und 1:10000, so daß eine Menge von 0,1 ccm jeweils 1—0,1 mg Tuberkulin entspricht.

Nachschau: Geeignetster Zeitpunkt nach 48 Stunden.

Positive Reaktion: An der Injektionsstelle entsteht ein gerötetes, gut tastbares Infiltrat, das durch mehrere Tage und oft nachweisbar bleibt. Bei ausgesprochenen Reaktionen ist die Deutung leicht, schwache Reaktionen können jedoch zu Zweifel Veranlassung geben.

Negative Reaktion: An der Injektionsstelle ist entweder gar keine Reaktion oder nur eine minimale entzündliche Reizung wahrnehmbar, die bereits nach 48 Stunden verschwindet.

Der Empfindlichkeitsgrad der Reaktion ist außerordentlich hoch. Dies wird allgemein als großer Vorteil angesehen, der die Intrakutanreaktion als die Methode der Wahl bei wissenschaftlich exakten Forschungen erscheinen läßt. Wenn auch solche Auffassung ohne Zweifel berechtigt ist, so muß doch gerade im Interesse einer wissenschaftlichen Exaktheit betont werden, daß die genannten Vorteile der Reaktion auch Nachteile mit sich bringen, über die man sich zumindest klar sein muß:

1. Es gehört zur Beurteilung der Intrakutanreaktion eine gewisse Erfahrung, besonders in jenen Fällen, in denen der Ausfall der Reaktion nicht absolut eindeutig ist.

2. Mit steigender Empfindlichkeit der Reaktion wächst ihre Unspezifität. Diese Grenze wird bei Intrakutanproben mit 1 oder gar 10 mg nicht allzu selten überschritten. Auf diese Dosen reagieren gelegentlich auch Nichttuberkulöse positiv (vgl. besonders die Fälle von *Duken* und *Bäumler*). Wir selbst haben beispielsweise einwandfrei positive Intrakutanreaktionen nach Kuhpockenimpfung und Diphtherieseruminjektionen beobachtet. *Hooke* hat ebenfalls vor kurzem derartige Reaktionen nach mit Serum behandelter Diphtherie gesehen.

Man hat, um Irrtümer zu vermeiden und unspezifische Reaktionen auszuschließen, empfohlen, als Kontrolle gegen die im Alttuberkulin vorhandenen unspezifischen Substanzen eine in gleicher Weise eingeengte, aber „tuberkulinfreie" Glyzerinbouillon zu injizieren. Der Gedanke, der dieser Maßnahme zugrunde liegt, ist zwar richtig; allein die in größerem Umfang durchgeführten Untersuchungen von *Keller* und *Dölter*, sowie von *Bieling* und *Keller* ergaben, daß selbst die fabrikmäßig als „Leertuberkulin" gelieferte Glyzerinpeptonbouillon vollkommen unkontrollierbaren Schwankungen unterliegt, so daß Reaktionen eintreten können, die selbst bis in hohe Verdünnungen den Wirkungen des Alttuberkulins nahekommen. Solange aber kein Mittel vorhanden ist, eine solche scheinbare Kontrolle sofort und eindeutig zu entlarven, solange kann sie nicht als zuverlässig bezeichnet werden.

Was die praktische Bedeutung der Intrakutanmethode betrifft, so ist sie für die eindeutig reagierenden Fälle gar nicht erforderlich und es darf heute mindestens als überflüssig bezeichnet werden, mit der sehr viel schmerzhafteren und unter Umständen gefährlichen Intrakutanreaktion zu beginnen, bevor nicht eine zweimalige negative Kutan- oder Perkutanprobe vorausgegangen ist. Der dann sich anschließenden negativen Intrakutanprobe, die nun bereits mit 0,1—1 mg Tuberkulin begonnen werden kann, kommt eine hohe Beweiskraft zu. Fällt die Intrakutanprobe aber positiv aus, dann muß eine unspezifische Reaktion ausgeschlossen werden. In dieser Hinsicht vermeidet das Vorgehen von *Duken*, die positive Intrakutanreaktion nur dann als spezifisch anzusehen, wenn die nachfolgende nochmals angestellte Perkutanprobe positiv ausfällt, jeden Irrtum. Doch sei ausdrücklich erwähnt, daß andere Autoren in der Intrakutanmethode diejenige der Wahl sehen und sie ausschließlich benutzen.

Die Subkutanprobe nach *Hamburger*.

Die subkutane Probe nach *Hamburger* (Stich-Depotreaktion) wird ebenfalls mit Tuberkulinverdünnungen ausgeführt. Wenn die Kutan- oder Perkutanprobe vorher zweimal negativ war, beginnt man mit 0,1 mg. Im positiven Falle erscheint ein entzündliches Infiltrat an der Injektionsstelle, sowie eine Lokalreaktion an der Einstichstelle.

Das Vorgehen in der Praxis.

Nach dem Gesagten gestaltet sich das diagnostische Vorgehen in der Kinderpraxis für uns folgendermaßen:

Beginn mit Perkutan- oder Kutanprobe; fällt sie positiv aus, dann ist die Prüfung in einfachster Weise beendet. Bei negativem Ausfall Wiederholung der gleichen Probe nach einigen (5 bis 8) Tagen.

Besondere Formen des Reaktionsverlaufes.

Besondere Formen des Reaktionsverlaufes.

Die sekundäre Reaktion. Nicht allzu selten, besonders bei älteren Kindern und inaktiven Tuberkuloseformen kommt es zuweilen vor, daß die erste Perkutan- oder Kutanreaktion negativ ausfällt, die Wiederholung nach 5—8 Tagen aber sehr häufig unter Mitreaktion der alten Applikationsstelle ein positives Resultat ergibt.

Die Spätreaktion. Unter offenbar ähnlichen Bedingungen wie oben tritt die positive Reaktion erst nach 3 oder 4, bisweilen erst nach 6 oder 8 Tagen auf, um dann häufig ein nur wenig entzündliches derbes, bräunliches, lange Zeit bestehendes Tuberkulid zu hinterlassen (torpide Reaktion).

Die Frühreaktion. Während es als eines der hauptsächlichsten Kennzeichen der „echten" Tuberkulinreaktion gilt, daß sie relativ spät einsetzt und erst nach 48 Stunden ihren Höhepunkt zu erreichen pflegt (sogenannte delayed reaction der Amerikaner), gibt es einzelne Fälle, in denen eine sicher spezifische Reaktion ihr Maximum bereits nach 12 Stunden erreicht hat, um mitunter nach 24 oder 36 Stunden nicht mehr wahrnehmbar zu sein. Die weiteren Tuberkulinreaktionen zeigen dann meist bereits den Umschlag in den normalen Verlaufstypus. Diese Frühreaktion zeichnet sich aber nicht nur dadurch aus, daß sie zeitlich früher eintritt, sondern daß sie sich auch qualitativ anders verhält. Es bleibt meist bei einem sehr deutlichen Erythem und sehr schwacher Infiltration. Die produktive Komponente der Entzündung, die Pirquetpapel, kommt nur in ungenügender Weise zustande.

Diese Frühreaktion ist besonders häufig bei frischen Infektionen und noch nicht voll entwickelter Tuberkulinempfindlichkeit anzutreffen. Bedingung ist nur, daß man sie kennt und darauf achtet. Unsere Beobachtungen in dieser Hinsicht erstrecken sich nur auf kutane und perkutane Reaktionen im Säuglings- und frühesten Kleinkindesalter. Die Reaktion ist spezifisch, wenn die nachfolgende zweite oder dritte Tuberkulinprobe den vollständigen Reaktionstypus aufweist. Eine ähnliche unvollständige Reaktion findet man nicht nur bei sich entwickelnder, sondern auch bei sinkender Tuberkulinempfindlichkeit, wie beispielsweise in den letzten Tagen der Miliartuberkulose; nur tritt sie hier auf zweierlei Art in die Erscheinung: Entweder als früh einsetzende, wenig scharf abgegrenzte Rötung ohne Infiltrat und nach 24 Stunden verschwindend, oder etwas später einsetzend ohne Rötung, aber mit einem flachen deutlich tastbaren, flüchtigen Infiltrat.

Die vesikulöse Reaktion, sowie eine von der Reaktionsstelle ausgehende spezifische Lymphangitis. Der vielfach daraus gezogene Schluß auf das Vorliegen einer schweren oder besonders aktiven Tuberkulose ist unzulässig.

Ausnahmen, bei denen trotz bestehender Tuberkulose die Tuberkulinreaktion negativ verlaufen kann: Ausnahmen.

1. Bei Miliartuberkulose, häufig zunächst in dem Sinne, wie wir dies oben als Frühreaktion bezeichnet haben; später bildet die vollständig negative Reaktion die Regel.

2. Bei schweren fortschreitenden Phthisen.

3. Nicht selten bei Peritonitis tuberculosa, und zwar bei beiden Formen. Die Kenntnis dieser Tatsache kann diagnostisch von größter Bedeutung werden. Auch *Kleinschmidt* äußert sich dahin, daß bei Pleuritis und Peritonitis tuberculosa die Tuberkulinempfindlichkeit relativ oft auffallend gering entwickelt ist.

4. Bei Masern, hauptsächlich während der Eruptionsperiode.

5. Nach Tuberkulinallgemeinreaktionen, und zwar pflegt ein längeres Stadium der nahezu vollständigen Unempfindlichkeit (Giftantianaphylaxie nach *Besredka*) einzutreten, das verschieden lange Zeit anhält und

sich auf eine vorhandene Serumempfindlichkeit, nicht aber auf Toxin- und Endotoxinempfindlichkeit erstreckt. Eine derartige Unempfindlichkeit (positive Anergie) läßt sich auch durch systematische, über längere Zeit fortgesetzte Tuberkulinbehandlung erzielen. Auch ohne Allgemeinreaktion kann sich im Anschluß an Tuberkulinreaktionen eine „negative Phase“ (*Hamburger*) einstellen, die erst nach einigen Tagen in eine „positive Phase“ umschlägt. Daher soll eine zweite Tuberkulinreaktion der ersten negativen, aber sensibilisierenden erst nach 5—8 Tagen folgen.

Im Gegensatz zu den bisher aufgezählten Fällen ist die Tuberkulinreaktion bei Meningitis tuberculosa in einem so hohen Prozentsatz positiv, daß gegebenenfalls ihr negativer Ausfall immer den Verdacht des Vorliegens einer unspezifischen Meningitis oder Meningoenzephalitis erwecken muß.

Außerdem gibt es eine Reihe von Einwirkungen oder Zuständen allgemeiner oder lokaler Natur, die einen Einfluß auf die Tuberkulinreaktion ausüben. In erster Linie spielt der Ernährungszustand hier eine Rolle; weniger hinsichtlich des Auftretens der Reaktion überhaupt, als in bezug auf das Ausmaß. Es ist begreiflich, daß ein schwer dystrophisches Kind nicht die gleichen Mittel zu reaktiver Entzündung bereitzustellen hat, wie ein Eutrophiker. Man erkennt dies vornehmlich an dem mehr erythematösen, als ausgesprochen papulösen Charakter der Tuberkulinreaktion. Auch üben bestimmte Nahrungskomponenten einen nicht zu verkennenden Einfluß aus. So konnten wir nach reichlicher Verfütterung von Ei eine deutliche Steigerung der Tuberkulinempfindlichkeit beobachten. Bekannt ist ein ähnlicher Effekt nach Lebertranbehandlung.

Während nach Allgemeinbestrahlung mit ultravioletten Strahlen, wie im Hochgebirge oder nach künstlicher Höhensonnenbehandlung die Tuberkulinempfindlichkeit anzusteigen pflegt, sinkt sie erheblich, wenn die Haut unmittelbar vor der Tuberkulinprobe mit einer vollen Erythemdosis bestrahlt wird (*Worringer* und *Adnot*, *Carnot*, *Benard* u. a.).

Über die Schwankungen der Tuberkulinempfindlichkeit und ihre Abhängigkeit von der Jahreszeit haben besonders *Hamburger* und *Peyrer*, sowie *Des Arts* und *Ossoinig* Beobachtungen angestellt.

Der Wert der positiven Tuberkulinreaktion.

Man hat vielfach die positive Tuberkulinreaktion zu weitergehenden diagnostischen Schlüssen heranzuziehen gesucht. Was ihr quantitatives Ausmaß betrifft, so läßt dies nur sehr bedingte Schlüsse zu. Im allgemeinen findet man die sekundären und torpiden Lokalreaktionen bei inaktiven Tuberkulosen, umgekehrt aber hohe Lokalempfindlichkeit sowohl bei aktiven wie bei inaktiven Formen. Ein bullöser Charakter pflegt besonders häufig bei Erythema nodosum zu sein. Bekannt ist, daß gerade Knochen- und Gelenkstuberkulosen sich durch eine hohe Empfindlichkeit auszeichnen. Es scheint uns aber keineswegs sicher zu sein, daß dies eine Allgemeinerscheinung des sogenannten floriden Sekundärstadiums ist, sondern z. T. damit zusammenzuhängen, daß solche Prozesse besonders im fistelnden Stadium die Haut hochgradig sensibilisieren.

Der Wert der negativen Reaktion.

Eine überragende Bedeutung besitzt die negative Reaktion, vorausgesetzt, daß die Tuberkulinprüfung exakt vorgenommen wurde. Dies gilt auch für die höheren Altersstufen, wie das Schulalter und die Pubertät, die abgesehen von der hochgradig durchseuchten Großstadtbevölkerung noch immer einen ansehnlichen Prozentsatz tuberkulinnegativer Individuen aufweisen.

Die symptomatologische Diagnostik.

Das „tuberkulöse "Kind.

Um die Allgemeinsymptome tuberkulöser Kinder verstehen und würdigen zu können, ist es notwendig, sich zunächst über den individuellen Konstitutions- und Persönlichkeitstypus des Kindes zu informieren. Nur von diesem Gesichtspunkt aus wird es überhaupt verständlich, warum bei dem einen Kinde Erscheinungen zu verzeichnen sind, bei einem andern gar nicht, obwohl in beiden Fällen die gleichen Bedingungen vorliegen. Wir wissen zudem, daß eben mit der generellen Empfänglichkeit und der hohen Durchseuchungsziffer unserer Bevölkerung neben den konditionellen Momenten die konstitutionellen sowohl auf die Tatsache der Erkrankung überhaupt, wie auch auf die Erkrankungsform einen großen Einfluß ausüben. Daß dies bei der Tuberkulose in so besonders hohem Maße zur Geltung kommt, hängt wohl wahrscheinlich mit der Chronizität des Infektions- und Krankheitsverlaufes zusammen, die innerhalb dieser „Antibiose" (*Hamburger*) die Eigenart des infizierten Organismus in seiner Reizantwort sich vollständig entfalten läßt.

Die spezifischen und eindeutigen Symptome akuter Krankheiten treten bei der Tuberkulose hinter die uncharakteristischeren Allgemeinsymptome zurück, die sich häufig gar nicht in absoluter Weise, sondern nur relativ, wie etwa durch den Wechsel der Gebarung eines Kindes dokumentieren. Man wird aber in der Folge auf diesen Teil der Diagnose nicht verzichten können, schon deshalb nicht, weil damit ein Weg zum tuberkulösen Kind gebahnt wird, der bisher durch die Unzugänglichkeit der differenzierteren Symptomatik nicht ganz einfach zu beschreiten war. Dazu kommt, daß, von der individuellen Reaktion ganz abgesehen, der außerordentlich wechselnde Charakter der Giftproduktion das Reizangebot in einem Maße fluktuierend gestaltet, daß alle Phasen von der leichtesten Stimulation bis zur schweren toxischen Wirkung durchlaufen werden. So sehen wir in einem Falle die Überwertigkeit des Reizes das Bild beherrschen, während im andern Falle nur die dem dominierenden konstitutionellen Typus entsprechende Steigerung oder Lähmung zu beobachten ist.

Beurteilung der Konstitution.

Um aus diesem scheinbar chaotischen Wechselspiel von Reizdosierung und individueller Reizbeantwortung zu einem praktischen Ziel zu gelangen, geben wir einige Gesichtspunkte, die im wesentlichen den Ausführungen *Coerpers* entnommen sind. Die für unsere Zwecke erforderliche Beurteilung der Konstitution setzt sich zunächst aus der Kenntnis dreier Faktoren zusammen.

1. Der historischen Reaktionsbasis, d. h. dem Erbgut und dessen Entwicklung bis zum Untersuchungstermin.

2. Dem Habitus. In der überwiegenden Mehrzahl wird man neben den reinen Grundtypen, die als solche durch stärkere Wachstumsperioden oder konstitutionelle Variationsformen überlagert sein können, Mischtypen verschiedenster Art vorfinden.

3. Der Gebarung des Kindes. Hier hat sich die Beobachtung vornehmlich auf das Ernährungs-, Bewegungs- und Pflegebedürfnis, sowie deren Ausgestaltung zu erstrecken.

Diese drei letztgenannten Allgemeinsymptome in ihrer Abhängigkeit vom Habitustypus hat *Coerper* in anschaulicher Weise zusammengestellt. Sie sind gerade für die Diagnose der Frühformen oder Exazerbationen von Wichtigkeit.

Wir betonen jedoch hier schon, daß es keine für die Tuberkulose in irgendeiner Weise besonders empfängliche Habitusform, wie etwa den häufig diagnostizierten und seltener vorhandenen asthenischen Typus gibt. Wohl aber reagieren die Normaltypen in ihrem Gebaren auf die tuberkulöse Infektion außerordentlich verschieden; so verschieden, daß eben eine richtige Bewertung der an sich keineswegs für Tuberkulose spezifischen Symptome die Kenntnis der genannten Reaktionsformen und deren inneren funktionellen Zusammenhang zur Voraussetzung hat.

Der Habitus phthisicus.

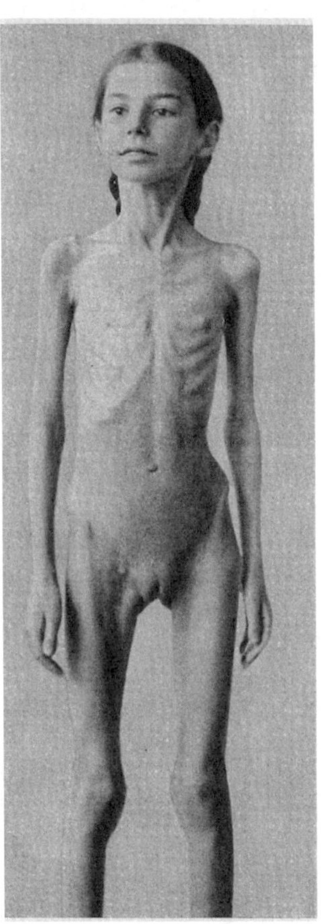

Fig. 275.
Habitus phthisicus.
(Aus *Feers* Diagnostik der Kinderkrankheiten.)

Wichtig ist nun aber, daß sich im Verlauf mehrerer Jahre besonders bei progredienten Lungenprozessen ausgesprochen pathologische Typen heranbilden, die auch dem Ungeschulten sofort auffallen. Bekannt ist hier vor allem der unter der Einwirkung einer chronischen produktiv-zirrhotischen Phthise sich entwickelnde „Habitus phthisicus" (s. Fig. 275).

Liegen verkäsende Formen der Lungentuberkulose oder schwerere Zerfallsprozesse vor, dann resultiert besonders in den späteren Schuljahren ein Typus, der in treffender Weise von *Schloßmann* als „Traviatatypus" bezeichnet wurde und den die französische Literatur unter der Bezeichnung „beauté phthisique" führt. Die weiche Fülle des Gesichtes mit seinen flüchtigen rosigen Farben, der samtartige trockene, wie gepudert erscheinende Teint, die dunkeln, glänzenden, immer beweglichen und lebhaften Augen unter den langen Wimpern vereinigen sich zu einem Eindruck lebensvoller Schönheit, der bei der Entkleidung in überraschendem Gegensatz zu der Abmagerung und dem desolaten Zustand des übrigen Körpers steht.

In beiden genannten Fällen handelt es sich um die Auswirkungen außerordentlich chronischer oder sehr schwerer Prozesse. Leichtere oder nur schubweise Erkrankungen, ebenso wie inaktive Tuberkulosen üben keinen irgendwie nennenswerten Grad der Beeinträchtigung des Körperbaues aus. *Dudden* hat an der *Kleinschmidt*schen Klinik eine größere Anzahl tuberkulöser und nicht tuberkulöser Kinder genauen Messungen unterworfen und keinerlei Unterschiede feststellen können. Zu dem gleichen Resultat kamen auch andere Autoren, so daß wir annehmen, daß die mutmaßliche Längenwachstumstendenz tuberkulöser Kinder in der Tat nicht besteht. Ebenso folgen wir *Kleinschmidt*, wenn wir den asthenischen Habitus nicht als die Folge einer infantilen Tuberkuloseinfektion ansehen. Er findet sich ebensooft bei sicher tuberkulinnegativen Kindern.

Der asthenische Habitus.

Die allgemeinen Symptome.

Neben diesen Allgemeinerscheinungen, wie sie nur dem erfahrenen Arzt bei längerer Beobachtungszeit zugänglich sind, treten noch eine Reihe weiterer und objektiv faßbarer Symptome auf, die sich entweder direkt ermitteln oder anamnestisch feststellen lassen. Keineswegs handelt es sich dabei aber auch hier wieder um irgendwelche etwa nur der Tuberkulose eigentümlichen Störungen, sondern zumeist um Folgen, wie sie nach den verschiedensten infektiös-toxischen Schädigungen auftreten können. Dazu gesellen sich in einem relativ kleinen Teil der Fälle nachweisbare Erscheinungen lokaler Natur, die auf einen herdförmigen Prozeß schließen lassen.

Das Fieber.

Von großer diagnostischer Bedeutung ist das Fieber. Länger anhaltende Temperaturen über 38,2 müssen den Verdacht einer bestehenden Tuberkulosekrankheit erwecken, falls nicht ein anderer in die Augen springender Grund dafür vorhanden ist. Häufig stellt das Fieber, besonders bei Säuglingen und Kleinkindern, weniger bei älteren Kindern, überhaupt das erste objektive Symptom dar, das die Veranlassung gibt, den Arzt aufzusuchen. Von einer irgendwie charakteristischen Fieberkurve kann dabei nicht gesprochen werden. Nicht selten schieben sich längere oder kürzere fieberfreie Perioden ein, die auch retrospektiv noch zur Annahme eines akuten Infektes verleiten können, wenn nicht direkt nach einer tuberkulösen Ursache gefahndet wird. Selbst bei gut beobachteten Kindern ist deshalb selten mit Sicherheit anzugeben, wann die Temperaturerhebungen eingesetzt haben.

Viel umstritten ist das von *H. Koch* in einzelnen Fällen beobachtete und mit der Entwicklung des Primäraffektes bzw. dem Auftreten der Tuberkulinempfindlichkeit in Zusammenhang gebrachte „Initialfieber“. Zweifellos stellt es keine regelmäßige Erscheinung dar; diese Tatsache erklärt ohne weiteres die widersprechenden Angaben der Literatur. Wir selbst konnten es in einem einschlägigen Falle nicht feststellen. Eindrucksvoll und zugleich eindeutig gestalten sich die Verhältnisse nur dann, wenn gleichzeitig mit dem Fieber ein Erythema nodosum auftritt und die vorher negative Tuberkulinreaktion positiv wird. Eine von *Uffenheimer* beobachtete und beschriebene Initialerscheinung, die um die gleiche Zeit aufzutreten pflegt, ist ein makulöses, masern- oder rötelartiges Exanthem, besonders an den Extremitäten, aber auch am Stamm, das in Analogie zu dem gleichzeitigen Fieber als „Initialexanthem“ bezeichnet wird. Wir haben es ebenso wie *Kundratitz* bei einem Falle frischer Primärinfektion gesehen.

So verschiedenartig sich auch die Temperaturkurven bei der Tuberkuloseerkrankung verhalten, einen unmittelbaren Gradmesser für die Vorgänge am tuberkulösen Herd besitzen wir in ihnen nicht. Es gibt eine nicht allzu geringe Zahl infizierter Kinder mit z. T. ausgedehnten Drüsen- und Lungenprozessen, die keinerlei oder nur sehr geringe Temperatursteigerungen zeigen und solche, die bei geringgradigen klinischen und röntgenologischen Befunden durch viele Wochen hindurch hohes re- oder intermittierendes Fieber haben. So wichtig demnach das Fieber als Symptom einer aktiven Tuberkuloseerkrankung sein kann, sein Fehlen gestattet doch nicht, eine solche auszuschließen.

Nun gibt es aber Kinder, die, abgesehen von den üblichen banalen fiebererregenden Ursachen, wie Infekten lokaler und allgemeiner Natur, ohne auffindbaren Grund sogenannte subfebrile Temperaturen bis zu 38,3 i. r. aufweisen können; diese Höchstgrenze (ein einziges Mal beobachtet), wird dabei nie überschritten. Meist erfährt man, daß trotz Tonsillotomie und mehrerer bereits durchgeführter Kuren „das Fieber“ immer noch unverändert weiterbesteht. Fast immer weisen solche Kinder deutliche Stigmen der Vasolabilität oder Obesitas auf. *Moro* hat dieses Verhalten als „habituelle Hyperthermie" bezeichnet und vor allem auf dessen große differentialdiagnostische Bedeutung gerade gegenüber der okkulten Bronchialdrüsentuberkulose aufmerksam gemacht. In reinen Fällen ist die lege artis durchgeführte Tuberkulinreaktion vollständig negativ. Die habituelle Hyperthermie ist unabhängig von Körperbewegungen, d. h. sie tritt auch während völliger Ruhe auf und kann jahrelang in fast stereotypischer Weise fortbestehen. Bei positiver Tuberkulinreaktion und wenn nicht eindeutige Aktivitätszeichen vorliegen, kann eine Klärung nur durch eine längere Beobachtung herbeigeführt werden. Die von *Hollo* und *Weil* angegebene Möglichkeit einer Trennung beider Fieberarten durch verschiedene pharmakologische Beeinflussung des infektiösen Fiebers mit Pyramidon, des habituellen mit Opiaten, hat sich nicht bewährt. Von der habituellen Hyperthermie zu trennen ist die „Bewegungshyperthermie" (*Weinert, Stäubli, Moro*), ein physiologisches Phänomen, das unmittelbar nach Bewegungen bei rektaler Messung beobachtet wird, während die axillare Temperatur in der Regel unverändert bleibt. Um diese „topische Anisothermie" auszuschließen, muß die rektale Messung grundsätzlich nach mindestens halbstündiger Bettruhe vorgenommen werden.

Die Appetitlosigkeit.

Eine zweite wichtige Erscheinung, deren anamnestische Angabe u. U. die Veranlassung geben muß, in Richtung einer bestehenden Tuberkuloseerkrankung zu fahnden, ist die Appetitlosigkeit. Sie kündet bei älteren Kindern meist eine Exazerbation oder einen erneuten Krankheitsschub an und ist in der Regel ein die Mutter sehr beunruhigendes Symptom, vor allem dann, wenn das Kind bisher gut gegessen hatte und erzieherische Schwierigkeiten nicht vorlagen. Diese Einschränkung des Symptoms auf eine erst seit relativ kurzer Zeit bestehende Anorexie schaltet aus dem zahllosen Heer der Nichtesser zum größten Teil die dyspädeutisch bedingten appetitlosen Kinder aus und gewinnt deshalb an Bedeutung, weil dann die Bestätigung der Vermutung einer spezifischen Genese häufig auch zur Entdeckung eines ernsthafteren oder progredienten Prozesses führt.

Gewichtsabnahme.

Wenn schon eine spezifisch bedingte Appetitlosigkeit in vielen Fällen ein längeres Bestehen oder einen schwereren tuberkulösen Prozeß zur Voraussetzung hat, so ist dies für eine tatsächlich erwiesene Gewichtsabnahme erst recht der Fall, wobei aber sehr zu beachten bleibt, daß eine große Zahl tuberkulöser Prozesse selbst im Säuglingsalter zu keiner Gewichtsabnahme führt. Jedem Arzt auf einer Kindertuberkulosestation sind solche gelegentlich geradezu prächtig aussehenden Säuglinge bekannt, bei denen niemand ihre Krankheit vermuten würde (siehe Fig. 276 auf S. 723). Darin liegt aus gedrückt, daß bei fehlender Gewichtsabnahme insbesondere eine frische Tuberkuloseerkrankung beim Säugling nie ausgeschlossen werden kann.

Der Husten.

Wichtiger ist dagegen der Husten. Er stellt zwar auch kein spezifisches Symptom der Tuberkulose dar, kann aber doch, in typischer Ausprägung gerade beim Säugling, zu einer augenblicklichen Diagnose führen. Doch gilt dies nur für den bekannten sogenannten „klingenden" Husten, auf den wir bei der Besprechung der Bronchialdrüsentuberkulose noch näher einzugehen haben. Von diesem typischen auf die Säuglings- und

Kleinkinderzeit beschränkten Husten abgesehen, gibt es aber so ungezählte Variationen dieses Symptoms bei Kindern jeder Altersklasse, daß es unmöglich ist, hier bestimmte Merkmale gerade für den tuberkulösen Husten als charakteristisch zu bezeichnen. Große Schwierigkeiten kann die Hustendiagnose zur Zeit einer Keuchhustenepidemie machen, wenn der Husten pertussisähnlichen Charakter annimmt. Führend kann u. U. hier das möglichst eingehende Befragen nach gleichzeitig vorhandenem Auswurf sein. Größere reine Schleimmassen sind selten bei den durch Tuberkulose hervorgerufenen Lungenprozessen und sprechen eher für Pertussis. Reichlichere Mengen dünnen, eitrigen Auswurfs sind immer auf Bronchiektasen verdächtig. Selbst ausgedehnte tuberkulöse Prozesse können auch bei älteren Kindern, die ihr Sputum nicht mehr verschlucken, mit wenig oder ganz fehlendem Auswurf einhergehen.

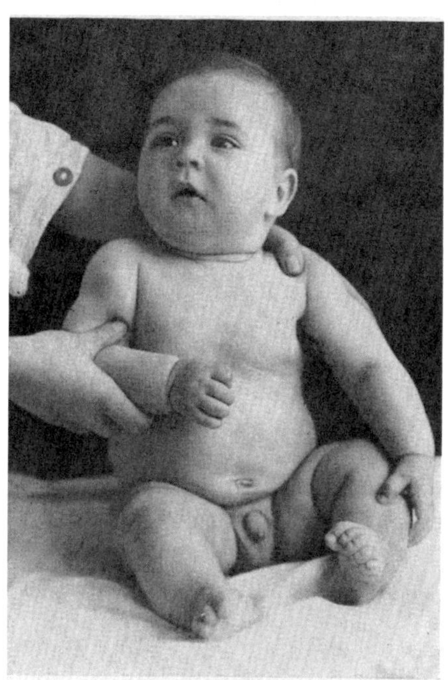

Fig. 276.
7 Monate alter Säugling. Eutrophischer Zustand, ausgedehnte Bronchialdrüsentuberkulose u. Lungeninfiltrierung.
(Eigene Beobachtung.)

Schmerzen.

Schmerzen als direktes Tuberkulosesymptom haben wir nur selten beobachtet. Gelegentlich treten sie als Stiche in der Brust bei lokalisierten Pleuritiden auf, sind aber in der Regel doch sehr unbestimmter Natur. In hohem Maße verdächtig sind dagegen plötzlich und intensiv auftretende Kopfschmerzen bei einem tuberkulinpositiven Kind. Sie bewahrheiten nur zu häufig die Meningitisdiagnose und verlangen in jedem Falle eine eingehende Klärung, wenn man sich nicht einer überraschenden Tatsache gegenübergestellt sehen will. Leibschmerzen sind bei Kindern eine so häufige Erscheinung, daß der lehrbuchbedingte Verdacht auf Mesenterialdrüsentuberkulose daraufhin allein gewiß nicht gerechtfertigt erscheint.

Gleiches gilt für die Anämie. Sie ist in den wenigsten Fällen in direkte Verbindung mit der Tuberkulose zu bringen.

Die bei Erwachsenen eine so große Rolle spielenden Nachtschweiße sind bei Kindern als Teilerscheinung einer Tuberkulose nicht verwertbar. Bei Säuglingen und Kleinkindern sind sie bis zu einem gewissen Grade physiologisch und treten etwa 1—2 Stunden nach dem Einschlafen, d. h. im ersten Maximum der Schlaftiefe auf. Die Haut fühlt sich warm und feucht an und im Gesicht erscheinen kleine Schweißperlen. Nicht normal ist das Schwitzen während der ganzen Nacht und in den Morgenstunden; nur hängt dies in den allerwenigsten Fällen mit Tuberkulose zusammen.

Neben diesen der Reihe nach aufgezählten Allgemeinsymptomen spielen außerdem verschiedene dem Auge und der Palpation zugängliche lokale Manifestationen der Tuberkulose eine bedeutsame Rolle. *Hamburger* hat mit Nachdruck auf den großen diagnostischen Wert der kleinpapulösen Tuberkulide als Hinweissymptom der Tuberkulose aufmerksam gemacht. Das gleiche gilt nicht nur für die sicher erwiesenen Generalisationserscheinungen wie die Haut-, die Knochen- und Gelenkstuberkulosen sowie tuberkulösen Abszesse, sondern auch für die heute als „paratuberkulös" bezeichneten Prozesse, in erster Linie das Erythema nodosum und die Phlyktäne. Wir werden im einzelnen diese Krankheitszeichen in einem späteren Kapitel besprechen und betonen unter der allgemeinen Symptomatik der Generalisationsformen nur noch den Milztumor, der sehr oft den einzigen, wirklich objektiven Anhaltspunkt bietet, und zwar um so häufiger, je jünger das Kind ist. *Kleinschmidt* hebt mit Recht seine bekannte Bedeutung für die Diagnose der Miliartuberkulose besonders hervor. Wir selbst haben es erlebt, daß ein Kind mit leichten bronchitischen Erscheinungen in die Sprechstunde kam; der Milztumor gab als einziges Symptom eines nicht mehr lokalisierten Prozesses Veranlassung zu sofortiger Röntgenaufnahme, die das typische Bild einer Miliartuberkulose bot.

Hinweissymptome.

Anamnese der Infektionsquelle.

Die spontan gegebene sowie die auf Befragen erhaltene Anamnese muß bei bestehendem Verdacht auf eine Tuberkuloseerkrankung außerdem durch die besondere Erforschung der mutmaßlichen Ansteckungsquelle ergänzt werden. In Frage kommen selbstverständlich nur solche Personen, mit denen das Kind tatsächlich zusammen war. Längst vor der Geburt des Kindes verstorbene Großeltern, Tanten usw. sind immer noch nicht aus den Tuberkuloseanamnesen und Ärzteberichten verschwunden. Läßt sich intrafamiliär nichts Sicheres erweisen, dann muß die Möglichkeit der intradomizilären und schließlich auch der extradomizilären Infektion erwogen werden. Zu solchen Quellen gehören: tuberkulöse Lehrer, Geistliche, Kindergärtnerinnen, Pflegerinnen, Näherinnen, Waschfrauen oder sonstige Mitarbeiter im Hause, Untermieter oder Hausbewohner eines anderen Stockwerkes, offentuberkulöse Freundinnen und Mitschüler, Besuche, sowie Frauen, die Kinder in den Kindergarten oder die Sonntagsschule mitzunehmen oder sie dort abzuholen pflegen u. a. m.

Die Blutuntersuchung.

Die Blutuntersuchung: Die Beobachtung der Senkungsgeschwindigkeit der roten Blutkörperchen erweist sich noch heute bei sachgemäßer Beurteilung als eine zur raschen Orientierung sehr brauchbare Methode. Zur prognostischen Verwertung ist wie bei allen diesen Untersuchungen eine fortlaufende Durchführung erforderlich. Wir bedienen uns seit Jahren mit Vorteil der *Linzenmeier*schen Methode, die die Zeit angibt, in der eine bestimmte Strecke im Senkungsröhrchen zurückgelegt wird.

Die Blutkörperchen-Senkungszeit.

Nach Untersuchungen unserer Klinik (*Lederer*) betragen die Durchschnittswerte in den ersten beiden Lebensmonaten bis zu 600 (*György*), danach folgt ein beträchtlicher Abfall, so daß

von da bis zum 2. Lebensjahr etwa	100′
„ 3.—4. Lebensjahr etwa	100—200′
„ 5.—6. „ „	120′

erreicht werden. Nach dem 6. Lebensjahr ansteigend bis zum 10. Lebensjahr nähern sich die Werte denen der Erwachsenen.

Nach oben bestehen beim Kind keine Grenzen, nach unten halten wir heute im praktischen Gebrauch nach dem 6. Lebensjahr jede Senkungszeit unter rund 100′ für pathologisch. Der negative Ausfall der Reaktion insbesondere bei fortlaufenden Nachuntersuchungen ganzer Familien ist nicht zu unterschätzen. Für die Diagnose der Frühinfiltrate und Infiltrierungen spielt sie, wie *Redeker* mit Recht hervorhebt, keine Rolle. Wir selbst haben einwandfreie Fälle der letzteren Erkrankungsform mit langsamer Senkungszeit gesehen. Differentialdiagnostisch ist sie wertlos. Wir haben uns bemüht, diese Mängel durch Heranziehung anderer Untersuchungsmethoden des Blutes zu ergänzen und sind auf diese Weise durch Mitbestimmung des Refraktometerwertes (Serumeiweiß) und der Blutlipase zur Aufstellung eines „hämoklinischen Status" gekommen, der uns zur diagnostischen Beurteilung der „Aktivität" der okkulten Bronchialdrüsentuberkulose wertvolle Dienste geleistet hat. Seine Bestimmung erfordert jedoch neben großer Übung und Erfahrung in der Bewertung reichliche Zeit. Wir glauben, daß heute unter Berücksichtigung der fortgeschrittenen Röntgentechnik mit der Blutkörperchensenkungsreaktion allein auszukommen ist. Das gleiche gilt für alle zu diesem Zwecke angegebenen Verfahren, denen ebenfalls keine Spezifität zukommt und die zumeist einseitiger sind (*Matéfi*'sche, *Darany*'sche, *Costa* -reaktion u. a.).

Weißes Blutbild.

Eine ergänzende diagnostische Methode stellt außerdem die Untersuchung des weißen Blutbildes dar. Sie leistet aber keinesfalls viel mehr als die Senkungsprobe und ist in gleicher Weise auch nur bei Fehlen jedes anderen Entzündungsprozesses verwendbar. Die Beeinflussung der Leukozyten unterliegt den gleichen Gesetzen wie bei jeder anderen Infektionskrankheit auch, nur pflegt sie der Reizqualität entsprechend zögernd und in geringerem Umfang einzutreten, als wir dies bei akuten Infektionen gewöhnt sind. Dieses Nachhinken der Blutbildveränderung mindert naturgemäß ihren diagnostischen, vermehrt aber bei laufender Kontrolle ihren prognostischen Wert. Das geringe Ausmaß der Reaktion läßt deshalb auch bei akuten Schüben und nicht mischinfizierten Zerfallsprozessen Zahlen bis zu 12 und 15000 selten überschreiten. Wir haben allerdings vereinzelt, ebenso wie *Kleinschmidt, Schlack, Fernbach* u. a., auch höhere Werte gefunden.

Ebenso hält sich die qualitative Linksverschiebung bei rein tuberkulösen Prozessen in entsprechend bescheidenen Grenzen und erreicht selten Werte von einigen Prozenten Jugendlicher und etwa 15—20% Stabkerniger. Ein Steigen der Lymphozytenzahl bei Schwinden der Polynukleose zeigt in der Regel eine günstigere Wendung an, wenn auch die Deutung *Schilling*s als „Heilphase" von *Helmreich* durch seine Untersuchungen über das lokale Blutbild der Tuberkulinpapel abgelehnt wird.

Das erste und einmalige Blutbild gestattet demnach nur dann einen gewissen differentialdiagnostischen Schluß gegenüber pneumonischen Prozessen, wenn sehr hohe Leukozytenzahlen und eine ausgesprochene Linksverschiebung vorliegen.

Serologische Untersuchungen.

Serologische Untersuchungen sind in zahlreichen Modifikationen erfunden, aber in der Diagnose der Kindertuberkulose zu keiner maßgeblichen Bedeutung gekommen. Am bekanntesten in Deutschland sind die Komplementablenkungsverfahren mit den von *Wassermann* oder *Besredka* angegebenen Antigenen. Auf die theoretische Bedeutung des spezifischen Antikörpernachweises kann hier nicht eingegangen werden; die Frage ist noch in keiner Weise als abgeschlossen anzusehen.

Der Bazillennachweis.

Vom Bazillennachweis ist auch bei Kindern möglichst ausgiebig Gebrauch zu machen. Da der Auswurf meist verschluckt wird, muß zu anderen Mitteln gegriffen werden. Am üblichsten sind:

1. Magenausheberung nüchtern, eventuell Spülen mit Kochsalzlösung. Neuerdings ist mehrfach auch der Nachweis in der duodenalsondierten Galle gelungen. Nachdem wir heute auch für die Tuberkulosebazillen in der Galle einen Hauptausscheidungsweg sehen müssen, lohnt es sich, dieser Methode nachzugehen.

2. Stuhluntersuchung. Abstrich von der Außenseite des Kotes oder der hinteren Analschleimhaut. Cave Verwechslung mit Saprophyten. Deshalb möglichst nachher noch Bestätigung durch Sputumuntersuchung.

3. Durch Rachenabstrich oder Auslösung eines Hustenreflexes und Abfangen einer heraufgeschleuderten Sputumflocke.

4. Nach *Edel* und *Unverricht*, indem ein Watteträger unter Führung des Kehlkopfspiegels an die Stimmritze leicht angedrückt wird. Der sofort ausgelöste Hustenreiz bringt durch die geöffnete Stimmritze an die Watte die Hustentröpfchen. Unter Vermeidung einer Rachenschleimhautberührung wird nach dem Herausziehen der Wattebausch auf einen Objektträger abgestrichen.

Der Nachweis geschieht bakterioskopisch, kulturell und im Tierversuch.

Praktisch kommt nur das erste Verfahren in Frage, während die beiden anderen Methoden doch mehr oder minder an einen Anstaltsbetrieb gebunden sind. Dort muß allerdings mindestens eines der beiden Verfahren ausgeführt werden können.

Wir bedienen uns immer noch der *Ziehl-Neelsen*schen oder gelegentlich der *Much*schen Granulafärbung. Über den Nachweis im Dunkelfeld verfügen wir nicht über eigene Erfahrungen.

Von einem besonderen Wert der zahllosen angegebenen Anreicherungsverfahren hat sich der eine von uns während längerer Tätigkeit an einem Untersuchungsamt nicht überzeugen können.

Der Tierversuch und die Kultur.

Die empfindlichste und zugleich auch sicherste Methode ist noch heute der Tierversuch. Daß nächst diesem mit den modernen Verfahren die Kultur dem direkten Nachweis überlegen ist, wird einstimmig von allen Untersuchern angegeben. *Bingold* ist neuerdings die direkte kulturelle Züchtung aus dem strömenden Blut mit dem sogenannten Eppendorfer Tuberkulosebecher gelungen. *Opitz* hat alle gebräuchlichen Methoden angewandt und verglichen. Da es für den Kinderarzt von prinzipieller Bedeutung ist, zu wissen, bei welchen Erkrankungsformen der Bazillennachweis positiv ausfallen kann, fügen wir in diesem Zusammenhang eine entsprechende Tabelle aus der eben zitierten Arbeit von *Opitz* an.

Tabelle 10 (nach *Opitz*.)

Gruppe	Klinische Diagnose	Zahl der Fälle	Mikroskopische Untersuchung		Kultur		Tierversuch	
			+	—	+	—	+	—
I.	Sichere Tuberkulose	11	8	3	8	2	8	1
II.	Tuberkuloseverdächtig	8	—	8	—	5	5	3
III.	Epituberkulöse bzw. perifokale Infiltration	9	—	9	2	1	7	2
IV.	Interlobärer Prozeß	3	—	3	—	2	1	2
V.	Bronchiektasien	2	—	2	—	—	—	2

Man sieht, daß bei der Kindertuberkulose die Trennung in offene und geschlossene Formen auf Schwierigkeiten stößt. Bazillen werden in gut $^2/_3$ aller Fälle ausgeschieden, jedenfalls mehr und häufiger, als man gemeinhin anzunehmen geneigt ist.

Eine andere Frage ist die, ob die Art der Ausscheidung epidemiologisch von Bedeutung ist. Uns scheint dies doch nur in beschränktem Maße der Fall zu sein. Wir dürfen nicht vergessen, daß das Material doch auf sehr forcierte und künstliche Weise gewonnen ist; die im Stuhl ausgeschiedenen Bazillen, die übrigens keineswegs immer von verschlucktem Sputum herrühren, sondern auch durch die Galle dorthin gelangt sein können, scheiden praktisch für eine Weiterverbreitung der Krankheit aus. Man darf also in dieser Hinsicht die Befunde nicht überwerten. Bedeutung besitzen sie allerdings für geschlossene Anstalten, weil hier ein ganz anderer Maßstab angelegt werden muß und die Bedingungen zur Ansteckung auch bei spärlicher Bazillenausscheidung aus anderen Gründen leichter gegeben sind.

Urinuntersuchung.

Urinuntersuchung: Neben der diagnostisch und prognostisch wichtigen Diazoreaktion spielt die *Weiß*sche Urochromogenreaktion bei der Tuberkulose eine besondere Rolle. Der fortdauernd positive Ausfall der Probe, gelblich grüne Färbung des mit Wasser dreimal verdünnten, klaren Urins auf Zusatz von 1—5 Tropfen einer 1 %igen Kaliumpermanganatlösung zu etwa 15 ccm dieser Urinverdünnung, wird als prognostisch ungünstig bei chirurgischer Tuberkulose angesehen; bei vorübergehend positivem Ausfall ist die Prognose quoad vitam besser, quoad restitionem ebenfalls schlecht. Die Abnahme der Intensität der Reaktion bedeutet Besserung, wenn der klinische Befund nicht dagegen spricht, die Zunahme der Intensität bedeutet Verschlimmerung.

Die röntgenologische Diagnostik.

Allgemeines.

Die Röntgenologie ist heute für die Diagnostik der Kindertuberkulose ein unschätzbares Hilfsmittel. Ihre sachkundige Anwendung setzt Kenntnisse und Erfahrung voraus, die wir im Rahmen dieses Handbuches nicht vollständig übermitteln können. Es wird sich lediglich darum handeln, einige besonders wichtige Gesichtspunkte für die röntgenologische Thoraxdiagnostik der Tuberkulose des Kindes anzugeben und die radiographischen Bilder im Zusammenhang mit der Besprechung der einzelnen Erkrankungsformen kurz zu skizzieren. Wir halten uns dabei im folgenden zumeist an die Angaben von *Engel*, *Duken* und *Wimberger*, die sich auf diesem speziellen Gebiet besondere Verdienste erworben haben. Vorausgesetzt sei, daß beim Kinde neben der photographischen Darstellung die Durchleuchtung unter ausgiebiger Verschiebung der Röhre nicht nur notwendig, sondern zeitweise der Platte sogar überlegen ist.

Die Brustkorbaufnahmen des Kindes werden, wenn irgend möglich, im Stehen und gewöhnlich bei dorso-ventralem Strahlengang gemacht und nur, wenn es die Unruhe des Kindes nicht erlaubt, also gewöhnlich bei Säuglingen und Kleinkindern, im Liegen auf dem Rücken, also bei ventrodorsalem Strahlengang. Gestattet es die Intelligenz des Kindes, dann läßt man in Inspirationsstellung photographieren; sonst verzichtet man darauf und nützt bei kurzer Belichtung und genügend großem Abstand den günstigen Moment des Luftholens nach dem Schreien zur Aufnahme aus.

Die Zentrierung der Platte erkennt man an dem senkrechten Verlauf der Trachea etwas rechts von der Mittellinie und an dem beidseitigen symmetrischen Verlauf der Rippen.

Vorbedingungen für die Deutung.

Der Brustkorb, der sich übrigens nach Form und Habitus im Röntgenbild am sichersten beurteilen läßt, ist bei Säuglingen und Kleinkindern gedrungener als im späteren Kindesalter. Die Rippen verlaufen umso horizontaler, je jünger das Kind ist, und senken sich erst im späteren Kleinkindesalter. Gleichzeitig steht das Zwerchfell beim Säugling hoch und tritt erst mit der Rippensenkung tiefer. Die dadurch hervorgerufene Hinaufdrängung und Querlagerung des Herzens bedingt eine Verbreiterung des Mittelschattens, die bis ins zweite und dritte Lebensjahr dauert. Das Herz liegt dann fast horizontal. Mit zunehmendem Alter wird dieser Anteil immer kleiner und infolgedessen sinkt die obere Grenze des breiten Herzschattens, die sogenannte Herztaille, entspechend tiefer, d. h. vom unteren Rand des 4. bis etwa im dritten Lebensjahr zum unteren Rand des 7. Brustwirbels. Der Mittelschatten hängt auch späterhin sehr stark von der Konfiguration des Brustkorbs ab. Ist er kurz und breit, dann nähert sich das Mediastinalbild dem des Säuglings, ist er lang und schmal, dem des Erwachsenen. Die beiden Abbildungen *Engels* erläutern dies in eindeutiger Weise.

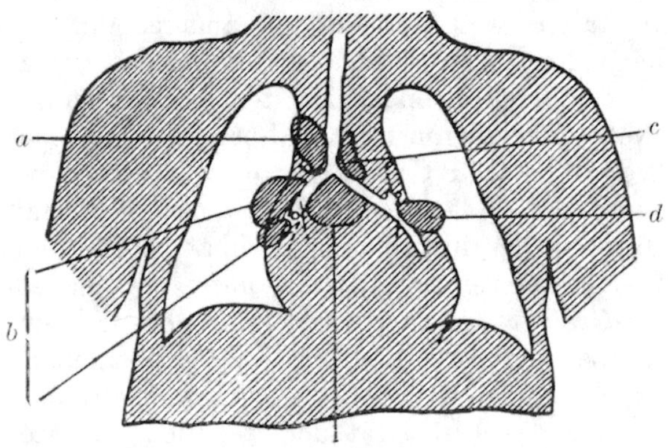

Fig. 277.

Mittelorgane bei einem jüngeren Kleinkind.

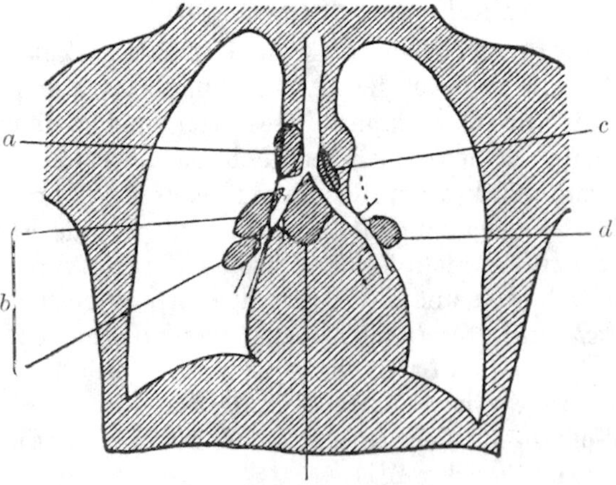

Mittelorgane bei einem älteren Schulkind.

a. Rechtes Paratrachealdrüsenpaket.
b. Rechte Bronchopulmonaldrüsen.
c. Linke Paratrachealdrüse.
d. Linke Bronchopulmonaldrüse.

Lage und Größenverhältnisse des Mittelschattens und der wichtigsten Lymphknoten-Tumoren für Lunge.

(Nach *Engel.*)

Die genannten Verhältnisse bedingen gerade für das wichtige Alter der Bronchialdrüsentuberkulose vom röntgenologischen Standpunkt aus denkbar ungünstige Verhältnisse, die noch durch die besonderen Schwierigkeiten, die der kindliche Thorax der Röntgenographie bietet, erhöht werden.

„Das Herz liegt gewissermaßen auf der Bronchialgabel. Im Röntgenbilde stellt sich das so dar, daß beim jungen Kinde mit seinem verhältnismäßig großen Herzschatten der rechte Hauptbronchus gerade innerhalb des Herzschattens und parallel zu seinem Rande verläuft, während der linke Hauptbronchus sich vollständig innerhalb des Herzschattens befindet. Die Lungenpforte, welche man etwa an der Stelle der ersten Teilung der Hauptbronchien zu suchen hat, liegt demgemäß rechts etwa am Herzrande, links noch innerhalb des Herzschattens. Der linke Hilus ist eine Kleinigkeit mehr kaudalwärts orientiert als der rechte.

Mit zunehmendem Alter tritt das Zwerchfell tiefer, das ehemals breit und quer gelagerte Herz sinkt herab. Die Herzspitze tritt tiefer und mehr medianwärts. Es kommt im Röntgenbilde jene schmale, schlanke Herz- und Mediastinalfigur zustande, welche der des Erwachsenen ähnelt. Diese Umbildung des Mittelschattens legt die Bronchialgabelung beträchtlich freier, als sie vordem war. Der rechte Hauptbronchus kommt außerhalb des Herzens zu liegen, gewöhnlich so, daß er gerade eine Umrandung für die rechte Herzgrenze bildet. Der linke Hauptbronchus bleibt zwar noch innerhalb des Herzschattens, rückt seinem Rande aber recht nahe. Der rechte Hilus liegt nunmehr außerhalb des Herzschattens, während der linke sich eben am Rande befindet.“ (*Engel.*)

Die Kenntnis dieser Verhältnisse ist aus Orientierungsgründen gerade für die Topographie der Lymphdrüsen sehr wichtig. Die hauptsächlichen Drüsengruppen finden sich in den beiden Abbildungen *Engels* vergrößert eingezeichnet. Auf die Besonderheiten ihrer Darstellung im Erkrankungsfalle werden wir bei Besprechung der Bronchialdrüsentuberkulose eingehen.

Um uns aber klar zu werden, was wir überhaupt bei der röntgenologischen Darstellung in pathologischen Fällen erwarten dürfen, müssen wir uns einige einfache physikalische Tatsachen vergegenwärtigen:

1. Plattenferne und besonders kleinere Gebilde geringerer Dichtigkeit werden infolge der besonderen Strahlungsverhältnisse der Röntgenröhre überstrahlt oder, wie man sich ausdrückt, weggeleuchtet.

2. Die intrathorakalen Schatten summieren sich nicht nur, sondern sie subtrahieren sich auch (*Duken*). Das erklärt, warum gelegentlich Dinge auf der Platte gar nicht oder nur an den Stellen einer Summationsmöglichkeit zur Darstellung kommen, die nachher bei der Autopsie in überraschender Größe vorhanden sind. Dies ist für schattengebende Gebilde am Hilus, sowie für die häufig von einem Randemphysem umgebenen Infiltrierungen besonders wichtig.

3. Die Darstellung eines Objektes hängt nicht nur von seiner eigenen Dichte ab, sondern auch von der seiner Umgebung. *Engel* weist zur Erläuterung treffend auf das Beispiel der Niere hin, die als dichtes Organ normalerweise nicht zu sehen ist, aber sofort darstellbar wird, wenn man Luft in das perirenale Gewebe einleitet.

Der Hilusschatten.

Der normale Hilusschatten wird nach den Untersuchungen von *Aßmann* und *Duken* durch die Blutgefäße verursacht. Er ist um so schwächer, je jünger das Kind ist. Ist der Hilusschatten „verstärkt“, dann zeigt er rechts und links eine ziemlich charakteristische geschlossene Form, die rechts als Schmetterlingsfigur angegeben wird, links nach unserer Erfahrung mehr die Form einer halben Ellipse zeigt, die mit der Basis auf dem oberen Herzschatten aufsitzt. Diese Art „verstärkten Hilusschattens“, die *Engel* als „Hilitis“ bezeichnet, wird durch jeden sich ein- oder beidseitig in der Lunge abspielenden spezifischen oder unspezifischen Prozeß gleichgültig welcher Art hervorgerufen.

Ein solches Röntgenbild gestattet somit unmittelbar keinerlei Schlüsse auf eine Tuberkulose, wie überhaupt eine ätiologische Diagnose nicht von röntgenologischer Seite gestellt werden kann.

Besonderheiten bietet im Säuglings- und Kleinkindesalter außerdem der Thymusschatten (*Kleinschmidt*). Er steigt bei der Durchleuchtung mit der Atmung auf und ab und pulsiert in weit geringerem Maße als ein Drüsen- oder Gefäßschatten. Ist die Thymus groß, dann kann sie die Schattenkontur der Herztaille verstreichen. Ein Strumaschatten ist meist leicht erkennbar und bewegt sich beim Durchleuchten mit dem Schluckakt. Er kommt in der Regel nur bei älteren Mädchen vor.

Zu Irrtümern können außerdem Veranlassung geben: Der Cavaschatten, wie er bei schreienden Säuglingen als sanft geschwungene glatte Kontur erkennbar ist, der Pektoralisschatten von unten medial nach oben lateral hinziehend, der Schulterblattschatten, der Halsnickerschatten, der eine Struma vortäuschen kann, ein Zopfschatten, ein Armschatten und vor allem die Mammaschatten, wie sie in der Pubertät wegen ihrer unscharfen Begrenzung unter Umständen sehr störend wirken können. Symmetrie muß keineswegs immer vorhanden sein.

Röntgendiagnostik eine Notwendigkeit.

Allgemein ist zu sagen, daß heute eine Durchleuchtung und, wenn irgend möglich, immer auch eine Aufnahme in jedem Falle eines Tuberkuloseverdachts und bei bestehender positiver Tuberkulinreaktion notwendig ist. Es gibt keine andere Möglichkeit, einen bestehenden Lungenprozeß auszuschließen, ja wir kennen genügend Fälle, in denen ein solcher selbst unter Zuhilfenahme der Röntgenplatte irrtümlicher- oder unmöglicherweise nicht erkannt wurde. Es ist auch nicht angängig, sich mit der Diagnose einer extrapulmonalen Tuberkulose oder Skrofulose zu begnügen und nicht den Versuch zu machen, einen bestehenden oder überstandenen Lungenherd nachzuweisen. Leider leistet das Verfahren gerade für die okkulte Bronchialdrüsentuberkulose beträchtlich viel weniger als für alle infiltrativen Prozesse der Lunge und für den Nachweis von Ergüssen.

Gerade die Klinik der sogenannten rückbildungsfähigen Infiltrierungen sowie des Frühinfiltrates sind uns aber durch die moderne Röntgenologie überhaupt erst erschlossen worden.

Die Klinik der einzelnen Erscheinungsformen.

Einleitung.

Sieht man von einer sich an die stadienmäßige Einteilung des Infektionsverlaufes anlehnenden Darstellung ab, dann bleibt nichts anderes übrig, als aus der fließenden Entwicklung tuberkulöser Ereignisse augenblickliche „Zustandsbilder“ (*Redeker*) in Gestalt charakteristischer Erscheinungsformen herauszugreifen. Hält man sich diese Tatsache vor Augen, dann sollte man meinen, daß es unmöglich wäre, überhaupt ein zusammenhängendes Bild der Tuberkuloseerkrankung zu vermitteln. Allein die relativ lange Dauer der einzelnen Erkrankungsformen und deren klinisch-röntgenologische Verfolgung gewährleistet heute trotzdem die Möglichkeit, typische Entwicklungsstufen, die sich im Einzelfalle immer wieder feststellen lassen, auch genetisch so zu erfassen, daß wir sie in der Regel in den Rahmen der Gesamtereignisse einzureihen vermögen. Eine solche Darstellungsweise hält sich im wesentlichen an die klinischen Tatsachen und vermeidet den Zwang, zu ihrem Verständnis nach theoretischen Postulaten greifen zu müssen, die heute noch nicht bewiesen sind.

Die Bronchialdrüsentuberkulose.

Bis vor wenigen Jahren wurde die Tuberkulose des Säuglings- und Kleinkindesalters mit dem Begriff der Bronchialdrüsentuberkulose nahezu identifiziert. Dies war insofern berechtigt, als sowohl die Anatomie, wie die Klinik einschließlich der ersten als Bronchialdrüsentuberkulose gedeuteten röntgenologischen Bilder mit der eigentümlichen Tatsache bekanntgemacht hatten, daß in der Regel von dem ganzen Primärkomplex die Drüsenkomponente den Lungenherd nicht nur nicht an Ausdehnung und Intensität, sondern eben auch an Dauer ihres zeitlichen Bestehens ganz beträchtlich übertrifft. Auf Grund dieser Erfahrung wurde in allen Fällen positiver Tuberkulinreaktion beim Säugling und häufig auch bei älteren Kindern, selbst wenn keinerlei diesbezügliche Erscheinungen nachzuweisen waren, von einer Bronchialdrüsentuberkulose gesprochen. Es ist das hauptsächlichste Verdienst *Engels*, die Klinik und Röntgenologie dieser Erkrankungsform auf eine exakte Basis gestellt zu haben.

Topographie der Bronchialdrüsen.

Wir erinnern an die Abbildungen *Engels* (Fig. 277 u. 278) über die topographische Lage der in Frage kommenden Drüsengruppen, wie sie nach den sehr sorgfältigen Untersuchungen dieses Autors angenommen werden darf. Welche Bedeutung der genauen Kenntnis der anatomischen Verhältnisse für die Bewertung des Röntgenbildes überhaupt und die Möglichkeit der radiographischen Darstellung zukommt, haben wir bereits erwähnt. Wir erinnern daran, daß die Lymphknoten topographisch in engster Beziehung zu den Gefäßen, vor allem der Arteria pulmonalis, stehen. Nur vereinzelte Drüsengruppen lehnen sich bei den nahen Beziehungen der Arterie zu dem Bronchialbaum unmittelbar an den letzteren an.

Dies gilt besonders für die Bifurkations- und rechtsseitigen Tracheobronchialdrüsen. Die hilären Lymphknoten liegen links meist fast unmittelbar hinter der Pleura des Interlobärspaltes, rechts schiebt sich zuweilen eine schmale Brücke Lungengewebes dazwischen. Aus dieser Lagebeziehung erklärt sich die relativ häufige Beteiligung des Interlobiums.

Die Möglichkeiten, die sich durch das Leitungs-, Verzweigungs- und Schaltungsgesetz ergeben, haben wir in dem Kapitel der Anatomie ausführlich besprochen.

Zwei Formen der Bronchialdrüsentuberkulose.

Vom pathologisch-anatomischen Standpunkt aus kommen als Substrate für eine Bronchialdrüsentuberkulose zwei Prozesse in Frage, denen zwar eine verschiedene klinisch-röntgenologische Bedeutung zukommt, die sich aber nicht zum klinischen Einteilungsprinzip erheben lassen. Beide Veränderungen können stadienmäßig nacheinander durchlaufen werden, beide können in wechselnder Verteilung nebeneinander bestehen und beide können, wie es in der Tat auch häufig der Fall zu sein scheint, isoliert oder nahezu allein vorhanden sein.

Die intralymphoglanduläre perifokale Entzündung.

Die eine Form der Drüsenschwellung ist die der intralymphoglandulären, perifokalen Entzündung um einen oder mehrere intraadenitische Herde („Epituberkulöse Bronchialdrüsenschwellung" *Kleinschmidts*, „entzündliche Bronchialdrüsentuberkulose" *Engels*). Die Entzündung beschränkt sich sehr häufig nicht auf das Drüsenparenchym, sondern dehnt sich über die Drüsenkapsel in das Lungengewebe oder Interlobium hinein aus und ist dadurch öfters der alleinige Grund für die den Herzschatten überragenden Schattengebilde, die uns erst indirekt den Schluß auf eine Bronchialdrüsenschwellung gestatten. Sie sind aber deshalb gerade von einer besonderen Wichtigkeit und erklären, warum auch der Skeptiker nicht immer bei Bronchialdrüsentuberkulose einen runden bogig begrenzten Schatten erwarten darf. Diese Art der „markigen Schwellung" (*Redeker*) ist weitgehend rückbildungsfähig und hinterläßt auch röntgenologisch kaum mehr nachweisbare Resterscheinungen. Sie findet sich vorwiegend wenigstens in reiner Form im späteren Kleinkindes und Schulalter und kann durchaus im klinischen Sinne eine tumorige oder tumoröse Bronchialdrüsentuberkulose sein. Es ist nicht ausgeschlossen, daß diese Form auch unmittelbar in eine verkäsende übergeht.

Die verkäsende Bronchialdrüsentuberkulose.

Die zweite Art der Drüsenschwellung besteht vorwiegend oder ausschließlich aus tuberkulösem Granulationsgewebe mit Umwandlung in Verkäsung (sogenannte „tuberkulöse Bronchialdrüsenschwellung" *Kleinschmidts*, „tumoröse Bronchialdrüsentuberkulose" *Engels*, „Kartoffeldrüse" *Rankes*). Sie führt meist zu ansehnlichen Vergrößerungen der Drüsen und mitunter zu ausgedehnten schwieligen Verdickungen der Drüsenkapsel. Ihre Heilung bedingt infolgedessen mehr oder minder deutliche narbige Schrumpfungen, Verbackungen und Schwartenbildungen, sowie in besonders reichlichem Maße Verkalkungen, so daß sie für lange Zeit röntgenologisch darstellbar bleiben. Die Domäne dieser Art der Erkrankung ist das Säuglings- und frühe Kleinkindesalter.

Die Stellung der Bronchialdrüsentuberkulose innerhalb der Infektionsentwicklung.

Die Tuberkulose der Bronchialdrüsen ist nun keineswegs immer isoliert vorhanden. Wohl trifft es zu, daß sie in der Mehrzahl den dominierenden Teil des Primärkomplexes ausmacht. Doch übernimmt sie keineswegs immer die klinische Führung, sondern tritt gerade bei den im nächsten Abschnitt zu besprechenden Primärinfiltrierungen gegenüber dem vorherrschenden Lungenprozeß in den Hintergrund, trotzdem sie ja gleichzeitig neben ihm bestehen muß. Für die klinischen Formen der sogenannten „sekundären Infiltrierungen" stellt sie das Bindeglied, ja sogar häufig deren unmittelbare Voraussetzung dar, so daß uns ein solches Infiltrat auch gleichzeitig ohne weiteres die Diagnose einer aktiven Bronchialdrüsentuberkulose zu stellen gestattet.

So löst sich klinisch dieses unter Umständen sehr markante Krankheitsbild nicht unzusammenhängend aus dem Rahmen der intrathorakalen tuberkulösen Ereignisse heraus, sondern fügt sich organisch in den individuell bedingten Ablauf der Infektion hinein.

Klinische Formen.

Wir unterscheiden mit Rücksicht auf die gegebenen diagnostischen Möglichkeiten eine nachweisbare tumorige Bronchialdrüsentuberkulose und eine okkulte Bronchialdrüsentuberkulose (*Engel*).

Symptome.

Wir können leider aus dem Erbgut der Lehr- und Handbücher auf diesem Gebiet nur zwei klinische Symptome anerkennen, die, wenn sie vorhanden sind, in der Tat in hohem Maße als charakteristisch, wenn auch nicht gerade als spezifisch für Bronchialdrüsentuberkulose zu gelten haben. Das häufigere von beiden Symptomen ist der bereits erwähnte Bronchialdrüsenhusten mit seinem hochklingenden Charakter, begleitet von einem hellen pfeifenden oder krähenden Oberton (*toux bitonal*). Er ist ungemein typisch und kann fast nur mit einem beginnenden Krupphusten verwechselt werden, dem er in der Tat außerordentlich ähnlich ist. Nur trägt nicht jeder Hustenanfall bei diesen Kindern einen klingenden Charakter; mitunter setzt das Phänomen kürzere oder längere Zeit aus, um dann wieder deutlicher in die Erscheinung zu treten. Wieder in anderen Fällen ist der Husten so pertussisähnlich, daß eine Differentialdiagnose größte Schwierigkeiten bereiten kann.

Klingender Husten.

Exspiratorische Dyspnoe.

Das zweite wichtige Symptom ist das von *Schick* wieder in Erinnerung gebrachte exspiratorische Keuchen oder die exspiratorische Dyspnoe. Die Kinder machen im Verein mit einem weithin hörbaren Rasseln den

Eindruck schwerer Atemnot, ein Zustand, der anfallsweise auftreten kann und der exspiratorischen Dyspnoe des Asthma bronchiale sehr ähnlich ist, während die Dyspnoe beim Stridor congenitus oder der Struma inspiratorischen Charakter trägt.

Wenn schon diese beiden Symptome in gewissem Grade als unspezifisch gelten müssen, so ist es für alle anderen angegebenen in noch viel höherem Maße der Fall: für die Venektasien an der Brust und an den Schläfen, für die Vagusdruckerscheinungen oder temporären Phrenikuslähmungen u. a. m.

Von den perkussorischen und auskultatorischen Phänomenen wird noch heute von einzelnen Autoren das *De la Camp*sche und *d'Espine*sche Zeichen verteidigt. Die diagnostische Bedeutung beider Phänomene erscheint uns heute, auch wenn sie sich zweifellos in einer gewissen Zahl von Fällen nachweisen lassen, gering. Im Verein mit anderen Symptomen und Nachweismöglichkeiten sind sie eine wünschenswerte Ergänzung unserer Diagnose. Fehlen aber die anderen Symptome, dann wird man kaum auf sie die Diagnose einer Bronchialdrüsentuberkulose gründen können, zumal sie dann in solchen Fällen auch nicht oder nur sehr unsicher festzustellen sind. Wir entnehmen der letzten Arbeit von *Birk* und *Hager*, daß sie offenbar die gleichen Erfahrungen gemacht haben.

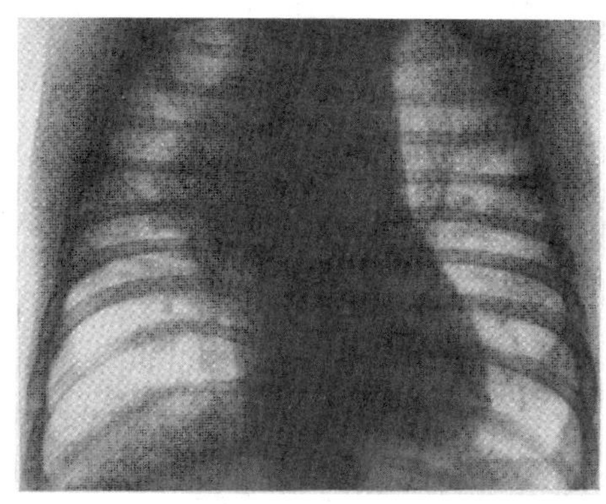

Fig. 279.
H. B. 7 Monate. Große tumorige Paratrachealdrüsentuberkulose rechts mit periadentischer Infiltrierung. Verschleierung des rechten Spitzenoberfeldes.
(Eigene Beobachtung.)

Die Schwellung der rechtsseitigen Paratrachealdrüsen führt gelegentlich zu einer nachweisbar vergrößerten Dämpfungszone rechts vom Sternum.

Das Röntgenbild.

Das Röntgenbild und die Röntgendurchleuchtung der Bronchialdrüsentuberkulose stellt trotz aller Skepsis und Kritik heute neben der Tuberkulinreaktion doch wohl den wichtigsten Teil der Diagnose dar. Nach den Untersuchungen *Engel*s ist allerdings nur ein relativ kleiner Teil der Drüsen überhaupt der Röntgenographie zugänglich, am besten die rechtsseitigen Paratrachealdrüsen und Tracheobronchialdrüsen (s. Fig. 279). Die Bifurkationsdrüsen sind fast gar nicht oder höchstens im schrägen Durchmesser darzustellen. Die bronchopulmonalen Drüsen fallen links in den Herzschatten, rechts in den Herz- und Hilusgefäßschatten. Bei beträchtlicheren Vergrößerungen überragen sie jedoch beide Schattengebilde (s. Fig. 280a und b). Die scharf und bogig begrenzten Tumorschatten gehören aber doch zu den Seltenheiten. Die von *Engel* autoptisch kontrollierten Fälle zeigen eindringlich, wie sogar umfangreiche verkäsende Tumoren sich der röntgenographischen Kontrolle fast völlig entziehen können. Was aber besonders die akuten Drüsenschwellungen wenigstens indirekt verraten kann und röntgenologisch noch heute eine große Rolle spielt, sind die Kongestionen im hilusnahen Gewebe und vor allem die begleitenden perifokalen Entzündungen. Sie treten in wechselndem Grade als perihiläre Infiltrierungen in die Erscheinung (Fig. 281) oder lassen in ihrer Form auch gelegentlich die verborgenen Drüsentumoren vermuten. Nicht immer handelt es sich dabei um kompakte homogene Schattenbildungen, sondern auch um kleine weiche Fleckschatten entlang dem Herzrande oder verwaschene Zeichnung und Auflösung des Herzrandschattens (siehe Fig. 282). Schwieriger zu deuten sind die als sogenannte Kamin- oder Schornsteinschatten besonders von den Franzosen beschriebenen bandartigen Verbreiterungen des Mittelschatten bei vorhandenen Paratrachealdrüsenschwellungen (vgl. Fig. 279 und 280a).

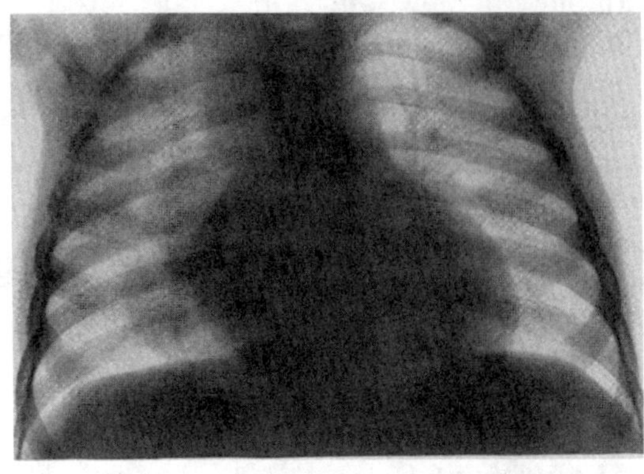

Fig. 280a.
Th. K. 2 Jahre. Mächtige tumoröse Bronchialdrüsenschwellung der rechtsseitigen bronchialen, tracheobronchialen und paratrachealen Drüsen.
(Eigene Beobachtung.)

Inwieweit verkäsende Drüsentumoren oder nur entzündliche Schwellungen vorgelegen haben, läßt sich aus dem röntgenologischen Zustandsbild heraus nicht immer entscheiden. Die scharf begrenzten großen und dichten Tumorschatten entsprechen wohl in der Regel den verkäsenden Drüsen, ihre Heilung hinterläßt mehr oder minder ausgedehnte Kalkschatten, während sich die rein entzündlichen Drüsenschwellungen ohne oder mit nur geringen Residuen zurückbilden (s. Fig. 283 und 280b).

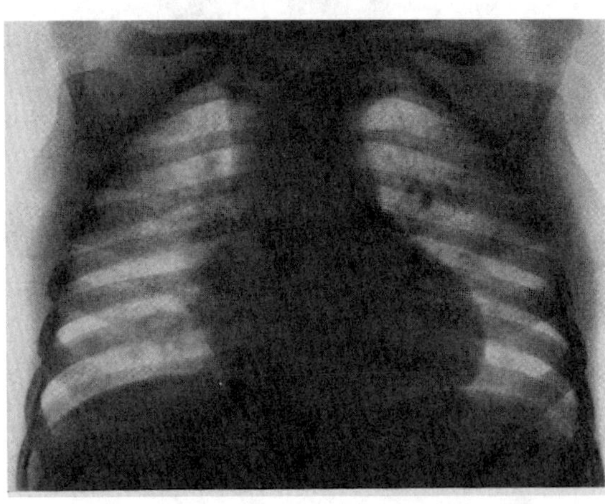

Fig. 280b.
Derselbe Fall wie Fig. 280a, 3 Monate später. Die tumorösen Verschattungen sind fast vollkommen zurückgegangen, während einzelne kleine, den jeweiligen Drüsenherden entsprechende kalkharte Schattenflekchen sichtbar werden. Auf der Originalplatte deutlicher zu erkennen.
(Eigene Beobachtung.)

Die Diagnose einer okkulten Bronchialdrüsentuberkulose ohne sicher nachweisbaren und eindeutigen Röntgenbefund bleibt aber trotz aller angegebenen klinischen und biologischen Methoden, wir müssen dies gestehen, ein Virtuosenstück, das große Erfahrung und in der Regel auch die genaue Kenntnis des Kindes vor der Erkrankung zur Voraussetzung hat. Auch ist in den meisten Fällen hierzu eine Anstaltsbeobachtung erforderlich. Daß aber eine solche Diagnose, wie dies selbst heute noch vielfach geschieht, bei unklaren subfebrilen Temperaturen ohne Kenntnis des Ausfalls der Tuberkulinreaktion überhaupt ernstlich diskutiert wird, sollte der Vergangenheit angehören.

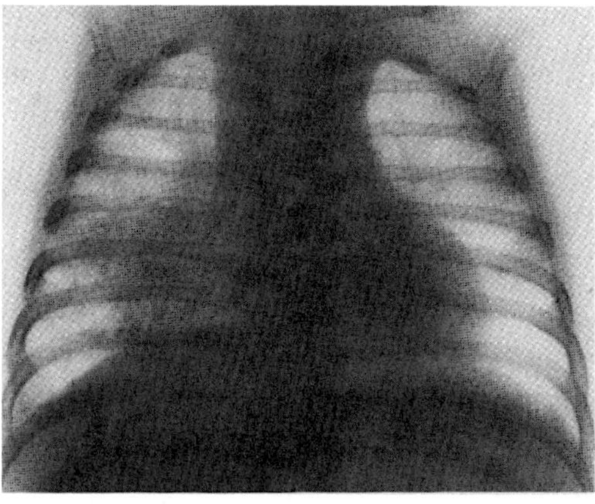

Fig. 281.

Th. Sch., 4 Monate. Dem Hilus aufsitzende, bis fast an die Peripherie und an das Zwerchfell hinabreichende Verschattung: Primärinfiltrierung (perihilär) mit Randemphysem. Über der medialen Partie des Zwerchfells ist bereits der härtere Schatten des pulmonalen Fokus zu erkennen. (Eigene Beobachtung.)

Dauer der Erkrankung.

Die Dauer der Aktivität eines Prozesses nach Rückgang der röntgenologisch nachgewiesenen Erscheinungen muß aus dem Grad der Rezidiv- und Generalisationsmöglichkeit erschlossen werden. *Redeker* veranschlagt diese Zeit auf Grund seiner fürsorgerischen Beobachtungen auf 1—1½ Jahre. Dieser Termin gilt auch nach Abklingen der Infiltrierungen und bereits ausgebildeten Indurationserscheinungen. Eine ausgesprochene Verkalkung zeigt aber unseres Erachtens an, daß der Prozeß zur Ruhe gekommen ist.

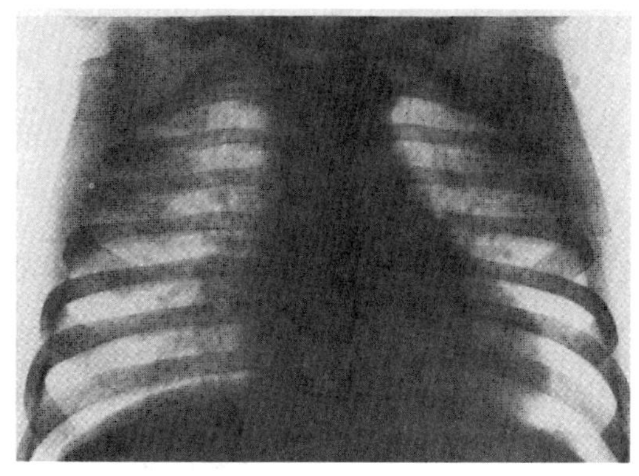

Fig. 282.

H, H., 1 Jahr. Beiderseits vom Hilus ausstrahlende, verstärkte, weiche fleckige Verschattung. Sog. „Hilitis" Engels. (Eigene Beobachtung.)

Der Bronchialdrüsendurchbruch.

Eine unmittelbare, wenn auch sehr seltene Folge verkäsender Bronchialdrüsentuberkulose kann der Durchbruch in die Trachea oder einen Hauptbronchus sein. Nach Lage der Dinge kommen hierfür hauptsächlich die Tracheobronchialdrüsen in Frage. Ein solches Ereignis führt entweder zum sofortigen Erstickungstod durch Stenosierung oder durch Verschluß der Glottis mit käsigen Massen. Andernfalls entsteht eine mehr oder minder schwere Aspirationsaussaat, die sich durch plötzliche Verschlimmerung des Allgemeinbefindens, Fieber, stärkeren Reizhusten und alsbald sich einstellenden typischen klinischen und Röntgenbefund dokumentiert.

Die Infiltrierungen.

Begriffsbestimmung.

Wir fassen unter dem Begriff der Infiltrierungen (*Redeker*) alle kleineren und größeren, sich unter Umständen über mehrere Lungenlappen ausdehnenden perifokalen Entzündungen zusammen, deren klinisches Hauptmerkmal ihre weitgehende Rückbildungsfähigkeit ist.

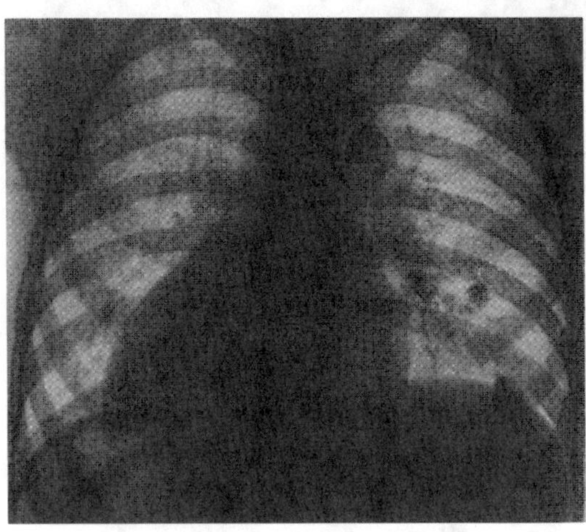

Fig. 283.
K. St., $5^1/_2$ Jahre. Typischer verkalkter Primärkomplex im rechten Unterfeld. Verkalkte Lymphabflußmetastasen und Indurationsfeld.
(Eigene Beobachtung.)

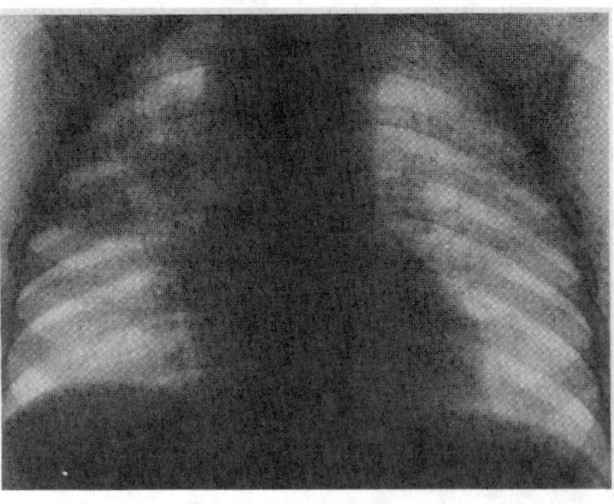

Fig. 284.
L. K. 3 Jahre. Primärinfiltrierung im Stadium der „Bipolarität". Rundlicher Infiltratschatten um den pulmonalen Fokus, ausgedehnte unregelmäßiger begrenzte Infiltrierung um den Drüsenherd, dazwischen Aufhellungszone.
(Eigene Beobachtung.)

Dieses entscheidende Symptom, verbunden mit der relativen Häufigkeit der Infiltrate, macht sie heute zu einer der wichtigsten Erscheinungsformen der Tuberkulose des Kindesalters. Wir haben über ihre anatomischen Grundlagen, ihr Wesen und ihre Genese zusammenhängend im ersten Kapitel dieses Handbuchabschnittes gesprochen. Aus dieser Auseinandersetzung geht sinngemäß hervor, daß je nach dem Grad, dem Sitz und der Ausdehnung der perifokalen Entzündung derartigen Infiltrierungen unter Umständen ganz verschiedene anatomische Substrate entsprechen können. Nur vermögen wir dies im Einzelfalle aus dem klinisch-röntgenologischen Bild nicht zu erkennen. Infolgedessen muß noch heute ihre Einteilung ebenso wie ihr Nachweis rein von Gesichtspunkten ihrer röntgenographischen Darstellbarkeit ausgehen. Es läßt sich nicht einmal in allen Fällen sofort feststellen, ob der Fokus an einer oder mehreren Stellen, ob er in einer Drüse oder intrapulmonal zu suchen ist. Nur bestimmte äußere Formen des Zustandsbildes oder eine retrospektive Betrachtung im Verein mit einer epidemiologischen Klärung gestatten uns bis zu einem gewissen Grade eine genetische Eingliederung des einzelnen Falles.

Klinische Formen.

Unter dieser Voraussetzung muß auch die vorläufig einzig mögliche, im Grunde rein röntgenologisch orientierte Einteilung verstanden werden, die kleine, mittlere und große oder ausgedehnte Infiltrierungen unterscheidet und dabei versucht, die primären von den übrigen Infiltrierungen, soweit dies möglich erscheint, zu trennen.

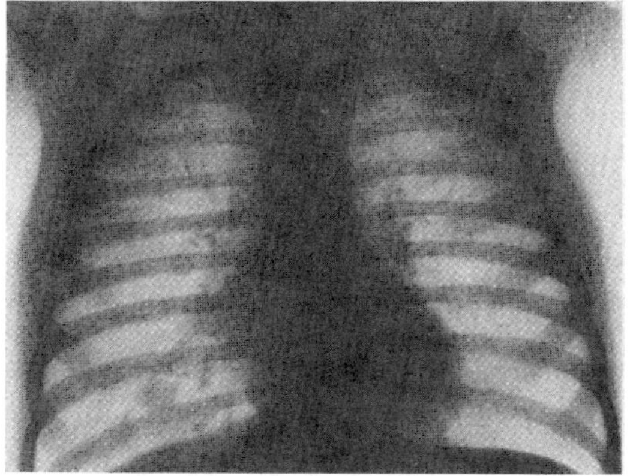

Fig. 285.
M. L. 2 Jahre. Typischer weicher Primärherdschatten im rechten Unterfeld und bogenförmig scharf begrenzter Drüsenschatten am rechten Hilus.
(Eigene Beobachtung.)

Die große klinische Bedeutung, die gerade diesen rückbildungsfähigen Infiltraten zukommt, läßt es begreiflich erscheinen, daß bereits heute schon eine größere Zahl von Autoren sich mit diesem Gebiet befaßt hat. Von pädiatrischer Seite vor allem *Kleinschmidt*, *Eliasberg* und *Neuland*, *Engel*, *Graevinghoff*, *Langer*, *Epstein*, *Friedenberg*, *Birk* und *Hager*, *Fernbach*, *Rominger*, *Schlack*, von fachärztlicher Seite *Harms*, *Simon* und *Redeker*.

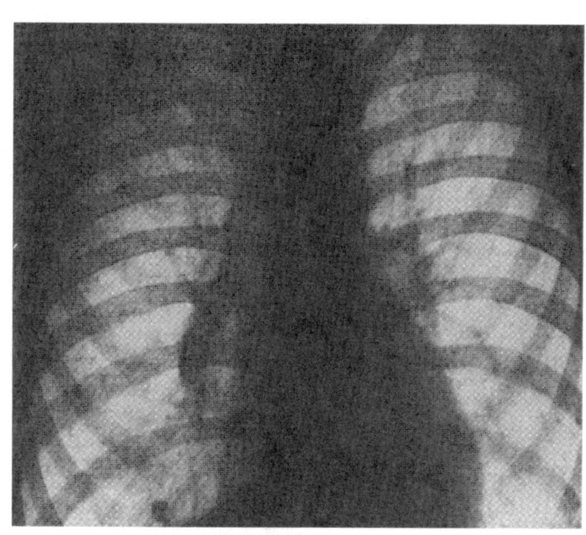

Fig. 286.
H. H. 14 Jahre. Verkalkter harter Primärkomplex im rechten Unterfeld mit reichlicher Strangzeichnung. Derselbe Fall wie Fig. 290, 4 Monate später, (seitenverkehrt). Das rechte Spitzenoberfeld zeigt nur noch eine leichte schleirige Trübung mit vermehrter Lungenzeichnung.
(Eigene Beobachtung.)

Die sog. Primärinfiltrierung.

Unter Primärinfiltrierungen verstehen wir die meist mittelgroßen oder ausgedehnteren Infiltrate, die sich in direktem Anschluß an den frischen Primäraffekt um diesen, sowie um die gleichzeitig vorhandene Drüsenschwellung herum entwickeln. Die Möglichkeit, eine gewisse Zahl von Infiltrierungen mit großer Sicherheit als Ausdruck einer pulmonalen Erstinfektion deuten zu können, rechtfertigt ihre besondere Bezeichnung gegenüber den übrigen Formen, zumal dadurch im Gegensatz zur Bronchialdrüsentuberkulose eine Klinik des gesamten Primärkomplexes repräsentiert wird.

Lediglich die Tatsache, daß wir nur in einigen wenigen Fällen diese Diagnose exakt zu stellen vermögen, ist der Grund, warum wir von einer gesonderten Darstellung einer Klinik des Primärkomplexes Abstand genommen haben und seine Erscheinungsformen mit allen anderen Infiltrierungen gemeinsam besprechen.

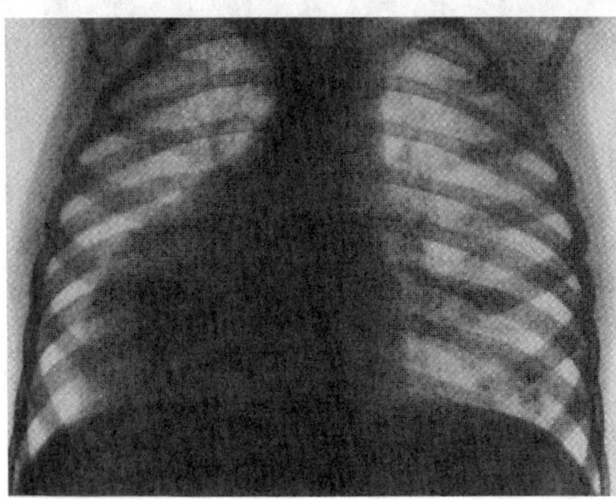

Fig. 287.
A. G., 4 Jahre. Verkalkter konglomerierter Primärherdschatten im rechten Unterfeld, Lymphspaltmetastasen (Resorptionstuberkel) und Lymphabflußmetastasen.
(Eigene Beobachtung.)

Dies erscheint um so eher gerechtfertigt, als die klinische Symptomatologie aller Infiltrierungen identisch ist, d. h. von den herrschenden physikalischen Bedingungen abhängt, die naturgemäß eine Unterscheidung zwischen primären und nichtprimären Infiltraten nicht gestattet. Lediglich die röntgenologische Reihenuntersuchung oder ein röntgenologisch typisches Zustandsbild ermöglicht im Verein mit der klinischen Beobachtung eine präzisere Deutung.

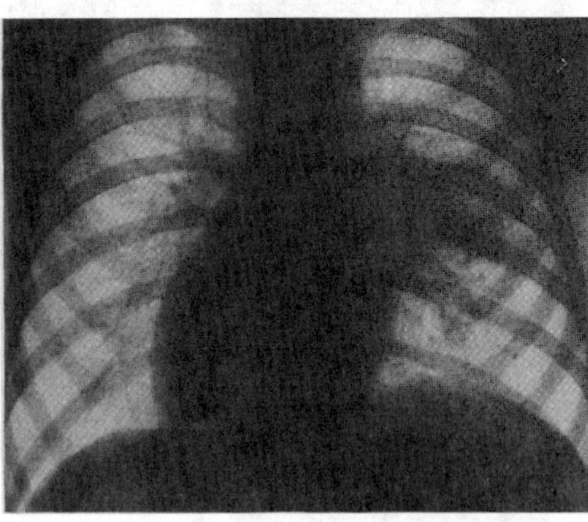

Fig. 288.
G. G. 6 Jahre. Typisches dreieckförmiges, dem rechten Hilusschatten aufsitzendes („perihiläres") Infiltrat mit Beteiligung des Interlobiums (Slukasches Dreieck).
(Eigene Beobachtung.)

Redeker hat uns zuerst mit der röntgenologischen Grundform gerade der Primärinfiltrierung bekannt gemacht, wie sie sich allerdings nur bei besonders günstiger Lage des Primäraffektes erkennen läßt. Ihr klassisches Bild kommt dadurch zustande, daß die Schattenbildungen des primären Lungen- sowie des Drüsenherdes zu einem großen Infiltratschatten zusammenfließen. Bildet sich die perifokale Entzündung um beide Herde zurück, dann löst sich allmählich der Lungenherdschatten vom Hilusschatten ab und bleibt schließlich nur noch durch ein Schattenband entsprechend der Lymphabflußbahn mit ihm verbunden. Dieses hantelförmige Schattengebilde oder das sogenannte „bipolare Stadium" der Primärinfiltrierung ist deshalb außerordentlich charakteristisch, weil es die beiden Teile des Primärkomplexes erkennen läßt (Fig. 284 und 285). Solche Bilder sind von *Engel*, *Kleinschmidt*, *Birk* und *Hager* ebenfalls beschrieben worden. Sitzt der Primärherd sehr weit ab vom Hilus, dann kann er auch als isolierter im Lungengewebe liegender Infiltrierungsschatten erscheinen, der besonders durch seine Weichheit, sowie die all diesen Schattengebilden eigentümliche Homogenität und den allmählichen Übergang in die Umgebung ausgezeichnet ist. Liegt der Primärherd dagegen in Hilusnähe, dann fällt sein Schatten in den Hilusschatten hinein und ist von einer sogenannten perihilären Infiltrierung nicht zu unterscheiden. Nach Rückgang der perifokalen Entzündung wird in der Regel nach längstens 2—3 Jahren der Primärkomplex durch Kalkimprägnation röntgenologisch sichtbar und es entstehen die bekannten Bilder des harten Primärkomplexes, die in anschaulicher Weise die topographische Situation noch lange nachher zu übersehen gestatten. Die beigegebenen Figuren 283 und 286 zeigen neben dem verkalkten primären Lungenherd, die in ununterbrochener Reihe im Lymphabflußgebiet zwischen indurativen Veränderungen eingelagerten Metastasen bis zum Drüsenherd. Ist die Heilung und Abkapselung des Primärherdes nicht glatt vor sich gegangen und sind im unmittelbaren Lymphspaltgebiet Tochterherde (Resorptionstuberkel) entstanden, dann gewinnt das Konglomerat von kleinen Kalkherden des Primärherdes ein Aussehen wie das Dach eines Fliegenpilzes (siehe Fig. 287).

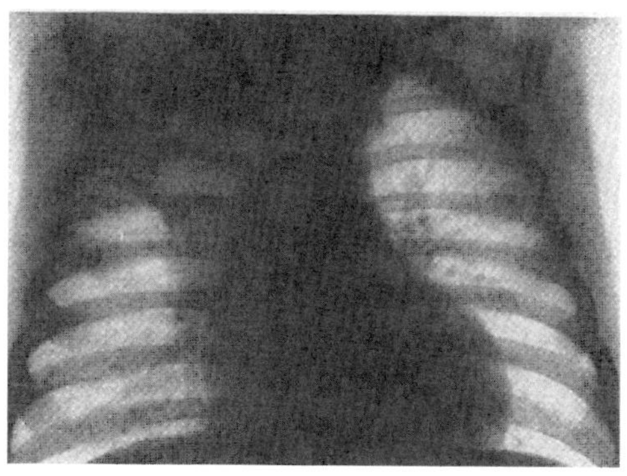

Fig. 289a.
H. W. 14 Monate. Primärinfiltrierung des rechten Oberlappens. Scharf abgegrenzte intensive homogene Verschattung des rechten Spitzenoberfeldes.
(Eigene Beobachtung.)

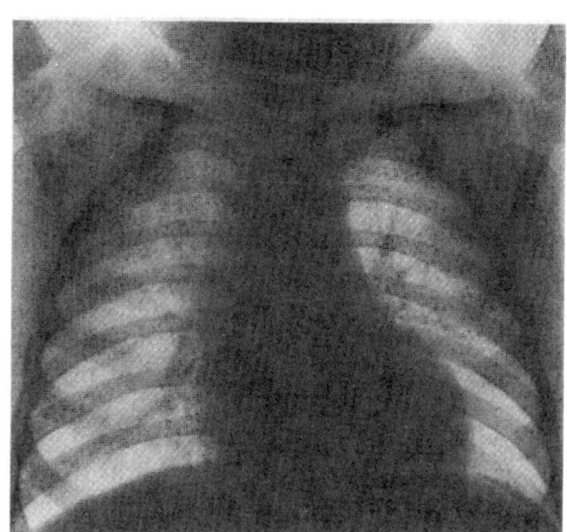

Fig. 289b.
Derselbe Fall 9 Monate später. Fast restlose Aufhellung der ausgedehnten Verschattung.
(Eigene Beobachtung.)

Die Unschärfe des abgebildeten Konglomeratherdes ist kein Zeichen für etwa noch vorhandene Aktivität, sondern rührt daher, daß der Herd bei ventrodorsalem Strahlengang plattenfern gelegen hat.

Die weiteren röntgenologischen Resterscheinungen sind nicht nur für die Primärinfiltrierung typisch, sondern decken sich mit den indurativen Veränderungen, wie sie auch nach Resorption anderer infiltrativer Prozesse zurückbleiben können.

Die übrigen Formen der Infiltrierungen.

Wir haben den häufigsten und gewissermaßen den Prototyp der übrigen Infiltrierungen bereits bei der Bronchialdrüsentuberkulose kurz kennengelernt, nämlich die sogenannten perihilären Infiltrierungen, die in der Regel ihren Fokus in einer oder mehreren Drüsen haben. Sie sitzen als kleine oder größere Schattengebilde, manchmal auch in mehrfacher halbkugeliger Vorwölbung dem Hilus auf und zeigen häufig eine weiche und flaumartige Schattengrenze. Die größeren und dichteren Formen sind als die früher von *Sluka* beschriebenen Dreiecksschattenbekannt (Fig. 288 und 300). Bei der häufigen Beteiligung des Interlobiums resultieren, namentlich bei beginnenderResorption und Induration, die eigentümlich langgezogenen, wimpelartigen Schattenstreifen, die mit ihrer Schmalseite dem linken oder rechten Herzrandschatten anliegen. Die großen, von *Eliasberg* und *Neuland* als „Epituberkulose" bezeichneten Infiltrierungen füllen häufig einen ganzen oder gar mehrere Lappen aus. Bevorzugt sind aber nach *Kleinschmidt*, *Birk* und *Hager* sowie *Fernbach* die Oberlappen (Fig. 289, 290 und 291, vgl. dazu auch Fig. 286). Fast alle größeren Infiltratschatten dieser Art zeichnen sich durch ihre Homogenität und ihren allmählichen Übergang in das normale Lungengewebe aus. Nur die, keineswegs reguläre, Beschränkung auf einen Lungenlappen, die Begrenzung durch eine Interlobärpleuritis, das sehr häufig an der Peripherie der Infiltrierung auftretende Randemphysem oder partielle Atelektasen rufen eine schärfere Schattengrenze hervor (Fig. 292).

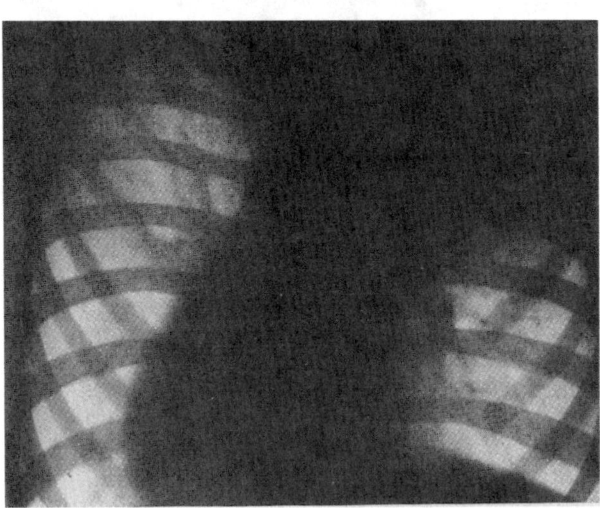

Fig. 290.

H. G. 14 Jahre. Intensive, homogene bis in das rechte Mittelfeld hinabreichende diffus auslaufende Verschattung des Spitzenoberfeldes. „Epituberkulose".

(Eigene Beobachtung.)

Bei der Resorption beginnt sich der Schatten in der Regel von der Peripherie nach innen zu langsam aufzuhellen. Vereinzelt macht sich die Aufsaugung des Infiltrates aber auch durch teilweise fleckförmige Aufhellung des Schattens bemerkbar. Die entstehenden Bilder sind dann ohne genaue Kenntnis der Sachlage mitunter sehr schwierig zu deuten.

Die röntgenologischen Resterscheinungen größerer Infiltrierungen sind mehr oder minder ausgedehnte indurative Veränderungen, die als Strangzeichnung mit stellenweiser Einlagerung dichterer Schattenflecke noch lange erkennbar bleiben.

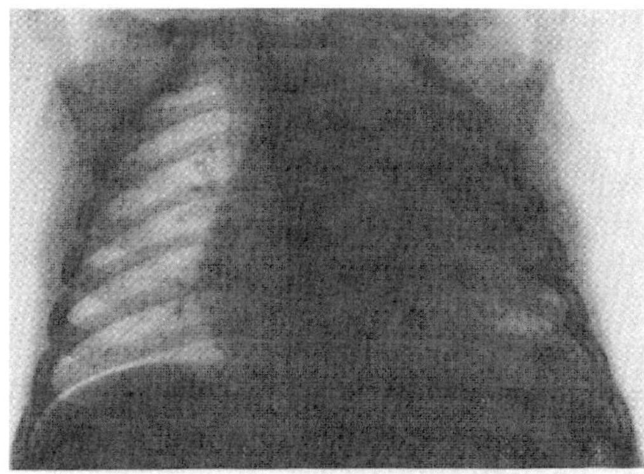

Fig. 291.
K. E. 1 Jahr. Ausgedehnte Primärinfiltrierung. Homogene Verschattung des ganzen linken Oberlappens.
(Eigene Beobachtung.)

Symptome.

Die klinischen Symptome sind außerordentlich verschieden und mindestens zu Beginn sehr spärlich. In der Regel pflegt der Röntgenbefund eine Überraschung zu sein, die gerade bei den großen Formen in auffallendem Kontrast zum Allgemeinbefinden des Patienten steht. Erst allmählich stellt sich abgeschwächtes und mehr oder minder lautes Bronchialatmen, besonders häufig in der Axilla ein („fauchendes Bronchialatmen" *Engels*), das an ein Exsudat denken läßt, zumal, wenn eine massive Dämpfung vorhanden ist. Charakteristisch ist ebenfalls bis zu einem gewissen Grade die Geräuscharmut. Einzelne feuchte, seltener klingende Rasselgeräusche, knackende und knisternde Geräusche am Anfang, die sich aber meist bei längerer Dauer ebenfalls verlieren.

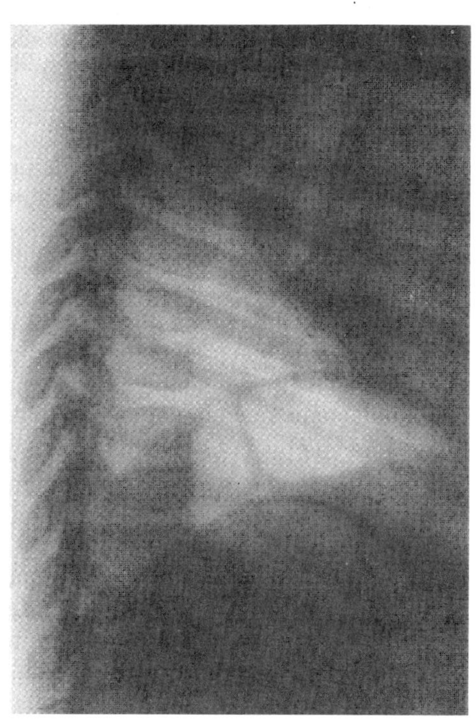

Fig. 292.
Derselbe Fall wie Fig. 291. Die Seitenaufnahme zeigt deutlich die scharfe Lappengrenze durch Markierung der Interlobärspaltlinie.
(Eigene Beobachtung.)

Perkussorisch finden sich alle Grade der Dämpfung besonders unter der Achselhöhle, die auch lange Zeit hindurch das einzig konstante nachweisbare Symptom bleiben. Weder die Senkungsreaktion, noch das einmalige Blutbild müssen verändert sein. Eine Leukozytose und Linksverschiebung ist meist nur in den ersten Tagen oder Wochen vorhanden, um dann zurückzugehen. Der Husten kann ebenfalls in sehr verschiedenem Grade bestehen und hängt wahrscheinlich zum großen Teil von der gleichzeitig vorhandenen Bronchialdrüsentuberkulose ab.

Der Hauptteil der Diagnose, insbesondere der kleineren perihilären

Infiltrierungen, stützt sich auch hier zumeist auf das Röntgenbild. Tuberkelbazillen sind mehrfach und sicher nicht nur bei Primärinfiltrierungen nachgewiesen worden (*Harms*, *Duken*, *Grävinghoff*, *Birk* und *Hager*, *Fernbach*, *Opitz*).

Ebenso verschieden und wechselnd ist die Fieberkurve. Es gibt mächtige Infiltrate, die ohne jede Temperatursteigerung verlaufen und andere, die sofort mit hohen und wochenlang anhaltenden Temperaturen einhergehen, ohne das Allgemeinbefinden oder die Gewichtszunahme in nennenswertem Maße in Mitleidenschaft zu ziehen.

Es liegt in der Natur der Sache, daß diese Erkrankungsform sehr oft einen Zufallsbefund darstellt, der desto häufiger ist, je regelmäßiger, besonders während der Hauptgefährdungszeiten, nachuntersucht wird.

Klinische Bedeutung der Infiltrierung.

Ihre große klinische Bedeutung liegt in ihrer spontanen Rückbildungsfähigkeit. So können insbesondere die kleinen Infiltrate außerordentlich flüchtig sein und nur wenige Tage oder Wochen dauern, sie können sich aber auch, besonders bei größerer Ausdehnuug, in hartnäckigster Persistenz über Monate, ja Jahre hinaus erhalten, um schließlich doch noch mehr oder minder spurlos zu verschwinden. Da aber nahezu jede perihiläre Infiltrierung, wenn es sich nicht um ein in den Hilus projiziertes Primär- oder Frühinfitrat handelt, eine Bronchialdrüsentuberkulose zur Voraussetzung hat, kann nach Abklingen der Infiltrierungserscheinungen auch eine verkäsende oder intralymphoglanduläre, perifokal entzündliche Bronchialdrüsentuberkulose mit allen ihren Folgeerscheinungen zurückbleiben.

Dauern die ausgedehnteren Infiltrierungen sehr lange, weicht die Verschattung nur zögernd und strichweise sich aufhellend und bleibt ein chronischer Katarrh, dann entwickeln sich indurativ-infiltrative Prozesse mit Bronchiektasen und herdförmigen Atelektasen. Der auskultatorische Befund zeigt das von *Bossert* als „Maschinengewehrknattern" bezeichnete Phänomen, das Röntgenbild indurative Strangzeichnungen mit eingelagerten kleinen Herdschattenbildungen, Verziehungen und Schwartenbildungen.

Das Auftreten aller Infiltrierungsformen ist in jedem Fall ein Signal dafür, daß sich der Organismus in einem hochlabilen Zustand befindet. Die Tuberkulinreaktion ist in der Regel stark positiv, doch ist auch dieser Befund keineswegs gesetzmäßig. Wir haben an anderer Stelle bereits ausgeführt, daß wir in dieser Hinsicht weniger der konstant hohen, aber stabilen Tuberkulinempfindlichkeit eine Bedeutung zusprechen, als vielmehr deren Entstehung aus einem vorher anergischen Stadium oder deren Schwankungen bei bereits vorhandener Allergie.

Wir sehen deshalb gerade in kritischen labilen Phasen der Tuberkulinempfindlichkeit nahezu mit Regelmäßigkeit mindestens kleine perihiläre Infiltrierungen auftreten, so während der Prodromi der Masern, bei ausbrechendem Erythema nodosum, bei Herdreaktionen und können uns damit auch die mehrfach und einwandfrei beobachtete Tatsache erklären, daß sichere Primärinfiltrierungen mit Fieber schon vor eingetretener Tuberkulinhautempfindlichkeit nachgewiesen wurden (*Rominger*, *Birk* und *Hager*, *Redeker*).

Differentialdiagnose.

Differentialdiagnostisch sind gerade für die perihilären Infiltrierungen chronische, afebrile oder subfebrile und subchronische Pneumonien, wie sie im Kindesalter nicht allzu selten sind, in Betracht zu ziehen. Die Diagnose kann nach unsern Erfahrungen sehr große Schwierigkeiten machen, besonders wenn, wie wir dies beobachtet haben, beispielsweise eine Primärinfiltrierung und eine Grippepneumonie in einem andern Lungenabschnitt nebeneinander ablaufen. Die Intensität der Tuberkulinreaktion gibt keinen gesetzmäßigen Anhaltspunkt. Bis zu welchem Grad das Blutbild und die Senkungsreaktion herangezogen werden können, haben wir bereits besprochen, ebenso die klinischen Charakteristika der Infiltrierungen. Besonders wichtig ist die epidemiologische Klärung des einzelnen Falles.

Entwicklungsmöglichkeiten der Infiltrierungen.

Entwicklungsformen.

Der häufigste, fast reguläre Ausgang aller genannten Formen der Infiltrierung ist ihre Rückbildung, die je nach der Lage des Falles, dem Sitz des Infiltrates und einer Mitbeteiligung der Pleura ganz bestimmte, größtenteils wohlbekannte röntgenologische Zustandsbilder hinterläßt, wie sie auch in der Formenübersicht der intrathorakalen Tuberkulose *Redekers* enthalten sind.

Günstige Entwicklungsformen:

1. Mehr oder minder ausgedehnte indurative Veränderungen: Zustandsbild des sogenannten Indurationsfeldes (Fig. 283).
2. Schwielen- oder Schwartenbildungen um die Drüsenkapseln: Zustandsbild der periadenitischen Schwartenbildung.
3. Beteiligung der Pleura und besonders der interlobären oder mediastinalen Pleura: Zustandsbild der exsudativen oder adhäsiven Pleuritis, Interlobärpleuritis oder Mediastinitis (Fig. 298, 299, 300).
4. Verkalkung.

a) (nach Primärinfiltrierung): Zustandsbild des verkalkten Primärkomplexes (Konglomeratherdes) mit oder ohne verkalkte Resorptionstuberkel und Lymphabflußmetastasen (Fig. 283 und 287).
b) Zustandsbild der indurierten oder verkalkten Bronchialdrüsentuberkulose.

Die ungünstigen Entwicklungsformen.

Unter Bedingungen, die wir im epidemiologischen Teil genauer auseinandergesetzt haben, nimmt die primäre Infektion nicht den bisher geschilderten günstigen Verlauf.

Primärherdphthise.

Besonders den ausgedehnteren Formen der Primärinfiltrierungen liegt in der Regel doch eine Einschmelzung des Primärherdes zugrunde. (Vgl. auch die Fälle von *Eckstein*, Zeitschr. f. Tuberkulose 48. 1927. 97.) Klein und nur pathologisch-anatomisch nachweisbar sind derartige Primärherdkavernen häufig. Es kann aber auch zu größeren und klinisch-röntgenologisch nachweisbaren Kavernen kommen. Meist schließt sich dann aber im Säuglingsalter eine käsig pneumonische Primärherdphthise an, die infolge Einbruchs in kleinere Bronchien zur Aspirationsaussaat oder über eine rasche allgemeine hämatogene Generalisation zum Tode führt. Oder es kommt ziemlich unmittelbar im Anschluß an die Infektion zur akuten käsigen, lobären oder lobulären Pneumonie. Bei protrahierterem Verlauf entwickeln sich, wie wir dies in einem Falle beobachtet haben, noch während der Primärinfiltrierung, eine zweite und dritte Infiltrierung, die schubweise um eine ausgedehnte verkäsende Drüsentuberkulose entstehen. Bei etwas älteren Kindern kann es im Anschluß an eine mühsam überwundene ausgedehnte Primärinfiltrierung auch unmittelbar zur Entwicklung einer chronischen produktiv-zirrhotischen Phthise kommen.

Primärherdkavernen und Primärherdphthisen können aber auch besonders im späteren Kleinkindes- und Schulalter unter hochgradiger indurativer Veränderung und perihilärer Schwielenbildung ausheilen, führen aber dann häufig zu bronchiektatischen Prozessen innerhalb des Indurationsfeldes.

Klinisch macht sich die beginnende ungünstige Entwicklung nicht sofort bemerkbar. Erst allmählich stellen sich gewisse Anzeichen dafür ein: Gewichtsstillstand, fast unüberwindliche Appetitlosigkeit, geringe oder sehr hohe Temperaturen, bestehenbleibende Linksverschiebung und Beschleunigung der Senkungszeit, Husten, kompaktere Dämpfungserscheinungen und klingende Rasselgeräusche. Der Tuberkelbazillenbefund ist in dieser Hinsicht nicht verwertbar, da er auch bei sicher rückbildungsfähigen Infiltrierungen positiv sein kann, wohl aber nach *Kleinschmidt* der Nachweis elastischer Fasern im Auswurf. Röntgenologisch verliert der Infiltrierungsschatten seine Homogenität, hellt sich an einzelnen Stellen, besonders in der Gegend des Primärherdes auf und läßt rasch eine oder mehrere scharf abgegrenzte Kavernen erkennen (Fig. 293). Die Tuberkulinreaktion kann unter Umständen in solchen Fällen bis zum Exitus negativ bleiben (*Eckstein*).

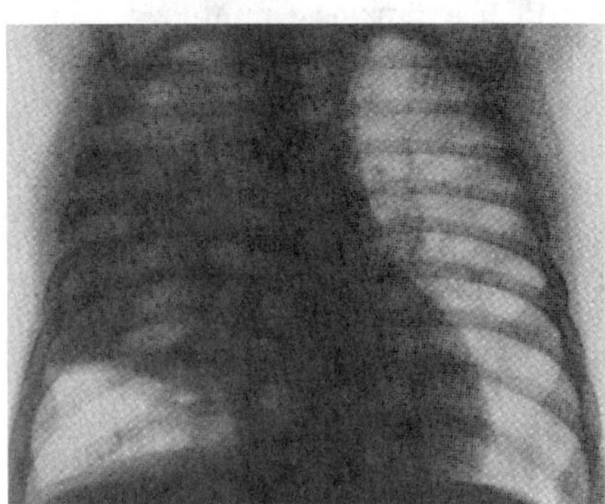

Fig. 293.
Derselbe Fall wie Fig. 279, 9 Monate später. Inhomogene Verschattung des rechten Spitzen-, Ober- und Mittelfeldes mit mehreren bis taubeneigroßen scharf begrenzten ovalen Aufhellungen. Emphysem des rechten Unterlappens. Kavernisierende Primärherdphthise.
(Eigene Beobachtung.)

Der Übergang der perihilären Infiltrierungen in ungünstige Verlaufsformen kann auf mehrfache und heute noch nicht einwandfrei erklärte Weise zustande kommen.

Die Hilus- und Hiluslungentuberkulose.

In der Literatur finden sich für die in Frage stehenden Prozesse die verschiedensten Bezeichnungen und demgemäß auch keine einheitliche Definition: chronische Verkäsung der Lunge (*Finkelstein*), käsige Sekundärtuberkulose (*Redeker*), intrapulmonale Hilustuberkulose (*Rach*), Hilustuberkulose, Hiluslungentuberkulose, hilusnahe Lungentuberkulose. In der Tat liegt wohl auch allen diesen Erkrankungen kein einheitliches Substrat zugrunde und die genannten Begriffe umfassen ganz heterogene Vorgänge und Zustandsbilder.

Bekannt ist die von *Weigert* vertretene Auffassung des Übergangs der verkäsenden Bronchialdrüsentuberkulose per continuitatem auf das angrenzende Lungengewebe. *Ghon* hat 1921 die Stichhaltigkeit dieser Lehre der Entstehung einer „Hilustuberkulose“ von anatomischer Seite nicht anerkannt. In gleicher Weise hat *Ghon* auch die retrograde lymphogene Infektion vom Hilus aus abgelehnt.

Eine weitere Möglichkeit der Entwicklung intrapulmonaler hilusnaher Einschmelzungsprozesse ist durch die Progredienz hämatogen entstandener Metastasen im Infiltrationsgebiet gegeben. Diese Möglichkeit ist in der Tat sehr naheliegend, wenn man bedenkt, daß während einer aktiven verkäsenden Bronchialdrüsentuberkulose dauernd Bazillen in die Blutbahn abgegeben werden und zweifellos in dem infiltrierten Gebiet einen günstigen Entwicklungsboden finden. *Kleinschmidt* hält von Anfang an das Vorkommen käsig-entzündlicher Mischformen für ziemlich sicher. *Simon* und *Redeker* beschreiben hierher gehörende Fälle, die mitunter eine überraschende spontane Heilungsfähigkeit selbst bei hilusnaher Kavernenbildung zeigten. Sie sind aber zweifellos selten und wir selbst haben in unserem Material der letzten Jahre mit Bewußtsein keinen sicheren Übergang einer perihilären Infiltrierung in eine verkäsende hilusnahe Lungentuberkulose beobachtet, der nicht auch eine andere Deutung zugelassen hätte. Jedenfalls muß unter allen Umständen in solchen Fällen versucht werden, eine in den Hilus projizierte kavernisierende Primärinfektion oder besonders im späteren Schulalter ein kavernisierendes Frühinfiltrat auszuschließen.

Die hämatogenen disseminierten Lungentuberkulosen.

Die Hauptquelle der hämatogenen Ausstreuung ist nach *Ghon* in dem endogenen lymphoglandulären Fortschreiten der Infektion über die Drüsenkomponente des Primäraffektes in den Ductus thoracicus und die Vena cava superior zu erblicken. Die die Lunge passierenden Keime geraten dann über den arteriellen Kreislauf in die übrigen Organe des Körpers oder es kommt von dem Drüsen- oder Lungenherd aus direkt zum Einbruch in das Venensystem, von da in das rechte Herz und ebenfalls zunächst in die Lungen. Die Einbrüche in die Lungenvenen führen über das linke Herz in das arterielle System, in die Lungenarterien zur lokalisierten Ausstreuung innerhalb des Versorgungsgebietes der Arterie.

Es ist anzunehmen, daß die Abgabe des infektiösen Materials bei der endogenen lymphoglandulären Metastasierung außerordentlich verschieden erfolgt, so daß auch die klinischen Erscheinungen dieser Krankheitsform entsprechend verschieden sein müssen.

Die klinisch bedeutungsloseste, theoretisch aber interessanteste und umstrittenste Form sind die hämatogenen Einzel- oder Gruppenmetastasen in den Lungenspitzen, wie sie *Simon* 1921 zuerst beschrieben und im Röntgenbild gezeigt hat. Von anatomischer Seite sind sie von *Hübschmann* und *Beitzke* bestätigt. Der erstere fand sie im jugendlichen Alter von 1—18 Jahren, zumeist aber zwischen dem 2. und 8. Lebensjahr.

Sie machen klinisch fast keine Erscheinungen, sondern werden in der Regel erst im Verkalkungsstadium vorgefunden, und zwar offenbar um so häufiger, je mehr man röntgenologisch darauf achtet. Für ihre hämatogene Entstehung und damit die Einreihung unter diesen Abschnitt spricht die gelegentliche Vergesellschaftung mit ähnlichen Herden in den tieferen Lungenabschnitten, die häufige Vereinigung mit extrapulmonalen hämatogenen Metastasen, die nicht seltenen begleitenden Pleuritiden und das Fehlen der Drüsenkomponente des Primärherdes, der oft gleichzeitig und in typischer Anordnung vorhanden ist.

Röntgenologisch stellen sich diese Herde als kleine hanfkorn- bis bohnengroße scharf begrenzte Kalkschatten in den Spitzenfeldern dar, die gelegentlich auch einmal durch kleine supraklavikuläre Lymphknotenschatten, die sich in das Spitzenfeld projizieren, vorgetäuscht werden können.

Ausstreuungsformen.

Von diesen nur zu Einzelmetastasen führenden Ausstreuungen abgesehen, gibt es nun alle Formen der leichten, mittleren und schweren Dissemination bis zur subakuten und akuten Miliartuberkulose und hämatogenen käsigen Pneumonie. Derartige hämatogene Streuungen können schon während der Primärinfiltrierung zustande kommen (Frühgeneralisation *Hübschmanns*, Frühstreuung *Redekers*) und ebenso auch während der sogenannten „isolierten" Phthise. In der Tat sehen wir aber wenigstens die Mehrzahl der hämatogenen pulmonalen und extrapulmonalen Generalisationserscheinungen im unmittelbaren Anschluß an eine bestehende oder überstandene Primärinfektion auftreten.

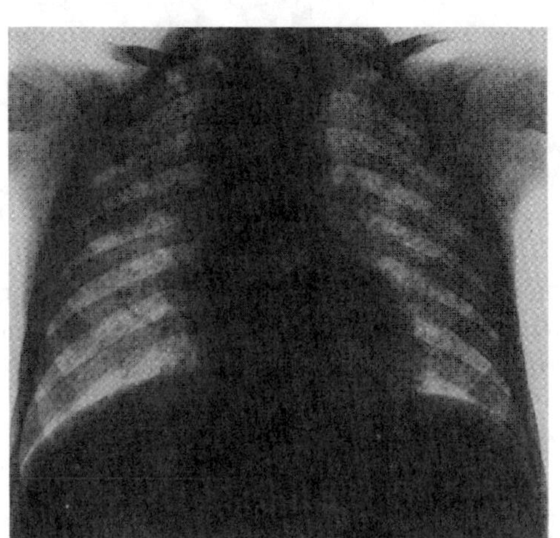

Fig. 294.
W. Z., 3 Jahre. Schwere hämatogene disseminierte Tuberkulose beider Lungen vom Typus einer chronischen Miliartuberkulose. Beobachtungsdauer 10 Monate. Beachte die dichter erscheinende Aussaat in den oberen Lungenpartieen.

Die leichtesten Formen sind die von *Hollós* als larvierte, von *Holló* als juvenile Tuberkulose, von *Liebermeister* als larvierte Sekundärtuberkulose beschriebenen mehr oder minder uncharakteristischen Krankheitszustände, die von *Liebermeister* auf eine Bazillämie zurückgeführt werden.

Objektiv faßbar werden solche Zustände jedoch erst dann, wenn charakteristische Disseminationserscheinungen wie Tuberkulide, Lichen scrophulosorum, Lupus disseminatus, Conjunctivitis phlyctaenulosa, Iritis, Iridozyklitis, Chorioditis (Tuberculosis miliaris discreta *Neumanns*) bis zu den schweren hämatogenen Organtuberkulosen auftreten.

In der Lunge sind die leichteren und frischen Formen der Dissemination auch röntgenologisch schwer festzustellen. Erst bei beginnender Verkalkung treten die Herde als scharf umschriebene harte Fleckschatten im lufthaltigen Lungengewebe in unregelmäßiger Verteilung über beide Lungen zerstreut auf, ohne besondere Partien zu bevorzugen. Mitunter sind dann auch noch gleichzeitig frische Prozesse nachzuweisen. Bei dichterer Aussaat sind die Herde in den Obergeschossen meist zahlreicher und größer als in den basalen Partien, in denen sie mitunter überhaupt nicht zur Darstellung kommen können.

Klinik.

Die klinischen Erscheinungen sind sehr wechselnd. Wir selbst haben einen schweren Fall disseminierter Tuberkulose beobachtet, der monatelang afebril, dann unter subfebrilen und schließlich remittierenden Temperaturen verlief.

Das Kind hatte sich im Anschluß an eine Pertussis im März nicht recht erholt, zeigte gelegentlich Temperaturen bis zu 38°, große Müdigkeit und Anfälligkeit, hartnäckige Appetitlosigkeit sowie Husten, und wurde im Juli vom Arzt wegen positiver Tuberkulinreaktion eingewiesen. Über der Lunge fanden sich bei der Auskultation diffuse vereinzelte giemende und knackende Geräusche und links oben verschärftes, fast bronchiales Atmen. Perkussorisch waren keine pathologischen Schalldifferenzen nachzuweisen. Der Leib war weich, die Milz deutlich vergrößert und hart. Bei einer Leukozytose von 16 000 geringgradige Linksverschiebung und beschleunigte Senkungsreaktion. Haut ohne Befund. Die Röntgenplatte zeigte neben einer beträchtlichen Paratrachealdrüsenschwellung beide Lungenfelder übersät mit zahllosen mittel-

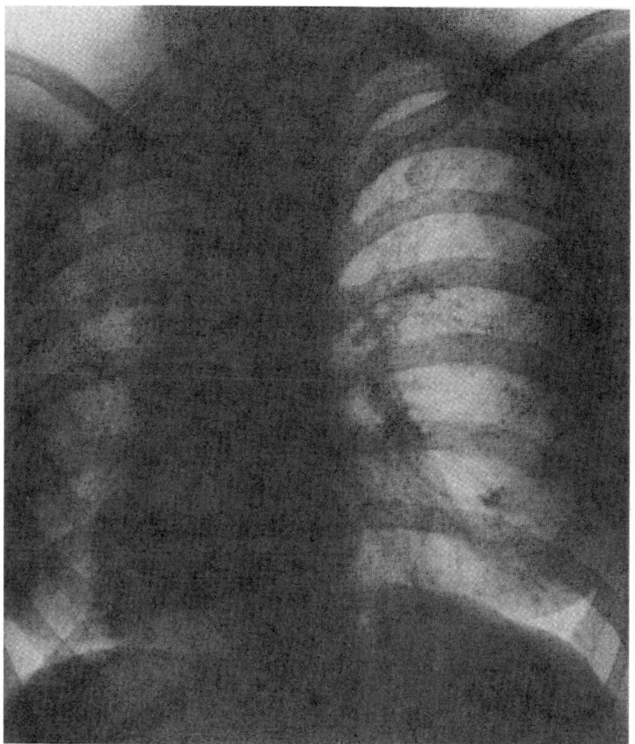

Fig. 295.

B. G., 16 Jahre. Zustandsbild nach einer mittleren großknotigen disseminierten Aussaat über beide Lungen, wahrscheinlich im Anschluß an eine kavernisierende Primärherdtuberkulose mit Pleuritis. Die linke Lungenseite ist durch pleuritische Schwartenbildung vollkommen verschattet, die linke Thoraxseite stark eingezogen, im rechten Lungenfeld sind zahlreiche z. T. konglomerierte verschieden große Kalkherde erkennbar.

(Eigene Beobachtung.)

großen weichen Fleckschatten, die durchaus an das Bild einer großknotigen Miliartuberkulose erinnerten. Im Verlauf der Beobachtung stellte sich eine tuberkulöse Mastoiditis, sowie eine Darm- und Mesenterialdrüsentuberkulose ein. Im Stuhl Tuberkelbazillen +. Das Kind wurde im April nächsten Jahres, also nach 10monatiger Beobachtung mit nahezu unverändertem Lungenbefund, aber fortschreitend schweren Erscheinungen einer Darmtuberkulose entlassen und ist 1 Monat darauf zu Hause gestorben. (Fig. 294).

Deul hat aus der Jenaer Kinderklinik solche Fälle mit monatelangen hohen Temperaturen veröffentlicht. Das Fieber verlief teils remittierend (Sägekurven), teils intermittierend oder als Kontinua. Dabei war der Beginn klinisch zunächst außerordentlich dürftig und uncharakteristisch, die Tuberkulinreaktion sogar anfangs negativ. Die Fälle *Deuls* konnten über Jahre hin beobachtet werden und zeigten die große Mannigfaltigkeit des Verlaufs, die z. T. zu erstaunlichen Heilungen selbst schwerster Erkrankungen führte. *Duken* und *Courtin* gelang erstmals in ähnlichen Fällen der röntgenologische Nachweis von disseminierten Kalkherden in der Milz, die offenbar nächst der Lunge für solche multiplen Aussaaten disponiert erscheint. Die beigegebene Figur zeigt einen solchen geheilten Fall einer mittleren, großknotigen disseminierten Lungenaussaat. Die linke Hälfte ist röntgenologisch durch eine ausgedehnte pleuritische Schwartenbildung verschattet. Das Kind ist seit Jahren in Fürsorgebeobachtung völlig stationär und berufstätig (Fig. 295 auf S. 747).

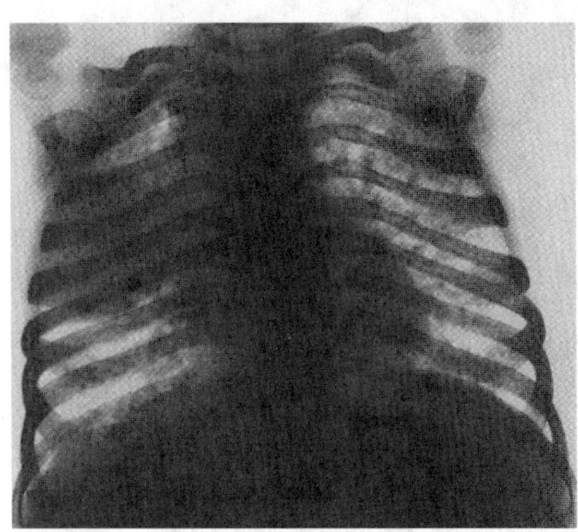

Fig. 296.
A. Th., $2^1/_2$ Jahre. Im Anschluß an die Primärinfektion entstandene käsige lobäre Pneumonie der Spitze des rechten Unterlappens und konfluierende käsige lobuläre Pneumonien beider Lungen. Bestätigt durch Sektion.
(Eigene Beobachtung.)

Trotzdem bedarf es keiner besonderen Erwähnung, daß gerade hier die Meningitis eine ständige Gefahr bildet, und zwar umso drohender, je frischer und akuter der einzelne Schub bei rezidivierender Metastasensetzung ist. Außer der Meningitis kann es auch zu multiplen lobulären, hämatogenen käsigen Pneumonien oder zur miliaren Aussaat über den ganzen Körper kommen, unter deren vernichtender Wirkung dann schließlich der Organismus zusammenbricht.

Als Beispiel einer derartigen schweren Dissemination mit vorwiegend exsudativ verkäsender Gewebsreaktion in der Lunge bringen wir die nebenstehende Aufnahme (Fig. 296).

Es handelt sich um einen $2^3/_4$ Jahre alten Jungen, der unmittelbar hintereinander Diphtherie, Masern und Varizellen durchgemacht hatte und in hoch fieberhaftem, schwerem Allgemeinzustand in die Klinik kam. Moro $++$, Lungen: Paravertebrale intensive Dämpfung, rechts in der Höhe der Skapula Bronchialatmen und klingende Rasselgeräusche. Stark beschleunigte Senkung, Linksverschiebung, die trotz Fieberabfalls anhielt. Dann längere Periode subfebriler Temperaturen und allgemeine Besserung. Plötzlich einsetzende Gewichtsabnahme, schubweise Aussaat kleinpapulöser und papulös-squamöser Tuberkulide. Nach 5 Monate langer Krankheitsdauer Exitus. Sektion: Walnußgroße, fast gereinigte Primärkaverne in der

Spitze des rechten Unterlappens. Verkäsende Tuberkulose der paratrachealen, pulmonalen, mediastinalen, paraportalen, mesenterialen, zervikalen Lymphknoten. Lobuläre käsige Pneumonien in allen Lungenteilen. Konglomerattuberkel in der Milz und Leber. Ulzeröse Darmtuberkulose.

Zwischen der vollständigen Heilung mit Verkalkung auf der einen Seite und dem Ausgang in eine akute hämatogene lobuläre käsige Pneumonie und der miliaren Aussaat auf der anderen Seite steht klinisch die Entwicklung einer chronischen, vorwiegend produktiv-indurierenden Phthise.

Die schwerste und mehr akut verlaufende Form hämatogener Generalisation, die Miliartuberkulose soll im folgenden Abschnitt gesondert besprochen werden.

Die akute allgemeine Miliartuberkulose und die sekundäre Meningitis tuberculosa[1]).

Wenn wir beide Krankheitsbilder zusammenhängend und im unmittelbaren Anschluß an die schweren disseminierten Lungentuberkulosen besprechen, so hat dies seinen Grund darin, daß klinisch die Miliartuberkulose, wenn sie diagnostiziert wird, als Miliartuberkulose der Lunge erkannt zu werden pflegt und in der Regel mit einer Meningitis endet. *Engel* hat in jüngster Zeit beide Erkrankungsformen einer erneuten genauen klinischen Analyse unterworfen und unterscheidet hinsichtlich der Kombination von Meningitis und Miliartuberkulose folgende Hauptgruppen:

Kombinationsformen von Meningitis mit Miliartuberkulose.

1. Die isolierte Meningitis.
2. Die gleichzeitige Entstehung von Meningitis und Miliartuberkulose.
3. Die Miliartuberkulose von mittlerer Dauer mit abschließender Meningitis.
4. Die Miliartuberkulose von langer Dauer mit abschließender Meningitis.

Genese.

Zum Zustandekommen einer Miliartuberkulose ist, wie wir dies bereits mehrfach angedeutet haben, das Übertreten von Bazillen in die Blutbahn allein nicht ausreichend. Die alte *Weigert*sche Theorie von der plötzlichen massenhaften Überschwemmung des Blutes infolge eines zerfallenden Venentuberkels, vornehmlich der Lungenvenen, ist von anatomischer Seite durch den Befund von Venentuberkeln bei Miliartuberkulose bestätigt. *Hübschmann* lehnt jedoch diese Erklärung nachdrücklich ab und sieht die Venentuberkel, da sie nur bei Miliartuberkulose, da aber nicht einmal immer, und sonst nie gefunden werden, als sekundär entstanden an. Außerdem soll der einzelne Gefäßwandtuberkel gar nicht die Möglichkeit zum Ausschwemmen der Bazillen bieten können, da er von einer fibrösen Schicht überzogen ist. Auf Grund der in der Tat als häufig anzunehmenden Bazillämie sieht *Hübschmann* die Bereitschaft zur Entstehung einer allgemeinen Miliartuberkulose in einer Speicherung der Tuberkelbazillen in infektionstüchtigem Zustand in den Retikuloendothelien. Der Ausbruch der Erkrankung kommt dann durch eine plötzliche Änderung der Allergie- und Immunitätsverhältnisse, durch Einwirkung spezifischer und unspezifischer, d. h. dispositioneller Momente zustande.

Altersdisposition.

Die Krankheit bevorzugt, ähnlich wie die Meningitis, die ersten 5 Lebensjahre, am meisten jedoch das 3.—4. Lebensjahr und findet sich nach den Angaben *Hübschmanns* in ihren akutesten und schwersten Formen besonders häufig dann, wenn sonst kein fortschreitender tuberkulöser Prozeß

[1]) Die Meningitiden im ganzen sind im IV. Bande von *Eckstein* beschrieben (siehe daselbst).

im Körper vorhanden ist. *Hübschmann* spricht geradezu von einem Ausschließungsverhältnis zwischen allgemeiner Miliar- und Organtuberkulose. *Engel* fand ebenfalls relativ selten röntgenologisch gleichzeitig Bronchialdrüsen und Miliartuberkulose.

Klinische Formen.

Klinisch wird meist eine meningitische, typhoide und pulmonale Form der Erkrankung unterschieden. *Engel* betont aber mit gewissem Recht, daß der Beginn aller Miliartuberkulosen einen typhoiden Charakter trägt. Man spricht also besser von einem typhoiden Stadium, das in der Regel den Krankheitsbeginn einleitet. Dann erst entwickelt sich je nach dem individuellen Verlauf am weitaus häufigsten die meningeale oder in der Minderzahl die pulmonale Form der Erkrankung. Die Krankheitsdauer schwankt zwischen 2—6 Wochen, beträgt aber am häufigsten etwa 3 Wochen.

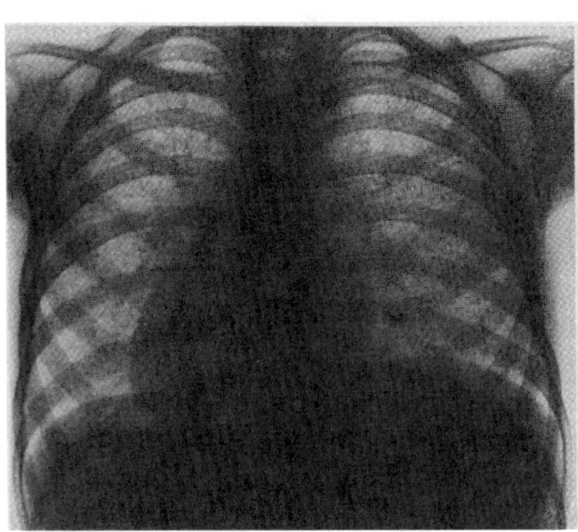

Fig. 297.
K. F. 6 Jahre. Kleinfleckige Miliartuberkulose.
(Eigene Beobachtung.)

Das typhoide Stadium setzt allmählich ein und gleicht in der Tat außerordentlich dem Beginn eines Typhus abdominalis, so daß zumeist überhaupt nur zwischen diesen beiden Diagnosen entschieden werden muß. Allgemeines Krankheitsgefühl, Kopfschmerzen, gelegentlich auch Leibschmerzen oder Durchfälle und hohes Fieber mit oder ohne begleitende Krämpfe eröffnen die Szene. Seltener sind unbestimmte Wesensveränderungen schon einige Zeit vorausgegangen. Das wichtigste Symptom ist das Fieber, das zu nicht ganz so hohen Graden neigt wie bei Typhus und keine so gleichmäßige, sondern durch Remissionen unterbrochene Kontinua zeigt. Entschieden kann jeder Zweifel durch das häufig schubweise Auftreten von Hauttuberkuliden werden. Milzschwellung, Leukopenie und positive Diazoreaktion sind wichtige Symptome, aber nicht differentialdiagnostisch zu verwerten, da sie auch bei Typhus vorkommen. Bei der Entwicklung zur meningitischen Form, worunter die Krankheitsbilder der oben angeführten dritten Gruppe zu verstehen sind, zieht sich dieses Vorstadium längere Zeit, unter Umständen mehrere Wochen hin, um dann in die typischen Erscheinungen der Meningitis auszulaufen. *Engel* bezeichnet als wichtiges Symptom einer sich ankündigenden Meningitis noch vor Eintritt der Liquorveränderung den Dermographismus.

Die pulmonale Form ist klinisch durch das vorwiegende Betontsein der Symptome von seiten der Atmungs- und Kreislauforgane charakterisiert. Beschleunigung der Atmung, Dyspnoe und ein diffuser bronchitischer Befund in Gestalt feinblasigen Rasselns und Giemens stellen sich ein. Auffallend und diagnostisch wichtig ist im Verein mit dem hohen

Fieber und den anderen Erscheinungen die diffuse, mitunter sehr ausgesprochene Zyanose.

Entscheidende Klärung kann das Röntgenbild bringen, das in typischen Fällen eine kleinfleckige oder grobfleckige, in kraniokaudaler Richtung an Dichte abnehmende Maserung beider Lungenfelder zeigt, die im Rahmen des knöchernen Thoraxgerüstes an den Blick durch ein vergittertes Fenster in ein Schneegestöber gemahnt (Fig. 297). Röntgenbild.

Die auf der Platte sichtbaren Flecke entsprechen natürlich nicht einzelnen miliaren Knötchen, sondern kommen durch Summation aller im Strahlengang liegenden Herde zustande. Die röntgenologische Nachweisbarkeit hängt somit von der Dichte der Aussaat ab und ist, besonders im frühen Stadium, an eine technisch einwandfreie Aufnahme geknüpft. Wird diese Dichte nicht erreicht, dann bleibt der Röntgenbefund negativ, ein Vorkommen, das nicht allzu selten ist. Die offenbar günstigsten Bedingungen zur röntgenographischen Darstellung bieten das 3. und 4. Lebensjahr.

Die Tuberkulinempfindlichkeit sinkt, wie wir dies bereits besprochen haben, bis zur negativen Allergie im finalen Stadium herab. Die Intrakutanreaktion bleibt jedoch in der Regel positiv, zeigt aber dann einen flüchtigen Charakter. Es bleibt bei der Rötung und einer äußerst geringen Infiltration, die häufig bereits schon nach 48 Stunden zurückzugehen pflegen. Die Fälle von sogenannter chronischer Miliartuberkulose haben wir bereits unter den schweren disseminierten Lungentuberkulosen besprochen. Tuberkulinreaktion.

Die Lungentuberkulose des älteren Kindes.

(Die vorwiegend verkäsenden Formen der Lungentuberkulose, das Frühinfiltrat, die Pubertätsphthise und die apikokaudale Lungentuberkulose vom Typus des Erwachsenen.)

Eine Einreihung und genetische Klärung der unter diesen Abschnitt gehörenden Erkrankungsformen stößt heute noch auf unüberwindliche Schwierigkeiten, die sich nur allzu deutlich in einer extrem differierenden und mit einer geradezu verwirrenden Nomenklatur beladenen Darstellung der einzelnen Autoren widerspiegelt.

Wenn wir unter Phthise die mehr oder minder chronisch verlaufenden und kavernisierenden Lungentuberkulosen verstehen, dann haben wir in den vorausgehenden Abschnitten bereits mehrere genetische Möglichkeiten dieses Krankheitsbildes kennengelernt, die unter den herrschenden Durchseuchungsbedingungen der Kinderphthise im Gegensatz zu der des Erwachsenen eigentümlich sind. Kurz besprochen wurde in dieser Hinsicht bereits die Primärherdphthise, sowie die lobäre und lobuläre, subakute und chronische käsige Pneumonie. Ebenso wie aus der Primärinfektion oder dem exazerbierenden Primärherd sich eine Phthise entwickeln kann (*Dietl*), ebenso ist dies auch aus den disseminierten Tuberkulosen möglich. Schwieriger zu deuten sind die sich unmittelbar aus den perihilären Infiltrierungen entwickelnden verkäsenden Formen der Lungentuberkulosen, also besonders die intrapulmonalen hilusnahen verkäsenden Tuberkulosen, sowie die von den Lymphknoten ausgehenden sogenannten Hilustuberkulosen. Beide Formen sind klinisch untereinander und auch von einem hilusnahen Primärherd oder Frühinfiltrat schwer oder gar nicht zu trennen. Die Phthise.

Sie unterscheiden sich aber von der eigentlichen kraniokaudalen chronischen fibrösen Phthise des Erwachsenen neben dem Vorwiegen exsudativ verkäsender Prozesse durch ihre vornehmliche Lokalisation in den Mittel- und Untergeschossen der Lunge. Wir führen sie nur an, weil wir die zwar weniger bewiesenen, als theoretisch konstruierten Entstehungsmöglichkeiten der hauptsächlichsten Phthiseformen des früheren Kindesalters kurz andeuten wollen und weil gerade dem letztgenannten Krankheitsbild eine größere klinische Bedeutung durch die hilusnahen Kavernen zukommt; sie widersetzen sich in erheblichem Grade der Kollapsbehandlung, zeigen aber andererseits, wenn sie seitlich vom Hilus sitzen, eine gewisse Neigung zur spontanen Schrumpfung und Ausheilung. Der Ausgang in eine chronische, vorwiegend produktiv indurierende Phthise ist aber aus jedem der eben erwähnten Zustandsbilder heraus selbst im frühester Alter möglich, wenn nicht infolge allzu ausgedehnter Verkäsungen und Einschmelzungen oder wie wohl zumeist einer akuten Generalisation der Zusammenbruch erfolgt.

Allen diesen mit Zerfallserscheinungen einhergehenden Formen der Kindertuberkulose liegt demnach keine einheitliche Genese zugrunde. Soweit wir nicht, wie in den allerseltensten Fällen, die Entwicklung lückenlos mit eigenen Augen verfolgen können, bieten die schon im fortgeschrittenen Stadium befindlichen Zustandsbilder, wie man sie in der Regel erst zu Gesicht bekommt, genetisch noch völlig ungelöste Probleme.

Das Frühinfiltrat.

Mit zunehmendem Alter treten diese in ihrer Entstehung noch sehr unklaren Krankheitsbilder hinter dem etwa vom 10. Lebensjahr an auftretenden Frühinfiltrat und den sich daraus entwickelnden Phthisen zurück. Nach einer von *Simon* zusammengestellten Tabelle über 100 offene Lungentuberkulosen bei Schulkindern stellt das Frühinfiltrat etwa vom 11. Lebensjahr ab die weitaus häufigste Entstehungsform der offenen Kindertuberkulose dar. *Opitz* hat ebenfalls vor kurzem zwei typische Fälle (6½jähriges Mädchen und 12jähriger Knabe) veröffentlicht.

Wir selbst waren noch nicht in der Lage, ein einwandfreies Frühinfiltrat vor oder während der Pubertätszeit zu beobachten, vermögen also aus eigenen Erfahrungen keine Stellung zu nehmen. Wohl sind sie uns aber aus unserer Fürsorgetätigkeit von Erwachsenen her bekannt, von deren Klinik sich die der kindlichen Infiltrate nach allen darüber vorliegenden Angaben nicht wesentlich unterscheidet. Sie werden in ihrem Anfangsstadium meist nur durch Zufall anläßlich der Umgebungsuntersuchungen aufgedeckt; ihre Entdeckung geht bekanntlich auf die röntgenologischen Beobachtungen vornehmlich von *Aßmann* und *Redeker* zurück. Das phthiseogenetische Problem hat mit der Lehre vom Frühinfiltrat eine entscheidende Wendung erhalten. Die Mehrzahl der Autoren sieht heute in dieser Form der Neuherdbildung den hauptsächlichsten, wenn auch sicherlich nicht den einzigen Ausgangspunkt der kraniokaudal fortschreitenden Phthise.

Unter Frühinfiltrat verstehen wir nach *Redeker* eine intrapulmonale, abgegrenzte, perifokal entzündliche Infiltration, die als Reaktion auf eine im bisher freien Lungengewebe erfolgende tuberkulöse Neuherdbildung entsteht. Die Genese des Frühinfiltrates ist lebhaft umstritten. Angenommen wird ein exogener Reinfekt, eine hämatogene Metastasierung oder eine bronchogene Aussaat bzw. Streuungsmetastase aus einer pleuritisch-atelektatischen Spitzennarbe. Das beginnende Frühinfiltrat ist eine rein röntgenologische Erscheinung und stellt einen kirsch- bis pflaumengroßen, undifferenzierten, diffusen, nicht besonders dichten Schattenherd mit unscharfen Grenzen dar, der in der Regel in den seitlichen infraklavikulären und Mittelfeldzonen liegt. Radiologisch ist er von einer gleichlokalisierten Pneumonie in keiner Weise zu unterscheiden und bedarf deshalb nach jeder Richtung hin sorgfältigster und gewissenhaftester Diagnosestellung. Die subjektiven Erscheinungen sind außerordentlich gering und gleichen, wenn sie vorhanden sind, denen einer leichten Grippe. Ein mehrtägiger geringgradiger Fieberanstieg, leichtes Krankheitsgefühl, eine kurz anhaltende Linksverschiebung und geringe Beschleunigung der Senkungsgeschwindigkeit, mehr ist in der Regel um diese Zeit nicht zufinden. Tritt keine vollständige Resorption und Induration ein, was offenbar sehr selten zu sein pflegt, dann kommt es zur meist raschen zentralen Einschmelzung. Die Entwicklung einer Frühkaverne entscheidet über den weiteren Verlauf. In den allerseltensten Fällen reinigt sich die Kaverne und es kommt zur spontanen Schließung. Bleibt diese günstige Wendung aus, dann treten mit beginnender Verflüssigung bronchitische und peribronchitische Veränderungen auf, es kommt zur kleinherdigen Aspirationsaussaat oder zur Tochterinfiltratbildung. Je nach der Immunitätslage entwickelt sich unmittelbar aus der Frühkaverne oder über eine mehr oder minder ausgedehnte meist schubweise Aussaat eine chronisch-produktive-zirrhotische, in den oberen Lungenabschnitten beginnende Phthise, oder der Prozeß geht im ungünstigeren Falle in eine akute lobäre oder lobuläre käsige Pneumonie oder exsudativ-kavernöse, kraniokaudal fortschreitende Phthise über. Diese Formen sollen besonders bei Mädchen in der Präpubertät und der Pubertät häufiger sein und werden aus diesem Grunde, aber damit meist zu Unrecht, von vielen einfach als Pubertätsphthise (*Aschoff*) bezeichnet. Aus der Klinik und dem Röntgenbild läßt sich eine solche Diagnose kaum stellen. *Aschoff* hat als ihr besonderes Charakteristikum, wie bereits erwähnt, gegenüber der Phthise des Erwachsenen die ausgedehnte Beteiligung der Lymphdrüsen hervorgehoben.

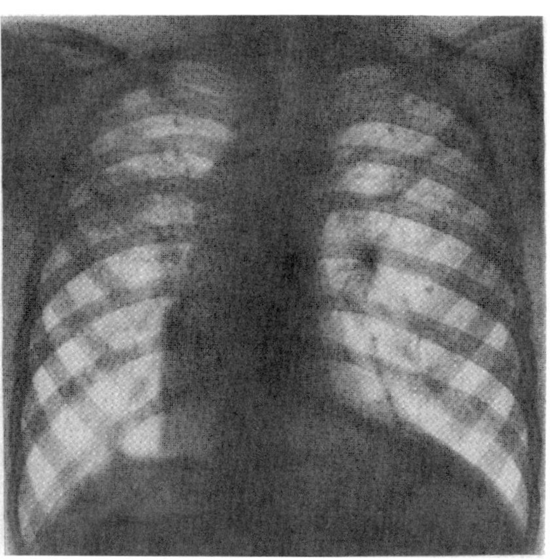

Fig. 298.

L. B., 9 Jahre. Über taubeneigroße Kaverne des rechten Oberfeldes, apicokaudal fortschreitende, chronische cirrhotisch-produktive Phthise beider Oberlappen. Residuen einer beidseitigen Pleuritis diaphragmatica.

(Eigene Beobachtung.)

Man nimmt heute an, daß wohl in der Mehrzahl, wenn auch nicht immer, die typische apikokaudale Phthise des Erwachsenen, die sich beim Kind durchaus gleichsinnig verhält, ihren Ausgang von einem derartigen Frühinfiltrat nimmt; ihre Erscheinungsformen sind hier wie dort entweder von vorwiegend azinös-nodösen oder produktiv-zirrhotischen Prozessen (Fig. 298) beherrscht und entsprechend prognostisch günstiger oder sie zeigen den dominierenden Charakter der lobulär-käsigen Phthise. Klinischer und physikalischer Befund unterscheiden sich nicht von dem der Erwachsenentuberkulose. Wir wollen nur gerade in diesem Zusammenhang auf den offenbar sehr ungünstigen Einfluß der Pubertät besonders bei Mädchen hinweisen, sowie auf den noch heute so häufigen Fehlschluß, wie er durch den Gesamteindruck des Kindes veranlaßt wird. Die Fälle, die wir selbst in den letzten Jahren gesehen haben, betrafen bis auf einen Jungen nur Mädchen, die ein blühendes, zum Teil strotzendes Aussehen zeigten oder in ihren weichen üppigen Formen, der rosigen Haut, den glänzenden Augen, der lebhaften Reagibilität einen allgemein gesteigerten Tonus verrieten. Andere zeigten mehr eine pralle, leicht gedunsene, hydropische Beschaffenheit und nur in einem Falle den ausgesprochenen und bereits geschilderten Traviatatypus.

Unspezifische Lungenerkrankungen.

Noch immer kommt es vor, daß die Diagnose einer Lungentuberkulose gestellt wird, ohne daß eine erschöpfende Tuberkulindiagnostik vorausgegangen ist, bzw. weil bei vorhandenem klinischem und röntgenologischem Befund eine solche für überflüssig erachtet wird, da ja „kein Zweifel" an der Diagnose bestehen könne. Der Irrtum, der dieser Auffassung zugrunde liegt, bedarf keiner näheren Erörterung. Bei negativem Ausfall der lege artis durchgeführten Tuberkulinreaktion muß jede tuberkulöse Lungenerkrankung ausgeschlossen werden; es ist deshalb ganz zwecklos, für solche Fälle die eine Tuberkulose vortäuschenden Lungenbefunde differentialdiagnostisch zu erörtern, wenn die Frage auf diese Art und Weise eindeutig entschieden werden kann.

Der große Wert der negativen Tuberkulinreaktion.

Schwierig gestalten sich die Verhältnisse erst dann, wenn bei positiver Tuberkulinreaktion unspezifische Lungenprozesse vorliegen. Der uns geläufige Schluß auf einen Kausalzusammenhang zwischen vorhandener positiver Tuberkulinreaktion und nachgewiesener Lungenerkrankung erleidet mit steigendem Alter eine immer größere Einschränkung. Akute pneumonische Prozesse mit hohem Fieber werden in der Regel kaum zu Verwechslungen Anlaß geben. Dagegen kann unter Umständen die Entscheidung zwischen chronischen und subchronischen pneumonischen Veränderungen und dem ganzen vielgestaltigen Heer der Infiltrierungen sehr schwer sein, zumal beide die gleichen Folgen hinterlassen können, also auch retrospektiv die Diagnose nicht sicher zu stellen ist. Ausgesprochene Leukozytose und Linksverschiebung, stark beschleunigte Senkung, reichliche Rasselgeräusche, hohe intermittierende Temperaturen, relativ kurze Dauer des Prozesses sprechen immer mehr im Sinne einer Pneumonie. Umgekehrt die langsame an der Peripherie einsetzende Resorption, das Zurückbleiben indurativer Veränderungen oder deutlicher Bronchialdrüsenschwellungen mehr im Sinne einer Infiltrierung. Leider sind, wie wir dies bereits erwähnt haben, alle diese Punkte nicht eindeutig gegeneinander verwertbar, so daß im Einzelfalle alle diagnostischen Möglichkeiten sorgfältig abgewogen und eine genaue epidemiologische Anamnese herangezogen werden muß. Immer versuchen wird man in solchen Fällen den Nachweis von Tuberkelbazillen bzw. Influenzabazillen, die nicht selten chronische Lungenprozesse verursachen (*Bossert* und *Leichtentritt*).

Zu Fehldiagnosen verleitet häufig auch eine falsche Deutung des Röntgenbefundes über „verstärkte Hilusschatten" oder „Drüsenschatten", wie sie bei verschiedenen Infektionskrankheiten wie Pertussis, Masern, Grippe, bei chronischer Bronchitis usw. vorkommen können.

Die gleichen eben erwähnten Schwierigkeiten gelten auch für die Differentialdiagnose zwischen einem Frühinfiltrat und einem unspezifischen pneumonischen Prozeß. Hier entscheidet aber wenigstens in der Regel die unter sorgfältiger Kontrolle durchgeführte weitere Beobachtung des Verlaufes, so daß noch rechtzeitig zum Pneumothorax geschritten werden kann.

Die Bronchiektasen.

Die wichtigste differentialdiagnostisch in Frage kommende Erkrankung sind die Bronchiektasen, und zwar, wie wir nochmals betonen, bei positiver Tuberkulinreaktion. Hier muß zunächst gesagt werden, daß sich Bronchiektasen auch nach spezifischen indurativen Prozessen oder durch den Druck einer geschwollenen Drüse auf einen Bronchus entwickeln können. Die übergroße Mehrzahl der bronchiektatischen Prozesse hat jedoch eine unspezifische Genese. Wesentlich ist, daß der klinische Befund in solchen Fällen nicht wegen der vorhandenen Tuberkulinreaktion zur Annahme einer Lungentuberkulose und entsprechenden Therapie veranlaßt und damit den entscheidenden Zeitpunkt für das Einsetzen der Bronchiektasenbehandlung versäumt.

Leitend ist in erster Linie die Diskrepanz zwischen dem meist sehr ausgesprochenen klinischen und dem doch in der Regel sehr spärlichen Röntgenbefund. Erst bei sackförmigen Bronchiektasen und pneumonischen Begleitprozessen treten wabige Zeichnung und Verschattung hervor. Bei tuberkulösen Prozessen ist gerade umgekehrt der röntgenologische Befund deutlicher als der klinische, wenn natürlich auch der erstere gelegentlich fehlen kann. Befunde in den Unterlappen sprechen von Anfang an eher für Bronchiektasen als für Tuberkulose. Der bekannte massenhafte Auswurf braucht nicht vorhanden zu sein; bei zylindrischen Bronchiektasen fehlt er, in anderen Fällen fördert ihn erst ein Expektorationsversuch in *Quincke*scher Hängelage zutage. Daß die Untersuchung auf Tuberkelbazillen unerläßlich ist, braucht nicht besonders betont zu werden; da gerade hier aber gelegentlich eine Verwechslung mit säurefesten Saprophyten vorgekommen ist, empfiehlt es sich, wenn möglich, einen Tierversuch anzustellen. Elastische Fasern sprechen mehr für tuberkulöse als bronchiektatische Prozesse, doch kommt es zweifellos bei stärkeren Ektasien auch zur Zerstörung des Lungengewebes.

Beachtenswert sind diagnostisch in Richtung der Bronchiektasendiagnose die Trommelschlegelfinger, sowie in früheren Stadien die leicht lividen und sphärisch gekrümmten Finger- oder Fußnägel. Der Allgemeinzustand des Kindes pflegt durch Bronchiektasen ungünstiger beeinflußt zu sein als bei Tuberkulose. Diese Tatsache gibt besonders zu Mißverständnissen Veranlassung. Eine Hämoptoe im Kindesalter ist weit mehr für Bronchiektasen als für Tuberkulose verdächtig.

Entscheidend für die Diagnose, sowie die Topographie der bronchiektatischen Veränderungen ist unter klinischen Verhältnissen die Jodipinfüllung. Bei Verdacht auf gleichzeitig bestehende tuberkulöse Veränderungen ist sie jedoch wegen Gefahr der Hämoptoe kontraindiziert. Die Technik ist schwierig, der Eingriff muß trotz aller gegenteiligen Behauptung einzelner Virtuosen für Kinder zumindest als äußerst unangenehm bezeichnet werden. Bei unruhigen Kindern verbietet er sich von selbst.

Die chronische Miliarpneumonie.

Von den selteneren Differentialdiagnosen sei gegenüber der kavernisierenden Säuglingsphthise, insbesondere vom Charakter einer lobulären käsigen Pneumonie, die nicht tuberkulöse chronische Miliarpneumonie bei Grippe erwähnt, die mit Abszedierungen und multipler Kavernenbildung einhergehen kann, zumal vereinzelt auch bei schwerer Säuglingsphthise die Tuberkulinreaktion bis zum Ende negativ bleibt (*Eckstein*). Ebenso kann natürlich auch ein einzelner Lungenabszeß, besonders röntgenologisch, das typische Bild einer kavernisierenden käsigen Pneumonie vortäuschen, wenn nicht alle diagnostischen Hilfsmittel herangezogen werden.

Die Pleuritis tuberculosa.

Urteilt man nach den röntgenologischen Resterscheinungen, dann ist eine Beteiligung der Pleura an den tuberkulösen Erkrankungen der Lunge im Kindesalter außerordentlich häufig, wenn sie auch als selbständiges Krankheitsbild der serösen exsudativen Pleuritis seltener ist als beim Erwachsenen.

Vom anatomischen Standpunkt aus unterscheiden wir:

1. Pleuritis sicca sive fibrinosa } Folgezustand:
2. Pleuritis exsudativa serosa sive serofibrinosa } Pleuritis adhaesiva
3. Pleuritis purulenta sive caseosa.
4. Miliare Aussaat auf der Pleura.

Formen.

Dabei sind genetisch zwei Formen zu trennen: die durch unmittelbare Herdsetzung in der Pleura entstandene und die als reaktive Begleiterscheinung auftretende Pleuritis.

Die erste kommt durch direktes Übergreifen eines Tuberkuloseherdes auf die Pleura oder durch hämatogene Aussaat zustande, die zweite in der Regel durch Ausdehnung einer perifokalen Entzündung bis an die Pleura oder durch Fernwirkung ohne nachweisbar räumliche Verbindung mit einem tuberkulösen Herd.

Fibrinöse Pleuritis.

Die fibrinöse Pleuritis ist im Kindesalter ziemlich häufig, nur pflegt sie keine klinischen Erscheinungen zu machen. Das Exsudat kann völlig resorbiert oder aber organisiert werden. Im letzten Falle entstehen Verwachsungen, die bei späterer Pneumothoraxbehandlung sehr hinderlich sein können.

Seröse Pleuritis.

Die häufigste und klinisch wichtigste Form ist die seröse Pleuritis, die zur Flüssigkeitsausscheidung in eine oder beide Pleurahöhlen oder zu einem Erguß in den mediastinalen Pleuraraum oder in einen interlobären Spaltraum führt.

Das Exsudat ist gewöhnlich gelb bis grünlichgelb und enthält von der zweiten Woche ab im Sediment reichlich Lymphozyten und vereinzelt Erythrozyten. Der Tuberkelbazillennachweis gelingt bei denjenigen serösen Pleuritiden, die als kollateral-toxischer peri- oder parafokaler Erguß aufzufassen sind, selbst im Tierversuch relativ selten (*Finkelstein* und *Huber*). Um einerseits dieser letzteren Tatsache, andererseits aber doch der ungemein häufigen Syntropie von „idiopathischer" Pleuritis und Tuberkuloseinfektion gerecht zu werden, bezeichnet man vielfach gerade diese letztere Form als sogenannte „paratuberkulöse" Pleuritis (*Engel, Finkelstein, Huber, Wallgren*). In der Tat erweckt es den Eindruck, daß zwar die Tuberkuloseinfektion bzw. Tuberkulinempfindlichkeit die Entstehungsbasis dieser

„Paratuberkulöse" Pleuritis.

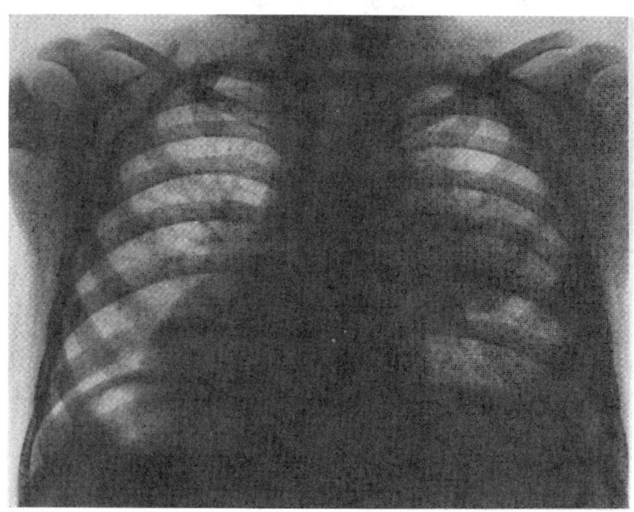

Fig. 299.
F. K. 4 Jahre. Großes perihiläres Infiltrat, mit Interlobärpleuritis und Pleuritis exsudativa dextra concomitans.
(Eigene Beobachtung.)

Erkrankungsform abgibt, daß aber ihre auslösende Ursache vielfach ganz unspezifischer Natur sein kann. Wir haben aus dem gleichen Grunde diese Art der Pleuritis als parallergische Erscheinung aufgefaßt.

Verlauf und Symptome.

Die Erkrankung ist am häufigsten zwischen dem 4. bis 8. Lebensjahr (*Knauer*) und zeigt eine jahreszeitliche Kurve, die von April bis Juli ihren Höhepunkt erreicht und im Herbst und Winter am niedrigsten ist (*Huber*).

Die als selbständiges Krankheitsbild auftretende seröse Pleuritis beginnt meist akut und in der Regel auch sofort mit hohem Fieber zwischen 39 und 40 Grad, das sich einige Zeit in unverminderter Höhe hält oder intermittierenden Charakter annimmt, um dann Ende der zweiten, Anfang der dritten Woche staffelförmig abzufallen. Dieser Verlauf wird in unkomplizierten Fällen ziemlich regelmäßig beobachtet und darf als außerordentlich typisch angesehen werden (*Finkelstein* und *Huber*). Zwischen Ausdehnung des Exsudates und Dauer des Fiebers besteht dabei eine gewisse Parallelität. Im Blut ist um diese Zeit keine nennenswerte Leukozytose nach-

Typische Fieberkurve.

zuweisen, eine Tatsache, deren diagnostische Bedeutung von *Knauer* und auch von *Huber* besonders betont wird. Beschwerden werden in Anbetracht der Größe des Exsudates verhältnismäßig selten angegeben. Sind sie da, dann bestehen sie in Husten, Schmerzen beim Husten, Seitenstechen, oberflächlicher und frequenter Atmung und allgemeinem, schwerem Krankheitsgefühl. Die Exsudatmenge schwankt allerdings in erheblichen Grenzen zwischen wenigen Kubikzentimetern und mehreren Litern. Perkussorisch findet man bei größerer Flüssigkeitsansammlung kompakte Dämpfung mit Resistenzgefühl. Das Atemgeräusch ist häufig, aber nicht immer, abgeschwächt, ja über dem gedämpften Bezirk mitunter bronchial.

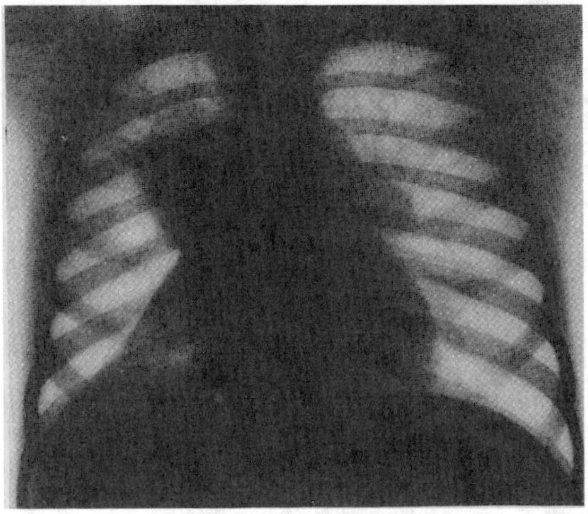

Fig. 300.
S. H. 6½ Jahre. Perihiläres Infiltrat mil Interlobärpleuritis u. Pleuritis costomediastinalis et diaphragmatica anterior dextra (sog. basaler Dreieckschatten nach Savigny).
(Eigene Beobachtung.)

Röntgenbild.

Röntgenologisch bildet das kostale Pleuraexsudat eine gleichmäßige Verschattung, die vom phrenikokostalen Winkel mit nach oben konkaver Grenze an der Seitenwand des Brustkorbs hochzusteigen pflegt (Fig. 299) und schließlich bei ausgedehntem, mantelförmigem Exsudat die ganze Lungenhälfte verdeckt. In der Regel wird das Mediastinum nach der anderen Seite verdrängt und nicht wie bei pneumonischen Infiltrationen nach der kranken Seite verzogen. Nach Resorption bleiben die röntgenologisch nachweisbaren Schwarten als feine Randlinien zurück, die allerdings nur in den unteren Thoraxrandpartien als sichere Pleuritisresiduen zu verwerten sind.

Die diaphragmatikale Pleuritis, als gewöhnliche Teilerscheinung der kostalen, führt zu scharfen Knickungen und zipfelförmigen Ausbuchtungen des Zwerchfells (vgl. Fig. 298).

Für die Darstellung der interlobären Pleuritis ist die Richtung maßgebend, in welcher der Röntgenstrahl den pleuritisch veränderten Teil der Interlobärebene trifft. Die Schattensäume oder breiten Bänder müssen keineswegs immer scharf begrenzt sein. Läßt man den Patienten sich mit hohlem Kreuz nach rückwärts beugen (*Fleischner*), dann kumulieren sich die Schatten häufig zu den bekannten Dreiecks-Vogelschnabel- oder Spornformen, die dem Mittelschatten aufsitzen (Fig. 300, 301a und b, 288). Je nach der Lage im kleinen oder großen Interlobium führt erst eine ausgiebige Durchleuchtung und gezielte Aufnahme zu einem einwandfreien Resultat. Am günstigsten liegen die Verhältnisse bei normalem Röntgenstrahl im kleinen

Interlobium, das dann als feinste (*Hotz*sche) Haarlinie auf der Platte zu erkennen ist. *Eißler* und *Dietlen* unterscheiden zwei Schattentypen.

1. Einen schmalen dreieckigen Schatten zwischen dem rechten Ober- und Mittellappen mit scharfer unterer und unscharfer oberer Begrenzung.

2. Den beiderseits zwischen Ober- und Unter- bzw. Ober- und Mittellappen vorkommenden, allseitig unscharf begrenzten, drei eckigen Schatten. Beide Befunde werden vielfach noch als Infiltrationen gedeutet, wenn nicht die Durchleuchtung ausgiebig zur Klärung herangezogen wird.

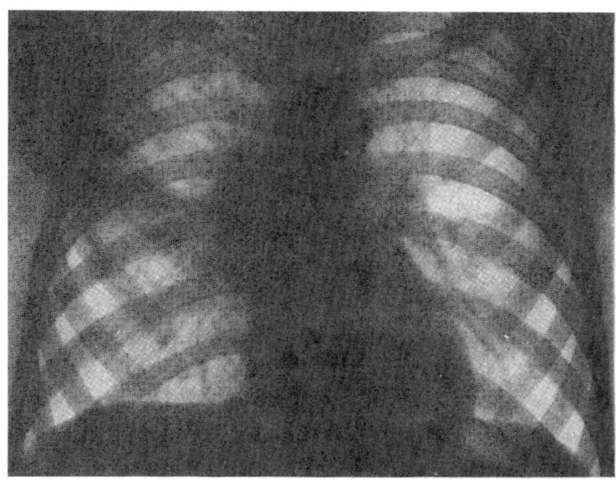

Fig. 301 a.
L. H. 10 Jahre. Mittelgroße perihiläre Infiltrierung rechts mit Interlobärpleuritis.
(Eigene Beobachtung.)

Die mediastinale Pleuritis ist in ihrer adhäsiven Form zweifellos sehr häufig und begleitet fast jede Bronchialdrüsentuberkulose. Die seröse Form mit größerem Erguß ist allerdings selten und überdies häufig tuberkulinnegativ (*Lüthold*). Die adhäsive Form kommt röntgenologisch infolge der gleichzeitig bestehenden Mediastinitis durch eine Verstreichung der Herztaille zu einem glatten, schrägen, dachförmigen Schatten zur Darstellung. Findet sich ein dem Diaphragma aufsitzender abgesackter Erguß, dann entstehen typische, dreieckförmige, basale Schattenbilder (*Savigny*) rechts vom Mittelschatten (Fig. 300), links sind sie meist durch den Herzschatten vollständig verdeckt. Ähnliche Schattenbilder werden allerdings auch durch unspezifische pneumonische Prozesse und

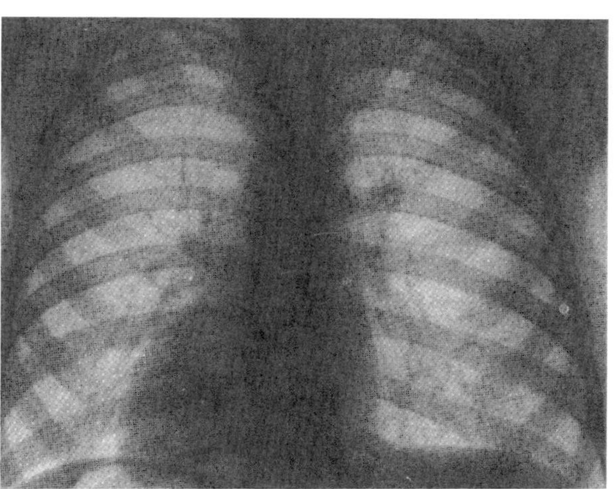

Fig. 301 b.
Derselbe Fall wie Fig. 301 a, 5 Monate später, zeigt die nahezu vollständige Rückbildung aller röntgenologischen Erscheinungen (Seitenverkehrt).
(Eigene Beobachtung.)

Bronchiektasen hervorgerufen (*Wallgren*), so daß eine Entscheidung sehr schwierig sein kann. Mit einer einzelnen Platte ist dabei nicht weiterzukommen.

Eine selbständige klinische Bedeutung kommt im allgemeinen nur der serösen kostalen und eventuell interlobären Pleuritis zu. Die diaphragmatikale, mediastinale Form, ein großer Teil der interlobären, sowie die zirkumskripten kostalen Pleuritiden sind in der Regel durch den übergeordneten Prozeß der Bronchialdrüsentuberkulose oder pulmonalen Infiltrierung beherrscht.

Die Abdominaltuberkulose.

Die Infektion kommt auf hämatogenem oder enterogenem Wege zustande und wird im letzteren Falle in einem nach örtlichen und zeitlichen Verhältnissen wechselnden Prozentsatz als primäre Infektion meist wohl durch den Typus bovinus hervorgerufen.

Einteilung.

Die Tuberkulose der abdominalen Organe pflegt in eine Tuberkulose des Darmes, der Mesenterialdrüsen und des Peritoneums getrennt zu werden, doch ist diese Gliederung praktisch nicht immer durchführbar, zumal in der Tat zwei oder alle drei Formen kombiniert sein können, auch wenn nur eine Erscheinung klinisch in den Vordergrund rückt.

Mesenterialdrüsentuberkulose.

Die Symptome von seiten der Mesenterialdrüsentuberkulose sind in der Regel so uncharakteristisch, daß die Anamnese nicht dazu hinleiten würde. Man muß an sie denken, wenn man sie diagnostizieren will. Sie kann kolikartige Schmerzen besonders in der rechten Unterbauchseite machen, die in größeren oder kleineren zeitlichen Zwischenräumen immer wiederkehren. Bei akuten Attacken kann auch gelegentlich hohes Fieber, enorme Schmerzhaftigkeit und Meteorismus eintreten, die ein Palpation sehr erschweren oder unmöglich machen und an eine Peritonitis denken lassen.

Zweifellos liegt in solchen Fällen auch infolge der Periadenitis eine entzündliche Reizung des Bauchfells vor. Durch Druck der Drüsen kann eine Behinderung der Darmpassage mit Obstipation oder ein ileusartiger Symptomenkomplex auftreten. Wir haben dergleichen nie gesehen. Dagegen ist gerade bei plötzlich eintretenden Schmerzanfällen die Fehldiagnose der akuten oder chronischen Appendizitis sehr häufig. Sie wird dadurch besonders unterstützt, daß in der Regel die ileozoekalen Drüsen an der Erkrankung bevorzugt beteiligt und durch Verbackungen und Verklebungen mit dem Netz als schmerzhafter Tumor in der rechten unteren Bauchgegend palpabel sind.

Differentialdiagnostisch muß außerdem das Blutbild herangezogen werden, das bei Appendizitis eine Leukozytose mit Linksverschiebung, bei Peritonitis tuberculosa eine Lymphozytose zeigt.

Darmtuberkulose.

Durchfälle weisen mehr auf eine gleichzeitige Erkrankung der Darmschleimhaut hin. Die durch den funktionellen Ausfall der erkrankten Drüsen gestörte Fettresorption führt zu stinkenden, fettreichen, lehmartigen Stühlen und zu allmählicher sekundärer Atrophie, die dem Krankheitsbild früher den Namen der „Tabes oder Atrophia mesaraica“ eingetragen hat (Fig. 302).

Die Mesenterialdrüsentuberkulose tritt isoliert oder in Verbindung mit einer Darm- oder Peritonealtuberkulose auf. Die erstere kann lange

Zeit trotz schwerer und zahlreicher Ulzerationen fast symptomlos bleiben. Sind Erscheinungen vorhanden, dann bestehen sie in Durchfällen uncharakteristischer Art. Der Stuhl ist mit Blut und Eiterflocken vermischt und wird dadurch unter entsprechenden Verhältnissen den Verdacht einer Darmtuberkulose erwecken, der sich durch den positiven Tuberkelbazillenbefund bestätigen läßt, allerdings nur unter der Voraussetzung, daß es sich nicht um verschluckte Sputumbazillen handeln kann. Gelegentlich macht sich insbesondere das Eintreten einer sekundären Deglutitionstuberkulose durch einen aashaft stinkenden oder fäulnisartigen Geruch der Stühle bemerkbar. Wir haben diese in besonders auffallender Weise bei dem schon einmal erwähnten Fall schwerer disseminierter Tuberkulose erlebt. Kurze Zeit nach dem Erscheinen derartig stinkender Stühle trat Blut und Eiter

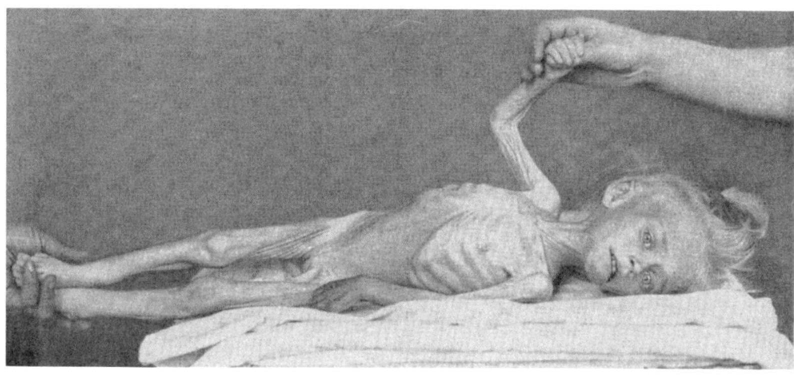

Fig. 302.
F. Sch. $2^1/_2$ *Jahre. Tabes mesaraica.*
(Düsseldorfer Kinderklinik Geh Rat *Schloßmann.*)

im Kot auf, der Leib wurde aufgetrieben und freier Aszites nachweisbar, so daß an der Diagnose nicht zu zweifeln war. Sie wurde dann auch durch die Sektion bestätigt.

Bauchfelltuberkulose.

Die Peritonitis tuberculosa pflegt in zwei klinisch vorherrschenden Typen aufzutreten, der exsudativen und der adhäsiven Form und zwar bei Kindern häufig in Verbindung mit einer Mesenterialdrüsentuberkulose. Am eindrucksvollsten ist die reine exsudative Form, wenn sie mit großen Exsudatmassen einhergeht. Der Leib ist in solchen Fällen mächtig aufgetrieben, der Nabel verstrichen. Die wenn auch nicht obligate Abmagerung des Körpers steht in schroffem Gegensatz zu dem großen Abdomen. Das Exsudat ist serös oder serofibrinös. Bazillen sind relativ selten nachzuweisen (Fig. 303 auf S. 762).

Die häufigsten Verwechslungen kommen wohl mit der Zöliakie oder Verdauungsinsuffizienz, weniger mit der *Hirschsprung*schen Krankheit vor. Der aufgetriebene Leib bei der *Herter-Heubner*schen Krankheit rührt von schwappend gefüllten Därmen, aber nicht von freiem Aszites her (Pseudoaszites). Auf den ersten Anblick ist die Ähnlichkeit beider Krankheitsbilder in der Tat frappant. Die Stühle sind massig, stinkend, mit Gasblasen durchsetzt, das Aussehen solcher Kinder trägt in der Regel neuropathische

Stigmen, die Gewichtsschwankungen und das Zurückbleiben in der Entwicklung sind meist sehr charakteristisch. Die Tuberkulinreaktion ist zur Entscheidung besonders wichtig und muß gerade hier bis zu höheren Dosen intrakutan fortgesetzt werden, da sie nicht selten bei tuberkulöser Peritonitis bei perkutaner und kutaner erster Prüfung negativ ausfallen kann.

Die adhäsive Form der Bauchfelltuberkulose führt entweder zu knotigen Tumoren in der Ileozökalgegend, wo sie der Palpation gut zugänglich sind, oder zu wurst- und strangfrömigen Verklebungen des großen Netzes, wie sie als höckerige derbe querverlaufende Geschwulst in der Oberbauchgegend zu tasten ist. Gerade bei dieser letzteren Form sind offenbar abgekapselte Abszesse, Drüsendurchbrüche und besonders ausgedehnte Verwachsungen die Regel. Typisch ist bis zu einem gewissen Grade die Periomphalitis, die zum Durchbruch durch den Nabel kommt (*Vallin*sche inflammation periombilicale). Sie kann dadurch leicht zu Verwechslungen mit der Pneumokokkenperitonitis verleiten, bei der wir in ähnlicher Weise eine umbilikale Perforation kennen. Die Differentialdiagnose ist besonders deshalb schwierig, weil gelegentlich auch die Peritonitis tuberculosa ziemlich akut auftreten kann und bei Mischformen und vorhandenem Exsudat eine Palpation unmöglich ist. Die negative Tuberkulinreaktion ist ebenfalls nach dem Gesagten kein sicherer Beweis. Das Geschlecht des Patienten (Mädchen!) kann in günstigen Fällen die Entscheidung erleichtern. An die Periomphalitis schließt sich gegebenenfalls ein länger dauerndes fistulöses Stadium oder, wenn es zur Darmperforation gekommen ist, auch die Bildung einer Kotfistel an.

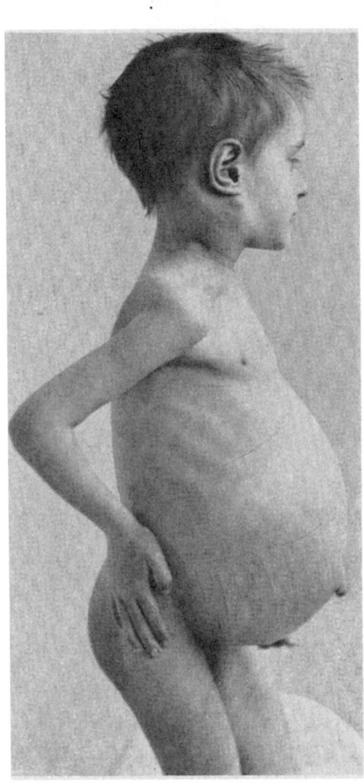

Fig. 303.

T. 7 Jahre. Peritonitis exsudativa tuberculosa. Tuberkulose der Halslymphdrüsen!

(Eigene Beobachtung.)

Beide Formen der Bauchtuberkulose können kombiniert sein, so daß sich erst nach Resorption oder artifizieller Entfernung des Exsudates der wurstförmige Tumor oder die Mesenterialdrüsen palpieren lassen.

Rominger hat bei 1—2jährigen Kindern eine nach vorübergehendem exsudativem Stadium auftretende stationäre Serosafibrose abgegrenzt, die zu diffuser sackartiger Auftreibung des unteren Abdomens („Sackbauch") führt. Die Tuberkulinreaktion ist negativ, im exzidierten Gewebe fehlen tuberkulöse Veränderungen und das Pneumoperitoneum läßt jegliche Adhäsionen vermissen.

Diagnose und Differentialdiagnose.

Wir haben die übrigen diagnostischen Gesichtspunkte bereits bei den einzelnen Erkrankungsformen erwähnt und müssen als Hilfsmittel neben der Palpation und rektalen Untersuchung noch auf die röntgenographische Darstellung verweisen. In einfachen Fällen ist eine gründliche Darmentleerung und Luftfüllung des Dickdarms ausreichend. Bei der knotigen Form kann eine Kontrastbreifüllung von oben und unten besonders bei Ileozökaltumoren zu charakteristischen Aussparungen führen. *Rupprecht* hat in ausgedehntem Maße das Pneumoperitoneum herangezogen, und zwar die Aufnahme in Rückenlage, Seitenlage, im Stehen ventrodorsal und dorsoventral und besonders in Knieellenbogenlage. Er trennt nach den erhaltenen Bildern in einen Ileozökaltypus, Mesenterialdrüsentypus, Darmserosannetztypus, Viszeral-Parietaltypus, in eine reine fibrinöse Peritonitis, den abgekapselten Aszites, den freien Aszites und den Aszites mit Ikterus.

Die Tuberkulose der übrigen Bauchorgane ist beim Kind relativ selten, wenn wir von der Beteiligung an der Miliartuberkulose absehen. Tuberkulose der übrigen Bauchorgane. Leber.

Die Leber zeigt eine multiple großknotige Tuberkulose, seltener Solitärtuberkel und eine diffuse Sklerose mit Ikterus und Aszites, meist in Verbindung mit Mesenterialdrüsentuberkulose. Der Erguß kann aber auch fehlen, ebenso die, wenn sie vorhanden ist, meist nur geringe Milzschwellung. In der Regel ist eine Lungentuberkulose gleichzeitig vorhanden. *Roske* hat vor kurzem einen hierher gehörigen Fall aus unserer Klinik beschrieben. Leberschwellungen im floriden Stadium der Kindertuberkulose scheinen nicht allzu selten zu sein. Wir haben sie in Verbindung mit leichtem Ikterus bei sehr ausgesprochenen Herd- und Allgemeinreaktionen durch Tuberkulinzufuhr einwandfrei beobachtet und erinnern in diesem Zusammenhang außerdem daran, daß die Gallenwege offenbar einen der Hauptausscheidungswege für die im Blut kreisenden Tuberkelbazillen bilden.

Die Milz zeigt ähnliche Erkrankungsformen wie die Leber. In beiden Organen lassen sich bei disseminierter Tuberkulose röntgenologisch Kalkherde darstellen (*Courtin* und *Duken*).

Die Nierentuberkulose ist im Kindesalter ebenfalls relativ selten. Sie manifestiert sich in kleineren oder größeren käsigen und kavernisierenden Prozessen, die klinisch zum Harndrang und nächtlicher Inkontinenz, zur abakteriellen Pyurie und terminalen Erythrozyturie und gelegentlich zu Schmerzen in der Nieren- oder Blasengegend führen. Der Tuberkelbazillennachweis und die zystoskopische sowie röntgenologische Untersuchung sind unbedingt erforderlich und lokalisatorisch entscheidend. Die Prognose ist trotz operativer Entfernung bei scheinbarer Einseitigkeit ungünstig.

Die Tuberkulose der Lymphdrüsen.

Die Lymphdrüsentuberkulose kann eine der Primärinfektion zugehörige bzw. sie überdauernde sogenannte regionäre Drüsentuberkulose sein oder sie ist wie die Mehrzahl der metastatischen Tuberkulosen auf hämatogenem Wege entstanden. Wir haben im ersten Sinne die Tuberkulose der Bronchial- und Mesenterialdrüsen bereits kennengelernt und erinnern kurz noch an die Lymphknotenerkrankung des Leberhilus und des Lig. hepatoduodenale bei kongenitaler Tuberkulose mit dem Sitz des Primärherdes in der Leber.

Die folgenden Formen entsprechen hauptsächlich Erkrankungen der peripheren, dem Auge und der Palpation zugänglichen Drüsen, die zum größeren Teile hämatogen, zum kleineren Teil durch Primärinfektion entstanden zu denken sind. Das Befallensein einer einzelnen Drüse oder isolierten Drüsengruppe weist in der Regel mehr auf die letztere Entstehung hin, während die Beteiligung mehrerer Drüsengruppen eher eine hämatogene Genese vermuten läßt. Die generalisierte Form der Lymphdrüsentuberkulose, bei der eine Erweichung ausbleibt, soll bereits im Säuglingsalter vorkommen (*Finkelstein*).

Harte derbe Schwellungen mittleren Umfangs, besonders wenn sie mit der äußeren Haut Verwachsungen zeigen, sind bis zu einem gewissen Grade charakteristisch, ebenso auch die wechselnde Größe. Periodische Zunahme der Schwellung und wieder Zurückgehen weisen auf ein labiles Stadium bzw. einen floriden Prozeß hin oder sind durch nicht allzu seltene Mischinfektionen bedingt, da die am häufigsten befallenen Drüsen zugleich das Filter für alle banalen Infektionen der oberen Atmungswege darstellen. Je nach dem anatomischen Charakter des Prozesses bleibt es beim gutartigen und völlig sich zurückbildenden Lymphom mit einzelnen Tuberkeln im Drüsenparenchym oder es kommt zur fibrösen derben Verhärtung, Schrumpfung und totalen Sklerosierung oder (meist) zur eitrig-käsigen Einschmelzung und charakteristischen Fistelbildung.

Die negative Tuberkulinreaktion schließt naturgemäß eine tuberkulöse Ätiologie aus, die positive beweist bei dem häufigen Vorkommen unspezifischer Drüsenschwellungen besonders im späteren Alter nicht allzuviel. Wenn auch akut auftretende schmerzhafte Tumoren in der Regel häufiger bei banalen Infekten vorkommen, so muß doch eindringlich betont werden, daß wir sicher tuberkulöse Lymphdrüsenschwellungen ebenfalls ganz akut auftreten sahen (*Fernbach*). Desgleichen wird besonders von *Kleinschmidt* darauf hingewiesen, daß im Anschluß an akute Infektionskrankheiten erscheinende Halsdrüsenschwellungen zwar durch banale Eitererreger hervorgerufen sein können und zur Abszedierung kommen, aber dann durch spezifisch tuberkulöse Prozesse weiter unterhalten werden. Der Eitererregerbefund schließt demnach in einer fistelnden Halsdrüse in keiner Weise die tuberkulöse Natur des Prozesses aus.

Halsdrüsentuberkulose. Das Hauptkontingent der Erkrankung stellen die Halsdrüsen, und zwar in erster Linie die tiefen Halsdrüsen am vorderen Rand des Kopfnickers etwas unterhalb des Unterkieferastes, unterhalb des Kopfnickeransatzes und entlang der Jugularis nach abwärts, in zweiter Linie die submentalen und submaxillaren Drüsen, wie sie entlang des horizontalen Unterkieferastes zu tasten sind. Dann erst folgen die supraklavikulären und nuchalen, seltener noch die axillaren, kubitalen, thorakalen und inguinalen Drüsen.

Bei Erkrankung der Halsdrüsen muß in erster Linie an eine Primärinfektion des Abflußgebietes gedacht werden. Dies geht zum Teil aus der relativ beträchtlichen Beteiligung des Typus bovinus an dieser Erkrankungsform hervor. Die letzte Zusammenstellung *Möller*s nach dem Stand vom 1. 1. 1927 ergab unter 300 untersuchten Fällen tuberkulöser Hals- und Achseldrüsen 40,3% bovinen Ursprungs. Die Eintrittsstelle kann bei Befallensein der tiefen Halsdrüsen in den Gaumentonsillen sitzen, doch kommt es offenbar selten zu einem klinisch auffallenden Primärgeschwür. Kariöse Zähne sind als Eintrittsstelle in gleicher Weise für spezifische wie unspezifische Prozesse zu beachten. Eine genaue Inspektion des Abflußgebietes der entsprechenden Drüsen ist in jedem Falle erforderlich.

Bei Beteiligung mehrerer Drüsengruppen kommt, wenn es sich nicht um ein kontinuierliches Übergreifen des Prozesses handelt, eher eine hämatogen metastatische Erkrankung in Frage. Eine einseitige umfangreiche Schwellung der Supraklavikulardrüse ist auf Tuberkulose sehr verdächtig; sie steht in anatomischer Verbindung mit den trachealen und tracheobronchialen Drüsen, so daß auf diesem Wege die lymphogene Infektion anzunehmen ist.

Tuberkulose der thorakalen Drüsen.

Die thorakalen Drüsen im 4. und 5. Interkostalraum zwischen vorderer und hinterer Axillarlinie, ebenso die axillaren Drüsen hängen von Erkrankungen der Lungen bzw. besonders der Pleura ab, finden sich aber ebenso bei spezifischen wie unspezifischen Prozessen.

Tuberkulose der inguinalen Drüsen.

Die Inguinaldrüsen können spezifisch bei abdominaler Tuberkulose erkranken, müssen aber immer, insbesondere bei größerem Umfang und Verkäsung, auch an eine Beschneidungsinfektion denken lassen, selbst wenn kein Primärgeschwür mehr nachweisbar ist. Wir haben erst vor kurzem wieder einen derartigen Fall erlebt.

Differentialdiagnose.

Differentialdiagnostisch sei an dieser Stelle auf die Lymphogranulomatose oder *Hodgkin*sche Krankheit hingewiesen. Sie führt besonders im Beginn zu knotigen Drüsentumoren mit Vorliebe an der linken Halsseite oder an anderen peripheren Drüsengruppen; aber auch die bronchialen und mesenterialen Drüsen können primär erkranken. Meist sind es multiple, chronische, indolente Drüsenpakete. Die einzelnen Drüsen sind untereinander verwachsen, hart, nicht druckschmerzhaft, erweichen in der Regel nicht eitrig und lassen die darüberliegende Haut unverändert. Das weitere Stadium der Ausbreitung ist durch enormes Wachstum der Drüsentumoren und eine Generalisation der Erkrankung mit schweren Allgemeinerscheinungen und hohem Fieber ausgezeichnet, so daß es differentialdiagnostisch keine Schwierigkeiten bereitet. Die Eosinophilie im Blute tritt erst relativ spät ein und ist zur Frühdiagnose nicht verwertbar.

Die Tuberkulose der Haut.

Wichtigkeit.

Die tuberkulösen Erscheinungen von seiten der Haut sind im Kindesalter deshalb so besonders wichtig, weil sie uns häufig den ersten Hinweis oder Verdacht auf eine bestehende aktive Tuberkulose bieten.

Wir besprechen deshalb im folgenden diejenigen Formen, die in diagnostischer Hinsicht unser besonderes Interesse beanspruchen und müssen bezüglich näherer Angaben über die verschiedenen Arten besonders des Lupus vulgaris auf die dermatologischen Lehrbücher verweisen. Seine häufigste Lokalisation ist bekanntlich in der Nase und im Gesicht. Er ist in der Regel auf eine exogene Superinfektion zurückzuführen; nur bei den lupösen Prozessen um fistelnde Drüsen handelt es sich wohl meist um eine Kontinuitätstuberkulose. Der vornehmlich bei Jugendlichen anzutreffende Lupus vulgaris disseminatus entsteht dagegen auf endogenem Wege. Im allgemeinen sind die lupösen Erkrankungen im Kindesalter sehr häufig. Nach einer von *Kleinschmidt* zitierten Statistik *Leloirs* traten sie zum Beispiel bei 54% der Fälle bis zum 12. Lebensjahr, bei 76% bis zum 20. Lebensjahr auf. Bei den charakteristischen Formen bereitet die Diagnose keine Schwierigkeiten.

Skrofuloderm.

An erster Stelle unter den Hauttuberkulosen steht im Kindesalter die Tuberculosis colliquativa cutis oder subcutis, das sogenannte Skrofuloderm. Gewöhnlich in der Subkutis als mandelförmiges, schmerzloses derbes Infiltrat entstehend, verwächst es mit der Haut, vergrößert sich langsam, erweicht und bricht durch. Die Haut ist anfangs rot und bläulich livid verfärbt, der durchbrechende Eiter blutig serös oder eitrig bröckelig. Nach der Perforation entwickelt sich ein torpides Geschwür mit unterminierten Rändern und schmutzigem weißgrau belegtem und granulierendem Untergrund. Nicht jedes Skrofuloderm bricht durch. Ein Teil heilt unter Hinterlassung einer bräunlich lividen, leicht eingezogenen Hautstelle ab. Meist sind die Knoten in mehrfacher Zahl und mit anderen tuberkulösen Prozessen vergesellschaftet vorhanden. Ihr Lieblingssitz ist an den unteren Extremitäten, doch kommen sie am ganzen übrigen Körper, vornehmlich aber an der Haut der Wange vor, wo sie in der Regel von einer im Wangenfett gelegenen Drüse ihren Ausgang nehmen. Ihre Entstehung kann bis in das Säuglingsalter zurückreichen, in dem sie besonders leicht mit torpiden Furunkeln oder Staphylokokkenabszessen verwechselt werden können. Sie geben nach subkutaner Tuberkulinzufuhr Herdreaktion.

Kleinpapulöse und papulonekrotische Tuberkulide.

Ein zweites unter Umständen außerordentlich wichtiges Hinweissymptom sind die kleinpapulösen und papulonekrotischen Tuberkulide (Folliklis), die ebenfalls wie das Skrofuloderm hämatogen entstanden zu denken sind. Es handelt sich um stecknadelkopf- bis höchstens kleinerbsengroße Knötchen von blau bis braunroter Farbe und zunächst glatter Oberfläche und leichter zentraler Depression. Dabei bleibt es oder es bildet sich eine Pustel, die zum Durchbruch kommt. Das Zentrum sinkt ein und bildet eine Delle mit einem Schüppchen oder einer Kruste. Meist folgt dann noch ein erythemartiges kleines scharfrandiges Ulkus, das eine entsprechende Narbe mit bräunlich pigmentiertem Rand hinterläßt (siehe Fig. 304 und 305 auf S. 767).

Die Effloreszenzen sind nur einzeln, vorwiegend an den Streckseiten der Extremitäten, Finger, Zehen oder im Gesicht und an den Ohrmuscheln und nur bei schubweisen und intensiveren Eruptionen am Stamm besonders am Rücken und am Gesäß vorhanden. Sie treten nach *Kleinschmidt* in den Monaten März bis Mai am häufigsten auf. Wir sprechen je nach dem Stadium und der Beschaffenheit von rein papulösen (*Hamburger*), papulopustulösen, papulosquamösen und papulonekrotischen Tuberkuliden (*Boeck*).

Lichen scrophulosorum.

Der Lichen scrophulosorum ist ebenfalls eine außerordentlich charakteristische, aber wesentlich diskretere Erscheinung. Er besteht aus zahlreichen kleinstecknadelkopf- bis hirsekorngroßen, zu Gruppen angeordneten Einzeleffloreszenzen, meist in Scheiben-, Kreis- oder Trapezform. Bisweilen handelt es sich auch um mehrere, durch große Partien gesunder Haut getrennte derartige Inseln oder um ein mehr gitterförmiges Überziehen größerer Hautflächen. Die Knötchen sind spitz oder abgeflacht, sitzen an den Haarbalgfollikeln und zeigen zunächst die Farbe der normalen Haut, die erst später in das Bräunlich-Livide hinüberspielt. Im Zentrum bildet sich eine Schuppe oder kleine Kruste oder ein Bläschen oder Pustelchen. In der Regel zeigen die in der Mitte der einzelnen Gruppe stehenden Herde bereits Abheilungserscheinungen, während die an der Peripherie befindlichen frischer sind. Die Hauptlokalisation ist am Stamm und besonders in der Kreuzgegend, seltener an den Extremitäten. Die Knötchen sind mitunter so klein, daß sie besser mit der Lupe betrachtet werden oder stehen so dicht, daß sie zusammenhängende Plaques vortäuschen.

Tuberculosis miliaris cutis.

Die sogenannte Tuberculosis miliaris cutis generalisata ähnelt in ihren Einzeleffloreszenzen den kleinpapulösen oder papulonekrotischen

Tuberkuliden oder sie zeigen, wie die von *Leiner* und *Spieler* beschriebene hämorrhagische Form der Miliartuberkulose der Haut einen pupuraähnlichen Charakter. In den Herden finden sich zahlreiche Tuberkelbazillen. Die Affektion ist aber ebenso wie die Tuberculosis verrucosa cutis und das Erythema induratum (*Bazin*) im Kindesalter sehr selten.

Bemerkenswert ist für alle genannten Formen der Hauttuberkulose, daß sie relativ selten allein vorkommen, sondern daß sich meist zwei oder mehrere miteinander kombiniert finden. In der Regel fallen sie nicht auf, sondern müssen gesucht werden. Ihr plötzliches Aufschießen nach Masern, nach Herdreaktionen oder im Verlauf aktiver Lungenprozesse ist häufig begleitet von stärkeren Allergieschwankungen und somit ebenfalls ein Hinweis auf eine besonders labile und kritische Phase, in der sich der Organismus befindet.

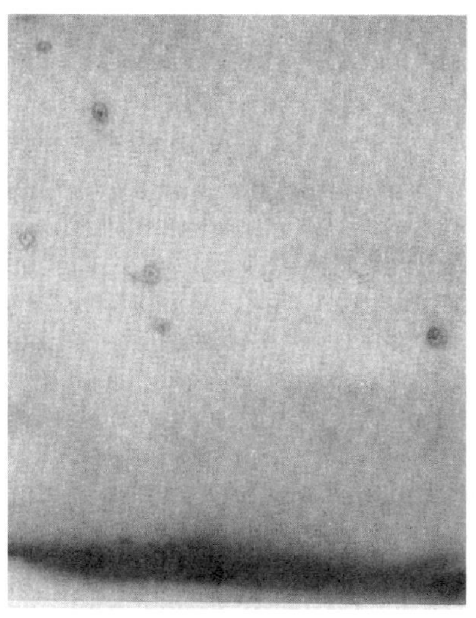

Fig. 304.
E. E. $4^1/_2$ Monate. Kleinpapulöse und papulonekrotische Tuberkulide.
(Universitätskinderklinik Kiel, Prof. *Rominger*.)

Die primäre exogene Hauttuberkulose.

Während alle soeben angeführten Erkrankungsformen nur bei einem schon tuberkuloseinfizierten und damit allergisch umgestimmten Organismus auftreten, sind die Erscheinungen bei primärer exogener Infektion durch die Haut prinzipiell andere. Sie führen meist zu lokaler Ulzeration und Geschwürsbildung, sowie zu nachfolgender regionärer Drüsenschwellung, mit anderen Worten, sie verhalten sich weitestgehend nach den Gesetzen des Primärkomplexes. Derrtige Fälle sind mehrfach in der Literatur beschrieben; in der Mehrzahl handelt es sich um Stellen der äußeren Haut, die der Beschmutzung besonders leicht zugänglich sind: Gesichtshaut (besonders eklatant in dem Fall von *Moro, Deneke*), Vulva (*Hamburger*) durch Herumrutschen auf dem Boden, Präputium bei der Beschneidungsinfektion u. a. m. Entwickelt sich kein Ulkus, sondern ein ver-

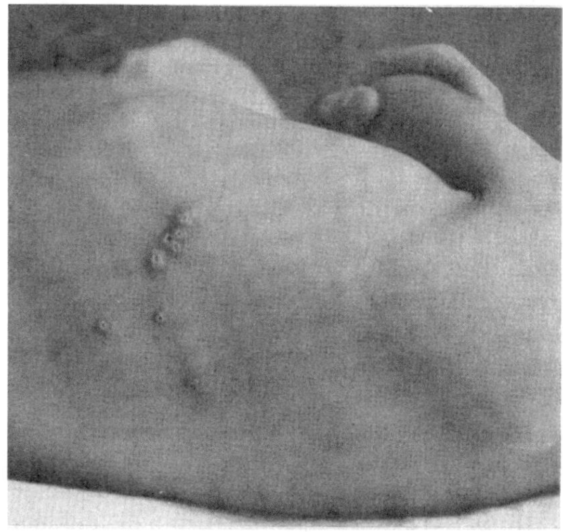

Fig. 305.
Groß-papulo-nekrotische Tuberkulide. 5 Jahre alt.
(Aus *Feer*'s Diagnostik der Kinderkrankheiten.)

ruköses Tuberkulom, wie dies häufig beim Ohrringstechen der Fall ist, dann handelt es sich wahrscheinlich trotz regionärer Drüsenbeteiligung um eine exogene Superinfektion. Hierher gehört auch der von *Duken* beschriebene Fall eines verrukösen Tuberkulids am Daumen, das bei einem schon vorher tuberkulinpositiven Kind durch Lutschen entstanden ist.

Die Knochen- und Gelenkstuberkulose[1]).

Wir fassen die Knochen- und Gelenkstuberkulose in der übergroßen Mehrzahl als charakteristische Generalisationsform auf. Sie erscheint relativ früh, erreicht ihren Morbiditätsgipfel etwa im 3. Lebensjahr und sinkt bis zum 15. Lebensjahr auf etwa $1/4$ des erreichten Höhepunktes herab. Es muß also schon, da im 3. Lebensjahr die Durchseuchungsziffer noch nicht sehr groß ist, eine besondere Disposition des wachsenden Knochens zur Lokalisierung eines spezifischen Prozesses vorhanden sein. Eine solche kommt naturgemäß am sinnfälligsten zu einer Zeit zum Ausdruck, in der die allgemeinen Bedingungen für Generalisationserscheinungen offenbar besonders günstig sind.

Am häufigsten ist die Spondylitis, dann folgen die Spina ventosa, die Koxitis, die Gonitis, die Fuß-, Brustkorb-, Arm-, Schädel- und Beckentuberkulose.

Auf anatomische Einzelheiten kann nicht eingegangen werden. Wesentlich ist, daß im Gegensatz zur Osteomyelitis die Meta- und Epiphyse die charakteristische Lokalisation der Herde in den langen Röhrenknochen darstellt. Es entspricht dies den Stellen stärkster Vaskularisation. Die ausgesprochen keilfömige Gestalt der Herde rührt daher, daß in diesem Alter die Äste der Arteria nutritiva Endarterien sind, ihre Verstopfung durch infektiöse Embolie also zur Infarktbildung und zur sekundären Sequestrierung führt. Vom epiphysären Herd breitet sich der Prozeß in der Richtung der Diaphyse oder nach dem Gelenk zu aus. Der erstere Weg führt dann in der Regel zu schweren ausgedehnten Zerstörungen, die eine primäre diaphysäre Tuberkulose vortäuschen können. Eine solche kommt im Kindesalter gelegentlich vor, ist aber sehr selten. Die zweite Form führt durch Einbruch des Knochenherdes in das Gelenk zur Gelenktuberkulose. Dieser Infektionsweg ist der weitaus häufigere, wenn es auch eine primäre Synovitis gibt.

Man pflegt dabei 4 Formen der Gelenktuberkulose zu unterscheiden:

Formen.

1. Die Caries sicca, meist im Schultergelenk. Es kommt nicht zur Eiterung. Der Prozeß verläuft schleichend und mit reichlicher bindegewebiger Schrumpfung.

2. Der Tumor albus oder die fungöse Form, mit reichlich schwammigem Granulationsgewebe und ödematöser Schwellung des Gelenks.

3. Der Hydrops tuberculosus, am häufigsten am Kniegelenk mit serösem, Fibrinflocken enthaltendem Exsudat als Paradigma einer perifokalen Synovitis.

4. Der kalte Absześ eines Gelenkes, entstanden durch Durchbruch eines Knochenabszesses oder durch reichen eitrigen Zerfall fungöser Granulationen. Die primäre Periostitis tuberculosa ist im Kindesalter offenbar sehr selten. Wir haben sie innerhalb der letzten Jahre nur einmal an einem Stirnbeinknochen gesehen.

Eine ungewöhnliche Form tuberkulöser Gelenkerkrankung, die noch

[1]) Siehe den 1930 erschienenen Ergänzungsband IX dieses Handbuches, III. Aufl. v. *Drachter* u. *Goßmann*, Chirurgie des Kindesalters, der diese Frage ausführlich behandelt.

heute sehr umstritten ist, ist der von *Poncet* beschriebene tuberkulöse Gelenkrheumatismus. Es handelt sich meist um multiple torpide, aber schmerzhafte Gelenkschwellungen, die dem Gelenkrheumatismus sehr ähnlich sind, aber nicht auf Salizylate reagieren. In der Regel sind andere tuberkulöse Manifestationen oder auch echte Gelenktuberkulose gleichzeitig vorhanden. Wir hatten in letzter Zeit Gelegenheit, einen solchen Fall zu beobachten, der neben einem sich schleichend entwickelnden kalten Abszeß im Hüftgelenk, multiplen Skrofulodermen und einer Synovitis des linken Handgelenks eine durch Monate hindurch rezidivierende z. T. sehr schmerzhafte, mit leichten Schwellungen, Rötungen und Fieber einhergehende chronische Arthritis verschiedener Gelenke zeigte, die keinerlei Beeinflussung durch Salizyl erkennen ließ. Tuberkulöser Gelenkrheumatismus *Poncets*.

Das Röntgenbild der Knochentuberkulose läßt weniger den Prozeß selbst, als die durch ihn gesetzten Zerstörungen (Aufhellungen) oder die reaktiven Knochenproduktionen (Randverdickungen) erkennen. Es vergeht deshalb eine gewisse Zeit, bis der Herd einer röntgenographischen Darstellung zugänglich wird, in der Regel etwa 3 Monate. Diagnostisch wichtig ist die ausgesprochene Atrophie in der Nachbarschaft des tuberkulösen Herdes. Durch die Kalkarmut des Knochengewebes erscheint die Knochenzeichnung dünn und flau. Bei fistelnden Prozessen kann eine Kontrastfüllung mit Jodipin vorgenommen werden. Röntgenbild.

Klinisch sei neben der speziellen Symptomatologie hervorgehoben, daß es ebenso wie bei der tuberkulösen Peritonitis und Lymphadenitis auch hier relativ akut einsetzende oder wenigstens scheinbar akut einsetzende Prozesse gibt, man also jedenfalls bei entsprechender Anamnese die tuberkulöse Ätiologie nicht ohne weiteres ablehnen darf. Man ist noch allzusehr auf die Chronizität tuberkulöser Erkrankungen eingestellt und vergißt, daß wir auch bei der Lungentuberkulose durch die Kenntnis des Frühinfiltrates und gewisser Formen der Infiltrierungen in dieser Hinsicht umlernen mußten.

Bei der Spondylitis der Hals-, Brust- und Lendenwirbelsäule werden meist einzelne Wirbel ergriffen. Es kommt zu mehr oder minder ausgedehnten Zerstörungen des Wirbelkörpers und damit zum Zusammensinken und Abknicken der Wirbelsäule (*Pott*scher Buckel). Nicht alle Formen gehen mit Abszeßbildung einher, wohl aber die Mehrzahl. Diese Senkungsabszesse müssen nicht immer zum Durchbruch kommen, sondern können bei entsprechender Behandlung spontan resorbiert werden. Ist dies nicht der Fall, dann suchen sie paravertebral und entlang der großen Gefäßbahnen nach außen durchzubrechen. Die zervikale Spondylitis führt zum retropharyngealen, die thorakale und lumbale Spondylitis in der Regel zum sogenannten Psoasabszeß, der im Schenkeldreieck zum Vorschein kommt. Das Leiden beginnt mit Schmerzen, die sich zunächst einmal bei besonderen Bewegungen, wie Gehen, Steigen, Fahren oder bei Erschütterungen durch Niesen oder Lachen bemerkbar machen. Neben uncharakteristischen Allgemeinerscheinungen fällt gelegentlich auch eine gewisse Zwangshaltung auf, die durch Muskelspannung und Versteifung der Wirbelsäule zustande kommt. Klopfschmerz der Dornfortsätze, Stauchungsschmerz und Gibbusbildung, die sich im Gegensatz zum rachitischen Buckel bei Bauchlage und Emporheben der Füße nicht ausgleichen läßt, sind die objektiv nachweisbaren Symptome, wenn der Prozeß bereits eine gewisse Ausdehnung erreicht hat. Bei stärkeren Knickungen oder bei Druck durch Abszesse und Granulationsgewebe gesellen sich dann Rückenmarkskompressionserscheinungen dazu. Reflexsteigerung, Neuralgien, Paresen und Blasen-Mastdarmstörungen. Das Röntgenbild zeigt relativ spät erst deutliche Erscheinungen, gestattet dann aber wenigstens eine exakte Diagnose und ist auch zur Darstellung der Senkungsabszesse wichtig. Spondylitis.

Die tuberkulöse Hüftgelenksentzündung ist zwischen dem 3. und 12. Lebensjahr eine ziemlich häufige Erkrankung, wenn sie auch in der Regel zu oft diagnostiziert wird. Der Herd sitzt in den meisten Fällen im Schenkelkopf oder Schen- Koxitis.

kelhals, seltener im Pfannenbereich der Beckenknochen. Die Synovialerkrankung ist sekundär. Je nach dem Grad der Zerstörung tritt bei fortdauernder Belastung eine Pfannenerweiterung oder Pfannenwanderung, unter Umständen eine Luxation, des Femurkopfes in das Becken hinein ein. Die Erkrankung beginnt ebenfalls mit uncharakteristischen Erscheinungen. Allgemeine Müdigkeit und zeitweises „freiwilliges“ Hinken, das periodenweise, besonders nach Bettruhe, wieder aussetzt. Schmerzen werden bekannterweise häufig im Knie und anfallsweise auch in der Hüfte angegeben. Allmählich verstärken sich die Symptome und werden konstanter.

Es tritt eine immer stärkere Motilitätsbeschränkung und muskuläre Fixation ein, die in eine Flexions- und Abduktionskontraktur mit Innenrotation ausläuft. Die Abduktions- und Flexionsbehinderung ist eines der ersten und wichtigsten Symptome der Koxitis.

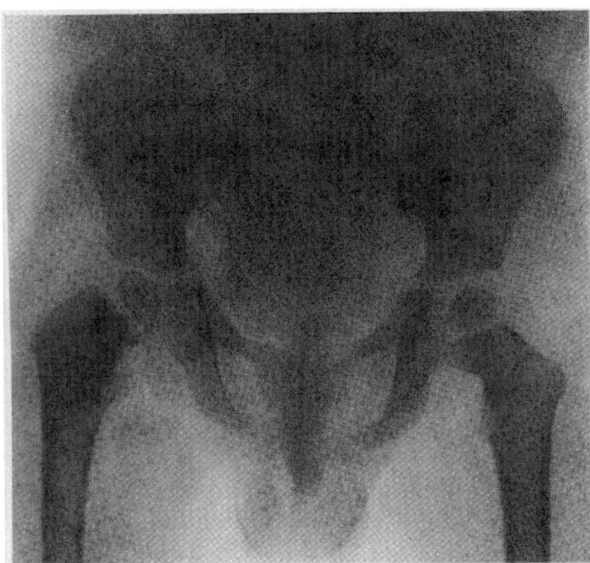

Fig. 306.

L. F. 3 Jahre. Coxitis tuberculosa dextra. Ausgebreiteter Zerstörungsherd im Schenkelhals, beginnende Sequestrierung, Atrophie der Umgebung, veränderte Stellung des Kopfes durch Zerstörungen in der Epiphysengegend.

(Eigene Beobachtung.)

Legt man den Patienten auf einen flachen ungepolsterten Tisch, dann sucht er die Flexions- und Abduktionstraktur dadurch auszugleichen, daß er das Becken nach vorne neigt, d. h. beim Strecken des kranken Beines das Kreuz hohl macht. Beugt man das Bein im Hüftgelenk, dann verschwindet die Lordose. Außerdem hebt der Patient die kranke Seite, so daß es zu einer scheinbaren Verkürzung kommt. Gelegentlich, aber nicht in allen Fällen, findet sich im Anfang eine Fixation in Flexion, Abduktion und Außenrotation.

Erst in späterer Zeit stellen sich sekundäre Muskelatrophien und tatsächliche Verkürzungen durch Zerstörung des Schenkelhalses ein, die sich im Trochanterhochstand über der *Roser-Nélaton*schen Linie bemerkbar machen.

Die Röntgenaufnahme zeigt nach entsprechender Zeit eine Verbreiterung des Gelenkspaltes durch den Erguß, sowie diffuse oder fleckweise Atrophien neben dem Knochenherd. (Fig. 306.)

Der Ausgang des Prozesses ist in der Regel eine Ankylose, wenn auch einzelne Fälle mit relativ guter Beweglichkeit ausheilen.

*Pertes*sche Krankheit.

Die differentialdiagnostisch wichtigste Erkrankung ist die Osteochondritis deformans juvenilis oder die *Calvé-Legg-Pertes*sche Krankheit[1]). Sie ist am häufigsten zwischen dem 5.—12. Lebensjahr, und zwar mehr bei Knaben als bei Mädchen und beginnt ähnlich wie die Koxitis mit periodenweisem Hinken und Schmerzen in der Hüfte; die Adduktion ist stark beschränkt, die Flexion gar nicht oder nur sehr wenig, ebenso auch die Abduktion und Rotation. Die Tuberkulinreaktion ist im negativen Falle sehr wichtig. Beweisend kann das Röntgenbild sein, das eine Verflachung und Abplattung des Femurkopfes zeigt, der ein zusammengequetschtes oder pilzförmiges Aussehen annimmt. Die Epiphysenlinie ist auffallend unregelmäßig usuriert, im epiphysären Ende treten Fleckschatten und Zerstörungsherde auf. Die Pfanne kann

1) Siehe Bd. IV, *Husler*, Erkrankungen des Bewegungsapparates.

an dem Prozeß beteiligt sein. Typisch ist vor allem das Fehlen jeder Atrophie. Die Senkungsreaktion ist im Gegensatz zur Koxitis normal. Nach 2—3jährigem Bestehen heilt der Prozeß mit gut erhaltener Gelenksfunktion aus.

Die kongenitale Hüftgelenksluxation ist durch die völlig freie ja übermäßige Beweglichkeit, sowie im Röntgenbild eindeutig charakterisiert.

Etwas schwieriger ist die Coxa vara adolescentium abzutrennen. Schleichender Beginn in der Pubertät, intermittierende Schmerzen, häufig beidseitig, watschelnder Gang und, je nach dem Grade der Schenkelhalsverbiegung, Beweglichkeitseinschränkung und Trochanterhochstand. Röntgenologisch neben der Verbiegung des Schenkelhalses Inaktivitätsatrophie des Knochens, unter Umständen Epiphysiolysis. Prognose gut; nach 3—4 Jahren Defektheilung.

Gonitis.

Die tuberkulöse Kniegelenksentzündung bereitet meist keine diagnostischen Schwierigkeiten. Die Erkrankung tritt hier am deutlichsten in den bereits genannten drei Formen als Hydrops, Fungus oder Abszeß fast immer einseitig in die Erscheinung. Der Herd sitzt gleichmäßig entweder im Femur oder in der Tibia, selten in der Patella oder Fibula. Im Röntgenbilde erscheint zuerst die Atrophie und Kapselverdickung, dann erst die Herdbildung.

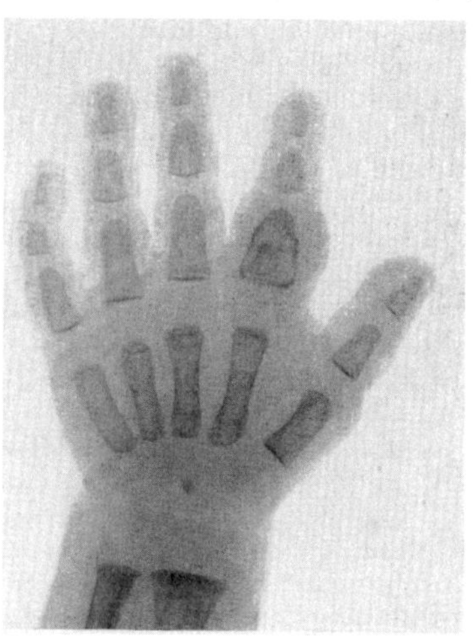

Fig. 307.
R. L. 6 Monate. Spina ventosa der Grundphalanx des linken Zeigefingers.
(Eigene Beobachtung.)

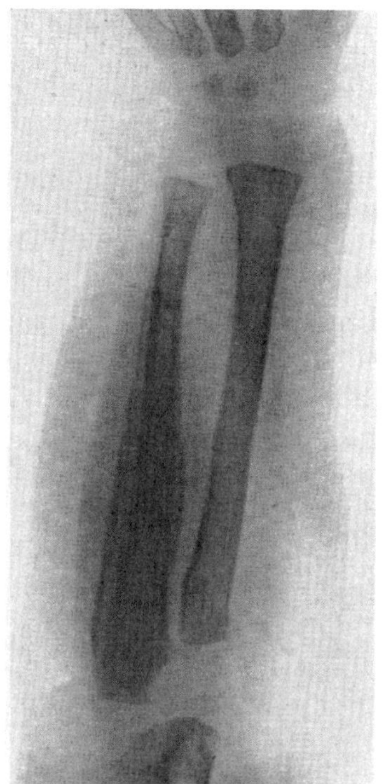

Fig. 308.
A. B. 14 Monate. Schafttuberkulose der rechten proximalen Ulnametaphyse mit breiten periostalen Säumen.
(Eigene Beobachtung.)

Die Dauer der Krankheit beträgt wie beim Hüftgelenk 2—5 Jahre. Heilung mit operativ korrigierbarer Fixation. Differentialdiagnostisch ist die Gonitis bei Lues congenita tarda zu erwähnen, die in der Regel beidseitig ist und andere luische Begleiterscheinungen, vor allem auch die Periostitis tibialis erkennen läßt, die schmerzhaft ist, im frischen Zustand mit Fieber einhergehen kann und ein typisches Röntgenbild zeigt.

Die *Schlatter*sche Krankheit[1]), die gelegentlich als Gonitis tuberculosa angesprochen wird, besteht in einer Ossifikationsstörung der Tuberositas tibiae, die meist nach Trauma, ein-, selten doppelseitig, bei Knaben mehr als bei Mädchen und hauptsächlich in der Pubertätszeit auftritt. Druckschmerzhaftigkeit, leichte Behinderung

[1]) Siehe auch Bd. IV, *Husler*, Erkrankungen des Bewegungsapparates.

Schafttuberkulose der kleineren Röhrenknochen.

beim Gehen, typisches Röntgenbild bei unbedingt notwendigem Vergleich mit der gesunden Seite sichern die Diagnose.

Die Tuberkulose der übrigen Röhrenknochen und Gelenke unterscheidet sich, soweit es sich um meta-epiphysäre Herde handelt, im Prinzip und in der Symptomatologie nicht von den bereits genannten Formen. Die Caries sicca des Schultergelenks wurde bereits erwähnt. Sie ist häufiger rechts als links, beginnt schleichend und endet mit vollkommener Versteifung des Schultergelenks. Die Tuberkulose des Ellenbogengelenks ist relativ häufig, bietet aber keine Besonderheiten gegenüber den andern Lokalisationen.

Die Tuberkulose, des Fußgelenkes ist meist sehr schmerzhaft und geht beim oberen Sprunggelenk in der Regel von einem epiphysären Herd der Tibia oder Fibula, selten vom Talus aus und führt meist zur Abszedierung und Fistelbildung. Der Fuß steht in Spitzfußstellung. Bricht der Talusherd in das untere Sprunggelenk durch, dann entwickelt sich eine Klumpfußstellung. Die Tuberkulose der vorderen Fußwurzelreihe (Cuneiforme und Kuboid) bricht entweder nach hinten in das *Chopart*sche oder nach vorne in das *Lisfranc*sche Gelenk durch. Nicht selten ist eine isolierte Tuberkulose des Kalkaneus.

Die Handgelenkstuberkulose ist im Kindesalter weniger häufig als beim Erwachsenen, ebenfalls rechts mehr als links, meist fungös, greift infolge der vielen Gelenkflächen auf mehrere Handwurzelknochen über und ist ebenfalls sehr schmerzhaft.

Die Tuberkulose des Radius, der Ulna, der Tibia, seltener des Humerus, des Femur und der Fibula, vor allem aber die der kleinen Röhrenknochen der Mittelhand und Finger, des Mittelfußes und der Zehen äußert sich im Gegensatz zu den bisherigen Formen im Kindesalter relativ häufig als primäre Diaphysen- oder Schafttuberkulose. Dies führt an den Hand- und Fußknochen zu dem bekannten Bild der Spina ventosa. (Fig. 307).

Spina ventosa.

Die Schafttuberkulosen zeigen meist sehr starke periostale Reaktionen, die eine röntgenologische Differentialdiagnose zur Lues und Osteomyelitis unter Umständen sehr erschweren. Im allgemeinen überwiegt aber bei den letztgenannten Krankheiten die osteoplastische Komponente gegenüber den bei der Tuberkulose in etwa gleichem Maße auftretenden resorptiven Veränderungen. (Fig. 308).

Die Tuberkulose des Schlüsselbeins, des Brustbeins und der Rippen sind sehr selten, machen aber diagnostisch keine allzu großen Schwierigkeiten. Die Tuberkulose des Schädeldaches ist ebenfalls selten. Die an dieser Stelle auftretende Periostitis tuberculosa haben wir bereits genannt. Es kommt aber auch zur fungösen Wucherung und Abszedierung am Scheitel- oder Stirnbein. Nicht so selten, jedoch diagnostisch sehr schwer zugänglich, ist die Tuberkulose des Felsenbeins, die zur Fazialislähmung führt. Unter den Knochen des Gesichtsschädels erkrankt am häufigsten das Jochbein und der Jochbeinfortsatz, sowie der Unterkiefer. Sitzt bei letzterem der Herd im aufsteigenden Ast, dann werden die Abszesse durch die Kaumuskeln nach obengedrängt und kommen in der Schläfengegend zum Vorschein. Neben der Osteomyelitis und Lues ist in dieser Gegend vor allem auch an die Aktinomykose zu denken.

Die Skrofulose.

Begriffsbestimmung.

Wir beschränken heute den Begriff der Skrofulose auf das Bild der klassischen torpiden Skrofulose (Habitus pastosus, Rhinitis chronica, verdickte Oberlippe, Keratoconjunctivitis phlyctaenulosa, Blepharospasmus, Ekzeme um die Augen, Ohren, Nase und Mund, Lymphomata colli), kurz auf die typische „Facies scrophulosa“ und scheiden damit bewußt sowohl den Begriff des erethischen Typus der Skrofulose aus, der lediglich die Tuberkuloseinfektion eines Asthenikers darstellt, als auch solche Kinder, die nur eine Phlyktäne, ein Skrofuloderm, eine Knochen- oder Lymphdrüsentuberkulose haben. Die letzteren sind tuberkuloseinfizierte Individuen mit manifesten Generalisationserscheinungen, für die eine Sonderbenennung sich erübrigt. Demgegenüber war und ist die Skrofulose seit alters her dafür bekannt, daß ihre Manifestationen an bestimmte konstitutionelle Voraussetzungen gebunden sind.

Die Entdeckung des Tuberkelbazillus schien zwar die alte unitarische Lehre von der Identität der Skrofulose und Tuberkulose endgültig zu bestätigen; allein es stellten sich auch hier bald wieder Zweifel ein, nachdem keineswegs in allen skrofulösen Erscheinungen, ja gerade in den sinnfälligsten, keine Tuberkelbazillen nachgewiesen werden konnten. Die Auffassungen schwankten von einem Extrem in das andere. Die Lage änderte sich erst, als die konstitutionelle Seite des Skrofuloseproblems durch die Aufstellung des Formenkreises der exsudativen Diathese *Czernys* greifbarere Formen annahm, andererseits die Entdeckung der Tuberkulinreaktion die Möglichkeit bot, jede Infektion mit Tuberkelbazillen, auch wenn sie keine klinisch manifesten Erscheinungen zeigte, festzustellen. Beide Tatsachen führten *Moro* und *Escherich*, unabhängig voneinander, zu der Beobachtung, daß alle Skrofulosen ausnahmslos auf Tuberkulin positiv reagierten und zu der Ansicht, daß der Lymphatismus, wie ihn *Escherich* nannte, oder die lymphatisch-exsudative Diathese, wie sie *Moro* später bezeichnete, die konstitutionelle Vorbedingung ist, auf der eine Tuberkuloseinfektion zur Skrofulose führt. Die Tuberkulose wirkt im Organismus des exsudativ-lymphatischen Kindes als ständiger Reiz, führt immer wieder zu neuen Manifestationen der Diathese und ist der Grund des spezifischen Charakters der reaktiven Entzündungserscheinungen. Theorie.

Man hat neuerdings verschiedentlich und insbesondere unter dem Einfluß der *Ranke*schen Lehre geglaubt, auf die abnorme diathetische Grundlage verzichten zu können. Die Skrofulose sollte nichts weiter sein, als eine Tuberkulose des sogenannten Sekundärstadiums oder eine allergische Reaktion des spezifisch sensibilisierten wachsenden Organismus.

Was hauptsächlich Zweifel an der Berechtigung der Auffassung von *Moro* und *Escherich* hervorrief, war die Tatsache, daß die Skrofulose kein obligates Produkt des Zusammenwirkens von lymphatisch-exsudativer Diathese und Tuberkulose sei, ja daß gerade da, wo die Äußerungen dieser Diathese am häufigsten anzutreffen seien, nämlich im Milieu der Reichen, die Skrofulose eine nahezu unbekannte Krankheit ist (*Rietschel, Hochsinger, Jamin*). Daß aus dem bloßen Zusammentreffen nicht immer ein Zusammenspiel werden muß, liegt auf der Hand, da der Auftakt zu einem solchen meist durch äußere konditionelle Faktoren gegeben ist. Wenn wir also genauer definieren wollen, müssen wir sagen: Die abnorme genotypische Veranlagung, die wir lymphatisch-exsudative Diathese nennen, stellt den Boden dar, auf dem eine früh erworbene Tuberkuloseinfektion im Verein mit pauperistischen Schäden zum Bild der Skrofulose führt.

Wir unterscheiden dabei eine reine Form, d. h. den einfach tuberkuloseinfizierten Lymphatismus, der zwar an sich allein noch nicht und unter allen Umständen zum klinischen Bild der Skrofulose führen muß, aber die Grundvoraussetzung für sein Zustandekommen darstellt und die Mischform, d. h. die Kombination von pyogener und tuberkulöser Infektion.

Für die Manifestation der charakteristischen Integumenterscheinungen spielt dabei die Tuberkulinempfindlichkeit eine große Rolle, und zwar ist auch hier nicht die absolute Höhe des Kutantiters, sondern das Hinaufschnellen in ein hyperergisches und das Absinken in ein hyp- oder anergisches Stadium für das Auftreten und Schwinden skrofulöser Hautsymptome verantwortlich zu machen.

Das Krankheitsbild der torpiden Skrofulose ist demnach zunächst durch den Gesamthabitus charakterisiert, dessen Grundform die lymphatische Konstitution dieser Kinder ist. Meist etwas plumpe, derb erscheinende Gesichtszüge mit breiter Nase und kurzem, dickem Hals; dicker, weicher Bauch, gedrungener Körperbau, häufig mit Zeichen überstandener Rachitis und leichte Anämie. Tastbare, bei der Mehrzahl deutlich Klinik.

vergrößerte Drüsen am Hals und an anderen Gebieten des Körpers. Dicke Zunge, nicht selten zirkuläre Zahnhalskaries der Schneidezähne des Milchgebisses, fast immer eine ausgesprochene Tonsillenhypertrophie, gelegentlich fühlbare Milz. Gesellt sich hierzu die typische Facies scrophulosa, so ist die Krankheit selbst dem Laien leicht erkennbar. Die Augen sind verkniffen, die Lidränder gerötet und geschwollen, die Wimpern, büschelweise verklebt, meist dunkel gefärbt und durch Sekret glänzend, starren wie Borsten unter den ödematösen Augenlidern hervor. Gelingt es, die Lider zu öffnen, so sieht man auf den ersten Blick neben einer mehr oder minder diffusen Konjunktivitis die typischen Phlyktäneknötchen am Limbus. Das Kind hält infolge der Lichtscheu häufig das Gesicht etwas schief nach unten und der behaarte Kopf läßt unter struppigem dunklem Haar Borken und Krusten, bei näherem Zusehen zuweilen auch Nissen und Pedikuli erkennen. Nasenspitze und Naseneingang sind entzündlich gerötet und letzterer infolge der chronischen Rhinitis mit eingetrocknetem, gelegentlich blutigem Sekret bedeckt. Die dicke aufgeworfene Oberlippe macht durch ihr Überragen der Unterlippe einen rüsselartigen Eindruck und bestimmt so in hohem Maße den physiognomischen Charakter des Gesichtes (Skrofa, Schweinsgesicht). Die Haut der unteren Augenlider, vor den Ohren und um den Mund herum ist „ekzematös“ verändert, die Haut des ganzen Gesichtes bei den pyogen infizierten Formen von eitrigen Pusteln bedeckt. Hierzu können sich in wechselndem Grade als Begleiterscheinungen die Zeichen manifester Tuberkulose gesellen, Knochen- und Gelenktuberkulose mit Fisteln, sowie alle Stadien und Formen der Lymphadenitis tuberculosa, meist mit Durchbruch nach außen und chronischer Fistelbildung. Der an sich schon kurze und durch enorme Drüsentumoren verdickte Hals sitzt in solchen Fällen mit breiter Basis den Schultern auf, so daß man seiner äußeren Form wegen auch von einem „Schweinehals“ gesprochen hat.

Die Facies scrophulosa.

Ist eine chronische Otorrhöe vorhanden, so ist sie ebenfalls häufig auf eine spezifische Otitis media zurückzuführen, deren Sekret zu dauernden Ekzematisationen am äußeren Ohr und den angrenzenden Hautpartien führt. Die Haut kann alle Formen der spezifischen tuberkulösen Erkrankungen zeigen, die wir bereits besprochen haben. Unbedingt erforderlich ist immer auch eine röntgenologische Untersuchung der Lunge, die in einem Teil der Fälle die frischen oder überstandenen Zeichen der Primärinfektion, perihiläre Infiltrierungen oder eine Bronchialdrüsentuberkulose aufdeckt.

Das Erythema nodosum.[1])

Man bezeichnet mit diesem Namen eine, klinisch in der Regel nur bei tuberkulinpositiven Individuen als akutes fieberhaftes Exanthem auftretende Erkrankung. Es handelt sich in typischen Fällen um leicht erhabene mehr oder weniger schmerzhafte, zwischen Pfennig- und Talergröße schwankende, rötliche, schließlich in das Violette und Bräunliche hinüberspielende Infiltrate, die vornehmlich an der Streckseite der Unterschenkel, weniger an der Streckseite der Unter- und Oberarme lokalisiert sind. Bisweilen zeigt sich auch an den übrigen Körperstellen und symmetrisch im Gesicht ein urtikarielles Exanthem, das am ehesten an ein Erythema exsudativum

[1]) Siehe a. bei *Leichtentritt*, Akuter Gelenkrheumatismus in diesem Bande S. 427.

multiforme erinnert. Gelenksymptome sind bei Kindern im Gegensatz zu Erwachsenen sehr selten. In der Regel geht dem Ausbruch des Exanthems eine längere oder kürzere Fieberperiode von einigen Tagen, aber auch bis zu 3 Wochen voraus. Der Ausschlag erscheint noch während des Fiebers oder bei langdauerndem Prodromalfieber erst mit dessen Abfall. Die Höhe der Temperatur ist unterschiedlich, meist aber doch 39 Grad und mehr. Die Knoten können nur wenige Tage bestehen oder in schubweisen Eruptionen über Wochen, ja Monate hin immer wiederkehren. Der Ablauf der Einzeleruption gleicht dann außerordentlich den bekannten Metamorphosen einer subkutanen Kontusionsblutung (Erythema contusiforme). Der im Volk übliche Ausdruck des „grün und blau Gestoßenseins" trifft hier in der Tat zu. Als diagnostisch wichtig hat *Walgreen* eine stark erhöhte, vom Eruptionsfieber und den Hilusveränderungen unabhängige Beschleunigung der Senkungszeit angegeben. (Fig. 309.)

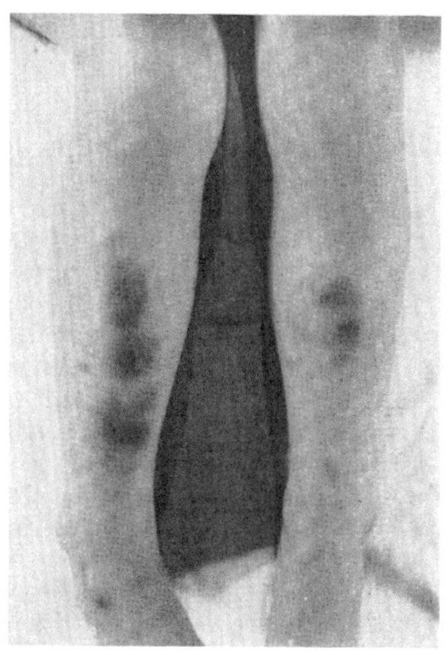

Fig. 309.
H.B. $4^1/_2$ *Jahre. Erythema nodosum.*
(Kinderklinik Düsseldorf. Geh. Rat *Schloßmann.*)

Beziehungen zur Tuberkulose.

Die Beziehungen zur Tuberkulose hat schon *Uffelmann* im Jahre 1872 erkannt. Später wurden sie hauptsächlich auch von französischer Seite, besonders von *Poncet* und *Pons* vertreten. Den statistischen Beweis dafür suchte *Pollack* zu erbringen, indem er nachwies, daß 100% der Erythema nodosum-Fälle auf Tuberkulin stark positiv reagierten. Sein Material entstammte aber der auch in diesem Alter schon hochgradig durchseuchten Wiener Bevölkerung.

Theoretisch, d. h. für die Auffassung der Natur und Pathogenese der Erkrankung ist es jedoch wichtig zu wissen, daß es zweifellos einzelne Erkrankungen an Erythema nodosum gibt, die auch auf exakteste Tuberkulinprüfung hin negativ reagieren. *Moro* hat seinerzeit vier derartige Fälle veröffentlicht, außerdem *Wallgren, Färber-Boddin, Hegler* u. a. Wir selbst haben vor kurzem erst wieder ein derartiges sicher tuberkulinnegatives Erythema nodosum (wahrscheinlich septischer Natur) beobachtet. Das Verhältnis der Reagierenden zu den nicht Reagierenden beträgt nach *Wallgren* etwa 100: 2, so daß sich an der praktischen Regel, in jedem Falle von Erythema nodosum nach Tuberkulose zu fahnden, nichts ändert.

Welcher Art die Beziehungen zur Tuberkuloseinfektion und zur Tuberkulinempfindlichkeit sind, darüber ist man sich heute noch nicht einig.

Tuberkulinempfindlichkeit bei Erythema nodosum.

Zunächst ist klinisch bemerkenswert, daß die übergroße Mehrzahl der Erythema nodosum-Kranken auf Tuberkulin sehr stark positiv reagiert. Meist zeigen die Reaktionen einen vesikulösen Charakter und sind von enormer Intensität und Ausdehnung. Positive Intrakutanreaktionen auf $\frac{1}{100\,000}$ und $\frac{1}{1000}$ σ m gsind die Regel. Häufig besteht um die gleiche Zeit auch eine hochgradige unspezifische Empfindlichkeit gegenüber Bouillon und Kochsalzlösung (*Nobel* und *Rosenblüth*). Nachuntersuchungen haben jedoch ergeben, daß diese hohe Tuberkulinempfindlichkeit nur vorübergehenden Charakter trägt und sich nachher auf ein durchschnittliches Niveau einstellt. Es zeigen deshalb auch nicht alle Fälle, wenn sie geprüft werden, eine Hyperergie, weil das Auftreten des Exanthems in eine schwankende Phase der Tuberkulinempfindlichkeit fällt. Interessant sind in dieser Hinsicht die Beobachtungen *Wallgrens*, der in 40 Fällen Gelegenheit hatte, die Tuberkulinempfindlichkeit vor Auftreten des Erythems und während des Eruptionsfiebers zu prüfen, und sie jedesmal zuerst negativ fand, während sie zur Zeit des Ausschlages oder kurze Zeit nachher stark positiv wurde. Das Erythem erscheint also mit Vorliebe zu einer Zeit, in der die Tuberkulinallergie entsteht und ist somit unter Umständen der erste klinische Ausdruck einer stattgefundenen Tuberkuloseinfektion.

Das Erythema nodosum als Initialexanthem bei Tuberkulose.

Wallgren und *Lundius* konnten dies auch für einige epidemiologisch sicher beobachtete Fälle erweisen, in denen der Infektionstermin nicht weiter als 3—7 Wochen zurück lag. In andern Fällen, in denen das Erythem nicht in die Entstehungszeit der Allergie fällt, sondern während schon vorhandener Tuberkulinempfindlichkeit auftritt, ist anzunehmen, daß auch hier ausgiebige Schwankungen der Tuberkulinempfindlichkeit vorausgegangen sind. Mit einiger Sicherheit läßt sich dies aus einer Beobachtung vermuten, die *Moro* schon 1908 veröffentlicht hat, und die ein durch eine Tuberkulinsalbeneinreibung provoziertes Erythema nodosum betraf.

Die 7 Fälle von Erythema nodosum, die *Wallgren* bei bereits vorhandener Tuberkulinempfindlichkeit auftreten sah, legen eine solche Auffassung ebenfalls nahe: 2 schlossen sich unmittelbare an Masern an, 3 an Keuchhusten, einer an eine Tuberkulininjektion und einer an eine Angina. Wichtig und von klinischer Bedeutung ist die von *Kobert* zuerst beschriebene, von *Ernberg* und von *Carlborg* eingehender untersuchte, explosiv auftretende Hilusschattenverdichtung, die sich bei einem großen Teil der Patienten, und zwar vornehmlich bei Kleinkindern (*Carlborg*) einstellt. Sie gleicht in allen ihren Eigenschaften den als „Hilitis“ oder als perihiläre Infiltrierung beschriebenen Formen. Die wenigen vorliegenden Obduktionen ergaben, daß es sich um verkäste eingeschmolzene Hilusdrüsen mit perifokaler Entzündung handelte (*Wallgren*).

Der Vollständigkeit wegen müssen wir erwähnen, daß sowohl die anatomischen wie bakteriologischen Untersuchungen, welche die spezifische Natur der Knoten erweisen sollten, negativ verliefen. Es findet sich weder typisches tuberkulöses Granulationsgewebe, noch sind mit irgendeiner Methode Tuberkelbazillen nachweisbar (*Bruusgard*, *Ernberg*, *Feer*, *Hegler*, *Holland*, *Pollak*, *Symes*, *Vetlesen*). Ebenso fiel der Versuch, eine Herdreaktion auszulösen, negativ aus (*Moro*).

Die in hohem Maße interessanten Eigentümlichkeiten dieser Erkrankung sind damit noch keineswegs erschöpft.

Das epidemische Auftreten besonders in Schweden scheint durch die Untersuchungen *Wallgrens* hinlänglich geklärt zu sein. Das folgende Beispiel ist von dem gleichen Autor veröffentlicht und in dieser Hinsicht besonders demonstrativ:

Epidemiologisches.

In einer Mädchenschule, die von 34 10-jährigen Kindern besucht wurde und wo früher ein guter Gesundheitszustand geherrscht hatte, erkrankten 12 Kinder im Laufe von 2 Monaten an Erythema nodosum. Die weitere Untersuchung ergab:

1. daß sämtliche Kinder tuberkuloseinfiziert waren,
2. daß mehr als die Hälfte frische Hilusepituberkulose zeigte und
3. daß ein Kind, welches 8 Wochen vor der Epidemie in die Klasse eingetreten war, an einer kavernösen, stark infektiösen Lungentuberkulose litt.

Ebenso ließ sich auch bei dem Befallensein mehrerer Geschwister innerhalb einer Familie eine Einbruchsinfektion nachweisen.

Die Altersverteilung der Krankheit zeigt, daß sie vornehmlich im Kleinkindes- und Schulalter auftritt und nach der Pubertät erheblich an Häufigkeit abnimmt. Die beim Erwachsenen beobachtete Bevorzugung des weiblichen Geschlechts scheint bei Kindern nicht der Fall zu sein. **Altersverteilung.**

Das Erythema nodosum ist eine ausgesprochene Saisonkrankheit, die ihren Höhepunkt im 2. Vierteljahr hat (*Koch*, *Landau*, *Levin*, *Symes*). **Saisoneinfluß.**

Eine weitere und auffallende Rolle spielen dispositionelle und Rassefaktoren. Gegenüber den romanischen Ländern zeigen Skandinavien und England eine ganz ungewöhnlich hohe Erkrankungsziffer, die sich keineswegs mit den verschiedenen Durchseuchungsbedingungen erklären läßt. Eine weitere konstitutionelle Eigentümlichkeit soll sich nach *Wallgren* darin bemerkbar machen, daß die gleichen Patienten, die an Erythema nodosum litten, späterhin, und zwar in einem durchschnittlichen Intervall von 8—10 Monaten an einer serösen Pleuritis erkranken. Von 285 von *Wallgren* beobachteten Kindern mit Erythema nodosum bekamen 72 später Pleuritis und nicht weniger als 27% aller Kinder mit Pleuritis haben früher ein Erythema nodosum durchgemacht. **Disposition.**

Was läßt sich aus den eben angeführten mannigfachen Tatsachen und Beobachtungen zur Erklärung dieses merkwürdigen Krankheitsbildes entnehmen? Vor allem, daß das Erythema nodosum mit verschwindenden Ausnahmen tuberkulöser Natur ist, bzw. daß sein Auftreten mit der Entstehung oder mit ausgiebigen Schwankungen tuberkulöser Allergie unmittelbar zusammenhängt. Praktisch resultiert hieraus die unbedingte Notwendigkeit, in jedem Falle von Erythema nodosum nicht nur eingehend nach Tuberkulose zu fahnden, sondern die Krankheit in der Regel auch als begleitendes Symptom eines aktiven tuberkulösen Prozesses zu betrachten.

Die Keratoconjunctivitis phlyctaenulosa.

Wenn wir auf eine Besprechung der übrigen Organtuberkulosen verzichten, da sie den Umfang dieses Handbuches überschreiten würde, ohne eine genügend detaillierte Schilderung geben zu können, so müssen wir die Conjunctivitis phyctaenulosa davon ausnehmen, da ihr eine hohe diagnostische Bedeutung zukommt, die weit über den Rahmen des spezialärztlichen Gebietes hinausreicht. Für sie gilt genetisch das gleiche, was wir beim Erythema nodosum gesagt haben, einschließlich der praktischen Schlußfolgerungen, die aus ihrem Erscheinen zu ziehen sind. Sie ist nur viel häufiger als das Erythema nodosum und die Voraussetzungen zu ihrem Auftreten sind offenbar leichter gegeben, d. h. es bedarf wohl nicht so exzessiver Schwankungen der tuberkulösen Allergie wie im ersteren Falle. Daß es Phlyktänen bei sicher tuberkulinnegativen Kindern gibt, ist ebenfalls erwiesen (*Czerny*, *Moro*, *Hamburger*, *Kleinschmidt*, *Harmstorf*, *Wiese* u. a.).

Die Phlyktäne selbst ist eine knötchenartige Erhabenheit von 1—2 mm Durchmesser und von weißrötlicher oder graugelber Farbe. Das einzelne Knötchen sitzt meist an der Spitze einer sektorenförmigen konjunktivalen Gefäßinjektion, während die übrige Bindehaut relativ blaß erscheint, und ist selbst noch einmal von einem schmalen Saum feinster radiärer Gefäßzeichnung umgeben. Ihr Sitz ist in erster Linie der Limbus corneae, weniger die Conjunctiva sclerae, häufig das Bindehautblatt der Hornhaut. Handelt es sich um mehrere Knötchen, dann verwischt der typische dreieckige Rötungsbezirk, die einzelnen Sektoren greifen ineinander über und der sichtbare Teil der skleralen Bindehaut erscheint diffus gerötet. In solchen Fällen und bei Sitz der Phlyktäne am Limbus besteht dann Katarrh der ganzen Bindehaut, während sie bei einzelstehenden Knötchen über der Sklera auffallend reizlos erscheint. Die dem Limbus aufsitzenden Knötchen schieben sich zuweilen gegen die Mitte der **Was ist eine Phlyktäne?**

Hornhaut vor (Wanderphlyktäne) und erscheinen hier als sichelförmiges gelbliches Infiltrat, das ein deutlich sichtbares dunkelrotes Gefäßbändchen hinter sich herzieht (Keratitis fascicularis). Es gibt einfache und außerordentlich hartnäckige schwere Formen, die zu geschwürigen Hornhautprozessen und deren Folgeerscheinungen führen können.

Auf die Phlyktäne als eines der wesentlichen Symptome der Skrofulose haben wir bereits hingewiesen.

Die Tuberkulosefürsorge[1]).

Die organisatorische und soziale Seite der Tuberkulosefürsorge sowie ihre gesetzliche Regelung kann in diesem Zusammenhang nicht besprochen werden. Dagegen ist einiges über ihre rein ärztlichen Ziele zu sagen.

Die Grundlagen für eine moderne Handhabung der Fürsorge bauen sich in erster Linie auf den Gesichtspunkten und Ergebnissen auf, die wir eingehend unter dem Kapitel der Epidemiologie besprochen haben. Wir sind mit Absicht auf dieses Gebiet ausführlicher eingegangen, weil wir uns damit jede Erörterung über die Voraussetzungen der Hauptaufgaben der Fürsorge ersparen können. Es bedarf heute auch keiner Begründung mehr, daß eine Erfassung des Tuberkuloseproblems nicht mehr allein vom einzelnen Krankheitsschub aus, wie er dem Kliniker zu Gesicht kommt, möglich ist, sondern nur durch eine Beurteilung des gesamten Tuberkuloseablaufes, der sich praktisch über das ganze Leben hin erstreckt, gewährleistet werden kann. Dieses Ziel ist nur von der Fürsorge aus zu erreichen, und die Früchte der aus ihrer bisherigen Tätigkeit gewonnenen Erkenntnisse im Verein mit den modernen wissenschaftlichen und experimentellen Ergebnissen prägen sich in dem raschen und entscheidenden Wandel ihrer ursprünglichen Zielsetzung aus.

Aufgaben der Tbk. Fürsorge.

Ausgehend von rein hygienisch-therapeutischen Maßnahmen am kranken Erwachsenen, trat bald in folgerichtiger Entwicklung die Frühdiagnose der Krankheit und damit die Frühbehandlung in den Mittelpunkt der Bestrebungen.

Die moderne Fürsorge greift noch weiter vor und konzentriert sich auf das Kind und auf den Schutz des gesunden Kindes und bewertet ihre ersten beiden Aufgaben im wesentlichen unter dem Gesichtspunkt der Ansteckungsquelle für das Kind.

Die Ziele einer Tuberkulosefürsorge für das Kind erstrecken sich:

1. auf die möglichste Erfassung aller tuberkulinpositiven Kinder und die Ausscheidung der pseudotuberkulösen aus dem Fürsorge- und Heilstättenbetrieb,
2. auf die laufende Kontrolle der tuberkuloseinfizierten und ansteckungsgefährdeten Kinder,
3. auf die Vermittlung der Therapie für tuberkulosekranke Kinder, bzw. auf die Dispositions-Umstellung tuberkuloseinfizierter Kinder,
4. auf den Schutz der ansteckungsgefährdeten, noch nicht infizierten Kinder, d. h. die Expositionsprophylaxe, sowie, wenn sich eine Expositionsprophylaxe nicht durchführen läßt, auf eine Dispositionsprophylaxe der exponierten Kinder einschließlich einer prophylaktischen Schutzimpfung.

Die Erfassung.

Zu 1. Die Erfassung aller tuberkuloseinfizierten Kinder ist wohl kaum möglich, das Herankommen an die Höchstzahl eine Organisationsfrage, die ohne den Schularzt nicht zu lösen ist. Das an einzelnen Stellen durchgeführte Ideal ist die Tuberkulinprüfung der Schulkinder. Wo dies nicht der Fall ist, überweist der Schularzt nach einem Fragebogen jedes in irgend einer Weise auf Tuberkuloseinfektion verdächtige Kind der Untersuchung in der Fürsorgestelle. Sind die Gesichtspunkte für die Wahl weit genug gesteckt, so wird doch eine beträchtliche Zahl ausfindig gemacht und bleibt dann automatisch im Tuberkulosekataster und damit in der Kontrolle. Die Erfassung der tuberkulosekranken Kinder geht über den Weg der Meldung durch Bezirksärzte, Stadtärzte, Landärzte, Säuglings- und Kleinkinderfürsorge, Spezialkliniken und Krankenhäuser, Hygienisches Untersuchungsamt usw. Dazu kommen die nach örtlichen Bedingungen verschiedenen Möglichkeiten zur Durchprüfung von Kindergärten, Heimen jeder Art, Horten, Krippen usw. sowie die Umgebungsuntersuchung innerhalb der Familie schematisch und außerhalb der Familie selektiv im Kontaktgebiet des Phthisikers.

---

[1]) Siehe a. Band I Rott, Säuglings-, Kleinkinder- und Schulkinderfürsorgen!

Die Kontrolle.

Die ausfindig gemachten Tuberkulinpositiven werden weiterhin vor allem röntgenologisch untersucht und eventuell zur stationären Beobachtung in eine entsprechende Klinik überwiesen und von nun an laufend überwacht.

Zu 2. Die Kontrolle der Tuberkuloseinfizierten kann nicht schematisch bei allen gleich durchgeführt werden, da dies zu einer enormen Überbelastung des Fürsorgebetriebes führen würde. Man kontrolliert deshalb im Fürsorgebetrieb z. B. die kalkharten inaktiven Herde und die Tuberkuloseinfizierten ohne klinische Erscheinungen einmal im Jahr. Die Kinder unmittelbar nach überstandener Erkrankung je nachdem $^1/_4$ oder $^1/_2$jährlich 2—3 Jahre lang. Die nachweislich noch aktiven, nicht in stationärer Behandlung befindlichen alle 1—2—3 Monate, je nach der Art des Prozesses und der konstitutionellen und konditionellen Bedingungen.

Nicht minder wichtig ist die laufende Kontrolle der Ansteckungsgefährdeten, noch nicht Infizierten. Hier richtet sich der Kontrolltermin nach dem Expositionsgrad und dem Expositionsalter. Je höher der Expositionsgrad, je niederer das Expositionsalter, desto häufiger, mindestens alle 3 Monate, muß nachkontrolliert werden. Der Weg zu den Ansteckungsgefährdeten geht entweder von einer bekannten Ansteckungsquelle zur Umgebung, und zwar nicht nur intrafamiliär, sondern mindestens auch zu den in Wohnungsgemeinschaft Befindlichen. Ein gewissenhafter Außendienst wird aber außerdem den Gepflogenheiten des Ansteckenden, seinem vorzugsweisen Verkehr, sowie den besonderen örtlichen Bedingungen nachgehen. Der Weg führt aber auch vom angesteckten Geschwisterkind zu den übrigen Geschwistern und nicht allzu selten, besonders bei positiven Säuglingen, von da zu einer frischen fließenden Infektionsquelle. Anlaß zur besonderen Aufmerksamkeit bieten bei Tuberkuloseinfizierten außerdem Krankheiten, wie Grippe, Masern, Pertussis und was wir als sonstige konditionelle Faktoren bereits angeführt haben, Frühjahr, Pubertät usw.

Vermittlung der Therapie.

Zu 3. Die Vermittlung der Therapie hat sich neben den spezialärztlichen Vorschlägen und Heilstättenanträgen vor allem auch auf die Kostenregelung zu erstrecken und möglichst in den geeigneten Fällen für sofortigen Antritt der Kur oder Überweisung in ein Krankenhaus zu sorgen, ohne daß die üblichen wirtschaftlichen Hemmungen dies verzögern können.

Die Dispositionsprophylaxe hat durch Pflegezulagen, Ernährungsbeihilfen, Wohnungsbeschaffung, Berufsberatung, durch rechtzeitige Entsendung in Erholungskuren, Tagesheime, Waldschulen, Sonnengärten, Freiluftschulen usw. die Widerstandsfähigkeit der Exponierten zu stützen. Alle therapeutischen Maßnahmen beschränken sich auf Vorschläge und Vermittlungen und leiten unter allen Umständen das Kind wieder dem behandelnden Arzt zu.

Schutz vor Ansteckung.

Zu 4. Die Expositionsprophylaxe ist heute der vornehmste Zweig der Fürsorgetätigkeit, und zwar nicht nur innerhalb, sondern auch, wie dies *Kleinschmidt* mit Recht betont, so weit dies möglich ist, auch außerhalb der Familie und Wohnung. Und das letztere ist möglich. Man denke unter manchem andern nur an die Lehrerfrage!

Unter den Begriff der Expositionsprophylaxe gehören auch alle Aufklärungs- und Propagandamaßnahmen, die nicht weiter erörtert werden sollen. Ebenso wenig sollen die Einzelvorschriften hygienisch sanitärer Natur über das Verhalten des Kranken, die Behandlung der Wäsche, die Sauberhaltung der Wohnung usw., die eventuelle Anforderung von Betten, Trennung der Schlafzimmer, Entfernung des Exponierten oder der Ansteckungsquellen besonders während der ausgesprochen infektiösen Stadien aus dem Hause besprochen werden.

Die Trennung des neugeborenen Säuglings von der tuberkulösen Mutter ist nur möglich, wenn die Mutter in einer mit der Fürsorge in Verbindung stehenden Klinik niederkommt oder die Niederkunft der Mutter der Fürsorge bereits vorher bekannt ist und die Mutter beeinflußt werden kann. Die Möglichkeiten in dieser Beziehung sind ganz von lokalen Bedingungen abhängig. Wir betonen aber nochmals, daß bereits ein Hinausschieben des möglichen Infektionstermins über den dritten Lebensmonat, d. h. die Vermeidung der Trimenoninfektion einen großen Fortschritt bedeutet. Besser wäre es natürlich, das Kind für das ganze erste Jahr oder überhaupt für die ersten Jahre von der Mutter zu trennen.

Die Regelung der individuellen Expositionsprophylaxe des bereits Infizierten ist ungleich schwieriger. Sie setzt neben einer Beurteilung der Reaktionsbasis des Infizierten die genaue Kenntnis der herrschenden Qualität der Infektionsquelle voraus. Die Regulierung durch rechtzeitige Entfernung des Exponierten oder Infizierenden bei drohender gehäufter Superinfektion, sowie das periodische Einschieben dispositionsprophylaktischer Maßnahmen erfordert Umsicht, genaue Kenntnis der Tuberkuloseinfektion des Kindes und einen exakt geleiteten organisatorischen Betrieb.

In das Gebiet der Dispositionsprophylaxe gehört heute auch die evtl. Vornahme der aktiven Tuberkuloseschutzimpfung, die wir im folgenden Abschnitt besprechen werden.

Damit sind kurz einige wesentliche Gesichtspunkte angegeben, die naturgemäß keinerlei Anspruch auf Vollständigkeit machen können. Der gewissenhafte Arzt wird heute in der Behandlung und Vorbeugung der Tuberkulose des Kindes der Fürsorge nicht mehr entbehren dürfen.

Die Arbeitsgemeinschaft sozialhygienischer Reichsfachverbände (Berlin-Charlottenburg 5, Frankstr. 3) hat in Form eines Merkblattes Richtlinien zur Erkennung, Behandlung und Verhütung der kindlichen Tuberkulose in 3. Auflage herausgegeben, die ebenfalls Anhaltspunkte, besonders auch zu einer einheitlichen Bezeichnung und Schreibweise bei Heilstättenanträgen und offiziellen Schreiben geben sollen.

Tuberkuloseschutzimpfung.

Unter der Tuberkuloseschutzimpfung ist ausschließlich die aktive Impfung der nichtinfizierten Kinder aus prophylaktischen Gründen zu verstehen und nicht, wie dies in der Tuberkuloseliteratur häufig der Fall ist, auch die therapeutische Impfung.

Über die theoretischen Grundlagen einer solchen Impfung wurde bereits gesprochen. Das, was überhaupt durch ein solches Verfahren erreicht werden kann, wird niemals den Immunitätsgrad übertreffen können, der durch eine natürliche Erstinfektion zustande kommt. Diese Tatsache muß man sich immer vor Augen halten. Der natürlich erworbene Schutz ist schon ein relativ beschränkter, erst recht wird es der künstlich erzwungene sein.

Die zwei heute praktisch allein in Frage kommenden Methoden sind das *Calmette*sche Tuberkuloseschutzimpfungsverfahren und die Anwendung des allerdings weniger erprobten Impfstoffes nach *Langer*.

Der BCG.

Der von *Calmette* und *Guérin* hergestellte Impfstoff, kurz als der BCG. bezeichnet, stellt einen lebenden bovinen Tuberkelbazillenstamm dar, der durch zahlreiche Kulturpassagen in gallehaltigem Milieu so umgezüchtet wurde, daß er völlig avirulent, d. h. im *Calmette*schen Sinne „non tuberculigène" wurde und diese Eigenschaft trotz aller Versuche einer Virulenzsteigerung erblich fixiert beibehält.

Die Erprobung der Unschädlichkeit des lebenden BCG.-Impfstoffes sieht heute in der Tat auf eine zahllose Reihe von Tierversuchen, und zwar an Tieren verschiedenster Art, von den kleineren Laboratoriumstieren angefangen bis zu Ziegen, Rindern und Affen und darf trotz einzelner gegenteiliger Äußerungen wohl als weitestgehend gesichert angesehen werden. Dementsprechend hat die Sachverständigenkonferenz der Hygienesektion des Völkerbundes einstimmig die Ungefährlichkeit des BCG. als erwiesen betrachtet. Die zahlreichen heute schon in vielen Ländern durchgeführten Impfungen an Säuglingen scheinen diese aus den Tierversuchen gewonnenen Erfahrungen in vollem Umfange zu bestätigen. Wir dürfen wohl annehmen, daß durch die Impfung eine leichte, in ihrem Charakter sehr gutartige Infektion erzeugt wird, die nach einiger Zeit vollständig ausheilt.

In Frankreich sind nach dem Stand vom 1. 1. 1930 im ganzen 210 000 Impfungen durchgeführt.

Der Impfstoff wird möglichst frisch (lebende Keime) in Dosen von je 1 cmg (= 400 Millionen Bazillen) dreimal im Abstand von 48 Stunden Neugeborenen innerhalb der ersten 10 Lebenstage mit einem Löffelchen in Milch ½ Stunde vor dem Anlegen gegeben.

Aus den neueren Untersuchungen von *Debré* und *Cofino* geht hervor, daß die Säuglinge in der Regel, auch wenn eine nachfolgende natürliche Infektion ausgeschlossen werden kann, bei diesem Impfmodus nach einiger Zeit auf Tuberkulin intrakutan und in einem Teil der Fälle auch kutan positiv reagieren.

Die von *Calmette* angenommene Passage durch den Darm findet demnach in der Tat statt, sonst wäre eine Allergisierung kaum denkbar.

Wir dürfen nach allen vorliegenden statistischen Angaben, sowie nach den experimentellen Erfahrungen, wie sie heute über dieses Verfahren in einer bisher unerreichten Zahl und Ausführlichkeit vorliegen, annehmen, daß es in der Tat einen gewissen Schutz hinterläßt.

Wir halten die Impfung in den Fällen für in Frage kommend, in denen andere Maßnahmen nicht möglich sind und das Neugeborene sicher mit einer erwiesenen intradomizilären fließenden Infektionsquelle in Kontakt ist. Es ist nur unter allen Umständen erforderlich. das Kind, soweit dies möglich ist, wenigstens in den der Impfung unmittelbar folgenden Wochen vor einer Infektion zu schützen. Nach den Anschauungen *Calmettes* hält der erreichte Schutz 5 Jahre an.

Die Impfung mit BCG. kann auch subkutan durchgeführt werden. Bereits 1916 haben *Weill-Hallé, Parisot, Guinard, Léon Bernard* in Frankreich dieses Verfahren angewandt. *Heimbeck* in Oslo hat ebenfalls in dieser Weise seine Pflegeschülerinnen geimpft, ebenso *Scheel, Schultz-Haudt* und *Skaar* in Norwegen. *Calmette* bezeichnet neuerdings als Dosis $^1/_{20}$—$^1/_{40}$ mg BCG. subkutan. Man muß aber mit der Entstehung eines kleinen lokalen Abszesses vom klinischen Charakter eines Skrofuloderms rechnen, wenn solches Vorkommnis auch nicht regelmäßig der Fall ist. Je oberflächlicher die Injektion gemacht wird, desto eher scheinen Abszesse einzutreten (*Scheel, Schultz-Haudt* und *Skaar*), am meisten wohl bei intradermaler Applikation. Bei letzterer tritt aber andererseits offenbar am regelmäßigsten und stärksten Tuberkulinempfindlichkeit auf.

Impfstoff nach *Langer*.

Die zweite Methode nach *Langer* beruht auf dem bereits vorher durch die Versuche von *Bessau* bekannten Prinzip, durch abgetötete humane Tuberkelbazillen Tuberkulinempfindlichkeit und damit Hand in Hand gehend auch Tuberkuloseschutz zu erzeugen. Nach Auffassung *Langers* soll ein durch Reizstoffe zu einer Wachstumsbeschleunigung gebrachter Tuberkelbazillenstamm dazu besonders geeignet sein. Der Impfstoff besteht aus einer Aufschwemmung derart gezüchteter junger abgetöteter Tuberkelbazillen und wird in Mengen von 3 × 0,1 ccm intrakutan injiziert. Nach 3—4 Wochen wird die Intrakutanreaktion, nach etwa 3 Monaten die Kutanreaktion positiv. Es kann nach der Impfung sowohl zu regionärer Drüsenerkrankung, wie zu einem lokalen Ulkus an der Injektionsstelle kommen, das in der Regel gleichzeitig mit eintretender Tuberkulinempfindlichkeit erscheint. Ein gewisser Schutz im Tierexperiment ist erwiesen. Am Menschen liegen zahlenmäßige Beobachtungen in größerem Umfange nicht vor.

Die Impfungen mit lebenden humanen Tuberkelbazillen, wie sie auf *Hamburger*, sowie *Webb* und *Gilbert* zurückgehen und in letzter Zeit wieder von *Selter* und *Möllers* versucht wurden, halten wir für zu gefährlich und für die Praxis undurchführbar.

Die Behandlung.

Im Vordergrund jeder Tuberkulosetherapie steht auch heute noch oder mehr als je die Allgemeinbehandlung, deren Richtlinien einstimmig anerkannt sind. Ihre einzelnen Faktoren sollen und können auch in ihrer Wertigkeit nicht gegeneinander abgewogen werden, da sie nur gemeinsam zur Wirkung kommen.

Freiluftbehandlung.

Als einen wesentlichen Fortschritt der letzten Jahre betrachten wir die konsequente Durchführung der Freiluftbehandlung, die sich überall und auch unabhängig von der örtlichen Lage ermöglichen läßt, vorausgesetzt, daß die entsprechenden baulichen Einrichtungen dazu vorhanden sind. Das Ideal, insbesondere für die klimatischen Verhältnisse Deutschlands und der Tiefebene, ist die halbgedeckte, durch Seitenwände geschützte Terrasse nach Süden oder nach Osten und Westen, so daß gewechselt werden kann. Je nach Bedarf können die Betten oder Liegestühle aus dem gedeckten in den offenen Teil der Terrasse hervorgezogen werden. Ist die Möglichkeit nicht vorhanden, dann lassen sich doch meistens Regelungen treffen, die diesem Ideal mehr oder minder nahe kommen, so daß sich auch im Privathaus mit Erfolg derartige Kuren durchführen lassen.

Gewöhnung.

Wir beginnen mit einer Gewöhnungsperiode am offenen Fenster, auch nachts, es folgt halbtägiges, ganztägiges Herausschaffen auf Terrasse oder Balkon und schließlich Übergang zur Tages- und Nachtfreiluftkur, erstere unter freiem Himmel, letztere nur unter gedeckter Terrasse mit geschlossener Seitenwand. Wir selbst sind im Winter bei erheblichen Kältegraden (— 10°) nicht davon abgegangen und haben nie etwas Nachteiliges bemerkt. Bei tieferen Kältegraden müssen die Patienten nachts in die Säle gebracht werden. Wollmütze, Wolltrikot und Handschuhe, sowie Wärmeflaschen sind unerläßlich. Ebenso Federbetten. Im Sommer besteht die Kleidung ausschließlich aus Badehose oder Badetrikot und Sonnenhut. Zu unterbrechen ist die Freiluftbehandlung unter allen Umständen bei stürmischem und windigem Wetter, und zwar bei trockenem noch eher, als bei nassem. Zu fürchten ist der Staub. Vernachlässigungen dieser Vorsichtsmaßregel machen sich häufig sofort bemerkbar (vermehrter Hustenreiz, plötzliches Erscheinen von grippalen Infekten wie Laryngitis, Pharyngitis, Angina usw.). Ernstere Infekte, wie Pneumonien, haben wir während einer Freiluftbehandlung nie erlebt. Wer Gelegenheit hat, sich von der manchmal geradezu erstaunlichen Wirkung dieser einfachen Maßnahme zu überzeugen, wird sie nicht mehr vermissen wollen (*Brehmer*, *Lahmann*).

Kur in der Heilstätte.

Das Material des Krankenhauses ist entweder nur zu kurzfristiger stationärer Beobachtung aufgenommen oder besteht aus schwereren Prozessen. Beide sind meist an dauernde Bettruhe gebunden. In Heilstätten wird bei Klein- und Schulkindern auf den Bewegungsdrang des Kindes Rücksicht genommen, was durch eine genau geregelte und dosierte Übungsbehandlung geschieht, während die Zeit der Liege- und Ruhekur durch Unterricht, Vorlesen, Erzählen von Märchen usw. gekürzt und anregend gestaltet wird. Für beides sind jedoch geschulte Kräfte erforderlich. Wir haben selbst bei agilen Kindern mit der Bettruhe in der Freiluftkur nie Schwierigkeiten gehabt.

Die allgemein beruhigende Wirkung der Freiluftbehandlung ist in die Augen springend und ist besonders bei den schweren Bronchialdrüsentuberkulosen des Säuglings unschätzbar. Die Dyspnoe läßt nach, die Zyanose schwindet, der Hustenreiz ist herabgesetzt.

Worauf die Wirkungen der Freiluftkur zurückzuführen sind, ist im einzelnen nicht geklärt. Der Reiz der frischen, immer etwas bewegten Luft, das Licht, die Staubfreiheit und der O_2-Reichtum der eingeatmeten Luft spielen dabei eine wesentliche Rolle. Sicher ist, daß gerade die Erkrankungen, die man als „Erkältungen" zu bezeichnen pflegt, bei der Freiluftbehandlung äußerst selten beobachtet werden. Die Kinder lassen sich relativ leicht abhärten und liegen meist sehr gern im Freien.

Die Indikationsstellung zur Freiluftkur wird verschieden gehandhabt. Wir unterziehen im Prinzip jede Tuberkuloseform dieser Behandlung im Frühling, Sommer und Herbst und sind nur in der kälteren Jahreszeit bei schweren kavernisierenden Prozessen, bei Säuglingen mit frischem, weichem Primäraffekt, oder bei sehr dystrophischen Säuglingen, sowie bei interkurrenten Infekten zurückhaltend. Sonstige Ausnahmen richten sich nach individuellen Verhältnissen oder ergeben sich aus einem Probeversuch. Ein Schema läßt sich hierfür nicht aufstellen.

Heliotherapie.

Hand in Hand mit der Freiluftkur geht die Heliotherapie, die von *Bernhard* und *Rollier* zu Beginn des Jahrhunderts wieder neu aufgegriffen und in die Tuberkulosebehandlung eingeführt wurde. Ihre Durchführung erfordert eine freie, ungedeckte Terrasse, einen Balkon oder Garten. Die Besonnung am offenen Fenster ist nicht auf eine gleiche Stufe zu setzen.

Die Ansichten über die Wirkungsweise der Sonnenbehandlung sind auch hier sehr verschieden. Wahrscheinlich handelt es sich um eine kombinierte Wirkung, sowohl der kurzwelligen ultravioletten (antirachitischen) Strahlen, als auch der langwelligen roten und infraroten Strahlen, denen ein wesentlich höheres Durchdringungsvermögen zukommt. Unterstützt wird der Besonnungseffekt durch die Freiluftwirkung. Die Erfahrung lehrt, daß im allgemeinen die rasch und intensiv pigmentierenden Individuen die günstigeren Behandlungsobjekte darstellen.

Wirkung der Sonne.

Die Wirkung der Besonnung ist eine ungleich differentere als diejenige der Freiluft, so daß eine Individualisierung und Dosierung unbedingt notwendig ist. Man beginnt mit kurzen Teilbestrahlungen der Beine, Unter- und Oberschenkel, des Bauches, der Brust, des Rückens und am 5. Tage, je nach der Intensität der Sonnenbestrahlung und nach der Jahreszeit, auch mit kurzzeitigen Ganzbestrahlungen. An heißen Tagen mit langer Sonnendauer wird die Bestrahlungszeit unterbrochen und mehrmals am Tage eine kühle Dusche oder ein Bad verabreicht, außerdem werden Bewegungsspiele leichter Art arrangiert; sie machen am besten auffallende Ermüdungserscheinungen bemerkbar und lassen ein Abbrechen der Besonnung ratsam erscheinen. Zu berücksichtigen ist, daß feuchte Haut den Bestrahlungseffekt verstärkt, mäßige Windbewegung bereits beträchtlich abkühlt. Dunkelpigmentierte Kinder halten erhebliche Hitzegrade und Sonnenstrahlen aus.

Vorsicht vor Übertreibung.

Überdosierungen können sich lokal und allgemein bemerkbar machen: lokal als intensives Erythem mit Blasenbildung, allgemein in Kopfschmerz, Schwindel, Übelkeit, Erregungszuständen, hochgradiger Schlappheit und Mattigkeit, sowie in Fieber. Das Auftreten derartiger Erscheinungen erfordert eine sofortige Unterbrechung der Besonnung. Die Wirkung auf den tuberkulösen Prozeß ist verschieden. Bei Knochen- und Gelenktuberkulose stellt sich häufig eine lokale Herdreaktion mit vermehrter Sekretion bei Fistelbildung ein. Exsudative Prozesse sollen stärker als mehr produktive Prozesse reagieren. Wir konnten darüber keine Feststellungen machen. Bei frischen, größeren Infiltrierungen und hoher Tuberkulinempfindlichkeit sind wir ebenso wie bei verkäsenden und einschmelzenden Lungenprozessen sehr vorsichtig und beginnen, wenn überhaupt, jedenfalls erst nach längerer, vorausgegangener Freiluftkur. Ebenso bei sicheren Primärinfiltrierungen, bei denen wir sie überhaupt ganz unterlassen, wenn ihre Resorption sich nicht zu lange hinzieht.

Die übrigen kleineren, perihilären Formen der Infiltrierungen, die Bronchialdrüsentuberkulose, die Tuberkulose der peripheren Drüsen, die Bauchfelltuberkulose, in erster Linie die exsudative Form, die Haut-, Knochen- und Gelenktuberkulose und besonders die Skrofulose sind für die Sonnenbehandlung am günstigsten.

Künstliche Höhensonne.

Läßt sich die natürliche Besonnung aus äußeren oder jahreszeitlichen Gründen nicht durchführen, dann tritt an ihre Stelle die künstliche Höhensonne in Form der Quecksilberquarzlampe. Nur darf sie nicht als vollgültiger Ersatz der natürlichen Heliotherapie angesehen werden.

Man bestrahlt aus 60 cm Entfernung, wie *Birk* und *Schall* dies angeben, beginnt mit 3 Minuten Brust, 3 Minuten Rücken und steigert mit jeder folgenden Bestrahlung die Dosis um 1 Minute bis 15 Minuten, dann rasch bis zu einer halben Stunde. Um die Zeit der kurzfristigen Bestrahlungen nicht zu sehr hinauszuziehen, bestrahlt man am besten die ersten 14 Tage täglich, und von da ab 3mal in der Woche in einem Turnus von 4—6 Wochen. Dann tritt eine mehrwöchige Pause und nachfolgend eine Wiederholung, gegebenenfalls 2—3mal, des ersten Turnus ein. Neben diesen Allgemeinbestrahlungen kann außerdem noch obendrein örtlich bestrahlt werden, also vor allem bei der Peritonitis exsudativa und bei tuberkulösen Drüsen, und zwar bei ersterer in Kombination mit Wärmestrahlen, am besten mit der Solluxlampe, bei letzterer zusammen mit Röntgenstrahlen.

Bestrahlt werden in erster Linie tuberkulöse Drüsenerkrankungen, Skrofulose, Knochen- und Gelenktuberkulose, Bauchfelltuberkulose und Bronchialdrüsentuberkulose.

Bei infiltrativen Lungenprozessen, ebenso bei verkäsender und einschmelzender Lungentuberkulose, Pleuritiden oder dem Frühinfiltrat, ist die künstliche Höhensonne kontraindiziert. Die neuerdings von *Huldschinsky* empfohlene Vitaluxlampe kombiniert Wärme- und ultraviolette Strahlen, ist bei Drüsen- und Bauchfelltuberkulose besonders angezeigt, wenn man nicht einfach die Höhensonne mit der Solluxlampe, Spektrosol oder Siemensschen Aureollampe gleichzeitig verwenden will.

Röntgentherapie.

Neben der Helio- und Ultraviolettstrahlentherapie hat auch die Röntgentherapie für bestimmte Formen tuberkulöser Organerkrankungen Eingang gefunden. Sie muß heute sogar für gewisse Arten der Lymphdrüsentuberkulose, für die adhäsive und knotige Bauchfelltuberkulose, sowie für eine kleine Zahl der Haut- und Knochentuberkulosen besonders in Kombination mit den anderen beiden Bestrahlungsarten als das Verfahren der Wahl gegenüber der früher üblichen chirurgischen Behandlung bezeichnet werden.

Die Lungentuberkulose schaltet im Kindesalter für eine Röntgentherapie aus. Wohl sind Versuche in dieser Hinsicht unternommen und berichtet worden. Sie können aber keinesfalls als ermutigend bezeichnet werden.

Das gleiche gilt für die Bronchialdrüsentuberkulose. Ihre Röntgentherapie kann mit gutem Gewissen als überflüssig bezeichnet werden und die Gefahren, die gegebenenfalls in Kauf genommen werden müssen, stehen in keinem Verhältnis zum Gewinn.

Dagegen ist, wie bereits betont, die Tuberkulose der peripheren Drüsen ein dankbares Objekt.

Die Fähigkeit der einzelnen Lymphome, auf die Bestrahlung anzusprechen, hängt von dem Verhältnis des bindegewebigen Anteils zu dem des eigentlichen tuberkulösen Granulationsgewebes ab. Nur das letztere wird durch die Bestrahlung zum Schwinden gebracht. Meist ist aber auch die erste Gruppe die im Kindesalter am häufigsten.

Nicht allzu selten kommt es im Anschluß an die Bestrahlung zu einer vorübergehenden Schwellung oder im Verlauf der Behandlung zur Erweichung und zum drohenden Durchbruch. Die Weiterbestrahlung wird dadurch verhindert. Vorhandene oder sich bildende Abszesse werden punktiert, und zwar wie alle kalten Abszesse so, daß die Nadel möglichst im gesunden Gewebe und von oben eingestochen und unter der Haut bis zur Mitte der Schwellung vorgeschoben wird. Dann erst senkt man die Nadelspitze und durchsticht die Abszeßmembran. Dieses Vorgehen soll ein Durchdringen des Eiters durch den Stichkanal verhüten. Man verbindet am besten die Punktion bei fehlender Durchbruchsneigung gleichzeitig mit einer Injektionsbehandlung, am besten auch heute noch mit 10%igem Jodoform-Glyzerin, die durchaus neben der Röntgentherapie einhergehen kann. Man injiziert etwa ein Drittel der abpunktierten Eitermenge ohne Druck, alle 5—10 Tage. Nach der 6.—7. Punktion wird leerpunktiert und ein Druckverband angelegt. Bei unmittelbar drohender Perforation und bereits atrophischer Haut ist die Inzision nicht mehr zu umgehen. Sie setzt aber in der Regel eine Mischinfektion und entstellende Hautnarben. Langanhaltende Fistelbildungen, größere Verkäsungen, außerdem die harten schmerzlosen Fibrome, die auf Röntgenbestrahlung nicht reagieren, erfordern auch heute noch chirurgische Mithilfe.

Wenn es irgend angängig ist, führen wir eine Röntgenbehandlung nicht ambulant durch, weil wir während dieser Zeit eine klinische Beobachtung für angebracht halten, und weil in den meisten Fällen die Röntgentherapie keineswegs die andern Bestrahlungsverfahren und die Allgemeinbehandlung überflüssig macht. Die Tuberkulosetherapie ist immer eine kombinierte Behandlung.

Die technische Durchführung gestaltet sich in der Regel so, daß entweder die Anstalt mit einer entsprechenden Apparatur eingerichtet ist oder das Kind einem Bestrahlungsinstitut überwiesen wird.

Das zweite Hauptgebiet der Röntgenbestrahlung ist die Tuberkulose des Bauchfells und in Verbindung damit die Mesenterialdrüsentuberkulose; wenn keine sicheren größeren Tumoren nachweisbar sind, mag man sich allerdings über die Notwendigkeit, auch diese Therapie heranzuziehen, streiten.

Röntgen bei Tbk. des Peritoneum.

Bei der exsudativen Peritonitis ist sie sicherlich in den Fällen zu versuchen, in denen Wärme- und Ultraviolettbestrahlung oder die Sonnenbehandlung nicht zum Ziele führen oder bei denen nach Ablassen des Exsudates knotige Tumoren zu tasten sind.

Birk und *Schall* raten in jedem Falle exsudativer Peritonitis zur Röngtenbehandlung, da dann ihrer Ansicht nach knotig-adhäsive Veränderungen nicht so leicht eintreten sollen. Unbedingt angezeigt ist die Röntgentherapie der adhäsiven Form der tuberkulösen Peritonitis, die bisher in der Behandlung große Schwierigkeiten zu bereiten pflegte. Je frühzeitiger damit begonnen werden kann, desto besser. Der Durchbruch durch den Nabel, die Fistel und Kotfistelbildung kann unter Umständen dadurch verhindert werden.

Neben den genannten Tumoren unterziehen wir außerdem regelmäßig das Skrofuloderm und die Tuberkulose der kleineren Knochen, vor allem die Spina ventosa der Röntgenbestrahlung und haben sehr gute Erfahrungen damit gemacht.

Die übrigen Formen der Haut- sowie der Knochen- und Gelenktuberkulose benötigen wohl immer die Hinzuziehung einer fachärztlichen Beratung, auch bei konservativer Behandlung. Wir können ihre lokale Therapie deshalb im Rahmen dieses Handbuches nicht besprechen.

Ernährung.

Neben die Freiluftbehandlung und die Strahlentherapie verschiedenster Art tritt im Kindesalter als besonders wichtiger Faktor im Kampf gegen die Tuberkulose die Ernährung. Die diätetische Behandlung der Tuberkulose mit einem gewissen Überangebot an Nahrung hat sich aus der Erwachsenentherapie auf das Kind übertragen. Es ist auch dem Laien dabei einleuchtend, daß der Organismus in seinem Kampf gegen einen so eminent chronischen Prozeß am wirksamsten durch eine reichliche und gute Ernährung unterstützt wird. Merkwürdigerweise hat sich die experimentelle Forschung diesem wichtigen und stillschweigend als selbstverständlich erachteten Anteil der Tuberkulosetherapie wenig gewidmet, so daß wir über den Wirkungsmechanismus der Ernährungsbehandlung in den gebräuchlichen Lehr- und Handbüchern nur bescheidene Angaben finden.

Helmreich hat in neuerer Zeit über einige Beobachtungen berichtet, die unsern klinischen Erfahrungen entgegenkommen. Der Effekt einer vermehrten Nahrungszufuhr kann sich in zweierlei Hinsicht äußern.

1. In einer Speicherung der Reservesubstanzen.

2. Im Auftreten einer Luxusverbrennung, die sich im gesteigerten Grundumsatz und in einer Erhöhung der spezifisch dynamischen Wirkung zeigt. Die Zellen gewinnen unter dem Einfluß erhöhter Nahrungszufuhr die Fähigkeit, mehr zu verbrennen, als bei knapper Kost. Die moderne Ernährungslehre sieht in solcher Reaktion unter normalen Verhältnissen eine überflüssige Belastung. Nach *Helmreich* liegt nun beim Tuberkulösen das therapeutisch wirksame Prinzip einer vermehrten Nahrungszufuhr eben nicht sosehr in einer Speicherung toter Reservestoffe, als vielmehr in dem Auftreten der Luxusverbrennung, die in diesem Falle nicht eine funktionelle Belastung, sondern eine gewisse biologische Notwendigkeit darstellt. Der gesteigerte Stoffwechsel ermöglicht und erleichtert die entzündlichen und regenerierenden Reaktionen des Organismus. *Helmreich* konnte dementsprechend auch in jedem Falle einer heilenden tuberkulösen Erkrankung eine deutliche Luxusverbrennung feststellen, während sie bei progredienten Fällen trotz Gewichtszunahme vermißt wird.

Unser Ziel ist demnach gar nicht so sehr die von allen Heilstätten so in den Vordergrund geschobene Gewichtszunahme. Ihr Fehlen ist ebensowenig ein schlechtes Zeichen, wie ihr Vorhandensein gerade bei der Tuberkulose ein günstiges Omen sein muß. Dies ist mehrfach, besonders auch von *Czerny* und *Kleinschmidt* betont worden.

Diese Vorstellungen decken sich bis zu einem gewissen Grade mit den von *Keller* beobachteten Stoffwechseleigentümlichkeiten des überlebenden tuberkulösen Gewebes. Sie ergaben, daß die zellulären immunbiologischen Reaktionserscheinungen bei Tuberkulose mit einer beträchtlichen Steigerung der energetischen Stoffwechselprozesse, Atmung und Glykolyse, verbunden sind. Ein Teil des Luxuskonsums wird eben auf die gesteigerten Verbrennungsprozesse des Herdgewebes entfallen, mithin im eigentlichen Wortsinn gar kein „Luxuskonsum" sein. Nur wird man diesen Anteil nicht überschätzen dürfen. Eine fortgesetzte und übertriebene Überernährung bedeutet zweifellos eine unnötige funktionelle und energetische Belastung.

Wie soll man nähren?

Praktisch ergibt sich, daß eine, dem Alter entsprechende kalorisch gut bemessene Kost zu verabreichen ist, die besonderen Wert auf die Vitaminzufuhr, frisches Gemüse und nicht allzu hohe Fleischgaben zu legen hat. Die von *Péhu* und *Dufourt* empfohlene tägliche Zulage von rohem Pferde- und Hammelfleisch haben wir nie versucht und halten sie nach den neueren Forschungen ernährungstechnisch mindestens für unbegründet, wenn nicht sogar für nachteilig. Fette verabreichen wir außer in Form von fettem Fleisch, als Butter, Sahne, auch Schweinefett, Speck, Olivenöl, Fettkäse, Wurst und Margarine, möglichst nicht in einseitiger Bevorzugung, sondern wechselnd. Eier können 2—3 am Tage gegeben werden, Milch bei älteren Kindern nicht mehr als ½—¾ Liter. Möglichst frisches Gemüse in jeder Form, besonders auch als rohe Gemüsesalate, Cerealien, Obst als Obstsalate, Nüsse, Feigen, Kohlehydrate in der üblichen Form, Schwarzbrot und Weißbrot, Kartoffeln, die zu Unrecht etwas verachtet werden, Mehle, Reis, Gries, Haferflocken, Graupen. Bei Säuglingen stellt die

Verabreichung von Buttermehlbrei und Buttermehlvollmilch die bei weitem einfachste und vorteilhafteste Nahrungsregelung dar.

Bei solcher Kost ist die allgemeine Vitaminzufuhr ausreichend gesichert. Das besonders für die Resistenz gegen Infektionen wichtige Vitamin C muß außerdem in Form von Zitronen-, Apfelsinen- oder Tomatensaft zugeführt werden, das nächstwichtige Vitamin A und D in Gestalt eines standardisierten Lebertrans anerkannter Provenienz.

Die in den letzten Jahren besonders von *Sauerbruch* und *Hermannsdorfer* propagierte *Gerson*sche kochsalzfreie Diät scheint in der Behandlung der Lungentuberkulose nicht die Erfolge zu zeitigen, die ihr eine Vorrangstellung einzuräumen gestatten. Ihre theoretischen Voraussetzungen sind in letzter Zeit erheblich angegriffen worden (*Beck*). *Gerson.*

Das Prinzip der *Gerson*schen Diät ist eine kalorienreiche und vitaminreiche Nahrung ohne Kochsalz, aber unter Zugabe eines Mineralgemisches (Mineralogen). Dazu kommt in reichlichen Mengen Phosphorlebertran. In Anbetracht der langen Verabreichungsdauer wird der Phosphor besser weggelassen, da er sonst zur Überdosierung führt (*Backmeister*). Bei Lupus hat die Diät zweifellos günstige Erfolge gezeitigt. Die Urteile über die Erfolge bei Lungen-, Knochen- und Gelenktuberkulose lauten verschieden; manche schieben den erzielten Effekt hauptsächlich der ausgiebigen Lebertranmedikation zu. Wir haben die Kost ebenfalls bei verschiedenen Patienten nach der *Hermannsdorfer*schen Vorschrift angewandt; gelegentlich wurde sie nach einigen Wochen strikte verweigert. Andere nahmen sie gerne und anstandslos. Einen Erfolg glauben wir mit der Behandlung in Zusammenhang bringen zu dürfen; es handelte sich um eine Pericarditis exsudativa tuberculosa. Nachdem durch Punktion 200 ccm eines serös blutigen Exsudates abgenommen worden waren, wurde das Kind ausschließlich mit der *Gerson-Hermannsdorfer*schen Diät behandelt und konnte nach 3 Monaten in glänzendem Zustand, bei fast normalem Röntgenbefund und ohne Erscheinungen von seiten des Herzens entlassen werden. Es ist bis heute noch klinisch gesund geblieben. In Anbetracht der infausten Prognose dieser Erkrankung ist das Ergebnis bemerkenswert.

Schmierseifeneinreibung.

Die Schmierseifeneinreibung ist noch heute beliebt und in der ambulanten Behandlung kann sie als leichtes Reizmittel durchaus Anwendung finden. Sapo kalinus oder Sapo venalis unverdünnt oder mit Vaseline $\widetilde{aa}$. Ein Kinder- bis Eßlöffel Seife wird etwa 10 Minuten lang mittels Flanelllappens in die Haut eingerieben, täglich abwechselnd Rücken, Brust, Beine, Arme. Die Seife bleibt $\frac{1}{4}$—$\frac{1}{2}$ Stunde liegen. Dann wird sie mit feuchtem Wattebausch oberflächlich entfernt und die Haut mit Frottiertuch trocken gerieben und gepudert. Bei Reizung der Haut sofort aussetzen, sonst nach 4 Tagen 1—2 Tage pausieren.

Lebertran.

Die medikamentöse Behandlung beschränkt sich auf einige wenige Mittel, unter denen der Lebertran noch immer an erster Stelle steht. Man wählt am besten eines der standardisierten Handelspräparate, wie sie jetzt auch in Deutschland von der I. G. Farbenindustrie herausgegeben werden. Es genügen 20—30 Gramm pro die. Wir haben eine Zeitlang sehr viel größere Dosen gegeben, aber zweifellos keine Vorteile, in einigen Fällen aber unangenehme Begleiterscheinungen und Gewichtsstillstand gesehen, die bei aussetzender Therapie aufhörten. Wird der Lebertran nicht genommen oder ertragen, dann kann ein bestrahltes Ergosterinpräparat in einer der handelsüblichen Formen gegeben werden. Bei richtiger Dosierung sind Schädigungen irgendwelcher Art sicher auszuschließen. Einen nachweislichen Nutzeffekt haben wir allerdings, trotzdem wir besonders hinsichtlich der röntgenologisch nachweisbaren Verkalkungstendenz darauf geachtet haben, auch nicht gesehen. Will man ein übriges tun, so mag man daneben ein Kalkpräparat verabreichen.

Expektorantien sind in der Regel nutzlos und überflüssig. Das Kodein wird in manchen, wenn auch seltenen Fällen, bei älteren Kindern nicht entbehrt werden können. Bei jungen Kindern und Säuglingen pflegen wir bei hartnäckigem Husten Luminal-natr. sol. 1% 1—2 Kaffeelöffel zu geben.

Tuberkulinbehandlung.

Die Tuberkulinbehandlung ist durch die physikalischen und diätetischen Maßnahmen, die wir an erster Stelle besprachen, stark in den Hintergrund gedrängt worden. Dies ändert nichts an der Tatsache, daß das Tuberkulin als „spezifisches Reizmittel" in vielen Fällen sehr günstig wirkt. Ob man sich dieses Mittels bedienen oder darauf verzichten will, ist Anschauungssache. Zweifellos gehört die Tuberkulosebehandlung mit Tuberkulin theoretisch zu den bestfundierten therapeutischen Methoden, indem durch seine Einverleibung nachgewiesenermaßen die Möglichkeit gegeben wird, an den Krankheitsherden selbst „spezifische Reaktionserscheinungen" hervorzurufen und so die natürlichen Heil- und Abwehrbestrebungen des Organismus in wirksamster Weise zu fördern. Leider ist keine sichere Gewähr dafür gegeben, daß diese Herdreaktionen in gewissen Fällen die Grenze des angestrebten Effektes nicht in unerwünschter Weise überschreiten und so mag das Mißtrauen verständlich erscheinen lassen, das diesem Mittel auch heute noch vielfach entgegengebracht wird. Hier spielt die persönliche Erfahrung, eine langgeübte Technik und die Fähigkeit des Arztes, die Lage des Falles richtig zu beurteilen, eine ausschlaggebende Rolle.

Im Hinblick auf diese Schwierigkeiten ist jenen Verfahren der Vorzug zu geben, bei denen Herdreaktionen stärkerer Art tunlichst vermieden werden. Dieser Forderung suchen die perkutanen Methoden zu entsprechen, wobei das einverleibte Tuberkulin nur allmählich zur Resorption gelangt und vor seiner Aufnahme der „Filterwirkung" der Haut ausgesetzt wird.

Wir bedienen uns zu diesem Zwecke des Ektebins (*E. Merck*, Darmstadt). Es enthält neben dem Tuberkulin abgetötete, humane und bovine Tuberkelbazillen und einen keratolytischen Zusatz in der Salbengrundlage, der das Eindringen der Bazillenleiber in die Haut erleichtert. Das Einreiben geschieht wie bei der diagnostischen Salbe nach vorheriger Abätherung der Brust-, Rücken- oder Bauchhaut. Die Vorstellung, die dem Verfahren zugrunde liegt, besteht darin, daß in dem künstlich erzeugten spezifischen Hautherd Reaktionsstoffe gebildet werden, die dem Organismus zugute kommen sollen. Das Verfahren vermeidet die unangenehmen Reaktionen der *Ponndorf*schen Impfung und ist andererseits wirksamer als die *Petruschky*-Einreibung. Leider sind unerwünschte Herdreaktionen auch beim Ektebinverfahren nicht völlig ausgeschlossen. Sie können aber auf ein Minimum reduziert werden, wenn man den vorschriftsmäßigen Einreibungsbezirk von 5 cm Durchmesser niemals überschreitet. Zur Behandlung geeignet sind vor allem die Bronchialdrüsentuberkulose, die Skrofulose, die Pleuritiden, weniger die Knochen- und Lungentuberkulose (*Gottlieb* und *Heller*).

Auch die „unspezifische Reizkörpertherapie" ist in den verschiedensten Formen und Methoden versucht worden. Wir können uns von einem nennenswerten Nutzen, der vor allem die schmerzhafte Injektionsbehandlung bis zu einem gewissen Grade ausgleichen sollte, nicht überzeugen.

Gleiches gilt von der Chemotherapie. Wir selbst haben sie nie geübt, können aber aus den spärlich vorliegenden Literaturangaben keinen Vorteil ersehen, der die unangenehmen Begleiterscheinungen, namentlich bei der Goldbehandlung, in Kauf zu nehmen gestatten könnte.

Pneumothoraxbehandlung.

Im Gegensatz zu allen anderen Versuchen zur Behandlung der Lungentuberkulose hat sich in den letzten Jahren die Kollapstherapie auch in der Kindertuberkulose mehr und mehr Eingang verschafft. Dies ist nicht zuletzt dem Vorgehen der *Czerny*schen Klinik zu danken, die sich neben der Erprobung der verschiedensten Behandlungsmethoden der Kindertuberkulose vor allem auch um die Einführung der künstlichen Kollapstherapie bemüht hat. *Eliasberg* und *Cahn* konnten in ihrer 1924 veröffentlichten Monographie über 125 derart behandelte Fälle berichten, die neben ihren Erfolgen vor allem auch die Bedenken zerstreuten, die anfangs gegen die Anwendung der Lufteinblasung bei Kindern bestanden hatten.

Über 10 mit gutem Erfolg behandelte Kinder hatten bereits 1912 *Pielsticker* und *Vogt* berichtet. Auch *Brauer, Kleinschmidt, Kühne, Harms* und andere hatten den Pneumothorax schon bei Kindern angewandt. Trotzdem vergingen fast 10 Jahre, bis diese Behandlungsart in der Kinderheilkunde Anerkennung fand. In Frankreich wurde sie bereits früh in umfangreichem Maße geübt und besonders von *Armand-Delille* mit Eifer vertreten.

Die Technik[1]) ist mit einer der modernen Apparaturen leicht durchführbar. Die Gefahren sind bei entsprechend vorsichtigem Vorgehen und genauer Manometerkontrolle gering.

Der Einstich muß möglichst an einer Stelle erfolgen, hinter der gesundes Lungengewebe liegt und wird am besten zwischen vorderer und mittlerer Axillarlinie, in der Regel im IV. ICR. ausgeführt. Die Luftmenge beträgt bei der Erstanlage für Säuglinge etwa 100, für Kleinkinder 200, für ältere Kinder 300 cm³. Betr. Einzelheiten des Verfahrens und mögliche Komplikationen sei auf die Spezialliteratur verwiesen.

Welche Fälle sind der Pneumothoraxbehandlung zugänglich? Die Indikation wird sehr verschieden gestellt. Wir haben bis heute nur vorwiegend einseitige bazilläre Lungentuberkulosen bei Schulkindern mit kavernöser Einschmelzung der Kollapstherapie unterzogen. Dies lag z. T. auch an der Art unseres Materials. Die Domäne dieser Behandlungsart bildet zweifellos das Frühinfiltrat, in erster Linie in der Pubertätszeit, in der erfahrungsgemäß die Einschmelzungsgefahr ganz besonders groß ist. *Redeker* betont außerdem, daß man sich weder von normalen Senkungszeiten, noch von dem fehlenden Bazillennachweis abhalten lassen soll, mit dem Pneumothorax zu beginnen.

Die kavernisierende Primärinfektion wird nur in seltenen Fällen Anlaß zu dieser Behandlung geben. Liegt gleichzeitig eine käsige Pneumonie oder ausgedehnte Infiltrierung vor, dann ist an sich schon die Kom-

[1]) Siehe Genaues über die Technik in Band IX dieses Handbuches III. Aufl. 1930: *Drachter* u. *Goßmann*, Chirurgie des Kindesalters. Seite 424 ff.

pressionsfähigkeit der Lunge stark herabgesetzt. Etwas anderes sind die Verhältnisse im späteren Alter, in dem die Primärinfektion unter Umständen außerordentlich dem Frühinfiltrat gleicht.

Das Eintreten einer größeren Hämoptoe kann die sofortige Anlage eines Pneumothorax notwendig machen. Die rückbildungsfähigen Infiltrierungen scheiden unseres Erachtens aus dieser Behandlung aus. Zieht sich jedoch die Resorption durch Monate in die Länge und bleiben Temperaturerhebungen weiter bestehen, dann kann auch in solchen Fällen, wenn alle konservativen Behandlungsmethoden erschöpft sind, die Kollapstherapie versucht werden.

Die Indikationsstellung hängt naturgemäß sehr wesentlich von dem Verhalten der anderen Seite ab, auf die bei einseitigem Pneumothorax durch die kontralaterale Hyperämie und die vikariierende Funktionssteigerung in der Regel besonders bei Vorhandensein von Infiltraten ein ungünstiger Einfluß ausgeübt wird.

Die Anwendung des doppelseitigen Pneumothorax hat hier die Indikationsstellung wesentlich erweitert, wenn auch nicht in dem Maße wie beim Erwachsenen. Die Gefahren sind bei beidseitiger Luftfüllung wesentlich größer als bei einseitiger. Die Pneumothoraxbehandlung wird durch ein weiteres Verfahren wirksam unterstützt, das auch selbständig als Kollapsmethode Anwendung findet, die Phrenikotomie oder Phrenikusexairese. Sie ist ebenfalls von verschiedener Seite, wenn auch noch vereinzelt, bei Kindern mit Erfolg ausgeführt worden (*Eliasberg*, *Baer*, *Harms* und *Klinkmann*, *Zadek* und *Sonnenfeld*, *Simon* und *Redeker*). Der Eingriff kann gleichseitig oder gegenseitig mit dem Pneumothorax kombiniert werden.

Phrenikusexairese.

Strangdurchbrennung.

Wird die Kollapsbehandlung durch strangförmige Verwachsungen insbesondere im Kavernenbereich verhindert, so kann bei günstiger Lage der Adhäsionen die Strangdurchbrennung nach *Jacobaeus* ausgeführt werden. *Meyerstein* hat bei Kindern über recht günstig verlaufene Fälle berichtet.

Thorakoplastik.

In den letzten Jahren ist auch das eingreifende Verfahren der Thorakoplastik bei Kindern z. T. mit Erfolg versucht worden (*Sauerbruch-Brunner*, *Duken*, *Unverricht*, *Wiese*, *Zadek* und *Sonnenfeld* u. a.). Die vor allem befürchtete Rückgratverkrümmung und Wachstumsstörung des Brustkorbes tritt jedenfalls in dem erwarteten Maße nicht ein. Der von *Brock* und *Sauer* mitgeteilte Fall eine Mädchens von 10 Jahren läßt in der Tat kaum eine Asymmetrie erkennen. Der Erfolg war anfangs sehr gut. Später, nunmehr im Alter von 15 Jahren, trat nach den Angaben von *Simon* und *Redeker* bei der gleichen Patientin auf der anderen Seite ein kavernisierendes Infiltrat auf, das dann, bei bestehender Plastik der anderen Seite, mit Pneumothorax behandelt wurde. Auch hier liegen die Fälle noch vereinzelt, z. T. sind doch auch schwere Verkrüppelungen zurückgeblieben. Im Prinzip zeigt aber der obige Erfolg, daß die Operation unter geeigneten Bedingungen sehr wohl auch im Kindesalter durchführbar ist. Daran ändert der neu hinzugetretene Prozeß der anderen Seite nichts.

Anstaltsbehandlung.

Von großer Wichtigkeit auch für den praktischen Arzt ist die Anstaltsbehandlung. Wohin soll bzw. muß ein tuberkulöses Kind? Darüber herrschen unter den Ärzten die merkwürdigsten und vielfach irrtümlichsten Auffassungen.

Wir beginnen zunächst einmal mit dem nur als tuberkulosegefährdeten, aber noch nicht einmal tuberkuloseinfizierten Kind. Hier kann es sich nur um eine dispositionsprophylaktische oder sanierende Maßnahme handeln und das Kind ist der Erholungsfürsorge oder direkt einem Erholungsheim zu überweisen, jedenfalls aber nicht einer Heilstätte oder einem Lungensanatorium.

Das lediglich tuberkuloseinfizierte Kind ohne die geringsten nachweisbaren klinischen Erscheinungen oder mit röntgenologischen Kalkherden kann aus dispositionsprophylaktischen Gründen ebenfalls der Erholungsfürsorge, Erholungsheimen, Ferienkolonien, Freiluft- und Waldschulen überwiesen werden.

Tuberkulosekranke Kinder, d. h. solche mit einer aktiven Tuberkulose, gehören in die Heilstätte oder das Krankenhaus. In das letztere vorwiegend die schweren Prozesse, die sofort unterzubringende offene Tuberkulose, eventuell mit nachfolgender Übersiedlung in eine Heilstätte, sowie Fälle, die nur relativ kurz zur diagnostischen Klärung einer Anstalt überwiesen werden müssen. Außerdem chirurgisch oder röntgentherapeutisch zu behandelnde Fälle, die aus besonderen Gründen einer Heilstätte nicht übersandt werden können, aber doch einer Anstaltsbehandlung bedürfen.

In die Heilstätten gehören alle afebrilen infiltrierenden Lungenprozesse, offenen Tuberkulosen, soweit sie nicht in schwerem oder hochfieberhaftem Zustand sind, der eine Krankenhausaufnahme erforderlich macht, alle Formen der Bronchialdrüsentuberkulose, Knochen- und Gelenktuberkulose, Drüsentuberkulose, Haut- und Bauchfelltuberkulose.

Wohin sollen die Kinder geschickt werden? In ein Solbad, an die See oder ins Gebirge? Klimabehandlung.

Diese Frage ist von *Moll* auf Grund einer 7jährigen Erfahrung in der Erholungsfürsorge, gestützt durch Nachuntersuchungen, besonders durch Feststellung der versäumten Schultage vor und nach der Entsendung, in anschaulicher Weise behandelt worden.

Neben dem klimatischen Reiz, dessen Bedeutung aus den Ausführungen *Molls* klar hervorgeht, spielt der Milieuwechsel auch hier eine große Rolle. Die erforderlichen Klima- und Höhendifferenzen sind innerhalb der Grenzen Deutschlands durchaus gegeben, so daß hier alle therapeutischen Möglichkeiten erschöpft werden können. Die Erfolge der heute in vielen Krankenhäusern und in Großstädten eingerichteten Freiluftstationen, die Freiluftschulen und Sonnengärten beweisen, daß selbst das Tiefland bei der heute üblichen Allgemeinbehandlung weitgehende Möglichkeiten besitzt.

Die Indikation für die Solbäder ist heute ziemlich eingeschränkt. Solbäder. Anerkannt ist ihre Wirkung für die Skrofulose. Sie sind außerdem für abgelaufene und in Ausheilung befindliche Bronchialdrüsen- und Mesenterialdrüsentuberkulose günstig. Die besonders aus früheren Zeiten überkommene wahllose Indikationsstellung für Solbadkuren ist aber nicht mehr angebracht, da wir, wenn überhaupt eine Versendung in Frage kommt, über wirksamere und sicherere klimatische Reizfaktoren verfügen. Liegt das Solbad günstig, dann können allerdings, was weniger bekannt ist, dort auch die üblichen Freiluft- und Bestrahlungskuren ohne die manchmal sehr eingreifende Solebehandlung verordnet werden. In der Regel verbilligt sich dadurch auch der Aufenthalt, und das Kind genießt trotzdem den Vorzug systematischer physikalischer Therapie, für die solche Bäder heute meist auch eingerichtet sind.

See. Für die See kommen alle nicht fiebernden Formen der Knochen- und Gelenktuberkulose, sowie die Bronchialdrüsentuberkulose in Frage, dagegen eignen sich die Bauchfelltuberkulosen, die Pleuritiden, alle infiltrativen Lungentuberkulosen und die offene Lungentuberkulose nicht dafür. Gegenindiziert ist die See außerdem, wenn es sich um Kinder handelt, die gleichzeitig eine Otitis media haben, zu rezidivierenden Darmkatarrhen neigen, oder bei adipösen Kindern. Dagegen pflegen Erscheinungen der sogenannten lymphatisch-exsudativen Diathese und Folgezustände nach interkurrenten Infektionskrankheiten an der See besonders günstig beeinflußt zu werden.

Gebirge. Aus dem eben Erörterten ergeben sich umgekehrt die Indikationsstellungen für den Aufenthalt im Gebirge: in erster Linie alle Lungenprozesse leichter und schwerer Art, die Pleuritiden, die Bauchfelltuberkulose, die labileren Stadien der Bronchialdrüsentuberkulose, die Knochen-, Gelenk- und Drüsentuberkulose, wenn die See aus den obengenannten oder äußeren Gründen nicht in Frage kommt.

Die einfache und kürzeste Kurdauer ist in der Regel auf 3 Monate festgesetzt. Damit ist aber keineswegs die Behandlung als abgeschlossen zu betrachten. Die Erziehung und Disziplinierung der Heilstätte muß möglichst ausgenutzt werden. Häufig genug handelt es sich auch nur um eine Anbehandlung, die zu Haus unter Leitung des praktischen Arztes noch längere Zeit fortgesetzt werden muß, und zwar nach den Behandlungsprinzipien, die wir hier erörtert haben. Das Hauptgewicht liegt dabei immer auf einer systematischen und konsequent durchgeführten Allgemeintherapie. Dem praktischen Arzt, der das Kind, die Familie und die häuslichen Verhältnisse kennt und auf alles seinen Einfluß hat, muß immer vor Augen stehen, daß die beste Behandlung der Tuberkulose die Verhütung oder wenigstens ein Hinausschieben der Infektion ist. Läßt sich dies nicht ermöglichen, dann hat eine frühzeitige Diagnosestellung für die Vermeidung jeglicher Verzögerung oder Vorenthaltung der mit den entsprechenden therapeutischen Hilfsmitteln ausgestatteten Kinderheilstätte zu sorgen. Die Meldung an die Fürsorge zur Einleitung der Umgebungsuntersuchung, Sanierung, Kostenregelung, Anstaltsvermittlung und Nachuntersuchung ist heute eine Pflichtsache des behandelnden Arztes, dem trotzdem noch genügend zu leisten übrigbleibt, nachdem sich die Fürsorge selbst jeder aktiven therapeutischen Maßnahme enthält.

Literatur.

Brauer, Schröder und *Blumenfeld,* Handbuch der Tuberkulose Leipzig 1924. — *Calmette,* L'infection bazillaire et la tuberculose. Masson et Cie., Paris 1928. — *Engel* und *Pirquet,* Handbuch der Kindertuberkulose Bd. 1. Georg Thieme, Leipzig 1930. — *Hamburger,* Handbuch der Kinderheilkunde Bd. 2, 3. Aufl. 1923. — *Hübschmann,* Pathologische Anatonmie der Tuberkulose, Springer, Berlin 1928. — *Kleinschmidt,* Tuberkulose der Kinder. 2. Aufl. Leipzig 1927. — *Pagel,* Die allgemeinen pathomorphologischen Grundlagen der Tuberkulose. Berlin 1927. — *Péhu* und *Dufourt,* Die medizinische Tuberkulose im Kindesalter. Übersetzt von Fischl. Leipzig 1928. — *Simon-Redeker,* Praktisches Lehrbuch der Kinderheilkunde. 2. Aufl. Leipzig, Kabitzsch 1930. —

Tuberkulosefürsorge. *Blümel*, Handbuch der Tuberkulosefürsorge. München. — *Gottstein, Schloßmann* und *Teleky*, Handbuch der sozialen Hygiene und Gesundheitsfürsorge. — *Martineck* und *Wankelmut*, Schriftenreihe zum Reichsarbeitsblatt „Arbeit und Gesundheit", Heft 11: Richtlinien über Gesundheitsfürsorge in der versicherten Bevölkerung vom 27. II. 1929. Tuberkulosefürsorgeblatt, herausgegeben im Auftrage des deutschen Zentralkomitees zur Bekämpfung der Tuberkulose von *Helm*.

Bezüglich der übrigen sehr umfangreichen Literatur muß neben den angeführten Handbüchern auf das Zentralblatt für die ges. Tuberkuloseforschung, das Zentralblatt für die Kinderheilkunde, sowie auf das Zentralblatt für die gesamte Hygiene verwiesen werden.

Kurze Darstellung der wichtigsten tropischen Erkrankungen im Kindesalter.

Von

CHRISTINA VAN WIJCKERHELD BISDOM in Bandoeng (Java).

Übersetzt von Dr. *O. Eltzbacher* in Leiden.

Inhaltsübersicht.

Die Dysenterie[1][2].

Krankheitsbegriff.

Unter Dysenterie versteht man ein Krankheitsbild, dessen Hauptsymptom Diarrhöe mit Blut und Schleim ist.

Man unterscheidet: I. die Protozoen Dysenterie,
II. die bazilläre Dysenterie und
III. die Helminthen-Dysenterie.

I. Die Protozoen-Dysenterie.

Protozoen Dysenterie. Entamoeba tetragena. Entamoeba coli.

Ätiologie. Hier sind hauptsächlich die Entamoeba tetragena und die Entamoeba coli zu nennen. *Schaudinn* (1913) war der erste, der einen deutlichen Unterschied zwischen beiden Amöbenarten fand und zeigte daß die Amoeba tetragena (so genannt wegen ihrer vierkernigen Zyste) pathogen, dagegen die Amoeba coli nicht pathogen seien. Noch viele andere Untersucher (u. a. *Hartmann, Viereck,*

[1]) Lat.: Dysenteria. Franz.: La dysentérie. Engl.: dysentery. Ital.: Disenteria. Span.: Disenteria.

[2]) Siehe auch hierzu den Aufsatz über Dysenterie von *Bauer*.

Whitemore, Wenyon, Koidruma, Elmassiann) waren der Ansicht, noch andere Amöben entdeckt zu haben, es ergab sich aber, daß es stets dieselben waren. Hauptsächlich *Kuenen* und *Swellengrebel* (*Medan, Sumatra* 1913) haben in diese Verwirrung Ordnung gebracht. Die Amoeba tetragena hat ein vegetatives Stadium (nämlich eine Histolytika- und eine Minutaform) und ein Zystenstadium. In dem Histolytikastadium lebt die Amöbe wie ein echter Gewebsparasit in den Ulzera der Darmwand und im blutigen Schleim. Die Form zeigt während des Lebens Schwankungen durch die Pseudopodien, die durch Ausstülpung des Ektoplasmas gebildet werden. Sie ist 20—40 μ groß und enthält meistens viele Erythrozyten, der Kern enthält Chromatinteilchen und Vakuolen. Die Minuta- oder kleine vegetative Form entsteht aus der großen, lebt saprozoisch, ist 10—20 μ groß, hat auch deutliche Pseudopodien-Bewegungen, enthält aber keine Erythrozyten und ist als Übergang zum Zystenstadium zu betrachten. Verschiedene Stadien!

Die Zysten sind klein (10—15 μ) und rund mit einer stark lichtbrechenden Wand und haben 1—4 Kerne, manchmal bis 8 Kerne. Sie sind wenig resistent gegen

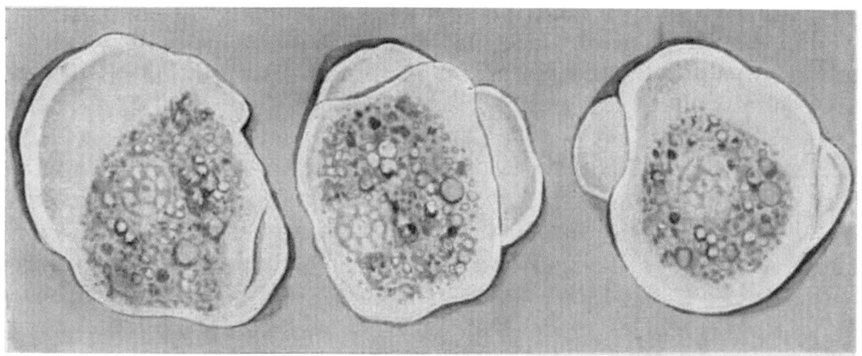

Fig. 310.
Entamoeba histolytica, lebend. Die gleiche Amöbe in drei Bewegungsstadien. Vergr. etwa 1300 mal.
(Nach *Hartmann*.)

Trockenheit, sterben dann schnell ab. In Wasser können sie dagegen 2—4 Wochen am Leben bleiben (*Penfold, Woodcock* und *Drew, Kuenen* und *Schwellengrebel*). Die Entamoeba coli ist 15—30 μ groß, träge in ihren Bewegugen, meist rund, enthält Stärkemehlteilchen und Bakterien, niemals Erythrozyten. Die Kolizyste ist 15—22 μ groß und enthält 8 Kerne. Außer diesen zwei Amöbenarten kennt man noch die sogenannte Endolimax *Nana* und die Endolimax *Williamsi*, die aber nicht pathogen sind.

Epidemiologie. Dysenterie kommt endemisch und ziemlich selten epidemisch in tropischen und subtropischen Gebieten vor. In Europa kommen aber auch autochthone Fälle vor, so z. B. während des Krieges im Heer. Die Verbreitung findet durch infiziertes Wasser und durch Infektion der Nahrungsmittel, in den meisten Fällen durch Fliegen statt. Es hat sich herausgestellt, daß es in Europa zahlreiche sogenannte Amöbenträger gibt, die von der Krankheit selbst verschont bleiben. Wohl spielen andere Faktoren, wie Widerstandsvermögen, Klima usw. eine Rolle. Auch ist die Pathogenität der in Europa gefundenen Amöbe und der in den Tropen vorkommenden eine andere. Endemische und epidemische Dysenterie.

Pathologische Anatomie. Die Amöben dringen in die Krypten (*Lieberkühn*sche Drüsen) ein, verursachen dort eine Entzündung, bzw. Nekrosen, dringen noch tiefer durch bis auf die Mukosa und Submukosa. So entsteht schließlich das sogenannte dysenterische Ulkus, das durch erhöhte und untergrabene Ränder gekennzeichnet Pathologische Anatomie.

Besondere Form der Geschwüre.

ist. Die Geschwüre breiten sich querstehend auf der Längsrichtung des Darmes aus, bei der Genesung kann die Retraktion der Narbe eine Stenose verursachen. Diese kann auch durch Schrumpfung und Schwellung der Submukosa entstehen. In malignen Fällen können die Ulzera gangränös werden und eine Perforationsperitonitis und Darmblutungen verursachen. Meistens beschränkt sich die Krankheit auf das Kolon. Am häufigsten ist das Zökum und Colon ascendens befallen (*de Lange* und *Lichtenstein*).

Symptome: Akute, chronische und latente Form. Fieber. Abdominelle Erscheinungen

Symptome. Man kann bei der Dysenterie unterscheiden: eine akute, eine chronische und eine latente Form. Bei der ersten werden die Kinder akut krank mit ziemlich hohem Fieber, Bauchschmerzen, meist um den Nabel oder im Epigastrium lokalisiert. Häufig besteht Anorexie, manchmal Erbrechen, Diarrhöe mit Blut und Schleim und Tenesmen. Prolapsus ani ist dabei keine Seltenheit. Die Fäzes sind dunkel, oft grün gefärbt und mit Blut und Schleim vermengt. Sie riechen nicht fäkal. Auch treten oft nur Schleimflocken mit dunkelgefärbtem Blut ohne fäkale Materie zutage.

Fäzes dunkel, Schleim, Blut.

Meteorismus.

Der Bauch ist geschwollen, es besteht Meteorismus und meistens ist das Kolon palpabel und schmerzhaft bei Druck. Das Blutbild zeigt Leukozytose und oftmals eine geringe Eosinophilie (*Billet*). Bei leichten Fällen fehlt das Fieber, die Defäkation ist nicht so frequent, z. B. 4—5 mal täglich. Im allgemeinen tritt bei den akuten Fällen nach 2—5 Tagen Temperaturabfall ein, die Defäkation wird weniger häufig und ebenso die Ausscheidung von Blut und Schleim. Die chronische Form kann sich aus einem solchen akuten Anfall entwickeln, aber sie kann auch vorkommen, ohne daß ein deutliches akutes Stadium vorangegangen ist. Bei dieser Form haben die Kinder abwechselnd Perioden von Diarrhöe und von Obstipation oder sie haben nur einige Male täglich Defäkation, ziemlich gebunden, meist einige Male hintereinander am frühen Morgen und dann während des weiteren Tages nicht mehr.

Leukozytose. Eosinophilie.

Chronische Form.

Perioden von Obstipation und Diarrhöe.

Dabei findet man wenig Blut oder Schleim, wohl aber haben die Fäzes makroskopisch ein glänzendes Aussehen. Über Bauchschmerzen wird hierbei nur sporadisch geklagt. Bei der latenten Form fehlen Symptome von seiten des Darmkanals, aber die Kinder sehen schlecht aus, haben keinen Appetit und werden mager, sind unruhig, launenhaft, der Harn enthält Urobilin, gelegentlich bestehen subfebrile Temperaturen. In den Fäzes findet man keine Amöben, wohl aber Zysten, obgleich in der Anamnese von einer Dysenterieinfektion häufig nichts bekannt ist Bei derartigen Patienten ist der Leberrand etwas stumpf und geschwollen, so daß die Möglichkeit einer leichten Hepatitis besteht. Im allgemeinen reagieren sie auch prompt auf die Dysenterietherapie.

In den Fäzes Zysten.

Leberschwellung.

Diagnose: Klinisches Bild, Fäzes.

Die **Diagnose** stützt sich auf das klinische Krankheitsbild und auf die mikroskopische Untersuchung der Fäzes. Differentialdiagnostisch hat man in akuten Fällen mit der bazillären Dysenterie und auch oftmals mit einer Influenza und Enteritis zu rechnen, welche klinisch ungefähr die gleichen Symptome zeigen können. Nur die mikroskopische Untersuchung der Fäzes ist hier maßgebend.

Untersuchung der Fäzes. Amöben!

Fäzesuntersuchung: Unmittelbar nach der Defäkation sind mit einiger Übung die Amöben leicht zu finden. Mit einer 2%igen wässerigen Eosinlösung sind die lebenden Protozoën nicht zu färben und fallen somit ins Auge. Sobald sie absterben, nehmen sie dagegen die Eosinfärbung an. Für die Färbung der Kerne und für die nähere Differenzierung der Kerne färbt man am besten mit einer Jodjodkaliumlösung. In chronischen Fällen ist man verpflichtet, wiederholt zu untersuchen.

Man findet die Amöben oder die Zysten nur in den dünnen diarrhöischen Fäzes, nachdem man den Patienten abgeführt hat. Zysten.

Die Prognose ist im allgemeinen günstig. Es gibt nur wenige Komplikationen. Den Leberabszeß sieht man bei Kindern sehr selten. Häufiger kommt die obenbeschriebene leichte Hepatitis vor. Akute Dysenterien mit viel Histolytica-Amöben genesen meistens ohne weiteres. Wenn man aber viel Minutaformen findet, dann ist gewöhnlich auch ein Kolitis, welche sehr hartnäckig sein kann, vorhanden. Auch die sogenannten Zystenträger können in bezug auf die Behandlung sehr resistent sein. Prognose im allgemeinen günstig. Leberabszesse.

Therapie. In den akuten Fällen gibt man Emetin-Injektionen (Hydrochlorasemetin), ungefähr 5 mg für je zwei Jahr des kindlichen Alters. Meistens genügen etwa 5 Injektionen mit je einem Tag Intervall. Eventuell gibt man noch Adstringentia oder Bismutpräparate. Es ist wünschenswert, im Anschluß an die Emetinkur eine Nachkur mit „Yatren 105" vorzunehmen, z. B. für ein Kind von 6 Jahren 2—3mal täglich 200 mg. Wird „Yatren 105" schlecht vertragen, d. h. reagiert das Kind hierauf mit Durchfällen (10mal täglich oder noch häufiger), dann muß man die Dosis verkleinern oder nur eine Woche lang jeden 2. Tag geben. Es bestehen große individuelle Unterschiede im Hinblick auf die Empfindlichkeit für „Yatren 105". So kommt es vor, daß dieses Mittel bei manchen Patienten Obstipation anstatt Diarrhöe verursacht. In den Fällen, wo Emetin und „Yatren 105" schlecht vertragen werden oder kontraindiziert sind, kann man mit gutem Erfolg Stovarsol benutzen. Hiervon ist die Dosierung für Säuglinge 2—3mal täglich 25 mg, für Kinder von 1—2 Jahren 2—3mal täglich 30 mg und für jedes weitere Lebensjahr 20—25 mg pro dosi mehr. Stovarsol hat außerdem noch den Vorteil, daß es von jüngeren Kindern sowohl in Pulverform wie in Emulsionen viel leichter eingenommen wird als „Yatren 105". Die Fäzes müssen natürlich längere Zeit regelmäßig kontrolliert werden und wenn nötig, muß man die Kur wiederholen. Therapie: Emetin, Bismut, Yatren 105. Stovarsol.

In chronischen Fällen, die mit einer Kolitis kompliziert sind, gibt man Einläufe von einer $\frac{1}{4}$%igen Tanninlösung oder einer 5%igen Glykoselösung oder einer 3%igen gummösen Dermatollösung. Gute Resultate sieht man auch nach Rivanoleinläufen (einer Lösung 1:2000). Einläufe.

Bei der Diät ist reichliche Zufuhr von Flüssigkeit sehr wichtig. Man vermeide Milchkost. Am besten bewährt sich eine Diät, wie man sie bei einem Fäulnis-Darmkatarrh geben würde: Mineralwasser, dünner Tee, Eichelkakao mit Wasser, Bouillon, Reisbrei, geröstetes Brot, Zwieback und etwas Fruchtsaft. Hauptsächlich achte man darauf, daß man die Diät nicht zu lange einseitig hält, man erreicht die besten Resultate mit einer verschiedenartigen und sorgsam gewählten Diät. Diät.

II. Bazilläre Dysenterie.

Bazilläre Dysenterie.

Epidemiologie. In den Tropen kommt die bazilläre Dysenterie endemisch vor, doch sind auch Epidemien nicht selten. In Europa dagegen tritt sie meist epidemisch auf. Die Infektion findet durch direkten Kontakt statt und zwar durch infiziertes Trinkwasser sowie durch Fliegen. Die Dysenteriebazillen sterben schnell ab, wenn sie direktem Sonnenlicht ausgesetzt werden. Patienten im Stadium der chronischen Kolitis sind oftmals Bazillenträger. Epidemien, Endemien.

Ätiologie. Der Dysenteriebazillus wurde im Jahre 1898 durch *Shiga* und zwei Jahre später durch *Kruse* entdeckt. In den folgenden Jahren fanden noch andere Untersucher (*Flexner, Sprong, Drigalsky, Schmiedecke, Müller* u. a.) analoge Bazillen. Man unterscheidet heute vier Typen von Dysenteriebazillen: Ätiologie: Flexner, Shiga, Kruse, Flexner, Sprong, Drigalsky.

4 Typen von Bazillen.

I. Der Bazillus von *Shiga-Kruse.*
II. Der Bazillus von *Flexner-Strong.*
III. Der Bazillus von *Hiss-Russel,* der sog. Type Y.
IV. Der Bazillus von *van den Bosch,* der sog. Type X.

Bakteriologische Untersuchung.

Bakteriologisch unterscheidet man diese vier Formen dadurch, daß sie außer Dextrose auch andere Zucker, wie Mannit, Sacharose und Maltose umsetzen können. Mikroskopisch ist der Dysenteriebazillus ein Gram-negatives, kurzes, unbewegliches Stäbchen. Im Tierversuche unterscheidet sich der Bazillus von *Shiga-Kruse* durch eine größere Toxizität von den anderen drei Typen, die viel weniger giftig sind und deshalb auch wohl atoxisch genannt werden; man spricht daher in der Klinik von sogenannten Pseudodysenterien. Zur Untersuchung benötigt man die Fäzes unmittelbar nach der Defäkation, bei längerem Stehen wird die Kultur durch das Entstehen von Säuren behindert. Im Anfang der Krankheit hat man die beste Aussicht den Erreger zu finden, nach einigen Tagen ist die Aussicht viel geringer.

Pathologische Anatomie.

Pathologische Anatomie. Der Ausgangspunkt des Entzündungsprozesses bei der bazillären Dysenterie ist die Mukosa. Es entstehen schon sehr früh Ulzera, die ziemlich flach sind und keine erhöhten Ränder haben. Ist die Entzündung heftiger, dann entsteht eine fibrinöse diphtherische Entzündung beinahe der ganzen Darmmukosa. Die konfluierenden Ulzera sind mit schmutzig gelbgrünen Beschlägen bedeckt, die darunterliegende Muskularis kontrahiert sich und dadurch wird die Darmwand dicker; in manchen Fällen ist das kontrahierte Kolon wie ein steifes Band durch die Bauchwand zu fühlen. Auch kann die Entzündung auf das Peritoneum und den follikulären Apparat übergreifen. Es ist klar, daß in derartigen Fällen bei der Genesung Stenosen und Verwachsungen mit benachbarten Organen entstehen können. Meistens ist der ganze Dickdarm krank, aber gerade bei Kindern kommt es manchmal vor, daß sich der Prozeß auch in den Dünndarm fortsetzt (*de Langen* und *Lichtenstein,* Tropische Geneeskunde). Die Prognose ist in derartigen Fällen ernst.

Erkrankung des Dickdarmes.

Bei der chronischen bazillären Dysenterie findet man die Erkrankung im untersten Teile des Kolons, im Sigmoid und im Rektum; hier ist vorzugsweise der Ort für die Entwicklung von Stenosen. Ausnahmsweise werden Dysenteriebazillen außer im Darm auch in anderen Organen gefunden.

Symptome: Akuter, fieberhafter Beginn.

Symptome. Die bazilläre Dysenterie bei Kindern fängt akut an mit hohem Fieber, manchmal mit einem Schüttelfrost oder mit Konvulsionen. Daneben beherrschen Symptome des Magens und des Darmes das Krank-

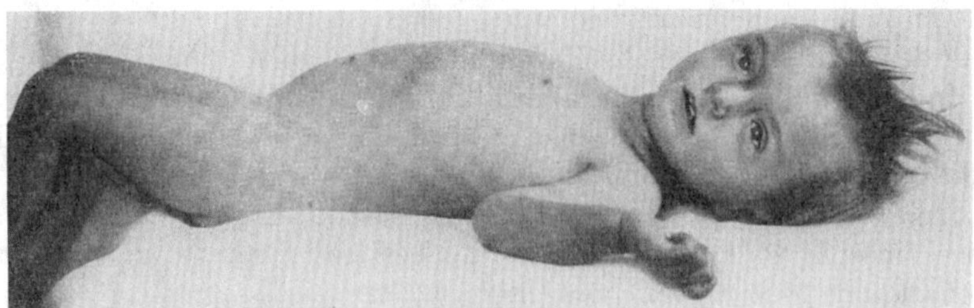

Fig. 311.
Toxische Ruhr, leichte Benommenheit, typischer toxischer Gesichtsausdruck, guter Ernährungszustand eines frisch erkrankten, schwer toxischen Mädchens.
(Düsseldorfer Infektionsklinik.)

Gehäufte Stühle. Tenesmen. Typischer Kot.

heitsbild. Die Defäkationen werden immer häufiger und in ernsten Fällen kommt jede 5—10 Minuten eine Defäkation mit vielen Tenesmen, etwas Schleim und Blut ohne fäkalen Stoff vor. Dabei entsteht ein Mastdarmprolaps. Bei Säuglingen sieht man häufig als typisches Symptom, daß der Anus geöffnet bleibt. Die kleinen Patienten machen einen sehr

Wijckerheld, Dysenterie.

(Siehe auch *Vogt, Dysenterie [Ruhr]* Seite 361.)

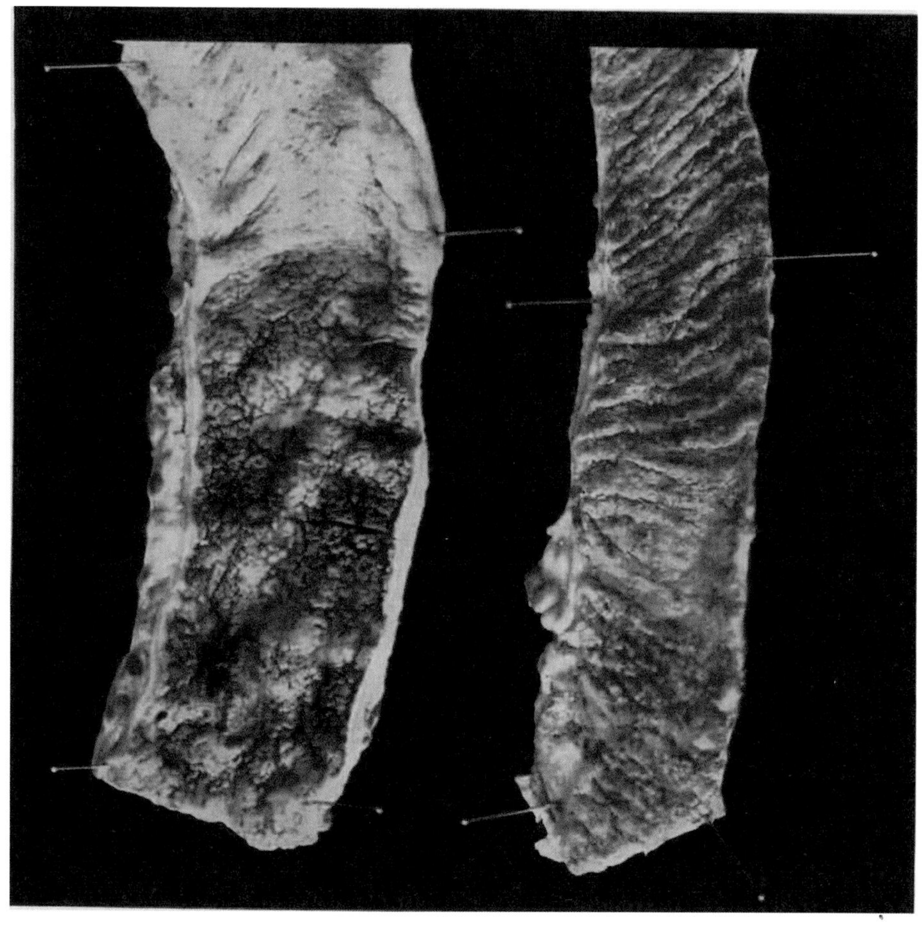

a *b*

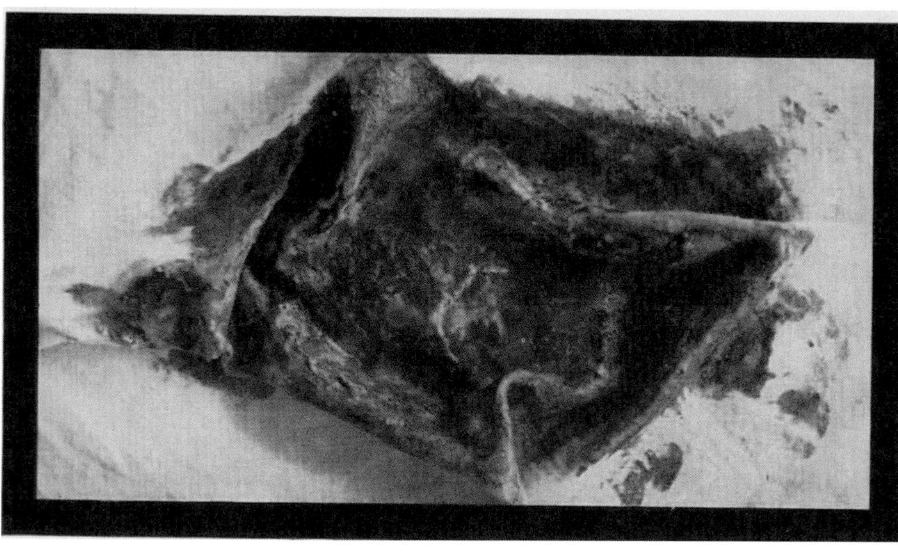

c

a S romanum bei Dysenterie ($1^1/_2$ jähriges Kind).
b Colon ascendens bei Dysenterie (dasselbe Kind).
c Blutig-eitrig-schleimiger Stuhl bei Dysenterie.

a und b nach Kaiserling-Präparaten der Grazer Kinderklinik — Prof. Pfaundler; c nach einer Moulage des Dresdner Säuglingsheimes — Prof. Schlossmann.

kranken und toxischen Eindruck, sind dösig oder außerordentlich unruhig und delirieren; der Puls ist frequent und weich, die Zunge trocken und belegt. Bei diesen schwer intoxizierten Fällen kommt meist auch hartnäckiges Erbrechen hinzu. Bei Untersuchung am Krankenbett findet man häufig einen eingefallenen Bauch und einen palpablen, schmerzhaft kontrahierten Dickdarm. Die Fäzes, anfangs noch fäkal, bestehen schon bald nur noch aus Schleim und Blut und zeigen einen typischen Geruch. Schließlich erhält man die für Dysenterie typisch genannten ,,Mosaikfäzes" (grüne und grauweiße Schleimflocken mit Blutspritzer vermischt). Werden die Fäzes schwarzbraun, übelriechend und purulent, so muß man dies als schlechtes prognostisches Symptom betrachten.

Intoxikationserscheinungen.

Mosaikfäzes.

In den leichteren Fällen sieht man manchmal den Patienten schon nach 2 Tagen fieberfrei werden und das Kind ist schon wieder ganz hergestellt, wenn man das Resultat der bakteriologischen Fäzesuntersuchung erfährt. Aus dem klinischen Bild allein kann man nicht auf den Typus der Bazillen schließen, die das Krankheitsbild verursachen. Man sieht sogenannte Pseudo-Dysenterien gleich heftig verlaufen wie Infektionen mit dem *Shiga-Kruse*-Bazillus. Aus dem akuten Stadium kann die Dysenterie in ein chronisches Stadium übergehen. Dabei stehen die Symptome der Kolitis im Vordergrund. Dies sind die Fälle, bei denen die Temperatur nicht absinkt, sondern ungefähr 38° beträgt und die Fäzes wochenlang schleimig und mehr oder weniger diarrhöisch bleiben.

Leichtere Fälle.

Pseudodysenterien.

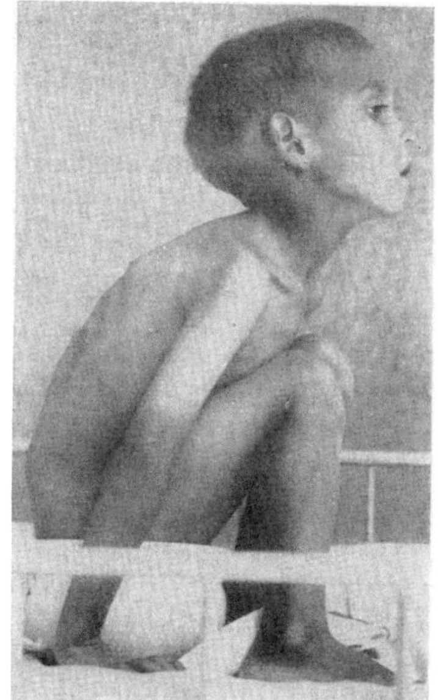

Fig. 312.

Ruhr. Beachte das schmerzverzogene Gesicht bei dem seit Tagen erkrankten, abgemagerten, ausgetrockneten Jungen, der bei der Defaekation heftige Koliken verspürt.

(Düsseldorfer Infektionsklinik.)

Diagnose. In den akuten Fällen ist das klinische Bild so typisch, daß es keinen Zweifel gibt. Man wartet daher mit der Therapie nicht auf die bakteriologische Fäzesuntersuchung, die im allgemeinen 2—3 mal 24 Stuuden dauert. Differentialdiagnostisch ist in Erwägung zu ziehen die Malaria, welche mit Symptomen des Bauches verbunden sein kann, die Influenza-Enteritis und der Paratyphus B. In subakuten und chronischen Fällen wird man die Amöbendysenterie ausschließen müssen.

Diagnose.

Differentialdiagnose: Malaria, Influenzaenteritis. Paratyphus B.

Prognose. Im allgemeinen ist die bazilläre Dysenterie bei Kindern eine ernste Krankheit. Die Prognose ist hauptsächlich bei Säuglingen oftmals infaust. Die Fälle, bei denen zerebrale Symptome auftreten, sind im allgemeinen infaust, ebenso die Fälle, bei denen das Erbrechen sehr hartnäckig ist und die Fäzes schwarzbraun werden. Neben der chronischen Kolitis, die sehr hartnäckig sein kann, sind als weitere Komplikationen zu nennen: die Darmgeschwüre und die Perforationsperitonitis, die Pyelitis, die Anämie und Gelenkkrankheiten. Diese letzte Komplikation sieht man

Prognose stets ernst!

Komplikationen.

bei Erwachsenen häufiger als bei Kindern. Eine Ausnahme ist die Vereiterung der Parotis, die schon durch *Shiga* beschrieben wurde und auch von mir selbst bei einem kleinen Patienten von 1½ Jahren beobachtet wurde. Die *Shiga-Kruse*-Dysenterie soll im Vergleich zu den Pseudodysenterien keinen Unterschied in bezug auf die Prognose zeigen. Spontane Genesung kommt ziemlich häufig vor.

Therapie: Polyvalentes Dysenterieserum.

Therapie. Man warte die bakteriologische Untersuchung im allgemeinen nicht ab und spritze bei verdächtigen Symptomen sofort polyvalentes Dysenterieserum (10—40 ccm) mehrere Male. Das Resultat der Seruminjektionen ist häufig nicht überzeugend. Große Dosen und frühe Einspritzung sollen noch am wirksamsten sein. Des weiteren ist die Zufuhr von Flüssigkeit von großer Bedeutung. Wenn das Kind nicht dekomponiert ist oder hartnäckiges Erbrechen besteht, dann gibt man Hypodermoklysen von Salzlösungen und obendrein subkutan oder intravenös isotonische Glukoselösung. Auch Cardiatonica und Excitantia sind erwünscht. Manche ziehen es vor, im Anfang der Krankheit ein Laxans (z. B. Ol. ricini 2—3 Teelöffel, Sulf. Natric. oder Magnes. sulf. ½—4 g) zu geben, um den Darm noch soviel wie möglich zu reinigen, ebenso Einläufe von Rivanol in einer Lösung von $^1/_{3000}$—$^1/_{5000}$ g.

Die Diät ist dieselbe wie bei jedem akuten Darmkatarrh. Die Therapie der chronischen Kolitis ist die gleiche, die bei der Amöbendysenterie beschrieben wurde.

Prophylaxe mit Vakzination.

Prophylaxe. Allgemeine hygienische Maßregeln und prophylaktische Vakzineinjektionen, am besten 3 Injektionen. Die zweite Dosis ist zweimal, die dritte Dosis dreimal so stark, als die erste Dosis, mit Zwischenpausen von einer Woche bis zehn Tagen zu geben. Eventuelle Zeichen von Reaktion, wie Fieber und sonstige Allgemeinbeschwerden, die im allgemeinen nicht länger als 24 Stunden andauern, kann man mit Aspirin behandeln. Es ist anzuraten alljährlich mit der zweiten Dosis zu revakzinieren.

III. Die Helminthen-Dysenterie.

Sie verläuft unter den klinischen Erscheinungen einer Dysenterie und wird durch einen chronischen Reiz von Helminthen auf die Darmwand bedingt. Sie gehört also zu dem sog. Pseudodysenterien. Ihre Behandlung erweitert sich auf die Bekämpfung der Helminthen.

Leishmaniosen[1]).

Kala-Azar. Leishmania Donovani.

Kala-Azar oder Tropische Splenomegalie wird durch einen Parasit, die Leishmania Donovani verursacht (*Leishman* 1900 und *Donovan* 1903). Die Leishmania Infantum, der Erzeuger der Kinder-Kala-Azar (*Nicolle*), ist wahrscheinlich derselbe Parasite wie derjenige der Donovani. Auf welche Weise die Infektion stattfindet, ist bisher noch unbekannt. Aller Wahrscheinlichkeit nach treten hierbei irgendwelche Insekten als Zwischenwirte auf.

Infektionsweg.

Durch *Nicolle* und andere wurde festgestellt, daß in den Ländern um das Mittelländische Meer herum, wo die Kinder-Kala-Azar häufig (26% vor dem zehnten Lebensjahr infiziert!) vorkommt, besteht diese Krankheit auch bei Hunden; der Parasit dieser Hunde-Kala-Azar ist nämlich identisch mit der Leishmania-Donovani. Der Parasit kommt in der Milz, in der Leber, in den Endothelzellen, den Blutgefäßen, im Knochenmark, den Lympfwegen der Darmwand usw. vor. Im peripheren Blut ist er schwierig zu finden. Der Parasit ist oval oder ziemlich rund von Form und

[1]) Lat.: Kala Azar. Franz.: Kala Azar. Engl.: Kala Azar. Ital.: Kala Azar. Span.: Kala Azar.

2—4 μ groß; enthält zwei Kerne, einen Hauptkern und einen kleineren Nebenkern und läßt sich nach *Romanowsky* färben. In der Kultur wächst der Parasit schnell aus und erhält obendrein einen Geißelfaden; er kann 12—20 μ lang werden.

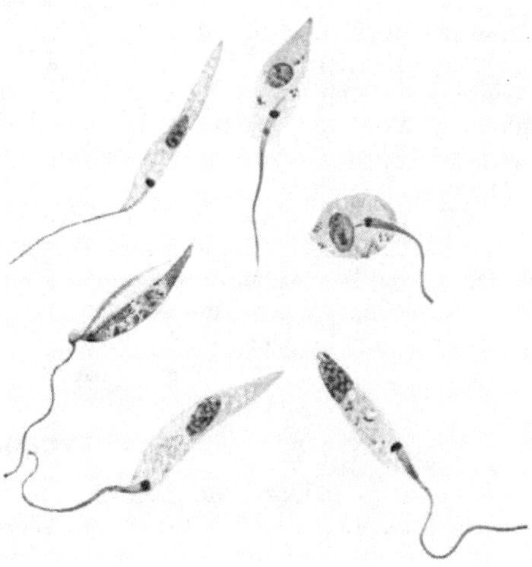

Epidemiologie.

Epidemiologie. Die Kala-Azar kommt vor in: Britisch-Indien, China, Zentral- und Süd-Afrika, Arabien, Tunis, Sudan, Sizilien, Griechenland, Spanien und Portugal. In Niederländisch-Indien ist sie nicht bekannt.

Fig. 313.
Leishmania donovani. Kulturformen. Vergr. etwa 1300 mal.
(Nach *Hartmann-Schilling:* Pathog. Protozoen.)

Symptome: Uncharakteristischer Beginn. Remittierendes Fieber. Wechselnde Milz- und Leberschwellung. Kachexie. Diarrhöen. Ödeme. Leukopenie.

Symptome. Die Dauer des Inkubationsstadiums ist unbekannt. Bei Kindern fängt die Krankheit meist mit Schüttelfrost, Erbrechen und hohem Fieber an. Die Temperatur zeigt täglich zwei remittierende Spitzen. Dieser erste Fieberanfall dauert 4—6 Wochen, danach folgt eine Periode von Apyrexie, in der die Leber, die ebenso wie die Milz während der Fieberperiode stark angeschwollen ist, wieder abschwillt, um bei der folgenden Fieberperiode wieder anzuschwellen. Es entsteht eine heftige Anämie und Abmagerung, die schließlich zu einem kachektischen Zustande führt, wobei der geschwollene Bauch und die eigenartig gelbbleiche Hautfarbe auffallen. Des weiteren kommen Diarrhöen, Ödeme und eine Neigung zu Blutungen (Epistaxis und Purpura) vor. Alle Lymphdrüsen sind etwas geschwollen. Im Blutbild findet man eine ausgesprochene Leukopenie mit relativer Lymphozytose und Monozytose.

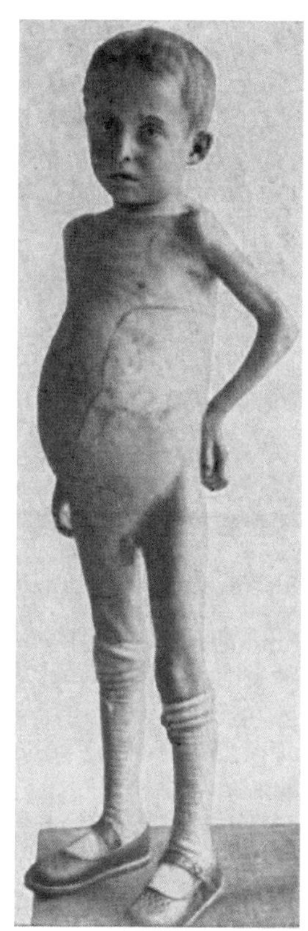

Fig. 314.
Kala-Azar. Orig.
(Dr. *Kandelaki*, Tiflis, phot.)

Diagnose.

Die **Diagnose** wird mit dem Nachweis des Parasiten gestellt. Im peripheren Blut ist dies nicht leicht, man hat mehr Aussicht ihn bei einer Milz- oder Leberpunktion zu finden. Gelegentlich ergibt auch die Punktion des Knochenmarks vom Sternum oder der Tibia aus ein positives Resultat.

Prognose.

Die **Prognose** war früher absolut infaust, ist aber seit der Entdeckung der spezifischen Wirkung des Tartar. Emetic. etwas günstiger geworden.

Therapie. Tatar. emet.

Therapie. Das Tartar. emetic. wurde zuerst von *Vianna* und *Machado* propagiert und von *Rogers* häufig benutzt, ebenso von *di Christina* und *Caronia* u. a. Man gibt intravenös eine Injektion einer 2%igen Lösung, beginnt mit einem Kubikzentimeter und steigt, wenn nötig, bis zu 5 ccm. Bei jungen Kindern kann man auch Schmierkuren mit Antimon in feiner Verteilung versuchen.

Antimon-Schmierkur.

Haut-Leishmaniose (Orientbeule).

Haut-Leishmaniose. (Orientbeule, Oriental Sore, Bouton d'Orient usw.). Die Haut-Leishmaniose kommt in bestimmten tropischen und subtropischen Gebieten vor und wird durch die Leishmania tropica, die in vieler Hinsicht der Leishmania Donovani ähnelt, verursacht.

Typische Hautulzera.

Die Infektion mit der Leishmania Tropica ist dagegen gutartig und gibt nach Wiederherstellung eine vollständige Immunität. Die Ulzera der Haut-Leishmaniose entstehen meist auf der Haut der unbedeckten Teile des Körpers, bei Kindern sehr häufig im Gewicht. Bei der Heilung der Geschwüre, die 3 bis 12 Monate dauern kann, tritt starke Narbenbildung auf, die zu Mißbildungen führt.

Espundia ernste Prognose.

Espundia (Leishmaniosis americana). Diese in Südamerika vorkommende Leishmaniosenform hat eine ernste Prognose. Sie wird durch die Leishmania Brasiliensis verursacht. Außer den Ulzera auf der Haut entsteht ein ulzerativer und destruktiver Prozeß der Nasen- und Mundschleimhaut, woran der Patient schließlich nach längerem Leiden zugrunde geht.

Die Behandlung findet auch hier mit Tartar. emetic. statt.

Die Trypanosomiasis[1]).

Geschichtliches.

Im Jahre 1890 konnte *Nepveu* zum ersten Male Trypanosomen im Blute beim Menschen nachweisen. Vor ihm waren schon Trypanosomen bei Pferden und Rindern nachgewiesen. *Castellani* fand im Jahre 1902 bei Patienten mit Schlafkrankheit Trypanosomen im Blut und in der Lumbalflüssigkeit.

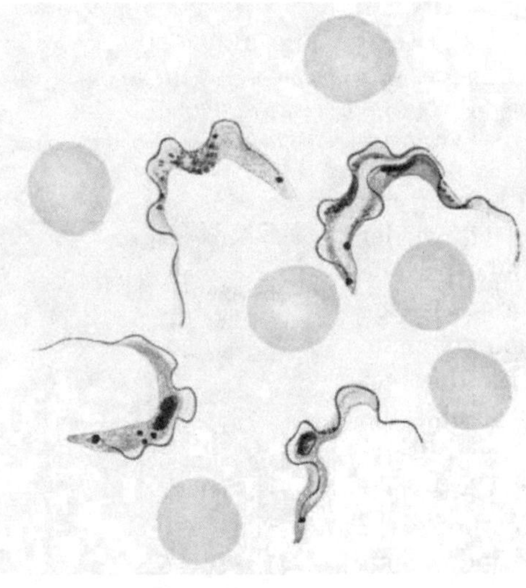

Fig. 315.
Trypanosoma gambiense im Blut. Vergr. etwa 1300 mal·
(Nach *Hartmann-Schilling:* Pathog. Photogoen.)

Die Trypanosomiden gehören zum Geschlecht der Flagellaten und sind durch eine Geißel und zwei Kerne gekennzeichnet, der Hauptkern, der sogenannte Trophonukleus und der Blepharoblast oder Kinetonukleus. Man unterscheidet vier Formen, die sich im Hinblick auf die Geißel und die Kerne unterscheiden (I. Trypanosoma, II. Critidia, III. Herpetomonas, IV. Leishmania).

Pathogene Formen.

Für Menschen pathogen sind: Die Trypanosoma gambiense (*Dutton* 1902); die Tryp. rhodesiene (*Stephens* und *Fantham*); die Tryp. rigeriense und die Schizotrypanosoma Cruzi.

Die Trypanosomen vermehren sich durch Teilung, sie sind im Kondensierungswasser des N. N. N. Nährbodens (*Nicolle, Novy, Mac Neill*) zu züchten. Die Infektion wird durch eine spezifische Art von Fliegen (Glossina), die während des Tages stechen, übertragen. Im Körper der Fliege macht das Trypanosom einen bestimmten Zyklus (*Kleine*, 1909) durch, erst danach wird die Fliege infektiös, weil das Trypanosom dann in ihrem Speichel vorkommt.

Symptome. Fieberperioden. Ringförmiges Exanthem. Anämie. Lymphdrüsenschwellung. Milz- und Leberschwellung. Ödeme.

Symptome. Nach einer Inkubation von einigen Wochen bekommt der infizierte Patient Fieber, während gleichzeitig ein ringförmiges Exanthem, meist auf dem Körper, aber auch im Gesicht oder auf den Armen und Beinen auftritt. Diese Fieberperiode wird durch eine fieberfreie Periode abgelöst.

Schon frühzeitig stellt sich eine erhebliche Anämie ein, die mit einer typischen Schwellung aller Lymphdrüsen besonders der Drüsen am Hals, und außerdem einer Milz- und der Leberschwellung einhergeht. Es kommt zu

[1]) Lat.: Trypanosomiasis. Franz.: Trypanosomes humaines. Maladies du sommeil Trypanosomes américaines de Chagas. Engl.: Trypanosomiasis. Sleeping Sickness. Ital.: Tripanosomiasis. Span.: Tripanosomiasis.

einer allgemeinen Kachexie, ferner zu Ödemen, hauptsächlich an den Augenlidern. Ungefähr 7 Jahre nach der Infektion manifestiert sich die Schlafkrankheit. Der Patient wird immer träger in allen seinen Bewegungen, das ganze Gesicht bekommt einen schläfrigen und dösigen Ausdruck, der Gang wird schwankend und schleppend, die Temperatur wird subnormal, die Lethargie nimmt immer mehr zu, bis schließlich ein Koma, das durch Krämpfe und Konvulsionen eingeleitet wird, ad exitum führt.

Schlafkrankheit tritt nach 7 Jahren auf! Koma.

Diagnose. Bei jedem Patienten, der in Afrika lebt oder gewesen ist, muß man bei unregelmäßigen Fieberanfällen an die Möglichkeit einer Trypanosomeninfektion denken. Malaria, Syphilis, Lepra müssen ausgeschlossen werden, ebenso wie die Beri-Beri, die eine Krankheit des peripheren Nervensystems ist, während die Trypanosomiasis das zentrale Nervensystem angreift. Schwierigkeiten kann die Differentialdiagnose mit der Kala-Azar ergeben, da gelegentlich nur wenig Trypanosomen im

Diagnose. Blutuntersuchung. Differentialdiagnose. Lues, Lepra, Malaria, Kala-Azar.

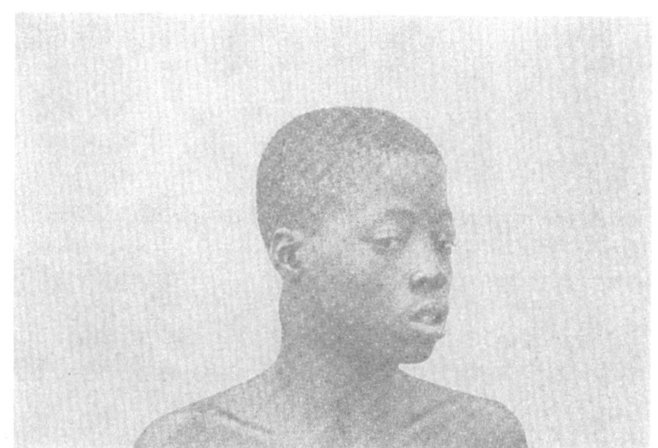

Fig. 316.
Schlafkranker mit Halsdrüsenschwellung.
(Nach dem Bericht der deutschen Schlafkrankheitsexpedition.)

peripheren Blute zirkulieren. Die Milzpunktion bei Kala-Azar oder eine Punktion einer Halslymphdrüse bei Trypanosomiasis wird die Diagnose klären.

Prognose. Spontane Genesung kommt vor, doch ist die Prognose infaust, sobald die Krankheit einmal in das Stadium der Schlafkrankheit eingetreten ist.

Prognose unsicher.

Therapie. Es werden Kuren von langer Dauer mit Atoxyl angeraten, das man jeden 3. Tag gibt, anfangs 10 mg (etwa für ein Kind von 6 Jahren), dann langsam steigend bis zu 50 mg pro Tag.

Therapie. Atoxyl.

Die Nachteile des Atoxyls sind: As.-Intoxikation, N.-optikus-Atrophie und schlechter Einfluß auf das Herz. Bessere Resultate soll das Tart. emetic. ergeben, die Behandlung soll man erst beendigen, wenn sich während zwei Jahren keine Symptome mehr gezeigt haben. Das Spezifikum von Bayer „205" soll therapeutisch und prophylaktisch wirken, doch hat es auf die Dauer in dieser Hinsicht enttäuscht.

Tart. emet. Bayer 205.

Gesondert sei noch eben die Krankheit, welche durch Schizotrypanosoma Cruzi verursacht wird, beschrieben, nämlich die in Brasilien vorkommende sogenannte *Chagas*-Krankheit. Es sind vor allem Kinder, die von dieser Krankheit ergriffen werden. Durch eine Wandlaus, Lamus megistrus, wird diese Krankheit übertragen. Ihr Verlauf ist in den meisten Fällen tödlich. Wenn der Patient wiederhergestellt ist, bleibt ein Restzustand bestehen, der sich durch Infantilismus mit Hyperthryreoidismus kombiniert kennzeichnet.

Chagas.

Fieber, Lymphdrüsenschwellung. Milz- und Leberschwellung. Ödem. Anämie. Kachexie.

Symptome. Die Krankheit setzt mit hohem Fieber, Schwellung der Nackenlymphdrüsen, Vergrößerung der Milz und der Leber, einem ge-

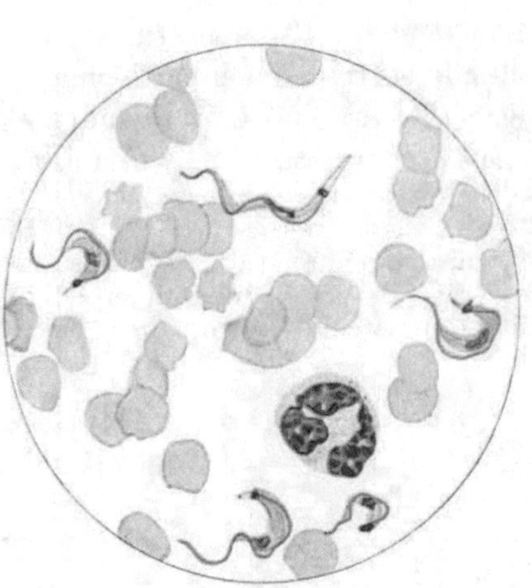

Fig. 317.
Schizotrypanum cruzi im peripheren Blut einer Maus. Orig. etwa 1000 mal.
(Nach *Mayer*: Exotische Krankheiten.)

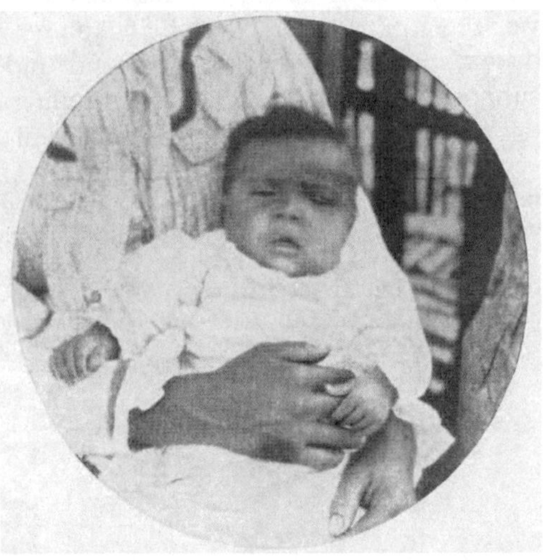

Fig. 318.
Chagaskrankheit. Akute Erkrankung. Myxödem.
(Nach *Chagas*.)

dunsenen Antlitz, das viel Ähnlichkeit mit Myxödem hat, und einer auffallenden Vergrößerung der Glandula thyreoidea ein. Die Kinder werden

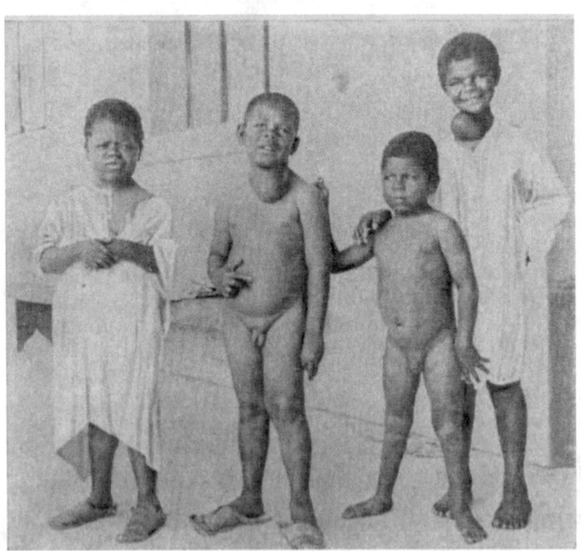

Fig. 319.
Chagaskrankheit. Chronische Erkrankung. Kropf. Spastische rigide Diplegie mit Athetose.
(Nach *Mühleus*.)

in kurzer Zeit sehr anämisch und schließlich kachektisch. In den Fällen, die nicht letal verlaufen und chronisch werden, findet man eine Erkrankung des Herzmuskels und einen Hypo- oder vor allem einen Hyperthyreoidismus.

Die Parasiten sind sehr schwer im peripheren Blut nachzuweisen, sie vermehren sich im quergestreiften Muskel, im Herzmuskel, doch auch in der Gl. thyreoidea, den Nebennieren, dem Knochenmark und anderen Organen.

Differentialdiagnose.

Differentialdiagnostisch wird man die Malaria- und Grubenwurm-Kachexie unterscheiden müssen.

Therapie Tart emet.

Therapeutisch wird auch hier das Tart. emetic. angeraten.

Cholera asiatica[1]).

Vorkommen.

In der ganzen Welt sind Epidemien und Pandemien von Cholera vorgekommen. Eine Infektionsquelle, die schon immer berüchtigt war, ist das Gangesgebiet, von wo aus die Krankheit durch Wallfahrer nach anderen Gegenden verschleppt wurde.

Choleravibrio, *Koch.*

Ätiologie. Im Jahre 1883 wurde von *Koch* der Choleravibrio entdeckt, ein kurzes bewegliches Stäbchen, $1\frac{1}{2}$ μ groß. Im mikroskopischen Bild zeigt der Bazillus oftmals die Kommaform, in Wirklichkeit hat er eine Schraubenform, die bei veränderter Einstellung deutlich wird. Die Eigenschaften des Bazillus sind, daß er in der Kultur die Neigung zeigt, aërob zu wachsen und meistens findet man ihn dann auch in der oberflächlichen Schicht, die auf trüber Bouillonkultur treibt. Er ist nicht widerstandsfähig gegen Kochen, auch nicht gegen Austrocknen. Dagegen kann man ihn längere Zeit auf Eis im Leben halten, auch befördert ein salzhaltendes Milieu seine Entwicklung.

Kultur.

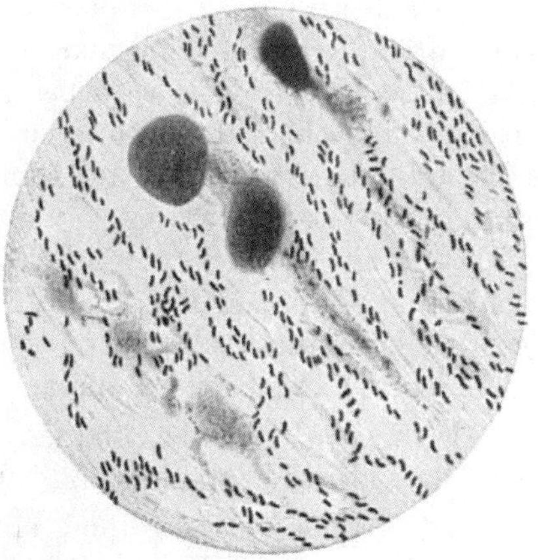

Fig. 320.
Choleravibrionen im direkten Stuhlausstrich (gefärbt mit Carbolfuchsin) Öl. Imm.
(Nach *Jochmann:* Infektionskrankheiten.)

Infektion per os.

Die Infektion findet per os statt. Durch unmittelbaren Kontakt mit infizierten Fäkalien, durch Verunreinigung des Trinkwassers oder der Nahrungsmittel z. B. durch Fliegen.

Die Säure im Magen ist eine starke Behinderung für die Entwicklung des Choleravibrio, dagegen sind im alkalischen Darminhalt die Bedingungen außerordentlich günstig für seine weitere Entwicklung. Ein wichtiger Faktor für das Zustandekommen des Krankheitsbildes ist weiter auch die Widerstandsfähigkeit des Darmepithels. Die Entwicklung und die Produktion von Toxinen verursachen Entzündungen des Epithels. Der Prozeß beschränkt sich hauptsächlich auf den Dünndarm, doch kommen auch Blutungen im Coecum vor, während der Dickdarm im allgemeinen nicht in Mitleidenschaft gezogen wird. Meistens werden in den Nieren Veränderungen in der Form von Hämorrhagien oder gekörnter Schwellung und Degeneration gefunden.

4 Stadien.

Initialstadium.

Symptome. Hierbei unterscheidet man 4 verschiedene Stadien. Das erste oder initiale Stadium kennzeichnet sich durch Diarrhöe und Erbrechen. Das folgende Stadium ist das sogenannte Stadium Cholericum, wobei der große Flüssigkeitsverlust die Hauptrolle spielt. Hinzu kommen häufige Defäkation von sogenanntem Reiswasserkot oder Bouillonfarbenkot, wenn Blut hinzugemischt ist, daneben unstillbares Erbrechen,

[1]) Lat.: Cholera. Franz.: Le Choléra. Engl.: Cholera. Ital.: Colera. Span.: Coléra morbo asiático.

Absinken des Blutdruckes, Kollaps, starke Verminderung des Hautturgors, fadenförmiger Puls, Zyanose und Dyspnoe, tief eingefallene Augen, spitze Nase (Facies cholerica). Die Stimme wird aphonisch und man sieht wie das Kind weint, ohne daß man es hört. Die Temperatur ist subnormal und der Patient wird durch die berüchtigten Muskelkrämpfe gequält. Es besteht Oligurie.

Algides Stadium.

Das folgende sogenannte algide oder adynamische Stadium wird durch Zirkulationsstörungen bei vollkommener Anorexie beherrscht. Die Diarrhöe hat so gut wie ganz aufgehört, die Patienten liegen vollkommen erschöpft und schlaff danieder, der Puls ist kaum zu fühlen, der Reststickstoff ist im Blutserum vermehrt, es besteht ein Zustand von drohender Urämie.

Cholera-typhoid.

Wird dieses Stadium noch überlebt und verbessert sich die Diurese, dann kommt man zum sogenannten Choleratyphoid. Die Temperatur steigt etwas an, der Puls wird besser gefühlt, die Fäzes ähneln der Erbsensuppe, es besteht Albuminurie und Zylindrurie, das Blut ist eingedickt, es besteht Leukozytose und eine Zunahme des Harnstoffs im Blutserum.

Die Zunge ist trocken und belegt, zerebrale Intoxikationserscheinungen sind häufig. Wenn der Harnstoff im Blutserum wieder abnimmt, so ist dies als ein prognostisch günstiges Zeichen anzusehen. Auch wird das Auftreten eines Exanthems in dieser Weise gedeutet.

Komplikationen.

Als Komplikation können vorkommen: Gangrän der peripheren Teile, Parotitis, Pneumonie und Pleuritis.

Diagnose und Differentialdiagnose.

Die **Diagnose** ist während einer Epidemie nicht schwer zu stellen. Differentialdiagnostisch sind Paratyphus B-Infektionen, die Enteritis, die durch den Bacillus enteritidis von *Gärtner*, die akute bazilläre Dysenterie, ferner Malaria und Influenza, die mit gastro-enteritischen Symptomen kompliziert sein können, zu erwägen. Was die Vergiftungen angeht, so können die Arsen- und Ptomainvergiftung ein analoges Bild ergeben.

Prognose.

Die Prognose ist ernst. Je jünger das Kind ist, desto größer ist die Mortalität. Das Mortalitätsverhältnis wechselt für die verschiedenen Epidemien zwischen 30% und 70%.

Therapie.

Was die Therapie angeht, so steht die Flüssigkeitszufuhr im Vordergrund. Diese ist von allergrößter Wichtigkeit. (Intravenöse und subkutane Injektion von hypertonischer Salzlösung nach *Rogers*.) Außerdem gebe man, wenn möglich, intravenöse Injektionen von Salzlösung unter Hinzufügung von Natr. bicarbon. (½%), da auf diese Weise eine erhebliche Verbesserung bei drohender Urämie beobachtet wurde. Diese letztere Lösung darf man jedoch niemals subkutan geben! Außer der Zufuhr von Flüssigkeit sind Excitantia und Cardiotonica nötig, in manchen Fällen auch Adrenalin; als Medikamente werden weiter Bolus alba und Kaliumpermanganat angeraten.

Im Hinblick auf die Diät kann man eigentlich in den ersten Tagen nur auf parenteralem Wege Flüssigkeit zuführen und dann später eine Diät vorschreiben, wie sie bei Enteritiden gebräuchlich ist.

Prophylaktisch beweist das Choleravaccin unschätzbare Dienste. Auch ganz junge Kinder vertragen diese Vaccination ausgezeichnet.

Pappatacifieber[1].

Vorkommen.

Epidemiologie. In Niederländisch Indien kommt diese Krankheit nicht vor, wohl aber in Britisch Indien, Asien und in allen Ländern um das mittelländische Meer herum.

Unbekanntes, filtrierbares Virus.

Ätiologie. Das Pappatacifieber wird durch ein noch unbekanntes, filtrables Virus verursacht, wobei eine Fliege, die sogenannte Plebotomus pappataci als Zwischenwirt eine Rolle spielt (*Doerr*, 1908). Dieses Insekt ist kleiner als die gewöhnliche Mücke, dringt durch Moskitennetze und sticht nur abends; es entsteht eine schmerzhafte lokale Hautreaktion. In dem Insekt scheint das Virus zunächst eine Entwicklung durchmachen zu müssen, da die Fliege, die ein infiziertes Individuum sticht, erst nach 8 Tagen infektiös wird. Das Blut des Patienten verliert schon zwei Tage nach dem Stich seine Infektionsmöglichkeit. Die Krankheit gibt vollkommene Immunität.

Akuter Beginn mit zerebralen Erscheinungen.

Symptome. Der Anfang ist akut mit hohem Fieber, Kopfschmerzen und Schmerzen in den Augen, manchmal, hauptsächlich bei Kindern, Somnolenz und Konvulsionen. Typisch sind die heftigen Muskelschmerzen und die katarrhalischen Symptome des Magendarmkanals, wie Übelkeit, Erbrechen und Diarrhöe. Oftmals sieht man auch Erytheme und Exantheme. Das Blutbild zeigt Leukopenie mit relativer Lymphozytose. Das Fieber dauert 2—4 Tage, danach treten oftmals Blutungen aus Nase und Zahnfleisch, ebenso aus Magen und Darm auf. In diesem Stadium zeigt der Puls auch eine bemerkenswerte Bradykardie.

Magen-Darm Erscheinungen. Leukopenie. Bradykardie.

Diagnose.

Die Diagnose stellt man nach dem klinischen Bild, der Jahreszeit und dem Ort, wo die Krankheit vorkommt.

Therapie.

Therapie. Salyzilpräparate sollen günstig wirken. Ferner Diät und Adstringentia bei den Diarrhöen.

Fünftage-Fieber (*van der Scheer*sches Fieber)[2].

Das Fünftage-Fieber ist eine endemisch vorkommende Fieberform, die durch *van der Scheer* zuerst beschrieben wurde. Der Erzeuger und die Art der Übertragung sind unbekannt. Die Krankheit gibt beinahe keine Immunität; es besteht eine gewisse individuelle Prädisposition.

Die **Prognose** ist immer gut.

Symptome. Akuter Beginn.

Symptome. Meistens ist der Anfang akut, mit hohem Fieber und manchmal mit Konvulsionen. Es besteht ein heftiges Krankheitsgefühl, starke Kopfschmerzen, rotes Gesicht, konjunktivale Injektion, Lichtscheu. Weitere katarrhalische Symptome fehlen. Die Kinder sind sehr unruhig, oftmals besteht Schlaflosigkeit und bei älteren Kindern Beschwerden über Muskelschmerzen. In dem Urin sind keine Abweichungen. Das Blutbild ergibt Leukopenie und eine geringe Verschiebung nach links. Die Temperatur bleibt im allgemeinen konstant hoch mit wenigen Remissionen und sinkt nach 5 Tagen kritisch ab. Zugleich mit dem Temperaturabfall oder etwas früher tritt ein diffuses, fleckiges, juckendes Exanthem auf dem Körper, den Extremitäten und im Gesicht auf, das nach 2—3 Tagen unter leichter Abschuppung wieder verschwindet. Die Dauer dieser Krankheit ist nicht genau 5 Tage, sondern kann ein paar Tage kürzer oder auch länger dauern. Die Krankheit kommt auch bei Säuglingen vor. In leichten Fällen kann die Temperaturerhöhung sehr gering sein oder vollkommen fehlen. Es tritt dann nur das Exanthem auf.

Akuter Beginn. Schlaflosigkeit. Muskelschmerzen. Leukopenie. Diffuses fleckiges, juckendes Exanthem.

[1] Lat.: Febris Pappataci. Franz.: Fièvre de Pappataci. Engl.: Pappataci Fever. Phlebotomus fever. Ital.: Febris di Pappataci. Span.; Fiebre de Pappataci.

[2] Lat.: Febris intermittens. Franz.: Fièvre de cinque jour. Engl.: Five Day Fever. Ital.: Febris de cinque giorni. Span.: Fiebre quintana.

Differentialdiagnose.

Differentialdiagnostisch kommen Typhus, Influenza und Dengue in Betracht.

Die **Therapie** beschränkt sich auf eine symptomatische, nämlich Antipyretica bei der hohen Temperatur, ein warmes Bad bei eventuellen Konvulsionen und bei motorischer Unruhe und Schlaflosigkeit Brompräparate.

Dengue (Knöchelfieber)[1].

Vorkommen.

Dengue ist eine Krankheit, die in allen tropischen Ländern, in der Regel epidemisch, auftritt. Sie wurde im Jahre 1779 zuerst von *Beylon* während einer Epidemie auf Java beschrieben.

Die Krankheit hat immer einen günstigen Verlauf, von der pathologischen Anatomie ist daher auch nichts bekannt. Das Krankheitsbild kennzeichnet sich durch Fieber, das einen bestimmten Typ zeigt, der von den Engländern als „Saddlebackfever" bezeichnet wird, durch Gelenkschmerzen und durch ein Exanthem.

Stegomia fasciata.

Ätiologie. Die Krankheit wird durch den Stich einer Mücke, der Stegomia fasciata, übertragen. Es besteht aber auch die Möglichkeit, daß die Krankheit durch unmittelbaren Kontakt von Mensch auf Mensch übergeht (Untersuchung von *Kieviet de Jonge* im Jahre 1901).

Symptome. Schüttelfrost. Gelenkschmerzen. Flüchtiges Exanthem. Muskelschmerzen.

Symptome. Die Krankheit beginnt plötzlich mit einem Schüttelfrost, hoher Temperatur, Schmerzen in irgendeinem Gelenk, Kopfschmerzen und manchmal einem sehr flüchtigen, initialen Exanthem im Gesicht. Die Gelenkschmerzen nehmen schnell zu, alle Gelenke können beteiligt sein, dabei treten oft heftige Lenden- und Muskelschmerzen auf. Die Kinder liegen mäuschenstill im Bett und fürchten die geringste Bewegung. Meist sinkt nach 3—4 Tagen die Temperatur kritisch ab und es verschwinden dann die Gelenkschmerzen, aber nach ungefähr 1- oder 2mal 24 Stunden steigt die Temperatur wieder an und es erscheint ein Exanthem (gelegentlich auch schon vorher), das sehr unregelmäßig ist, manchmal großfleckig, manchmal kleinfleckig oder mehr diffus. Es beginnt an der Handfläche oder Fußsohle und juckt stark. In der Regel verschwindet es in wenigen Tagen unter Abschilferung oder stärkerer Ablösung von größeren Hautlappen. Die mittlere Krankheitsdauer ist 7—8 Tage. Das Blutbild zeigt eine Leukopenie mit einer relativen Lymphozytose. Auch können Symptome vom Magendarmkanal auftreten, wie Anorexie, Erbrechen und häufig Diarrhöe; der Urin enthält etwas Albumen.

Leukopenie.

Rezidive kommen vor. Die Immunität ist scheinbar nur von sehr kurzer Dauer:

Komplikationen.

Als **Komplikationen** sieht man manchmal eine Parotitis oder Orchitis.

Diagnose.

Diagnose. Diese ist im Falle einer Epidemie einfach, bei Einzelfällen wird man differenzieren müssen mit Influenza, akutem Gelenksrheumatismus oder mit dem 5 Tage-Fieber.

Therapie.

Die **Therapie** ist rein symptomatisch. Aspirin gibt wohl etwas Erleichterung der Schmerzen. Bei großer Unruhe und anderen nervösen Erscheinungen gibt man Brom oder andere Sedativa. Gegen das Hautjucken des Exanthems hilft Abwaschung mit Alkohol und Pudern.

Fleckfieber (Typhus exanthematicus)[2].

Vorkommen.

Der Flecktyphus ist eine Krankheit, deren Hauptsitz in Nord-Afrika (Tunis, Algier), aber auch Arabien, Persien, China und einigen Teilen

[1]) Lat.: Morbus Dengue. Franz.: Dengue. Engl.: Dengue. Ital.: Dengue. Span.: Dengue.

[2]) Lat.: Typhus exanthematicus. Franz.: Typhus Exanthématique. Engl.: Typhus fever. Brills Disease. Ital.: Tifo exanthematico. Span.: Tabardillo.

von Süd-Amerika ist. Da er auch in den östlichen Ländern, ebenso in den Balkanländern mehr oder weniger gehäuft vorkommen kann, so wird er gelegentlich (z. B. während des Krieges 1914—1918) in die hygienisch besser sanierten Länder eingeschleppt.

Der Erreger ist auch heute noch unbekannt, obwohl eine Reihe von verschiedenartigen Erregern angegeben werden (verschiedene Spirochäten, Dipplokokken und Protozoen). Dagegen ist die Übertragung geklärt und zwar erfolgt sie durch Läuse.

Erreger unbekannt.

Läuse die Überträger.

In den ersten Lebensjahren besteht angeblich eine Immunität. Sicher ist, daß die Erkrankung an Flecktyphus mit zunehmendem Alter stürmischer und bedrohlicher verläuft.

Angeborene Immunität. Leichter Verlauf bei Kindern.

Die Inkubation beträgt 4—14 Tage.

Inkubation.

Die klinischen Erscheinungen sind folgende: Uncharakteristische Initialerscheinungen (Übelkeit, Erbrechen, Kopf-, Kreuz-, Glieder-

Symptome.

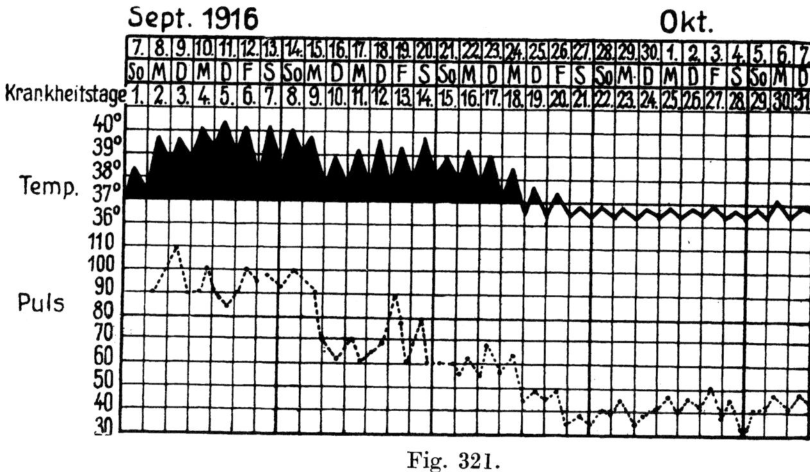

Fig. 321.

Temperatur- und Pulskurve eines Fleckfieberfalles bei einer Frau.

(Nach *Nobel*: Flecktyphus in der vorhergehenden Aufl. D. H.)

und Muskelschmerzen, selten bei Kindern Schüttelfrost). In den charakteristischen Fällen findet sich am 4.—6. Tage ein Exanthem, das stecknadelkopf- bis linsengroße Roseolen von blaßroter Farbe zeigt (siehe Tafel 26). Das Exanthem kann sich über den ganzen Körper, vor allem auch über Handteller und Fußsohlen, ausbreiten, das Gesicht bleibt häufig frei und ist uncharakteristisch gerötet. Die Fleckfieber-Roseolen wandeln sich nach 2—3 Tagen in Petechien um.

Exanthem von Handteller u. Fußsohle.

Die Patienten machen einen schwerkranken Eindruck, die Temperatur ist hoch und fällt nach 10—14 Tagen lytisch ab. Charakteristisch sind ferner die starken Kopfschmerzen und eine kaum zu beeinflussende Schlaflosigkeit, häufig tritt auch eine psychische Verwirrung auf.

Bei Kindern ist der Verlauf im allgemeinen weniger stürmisch. Vielfach ist das Exanthem nur angedeutet oder überhaupt nicht vorhanden (Typhus exanthematicus sine exanthemate). Auch die nervösen Erscheinungen sind entsprechend geringer.

Typhus exanthematicus sine exanthemate.

Die Prognose ist bei Kindern im allgemeinen günstig. Die Mortalität beträgt nach *Nobel* zwischen 1—10 Jahren 0%, zwischen 10 bis 20 Jahren 2%.

Günstige Prognose.

Komplikationen.

An Komplikationen sind zu erwähnen: Pneumonien, Nephritiden, Spontangangrän der Extremitäten, Lähmungen. Wie schon betont, gehören Komplikationen bei Kindern zu den Seltenheiten.

Organbefund.

Typische Arteriitis u. Perianteriitis.

Pathologische Anatomie: Charakteristisch und für die Diagnose verwendbar ist der Befund der knötchenförmigen Artheriitis und Periartheriitis in den Roseolen bzw. Petechien (*Eugen Fraenkel*). Unter den autoptisch erhobenen Befunden sind zu erwähnen: Entzündliche und degenerative Veränderung des Herzmuskels, Blutungen in den serösen Häuten und im Gehirn.

Diagnose u. Differentialdiagnose.

Differentialdiagnostisch kommt in Betracht: Typhus abdominalis, Paratyphus, Grippe, Bang'sche Krankheit, Masern und Sepsis.

Die Diagnose ist bei Kindern bei mangelnden Exanthemen außer-

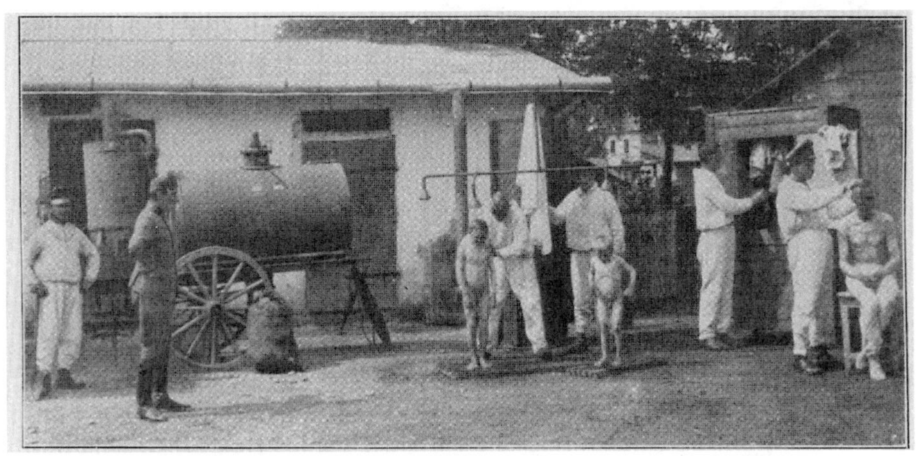

Fahrbarer Dampfdesinfektor — Tranportable Brausegarnitur — *Hartmann*scher Kasten (für Heißluftdesinfektion) — Enthaarung

Fig. 322.

Improvisierte Entlausung im Freien.

(Nach *Nobel*: Flecktyphus in der vorhergehenden Aufl. D. V.)

ordentlich schwierig und nur im Zusammenhang mit einer Epidemie zu stellen. Ist ein Exanthem vorhanden, so sichert die histologische Untersuchung einer excidierten Roseole die Diagnose. Wichtig ist ferner die *Weil-Felix*sche Agglutination auf Proteusstämme (X-Stamm, auf Agar-Nährböden gezüchtet).

Weil-Felixsche Agglutination.

Behandlung.

Die Behandlung ist eine rein symptomatische. Wie beim Typhus abdominalis sind auch hier Bäder von gutem Nutzen.

Prophylaxe. Achtung Läuse!

Die Prophylaxe ist eine der wichtigsten Aufgaben bei der Bekämpfung des Flecktyphus. Da ohne Läuse die Gefahr der Übertragung nicht besteht, so ist die Vernichtung der Läuse die wichtigste Aufgabe. Eine gründliche Enthaarung der Patienten, vor allem der Körperhaare, ist unbedingt nötig; außerdem eine Desinfektion der Wäsche, Kleider und Wohnräume. Das Pflegepersonal schützt man am besten in entsprechender Weise; es trägt zu seinem Schutze enganliegende, vor allem am Hals und den Händen schließende Kleidung (Läuseanzüge). Nach *Nicolle* und *Conseil* hat sich auch Rekonvaleszentenserum gut bewährt.

Die Malaria[1]).

Die Malariaparasiten gehören zu den Protozoen und zwar zu der Familie der Plasmodien (Hämosporidien). Man unterscheidet:

I. Plasmodium immaculatum oder Perniciosa (Tropica).
II. Plasmodium vivax (Tertiana).
III. Plasmodium malariae (Quartana).

Pl. immaculatum (Perniciosa). Pl. vivax (Tertiana). Pl. malariae Q (uartana).

Laveran (1880) war der Entdecker der Parasiten, doch wurde dies zunächst nicht beachtet. Erst als im Jahre 1885 *Golgi* die Entwicklung der Tertiana- und Quartana-Parasiten im Zusammenhang mit den typischen Fieberanfällen bei Kranken publizierte und im Jahre 1891 *Marchiafava* und *Celli* entsprechend über den Tropika-Parasiten, sah man die Bedeutung der Entdeckung *Laverans* allgemein ein.

Geschichtliches. Übertragung der Infektion.

Die Frage, auf welche Weise die Malaria übertragen wird, wurde durch *Manson* gelöst. Er hatte schon vorher gezeigt, daß Mücken bei der Übertragung der Filaria eine Rolle spielten und zeigte nun *Roß* den Weg, um auf dieser Spur den Zusammenhang mit der Verbreitung der Malaria zu finden. *Roß* gelangte durch seine Versuche mit der Vogelmalaria zur Bestätigung der Hypothesen von *Manson*. Später lieferte *Manson* selbst den Beweis, daß die Malaria durch Mücken auf den Menschen übertragen wird.

Grassi hatte damals schon das Bestehen von Tropikaparasiten, *Bignami* und *Bastianelli* die Anwesenheit von Tertiana- und Quartanaparasiten im Magen der Anopheles gezeigt.

Gameten, Schizonten, Merozoiten.

Der Malariaparasit hat zwei Phasen, die man in zwei Formen unterscheidet: die geschlechtliche (*Gamet*) und die ungeschlechtliche (*Schizont*). Diese letzte teilt sich während ihrer Entwicklung in junge Parasiten (*Merozoiten*). Dies ist das Stadium der Sporulation, das für die verschiedenen Malariaformen verschieden lang dauert.

Mikrogametozyten. Makrogameten.

Bei den geschlechtlichen Formen muß man zwischen den männlichen (Mikrogametozyt) und den weiblichen (Makrogamet) unterscheiden. Diese Gameten spielen bei der Übertragung durch die Mücke eine Rolle. Die Schizonten sterben im Mückenmagen, die Gameten durchlaufen dort einen sogenannten Zyklus bis zum Stadium der Befruchtung (Ookinet). In der Magenwand entsteht eine Geschwulst (Oozyste), die mit Sporen, welche für den Menschen infektiös sind (Sporozoiten), gefüllt ist. Der Sack bricht im Magen der Mücke auf und diese Sporen werden durch den Körper der Mücke zerstreut und auch in die Speicheldrüsen gebracht. Mit dem Stich der Mücke bringt der Speichel die Sporen in das Blut des Menschen. Ein neuer Zyklus beginnt, die Entwicklung der Parasiten in dem Menschen als Wirt. Dieser infiziert wiederum die Mücken.

Ookinet. Oozysten. Sporozoiten.

Anopheles der Malaria-Überträger. Myzomia Ludlowi. Myzomia Aconita. Anopheles punctulatus.

Die Mücken haben also den wichtigsten Anteil bei der Verbreitung der Malaria und zwar handelt es sich dabei nur um die Anophelinen, die die Malaria übertragen können. Von diesen sind es in der Hauptsache Myzomia Ludlowi, Myzomia Aconita und Anopheles punctulatus. Es steht weiter fest, daß vereinzelte Arten, die als ungefährlich beschrieben wurden, unter bestimmten, noch nicht zu erklärenden Umständen, eine Veränderung erleiden können, so daß sie wohl Malariagefährlich werden.

Biologie der Anopheles.

Es bestehen für die verschiedenen Arten verschiedene Besonderheiten in der Art und der Tageszeit, in der sie die Menschen anfallen. Jedoch lassen sich in dieser Hinsicht wiederum keine festen Regeln aufstellen, da sich die Mücken scheinbar leicht an veränderte Umstände anpassen können. Auch gibt es große Unterschiede im Hinblick auf die Brutorte der verschiedenen Arten: Salz- und Brackwasser, stagnierendes oder strömendes Wasser, in Sümpfen an der Küste, jedoch auch an ruhigen Stellen der am Ufer schnellströmender Gebirgsbäche. Jedoch sind auch diese Kennzeichen wegen des Anpassungsvermögens der Mücken nicht so konstant, als anfänglich angenommen wurde.

Symptome: Inkubationszeit.

Symptomatologie. Die Inkubationszeit ist 6—12 Tage. Es bestehen nur unsichere prodromale Symptome, bis die Krankheit plötzlich und heftig ausbricht, mit Schüttelfrost, Zähneklappern, schweren Kopfschmerzen,

[1]) Lat.: Morbus Malaria. Franz.: Le Paludisme. Engl.: Malaria. Ital.: Malaria. Span.: Palludismo.

Uncharakteristische Prodromi.

Übelkeit, manchmal Diarrhöe und schnell ansteigender Temperatur. Die Symptome von Seiten des Tractus intestinalis, die sich hauptsächlich bei Kindern zeigen, und die manchmal mit Konvulsionen einhergehen, führen nicht selten zu Irrtümern, weil sie an andere Infektionen denken lassen. Die Patienten zeigen im Stadium des Temperaturanstieges auffallend viel Neigung zum Gähnen. Der Puls ist klein und frequent, die Patienten haben eine zyanotische Farbe, am Herzen sind systolische Geräusche zu hören. Exantheme sieht man selten, Herpes häufiger. Die Milz zeigt meist schon nach kurzer Zeit eine deutliche Schwellung. Dauert die Krankheit lang, so kann die Milz so groß werden, daß sie an die *Banti*sche Krankheit denken läßt. Während der Anfälle ist der Harn dunkel gefärbt, konzentriert und enthält Albumen und Urobilin.

Milzschwellung.

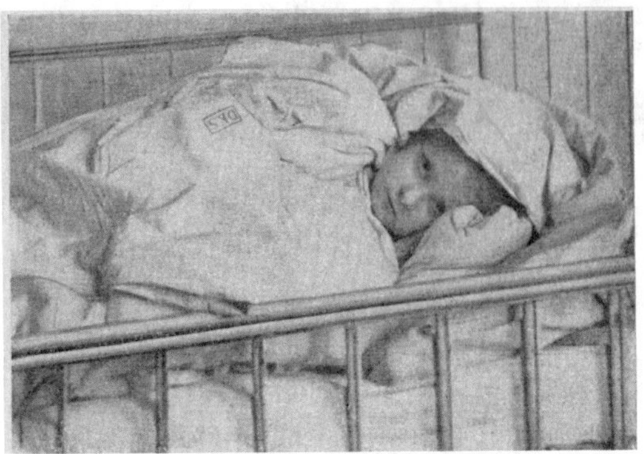

Fig. 323.
Malariapatient im Schüttelfrost.
(Beobachter Prof. *Langer*, Prag.)

Fieberperioden charakteristisch!

Die Fieberperiode dauert 6—16 Stunden, danach fällt das Fieber unter starker Schweißsekretion. Dies ist der Typus der akuten Malariaanfälle

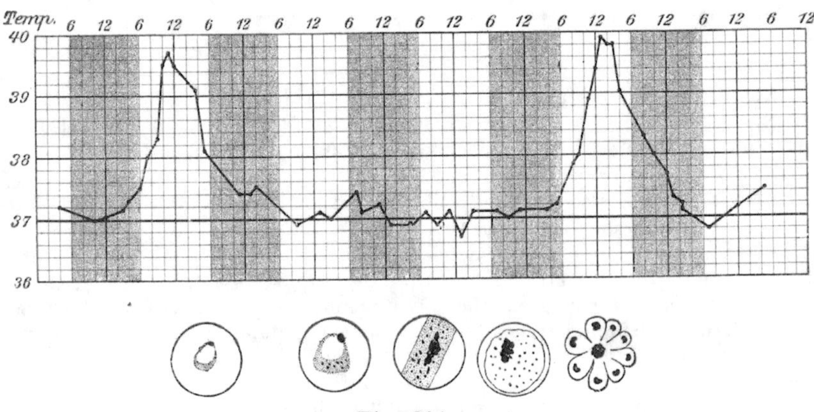

Fig. 324.
Quartana simplex.
(Nach *Silvestrini.*)

Typus der Fieberkurven bei Tertiana und Quartana, entspr. auch Tropica.

bei Tertiana und Quartana. Aus der typischen Temperaturkurve kann man dann die Diagnose schon mit einiger Wahrscheinlichkeit stellen. Dies ist auch noch möglich bei der Tropica, wenn die Anfälle der Charakteristik treu bleiben. Bei dieser kommt nach der ersten Temperatursteigung eine sogenannte Pseudokrisis, ein nur geringer Temperaturabfall, dem eine zweite Temperatursteigung — noch höher als die erste — folgt. Die Temperatur kann aber auch 24 Stunden hoch bleiben, oder es treten einige Re-

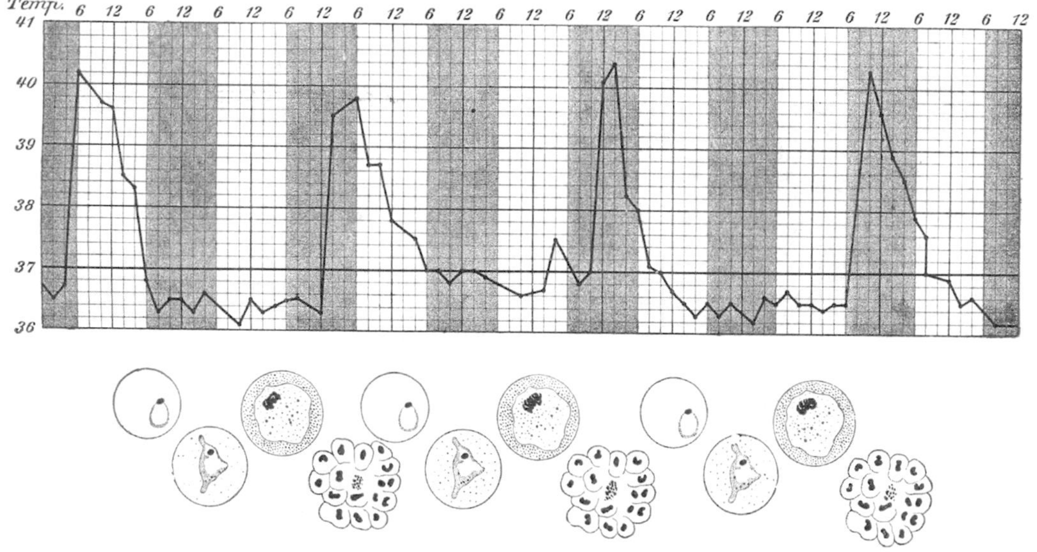

Fig. 325.
Tertiana simplex antaponens.
Unter der Kurve sind die entsprechenden Stadien der Schizoponie eingezeichnet.
(Nach *Mannaberg.*)

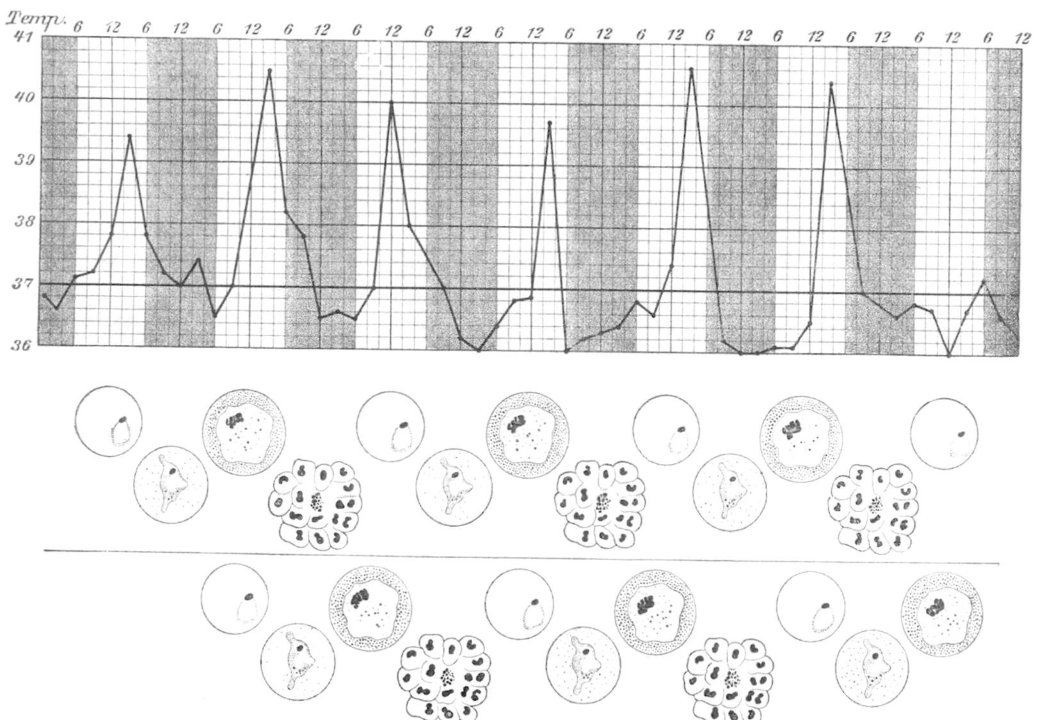

Fig. 326.
Tertiana duplex (Quotidiana).
Obere Reihe: 1. Generation im peripheren Blut. Untere Reihe: 2. Generation im peripheren Blut.
(Nach *Marchiafara* und *Bignamie.*)

missionen auf. Bei unregelmäßiger Sporulation unterbleiben die regelmäßigen Intermissionen auch häufig. Bei Rezidiven tritt der intermittierende Charakter klarer hervor. Bei der Tropika sieht man ein Anteponieren der Anfälle, so daß die Intervalle sehr verkürzt werden und der Patient keine Zeit hat, sich zu erholen, infolgedessen bald sehr schwach wird.

Anteponieren der Anfälle bei der Tropica.

Die Intervalle bei Tertiana und Quartana betragen 48 und 72 Stunden. Die Tertiana zeigt eine gewisse Neigung zu spontaner Genesung, denn nach einigen Anfällen verschwinden auch ohne Therapie alle Krankheitserscheinungen. Doch darf man auf eine so schnelle spontane Genesung bei der tropischen Malaria nicht zu fest rechnen, dafür gibt es zu viele Beispiele eines perniziösen Verlaufes. Man nennt die selten hier vorkommende Quartana die gutartigste, da sie fast nie letal verläuft. Sie ist dagegen sehr hartnäckig und so findet man bei ihr häufig eine starke Milzvergrößerung.

Parasiten im Blutbild!

Parasiten im Blutbild. Das periphere Blut gibt wertvolle Indizien, solange die Kranken nicht spezifisch behandelt werden. So sieht man bei der Tertiana während des Fieberanfalles die jüngeren Formen, während beim Abfallen der Temperatur die Ringformen im peripheren Blut zunehmen. Man suchte in der Anwesenheit von Gameten im Blut einen Beweis, daß die Malaria schon älteren Datums sei, aber *Schüffner* widersprach dieser Meinung, da er die Gameten auch bei primären Anfällen gesehen hatte. Dieses gilt auch für die Quartana. Man kann, wenn man nur systematisch sucht, auch bei Menschen, die keine Malariaanfälle haben, verschiedene Parasitenformen im Blut finden. Die Parasiten können also im Blut anwesend sein, ohne daß Krankheitssymptome auftreten. Die Abwesenheit von Parasiten im Blute ist hauptsächlich dann wichtig, wenn sie nicht auf künstlichem Wege (Chinin!) aus dem peripheren Blut vertrieben sind. Am schwierigsten ist es noch, bei der Tropika eine Schlußfolgerung zu ziehen, weil sich diese mehr in den inneren Organen, als in der Haut abspielt. Es ist ein prognostisch ungünstiges Zeichen, wenn man im Blut eine große Menge Tropikaparasiten, ein äußerst ungünstiges Zeichen, wenn man sogar mehrere dieser Parasiten in einem einzigen Erythrozyten findet. Es macht dann den Eindruck, als ob der Organismus in einem widerstandslosen Zustand mit Tropikakeimen überschüttet wird.

Vorkommen der verschiedenen Malariakrankheiten.

Die Tertiana kommt auch außerhalb der Tropen vor!

Tropica außer in den Tropen auch im südlichen Europa!

Verhalten der Bevölkerung im endemischen und epidemischen Tropengebiet!

Die Tertiana ist eine nicht ausschließlich tropische Krankheit, sie ist vielmehr über die ganze Welt verbreitet und zwar in stärkerem Maße als die Quartana. Die Tropika ist im Süden Europas ebenfalls vorhanden, in den Tropen wurde sie vielfach mit der Tertiana kombiniert gefunden. In Gegenden, wo die Malaria endemisch und epidemisch herrscht, verrät sich dies durch den Zustand der Bevölkerung. Viele Kinder im Malariagebiet leiden noch an Anfällen, sind krank, bleich, abgemagert, schwach, haben eine große Milz und bilden eine willkommene Beute für das Eindringen anderer Krankheitskeime, welche eine Form von chronischer Kachexie bilden helfen, die typisch ist für die tropischen Tiefländer.

Verlauf der Erkrankung.

Milzschwellungen nehmen bei spontan Genesenden langsam in Zahl und Größe ab. Das Blut wird großenteils wieder normal. Bei denen, die dieses Stadium nicht erreichen, bleiben die Krankheitssymptome bestehen. Die Kinder wachsen und entwickeln sich langsam und, wenn die Pubertät ohne Genesung vorüber ist, bleiben diese Individuen chronische Patienten. Das Krankheitsbild bei derartigen Fällen kennzeichnet sich durch eine große Milz, die bei geringen Traumen zu tödlich verlaufenden Milzrupturen führen kann. Bei der Anämie findet man eine Verminderung der Zahl der roten Blutkörperchen und des Hämoglobins; es besteht Poikilozytose und Polychromasie, basophyl gekörnte Erythrozyten, degenerative Regeneration; man findet auch Normoblasten und Megaloblasten. Immer ist die Leber gleichfalls vergrößert, ebenso das Herz, das ausgedehnt und myogen degeneriert ist. Es treten dunkle Verfärbungen im Gesicht und in den Hautfalten auf, die keine echten Pigmentationen, sondern durch Blutfarbstoff bedingt sind. Diese Formen von chronischer Malaria, die in den Tropen die Kinder

Milzrupturen Anämie.

Pseudopigmentation.

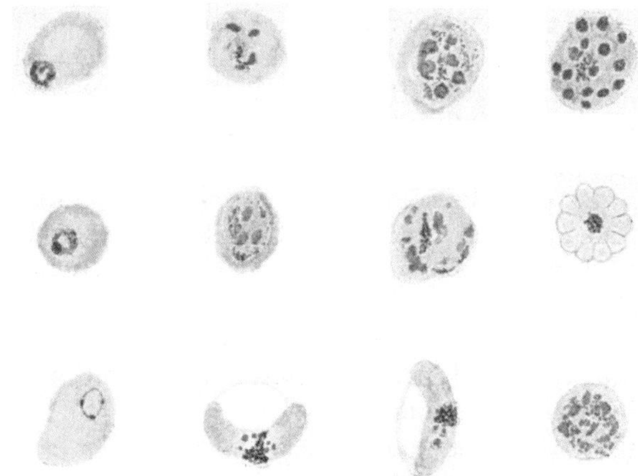

Fig. 327.
Malariaplasmodien.
a) Tertianaparasiten, b) Quartanaparasiten, c) Tropicaparasiten.
(Nach *E. Grawitz.*)

in ihrer körperlichen Entwicklung sehr behindern und häufig zu einem verspäteten Auftreten der Pubertät führen und die hauptsächlichste Ursache der hohen Säuglingssterblichkeit in ungesunden Gegenden sind, stellen ein schwieriges Problem für alle mit der Bekämpfung dieser Volkskrankheit beauftragten Behörden dar.

Pathologische Anatomie. Die fahle Hautfarbe ist typisch für den Malariakranken. Auffallend ist auch der Obduktionsbefund des Malariakranken: alle Organe sind als Folge der Blutzersetzung sehr dunkel gefärbt. In der Milz und der Leber, auch in den Nebennieren, finden sich hyperplastische Partien neben nekrotischen und thrombosierten Teilen. Es bestehen ausgedehnte Hämorrhagien und degenerative Veränderungen in beinahe allen Organen. Bei den im akuten Anfall gestorbenen Patienten findet man viele Parasiten in der Milz, im Knochenmark und auch im Gehirn.

Organbefund.

Die Immunität. Kliniker mit einer großen praktischen Erfahrung, die sie in Gegenden mit überwiegend natürlichem Verlauf der Malaria gewonnen haben, sehen unter ihren Augen den spontanen Immunisationsprozeß bei der Mehrzahl der Infizierten stattfinden. Nach einer Reihe von Malariaanfällen, die im Laufe einiger Monate im Hinblick auf ihre Häufigkeit und ihren Ernst abnehmen, tritt bei der größeren Mehrzahl der Infizierten der Anfang der Genesung ein. Sonst würde es nicht möglich sein, daß die Bevölkerung der tropischen Länder, die doch größtenteils auf eine natürliche Abwehr

Natürliche Immunität und Heilung möglich.

gegen die Malaria angewiesen ist, fortwährend zunimmt. Trotz der unglaublich hohen Kindersterblichkeit nimmt die Bevölkerung in Malariagebieten bekanntlich zu. Dies wäre ohne das Bestehen einer spontanen Immunität nicht möglich, denn alle Individuen sind ohne Unterbrechung einer intensiven Infektion ausgesetzt. Die Frage ist, ob diese Immunität angeboren (*Celli*) oder erworben ist (*Koch* und *Schüffner*). Unter den Kindern, die jünger als 5 Jahr sind, findet man eine Anzahl, die frei von klinischen Symptomen, jedoch Bazillenträger sind. Diese Zahl ist bei den 2jährigen Kindern noch groß, bei den älteren wird sie stets kleiner. In höherem Alter ist es schwierig, aus der Blutanalyse positive Schlüsse zu ziehen. Von einer absoluten Immunität dieser Individuen für Malaria darf man aber noch nicht sprechen. Diese Immunität ist wohl sicherlich erworben; unter gewissen Umständen kann sie aber vorübergehend geschwächt werden. Man nennt sie daher relative Immunität. *Schüffner* fand bei seinen Beobachtungen, daß 75% der Infizierten nach spontaner Wiederherstellung eine Immunität behielt, die sie jahrelang schützte. *Mulder* kam auf Grund von Untersuchungen auf Java zu entsprechenden Schlüssen.

Therapie. Chinin das spezifische Mittel!

Therapie. Das Chinin ist seit alters her das Mittel gegen Fieberanfälle. Es gilt als Spezifikum gegen die Malaria. Es ist ein echtes Protoplasmagift und darauf beruht seine Wirkung, die in ihrer Eigenart noch nicht erklärt ist. Es bestehen viele Hypothesen, doch keine befriedigt. Man sei bei der Dosierung darauf bedacht, daß Chinin im Harn, Fäzes, Speichel und Schweiß ausgeschieden wird und in geringem Maße auch in die Muttermilch übergeht. Es gibt Personen mit Überempfindlichkeit für Chinin: Ohrensausen bis zur Taubheit, Anorexie, Erbrechen, Herzklopfen, Gesichtsstörungen, akute Geschwülste und Exantheme. Manchmal entsteht eine plötzlich auftretende Überempfindlichkeit, die früher nicht bestanden hatte, als Folge des Zusammenwirkens von Chinin und anderen Reizen oder Giften. Man achte bei parenchymatösen Blutungen auf die Möglichkeit einer Chininüberdosierung!

Chininüberempfindlichkeit!

In der Kinderpraxis gibt man am liebsten die nicht bitteren Chininverbindungen, jedoch muß man bei Euchinin und Aristochin größere Dosen geben, weil diese Präparate verhältnismäßig weniger Alkaloid enthalten. Tannaschinin gebe man bei Malaria mit Darmkomplikationen.

Man beginne im fieberfreien Stadium!

Es ist zweckmäßig mit der Therapie in einem fieberfreien Stadium zu beginnen, da die Erfahrung gelehrt hat, daß sie während des Fiebers nicht so wirksam ist. Man gebe einem einjährigen Kinde nicht mehr als 100 mg Chinin pro dosi, älteren Kindern bis höchstens dreimal täglich 300—350 mg. Wird das per os verabreichte Präparat nicht gut eingenommen oder vertragen, ebenso in schweren Fällen, so greife man zu der intramuskulären Injektion einer 25proz. Lösung von Chinin-Urethan bzw. Solvochin. Spritze und Nadel auskochen und nicht mit Alkohol sterilisieren, da sonst die Gefahr von Nekrosen!

Symptomatische Therapie.

Hyperpyrethische Temperaturen drückt man durch ein kaltes Bad oder durch eine Einwicklung in ein mit Eis gekühltes Laken. Man sei vorsichtig mit dem Geben von Antipyrethica, denn diese können in Kombination mit Chinin zum Kollaps führen.

Technik der Chinintherapie.

Die Technik der Chinintherapie ist sehr verschiedenartig. Eine der beliebtesten Vorschriften in Niederländisch-Indien lautet: Man gebe die volle Chinindosis bis zu 5 Tagen, nachdem die Temperatur normal geworden ist, dann 5 Tage Pause, dann wieder 4 Tage die volle Dosis, 5 Tage Pause, 3 Tage die volle Dosis, 5 Tage Pause, 2 Tage die volle Dosis. In den darauffolgenden 4 Monaten jede Woche an 2 Tagen die halbe Dosis.

Was man unter voller Dosis verstehen muß, steht nicht ganz fest. Manche raten an, eine tüchtige Dosis — für Kinder bis zu $1\frac{1}{2}$ g, für Erwachsene bis zu $2\frac{1}{2}$ à 3 g — zu geben, doch andere wiederum warnen hiervor und raten zu kleineren Dosen bis höchstens 1 g täglich. Wichtig ist die Erfahrung, daß lang andauerndes Chininnehmen hauptsächlich bei Jugendlichen eine leichte Temperaturerhöhung verursacht; unterbricht man bei diesen Patienten den Gebrauch dieses Medikaments, dann verschwinden die subfebrilen Temperaturen schnell. Empfehlenswert ist ferner die Ortsveränderung des Malariapatienten, am besten in ein Höhenklima.

Klima-Therapie

Das **Plasmochin** wurde auch bei Kindern angewendet: bei Säuglingen eine halbe Tablette Plasmochin pur. oder eine Tablette Plasmochin compos. Kinder von 1—5 Jahren 1—2mal täglich eine halbe Tablette Plasmochin pur. oder eine Tablette Plasmochin compos. Für Kinder von 6—10 Jahren 3—4mal täglich die gleiche Dosis.

Plasmochin.

Febris biliosa haemoglobinurica (Schwarzwasserfieber)[1].

Dieses ist ein sehr ernstes Krankheitsbild, das sich durch drei Hauptsymptome kennzeichnet: Fieber, Ikterus und Hämoglobinurie. Die Patienten sind akut und schwer krank, sehr unruhig und delirieren.

Symptome: Fieber, Ikterus, Hämoglobinurie.

Die Krankheit ist nicht an tropische Gebiete gebunden, doch kommt sie hier am häufigsten vor. Man hat versucht zwischen dieser Krankheit und Symptomen, die durch eine Malariainfektion hervorgerufen werden, einen Zusammenhang zu konstruieren, aber es ist dies nicht gelungen, jedenfalls hat man den direkten Zusammenhang nicht beweisen können. Es bestehen viele Theorien; die bekanntesten sind die folgenden:

Theorien der Entstehung.

1. Schwarzwasserfieber ist eine Komplikation der Malariainfektion, da bei den Patienten Malariakeime im Blute gefunden wurden. Es wäre dann noch möglich, daß neben der Malaria ein anderes Agens besteht und daß dieses letztere das Schwarzwasserfieber verursacht. Es sind aber auch Patienten, die am Schwarzwasserfieber litten, untersucht worden mit vollkommen negativem Resultat in bezug auf die Anwesenheit von Malariakeimen.

1. Komplikation der Malariainfektion.

2. Schwarzwasserfieber ist eine selbständige Krankheit mit einem noch unbekannten Erreger. Die für Malaria empfänglichen Personen sollen für die Infektion mit Keimen des Schwarzwasserfiebers am empfindlichsten sein (*Manson*).

2. Selbständige Krankheit.

3. Schwarzwasserfieber kann durch das Freiwerden eines artfremden Eiweißes entstehen, das einen anaphylaktischen Schock zur Folge hat.

3. Anaphylaktischer Schock.

4. Schwarzwasserfieber ist die Folge einer Vergiftung. Tatsächlich ähnelt das Krankheitsbild in seinem Anfange, der Entwicklung und dem meist letalen Ende vielmehr einer Intoxikation als einer akut verlaufenden Infektionskrankheit.

4. Vergiftung.

Man hält die akute gelbe Leberatrophie nicht für eine Infektion und dieser ähnelt das Schwarzwasserfieber so sehr, daß man bei der Differentialdiagnose immer an diese wird denken müssen. Es bestehen Vergiftungen, die durch Medikamente verursacht werden und die gleichen Symptome ergeben, wie sie beim Schwarzwasserfieber auftreten. Es kommt ferner nicht vor, daß Pflegepersonen von der Krankheit ergriffen werden. Ansteckungen von ganzen Familien, Dörfern, Gegenden oder Ländern mit dieser Krankheit sind ebenfalls nicht beobachtet worden. In Gegenden, wo beinahe alle Bewohner Malaria haben und eine große Zahl an der Malaria schwer erkrankt sind, ist dieses Krankheitsbild unbekannt, solange die Malaria ihren natürlichen Verlauf nehmen kann. Sucht man in solchen Gegenden nach dem Vorkommen von Schwarzwasserfieber, so findet man es sehr vereinzelt und dann immer nur bei Personen, die eine spezifische Behandlung für ihre Malaria erhalten hatten oder noch erhalten. Man hat einen Zusammenhang zwischen der giftigen Wirkung von Chinin

[1]) Lat.: Febris biliosa haemoglobinurica. Franz.: Fièvre bil. hémoglobinurique. Engl.: Black water fever. Ital.: Febbre bil. haemoglob. Span.: Fiebre bil. haemoglob.

und dem Schwarzwasserfieber gesucht. Es gibt viele Punkte die hierfür sprechen, aber der Beweis ist noch nicht geliefert. Einmalige Überdosierung mit Chinin ergibt wohl ähnliche, aber nicht die absolut gleichen Symptome: Das eigenartige ist, daß das Schwarzwasserfieber im allgemeinen nicht durch eine einmalige große Chinindosis hervorgerufen wird und diese Tatsache stimmt mit dem Obengesagten überein. Vielmehr sieht man das schwere Krankheitsbild unerwartet nach dem Gebrauch vieler, doch nicht übermäßig großer Chinindosen in einer Weise auftreten, die wirklich genau wie ein Schock aussieht. Das unbefriedigende der zu 3. genannten Hypothese ist, daß sie nicht zeigt, wie und woraus das artfremde Eiweiß entsteht, das Bestechende dieser Hypothese ist, daß sie sich auf den Standpunkt einer Vergiftung stellt. Es bleibt schwierig sich die Sache vorzustellen, auch wenn man die dritte und vierte Theorie kombiniert.

Man muß sich vielleicht vorstellen, daß der Organismus ein Quantum Chinin aufnehmen, ausscheiden und festhalten kann, daß aber auf einmal eine ungewöhnlich große Empfindlichkeit für das festgehaltene Gift entsteht. Verhältnismäßig kleine Reize — von photodynamischen Stoffen, zu denen auch das Alkaloid Chinin gehört, ist dies bekannt — können in derartigen Fällen Folgen haben, die in keinem Verhältnis zur Größe der Reize stehen.

Symptome: Plötzlicher Beginn. Kaffeesatzartiger Urin (Methämoglobin). Allgemeine Prostration. In schweren Fällen Ikterus, Krämpfe, Delierin und Koma.

Symptome. Der Patient wird durch die Symptome gewöhnlich überrascht, er ist nicht imstande sich aufrecht zu halten; er klagt über Schmerzen im Kopfe, in der Brust, in der Magen-, Milz- und Lebergegend und in den Lenden. Er uriniert nicht. Die wenige Flüssigkeit, die mit großer Mühe entleert wird, ist wie Kaffeesatz, beinahe schwarz. Derartiger Urin enthält schon im Anfang sehr viel Eiweiß, Zylinder, Leukozyten, Epithelzellen und Methämoglobin. Hierin liegt schon die Gefahr der Anurie, denn das Nierenepithel blutet und stirbt ab. So verlaufen die schweren Fälle mit Ikterus, Fieber, Schüttelfrost, Konvulsionen, Gallen- und Bluterbrechen, Delirieren und schließlich Koma. Der Zirkulationsapparat zeigt durch einen schlecht gefüllten, weichen und schnellen Puls, der schon bald nicht mehr zu fühlen ist, einen gefährlichen Abfall des Blutdruckes. Das Herz läßt sich durch Excitantien nicht mehr reizen. Die Blutungen beschränken sich nicht auf die Nieren, man findet sie auch im Magen, in den Därmen und in der Haut.

Prognose stets ernst!

Die **Prognose** ist stets ernst. Es gibt vereinzelt leichte Fälle, die in einigen Tagen mit geringen Symptomen, einem rosafarbenen Urin, geringem Ikterus und leichtem Krankheitsgefühl verlaufen und günstig endigen.

Therapie: Chinin weg! Behandlung rein symptomatisch!

Therapie. Nach den Anhängern der zuerst genannten Theorie muß man Chinin geben; hiervon hat man noch keine Erfolge gesehen. Nach der Auffassung, die unter 3 und 4 erörtert wurde, kann von einer Chinin-Therapie auf dem Höhepunkt der Krisis keine Rede mehr sein. Man beschränke sich auf die symptomatische Behandlung: Cardiotonica, Adrenalin, Hypodermoklysmen und Transfusionen.

Pest[1]).

Pestbazillus von *Yersin* und *Kitasato*.

Ätiologie. Im Jahre 1894 wurde der Pestbazillus von *Yersin* und *Kitasato* gefunden. Im allgemeinen wird als Standardform ein $1\frac{1}{2}$—$2\,\mu$ langer Kokkus mit ovaler Form und abgerundeten Polen angesehen. Dieser ist Gram-negativ und läßt sich nach *Manson* oder mit *Löfflers* Methylenblau färben. Abweichungen von dieser Standardform (sogenannte Degenerationsformen) kommen vielfach vor und es ist wichtig, dies bei der Diagnose von Einzelfällen zu wissen. Man findet die Pestbazillen außer im Pestbubo auch in großer Zahl in der Milz, der Leber und den Lungen, manchmal auch im Blute.

[1]) Lat.: Pestis. Franz.: La Peste. Engl.: Plague. Ital.: Peste. Span.: Peste.

Epidemiologie. Pestepidemien sind seit Menschengedenken in Europa und in tropischen Gebieten vorgekommen. In den Jahren 1898 und 1902 zeigten *Raybaud* und *Gauthier,* daß eine Rattenpestepidemie durch Rattenflöhe verursacht wurde. Seither hat man durch zahlreiche Experimente gezeigt, daß eine Pestepidemie nur dann auftritt, wenn Flöhe als Virusüberträger anwesend sind und daß auch keine Pest übertragen werden kann, wenn es keine Flöhe gibt. Einer Menschenpestepidemie geht stets eine Rattenpestepidemie voraus. Daß diese Theorie die richtige ist, ergibt sich aus der Erfahrung, daß Pestpatienten, die gut gereinigt sind, in einem Krankenhause keine Gefahr für eine Ansteckung bilden. Es gibt verschiedene Arten von Flöhen, die für eine Epidemie wichtig sind. Die Loemopsylla cheopis, die Loemopsylla astia und die Pygiosylla ahala.

Vorkommen.

Rattenflöhe die Überträger der Infektion!

Ohne Flöhe keine Pest!

Der gewöhnliche Menschenfloh — Pulex irritans — ist in epidemiologischer Hinsicht von keinerlei Bedeutung. Die Ratten, die diese gefährlichen Flöhe als Wirte beherbergen, sind: die Hausratte, die Feldratte, die Mus concolor, die Mus decumanus und die Mus rufescens.

Menschenfloh unschädlich.

Pathologische Anatomie. An der Stelle des Stiches entsteht ein Bläschen, die sogenannte primäre Pustel. Von hier aus geht die Infektion lymphogen nach den regionären Lymphdrüsen und von hieraus hämatogen weiter. Die Lokalisation der primären Bubonen wechselt; am häufigsten sind es die Leistenbubonen, am seltensten die Halsbubonen. Jedoch kommen diese letzteren bei Kindern viel häufiger vor. Man hat Fälle von septikämischer Pest mit wenigen lokalen Lymphdrüsensymptomen beschrieben. Anatomisch findet man bei der Obduktion die gleichen histologischen Abweichungen wie bei einer toxisch verlaufenden Sepsis (Blutungen, Degeneration und gekörnte Schwellung).

Bubonen.

Symptome. Akuter Anfang mit hohem Fieber, Kopfschmerzen, Erbrechen, Nasenbluten und manchmal Diarrhöe. Die kleinen Patienten machen einen toxischen Eindruck, sie delirieren oder sind dösig, haben eine trockene, belegte Zunge und stark injizierte Konjunktiven. Der Puls ist weich, klein, frequent und unregelmäßig. Die Milz ist weich und groß, meistens sieht man nach zwei Tagen die äußerst empfindlichen Bubonen in den Leisten, Achselhöhlen oder am Hals entstehen. Der Patient nimmt eine typische Zwangshaltung an, um die schmerzhafte Stelle soviel wie möglich zu schonen. Bald schreitet die Entzündung auch in das umliegende Gewebe fort, so daß die Drüsenschwellung nicht mehr eng umgrenzt ist.

Symptome: Schwere Prostration.

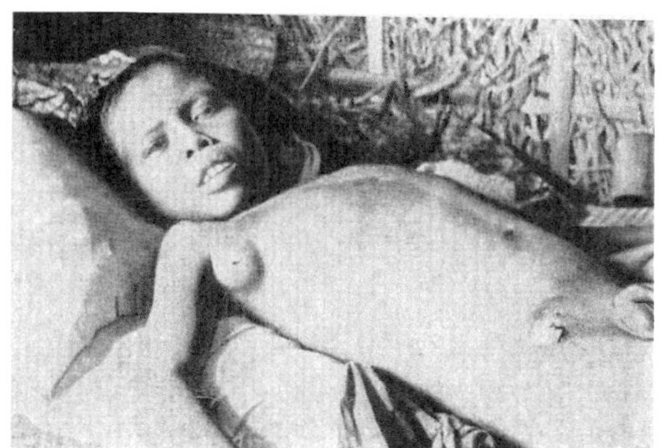

Fig. 328.
Pestbubonen.
(Nach *Deutmann.*)

Milz groß und weich.

Typische Bubonen.

Die Bubonen können erweichen und nach außen durchbrechen, das Blutbild zeigt eine Leukozytose und Polynukleose. Im Harn findet man Eiweiß, Zylinder und Pestbazillen. Hautblutungen und Hautausschläge kommen vor, ferner als große Seltenheit die sogenannte Hautpest (bläulichrot gefärbte Infiltrate in der Haut, die durch einen typischen etwas erhabenen, weißen, anämischen Rand begrenzt werden).

Leukozytose.

Im Urin Pestbazillen!

Hautblutungen.

Die **Prognose** stelle man immer mit großer Vorsicht. Die meisten

Prognose stets ernst!

Fälle verlaufen binnen wenigen Tage letal. Die Todesursache ist meist eine schwere Intoxikation und Herzschwäche. Lungensymptome und Blutungen machen die Prognose schlecht. Die Mortalität ist für schwerere Fälle 90%. Es kommen auch leichte Fälle vor, bei denen alle Symptome nur leichten Grades bestehen, und deren Prognose günstig ist. Die Immunität ist nur gering; es wurden Neu-Infektionen schon nach wenigen Monaten wieder beobachtet.

Diagnose und Differentialdiagnose.

Die **Diagnose.** In Gegenden, wo eine Pestepidemie auftritt, jedoch auch Infektionskrankheiten, die einen gleichen akuten, heftigen Anfang haben, endemisch herrschen, ist die Differentialdiagnose klinisch oftmals schwierig. Man kann z. B. ohne bakteriologische bzw. mikroskopische Analyse die Diagnose zwischen Pest und Malaria Tropica in der Anfangsperiode nicht stellen. Auch kann die Diagnose der Pestsepsis mit wenig oder gar keinen Drüsenschwellungen äußerst schwierig sein, man muß dann die Pestbazillen aus dem Blut züchten. Ein anderes Hilfsmittel ist die Komplementbindung nach *Jottrain*, die nach dem 5. Krankheitstage positiv werden soll. Der Tierversuch und die Milzpunktion post mortem geben immer Sicherheit.

Therapie symptomatisch.

Die **Therapie** ist in der Hauptsache eine symptomatische: Excitantia und Kardiotonika, ferner frühes Inzidieren des Pestbubo, was in vielen Fällen eine deutliche Verbesserung und ein Absinken der Temperatur zur Folge hat. Es ist wichtig, das Pestserum so früh wie möglich anzuwenden. Die Meinungen über die Wirksamkeit dieses Serums sind allerdings geteilt.

Rattentilgung!

Prophylaktisch bekämpft man die Pest durch Verbesserung der Wohnungen (Ratten-Tilgungsverfahren!). Das Pestvakzin von *Haffkine*, das in Britisch-Indien gebraucht wird, hat auf Java keine günstigen Resultate ergeben.

Lungenpest Mortalität 100%!

Lungenpest. Die Lungenpest pflanzt sich durch direkten Kontakt von Mensch auf Mensch fort. Die Infektion geht im allgemeinen von einem Bubonenpestpatienten, der sekundär Lungenpest bekommt, aus. Die Infektion erfolgt durch die Luft und beginnt primär in den Bronchien (Tröpfcheninfektion).

Tröpfcheninfektion!

Symptome: Hohe Temperatur, heftiges Husten, starke Dyspnoe, serosanguinolentes Sputum voll Pestbazillen. Perkutorisch sind fast keine Abweichungen an den Lungen zu finden, aber auskultatorisch einige feine Rhonchi und bronchitische Geräusche; es besteht eine starke Zyanose, der Puls ist beinahe nicht zu fühlen.

Schwerer Lungenbefund.

Schutz dem Pflegepersonal!

Die **Therapie** ist machtlos, die Mortalität 100%. Die Infektiosität ist außerordentlich groß. Im Gegensatz zu den anderen Formen von Pest ist das Pflegepersonal großer Infektionsgefahr ausgesetzt und muß darum eine Maske tragen.

Lepra[1]).

Geschichtliches.

Epidemiologie. Schon in früheren Jahrhunderten wurde Lepra für eine Ansteckungskrankheit gehalten. Zur Sicherheit wurde diese Anschauung erst durch die Entdeckung des Leprabazillus (*Hansen*, 1873). In strengem Sinne ist die Lepra keine tropische Krankheit, da sie in allen Ländern, allen Klimaten, unter allen Rassen und in allen Bevölkerungslagen vorkommen kann.

[1]) Lat.: Morbus leprae. Franz.: Lèpre. Engl.: Leprosy. Ital.: Lepra. Span.: Lepra.

Ätiologie. Leprabazillen sind nur schwierig von Tuberkelbazillen zu unterscheiden. Sie sind säurefest, färben sich nach *Gram* dunkelblau, nach *Ziehl* mit Fuchsin rot. Ihre Länge beträgt 4—6 μ, ihre Breite 0,3 μ. Sie unterscheiden sich von den Tuberkelbazillen durch die Art, wie sie sich in Bündel sammeln und durch ihr zahlreiches Vorkommen in den leprösen Veränderungen, in den sogenannten „Leprazellen". Die Kultur der Leprabazillen ist häufig versucht worden, ebenso ihre Übertragung auf Tiere und Menschen. Diese Versuche sind nicht mit Sicherheit als gelungen zu betrachten. Die bakteriologische Kenntnis der Lepra zeigt viele Lücken. Die Verfasserin hat an Stellen, wo viele Leprapatienten mit ihren offenen Wunden häufig und lange Zeit verweilten, nach Leprabazillen gesucht, jedoch ohne positives Resultat. Die Bazillen, die in unglaublich großer Anzahl bei Patienten sehr leicht zu finden sind, werden außerhalb des Körpers ziemlich schnell unauffindbar. Diese

Ätiologie. Leprabazillen.

Leprazellen.

Geringe Resistenz der Bazillen.

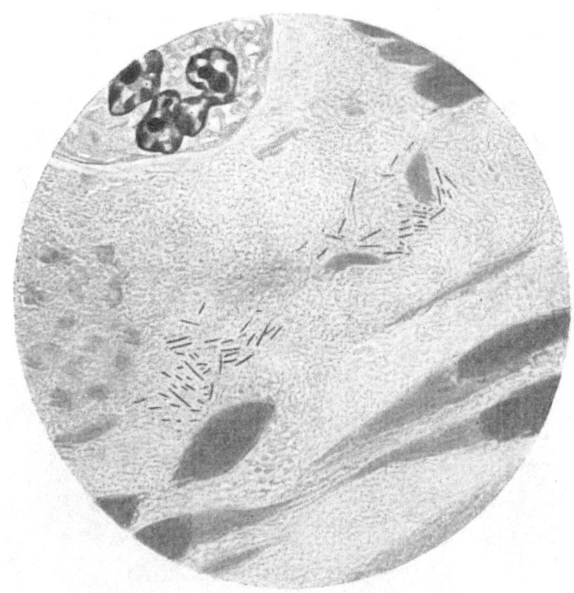

Fig. 329.
Lebrabazillen im Nasenschleim (beginnende Nervenlepra). Orig. 1 × 1000.
(Nach *Mayer:* Exotische Krankheiten.)

Tatsache weist auf eine geringe Resistenz der Leprabazillen außerhalb des menschlichen Organismus hin und erklärt die geringe Kontagiosität dieser Infektionskrankheit. Die Lepra überträgt sich nicht hereditär. Die Kinder lepröser Eltern werden leprafrei geboren und bleiben es, wenn sie nur früh genug aus der Nähe der Kranken entfernt werden. Die Gefahr liegt im intimen und lange andauernden Kontakt mit einem Patienten, der sich in einem infektiösen Stadium befindet. Aber selbst wenn alle diese Bedingungen erfüllt sind, braucht auf die Ansteckung keineswegs in allen Fällen die Krankheit zu folgen. Dies hat sich in den Lepraserien gezeigt, von wo aus keine einzige Ausbreitung der Lepra nach außen oder unter der häufig im Kontakt lebenden Bevölkerung beobachtet wurde. Die Arbeit der Angestellten, Pfleger und Ärzte unter den Leprapatienten bildet praktisch kein Risiko in bezug auf die Ansteckung. In Ehen mit Leprapatienten geht die Krankheit höchst selten von dem Kranken auf die Gesunden über. Die Gefahr liegt in der Verheimlichung, zu der die Mehrzahl der Leprösen gezwungen ist. Diese Kranken vermeiden solange wie möglich ärztliche Hilfe, aus Furcht vor der zu erwartenden Isolierung.

Geringe Kontagiosität.

Die Inkubationszeit läßt sich selten mit Sicherheit feststellen, da zwischen dem Stadium der Infektion und den ersten deutlichen Leprasymptomen lange Zeit verläuft. Die Inkubationszeit schwankt ungefähr zwischen drei und fünf Jahren, kann aber noch viel langer sein. Die Prodromalsymptome sind nicht deutlich aus-

Inkubationszeit 3-5 Jahre

gesprochen: Kopfschmerzen, Fieberanfälle, die fälschlicherweise auf Malaria geschoben werden und dadurch in den Tropen zum Nachteil der Leprapatienten mit Chinin behandelt werden; ferner lanzinierende Schmerzen in Nerven, Muskeln und Gelenken, ziemlich oberflächliche Erytheme mit verminderter oder erhöhter Sensibilität für Wärme und Schmerzen.

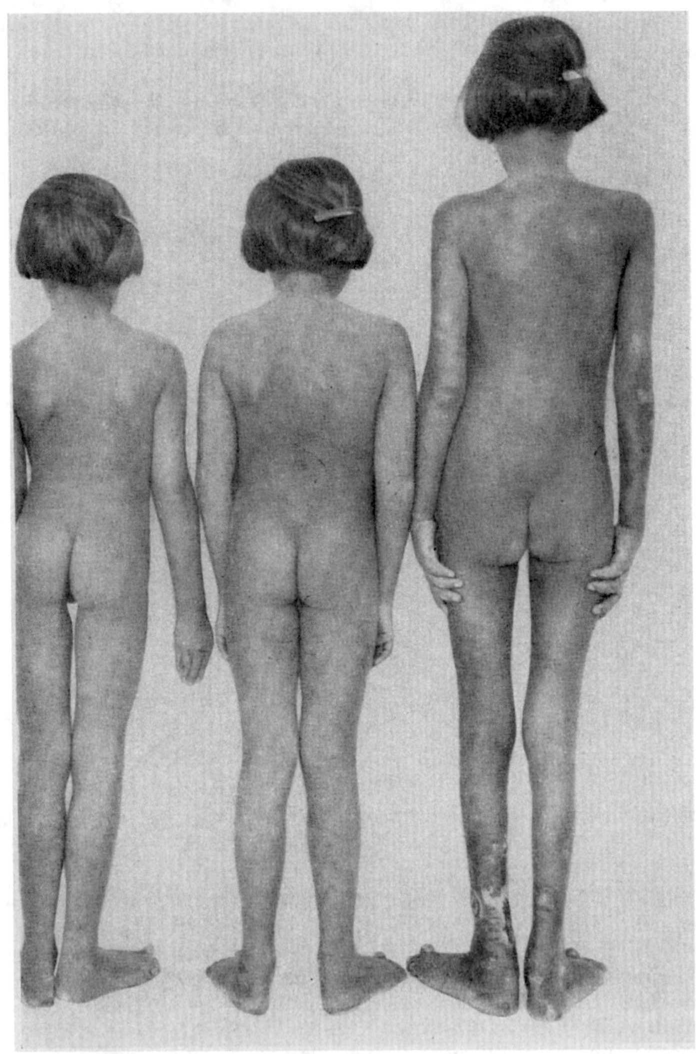

Fig. 330.
Drei Geschwister mit Lepra.
(Beobachtung der Verfasserin.)

3 Formen: Nervenlepra, Hautlepra. Gemischte Form.

Die drei Formen der Lepra: Man unterscheidet die Nerven-, die Hautlepra und die gemischte Form. Bei allen Formen sind die Prädilektionsorte die gleichen: im Gesicht: Nase, Augenbrauen, Kinn, Ohren; am Körper: Füße und Hände. Es werden also die am meisten peripher gelegenen Stellen des Körpers befallen. Infolge der Erkrankung der peripheren

Nerven entstehen drei Arten von Defekten: Lähmungen, Sensibilitätsstörungen und trophische Veränderungen. Durch die Lähmung entstehen Verstümmelungen in dem äußerlich sichtbaren Bau: Klauenhand, Pes

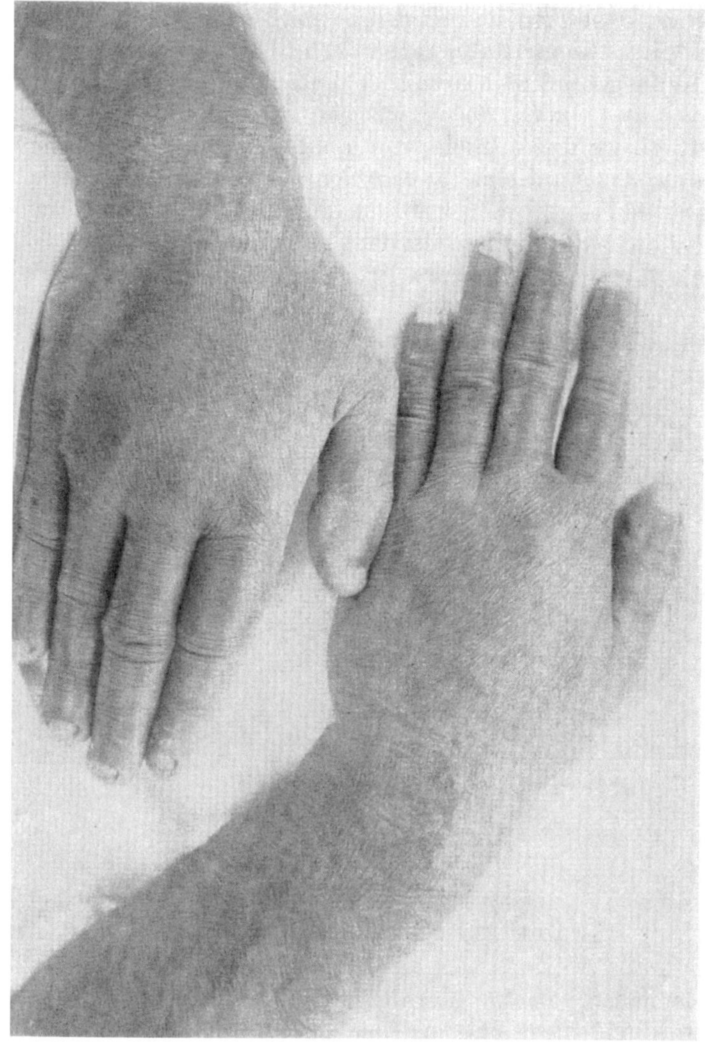

Fig. 331.
Lepröse Veränderungen an den Händen einer jugendlichen Patientin. Beachte die Nagelzerstörung, die Schwellung der Phalangen, Beginn der Skelettzerstörung.
(Beobachtung der Verfasserin.)

valgus u. a. Infolge der mangelhaften Sensibilität kommt es zu Verletzungen, die zu schwer heilenden Wunden führen und die Verstümmelungen noch vergrößern.

Infolge der trophischen Störungen leidet die Zirkulation und die Versorgung der Gewebe so sehr, daß sich die Nekrosen von der Haut aus in die Tiefe fortsetzen und sogar die Knochen zerstören. Die Verstümmelungen im Gesicht zeigen lange nicht alle Leprosen (die Europäer häufiger als die Eingeborenen), aber die Verstümmelungen der Hände und Füße sind beinahe bei allen Leprakranken zu finden. Gerade durch diese letzten wird die Freiheit der Bewegung und die Möglichkeit zu arbeiten erschwert, so daß die Patienten allmählich immobilisiert werden.

Komplikationen.

Komplikationen. Chronische Patienten, die immobil sind, sich verbergen müssen und in unhygienischem Milieu leben, werden immer kränker. Bei diesen ist die Möglichkeit für das Eindringen und die weitere Entwicklung anderer Keime außerordentlich groß. Man würde es für nichts Besonderes halten, wenn z. B. die Tuberkulose unter derartigen Patienten leichtes Spiel hätte. Dieses ist denn auch tatsächlich der Fall. Die Leprosen sterben nicht an der Lepra, sondern an den anderen Krankheiten und

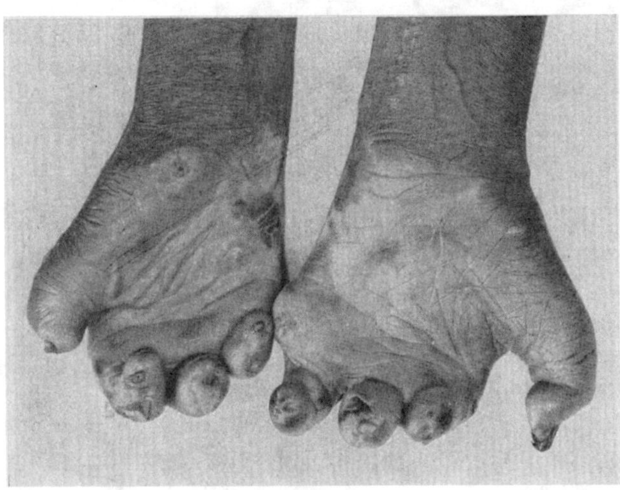

Fig. 332.

Lepra. Verstümmelung der Hände.

(Orig. nach Photo des Instituts *O. Cruz* in Rio de Janeiro.)

Zwischenfällen: an Lungentuberkulose, an chronischen oder manchmal akuten Vergiftungen und an Erschöpfung.

Therapie.

Therapie. Vergeblich hat man nach einem spezifischen Mittel gegen die Lepra gesucht. Viele Mittel und Methoden hat man versucht und der Strom der neuen Medikamente wächst ununterbrochen. Unter den vielen Lepra-Heilmitteln gibt es sicher einzelne, die im Anfange nicht unwirksam sind. Doch auf die Dauer haben bisher alle Mittel mehr oder weniger enttäuscht. *Mülder* hat eine neue Behandlungsmethode aufgestellt, da er der Auffassung war, daß weniger neue Mittel als eine neue Art not tue, Diese hat er während der letzten 5 Jahre praktisch versucht. Ebenso wie man bei der Behandlung der Tuberkulose mit sehr viel Widerstand zu kämpfen hatte, bis sich die Einsicht, daß die Allgemeinbehandlung und nicht die chemische Therapie der angewiesene Weg sei, durchsetzte, so wird sich auch die neue Methode für die Leprabehandlung Bahn brechen müssen. Die Resultate, die mit einer neuen Lichttherapie schon jetzt erreicht wurden, wovon sich die Verfasserin persönlich überzeugen konnte, tasten das alte Dogma der sogenannten Unheilbarkeit der Lepra ernsthaft an.

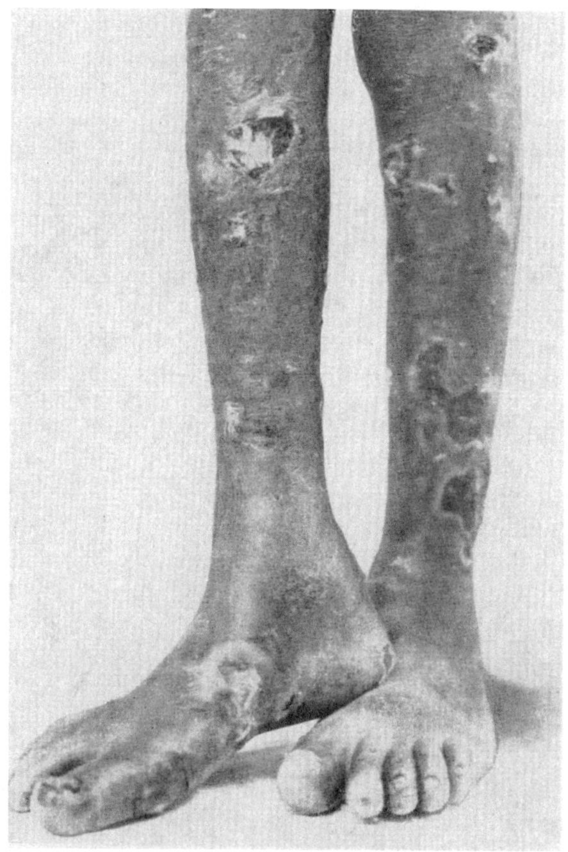

Fig. 333.
Leprageschwür bei einem 13 jährigen Patienten.
(Beobachtung der Verfasserin.)

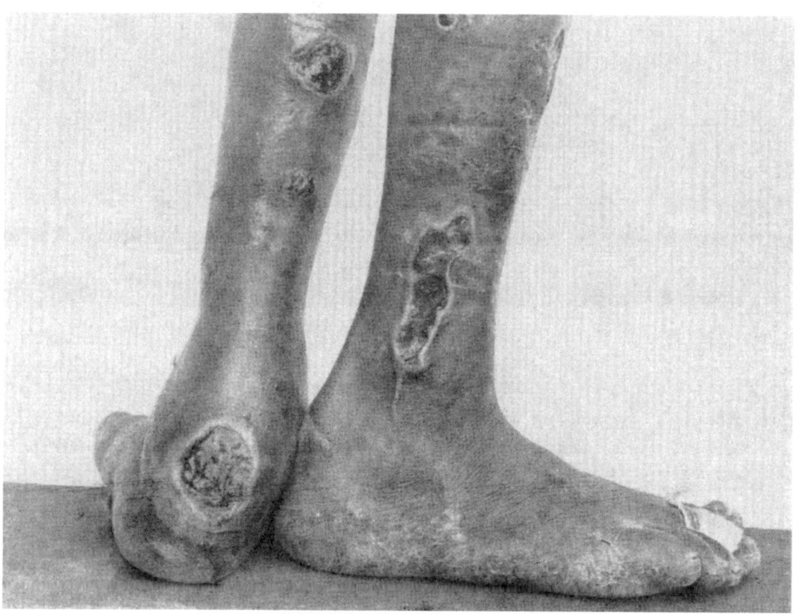

Fig. 334.
Leprageschwür bei einem etwa 13 jährigen Mädchen.
(Beobachtung der Verfasserin.)

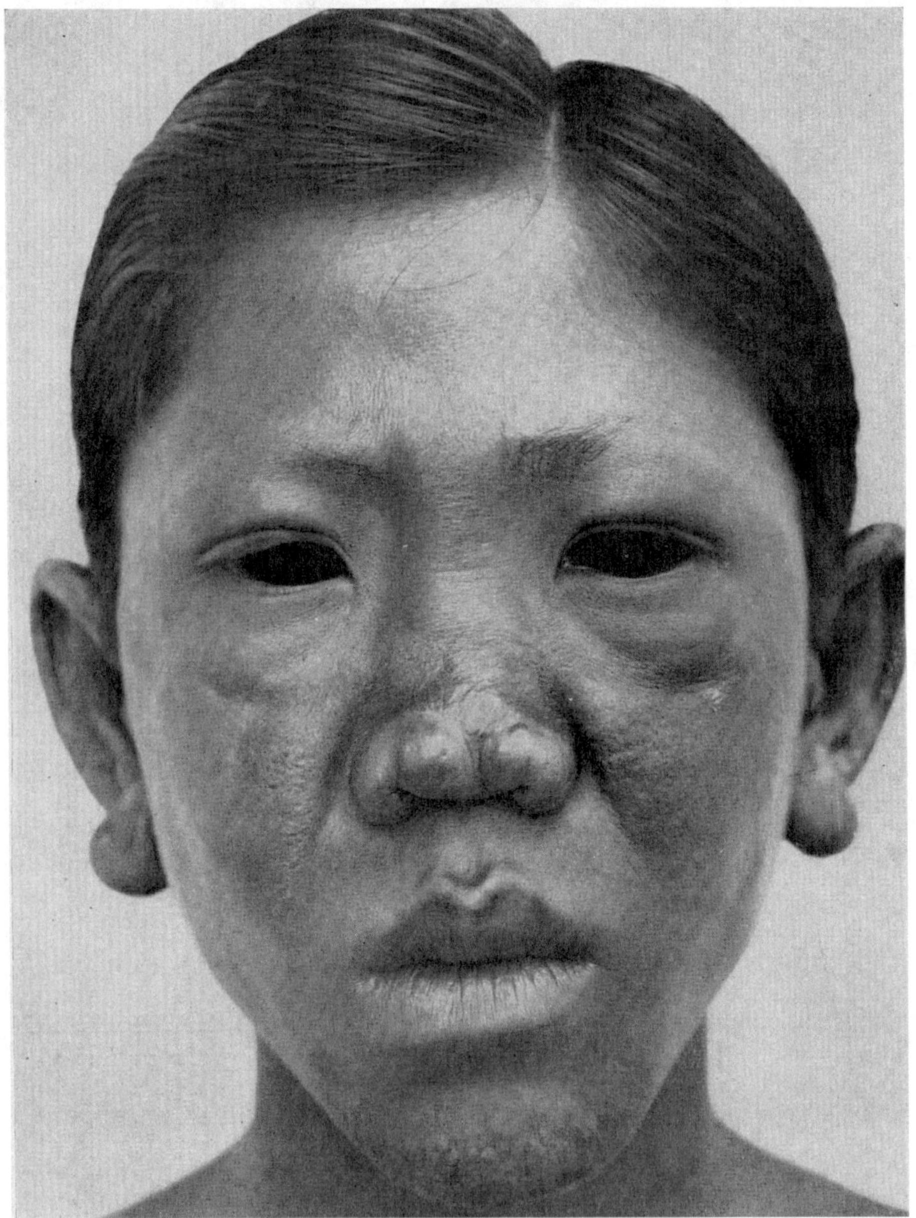

Fig. 335.

Lepröser Knabe mit typischen Veränderungen, Vergrößerung der Ohren, Nase, Wangen, Kinns, Lippen. Haarausfall der Augenbrauen und Wimpern. Verdickung der Haut. Geschwürbildung an der Nase. Starre Mimik. Aussehen eines älteren Mannes. Reichlicher Haarwuchs auf dem Kopf.

(Beobachtung der Verfasserin.)

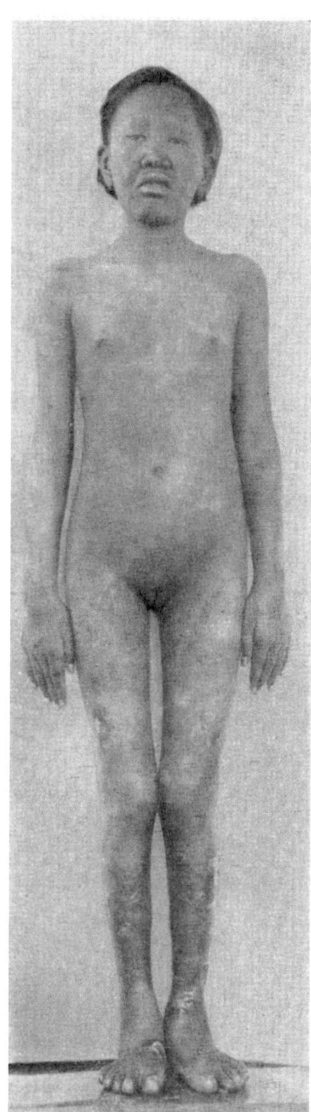

Fig. 336.
13 jährige Lepröse. Vater gestorben an Lepra. Schwache Konstitution, im Wachstum zurückgeblieben, in der Entwicklung zurück. Verzögerte Pubertät.
(Beobachtung der Verfasserin.)

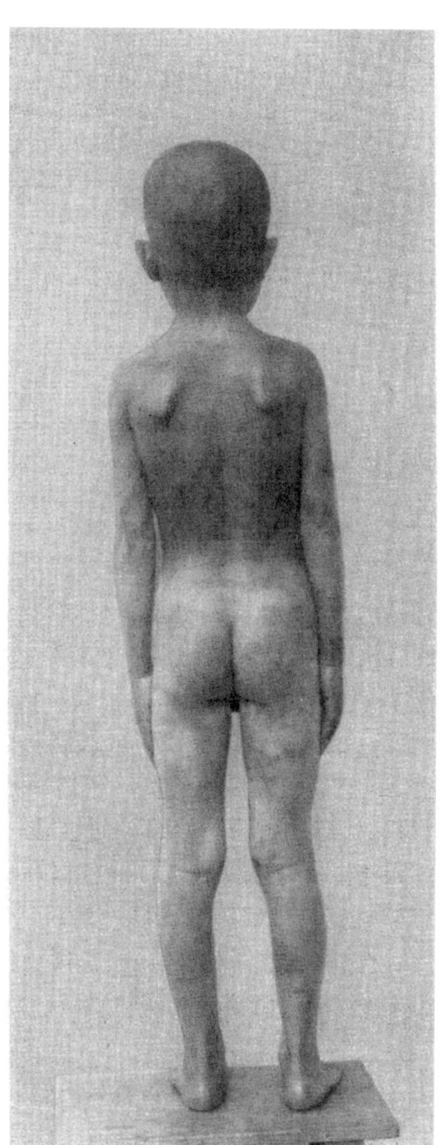

Fig. 337.
Lepröser Junge mit Lepraflecken am ganzen Körper.
(Beobachtung der Verfasserin.)

Das Gelbfieber[1]).

Vorkommen

Das **Gelbfieber**, Febris flava, Yellow fever, auch gelbe Pest genannt, ist die gefürchteste Krankheit von Süd-Amerika (Mexiko, Brasilien, Niederländisch-West-Indien, Panamakanalzone) und von Westafrika. Es ist eine Krankheit des warmen,

[1]) Lat.: Febris flava. Franz.: Fièvre jaune. Engl.: Yellow fever. Ital.: Febris Amarilla. Span.: Fiebre Amarilla.

feuchten Klimas. Es müßte also auch in den Tropen in Britisch- und Niederländisch-Ost-Indien mit ihr zu rechnen sein. Bisher sind diese Länder aber verschont geblieben.

Stegomia fasciata überträgt die Leptospira icteroides.

Die Krankheit wird durch Mückenstiche übertragen. Diese Mücke, die Stegomia fasciata überträgt das durch *Noguchi* entdeckte Virus des gelben Fiebers, die Leptospira icteroides. Diese Mücke kommt auch in Niederländisch-Indien vor, sie bleibt einige Monate lang infektiös. Die Mücken fallen in der Nacht den Menschen an, aber nur die Weibchen stechen. Ein günstiger Umstand ist dagegen die kurze Dauer der Ansteckungsmöglichkeit bei infizierten Menschen; die Kranken sind nur die ersten drei Tage der Krankheit infektiös. In diesem Umstande liegt ein großer natürlicher Schutz der tropischen Gegenden, die durch den Ozean und große Entfernungen von den stark infizierten Gegenden in Amerika abgetrennt sind. Bei dem stets schnelleren Verkehr und bei den zahlreichen Verbindungen muß jedoch mit der Möglichkeit der Übertragung des gelben Fiebers nach diesen Ländern jedenfalls einigermaßen gerechnet werden. Sollten sich einige Fälle von gelbem Fieber hier zeigen, so würde dies eine Katastrophe bedeuten. Die Bekämpfung, die in Amerika durch das Verdienst von *Carrol* glänzende Resultate ergab, konnte dort erfolgreich sein, da sie sich auf viel kleinere Areale beschränken konnte als es in Asien möglich sein würde.

Nur die weiblichen Mücken gefährlich!

Symptome: Inkubation nur 3-5 Tage.

Allgemeinerscheinungen des 1. Stadiums.

Die **Symptome.** Das Gelbfieber zeigt ein Krankheitsbild mit einem sehr akuten Verlauf. Die Inkubationszeit ist kurz, nur 3—5 Tage. Plötzlicher Anfang mit Kopfschmerzen, Schmerzen in den Lenden, den Beinen, in den rot injizierten Augen, mit Fieber und Schüttelfrost folgt auf die kurze Inkubationszeit. Dies ist das erste Stadium der eigentlichen Krankheit. Auch dieses dauert kurz, nur 3 Tage ungefähr. Darauf folgt eine kleine Pause mit einem Temperaturabfall, der unmittelbar das dritte, meist auch das letzte Stadium folgt. Dabei kommt es zu schwerem Ikterus und Blutungen. Im Harn findet man dann Eiweiß, granulierte Zylinder und Chromozyten, aber im allgemeinen fehlt eine Hämoglobinurie. Hämaturie und, dies ist für die Differentialdiagnostik wichtig, auch Hautblutungen sind Ausnahmen. Die Leber ist vergrößert und schmerzhaft bei Druck. Krankheitsbilder, die klinisch an das des Gelbfiebers oftmals erinnern, sieht man beim Schwarzwasserfieber, der *Weil*schen Krankheit und der akuten gelben Leberatrophie; doch bestehen genügend Kennzeichen, um die Diagnose richtig zu stellen.

Später Ikterus.

Leberschwellung.

Differentialdiagnose.

Prognose.

Die **Prognose** ist beinahe immer infaust. Der Tod tritt oftmals unter urämischen Symptomen, profusen Blutungen und Intoxikationen ein. Überlebt der Infizierte in seltenen Fällen den Anfall, so bleibt er immun.

Therapie: symptomatisch.

Therapie. Serum von Pferden, die mit Leptospira icteroides infiziert sind, soll im Inkubationsstadium von Nutzen sein. Die übrige Behandlung ist symptomatisch.

Febris recurrens (Rückfallfieber)[1].

Vorkommen.

Die Epidemiologie. Febris recurrens kommt vor: in Europa (Irland und Rußland), in Afrika, Asien und Amerika, jedoch nicht in Niederländisch-Indien.

Ätiologie: Spirochaeta *Obermeieri*. Spirochaeta *Duttoni*. Spirochaeta Berberum.

Ätiologie. Als Erreger der Krankheit ist eine Spirochäte, die von *Obermeier* zuerst beschrieben wurde, anzusehen. Dieses gilt jedoch nicht für das Rückfallfieber in Zentral-Afrika, wo die Spirochaeta *Duttoni* als Erreger zu nennen ist und gleichfalls nicht für Palästina und Persien, wo die Spirochaeta Berberum die Krankheit hervorruft.

Die Spirochäte ist 8—18 μ lang und besitzt drei oder sechs Windungen. Man findet sie im getrockneten Blutpräparat. Die Krankheit wird durch Vermittlung eines Insektes übertragen; für diese drei Typen von Spirochäten ist jedoch dieser Zwischenwirt nicht der gleiche, nämlich bei der Spirochaeta *Obermeieri* eine Laus bzw. Wanze (Pulex humanus und Cimex lectularius), für die Spirochaeta *Duttoni* eine Zecke (Orni-

Verschiedene Überträger.

[1]) Lat.: Febris recurrens. Franz.: Fièvres recurrentes, fièvre des tiques. Engl.: Relapsing fever, Tick fever. Ital.: Febris recurrente. Span.: Fiebre recurrente.

thodores moubata) und bei der Spirochaeta Berberum gleichfalls eine Zecke (Argas persicus). Die Spirochäten vermehren sich reichlich in diesen Zwischenwirten, mit den Fäzes kommen sie dann heraus und dringen durch die kleinen Stichwunden in die Haut ein. Nach einigen Anfällen wird eine Immunität gegen die Krankheit erworben.

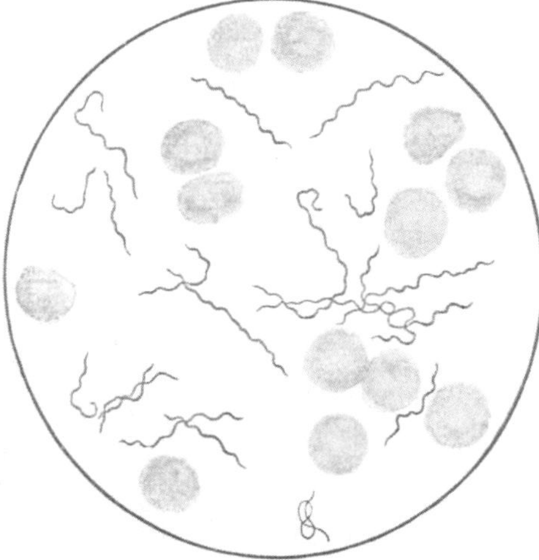

Fig. 338.
Recurrens-Spirochäten im Blut (Giemsa-Färbung). Vergr. 300 fach.
(Nach *Gotschlich-Schürmann:* Mikroparasitologie.)

Symptome: Akuter Beginn mit Schüttelfrost und zerebralen Erscheinungen.

Die **Symptome.** Nach einer ziemlich kurzen Inkubationszeit von 2—10 Tagen setzt die Krankheit plötzlich mit einem Schüttelfrost oder Konvulsionen und einem schnellen Temperaturanstieg ein; hinzukommen oftmals Erbrechen und heftige Kopfschmerzen. Manchmal besteht ein leichter Ikterus, die Milz ist vergrößert und weich. Herpes labialis und Erytheme kommen ausnahmsweise manchmal vor. Es bestehen leichte katarrhalische Symptome, hauptsächlich Bronchitis. Der Harn enthält Albumen und im Blut besteht eine Leukozytose. Die Fieberperiode dauert 3—7 Tage, dann sinkt die Temperatur kritisch unter starkem Schweißausbruch, meistens auch gleichzeitig mit Diarrhöe, ab. Danach erholt sich der Patient sehr schnell, bis nach etwa einer Woche

Bronchitis.

Leukozytose.

Fieberperioden.

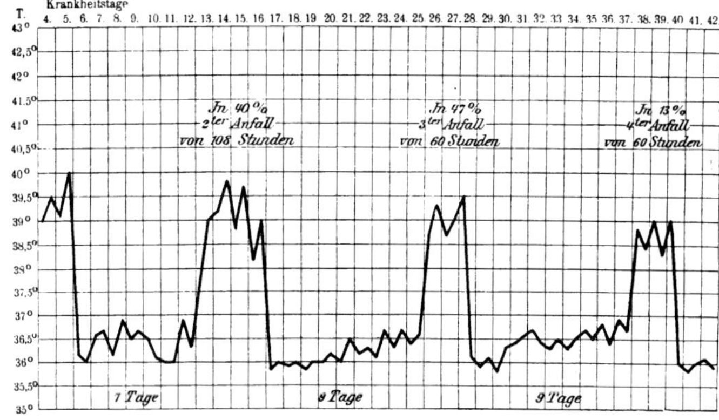

Fig. 339.
Kombinationskurve aus 30 symptomatisch behandelten Recurrensfällen.
(Nach *Iversen.*)

die zweite Fieberperiode einsetzt, auch diese wiederum mit Schüttelfrost, aber von kürzerer Dauer. Treten keine Komplikationen auf, so folgt hierauf gewöhnlich die völlige Wiederherstellung. Die Fiebertypen in verschiedenen Gegenden, welche durch verschiedene Spirochäten erzeugt sind, unterscheiden sich etwas voneinander.

Komplikationen.

Komplikationen können sein: Pneumonie, Polyarthritis, Nephritis, Otitis und Augenkrankheiten.

Diagnose und Differentialdiagnose.

Diagnose. Diese stellt man durch den Spirochätenbefund im Blut oder im Harn. Differentialdiagnostisch kommt Malaria, Typhus und *Weil*sche Krankheit in Betracht.

Therapie.

Therapie. Man empfiehlt während der Fieberperiode Neosalvarsan. Jedoch kommen spontane Genesungen vielfach vor. Eine passive Immunität soll für einige Monate zu erwerben sein durch Einspritzen von Rekonvaleszentenblut.

Febris undulans (Maltafieber).

Vorkommen. Mikrococcus melitensis.

Ätiologie. Der Mikrococcus melitensis, der von *Bruce* im Jahre 1887 entdeckt wurde, ist der Erreger des Maltafiebers. Im Anfang der Krankheit ist der Bazillus im Blut zu finden, später auch im Harn. Außerdem können mit dem Serum des Patienten spezifische Serumreaktionen ausgeführt werden. Der Erreger ist sehr resistent gegen Kälte und Trockenheit. Man findet ihn auch in der Milch und dem Urin von Ziegen, in den infizierten Gegenden oft auch bei anderen Tieren (Kühe, Pferde und Hunde), ebenso im Harn scheinbar gesunder Menschen. Säuglinge können auch dadurch angesteckt werden, daß die Muttermilch den Mikroorganismus enthält.

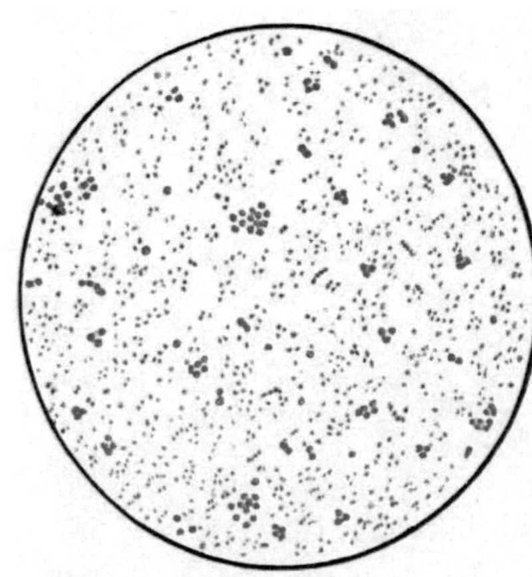

Fig. 340. *Maltafieberbazillen (und Staphylokokken). Gramfärbung. Vergr. 1:500.* Nach *Gotschlich-Schürmann:* Mikroparasitologie.)

Epidemiologie. Außer auf Malta kommt die Krankheit auch in allen anderen Ländern um das Mittelländische Meer herum, in Afrika, in Nord- und Südamerika, in Asien und in Westindien vor.

Immunität. Es ist noch nicht sicher, ob die Krankheit eine Immunität hervorruft.

Symptome: Allmählicher Beginn („Typhoid").

Die **Symptome.** Nach einer Inkubationszeit von 1—3 Wochen fängt die Krankheit ganz allmählich mit einem Gefühl von Müdigkeit und Kopfschmerzen an, wie man das bei einem sich entwickelnden Typhoid kennt. Der Fieberverlauf ist remittierend, der Abfall ist begleitet von starkem Schwitzen. Es besteht Obstipation und Bronchitis; die Milz ist groß und weich, ebenso die Leber. Nach einigen Wochen wird die Temperatur normal oder subfebril und es kommt etwas Besserung in den Zustand; es folgt jedoch schon bald eine neue Fieberperiode, diesmal mit schmerzhaften Gelenkschwellungen und Neuralgien; dies wiederholt sich einige Male. Dieser Fieberverlauf (Febris undulans) ist für das Maltafieber spezifisch. Gelegentlich sind auch Fälle beschrieben worden, bei denen das Fieber während mehrerer Monate eine hohe Kontinua zeigt.

Bronchitis. Milzschwellung. Fieberperioden. Gelenkschwellungen. Neuralgien.

Komplikationen.

Komplikationen. Außer den schon genannten Gelenkschwellungen und Neuralgien kommen Parotitis, Mastitis und Orchitis vor. Auch kann die Krankheit auf den Fötus übergehen.

Diagnose und Differentialdiagnose.

Diagnose. Differentialdiagnostisch kommt der Typhus, Paratyphus und die *Bang*sche Krankheit in Betracht. Der typische Fieberverlauf, die Gelenkschwellungen, die bakteriologische und serologische Blutuntersuchung ergeben die richtige Diagnose.

Therapie. Diese besteht wie beim Typhus aus einer symptomatischen Be-

[1]) Lat.: Fibris undulans. Franz.: Fièvre de Malte. Mêlitococcie. Engl.: Undulent fever. Malta fever. Ital.: Febris Melitense. Span.: Fiebre de Malta.

handlung. Serum und Vakzinetherapie haben bisher noch keine befriedigenden Resultate ergeben können.

Therapie, symptomatisch.

Prognose. Obwohl die Mortalität nur mit ungefähr 2 bis 3% angegeben wird,

Prognose zweifelhaft.

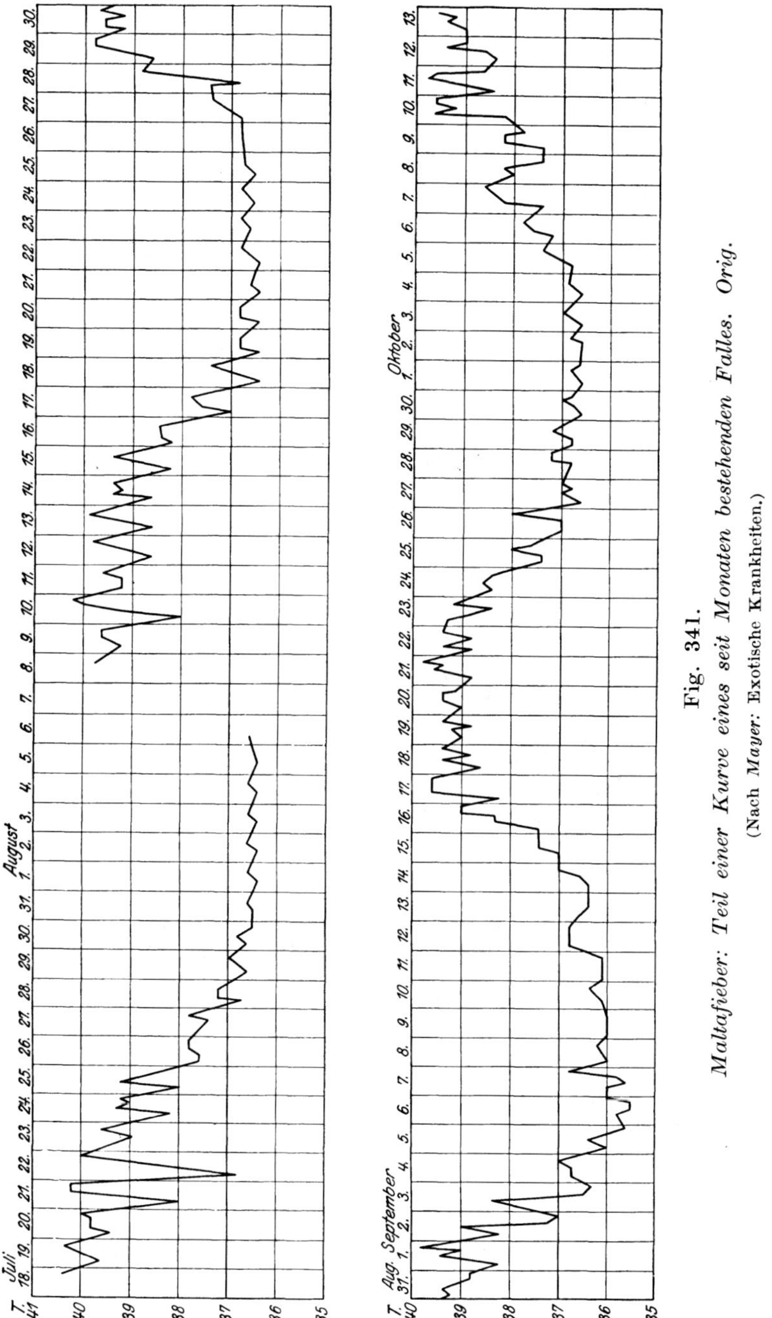

Fig. 341. *Maltafieber: Teil einer Kurve eines seit Monaten bestehenden Falles. Orig.* (Nach *Mayer:* Exotische Krankheiten.)

läßt sich die Prognose nicht ohne weiteres günstig stellen. Sie hängt zum großen Teile von den Komplikationen und der Dauer der Krankheit ab. Viele Patienten erholen sich erst nach Jahren.

Prophylaxe. Nur abgekochtes Wasser bzw. Milch!

Prophylaktisch. Nur abgekochtes Wasser und Milch trinken! Gläser und Geschirr im abgekochten Wasser waschen!

Framboesia tropica[1]).

Spirochäta Castellani.

Ätiologie. Die Infektiosität der Frambösie stand schon lange vor der Entdeckung des pathogenen Keimes einer Spirochäte durch *Castellani* im Jahre 1906 fest.

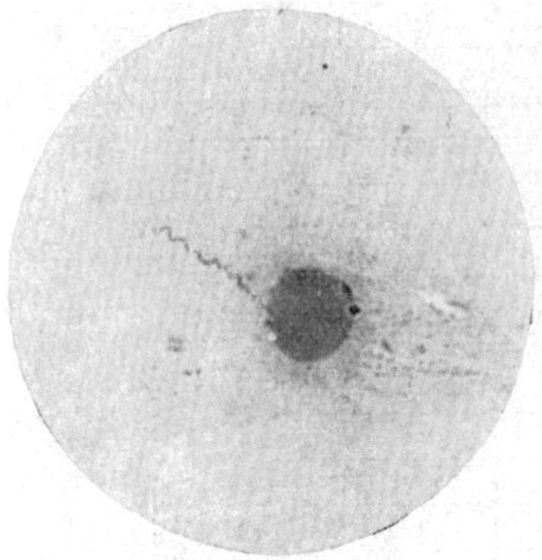

Fig. 342.
Spirochaeta pertenuis (neben einem rotem Blutkörper).
(Orig.-Photo. Nach *Mayer:* Exotische Krankheiten.)

Vorkommen.

Epidemiologie. Die Frambösie ist eine Infektionskrankheit, die sehr ansteckend ist und sich deshalb unter unhygienisch lebenden Völkern besonders leicht verbreitet. Sie trägt ihren Namen Framboesia tropica mit Recht, da sie vor allem in den Tropen sehr verbreitet ist. Auf den tropischen Hochflächen kommt sie sporadisch vor. Daß die Krankheit hier von Zeit zu Zeit verschwindet, liegt weniger an der Behandlung, als daran, daß sie spontan wieder verschwindet. Der Prozeß der natürlichen Sanation, der sich bei so vielen anderen tropischen Krankheiten durch die Untersuchungen der letzten Jahren als sicher herausgestellt hat, beeinflußt auch die Framboesia tropica in günstigem Sinne.

Symptome:

Symptome. Das Inkubationsstadium ist länger als bei den meisten akuten Infektionskrankheiten, doch viel kürzer als bei den echt chronischen, nämlich einige Wochen bis höchstens 2 Monate. Die Krankheit beginnt dann mit einem Schanker; von diesem Primäraffekt aus geht der Strom der Parasiten nach den regionären Drüsen und von hier aus findet

Schanker. Primäraffekt.

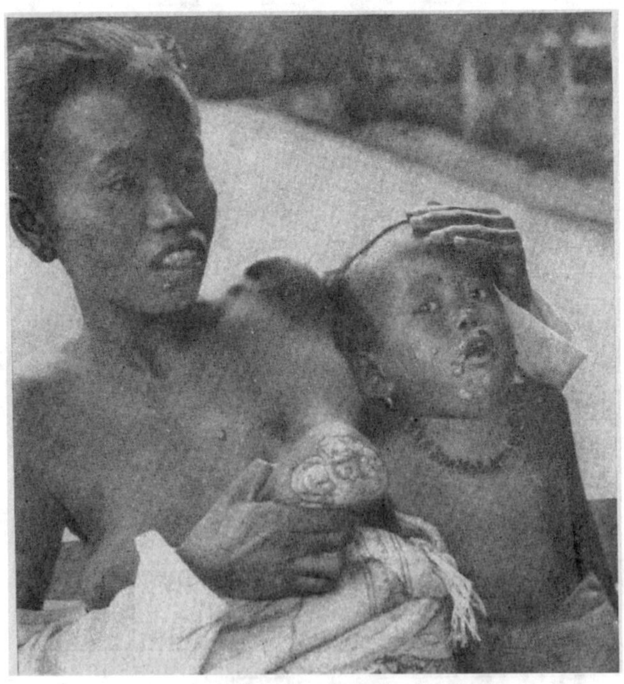

Fig. 343.
Frambösie. Primäraffekt.
(Nach *Henggeler.*)

[1]) Lat.: Framboesia. Franz.: La Framboesie. Engl.: Yaws Dube, Purru. Ital.: Framboesia. Span.: Boubas.

dann eine Generalisation durch den ganzen Körper statt. Dies letzte Stadium verrät sich durch mehr oder weniger deutliche Exantheme, Affektionen der Schleimhäute und Ulzera. Hiernach kann die Krankheit in Heilung übergehen oder latent bleiben. Es kann aber auch das dritte Stadium, in welchem nicht mehr allgemeine, doch lokale und tiefer eingreifende Prozesse das Krankheitsbild beherrschen, erreicht werden. Man sieht die außerordentlich große Ähnlichkeit mit der Syphilis, hauptsächlich mit der Syphilis in den Tropen, die wie die Frambösie in der Mehrzahl der Fälle bei der primitiven Bevölkerung einen extragenitalen Ursprung hat.

Exanthem.

Verlauf ähnlich mit dem der Lues!

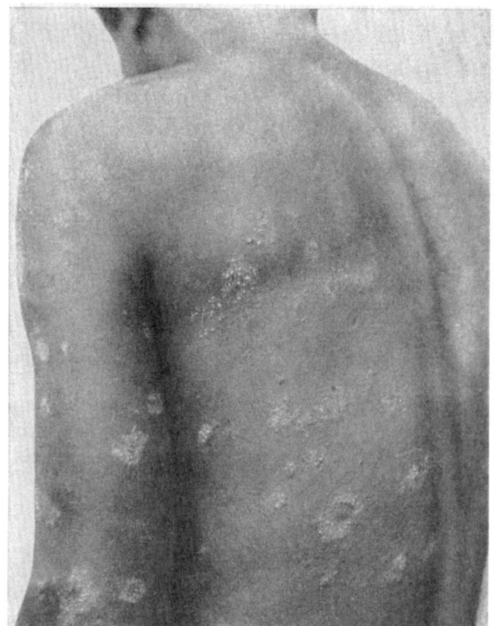

Fig. 344.
Charakteristisches, lichenartiges Exanthem bei Frambösie.
(Orig. *Schüffner* phot.)

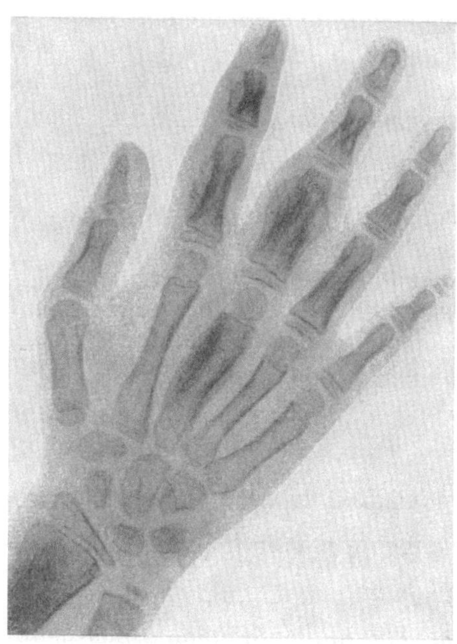

Fig. 345.
Frambötische Periostitis.
(Orig. *Schüffner* phot.)

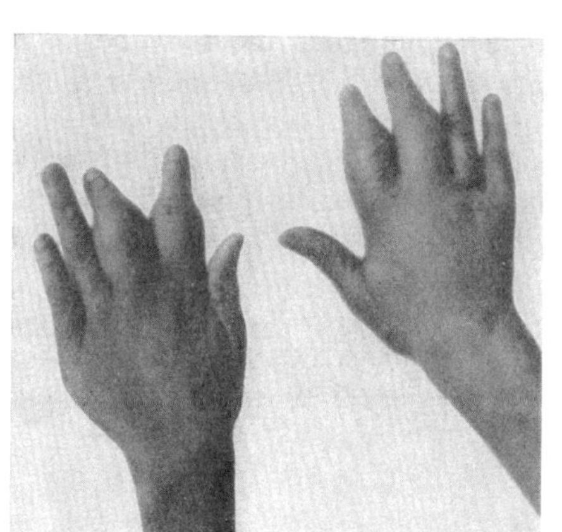

Fig. 346.
Frambötische Periostitis.
(Orig. *E. Maass* phot.)

Man sieht viele Kinder, vor allem Säuglinge, ergriffen, die mit sekundärem Haut- und Schleimhautausschlag der Frambösie bedeckt sind und die von Müttern gesäugt werden, welche sich scheinbar nicht durch diese Kinder anstecken lassen. Diese Immunität ist eine natürliche,

Säuglinge häufig erkrankt!

die dadurch erworben wurde, daß sie die Frambösie in jugendlichem Alter durchgemacht hatten. Das Blut reagiert bei diesen Frambösie-Patienten auf Untersuchung mit der Wassermannschen Reaktion immer positiv! Bei vielen Menschen aus dem Volke, die kein einziges Symptom der Frambösie tragen, findet man eine positive WaR. Es ist schwierig, diese Reaktion mit Sicherheit in einem Lande zu bewerten, wo mehrere

Wa. R. +!

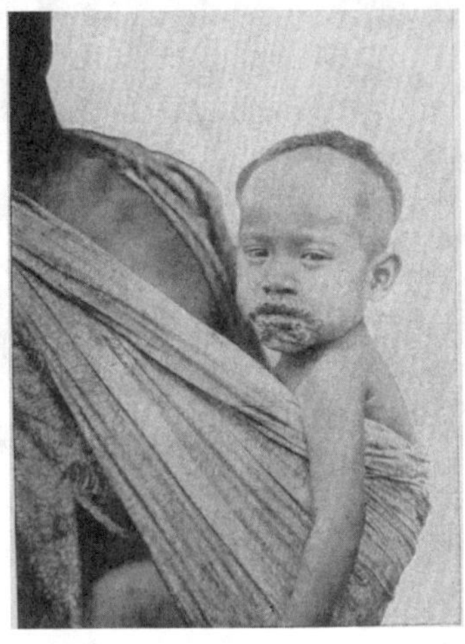

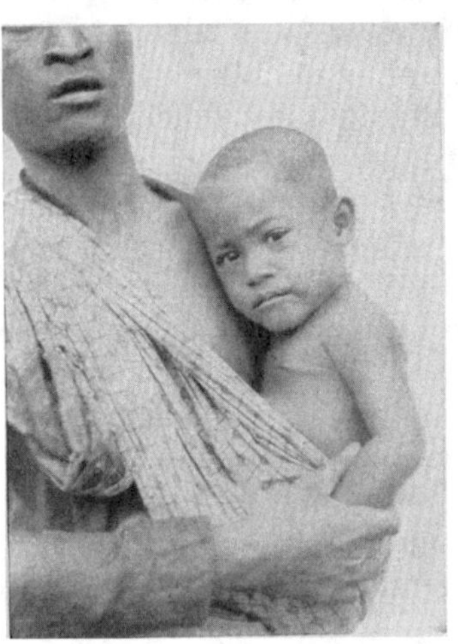

a b

Fig. 347.
Frambösie. Vor und nach der Salvarsanbehandlung.
(Orig. *Schüffner* phot.)

Krankheiten bestehen, die dasselbe positive Resultat der Blutanalyse ergeben, nämlich die Frambösie, Syphilis, Malaria und Lepra!

Erst in den letzten Jahren hat man Beweise gefunden, daß die Frambösie auch auf innere Organe übergeht und in diesen bleibende Veränderungen zu Wege bringt. Man hat schon von einer quartären Form gesprochen wie bei der Syphilis, und auch von einer Para-Frambösie, analog den Symptomen der Para-Syphilis.

Therapie: antiluetisch!

Therapie. Die Therapie der Frambösie war schon immer eine antisyphilitische. Sie blieb das auch nach der Entdeckung des ihr eigenen Virus.

Die alten Mittel waren: Jodkalium, Quecksilber, Schwefel und warme Heilbrunnen. Diese wurden nicht verdrängt, jedoch überflügelt durch die Arsenbehandlung. Das Salvarsan ist zur Zeit das am meisten gebrauchte Heilmittel.

Die Serumkrankheit.

Von

GEORG BESSAU in Leipzig.

Geschichte.

Giftwirkungen parenteral eingeführten artfremden Eiweißes sind seit sehr langer Zeit bekannt, Erscheinungen aber, die mit Sicherheit als in das Bereich der Serumkrankheit gehörig bezeichnet werden können, erst seit wenigen Jahrzehnten. Die Einführung der Serumtherapie (Diphtherieserum 1894) gab Gelegenheit, die Serumkrankheit oft zu sehen und zu studieren. Anfangs deutete man dieselbe als unerwünschte Nebenwirkung der spezifischen Antikörper; *Johannessen* (1895) erkannte, daß das Serum als solches schuld ist. Grundlegende und erschöpfende Untersuchungen über Wesen und Erscheinungsformen der Serumkrankheit verdanken wir aber erst *v. Pirquet* und *Schick* (1905), an deren Darstellung sich jede nachfolgende in den wesentlichen Punkten anlehnen muß.

Klinik.

I. Folgen einer Erstinjektion von artfremdem Serum.

Subkutan oder intramuskulär injiziert, wird Serum — wegen seines Gehalts an kolloidalen Stoffen — langsamer resorbiert als physiologische Kochsalzlösung: die Resorption von der Subkutis aus erstreckt sich über Tage, aus der Muskulatur über Stunden. Sichtbare Entzündungserscheinungen treten in der Regel nicht auf, dagegen macht sich eine oft recht unangenehme lokale Empfindlichkeit bemerkbar. Bei intramuskulärer Injektion können bei sensiblen Kindern Schmerzparesen entstehen, die stets bald vorübergehen. Nach 24—48 Stunden ist an der Injektionsstelle weder subjektiv noch objektiv irgend etwas nachweisbar, auch sonst verhält sich das Individuum völlig normal. Es brauchen sich auch weiterhin keine Folgeerscheinungen einzustellen, andererseits können nach einer durchschnittlichen Inkubation von 8—12 Tagen die Zeichen der Serumkrankheit auftreten. Die Inkubationszeit ist von Menge und Beschaffenheit des eingespritzten Serums unabhängig und schwankt lediglich auf Grund individueller Eigentümlichkeiten.

Lokale Erscheinungen.

Inkubation.

Über die Häufigkeit der Serumkrankheit lauten die Angaben verschieden je nach der Sorgsamkeit der Beobachtung. Leichteste Erscheinungen (regionäre Drüsenschwellung, flüchtige Lokalexantheme) dürften in den allermeisten Fällen festzustellen sein. Die Entstehung stärkerer Krankheitssymptome hängt ab:

Häufigkeit.

53*

Konstitution.

1. Von konstitutionellen Bedingungen, für die eine einfache Formel bisher nicht gefunden worden ist. Oft beobachtet man eine ausgesprochen familiäre Disposition, die sich bei Geschwistern in Übereinstimmung der Krankheitsbilder zu erkennen geben kann. Nach *Gierthmühlen* sind Neuropathie und exsudative Diathese bedeutsam. Zweifellos wächst die Reaktionsbereitschaft mit steigendem Alter (vgl. *Heckscher*). *Lavergne* sieht im Hyperthyreoidismus einen die Serumreaktionen stark begünstigenden Umstand. Auch die Jahreszeit, die ja bekanntlich die Konstitution beeinflußt, scheint nicht gleichgültig zu sein: nach *Makai* treten im Frühling leichter Überempfindlichkeitserscheinungen auf als im Herbst und Winter.

Intravenöse Injektion.

2. Von der Art der Darreichung: Die Serumkrankheit ist besonders häufig bei intravenöser Verabfolgung des Serums (*Iversen, Gierthmühlen*). Die stärkste Abhängigkeit besteht aber

Serumquantität.

3. von der verabreichten Quantität des Serums: Den Einfluß läßt die nachstehende Tabelle erkennen, die ich aus den Statistiken von *Daut, Rittershain* und *Pirquet* zusammenstelle:

Bei	2— 15 ccm	Serum:	5,4%	Serumkrankheit
„	6— 15	„	„ :	6,5%	„
„	10— 30	„	„ :	22 %	„
„	20— 60	„	„ :	32 %	„
„	100—200	„	„ :	85 %	„

Natürlich ist nicht die absolute Serummenge, sondern deren Verhältnis zum Körpergewicht des Kindes entscheidend (*Axenow*).

Serumqualität.

4. Von der Qualität des Serums: Vorangeschickt sei, daß arteignes Serum in der Regel ungiftig ist; wenn gelegentlich Reaktionen beobachtet werden — *Debré* und *Bonnet* sahen nach Anwendung von Menschenserum bei Kindern in 2—3% Nebenwirkungen (vorübergehende Entzündungserscheinungen an der Injektionsstelle, Fieber), *Bode* erlebte einen Todesfall nach intravenöser Gabe von Scharlachrekonvaleszentenserum —, bleibt es fraglich, ob und wieweit diese Folgen mit den Erscheinungen der Serumkrankheit gleichgesetzt werden dürfen. Die „klassische" Serumkrankheit, ein Analogon anaphylaktischer Erscheinungen, ist gebunden an die parenterale Darreichung artfremden Serums. Bekannt ist, daß die Sera der verschiedenen Tiere in verschiedenem Grade die Reaktionsauslösung begünstigen; das zur Heilserumgewinnung meist benützte Pferdeserum ist verhältnismäßig harmlos. Freilich gibt es von dieser Regel Ausnahmen, verschiedene Sera derselben Tierart können in ihren biologischen Folgewirkungen erhebliche Unterschiede aufweisen (*v. Bokay*). Ganz allgemein ist frisches Serum viel geeigneter, Serumkrankheit hervorzurufen, als gelagertes (6 Monate) (*Bujwid*) oder auf 58—59° C erhitztes (*Fein*).

Beginn und Verlauf.

Nur selten kündigt sich die Serumkrankheit durch prodromale Symptome (Erytheme, Juckreiz, leichte Allgemeinbeschwerden) an. Der erste und mit der regelmäßigste Befund pflegt nach *Pirquet* eine leichte Schwellung der regionären Lymphdrüsen zu sein. Dann entwickeln sich mit mehr oder minder großer Regelmäßigkeit die übrigen Erscheinungen: Fieber, Exantheme, Ödeme, Gelenkschmerzen,

Blutveränderungen, allgemeine Drüsenschwellung, eventuell Störung des Allgemeinbefindens. Ausnahmsweise kann die Serumkrankheit mit Kollapserscheinungen einsetzen, der weitere Verlauf trotzdem ein durchaus leichter sein (entsprechend dem Verhalten mancher Kinder gegenüber — auch harmlosen — infektiösen Schädigungen).

Das Fieber kann fehlen, tritt aber gesetzmäßiger auf als die Exantheme. Es bewegt sich in mittleren Breiten, steigt selten über 40° C, Fieber.

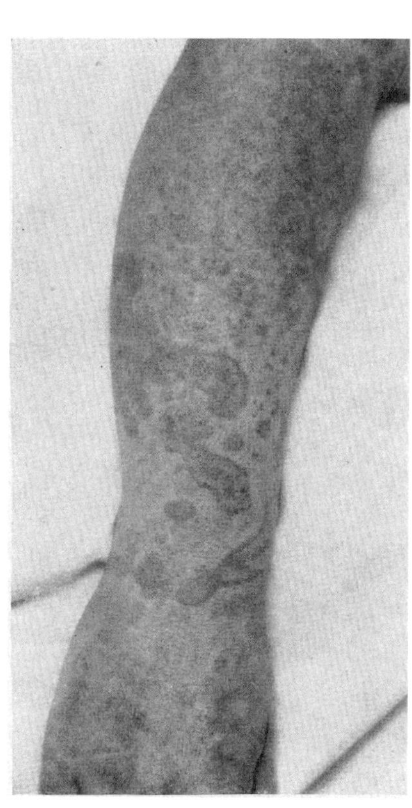

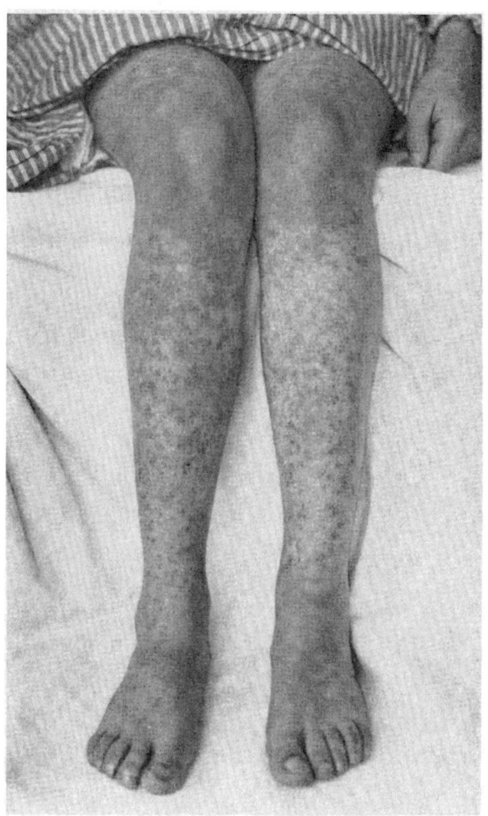

a Fig. 348. b

Serumexanthem nach Diphtherieserum.

a) *Klassische, urtikarielle Form an den oberen,* b) *erythematöse Form an den unteren Extremitäten.*

(Düsseldorfer Infektionsklinik, Prof. *Schloßmann.*)

trägt remittierenden, gegen Ende der Erkrankung auch intermittierenden Charakter, fällt zum Schluß subkritisch ab. Die Höhe der Temperatur ist weder für die Schwere noch für die Dauer der Erkrankung prognostisch verwertbar (*Pirquet*). Die morbilli- und skarlatiniformen Exantheme pflegen von höherem Fieber begleitet zu sein als die urtikariellen.

Die Exantheme sind neben regionärer Drüsenschwellung und Fieber das häufigste Symptom. Meist, nicht immer, entwickeln sie sich zuerst lokal an der Injektionsstelle. Sie können sich auf dieselbe beschränken, Exantheme.

in der Regel aber befallen sie auch den übrigen Körper. Die Allgemeinausschläge treten meist symmetrisch auf. Sehr charakteristisch für die Serumexantheme ist ihre Flüchtigkeit und ihr Polymorphismus. Bei demselben Patienten kann man nacheinander, mitunter auch nebeneinander, verschiedene Exanthemformen beobachten. Man kann unterscheiden: einfache Erytheme, urtikarielle, skarlatiniforme, morbilliforme und schließlich solche, die an das Erythema exsudativum multiforme erinnern. Die häufigste und oft die einzige Exanthemform ist die Urtikaria, die in sich wiederholenden Schüben[1]) den Patienten tagelang durch ihr starkes Jucken

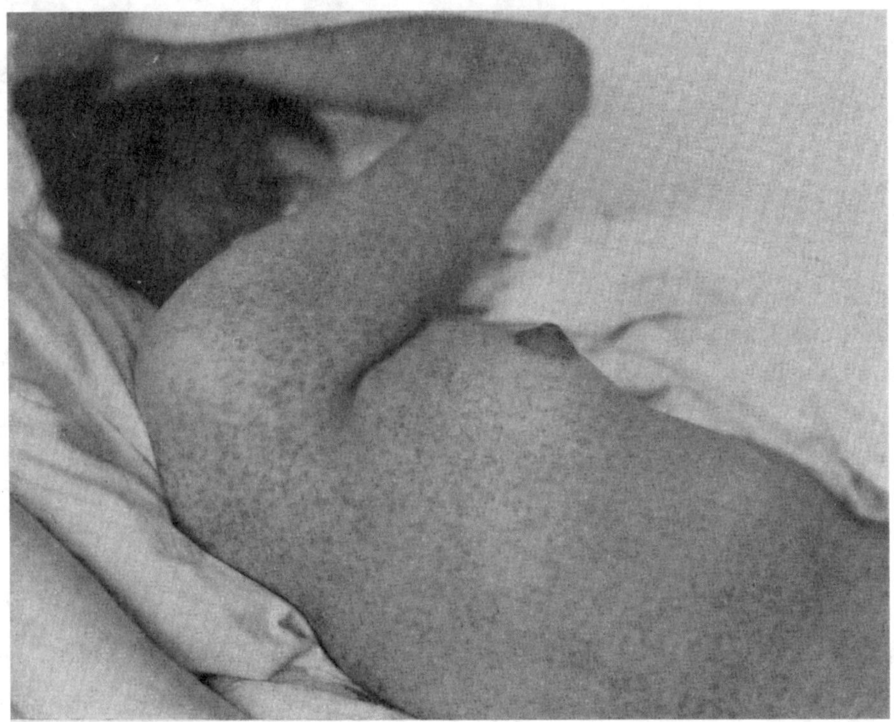

Fig. 349.
Morbilliformes Diphtherieserumexanthem.
(Düsseldorfer Infektionsklinik, Prof. *Schloßmann.*)

peinigen kann. Auch diejenigen Fälle von Serumkrankheit, die andere Exanthemformen aufweisen, beginnen in der Regel mit einer Urtikaria; treten von vornherein andersartige Exantheme auf, so handelt es sich um einen schwereren Fall. Die morbillösen und exsudativen Formen bevorzugen die Streckseiten der Extremitäten. Seltene Exanthemformen sind die sog. kachektischen Exantheme, die bei heruntergekommenen Kindern gefunden werden und sich durch blasse, livide Farbe auszeichnen. Sehr selten sind hämorrhagische und gangränöse Exantheme (neuere Fälle von *Lesné, Levèfre* et *Laffitte, Carbonara, Ochsenius,* eigene Beobachtungen).

[1]) Diese Schübe werden neuerdings auf ungleichzeitige Antikörperbildung gegen die verschiedenen Eiweißfraktionen des artfremden Serums zurückgeführt.

Klinisch von besonderer Bedeutung ist, daß die Schleimhäute nicht befallen, bzw. nur ganz ausnahmsweise beteiligt sind. Sichtbare Enantheme, Rhinitis oder Konjunktivitis fehlen stets. Auch eine etwa bestehende Bronchitis dürfte kaum auf die Serumkrankheit zu beziehen sein. Bei schwereren Formen finden wir allerdings nicht ganz selten Erscheinungen von seiten des Darms, die in der Regel in einfachen Durchfällen bestehen, gelegentlich aber auch mit Abgang von Membranen, die oft zahlreiche eosinophile Zellen enthalten, verknüpft sind, nur ganz aus- Schleimhäute.

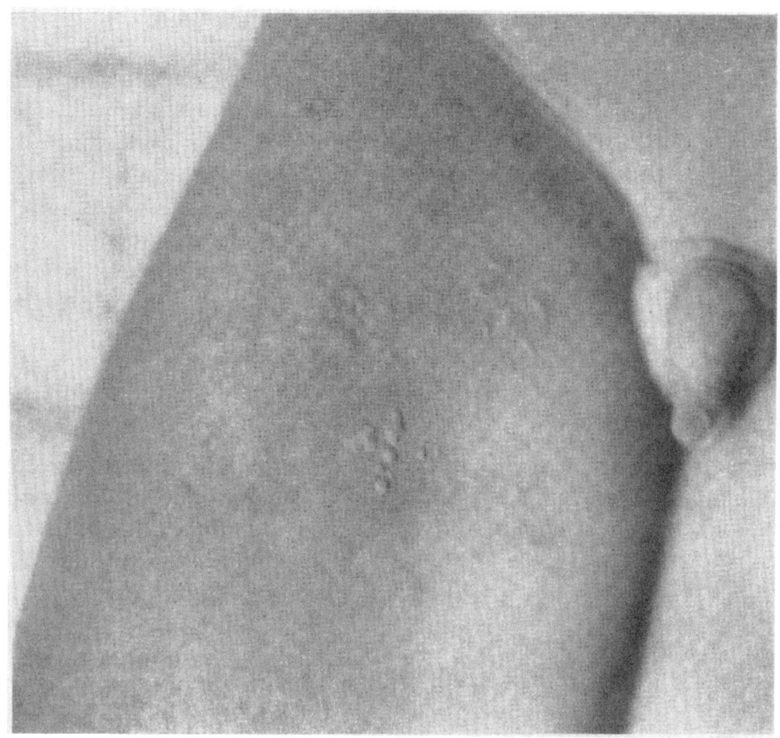

Fig. 350.
Serumexanthem nach Diphtherieserum. Klassische, urtikarielle Form.
(Düsseldorfer Infektionsklinik, Prof. *Schloßmann*.)

nahmsweise sich als hämorrhagische Enteritis entwickeln (*Widmer*). Bei schweren Graden der Serumkrankheit treten auch submuköse Schwellungen (Ödeme) ein, die an Nase, Zunge, Gaumen, Zäpfchen sichtbar sind, und zu erschwerter Atmung, Erstickungsgefühl, Schluckbeschwerden Veranlassung geben können. Eine besondere Neigung zu submukösen Ödemen besteht an Schleimhautstellen, die bereits entzündlich verändert sind: so tritt nach *Mya* und *Conforti* und zahlreichen eignen Beobachtungen bei Kindern, die Larynxkroup überstanden haben, mit der Serumkrankheit gelegentlich neuerliche Stenose infolge subglottischen Ödems auf. Daß diese Stenose nicht mit Serum behandelt werden darf, ist selbstverständlich.

Eine allgemeine Wasseranreicherung des Körpers, mit der Ödeme.
Wage feststellbar (*Pirquet*), ist fast regelmäßig mit der Serumkrankheit

verbunden. Nachweisliche Ödeme finden sich vor allem im Gesicht, nicht selten auch am Skrotum und den abhängigen Körperpartien. Eine mit physiologischer Kochsalzlösung gesetzte, intrakutane Quaddel verschwindet beschleunigt (*Bradford*). Nie werden Transsudate in den serösen Höhlen beobachtet. Es handelt sich weder um Stauungs- (einwandfreie Herztätigkeit ist die Regel), noch um nephritische Ödeme (nie Zeichen einer eigentlichen Nephritis). Sie stellen ein primäres, den anderen Erscheinungen der Serumkrankheit gleichgeordnetes Symptom dar und sind wahrscheinlich auf eine Funktionsstörung der Kapillargefäßwand zu beziehen (vgl. *Basch*). Abnahme der Ödeme weist auf Beendigung der Serumkrankheit hin und ist demnach prognostisch verwertbar (*Pirquet*).

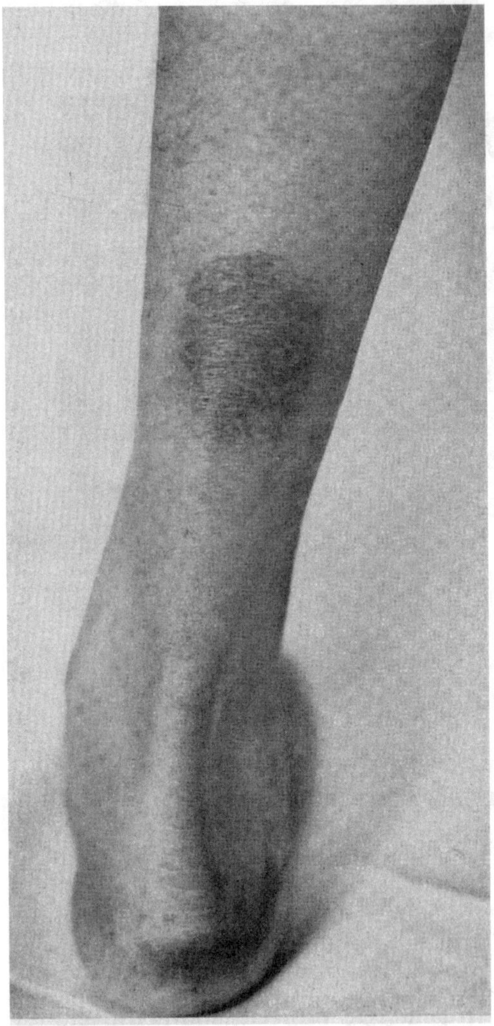

Fig. 351.
Serumexanthem nach Diphtherieserum. Ungewöhnliche Lokalisation, merkwürdige, urtikariell-erythematöse Form.
(Düsseldorfer Infektionsklinik, Prof. *Schloßmann*.)

Harnapparat.

Die Nieren sind gar nicht oder nur in ganz unwesentlicher Weise beteiligt. Auf der Höhe der Erkrankung, einige Tage nach Einsetzen der Ödeme, finden sich nicht selten geringe Eiweißmengen, nie über $\frac{1}{4}\,^0/_{00}$. Das Sediment pflegt normal zu sein, doch können gelegentlich ein paar hyaline Zylinder und vereinzelte rote Blutkörperchen gefunden werden. Die Harnmenge ist mäßig herabgesetzt (nicht Ursache, sondern Folge des Ödems). Schwerere Befunde sind niemals auf Serumkrankheit zu beziehen. Folgeerscheinungen: Blutdrucksteigerungen, Urämie usw. werden stets vermißt.

Lymphdrüsen.

Schwellung und Empfindlichkeit der dem Injektionsgebiet zugehörigen Lymphdrüsen ist — wie bereits erwähnt — ein frühzeitiges, sehr regelmäßiges und gelegentlich das einzige Symptom der Serumkrankheit. Sie beginnt in der Regel 7—8 Tage post inj. Da sie dem Beginn der Erkrankung vorausgeht, und sich vor ihrem Ende zurückbildet, gewährt ihre Beobachtung prognostische Anhaltspunkte (*Pirquet*). Die Schwellung ist nicht hochgradig, überschreitet kaum je Dattelkerngröße, Erweichung und Vereiterung kommen nicht vor. Die Empfindlichkeit besteht schon spontan und wird durch Druck verstärkt. Die Drüsenschwellung kann auch auf andere Drüsengebiete übergreifen, und in einzelnen Fällen kommt es zu einer geringgradigen allgemeinen Drüsenschwellung. Gelegentlich ist auch eine kurzdauernde Milzschwellung zu beobachten.

Blut.

Schiff fand in einem Drittel der Fälle ein vorübergehendes Absinken der Erythrozytenkurve. Wichtiger sind die Verschiebungen im weißen Blutbild: Im Inkubationsstadium steigt die Leukozytenzahl mäßig an (nach *Schlecht* in dieser Phase oft beträchtliche Eosinophilie), um plötzlich mit dem Eintritt der Serumerscheinungen stark abzufallen. Der Absturz betrifft nur die polynukleären Elemente, es ergibt sich also eine Leukopenie mit relativer Lymphozytose. Die Blutplättchen sind meist vermehrt, nur sehr selten vermindert; die Blutgerinnungsfähigkeit ist erhöht (im anaphylaktischen Schock der Tiere findet sich das entgegengesetzte Verhalten; offenbar handelt es sich hier um den Ausdruck verschiedener Grade der gleichen Schädigung). Leukopenie und Plättchenvermehrung sind gelegentlich einziges objektives Zeichen der Serumkrankheit. Die Senkungsgeschwindigkeit der roten Blutkörper kann tief abstürzen, oft auf subnormale Werte (*Rhodin*). Die Albumin-Globulinverteilung in der Blutflüssigkeit ist wenig verändert (*Munk*).

Gelenke.

Nicht gerade selten (die Angaben hierüber weichen voneinander ab) treten Gelenk- und rheumatoide Muskelschmerzen auf. Charakteristisch ist starke, spontane, bei Bewegung und Berührung noch zunehmende Schmerzhaftigkeit bei negativem objektivem Befund (*Pirquet*). Gelenkergüsse sind außerordentlich selten, dagegen können paraartikuläre Ödeme beobachtet werden (*Jochmann*). Worauf die Gelenkbeschwerden beruhen, ist unklar (Enanthem der Synovia?). Am häufigsten befallen sind die Metakarpophalangealgelenke, danach Hand-, Knie-, Ellenbogen-, Schultergelenke, gelegentlich alle, selbst die Kiefergelenke (Trismus). Nie tritt eine Komplikation oder Dauerschädigung ein, stets erfolgt schneller Rückgang. Die serösen Häute verhalten sich stets symptomlos.

Nervensystem.

Selten sind Erscheinungen am Nervensystem, im Kindesalter noch seltener als später. Wenn wir von den reichlich vagen Angaben über Störungen am vegetativen Nervensystem (*Laurent*, *Tinel*, *Santenoise* et *Laurent*) absehen, so sind im Schrifttum Fälle von peripherischer Nervenlähmung (*Carran*), von Plexuslähmung, insbesondere des Plexus brachialis, und von ausgebreiteterer Polyneuritis (*Ochsenius*, *André-Thomas*, *Lavergne*) bekannt gegeben worden; die Ursache dürfte — vgl. die Ödembildung! — in Wasseransammlungen innerhalb der intra- bzw. extramedullären Nervensubstanz zu suchen sein; die Prognose ist dementsprechend durchaus günstig. Auch tetanoide Erscheinungen wurden gesehen (*Hopmann*).

Zirkulation.

An den übrigen Organen sind keine Krankheitserscheinungen wahrnehmbar. Die Herztätigkeit ist in der Regel wenig gestört, der Puls entsprechend der Temperatur beschleunigt. In schweren Fällen wird der Puls frequent, klein und leicht unterdrückbar, der Blutdruck sinkt.

Drüsige Organe.

Blechmann und *Stiassnie*, *Carrieu*, *Goodall* beobachteten Orchitis als Komplikation der Serumkrankheit, wir selbst doppelseitige Parotitis.

Allgemeinbefinden.

Das Allgemeinbefinden leidet trotz gelegentlich hoher Temperaturen wenig; die Kinder sind natürlich unruhig und mißgelaunt; das Sensorium bleibt frei, Erbrechen ist selten. Die Serumkrankheit dauert gewöhnlich nur wenige Tage, kann sich aber ausnahmsweise 4—5 Wochen hinziehen. Dann tritt Appetitlosigkeit, Mattigkeit, Abmagerung ein. Einen eigentümlichen Fall beobachtete *Flandin*: die Serumkrankheit zog sich mehrere Monate hin, und zwar gingen bei Bettruhe die Erscheinungen stets zurück, um, sobald Patient aufstand, sich immer wieder einzustellen.

Dauer.

Nachkrankheiten.

Nachkrankheiten werden stets vermißt.

Einfluß auf Resistenz und Infektionskrankheiten.

Bemerkenswert ist der Einfluß der Serumkrankheit auf die Allgemeinresistenz des Organismus. *Friedemann* sah in 5 Fällen eine auffällige Herabsetzung der Widerstandskräfte. Demgegenüber wird beschrieben, daß gerade die Meningitis epidemica durch die Serumkrankheit (wie auch durch andere Exantheme, z. B. Masern) in günstigem Sinne beeinflußt wird (*Weill*, *Dufourt* und *Bertoye*, vgl. auch *Arloing*, *Dufourt* und *Langeron*; *Schittenhelm*; *Macera*; *Mader*). Weitere Beobachtungen sind notwendig.

Diagnose und Differentialdiagnose.

Die Diagnose der Serumkrankheit ist nach dem Gesagten nicht schwer. Gewisse Schwierigkeiten kann die Differentialdiagnose gegenüber anderen exanthematischen Krankheiten bereiten. Nach *Pirquet* spricht für Serumexanthem: 1. die Zeit des Auftretens (7—14 Tage post inj.); 2. erstes Auftreten der Effloreszenzen in der Umgebung der Injektionsstelle; 3. regionäre Drüsenschwellung; 4. völliges Fehlen von Schleimhauterscheinungen. Der letzte Punkt ist entscheidend gegenüber den Masern. Die Entscheidung gegen Scharlach kann schwieriger sein; für Scharlach spricht initiales Erbrechen, Angina und Enanthem; für Serumkrankheit polymorpher Charakter des oder der Exantheme, Leukopenie, negative Urobilinogenreaktion im Urin (Umber). Am schwierigsten kann die Entscheidung gegenüber medikamentösen Ausschlägen werden. Für Serumkrankheit sprechen hier die lokalen Erscheinungen an der Injektionsstelle; eventuell muß der angenommene Zusammenhang zwischen Medikament und Exanthem durch wiederholte Verabfolgung nachgeprüft werden.

II. Folgen einer Reinjektion von artfremdem Serum.

Ganz anders verhält sich der Organismus gegenüber einer Seruminjektion, wenn ihm schon vorher einmal das Serum der gleichen Tierart eingespritzt wurde. Während bei der Erstinjektion die Erscheinungen der Serumkrankheit am häufigsten nach einer Inkubation von 8—10 Tagen auftreten („normalzeitige Serumkrankheit"), machen sich bei der Reinjektion die Krankheitssymptome sofort, mindestens innerhalb 24 Stunden geltend: „Sofortige Reaktion" nach *v. Pirquet*.

Sofortige Reaktion.

Intervall.

Voraussetzung ist, daß das Intervall zwischen erster und zweiter Injektion mindestens 10—12 Tage beträgt; seine obere Grenze hat man mit ungefähr 6 Monaten beziffert, doch werden gelegentlich auch nach einer Zeitspanne von vielen Jahren sofortige Reaktionen beobachtet. Fast konstant sieht man die sofortige Reaktion bei einem Intervall von drei bis acht Wochen.

Charakteristika.

Neben der fehlenden Inkubationszeit kennzeichnet sich die sofortige Reaktion durch die Plötzlichkeit ihres Eintretens und ihre Intensität. Die Überempfindlichkeit des Individuums macht sich auch dadurch bemerkbar, daß die sofortige Reaktion schon durch relativ kleine Dosen auszulösen ist: Dosen, die bei Erstinjizierten in 20% normalzeitige Serumkrankheit bedingen (10—30 ccm), veranlassen bei Reinjektion in 90% sofortige Reaktion (*Pirquet*).

Lokalerscheinungen.

Lokal entwickeln sich sehr schnell Entzündungserscheinungen: „spezifisches Ödem" nach *v. Pirquet.* Die Schwellung kann nach den Berechnungen dieses Autors einer Flüssigkeitsmenge entsprechen, die dem 200fachen der gespritzten Gabe gleichkommt. Sie ist im Stadium der Zunahme äußerst schmerzhaft. Schwellung und Empfindlichkeit der regionären Drüsen pflegen gering zu sein. Das spezifische Ödem geht nach kurzer Frist in völlige Heilung über, äußerst selten (neuere Beobachtungen von *Zoltán von Bókay, Huber* und *Denis, Frenklowa* — Säugling! —) entsteht eine lokale Nekrose (beim Kaninchen die Regel: „*Arthus*sches Phänomen").

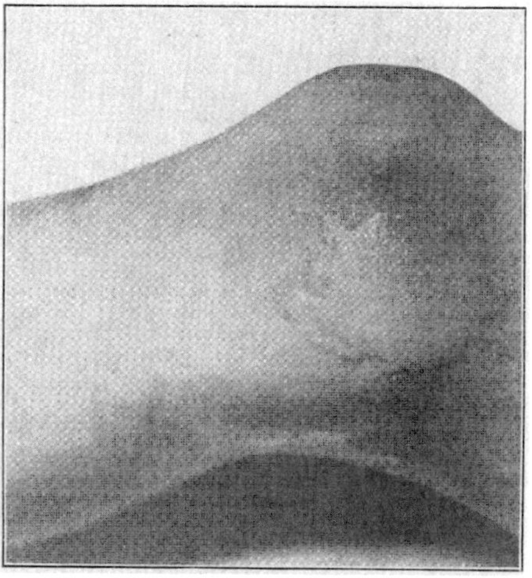

Fig. 352.
Großquaddeliges Serumexanthem am Kniegelenk bei 8jährigem Mädchen. Am 5. Tage nach intravenöser Injektion von 12000 A.-E. Diphtherieheilserum, nachdem vor 2 Jahren bereits eine Injektion von Di-Serum erfolgt ist.
(Düsseldorfer Kinderklinik, Prof. *Schloßmann.*)

Allgemeinerscheinungen.

Allgemeinerscheinungen können vollständig fehlen, sie können sich in leichtem, vereinzelt aber auch in sehr schwerem Grade zeigen. Fieber hält sich meist unter 40° C. Von den Exanthemen wird am häufigsten und fast immer als erstes die Urtikaria beobachtet, gelegentlich in Form der „Urticaria gigantea". Wesentlich seltener sind andere Exanthemformen: fleckige, morbillöse Exantheme usw. Finden mehrere Exanthemschübe statt, so folgen sie sehr rasch aufeinander, die Erscheinungen drängen sich auf Stunden zusammen. Gelegentlich wird Purpura beobachtet (*Widmer*)[1]). Sehr in die Augen fallend sind in schwereren Fällen allgemeine Ödeme, besonders im Gesicht, an den Lippen, der Nase, den Augenlidern, so daß der Patient stark gedunsen aussieht. Auch die Submukosa kann anschwellen und durch Verengerung der Nase, des Rachens, vielleicht auch der tieferen Luftwege erschwerte Atmung[2]), Erstickungsgefühl und Schluckbeschwerden herbeiführen. Der Urin weist höchstens geringfügige Befunde auf, das Blut neben Leukopenie starke Vermehrung der *Türck*schen Zellen (*Dupérié* und *Marliangeas*). Das Allgemeinbefinden leidet je nach dem Grade der Erkrankung: in leichten Fällen, die nur mit lokalen Entzündungserscheinungen verlaufen, fast gar nicht; in schweren Fällen können sich, wenn auch sehr selten, bedrohliche

[1]) Auf diese seltenen Fälle aber die Lehre der „anaphylaktoiden Purpura" zu begründen, erscheint Verf. völlig verfehlt.

[2]) Ob beim Menschen wie beim Meerschweinchen Bronchospasmen auftreten können, ist noch nicht aufgeklärt.

Bilder bieten: abgesehen von sofortigem, allgemeinem Juckreiz, Kopfschmerz, Übelkeit, Schwindel, Schweißausbruch beobachten wir große Unruhe, allgemeine Zyanose, Dyspnoe, beängstigende Atempausen, akute Herzschwäche, kalte Extremitäten, starke Blutdrucksenkung, einen sehr beschleunigten, oft unregelmäßigen, fadenförmigen, kaum fühlbaren Puls, oft choleraartige Durchfälle mit Abgang von Pseudomembranen, neuritische Symptome, schwere allgemeine Muskelschwäche, klonische Krämpfe, weite, starre Pupillen, Bewußtlosigkeit. Besonders hervorzuheben aber ist, daß trotz schwerster Kollapssymptome der tödliche Ausgang außerordentlich selten eintritt; *Pfaundler* fand in der deutschen Literatur nur 3 kindliche — Diphtherie betreffende — Fälle von tödlicher sofortiger Reaktion auf schätzungsweise 110000 Reinjektionen mit über einwöchigem Intervall. Sektionsergebnisse sind sehr spärlich und die Befunde dürftig: Schwellung der lymphatischen Apparate, Stauung in den inneren Organen, insbesondere Hyperämie der Leber, gelegentlich Lungenemphysem.

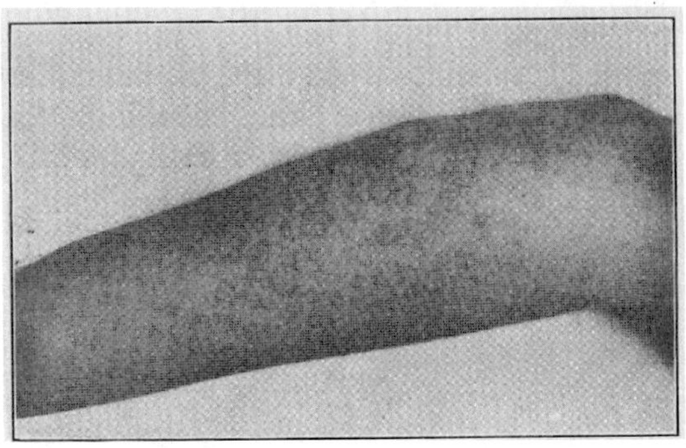

Fig. 353.
Urtikarielles Serumexanthem am Arm. 9jähriges Mädchen. Vor 4 Jahren schon einmal prophylaktisch mit Serum gespritzt. Am 6. Tage nach Injektion von 4000 Di-Antitoxin-Einheiten Serumexanthem über den ganzen Körper.
(Düsseldorfer Kinderklinik, Prof. *Schloßmann.*)

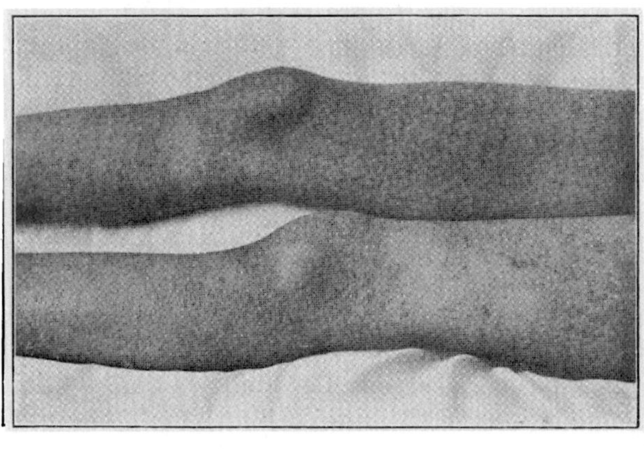

Fig. 354.
Urtikarielles Serumexanthem an den Beinen (gleicher Fall wie Fig. 353).
(Düsseldorfer Kinderklinik, Prof. *Schloßmann.*)

Die Regel ist, daß die sofortige Reaktion binnen 24 Stunden abläuft, sie kann sich aber auch länger hinziehen und in Schüben rezidivieren.

Beschleunigte Reaktion

Beträgt das Intervall zwischen erster und zweiter Injektion $1^1/_2$—6 Monate, so sieht man, nachdem die sofortige Reaktion abgeklungen ist und eine völlige Latenz während 5—6 Tagen bestanden hat, oft neuerliche Überempfindlichkeitserscheinungen auftreten: „Beschleunigte Reaktion“ nach *v. Pirquet.*

Ist das Intervall länger als 6 Monate, so beobachten wir gewöhnlich nur die beschleunigte Reaktion. *v. Pirquet* hat folgendes Schema aufgestellt, das natürlich nicht als absolutes gelten darf und nur Anhaltspunkte geben soll:

Intervall 12—40 Tage: sofortige Reaktion allein;
Intervall $1^1/_2$—6 Monate: sofortige und beschleunigte Reaktion;
Intervall über 6 Monate: beschleunigte Reaktion allein.

Charakteristika. Die Fähigkeit zur beschleunigten Reaktion besteht sicher sehr lange, vielleicht lebenslänglich. Charakteristisch für die beschleunigte Reaktion ist die verkürzte Inkubationszeit: 5—7 Tage. Zwar kommt eine derartig kurze Inkubationszeit gelegentlich auch bei Erstinjizierten[1]) vor, bei Reinjizierten treten aber Späterscheinungen, wenn überhaupt, gesetzmäßig um den 6. Tag auf. Die regionäre Drüsenschwellung, die wir ja auch als das erste Symptom der normalzeitigen Serumkrankheit kennengelernt haben, kann hier schon am 3. Tage post inj. wahrnehmbar sein. Die Elemente des klinischen Zeichenkreises entsprechen denen der normalzeitigen Serumkrankheit: Fieber, Exantheme, Ödeme, Gelenkschmerzen usw., nur daß die Erscheinungen plötzlicher einsetzen und einen überstürzten Verlauf nehmen, so daß diese Reaktionsform schneller abgelaufen zu sein pflegt als die normalzeitige. Dies konnte *v. Pirquet* auch belegen mit dem Verlauf der Leukozytenkurve: die Leukopenie tritt zu früherem Termine sehr akut ein, ist sehr intensiv, aber auch sehr rasch wieder beendet.

III. Serumidiosynkrasie.

In seltenen Fällen treten diejenigen Erscheinungen, die wir als sofortige Reaktion und als typische Reaktionsform Reinjizierter geschildert haben, ohne Inkubation bei Erstinjizierten auf: wir sprechen dann von Serumidiosynkrasie. Das Krankheitsbild kann in diesen Fällen besonders stürmisch sein, wie ja überhaupt diejenigen Überempfindlichkeitsformen, die wir unter dem Begriff der Idiosynkrasie zusammenfassen, die also anscheinend „spontan" entstanden sind, ganz besonders hohe Grade erreichen, Grade, wie wir sie durch sensibilisierende Vorinjektionen kaum je erzeugen. So ist es nicht verwunderlich, daß Seruminjektionen bei Fällen von Idiosynkrasie gelegentlich tödliche Ausgänge hervorgerufen haben, die — wie dargelegt — bei Reinjektionen nur sehr selten vorkommen. Glücklicherweise ist die Serumidiosynkrasie im Kindesalter eine wirkliche Seltenheit, während sie bei Erwachsenen gelegentlich gesehen wird. In der amerikanischen Literatur (Park, siehe auch *Lereboullet*) wird angegeben, daß ein Fall tödlicher Serumidiosynkrasie auf 75000 Seruminjektionen fällt. Ganz außerordentlich selten ist Serumidiosynkrasie beim Säugling (1 Fall eines 18 Monate alten Kindes von *Blechmann* und *Chevalier*). Die Annahme, daß die asthmatisch-ekzematöse Konstitution für die Serumidiosynkrasie besonders bedeutungsvoll sei (*Merklen*), ist wenig wahrscheinlich und mit der Seltenheit dieses Phänomens gerade im Kindesalter kaum vereinbar. Daß Pferdeserumidiosynkrasie dort befürchtet werden

---

[1]) *Brusa* sah unter 138 Erstgespritzten 16 beschleunigte Reaktionen. Die Mehrzahl (11) dieser Fälle befand sich in einem Alter unter 2 Jahren. Da in einer „gewissen Anzahl" der Nachweis geführt werden konnte, daß die Mütter mit dem entsprechenden Serum vorbehandelt waren, nimmt *Brusa* eine angeborene Allergie an.

muß, wo bereits idiosynkratische Erscheinungen gegenüber Pferdesubstanzen beobachtet wurden, erscheint selbstverständlich (vgl. den Fall von *Sumner*).

Pathogenese.

Spezifische Umstimmung.

Alle Formen der Serumkrankheit verdanken ihre Entstehung einer spezifischen Veränderung des Organismus, welche durch einmalige Berührung mit parenteral eingeführtem, artfremdem Eiweiß erworben wird. Die Serumkrankheit ist also nichts weiter als ein Sonderfall der Anaphylaxie. Die spezifische Umwandlung erfolgt in bestimmten Zellen des Organismus (Retikulo-Endothel?), bei starker Umstimmung werden die in den Zellen gebildeten spezifischen Antieiweißkörper in die Blutbahn abgegeben (*Bessau* und *Detering*). Der sehr lebhaft geführte Streit, ob die in der Zelle gebildeten oder die in das Blut abgegebenen und im Blute kreisenden oder schließlich die vom Blute her in die Zellen eindringenden („sessil werdenden bzw. gewordenen") Antikörper die Überempfindlichkeit in vivo bedingen, scheint mir noch nicht endgültig erledigt; nach meiner Überzeugung sind bei der aktiven Anaphylaxie alle Antieiweißkörper — unabhängig von ihrer Lokalisation — Träger der Überempfindlichkeit, bei der passiven Anaphylaxie jene, die sich an die — intra- oder extrazellulären — Kolloide des Empfängers gekoppelt haben. Eine eingehendere Begründung kann an dieser Stelle nicht gegeben werden. Wie aus der Eiweiß-Antieiweißreaktion in vivo die anaphylaktische Noxe entsteht, ist nicht hinreichend geklärt. Näheres über Mechanismus und Wesen der Anaphylaxie muß in Spezialwerken nachgelesen werden: *Dörr*, Allergie und Anaphylaxie (*Kolle-Wassermann*, Handb., Aufl. III, Bd. I, Teil 2 und *Weichardts* Ergebnisse der Immunitätsf. Bd. I und V) und zum Vergleich auch *Friedberger*, Die Anaphylaxie (*Kraus-Brugsch*, Handb., Bd. II).

Die zeitlichen Verhältnisse.

Auf Grund der Vorstellung, daß die spezifische Überempfindlichkeit an spezifische Antieiweißkörper gebunden ist, werden uns die normalzeitige Serumkrankheit, die sofortige und die beschleunigte Reaktion ohne weiteres verständlich. Die Inkubation der normalzeitigen Serumkrankheit entspricht der Latenzperiode, die wir bei der Entstehung aller Antikörper beobachten (tatsächlich tritt die spezifische Umstimmung, feststellbar durch Intrakutanreaktionen, früher ein als die Serumkrankheit; offenbar muß die Überempfindlichkeit erst eine gewisse Höhe erreicht haben, ehe klinisch wahrnehmbare Symptome auftreten); die Serumkrankheit selbst ist dann der Ausdruck der Reaktion zwischen den gebildeten Antikörpern und den im Organismus an der Injektionsstelle (Lokalreaktion!) und im Blut bzw. in den Geweben und Organen (Allgemeinreaktion!) verbliebenen Serumresten. Die sofortige Reaktion ist das Ergebnis der Wechselwirkung zwischen dem eingespritzten Serum und den im Organismus bereits vorhandenen, durch die Erstinjektion hervorgerufenen Antikörpern. Folgt der sofortigen eine beschleunigte Reaktion, so beweist dies, daß die Reinjektion eine Nachbildung von Antikörpern ausgelöst hat: mit dem Ansteigen der Antikörperkurve tritt eine neuerliche Reaktion zwischen Antikörpern und den im Körper noch vorhandenen Serumresten ein. Eine Nachbildung von Antikörpern tritt erwiesenermaßen meist mit verkürzter Latenzperiode ein: der Organismus, der gegen ein bestimmtes „Antigen" schon Antikörper gebildet hat, vermag auf Wiederholung des Antigenreizes beschleunigt und verstärkt mit Nachbildung derselben Antikörper zu antworten (bei antitoxischen oder antiinfektiösen Antikörpern teleologisch bedeutsam: „dynamische Immunität"). Ist das Intervall zwischen erster und zweiter Injektion lang, so pflegt zur Zeit der zweiten Injektion die Antikörperkurve bereits derart abgesunken zu sein, daß eine sofortige Reaktion ausbleibt und lediglich die beschleunigte Reaktion zustandekommt. Schwierigkeiten für die Erklärung bereitet nur die Serumidiosynkrasie. Um einen angeborenen oder ererbten (Übertragung der Überempfindlichkeit von der Mutter her ist auf Grund tierexperimenteller Ergebnisse möglich) anaphylaktischen Zustand dürfte es sich nicht handeln, da alle Idiosynkrasien bei kleinen Kindern überaus selten angetroffen werden und sich erst im Laufe des Lebens entwickeln. Zweifellos sind für jede Idiosynkrasie gewisse — noch nicht genau festzulegende — konstitutionelle Bedingungen Voraussetzung; ebenso sicher aber muß, da die Idiosynkrasie gegen bestimmte Stoffe spezifisch eingestellt ist, eine spezifische Vorbehandlung des Organismus vorausgegangen sein, deren Hergang bisher nicht aufgeklärt ist.

Besonders wichtig ist, daß bei der Erstinjektion schon kleinste Serumdosen (beim Menschen 0,1 ccm intrakutan (!), oft aber noch weniger) zwar nicht genügen, um Serumkrankheit hervorzurufen, wohl aber, um die spezifische Umstimmung des Organismus auszulösen, zu „sensibilisieren" (die Serumkrankheit bleibt aus, weil zur Zeit des Antikörperanstiegs nicht mehr hinreichend Antigen im Körper vorhanden ist). Ja, aus dem Tierversuch wissen wir, daß kleine Serumdosen viel stärker als große zu sensibilisieren vermögen. Jede Seruminjektion also, auch wenn sie keine Serumkrankheit erzeugte, ja selbst wenn sie sehr klein war, hinterläßt den Überempfindlichkeitszustand. Einen geringgradigen — praktisch meist zu vernachlässigenden — Überempfindlichkeitszustand hinterläßt sogar die aktive Schutzimpfung mit Diphtherietoxin-Antitoxingemischen (*Hooker*, *Park*, *Lathrop*). Allerdings geben *Gordon* und *Creswell* an, daß die Prozentzahl der Serumkrankheiten bei Personen, die mit T.A.-Gemischen immunisiert wurden, auffällig groß ist (74 statt 18%). Wenn *Bernhardt* nach kürzlich voraufgegangenen T.A.F.-Impfungen Häufung normalzeitiger Serumkrankheit beobachtet hat, so scheint mir allerdings der ursächliche Zusammenhang nicht einwandfrei bewiesen.

Kleine Dosen sensibilisieren.

Reinjektionen während der Latenzperiode der Antikörperbildung sind natürlich ungefährlich; man kann also nach einer Erstinjektion während der nächsten 4—5 Tage die Serumgaben wiederholen, man wird dadurch kaum je sofortige Reaktionen, höchstens Verstärkungen der normalzeitigen Serumkrankheit hervorrufen. Bei täglich wiederholten großen Serumgaben pflegen — offenbar infolge Überlastung und Schädigung des antikörperbildenden Apparats — nur geringe Grade von Serumkrankheit aufzutreten, was für gewisse Fälle praktisch bedeutsam ist (Serumtherapie bei Meningokokkenmeningitis); bei längerer Fortsetzung größerer, aber auch kleiner täglicher Serumgaben tritt allmählich infolge Erschöpfung der Antikörperbildungsfunktion völlige oder fast völlige Unempfindlichkeit ein („Katanaphylaxie" nach *Bessau*).

Katanaphylaxie.

Interessant ist, daß sich im Verlauf einer schweren Serumkrankheit

Antianaphylaxie.

ein antianaphylaktischer Zustand entwickelt und daß während der antianaphylaktischen Phase, in der die lokale Reaktionsfähigkeit auf das Antigen erloschen ist, neue Exanthemschübe auftreten — ein Beweis dafür, daß die einzelnen Exanthemeffloreszenzen nicht als lokale Antigen-Antikörperreaktionen betrachtet werden dürfen (*Bessau*). Die Flüchtigkeit und das symmetrische Auftreten derselben sprechen für eine führende Rolle des Nervensystems. Und was für das Exanthem gilt, gilt wahrscheinlich auch für manche andere Erscheinungsform der Serumkrankheit.

Prophylaxe.

Erstinjektion.

Bei Erstinjektion haben wir, namentlich im Kindesalter, eigentlich nur die normalzeitige Serumkrankheit zu fürchten. Um sie möglichst gering zu gestalten, empfiehlt es sich, kleine Serummengen zu injizieren (hochwertige Heilsera!). Man wähle möglichst reaktionsunfähige Sera, die durch längeres Lagern oder durch Erhitzen weiter „entgiftet“ sind; allerdings lassen auch solche Sera die Serumkrankheit nicht mit Sicherheit vermeiden. Eine Prüfung der Sera auf Reaktionsfähigkeit käme nur im Tierversuch in Frage; der Vorschlag *Ohnackers*, die Prüfung am Menschen vorzunehmen, ist unzulässig, weil alle geprüften Individuen durch eine derartige Prüfung sensibilisiert würden; vielleicht statthaft und zuverlässiger wären vergleichende intrakutane Prüfungen an bereits sensibilisierten Individuen. Ferner ist es nicht nur aus serumtherapeutischen Gründen, sondern auch zur Vermeidung der normalzeitigen Serumkrankheit zweckmäßig, bei der Erstinjektion eine Anwendungsart zu wählen, bei der das Serum schnell resorbiert wird (intramuskuläre Darreichung), damit — wenn die Antikörper auftreten — dasselbe bereits möglichst vollständig aus dem Körper ausgeschieden ist. Im übrigen muß betont werden, daß die Furcht vor der Serumkrankheit niemals dazu führen darf, eine Seruminjektion, für die eine wirkliche Indikation vorliegt, zu unterlassen. Unnötige Spritzerei ist selbstverständlich zu vermeiden, weniger wegen der möglicherweise folgenden Serumkrankheit als wegen der stets eintretenden Sensibilisierung des Organismus. Auf diese Tatasche hat man die Eltern bei der Seruminjektion aufmerksam zu machen, damit jeder weitere Arzt, der vielleicht nach einiger Zeit wieder eine Injektion vornehmen will, von der Erstinjektion Kenntnis erhält.

Reinjektion.

Soll eine Reinjektion vorgenommen werden, so wäre es erwünscht, zu wissen, ob und in welchem Grade Überempfindlichkeit besteht. Eine Untersuchung des Blutes auf spezifische Antikörper — Präzipitine, komplementbindende Antikörper, Hämagglutinine (*Bauer*), anaphylaktische Reaktionskörper — hätte nur bei positivem Ausfall einen gewissen Wert; ein negativer besagt nichts, weil nicht nur die in der Blutbahn kreisenden, sondern auch die in der Zelle entstehenden bzw. die an die Zelle gebundenen Antistoffe Träger der Überempfindlichkeit sind. Gerade beim Menschen kann im Zustande starker Überempfindlichkeit das Blut antikörperfrei befunden werden, namentlich dann, wenn die Sensibilisierung durch eine kleine Serumdosis erfolgte (*Bessau* und *Detering*). Sichereren Aufschluß würde eine intrakutane Prüfung des Patienten mit dem zu injizierenden

Serum geben (*Moß*); das Ergebnis der Probe käme aber so spät, daß es in der Regel nicht abgewartet werden darf[1]).

Auch wenn wir eine bestehende Überempfindlichkeit voraussetzen müssen, dürfen wir uns nicht abhalten lassen, eine wohlindizierte Heilseruminjektion auszuführen (*Pfaundler, Käthe Walter*). Möglichst vermeiden wir dann nur die intravenöse (und intralumbale) Darreichungsform, die hier selbstverständlich die gefährlichste ist; sollten wir uns gezwungen fühlen, sie anzuwenden, werden wir die Injektion außerordentlich langsam ausführen (*Friedberger*). Bei subkutaner oder intramuskulärer Reinjektion (man vermeide kleine Gefäße!) besteht, für gesunde Kinder wenigstens, keine ernste Gefahr, während freilich bei schwächlichen und an zehrenden Krankheiten leidenden Kindern besondere Vorsicht am Platze ist (*Heubner*).

Um die sofortige Reaktion nach Möglichkeit zu vermeiden, haben *Besredka* und *Neufeld* vorgeschlagen, die Tatsache der Antianaphylaxie auszunützen: man soll vor der Reinjektion 0,5—1,0 ccm Serum subkutan vorangeben, einige Zeit warten (mindestens 3—4 Stunden) und erst dann die Hauptmenge nachfolgen lassen. Die kleine Vorinjektion soll einen antianaphylaktischen Zustand auslösen, der dann die Injektion größerer Serummengen erlaubt. Tatsache ist, daß eine Antianaphylaxie hervorgerufen wird, wenn die Vorinjektion selbst schon eine schwere sofortige Reaktion auslöste (vgl. den Fall *Nachmanns*); wird sie reaktionslos vertragen, pflegt sie keinen Schutz zu bieten (vgl. die Fälle von *Freund* und *Koch*). Hiermit steht im Einklang, daß nur im Gefolge schwerer Formen der Serumkrankheit ausgesprochene Antianaphylaxie beobachtet wird (*Bessau*). *Fernbach* untersuchte am Menschen an der Hand laufender Intrakutanreaktionen die Frage der Desensibilisierung durch subkutane Zufuhr kleiner Serumgaben: eine Desensibilisierung wurde vermißt. Fälle, bei denen die *Besredka*sche Methode scheinbar erfolgreich ist, werden sehr häufig sein, weil ja auch ohne die Vorinjektion schwerere anaphylaktische Zustände die Ausnahme sind. Jedenfalls verlasse man sich nicht auf den Eintritt einer tatsächlichen Antianaphylaxie. Trotzdem ist die Methode der kleinen Vorinjektion sehr zweckmäßig, weil diese selbst kaum je ernste Gefahren bedingt und schon einen Anhaltspunkt für den Grad der bestehenden Überempfindlichkeit abgeben kann. Am zweckentsprechendsten dürfte es sein, in Abständen von 3—4 Stunden allmählich steigende Serummengen zu spritzen, bis der Patient die festgesetzte Gesamtdosis erhalten hat; auf diese Weise wird man kaum je durch überstarke sofortige Reaktionen überrascht werden können. Die — tierexperimentell und theoretisch begründete — Empfehlung von *Kraus*, der kurativen Anwendung von Pferdeserum eine Normalrinderserumgabe vorauszuschicken, ist am Menschen meines Wissens nicht erprobt; die Methode, über deren Zuverlässigkeit somit nichts ausgesagt werden kann, ist von vornherein wenig sympathisch, weil sie die Sensibilisierung gegen ein weiteres Serum in sich schließt.

Besredkas Methode.

---

[1]) Treten nach intrakutaner Serumgabe in wenigen Minuten mächtige Quaddeln mit pseudopodienartigen Fortsätzen auf, so liegt der Verdacht auf Idiosynkrasie nahe (vgl. *Mackenzie*, zit. nach *Dörr*).

Öltrockenserum.

Eichholz hat ein Öltrockenserum angegeben (Aufschwemmung von Trockenserum in Öl, Firma Merck), das sich durch verlangsamte Resorption auszeichnet und dadurch heftige sofortige Reaktionen vermeiden soll. Im Tierversuch fanden *Otto* und *Höfer* bei kleinen Dosen einen geringen, bei großen Dosen keinen Vorteil. Erfahrungen am Menschen liegen nicht in hinreichendem Maße vor. Daß Öltrockenserum genau so sensibilisiert wie anderes Serum (*Joseph*), ist eigentlich selbstverständlich. Zur Resorptionsverlangsamung hat man dem Serum auch Adrenalin zugesetzt, der Erfolg ist unzuverlässig (*Otto* und *Höfer*). Selbstverständlich sind Sera mit verlangsamter Resorption zur Erstinjektion für Kinder, bei denen wir ja nur die normalzeitige Serumkrankheit fürchten, grundsätzlich verkehrt.

Adrenalinzusatz.

Gereinigte Sera.

Ein Weg, der vielleicht größere Zukunft hat, ist die Reindarstellung der spezifischen Immunstoffe, zum wenigsten ihre möglichste Trennung von den die Serumkrankheit bedingenden Eiweißkörpern. *Ruete-Enoch* liefert ein „gereinigtes Serum“ (nach *Böhncke*), dessen Eiweißgehalt auf die Hälfte verringert ist. *Homer* gelang es bereits, den Eiweiß- gegenüber dem Antitoxingehalt auf ungefähr ein Drittel herabzudrücken, *Grasset* will Erhaltung des Antitoxingehalts bei Minderung des Eiweißgehalts auf $^1/_{10}$ erreicht haben. Er gibt an, mit seinem gereinigten Serum Häufigkeit und Grad der Serumkrankheit erheblich beschränkt, sie aber nicht gänzlich beseitigt zu haben. *Ramon* hat im Institut *Pasteur* das Pseudoglobulin, an welches das Antitoxin gebunden ist, physikalischen und chemischen Einflüssen unterworfen, die nicht nur die Quantität herabsetzen, sondern auch die Qualität unschädlicher gestalten. Das so gewonnene Serum soll sich in Pariser Spitälern „glänzend bewährt“ haben. Es ist zu hoffen, daß Fortschritte gerade auf diesen Wegen praktische Bedeutung erlangen werden.

Ascolis Verfahren.

Sehr zweckmäßig ist es, dem Vorschlage *Ascolis* folgend, für die Reinjektion das Serum einer neuen Tierart zu wählen. Leider sind wirklich hochwertige Heilsera fast nur vom Pferd zu erhalten. Deshalb gebrauche man bei prophylaktischen Diphtherieseruminjektionen, für die bekanntlich relativ wenig Immunitätseinheiten genügen, das Serum einer anderen Tierart (Hammelserum; Rinderserum muß auf Ungiftigkeit geprüft sein), damit im Falle einer späteren Diphtherieerkrankung das hochwertige Pferdeserum uneingeschränkt benutzt werden kann.

Therapie.

Bei jeder nennenswerten Form von Serumkrankheit empfiehlt sich Bettruhe. Die stark juckende Urtikaria verlangt oft symptomatische Behandlung: 1%iger Menthol- oder Salizylspiritus, nicht zu warme Bäder. Gegen die Gelenkaffektion ist Salizyl wirkungslos, man verwende kühlende Umschläge. Gegen hohes Fieber empfiehlt *v. Pirquet* Packungen; Fiebermittel haben auch nur vorübergehenden Erfolg. Gegenüber vielen Symptomen der Serumkrankheit bewähren sich sympathikotonische Mittel, vor allem A d r e n a l i n, das — lokal und subkutan — den nicht nur lästigen, sondern geradezu beängstigenden submukösen Schwellungen entgegenwirkt. *Pal* empfiehlt, um der profusen Transsudation entgegenzuwirken, die Kombination von Adrenalin (*Tonogen Richter*) mit hypertonischer (2%)

Kochsalzlösung. Neuerdings wird auch Ephedrin bzw. Ephetonin empfohlen (*Taterka* und *Hirsch*): Erwachsene und ältere Kinder 1 Tablette oder 1 Ampulle (= 50 mg), Kleinkinder die Hälfte; peroral 2stündl., subkutan 4stündl. Das Neueste ist Hypophysin: es soll Exanthem und subjektive Beschwerden sofort zum Schwinden bringen, der Erfolg leider nur ein vorübergehender sein, so daß die Injektion gegebenenfalls wiederholt werden muß. *Lichtmann* konnte bei 3 Fällen von Serumexanthem mit Hilfe von Pituglandolinjektionen das Jucken innerhalb von 3 Minuten beseitigen (Kontraindikationen: Menses, Nephrolithiasis). — Die von *Netter* inaugurierte Kalktherapie wird von den meisten Autoren abgelehnt; immerhin wirkt sie symptomatisch in der Regel (Ausnahme: *Vollmer*!) günstig; *Cohn*, ein Schüler *Finkelsteins*, will von intramuskulären Injektionen von Sanokalzin (*Goedecke*) (1—2 ccm intramuskulär) beachtliche Erfolge gesehen haben. Beim Serumkollaps gebe man Adrenalin, das die Blutdrucksenkung günstig beeinflußt, in Kombination mit Strychnin, Kampfer oder Kardiazol, vor allem aber mit Strophantin (*Vollmer*), daneben Wärmezufuhr, eventl. Alkohol. Von dem Atropin, welches im Meerschweinchenversuch in großen Dosen durch Bekämpfung des Bronchospasmus lebensrettend wirkt, ist es ungewiß, ob es beim Menschen nützen kann, da wir hier über die Bedeutung spastischer Vorgänge an der glatten Muskulatur nicht hinreichend unterrichtet sind. Symptomatisch günstig wirken auch Narkotika (Chloralhydrat, Urethan, Magnesiumsulfat, Äthernarkose); die letztere, von *Besredka* angegeben, soll nach *Scholz* den Puls kräftigen und Abblassen der Urtikariaquaddeln bewirken.

Wie weit alle diese Mittel nur symptomlindernd wirken, wieweit sie imstande sind, über eine an sich letale Serumvergiftung hinwegzuhelfen, ist schwer zu entscheiden. Da gerade die schwersten Formen einen überstürzten Ablauf nehmen, wird man auch nur vorübergehend wirkende symptomatische Maßnahmen nicht unterschätzen dürfen. Eine eigentlich ätiogene Therapie der Serumkrankheit gibt es nicht. Ob Mineralwässer, insbesondere das von französischen Autoren empfohlene Vichywasser, prophylaktische oder therapeutische Bedeutung erlangen werden, ist heute noch nicht zu entscheiden (vgl. *Cahn*).

Literatur.

Anderson and *Rosenau*, Further studies upon the phenomenon of anaphylaxis. J. med. Res. Bd. 21, S. 1, 1909. — *André-Thomas*, Les névrites post-sérothérapiques. Presse méd. Bd. 33, S. 217, 1925. — *Arloing*, *Dufourt* et *Langeron*, Influence curatrice du choc anaphylactique dans certaines infections expérimentales. Bull. Acad. Méd. Paris Bd. 85, S. 241, 1921. — Dieselben, Nouvelles recherches sur l'influence du choc anaphylactique dans les infections expérimentales. Bull. Acad. Méd. Paris Bd. 86, S. 307, 1921. — *Arthus*, Injections répetées de sérum de cheval chez le lapin. Soc. biol. 1903, S. 817. — *Ascoli*, Anallergische Sera. Z. Immun.forschg. Bd. 6, S. 161, 1910. — *Axenow*, 683 Fälle von Serumkrankheit. Jb. Kinderheilk. Bd. 78, S. 565, 1913. — *Basch*, Die kapillare Resistenz. Z. Kinderheilk. Bd. 49, S. 446, 1930. — *Bauer, F.*, Über Hämagglutination bei Serumkrankheit. Münch. med. Wschr. 1911, Nr. 2, S. 71. — *Bernhardt*, Häufung von Serumkrankheit bei Kindern, die mit T.A.F. (Behring) gespritzt waren. Dtsch. med. Wschr. 1930, Nr. 20, S. 834. *Bessau*, Über Serumantianaphylaxie beim Menschen. Jb. Kinderheilk. Bd. 81, S. 183, 1915. — Derselbe, Die Tuberkulinempfindlichkeit usw. Jb. Kinderheilk.

Bd. 81, S. 371 und 482, 1915. — Derselbe und *Detering*, Über spezifische Zellumstimmung. Zbl. Bakter. Bd. 106, S. 11, 1928. — *Blechmann* et *Chevalier*, Accidents sériques consécutifs à l'administration nasale et intrarectale du sérum antipneumococcique chez un nourrisson non préalablement injecté. Bull. Soc. Pédiatr. Paris Bd. 22, S. 49, 1924. — Derselbe et *Stiassnie*, Diphthérie grave, orchi-épididymite bilatérale au cours d'accidents sériques. Arch. Méd. Enf. Bd. 24, S. 749, 1921. — *Bode*, Zur Frage der Vermeidung schockartiger Nebenwirkungen bei der Behandlung des Scharlachs mit Rekonvaleszentenserum. Jb. Kinderheilk. Bd. 114, S. 31, 1926. — *v. Bókay*, Beiträge zur Kenntnis der Serumkrankheit. Dtsch. med. Wschr. 1911, Nr. 1, S. 9. — *Bókay, Zoltán*, Arthus-Phänomen bei einem schwächlichen Kinde. Orv. Hetil. (ung.) Jahrg. 67, S. 563, 1923; ref. Zbl. Kinderheilk. Bd. 16, S. 155, 1923. — *Bradford, W.*, The intradermal saline test in serum sickness. Amer. J. Dis. Childr. Bd. 34, S. 950, 1927. — *Brusa*, Sieroterapia ed allergia congenita. Boll. Ist. sieroter. milan. Bd. 5, S. 69, 1926; ref. Zbl. Kinderheilk. Bd. 19, S. 779, 1926. — *Bujwid*, Kann das Antidiphtherieserum schädlich sein? Ref. Virchows Jb. 1897, II, S. 659. — *Cahn*, Über die antianaphylaktische Wirkung von Mineralwässern. Klin. Wschr. 1924, Nr. 41, S. 1857. — *Carbonara*, Su di un grave caso di malattia da siero con porpora di Henoch-Schönlein. Considerazioni sulla patogenesi delle malattia da siero. Pediatr. prat. Bd. 5, S. 266, 1928; ref. Zbl. Kinderheilk. Bd. 22, S. 818. — *Carran* (Spanisch), Radialislähmung bei Serumkrankheit. Ref. Jber. Kinderheilk. Bd. 9, S. 240, 1925. — *Carrieu*, Un nouveau cas d'orchite. Accident sérothérapique. Arch. Méd. Enf. Bd. 25, S. 230, 1922. — *Cohn, W.*, Die Kalkbehandlung der Serumkrankheit und anderer urtikarieller Hauterkrankungen im Kindesalter mit Sanokalzin. Therapie der Gegenwart 1928, S. 256. — *Conforti*, Glottisödem bei der Serumkrankheit. (Italienisch). Ref. Zbl. Laryng. usw. 1908, S. 445. — *Daut*, Zur Statistik der Serumexantheme. Jb. Kinderheilk. Bd. 44, S. 289, 1897. — *Debré* et *Bonnet*, Accidents consécutifs à l'injection à l'homme de sérum humain. C. r. Soc. Biol. Paris Bd. 93, S. 331, 1925; ref. Zbl. Kinderheilk. 1925. — *Dreyfuss*, Serumtod infolge von Anaphylaxie? Münch. med. Wschr. 1912, Nr. 4, S. 198. — *Dupérié* et *Marliangeas*, Des rapports leucocytaires au cours des éruptions sériques dans la diphthérie. C. r. Soc. Biol. Paris Bd. 76, S. 272, 1914. — *Eichholz*, Die Vermeidung der Anaphylaxiegefahr durch eine neue Art der Serumeinverleibung (injektionsfertiges Trockenserum). Münch. med. Wschr. 1913, S. 2558. — *Egis* und *Kolli*, Einige Versuche zur Anwendung des gereinigten Diphtherieheilserums. Polnisch. Ref. Zbl. Bakter. Bd. 61, S. 71, 1914. — *Ewald*, Über Serumkrankheit. Münch. med. Wschr. 1917, Nr. 41, S. 1321. — *Fein*, Studien über Serumanaphylaxie. Zbl. Bakter., Orig.-Bd. 51, S. 576, 1909. — *Fernbach*, Zur Frage der Neufeld-Besredkaschen Schutzimpfung gegen Überempfindlichkeitserscheinungen bei Serumreinjektionen. (Experimentelle Untersuchungen am Menschen.) Mschr. Kinderheilk. Bd. 29, S. 97, 1924. — *Flandin*, Accidents sériques graves et prolongés traités par le sérum de cheval. Soc. méd. des Hôpitaux de Paris Bd. 37, S. 242, 1914; ref. Zbl. Bakter. Bd. 62, S. 399, 1914. — *Frenklowa*, Das Arthussche Phänomen bei Säuglingen. (Polnisch.) Pedjatr. polska Bd. 6, S. 39, 1926; ref. Zbl. Kinderheilk. Bd. 19, S. 670, 1926. — *Freund*, Zum anaphylaktischen Schock im Verlauf der Tetanusbehandlung. Beitr. klin. Chir. Bd. 38, S. 269, 1915. — *Friedberger* und *Mita*, Über eine Methode, größere Mengen artfremden Serums bei überempfindlichen Individuen zu injizieren. Dtsch. med. Wschr. 1912, Nr. 5. — *Friedemann, U.*, Schwächung der Resistenz gegen Infektionen durch die Serumkrankheit. Z. Hyg. Bd. 110, S. 144, 1929. — *Gaffky* und *Heubner*, Über die Gefahren der Serumkrankheit bei der Schutzimpfung mit Diphtherieserum. Veröff. Med. Verw. Bd. 2, S. 503 u. 525, 1913. — *Galambos*, Über die therapeutische Beeinflussung der Anaphylaxie durch Atropin und Adrenalin usw. Z. Immun.forschg. Bd. 19, 1913. — *Giertmühlen*, Über die Häufigkeit des Diphtherieserumexanthems. Z. Kinderheilk. Bd. 42, S. 194, 1926. — *Goodall*, A case of orchitis and abdominal pain occurring as a complication of serum sickness. Brit. J. Childr. Dis. Bd. 22, S. 39, 1925. — *Gordon* and *Creswell*, zit. nach *Pockels*. Dtsch. med. Wschr. 1930, Nr. 2, S. 48. — *Grasset*, La purification des sérums antitoxiques et la prophylaxie des accidents sériques. Les sérums antidiphthériques et antitétaniques purifiés. Rev. méd. Suisse rom. Bd. 46, S. 404, 1926. — *Hamburger* und *Pollack*, Über Inkubationszeit. Wien. klin. Wschr. 1910, Nr. 32, S. 1161. — *Heckscher*, Serum disease from treatment of diphtheria with large serum doses. Acta med. scand.

(Stockh.) Bd. 64, S. 497, 1926. — *Homer*, An improved method for the concentration of antitoxic sera. J. of Hyg. Bd. 15, S. 388, 1916. — Dieselbe, On factors limiting the extent of the concentration of antitoxic sera by the fractional precipitations methods at present employed. J. of Hyg. Bd. 17, S. 580, 1917. — *Hopmann*, Serumkrankheit und Tetanie. Zur Frage der Bedeutung von Elektrolytstörungen bei der Anaphylaxie. Klin. Wschr. 1925, Nr. 38, S. 1810. — *Huber* et *Denis*, Phénomène d'Arthus gangréneux de la paroi abdominale. Bull. Soc. Pédiatr. Paris. Bd. 21, S. 197, 1923. — *Iversen*, A note on the intravenous injection of serum. Lancet 1923, S. 694. — *Jochmann*, Zufälle bei der Serumtherapie. Berl. klin. Wschr. 1910, Nr. 43, S. 1967. — *Johannessen*, Über Injektionen mit antidiphtherischem Serum und reinem Pferdeserum. Dtsch. med. Wschr. 1895, Nr. 51. — *Joseph*, Die Anaphylaxiegefahr bei der Anwendung des Diphtherieserums und ihre Verhütung. Dtsch. med. Wschr. 1914, S. 545. — *Koch*, Beitr. zur Kenntnis der Serumanaphylaxie beim Menschen und deren Verhütung. Berl. klin. Wschr. 1915, S. 685. — *Kraus, R.*, Über die Verhütung der Serumkrankheit durch heterologe Antigene. Münch. med. Wschr. 1922, Nr. 45, S. 1566. — *Lathrop, F.*, Sensitization to horse serum fellowing toxin-antitoxin injection. Journ. amer. med. ass. Bd. 89, S. 1602, 1927. — *Laurent, M.*, Variations d'équilibre vago-sympathique au cours de l'éruption sérique et de la rougeole. C. r. Soc. Biol. Paris, Bd. 88, S. 488, 1923. — *Lavergne*, Accidents sériques et corps thyroide. Rev. franc. Endocrin. Bd. 4, S. 253, 1926. — Derselbe, Les paralysies sériques. Progrès méd. Bd. 54, S. 1597, 1926. — *Lereboullet*, Bull. Soc. Pédiatr. Paris Bd. 23, S. 107, 1925. — *Lesné* et *Barreau*, Un cas de mort subite à la suite d'une première injection souscutanée de sérum antidiphthérique. Bull. Soc. Pédiatr. Paris Bd. 23, S. 101, 1925. — Derselbe, *Lefèvre* et *Laffitte*, Purpura gangréneux disséminé de la peau chez un scarlatineux au cours d'accidents sériques. Bull. Soc. Pédiatr. Paris Bd. 20, 1922, S. 276. *Lichtmann*, Über die Behandlung akuter und subakuter Urtikaria sowie verwandter Zustände mit Pituglandol. Wien. med. Wschr. 1928. N. 33. S. 1078. — *Macera* (Spanisch); ref. Zbl. Kinderheilk. Bd. 18, S. 428. — *Mader*, Zerebrospinalmeningitis u. Exanthem. Dtsch. med. Wschr. 1928, Nr. 45, S. 1873. — *Makai*, Über Anaphylaxieerscheinungen nach Serieninjektionen artfremden Serums. Zugleich ein Beitrag zur Frage der Saisonkrankheiten. Dtsch. med. Wschr. 1922, Nr. 8, S. 257. — *Mátyás* und *Schiff*, Systematische Untersuchungen über das Verhalten der Blutplättchenzahl und der Blutgerinnung bei der Serumkrankheit. Mschr. Kinderheilk. Bd. 15, S. 247, 1919. — *Merklen*, Ein plötzlicher Todesfall nach Injektion von Antidiphtherieserum. Bull. Soc. Pédiatr. Paris, Bd. 23, S. 327. — *Moss*, A cutaneous anaphylactic reaction as a contraindication to the administration of antitoxin. J. amer. med. Assoc. Bd. 55, S. 776, 1910. — *Munk*, Über Hyper- und Hypoglobulinämie. Acta paediatr. (Stockh.) Bd. 9, S. 411, 1930. — *Mya*, Hypoglottisches Ödem aus Diphtherieseruminjektionen. Mschr. Kinderheilk. Bd. 2, S. 527, 1904. — *Nachmann*, Ein beim Menschen beobachteter Fall von Serumantianaphylaxie. Med. Klin. 1917, S. 1119. — *Ochsenius*, Beitrag zur Kenntnis der Serumkrankheit. Klin. Wschr. 1924, Nr. 31, S. 1407. — *Ohnacker*, Zur Ätiologie und Prophylaxe der Serumkrankheit. Ther. d. Gegenwart 1909, S. 511.— *Otto* und *Hoefer*, Die Prophylaxe der Serumkrankheit, im besonderen durch die antianaphylaktische Schutzimpfung. Z. Hyg., Bd. 80, S. 1, 1915. — *Pal*, Zur Behandlung der gefahrdrohenden Erscheinungen der Serumkrankheit. Wien. med. Wschr. 1925, Nr. 32, S. 1832. — *Park, W.*, Human hypersensitiveness to whole horse serum or serum globulins fellowing diphtheria toxin-antitoxin injections. Its importance. J. of Immun. Bd. 9, S. 17, 1924. — *Pfaundler*, Zur Serumbehandlung der Diphtherie. Münch. med. Wschr. 1921, Nr. 25, S. 781. — *v. Pirquet* und *Schick*, Die Serumkrankheit. Deuticke, Leipzig und Wien (Literatur!); in diesem Handbuch, II. Aufl., Bd. II. — *Pollack* und *Mautner*, Über Frühsymptome der Serumkrankheit. Wien. klin. Wschr. 1910, Nr. 25, S. 926. — *Ramon*, Les serums antidiphtheriques et antitétaniques purifiés et la prophylaxie des accidents sériques. Presse méd. Bd. 34, S. 323, 1926. — *Rhodin, H.*, Les courbes des réactions de sédimentation dans la maladie sérique et dans diverses affections épidémiques. Acta med. scand. Suppl.-Bd. 26, S. 36, 1928. — *Ritter v. Rittershain*, Erfahrungen über die in den letzten vier Jahren beobachteten Serumexantheme. Jb. Kinderheilk. Bd. 55, S. 542, 1902. — *Schenk*, Über den Übergang der Anaphylaxie von Vater und Mutter auf das Kind. Münch. med. Wschr. 1910, S. 2514. — *Schiff*, Über das Verhalten der Erythrozytenkurve bei serumbehandelten

Kindern. Mschr. Kinderheilk. Bd. 15, S. 243, 1919. — *Schippers*, Erfahrungen über Serumkrankheit. Niederländisch. Ref. Münch. med. Wschr. 1910, Nr. 15, S. 811. — *Schlecht*, Über den Einfluß von Seruminjektionen auf die Eosinophilen und Mastzellen des menschlichen und tierischen Blutes. Münch. med. Wschr. 1910, Nr. 14, S. 767. — *Scholz, G.*, Über einen Fall von anaphylaktischem Schock, gleichzeitig ein Beitrag zur Frage des diphtherischen Herztodes. Med. Klin. 1922, Nr. 50, S. 1585. — *Sumner*, Sudden death from anaphylactic shock. Brit. med. J. 1923, S. 465. — *Taterka* und *Hirsch*, Zur Therapie der Serumkrankheit. Med. Klin. 1928, Nr. 42, S. 1624. — *Taylor*, A probable case of anaphylaxis. J. amer. med. Assoc. Bd. 56, S. 419, 1911. — *Tinel*, *Santenoise* et *Laurent*, Les variations du tonus vagosympathique au cours de l'érythème sérique et de quelques maladies infectieuses. Bull. Soc. méd. Hop. Paris Bd. 47, S. 471, 1923. — *Umber*, Scharlachartige Serumexantheme und ihre Unterscheidung vom echten Scharlach durch die Ehrlichsche Amidobenzaldehydreaktion im Harn. Med. Klin. 1922, S. 322. — *Van den Velden*, Das Verhalten der Blutgerinnung bei der Serumkrankheit. Z. Immun.forschg. Bd. 8, S. 346, 1911. — *Voisin*, Un cas de mort subite après une injection préventive du sérum antidiphthérique. Bull. Soc. Pediatr. Paris Bd. 23, S. 103, 1925. — *Vollmer*, Eigentümlich verlaufende Serumkrankheit nach wiederholter Reinjektion. Dtsch. med. Wcshr. 1925, Nr. 30, S. 1237. — *Walter*, Ist die Furcht vor dem anaphylaktischen Schock bei Serumreinjektionen begründet? Inaug.-Diss., München 1918. — *Weill*, *Dufourt* et *Bertoye*, Heureuse influence d'un choc anaphylactique provoqué involontairement sur l'évolution d'une meningite cérébrospinale à forme pyrétique cachectisante. C. R. Lyon méd. 1920, 10 juin. — *Widmer*, Über das Vorkommen von Purpura simplex bei Serumkrankheit. Med. Klin. 1917, S. 1041. — Derselbe, Über enteritische Erscheinungen bei der Serumkrankheit. Dtsch. Arch. klin. Med. Bd. 125, S. 51, 1918.

Tabelle zur Differentialdia

Von *Adolf Hot*

Diagnose:	Inkubationszeit: (Tage)	Prodromi:	Fieberkurve:	Exanthem: Lokalisation und Ablauf:	Exanthem: Farbe, Forı und Aussehe
Scharlach	1—8	plötzlicher Beginn; Erbrechen, Angina, Schüttelfrost,	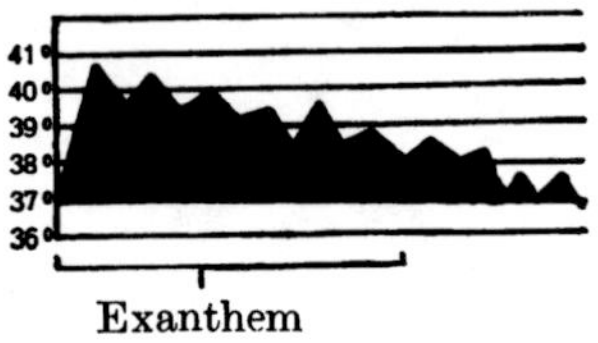 41° 40° 39° 38° 37° 36° Exanthem	Rumpf u. Extremitäten, bes. Hautfalten, Gesicht diffus rot, Kinndreieck frei	hellrot, fein sprossig, Fol kelschwellun (samtartige Haut), gelbe Unterton de Haut, Milie Dermographi mus, Kapilla blutungen, „lignes rouge
Masern	12—14	Konjunktivitis, Rhino-Pharyngo-Tracheitis. Blutungen des weichen Gaumens, Gastroenteritis, Kopliks!	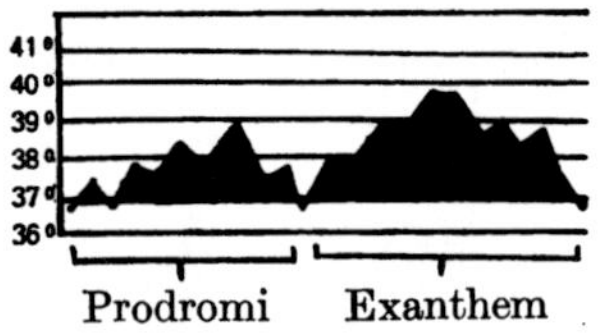 41° 40° 39° 38° 37° 36° Prodromi Exanthem	Hals u. Gesicht, von hier aus langsam über den ganzen Körper sich ausbreitend, langsame Entwicklung bis zur Blüte (2—3 Tage!)	blaßrosa, b hochrot, hä morrhagisch fleckig! leic erhaben, bz konfluieren hinterläßt P mentierun
Röteln	11—23	flammende Gesichtsröte, heftiges nächtliches Schwitzen	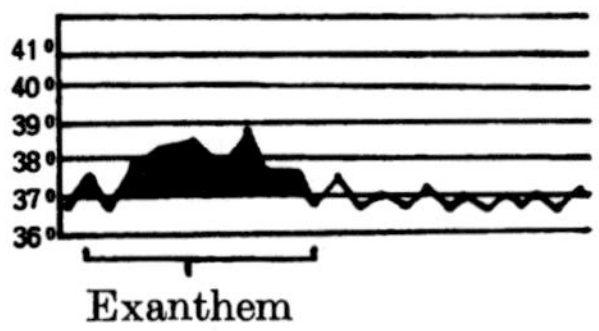 41° 40° 39° 38° 37° 36° Exanthem	Gesicht und übrige Körperoberfläche, Entwicklung zur Blüte in kürzester Zeit (Stunden bis 1 Tag)	blaßrosa, klei fleckig, (sch lachähnlich oder grobfle kiger (mase ähnlich) selt hämorrhagis selten pigm tiert, selte konfluieren
Vierte Krankheit: (Dukes-Filatow)	9—21	—	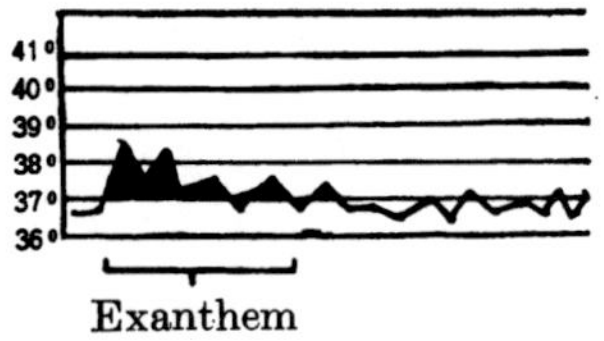 41° 40° 39° 38° 37° 36° Exanthem	Gesicht frei! hauptsächlich der Rumpf befallen	zartrot, fei sprossig, sch lachähnlich
Ringelröteln: (Erythema infectiosum) (5. Krankheit)	5—10(—14)	—	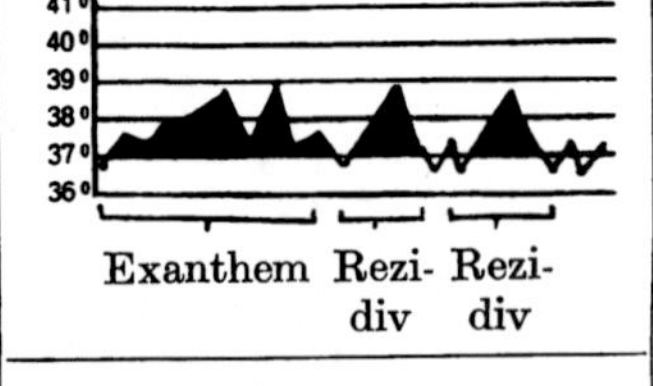 41° 40° 39° 38° 37° 36° Exanthem Rezidiv Rezidiv	Gesicht und Außenseiten der Extremitäten, Rumpf sehr spärlich, rezidivierend!	Schmetter lingsröte üb Nase un Wangen, za rosa bis blä liches, gering tes Erythem Extremität
Dreitagefieber: (Exanthema subitum) (6. Krankheit)	7(—15)	hohe Temperaturen, ohne Befund, Meningismus, allgemeines Unwohlsein	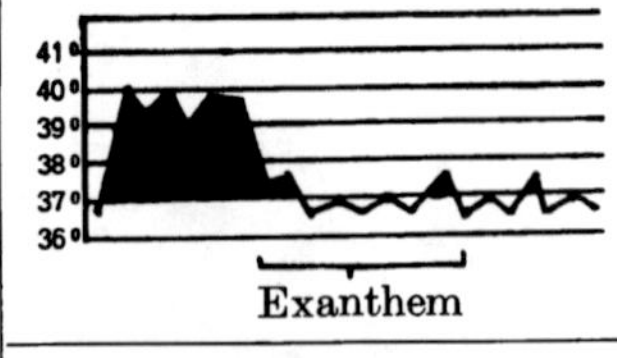 41° 40° 39° 38° 37° 36° Exanthem	spärlich, über den ganzen Körper und das Gesicht verteilt	polymorph morbilloid scharlach-, teln- oder u kariaähnlic
Epidemischer Schweißfriesel:	1—2	Mattigkeit, Schweißausbrüche	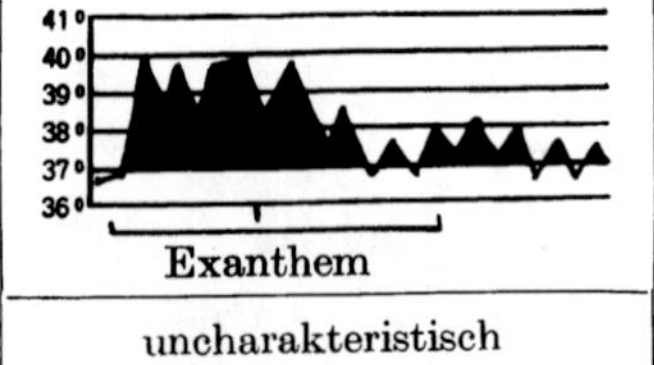 41° 40° 39° 38° 37° 36° Exanthem	ganzer Körper	Miliaria: { cristalli rubra, haemorrhagica
Scharlachartige Erytheme: Rasch- Para	—	—	uncharakteristisch	ganzer Körper, Gesicht und Schleimhäute	scharlachäh lich, kleinfl kig, meist a Erythem

: der akuten Exantheme.

Düsseldorf.

…thema:	Übrige Symptome:	Blutbefunde:	Urin:	Biologische Tests:	Schuppung:	Bemerkungen:
…se Rö- …r Mund- …angen- …mhaut, …er- oder …rzunge, … (necro- …) Kon- …tivitis	Leberschwellung, Gelenkschmerzen, Drüsenschwellungen im Kieferwinkel, Angina (evtl. Wunden, Erysipel)	Hyperleukozytose, Eosinophilie vom 3. Krankheitstage an, Döhlekörperchen + WaR. + (?)	Diazo-, Urobilinogen + +	Rumpel-Leede +, Hecht + Dermographie blanche +, direktes Auslöschphänomen +, indirektes Auslöschphänomen —, (Dicktest —)	Schuppung groblamellös, besonders charakteristisch an Händen und Füßen	Neigung z. 2. Kranksein mit Komplikationen, von seiten der Haut, Nieren, Tonsillen, Ohren, Gelenke, Herz usw.
…g, bzw. …orrha- … Kon- …tiven, … Nase, …en u. … (Ente- …tis)	Bronchitis, Pneumonie, Otitis	Leukopenie und Lymphopenie, Aneosinophilie	Diazo + Ubg. ± od. —	—	kleienförmig, oft sehr spärlich	wird verhütet durch M. R. S. oder Erwachsenenserum, in den ersten Tagen der Inkubation
… katar- …he An- … keine …s, klein- …s Enan- …er Kon- …ven und … Mund- …mhaut	Polymikroadenie: kubitale, aurikuläre u. okzipitale Drüsenschwellung! Milzvergrößerung, (perkutorisch)	Leukopenie mit lymphat. Reaktion, Plasmazellen!	—	Auslöschphänomen —	staubförmig	gutartig, nur in den seltensten Fällen Drüseneiterungen, Bronchopneumonie, Meningitis
… Agina	—	—	—	?	geringgradige, feine Schuppung	vielleicht ist die 4. Krankheit überhaupt nur ein leichter, abortiv verlaufender Scharlach
—	—	normale Leukozytenzahl, mäßige Lymphozytose (bis 65%) und Mononukleose	—	—	keine	Schubweises, „rezidivierendes“ Auftreten. Gutartig!
—	multiple Drüsenschwellungen	Leukopenie mit lymphat. Reaktion (85% Lymphozyten) und Mononukleose	—	—	keine	—
—	Milztumor, Zyanose, Kreislaufschwäche „barre epigastrique“	—	—	—	—	ungewöhnlich langsame Rekonvaleszenz
…use …g der …chleim- …ut	Angina usw. Grippe usw.	jeweils charakteristisch für die Grund- krankheit	—	Auslöschphänomen —	kleienförmige mehr oder weniger starke	es handelt sich um unspezifische Begleitexantheme aller verschiedensten Infektions-

scarlatina" usw.					kein Exan-them
Erythema scarlatiniforme recidivans:	—	—	uncharakteristisch	ganze Körperoberfläche bestimmter Individuen	scharlachähn-lich, rezidi-vierend
Erythema annulare:	—	—	uncharakteristisch	Rumpf, Gesicht und Extremitäten frei (?)	blaßrosa b bläuliche, rundliche Flecken un Ringe
Erythema pudoris:	—	—	kein Fieber	Brust, Hals und Gesicht	flammende scharlachäh liche Rötur
Windpocken:	7—23	skarlatiniformer Rash oder knötchenförmiges Vorexanthem, Husten, Schnupfen	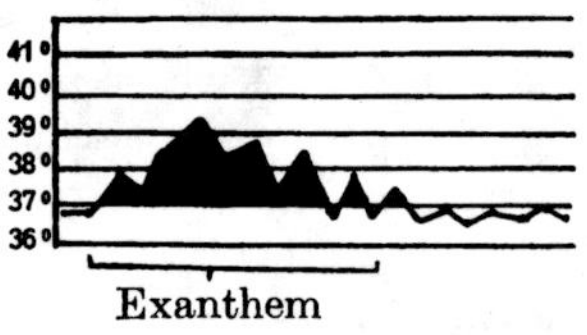 41° 40° 39° 38° 37° 36° Exanthem	behaarter Kopf, Gesicht u. übriger Körper, besonders stark am Rumpf entwickelt, schubweises Auftreten (zentripetal angeordnet)	Flecken → I peln → Blä chen → Puste Borke. Heilu ohne Narb Oberflächlic Sitz! Abwischbar! v schiedene St dien nebenei ander, Stern karte
Pocken:	(6)—13	hämorrhagischer oder makulöser Rash im Schenkeldreieck, ziehende Schmerzen im Nacken und Rücken, starke Prostration	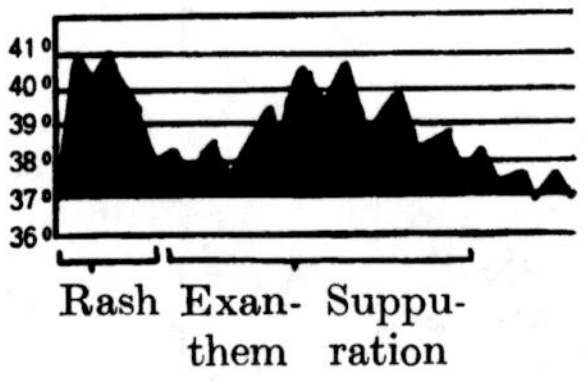 41° 40° 39° 38° 37° 36° Rash Exanthem Suppuration	Gesicht u. Extremitäten, spärlicher der Rumpf (zentrifugale Anordnung), ein einziger Schub	Papeln u. B sen, sekund vereiternd, e heitliches B (ein Schub tiefsitzend Blase, nicl „abwischbar
Variolois und Alastrim:	(6)—13	Rash sehr selten	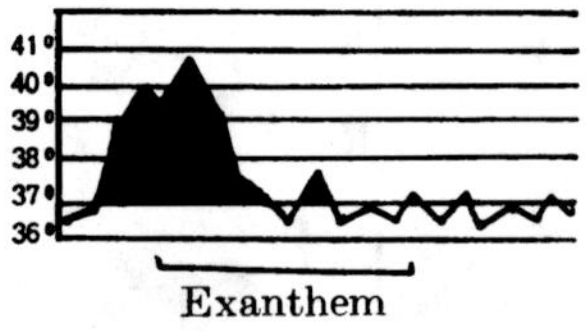 41° 40° 39° 38° 37° 36° Exanthem	Gesicht u. Extremitäten bevorzugt, Rumpf spärlich befallen (zentrifugale Anordnung), mehrere Schübe	Flecken – Papeln – Bläschen – Pusteln – Schorfe, tie Sitz in de Haut, nicl „abwischba sehr variab in Stärke u Ausbreitun

Fieberhafte Erytheme u. Exantheme treten außerdem auf
- als Vorexanthem oder Rash bei epid. Genickstarre, Poliomyelitis, Influenza, Mump
- als Manifestation der Serumkrankheit,
- als Überempfindlichkeitsreaktion gegen Arzneimittel, Drogen, bestimmte Spe
- als Roseolen bei Typhus, Paratyphus, Flecktyphus, Bangscher Krankheit,
- als Impferythem oder -Exanthem bei Schutzpockenimpfung,
- als Exanthem bei rheumatischen Leiden: Erythema exsudativum multiforme und
- als Exanthem bei Lues und Tuberkulose (Tuberkulide!),
- als unspezifisches Exanthem bei Neugeborenen und als dyspeptisches Ex

					Schuppung	krankheiten: Varizellen, Variola, Poliomyelitis, Genickstarre, Influenza, Mumps usw.
—	—	Eosinophilie!		Auslöschphänomen —	mäßige oder starke Schuppung wie bei Scharlach	wahrscheinlich Überempfindlichkeitsreaktionen bestimmter Individuen auf bestimmte Stoffe (Drogen, Arzneimittel, Eiweißkörper usw.)
ines	Begleitexanthem einer Endokarditis rheumatica, u. Gelenkrheumatismus	—	—	—	keine	selten, kommt nur bei rheumatischen Affektionen vor, nie bei Endokarditis anderer Ätiologie
ines	—	—	—	starker Dermographismus	—	tritt regelmäßig bei jeder Untersuchung auf, rein funktionell (emotionell bedingt)
hen → nen der mhäute gen, des es, der italien	—	Leukopenie,	—	Allergieprobe von Tièche —, Kaninchenkorneaversuch —! Riesenzellen im Blasenabstrich, Komplementablenkung +	keine Schuppung, auch keine Narbenbildung (außer nach Vereiterung der Bläschen)	Komplikationen selten: Vereiterungen der Bläschen durch sek. Infektion mit Narbenbildung bzw. Phlegmonen u. Nekrosen, selten auch gutartige Enzephalitis und Meningitis
n, die zu Erowerden	Milztumor, Ödeme, Kopfschmerzen, Schlaflosigkeit, Benommenheit	Hyperleukozytose, Verschiebung nach links, Neutropenie u. atypische Mononukleose	Alb. +	Allergieprobe von Tièche + Pacchionische Körperchen im Pockenausstrich, Kaninchenkorneaversuch +, Komplementablenkung +	Narbenbildung	Komplikat. häufig: Pneumonie, Gangrän, Abszesse, Phlegmone, Thrombophlebitis, Herzkomplikationen, ulzeröse Prozesse der Schleimhäute, Keratitis u. Panophthalmie, psychische Störungen, Myelitis, Enzephalitis
ıen → ionen	alle Übergänge von leichtesten Formen bis zu den schwersten mit Milztumor u. Benommenheit	Anisoleukozytose, Neutropenie u. Mononukleose	—	Allergieprobe v. Tièche +, Elementarkörperchen im Blasenausstrich, Kaninchenkorneaversuch +, Komplemeutablenkung +	verschieden starke Narbenbildung	Komplikationen selten: Die Krankheit ist eine leichte, mild verlaufende gutartige Abart der Pokken; genannt Variolois bei früher geimpften, Alastrim bei noch nie schutzgeimpften Individuen

ie, Sepsis, Akrozyanose (*Feer*, *Swift*), Icterus infectiosus (*Weil*) usw.,

nodosum (Tbc!),

i Säuglingen.

Printed in the United States
By Bookmasters